Thieme

Die Buchinhalte auch digital nutzen

In drei einfachen Schritten online freischalten und kostenlosen Zugang über gängige Smartphones, Tablets und PCs erhalten:

1. QR-Code scannen oder die angegebene URL aufrufen

   thieme.com/physiolink-code

2. Mit einem bestehenden Thieme Account einloggen oder neu registrieren.

3. Zugangscode aus dem Buch eingeben – die digitale Version wird damit freigeschaltet.

Persönlicher Zugangscode:

EBRCstnBBJmA4

Wichtig: Sobald der Zugangscode der Printausgabe eingelöst wurde, ist eine Rückgabe des Buches nicht mehr möglich.

Schnellzugriff zum Buch

Nach erfolgreicher Registrierung und Freischaltung ist das Buch ohne Umwege unter physiolink.thieme.de/9783132455306 oder über diesen QR-Code zu finden.

Wichtige Hinweise

Der persönliche Zugangscode wird gesperrt, sobald die erste Freischaltung des Buches erfolgt ist. Die Nutzung ist somit nur für Erstkäufer*innen bzw. Erstnutzer*innen (z. B. bei Bibliotheksexemplaren) möglich.

Die Weitergabe von Passwörtern ist nicht erlaubt. Der Verlag behält sich das Recht vor, bei Verstoß rechtliche Schritte einzuleiten.

Zugang zu den Online-Materialien erhalten Käufer*innen ausschließlich für den privaten Gebrauch. Eine gewerbliche bzw. institutionelle Nutzung ist nicht gestattet.

Physiotherapie in der Orthopädie und Traumatologie

Herausgegeben von

Guido Perrot

Pascale Gränicher

Cornelia Neuhaus

Unter Mitarbeit von

Jakob Ackermann
Andrea Martina Aegerter
Samuel Allemann
Harald Bant
Anna Bartsch
Evelyn Bärtschi
Christoph Michael Bauer
Cornelia Baum
Silvan Beeler
Cristina Bionda
Manuel Bischofberger
Samuel Blatter
Peter Brem
Marina Bruderer-Hofstetter
Emanuel Brunner
Florian Brunner
Marc-Antoine Burch
Dominik Bühler
Eleonora Croci
Jean-Romain Delaloye
Linda Dyer
Franziska Eckers
Marcel Enzler
Christian Egloff
Jasmin Erni
Maria Fiebig
Piere Fontana
Christian Frank
Sandro F. Fucentese
Sandro Galli
René Giger
Carla Graf
Eveline Graf
Jean-Pascal Grenier
Florian Grubhofer
Barbara Gubler
Gesine Guhde-Speil
Jörg Haslbeck
Simon Heinrich
Bettina Hochreiter
Corina Hofmann-Obrist
Martin Huber
Christof J. Hunkeler
Florian Imhoff
Petros Ismailidis
Matthias Jörger
Doria Juric
Joris Kirchberger
David Koch
Thomas Koller
Noah Köppel
Győző Lehoczky
André Leumann
Stefan Loske
Natascha Magnusson
Melanie Manser
Mario Morgenstern
Arne Mehrkens
Roger Moser-Starck
Marcus Mumme
Andreas Marc Müller
Michelle Müller
Sebastian Müller
Sebastian A. Müller
Cordula Netzer
Cornelia Neuhaus
Elena Neunteufel
Jan-Arie Overberg
Guido Perrot
Thomas Plakolb
Noémie Reinert
Cornelia Rolli Salathé
Rainer Schaefert
Mandy Scheermesser
Johannes Scherr
David Schmidt
Vivien Schmitz
Sandra Schneider
Franziska Sieß
José Spirig
Debora Studer
Bernhard Taxer
Michael Tiemann
Christoph Tschopp
Moritz Uhlig
Lukas Urbanschitz
Arjen van Duijn
Martin Verra
Arnd Vehöfer
Morten Wasner
Christian Weber
Lukas Weisskopf
Nora Wieloch
Stephan Wirth
Markus Wirz
Matthias Wittauer
Jeannette Wüthrich
Birol Zeybeker

651 Abbildungen

Georg Thieme Verlag
Stuttgart • New York

Bibliografische Information der Deutschen Nationalbibliothek:
Die Deutsche Nationalbibliothek verzeichnet diese Publikation in der Deutschen Nationalbibliografie; detaillierte bibliografische Daten sind im Internet über http://dnb.d-nb.de abrufbar.

Georg Thieme Verlag KG
Oswald-Hesse-Straße 50, 70469 Stuttgart, Germany
www.thieme.com

Printed in Germany

Umschlagsgestaltung: © Thieme
Zeichnungen: WEYOU GmbH, Stuttgart
Projektmanagement: Sina Majer
externe Redaktion: Markus Vieten, Aachen
Satz: Druckhaus Götz GmbH, Ludwigsburg
Druck: aprinta druck GmbH, Wemding

DOI 10.1055/b000000894

ISBN 978-3-13-245530-6 1 2 3 4 5 6

Auch erhältlich als E-Book:
eISBN (PDF) 978-3-13-245547-4
eISBN (epub) 978-3-13-245548-1

MIX
Papier | Fördert gute Waldnutzung
FSC
www.fsc.org
FSC® C004592

Wichtiger Hinweis: Wie jede Wissenschaft ist die Medizin ständigen Entwicklungen unterworfen. Forschung und klinische Erfahrung erweitern unsere Erkenntnisse, insbesondere was Behandlung und medikamentöse Therapie anbelangt. Soweit in diesem Werk eine Dosierung oder eine Applikation erwähnt wird, dürfen die Lesenden zwar darauf vertrauen, dass Autor*innen, Herausgeber*innen und Verlag große Sorgfalt darauf verwandt haben, dass diese Angabe dem Wissensstand bei Fertigstellung des Werkes entspricht.
Für Angaben über Dosierungsanweisungen und Applikationsformen kann vom Verlag jedoch keine Gewähr übernommen werden. Jede*r Benutzende ist angehalten, durch sorgfältige Prüfung der Beipackzettel der verwendeten Präparate und gegebenenfalls nach Konsultation eines/r Spezialist*in festzustellen, ob die dort gegebene Empfehlung für Dosierungen oder die Beachtung von Kontraindikationen gegenüber der Angabe in diesem Buch abweicht. Eine solche Prüfung ist besonders wichtig bei selten verwendeten Präparaten oder solchen, die neu auf den Markt gebracht worden sind. Jede Dosierung oder Applikation erfolgt auf eigene Gefahr der Benutzenden. Autor*innen und Verlag appellieren an alle Benutzenden, ihnen etwa auffallende Ungenauigkeiten dem Verlag mitzuteilen. Errata unter thieme.com/errata.
Marken und Markenrechte: Marken, geschäftliche Bezeichnungen oder Handelsnamen werden nicht in jedem Fall besonders kenntlich gemacht. Aus dem Fehlen eines solchen Hinweises kann nicht geschlossen werden, dass es sich um einen freien Handelsnamen handelt.

Tarnnamen: Wo datenschutzrechtlich erforderlich, wurden die Namen und weitere Daten von Personen redaktionell verändert (Tarnnamen). Dies ist grundsätzlich der Fall bei Patient*innen, ihren Angehörigen und Freund*innen, z. T. auch bei weiteren Personen, die z. B. in die Behandlung von Patient*innen eingebunden sind.
Zusammenhang abgebildeter Personen mit Krankheit: Die abgebildeten Personen haben in keiner Weise etwas mit der Krankheit zu tun.
Sprachgebrauch: Thieme Publikationen streben nach einer fachlich korrekten und unmissverständlichen Sprache. Dabei lehnt Thieme jeden Sprachgebrauch ab, der Menschen beleidigt oder diskriminiert, beispielsweise aufgrund einer Herkunft, Behinderung oder eines Geschlechts. Thieme wendet sich zudem gleichermaßen an Menschen jeder Geschlechtsidentität. Die Thieme Rechtschreibkonvention nennt Autor*innen mittlerweile konkrete Beispiele, wie sie alle Lesenden gleichberechtigt ansprechen können. Die Ansprache aller Menschen ist ausdrücklich auch dort intendiert, wo im Text (etwa aus Gründen der Leseleichtigkeit, des Text-Umfangs oder des situativen StilEmpfindens) z. B. nur ein generisches Maskulinum verwendet wird.

Geleitwort

Martin Verra

Die Kosten für die muskuloskelettalen Erkrankungen beziffern sich in der Schweiz auf 11,4 Mrd. Franken pro Jahr. Mit 14,1 % machen die muskuloskelettalen Erkrankungen – und die orthopädisch-traumatischen Erkrankungen – die zweitteuerste Krankheitsgruppe der gesamthaft 77,7 Mrd. Franken der Schweizerischen Gesundheitsausgaben im Jahr 2017 aus. Die Kosten für muskuloskelettale Erkrankungen in Deutschland betrugen im Jahr 2023 49,9 Mrd. Euro und waren damit für 10 % der gesamten direkten Kosten in diesem Jahr verantwortlich. Die Rolle der Physiotherapie bei der Rehabilitation von orthopädisch/traumatologischen Patient*innen ist in der Orthopädie und Traumatologie unumstritten.

Das vorliegende Buch beschreibt meiner Meinung nach erfolgreich die klinischen Untersuchungsmethoden und evidenzbasierten physiotherapeutischen Behandlungsoptionen im Bereich Orthopädie und Traumatologie. Die evidenzbasierte Informationswolke der Physiotherapie erleben und durchleiden wir im klinischen Alltag jeden Tag. Es gebührt den Autor*innen großes Lob dafür, dass sie 3 Ebenen der evidenzbasierten Physiotherapie ausgewogen dargestellt haben:

1. EBP-Ebene – Einbeziehung von relevanten Forschungsresultaten: Wer nichts weiß, muss alles glauben. Aber es gibt Daten. Relevante Studienresultate sollten deshalb in klinische Entscheidungsprozesse miteinbezogen werden.
2. EBP-Ebene – Einbeziehung von Erwartungen der Patient*innen: Mündige und informierte Patient*innen möchten auf Basis eines gegenseitigen Vertrauens aktiv in den physiotherapeutischen Untersuchungs- und Behandlungsprozess miteinbezogen werden. In der modernen Kommunikation werden deshalb Informationen geteilt und die Patient*innen werden zu Mitbeteiligten. Patient*innen werden so bereits zur Selbstwirksamkeit animiert und befähigt.
3. EBP-Ebene – klinische Expertise der Physiotherapeut*innen: David Sackett, Gründer der evidenzbasierten Medizin, postulierte vor über 20 Jahren, dass man unter klinischer Expertise die auf einer systematischen Analyse der klinischen Beobachtungen gestützte Erfahrung sowie die intellektuelle, manuelle und kommunikative Kompetenz des Health Professional versteht. Behandelnde müssen u. a. darüber befinden, ob die Forschungsresultate (externe Evidenz) für die Patientin oder den Patienten relevant sind und wie diese möglicherweise in die klinischen Entscheidungen einzubeziehen sind. Daten sind objektiv: Entscheidend jedoch sind die Subjektivität und der Kontext eines Menschen.

Unser Dank gilt allen Autor*innen und der fachkompetenten Leitung des Herausgeberteams, bestehend aus Pascale Gränicher, Cornelia Neuhaus und Guido Perrot, die mit diesem Buch Pionierarbeit im deutschsprachigen Raum geleistet haben. Das Hauptziel des Buches, die Vermittlung von evidenzbasierten und praxisorientierten Grundlagen der modernen physiotherapeutischen Behandlung in den Fachbereichen Orthopädie und Traumatologie, sowie die Darstellung einer Grundhaltung der Profession ist m. E. in jeder Hinsicht erreicht worden. Kennzeichnend für die Fallbeispiele im Buch ist der Clinical-Reasoning-Prozess, durch den in der Behandlung ein hochindividuelles „Bewegungsmedikament" (Ulrich Betz, 2019) entsteht. Es ist den Autor*innen außerdem gelungen, eine hervorragende Übersicht aus Grundlagen und klinischen Optionen vorzulegen, die ihresgleichen sucht und die erst- und einmalig ist. Dem Titel ist eine große Verbreitung zu wünschen: Am Ende ist Wissen erst dann wirkliches Wissen, wenn alle davon wissen!

Ich empfehle dieses Buch sowohl für Diplomierte als auch Studierende der Physiotherapie, in Ausbildung oder bereits berufstätig, mit viel oder weniger Erfahrung: Alle werden in diesem Buch viele interessante Dinge finden, von denen sie profitieren können.

Schwarzenburg, 28. Januar 2025
PD Martin Verra, PhD, PT
Institutsdirektor Physiotherapie, Inselgruppe, Bern.

Vorwort

Barbara Gubler

Das vorliegende Buch vermittelt evidenzbasierte und praxisorientierte Grundlagen der modernen physiotherapeutischen Behandlung in den Fachbereichen Orthopädie und Traumatologie sowie eine Grundhaltung der Profession. Konzepte und Modelle stützen eine gesamtheitliche und systematische Herangehensweise, eine professionelle Auseinandersetzung mit dem Patienten oder der Patientin und deren Bedürfnissen, wie auch den Möglichkeiten der Schaffung von nachhaltigen Therapieergebnissen. Die Autorinnen und Autoren aus den Bereichen Physiotherapie, Bewegungswissenschaften, Pflegewissenschaften und Medizin definieren eine gemeinsame Sprache und Zielsetzung im Sinne der Zufriedenheit und der Sicherheit der Patient*innen. Diese Art der Patientenzentrierung mit dem Fokus auf einer effektiven Edukation, einer gezielten Intervention unter Einbeziehung entsprechender pathophysiologischer und funktioneller Kenntnisse, der Lebensphasen sowie der persönlichen Zielsetzungen, bedeutet weg von „One size fits all" hin zu einer standardisierten und individuell angepassten, effektiven und effizienten therapeutischen Intervention. Entsprechend steht eine nachhaltige Therapie, die den Blick auf die Unterstützung der Selbstwirksamkeit gerichtet hält, im Mittelpunkt.

In den verschiedenen Kapiteln werden diagnose-, funktions- und fachspezifische Hintergrundinformationen gegeben und im Rahmen von ausgewählten Fallbeispielen aus den 3 Alterskategorien Jugendliche (16–18 Jahre), Erwachsene (18–65 Jahre) und ältere Personen (65 Jahre und älter) erläutert. In den Ausführungen steht die standardisierte und evidenzbasierte Behandlungsqualität in Form einer konsequent angewendeten subjektiven und objektiven Befundung, einer professionellen Zielformulierung, der reflektierten Behandlung sowie die Erfolgskontrolle im Zentrum. Die praxisbezogenen Fallbeispiele führen verschiedene Adaptationsformen auf Wundheilungsphasen und altersspezifische Themen aus und vermitteln standardisierte, personalisierbare Übungen. Dabei liegt der Fokus der Übungsauswahl auf einem möglichst hohen Transfer zur Funktions-, Aktivitäts- und Handlungsfähigkeit der Patient*innen unter Berücksichtigung der sportmotorischen Aspekte und des therapeutischen Settings. Am Ende jedes Kapitels gibt es eine Zusammenfassung der wichtigsten physiotherapeutischen Inhalte. Das Buch konzentriert sich auf die untere Extremität, das Becken, die Wirbelsäule und die obere Extremität. Die Handrehabilitation bleibt hier ausgeklammert.

Über die Herausgeber*innen

► **Guido Perrot** Physiotherapeut, MAS-Sportphysiotherapie, ist seit mehr als 10 Jahren im Universitätsspital Basel als Leiter Therapien (Ergotherapie, Logopädie, Physiotherapie) tätig. Neben seiner klinischen Tätigkeit am Patienten und langjährigen Erfahrung als Führungsperson im Gesundheitswesen hat er am Universitätsspital Basel den Studiengang CAS Sportphysiotherapie entwickelt, den er als Studiengangleiter führt. Er ist Ehrenpräsident der schweizerischen Arbeitsgruppe für rehabilitatives Training (SART), Vizepräsident der Interessensgemeinschaft Physiotherapie Rehabilitation Akutspital (IGPTR-A), Dozent und Autor von verschiedenen Publikationen. Die Förderung der aktiven Rehabilitation von orthopädischen-traumatologischen Patient*innen sowie die Berufsentwicklung im interprofessionellen Setting sind ihm ein besonderes Anliegen.

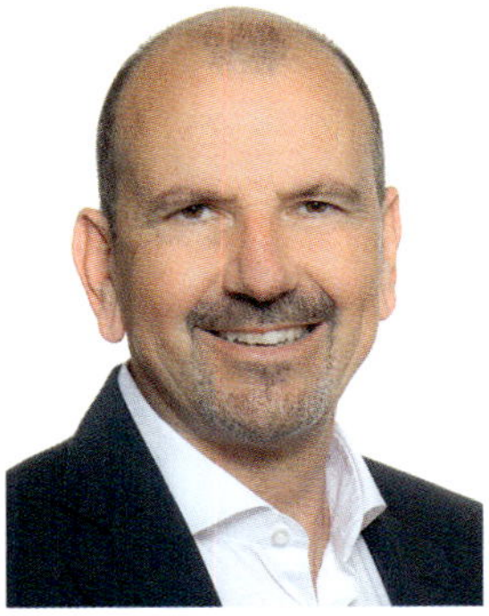

Guido Perrot

► **Dr. sc. med. Cornelia Neuhaus** Physiotherapeutin ist seit 30 Jahren im Universitäts-Kinderspital beider Basel (UKBB) tätig und hat die Co-Leitung des Bereichs Therapien inne. Ihr Schwerpunkt in der pädiatrischen Physiotherapie liegt im Bereich der Kinderorthopädie. Neben ihrer klinischen Tätigkeit an Patient*innen und als erfahrene Führungskraft im Gesundheitswesen ist sie auch als Dozentin im Bereich Pädiatrie an mehreren Fachhochschulen in der Schweiz aktiv. Ihr Forschungsthema ist das kindliche Knie (v. a. der Morbus Osgood Schlatter) und den Transfer von evidenzbasiertem Wissen in die klinische Praxis et vice versa. Als Delegierte für den schweizerischen Physiotherapie-Verband (physioswiss) engagiert sie sich auch für politische Themen rund um den Beruf der Physiotherapie. Die aktive Erholung steht in der Freizeit im Vordergrund, sie ist eine begeisterte Seglerin.

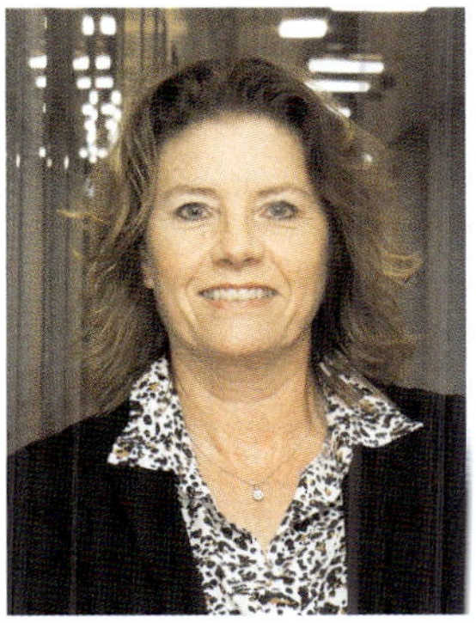

Cornelia Neuhaus

► **Dr. phil. Pascale Gränicher** Promovierte Physiotherapeutin mit muskuloskelettaler Spezialisierung und MSc in Sportphysiotherapie. Seit über 10 Jahren ist sie an der Universitätsklinik Balgrist in Zürich tätig, aktuell als wissenschaftliche Leiterin der Prähabilitation am Universitären Zentrum für Prävention und Sportmedizin. Sie engagiert sich für evidenzbasierte Physiotherapie, interprofessionelle Zusammenarbeit in der Spitzenmedizin sowie die konsequente Verbindung von Forschung und Praxis – unter anderem als Mitinhaberin der science2practice GmbH und seit 2022 als Mitherausgeberin der MSK - Muskuloskelettalen Physiotherapie (Thieme). Seit Herbst 2025 leitet sie im Sportamt der Stadt Zürich die Abteilung Sportförderung & Beratung und ist Mitglied der Geschäftsleitung. Als ehemalige Leichtathletin prägt Bewegung ihr berufliches Wirken bis heute und verbindet klinische Forschung mit der Sportförderung der Bevölkerung.

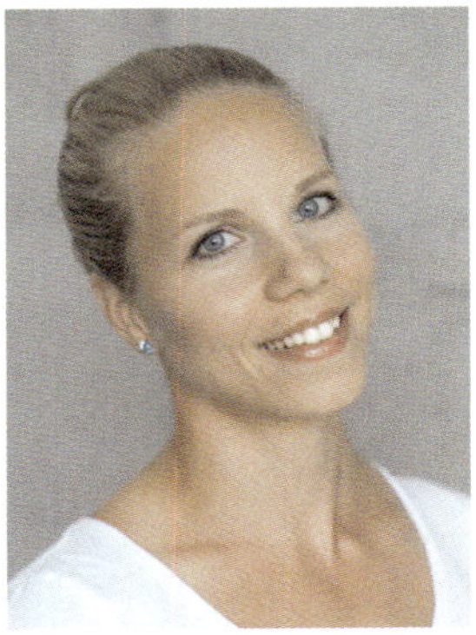

Pascale Gränicher

Inhaltsverzeichnis

Autor*innenverzeichnis

Herausgegeben von

Guido **Perrot**

Dr. phil. Pascale **Gränicher**

Dr. sc. med. Cornelia **Neuhaus**

Unter Mitarbeit von

Jakob **Ackermann**

Andrea Martina **Aegerter**

Prof. Dr. Samuel **Allemann**

Harald **Bant**

Anna **Bartsch**

Evelyn **Bärtschi**

Christoph Michael **Bauer**

Dr. med. Cornelia **Baum**

PD Dr. med. Silvan **Beeler**

Cristina **Bionda**

Manuel **Bischofberger**

Samuel **Blatter**

Peter **Brem**

Marina **Bruderer-Hofstetter**

Dr. Emanuel **Brunner**

Prof. Dr. med. Florian **Brunner**

Dr. med. Marc-Antoine **Burch**

Dr. med. Dominik **Bühler**

Eleonora **Croci**

Jean-Romain **Delaloye**

Linda **Dyer**

Dr. med. Franziska **Eckers**

Marcel **Enzler**

PD Dr. med. Christian **Egloff**

Jasmin **Erni**

PD Dr. med. Maria **Fiebig**

Piere **Fontana**

Dr. med. Christian **Frank**

Sandro F. **Fucentese**

Sandro **Galli**

René **Giger**

Carla **Graf**

Prof. Dr. Eveline **Graf**

Jean-Pascal **Grenier**

Dr. med. Florian **Grubhofer**

Barbara **Gubler**

Gesine **Guhde-Speil**

Prof. Dr. Jörg **Haslbeck**

Simon **Heinrich**

Bettina **Hochreiter**

Corina **Hofmann-Obrist**

Martin **Huber**

Christof J. **Hunkeler**

Florian **Imhoff**

PD Dr. med. Petros **Ismailidis**

Matthias **Jörger**

Doria **Juric**

Joris **Kirchberger**

David **Koch**

Thomas **Koller**

Noah **Köppel**

Dr. med. Győző **Lehoczky**

Dr. Dr. André **Leumann**

Dr. med. Stefan **Loske**

Natascha **Magnusson**

Melanie **Manser**

PD Dr. med. Mario **Morgenstern**

PD Dr. med. Arne **Mehrkens**

Dr. med. Roger **Moser-Starck**

Marcus **Mumme**

Prof. Dr. Andreas Marc **Müller**

Michelle **Müller**

PD Dr. med. Sebastian **Müller**

PD Dr. med. Sebastian A. **Müller**

PD Dr. med. Cordula **Netzer**

Dr. sc. med. Cornelia **Neuhaus**

Elena **Neunteufel**

Jan-Arie **Overberg**

Guido **Perrot**

Thomas **Plakolb**

Dr. med. Noémie **Reinert**

Dr. phil. Cornelia **Rolli Salathé**

Prof. Dr. med. Rainer **Schaefert**

Mandy **Scheermesser**

Prof. Dr. med. Johannes **Scherr**

David **Schmidt**

Vivien **Schmitz**

Sandra **Schneider**

Franziska **Sieß**

José **Spirig**

Debora **Studer**

Bernhard **Taxer**

Michael **Tiemann**

Christoph **Tschopp**

Moritz **Uhlig**

Lukas **Urbanschitz**

Arjen **van Duijn**

Martin **Verra**

PD Dr. med. Arnd **Viehöfer**

Morten **Wasner**

Christian **Weber**

Dr. med. Lukas **Weisskopf**

Dr. med. Nora **Wieloch**

PD Dr. med. Stephan **Wirth**

Prof. Dr. Markus **Wirz**

Dr. med. Matthias **Wittauer**

Jeannette **Wüthrich**

Birol **Zeybeker**

► **Kurzportraits der Autor*innen stehen Ihnen online zur Verfügung.**

1 Einleitung

1 Einleitung

1.1 Relevanz und Orientierung in der physiotherapeutischen Behandlung

Barbara Gubler

Das Gesundheitswesen steht aus der epidemiologischen, demografischen, finanziellen und personellen Perspektive sowie durch regulatorische Maßnahmen stark unter Druck [15][7][10][15]. Dies hat direkte Auswirkungen auf die Leistungserbringung und somit auf den Patienten bzw. die Patientin. Die starke Zunahme nicht übertragbarer Erkrankungen (75 % der Todesfälle bei einer 11 %igen Male-to-female-Ratio sind darauf zurückzuführen) [16], die Erkenntnisse, dass 75 % der Bevölkerung sich im Gesundheitssystem nicht zurechtfinden [2] und die Lebensphasenmodelle [4] bzw. die Gendermedizin [3] noch wenig Einzug in die medizinische Intervention gefunden haben, sind ein Ausdruck davon. Weiter werden Veränderungen in den Bereichen der Struktur von Organisationen, der Digitalisierung, Professionalisierung von Berufsgruppen und der patientenzentrierten Prozessorientierung eine neue Arbeitswelt schaffen. Wie gut die einzelnen Professionen mit den Herausforderungen umgehen können, wird zukunftsweisend für erfolgreiche Behandlungen und die weitere Etablierung im Gesundheitssystem sein. Entsprechend gilt es, ein Bewusstsein für epidemiologische Faktoren, Lebens- und Behandlungsphasen, Genderperspektiven, soziokulturelle und gesellschaftliche Einflüsse sowie die Gesundheitskompetenz der Patient*innen konsequent in das physiotherapeutische Denken und Handeln zu integrieren. Es gelingt noch selten, den Lebensstil und die Geschlechtsspezifika ganzheitlich zur erfassen sowie diese in Einklang mit den Zielsetzungen und den Behandlungsphasen der physiotherapeutischen Intervention zu bringen. Dies ist umso wichtiger, wenn einem bewusst ist, dass Alkohol, Tabak, Bluthochdruck und Übergewicht die dominanten Ursachen für nicht übertragbare Erkrankungen sind [16] und diesen entsprechend die Mechanismen von Bewegungsmangel, reduzierter mentaler Gesundheit, einem wenig gestärkten sozialen Umfeld und unausgewogener Ernährung zugrunde liegen [5]. Die Modifizierung dieser Faktoren auch im Rahmen der physiotherapeutischen Intervention haben einen direkten Einfluss auf den Behandlungserfolg [1]. Entsprechend stellt die Physiotherapie einen wichtigen Bestandteil von Public Health dar und muss Lifestyle-Faktoren direkt in ihre Behandlung miteinbeziehen. Selektive Modelle wie z. B. strukturierte Assessments, prähabilitative Interventionen stehen, wissenschaftlich fundiert, zur Verfügung, werden im System aber nur teilweise integriert [8].

1.1.1 Bedeutung für die Physiotherapie in der Traumatologie und Orthopädie

Diese ganzheitliche Herangehensweise hat direkte Folgen für 42 326 Polytraumaopfer und die über 500 000 Orthopädiepatient*innen in Deutschland, Österreich und der Schweiz und bedarf einer entsprechenden systematischen und hoch differenzierten Herangehensweise [6]. Dafür braucht es gut ausgebildete Therapeut*innen, welche alle Aspekte des Canmeds-Modells der medizinischen Expert*innen in der täglichen Routine beherrschen und anwenden [13]. Das bedeutet in der Umsetzung die professionelle fachliche Berufsausübung unter Anwendung des Clinical-Reasoning-Frameworks, einer differenzierten Kommunikation mit all ihren Aspekten, der Rolle der Mitarbeitenden mit verschiedensten Gesundheitsdienstleistern und Betroffenen, der Rolle als Gesundheitsadvokaten in Prävention, Kuration und Palliativsituation, der Führungsperson und der sich weiterentwickelnden Fachexpert*innen und Studierenden.

Das heißt auch, dass Physiotherapeut*innen das erweiterte Verständnis von Gesundheit und Krankheit, welches nicht alleinig auf die Lifestylefaktoren reduzierbar ist, sondern mit den Ansätzen des biopsychosozialen Modells, der Gesundheitsdeterminanten und der Medizinsoziologie eng verbunden ist, kennen und zu nutzen wissen (▶ Abb. 1.1) [9][11][14][9].

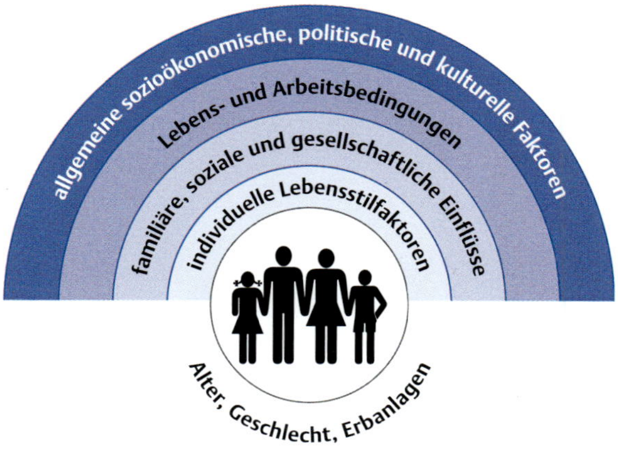

Abb. 1.1 Gesundheitsdeterminanten. (Quelle: le Granse M, Kinébanian A, Hrsg. Grundlagen der Ergotherapie. 1. Auflage. Stuttgart: Thieme; 2019)

1.1.2 Bedeutung für die Behandlung von Populationen

All diese Rahmenmodelle zielen auf die Chancengleichheit und die optimale Versorgung der Bevölkerung und/oder von Bevölkerungsgruppen ab. Entsprechend gilt es klinische und/oder funktionsspezifische Gruppen zu identifizieren (wie z. B. Hüft-Totalendoprothesen). Innerhalb dieser klinischen und funktionsspezifischen Gruppen können Untergruppen mit differenzierteren Bedürfnissen gebildet werden. Diese wiederum bilden den Rahmen der Standardisierung und sorgen neben der individuellen Momentaufnahme für eine maximale Effektivität, d. h. es gibt nicht mehr ausschließlich den Behandlungsstandard für Hüft-Totalendoprothesen-Patient*innen, sondern die Standards werden an das Alter, an Nebendiagnosen, Geschlecht, individuelle Lebensweisen usw. angepasst. Die Identifikation von Stratifizierungsmechanismen, deren Prüfung und Implementierung ist und wird ein wichtiger Fokus in der klinischen Forschung sein.

1.1.3 Bedeutung für die individuelle Behandlung

Die Bedeutung der Erkenntnisse, dass neben den pathophysiologischen Rahmenbedingungen und den Life-Style-Faktoren, die Gesundheitsdeterminanten und Aspekte des biopsychosozialen Modells die Krankheit, wie auch die Genesung beeinflussen, ist für die Einzelbehandlung wesentlich [12]. Dies bedeutet die entsprechende Früherkennung genannter Mechanismen im Rahmen des Clinical-Reasoning-Prozesses. Als Therapeut oder Therapeutin gilt es, systematisch in Erfahrung zu bringen, in welchen Rahmenbedingungen eine Person lebt, welche Bedürfnisse/Erwartungen und Zielsetzungen sie hat und welche Ressourcen ihr zur Verfügung stehen. Basierend auf diesen Erkenntnissen lassen sich eine Prognose sowie ein entsprechender Behandlungsplan erstellen, durchführen und überprüfen. Wichtig ist es dabei, die präventiven Aspekte, die Aufklärung und die Edukation miteinzubeziehen. Das Wissen, dass die Person auf emotionaler, kognitiver, physischer und ernährungsbasierter Ebene bereit sein muss, sich weiterzuentwickeln, gewinnt an Bedeutung. Wir Therapeut*innen schaffen mit unseren Möglichkeiten die Rahmenbedingungen dazu und sind bestrebt, die Selbstwirksamkeit des erkrankten Menschen für ein nachhaltiges Therapieergebnis und die Wiedererlangung der vollen Handlungs- und Funktionsfähigkeit zu fördern.

1.2 Aufbau der Fallbeispiele

Cornelia Neuhaus

Uns als Herausgeber*innen ist es ein großes Anliegen, dass dieses Buch viele praktische Fälle aufweist. Bei der Darstellung der Fallbeispiele haben Ärzt*innen und Physiotherapeut*innen eng kooperiert und die Fälle gemeinsam ausgearbeitet.

Die Darstellung erfolgt nach einem einheitlichen Schema: Die Einleitung und Vorstellung der Diagnose erfolgen von ärztlicher (orthopädisch/traumatologischer) Seite. Die Therapieansätze und das Vorgehen der Rehabilitation werden durch Physiotherapeut*innen erläutert und mit praktischen Beispielen unterlegt. Jedoch haben wir das vorgegebene Raster bewusst flexibel gehalten, damit jeder Autor und jede Autorin einen persönlichen Stil entfalten kann und es für die Lesenden eine abwechslungsreiche Lektüre bleibt.

Bei der Beschreibung der Therapieansätze stützen sich die Autor*innen auf ihre klinische Expertise, verweisen, wo möglich, auf entsprechende wissenschaftliche Literatur (evidence-based practice) und berücksichtigen die Perspektive und Bedürfnisse der Patient*innen. Es können in den Fallbeispielen aber nicht alle Eventualitäten berücksichtigt werden, daher hat sich das herausgebende Team darauf konzentriert, dass in den Fallbeispielen praktikable und relevante Denkanstöße für die klinische Umsetzung in der Praxis unter Berücksichtigung von aktuellen Richtlinien vermittelt werden.

Die Patient*innen in den beschriebenen Fällen sind alle älter als 16 Jahre. Dies wurde bewusst so gewählt, da es viele pädiatrische Krankheitsbilder gibt, die im Erwachsenenalter nicht mehr auftreten. Des Weiteren haben wir auf das Thema Handverletzungen in diesem Buch verzichtet, da es zu diesem sehr spezifischen Gebiet ausführliche Fachliteratur gibt.

Die Fallbeispiele sind in sich abgeschlossen. Lesende können somit nach Interesse punktuell einzelne Beispiele studieren oder zu aktuellen Fragen in der Praxis heranziehen. Die Auswahl der verschiedenen Diagnosen wurde anhand ihrer Häufigkeit im physiotherapeutischen Alltag getroffen. Das Ziel war es, dass unterschiedliche Körperregionen und Problembereiche vorkommen, sodass sich alle Physiotherapeut*innen angesprochen fühlen. Nachfolgend sind die in diesem Buch ausgearbeiteten Fallbeispiele aufgelistet:

- Fallbeispiele Wirbelsäule
  - Foramenstenose
  - Rippenserienfraktur
  - Wirbelkörperfraktur
  - Beschleunigungsverletzung
- Fallbeispiele untere Extremität und Becken
  - Azetabulumfraktur
  - Schenkelhalsfraktur
  - vordere Kreuzbandruptur
  - Patellaluxation
  - Knieprothese
  - Unterschenkelfraktur
  - OSG-Prothese
  - Achillessehnenruptur
  - Fußfraktur
- Fallbeispiele obere Extremität
  - Schulterluxation
  - Rotatorenmanschettenruptur
  - Humerusfraktur
  - Frozen Shoulder
  - Bizepssehnenabriss
  - Radiuskopffraktur
  - CRPS nach distaler Radiusfraktur

Einzelne Übungen werden in den Fallbeispielen nicht im Detail beschrieben, da eine Auswahl der physiotherapeutischen Standardübungen ergänzt durch Abbildungen und Videos in einem separaten Kapitel dargestellt wird. Die Querverweise geben an den entsprechenden Stellen den Weg vor.

In den Kapiteln zur funktionellen Anatomie der einzelnen Körperregionen stehen die Aktivitäten des täglichen Lebens (ADLs) im Fokus: Anhand einer Übersichtstabelle wird der mögliche Bezug zu einzelnen Fallbeispielen dargestellt

Dieses Buch richtet sich sowohl an Studierende als auch an bereits ausgebildete Physiotherapeut*innen. Diese heterogene Zielgruppe macht eine Berücksichtigung aller individuellen Wissensmaßstäbe und Schwierigkeitsgrade unmöglich. Je nach Vorwissen ist es daher erforderlich, Grundlagenthemen im vorliegenden Buch oder an anderer Stelle nachzuschlagen.

Das Zustandekommen dieser Fallberichte ist bedeutsam, es spiegelt unseren klinischen Alltag und die täglich gelebte interprofessionelle Zusammenarbeit wider. Um die Vielfalt des orthopädisch-traumatologischen Klientels möglichst realitätsnah in den Fallbeispielen abzubilden, wurden Fälle zu Patient*innen in unterschiedlichen Altersgruppen und Rehaphasen ausgewählt. Somit steht in jedem Bericht eine spezielle Phase der Rehabilitation im Zentrum, welche für die entsprechende Diagnose besonders interessant ist.

► **Das Literaturverzeichnis steht Ihnen online zur Verfügung.**

2 Grundlagen des physiotherapeutischen Vorgehens

2 Grundlagen des physiotherapeutischen Vorgehens

2.1 Behandlungsgrundlagen in der Physiotherapie

Sandra Schneider[1]

2.1.1 Einleitung

Wenn eine Person erstmals zur Physiotherapie kommt, hat sie einen bestimmten Leidensdruck und eine Vorstellung von ihrer Problematik. Die Menschen unterscheiden sich jedoch oft in ihrem Umgang mit den Einschränkungen oder Beschwerden und haben individuelle Vorstellungen davon, wie das Problem angegangen werden sollte. Diese Vorstellungen können mit Ängsten und/oder Unsicherheiten verbunden sein, die auf persönlichen Erfahrungen und/oder Meinungen sowie auf Meinungen aus dem Umfeld beruhen. Auf der Überweisung steht eine Diagnose, die für die Betroffenen oft unverständlich ist und nicht zwingend das Hauptproblem der Person abbildet.

Die persönliche Situation, der physische und mentale Zustand, die Bedürfnisse und Ressourcen sowie die Erwartungen der Person sollten von den Behandelnden ganzheitlich erfasst werden, um gemeinsame Behandlungsziele festzulegen und ein problemorientiertes patientenzentriertes Behandlungsmanagement abzuleiten.

Die Basis für dieses physiotherapeutische Handeln ist der Denk- und Entscheidungsfindungsprozess, der auch Clinical Reasoning (CR) genannt wird [169]. Dies ist ein hochkomplexer Prozess, bei dem biomedizinische Informationen wie Diagnose, Operation, Wundheilungsphase, Schmerzmechanismen und phänomenologische Informationen (Dinge an sich, wie wir sie erfahren) analysiert und interpretiert werden [174] – ein Prozess, der fortlaufend stattfindet, ein impliziter Prozess, der durch die Reflexion explizit gemacht werden muss [179]. Praktisch angewendet bedeutet dies, dass in der Befundaufnahme Informationen gesammelt werden – es findet eine „Datensammlung" statt. Im Rahmen des Clinical Reasoning werden dann die Informationen verarbeitet, offensichtlich und transparent gemacht – es findet eine „Datenanalyse" statt.

In diesem Kapitel soll es darum gehen, was das physiotherapeutische Vorgehen beinhaltet und wie vorgegangen werden kann.

2.1.2 Grundprinzipien des physiotherapeutischen Vorgehens

Dieser ganzheitliche, problem- und patientenzentrierte Problemlösungsprozess folgt klaren Strukturen (▶ Abb. 2.1) [170], um die Situation einer Person ganzheitlich und auf verschiedenen Ebenen erfassen und einschätzen zu können.

Anamnese

Das Ziel der Anamnese ist es, gezielte Informationen zu sammeln. Die Beschwerden zu lokalisieren und das Verhalten der Beschwerden im Bezug zum täglichen Leben zu erfassen sowie Hinweise auf die Ursache, prädisponierende oder perpetuierende Faktoren (= Kontextfaktoren) zu erhalten. zudem hilft sie, Einblicke in das Krankheitsverständnis einer Person bezüglich ihrer Erfahrungen, Einstellungen und Erwartungen zu bekommen und mögliche Kontraindikation und Vorsichtmaßnahmen zu erfassen. Es können subjektive Verlaufsparameter festgelegt werden.

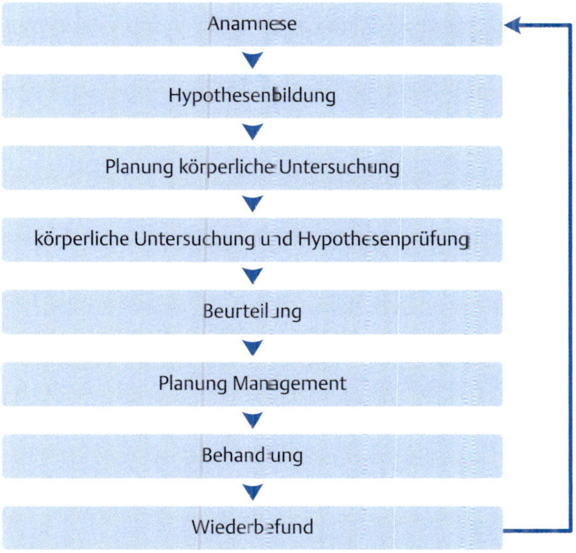

Abb. 2.1 Grundprinzipien des physiotherapeutischen Vorgehens [170].

Hypothesenbildung

Der klinische Denkprozess folgt einem bestimmten Ablauf – den Hypothesenkategorien [171][175]. Die Daten aus der Anamnese werden analysiert, um das Problem ganzheitlich, problem- und patientenzentriert erfassen zu können und eine erste Arbeitshypothese zu formulieren:

- funktionelle Einschränkungen, basierend auf der internationalen Klassifikation von Funktionsfähigkeit, Behinderung und Gesundheit (ICF):
  - Partizipation
  - Aktivität
  - Funktion
  - mögliche Quellen/Strukturen
- beteiligte Faktoren/Kontextfaktoren
- pathobiologische Mechanismen
- Vorsichtsmaßnahmen, Kontraindikationen
- Prognosen, Ressourcen
- Überlegungen zum Management.

Mithilfe der Hypothesenkategorien kann das individuelle Gesundheitsproblem strukturiert analysiert und evaluiert werden. Versäumnisse in der Anamnese werden erkannt. Die Hypothesenkategorien helfen dabei, das Problem auf verschiedenen Ebenen einzuschätzen und die Planung der physischen Untersuchung vorzunehmen.

Berufsnovizen müssen diese Fertigkeiten trainieren. Dies geschieht meist mithilfe von Formularen, welche durch den klinische Denk- und Entscheidungsfindungsprozess führen. Bei größerer Erfahrung in der Physiotherapie geschieht dies automatisch und gedanklich [168].

Funktionelle Einschränkungen: ICF

Die Einschränkungen durch das gesundheitliche Problem werden auf 3 Ebenen erfasst:

- Partizipation = Teilnahme am Leben
- Aktivität
- Körperfunktion,-struktur.

---

[1] Sandra Schneider in Zusammenarbeit mit dem A&I Team Züricher Fachhochschule für angewandte Wissenschaften (ZHAW; Aaron Grossenbacher, Corinne Hugelshofer, Stefan Jan, Karin Lutz, Rick Peters, Agnès Verbay, Arjen van Duijn).

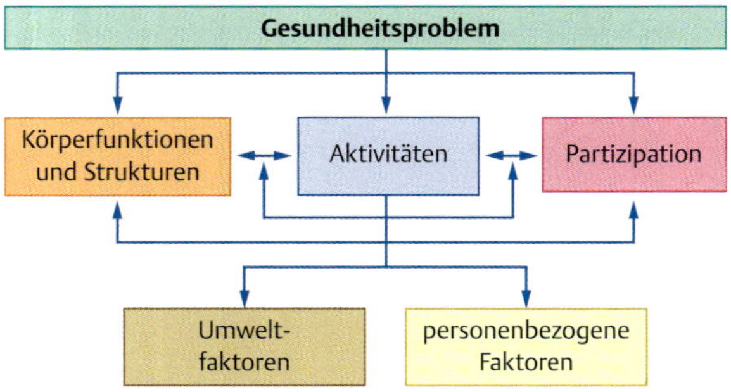

Abb. 2.2 ICF-Modell Darstellung Einflussfaktoren Gesundheitsproblem:
1. Ebene: Einschränkungsgrad aus Sicht von Patient*innen und Therapeut*innen (orange, blau, rot)
2. Ebene: Kontextfaktoren (braun, gelb) (Quelle: Bant H. Ziele nach ICF. In: Bant H, Perrot G, Hrsg. Lumbale Rückenbeschwerden. 1. Auflage. Stuttgart: Thieme; 2017)

Diese Hypothesenkategorie bildet das Hauptproblem aus Sicht der betroffenen Person und der physiotherapeutischen Fachkraft ab.

Abgebildet wird dies mithilfe des ICF-Frameworks (International Classification of Functioning, Disability and Health) von 2001 [183], das der Klassifikation und Beschreibung der menschlichen Funktionsfähigkeit und Behinderung dient [163]. Die mehrperspektivische ICF-Darstellung betrachtet somit die Funktionsfähigkeit bzw. Einschränkung ganzheitlich, problem- und patientenzentriert mit Abbildung der biologischen, individuellen und sozialen Ebene.

Das ICF-Modell zeigt einen biopsychosozialen Ansatz (▸ Abb. 2.2). Die Funktionsfähigkeit bzw. das Gesundheitsproblem wird in deren Komponenten (Körperfunktion, -struktur sowie Aktivität und Partizipation) abgebildet. Die Kontextfaktoren dargestellt in der 2. Ebene in (▸ Abb. 2.2) mit Umwelt und personenbezogenen Faktoren. können auf die Funktionsfähigkeit fördernd oder hemmend wirken.

Die Einschränkung und die Funktion werden als Interaktion zwischen dem Gesundheitszustand und den Kontextfaktoren gesehen. Das Modell ermöglicht eine ganzheitliche Sicht auf das gesundheitliche Problem und vermeidet eine rein diagnose- und defizitorientierte Sicht. Auf die Kontextfaktoren wird im Abschnitt Kap. Beitragende Faktoren und Kontextfaktoren eingegangen.

Es gilt einzuschätzen, ob die Verhaltensweise, die im Umgang mit der Einschränkung gezeigt wird, unterstützend und hilfreich (adaptiv) oder nicht hilfreich (maladaptiv) ist.

So ist es z. B. adaptiv, bei einer akuten Verletzung wie einem Supinationstrauma den Fuß, der schmerzhaft und geschwollen ist, ein paar Tage zu entlasten, die Beschwerden nicht zu verstärken oder zu provozieren. Werden diese Entzündungszeichen ignoriert und wird der Fuß weiter voll belastet, ist das Verhalten maladaptiv. Es besteht die Gefahr, dass das Gewebe überlastet und der physiologische Heilungsprozess gestört wird.

Mit dem Erfragen der Komponenten Aktivität und Partizipation wird die Perspektive der erkrankten Person abgebildet. Die Erfassung der eingeschränkten Körperfunktion/-struktur bildet die therapeutische Sicht ab. Da ein Zusammenhang zwischen den funktionellen Einschränkungen, den Beschwerden und einer betroffenen Struktur oder Quelle oft nur unzuverlässig hergestellt werden kann [160][165][172], ist es eher angebracht, in Funktionseinschränkungen (engl. Impairment) zu denken (▸ Abb. 2.3) [175][176].

Beitragende Faktoren und Kontextfaktoren

In Anlehnung an das ICF-Modell in ▸ Abb. 2.2 werden „Umweltfaktoren" und „personenbezogene Faktoren" näher betrachtet. Umweltfaktoren sind äußere Faktoren wie die gesellschaftliche Stellung, gesetzliche oder soziale Strukturen. Zu den internen oder persönlichen Faktoren gehören etwa Alter, Geschlecht, Umgang mit dem Problem (engl. coping), sozialer Hintergrund, Ausbildung, Beruf und persönliche Erfahrungen [183]. Diese Faktoren können das Problem unterhalten (perpetuierende Faktoren) oder sind mitverantwortlich für die Entstehung der Problematik (prädisponierende Faktoren) [158][167]. Hinweise über diese Faktoren erhält man durch die Anamnese bei Themen wie Arbeit, Freizeitaktivitäten oder auch Erwartungen der Person. Beispiele für personbezogene Faktoren sind:

- Allgemeinzustand, Nebenerkrankungen
- individuelles Krankheitserleben: Wie geht der Patient mit dem Problem um? Wie geht sein Umfeld damit um?
- biomechanische: physische Belastungen, Normabweichungen, Arbeitshaltungen
- psychosoziale: Yellow Flags
- Arbeit: Blue und Black Flags
- Lebensstil: physische Aktivität, Ernährung, Alkohol, Nikotin, Drogen, Schlaf.

Pathobiologische Mechanismen

Zur Klärung des zugrundeliegenden Pathomechanismus schaut man sich 3 Bereiche an:

- Kausalität: Liegt eine spezifische oder unspezifische muskuloskelettale Störung vor? Gibt es Hinweise auf Entstehungsmechanismen der Funktionsstörung wie ein Trauma, Immobilisation, Über- oder Fehlbelastungen?
- Gewebemechanismus: Wie ist das Stadium der Problematik oder der betroffenen Struktur: akut, subakut, chronisch/persistierend, rezidivierend? Wundheilungsphase? Sind die Veränderungen adaptiv oder maladaptiv?
- Schmerzmechanismus: Welches ist der dominant vorliegende Schmerzmechanismus? Präsentiert sich die Schmerzcharakteristik mechanisch oder nicht mechanisch? Wie hoch ist der Grad der Sensibilisierung?

Vorsichtsmaßnahmen und Kontraindikationen

Hier geht es um Hinweise, die eine besondere Vorsicht bei der Untersuchung oder der Therapie erfordern wie Nebendiagnosen, Gewebebelastbarkeit, Symptomstärke oder Irritierbarkeit. Ebenso

Impairment Schmerz und andere pathobiologische Mechanismen	Impairment Beweglichkeit	Impairment funktionelle Kontrolle	Impairment Kondition	Impairment (Schmerz-)Verhalten
• Reizlage • Wundheilungsphase • Gewebebelastbarkeit • Schmerztyp	• artikulär • myofaszial • neural • Weichteile: Narben	• sensomotorische Kontrolle • Stabilitätskontrolle • Bewegungskontrolle • Gleichgewicht	• Koordination • Kraft • Ausdauer • Schnelligkeit	• kognitiv • affektiv • sozial

Abb. 2.3 Mögliche Ursachen von Funktionsstörungen [170].

geht es um das Vorliegen einer möglicherweise ernsthaften Pathologie, die ärztlich behandlungsbedürftig ist (Red Flags) wie z. B. Tumore, Frakturen, Infektionen [162][166][173].

Prognose und Ressourcen

Was möchte der Patient oder die Patientin erreichen? Was sind seine oder ihre Ziele? Was braucht es, damit diese Ziele erreicht werden können? Sind sie realistisch und können sie erreicht werden? Welche Faktoren beeinflussen die Prognose positiv oder negativ?

Diese Faktoren können aus den bisherigen Hypothesenkategorien abgeleitet werden – sie können die Problematik positiv oder negativ beeinflussen, wie z. B. [157][171][181]:

- Ansichten und Erwartungen der Person
- Ausmaß der Behinderung, der funktionellen Störung und/oder des Traumas
- dominanter Schmerzmechanismus
- Stadium der Wundheilung, Ausmaß des Gewebeschadens
- Irritierbarkeit des Problems
- Dauer der Geschichte und Progression der Störung
- Allgemeinzustand, Alter, Komorbiditäten und Lebensstil der Person
- kognitive, affektive, soziokulturelle und arbeitsbezogene Aspekte.

Überlegungen zum Management

Gibt es aus den vorherigen Hypothesenkategorien Faktoren, welche ins Management integriert werden müssen, wie z. B. Anforderungen im Beruf oder sportliche Aktivitäten, familiäre Umstände (z. B. Kleinkind oder hilfsbedürftige Person im selben Haushalt, für die gesorgt werden muss)? Oder zeigen sich im Umgang mit dem Problem Umstände, die angegangen werden müssen, wie z. B. ein Vermeidungsverhalten? Wurden mit gewissen Interventionen besonders gute oder schlechte Erfahrungen gemacht?

Dies alles sind Elemente, die für die Planung des Managements essenziell sind.

Planung der körperlichen Untersuchung

Diese Planung stützt sich auf die erste Arbeitshypothese, warum der Patient das Problem zeigt und welche Funktionsstörungen und mögliche Quellen dabei im Vordergrund stehen.

Es soll festgelegt sein, welche Bereiche, Funktionen, Strukturen untersucht werden und wie intensiv diese Untersuchung durchgeführt werden darf (Anzahl Tests, Intensität der Ausführung, Dosierung), und welche klinisch relevanten Teste bei der Erstuntersuchung effektiv angewendet werden.

Körperliche Untersuchung und Hypothesenüberprüfung

Das Ziel der körperlichen Untersuchung ist die Datensammlung. Die bekannten Symptome sollen dosiert reproduziert, provoziert oder reduziert werden. Die vermuteten Funktionseinschränkungen und Strukturen sollen dabei bestätigt oder verworfen und objektive Verlaufszeichen festgelegt werden.

Nach der Untersuchung werden die Daten erneut analysiert (▸ Abb. 2.1). Die Befunde werden anhand der Hypothesenkategorien überprüft: Welche Überlegungen haben sich bestätigt, welche nicht? Haben sich Befunde gezeigt, die so nicht erwartet wurden? Auf diese Weise wird die erste Arbeitshypothese kritisch überprüft und bei Bedarf angepasst oder verworfen.

Beurteilung

Das Ziel der Beurteilung ist es, das Patientenproblem zusammenfassend zu interpretieren und im Zusammenhang mit den Befunden zu evaluieren. Dies dient der Planung des weiteren Managements.

Nach sorgfältiger Prüfung der Arbeitshypothese wird eine physiotherapeutische Diagnose abgeleitet. Folgende Elemente sollten darin enthalten sein:

- Einschätzung des Problems: Diese sollte die meist biomedizinische Sicht auf struktureller Ebene aus der ärztlichen Überweisung (medizinische Diagnose), die Sicht der betroffenen Person (Hauptproblem, Auswirkungen auf Alltag und Leben, Erwartung) sowie die Sicht der physiotherapeutischen Fachkraft enthalten (Zusammenhänge zwischen Beschwerden und Befunden, identifizierte Funktionsstörungen und deren Priorisierung).
- Beantwortung der Frage, ob eine physiotherapeutische Behandlung indiziert ist.
- Einschätzung des erwarteten Behandlungsresultats (Prognose).

Planung Management

An dieser Stelle geht es um die Festlegung der patientenzentrierten und problemorientierten Behandlungsziele. Diese sollen in Abstimmung zwischen den Zielen der Patientin, der Zuweisenden und des Physiotherapeuten erfolgen. Das Fern- oder Grobziel, d. h. „was am Ende der Behandlung erreicht werden soll", beruht oft auf der eingeschränkten Aktivität oder Partizipation der Person und entspricht ihrem Anliegen und ist somit patientenzentriert.

Basierend auf den Behandlungszielen entsteht ein Behandlungsplan. Dabei werden die Überlegungen zum Management aus der Hypothesenbildung miteinbezogen. „Welche Ressourcen bringt der Patient mit?", „Was möchte die Patientin erreichen?", „Welches Ziel ist realistisch?". Gibt es Faktoren wie Kontextfaktoren, welche dies erschweren oder begünstigen?

Um das Fernziel erreichen zu können, braucht es oft mehrere Zwischenschritte oder Teilziele, die sich an den vorhandenen Funktionseinschränkungen (▸ Abb. 2.3) orientieren. Geordnet werden diese nach ihrer Wichtigkeit, wie sie in der Beurteilung formuliert wurde.

Eine Priorisierung der Teilziele ist oft schwierig.

Das in ▸ Abb. 2.4 dargestellte Reha-Framework zeigt die verschiedenen Funktionsstörungen, die unterschiedlich stark betroffen sein können [170]. Sie beeinflussen sich gegenseitig und stehen somit in Abhängigkeit zueinander.

Aufbauend auf diesen Funktionseinschränkungen werden verschiedene Teilziele abgeleitet. Leidet z. B. eine frisch operierte Patientin an postoperativen Schmerzen und zeigt veränderte pathobiologische Faktoren durch eine erhöhte Reizlage, d. h. das Knie ist erwärmt und geschwollen, ist es kaum möglich, die Beweglichkeit zu verbessern oder einen Kraftaufbau zu erreichen, ohne diese Symptome zuvor zu reduzieren. Deshalb liegt die erste Priorität im Teilziel der Schmerzreduktion durch eine Normalisation der pathobiologischen Faktoren, um dadurch die weiteren Teilziele wie die Verbesserung der Beweglichkeit, der funktionellen Kontrolle oder der Kondition angehen zu können. Das Reha-Framework ist kein starres Stufenkonzept, sondern ein durchlässiges System. Die Verbesserung eines Teilzieles hat auch Einfluss auf die weiteren Funktionsstörungen bzw. eine Funktionsstörung muss nicht vollständig behoben sein, um eine weitere angehen zu können. Dies zeigt sich auch in den unterschiedlichen Behandlungsinterventionen. Mit einer aktiven Bewegungsübung kann auf die Funktionsstörung Schmerz und andere pathobiologische Mechanismen, auf die Beweglichkeit und auf die funktionelle Kontrolle positiv Einfluss genommen werden. Das begründet die Durchlässigkeit des Systems (▸ Abb. 2.5).

Ob der eingeschlagene Behandlungsweg der richtige ist, muss kontinuierlich und objektiv mittels der definierten Verlaufsparameter und standardisierten Assessments (= Fragebogen) überprüft werden. Zeigt sich keine oder nicht die prognostizierte Veränderung, muss der Denkprozess fortgeführt und das bisherige Handeln reflektiert werden.

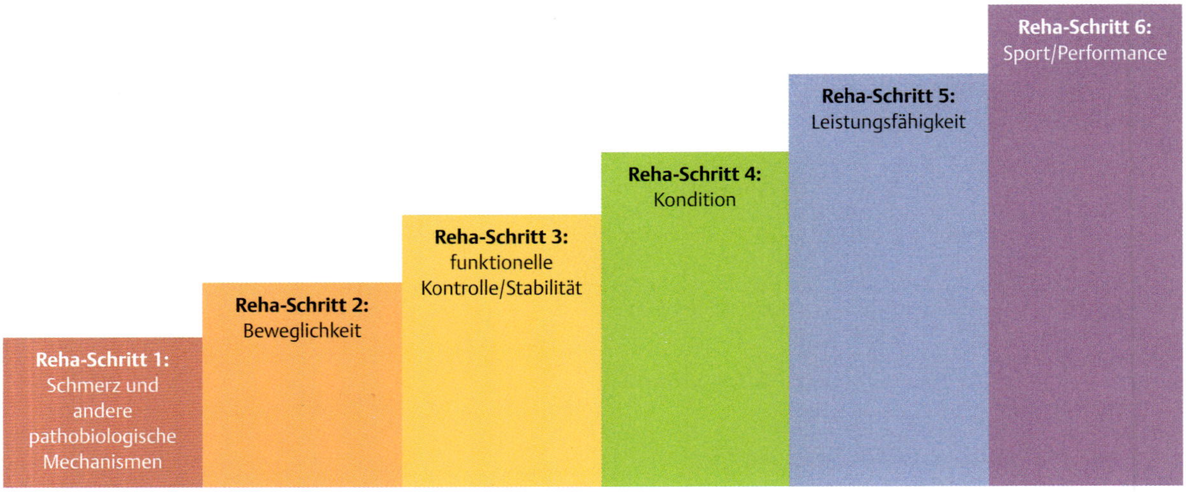

Abb. 2.4 Reha-Framework [170].

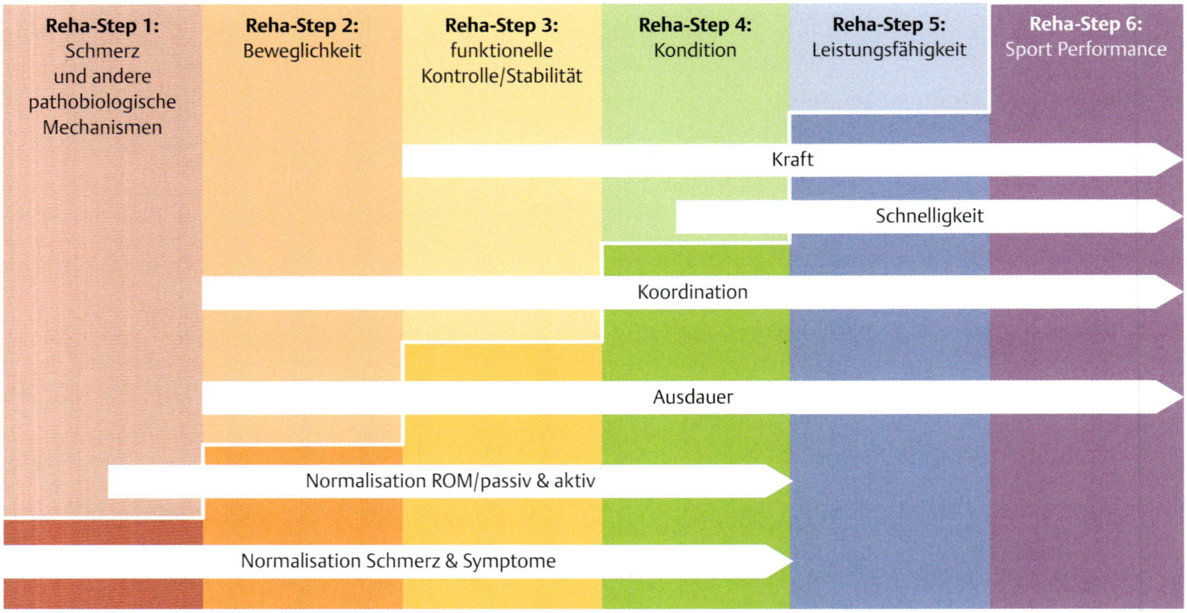

Abb. 2.5 Reha-Framework mit Teilzielen [170] (ROM = Range of Motion).

2.1.3 Voraussetzungen für die Anwendung der physiotherapeutischen Grundprinzipien

Um die Grundprinzipien des physiotherapeutischen Vorgehens anwenden zu können, braucht es vielseitige Kompetenzen wie Fach-, Methoden-, Sozial- und Selbstkompetenz [161].Es erfordert eine Wissensorganisation, problemspezifische Kognitionsstrategien und metakognitive Kompetenzen.

Dieser physiotherapeutische Prozess (▶ Abb. 2.1) erfordert gezieltes Fachwissen und sollte nach den Prinzipien der „Evidenz-based Practice“ (EBP) erfolgen (▶ Abb. 2.6).

Das Konzept der Evidence-based Practice basiert auf der Evidence-based Medicine (EBM) und wird in den therapeutischen Berufen in den Bezug des praktischen Handelns (engl. practice) gesetzt. Die Definition lautet:

„Um ein bestmögliches therapeutisches Handeln gewährleisten zu können, werden die besten Inhalte von Forschungsergebnissen, klinischer Expertise und die Perspektive von Patientinnen und Patienten unter Einbeziehung von Kontextfaktoren integriert“ [159][177].

Inhalte von Forschungsergebnissen bilden wissenschaftliche Publikationen und Expertenmeinungen unter Berücksichtigung der jeweiligen Evidenzstufe. Die klinische Expertise ist die Summe der Erkenntnisse aus Anamnese, der Funktionsuntersuchung und dem klinischen Denkprozess mit dem patientenzentrierten Bezug zu den Bedürfnissen und Möglichkeiten der Patientin oder des Patienten. Darauf basiert die Entscheidungsfindung. Sie ist die Voraussetzung für das physiotherapeutische Handeln.

In der klinischen Praxis zeigt sich, dass bei der Integration von aktueller Forschungsevidenz aus klinischen Leitlinien in die gelebte Praxis oft eine große Kluft besteht [164][175][180], und zwar in dem Sinn, dass die vorliegende Evidenz bei der Wahl der Untersuchungs- und/oder der Behandlungsmethode zu wenig oder gar nicht berücksichtigt wird und der Fokus zu sehr auf die persönliche therapeutische Expertise gelegt wird.

Eine Forschungsgruppe der Curtin University in Australien hat aus diesen Gründen das „Musculoskeletal Clinical Translation Framework“ entwickelt (▶ Abb. 2.7) [175]. Dieses Tool führt systematisch durch den CR-Prozess und basiert auf der aktuell besten Evidenz (▶ Abb. 2.8).

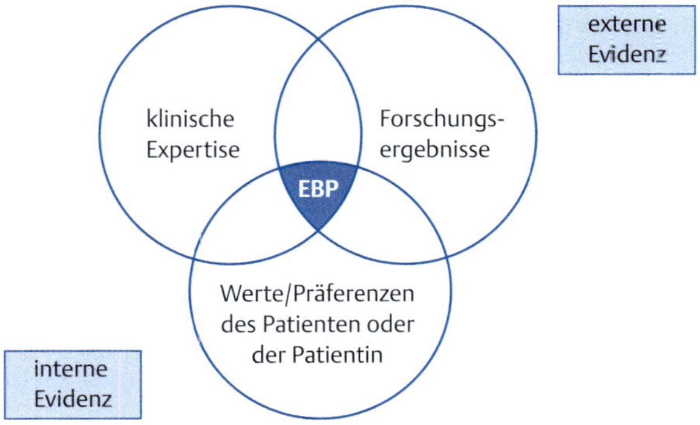

Abb. 2.6 Evidence-based Practice. (Quelle: Habermann C, Kolster F, Hrsg. Ergotherapie im Arbeitsfeld Neurologie. 3., überarbeitete Auflage. Stuttgart: Thieme; 2020)

2.1.4 Zusammengefasst

Ein strukturiertes physiotherapeutisches Vorgehen bildet den Stützpfeiler im ganzheitlichen, problem- und patientenzentrierten Problemlösungsprozess. Der Clinical-Reasoning-Prozess dau-

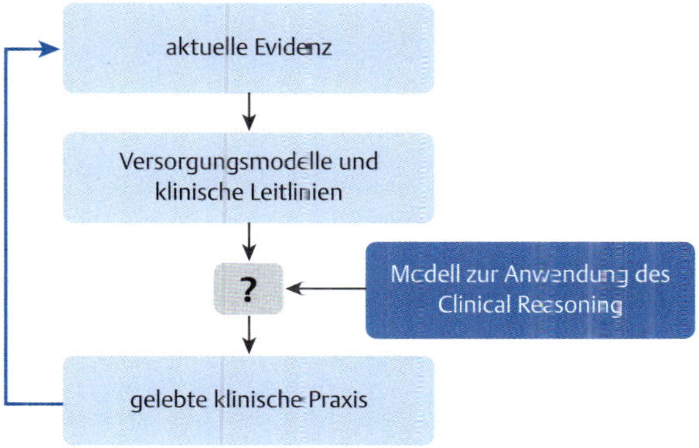

Abb. 2.7 Musculoskeletal Clinical Translation Framework [175].

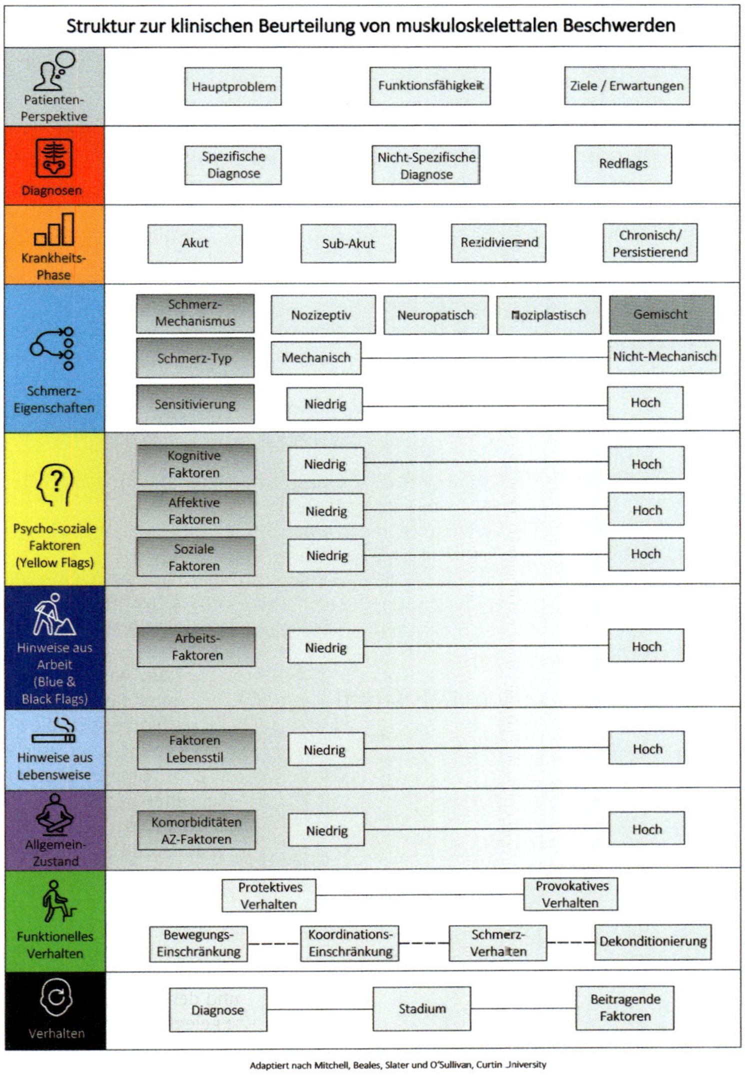

Abb. 2.8 Modell zur klinischen Beurteilung von muskuloskelettalen Beschwerden [175]. (Quelle: Mitchell T, Beales D, Slater H, O'Sullivan P. 2018. Musculoskeletal Clinical Translation Framework: From Knowing to Doing (eBook))

ert ständig an. Er startet mit der Befundaufnahme und der Datensammlung und wird über den ganzen Behandlungsverlauf mittels Clinical Reasoning und Datenanalyse fortgeführt, um die patientenzentrierten Behandlungsziele zu erreichen. Er erfordert evidenzbasiertes Fachwissen, Methodenkompetenzen und metakognitive Fähigkeiten.

2.2 Grundlagen des motorischen Lernens

Martin Huber

2.2.1 Einleitung

Das motorische Lernen (ML) ist inhärenter und wichtiger Bestandteil der modernen Physiotherapie. Das gilt besonders für den Bereich der Neurorehabilitation, aber auch für die muskuloskelettale Physiotherapie [218]. So kann z. B. die Rehabilitation von unspezifischen Rückenschmerzen als Form des motorischen Lernens (und weniger als Übungstherapie) interpretiert werden. Ähnliches gilt für die Rehabilitation von Kreuzbandverletzungen [198]. Beide Male geht es in großen Teilen der Therapie darum, das Bewegungsverhalten der Patient*innen positiv zu beeinflussen und zu verändern [218]. Natürlich gilt das auch für andere Bereiche der muskuloskelettalen Physiotherapie [227].

Prinzipien sind wichtiger als Übungen

Das ML wird wie folgt definiert: „Motorisches Lernen ist ein prozesshaftes Geschehen, das mit Übung oder Erfahrung verbunden ist, welche zu relativ überdauernden Veränderungen bei der Durchführung geschickter Bewegungen führt“ [235]. Damit es zu solchen Veränderungen im (alltäglichen) Bewegungsverhalten kommt, ist die Anwendung bestimmter Prinzipien des ML wichtiger als die reine Durchführung von Übungen [193]. Die Anwendung des ML beinhaltet „komplexe und schwer fassbare Prozesse“ [223]. Deshalb stellen sich Fragen wie: Welche Prinzipien stecken dahinter? Wie können die Prinzipien des ML fachgerecht praktisch umgesetzt werden? Die Black-Box des ML zu öffnen und das ML konkret, individuell und differenziert in die Praxis zu überführen, ist eine große Herausforderung, erfordert viele Fachkenntnisse und benötigt ein Bezugsrahmenmodell, das eine Orientierung in der umfangreichen Thematik ermöglicht.

Das Lernrad als Bezugsrahmenmodell

Das Lernrad bildet den Bezugsrahmen, um die Komplexität des ML darzustellen und greifbar zu machen sowie es in die Praxis zu überführen ▶ Abb. 2.9 [205]. Im Zentrum des Lernrades steht MOZArT (motorische Ziele auf der Aktivitäts- respektive Teilhabeebene). Es ist das „Herz“ bzw. die Nabe des Lernrades, um das sich alles dreht. Darum herum ordnen sich kreisförmig, im inneren Ring, die wichtigsten acht Prinzipien (Was?) des motorischen Lernens: Lernformen, Lernphasen, Transfer des Gelernten, Motivation, Dosierung, Instruktion, Feedback und Lernstrategien. Es gibt hierbei keine Hierarchie bzw. keine festgelegte Reihenfolge der Lesart. Alle Prinzipien sind gleichberechtigt und gleich wichtig. Die Kreisform soll das zum Ausdruck bringen. Die äußeren Ringe beinhalten die Methoden (Wie?) zur Umsetzung der acht Prinzipien. Die Umrahmung bilden das CR und die Messungen, also die Überprüfung der Effekte der Therapie.

2.2.2 Clinical Reasoning

Das Clinical Reasoning (CR) ist der Ausgangspunkt für das ML. Es beinhaltet die klinischen Denk- und Entscheidungsprozesse und stellt eine Schlüsselkompetenz für Therapeut*innen dar. Denn nur mit einem fundierten Überblick über die Ressourcen und die Problembereiche (ICF-basiert) der Patient*innen kann die Therapie individuell und spezifisch ausgerichtet werden. Das CR ist im Wesentlichen ein Prozess, um Hypothesen über Ressourcen und Problembereiche und deren Zusammenhänge zu generieren und darauf aufbauend die geeignete Therapie zu planen und durchzuführen. Das CR strebt dabei eine therapeutische Diagnose an, welche die Grundlage einer spezifischen und patient*innenzentrierten Zielsetzung ist (Kap. 2.2.3). Dazu wenden Therapeut*innen u. a. das hypothetisch-deduktive CR an [202]. Bei diesem werden Hypothesen anhand von erhobenen Daten (Tests, standardisierte Assessments) falsifiziert oder verifiziert. Die Ausgangshypothesen ergeben sich durch das Gespräch, die gezielte Befragung, die klinische Beobachtung (klinische Muster) und Tests. Dieses Vorgehen kann mit einem Trichter verglichen werden. Aus der Vielzahl der Informationen und Hypothesen (Öffnung des Trichters) werden durch zunehmende Einengung (gezielte Tests und Assessments) die geeigneten (richtigen) Informationen und Hypothesen gewonnen. Das kann verstanden werden als ein Prozess von Hypothesengenerierung → Sammeln von Informationen → verwerfen/bestätigen von Hypothesen → Formulierung von Zielen und Entwicklung eines Behandlungsplans → Evaluierung, Verlaufskontrolle, Re-Befund und ggf. Anpassung der Ziele und des Behandlungsplanes [219].

2.2.3 MOZArT

Das CR führt letztlich zu einer individuellen Zielvereinbarung, die mit den Patient*innen zusammen erarbeitet und formuliert wird (shared decision making). Dieser Schritt steht im Mittelpunkt des Lernrades, um zu verdeutlichen, dass erst darauf aufbauend die Prinzipien des ML umgesetzt werden können. MOZArT ist das Akronym für „Motorische Ziele auf Aktivitäts- respektive Teilhabeebene“. Da Therapie das Bewegungsverhalten positiv beeinflussen soll, ist es wichtig die Ziele diesbezüglich zu formulieren. Die Art der Zielformulierung ist von besonderer Bedeutung. Deshalb sollten Ziele SMART oder SMARTer formuliert sein. Das englische Akronym steht für: **s**pecific (spezifisch), **m**easureable (messbar), **a**chievable (erreichbar), **r**elevant und **t**imetabled (terminiert). Bei „SMARTer“ wird noch **e**nthusiastically (enthusiastisch) und **r**ewarded (lohnend oder belohnend) ergänzt [233]. Das bewirkt, dass Ziele sehr konkret, alltagsbezogen und realistisch werden. Außerdem sollten diese anspruchsvoll und ambitioniert (jedoch nicht unrealistisch) sein [194]. Dadurch erhalten sie eine motivierende Färbung.

Ein solches Vorgehen der gemeinsamen Zielfindung hat weitreichende Folgen:

- Die Genauigkeit der Zieldefinition erst ermöglicht eine geeignete Wahl der Interventionen.
- Physiotherapeut*innen erhalten so einen Eindruck von der Selbsteinschätzung der Patient*innen.
- Die therapeutische Beziehung wird gefestigt [230].
- Die Verantwortung für den Erfolg der Therapie wird geteilt. Die Patient*innen übernehmen einen Teil der Verantwortung.

2.2.4 Lernformen

Grundsätzlich werden 2 Lernformen unterschieden: das implizite und das explizite Lernen. Implizites lernen hat folgende Merkmale [211]:

- Es läuft unbewusst ab (ohne/wenig bewusste Bewegungskontrolle).
- Es erfordert wenig kognitive Ressourcen.
- Lernende überspringen dabei die kognitive Lernphase (Kap. 2.2.5).
- Die Patient*innen sind sich zwar darüber im Klaren, dass sie lernen, aber nicht über die Details des Lernprozesses.

Im Raum steht die Frage WAS? Damit ist gemeint, dass für die Übenden im Vordergrund steht, was sie tun müssen.

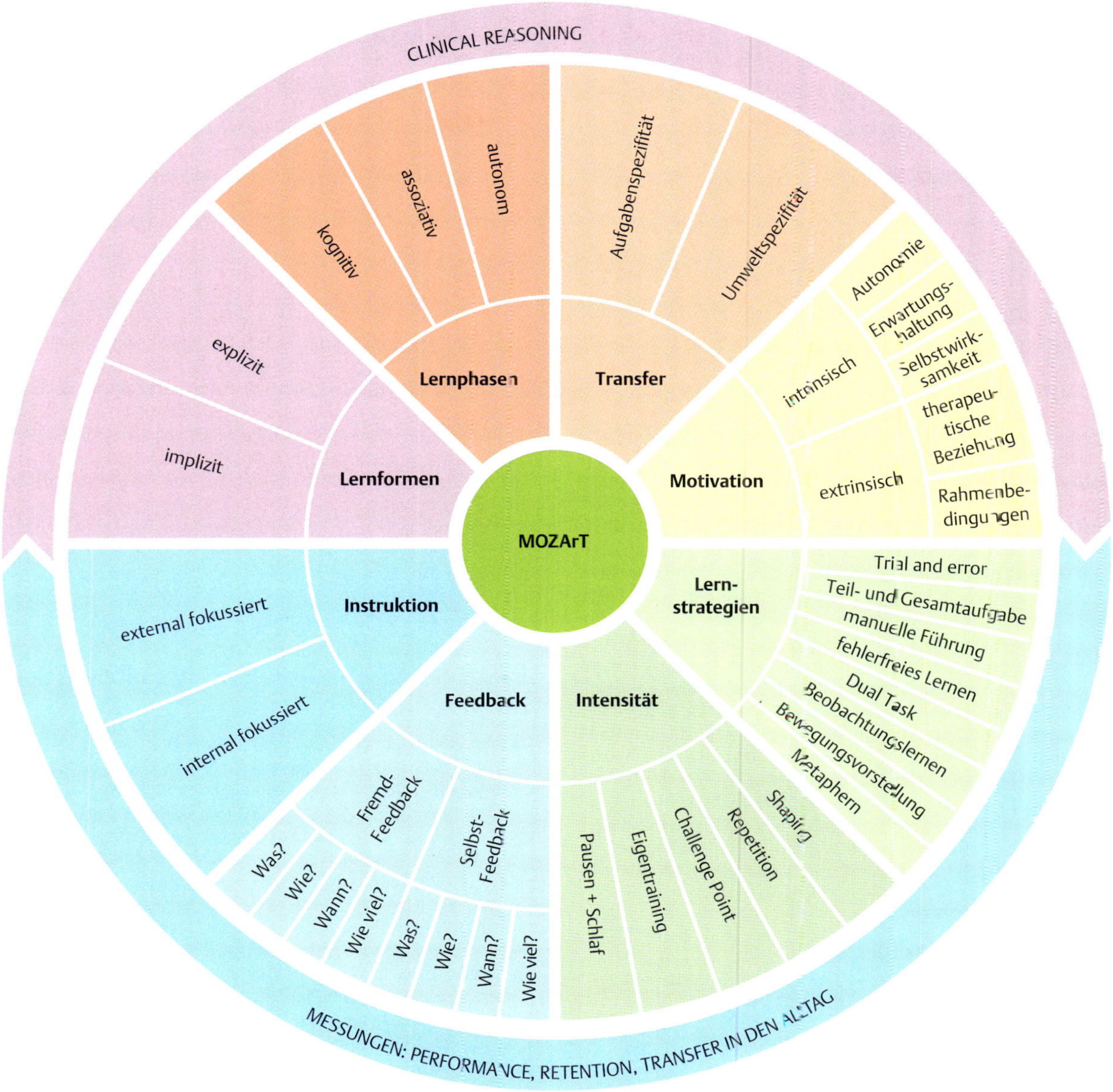

Abb. 2.9 Das Lernrad (MOZArT = motorische Ziele auf der Aktivitäts-, respektive Teilhabeebene). (Quelle: Huber M. Das Lernrad. In: Huber M, Janssen C, Erzer Lüscher F, Cox Steck G, Hrsg. Motorisches Lernen in der Neuroreha. 1. Auflage. Stuttgart: Thieme; 2022)

Implizite Lernformen sind:

- Priming (bahnender Reiz aufgrund von Vorerfahrungen)
- assoziatives Lernen (klassische und operante Konditionierung → Koppelung von Reiz und Antwort)
- nicht assoziatives Lernen (Habituation und Sensibilisierung durch wiederholte Exposition eines einzigen Stimulus)
- prozedurales Lernen (bezieht sich auf „einfache" motorische Aufgaben; durch intensives Üben wird eine Aktivität ohne bewusste Kontrolle oder aktive Aufmerksamkeit durchgeführt)

Explizites Lernen ist charakterisiert durch [211]:

- Es erfolgt bewusst (bewusste Bewegungskontrolle).
- Es beansprucht kognitive Ressourcen (Arbeitsgedächtnis; u. a. präfrontaler Kortex).
- Das Erlernte bleibt vom Arbeitsgedächtnis abhängig und ist somit in Dual-Task-Situationen fehleranfällig.

Im Raum steht die Frage WIE? Damit ist gemeint, dass für die Übenden im Vordergrund steht, wie sie bestimmte Bewegungen durchführen sollen.

Es gibt für die konkrete Anwendung der beiden Lernformen bestimmte Orientierungspunkte.

Für das explizite Lernen sind dies:

- benötigt „viel" Arbeitsgedächtnis
- deshalb nicht sinnvoll bei kognitiven Einschränkungen, wie Aufmerksamkeitsdefiziten oder Sprachproblemen (Aphasie)
- sinnvoll bei Personen, die nicht in die Phase der Automatisierung gelangen
- anfällig in Dual-Task-Situationen
- Instruktionen sind auf das WIE der Bewegung bezogen
- schneller als das implizite Lernen

Für das implizite Lernen sind dies:
- benötigt „wenig" Arbeitsgedächtnis
- daher sinnvoll bei Menschen mit kognitiven Defiziten
- benötigt wenig Instruktionen
- Learning by Doing, viele Repetitionen
- Instruktionen sind auf das Was der Bewegung bezogen (z. B. Analogie-Lernen).
- kann über Umgebungsfaktoren „erzwungen" werden
- robuster unter Druck oder in Dual-Task-Situationen

Die Auswahl der geeigneten Lernform ist Gegenstand aktueller wissenschaftlicher Diskussionen. So empfehlen Benjaminse et al. [186] zur Prävention von Kreuzbandverletzungen „die Verwendung des impliziten Lernens [...]". Das wird ebenfalls für die Rehabilitation nach Kreuzbandverletzungen vorgeschlagen [198]. Dem halten Kal et al. [210] entgegen, dass „motorisches Lernen zur Wiedererlangung sportartspezifischer Motorik nach einer Kreuzbandverletzung keine „One-Size-fits-all"-Methode ist. Damit sprechen sie sich dafür aus, dass Physiotherapeut*innen implizite und explizite Interventionen gleichermaßen einsetzen, je nach persönlicher und kontextbezogener Bedeutung und Nützlichkeit. Sie argumentieren u. a. damit, dass Menschen mit propriozeptiven Defiziten eher von expliziten als vom impliziten Lernen profitieren, und weiter, dass Übende, die über ein gutes verbales Arbeitsgedächtnis verfügen, vom expliziten Lernen profitieren und das Lernen dadurch beschleunigt werden kann [189]. Beide Lernformen scheinen dann am effektivsten zu sein, wenn sie mit den Präferenzen der Übenden übereinstimmen (u. a. je nach kognitiven Kapazitäten). Zu beachten ist also, dass das ML meist beide Lernformen beinhaltet [217]. Diese sind also eher als Endpunkte eines Kontinuums zu verstehen. Das ML bewegt sich in diesem Kontinuum. Mal ist Lernen mehr explizit, mal ist es mehr implizit. Das hängt u. a. auch mit der Art und der Komplexität der zu erlernenden Aktivität zusammen. Die Lernformen stehen in enger Verbindung mit allen 8 Prinzipien des Lernrades, besonders Instruktion, Feedback, Intensität und Lernstrategien. Deshalb ist das Wissen um die Lernformen eine wichtige Entscheidungshilfe bei der Auswahl und Anwendung anderer ML-Prinzipien.

2.2.5 Lernphasen

Während des ML durchlaufen die Übenden typischerweise verschiedene Phasen. Weitverbreitet ist das 3-stufige Phasenmodell von Fitts and Posner [224]. Es beinhaltet die kognitive, die assoziative und die autonome Lernphase.

In der kognitiven Lernphase geht es darum, eine Idee von der Aufgabe oder Bewegung zu bekommen. Diese Phase hat folgende Charakteristika: v. a. verbal, verstehen was zu tun ist, wann und wie. „Selbstgespräch", Bewegungen sind langsam, grob, ungenau, unbeständig, ineffizient, unkoordiniert, steif (Kokontraktion). Die kognitiven Ressourcen sind wichtig, denn die Durchführung der Bewegung erfordert ein gewisses Maß an Aufmerksamkeit.

In der darauffolgenden assoziativen Phase geht es um die Verfeinerung der zu erlernenden Bewegung. Charakteristisch für diese Phase sind: weniger Verbalisierung (Selbstgespräch), Bewegungen sind flüssiger, sicherer und effizienter. Ein Teil der Aufmerksamkeit ist noch bei der Bewegungskontrolle, ein Teil der Bewegungskontrolle ist schon unbewusst. Nun kann mit der Progression (Timing, Geschwindigkeit usw.) begonnen werden. Die Übenden beginnen auch zu experimentieren.

Letztlich folgt die autonome Phase, in der die Bewegungskontrolle automatisiert ist. Bewegungen sind nun scheinbar mühelos, genau, beständig und effizient, auch bei Ablenkung, d. h. die Dual-Task-Fähigkeit ist erhöht. Bleibt die Bewegungskontrolle stabil auch bei Ablenkung, so ist das ein Zeichen dafür, dass die Übenden in dieser Phase angelangt sind (eine Dual Task kann also in dieser Phase als Test genutzt werden). Die Selbstwirksamkeit ist erhöht. Es finden keine Selbstgespräche mehr statt. Beim expliziten Lernen finden alle 3 Phasen statt. Beim impliziten Lernen wird die erste Phase abgekürzt oder übersprungen.

Zu beachten ist weiterhin, dass nicht alle Patient*innen in die autonome Phase gelangen, in der die Bewegungskontrolle weitestgehend automatisiert ist. Häufig bleiben Personen in der assoziativen Phase, d. h. sie benötigen einen Teil der Aufmerksamkeit für die Bewegungskontrolle. Ob das sinnvoll ist, muss der Einzelfall entscheiden. Dennoch ist in vielen Fällen die größtmögliche Automatisierung der Bewegungskontrolle das erklärte Ziel. Die Lernphasen haben ebenfalls (wie die Lernformen) Einfluss auf die Umsetzung anderer Prinzipien des ML, besonders auf die Instruktion, das Feedback, die Intensität und die Lernstrategien.

2.2.6 Transfer

Unter Transfer ist hier „die Wechselwirkung zwischen Gelerntem und dessen Übertragung auf andere Bedingungssituationen und Aufgabenanforderungen" gemeint [212]. Die Frage steht im Raum, ob sich das in der Therapie Erlernte auch tatsächlich in die anvisierte Anwendungssituation (Alltagssituation bzw. Aktivitäts-/Partizipationsebene) überträgt. Das ist die zentrale Fragestellung der „Transferproblematik". Es geht also um die Anwendung einer zuvor erlernten Fertigkeit bei einer anderen Aufgabe oder in einem anderen Kontext [229]. In der Therapie sind wir nahezu immer mit dieser Problemstellung konfrontiert. Denn die Frage, ob das in der Therapie Erlernte auch tatsächlich im Alltag bzw. in der Zielsituation umgesetzt wird und werden kann, ist ganz wesentlich. Deshalb ist „der Transfer eines der entscheidenden Probleme in der Rehabilitation" [228].

Skaggs-Robinson-Kurve zur Abschätzung der Transfertendenz

Eine anerkannte Theorie zum Thema Transfer ist die sog. Skaggs-Robinson-Hypothese [206]. Sie beschreibt die Transfertendenz in Abhängigkeit von sog. Aufgabenklassen und besagt, dass die Transfertendenz (Übertragungseffekt des Gelernten) umso höher (positiver) ist, je mehr Ähnlichkeit zwischen Übungs- und Anwendungsaufgabe, also letztlich zwischen den Aufgabenklassen, besteht (▶ Abb. 2.10). Das Ausmaß der Transfertendenz wird als positiv, negativ und neutral beschrieben. Ein positiver Transfer ist zu beobachten, wenn das Training einer Fertigkeit oder Aktivität die Durchführung einer anderen Aufgabe unterstützt. Ein negativer Transfer entsteht, wenn die zuerst geübte Aufgabe die Durchführung oder das Erlernen einer folgenden Aufgabe ungünstig beeinflusst. Und beim neutralen Transfer ist keine Wechselwirkung zu erwarten [229]. Das bedeutet, dass die Ähnlichkeit von Übungs- und Anwendungsaufgabe (Aufgabenklassen) entscheidend für die Stärke des Übertragungseffekts ist.

Zwei wesentliche Merkmale bestimmen die Festlegung von Aufgabenklassen. Es ist einerseits die Aufgabe selbst. Die geübte Aufgabe oder Aktivität sollte für eine günstige Transfertendenz in wichtigen Aspekten mit der Ziel- oder Anwendungsaufgabe übereinstimmen. Das wird als „Aufgabenspezifität" bezeichnet. Und anderseits werden die Aufgabenklassen durch die Umwelt bestimmt. Auch hier gilt der oben erwähnte Zusammenhang: je ähnlicher die Umwelt von Übungs- und Anwendungssituation, desto höher die Transfertendenz. Dieser Zusammenhang wird als „Umweltspezifität" bezeichnet.

Dies gilt z. B. für das Widerstands- bzw. Krafttraining. Carolyn Kisner spricht in diesem Zusammenhang von der „Spezifität des Trainings" [213]. Um diese zu erreichen, sollte die Trainingssituation die Anwendungssituation bestmöglich „imitieren". In der praktischen Umsetzung bedeutet das, dass das Training die Bewegungsmuster, die Kontraktionsgeschwindigkeit, den Kontraktionstyp (konzentrisch vs. exzentrisch) der anvisierten Aktivität repliziert. Dieses Vorgehen orientiert sich am sog. SAID-Prinzip. SAID ist das Akronym für „**s**pecific **a**daptation to **i**mposed **d**emands", was so viel bedeutet wie: spezifische Anpassung an gestellte Anforderungen [208].

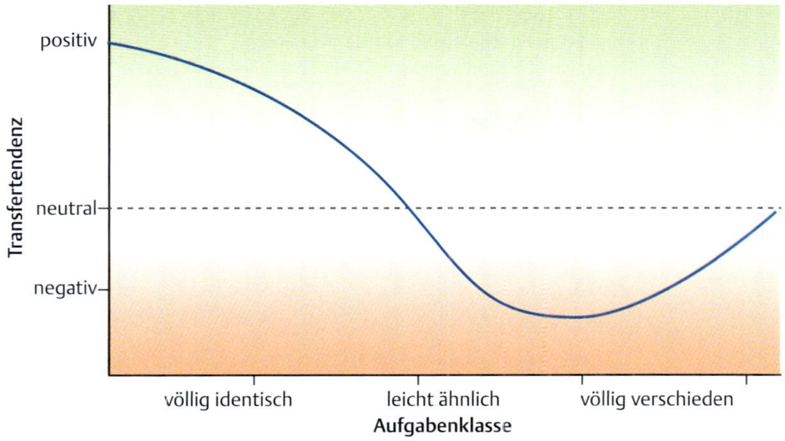

Abb. 2.10 Skaggs-Robinson-Kurve der Transfertendenz. Die Transfertendenz (Übertragungseffekt des Gelernten) ist umso höher, je mehr Ähnlichkeit zwischen Übungs- und Anwendungsaufgabe besteht. (Quelle: Huber M. Das Lernrad. In: Huber M, Janssen C, Erzer Lüscher F, Cox Steck G, Hrsg. Motorisches Lernen in der Neuroreha. 1. Auflage. Stuttgart: Thieme; 2022)

Einen Schritt weiter geht das sog. aufgabenspezifische Training (auch als motor skill training bezeichnet) [218]. Dabei besteht das Training darin, Alltagsbewegungen bzw. symptom-provozierende Aktivitäten direkt zu üben. Ziel ist es, veränderte Bewegungsmuster, die Symptome erzeugen, zu modifizieren und zwar während der Durchführung symptomprovozierender Aktivitäten [218]. Bei diesem Vorgehen wird versucht, eine möglichst hohe Aufgaben- und Kontextspezifität zu erzielen. Es findet u. a. Anwendung im Rahmen der Behandlung unspezifischer chronischer Schmerzen im unteren Rücken [193]. In einer groß angelegten randomisierten kontrollierten Studie konnte gezeigt werden, dass ein spezifisches Motor Skill Training signifikant und andauernd (nach 6 und 12 Monaten) die Beeinträchtigung durch Rückenschmerzen im Alltag vermindert (gemessen mit der Modified Oswestry Low Back Pain Disability Questionnaire) im Vergleich zu einem Kraft- und Beweglichkeitstraining [193]. Es gibt Hinweise darauf, dass ein aufgabenspezifisches Training auch im Rahmen der Therapie chronischer Kniegelenksschmerzen wirksam ist [188]. Ein ähnlicher Therapieansatz gilt auch für die Rehabilitation nach einer Ruptur des vorderen Kreuzbandes [197].

2.2.7 Motivation

Motivation ist der „Treibstoff" des ML. Der Begriff Motivation hängt etymologisch mit lat. *movere* = *bewegen* zusammen. Was uns motiviert, ist demnach das, was uns dazu bringt, uns zu bewegen, unsere Beweggründe. Dies ist beim ML ganz wörtlich zu nehmen. Es wird zwischen der intrinsischen und der extrinsischen Motivation unterschieden. Bei der intrinsischen Motivation haben wir ein Bedürfnis, von „innen" heraus etwas zu tun. Wesentlich ist es, in diesem Zusammenhang zu verstehen, dass bei der intrinsischen Motivation der „Ort" der Motivation als innen empfunden wird. Deshalb kann diese Form der Motivation durch Gefühle wie Hoffnungen, aber auch Ängste (z. B. die Angst, nicht mehr selbstständig zu sein) hervorgerufen werden. D.h. es liegt zwar ein äußerer Zwang (Leidensdruck) vor, dennoch wird die Entscheidung, zu trainieren oder zur Therapie zu gehen, von innen heraus getroffen. Der klassische Fall von intrinsischer Motivation ist charakterisiert von der Zufriedenheit am Tun selbst, der Neugier, und dem Interesse an der Sache. Das ist jedoch im Kontext von Krankheit oder Verletzung nicht unbedingt gegeben. Je nach persönlicher Haltung und Einstellung kann Erfolg motivieren, aber auch Misserfolg, Druck oder Belohnung. Das ist individuell unterschiedlich und sollte deshalb im Einzelfall abgeschätzt werden.

Erhöhte Erwartungshaltungen und Autonomie als wichtige Faktoren der intrinsischen Motivation

In der OPTIMAL-Theorie, die von der Bewegungswissenschaftlerin Gabriele Wulf zum motorischen Lernen entwickelt wurde, nimmt die intrinsische Motivation eine zentrale Bedeutung ein [255]. Wulf hebt 2 Faktoren besonders hervor, welche die intrinsische Motivation stark beeinflussen: die erhöhten Erwartungen und die Autonomie. Mit erhöhten Erwartungen ist das Selbstvertrauen in die eigene Leistung und das Gefühl der eigenen Kompetenz gemeint. Ist die Erwartungshaltung an sich selbst und an die Selbstwirksamkeit der Übenden gesteigert, so hat das einen positiven und förderlichen Effekt auf das ML. Es gibt viele Maßnahmen, die Physiotherapeut*innen umsetzen können, um die Erwartungshaltung zu steigern. Es handelt sich u. a. um verschiedene Formen des motivationalen Feedbacks. Diese Form des Feedbacks sollte positiv („Gut gemacht! Weiter so!", „Ich weiß, dass Sie das schaffen!") und großzügig (im Sinne der Definition von Erfolg) sein. Wulf gibt einige konkrete Ideen zur Steigerung der Erwartung an den eigenen Bewegungserfolg [254][255]:

- „So-wie-der-Durchschnitt"-Angaben (peers typically) → „Aktive Menschen, wie Sie, schaffen diese Aufgaben normalerweise gut."
- „Besser-als-der-Durchschnitt"-Feedback → „Mit Ihrer Leistung sind Sie deutlich besser als der typische Altersdurchschnitt."
- Feedback in Bezug auf die beste Leistung → „Heute sind Sie 10 % besser als beim letzten Mal."

Ein weiterer Baustein zur Steigerung der intrinsischen Motivation ist die Autonomie. Autonomie ist die Fähigkeit und die Möglichkeit, unabhängig und selbstbestimmt zu handeln. Die Autonomie zählt neben der Kompetenz und der sozialen Eingebundenheit zu den menschlichen Grundbedürfnissen [234]. Vor diesem Hintergrund ist es nachvollziehbar, weshalb sie eine Auswirkung auf das ML hat. Das wichtigste Werkzeug zur positiven Beeinflussung der Autonomie ist die Schaffung von Wahlmöglichkeiten. Wahlmöglichkeiten können bezogen auf die verschiedensten Facetten der Therapie gegeben werden: Trainingsinhalte, Trainingsdauer, Zeitpunkt der Rückmeldungen (Kap. 2.2.9), Einsatz von Hilfsmitteln (z. B. Gleichgewichtshilfen ja/nein?), Zeitpunkt der Demonstration einer Zielbewegung und viele andere mehr. Die gemeinsame Entscheidungsfindung bei der Zielsetzung ist auch eine Möglichkeit, Autonomie zu geben und die Motivation günstig zu beeinflussen (Kap. 2.2.3). Hier sind der therapeutischen Fantasie keine Grenzen gesetzt. Es hat sich gezeigt, dass schon kleine Wahlmöglichkeiten, wie diejenige zur Wahl der Farbe eines Golfballes beim Training des Abschlags, den Lernerfolg positiv beeinflussen [220].

Selbstwirksamkeit

Ein weiterer wichtiger Einflussfaktor für die intrinsische Motivation ist die Selbstwirksamkeit. Damit gemeint ist „das Vertrauen von Menschen in ihre Fähigkeiten, Kontrolle über ihr eigenes Wirken und über Ereignisse, die ihr Leben betreffen, ausüben zu können" [184].

Es ist sicherlich eines der vornehmlichsten Ziele der Therapie, die Selbstwirksamkeit der Patient*innen zu fördern und zu steigern. Die Selbstwirksamkeit speist sich aus 4 Quellen [209]:

- Erfahrung des Meisterns (mastery experiences): positive Erfahrungen bei der Bewältigung einer (relevanten) Aufgabe
- stellvertretende Erfahrungen (vicarious experiences): jemanden beobachten, der eine Aufgabe erfolgreich bewältigt; aus den Erfahrungen anderer lernen
- sprachliche Überzeugung (verbal persuasion): Bestätigung durch eine wichtige Person (Familienmitglied, Professional), Erfolgsrückmeldung, die nachvollziehbar ist
- physiologisches Feedback (physiological feedback): eigene körperliche (physiologische) und emotionale Reaktionen interpretieren bzw. einschätzen, z. B. Herzrasen, Schwitzen, Angst.

Die wichtigste Quelle ist die Erfahrung des Meisterns. Wir Therapeut*innen sollten unseren Patient*innen möglichst viele dieser Erfahrungen ermöglichen, und zwar so, dass sie sich sukzessive mehr zutrauen, wieder die „Kontrolle über ihr eigenes Wirken und über Ereignisse, die ihr Leben betreffen" auszuüben. Besonders bedeutsam sind diese Erfahrungen bei relevanten Aufgaben. An dieser Stelle sei diesbezüglich auf die Aufgaben- und Umweltspezifität verwiesen (Kap. 2.2.6) und auf die gemeinsame Zielsetzung – alles Faktoren, die Therapieinhalte für individuelle Patient*innen relevant machen.

Therapeutische Beziehung

Ein weiterer wichtiger Einflussfaktor für die Motivation ist die therapeutische Beziehung. Sie gilt als „zentrale Komponente eines patient*innenzentrierten Ansatzes", der aktuell für die Therapie muskuloskelettaler Schmerzen diskutiert wird [221][225][230]. Ein erheblicher Teil des Behandlungserfolges hängt demnach von der therapeutischen Beziehung ab [195]. Doch wodurch wird eine gute therapeutische Beziehung charakterisiert? Maxi Miciak entwickelte hierzu das „concept of engagement", in dem sie die Bedingungen der Beteiligung (des Engagements) zur Förderung der therapeutischen Beziehung definiert [225]. Demnach sind es v. a. 4 Bedingungen, die es zu beachten gilt:

- präsent sein: im Moment sein, da sein, gilt für Therapeut*innen und Patient*innen, „eine Blase schaffen, die volles Engagement erlaubt"
- empfänglich sein: Haltung der Offenheit, fokussierte Empfänglichkeit (Welche Bedürfnisse stecken hinter bestimmten Aussagen? Welche Erwartungshaltung besteht? usw.)
- authentisch sein: sich selbst sein (kongruent mit den persönlichen Qualitäten und Werten, während eine Haltung der Akzeptanz gewahrt bleibt), ehrlich sein (Transparenz und Direktheit), persönlich sein (Interesse an der Person haben und gewillt sein, sich zu öffnen)
- engagiert sein: der eigenen Rolle verpflichtet sein (verstehen wollen, unterstützen wollen).

Weitere Einblicke gibt eine Übersichtsarbeit in der die Qualitäten von „guten" Physiotherapeut*innen eruiert wurden [36]:

- empfänglich sein (zuhören, Akzeptanz zeigen, aufmerksam sein, sich für Patient*innen interessieren, verbal und nonverbal kommunizieren, Patient*innen wertschätzen)
- ethisch sein (ehrlich, vertrauenswürdig, respektvoll)
- kommunikativ sein (ermutigend, vertrauensbildend)
- fürsorglich sein (empathisch, mitfühlend, verstehend, unterstützend, freundlich, warm)
- kompetent sein (kenntnisreich, erfahren, reflexiv, neugierig, praktische Skills, Clinical Reasoning)
- kollaborativ sein (Einbeziehung der Patient*innen in die Entscheidungsfindung, durch Dialog und die Bereitschaft zur Anpassung, die Behandlung auf die individuellen Bedürfnisse zuschneiden).

„Gute" Physiotherapeut*innen bringen also technische Kompetenz in Einklang mit einer menschlichen Art im Umgang mit Patient*innen. Die Ergebnisse beider o. g. Arbeiten sind miteinander kompatibel und ergänzen sich gegenseitig. Grundsätzlich kann gesagt werden, dass die Entwicklung einer therapeutischen Beziehung nicht „einfach so" passiert („Entweder stimmt die Chemie oder sie stimmt nicht."). Vielmehr müssen die günstigen Faktoren für eine gelingende Beziehung „kultiviert" werden. Dennoch ist die therapeutische Beziehung mehr als eine Art der Kommunikationstechnik. Sie beruht letztlich auf einer bestimmten Haltung den Patient*innen und auch der Profession gegenüber.

2.2.8 Instruktion

Ein weiteres wichtiges Prinzip des ML ist die Instruktion. Im klinischen Alltag wird v. a. die verbale Instruktion häufig eingesetzt. Daneben gibt es auch die visuelle und die taktile Art der Instruktion. In diesem Kapitel soll das Augenmerk auf der verbalen Instruktion liegen. Entscheidendes Kriterium hier ist die Lenkung des Aufmerksamkeitsfokus der Übenden.

Dabei unterscheidet man 2 Formen: die internal fokussierte und die external fokussierte Aufmerksamkeit. Die internal fokussierte Aufmerksamkeit (IFA) besteht in einer Konzentration auf die eigenen Körperbewegungen bzw. das Bewegungsgefühl [231]. Bei der external fokussierten Aufmerksamkeit (EFA) richtet sich die Konzentration auf den Effekt der Bewegung, den diese auf die Umwelt hat bzw. haben soll [235][253]. Durch die Art der Instruktion kann also die Aufmerksamkeit nach internal oder nach external gelenkt werden. Beispielsweise lautet bei Übungen zur Sprunghöhe eine IFA: „Springe hoch und strecke Deine Finger so weit wie möglich nach oben" oder „Strecke Deine Knie beim Absprung". Eine entsprechende EFA lautet: „Springe hoch und berühre den Ball, der über Dir hängt" oder „Drücke beim Absprung den Boden weg" [187][240].

Aus zahlreichen Studien mit Gesunden und Patient*innen (im Bereich der muskuloskelettalen Erkrankungen) lässt sich ableiten, dass die EFA (im Gegensatz zur IFA) in einer effektiveren Durchführung von Bewegungen und einem schnelleren Erlernen von Bewegungen resultiert [187][192]. Die Erklärung für den vorteilhaften Effekt einer EFA auf das motorische Lernen liefert die sog. Constrained-Action-Hypothese [235][256]. Diese besagt, dass die EFA den Bedarf an bewusster Bewegungskontrolle reduziert und sie damit die automatischen Kontrollprozesse begünstigt. Im Gegensatz dazu führt die IFA dazu, dass eine bewusste Kontrolle der Bewegung geschieht. Diese wiederum führt zu ungünstigen Wechselwirkungen (Interferenzen) mit automatischen Prozessen der Bewegungskontrolle. Dadurch kommt es zu Störungen von Bewegungsautomatismen [231]. Da das Gehirn bei der motorischen Kontrolle primär auf den Effekt einer Bewegung fokussiert ist und weniger auf das Gefühl einer Bewegung, wirkt die EFA beschleunigend und begünstigend auf das ML.

Die EFA ist generell die zu favorisierende Art der Instruktion. Ist also vom Einsatz einer IFA grundsätzlich abzuraten? Diese Frage ist Inhalt aktuell andauernder Diskussionen in Fachkreisen. Toner u. Moran sprechen sich für einen Einsatz der IFA unter bestimmten Umständen aus [245]. Sie bezeichnen die IFA auch als somästhetische Reflexion. Diese kann zur Identifizierung ineffizienter Bewegungsmuster dienen. Die bewusste Bewegungskontrolle im Sinne einer IFA kann genutzt werden, um Bewegungsgewohnheiten (ineffiziente Bewegungsmuster) zu verfeinern, zu verändern und zu verbessern [245][246].

In eine ähnliche Richtung argumentiert Gottwald, indem sie darlegt, dass beide Formen der Instruktion ihre Berechtigung haben, je nach Zielsetzung [199]. Eine IFA kann beispielsweise zur Verfeinerung motorischer Skills eingesetzt werden, wenn ein klarer Effekt der Bewegung auf die Umwelt nicht gegeben ist (Tanzbewegungen) oder bei propriozeptiven Defiziten. Möglicherweise sollte die bisherige binäre Sichtweise auf das Thema Instruktion (EFA vs. IFA) durch eine mehr dynamische, differenzierte und integrierende Sichtweise (sog. Ecological Dynamics Account of Attentional Focus) ersetzt werden [199].

Neben den verbalen Instruktionen können Informationen auch visuell und taktil vermittelt werden. Die visuelle Instruktion, also das Vorzeigen, „erspart" viele Worte. Das kann ein Vorteil bei Patient*innen mit kognitiven Einschränkungen sein. Wichtig dabei ist es, die relevanten Bewegungsaspekte hervorzuheben. Ein bloßes Vormachen bedeutet noch nicht, dass die Übenden nachvollziehen können, worum es wirklich geht. Die taktile Instruktion, gemeint ist die manuelle Führung, kann u. U. in der ersten Lernphase sinnvoll sein, um Bewegungsmuster zu vermitteln. Sie sollte jedoch möglichst schnell abgebaut werden.

2.2.9 Feedback

Das Feedback gilt als eines der wichtigsten Prinzipien für das motorische Lernen [191][223][235]. Dabei geht es darum, durch gezielte Rückmeldungen das motorische Lernen zu fördern und den Übenden letztlich dazu zu befähigen, sich selbst Rückmeldung (Selbst-Feedback) geben zu können, um nicht auf sog. äußere Informationsquellen (z. B. die Therapeutin) angewiesen zu bleiben [185][252]. Ganz grundsätzlich wird zwischen dem Selbst-Feedback (inhärentes Feedback) und dem Fremd-Feedback (augmented feedback, erweitertes Feedback) unterschieden [235][238].

Unter Selbst-Feedback versteht man die Informationen, die der Mensch bei einer Bewegung oder Handlung durch unterschiedliche sensorische Quellen erhält. Diese werden bewusst oder unbewusst verarbeitet.

Beim Fremd-Feedback erhält der Übende zusätzlich zum Selbst-Feedback Informationen durch eine externe Informationsquelle, wie eine Therapeutin, Trainerin, Coach oder auch ein Gerät (Bildschirm). Deshalb wird diese Art des Feedbacks als erweitert bezeichnet. Das Feedback soll zur Fehlererkennung und -korrektur beitragen und gewissermaßen den Lernenden führen (Guidance-Hypothese) [252].

Diese Formen der Rückmeldung haben v. a. informative Funktionen (im Unterschied zu den motivationalen Aspekten des Feedbacks).

Die Schulung zum Selbst-Feedback ist entscheidend dafür, dass die Übenden Fortschritte machen und irgendwann unabhängig von einer äußeren Informationsquelle werden. Deshalb sollte Selbst-Feedback so häufig wie möglich eingefordert werden. D.h., Therapeut*innen sollten die Patient*innen immer wieder gezielt zu einer Selbsteinschätzung auffordern. Diese Aufforderung sollte spezifisch sein („Haben Sie Ihre Hand beim Aufstehen eingesetzt?") und nicht ungerichtet („Wie fanden Sie es?"). Ungerichtete Fragen können eher verwirrend sein.

Anwendungsdimensionen des Fremd-Feedback

Es stehen mehrere Anwendungsdimensionen zur Verfügung, diese sind:

- Informationsinhalt (Was?)
- Modus (Wie?)
- Timing/Zeitpunkt (Wann?)
- Häufigkeit/Informationsmenge (Wie oft? und Wieviel?)

WAS? – Informationsinhalt

Hier gibt es 2 große, übergeordnete Kategorien: Knowledge of Results (KR) und Knowledge of Performance (KP). Das KR ist eine Rückmeldung über das Ergebnis der Bewegung bezüglich der Erreichung des intendierten Ziels [226][235], wie z. B.: „Du bist so hoch gesprungen, dass Du den Ball berührt hast", „Sie haben die Strecke xy in 20 Sekunden geschafft". Die KP hingegen ist eine Rückmeldung über die Bewegungsausführung selbst (kinematische Information), z. B. „Ihr Knie ist überstreckt". Eine solche Rückmeldung kann eingesetzt werden, um die Bewegungsqualität zu verbessern.

Damit ähneln die Informationsinhalte denen der Instruktion. Deshalb kann KR als eine external fokussierte Rückmeldung und KP als internal fokussierte Rückmeldung interpretiert werden [249][252]. Im vorliegenden Buch werden analog zur Instruktion die Begriffe external fokussiertes Feedback (EFF) und internal fokussiertes Feedback (IFF) verwendet. Beide Formen der Rückmeldung unterstützen das motorische Lernen. Wobei EFF das Lernen motorischer Automatismen günstiger beeinflusst [223]. Im praktischen Alltag findet häufig eine Kombination aus beiden Formen statt. Ein EFF ist häufig redundant mit dem Selbst-Feedback [250], d. h. der Übende kann selbst einschätzen (Selbst-Feedback), ob das Bewegungsziel erreicht wurde oder nicht. Eine zusätzliche Information von außen (Fremd-Feedback) ist nicht nötig bzw. unterstützt das Lernen nicht weiter.

WIE? – Welchen Informationskanal wählen?

Die Feedbackinformationen können über verschiedene Kanäle vermittelt werden: verbal, manuell, visuell (vormachen). Das verbale Feedback ist die am häufigsten eingesetzte Form. Manuelles Führen als eine weitere Form des Feedbacks ist v. a. bei Patient*innen mit eingeschränkter Bewegungskontrolle ein wichtiges Mittel. Es gilt dabei besonders darauf zu achten, dass keine Abhängigkeit von der manuellen Unterstützung entsteht. Deshalb sollte dieses Verfahren eher intermittierend und nicht durchgängig eingesetzt werden [223].

WANN? – Zeitpunkt des Feedbacks – es ist besser, zu warten

Beim Timing werden verschiedene Zeitpunkte unterschieden: während (sog. konkurrierendes Feedback) und nach der Bewegungsausführung (terminales Feedback) [238]. Konkurrierendes Feedback kann in der ersten Phase des motorischen Lernens angebracht sein, da es den Erwerb einer neuen Fertigkeit unterstützt [223]. Beim weiteren Voranschreiten des Lernprozesses kann es störend sein, da es die internen Informationsverarbeitungsprozesse behindert und dadurch die Behaltensleistung vermindert [223]. Deshalb sollte im Verlauf des motorischen Lernens auf das terminale Feedback gewechselt werden [247]. Das terminale Feedback kann sofort oder verzögert (nach einer kurzen Pause) gegeben werden. Ein verzögertes terminales Feedback ist vorzuziehen, da es den Übenden Zeit für ein Selbst-Feedback lässt [243]. Grundsätzlich sollten wir uns mit dem Feedback zurückhalten, damit die übende Person die Möglichkeit zum Selbst-Feedback hat (▶ Abb. 2.11). Das Timing des Feedbacks ist auch abhängig von der Komplexität der Aufgabe und den kognitiven Kapazitäten der Übenden. Je komplexer eine Aufgabe ist, desto häufiger sollte ein Feedback gegeben werden. Je eingeschränkter die kognitiven Ressourcen, desto weniger Feedback ist sinnvoll.

WIE OFT? und WIEVIEL? – weniger ist mehr

Die Häufigkeit lässt sich unterteilen in: nach jeder Bewegungsdurchführung oder nach einer gewissen Anzahl von Bewegungsdurchführungen (sog. reduziertes Feedback). Untersuchungen zeigen, dass je häufiger ein Feedback gegeben wird, desto schlechter die Behaltensleistung (Retention) ist [238]. Dies wird

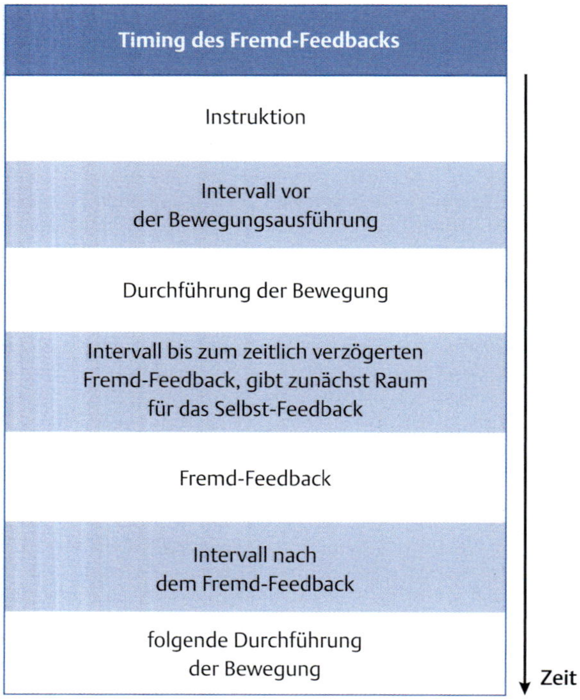

Abb. 2.11 Timing des Fremd-Feedbacks: Grundsatzlich sollten Therapierende sich mit dem Feedback zurückhalten, damit die übende Person die Möglichkeit zum Selbst-Feedback hat. (Quelle: Huber M. Das Lernrad. In: Huber M, Janssen C, Erzer Lüscher F, Cox Steck G, Hrsg. Motorisches Lernen in der Neuroreha. 1. Auflage. Stuttgart: Thieme; 2022)

damit erklärt, dass dadurch zu viel Informationen gegeben werden, was wiederum dazu führt, dass die Übenden abhängig vom Feedback werden. Anders ausgedrückt: eine reduzierte Feedback-Häufigkeit ist günstig für das Lernen [235]. Es gilt hier also die Maxime: weniger ist mehr [207]. Dieses Vorgehen kann noch weiter spezifiziert werden. Es wird empfohlen, in den ersten Lernphasen eher mehr (jedoch nicht nach jedem Versuch) und in den späteren Lernphasen eher weniger Feedback zu geben. Man spricht hier auch von einem „Fading"-Prozess. Damit ist gemeint, dass die Häufigkeit des Feedbacks mit zunehmender Übungspraxis abebbt, also weniger wird [235]. Die Informationsmenge sollte sich auf maximal Inhalte beschränken. Zu viele Informationen erschweren die Verarbeitung derselben.

Die Schattenseite des Feedbacks

Die Schattenseite des Feedbacks besteht in der Abhängigkeit von der Rückmeldung [249]. Wird Feedback zu häufig verwendet, wird der Übende abhängig von der (äußeren) Führung durch das Feedback (sog. Guidance-Hypothes) [223], d. h. das Fremd-Feedback wird dadurch integraler Bestandteil der Bewegungskontrolle. Zwar kann so die Aneignung einer neuen Bewegung beschleunigt werden, jedoch wird die Behaltensleistung erschwert. Ohne das Fremd-Feedback verschlechtert sich in diesem Fall die Bewegungskontrolle. Die Fähigkeit zum Selbst-Feedback wird auf diese Art nicht gefördert. „Viel hilft viel" gilt in diesem Kontext ganz und gar nicht. Zuviel und zu häufiges Feedback behindern das ML.

Motivationale Wirkung von Feedback

Fremd-Feedback kann auch einen motivationalen, energetisierenden Effekt haben (Kap. Selbstwirksamkeit). Motivierendes Feedback führt zu „freudigerem" Üben, die Übenden trainieren länger und härter. Deshalb sollte v. a. in der ersten Lernphase nicht zu lange mit diesem Aspekt des Feedbacks gewartet werden. Es wird nach gelungenen, erfolgreichen Bewegungen gegeben und ist positiv [196]. Ebenso kann auch für die Anstrengung ein positives Feedback gegeben werden, auch wenn das Ziel nicht erreicht wurde. Das fördert die Selbstwirksamkeit, Vertrauen in die eigenen Fähigkeiten und die Selbsteinschätzung der eigenen Kompetenzen [191][235]. Allerdings können konstante Korrekturen das Vertrauen des Übenden in die eigenen Fähigkeiten sowie das Gefühl der Autonomie unterminieren.

Das selbstkontrollierte Feedback kann die motivationale Wirkung des Feedbacks ebenfalls erhöhen. Bei dieser Form des Feedbacks wird die Rückmeldung nur erteilt, wenn die Übenden danach fragen. Dadurch erhalten sie Autonomie [235]. Das hat positive Effekte, weil die lernende Person aktiver einbezogen ist und so Informationen tiefer verarbeitet. Dabei bevorzugen Übende ein Feedback nach gelungenen Bewegungen [190]. Ein motivierendes Feedback kann auch mit Videoaufnahmen von gelungenen Bewegungen gegeben werden.

Wie sieht nun die konkrete Ausgestaltung des Feedbacks aus? Welche Entscheidungskriterien geben Orientierung?

Im Vordergrund steht die geeignete Schulung zur Förderung des Selbst-Feedbacks (inhärentes FB). Die Folge aus dieser Sichtweise ist ein „sparsamer" Umgang mit dem Fremd-Feedback. Grundsätzlich soll den Übenden viel Selbst-Feedback ermöglicht werden. Das bedeutet auch, dass nicht zu häufig, zu schnell und mit zu viel Informationen Rückmeldung gegeben werden soll. Die verschiedenen Optionen des Feedbacks richten sich nach den Lernphasen. In der ersten Lernphase wird tendenziell häufiger und mehr Feedback gegeben. In den späteren Lernphasen wird das Feedback zunehmend reduziert. Das external fokussierte Feedback (EFF) wird zur Steigerung der Zielerreichung empfohlen, das internal fokussierte Feedback (IFF) zur Schulung der Körperwahrnehmung [232].

2.2.10 Intensität

Die Therapie- oder Trainingsintensität ist ebenfalls bedeutsam für das ML. Intensität ist multifaktoriell und setzt sich aus verschiedenen Bestandteilen zusammen:

- Shaping
- Repetition
- Challenge Point (Anstrengung und Schwierigkeit)
- Eigentraining
- Pausen und Schlaf.

Shaping

Damit sind das Üben an der Leistungsgrenze, die systematische Steigerung der Aufgabenanforderung (in kleinen angepassten Schritten) und das kontinuierliche Erhöhen der Aufgabenschwierigkeit gemeint [244]. Es „[…] ist ein entscheidendes Element erfolgreicher therapeutischer Ansätze […] und führt zu einer signifikanten Verbesserung der trainierten Parameter […]" [251]. Somit ist das Shaping eine bedeutungsvolle Erweiterung der Forderung nach vielen Wiederholungen. Denn eine bloße Wiederholung dessen, was schon beherrscht wird, führt zu keinem weiteren Leistungszuwachs. Therapie muss herausfordernd sein, damit ML stattfinden kann. Shaping ist ein wichtiger Baustein dazu, denn es ist das Mittel, um am Challenge Point zu arbeiten (s. u.).

Repetition

Häufig wird die Bedeutung der bloßen Wiederholung für das ML überschätzt. Natürlich müssen neu erlernte Bewegungen hochfrequent wiederholt werden, damit sie dauerhaft konsolidiert werden. Allerdings gilt zu beachten, dass das Üben am Leistungslimit (Kap. Shaping, Kap. Challenge Point) der entscheidende Faktor für das ML ist. Denn „Aktivitäten, welche die Performance optimieren anstatt nur die bloße Durchführung der Aktivität, führen zum Expertenstatus […]" [248]. Die Performance (Durchführung von Aktivitäten) wird nur dann optimiert, wenn am individuellen Leistungslimit (Kap. Challenge Point) geübt wird. Deshalb sollte unter Intensität weit mehr als nur die bloße Repetition verstanden werden. Des Weiteren sollten Repetitionen variabel gestaltet werden, was auch unter dem Stichwort „Wiederholung ohne Wiederholung" bekannt ist. Ein solches Vorgehen sollte spätestens ab dem Punkt, an dem die Verbesserungen stagnieren, angewendet werden.

Challenge Point

Ein hilfreicher theoretischer Orientierungspunkt in Sachen Intensität ist der Challenge Point (▶ Abb. 2.12). Er hilft uns, eine Vorstellung vom individuellen Leistungslimit zu erhalten. Denn der Challenge Point stellt das Maß der optimalen Herausforderung dar [200]. Es ist das Level, an dem die Aufgabe weder zu leicht noch zu schwierig für die Übenden ist, sondern wo die Aufgabe gerade noch gemeistert wird. Denn sowohl eine Unterforderung als auch eine Überforderung flachen die Lernkurve ab. Mit der Idee des Challenge Points kann also das individuelle Leistungslimit ermittelt werden.

Eigentraining

Ein Eigentraining, das die Patient*innen selbstständig durchführen, ist ein wichtiger Baustein zur Steigerung der Therapieintensität. Es ist auch ein Schritt zur Verantwortungsübernahme und zu einer erhöhten Selbstwirksamkeit („Ich kann selbst etwas für mich tun"). Ein Eigentraining ist ein kosten- und zeiteffizienter Behandlungsansatz [203]. Das Eigentraining sollte sich immer an den individuellen Alltagszielen orientieren und zusammen erarbeitet werden. Die Adhärenz kann durch symbolische Verträge zwischen Patient*in und Therapeut*in, durch Erinnerungen (z. B. Tabellen zum Abhaken, Fotos an markanten Stellen) oder durch Smartphone-Apps (Schrittzähler oder z. B. die App REPS Recovery Exercises) erhöht werden. Die Aufrechterhaltung der Motivation stellt sicherlich eine der größten Barrieren für die kontinuierliche Durchführung eines Eigentrainings dar. Im besten Fall wird das Eigentraining Teil des Alltags.

Bei der Erstellung eines Eigentrainings sollten bestimmte Anforderungen berücksichtigt werden:

- Sicherheit: Das ist die wichtigste Anforderung. Das Eigentraining darf keine Gefahr in sich bergen – Safety First! Die Trainingsinhalte müssen so gewählt werden, dass keine Gefährdung besteht. Das gilt besonders für Übungen im Stehen und Gehen.
- Machbarkeit: Das Training sollte sowohl inhaltlich als auch zeitlich machbar sein. Die Übungen dürfen also nicht zu schwierig sein, die verwendeten Gegenstände müssen ständig vorhanden sein und der Umfang sollte nicht zu groß sein. Klare Angaben zur Dauer und zu den Wiederholungszahlen sollten gemacht werden. Es hat sich bewährt von einer Dauer von 15–20 min täglich auszugehen.
- Sinnhaftigkeit: Die Trainingsinhalte sollten sinnvoll und zielführend sein. Im besten Fall werden die Übungen zusammen erarbeitet, sodass sie für die Übenden auch sinnvoll erscheinen. Die Inhalte sollten auf die zusammen formulierten Ziele bezogen sein.

Das Erarbeiten und Nachbetreuen (regelmäßiges Update) des Eigentrainings sollte fester Bestandteil der Therapie sein.

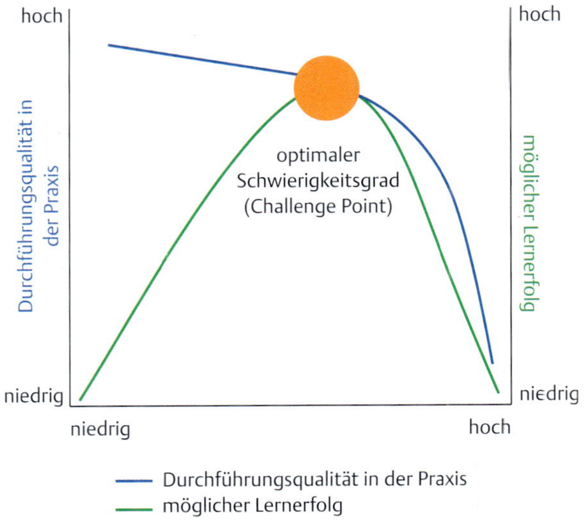

Abb. 2.12 Challenge Point. Er stellt das Maß der optimalen Herausforderung dar, also das Level, an dem die Aufgabe weder zu leicht, noch zu schwierig für die Übenden ist. Sowohl bei Unterforderung als auch bei Überforderung flacht die Lernkurve ab. (Quelle: Huber M. Das Lernrad. In: Huber M, Janssen C, Erzer Lüscher F, Cox Steck G, Hrsg. Motorisches Lernen in der Neuroreha. 1. Auflage. Stuttgart: Thieme; 2022)

Pausen und Schlaf

Pausen und Schlaf sind für die Konsolidierung der neuralen Prozesse (Neuroplastizität) sehr wichtig [201]. Deshalb werden sie auch als „off-line motor learning" bezeichnet [239]. Das gilt sowohl für das implizite als auch für das explizite Lernen. Neben einem erholsamen Nachtschlaf können auch Naps zwischen den Therapieeinheiten sinnvoll sein.

2.2.11 Lernstrategien

Lernstrategien können als bestimmte Vorgehensweisen des ML verstanden werden. Vor allem die Lernformen, die Lernphasen, die Art der Aufgabe und der Leistungsstand der Übenden haben Einfluss auf die Auswahl von Lernstrategien [216]. Häufig werden verschiedene Strategien gleichzeitig eingesetzt (z. B. Trial-and-Error zusammen mit dem differenziellen Lernen). Zu beachten ist außerdem, dass der Übergang vom impliziten zum expliziten Lernen fließend sein kann. Das bedeutet, manche Lernstrategien können sowohl implizit als auch explizit sein, je nach Betonung bestimmter Aspekte.

Die verbreitetsten Lernstrategien beim ML sind [215]:

- Trial-and-Error
- Teil- und Gesamtaufgabe
- manuelle Führung
- fehlerfreies Lernen
- Dual Task
- Beobachtungslernen
- Bewegungsvorstellung
- Metapher (Analogie lernen).

Trial-and-Error – Fehler machen erwünscht

Das Wesen dieser Lernstrategie besteht darin, dass aus Fehlern gelernt wird. Die Übenden sollen Fehler bemerken, analysieren und anschließend die Durchführung der Bewegung verändern. Es ist tendenziell ein explizites Lernen. Denn die Therapeutin oder

der Therapeut kann die Person auffordern zu beschreiben, was diese getan hat und was dabei gut und weniger gut war. Diese Lernform unterstützt dadurch auch die Fähigkeit zum Selbst-Feedback. Mithilfe von Problemlösestrategien können Patient*innen Fehler erkennen und geeignete Lösungen für veränderte Bewegungsmuster finden. Bei dieser Lernstrategie ist die Transfertendenz hoch, da es im Alltag häufig darum geht (Bewegungs-) Fehler auszugleichen (z. B. bei der Balance im Stehen). Diese Lernstrategie ist v. a. dann geeignet, wenn die Sicherheit beim Üben ausreichend gegeben ist. Es ist Aufgabe der Therapeut*innen, für einen sicheren Rahmen zu sorgen, innerhalb dessen sich die Übenden ausprobieren können. Erfolgserlebnisse sind wichtig. Deshalb sollte der Challenge Point nicht überschritten werden. Es wird nur interveniert, wenn es für die betroffene Person gefährlich ist oder Verletzungsgefahr besteht. Da beim Ausprobieren verschiedene Varianten durchgespielt werden, kann diese Lernstrategie auch als eine Form des differenziellen Lernens verstanden werden.

Teil- und Gesamtaufgabe

Eine Aufgabe kann zergliedert und in Einzelteilen geübt werden oder als Ganzes. Das Üben einer Teilaufgabe ist besonders beim Erlernen (erste Lernphasen) von Handlungen vorteilhaft, die serielle Fähigkeiten (Abfolge bestimmter Handlungsschritte) beinhalten. Bei solchen Aktivitäten ist der Komplexitätsgrad relativ hoch (viele einzelne Handlungsschritte). Der Organisationsgrad (räumlicher und zeitlicher Zusammenhang der Bewegungssteile) jedoch relativ gering. Bei eher kontinuierlichen Aktivitäten ist das umgekehrt (Gehen, Aufstehen). Dort ist der Organisationsgrad hoch und der Komplexitätsgrad eher gering. Das ist v. a. bei Bewegungen, bei denen der „Schwung“ eine Bedeutung für das Gelingen hat, der Fall. Solche Aktivitäten sollten eher als Ganzes geübt werden. Allerdings kann es auch beim Gehtraining manchmal sinnvoll sein, einzelne Komponenten (also Teilaufgaben) zu üben. Jedoch gilt: Wenn Komponenten separat geübt wurden, müssen sie auch als Ganzes trainiert werden. Denn das Ganze ist mehr als die Summe der Einzelteile. Üben von Teilaufgaben kann grundsätzlich in den ersten Lernphasen eine geeignete Strategie sein.

Manuelle Führung (Hands-on)

Eine manuelle Führung kann in manchen Situationen sinnvoll und notwendig sein, um einen sensorischen Input zu geben, der Bewegungen „ordnen“ kann. Dies kann eingesetzt werden, um die Bewegungsqualität positiv zu beeinflussen. Die große Gefahr dabei ist jedoch, dass dieser Input vom Lernenden nicht internalisiert wird und dass er ohne diese Hilfe die Bewegung nicht selbstständig durchführen kann, sondern abhängig davon bleibt. Deshalb sollte die manuelle Führung sehr vorsichtig und sparsam eingesetzt werden. Sie fördert eher das implizite Lernen. Dies kann jedoch bei entsprechender Nachfrage auch explizit sein („Spüren Sie, wie ich Sie gerade führe? Machen Sie die Bewegung nun bitte selbst.“). Besonders in den frühen Lernphasen kann sie hilfreich sein. In späteren Lernphasen sollte sie jedoch unbedingt unterlassen werden.

Fehlerfreies Lernen

Diese Lernstrategie ist das Gegenteil des Trial-and-Error-Lernens. Hier ist die Gestaltung der Lernsituation so, dass wenig Fehler passieren. Fehler werden durch die gezielte Umweltgestaltung, dadurch dass nur ein Teil der Bewegung geübt wird (part-practice), vermieden. Dieses Lernen ist tendenziell ein implizites Lernen, und damit für Personen mit kognitiven Defiziten gut geeignet. Weil wenig Lösungsfreiraum besteht, ist der Transfer auf andere Aufgaben eingeschränkt. Dafür bietet es einen gewissen Schutzfaktor vor unerwünschten Ereignissen (z. B. Stürze).

Dual Task

Der Alltag ist voller Dual-Task-Situationen. Ständig teilen wir unsere Aufmerksamkeit oder verschieben sie, um bestimmte Aufgaben zu erledigen (in der Küche stehen, Gemüse schälen und dabei mit der Tochter reden). Weil so bedeutsam für die Bewältigung des Alltags, sollte dieser Aspekt in die Therapie miteinbezogen werden. Dies gilt besonders für die späteren Lernphasen. Eine zweite Aufgabe kann motorischer oder kognitiver Art sein – wichtig ist, dass sie aufmerksamkeitsfordernd ist. Dual-Task-Aufgaben können auch zur Überprüfung, ob die Bewegungskontrolle schon automatisiert ist, verwendet werden. Es ist eher eine implizite Form des Lernens.

Beobachtungslernen

Das Beobachten einer Bewegung kann förderlich für das ML sein [242]. Denn Bewegungsbeobachtungen erzeugen eine innere Repräsentation der Bewegung. Es gibt zahlreiche Variablen, die diese Lernform beeinflussen. Zur Übersicht wurde ein Modell entwickelt (applied model for the use of observation) [241]. Demnach sind folgende Einflussfaktoren wichtig:

- die Lernphase
- die Komplexität der Aufgabe
- die Art des Modells: Eigenmodell, Fremdmodell, Peer, Nicht-Peer, Anfänger, Könner, usw.; Leitfrage: Wer?
- Art der Durchführung: gekonnt (erfolgreich), fehlerhaft (nicht erfolgreich); Leitfrage: Was?
- Art der Beobachtung: live, Video
- die Art der Instruktion: Aufmerksamkeitsfokus; Leitfrage: Was?
- der Zeitpunkt: zuvor, während, danach; Leitfrage: Wann?
- die Geschwindigkeit: normal, Zeitlupe; Leitfrage: Wie?
- der Blickwinkel: Gesamtbild, Ausschnitt; Leitfrage: Wie?

Im praktischen Therapiealltag gibt es also viele Umsetzungsmöglichkeiten. Beispielsweise kann ein Gruppensetting für das Beobachtungslernen genutzt werden. Das ermöglicht ein Lernen an einem Fremdmodell. Je nach Zusammensetzung der Gruppe und je nach Leistungsstand der Teilnehmenden, kann es um erfolgreiche oder nicht erfolgreiche Bewegungsversuche, um Könner oder Anfänger gehen. Zu beachten ist, dass die Demonstration an das Level der betroffenen Person angepasst sein sollte. Eine allzu perfekte Demonstration kann „konfrontierend“ (mit den eigenen Defiziten) und demotivierend sein. Wichtig ist, dass die Aufmerksamkeit dabei gelenkt wird. Die beobachtende Person ist auf bestimmte Schlüsseleigenschaften der Bewegung fokussiert (wesentliche räumliche und temporäre Eigenschaften). Der Zeitpunkt ist meistens vor der jeweils eigenen Bewegungsausführung.

Auch in der Einzeltherapie ist das Beobachtungslernen einsetzbar. In diesem Setting bietet es sich an, mit Videoaufnahmen zu arbeiten. Der Übende selbst ist dabei das Modell (Eigenmodell). Es ist aus motivationalen Gründen sinnvoll, v. a. gelungene Bewegungsausführungen einzusetzen. Aber auch Aufnahmen nicht erfolgreicher Bewegungen können verwendet werden. Das hängt mit der aktuellen Lernphase zusammen (zu Beginn eher erfolgreiche Bewegungen, später evtl. nicht erfolgreiche Bewegungen). Jedoch kann auch die Therapeutin oder der Therapeut als Nicht-Peer-/Könner-Modell fungieren. Die Instruktion ist sehr wichtig. Ist sie spezifisch („Sehen Sie, wie ich meinen Ellenbogen bei der Bewegung strecke?“, Situation Fremdmodell, Nicht-Peer, Könner), dann ist es ein eher explizites Lernen. Ist sie allgemeiner („Schauen Sie mir zu und machen Sie nach, was ich tue“, Situation Fremdmodell, Nicht-Peer, Könner), dann handelt es sich um ein eher implizites Lernen.

Bewegungsvorstellung

Hinter der Lernstrategie Bewegungsvorstellung (motor imagery, MI) steht die Idee, dass die gezielte Vorstellung von Bewegungen das ML günstig beeinflussen kann. Besonders im Bereich des Sports wird diese Strategie eingesetzt [237]. Doch auch im Bereich der muskuloskelettalen Physiotherapie hat sie ihre Berechtigung. Die praktische Umsetzung der MI wirft jedoch viele Fragen auf, wie z. B. welche Perspektive soll eingenommen werden (von außen oder die Innenperspektive) oder welche Art der Wahrnehmung wird angesprochen (visuell oder kinästhetisch)? Um hier für Orientierung zu sorgen wurde u. a. das PETTLEP-Modell entwickelt [204]. Diese Begriffe beschreiben verschiedene Dimensionen, die bei der Anwendung der MI beachtet werden sollten. PETTLEP ist das Akronym aus:

- **p**hysical (physischer Zustand)
- **e**nvironment (Umgebung)
- **t**iming (Timing)
- **t**ask (Aufgabe)
- **l**earning (Lernen)
- **e**motion (Emotion)
- **p**erspective (Perspektive).

Mit „physischer Zustand" wird der Zustand des Körpers und des Geistes bei der MI beschrieben. Das bedeutet z. B., ob der Übende entspannt sein sollte, oder eine gewisse Spannung, die der geübten Bewegung entspricht, haben sollte. Empfohlen wird ein Zustand der (geistigen) Beruhigung und Konzentration, jedoch nicht der völligen Entspannung [204].

Denn der Spannungszustand der Muskulatur sollte eher der Spannung bei der Durchführung der Aufgabe entsprechen. Das wird als aufgabenspezifisch bezeichnet [236]. Dementsprechend sollte die Körperposition ausgewählt werden. So sollte etwa bei der MI des Treppensteigens bestenfalls stehend vor einer Treppe das Treppensteigen imaginiert werden.

Die vorgestellte Umgebung sollte vertraut und zielführend sein (z. B. Vorstellung des Gehens im Haus oder im Park). Die Aufgabe sollte ebenfalls vertraut sein. Besonders wichtig ist, dass die übende Person weiß, worauf sie sich fokussieren soll (z. B. auf welchen Teil der Bewegung oder auf die Gesamtbewegung).

Beim Timing der Bewegung ist es essenziell, dass die Dauer der vorgestellten Bewegung der Dauer der tatsächlich durchgeführten Bewegung entspricht. Das wird als mentale Chronometrie bezeichnet.

Lernen meint die Anpassung der Inhalte der Vorstellung an die Lernfortschritte (zunehmende Komplexität der Bewegung).

Emotionen spielen eine wichtige Rolle bei der Bewegungsvorstellung. Sie werden durch eine personalisierte und bedeutungsvolle Auswahl der imaginierten Aufgaben positiv beeinflusst.

Perspektive enthält die Parameter Perspektive (external und internal) sowie Modus (visuell und kinästhetisch). Die Außenperspektive korrespondiert mit dem visuellen Modus, die Innenperspektive mit dem kinästhetischen Modus. Empfohlen wird v. a. die internale Perspektive, da das unserer gewohnten Perspektive nahekommt.

Es wird darauf hingewiesen, dass es vorab wichtig ist die MI-Fähigkeit der Übenden festzustellen [236]. Denn der Erfolg der Intervention ist in erheblichem Maße von den individuellen kognitiven Fähigkeiten abhängig. Ebenso wird auf die wichtige Bedeutung der therapeutischen Beziehung im Rahmen einer erfolgreichen MI verwiesen [222]. Das liegt daran, dass die Motivation der Übenden beim MI aufgrund der fehlenden, direkt sichtbaren Erfolge leiden kann. Die therapeutische Beziehung wiederum ist ein wichtiger motivationaler Aspekt. Und natürlich wird ausdrücklich empfohlen, das MI immer mit dem tatsächlichen physischen Üben der relevanten Bewegung oder Aufgabe zu kombinieren.

Des Weiteren gibt es mittlerweile interessante Ansätze zur Kombination von Bewegungsbeobachtung mit MI. Dabei soll der Übende bei der Beobachtung einer Bewegung innerlich die entsprechende kinästhetische Wahrnehmung dieser Bewegung erzeugen [237].

Metapher (Analogie)

Eine Metapher ist ein sprachliches Bild. Metaphern werden eingesetzt, um bildliche Vorstellungen hervorzurufen. Dabei wird eine bestimmte Bewegung in eine (simple) Metapher integriert („Verlagern Sie Ihr Gewicht nach vorn und nach hinten, wie ein Schilfrohr, das sich im Wind bewegt."). Besonders geeignet sind Metaphern bei Bewegungen, die keine offensichtliche Folge auf die Umgebung haben. Um in dieser Situation nicht internal zu fokussieren, kann eine Metapher Abhilfe schaffen. Es ist eher ein implizites Lernen. Wichtig ist, dass die Metapher bedeutsam für den Übenden ist, dass ihm die Metapher etwas „sagt". Die Bildung von Metaphern hängt von der Fantasie der Therapeut*innen ab, ist jedoch nicht für alle Aufgaben möglich.

2.2.12 Zusammengefasst

Gelungenes ML besteht aus der geeigneten und personalisierten Auswahl und Mixtur der o. g. Prinzipien. Dieser Vorgang ist komplex, deshalb gibt es kein Standardprozedere, keine One-Size-fits-all-Methode! Die Umsetzung des ML ist für uns Therapeut*innen selbst ein Prozess aus Versuch und Irrtum, bei dem wir ausprobieren und ggf. einen eingeschlagenen Weg und die gewählten Strategien ändern und anpassen müssen. Wir sollten uns bewusst machen, dass es kein Pauschalrezept für die Anwendung des ML gibt, sondern dass es wichtig ist, ein individuelles und spezifisches Vorgehen zu wählen.

2.3 Geschlechtsspezifische Unterschiede in der muskuloskelettalen Medizin

Nora Wieloch

2.3.1 Einleitung

Frauen sind keine kleinen Männer [335]. Aufgrund dieser Tatsache ist es sinnvoll, dieser Population auch im Kontext der Orthopädie und Traumatologie bzw. der Sportmedizin eine besondere Bedeutung beizumessen.

Problematisch ist nach wie vor der geringe Anteil von Frauen, die an Studien nicht zuletzt aus den Gebieten Orthopädie, Sport-/Bewegungswissenschaften und Physiotherapie teilnehmen [266][320]. Trotz des zunehmenden Interesses am Thema geschlechtsspezifische Medizin ist der Frauenanteil bei Originalstudien im Durchschnitt in den letzten 10 Jahren bei lediglich 10 % geblieben [266]. Es bleibt daher unklar, inwieweit Geschlechtsunterschiede Gesundheit und Krankheit beeinflussen. Insbesondere in der muskuloskelettalen Medizin sind Geschlechtsunterschiede von großer Bedeutung, da sie die anatomischen Determinanten der körperlichen Leistungsfähigkeit wie das kardiopulmonale System und den Bewegungsapparat maßgeblich beeinflussen [265][271][272][278][291][302][331].

Um sich dem Thema der geschlechtsspezifischen Medizin nähern zu können, ist zunächst eine Begriffsdefinition notwendig. Im Englischen wird zwischen „sex" und „gender" unterschieden, wobei „sex" die biologischen Unterschiede zwischen den Geschlechtern bezeichnet und „gender" die soziokulturelle Prägung aufgrund des Geschlechts. Im Deutschen wird der Begriff „Geschlecht" synonym für beide verwendet.

In diesem Kapitel geht es um die muskuloskelettalen Aspekte der Bewegungsmedizin bei Männern und Frauen. Wenn in diesem Kapitel von Geschlecht die Rede ist, sind die biologischen Unterschiede zwischen Mann und Frau gemeint.

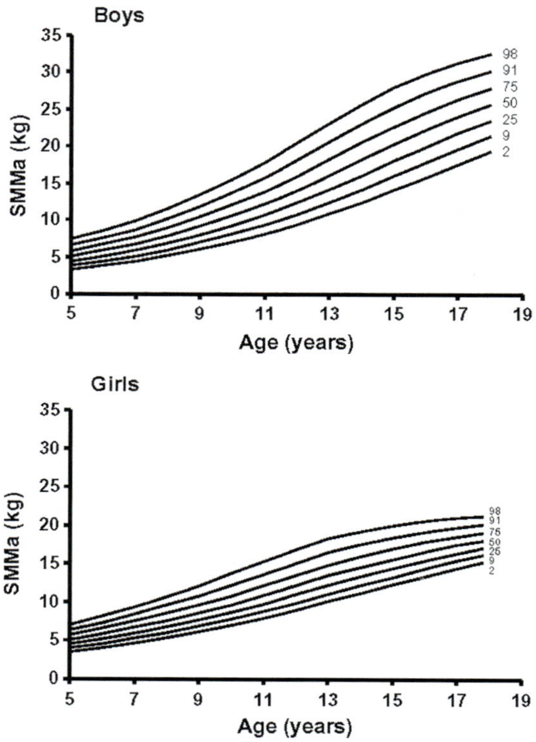

Abb. 2.13 Perzentilenkurven der absoluten Skelettmuskelmasse (kg) für ethnisch weiße Jungen und Mädchen (Daten von 1013 Jungen und 795 Mädchen). Die Linien stellen die 2., 9., 25., 50., 75., 91. und 98. Perzentile dar [302]. (Quelle: McCarthy HD, Samani-Radia D, Jebb SA et al. Skeletal muscle mass reference curves for children and adolescents. Pediatr Obes 2014; 9(4): 249-59)

2.3.2 Muskulatur

Ein Faktor, der die geschlechtsspezifischen Unterschiede in der muskuloskelettalen Medizin signifikant beeinflusst, ist die Masse der Skelettmuskulatur.

Im Alter von 5 Jahren gibt es noch keine relevanten Unterschiede in der Muskelmasse zwischen Mädchen und Jungen [302]. Im weiteren Lebensverlauf kommt es besonders in der Pubertät, bedingt durch hormonelle Veränderungen, vor allem bei Jungen zu einer deutlichen Zunahme der Muskelmasse – letztendlich resultiert daraus eine um rund 40 % größere Muskelmasse (▶ Abb. 2.13) [302].

Pubertät

Die Pubertät ist an kein Alter gebunden, sondern hängt von hormonellen Veränderungen ab. Sie ist eine komplexe Übergangsphase des Kindes, in der sich das Wachstum beschleunigt und sich die sekundären Geschlechtsmerkmale entwickeln. Genetische, umwelt- und ernährungsbedingte Faktoren spielen eine wichtige Rolle für den Beginn und den Verlauf der Pubertät [294]. Normalerweise setzt die Pubertät bei Mädchen im Alter von 8–13 Jahren ein und dauert etwa 4 Jahre, bei Jungen im Alter von 9–14 Jahren und dauert etwa 4–6 Jahre.

Der im Wachstum entstandene höhere Anteil sowohl der absoluten als auch der relativen Muskelmasse bei erwachsenen Männern im Vergleich zu Frauen bleibt auch im weiteren Leben bestehen (▶ Abb. 2.14), wobei sich hier deutliche Variabilitäten in der Muskelmassenverteilung zwischen den Geschlechtern zeigen [299].

Im letzten Drittel des Lebens ist der Hormonspiegel der Frau durch einen niedrigen Östrogen- und Progesteronspiegel gekennzeichnet, was zu einer fortschreitenden Muskeldegeneration (Abnahme der Muskelqualität und -quantität) führt. Der Östrogenmangel bei postmenopausalen Frauen kann zu einem verminderten anabolen Reiz auf die Muskulatur sowie zu einer Dysfunktion der Mitochondrien führen und den Muskelabbau beschleunigen [275][282]. Die vermehrte Einlagerung von Fett und Bindegewebe in die Muskulatur führt zu einem Rückgang der Muskelqualität [288][303].

✔ Merke

Ein entsprechendes Krafttraining in Kombination mit einer optimierten Ernährung kann dem allmählichen Muskelabbau entgegenwirken. Auch eine Hormonersatztherapie (Östradiol) kann die Trainingsreaktion positiv beeinflussen [276].

2.3.3 Bandapparat

Die Laxität ist bei Frauen aufgrund der Kombination aus größerer Gelenkbeweglichkeit und größerer muskulotendinöser Flexibilität deutlich höher. Dieser Unterschied besteht jedoch nur nach der Pubertät und vor der Menopause, d. h. in der reproduktiven Phase der Frau [321][323][269].

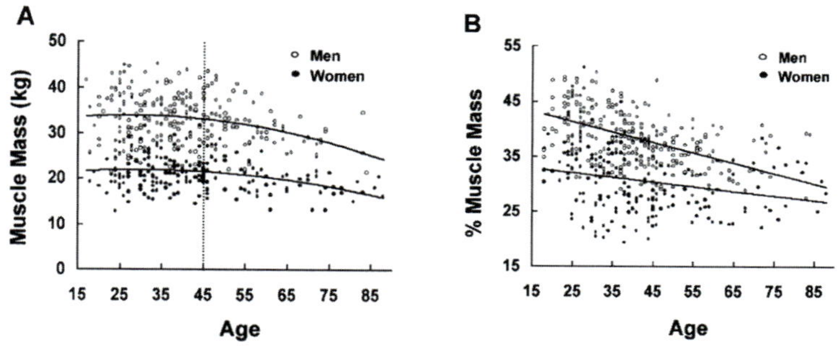

Abb. 2.14 Beziehung zwischen der Gesamtkörper Skelettmuskelmasse und dem Alter bei Männern und Frauen. A: absoluter Anteil (in kg), B: relativer Anteil (in %) [287]. (Quelle: Janssen I, Heymsfield SB, Wang ZM et al. Skeletal muscle mass and distribution in 468 men and women aged 18-88 yr. J Appl Physiol 2000; 89(1): 81-8)

Laxität, Hyperlaxität und Instabilität

- **Laxität**: die physiologische Translation zur Gewährleistung des physiologischen Bewegungsumfangs [280]
- **Hyperlaxität**: eine über das physiologische Maß hinausgehende Translationsfähigkeit. Hyperlaxität kann zu klinischen Symptomen führen.
- **Instabilität**: die Unfähigkeit, z. B. den Humeruskopf unter physiologischer Belastung in der Gelenkpfanne zu zentrieren. Sie ist pathologisch.

Die Eigenschaften und Anpassungsfähigkeit der Bindegewebsstrukturen unterscheiden sich bei Männern und Frauen [298]. Ein regelmäßiges Training führt bei Männern zu einer Hypertrophie der Patellasehne, während diese Anpassung an den Trainingsreiz bei Frauen ausbleibt [298][346]. Die Kollagensyntheserate sowohl in Ruhe als auch nach Belastung ist bei Männern signifikant höher als bei Frauen [309]. Zusätzlich hemmt zirkulierendes Östrogen die akute trainingsinduzierte Steigerung der Kollagensyntheserate in der Sehne [298]. Schließlich weisen isolierte Sehnenkollagenfaszikel bei Männern eine höhere mechanische Festigkeit auf [298].

✔ Merke

Frauen haben eine geringere Neubildungsrate im Sehnenbindegewebe, reagieren weniger auf mechanische Belastung und weisen eine geringere mechanische Festigkeit auf, was das Gewebe anfälliger für Verletzungen machen, bzw. zu einer geringeren Reparaturrate nach Verletzungen beitragen kann [281].

2.3.4 Knochen

Die maximale Knochendichte wird typischerweise gegen Ende des 2. Lebensjahrzehnts erreicht [326]. Bei Frauen werden 80–90 % der maximalen Knochendichte bis zum 16. Lebensjahr aufgebaut, wobei 50 % in einem Zeitraum von 4 Jahren um die Menarche gebildet wird [284][340].

Männer weisen günstigere Werte für Knochendichte, Knochengeometrie und Knochenfestigkeit auf und erleiden im Laufe des Lebens seltener osteoporotische Frakturen [313]. Mögliche Gründe für diese geschlechtsspezifischen Unterschiede sind Faktoren wie die Körpergröße und -zusammensetzung, hormonelle Einflüsse und die Reaktion auf mechanische Belastung – auch im Sinne körperlicher Aktivität [260][295][326]. Bei beiden Geschlechtern spielen das Alter bei körperlichen Aktivitäten und auch die Art der Belastung eine entscheidende Rolle [337]. So reagieren sowohl die Knochengröße als auch die Knochendichte von Kindern im Wachstum besonders sensibel auf äußere Faktoren wie körperliche Aktivität [340]. Sogenannte „High-Impact"-Belastungen scheinen hier den größten Effekt zu haben [307][314][344].

2.3.5 Biomechanik

Neben der Muskelmasse sind vor allem biomechanische Unterschiede zwischen den Geschlechtern relevant. Frauen haben ein breiteres Becken und in der Regel eine größere Hüftbeweglichkeit. Der Caput-collum-Diaphysen-Winkel (CCD-Winkel) liegt bei beiden Geschlechtern durchschnittlich zwischen 125 und 130°, wobei der durchschnittliche Grad des CCD-Winkels bei Frauen größer ist [257]. Dies kann zu einer vermehrten femoralen Antetorsion führen. Auch weiter distal zeigen sich anatomische Unterschiede. Bei Frauen ist der Q-Winkel (Kraftvektor zwischen Quadrizepsmuskel und Patellasehne, entspricht dem physiologischen Valguswinkel des Femurschaftes) größer, was zu einem höheren Knievalgus und damit auch zu einer vermehrten Außenrotation der Tibia und einer verstärken Fußpronation führen kann (► Abb. 2.15) [291].

Mit Blick auf bestimmte Verletzungen scheint die untere Extremität bei Frauen biomechanisch weniger günstige Eigenschaften zu zeigen, als dies bei Männern der Fall ist (► Abb. 2.16) [278].

Auch in der Kopf- und Nackenregion gibt es biomechanische Unterschiede, die für das Verletzungsrisiko relevant sein können. Frauen haben einen kürzeren Hals, eine geringere Kopfmasse und einen schmaleren Halsumfang [339][341].

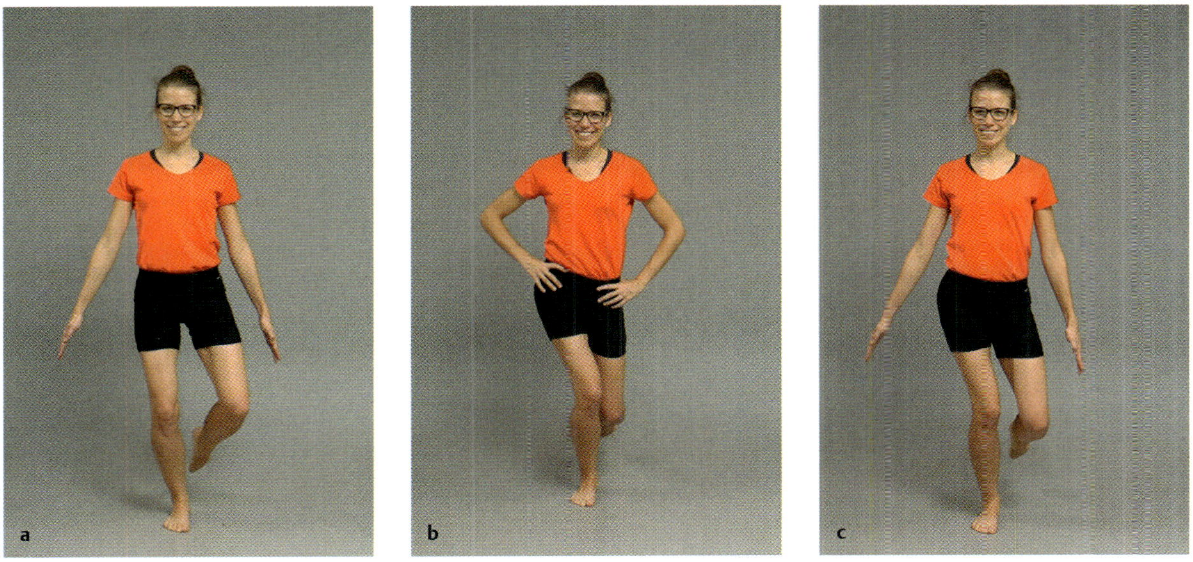

Abb. 2.15 Beurteilung der Becken- und Beinachsenstabilität in der Einbeinkniebeuge. (Quelle: Universitätsklinik Balgrist, Med. Bilddokumentation, C. Urfer)

a Einbeinkniebeuge mit stabilem Becken und stabiler Beinachse.

b Einbeinkniebeuge mit Absinken des Beckens zur Spielbeinseite, Inknieeing und Mittelfußkollaps.

c Leicht verbessertes Gleichgewicht durch abgespreizte Armposition

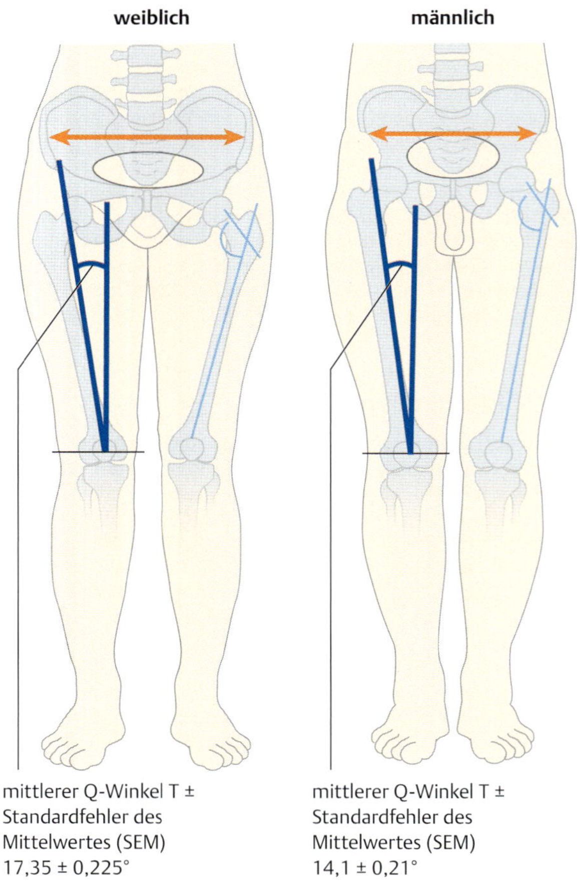

Abb. 2.16 Schematische Darstellung der anatomischen Unterschiede der unteren Extremität bei Männern und Frauen (orange: Spina iliaca anterior superior; dunkelblau: Q-Winkel; hellblau: CCD-Winkel) [289].

2.3.6 Hormone

Neben muskuloskelettalen und biomechanischen Aspekten sind vor allem hormonelle Unterschiede zwischen den Geschlechtern für Unterschiede im muskuloskelettalen Bereich verantwortlich. Während Frauen vor allem unter dem Einfluss der weiblichen Geschlechtshormone Östrogen und Progesteron stehen, spielt bei Männern das Testosteron die entscheidende Rolle. Hinzu kommt, dass die Hormonspiegel bei Männern weitgehend konstant sind, während bei Frauen von der Pubertät bis zur Menopause ein zyklischer Verlauf der Hormonspiegel zu beobachten ist.

Testosteron besitzt eine ausgeprägt anabole und damit muskel- und knochenaufbauende Wirkung. Die Leistungsfähigkeit wird positiv beeinflusst, aber auch die Motivation [297].

Östrogen hat ebenfalls eine anabole Wirkung, wenn auch weniger ausgeprägt, und fördert den Muskel- und Knochenaufbau. Es bewirkt die Speicherung von Fett, erhöht aber auch seine Verfügbarkeit und die Verbrennung. Progesteron zeigt zum Teil antagonistische Wirkungen zum Östrogen und erhöht den Eiweißabbau. Bei vorherrschendem Progesteron steigt die Körpertemperatur um 0,3–0,5 °C an.

Neben den genannten Hormonen spielt auch das Relaxin eine wichtige Rolle. Ein erhöhter Relaxinspiegel ist vor allem mit einer Schwangerschaft assoziiert, aber auch während eines normalen Menstruationszyklus schwankt der Relaxinspiegel und erreicht seinen Höhepunkt in der Mitte der Lutealphase [262]. Durch die vorhergehenden Östrogen- und Progesteronspitzen werden die Gewebe für Relaxin empfänglich gemacht [318]. Die Produktion von Relaxin erfolgt bei der Frau im Uterus, in der Plazenta, im Brustdrüsengewebe und vor allem im Gelbkörper, beim Mann in der Prostata [258].

Hormonwirkungen auf Sehnen und Bänder

Die genaue Wirkung der einzelnen Geschlechtshormone auf Sehnen und Bänder ist noch nicht vollständig geklärt. Höhere Östrogenspiegel (im Gegensatz zu sehr niedrigen Östrogenspiegeln) können bei regelmäßiger Belastung des Gewebes oder in der Rehabilitation nach einer Verletzung von Vorteil sein, da Östrogen die Kollagensyntheserate der Sehne erhöhen kann [281]. Allerdings kann ein physiologisch hoher Östrogenspiegel bei jungen aktiven Sportlerinnen auch zu einem erhöhten Verletzungsrisiko führen, da die Steifigkeit von Sehnen und Bändern unter Östrogeneinfluss abnimmt [281]. Die zyklischen Schwankungen der Geschlechtshormone während des Menstruationszyklus scheinen aber keinen klinisch bedeutsamen Einfluss auf die Laxität der Bänder zu haben [277]. Testosteron kann die Sehnensteifigkeit bei Männern durch einen erhöhten Kollagenumsatz und Kollagengehalt erhöhen [281]. Obwohl dem Hormon Relaxin in Bezug auf geschlechtsspezifische Unterschiede weniger Aufmerksamkeit geschenkt wird, zeigen die Relaxin-Rezeptor-Subtypen 1 und 2 (von 7 bekannten Typen) eine Wirkung auf den Bewegungsapparat und kommen bei Frauen in Knie, Hüfte und auch in anderen Gelenken vor [259][318]. Relaxin führt über die Aktivierung von Matrix-Metallo-Proteasen zum Abbau von Kollagen und Gelatine [318]. Erhöhte Relaxinspiegel korrelieren mit vermehrten Verletzungen des Bewegungsapparates, wie z. B. Kreuzbandverletzungen bei Frauen, aber auch mit einem erhöhten Risiko für Schulterinstabilität bei Überkopfsportarten [259][316][317][318].

Menstruationzyklus und Training

Ob zyklische Schwankungen der Geschlechtshormone die körperliche Leistungsfähigkeit im Ausdauer- oder Kraftbereich oder auch längerfristige Kraft- oder Hypertrophieanpassungen beeinflussen, wird kontrovers diskutiert [265][274][305]. Es scheint ein variabler Zusammenhang zu bestehen, der interindividuell unterschiedlich ist [265][305][306]. Dabei ist jedoch zu beachten, dass Studien, die sich mit dieser Thematik befasst haben, häufig eine geringe Studienqualität aufweisen [265][305].

Aufgrund der großen interpersonellen Schwankungen wird ein individueller Ansatz empfohlen, um der individuellen Reaktion auf die körperliche Leistungsfähigkeit während des Menstruationszyklus gerecht zu werden.

Schwangerschaft und Verletzungsrisiken

Während einer Schwangerschaft kommt es zu einem deutlichen Anstieg der weiblichen Geschlechtshormone. Während Östrogen, Progesteron, Prolaktin und das Humane Placentalactogen (HPL) kontinuierlich ansteigen, erreichen das humane Choriogonadotropin (hCG) und Relaxin ihren Gipfel gegen Ende des ersten Trimenons. Die Elastizität der Sehnen und Bänder und die Beweglichkeit der Gelenke nehmen unter dem Einfluss von Relaxin und Östrogen zu [263]. Dies beeinträchtigt das Gleichgewicht und erhöht die Sturzgefahr [263][264][283]. Das Wachstum der Gebärmutter und die Vergrößerung der Brüste führen zu einer Verlagerung des Körperschwerpunktes [290]. Dadurch nimmt die Lendenlordose zu und die Beckenstellung verändert sich [329]. Dies führt wiederum zu einer erhöhten Beanspruchung der rückenstabilisierenden Muskulatur und erklärt zum Teil, warum schwangere Frauen häufig unter Rücken- und Beckenschmerzen leiden [290][329]. Durch vielfältige körperliche Aktivität während der Schwangerschaft lässt sich das Aufkommen von lumbalen Rückenschmerzen und Beckenbeschwerden auch bis in die frühe postpartale Phase hinein reduzieren [268]. In Bezug auf die Rehabilitation bei Verletzungen muss beachtet werden, dass sich während der Schwangerschaft auch die Laufkinematik verändert. So werden z. B. die Schritte kürzer und die Gang- und Standbreite nimmt zu [329]. Auch wenn hier evidenzbasierte Daten fehlen, scheint es logisch, dass sich posturale und biomechanische Veränderungen auf die Ausführung bestimmter Übungen auswirken können.

Orale Kontrazeptiva

Es gibt eine Vielzahl von hormonellen Verhütungsmitteln, von denen die kombinierten oralen Kontrazeptiva, die ein Östrogen und Gestagen enthalten, wohl am weitesten verbreitet sind. Aber auch hier gibt es verschiedene Präparate mit unterschiedlichen Zusammensetzungen und Hormonkonzentrationen (ggf. mit einem hormonfreien Intervall). Letztlich unterdrücken diese Kombinationspräparate den Spiegel von Östradiol und Progesteron [268].

Orale Kontrazeptiva und Leistung

Ob die Einnahme kombinierter oraler Kontrazeptiva die Leistungsfähigkeit gegenüber Frauen mit einem natürlichen Menstruationszyklus verändert, ist umstritten [273][315]. Individuelle Vor- und Nachteile der Einnahme von Kontrazeptiva müssen hier bei der Indikationsstellung und der Auswahl des Präparates berücksichtigt werden [273].

Orale Kontrazeptiva und ihr Einfluss auf Verletzungen/Überlastungen

Die Einnahme oraler Kontrazeptiva scheint sowohl zu einer Verminderung der Bandlaxität als auch zu einer Risikoreduktion für vordere Kreuzbandrupturen zu führen [270][293][324][347]. Darüber hinaus steigt das Risiko für Achillessehnentendinopathien [286][292]. Ob es unter oralen Kontrazeptiva häufiger zu Muskelschäden und einer verzögerten Erholung der Muskelkraft nach exzentrischer Muskelbelastung kommt, ist umstritten [285][296][310][327][330]. Unklar ist, wie sich die Einnahme oraler Kontrazeptiva auf die Rehabilitation nach Sehnen- und Bandverletzungen auswirkt.

2.3.7 Verletzungen

Die bereits erwähnten hormonellen, muskuloskelettalen und biomechanischen Unterschiede zwischen den Geschlechtern beeinflussen die geschlechtsspezifischen Verletzungsmechanismen.

Verletzung des vorderen Kreuzbandes

Frauen erleben laut Literatur 4- bis 8-mal häufiger eine Ruptur des vorderen Kreuzbandes als Männer, wobei die Ursachen multifaktoriell und sportartabhängig sind [312][300]. Neben den internen Faktoren spielen auch externe Faktoren eine gewichtige Rolle. So fehlen im Frauensport häufig evidenzbasierte Trainingsprogramme. Auch der Zugang zu Trainingsstätten und auf Frauen ausgerichtete Kleidung (z. B. Schuhe) ist im Gegensatz zu Männern limitiert [300]. Frauen scheinen zudem häufiger von Nicht-Kontaktverletzungen betroffen zu sein als Männer (69.9 % vs. 51.4 %) [279]. Eine geschlechtsspezifische bzw. zyklusabhängige neuromuskuläre Aktivierung wird kontrovers diskutiert [272][338]. Von einer zweiten Kreuzbandverletzung (ipsi- oder kontralateral) sind beide Geschlechter gleich häufig betroffen (ca. 20 %) [319]. Die „Return to Sport"-Raten bei Frauen sind durchschnittlich niedriger als bei Männern und auch die klinischen Ergebnisse scheinen bei weiblichen Athleten weniger gut zu sein als bei männlichen [322]. Dies unterstreicht die Wichtigkeit spezifischer Präventionsprogramme. Wenn diese verschiedene Trainingsmodalitäten wie propriozeptives und plyometrisches Training enthalten, kann die Häufigkeit von vorderen Kreuzbandverletzungen je nach Literatur um bis zu 74 % reduziert werden [301] und [334].

Schulterverletzung

Sportlerinnen können aufgrund einer erhöhten Prädisposition für eine Gelenkshyperlaxität anfälliger für eine multidirektionale Schulterinstabilität (MDI) sein [345]. Hinzu kommt, dass Sportlerinnen mit einer solchen Prädisposition häufig Sportarten wählen, die eine hohe Flexibilität erfordern (z. B. Kunstturnen, rhythmische Sportgymnastik, Ballett usw.), sodass die Schulterinstabilität häufiger symptomatisch wird [332]. Bei 40–70 % aller Patient*innen mit MDI besteht eine generalisierte Gelenküberbeweglichkeit (positiver Beighton-Score) [328]. Therapie der Wahl sind hier physiotherapeutische Maßnahmen, die auf eine Kräftigung der schulterstabilisierenden Muskulatur sowie auf eine Verbesserung der Skapulamobilität abzielen [342][343].

Bei Verletzungen der Rotatorenmanschette ist die Datenlage nicht eindeutig. Einige Studien weisen darauf hin, dass Frauen ein erhöhtes Risiko für eine Ruptur der Rotatorenmanschette haben (insbesondere ab dem 50. Lebensjahr), andere Studien konnten dies indes nicht bestätigen [308][311][333]. Allerdings scheint es geschlechtsspezifische Unterschiede hinsichtlich der Outcome-Parameter nach einer Rekonstruktion der Rotatorenmanschette zu geben. So berichten Frauen nach der Operation über stärkere Schmerzen und eine stärkere Beeinträchtigung sowohl der Schulterfunktion als auch des täglichen Lebens [267][325]. Für die konservative Behandlung der Rotatorenmanschettenruptur ist die Datenlage unzureichend, um Aussagen zu geschlechtsspezifischen Therapieprotokollen machen zu können [345].

Gehirnerschütterung

Sportlerinnen haben im Vergleich zu Sportlern ein höheres Risiko, eine Gehirnerschütterung zu erleiden [261][349]. Mögliche Faktoren, die dazu beitragen, sind die bereits erwähnten biomechanischen, aber auch hormonelle Unterschiede zwischen Männern und Frauen [304][339][341]. Diese Unterschiede führen zu einer geringeren Nackenkraft und einer höheren Kopf-Hals-Beschleunigung bei Stößen [251][339]. Darüber hinaus zeigen Frauen eine geringere Toleranz gegenüber linearen Kopfstößen [304]. Andererseits gibt es auch hormonelle Unterschiede. Athletinnen, die während der Lutealphase des Menstruationszyklus eine Gehirnerschütterung erleiden, zeigen stärkere Symptome nach einem Aufprall als Athletinnen in der Follikelphase oder Athletinnen, die orale Kontrazeptiva einnehmen [348].

2.3.8 Zusammengefasst

Geschlechtshormone (Testosteron, Östrogen, Progesteron, Relaxin) beeinflussen den Muskelaufbau, die Knochengesundheit und das Verletzungsrisiko.

Geschlechtsspezifische Unterschiede in der Skelettmuskelmasse treten bereits in der Kindheit, gefördert durch die hormonellen Veränderungen in der Pubertät auf. Der höhere Muskelanteil bei Männern bleibt auch im Alter erhalten, während postmenopausale Veränderungen bei Frauen zu einem verstärkten Muskelabbau führen. Krafttraining, Ernährungsoptimierung und Hormonersatztherapie können dem Muskelabbau entgegenwirken.

Frauen zeigen eine erhöhte Laxität in Bezug auf Gelenkbeweglichkeit und muskulotendinöse Flexibilität. Sie zeigen zudem weniger ausgeprägte Anpassungen der Sehnenstrukturen ans Training. Frauen haben auch ein höheres Risiko für vordere Kreuzbandrupturen, Schulterverletzungen und Gehirnerschütterungen. Hormonelle, muskuloskelettale und biomechanische Faktoren tragen zu den geschlechtsspezifischen Verletzungen bei.

Die Einnahme oraler Kontrazeptiva kann die Bandlaxität reduzieren, aber auch das Verletzungsrisiko beeinflussen. Der Einfluss auf die sportliche Leistungsfähigkeit scheint gering zu sein.

Hormonelle Veränderungen während der Schwangerschaft wirken sich auf Bänder, Sehnen, Körperhaltung und Laufkinematik aus. Dies kann das Verletzungsrisiko erhöhen und erfordert eine angepasst Rehabilitation.

Die Einnahme oraler Kontrazeptiva kann die Bandlaxität verringern, aber auch das Risiko für bestimmte Verletzungen erhöhen. Aufgrund großer intra- und interindividueller Unterschiede sowie häufig mangelnder Studienqualität sind Empfehlungen zu menstruationszyklus-gesteuertem Training nicht evidenzbasiert und sollten auf individueller Basis erfolgen.

Diese Erkenntnisse unterstreichen die Notwendigkeit eines individualisierten Ansatzes für Training, Prävention und Rehabilitation in der Bewegungsmedizin unter Berücksichtigung geschlechtsspezifischer Unterschiede.

2.4 Bindegewebsphysiologie

Arjen van Duijn

2.4.1 Wundheilungsprozesse nach Trauma und Operation

Die Physiotherapie ist bei der Rehabilitation nach Traumata und Operationen sehr stark involviert und für den Patienten und die Patientin eine wichtige verbündete Instanz, welche die Person vom ersten Tag bis zur Reintegration in die Aktivitäten des täglichen Lebens, in die Arbeit und in den Sport unterstützt.

In diesem Kapitel erfahren Sie, welche physiologischen Prozesse während der Wundheilung ablaufen, welche physiotherapeutischen Interventionen möglich sind und wie sich Patient*innen nach einer Verletzung verhalten sollten. Die Information stützt sich auf wissenschaftliche Erkenntnisse der Physiologie. Wie bereits erwähnt, konzentriert sich dieses Kapitel auf Operationen und Verletzungen des Bewegungsapparates. Folgende Strukturen des Bewegungsapparats werden oft verletzt:

- Knochen (z. B. Frakturen)
- Strukturen der Gelenke: Knorpel, Menisken, Gelenkkapsel und Bänder
- Muskeln (Zerrungen, Faserrisse, Muskelsehnenübergänge)
- Sehnen (Verletzungen, Entzündungen)
- Haut und Faszien
- gewisse Wirbelsäulenprobleme.

Allgemeine Wundheilungsprozesse

Die Wundheilung verläuft nach einem festen Schema, das sich mit einer gut organisierten Baustelle zur Reparatur eines beschädigten Hauses vergleichen lässt. Zu Beginn wird inventarisiert, welche Teile des Hauses defekt und welche intakt sind. Die Baustelle wird erreichbar gemacht, Transportwege werden erstellt und die ersten Spezialisten kommen und räumen defektes Material weg und recyclen es. Sobald diese Arbeit abgeschlossen ist, wird systematisch am Wiederaufbau gearbeitet, ein Provisorium wird errichtet und danach wird die definitive Reparatur durch Spezialisten ausgeführt.

Die Wundheilung verläuft sehr ähnlich. In einer ersten Phase wird inventarisiert, das Immunsystem wird aktiviert und die Wunde wird durch spezialisierte Zellen aufgeräumt. Danach wird das Gewebe provisorisch repariert und zuletzt wird das Provisorium durch das Originalgewebe ersetzt. Sobald gewisse Zellen ihre Arbeit beendet haben, senden sie Signale und informieren die nächsten Zellen, dass diese nun ihre Arbeit aufnehmen können. Für die meisten Verletzungen läuft dieser Prozess ähnlich ab. Detailliert betrachtet, gibt es jedoch Unterschiede, je nach Art des Gewebes, der Art und dem Ausmaß der Verletzung.

Nach jeder kleinen oder großen Verletzung und nach jeder Operation am Bewegungsapparat findet ein Wundheilungsprozess statt. Die Wundheilungsprozesse haben also einen typischen Verlauf mit 4 Stadien. Diese Stadien und ihre Reihenfolge sind immer gleich, unabhängig von der Struktur oder dem Gewebe. Dennoch findet man Unterschiede im Heilungsprozess bei den oben aufgelisteten Strukturen. Vor allem die Prozessdauer ist variabel. Zudem können nicht alle Strukturen vollständig ausheilen, die Heilungskapazität ist leider eingeschränkt.

Die Wundheilung ist also ein Reparaturprozess von Geweben (z. B. Muskelfaserriss) und eine Wiederherstellung der Strukturen (Muskel), damit die Aktivitäten (z. B. gehen, rennen, springen) wieder möglich sind. So ist es in vielen Situationen möglich, dass eine Verletzung am Ende perfekt ausheilt, und die Struktur so gut wie neu wird. Das ist etwa bei den meisten Knochenbrüchen der Fall. In anderen Geweben kann auch nach vollendetem Heilungsprozess noch eine Schwachstelle bestehen bleiben, welche die Funktion negativ beeinflusst, so wie dies bei großen Muskelverletzungen häufig ist.

Der Wundheilungsprozess verläuft im Großen und Ganzen automatisch ab. Wir können ihn aber sehr wohl durch unser Verhalten beeinflussen, und zwar sowohl positiv als auch negativ.

Grenzen der natürlichen Wundheilung

Gewisse Molche (eine Art der Amphibien) sind wahre Meister im Wiederherstellen von verletztem Gewebe. Sie sind in der glücklichen Lage, Beine vollständig nachwachsen zu lassen! Leider verfügt der Mensch nicht über eine solche Heilungskraft. Unser Selbstheilungsvermögen ist limitiert (▸ Abb. 2.17). Dies sieht man z. B. bei gewissen Knochenbrüchen, bei denen die Fragmente derart verschoben oder auseinandergezogen wurden, dass die natürliche Wundheilung diese Situation nicht reparieren kann [446]. Es bedarf einer Operation, bei der die Knochenstücke wieder nahe zueinander gebracht und verbunden werden, damit die Ausgangslage für die natürliche Wundheilung wiederhergestellt ist. Nach einem Unfall oder einer Verletzung haben Eingriffe am Bewegungsapparat das Ziel, das verletzte Gewebe wieder so weit zu reparieren, dass die natürliche Wundheilung ab diesem Punkt wieder möglich ist. Der Prozess der natürlichen Wundheilung findet demnach auch nach Operationen wie z. B. dem Einsetzen von Prothesen statt.

Nach einem Unfall oder einer Verletzung stellt man sich zuerst die Frage: „Heilt das von allein oder ist eine Operation nötig?" Es wäre natürlich schön, wenn wir selbst beurteilen könnten, wieviel und welche Unterstützung ein Heilungsprozess braucht. Das ist leider nur begrenzt möglich. Die Situation ist manchmal komplex, sodass dies zwingend genau untersucht werden muss, ob bei einer Verletzung vielleicht noch weitere Strukturen in Mitleidenschaft gezogen wurden. Auch unter Ärzt*innen bestehen bezüglich der Behandlung solch komplexer Situationen erhebliche Meinungsunterschiede. Für einige Strukturen des Bewegungsapparates wurde eine grobe Übersicht gemacht, die aufzeigen soll, welche Verletzungen selbst heilen können und bei welchen operiert werden muss.

Die 4 Phasen der Wundheilung

Wie bereits erwähnt, reagiert der Körper bei Verletzungen des Bewegungsapparates immer mit den gleichen 4 Phasen in immer der gleichen Reihenfolge. In diesen Phasen stehen jeweils typische Reparaturvorgänge im Mittelpunkt (▸ Abb. 2.18) [359][401][418]:

- akute Phase: In dieser Phase wird zerstörtes Gewebe weggeräumt.
- Proliferationsphase: In dieser Phase wird das Gewebe provisorisch repariert.
- Remodellierungsphase: In dieser Phase wird das Gewebe wiederhergestellt.

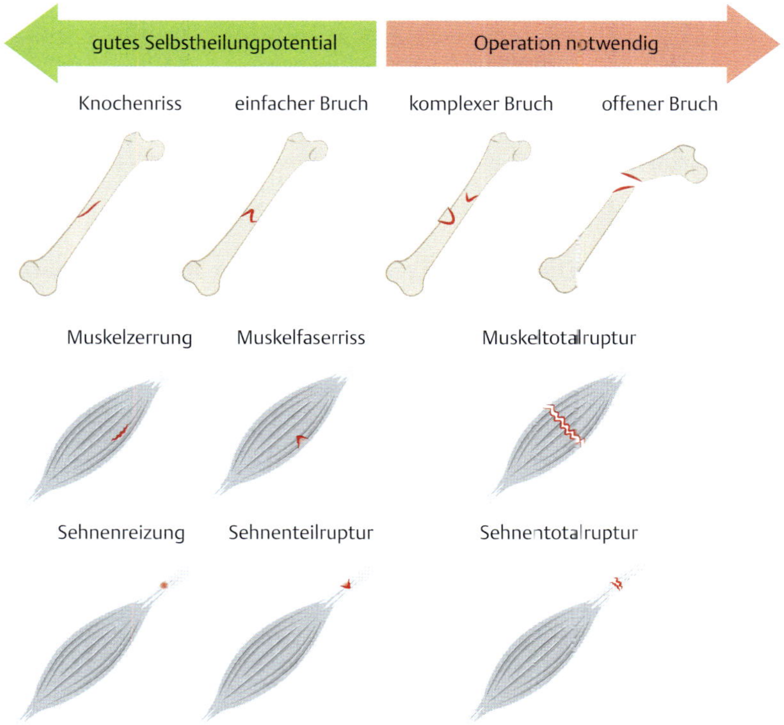

Abb. 2.17 Beispiele einiger Verletzungen und das mögliche Selbstheilungspotential.

- Reintegrationsphase: In dieser Phase wachsen neue Nerven in das Wundgebiet ein und verbinden die verletzte Struktur wieder mit dem Nervensystem (Wiederherstellung der sensomotorischen Verbindung). Die Informationen, welche die Nerven dem zentralen Nervensystem übermitteln, sind sehr wichtig, um die Struktur vor Wiederverletzung optimal schützen zu können.

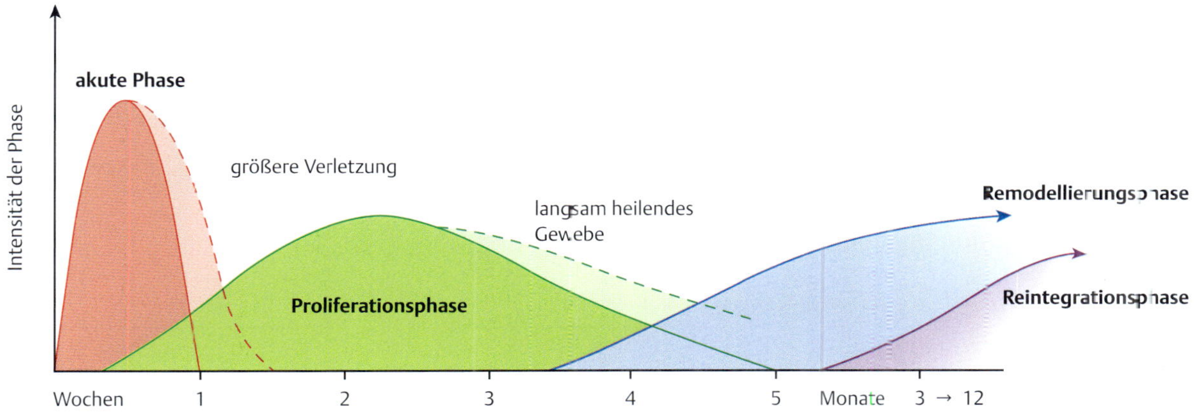

Abb. 2.18 Die 4 Wundheilungsphasen in der Übersicht. Beachten Sie, dass die Heilungszeiten in der jeweiligen Phase abhängig vom Gewebetyp unterschiedlich lang sind und die Zeitachse ab der Remodellierungsphase zu Monaten wechselt. (Quelle: van den Berg F, Hrsg. Angewandte Physiologie. 5. Auflage. Stuttgart: Thieme; 2022)

2.4.2 Die akute Phase

Hier zeigen sich die klassischen Entzündungszeichen: Schmerz (Dolor; Kap. Schmerz), Schwellung (Tumor; Kap. Schwellungen), Rötung (Rubor), Erwärmung (Calor; Kap. Erwärmung) und der Funktionsverlust (Functio laesa; Kap. Funktionsverlust).

Einführung

Die akute Phase (auch Entzündungsphase) tritt direkt nach einer Operation oder einem Trauma (Verletzung) auf. Sie ist durch die genannten 5 klassischen, spezifischen Merkmale der Entzündung gekennzeichnet, doch sollte hier noch der Faktor Stress hinzugerechnet werden, weil er in der Traumatologie und in der Wundheilung eine große Rolle spielt [388][424]. Die Merkmale sind das Resultat von einer Reaktion, bei welcher sich der Körper auf die Abwehr und das Aufräumen von zerstörtem Gewebe konzentriert. Die Merkmale nehmen in den ersten 2–3 Tagen eher zu, weil die Prozesse an Intensität zunehmen, und dann in den weiteren 4–5 Tagen wieder ab. Idealerweise verhält man sich in dieser Phase zu Beginn eher ruhig, starke körperliche Aktivität ist nicht förderlich. Zur Schwellungsreduktion und Schmerzreduktion empfiehlt sich eine sehr sanfte Kompression, gute Lagerung und sanftes Bewegen, d. h. pro Stunde 5 min in einem möglichst schmerzfreien Bereich. Bei einer Eisanwendung wird es für 1 min aufgelegt und dann wieder für 1 min entfernt und dieser Wechsel über 15 min beibehalten. Längere Eisapplikationen sind ungünstig. Die Einnahme und Dosierung von Schmerzmitteln und Entzündungshemmern fällt in die ärztliche Verantwortung. Oftmals bestehen jedoch betreffend Einnahme und Dosierung Zweifel seitens der Patient*innen und der Physiotherapie. In solchen Situationen sollte man unbedingt Kontakt zu der verordnenden ärztlichen Fachkraft aufnehmen. Bezüglich der Stressreaktion ist es wichtig, Maßnahmen zu ergreifen, die auf deren Reduktion zielen. Für die Physiotherapie ist wichtig: Die Patient*innen sollten nach Möglichkeit beruhigt werden. Die physiotherapeutischen Interventionen sollten das nicht spezifische Arousal (Stressreaktion) z. B. durch Entspannungstechniken, Gespräche und passive Maßnahmen senken. Da der gesamte Organismus in dieser Phase für alle Prozesse viel Energie braucht, fallen sowohl der Ernährung mit spezifischer Nahrungsergänzung als auch einem erholsamen Schlaf eine besondere Bedeutung für eine optimale Wundheilung zu (▶ Tab. 2.1).

Die Ausprägung der einzelnen Zeichen hängt von der betroffenen Struktur ab und kann sehr variieren. So sind etwa bei Muskelverletzungen meist alle Symptome ausgeprägt, während bei Sehnenverletzungen der Funktionsverlust im Vordergrund steht.

Die akuten Zeichen im Bezug zur Gewebeart

Das Erkennen und Messen der akuten Zeichen ist ein wichtiger Teil des physiotherapeutischen Assessments in der Traumatologie, Orthopädie und Chirurgie. Es ist daher wichtig die grundsätzliche Reaktion der Gewebearten zu kennen, um einzuschätzen, ob die Reaktion in der akuten Phase noch im Rahmen des Erlaubten liegt, oder ob Maßnahmen ergriffen werden müssen, um die Zeichen zu reduzieren. Die ▶ Tab. 2.2 hilft bei der Beurteilung der akuten Situation.

Tab. 2.1 Phasen der Wundheilung und ihre Merkmale – die akute Phase [418].

Akute Phase	Prozesse	Effekt	Ziele
• vaskuläre Reaktion • zelluläre Reaktion	• Zunahme der Kapillarpermeabilität • Vasodilatation • Infiltration weißer Blutzellen	• Ödem • Zunahme des Lymphstroms • Abbau von Geweberesten	• Reinigung des Wundgebietes

Tab. 2.2 Die akuten Zeichen im Gewebe in der akuten Phase. Auffallend ist, dass besser durchblutetes Gewebe generell mehr und stärkere Zeichen aufweist als weniger stark durchblutetes Gewebe.

Gewebeart	Dolor	Tumor	Rubor	Calor	Functio laesa
Haut	+ große Schürfwunden	– leicht	– Wundränder	+ bei Entzündungen	+ natürliche Barriere zerstört, Hautverletzungen können zu Infektionen führen
Knochen	++	+ • je nach Ort des Bruchs mehr oder weniger deutlich sichtbar deutlich: Unterarm/Hand Unterschenkel/Fuß • nicht sichtbar: Wirbelfrakturen und Beckenfrakturen	+ je weniger Gewebe zwischen dem Bruch und der Hautoberfläche liegt, desto besser sichtbar	–	+++ starke Einschränkung + weniger stark bei Fissuren/Stressfrakturen im Knochen
Sehne	–	–	–	–	+++ bei totaler Durchtrennung einer Sehne (z. B. Achillessehne)
Tendopathie: Sehne (extrinsisches Gewebe) Sehnenscheide, Sehnenhülle	++	++	–		++ bei Sehnenscheidenentzündung schmerzhaftes Bewegen möglich
Muskelgewebe (Faserriss oder größer)	++	++	+– • je weniger Gewebe zwischen dem Muskel und der Hautoberfläche liegt, desto besser sichtbar • Hämatome verlagern sich oft mit der Schwerkraft von der Verletzung weg/nach distal	–	++ Bei größeren Verletzungen (Faserbündel/Muskelriss) ist der Funktionsausfall praktisch vollständig.

Dauer der akuten Phase

Die Zeichen der akuten Phase nehmen in den ersten 3 Tagen tendenziell zu und reduzieren sich dann in etwa gleich vielen Tagen auf ein akzeptables Niveau. Man spricht von 5–7 Tagen Dauer der akuten Phase. Die Zeichen verschwinden bis zum Beginn der nächsten Phase jedoch nicht vollständig und müssen daher weiter beobachtet werden.

Die Dauer der akuten Phase hängt jedoch sehr von folgenden Faktoren ab:

- Ausmaß der Verletzung (wichtigster Faktor)
- Art des verletzen Gewebes (z. B. Muskel oder Knochen)
- Begleitverletzungen
- allgemeiner Gesundheitszustand
- Verhalten der verletzten Person.

Messen der akuten Zeichen

Die Messung der akuten Zeichen ist ein wichtiger Teil des Minimalbefundes in dieser Phase und dient dazu, die Veränderung im Verlauf der Zeit zu beobachten:

- Dolor: oft über Schmerzskala (visuelle Analogskala, VAS: 0 = keine Schmerzen, 10 = maximale Schmerzen)
- Tumor: standardisierte Umfangmessungen der Fuß-, Knie- und Handgelenke; andere Gewebe können oft durch Umfang- oder Durchmessermessung überwacht werden, wobei die Messpunkte auf der Haut markiert werden sollten; auch Fotografien können die Überwachung ermöglichen.
- Rubor: Hämatom mit hautverträglichen Stiften markieren, um Veränderungen zu erkennen; auch hier können Fotografien bei den Vergleichen helfen.
- Calor: In wichtigen Fällen wird ein Gerät zum Messen der Hauttemperatur verwendet, in weniger relevanten Situationen genügt der Handrücken für einen groben Vergleich mit der Gegenseite.
- Functio laesa: Hierfür werden oft nur spezielle Tests ausgewählt und sehr vorsichtig durchgeführt, um mögliche Verbesserungen zu registrieren, ohne eine Verletzung damit zu verschlimmern. Zum Beispiel beim Muskelfaserriss: Messung der isometrischen Kraft bis zum ersten Schmerzzeichen oder Muskellängenmessung bis zum ersten Schmerzzeichen.

Die akute Phase ist wohl die schwierigste Phase im Wundheilungsprozess, weil sie oft mit Schmerzen einhergeht.

In der akuten Phase passieren viele Dinge im Körper. Während sich die verletzte oder operierte Person vielleicht noch gar nicht völlig bewusst darüber ist, was eigentlich geschehen ist, wurde der Körper schon längst in Alarmbereitschaft versetzt und hat bereits viele Prozesse in Gang gesetzt. Diese beschränken sich nicht nur auf das Operationsgebiet oder die Verletzung. Der gesamte Organismus ist alarmiert, weil er eine Bedrohung festgestellt hat, und darauf schnellstmöglich reagieren will. Die akute Phase ist zwar im Vergleich nur kurz, gibt jedoch für den weiteren Verlauf der Wundheilung maßgeblich die Richtung vor. Wenn Therapeut*innen und Patient*innen diese Prozesse besser verstehen, können sie den Heilungsverlauf durch ein optimales Verhalten und Handeln positiv beeinflussen.

Entzündungen

Man unterscheidet 2 Formen von Entzündungen: sterile und nicht sterile. Bei beiden Formen tritt das Immunsystem zur Abwehr in Aktion. Bei der nicht sterilen Entzündung wird die Wunde zusätzlich durch eindringende Keime belastet, sodass man von einer Infektion spricht. Wenn keine Keime wie z. B. Bakterien in das Wundgebiet gelangen, spricht man also von einer sterilen Entzündung. In dieser Situation wurde körpereigenes Gewebe zerstört und stirbt ab. Meistens bleibt die Haut bei solchen Verletzungen intakt. Der Ablauf ist dann wie folgt: Weiße Blutkörperchen (z. B. Makrophagen) wandern aus der Blutbahn zum Wundgebiet und transportieren zerstörtes Material ab, bevor die Entzündung ein gefährlicheres Ausmaß annehmen kann [431].

Von einer nicht sterilen Entzündung spricht man, wenn bei einer Verletzung die Hautbarriere durchbrochen wurde und Keime einwandern können. Diese gelangen in das Wundgebiet und erzeugen eine noch stärkere Entzündungsreaktion aus, wobei das Immunsystem gefordert ist. Manchmal muss der Organismus dann mit Medikamenten, wie z. B. Antibiotika oder einer Tetanus-Nachimpfung unterstützt werden.

Stress (akute Phase)

Die Stressreaktion ist ein komplexer Prozess, der den gesamten Körper in einen Alarmzustand versetzt. Um eine Stressreaktion auslösen zu können, bedarf es eines Stressors, d. h. eines Reizes, den wir als bedrohlich für unseren Organismus interpretieren. Im täglichen Leben begegnen wir vielen Stressoren und jeder Mensch hat seine ganz persönlichen: andere Straßenverkehrsteilnehmende, Vorgesetzte, Angestellte, Schmutzwäsche usw. Eine Schädigung des Organismus – und sei sie noch so gering – löst bei jedem Menschen eine Stressreaktion aus (Verletzung = Stressor) Der Grund dafür liegt tief in unserem Organismus verwurzelt (▶ Abb. 2.19).

In früheren Zeiten konnte eine kleine Verletzung des Organismus schnell lebensbedrohlich werden. Oft musste man entweder flüchten und kämpfen, um einen Angreifer zu besiegen oder sich verstecken und stillhalten. Hierfür mussten alle Sinnesorgane, Muskeln und Energiesysteme in kurzer Zeit auf Hochtouren gebracht werden. Noch heute kommt es bei Stress körperlich zu der gleichen Reaktion. Eine solche Reaktion nennt man eine „nichtspezifische Aktivierung“. Das Nervensystem verfügt also über die Möglichkeit, sich über Nervenimpulse und Hormonausschüttung (Adrenalin) auf unterschiedliche herausfordernde Aktivitäten zugleich einzustellen, sei es nur fliehen und sich verstecken oder kämpfen. Diese Aufgabe übernimmt das sympathische Nervensystem. Eine Verletzung (oder auch Operation) ist also immer ein Stressor, der eine Stressreaktion auslöst [370]. Der Körper reagiert nun in 4 Schritten auf diesen Stressor:

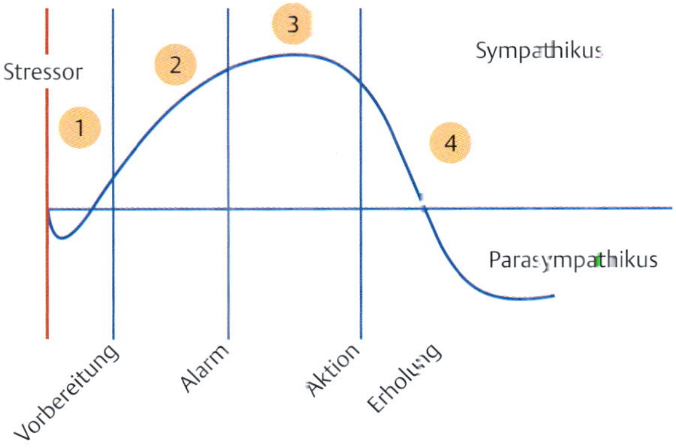

Abb. 2.19 Normale Stressreaktion [433].
1: Alle für die später folgende Aktion (Phase 3) nicht relevanten parasympathisch gesteuerten Prozesse werden unterbrochen.
2: Sympathisches Nervensystem wird aktiviert.
3: Auswahl zwischen Flucht, Kampf, Erstarren und Verstecken.
4: Körper kehrt in den Erholungsmodus zurück.

- 1. Phase – Vorbereitungsphase: In der Vorbereitungsphase werden alle für die später folgende Aktion (Phase 3) nicht relevanten parasympathisch gesteuerten Prozesse wie Verdauung oder Aufbauprozesse der Zellen unterbrochen.
- 2. Phase – Alarmphase: In dieser Phase wird nun das sympathische Nervensystem aktiviert um den Körper auf Kampf, Flucht oder Verstecken vorzubereiten. Die wichtigsten körperlichen Anzeichen dieser Alarmphase sind:
  - Anstieg von Herzfrequenz, Atemfrequenz und Blutdruck.
  - Mobilisierung der Energievorräte: Kohlenhydrate und vor allem Fette werden aus den Speicherorten in den Blutkreislauf gebracht. Hierdurch führt ein Übermaß an Stress oft zur Arteriosklerose mit nachfolgender Verengung der Blutgefäße, die z. B. das Herz versorgen.
  - Die Spannung und die Durchblutung in der Muskulatur steigen.
  - Die Durchblutung der Verdauungsorgane (Darm) verringert sich.
  - Die Absorptionskapazität des Darms ist reduziert.
  - Die Reizschwelle der Sinnesorgane sinkt.
  - Das Immunsystem wird aktiviert.
- 3. Phase – Aktion: Nun kann der Mensch eine Auswahl zwischen Flucht, Kampf und Verstecken treffen (engl. flight, fight, freeze). Interessant ist hierbei, dass dies physische Aktivitäten sind. Wenn diese ausgeführt werden, bedeutet dies, dass Energie verbraucht wird und möglicherweise auch Verschleißprozesse stattfinden. Am Ende der Aktionsphase muss sich der Körper erholen.
- 4. Phase – Erholungsphase: Wenn der Stressmoment überstanden ist, kehrt der Körper wieder in den vom Parasympathikus dominierten Modus zurück, um sich zu erholen. So werden die Verdauungsprozesse wieder aufgenommen und in den Zellen und Geweben die Reparatur- und Aufbauprozesse (re-)aktiviert.

Diese Prozesse der Stressreaktion bereiten den Organismus auf eine physische Aktivität vor. Das mag in der Vorgeschichte in der Steppe auf der Flucht vor Tieren sinnvoll gewesen sein. Aber wie ist die Situation nach einer Operation? Auch hier ist eine solche Reaktion in Teilen sinnvoll. Das Immunsystem wird durch Stress aktiviert, um für eventuelle Schädigungen oder Infektionen bereit zu sein. Die Abwehrzellen müssen möglichst schnell zum Wundgebiet transportiert werden und benötigen Sauerstoff und Brennstoff, um arbeiten zu können. Diese wichtigen Prozesse werden durch die Stressreaktion unterstützt [381].

Die Reaktion setzt in jedem Fall ein, und sie ist auch nicht einfach zu kontrollieren. Ob die Reaktion der Situation angepasst oder zu stark ist und über das Ziel hinausschießt, muss analysiert werden. Die Analyse ist jedoch schwierig und hängt von vielen Faktoren ab. Ein wichtiger Faktor ist das subjektive Gefühl der Betroffenen: Stehen sie noch stark unter Stress, oder können sie sich etwas beruhigen? Objektive Faktoren sind z. B. der sinkende Grundumsatz oder die Ruheherzfrequenz. Es ist möglich, sie mithilfe von Medikamenten zu dämpfen oder praktisch ganz zu unterdrücken. Ob ein solcher Schritt nötig ist, wird von ärztlicher Seite beurteilt.

Der letzte Punkt, „das Immunsystem wird aktiviert" ist für die Wundheilung wichtig. Er ist eng mit der Stressreaktion verbunden, tritt bei jeder Stressreaktion auf und aktiviert Abwehrsysteme zur Bekämpfung von möglichen „Eindringlingen" (z. B. Bakterien). In diesem Sinn ist eine dosierte Stressreaktion für die Wundheilung äußerst wichtig.

Eustress und Disstress

Eustress – guter Stress

Stressreaktionen treten häufig auf. Man löst sie einerseits dosiert aus, was eine positive Auswirkung auf die Gesundheit hat. So wird ein leichter Stressimpuls und zugleich eine Aktivierung des Immunsystems zu Beginn eines Trainings jeglicher Art ausgelöst. Hierdurch wird gleichzeitig das Immunsystem angeregt und bleibt ebenfalls fit! Dies ist der Grund, weshalb man weniger krank ist, wenn man 2–3-mal wöchentlich Sport treibt.

Disstress – chronischer Stress

Gefährlich wird es, wenn die Stressreaktionen sich häufen und keine Verarbeitung des Stresses auf der Ebene der körperlichen Aktivität (Ablassventil) und geistiger Ebene erfolgt (psychische Bearbeitung des Stresses). Körper und Geist befinden sich dann auf einem konstanten hohen „Arousal-Niveau" (Alarmphase), was unzählige negative Symptome im Körper hervorruft. Einige können gefährlich sein, wie z. B. Herzbeschwerden oder ein Burn-out. Auch das Immunsystem wird durch chronischen Stress stark geschwächt. Somit ist die Wundheilung verzögert und man ist empfänglicher für Krankheiten und Verletzungen [386]. Bei Personen staatfinden in diesem Zustand kann die Wundheilung nach einer Verletzung oder Operation stark beeinträchtigt sein.

Verhalten während der Stressreaktion

Die mentale Ebene

Grundsätzlich reagiert jeder Organismus bei Trauma und Operation mit einer Stressreaktion [356]. Die Stärke der Reaktion und deren Wahrnehmung kann sehr unterschiedlich sein. Andererseits muss man bedenken, dass viele Personen sich nicht zu ihrer Stresssituation äußern! Den Stressor hat es allerdings gegeben und der Körper hat bereits darauf reagiert. Die Frage ist, ob man die Stärke der Stressreaktion jetzt noch beeinflussen kann. Maßnahmen mit einer beruhigenden Wirkung erscheinen sinnvoll. Dies sind hauptsächlich physiotherapeutische Interventionen und Methoden, welche die Psyche ansprechen [354]. Auch einfache Informationen können schon beruhigend wirken, z. B. zu wissen, dass alle Personen in vergleichbarer Situation diese Stressphasen durchlaufen [372][392]. Eine angemessene Stressreaktion ist schließlich auch gut für eine optimale Wundheilung. Weitere Beispiele:

- Ermöglichen Sie dem Patienten oder der Patientin ein Gespräch mit den medizinischen Fachkräften.
- Erörtern Sie, wie es um die Arbeitsfähigkeit, die familiäre und um die Wohnsituation steht und ob die Verletzung einen starken Einfluss auf diese Bereiche hat.
- Auch eine gewisse Ablenkung wirkt auf das Stressniveau.
- Dosierte Besuche von Freunden, Familie und Vertrauenspersonen können beruhigend wirken.
- Das Eliminieren von anderen Stressoren kann ebenfalls helfen, d. h. belastende Aufgaben delegieren, Verantwortungen übertragen.

Die körperliche Ebene

An sich ist körperliche Aktivität ein ideales Ablassventil für Stress, aber gerade jetzt in der Akutphase ist das wegen der Verletzung einfach nicht möglich und würde auch die Wundheilung negativ beeinflussen. Die sympathischen Prozesse wie erhöhte Herzfrequenz, erhöhter Blutdruck und erhöhter Muskeltonus erfordern viel Energie – das gilt für jedes Alter [363]. Es konnte gezeigt werden, dass Personen schon nach eher kleinen Verletzungen, wie z. B. einer Bänderzerrung, in Ruhe etwa 2-mal so viel Energie verbrennen wie im normalen Ruhezustand [374][430]. Als geeignete Methode zur Gewichtsreduktion sollte das jedoch nicht angese-

Tab. 2.3 Interventionen gegen akute Zeichen (fett) und das Arousal-Niveau (kursiv).

Intervention	Ziel der Intervention
• **niedrig dosierte Aktivität (z. B. sanftes Bewegen im schmerzfreien Bewegungsausmaß eines Gelenks)** • **passive Gelenkmobilisationen**	• **Schmerzreduktion** • **Schwellungsreduktion** • **Erhalt der Funktion** • *erhöht den Selbsterhaltungsprozess*
• **sanfte Massage zwischen dem Schmerzherd und dem ZNS (z. B. Nackenmassage nach einer Schulteroperation)**	• *Entspannung* • **leichte Durchblutungsverbesserung** • **entstauend** • **schmerzlindernd**
• **passive Applikationen (z. B. warme oder kühle Kompressen/Wickel)**	• **schmerzlindernd**
• **Elektrotherapie (z. B. TENS-Strom)**	• **schmerzlindernd** • **Schwellungsreduktion (bei sanfter Muskelstimulation)**

ZNS = Zentrales Nervensystem

hen werden. Durch diesen erhöhten Grundumsatz geraten ältere Patient*innen, die bereits vor der Verletzung oder Operation nur wenig Energiereserven hatten, regelrecht in Schwierigkeiten mit der Energiebilanz. Oft ist dann ein Nahrungszusatz notwendig, um den hohen Kalorienverbrauch aufzufangen.

In der Physiotherapie gibt es verschiedene Interventionsstrategien, welche sich auf die Reduktion von akuten Zeichen und vor allem der Schmerzen richten. Die Reduktion der akuten Zeichen kann indirekt auch zentrale Prozesse beeinflussen (▶ Tab. 2.3) [429].

Ein weiterer Nachteil ist, dass bei der Stressreaktion die Durchblutung des Magen-Darm-Traktes stark zurückgeht, damit genügend Blut für die Muskelfunktionen zur Verfügung steht. Die Verdauung verläuft zu diesem Zeitpunkt also nicht optimal, denn der Körper ist auf Aktivität ausgerichtet.

Aus diesem Wissen leiten sich 2 Verhaltensregeln ab.

Erstens sollte man in der akuten Phase nicht übermäßig aktiv sein. Ein gesundes Maß an Aktivität ist absolut möglich, doch sollte man darauf achten, dass die Energiebilanz hierdurch nicht zu negativ wird [350]. Wenn z. B. ein junger Patient an der Schulter operiert wurde und am 2. postoperativen Tag auf dem Fahrradergometer ein 30-minütiges, schweres Ausdauertraining durchführen will, ist das falsch. Er sollte lieber auf dem Flur regelmäßig kleine Runden laufen, den Rücken strecken und die Beine lockern, um den Kreislauf damit minimal anzuregen. Diese Aktivität ist korrekt dosiert und verbraucht nicht viel Energie. Da nicht jeder die gleiche Kondition hat und über die gleichen Energiereserven verfügt, muss man sich gut überlegen, was im Einzelfall eine geeignete Aktivitätsdosis und Intensität ist [366].

Zweitens bedarf es einer Ernährung (Kap. Ernährung), die leicht aufzunehmen ist (leichte Kost) und zugleich über genügend „Energie" verfügt (Brennstoff). In vielen Fällen genügt eine gesunde ausgewogene Kost völlig. In einigen Bereichen – interessanterweise im Sport und in der Altersversorgung – wird die normale gesunde, leichte Kost durch Nahrungsergänzungsmittel unterstützt. Diese enthalten notwendige Nährstoffe, die vom Darm unkompliziert aufgenommen werden können. Bei komplexeren Situationen ist es sehr empfehlenswert die Spezialisten für Ernährung einzuschalten.

Schmerz

Schmerz ist ein sehr komplexes Thema. Daher wird es vorerst stark vereinfacht dargestellt und behandelt zunächst nur die Schmerzform, die bei Verletzungen und Operationen am häufigsten ist. (Der chronische, lang andauernde und immer wiederkehrende Schmerz durch Veränderungen im Nervensystem wird an dieser Stelle nicht behandelt.)

Schmerzwahrnehmung

Die Schmerzen werden im Rückenmark über den Tractus spinothalamicus zusammen mit anderen lebenswichtigen sensorischen Informationen (Temperatursinn und grobe Berührung) an eine spezifische Stelle im Gehirn weitergeleitet (Thalamus). Erst hier werden die diversen einkommenden Signale entflochten, bewertet und an höhere Instanzen weitergeleitet. Es ist ratsam, Schmerzen und Schmerzprozesse zuerst in einem größeren Kontext einzuordnen. Hierfür eignet sich das Mature Organism Model (MOM)[444]. Damit lassen sich Schmerzprozesse gut erklären und die Entwicklung zu chronischen Schmerzen nachvollziehen [420].

Das Modell wurde von Physiotherapeut*innen mit dem Ziel entwickelt, ein besseres Verständnis für die Entstehung von Schmerzen und die verschiedenen Einflussfaktoren zu schaffen. Es vermittelt zwar keine Details, doch bietet es eine ausreichende Übersicht zu einem komplexen Thema, das zu einem großen Teil auch von dem Verhalten des Individuums abhängt. Es verlässt dabei die dualistische Trennung von Körper und Geist.

Folgende Prozesse werden im MOM erläutert:

- Input: Es zeigt, dass nicht lediglich der Input aus dem Gewebe ins ZNS einer Person geprüft und analysiert wird, sondern dass auch der soziokulturelle Einfluss einbezogen wird.
- Die Verarbeitung ist ein kontinuierlicher Prozess, der von den o. a. Einflüssen und dem Gedanken, dem Gefühlszustand und dem Verhalten der Person abhängt.
- Output: Der Output als Reaktion auf die Verarbeitung verteilt sich auf die gleichen Input-Bereiche. Der Output besteht also aus dem eigenen Verhalten, dem Verhalten gegenüber dem Umfeld und dem Einfluss auf die Wunde und deren Heilung über diverse Output-Mechanismen:
  - neuromuskulär (z. B. Schonhaltung oder Hinkmechanismus)
  - endokrin (z. B. Ausschüttung weiterer Stresshormone)
  - immunologisch (z. B. Aktivierung bestimmter Abwehrzellen).

Diese Outputs können in allen Bereichen Positives oder Negatives bewirken.

Das MOM macht potenzielle Konfliktfelder, die Einfluss auf die Verarbeitung nehmen und durch diverse Einflüsse wie Schmerzen in einen Chronfizierungsprozess geraten können, erkennbar (▶ Abb. 2.20).

Das MOM stellt die Schmerzverarbeitungsprozesse im biopsychosozialen Kontext vereinfacht dar. Die Punkte 1–3 der ▶ Abb. 2.20 zeigen den Weg der Information, mögliche Einflüsse und die ersten kognitive und affektiven Verarbeitungsprozesse auf. In den Punkten 4–6 ist dargestellt, wie eine Person ihrem

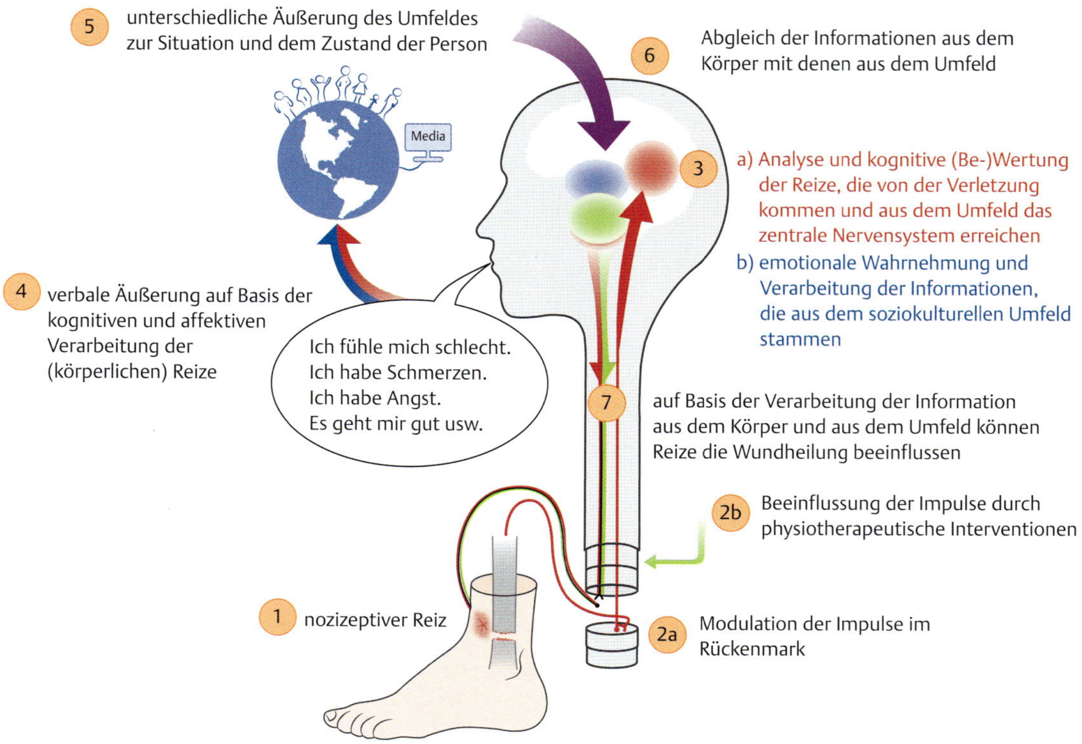

Abb. 2.20 Schematische Darstellung des Chronifizierungsprozesses von Schmerzen.
1 Nozizeptive Reize werden von der verletzten Struktur zum Rückenmark weitergeleitet.
2a Im Rückenmark findet unter Einfluss des Gehirns und lokaler Prozesse im Rückenmark eine Modulation der Impulse statt: Divergenz oder Konvergenz der Impulse.
2b Durch physiotherapeutische Interventionen können die Signale, welche an das Gehirn weitergeleitet werden, beeinflusst werden (gedämpft).
3a Rot: Die Schmerzsignale werden analysiert und gewertet. Es findet eine kognitive, auf Erfahrungen, Wissen (Internet) Erfahrungen anderer Personen oder vom medizinischen Personal basierende Verarbeitung statt. Zudem erfolgt eine emotionale Bewertung.
3b Blau: Einflüsse des Umfeldes (soziokulturell) werden wahrgenommen und interpretiert.
3c Zusammengefasst: Das zentrale Nervensystem arbeitet nicht nur reaktiv sondern auch proaktiv. So kann es sein, dass eine bevorstehende Handlung bereits im Hinblick auf den Effekt für die Wunde und den Schmerz gewertet wird. Dies kann positiv sein und die Wundheilung unterstützen oder negativ und die Entstehung chronischer Schmerzen fördern.
4 Die Patient*innen äußern sich auf Basis der „Information" aus der Wunde, der kognitiven und affektiven Verarbeitung dieser Signale zusammen mit der Verarbeitung der Reaktion und Äußerungen des Umfeldes. Dies kann günstig/optimistisch (blau) oder auch belastend/negativ (rot) für die Heilung sein.
5 Das Umfeld der Patient*innen sind die Familie, Freunde, medizinisches Team, Arbeitgebende, Kollegen usw. Alle äußern sich unterschiedlich zur Situation und dem Zustand der Person.
6 Die Patient*innen analysieren diese Information, welche das Umfeld gibt und versuchen die positiven (blau) und negativen (rot) Aspekte zu trennen. Sie interpretieren und verarbeiten diese kognitiv und affektiv und versuchen, sie mit der Information aus dem Körper abzugleichen.
7 Auf Basis der Verarbeitung der Information aus dem Körper und aus dem Umfeld können Signale (über das autonome Nervensystem, über den humoralen Weg und über das Immunsystem) und verändertes Verhalten über das neuromuskuläre System) die Wundheilung beeinflussen. Dies kann einen positiven (grün), oder negativen (rot) Effekt auf die Wundheilung haben.

Umfeld gegenüber auftritt und wie dieses wiederum auf die Person reagiert. Diese Prozesse treten grundsätzlich gleichzeitig auf.

In Punkt 7 wird dann ersichtlich, ob auf Grundlage sämtlicher Informationen und aller Verarbeitungsprozesse der Wundheilung eher positive, die Heilung fördernde Reize auf die Wunde einwirken, oder ob die negativen Resultate der Verarbeitung überwiegen und bestimmte Aspekte störend für den Wundheilungsprozess sind [368].

Wenn wir den Input aus der Wunde betrachten (Nozizeption), wissen wir also, dass dies eine stark vereinfachte Darstellung ist und sich Interventionen nicht lediglich auf die Nozizeption richten dürfen [425].

Nozizeption

Es gibt 2 Formen von Schmerz, der aus der Peripherie übertragen wird: der schnell und der langsam weitergeleitete Schmerz [402].

Der schnelle Schmerz

Was passiert, wenn man sich die Großzehe an einer Treppenstufe stößt? Zunächst wird das Gewebe der Zehe stark verformt. Diese mechanische Verformung ist so groß, dass Mechanosensoren, welche im Gewebe sitzen und Verformung registrieren, aktiviert werden. Der mechanische Reiz wird im Sensor in ein elektrisches Signal umgesetzt und über einen Nerv mit sehr hoher Geschwindigkeit zum Rückenmark und schließlich zum Gehirn gesendet. Nerven mit hoher Leitgeschwindigkeit übermitteln viele wichtige sensorische Informationen. Schon im Rückenmark zweigt sich der Nerv auf und nimmt über Synapsen Kontakt zu anderen Nerven auf: Ein Nerv leitet die Information über den Zustand des Gewebes in einer speziellen Bahn, dem Tractus spinothalamicus lateralis, weiter in das Gehirn an den Thalamus. Über eine andere Synapse steht der sensorische Nerv mit motorischen Nerven in Verbindung, welche Reize an die Muskulatur weiterleiten. Diese Verschaltung erfolgt an mehreren Stellen im Rückenmark (Segmente). Über diese direkte Schlaufe werden nun Muskeln aktiviert, die dafür sorgen, dass der Fuß umgehend aus der Gefahrenzone zurückgezogen wird (Rückziehreflex, ein polysegmentaler Reflex). Er verhindert die weitere Schädigung und weitere Schmerzen.

Der mechanische Impuls wird also von der Peripherie sehr schnell an diverse Bereiche im Gehirn gesendet und dort verarbeitet. Diesen Schmerz bezeichnet man nach den schnell leitenden A-Delta-Fasern oft als „A-Delta-Schmerz" (▶ Abb. 2.21). Es entsteht dann aber oft noch ein anderer Schmerz, eher pochend, tief, dumpf und zeitlich etwas verzögert.

Der späte Schmerz

Dieser Schmerz entsteht auf etwas andere Weise. Wenn Zellen beschädigt werden, ergießt sich ihr Inhalt in das umliegende Gewebe. Die Ansammlung verschiedener Stoffe, welche aus Zellen und Nerven ausgeschüttet werden, nennt man „Entzündungssuppe". Dort befinden sich neben den Mechanosensoren auch freie Nervenenden. Diese Nervenenden können die Veränderung der Flüssigkeit zwischen den Zellen wahrnehmen [355]. Daher nennt man sie chemische Schmerznerven. Diese reagieren also nicht auf den Aufprall der Zehe, sondern auf die Stoffe, welche aus den zerstörten Zellen austreten (Schmerzmediatoren). Der biochemische Reiz löst ebenfalls einen Impuls aus, der direkt zum Gehirn wandert und vermittelt, dass es in einem Gebiet zur Zellschädigung kam. Diese C-Fasern sind unmyelinisiert und leiten deshalb langsamer. Sie sind für den dumpfen, bohrenden zweiten Schmerz verantwortlich (C-Faser-Schmerz) [432].

Die A-Delta-Faser ist also eher ein Spannungsmelder und als Mechanosensor spezialisiert, um mechanische Reize aufzunehmen. Es werden auch mechanische Reize, welche das Gewebe nicht schädigen, wie z. B. eine Dehnung des Gewebes, weitergeleitet. Somit gleicht die Information der Mechanosensoren einem Kontinuum, in welchem an der einen Seite des Spektrums sanfte, leichte Dehnungsimpulse wahrgenommen werden, in der Mitte solche, die vor Schädigungen warnen, bis hin zu den starken Impulsen, welche über Schäden im Gewebe informieren [432].

Die C-Faser hingegen meldet sich bei Gewebeschädigungen [434].

Ein Beispiel: Im Wald übersehen Sie eine Wurzel und knicken im Fuß um. Sie spüren zunächst einen kurzen, scharfen Schmerz – die A-Delta-Faser. Sie bleiben einen Moment stehen und warten ab. Es kommen keine weiteren Signale – war nur halb so schlimm. Die A-Delta-Faser hat einen Warnschuss abgegeben, das Gewebe ist höchstwahrscheinlich intakt geblieben. Es hätte auch sein können, dass sich etwa 1 min nach dem A-Delta-Schmerz ein zweiter, dumpfer pochender Schmerz meldet, der nicht nachlässt. Bald schon bemerken Sie, dass das Fußgelenk anschwillt – es ist mehr als nur eine Überdehnung. Bei jeder weiteren Bewegung melden sich die A-Delta-Faser und die C-Faser – Sie sind in einer akuten Phase (▶ Abb. 2.22).

Reizleitung in Nerven

Das Nervensystem wird topografisch in 2 Systeme geteilt:

- zentrales Nervensystem (ZNS), bestehend aus dem Rückenmark, dem Gehirn und den Gehirnnerven (12 Nerven)
- peripheres Nervensystem, d. h. Nerven, die aus dem ZNS Reize in den Körper übermitteln (z. B. Impulse zur Muskulatur) und Nerven, die dem ZNS Informationen aus der Peripherie übermitteln (z. B. Berührung, Tast- und Schmerzimpulse).

Aufbau einer Nervenzelle

Grob besteht eine Nervenzelle aus dem Zellkern, den Dendriten, dem Axon und der präsynaptischen Endigung. In den meisten Fällen nehmen Dendriten Informationen aus der Umgebung oder von anderen Nervenzellen auf. Um Reize weiterleiten zu können, muss die Zelle depolarisiert werden. Dies geschieht durch eine Summierung der Reize, welche auf die Dendriten treffen und ab einer gewissen Gesamtsumme zur Depolarisation führen. Über den Zellkern wird der Impuls nun in das Axon weitergeleitet. Viele Axone verfügen über eine Isolierschicht, vergleichbar mit der Isolation eines Stromkabels, um Kurzschlüsse zu vermeiden. Diese Isolierschicht wird von spezialisierten Schwann-Zellen gebildet, die das Axon mehrfach umwickeln (Myelinscheide). Zwischen den Schwann-Zellen gibt es kleine Lücken, die unter dem Mikroskop wie Einschnürungen des Axons aussehen und nach ihrem Entdecker daher als Ranvier-Schnürringe bezeichnet werden. Diese Unterbrechungen der Isolierung führen dazu, dass ein Erregungsimpuls entlang eines Axons an diesen Stellen zur nächsten Unterbrechung „springt" (saltatorische Erregungsleitung). Durch diese Sprünge wird die

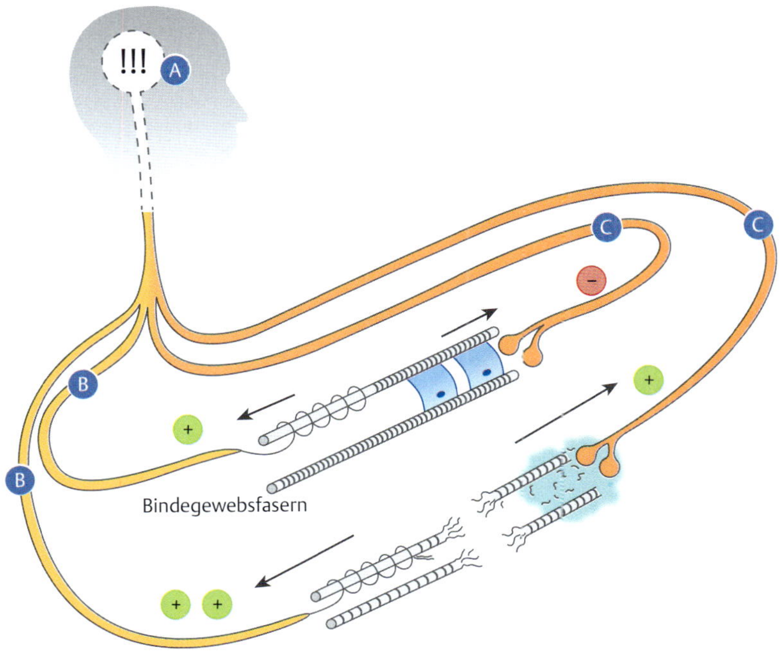

Abb. 2.21 Vereinfachte Darstellung der Schmerzübertragung.
A PS.: Schmerzen werden eigentlich erst im zentralen Nervensystem wahrgenommen.
B A Delta-Fasern reagieren auf mechanische Verformung, also Veränderungen der Spannung im Gewebe.
C C-Fasern reagieren auf chemische Veränderungen im Gewebe, also auch wenn Zellen beschädigt werden und deren Flüssigkeit aus dem Zellinneren frei gesetzt wird.

Geschwindigkeit der Erregungsleitung deutlich gesteigert. Sie erreicht schließlich die Synapse, an welcher der Impuls über die Ausschüttung eines chemischen Botenstoffes (Neurotransmitter) zum Dendriten des nächsten Nervs weitergeleitet wird.

Ein wichtiger Faktor bezüglich der Geschwindigkeit der Reizweiterleitung ist die Isolationsmenge des Axons. Ist ein Axon gut isoliert, so kann der Impuls schneller weitergeleitet werden. Gut isolierte und somit schnelle Fasern sind die A-Alpha-Fasern (60–120 m/s. Die C-Faser ist nicht isoliert und leitet somit die Impulse viel langsamer mit 0,5–2 m /s.

Somit spürt man Impulse/Schmerzen über die A-Delta-Fasern schneller als solche über C-Fasern.

Tatsächlich funktioniert das Nervensystem wesentlich komplexer als es hier beschrieben ist. Mit dieser Vereinfachung kann man jedoch einen für die Physiotherapie wichtigen Parameter definieren und folgende, auch für Patient*innen verständlich Aussage machen:

- Schneller Schmerz warnt vor Überdehnung von Gewebe und bei Schädigungen.
- Verzögerte Schmerzen entstehen durch C-fasern und reagieren bei Beschädigung. (Flüssigkeit, welche aus zerstörten Zellen austritt, Schmerzmediatoren).

Schmerz ist eine sehr persönliche Angelegenheit. Jeder Mensch erlebt Schmerz anders und geht anders mit Schmerzen um. Wir haben bereits erfahren, dass ein gewisses Maß an Stress eine positive Wirkung auf die Wundheilung hat. Aber sind Schmerzen auch notwendig oder gar sinnvoll für eine optimale Wundheilung? Zudem ist es wichtig, herauszufinden, wie sich ein Schmerzprozess entwickelt. Bleibt es bei nozizeptiven (eher lokalen Schmerzen), sind Nerven beteiligt (neuropathische Schmerzen) oder stehen die zentralen Verarbeitungsprozesse (noziplastische Schmerzen) im Vordergrund? Für weitere Erklärungen wird auf die Fachliteratur verwiesen. Gleich vorweg: Es ist wichtig, herauszufinden, wie viel Schmerzen eine Person spürt. Oftmals wird hierfür eine Skala mit einer Nummerierung von 0–10 eingesetzt, wobei 0 „kein Schmerz" bedeutet und 10 „maximale Schmerzen" (visuelle Analogskala, VAS). Mithilfe einer solchen Skala kann der Schmerz in der Anamnese erfasst und als subjektiver Wert in der Praxis zur Verlaufsbeurteilung eingesetzt werden. Im Hinblick auf die Stärke der Schmerzen ist es ratsam, im Gespräch mit der betroffenen Person und einer ärztlichen Fachkraft zu bestimmen, ob und wie viele Schmerzen in der spezifischen Situation ertragbar bzw. akzeptabel oder auch unvermeidlich sind. Die spezifische Schmerzbehandlung erfolgt einerseits durch Ärzt*innen, oft Anästhesist*innen, welche die Betroffenen dabei unterstützen, die optimale Dosis an Medikamenten zu bestimmen. Andererseits kann auch die Physiotherapie die Schmerzen auf verschiedenen Ebenen durch diverse Interventionen beeinflussen (Gesprächstherapie, Elektrotherapie, Entlastungsstellungen, Bewegungen, Massagen usw.) [364].

Die nozizeptive Komponente

Die Nerven in einem Wundgebiet registrieren umgehend die Veränderung und leiten eine lange, verzweigte Kettenreaktion ein:

- Beide Nervenfasertypen tragen dazu bei, dass man in eine Stressreaktion gerät, was aber auch durchaus positive Effekte hat.
- Nachdem die C-Faser durch Entzündungsmediatoren aus der Wunde aktiviert wurde, schüttet sie selbst an den Nervenenden Stoffe in das Wundgebiet aus. Dies sind Stoffe, welche die Entzündungsreaktion im Wundgebiet aktivieren [355]. Manche entzündungshemmenden Mittel blockieren die Ausschüttung der Stoffe und verhindern oder reduzieren so eine Entzündungsreaktion. In der Praxis wird oft diskutiert, ob der Schmerz nun unterdrückt, reduziert oder „erlebt" werden sollte.
- Der Schmerzimpuls warnt vor Schäden: Das noch intakte Nervengewebe in der Nähe der Wunde ist leichter zu reizen und sendet schneller Signale zum Gehirn. Dies verhindert, dass sich die Patient*innen übermäßig stark bewegen. Wenn also starke Schmerzmittel eingenommen werden, sollte man sich mit dem Bewegen des verletzten Gebietes bewusst etwas zurückhalten. Denn wenn die Wirkung der Mittel nachlässt, könnte der Schmerz sogar stärker sein als zuvor. Andererseits kann es auch vorkommen, dass die Schmerzreize zu intensiv sind und durch Stressprozesse der Schmerz stärker wahrgenommen wird. Dies könnte wiederum dazu führen, dass praktisch jede Bewegung gescheut wird, was ebenfalls nicht gut ist. Die Frage der Schmerzbekämpfung ist also auch eine Gratwanderung.

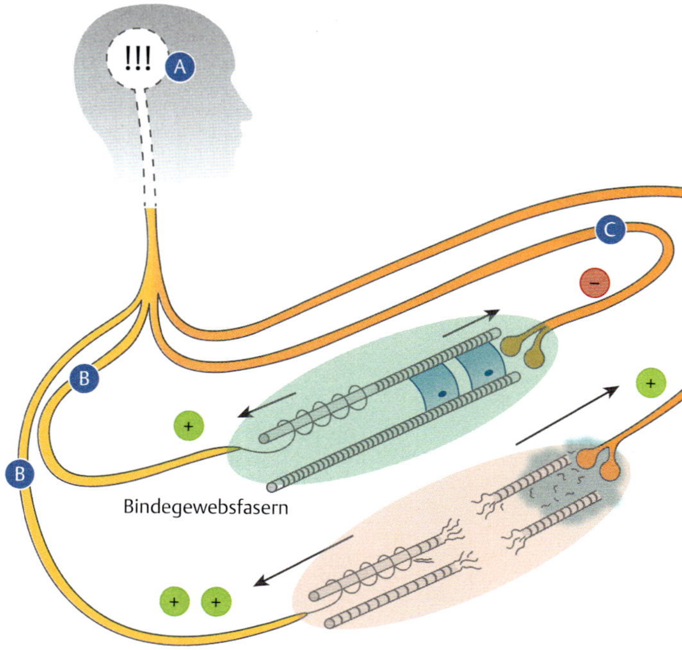

Abb. 2.22 Reizweiterleitung in 2 verschiedenen Situationen.
Grün: Situation 1: Dehnung ohne Schaden: Die A-Delta-Fasern werden gedehnt und senden Signale über den Spannungszustand des Gewebes. Die C-Fasern senden keine Signale da kein Schaden aufgetreten ist.
Rot: Situation 2: Dehnung mit Schaden: Die A-Delta-Fasern werden stark gedehnt und senden Signale über den erhöhten Spannungszustand des Gewebes. Die C-Fasern senden ebenfalls Signale, da nun auch ein Zell- und Gewebeschaden eingetreten ist.

- Der Schmerzimpuls blockiert Bewegungen. Die Schmerzimpulse blockieren mittels bremsender Impulse Gebiete im Gehirn, welche die Muskelaktivität in der Nähe der Verletzung steuern. Dies ist eigentlich eine gesunde Schutzreaktion, solange sie nicht zu lange andauert und adäquat dem Heilungsprozess folgt. Später erfordert es viel Trainingsarbeit, um diese Hemmprozesse wieder zu „verlernen“ [407].

Also können auch Schmerzen Einfluss auf die Wundheilung haben – zu viel Schmerzen sind sicher nicht gut, zu wenig vielleicht auch nicht. Medikamente sollten nicht ohne ärztliche Rücksprache abgesetzt werden. Manche Medikamente haben mehrere Wirkungen. Es geht darum, zu überlegen, wie viel Medikation notwendig ist. Als Faustregel gilt: so wenig wie möglich, aber so viel wie nötig.

Schmerzlinderung durch körpereigene Botenstoffe

Manche Menschen können Schmerzen durch Meditation, mentales Training, Entspannungstherapie, Hypnose, Massage usw. in den Griff bekommen. Solche meditativen Prozesse können die im Gehirn stattfindenden Schmerzprozesse beeinflussen [393]. Eine weitere Möglichkeit besteht darin, das Nervensystem mit vielen angenehmen (oder nicht schmerzhaften) Reizen zu „überschwemmen“. Das Gehirn kann dann die vielen Reize nicht verarbeiten und die Schmerzimpulse werden sozusagen „verdünnt“. Die aus verschiedenen Geweben im Rückenmark eintreffenden Impulse sind so vielzählig, dass ein Stau oder Engpass für Schmerzimpulse entsteht. Dazu setzt man die Impulse zwischen der Schmerzquelle und dem Gehirn. Zum Beispiel könnte man bei einem schmerzenden Fuß den Rücken massieren, ihn mit Olivenöl einreiben, eine Wärmepackung oder Quarkwickel auflegen usw. In der Physiotherapie werden auch Geräte verwendet, die den gleichen Zweck erfüllen.

Nicht nur Reize auf der Haut wirken schmerzlindernd. Auch sanfte schmerzfreie Bewegungen erzeugen sehr viele Impulse und wirken sich positiv auf Schmerzen aus. In der Regel bewegt man nicht die verletzte Struktur selbst, sondern die nicht schmerzhaften Gelenke und Extremitäten. In der akuten Phase sollte dabei stets behutsam vorgegangen werden.

> **Gate-Control-Theorie**
>
> Die Gate-Control-Theorie ist ein Erklärungsmodell für den im vorherigen Abschnitt erklärten Prozess der Schmerzweiterleitung von der Peripherie über das Rückenmark zum Gehirn [396]. In diesem Modell wird erklärt, dass Impulse, die über das periphere Nervensystem ins Rückenmark gelangen, bereits dort moduliert werden. Das Rückenmark ist also nicht lediglich eine Umschaltstelle zum ZNS, sondern eine vom Gehirn aktiv angesteuerte, aber bis zu einem gewissen Grad selbstständige ZNS-Struktur. Das Gate-Control-Prinzip erklärt einen gut beobachtbaren Umstand: Gewisse Zonen des Rückenmarks können die aus der Peripherie eintreffenden Signale verstärken und unbearbeitet weiterleiten (eine Divergenz der Signale) oder sie können die Menge der Impulse reduzieren (Konvergenz der Signale). Im Experiment wurde gezeigt, dass große Signalmengen etwa durch Berührung, angenehme Wärme, Kälte oder Stromformen über das periphere Nervensystem im Rückenmark eintreffen, zugleich eintreffende Schmerzimpulse zum Teil geblockt werden, also konvergiert werden, was die Schmerzwahrnehmung verringert. Man könnte es mit 3 Spuren auf einer Autobahn vergleichen, die in eine einzige überführt werden müssen. Eine Voraussetzung für eine gute Konvergenz von Schmerzimpulsen ist, dass die Tastreize zwischen dem Segment, auf welchem die Schmerzen eintreffen und dem Gehirn gesetzt werden. Die Forschung über die im Rückenmark ablaufenden Prozesse ist inzwischen viel weiter vorangeschritten, doch als Bild für den Einstieg kann dieses Erklärungsmodell immer noch funktionieren.

Schmerzen beeinflussen

Es gibt sehr viele mögliche Interventionen gegen Schmerzen. Leider funktionieren aber nicht alle bei allen Menschen gleich gut. Manche vergrößern das Problem sogar noch (Kap. Schmerzwahrnehmung). Wichtig ist es, der Person gut zuzuhören, sie wahrzunehmen und dann zusammen mit ihr zu entscheiden, welcher Weg eingeschlagen wird. Die Physiotherapie verfügt ebenfalls über viele Interventionsmöglichkeiten bei Schmerzen wie manuelle Therapie, Elektrotherapie, Wärme- oder Kältetherapie, Massagen und viele andere. Es ist sehr wichtig, dass die Betroffenen bei der Therapie stark einbezogen werden. Es liegt in der Verantwortung der Physiotherapie, zu gewährleisten, dass die Menschen die Zielsetzung der Intervention genau kennen, aufgeklärt und angeleitet werden und mit der Vorgehensweise einverstanden sind. Folgende Informationen dürfen daher als Verhaltensregeln bei Schmerzen nicht fehlen (nozizeptive Komponente):

- Vermeiden Sie Aktivitäten oder Bewegungen, welche lang andauernde Schmerzen verursachen (C-Faser-Schmerz). Ein leichtes „Zupfen“ oder „Zwicken“ ist erlaubt.
- Versuchen Sie nach Möglichkeit, den Schmerz im Kopf zu verarbeiten, z. B. durch mentales Training.
- Suchen Sie nach Mitteln, die für Sie wirksam sind, welche Sie zwischen der verletzten Stelle und dem Gehirn anwenden können – z. B. Kälte- oder Wärmeapplikation bei Fußbeschwerden.
- Bewegen Sie Körperabschnitte, welche Sie schmerzfrei ansteuern können, regelmäßig. Dabei sollten Sie jedoch nicht zu viel Energie verbrauchen.

Schwellungen

Die Behandlung von Schwellungen gehört wohl zu den meistdiskutierten Themen bei Verletzungen. Oft wird die Schwellung als unnötige Begleiterscheinung einer Verletzung gesehen. Dem ist aber nicht so – die Schwellung hat eine wichtige Funktion! Aber auch hier spielt das Ausmaß eine Rolle (s. Kasten). Zunächst muss man die verschiedenen Formen von Schwellungen abgrenzen können, da sie auch unterschiedlich behandelt werden. Man unterscheidet 2 Formen (▶ Abb. 2.23):

- Schwellung im Gelenk
- Schwellung im Gewebe.

In der akuten Verletzungssituation ist es fraglich, ob sich eine Schwellung überhaupt verhindern lässt. In diesen Momenten kommt die Schwellung durch den raschen Einstrom von Flüssigkeit und Blut in das Wundgebiet zustande. Man müsste innerhalb von 2 min bereits erste Interventionen durchführen, um die Ausbildung einer Schwellung zu verhindern, was in der Praxis kaum möglich ist. Zudem ist eine Schwellung bis zu einem gewissen Grad notwendig, um die weitere Wundheilung optimal verlaufen zu lassen. Man kann eine Schwellung auch als „natürlichen Gips“ betrachten, der das freie Bewegen im Interesse einer Wundheilung unter ruhigen Bedingungen einschränkt.

Die Schwierigkeit besteht darin, abzuschätzen wie viel Schwellung noch sinnvoll ist und ab welchem Punkt sie kontraproduktiv wirkt. Hier gilt es auch, den Blick zu erweitern und Informationen aus dem Clinical Reasoning einfließen zu lassen wie den allgemeinen Gesundheitszustand, den Einsatz von Blutverdünnern oder einer Lymphabflussstörung nach einer Krebserkrankung. Bei der Beurteilung der Schwellung hilft neben der Erfahrung auch die regelmäßig durchgeführte Umfangmessung.

Eine Schwellung kann durch therapeutische Interventionen beeinflusst werden. Wichtige physiotherapeutische Maßnahmen sind die Kompression und die Lagerung der Schwellung leicht über Herzhöhe, sanfte Bewegung oder eine systematische Abfolge von Muskelpumpfunktionsübungen. Diese Intervention kann vor einer Operation notwendig sein, um diese überhaupt zu ermöglichen, oder auch kurz nach einer Operation, wenn man vermutet, dass die Schwellung zu groß werden könnte. In den meisten anderen Fällen kann man zuerst die Schwellung messen und beob-

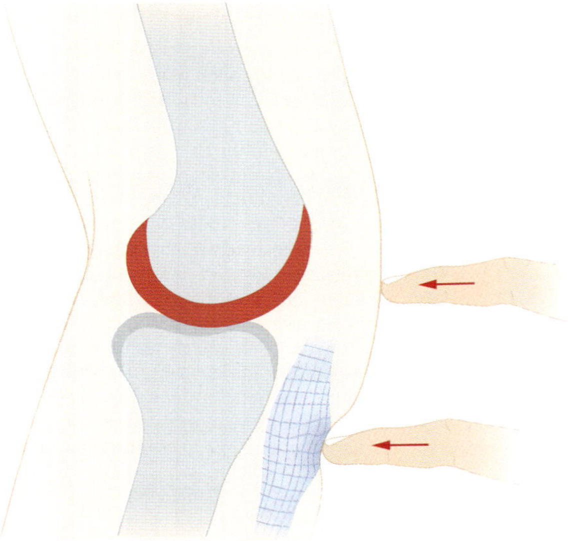

Abb. 2.23 Unterschied zwischen Schwellung im Gewebe und Schwellung in der Gelenkkapsel. Dafür drückt man sanft mit dem Finger auf die Schwellung. Wenn die Schwellung im Gelenk ist, so federt die Schwellung nach Loslassen des Drucks sofort zurück, da sich diese Flüssigkeit in einem abgeschlossenen Raum befindet. Ödem: Wenn die Schwellung im Gewebe ist, so bleibt während einiger Zeit eine Delle bestehen, welche nur langsam verschwindet.

achten – und erst eingreifen, wenn sie zu groß wird. Hier helfen Erfahrung und ein geschultes Auge des physiotherapeutischen, ärztlichen oder pflegenden Personals.

Eis oder kein Eis?

Von den häufig genannten Interventionsmöglichkeiten wird die Eisapplikation am stärksten diskutiert. Die Literatur hierzu ist leider nicht eindeutig. Die wissenschaftliche Kritik an einer lang andauernden Eisapplikation (über 20 min ohne Unterbrechung) ist in den Letzten Jahren stetig gewachsen und so wird sie bei den Erste-Hilfe-Maßnahmen immer seltener genannt. Der Hauptgrund dafür ist, dass in Untersuchungen eine starke Schwellungshemmung durch Eisapplikationen mit einer verzögerten Wundheilung verbunden war, und starke Unterkühlung Schäden zu Gewebeschädigungen führten.

Artikuläre Schwellung

Die Gelenkkapsel schließt ein Gelenk dicht ab. Es kann keine Flüssigkeit aus ihr entweichen. Bei Schädigung der Kapsel z. B. durch Riss des Kreuzbandes, Knorpeloperationen oder sonstigen Operationen kann das Gelenk durch Einblutung oder durch eine starke Reaktion der innersten Membran der Gelenkkapsel mit Produktion einer klaren Flüssigkeit recht schnell anschwellen. Diese 2 Arten von Schwellung in einem Gelenk können auch als Mischform auftreten. Eine solche Schwellung bewegt sich in diesem abgeschlossenen, intraartikulären Raum oft hin und her. Auf Fingerdruck dellt sie lediglich kurz ein, als ob man auf einen mit Wasser gefüllten Ballon drücken würde, und quillt nach dem Wegfall des Drucks sofort wieder hervor.

Die 2 Formen des intraartikulären Ergusses – Haemarthros und Hydrops articularis

Haemarthros

Das Hämarthros ist eine Gelenkschwellung infolge einer Einblutung innerhalb der Gelenkkapsel. Hierzu kommt es oft nach einem Trauma oder nach Operationen.

Artikulärer Hydrops

Die Schwellung entsteht hier oft im Zusammenhang mit einer Überlastung. Im Clinical Reasoning verwendet man die „Use"-Kategorien: Overuse, Misuse, Disuse usw. können zu einer Zunahme der Schwellung durch klare Flüssigkeit führen.

Diagnostik

In der Praxis kann die Diagnose Haemarthros oder Hydrops durch eine Gelenkpunktion mit anschließender Analyse der Flüssigkeit gestellt werden. In der Physiotherapie kann man mit etwas Erfahrung beide Formen palpatorisch unterscheiden: Ein Hämarthros fühlt sich bei den in ▶ Abb. 2.23 durchgeführten Tests eher wie ein Gel an, während ein Hydrops sehr flüssig und beweglich ist.

Eine intraartikuläre Schwellung geht generell nur langsam zurück. Der Grund dafür ist, dass kleine Zellen an der Innenseite der Gelenkskapsel die Flüssigkeit absorbieren müssen, um sie auf der anderen Zellseite dem Blutstrom und den Lymphgefäßen zum Abtransport zu übergeben. Um eine solche Schwellung abzubauen, sind also oft viel Geduld und Disziplin nötig (▶ Abb. 2.24).

Schwellungen reduzieren

Um Gelenkschwellungen zu verringern, ist es auf Seiten der Betroffenen das Wichtigste, ein korrektes Verhalten an den Tag zu legen, durch das sich eine Gelenkschwellung zurückbilden kann.

Dafür sollte die Belastung mithilfe präziser Messungen an die Schwellung angepasst werden, indem man den Gelenkumfang stets an der gleichen Stelle (beim Knie z. B. direkt oberhalb der Kniescheibe) je einmal morgens und im Laufe des Tages sowie nach schweren Belastungen misst. Hierfür nimmt man ein flexibles Maßband. Die Schwellung sollte nach einer Verletzung oder Operation kontinuierlich zurückgehen. Das Messen während der Therapien reicht oft nicht aus, weshalb die Betroffenen regelmäßig und vor allem nach größeren Belastungen immer wieder selbst nachmessen müssen.

! Vorsicht

Hier muss unbedingt ein Jojo-Effekt vermieden werden. Wenn eine Person sich z. B. zu stark belastet, entsteht womöglich wieder eine Schwellung. Nun muss die Reha wegen der Schwellung pausieren. Dadurch kommt es zu einem Therapierückstand. Wenn die Schwellung verringert wurde, wird die Belastung wieder hochgefahren und forciert vorangetrieben, um den Reha-Rückstand zu kompensieren. Dies führt dann zu einer neuerlichen Schwellung.

Gegenüber dem Verhalten der Betroffenen sind die weiteren Behandlungsmöglichkeiten bei der Gelenkschwellung weniger effektiv: sanfte Kompression durch lockere Verbandanlage oder eine Gelenklymphdrainage durch Physiotherapie. Kälteapplikationen haben keinen nachweisbaren Effekt auf Gelenkschwellungen [403][414].

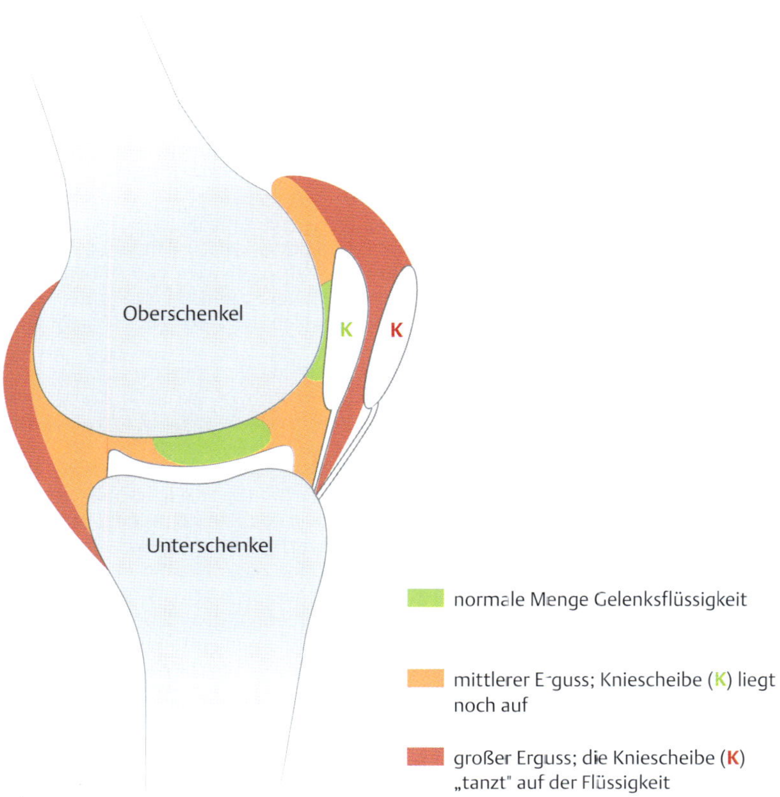

Abb. 2.24 Verschiedene Grade der Schwellung.
Jedes Gelenk verfügt über Gelenksflüssigkeit, ein „Spezial-Öl", das für ein reibungsloses Bewegen der Gelenke sorgt. Diese Flüssigkeit ist nur in geringer Menge vorhanden und somit nicht sichtbar (grüner Bereich).
Bei Verletzungen innerhalb des Gelenks kann es zu einer verstärkten Ansammlung von Flüssigkeit (Blut mit Flüssigkeit vermischt) kommen. Man sieht, dass die Flüssigkeit an den Seiten des Gelenks etwas hervorquillt (oranger Bereich); die Kniescheibe schwebt hierbei jedoch nicht.
Bei einem sehr starken Erguss sieht man oft schon mit bloßem Auge eine evidente Schwellung. Wenn man auf die Kniescheibe drückt, so „tanzt" diese, weil sich auch Flüssigkeit unter der Kniescheibe angesammelt hat (roter Bereich).

Eine hilfreiche Unterstützung durch die Physiotherapie ist das sehr langsame passive oder aktive Bewegen des Gelenks in alle Richtungen. Dies hilft beim Abbau einer Schwellung. Dabei sollte das Gelenk nur wenig oder gar nicht belastet werden. Das Gelenk sollte nicht weiter bewegt werden, als die Schwellung es erlaubt. Sobald ein leichtes Dehngefühl entsteht, ist das momentane Bewegungslimit erreicht. Die Schwellung kann nicht entweichen und eine übermäßige Spannung in der Kapsel droht. Diese Grenze zu ignorieren, kann zu diversen Komplikationen wie einer reaktiven Kapsulitis, einer Arthrofibrose oder am Knie auch zur Entwicklung einer Baker-Zyste führen.

Warum sollte man eine Schwellung nicht schwer oder zyklisch belasten?

Die Absorption der Schwellung durch die Kapsel ist ein langwieriger Prozess, oft genügt eine kleine Überlastung, und das Gelenk schwillt wieder an (das Knie ist ein gutes Beispiel). Die Schwellung geht viel besser zurück, wenn man sich bewegt, aber auch das ist eine Dosisfrage. Die Physiotherapie muss also genau bestimmen, welche Aktivität die Schwellung verstärkt und welche sie abnehmen lässt.

Ein gesundes Kniegelenk z. B. enthält etwa 2–5 ml Gelenkflüssigkeit (Synovialflüssigkeit), die man als Schmieröl betrachten kann. Sie verteilt sich zwischen den Gelenkflächen und wird auch bei maximaler Belastung nicht verdrängt. Ihre Zusammensetzung bewirkt, dass im Gelenk keine Reibung oder Abnutzung entsteht [361].

Durch eine Gelenkschwellung wird die Synovialflüssigkeit verdünnt und verliert ihre speziellen Eigenschaften. Bei Belastung kommen sich die Knorpeloberflächen im Gelenk viel näher, weil die „Schmierung" fehlt. Es kann zu einem Abrieb in Form von kleinsten Kollagenteilchen kommen, die sich von der Knorpeloberfläche lösen. Dieser Abrieb reizt wiederum die Gelenkkapsel, was die Schwellung verstärken kann. Wie beim Automotor kann auch hier gelten: Nicht weiterfahren, wenn die Öllampe brennt.

Normalerweise beginnt eine Gelenkschwellung nach 3–5 Tagen langsam abzunehmen. Hält die Gelenkschwellung länger an, muss über das weitere Vorgehen nachgedacht werden. Eventuell sind Belastungsanpassungen oder eine weitere Abklärung notwendig.

Schwellung im Gewebe – das Ödem

Ödem

Das Ödem ist eine Schwellung des Gewebes aufgrund von Flüssigkeitseinlagerung aus dem Gefäßsystem. Wenn das Gleichgewicht zwischen Filtration und Resorption im venösen Gefäßsystem sowie dem Lymphabfluss zugunsten der Filtration verschoben ist, verbleibt vermehrt Flüssigkeit im Gewebe.

Flüssigkeit wird mit der Nahrung im Darm aufgenommen, d. h. durch die Darmwand resorbiert und dem Blutstrom zugeführt. Die Wassermenge im Blut wird durch verschiedene Systeme kontrolliert. Eine wichtige Rolle spielen dabei die Nieren. Neben der Reinigung des Blutes regulieren sie auch die Menge und das Verhältnis von Flüssigkeit und festen Bestandteilen im Blut. Die Flüssigkeit (hauptsächlich Wasser) zirkuliert nun im Blutkreislauf durch die Arterien zu den Kapillaren (► Abb. 2.25).

In den Kapillaren findet ein reger Austausch von Flüssigkeit und anderen Stoffen mit den Zellen statt, die sich in der Nähe der Kapillaren befinden. Eine Kapillare ist sehr dünn (etwa eine Zellschicht dick) und hat mehrere Möglichkeiten, Stoffe, welche die Zelle benötigt, aus dem Gefäß heraus zu transportieren. Einige wichtige grundlegende Faktoren, die diesen Austausch ermöglichen, sind:

- der Blutdruck, der auf der arteriellen Seite der Kapillare Flüssigkeit aus der Kapillare herausdrückt
- der kolloidosmotische Druck: Das Gewebe zieht Wasser aus den Kapillaren an, weil die Konzentration bestimmter Proteine im Gewebe geringer ist (Osmose).

- Vergrößerung des Durchmessers der Kapillare (Vasodilatation) durch Erschlaffung der kleinen ringförmigen Muskeln, welche die Kapillare auf der Arterienseite umgeben; dadurch vergrößert sich der Durchmesser und die Zellen der Kapillarwand werden leicht auseinandergedrückt. Durch die entstehenden Zwischenräume können nun Flüssigkeit und andere Stoffe zu den Zellen gelangen.

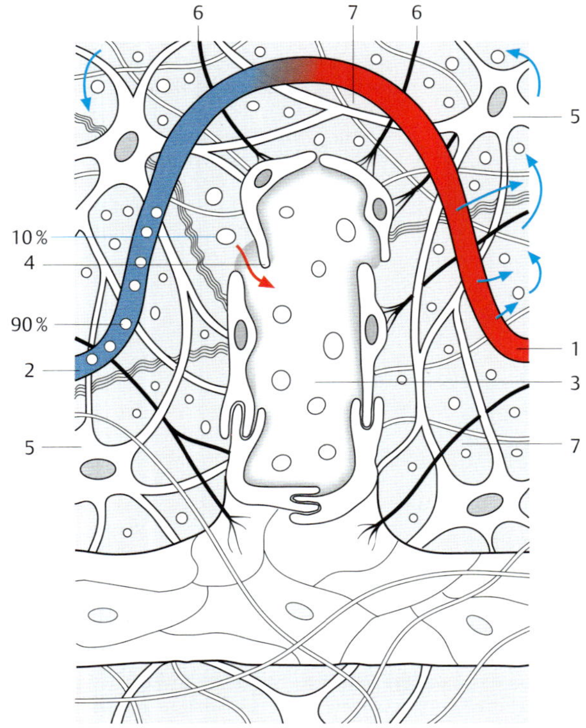

Abb. 2.25 Längsschnitt durch ein handschuhfingerförmiges initiales Lymphgefäß, das blind im Gewebe beginnt. **1** arterieller Kapillarschenkel, **2** venöser Kapillarschenkel, **3** Lymphkapillare, **4** schwingende Zipfel der Endothelzellen der Lymphkapillare mit Eintritt interstitieller Flüssigkeit (Pfeil), **5** Fibrozyt, **6** Ankerfilamente, **7** Interzellularraum. (Quelle: Wittlinger M, Wittlinger A, Wittlinger H, Wittlinger D, Hrsg. Manuelle Lymphdrainage nach Dr. Vodder. 2. Auflage. Stuttgart: Thieme; 2016. doi:10.1055/b-003-128234)

Aufgrund der Durchlässigkeit der Kapillaren (Poren) und die Vasodilatation gelangen Sauerstoff, Nährstoffe, Proteine und Wasser zu den Zellen, die diese Stoffe verbrauchen. Der Abfluss von Wasser und Abfallstoffen erfolgt in umgekehrter Richtung, diesmal auf der venösen Seite der Kapillare, weil:

- der Blutdruck dort niedriger ist
- die osmotischen Druckverhältnisse umgekehrt sind.

Dies reicht jedoch nicht aus, um die gesamte Flüssigkeit aus dem Gewebe zu entfernen. Zwei weitere Mechanismen sind notwendig, um den Flüssigkeitshaushalt im Gewebe zu regulieren. Das Gewebe selbst steht unter leichter Spannung (elastischer Gewebedruck), wodurch das Wasser in die Kapillare zurückgedrängt wird.

Im Gewebe gibt es zudem noch das System der Lymphgefäße, eine Art „Kanalisation" des Gewebes (▶ Abb. 2.25). Die Lymphgefäße vereinigen sich zu größeren Lymphgefäßen und diese wiederum zu größeren, bis die Lymphe dann nach Filterung in den Lymphknoten entweder über den Ductus thoracicus oder über den Ductus lymphaticus dexter in den linken bzw. rechten Venenwinkel und damit wieder in den Blutkreislauf entleert wird. Das Lymphsystem transportiert mithilfe des Gewebedrucks und der Pumpfunktion im Normalfall etwa 60 % der Flüssigkeit aus dem Gewebe ab. Mit diesem Wissen ergeben sich eine ganze Reihe von Gründen, die zu einer übermäßigen Flüssigkeitsansammlung im Gewebe (Ödem) führen können (z. B. Bluthochdruck, Schädigung oder Unterfunktion an verschiedenen Stellen des Lymphsystems). Wir beschränken uns hier auf Ödeme, die durch Verletzungen und Operationen entstehen.

Schwellung in der akuten Phase – die vaskuläre Reaktion

Bei der Zerstörung von Zellen im Gewebe treten viele Stoffe aus den Zellen aus, die sonst extrazellulär nicht vorhanden sind. Diese erhöhte Konzentration wird von C-Nervenfasern und anderen Nervenendigungen im Gewebe registriert und die Information darüber weitergeleitet. Reflexartig werden intakte Blutgefäße in der Nähe des Wundgebietes aktiviert, sodass sie sich erweitern und damit einen vermehrten Einstrom von Blutplasma (Blutflüssigkeit ohne Zellen) in das Wundgebiet auslösen. Die austretenden Stoffe sind zum Teil auch direkte Botenstoffe für die Zellen in der Kapillarwand (▶ Abb. 2.26) [369].

Für eine gewisse Zeit nach der Verletzung fließt Blut aus den verletzten Kapillaren in die Wunde. Diese Verletzung wird von

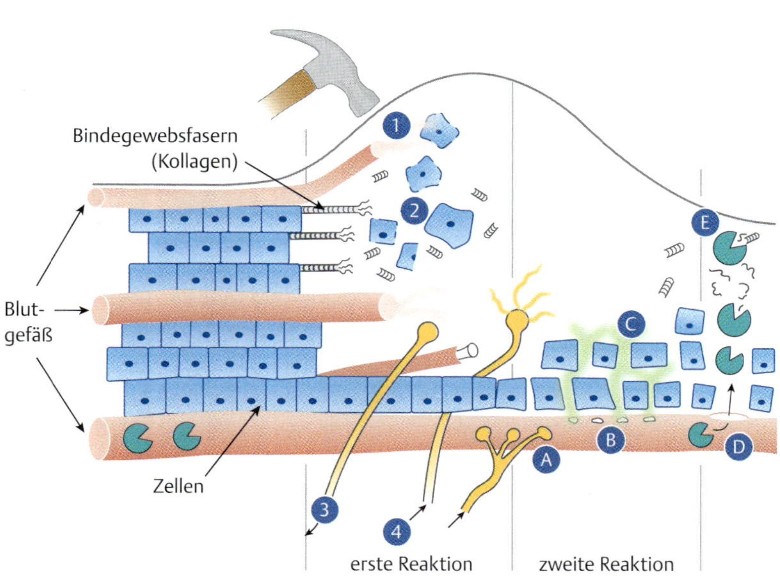

Abb. 2.26 Prozesse in der akuten Phase einer Verletzung.
Erste Reaktion:
1 Blut strömt in die Wunde. **2** Zellflüssigkeit strömt in die Wunde. **3** C-Faser-Nerven melden Schaden. **4** C-Faser schüttet Entzündungsstoffe aus.
Zweite Reaktion:
A Auf Basis von reizen nun Nerven intakte Blutgefäße (Reflex). **B** Das Blutgefäß wird durchlässig. **C** Flüssigkeit strömt aus (grün). **D** Weiße Blutkörperchen verlassen den Blutstrom. **E** Weiße Blutkörperchen (heißen jetzt Makrophagen) beginnen, das Wundgebiet aufzuräumen.

der Kapillare selbst registriert. Zusätzlich wird sie von außen durch Signalstoffe aus der Wunde aktiviert. Beide Reize bewirken sodann eine Gefäßverengung mit nachfolgender Blutgerinnung und Stillung der Blutung.

Da aufgrund der Vasodilatation nun große Mengen an Proteinen aus dem Blutgefäß austreten, erhöht sich der osmotische Druck. Die Eiweißkonzentration außerhalb der Blutgefäße ist nun höher. Dadurch wird noch mehr Flüssigkeit in das Gewebe gezogen.

Das Lymphsystem im Wundgebiet wird ebenfalls zerstört, sodass der Abtransport zunächst reduziert ist.

Das primäre und das sekundäre Wundödem

Das erste Ödem, das sich direkt im verletzten Gewebe bildet, wird als primäres Wundödem bezeichnet. Durch die Gefäßerweiterung der intakten Blutgefäße in der Umgebung der Wunde kommt es danach zu einer Schwellung im gesunden Gewebe, dem sekundären Wundödem.

Schwellungen im Gewebe treten häufig nach Unfällen oder Operationen auf. Die Schwellung im Gewebe ist oft eine Kombination aus wässriger Flüssigkeit und aus den Blutgefäßen ausgetretenem Blut (Hämatom).

Im Gegensatz zur Schwellung im Gelenk lässt sich die Flüssigkeit im Gewebe nicht ballonartig eindrücken und verschieben. Da sich die Flüssigkeit zwischen den Zellen befindet, entsteht beim Eindrücken mit dem Finger eine kleine Delle (Verdrängung des Wassers zwischen den Zellen), die einerseits nur langsam verschwindet und sich andererseits auch nur langsam wieder zurückbildet. Ein weiterer hilfreicher Punkt ist, dass sich Ödeme im Gegensatz zu einem Hydrops und einem Hämarthros überall im Gewebe bilden können. Neben der Diagnose ist es sehr wichtig, die Größe des Ödems oder Hämatoms zu messen, um den Verlauf zu verfolgen. Ein flexibles Maßband und ein wasserfester Stift, mit dem man die Ränder des Hämatoms markieren kann, reichen dazu aus.

Die Diagnose „Ödem" über das Eindrücken des Gewebes zu stellen, reicht allein nicht aus. Es gibt sehr viele verschiedene Ödeme und ihre Entstehung ist vielfältig. Im Rahmen der Wundheilung spricht man hauptsächlich vom Wundödem.

Die Schwellung durch das Ödem ist keine unerwünschte Nebenwirkung, sondern eine gezielte Maßnahme des Körpers. Die Schwellung im Wundbereich weicht das Gewebe auf und schafft Platz zwischen den Zellen (▸ Abb. 2.27). Die Schwellung macht das Gewebe durchlässiger, sodass die Aufräumarbeiten und der Abtransport des zerstörten Zellmaterials (Detritus oder Debris) möglichst reibungslos ablaufen kann [427].

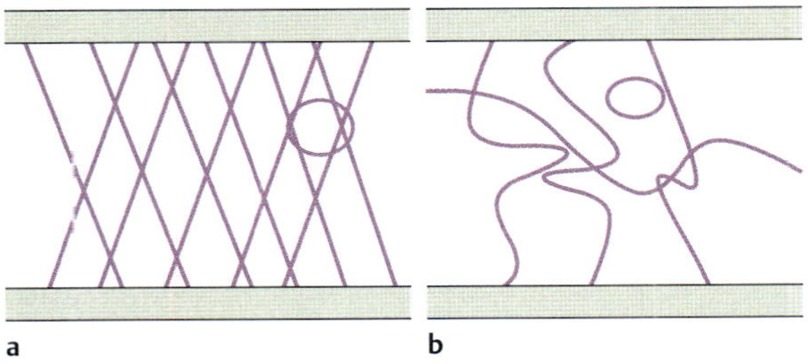

Abb. 2.27 Effekt der Schwellung im Gewebe auf das Verhältnis zwischen Kollagen und Grundsubstanz.

a Das Verhältnis zwischen Kollagenfasern, Grundsubstanz und Wasser ist in optimalem Zustand und verhindert die Passage von Zellen und Substanzen mit größerem Durchmesser.

b Durch ausströmendes Wasser und Blut verändert sich das Verhältnis zu den Fasern und der Grundsubstanz. Das Gewebe verliert seine Integrität und ist weniger dehnbar. Größere Moleküle und Zellen können dieses Gewebe nun einfacher durchqueren.

Abbau der Schwellung

Bei einer Schwellung im Gewebe gibt es keine Zellen, die alle Flüssigkeit wieder langsam aufnehmen, wie es in der Gelenkkapsel der Fall ist.

Da normalerweise immer etwas Flüssigkeit, Zellbaumaterialien und Nährstoffe aus den kleinen Blutgefäßen austreten, um die Zellen zu versorgen, gibt es auch immer Flüssigkeit und Abfallstoffe, die aus dem Gewebe abtransportiert werden müssen. Ein Teil davon wird auf der venösen Seite der Kapillare aufgenommen, der größere Teil der Entsorgung erfolgt jedoch über das Lymphsystem. Nach einem Trauma strömt viel mehr Flüssigkeit in die Wunde. Daher wird das Lymphsystem sofort nach dem Trauma aktiviert und beginnt von der ersten Minute an, überschüssige Flüssigkeit und größere zerstörte Partikel abzutransportieren. Es kann seine Transportkapazität speziell für diese Fälle um das Zehnfache steigern. Nach einem anfänglichen Überangebot an Flüssigkeit kann das Lymphsystem etwa ab dem 3. Tag die Menge wieder bewältigen und die Schwellung geht in der Regel zurück. Beim gesunden Menschen arbeitet das Lymphsystem selbstständig und sorgt effizient für die Abschwellung des Gewebes [384].

> **Hinweise zur Reduktion von ödematösen Schwellungen**
>
> - Die Lymphgefäße sind sehr empfindlich. Wenn ein hoher Druck (etwa 20 mmHg) auf sie ausgeübt wird, kann der Lymphabfluss gestört oder sogar unterbunden werden: Bandagen werden daher nur sehr locker angelegt, was allerdings Fachkräften in Lymphdrainage vorbehalten bleiben sollte.
> - Bandagen und Verbände dürfen nicht einschnüren, insbesondere nicht um Gelenke herum. Schienen zur Stabilisierung sollten, wenn ärztlicherseits erlaubt, öfter abgenommen werden.
> - Zur Unterstützung des Lymphabflusses sollten textilelastische Kurzzugbinden ohne Gummifäden verwendet werden. Für die korrekte Anwendung dieser Binden und das Tragen von Kompressionsstrümpfen sollten speziell ausgebildete Physiotherapeut*innen konsultiert werden [390].
> - Lockere Kleidung hält die Lymphgefäße eher offen.
> - Die Schwellung sollte etwa in Herzhöhe gelagert werden, d. h. nicht zu tief und nicht zu hoch.
> - Die Extremität sollte regelmäßig sanft bewegt werden, damit auch die Schwellung etwas in Bewegung kommt.
> - Die Muskelpumpe sollte immer wieder aktiviert werden. Diese kurzen, regelmäßigen Muskelkontraktionen sollten am distalen Ende der Extremität beginnen und am proximalen Ende enden. Sie werden am besten alle halbe Stunde für etwa 5 Minuten in einer schmerzfreien, korrekten Position durchgeführt werden – natürlich so schmerzfrei wie möglich und nur bei ärztlicher Befürwortung.
> - Die manuelle Lymphdrainage ist ebenfalls sehr wirksam, um Schwellungen zu reduzieren. Normalerweise ist sie jedoch nicht erforderlich. Nur wenn Verzögerungen und/oder Komplikationen auftreten oder eine andere Erkrankung (Nebendiagnose) die Wiederaufnahme verzögert, kann sie von speziell ausgebildeten Physiotherapeut*innen durchgeführt werden.
> - Auf längere Eisanwendungen (länger als eine Minute) sollte verzichtet werden, weil sie sich in Bezug auf die Ödemreduktion als unwirksam erwiesen haben [383].

Das Lymphsystem kann also in relativ kurzer Zeit seine Transportkapazität erhöhen. Bereits nach 2–3 Tagen sind normalerweise erste Anzeichen für einen Rückgang der Schwellung zu erkennen. Ist dies nach 5–7 Tagen jedoch nicht der Fall, muss nach den Ursachen gesucht werden, die vielfältig sein können. Bleiben die Ödeme über längere Zeit bestehen, kann es zu bleibender Ge-

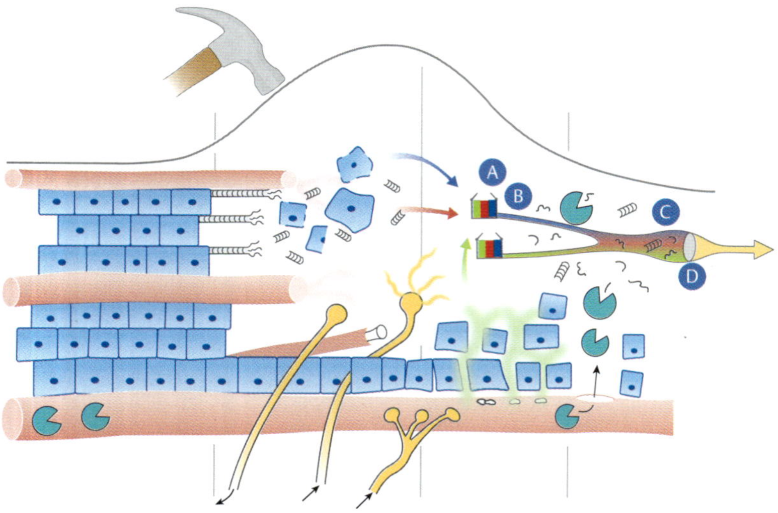

Abb. 2.28 Funktion des Lymphsystems bei Verletzungen mit Schwellung im Gewebe.
A Im Wundgebiet befinden sich viele Lymphgefäße. Sie verfügen über Zisternen mit großen Klappen.
B Lymphgefäße reduzieren die Schwellung. Die Zisternen sammeln alle Flüssigkeiten (Grün) und auch große Moleküle (Blau, Rot, Zellreste/Proteine) aus dem Wundgebiet.
C Aus den Zisternen wird die Flüssigkeit mit den Molekülen zu den Lymphgefäßen und -knoten gepumpt.
D Im Lymphknoten wird die Flüssigkeit gefiltert und gereinigt (Bakterien usw.) und dann zu den großen Lymphgefäßen weitergeführt.

webeveränderungen kommen, daher sollte die Schwellung kontrolliert werden, um bei drohender Chronifizierung eingreifen zu können [385]. Mögliche Ursachen eines gestörten Lymphabflusses:

- zu wenig Ruhe, zu viel auf den Beinen, zu wenige Pausen
- zu enge Verbände, Kleidung, keine oder falsche Lagerung
- Das Lymphsystem kann sich nicht ausreichend selbst aktivieren aufgrund von Vorerkrankungen, die es in Mitleidenschaft gezogen haben (z. B. Krebs). Hier ist die Abklärung durch Fachkräfte für Lymphdrainage notwendig (meist aus der Physiotherapie).
- Der allgemeine Gesundheitszustand ist nicht optimal. Durchblutungs- und Abflussstörungen durch Diabetes mellitus [411], Herzerkrankungen usw. fallen darunter. Allerdings ist auch bei gesunden älteren Menschen der Wiederaufnahmeprozess in der Regel etwas verzögert. Bei Rauchern ist die Wundheilung generell verzögert.
- Die Wunde ist größer als ursprünglich diagnostiziert (selten). Zum Beispiel kann nach einer Verstauchung die Schwellung besonders lange anhalten, worauf erst die neuerliche Untersuchung zeigt, dass ein Kapselband gerissen oder ein Teil des Knochens gebrochen ist.
- Bestimmte Medikamente können die Wundheilung und die Resorption beeinflussen.

Die zelluläre Reaktion in der akuten Phase

Die C-Nervenfaser sendet Schmerzimpulse zum Rückenmark (s. o.) und kann auch Substanzen in das Wundgebiet ausschütten, welche die Außenseite der Blutgefäße reizen. Durch diesen Reiz verändern sich die Eigenschaften der Blutgefäße. Die Gefäße werden größer (Durchmesser) und durchlässiger für Flüssigkeiten [380]. Der Reiz der C-Fasern hat noch einen interessanten Effekt. An der Innenseite des sonst glatten Blutgefäßes (Kapillare) klappen Moleküle von der Gefäßwand weg. Sie signalisieren den weißen Blutkörperchen, dass in der Nähe des Blutgefäßes eine Verletzung oder eine drohende Infektion erkannt wurde. Diese Moleküle fangen nun patrouillierende Leukozyten ein, die sich an die Wand heften und die Zellverbindungen in der Gefäßwand lockern. Dann schlüpfen sie selbst durch einen schmalen Spalt zwischen den Gefäßwandzellen aus der Blutbahn ins Gewebe (▶ Abb. 2.29).

Spezialisierte Leukozyten (Makrophagen) wandern von allen Seiten aus in verletzten Geweben bis zum Zentrum der Wunde und nehmen auf dem Weg liegendes defektes Material auf, bauen es ab und geben es als recyceltes Baumaterial wieder ab (▶ Abb. 2.30) [398]. Dieses Aufräumen und Säubern geschieht immer, also auch, wenn von außen keine Erreger zusätzlich eingedrungen sind (▶ Abb. 2.31) [382].

Auch hier können die Patient*innen ihr Verhalten anpassen, um die Arbeit der Makrophagen zu optimieren. Eine Instruktion sollte folgende Punkte beinhalten:

- leichte Schwellung zulassen, beobachten und messen
- wenn möglich, die verletzte Stelle bewegen, etwa 2 × 5 min pro Stunde, um den Makrophagen die Bewegung zu erleichtern.

Sobald die Makrophagen und andere weiße Blutkörperchen kein defektes Material oder fremde Eindringlinge mehr entdecken, signalisieren sie dies den umliegenden Zellen. Dies ist das Zeichen dafür, dass die nächste Phase beginnen kann und die akute Phase abklingt.

Erwärmung

Viele Zellen im Wundbereich sind sehr aktiv und haben einen hohen intrazellulären Stoffwechsel. Dieser Prozess kann indirekt beobachtet und mit Hauttemperaturmessgeräten bestätigt werden [421]. Bei hoher Aktivität kann der Hauttemperaturunterschied zur Gegenseite 4–5° betragen, die normale Schwankung der Hauttemperatur beträgt etwa 1°. Die Senkung der Temperatur ist ein langsamer Prozess, der sich bis zur nächsten Wundheilungsphase hinzieht. Dennoch ist es sinnvoll, die Temperatur zu überwachen. Ein erneuter Temperaturanstieg nach einer ersten Temperaturabsenkung kann ein Hinweis auf eine erneute Infektion sein.

Funktionsverlust

Nach einer Verletzung oder Operation fällt z. B. häufig auf, dass die betroffene Extremität kaum noch aktiv bewegt werden kann [407]. An den Extremitäten ist der Funktionsausfall direkt sichtbar, aber auch an der Rumpfmuskulatur konnte ein Ausfall bestimmter Muskeln (der Tiefenmuskulatur) nach Verletzungen und Operationen festgestellt werden. Lange Zeit war unklar, welche Mechanismen dem Funktionsverlust zugrunde liegen. Inzwischen konnten jedoch einige identifiziert werden [413]:

- Schmerz: Starke nozizeptive Signale hemmen (inhibieren) die motorischen Neuronen, sodass die Impulse aus dem ZNS abgeschwächt werden und es schwieriger wird, die Muskeln des betroffenen Gelenks anzuspannen.
- Schwellung: Eine starke Schwellung hat über die Dehnung der Kapsel ebenfalls eine hemmende Wirkung. Ähnlich wie beim Schmerz kommt es auch hier zu einer Hemmung der motorischen Impulse.
- Veränderung der Neuroplastizität: Auch Personen, die weder Schmerzen noch eine Schwellung aufweisen, können die Muskulatur ihrer Extremität nicht aktivieren. Eine mögliche Erklä-

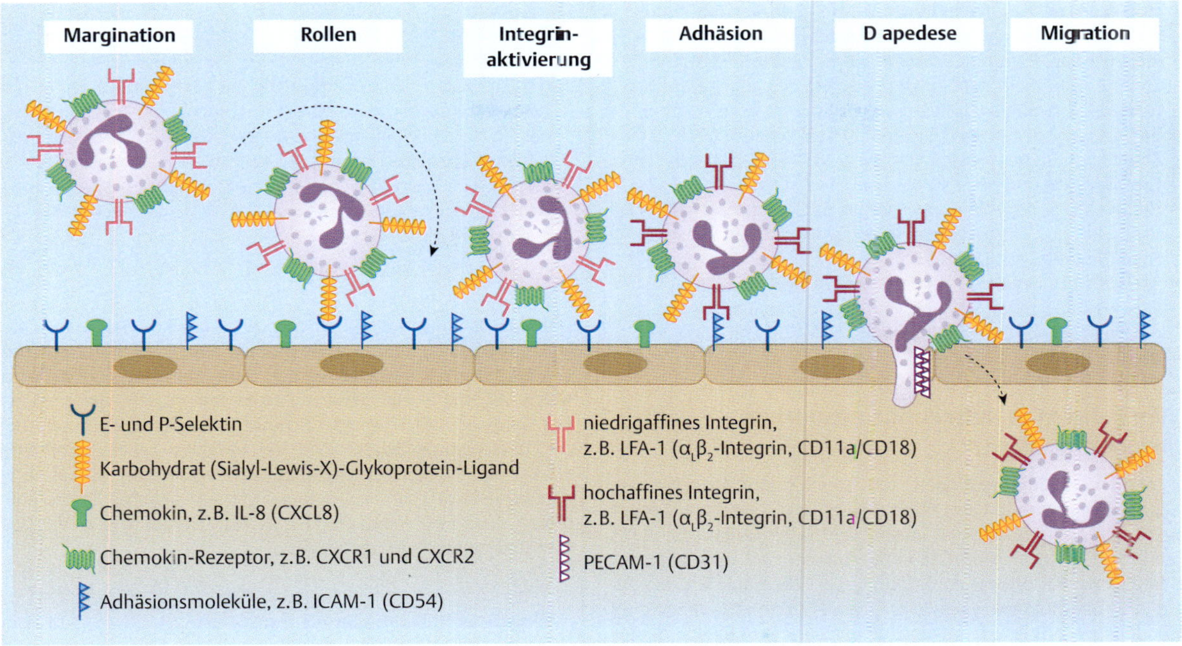

Abb. 2.29 Phasen der Leukozytenmigration. (Quelle: Blum H, Müller-Wieland D, Hrsg. Klinische Pathophysiologie. 11., unveränderte Auflage. Stuttgart: Thieme; 2020)

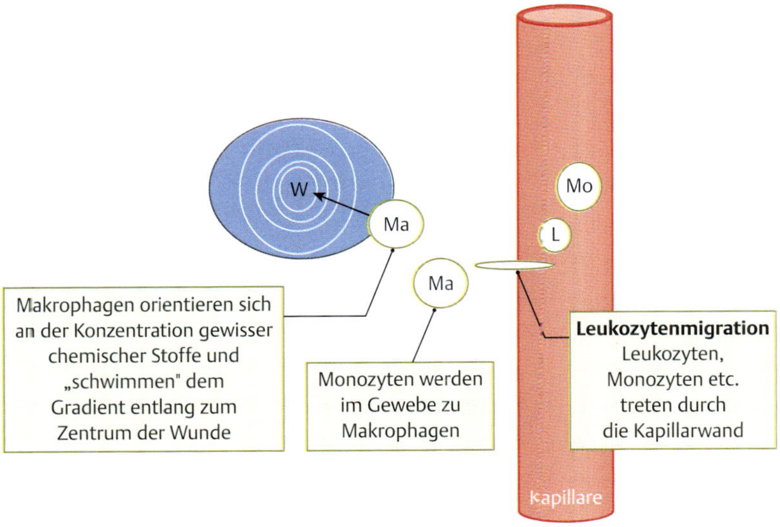

Abb. 2.30 Wundheilung: Monozyten treten aus den Kapillaren ins verletzte Gewebe ein, werden dort zu Makrophagen und „schwimmen" zum Zentrum der Wunde.

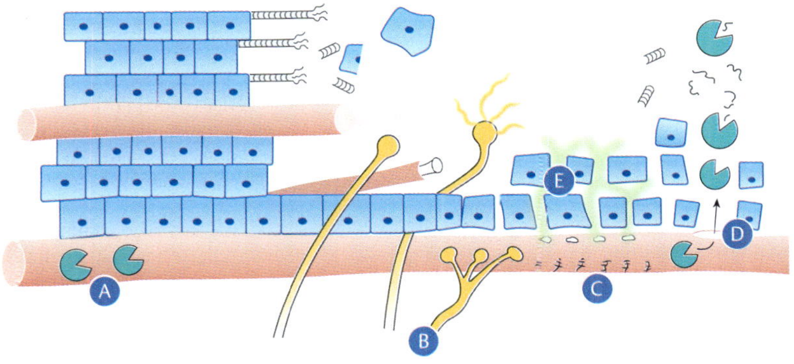

Abb. 2.31 Aktivität und Funktion der Makrophagen.
A Weiße Blutkörperchen (Immunsystem) patrouillieren im Blutkreislauf.
B Dieser Nerv reizt intakte Blutgefäße (Reflex). Hierdurch wird das Blutgefäß für Flüssigkeiten durchlässig.
C Zudem klappen an der Innenseite des Blutgefäßes „Antennen" auf (Adhäsionsmoleküle), die den weißen Blutkörperchen signalisieren, dass hier eine Wunde ist.
D Nachdem sich die weißen Blutkörperchen aus dem Blutgefäß gezwängt haben, heißen sie Makrophagen. Sie beginnen, totes Bindegewebe und kaputte Zellreste zu fressen und räumen so die Wunde auf.
E Die aus dem Blutgefäß ausströmende Flüssigkeit vergrößert die Schwellung im Wundgebiet und erleichtert den Makrophagen das Schwimmen ins Wundgebiet.

rung dafür ist, dass die motorischen Nervenzellen im Gehirn, die diese Muskeln gewöhnlich aktivieren, jetzt nicht mehr aktiviert werden. Dadurch „schlafen" sie ein und ihre Membranen können nicht mehr depolarisiert werden. Das liegt daran, dass Nervenzellen ständig aktiviert werden müssen, um selbst arbeiten zu können, nach dem Motto: Use it or loose it! Diesem Effekt liegt die Neuroplastizität zugrunde. Nervengewebe lebt von Impulsen und passt sich neuen Situationen an. Häufig berichten Menschen in dieser Situation, dass sie den Muskel nicht mehr „finden". Es gibt bereits interessante Studien, die diese Hypothese unterstützen [409].
- Angst sich zu bewegen: Ein Funktionsverlust kann auch entstehen, wenn Personen sich vor Schmerzen oder Schäden fürchten, welche beim Bewegen der verletzten Struktur entstehen könnten [367].

Wie kann man dem Funktionsverlust entgegenwirken?

In der Praxis sucht man noch nach Interventionsmöglichkeiten, um die Motoneuronen im Gehirn wieder zu „erwecken" oder gar nicht erst „einschlafen" zu lassen. Die wissenschaftliche Basis fehlt zwar noch, doch werden in der Praxis verschiedene Methoden angewandt. Alle zielen darauf ab, im ZNS einen Reiz zu setzen, der die Motoneuronen reaktiviert. Für die Betroffenen sind die Übungen etwas anstrengend, da zunächst kein Effekt erkennbar ist, doch wenn die Übungen mehrmals pro Stunde durchgeführt werden, sind innerhalb von 3–4 Tagen Erfolge deutlich. Interessanterweise sind die Funktionsverluste individuell recht unterschiedlich. Folgende Methoden werden eingesetzt:
- Innervationstraining: Mit der gesunden und der betroffenen Extremität werden gleichzeitig oder abwechselnd Bewegungen ausgeführt.
- natürliche bekannte Bewegungen durchführen. Dadurch werden bekannte Muster im zentralen Nervensystem ausgelöst.
- Elektrotherapie zur Muskelstimulation
- Myofeedback: Dieses Gerät misst mithilfe von Elektroden, wie viel Strom im Muskel ankommt. Dies wird der Person auf einem Bildschirm präsentiert, um so das Anspannen des Muskels zu fördern.
- mechanische und manuelle Reize, z. B. mit den Fingern auf den betroffenen Muskel klopfen.

Die Herausforderung für die Physiotherapie besteht darin, einerseits möglichst wenig Zeit nach Trauma oder Operation zur Aktivierung der Muskulatur verstreichen zu lassen und andererseits die Wunde nicht durch zu viel Aktivität zu überfordern!

Unterstützung des Körpers in der Akutphase

Ernährung

Die Patienten und Patientinnen fragen sich oft, wie sie sich in der akuten Phase am besten ernähren sollen. Die Informationen an dieser Stelle werden eher allgemein gehalten und gehen von gesunden, normalgewichtigen Personen aus. Bei anamnestischen Hinweisen auf ein Ernährungsproblem sollte einer Ernährungsberatung in Betracht gezogen werden.

Wie bereits erwähnt, befindet sich der Körper in der akuten Wundheilungsphase in einer Situation, in der die Nährstoffversorgung eine zentrale Rolle spielt und die Nährstoffe gleichzeitig leicht verdaulich sein müssen [440]. Zudem sollte die Ernährung gesund sein, d. h. nicht nur leere Kalorien aus Zucker liefern, sondern den Körper mit essenziellen Mikronährstoffen, Aminosäuren und Fettsäuren versorgen. Die 3 Hauptmahlzeiten am Tag sollten jeweils etwa aus 40 % Gemüse, Salat oder Obst, 30 % einer stärkehaltigen Beilage wie Brot, Reis, Nudeln usw. und aus 30 % einer Eiweißquelle wie Fleisch, Fisch, Eiern, Milchprodukten oder z. B. Hülsenfrüchten bestehen.

Was bedeutet „essenziell"?

Essenziell bedeutet, dass ein Nährstoff vom Körper nicht hergestellt werden kann und unbedingt mit der Nahrung aufgenommen werden muss. Neben den bekannten Vitaminen, Mineralstoffen und Spurenelementen gibt es auch essenzielle Aminosäuren (Eiweißbausteine, z. B. L-Leucin) und Fettsäuren (z. B. Omega-3-Fettsäuren). Ist der Körper mit diesen lebenswichtigen Nährstoffen unterversorgt, können schwerwiegende Erkrankungen resultieren.

Die Hauptmahlzeiten sollten mit 2–3 Zwischenmahlzeiten, die leicht verdaulich sind und gleichzeitig Fett, Kohlenhydrate und Eiweiß enthalten, ergänzt werden. Gute Beispiele sind ein Glas Milch mit einem Stück Obst, ein Müsli mit Nüssen oder ein kleines Sandwich mit Käse oder Schinken. Alternativ kann man für die Zwischenmahlzeiten auch auf spezielle Lebensmittel wie Shakes oder Riegel zurückgreifen. Achten Sie aber darauf, dass dies keine Zuckerbomben sind und gut verträgliches Eiweiß enthalten, denn leider enthalten die meisten Produkte ja zu viel Zucker und minderwertiges Eiweiß.

Allgemeine Hinweise für die akute Phase

In Laufe der Jahre wurden zahlreiche Tipps zur Behandlung einer akuten Situation entwickelt. Die meisten davon zielten darauf ab, die akuten Zeichen zu unterdrücken. Als Hilfe zur Intervention wurden Akronyme entwickelt wie z. B. RICE für „rest, ice, compression, elevation". Dann bestätigte die Forschung, dass die Hinzunahme der „protection" – also dann PRICE – für die Behandlung der Zeichen in der akuten Phase etwas besser sei [439]. Seit einiger Zeit zeigt sich jetzt, dass Eisbehandlungen zwar die Schwellung reduziert, insgesamt beurteilt jedoch für die weitere Wundheilung nicht förderlich ist [442]. So ist man inzwischen bei PEACE & LOVE angekommen (▶ Tab. 2.4) [357] [377].

Tab. 2.4 „PEACE & LOVE" für die akute und die Proliferationsphase der Wundheilung.

PEACE & LOVE	Beschreibung
Protection	in den ersten Tagen nach der Verletzung Aktivitäten und Bewegungen meiden, welche die Schmerzen erhöhen
Elevation	die verletzte Extremität so oft wie möglich über Herzniveau lagern
Avoid antiinflammatories	möglichst keine NSAID einnehmen, da sie die Gewebeheilung beeinträchtigen; auch keine Eisanwendung
Compression	Schwellung mit Tapes oder elastischen Bandagen reduzieren
Education	Der Körper macht es selbst am besten; unnötige passive Behandlungen und ärztliche Untersuchungen eher unterlassen und auf die Natur vertrauen
Load	vom Schmerz leiten lassen und so allmählich zu normalen Aktivitäten zurückkehren
Optimism	zuversichtlich und positiv bleiben
Vascularisation	den Kreislauf durch schmerzfreie kardiovaskuläre Aktivitäten anregen, um die Wundheilung zu fördern
Exercise	Mobilität, Kraft und Propriozeption durch eine aktive Einstellung zum Heilungsprozess wiedererlangen

Dieses Akronym kann sich weitgehend auf eine wissenschaftliche Basis stützen. Der Teil PEACE passt zur akuten Phase, LOVE zur Proliferationsphase.

2.4.3 Die Proliferationsphase

In dieser Phase arbeitet der Körper intensiv an einer provisorischen Reparatur der Verletzung. Es wird viel Gewebe produziert, das zudem unorganisiert in die Wunde eingebracht wird. Es besteht die Gefahr, dass sich das heilende Gewebe etwas verkürzt. Um beweglich zu bleiben, muss man sich in dieser Phase viel bewegen, damit sich das Gewebe richtig ausrichtet [405]. Dabei ist jedoch darauf zu achten, dass keine Schmerzen ausgelöst werden, die zu einem Rückfall in die akute Phase führen könnten. Je nach Art des verletzten Gewebes und der Größe der Verletzung dauert diese Phase unterschiedlich lang. Am Ende dieser Phase lassen die Schmerzen nach und die Beweglichkeit verbessert sich. Man könnte meinen, die Verletzung sei abgeheilt, aber das ist nicht der Fall. Es ist nur eine provisorische Wundheilung eingetreten, das Gewebe ist noch nicht optimal belastbar. Vor allem Bewegungen, die mit hoher Geschwindigkeit ausgeführt werden, sind für die provisorische Heilung gefährlich. Die Ernährung konzentriert sich in dieser Phase auf muskelerhaltende und aufbauende Substanzen bzw. auf Energie und Grundstoffe für die schnelle Produktion von provisorischem Gewebe.

Diese Phase zeichnet sich durch den schnellen dynamischen Aufbau des Bindegewebes aus. Die Physiotherapie muss jetzt fast täglich alle Befunde kontrollieren und die Intervention anpassen. Die Übersicht in ▶ Tab. 2.5 zeigt die wichtigsten Prozesse [418].

Am Ende der akuten Phase ist die Wunde „aufgeräumt" und die Reparatur kann nun auch beginnen. Idealerweise hat sich inzwischen auch die Intensität des Stresses verringert. Denn für die Aufbauprozesse und die Regeneration der Gewebe ist die Aktivierung des parasympathischen Nervensystems wichtig:

- Das Gewebe wird vermehrt durchblutet (Infrastruktur).
- Zellen, die neues Gewebe produzieren, werden aktiviert und wandern in das Wundgebiet ein.
- Das Gewebe wird provisorisch repariert.
- Es bildet sich Narbengewebe.

Im Folgenden erläutern wir die 4 Prozesse aus der ▶ Tab. 2.5.

Wahrscheinlich sind es die Makrophagen, die am Ende ihrer Aufräumarbeiten Signale aussenden und die Fibroblasten (gewebebildende Zellen) aktivieren [379][436]. Die Fibroblasten sind die wichtigsten Akteure bei der Gewebebildung. Sie können alle Bestandteile des Bindegewebes produzieren. Diese Zellen werden nun aktiviert und wandern aus dem sekundären Wundgebiet in die primäre Wunde ein. Die Fibroblasten produzieren im Wundgebiet die Fasern und die Grundsubstanz, also alle Elemente des Gewebes [438]. Dazu benötigen sie Sauerstoff, Nährstoffe und Proteine, die über den Blutkreislauf angeliefert werden. Die Fibroblasten sind beweglich und können ihre Umgebung mithilfe von Microspikes abtasten und sich dann durch Lamellipodien aus dem sekundären Wundbereich über Kollagengerüste in den primären Wundbereich vorarbeiten [450]. Dabei setzen sie sehr kleine Kollagenmoleküle frei (Tropokollagenmoleküle), die sich außerhalb der Zelle sehr schnell ordnen, indem sie sich in einer für Kollagen charakteristischen Weise zu einer Kollagenfibrille zusammenlagern. Dieses Gewebe wird als unspezifisches Bindegewebe vom Typ III bezeichnet [408]. Man kann es mit dem Schorf auf der Haut vergleichen. Es schließt die Wunde ab, ist aber relativ schwach und leicht zu entfernen. Das Gewebe wird von den Fibroblasten einfach in die Wunde geschüttet, füllt also die Wunde aus und ist eher klumpig unförmig und dick. Die Ausrichtung dieses Gewebes zu einem richtigen Stützgerüst erfolgt erst durch die Bewegung des Wundgebietes.

Bildung eines kapillaren Netzwerkes

Angioblasten sind Zellen, die ein neues haarfeines, sehr dichtes Gefäßnetzwerk in die Wunde legen (Neovaskularisation) [378]. Dieses Netzwerk ist wesentlich dichter als sonst üblich für dieses Gewebe. Bei Hautverletzungen ist es oft mit bloßem Auge als leicht rosa verfärbte Haut zu erkennen. Für die Neubildung des provisorischen Gewebes müssen Bausteine (Proteine) aus der Leber in das Wundgebiet transportiert werden. Die Zellen, welche die Eiweiße zusammensetzen, sind nicht nur auf eine optimale Versorgung mit Baustoffen angewiesen, sondern benötigen für diese Schwerstarbeit auch ausreichend Nährstoffe und Sauerstoff. Eine gute Durchblutung ist die Grundlage für eine gute Gewebequalität. Sind die Kapillaren durch Rauchen, ungesunde Ernährung oder Krankheit arteriosklerotisch verengt, kommt es zu einem Rückstau, weil die Erythrozyten nicht mehr gut hindurch gelangen. Die Zellen erhalten dann den Sauerstoff nur verzögert. Die Wundheilung wird dadurch verlangsamt [437]. Es liegt also nah, die lokale Durchblutung zu verbessern.

Es gibt verschiedene Möglichkeiten die Durchblutung zu verbessern, wobei aktive Maßnahmen den Vorzug erhalten, da sie die Durchblutung des Gewebes im Vergleich zu passiven Methoden deutlicher verbessern. In der Muskulatur z. B. erhöht sich die Durchblutung durch Aktivität um den Faktor 200, durch Massage wohl nur unwesentlich, was aber auch schon sehr wertvoll sein kann, wenn eine aktive Bewegung nicht möglich oder erlaubt ist [391].

Um die Durchblutung zu steigern, sollten zu Beginn der Phase vorsichtig schmerzfreie Bewegungen, die das Gewebe nicht übermäßig belasten, aber dennoch die lokale Durchblutung fördern, durchgeführt werden. Die Bewegungen sollten etwa alle 3 Stunden für mindestens 15 min durchgeführt werden, ohne die Wunde in ihrem Heilungsprozess zu stören. Ein C-Faser-Schmerz und eine übermäßige Dehnung des Gewebes müssen dabei vermieden werden.

Tab. 2.5 Proliferationsphase (nach [418]).

Phase	Prozesse (s. u.)	Effekt	Ziele
Proliferationsphase: - Infiltration, Zunahme der Fibroblasten - Wachstum der Angioblasten	• Zunahme der Anzahl der Zellen mit Produktionskapazität (Wundgranulation) • Bildung eines kapillaren Netzwerkes	Granulationsgewebe im Wundgebiet	Infrastruktur für die Produktionsphase
Wundkontraktion: Myofibroblasten	Ordnung und Kontraktion von Myofibroblasten durch Spannung	Wundkontraktion	Verkleinerung des Wundgebietes
Produktionsphase: Produktion von Kollagen und Proteoglykanen	Strukturformung auf Grund mechanischer und piezoelektrischer Informationen	durch funktionelle Spannungen entsteht geordnete Narbe	• Wiederherstellung der Gewebekontinuität • Form-Induktion aufgrund der Funktion

Neben der lokalen Durchblutungssteigerung sollte idealerweise die gesamte Durchblutung angeregt werden. Zunächst klammert man die verletzte Struktur aus, das heißt zum Beispiel bei einem Armbruch zunächst das Ergometer benutzen. Zu einem späteren Zeitpunkt kann dann die verletzte Struktur einbezogen werden.

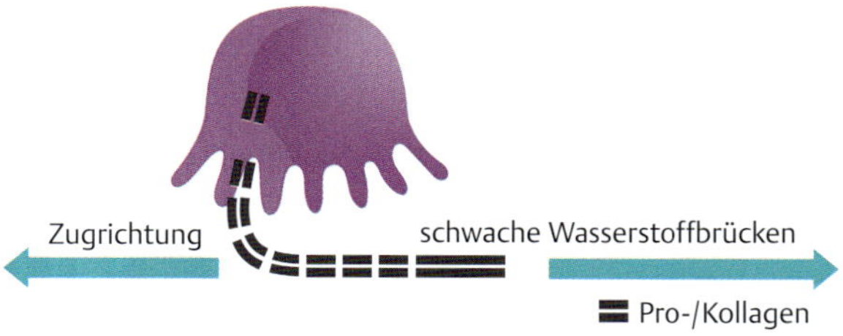

Abb. 2.32 Fibroblast produziert Bindegewebe. Fibroblasten produzieren Typ-III-Gewebe welches unorganisiert im Wundgebiet ausgeschüttet wird. Die Ausrichtung der Prokollagenmoleküle geschieht auf Basis der funktionellen Belastung des Gewebes (Zugrichtung). Da die Verbindungen zwischen den Prokollagenmolekülen anfänglich noch schwach ist, kann die Anlage des Kollagens durch leichte Krafteinwirkung (funktionelle Zugrichtung) beeinflusst werden.

Wundgranulation

Am Ende der akuten Phase signalisieren die Aufräumzellen den Zellen im umliegenden Gewebe, dass sie ihre Arbeit getan haben [428][443]. Nun können die Fibroblasten mit dem Wiederaufbau beginnen. Sie produzieren die Bauteile des Gewebes, wie zum Beispiel die Fasern (aus Kollagen) und die sogenannte Grundsubstanz, in der diese Fasern eingebettet sind. Die Zelle hangelt sich an intakten Fasern durch die Wunde. Im Inneren der Zelle werden kurze Kollagenteilchen (Prokollagen) hergestellt. Diese werden in kleine Vesikel verpackt und an den Rand der Zelle transportiert. Dort verbinden sich die Vesikel mit der Zellwand und öffnen sich nach außen, wodurch ihr Inhalt freigesetzt wird. Die Kabelstücke (Tropokollagen) verbinden sich außerhalb der Zelle, winden sich spiralförmig ineinander und bilden so nach und nach ein langes, dickes Kabel, dessen Struktur einem Stahlseil ähnelt ▶ Abb. 2.32. Am Anfang sind die Verbindungen noch schwach und reißen leicht (Wasserstoffbrücken). Nach etwa 10 Tagen werden sie jedoch durch kovalente Bindungen sehr kräftig. Der Fibroblast ist bestrebt, so schnell wie möglich Kollagenfasern auszuschütten, um die Wunde schnell zu verschließen oder zu überbrücken (▶ Abb. 2.33). Dazu verwendet er Gewebe, das er schnell herstellen kann (Bindegewebe Typ III).

Entwicklungsgeschichtlich betrachtet war die möglichst schnelle Reparatur des verletzten Gewebes mit möglichst schnellem Verschluss und Blutungsstillung überlebenswichtig. Der Fibroblast kann jedoch nicht sofort das gesamte ursprüngliche Gewebe wiederherstellen. Deshalb bildet er zunächst mit dem speziellen Reparaturkollagen (Typ-III-Kollagen) ein Provisorium. Die-

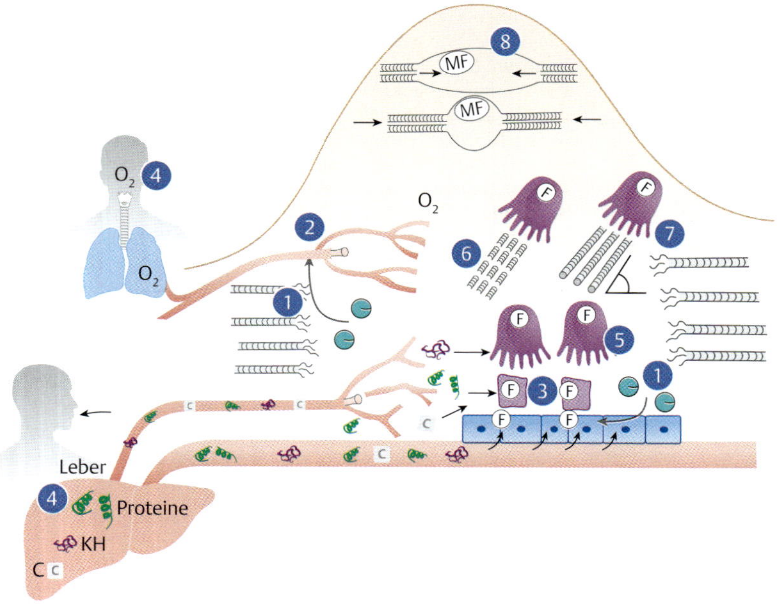

Abb. 2.33 Aufbau von Bindegewebe in der Proliferationsphase.
1. Schritt: Das Wundgebiet ist aufgeräumt, die Makrophagen signalisieren dies den blutgefäßbauenden Zellen und den Fibroblasten (F).
2. Schritt: Die blutgefäßbauenden Zellen legen ein Netzwerk von Blutgefäßen an, damit die für den Aufbau wichtigen Stoffe transportiert werden können.
3. Schritt: Fibroblasten (produzieren alle notwendigen Teile des Bindgewebes) des gesunden Gewebes werden aktiviert und wandern ins Wundgebiet ein.
4. Schritt: Um gutes und genügend Bindegewebe produzieren zu können, werden Sauerstoff (O2), Proteine (P), Kohlenhydrate (KH) sowie Vitamine und Mineralstoffe (C) benötigt. Diese werden von der Leber über das neue Blutgefäßnetzwerk herangebracht.
5. Schritt: Die Fibroblasten können aus den Proteinen (Aminosäuren) nun kleine Teile des Bindegewebes herstellen.
6. Schritt: Die Fibroblasten beginnen, sehr viel Bindegewebe (Fasern) zu produzieren und schütten es unorganisiert in das Gewebe.
7. Schritt: Die kleinen Teile verbinden sich zu langen Bindegewebsfasern. Die Ausrichtung der Fasern erfolgt durch mechanische Bewegung des Gewebes.
8. Schritt: Spezialisierte Fibroblasten (Myofibroblasten) können sich an die intakten Gewebsfasern heften und so die Wundränder zusammenziehen. Hierbei wird das Gewebe verkürzt und eine Narbe entsteht.

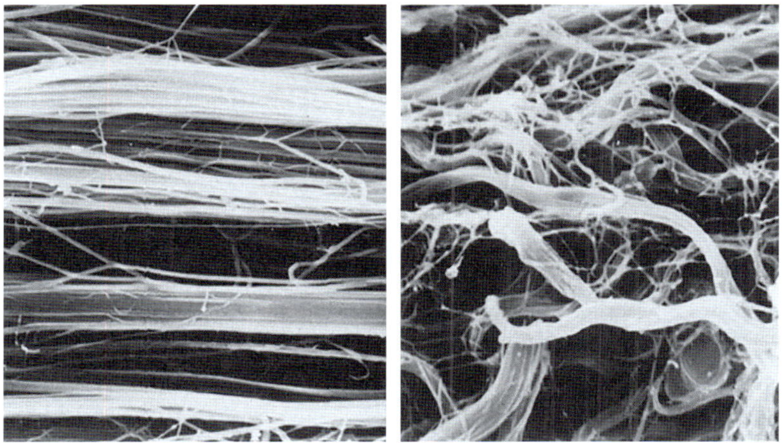

Abb. 2.34 Ausrichtung des Kollagens in einem Wundgebiet, welches keinen funktionellen Input erhielt. Bild rechts: das Kollagen wurde funktionell belastet und hat sich in die Zugrichtung ausgerichtet. (Quelle: Alessie J, Jacobs K, De Morree JJ. Dynamiek van het menselijk bindweefsel. Functie, beschadiging en herstel. Zeven druk. Houten/Antwerpen: Bohn Stafleu van Loghum B.V.; 2021)

ses Kollagen ist jedoch deutlich weniger belastbar. Schnelle Bewegungen und hohe Belastungen können es leicht wieder zerstören. Werden dabei auch Zellen zerstört, kommt es zu einer erneuten Entzündungsreaktion und man steht wieder Am Anfang. Kommt dies mehrmals vor, kann die Heilung unvollständig bleiben und Komplikationen gesellen sich hinzu.

Um den Gewebeaufbau in der Proliferationsphase zu unterstützen, ist das folgende persönliche Verhalten angemessen:

- eher langsame Bewegungen ausführen
- schnelle Bewegungen und Beschleunigungen in der Bewegung vermeiden (Springen, Rennen, Werfen)
- keine großen Kräfte auf das heilende Gewebe wirken lassen.

Strukturbildung durch mechanische und piezoelektrische Information

Die Fibroblasten geben im gesamten Wundgebiet Kollagenpartikel ab. Diese verbinden sich zu einem Strang (Kollagenfaser). Ein Fibroblast hat aber keinen Bauplan und weiß nicht, wie das Gewebe vorher aufgebaut war. Die Form wird letztlich durch die Funktion bestimmt. Bewegt die Person das verletzte Gewebe vorsichtig während des Zeitraums, in dem neues Gewebe gebildet wird, richten sich die neuen Fasern in Zugrichtung aus (▶ Abb. 2.34) [416].

Da das Gewebe anfangs noch schwach ist und sich die Verbindungen zwischen den einzelnen Partikeln leicht lösen lassen, ist diese Ausrichtung praktisch schmerzfrei. Schwieriger ist es, wenn die Verletzung nicht bewegt werden darf, z. B. bei einem 6-wöchigen Gipsverband [406]. In diesem Fall muss mit Steifheit und Bewegungseinschränkungen gerechnet werden, die etwas schwieriger zu lösen sind. Die Devise für die Wiederherstellung der Struktur lautet also:

- möglichst viel bewegen, ohne zu sehr zu reizen (5–10 min pro Stunde)
- Während der Bewegung sollte man versuchen, einen möglichst großen Bewegungsradius zu erreichen, ohne die C-Fasern zu reizen.
- Man sollte versuchen, die Bewegungen zu variieren, d. h., sich in möglichst viele verschiedene Richtungen zu bewegen. Hier sind oft auch passive Mobilisationen durch die Physiotherapie indiziert, da diese Bewegungen dem Gewebe andere Inputs geben als die aktiven Bewegungen des Patienten oder der Patientin.
- Dabei dürfen keine Schmerzen entstehen (auf jeden Fall keine C-Faser-Schmerzen!). Ein leichtes „Zupfen und Zwicken" kann gelegentlich auftreten. Wichtig: Man muss sich von Tag zu Tag ein wenig mehr bewegen. Wenn sich die Beweglichkeit verschlechtert, müssen von physiotherapeutischer Seite aus die Dosierung und die Stärke der Bewegungen neu eingestellt werden.

Die funktionelle Orientierung der Kollagenfasern ist wichtig. In der Proliferationsphase kann hinsichtlich der Verbesserung der Beweglichkeit viel erreicht werden, das Gewebe ist noch formbar, hat noch keine festen Verbindungen und wird mit hoher Geschwindigkeit produziert. Daher sollte ein großer Teil der Therapie darauf verwendet werden, durch passive und anschließende aktive Mobilisation eine optimale Beweglichkeit zu erreichen. Dabei sollten alle Freiheitsgrade, die ein Gelenk hat, genutzt werden. In späteren Phasen wird dieses Typ-III-Gewebe durch Ursprungsgewebe ersetzt. Dieses erstrebenswerte Ziel wird in der modernen Rehabilitation als frühfunktionelle Mobilisation bezeichnet. Dabei müssen einige Punkte beachtet werden, da es sonst zu gefährlichen Situationen für die betroffene Person kommen kann:

- Es bedarf einer genauen ärztlichen Beschreibung der Verletzung und der Operation und einer Angabe über die Belastbarkeit der verletzten Struktur.
- Die genaue Diagnose muss bekannt sein, vor allem welches Gewebe verletzt ist.
- Gute Kenntnisse über die Wundheilung sind wichtig, um zu wissen, wie schnell die verschiedenen Gewebearten in der Proliferation heilen.
- Die Grundzüge der funktionellen Anatomie und der Biomechanik müssen sehr gut beherrscht werden, um die richtigen Übungen auswählen und die Belastungen der verschiedenen Übungen berechnen zu können.

Fallbeispiel

Ein Torhüter zog sich bei einem Sturz auf den ausgestreckten Arm einen Riss der distalen Bizepssehne vom Radiusansatz zu. Die Sehne wurde operativ mit einem Anker reponiert. Der Ellenbogen konnte 4 Wochen passiv und anschließend weitere 6 Wochen aktiv in der offenen Kette ohne Widerstand und schmerzfrei bewegt werden. Zu diesem Zeitpunkt war die aktive Beugung des Ellenbogens in Supination noch zu schmerzhaft. Deshalb wurde zuerst die Flexion in Pronation, dann in Mittelstellung und zuletzt die Flexion in Supination geübt.

Warum wurde diese Vorgehensweise gewählt und welche grundlegenden Erkenntnisse sind für diese frühe funktionelle Rehabilitation relevant?

Dieses Vorgehen konnte gewählt werden, weil ausreichende Kenntnisse über die Operation und das ärztlich verordnete Vorgehen vorlagen. Die Nutzung eines Ankers bedeutet, dass die Sehne damit im Knochen fixiert wird. Dabei wird eine Art Schraube in die Ansatzstelle eingebracht und die Sehne mit Fäden, die aus dem Schraubenende herausragen, abgebunden.

Erkenntnisse über die Wundheilung

Bis zum Ende der Proliferationsphase ist die Stabilität dieser Konstruktion nicht stark genug, um Lasten zu heben. Es dauert 2,5–3 Monate (Proliferationsphase), bis die Sehnen am Ansatz angewachsen sind. Daher kann die Belastung nicht früher gesteigert werden.

Kenntnis der funktionellen Anatomie

Die Funktion des M. biceps brachii in Bezug auf den Ellenbogen lautet: Flexion kombiniert mit Supination. Wird der Unterarm bei der Flexionsbewegung zunächst in Pronation gehalten, wird der Bizeps weniger aktiviert und der M. brachialis hat somit einen relativ höheren Kraftanteil. Dadurch wird die Bizepssehne vorübergehend entlastet.

Es gibt noch einen weiteren Grund für die korrekte Anlage des Typ-III-Kollagens durch die frühe funktionelle Rehabilitation. In der nächsten Phase machen die Fibroblasten eine „2. Runde" durch die Wunde, indem sie entlang des Typ-III-Gerüsts wandern, es an der vorderen Seite der Zelle abbrechen und absorbieren und wie beim Typ-III-Gewebe an der Rückseite das Originalgewebe ausschütten. Wenn also das erste Gewebe falsch positioniert ist, wird auch das Originalgewebe falsch positioniert und es sind Stunden intensiver Mobilisierung erforderlich, um die Beweglichkeit wiederherzustellen.

Schmerzmittel

Es kann sein, dass zu diesem Zeitpunkt noch Schmerzmittel eingenommen werden. Dies kann dazu führen, dass der Schmerz als Warnsignal verzögert wahrgenommen wird. Das macht es schwierig, das ideale Bewegungsmaß zu bestimmen und man muss etwas zurückhaltender vorgehen.

Wundkontraktion

Der Fibroblast kann mehr, als nur Gewebe bilden. Das verletzte oder operierte Gewebe muss wieder zu einer stabilen Struktur zusammenwachsen. Auch diese Aufgabe übernimmt der Fibroblast. Dazu wandelt er sich in einen Myofibroblasten um. Ein Myofibroblast macht sich so dünn und lang wie möglich und sucht Halt an Kollagenfasern im Gewebe quer über die Wunde. Er verbindet sich mit den Fasern und verkürzt sich dann mit einem „kleinen Muskelsystem" (Aktinfilamente), das er im Zellinneren entwickelt. Auf diese Weise ziehen Hunderte von Myofibroblasten die Ränder zusammen und verbinden die Fasern, bis nur noch eine kleine Narbe übrigbleibt (▶ Abb. 2.35).

An der Haut kann man diesen Vorgang gut beobachten, wenn man eine kleine Schnitt- oder Schürfwunde hat: Zuerst entsteht ein wenig belastbares Gewebe, der Schorf. Darunter bildet sich mehr provisorisches Bindegewebe. Zu starke Belastung lässt die Wunde schnell wieder bluten, also Vorsicht. Dann schließen die Myofibroblasten die Wunde, und nach 10–14 Tagen ist der Prozess abgeschlossen. Daher werden zu diesem Zeitpunkt auch Hautfäden entfernt.

Automobilisation

Bei der Automobilisation handelt es sich um eine Übungsmethode, bei der die Person selbstständig die Beweglichkeit von Bändern, Kapseln und anderen Geweben wie Faszien oder Retinacula eines Gelenkes erhält oder verbessert. Die Automobilisation ist in dieser und der nächsten Wundheilungsphase essenziell, da eine physiotherapeutische Mobilisation selbst mit einer Dosis von 4 × 30 min/Woche kaum ausreicht, um das Gewebe zu beeinflussen. Das bedeutet, dass die Patient*innen sehr genau wissen müssen, wie sie das therapeutisch erreichte Bewegungsausmaß erhalten oder verbessern können. Dies scheint auf den ersten Blick einfach zu sein, ist es aber nicht. Fehler in der Ausgangsstellung, in der Bewegungsausführung, in Ausweichbewegungen, im Umgang mit Schmerzen während der Übung oder bei der Dosierung können sich sehr negativ auf die Beweglichkeit oder auf Schmerzprozesse auswirken. Im Physiotherapieunterricht wird dieses Thema ausführlich behandelt.

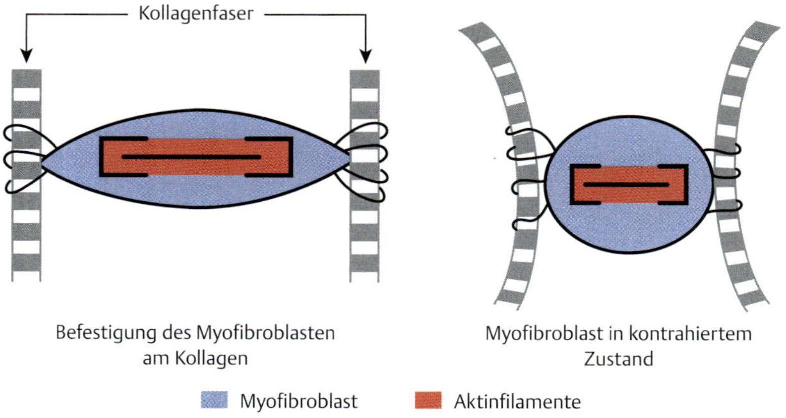

Abb. 2.35 Myofibroblasten-Funktion in der Wunde. Links: Ein Myofibroblast hat sich verlängert und an Kollagenfasern beidseits einer Narbe befestigt; rechts: Durch Zusammenschieben der Aktinfilamente verkürzt sich der Myofibroblast und zieht die Wundränder zusammen.

! Vorsicht

Aus dem bisher Gesagten kann leicht der Eindruck entstehen, dass die Mobilisierung der Gelenke ohne Rücksicht auf die Reaktion des Gewebes oder der Person vorangetrieben werden sollte, um den vollen Bewegungsumfang in der Proliferationsphase zu erreichen. Dies könnte jedoch schwerwiegende Folgen haben, da die Gewebe in dieser Phase sehr empfindlich auf Überdosierungen reagieren. Es ist daher sehr wichtig, dass die Dosis, d. h. die Intensität, die Häufigkeit und die Dauer der Mobilisation immer an den Zustand des Gewebes und an die Schmerzen angepasst werden müssen, und zwar anhand der Befunde und der Re-Befunde zwischen den Interventionen und den Sitzungen.

In der Praxis kommt es häufig vor, dass auch nach Abschluss der Proliferationsphase noch Resteinschränkungen bestehen, die vorsichtig, aber konsequent weiter behandelt werden müssen.

Krafttraining während der Proliferationsphase

Das Krafttraining hat in der Proliferationsphase eine hohe Priorität, da die Atrophie durch eine mögliche Immobilisation sehr schnell voranschreiten kann (Kap. 3.1). Allerdings müssen bestimmte Voraussetzungen erfüllt sein, bevor mit einem solchen Training begonnen werden kann:

- Das passive und aktive Bewegungsausmaß muss für die Kräftigungsübungen schmerzfrei durchführbar sein.
- Das Gelenk muss unter geringer Belastung stabil gehalten und kontrolliert bewegt werden können.

Muskelatrophie

Was im Körper nicht gebraucht wird, baut sich ab. Die Muskulatur ist da keine Ausnahme. Man rechnet mit einem Verlust von etwa 20 % der Muskelmasse innerhalb von 2 Wochen. Dieser Muskelschwund (Atrophie) beginnt bereits in der akuten Phase und unterscheidet sich wesentlich von der Atrophie durch Inaktivität [389]:

- Muskelschwund durch Inaktivität: Alle Gewebe und Nervenverbindungen sowie Stoffwechselvorgänge sind stark reduziert, aber grundsätzlich intakt und müssen „nur" reaktiviert werden.
- Muskelschwund durch Operation oder Verletzung: Hier stehen andere Faktoren im Vordergrund:
  - der Funktionsverlust durch veränderte Neuroplastizität (Kap. 2.4.2)
  - Muskelschwund durch Proteinbedarf des Immunsystems und der Wunde (Kap. Atrophie der passiven Strukturen)
  - katabole Prozesse (Stress; Kap. 2.4.2)
  - Zellverlust im Muskelgewebe.

Atrophie der passiven Strukturen

Leider nimmt nicht nur die Muskelmasse ab (Atrophie), sondern auch die passiven Strukturen (Bänder, Kapsel, Sehnen, Knorpel und Knochen) werden quantitativ weniger (Atrophie) und qualitativ schlechter [358]. Hinzu kommt, dass das verletzte Gewebe zwar in der Proliferationsphase wächst und heilt, aber bei weitem nicht so belastbar ist wie normalerweise. Daher ist es notwendig, dieses Binde- und Stützgewebe wieder aufzubauen, genauso wie Muskelgewebe wieder aufgebaut werden muss. Der Wiederaufbau von Binde- und Stützgewebe erfolgt langsamer als der Aufbau von Muskelgewebe (▶ Abb. 2.36).

Daher kann es in der Rehabilitation notwendig sein, zunächst eine Trainingsmethode zu wählen, bei der das Gewicht geringer ist (weniger als 60 % von 1 RM), die Anzahl der Wiederholungen jedoch etwas höher. Diese Methoden werden als Kraftausdauermethoden bezeichnet. Ihre Wirkung auf die Muskulatur bezüglich Kraftzuwachs oder Verbesserung der Ausdauer wird kontrovers diskutiert, das Ziel in der Rehabilitation ist jedoch die Erhöhung der Belastbarkeit der verletzten oder geschwächten Strukturen (▶ Tab. 2.6).

Die Wundheilung benötigt eine bestimmte Menge an Eiweiß, um das Gewebe wieder aufzubauen und die Funktion des Immunsystems aufrechtzuerhalten. Die Wunde holt sich das Protein aus der Muskulatur, was zu einem Verlust von bis zu 10 % der Muskelmasse führen kann. Das mit der Ernährung zugeführte Protein wird wiederum für den Muskelaufbau verwendet. Ab einem größeren Muskelmassenverlust von 20–30 % erhält die Wunde auf diese Weise kein Protein mehr und die Wundheilung stagniert [373].

Deshalb ist es so wichtig, über eine gewisse Muskelmasse (als eine Art Reservoir) zu verfügen, um Krankheiten und Verletzungen besser überstehen zu können. Daher ist es bei geplanten Operationen sehr vorteilhaft, über einige Wochen Muskelmasse aufzubauen. Es muss darauf geachtet werden, dass der Proteinbedarf von Anfang an gedeckt ist und die Muskelmasse so schnell wie möglich wieder aufgebaut wird.

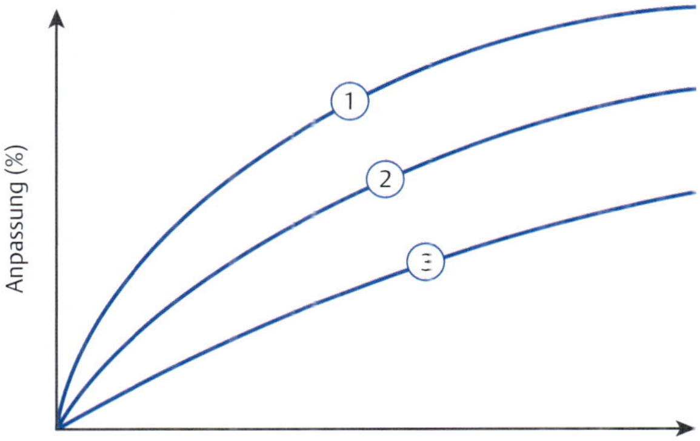

Abb. 2.36 Adaptionsausmaß und -geschwindigkeit verschiedener Systeme (1 = rasch adaptierendes System, z. B. Muskulatur; 2 = mäßig adaptierendes System, z. B. maximale Sauerstoffaufnahme; 3 = langsam adaptierendes System, z. B. Veränderungen im Halte- und Stützapparat). [449]

Tab. 2.6 Kraftausdauermethoden zur Stärkung des verletzten oder geschwächten Gewebes. Es gibt in der Literatur unterschiedliche Variablen bei diesen Methoden, doch die Methoden zeigen in Studien keinen signifikanten Effekt auf die lokale Ausdauer der Muskulatur.

Sätze	Wiederholung	Rhythmus	Gewicht in % des 1 RM	Serienpause	Superkompensation
4–5	30	langsam, z. B. 1–0–1	40 %	maximal 30 s	etwa 24 Stunden
4–5	20	langsam, z. B. 1–0–1	50 %	maximal 30 s	etwa 24 Stunden

Tab. 2.7 Mögliche Methoden und Variablen für Hypertrophietraining.

Sätze	Wiederholung	Rhythmus	Gewicht in % des 1 RM	Serienpause	Superkompensation
4–5	8–12	langsam, z. B. 3–0–1	etwa 60 %	maximal 60 s	etwa 48 Stunden
1	10 (90 s)	4–2–4	etwa 60 %	keine	etwa 48 Stunden

Da die akute Phase und die Proliferationsphase lange andauern können, ist bei Inaktivität ein erheblicher Muskelschwund sichtbar und als Schwäche messbar. Man schätzt, dass es 3-mal so lange dauert, bis der gleiche Umfang und die gleiche Kraft wieder erreicht werden. Muskelschwund kann also rückgängig gemacht werden, aber das ist nach Operationen oder Verletzungen nicht einfach [362][387]. Viel besser wäre es, dem Muskelschwund von vornherein vorzubeugen. Das bedeutet in der Physiotherapie nach Übungsmöglichkeiten zu suchen, welche die Verletzung nicht überlasten, aber die Muskeln fordern. Krafttraining ist in dieser Phase also durchaus möglich und sogar erwünscht. Dabei sollten vor allem die gesunden Körperteile (die nicht betroffenen Muskeln) intensiv trainiert werden [410]. Ein Krafttraining zur Vorbeugung von Muskelschwund oder zum Wiederaufbau der Muskulatur nach Verletzungen oder Operationen ist noch wenig erforscht. Hier besteht Handlungsbedarf, da konventionelle Methoden erst dann eine Reaktion (Hypertrophie) zeigen, wenn andere Faktoren, wie z. B. neuroplastische Veränderungen, in den Hintergrund treten. In vielen Fällen ist das Hypertrophietraining für den verletzten Bereich initial zu schwer, daher werden Methoden angewendet, die über weniger Last und eine höhere Wiederholungsanzahl die Belastbarkeit der verletzten Struktur verbessern wollen (Kap. 3.1). Derzeit wird für Hypertrophieeffekte folgende Methode empfohlen (▶ Tab. 2.7).

Für diese Phase eignet sich folgende Methode sehr gut: langsame und ruhige Bewegungen min 8–12 Wiederholungen in 4–5 Sätzen unter möglichst hoher Belastung, aber nicht mehr als 60–70 % der maximalen Wiederholungszahl (1 RM) über einen großen Bewegungsradius. Allerdings muss die Belastbarkeit der Verletzung berücksichtigt werden. Körperteile, die nichts mit der Verletzung zu tun haben, sollten mit der gleichen Methode trainiert und belastet werden (d. h. bis zur Erschöpfung gehen). Ein Krafttraining steigert die Durchblutung, fördert den Heilungsprozess und kann sogar schmerzlindernd wirken. Zudem gibt es Hinweise dafür, dass auch nicht aktivierte Muskulatur von einem Hypertrophietraining profitieren kann; der Atrophieprozess verlangsamt sich!

Ernährung in der Proliferationsphase

Piero Fontana

Um die Muskelmasse zu erhalten, muss die sog. Proteinbilanz ausgeglichen sein [351]. Sie ist das Verhältnis zwischen der ständigen Eiweißproduktion und dem Eiweißabbau. Die Muskulatur ist kein statisches Gebilde, sondern wird ständig umgebaut. Und da zum Aufbau bekanntlich Bausteine benötigt werden, muss der Körper regelmäßig und ausreichend, am besten alle 3 Stunden mit Eiweißbausteinen, den sog. Aminosäuren, versorgt werden [353]. Besonders wichtig sind dabei die essenziellen Aminosäuren, die unser Körper unbedingt mit der Nahrung aufnehmen muss und nicht selbst herstellen kann. Besonders viele davon sind in Milchprodukten oder Eiern enthalten, aber auch geschickte Kombinationen anderer Lebensmittel (z. B. Nüsse, Soja usw.) können helfen, den Körper optimal zu versorgen. Am effektivsten ist es in dieser Phase, zusätzlich zu einer ausgewogenen Ernährung täglich 1–2 Shakes mit Molkenprotein zu sich zu nehmen. Molkenprotein hat von allen Proteinen die stärkste Wirkung auf die körpereigene Proteinproduktion, da es am schnellsten verdaubar ist und am meisten essenzielle Aminosäuren enthält [375].

In dieser Phase ist auch die Kollagensynthese wichtig. Sie kann durch Nahrungsergänzung mit bioaktiven Kollagenbausteinen, Vitaminen und Mineralstoffen optimiert werden [399][435]. Sinnvoll ist auch die Einnahme von Kreatin-Monohydrat, einem „Superbenzin" für die Zellen [352].

Proteine

Der Bedarf an Grundstoffen für den Aufbau neuer Strukturen ist groß [417]. Proteine sind für den Gewebeaufbau und für den Erhalt der Muskulatur (in Kombination mit Krafttraining) und des Bindegewebes unerlässlich. Muskelproteine unterscheiden sich von Gewebeproteinen. Der Bedarf an Grundbausteinen kann je nach Art und Ausmaß der Verletzung sehr hoch sein. Auch der Aktivitätsgrad und das Alter einer Person sind wichtige Faktoren. Einerseits ist bei sportlichen oder aktiven Menschen eine Supplementierung empfehlenswert, da neben der Wundheilung sowohl der Erhalt der Muskelmasse als auch der Aufbau des übrigen Gewebes erfolgen muss und so der Bedarf an Proteinen erhöht ist [426]. Andererseits ist es wissenschaftlich gesichert, dass ungefähr ab einem Alter von 40 Jahren der Proteinbedarf schrittweise auf 1,6 g/kg Körpergewicht ansteigt und damit sehr hoch ist und kaum durch die alltägliche Ernährung abgedeckt werden kann [419].

Mikronährstoffe

In einem Fibroblasten wird aus einfachen Bausteinen wie den Aminosäuren exakt das benötigte Eiweißmolekül hergestellt. In dieser Phase geht es vor allem um schnell heilendes Gewebe (Kollagen Typ III). Um die Ketten der Proteine stabil aufbauen zu können, wird mit dem Vitamin C ein weiterer Nährstoff benötigt. Vitamin C spielt bei der Verfestigung der Eiweißmoleküle eine wichtige Rolle [360].

Mineralstoffe und Spurenelemente sind für die Wundheilung essenziell, da sie vom Körper nicht selbst hegestellt werden können. Besonders wichtig ist die ausreichende Zufuhr von Zink, Kupfer, Magnesium, Eisen und Mangan. All diese Mikronährstoffe agieren, wie auch Vitamin C, als Co-Faktoren (Helfer) für „Wundheilungsenzyme" und müssen dem Körper in ausreichender Menge zur Verfügung stehen [447].

Energie aus Kohlenhydraten und Fetten

Kohlenhydrate und Fette sind die Treibstoffe des Körpers. Die Fibroblasten benötigen viel Sauerstoff, Nährstoffe und Energie, um ihre Arbeit optimal verrichten zu können – eine konstante Brennstoffzufuhr ist also wichtig. Außerdem werden viele Menschen in dieser Phase ihre Arbeit wieder aufnehmen und sich in angemessenem Umfang körperlich betätigen oder sogar das Training wieder aufnehmen. In diesen Fällen besteht ein zusätzlich erhöhter Energiebedarf. Für die Wundheilung werden etwa 20 % des gesamten Energiebedarfs benötigt [365].

Proteine

Proteine sind die Bausteine des Körpers, die in der Proliferationsphase besonders benötigt werden. Es wurde bereits erwähnt, dass der Proteinbedarf stark von der Größe der Verletzung und der aufzubauenden Struktur abhängt. In der Proliferationsphase muss viel Bindegewebe vom Typ III (unspezifisches, schnell wachsendes Gewebe) produziert werden. Die Bausteine dieser Proteine müssen mit der Nahrung zugeführt werden. Darüber hinaus sollte die Muskulatur bereits in dieser Phase beim Aufbau von Muskelmasse bzw. bei der Verhinderung des Abbaus von Muskelmasse unterstützt werden.

! Vorsicht

Da die Funktion bei den Aktivitäten des täglichen Lebens (ADL) im Allgemeinen am Ende der Proliferationsphase wieder recht gut ist, das Bewegungsausmaß meist ausreichend ist und die Schmerzen deutlich nachgelassen haben, glauben die Patienten und Patientinnen oft, dass der Heilungsprozess vollständig abgeschlossen ist. Zu diesem Zeitpunkt ist es wichtig, darauf hinzuweisen, dass ein wichtiger Teil der Rehabilitation noch aussteht. In der Remodellierungsphase finden noch sehr wichtige Prozesse statt, deren Durchlaufen die Rezidivrate deutlich absenkt.

Ende der Proliferationsphase

Die Schwere der Verletzung und die Art des verletzten Gewebes bestimmen die Dauer der Proliferationsphase. Generell gilt: Je stärker die Vaskularisation ist, desto besser und kürzer verläuft die Proliferationsphase. Es gibt jedoch einige Faktoren, welche die Heilungszeit beeinflussen:

- der allgemeine Gesundheitszustand
- die Ernährung
- die Durchblutung des Gewebes (z. B. heilen Verletzungen bei Raucher*innen langsamer)
- zusätzliche Verletzungen
- Bewältigung der akuten Phase
- das Alter
- optimales Verhalten während der Proliferationsphase
- Flüssigkeitsmangel, Mangel an Vitaminen (A, B, C, E) oder Mineralstoffen (Zink, Eisen, Kupfer)
- Durchblutungsstörungen, Diabetes mellitus
- Leberfunktionsstörungen, entzündliche Darmerkrankungen, Malabsorption,
- Medikamente, welche die Wundheilung beeinträchtigen wie Kortison, Zytostatika, Immunsuppressiva
- Infektionen

Es ist sehr schwierig, Angaben über die Dauer dieser Phase zu machen. Die folgenden Zeitangaben sind somit nur Richtwerte (▶ Tab. 2.8).

Im Optimalfall verfügen die Betroffenen am Ende dieser Phase über eine sehr gute Beweglichkeit und eine gute Basiskraft, wobei Schmerzen kein Thema mehr sein sollten.

Zusammengefasst

- Die frühfunktionelle Mobilisation ist wichtig für die Ausrichtung des Gewebes.
- Die Funktion bestimmt die Form des Gewebes.
- Die Proliferationsphase bietet ein Fenster für Mobilitätsgewinn.
- Viel Variation in der Bewegung ist nötig und wichtig.
- Es sollte sich viel bewegt werden, ohne einen C-Faser-Schmerz auszulösen.
- Die Bewegungsdosis soll dem Gewebe und dem individuellen Schmerzerleben angepasst und eine erhöhte Myofibroblastenaktivität vermieden werden.
- Mit dem Krafttraining kann begonnen werden, sobald die Beweglichkeit und Stabilität erreicht ist.
- Keine Bewegungen mit großer Beschleunigung durchführen!

2.4.4 Remodellierungs- und Reintegrationsphase

Die letzten beiden Phasen dauern am längsten. Die Zellen des verletzten Gewebes reduzieren ihre Produktionsrate. In der Remodellierungsphase wird das ursprüngliche Gewebe wieder aufgebaut (▶ Tab. 2.9). Dies geschieht jedoch nur, wenn es durch Übungen langsam, aber kontinuierlich stärker belastet wird [397]. In der Reintegrationsphase wachsen die Nerven wieder in das Wundgebiet ein und senden nun Informationen über den Zustand des verletzten Gebietes ans ZNS (Spannung, Schmerz usw.). Die Struktur wird erneut vernetzt.

Die Fibroblasten reduzieren jetzt die Turnover-Rate, da die Aktivierung der Fibroblasten aus der Signalkaskade der Wundheilung abflacht. Dies zeigt sich auch daran, dass die Anzahl der Blutgefäße im Gewebe stark reduziert wird. Daher muss die Aktivierung der Fibroblasten jetzt auf andere Weise erfolgen, denn die Arbeit ist noch nicht erledigt. Durch die Belastung des Gewebes werden die Fibroblasten gedehnt und komprimiert. Die Belastung muss demnach stark sein. Dies erreicht man durch sukzessi-

Tab. 2.8 Ungefähre Heilungszeiten der verschiedenen Gewebe bei jüngeren und bei älteren Personen bis zum Ende der Proliferationsphase.

Gewebeart	Heilungszeit bei Gesunden unter 40	Heilungszeit bei Gesunden über 40
Haut, Unterhaut	10 Tage	14 Tage
Bänder und Gelenkkapsel [404]	30–40 Tage	40–50 Tage
Muskelzerrung	6 Wochen	8–10 Wochen
Muskelfaserriss	8–10 Wochen	10–14 Wochen
Knochen [448]	6 Wochen	8 Wochen
Sehnen [422]	3–4 Monate	4–5 Monate
Knorpel	–	–

Tab. 2.9 Übersicht über Remodellierungsphase und Integrationsphase (nach [418]).

Phase	Prozesse	Effekt	Ziele
Remodellierungsphase: Wiederherstellung der Gewebekennzeichen	• Verstärkung des Bindegewebes aufgrund der Funktion • Einwachsen von Nervenfasern • Reorganisation des Gefäßbettes • starke Abnahme der Fibroblastenzahl • zurück zur normalen Turnover-Rate	• rote Narbe wird weiß • eventuelle Remodellierung, abhängig vom Resultat der Produktionsphase	Zunahme der Belastbarkeit des Gewebes (nach einer guten Produktionsphase ist diese Phase relativ kurz und fällt mit der Integrationsphase zusammen, nach einer afunktionellen Produktionsphase muss viel remodelliert werden)
Integrationsphase: Wiederherstellung der sensomotorischen Verbindungen	• neue Struktur wird im ZNS integriert • Verarbeitung peripherer Information im ZNS	Wiederherstellung der funktionellen Stabilität; eine Stabilisierung ist aufgrund peripherer Information möglich.	optimale Nutzung der wiederhergestellten Struktur (bei viel Remodellierung ist die fortdauernde Anpassung der sensomotorischen Steuerung erforderlich; hierdurch langfristige funktionelle Instabilität und große Rezidivgefahr)

ve schwerere und schnellere Bewegungen. Es bedarf also einer Progression in der Belastung der Struktur. Die Fibroblasten reagieren einzig auf optimale Belastungsreize. Diese Reize müssen in regelmäßigen Abständen und mit suffizienten Pausen gesetzt werden. In diesen Pausen reagiert das Gewebe mit dem Abbau des alten und dem Aufbau des neuen Gewebes. Hierfür bedarf es einer Analyse der Fähigkeiten der Person, ihrer Zielsetzungen und ihrer Belastbarkeit. Die steigende Belastung löst also den Wachstumsreiz aus, welcher das Gewebe verstärkt, also das Typ-III-Gewebe in das Originalgewebe umbaut. Während sich das Gewebe reorganisiert, wachsen auch erneut Nerven in das Wundgebiet ein, wenn auch nur langsam mit etwa 0,5–bis 1 mm pro Tag. Am Ende dieser Phase ist die „Hardware" installiert, es fehlt jedoch noch die „Software", d. h. die Verknüpfung und Signalübertragung an die richtige Stelle im ZNS.

Reintegrationsphase

Die Reintegrationsphase ist die letzte Phase der Wundheilung. Sie verläuft fast parallel zur Remodellierungsphase, dauert aber etwas länger und steht für das Einwachsen und die Wiederherstellung der sensomotorischen Schleife. Erst wenn Signale aus der verletzten oder operierten Struktur über Nerven im ZNS ankommen (Input), verknüpft und verarbeitet werden und ein korrektes Signal an Gewebe und Muskeln senden (Output), ist das Gewebe geschützt und funktionsfähig. Die einwachsenden Nerven haben unterschiedliche Funktionen. Sie leiten Informationen weiter, die sich auf den Temperatursinn, den Tastsinn, den Lagesinn, den Bewegungssinn und den Schmerzsinn beziehen. Interessanterweise stellt man fest, dass das Gehirn die Bereiche, die durch die Verletzung keine Informationen erhalten haben, in eine Art „Standby-Modus" versetzt (neuroplastische Veränderungen) [400][445]. Es braucht also Impulse aus der Peripherie und aus anderen Hirnarealen, um diese Areale zu reaktivieren. Ist das Areal erweckt, muss das Gehirn lernen, die Informationen zu interpretieren und die Signale mit einer Handlung, also einer Bewegung, zu verknüpfen. Wie in der Remodellierungsphase muss auch hier ein geeigneter Reiz gesetzt werden. Dabei handelt es sich meist um Übungen mit koordinativem Charakter. Bisher musste intaktes Nervengewebe, das sich in der Nähe des Operationsgebietes oder der verletzten Stelle befindet, Informationen über den Zustand des zerstörten Gewebes indirekt weitergeben. Dies kann zu Ungenauigkeiten führen. Die Wiederherstellung des sensomotorischen Regelkreises ist ein sehr wichtiger Prozess. Nur wenn dieser gut funktioniert, kann einer erneuten Verletzung vorgebeugt werden. Aber auch hier gilt: „Use it or lose it!" Nur was angeregt wird, kommt zurück, wächst nach und wird stärker. Daher muss das ursprünglich verletzte Gewebe nun durch eher anspruchsvolle Übungen stimuliert werden. Die Übungen sollten vor allem koordinativ, also für das Nervensystem, anspruchsvoll sein. Je komplexer die späteren Anforderungen in Beruf und Sport sind, desto anspruchsvoller muss auch das Training sein.

Also auch für diese Phase muss eine Analyse der Fähigkeiten und Zielsetzungen der Patient*innen stattfinden, damit die Physiotherapie entscheiden kann, welche Übungen notwendig sind, um die Ziele erreichen zu können:

- die stetige Belastungssteigerung bis zum gewünschten Funktionsniveau
- der Aufbau der Geschwindigkeit innerhalb der Übungen bis zum Funktionsniveau.

Die Dauer der Remodellierungsphase variiert stark und hängt von 3 Faktoren ab:

- Größe der Verletzung/Operation
- Art des verletzten Gewebes
- gewünschte Belastbarkeit.

Sie kann daher zwischen 2 Monaten (einfache Verletzung) und 9 Monaten dauern (schwerere Verletzung oder Operation), bis das Gewebe weitgehend verheilt ist und die sensomotorischen Verbindungen wiederhergestellt sind.

Nur wer hier konsequent trainiert, kann einer erneuten Verletzung wirksam vorbeugen. Dass diese Befürchtungen nicht aus der Luft gegriffen sind, zeigen Untersuchungen zur Rehabilitation nach einer Operation des vorderen Kreuzbandes [395][444]. Dabei wird das Kreuzband durch eine Sehne ersetzt. Nach 6 Monaten sind alle bindegewebigen Strukturen verheilt, d. h. die Sehne ist in den Knochen eingewachsen. Nur die sensomotorischen Schaltkreise sind noch nicht wiederhergestellt (Reintegration). Wer bereits nach 6 Monaten wieder eine Sportart mit Stop-and-go-Bewegungen betreibt, hat ein Risiko von etwa 30 %, dass die Sehne erneut reißt. Nach 7 Monaten reduziert sich das Risiko auf 15 %, nach 8 Monaten auf 7,5 % und nach 9 Monaten noch auf 3 % – immer unter der Voraussetzung, dass das Rehatraining in dieser Zeit weitergeführt wird. Es lohnt sich also, das Rehabilitationsprogramm vollständig zu durchlaufen!

Ernährung in der Remodellierungsphase

Piero Fontana

Sportliche Patienten und Patientinnen können bereits regelmäßig und belastungsdosiert trainieren. Die mögliche Belastung nähert sich mit jedem Tag der ursprünglichen Belastbarkeit an. Vielleicht wird sogar noch mehr trainiert, um Verletzungen vorzubeugen. Dafür benötigt der Körper viel Energie aus Fetten und Kohlenhydraten [415]. Für die Bildung neuen Gewebes (Bindegewebe und Muskelmasse) braucht er zudem Proteine. Wie auch in der Proliferationsphase ist es hier wichtig, den Körper mit ausreichend essenziellen Aminosäuren zu versorgen. Somit ist eine ausreichende Zufuhr an hochwertigen Proteinen entscheidend. Damit diese Aufbauprozesse optimal ablaufen können, dürfen auch Vitamin C und alle anderen Mikronährstoffe nicht fehlen. Diese sind für die dauerhafte Regeneration und Funktionsfähigkeit der Nerven wichtig und müssen in der Nahrung enthalten sein. Es sind dies unter anderem Magnesium, Calcium, Natrium und Kalium. Wer sehr aktiv ist, sollte in dieser Phase neben einer gesunden Ernährung Mangelerscheinungen unbedingt durch eine gezielte Supplementierung vorbeugen [412]. Das oben Gesagte gilt in abgeschwächter Form auch für mäßig aktive Personen. Eine gesunde, ausgewogene Ernährung ist in der Regel ausreichend. Aber auch hier kann supplementiert werden.

Zusammengefasst

In der Remodellierungsphase wird das provisorische Typ-III-Gewebe durch das Originalgewebe ersetzt. Dies geschieht aber nur, wenn das verletze Gewebe langsam und progressiv belastet wird. Als letzter Schritt (Reintegrationsphase) wird die verletzte Struktur durch aktive Übungen wieder mit dem ZNS verknüpft und kann so Informationen weiterleiten. In beiden Phasen bedarf es einer guten physiotherapeutischen Betreuung, um die individuellen Zielsetzungen optimal zu erreichen und ein präventiv wirksames Übungsprogramm zu gestalten. Die Ernährung ist in diesen Phasen stark abhängig von ihren Zielsetzungen. Sportliche Menschen werden intensiv trainieren und müssen so reichlich Baustoffe für den Aufbau des neuen Gewebes und Energiestoffe für das Training zu sich nehmen.

Die Betroffenen sollten in dieser letzten Phase sich wie folgt verhalten:

- erreichbare Ziele setzen
- die persönliche Kraft und Kondition beurteilen
- mit systematischem Training beginnen und die Belastung der verletzten Struktur stetig etwas erhöhen
- allmählich Bewegungen mit vermehrter Beschleunigung ausführen
- Trainings mit arbeits- und sportspezifischen Bewegungen in den Vordergrund rücken
- Ambitionierte Sportler benötigen jetzt eine sportphysiotherapeutische Betreuung.

2.5 Nerven- und Gefäßverletzungen

Bernhard Taxer

2.5.1 Einleitung

Periphere Nervenschädigungen führen neben einem zu erwartenden Funktionsverlust häufig zu Schmerzen, welche eine massive Belastung für die Betroffenen darstellen können [472]. Resultierende neuropathische Schmerzen sind mit einer hohen psychoemotionalen Belastung assoziiert und zeigen ein großes Potenzial zur Chronifizierung, d. h. zu anhaltenden Schmerzsyndromen [453][523]. Die folgenden Kapitel führen in die Pathophysiologie bei Verletzungen peripherer Nerven ein und liefern einen Einblick in mögliche physiotherapeutische Managementstrategien.

2.5.2 Aufbau peripherer Nerven

Periphere Nerven sind aus mehreren Bündeln bzw. Faszikeln aufgebaut. Diese Faszikel bündeln in sich wiederum mehrere Nervenzellen (▶ Abb. 2.37). Neben den motorischen und autonomen Nervenzellen beinhalten Nervenäste vor allem auch sensorische Nervenzellen, welche die jeweils niedrigschwellige oder hochschwellige Information aus der Peripherie in das zentrale Nervensystem (ZNS) weiterleiten. Bei diesen niedrig- bzw. hochschwelligen sensorischen Information handelt es sich entweder um grundsätzlich harmlose Reize wie Vibration, mittlere Temperaturen oder leichte Berührung, während hochschwellig so viel bedeutet wie potenziell schädliche mechanische (z. B. spitze Reize), chemische (z. B. Entzündung) oder thermische (Hitze oder Kälte) Ereignisse. Wie in ▶ Abb. 2.37 zu sehen ist, bestehen Nervenäste somit aus den jeweiligen Neuronen (▶ Abb. 2.38) und aus dem umliegenden Bindegewebe (Endo-, Peri-, Epineurium). Als we-

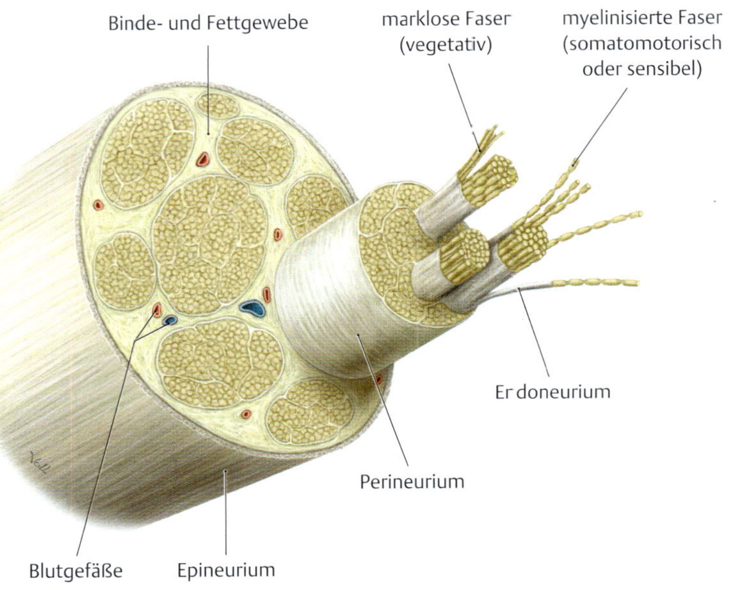

Abb. 2.37 Aufbau peripherer Nerven. (Quelle: Schünke M, Schulte E, Schumacher U. Prometheus. LernAtlas der Anatomie. Allgemeine Anatomie und Bewegungssystem. Illustrationen von Voll M und Wesker K. 6., vollständig überarbeitete Auflage. Stuttgart: Thieme; 2022)

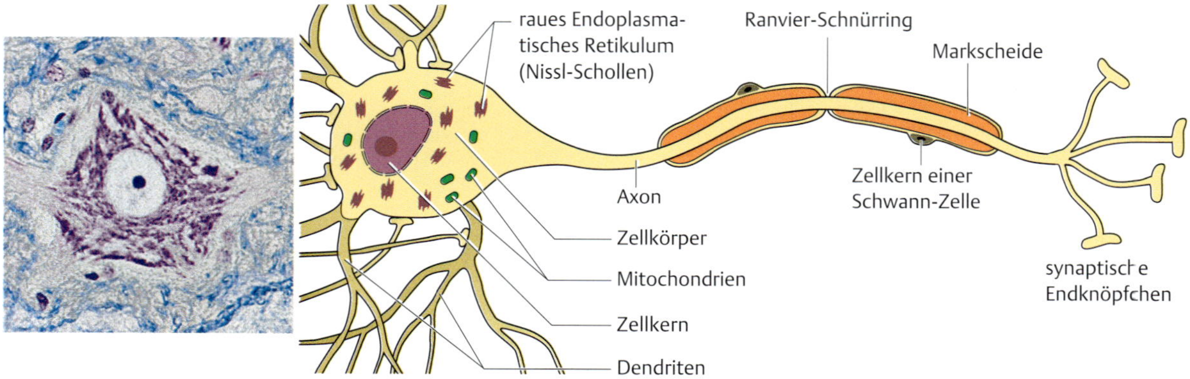

Abb. 2.38 Aufbau eines Neurons. Nervenzellen (Neurone) bestehen aus dem Zellkörper (Perikaryon), einem Netzwerk Informationen zuführender Äste (Dendriten) und einem einzelnen vom Perikaryon wegführenden Ausläufer (Axon), das in einer oder mehreren Synapsen endet. Synapsen verbinden 2 Nervenzellen bzw. Nerven- und Muskelzellen elektrisch miteinander. Als Zeichen einer hohen Proteinsynthese beinhalten Neurone viel endoplasmatisches Retikulum. Diesem entsprechen im Zytoplasma die für diese Zellart typischen Nissl-Schollen.
Im histologischen Bild (links) erkennt man den Zellkörper des Neurons mit dem Zellkern und dem Kernkörperchen. Die Nissl-Schollen stellen sich im Zytoplasma als deutlich zu erkennende Felder dar. (Quelle: Schwegler J, Lucius R, Hrsg. Der Mensch – Anatomie und Physiologie. 7., überarbeitete Auflage. Stuttgart: Thieme; 2021. Histologie Abbildung aus: Lüllmann-Rauch R, Asan E, Hrsg. Taschenlehrbuch Histologie. 6., vollständig überarbeitete Auflage. Stuttgart: Thieme; 2019)

sentlich zu erwähnen ist, dass neben der Nervenzelle auch Schwann-Zellen und Satellitenzellen Bestandteile eines Nervs sind. Im weitesten Sinne handelt es sich dabei um immunologische Zellen des Nervs (immune-like cells), welche neben ihrer Stütz- und Schutzfunktion für die Bildung der Myelinschicht sorgen und somit für die Geschwindigkeit der Reizleitung verantwortlich sind [505][524].

Neben den erwähnten Schwann-, Satelliten- und Nervenzellen finden sich auch Blutgefäße in den peripheren Nerven. Diese arterielle und venöse Versorgung ist wesentlich für die Aufrechterhaltung der Funktion des Nervs. Kommt es zu Änderungen in der Durchblutung, z. B. im Zuge einer Kompressionsneuropathie, kann dies zu den ersten Symptomen führen, welche sich zu Schmerzen ausweiten können und unter Umständen auch einen Funktionsverlust zur Folge haben [520][521]. Dieser Funktionsverlust bezieht sich auf sensorische und motorische Beteiligung, welche sowohl in Bezug auf die physiotherapeutische Untersuchung, Behandlung aber auch für die Prognose zu bedenken ist.

2.5.3 Nervenverletzung und -heilung

Die Regeneration der Nervenfunktion nach einer Verletzung ist von mehreren Faktoren abhängig. Dazu zählen das Ausmaß und die Lokalisation der Nervenverletzung sowie patient*innenspezifische Aspekte. Der Grad der Nervenverletzung wiederum wird durch die Anzahl und Größe der Faszikel innerhalb des geschädigten Nervs beeinflusst, z. B. durch eine teilweise oder vollständige Durchtrennung der Faszikel. Nicht alle Nerven weisen die gleiche Regenerationsfähigkeit auf. Daher sind die Art und die Lage des betroffenen Nervs, wie z. B. proximale versus distale Nervensegmente oder gemischte Nerven, entscheidende prognostische Faktoren für die Regeneration [466][502][525]. Zusätzlich beeinträchtigen das fortgeschrittene Alter der Patient*innen und die Chronizität der Verletzung die Regenerationsfähigkeit negativ. Ältere Menschen sowie Betroffene mit diversen metabolischen Zusatzerkrankungen, wie etwa einem Diabetes mellitus oder einer Alkoholerkrankung, zeigen häufig eine schlechtere Regeneration.

Heilungs- und Reparaturprozesse verletzter Nerven spielen auf verschiedenen Ebenen eine entscheidende Rolle. Hierzu zählen der Nervenzellkörper, das Segment zwischen den Neuronen und der Verletzungsstelle (proximaler Stumpf), die Verletzungsstelle selbst, das Segment zwischen der Verletzungsstelle und dem Endorgan (distaler Stumpf), sowie das Endorgan [466]. Ein bedeutender Faktor im Zuge der Regeneration ist der Prozess der Waller-Degeneration, der das Nervensegment distal der durchtrennten Axone beeinflusst. Dieser Prozess beginnt innerhalb von 48 Stunden und ist bei motorischen Axonen in der Regel am 7. – 9. Tag und bei sensorischen Nerven am 11. Tag abgeschlossen [506].

Waller-Degeneration

Die Waller-Degeneration beschreibt die Folgen der Durchtrennung eines peripheren Nervs. Nach der Verletzung sterben die Nervenfasern distal der Schädigungsstelle ab. Dieser Prozess beginnt in der Regel innerhalb weniger Tage nach der Verletzung und kann mehrere Wochen dauern. Währenddessen bauen sich die betroffenen Axone ab, und Makrophagen reinigen den Bereich von Überresten. Auch die Myelinscheiden, welche die Axone umgeben, werden abgebaut. Die Waller-Degeneration ist ein natürlicher Teil der Heilungs- und Regenerationsprozesse des peripheren Nervensystems. Nach Abschluss dieses Prozesses können sich die Nervenfasern unter Umständen regenerieren, um die Verbindung wiederherzustellen. Dies geschieht vor allem dank der langsameren Degeneration der Myelinscheiden, die eine Reinnervation ermöglicht.

Bei vollständigen Läsionen ist die Heilung maßgeblich von einer Axonwachstumsrate von etwa 1 mm pro Tag abhängig. Diese Rate unterliegt jedoch Variationen, die von individuellen Faktoren, wie dem Alter und Verletzungsfaktoren (Ort der Verletzung, Verletzungsmechanismus, Nähe der Verletzung zum Nervenzellkörper, Zeitpunkt und Art der Reparatur) beeinflusst werden. Die schnellsten Regenerationsraten werden für die proximalen Gliedmaßen und bei jüngeren Personen registriert.

Eine mögliche Einteilung peripherer Nervenverletzungen liefern die klassischen Klassifikationen von Seddon und Sunderland (▶ Tab. 2.10).

Neben der hier angeführten klassischen Einteilung von Sunderland und Seddons klinischer Beschreibung, welche auf anatomischen Gegebenheiten aufbaut, kann man auch noch die Einteilung nach Fibrosegrad von Millesi und eine Grad-VI-Läsion von Mackinnon anführen [506]. Die Fibrosegrade Typ A–C nach Millesi beschreiben die Fibrose der neuralen Strukturen, beginnend bei möglichen narbigen Veränderungen des Epineuriums bis hin

Tab. 2.10 Klassifizierung und Gradeinteilung der peripheren Nervenschädigung nach Seddon bzw. Sunderland.

Seddon	Sunderland	Verletzung	Spontane Erholung	Nervenleitung	Elektromyografie
Neurapraxie	Grad I	fokussierte segmentale Demyelinisierung	ja	• partieller/kompletter Leitungsblock proximal • erhaltener Leitungsblock distal auch noch nach 2 Wochen	normale Morphologie und herabgesetzte Rekrutierung der Aktionspotenziale motorischer Einheiten
Axonotmesis	Grad II	verletztes Axon mit intaktem Endoneurium	ja, aber langsamer als bei der Neurapraxie	• partieller/kompletter Leitungsblock proximal • erhaltener Leitungsblock distal bis Waller-Degeneration einsetzt	abnormale Aktivität
Axonotmesis	Grad III	verletztes Axon und Endoneurium mit intaktem Perineurium	nicht sehr wahrscheinlich, chirurgische Intervention wahrscheinlich notwendig		
Axonotmesis	Grad IV	verletztes Axon, Endoneurium und Perineurium mit intaktem Epineurium	sehr unwahrscheinlich, chirurgische Intervention notwendig		
Neurotmesis	Grad V	komplette Nervendurchtrennung (Unterbrechung der Myelinschicht, des Axons, Endoneuriums, Perineuriums und Epineuriums)	nein, chirurgische Intervention notwendig	kompletter Leitungsblock proximal und distal	abnormale Aktivität

zu Fibrosen des Endoneuriums mit einer entsprechend schlechteren Prognose. Die Grad-VI-Läsion nach Mackinnon beschreibt das Phänomen komplexerer, gemischter Strukturschäden an Nerven, welche von den klassischen Klassifikationen aufgrund unterschiedlich auftretender Läsionen in ein und demselben Nerv nicht genau genug erfasst werden können.

Bei schwerwiegenden Nervenverletzungen, insbesondere der Axonotmesis und Neurotmesis (Sunderland-Klasse 3–5), gestaltet sich die Genesung durch eine fortschreitende Desorganisation der Faszikelstruktur und die Bildung von Narben im Inneren des Nervs sehr schwierig, was wohl mit dem zufälligen und ungeordneten Wachstum regenerierender Axone in Richtung des Endorgans in Verbindung steht [525]. Bei schwereren Verletzungen kann dies zu einer unvollständigen Wiederherstellung der Muskelfunktion führen. Selbst nach einem längeren Zeitraum nach einer Axotomie von 12–18 Monaten können endoneurale Röhren, Schwann-Zellen und Muskelfasern weiterhin lebensfähig sein. Dennoch ist selbst nach einer chirurgischen Reparatur eine motorische Erholung selten, da die Regenerationsfähigkeit der motorischen Axone nach etwa 18 Monaten abnimmt. Sensorische Fasern hingegen haben, was die Regeneration betrifft, eine bessere Prognose [466][502][505].

Zu den diagnostischen Verfahren von Nervenverletzungen zählen neben einer umfassenden Anamnese und subjektiven Untersuchung die elektrophysiologische Diagnostik (Bestimmung der motorischen und sensiblen Nervenleitgeschwindigkeit und die Elektromyografie) und bildgebende Verfahren (hochauflösender Ultraschall, MRT). Zudem werden manchmal auch die motorisch oder sensibel evozierten Potenziale abgeleitet.

2.5.4 Kompressionsverletzungen

Verletzungen einzelner peripherer Nerven können unterschiedliche Gründe haben. Pathogenetisch zeigen sich bei Neuropathien häufig mechanische Einwirkungen, Ischämien, toxische Aspekte, Entzündungen oder Infektionen, immunologische Reaktionen, thermische Einwirkungen, Abkühlung, Elektrotrauma bzw. elektromagnetische Wellen, ionisierende Strahlen oder hereditäre Faktoren [506].

Die häufigsten peripheren Nervenverletzungen, denen man in der Physiotherapie begegnet, sind Einklemmungs- oder sog. Entrapment-Neuropathien. Per se sind periphere Nerven ständig externalen mechanischen Belastungen wie Druck- und Zugkräften ausgesetzt und können sich in der Regel diesen Belastungen sehr gut anpassen. Ein möglicherweise entstehender Schaden hängt neben vielen anderen metabolischen, psychischen und immunologischen Faktoren jedoch vor allem auch von der Dauer der Druck- bzw. Zugbelastung ab.

Zu den klassischen lokalen Mechanismen zählen die intraneurale Ischämie mit anschließendem Zusammenbruch der Blut-Nerven-Schranke und intraneuraler Ödembildung, einer Reaktion der Schwann-Zellen und der Demyelinisierung sowie der ektopischen Impulsgenerierung als Folge einer erhöhten Dichte von Ionenkanälen an demyelinisierten Stellen (ektopische Schrittmacher oder auch abnormal impulsgenerierende Stellen) [475][498][513][522]. Mittlerweile kann man jedoch davon ausgehen, dass es nicht nur im lokal geschädigten Gebiet zu den beschriebenen Mechanismen kommen kann, sondern dass sowohl peripher im distalen Bereich (gesteigerter Axonreflex) als auch im proximalen Bereich des Nervs entzündliche Mechanismen stattfinden. Hervorzuheben sind dabei neuroinflammatorische Prozesse im Hinterwurzelganglion und Rückenmark, sowie subkortikale und kortikale Veränderungen [520][521][522]. Diese Veränderungen abseits der lokalen Schädigung erklären u.a. auch die divers auftretende klinische Repräsentation der Symptomatik und das Abweichen vorgegebener Ausbreitungsmuster, wie etwa nicht Dermatom bezogene oder nicht im peripheren Innervationsgebiet beschriebene Symptome. Die ▶ Abb. 2.39 zeigt auftretende pathophysiologische Veränderungen und mögliche beitragende Faktoren, welche sich zusätzlich auf die Heilung und Prognose peripherer Nervenkompressionen auswirken können [520].

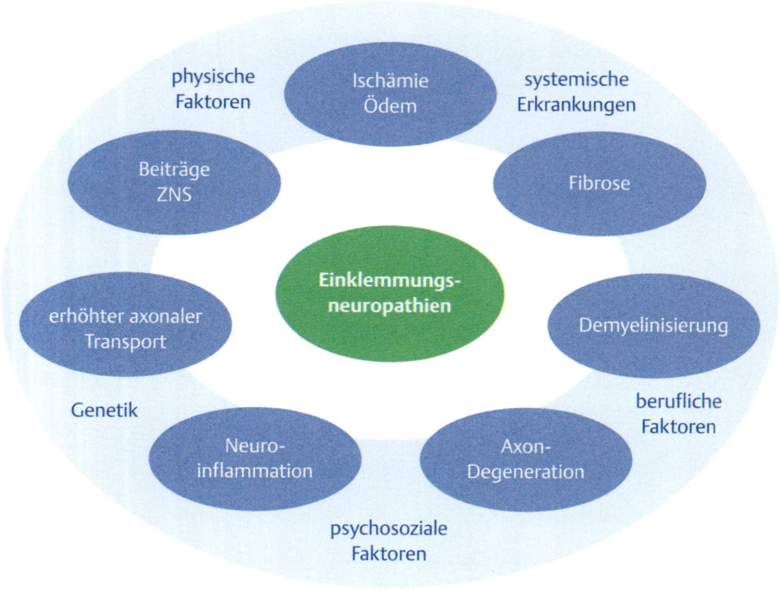

Abb. 2.39 Pathophysiologische Veränderungen und mögliche beitragende Faktoren im Rahmen peripherer Nervenkompressionen (nach [520]).

Double-Crush

Bei manchen Personen treten gelegentlich mehrere Engpasssyndrome gleichzeitig auf. Dies kann durch verschiedene Faktoren erklärt werden, darunter Schonung der betroffenen Extremität, reduzierte Muskelpumpenaktivität und mögliche polyneuropathische Veränderungen. Upton und McComas (1973) vermuteten, dass bereits bestehende Nervenkompressionen die Anfälligkeit für weitere Kompressionen erhöhen [531]. Die klaren pathophysiologischen Hintergründe und Zusammenhänge zu diesem Syndrom sind jedoch noch nicht zur Gänze geklärt und es besteht auch keine einheitliche Definition zum Phänomen des Double-Crush [490], allerdings zeigen sich bei zervikalen Radikulopathien vermehrt Neuropathien in peripheren Nerven-Entrapments wie dem Karpaltunnelsyndrom [504].

2.5.5 Weitere Verletzungsmechanismen und deren Folgen

Nerven können jeder Art von mechanischen (Schnitt-, Druck-, Zug-, Schuss-, Vibrations- oder Stichverletzungen) oder nicht mechanischen (Infektionen, primären Tumoren, Verbrennungen, immunologischen Erkrankungen usw.) Reizungen ausgesetzt sein und reagieren aufgrund ihres speziellen Metabolismus mit typischen Symptomen. Die entsprechenden klinischen Zeichen sollten in der Praxis erkannt und ihre Verlaufsparameter berücksichtigt werden bzw. im Falle einer Red Flag zur weiteren Abklärung mit einer ärztlichen Fachkraft besprochen werden.

Man spricht bei peripheren Nervenläsionen von einem möglichen Funktionsverlust (loss of function) und von klassischen neuropathischen Zeichen im Sinne eines „Funktionsgewinns“ (gain of function) der neuralen Funktionen. Während der Funktionsverlust mittels der klassischen neurologischen Untersuchung und erweiterter Bed-Side-Untersuchung durch Prüfung von Kraft, Reflexen und Sensibilität getestet wird, gibt vor allem die klinische Beschreibung seitens der Betroffenen erste Hinweise auf einen „gain of function“ und soll dann ebenfalls im Rahmen der erweiterten Bed-Side-Testung erfasst werden [452]. Die ▶ Tab. 2.11 gibt einen Überblick über die möglichen Symptome bei einer peripheren Nervenschädigung.

2.5.6 Operative Verfahren

Sofern die Begleitumstände es zulassen (keine Infektionen im Wundgebiet, komplette Durchtrennung diagnostisch gesichert, Operationserfahrung), sollten verletzte Nerven möglichst rasch chirurgisch rekonstruiert werden. Dies scheint die Erfolgsaussichten und die Prognose bei angemessener Indikationsstellung zu verbessern und die postoperativen Einschränkungen zu reduzieren. Idealerweise erfolgt der Eingriff innerhalb von 24 Stunden nach der Verletzung. Je länger sich ein solcher Eingriff aus welchen Gründen auch immer verzögert, desto ausgedehnter wird die Resektion des betroffenen Nervs, bzw. muss eine tatsächliche Dissektion durchgeführt werden. Folgende operative Techniken werden eingesetzt:

- Neurolyse/Dekompression: Freilegung des Nervs (ohne Eröffnung des Epineuriums)
- interfaszikuläre Neurolyse: Präparation der einzelnen Faszikel des Nervs, vor allem im Falle einer endoneuralen Fibrose (keine Indikation bei Entrapments)
- End-zu-End-Koaptation: entspricht einer Nervennaht; Wiedervereinigung bei Durchtrennung der Nervenenden, genäht wird dabei das Epineurium
- autologe Nerventransplantation einschließlich Nerventeilrekonstruktion (split repair): körpereigene Spendernerven (z. B. N. suralis) zur Überbrückung des Defekts; wenn eine Naht nicht mehr möglich ist, kann auf diese Weise möglichst spannungsfrei überbrückt werden
- Nerventransfer: Verwendung benachbarter Nerven bei Beschädigung funktionell „wichtiger“ Nerven oder Muskeln (vor allem bei Wurzelausrissen in der Plexuschirurgie)
- End-zu-Seit-Koaptation: Anschluss eines distalen Nervenstumpfes an einen benachbarten Nerv (über das Perineurium), Alternative zu Nerventransfers
- Muskelneurotisation: direkte Implantation eines Nervenendes in die denervierte Muskulatur; wenn distaler Nervenstumpf fehlt, seltene Operation
- Nervenersatz: künstliche Leitschienen als Ersatz autologer Transplantate, unterschiedliche Materialen, teilweise auch Venen

Ein Überblick aus dem Jahr 2012, der sich auf periphere Nervenschäden konzentrierte, besonders solche, die die Hand betreffen, beschrieb die damals aktuellsten Forschungsergebnisse zu modernen Techniken vor allem zur Verbesserung der Handfunktion.

Tab. 2.11 Klinische Zeichen von Funktionsverlust und Funktionszunahme.

Funktionsverlust (loss of function -)	Funktionszunahme (gain of function +)
reduzierte Impulsaufnahme/-weiterleitung im Nervensystem	gesteigerte Erregbarkeit und reduzierte Hemmung im Nervensystem
• Hypästhesie • Anästhesie • Taubheit • Hyporeflexie • Kraftverlust • vegetative Zeichen: Unfähigkeit zu schwitzen, Blässe	• Parästhesie, Dysästhesie, Jucken • Allodynie • Hyperalgesie • Hyperreflexie (kann aber auch Hinweis auf zentralen „loss of function“ im Sinne einer fehlenden Disinhibition sein) • spontane Schmerzen • Ausweitung von Schmerzen (extraterritorial) • paradoxe Schmerzen • vegetative Zeichen: erhöhte Schweißsekretion, Rötung der Haut, Flecken
Pathobiologische Mechanismen: • Demyelinisierung • Verlust von Axonen • Rezeptoren • Ionenkanälen • intraneurales Ödem • kortikale Reorganisation	**Pathobiologische Mechanismen** • Demyelinisierung durch Neuroinflammation • induzierte periphere und zentrale Sensibilisierung • kortikale Reorganisation

Zu den wichtigsten Techniken zählten die Verwendung von resorbierbarem Poly[(R)-3-hydroxybutyrat] (PHB), epineurale End-zu-End-Nähte, Transplantatreparatur, Nerventransfer, Seit-zu-Seit-Nervennähte und End-zu-Seit-Nervennähte zwischen N. medianus, radialis und ulnaris, Nerventransplantation, Nervenreparatur, externe Neurolyse und epineurale Nähte, benachbarte Neurotisierung ohne Nervennähte, endoskopische Operationen, Tourniquet-induzierte Anästhesie, Zehentransfer und sorgfältige intrinsische Reparatur, freie Autonerventransplantation, Verwendung von distal gelegenen neurokutanen Lappen und Tubulisierung.

Die Prognose all dieser Verfahren wird von Faktoren wie Alter der Person, Spannungszustand der Reparatur, Zeitpunkt der Operation, Schwere der Verletzung und Narbenbildung nach der Operation beeinflusst. Zusätzlich erscheint es für viele Autoren und Autorinnen kaum möglich, die einzelnen Operationsverfahren aufgrund der Heterogenität der Studien (Alter der Population, Indikation usw.) in sinnvoller Weise zu vergleichen [499].

Nach einem neueren Cochrane Review zum Nervenersatz scheinen die derzeit verfügbaren Geräte zur Nervenreparatur keine klaren Vorteile gegenüber herkömmlichen Methoden zu bieten. Die untersuchten Studien sind allerdings mit Blick auf die Teilnehmenden, die Art der Verletzungen, den Zeitpunkt der Reparatur und die gemessenen Ergebnisse sehr heterogen und Vergleiche somit wenig zuverlässig. Die meisten Studien waren zudem klein und hatten viele Unsicherheiten, weshalb es tatsächlich nur wenig gesicherte Informationen zu diesem Thema gibt. Es gibt Hinweise darauf, dass bei Verwendung von sog. Bioengineered-Geräten mehr unerwünschte Ereignisse auftreten und weitere Operationen notwendig sein könnten. Unklar ist, ob die sensorische Genesung besser ist, und es fehlen Daten zur Muskelkraft nach 24 Monaten. Es sind in diesem Bereich daher weitere Studien nötig, die klare Ergebnisse liefern und besser zeigen, ob neue Geräte wirklich effektiver und den klassischen Verfahren überlegen sind [529].

2.5.7 Therapiestrategien

Im Folgenden werden vor allem die physiotherapeutisch relevanten und bis dato evidenzbasierten Maßnahmen zur Behandlung von Verletzungen und Beeinträchtigungen peripherer Nerven dargestellt.

Training

Präklinische Arbeiten im Rahmen von Tierversuchen fokussieren sich in Bezug auf aktive Trainingsmaßnahmen vor allem auf Laufbandtraining und Schwimmen. Die Versuchstiere werden dabei teils gezwungen, diese Tätigkeiten durchzuführen, teilweise erfolgt die Aktivität der Tiere auf freiwilliger Basis. Der Vorteil dieser tierexperimentellen Studien ist die Möglichkeit zur genaueren Untersuchung der positiven Beeinflussbarkeit von Biomarkern, welche im Zuge von neuropathischem Geschehen eine Rolle spielen [500]. Schwimmen scheint die proinflammatorische Zytokinkonzentration verletzter oder beeinträchtigter Nerven zu reduzieren und somit die Heilung durch Regulation verschiedenster neuronaler Wachstumsfaktoren im peripheren Nerv, aber auch im Bereich des Rückenmarks und des Hinterwurzelganglions zu unterstützen [454][469][530]. Ein aerobes Training der untersuchten Tiere im Laufrad weist neben den bereits genannten Effekten auch eine Reduktion der Aktivität von Gliazellen im Rückenmark und in den Hinterwurzelganglien auf [460][471][481][489][497], was mit einer zusätzlichen zentralen Sensibilisierung und daher mit einer anhaltenden Nozizeption in Zusammenhang steht [488][503]. Auch wenn es sich hierbei um Tierexperimente handelt und die in den Studien beschriebenen Dosisangaben der Aktivitäten weniger dem klinischen Alltag mit betroffenen Menschen entsprechen, so liefern sie dennoch wertvolle Informationen für den Einsatz von Trainingskomponenten im Zuge der Behandlung von peripheren Neuropathien.

Die bereits beschriebenen Tierstudien legen nahe, dass Bewegungstraining das Schmerzverhalten in neuropathischen Schmerzmodellen reduziert, indem es die mechanische und thermische Hyperalgesie sowie eine Allodynie verringern kann. Humanstudien deuten darauf hin, dass verschiedene Formen von Bewegungstraining, wie moderates aerobes Training, kombiniertes aerobes und Widerstandstraining oder hochintensives Intervalltraining, einige, jedoch nicht alle Aspekte neuropathischer Schmerzen mindern können. Mögliche Mechanismen dieser Wirkungen umfassen die Regulierung von Mikroglia-Aktivität, Entzündungsmarkern, Heat-Shock-Protein 75, Neurotrophinen, Neurotransmittern sowie des Opioid- und Endocannabinoidsystems [496]. Allerdings wurden die meisten klinischen Studien an Menschen mit einer schmerzhaften diabetischen Polyneuropathie durchgeführt, was die Übertragbarkeit der Ergebnisse auf andere

Formen einer peripheren Nervenschädigung aufgrund z. B. von Verletzungen oder Entrapments beschränkt. Die Untersuchungen von Nervenverletzungen basieren bis heute in erster Linie auf Tierversuchen.

Präklinische Studien belegen, dass über 1–15 Wochen durchgeführte Laufbandtrainings zu je 30–60 min an 3–5 Tagen wöchentlich die neuropathische Nozizeption effektiv reduzieren. Ähnlich effektiv waren Schwimmprotokolle mit täglich 30–60 min schwimmen an 5–7 Tagen wöchentlich über 4–10 Wochen. Klinische Untersuchungen zeigen, dass ein 10–12- wöchiges moderat intensives Kombinationstraining (bestehend aus Ausdauer- und Widerstandstraining) oder ein 15-wöchiges hochintensives Intervalltraining (HIIT) die sensorischen (z. B. Schmerzintensität und -charakteristika) oder affektiven Komponenten neuropathischer Schmerzen verringern können (z. B. wahrgenommene Belastung des Schmerzes). Ein 16-wöchiges Programm mit moderatem Ausdauertraining senkte zwar die Häufigkeit der Schmerzwahrnehmung, jedoch nicht die Schmerzintensität [496].

Rolle der Neurodynamik bei Nervenverletzungen

Neurodynamische Untersuchungs- und Behandlungstechniken gehören seit Jahrzehnten zu den etablierten Maßnahmen im Rahmen neuromuskuloskelettaler Erkrankungen [464][465][507]. Die spezifische Wirkung, aber auch die spezifischen Wirkbereiche bzw. Indikationen sind erst in den letzten Jahren vermehrt in den Mittelpunkt gerückt [473]. Im Rahmen des Clinical Reasonings zu Schmerzsyndromen und ihren zugrundeliegenden Mechanismen sollte man bedenken, dass Schmerzen mit einem neurogenen Hintergrund per se nicht neuropathisch sein müssen und auch neurodynamische Tests daher nicht als alleinige Untersuchungstechnik dafür ausreichen. Neurodynamische Untersuchungstechniken zielen vor allem darauf ab, eine erhöhte Mechanosensitivität des neuralen Bindegewebes zu bestätigen, die als Quelle erhöhter nozizeptiver Aktivität angesehen wird [527][526]. Klinisch zeigt sich diese erhöhte Mechanosensitivität als schmerzhafte Reaktion im Zuge einer mechanischen Verlängerung oder Palpation des Nervs aufgrund entzündlicher Prozesse, bzw. durch die Aktivierung der sog. Nn. nervorum, welche das Bindegewebe des Nervs innervieren und ebenfalls nozizeptorische Aktivität zeigen können [462].

Eine groß angelegte Übersichtsarbeit inklusive Metaanalyse weist vielversprechende Effekte neurodynamischer Behandlungstechniken bei klinischen Bildern wie Rücken- und Nackenschmerzen auf, während bei anderen neurogen assoziierten Syndromen wie Karpaltunnelsyndrom oder anderen Einklemmungsneuropathien die Resultate noch sehr zurückhaltend zu interpretieren sind [456]. Auch wenn neurodynamische Techniken als Heimübung (Slider) kombiniert mit Schienenversorgung beim Karpaltunnelsyndrom zwar morphologische Verbesserungen des intraneuralen Ödems erzielen konnten [519], sind die Gesamtverbesserungen bezogen auf Schmerz und Behinderung noch zu wenig aussagekräftig [456].

In einer wegweisenden Laborstudie konnten Carta et al. (2021) zeigen, dass neurodynamische Spannungstechniken biologische Veränderungen in sensorischen und motorischen Nervenzellen bewirken können [468]. Die Forschenden testeten 2 verschiedene Dosierungen dieser Techniken, um ein tieferes Verständnis für die zugrunde liegenden biologischen Mechanismen zu erlangen, die durch wiederholte Anwendung von Zugkräften aktiviert werden. Die Ergebnisse dieser Untersuchung legen nahe, dass die Anwendung solcher Techniken selektiv die Neuroplastizität und regenerativen Prozesse in den Neuronen fördern, ohne dabei nachweisbar negative Auswirkungen zu haben. Besonders bemerkenswert ist, dass bereits eine einzige Sitzung mit mechanischen Reizen ausreicht, um diese Effekte der Zelldifferenzierung sowohl in sensorischen als auch in motorischen Neuronen zu induzieren. Interessanterweise wurde das Neuritenwachstum bei sensorischen Neuronen durch beide getesteten Protokolle stärker gefördert als bei motorischen Neuronen. Zur genaueren Untersuchung der biologischen Auswirkungen mechanischer Reize wurden zudem Proteine analysiert, die mit dem Zellüberleben verbunden sind, sowie Gene, die in neuropathischen Schmerzmodellen mit mechanischer Allodynie und Hyperalgesie in Verbindung gebracht wurden. Die Resultate dieser Analysen zeigen, dass bereits 30 Wiederholungen mechanischer Stimuli eine signifikante antiapoptotische Wirkung auf sensorische nozizeptive Neuronen haben und das Wohlbefinden der Zellen fördern. Diese Ergebnisse legen nahe, dass die Anwendung neurodynamischer Techniken möglicherweise eine schmerzmodulierende Wirkung hat, insbesondere in Bezug auf mechanische Schmerzen und Allodynie. Zusammenfassend kann aus dieser wichtigen Arbeit geschlossen werden, dass die Anwendung neurodynamischer Techniken keine Zunahme der mechanischen Allodynie bewirkt. Obwohl die Studie im Labor durchgeführt wurde, können die Ergebnisse vorsichtig auf die menschliche Biologie übertragen werden, da die untersuchten molekularen Mechanismen vergleichbar sind. Es wurde eine positive, teilweise noch dosisabhängige Reaktion in Bezug auf Morphologie, Proteine und Genexpressionsniveau festgestellt. Man sollte beachten, dass die Experimente nicht an neuropathischen Schmerzmodellen durchgeführt wurden. Trotzdem kann die Hypothese unterstützt werden, dass spezifische Mechanismen zur Schmerzmodulation durch mechanische Reize aktiviert werden könnten [468].

Carta et al. (2022) konnten vergleichbare Ergebnisse nicht nur auf zellulärer Ebene darstellen, sondern auch in Bezug auf das Schmerzverhalten und mechanisch provozierte Schmerzen bei Ratten [467]. Die durchgeführte Dosierung in dieser Arbeit führte zu Zellregeneration in der betroffenen Nervenstruktur des Versuchstieres (N. medianus) und einer positiven Veränderung im motorischen Einsatz der betroffenen Extremität. Zusätzlich wurde festgestellt, dass neurodynamische Techniken das Überleben der Nervenzellen im Hinterwurzelganglion fördern, das Wachstum der Neuriten beschleunigen und die intraneurale Fibrose verringern.

Neben diesen expliziten Untersuchungen im Labor bzw. an Tieren wurden bereits mehrere Studien zu Effekten neurodynamischer Anwendungen publiziert und diese dargestellt. Unter anderem wurden Veränderungen auf verschiedenen Ebenen des ZNS beschrieben. So konnte nachgewiesen werden, dass neurodynamische Techniken eine signifikante Verringerung der Expression von TRPV1-Kanälen, des Nervenwachstumsfaktors (NGF) und des Glial Fibrillary Acidic Protein (GFAP) im gleichseitigen Hinterwurzelganglion und im Rückenmark bewirken [516][517] und die Expression des μ-Opioidrezeptors im Hinterwurzelganglion erhöhen [479]. Zusätzlich konnten Effekte im posterolateralen Thalamuskern und im periaquäduktalen Grau nachgewiesen werden [515][517]. Dabei handelt es sich um Regionen, welche mit der Modulation von Nozizeption und dadurch in weiterer Folge von Schmerz in Zusammenhang stehen.

Die diabetische Polyneuropathie (DPN) betrifft 25–50 % der Diabeteskranken und äußert sich durch sensorische Störungen sowie neuropathische Schmerzen, insbesondere in Form der schmerzhaften diabetischen Neuropathie [474]. Neben pharmakologischen Interventionen, Lebensstil-Modifikationen (Ernährung, Bewegung) und der Versorgung der Grunderkrankung Diabetes scheint es auch bei diesem Krankheitsbild zu einer positiven Beeinflussung der mechanischen Allodynie in Verbindung mit einer Abschwächung der axonalen Degeneration durch neurale Mobilisation zu kommen [533].

Zusammenfassend scheint die Anwendung neurodynamischer Techniken bei neuropathischen Geschehen nicht nur ein hervorragendes Tool zu sein, um eine gesteigerte Mechanosensitivität des neuralen Bindegewebes zu untersuchen, sondern auch um mittels therapeutischer Anwendung verletzte Nerven in ihrer Regeneration zu unterstützen und damit sowohl klinische Verbesserungen als auch morphologische Effekte zu erzielen.

Weitere Strategien

Neben den ausführlich beschriebenen Interventionen beim Training und den neurodynamischen Ansätzen werden selbstverständlich noch weitere Therapieinterventionen in der Literatur zu unterschiedlichen Nervenverletzungen bzw. -erkrankungen beschrieben. Die Therapieentscheidung sollte neben den evidenzbasiert empfohlenen Strategien aus der Literatur stets auch auf Basis der Wertesysteme und Erwartungen der Betroffenen und auf Basis der jeweiligen Erfahrung der Physiotherapeut*innen erfolgen [463]. Zusätzlich zu bedenken sind bei Nervenverletzungen neben Schmerz und Funktionsverlust unter Umständen auch adaptive Phänomene wie Verlust der Geschicklichkeit, Bewegungseinschränkung der betroffenen Gelenke, Körperschema-Veränderungen oder auch unangenehme sudomotorische Phänomene wie Schwitzen, Verfärbung der Haut oder Schwellungen. Dementsprechend sollten auch herkömmliche Verfahren wie manuelle Therapie, elektrotherapeutische Verfahren, Thermotherapie, Hydrotherapie, sensorisches Training, entstauende Techniken, Feinmotorik-Training und natürlich die Edukation der Patienten und Patientinnen als Grundvoraussetzung angewandt werden.

Wichtig ist an dieser Stelle die sensorische Re-Edukation mittels unterschiedlicher Modalitäten (Temperatur, Vibration, verschiedene Oberflächen usw.), um den erlittenen Funktionsverlust zu beheben. Hier sind allerdings noch weitere klinische Forschungsanstrengungen notwendig, um eine signifikant effektive und klinisch relevante Therapieform entstehen zu lassen [509].

Elektrotherapeutische Verfahren wie die transkutane elektrische Nervenstimulation (TENS) zeigen sowohl auf der Ebene der Schmerzmodulation als auch in Bezug auf die sensomotorische Regeneration vielversprechende Effekte. So beschreiben Chu et al. (2022) in einer Übersichtsarbeit, dass nach einer peripheren Nervenverletzung eine Vielzahl von physiologischen und pathologischen Veränderungen im Rückenmark, an der Verletzungsstelle und in den Zielorganen auftreten, die zu Funktionsstörungen führen. Die elektrische Stimulation könne auf diese pathophysiologischen Veränderungen einwirken und so die Nervenregeneration fördern und die Funktionsstörung verbessern [470]. Früher ging man davon aus, dass periphere Nervenschädigungen nur Veränderungen an einer einzelnen Verletzungsstelle zur Folge hatten. Neue Erkenntnisse zeigen jedoch, dass es auch im ZNS sowie in den Zielorganen auf zellulärer und molekularer Ebene zu Anpassungen kommt. Obwohl die elektrische Stimulation die Regeneration und funktionelle Rehabilitation nach einer Nervenverletzung fördert sowie neuropathische Schmerzen lindert, sind die spezifischen Mechanismen erfolgreicher Behandlungen noch nicht zur Gänze geklärt. Im Rahmen der Verletzung verändert sich die Aktivität im Rückenmark, was die Regeneration des Nervs beeinträchtigen kann. Pathologische Veränderungen im Rückenmark können sensorische Anomalien beeinflussen. Auch die Verletzungsstelle des peripheren Nervs beeinflusst die Heilung. Eine langsame Axonregeneration führt zu einer verzögerten Reinnervation von Haut und Muskel an der Verletzungsstelle, was zu Funktionsstörungen führen kann. Die elektrische Stimulation der Zielorgane kann die Muskelatrophie verringern und die sensorische Funktion verbessern [470].

2.5.8 Neuropathischer Schmerz und Funktionsverlust

Die International Association for the Study of Pain (IASP) definiert neuropathische Schmerzen als jene Schmerzen, die durch eine Läsion oder Erkrankung des somatosensorischen Nervensystems verursacht werden [484]. Unterschieden wird je nach Lokalisation noch zwischen peripheren und zentralen neuropathischen Schmerzen. In der Physiotherapie begegnet man Phänomenen der letzteren Gruppe primär in spezialisierten Neuro-Reha-Einrichtungen bei Erkrankungen wie Querschnittslähmungen nach Traumen oder Tumoren, Schädel-Hirn-Traumata, multiple Sklerose oder Schlaganfällen. Die Belastung durch zentrale neuropathische Schmerzen betrifft nicht nur Patientinnen und Patienten, sondern stellt auch eine Herausforderung für sämtliche Fachkräfte dar, die an einer Reha beteiligt sind [512].

Hintergrund zu neuropathischen Schmerzen

Im physiotherapeutischen Alltag finden sich häufig peripher neuropathisch bedingte Schmerzsyndrome, die für das ungeschulte Auge zunächst mitunter gar nicht als solche zu erkennen sind. Zu diesen peripheren Neuropathien zählen die bereits beschriebenen Einklemmungsneuropathien, neuropathische Schmerzen aufgrund direkter Nervenverletzungen (Schnittwunden, Verbrennungen, Quetschungen), postherpetische Neuralgien, schmerzhafte Polyneuropathien unterschiedlicher Genese (toxisch, infektiös, usw.), neuropathische Schmerzen im Rahmen von Amputationen (z. B. Neurombildung) und die schmerzhafte Radikulopathie [455][472][520].

Auch wenn der Pathomechanismus neuropathischer Schmerzen noch nicht zur Gänze geklärt ist, geht man von Veränderungen des Metabolismus der Nerven und deren Bindegewebsstrukturen aus, welche zu den weiter unten beschriebenen Symptomen führen können. Neben der Ausbildung sog. ektopischer Schrittmacher im Axon der Nervenzelle [501] verbunden mit Demyeliniserungsprozessen spielen Sprouting, Neurombildung, Veränderungen in der Expression diverser Ionenkanäle und Rezeptoren entlang des Axons und neuroimmunologische Vorgänge im spinalen Ganglion, Rückenmark und Kortex (Neuroinflammation) eine wesentliche Rolle für die Entstehung von neuropathischen Schmerzen [457][480][514][518].

Das hohe Risiko der Chronifizierung neuropathischer Schmerzen steht mit den entsprechenden Mechanismen und auch der psychosozialen Belastung der Betroffenen in Zusammenhang und Bedarf daher eines umfassenden multimodalen Managements [455][512]. Dazu gehören systemische und topische medikamentöse Ansätze sowie die psychologische Betreuung und bewegungstherapeutische Aspekte im Rahmen der Physiotherapie.

Untersuchung neuropathischer Schmerzsyndrome

In der Physiotherapie wird im Rahmen des Clinical-Reasoning-Prozesses neben der umfassenden Erhebung der Anamnese und der (Schmerz-)Symptomatik auch eine Untersuchung der betroffenen Region durchgeführt. Zusätzlich zum Gespräch werden vermehrt auch unidimensionale Fragebögen eingesetzt, um die Hypothese eines neuropathisch bedingten Schmerzmechanismus zu bestätigen. Am häufigsten finden dabei das Leeds Assessment of Neuropathic Signs and Symptoms (LANSS), der deutsche painDETECT und der Doleur Neuropathic 4 (DN 4) Verwendung [458][461][478]. Wenn bereits eine Diagnose besteht, welche in Richtung eines neuropathischen Mechanismus deutet, wie z. B. Karpaltunnelsyndrom, diabetische Polyneuropathie oder zervikale radikuläre Schmerzen, soll das bereits den Clinical-Reasoning-Prozess unterstützen. Sehr häufig hat man es allerdings mit akuten oder anhaltenden Schmerzsyndromen zu tun, die auf den ersten Blick nicht gleich neuropathischen Charakter aufweisen oder im Zuge eher klassischer muskuloskelettaler Syndrome, wie Nackenschmerz, postoperative Zustände (Knie- oder Hüft-Endoprothetik) oder diffuse Schmerzen ohne klaren Auslöser auftreten. Die Schmerzcharakteristik spielt dabei eine wesentliche Rolle. Begrifflichkeiten wie „plötzlich einschießend“, „elektrisierend“, „brennend“, „blitzartig“ oder im Sinne eines klar umschriebenen Bandes entlang einer Extremität verlaufend sollten die Therapeut*innen hellhörig werden lassen und sie dazu veranlassen, weitere Untersuchungen durchzuführen.

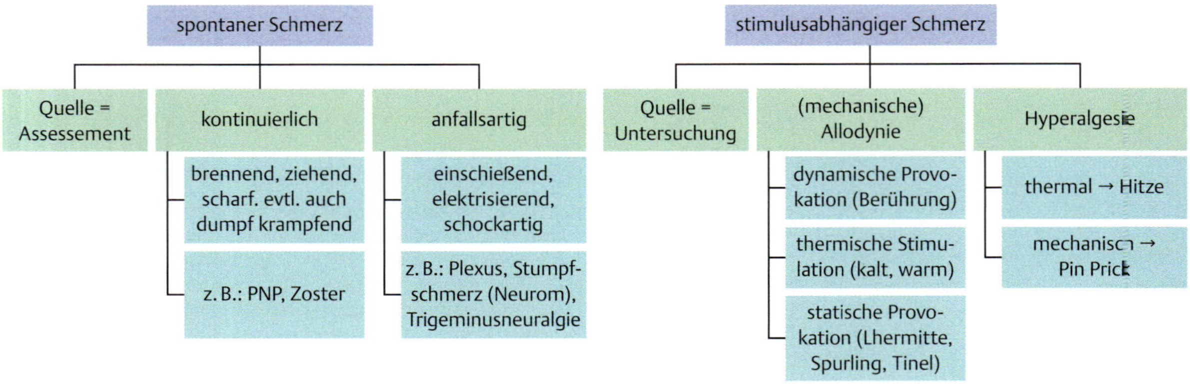

Abb. 2.40 Mögliche klinische Vorgehensweise im Rahmen der Untersuchung neuropathischer Schmerzen. Der spontane Schmerz wird durch Assessment/Befragung eingegrenzt, der stimulusabhängige Schmerz durch die körperliche Untersuchung.

Im Rahmen wirbelsäulenassoziierter Schmerzen oder schmerzhafter Syndrome ist die neurologische Untersuchung in der physiotherapeutischen Untersuchung unabhängig von dem Verdacht auf neuropathische Schmerzen unerlässlich. Die Untersuchung der wesentlichen Kennmuskeln, der Dermatome, der Sensibilität und der wichtigsten Muskeleigenreflexe ermöglicht in der Regel die Bestimmung eines Funktionsverlustes (loss of function). Bei einem negativen Red-Flag-Screening gibt es die zusätzliche Versicherung für die Betroffenen, dass das Nervensystem funktioniert. Wenn keine plausible patho- bzw. neuroanatomische Ursache eruiert wurde [477], muss die Person an die zuweisende ärztliche Fachkraft zurückverwiesen werden, damit weitere diagnostische Schritte eingeleitet werden können. Zusätzlich liefert eine neurologische Untersuchung wertvolle Wiederbefundparameter, welche den Verlauf der Genesung dokumentieren und auch prognostisch wertvoll sein können.

Es ist ratsam, die erweiterte sensorische Untersuchung insbesondere dann durchzuführen, wenn bereits bei der allgemeinen Sensibilitätstestung Auffälligkeiten festgestellt wurden. Ein einseitiger Funktionsverlust deutet möglicherweise auf eine peripher-nervöse Störung hin. Im Gegensatz dazu ist ein Funktionsgewinn (gain of function) bei peripher neuropathischen Schmerzsyndromen häufig zu beobachten und äußert sich als thermische oder mechanische Hyperalgesie, manchmal auch in Form einer Allodynie [455]. Die erweiterte neurologische Untersuchung empfiehlt sich im Zuge der Physiotherapie, um möglichst rasch einer Chronifizierung entgegenzuwirken und multimodale Strategien zu ermöglichen. Eine mögliche Vorgehensweise zeigt die ▶ Abb. 2.40.

Obwohl die Quantitative Sensorische Testung (QST) als Goldstandard für die Untersuchung neuropathischer Schmerzen gilt [510], ist sie häufiger in wissenschaftlichen Studien oder in spezialisierten Einrichtungen anzutreffen. Der hohe zeitliche Aufwand, das spezifische Fachwissen bezüglich konkreter Umsetzung sowie die Kosten sprechen dafür, in der klinischen Praxis einfachere Dinge für die Untersuchung einzusetzen wie kalte und warme Münzen, Zahnstocher, Wattebausch oder eine Rydel-Seiffert-Stimmgabel [452].

Zusammenfassend besteht die Erfassung neuropathischer Schmerzmechanismen aus einer gründlichen Anamnese und einer körperlichen Untersuchung mit dem Fokus auf haltungs- und bewegungsabhängige Aspekte sowie einer Kombination aus neurodynamischer Untersuchung (einschließlich Palpation und neurodynamischer Tests) und erweiterten neurologischen Tests. Letztere sollten neben den klassischen Untersuchungen von Kraft, Reflexen und Sensorik auch Komponenten aus der herkömmlichen Quantitativen Sensorischen Testung (QST) beinhalten [452][455][508][510][526].

Therapie bei zentralen neuropathischen Schmerzen

Die Darstellung der Interventionen bei zentralen neuropathischen Schmerzen aufgrund einer großen Fülle an Ursachen, wie Schlaganfall, multiple Sklerose oder eben traumatische Geschehen wie das Schädel-Hirn-Trauma oder Querschnittläsionen, würde den Rahmen dieses Kapitels sprengen.

In Bezug auf die Schmerzbehandlung kann jedoch an dieser Stelle auf eine Übersichtsarbeit aus dem Jahr 2022 hingewiesen werden, welche sich mit der Fragestellung nach schmerzlindernden physiotherapeutischen Interventionen bei zentralen neuropathischen Schmerzen auseinandersetzt. Die Autor*innen dieser Arbeit inklusive Metaanalyse identifizierten letztendlich 5 physiotherapeutische Interventionen zur Behandlung von zentralen neuropathischen Schmerzen und lieferten Belege für den Einsatz der nicht invasiven Neurostimulation im Rahmen von Rückenmarksverletzungen und Phantomschmerzen, der Spiegeltherapie zur Behandlung von Phantomschmerzen, den Einsatz von Akupunktur zur Behandlung der neuropathischen Schmerzen nach Schlaganfall und den Einsatz der TENS und aktiver Bewegungsübungen zur Behandlung der Schmerzen bei multipler Sklerose [491].

2.5.9 Fallbeispiel

Bei einer klaren Diagnose bzw. einem nachvollziehbaren Verletzungshergang ist die Behandlung bzw. das Management auf ärztlicher und therapeutischer Ebene klar vorgegeben. Wie erwähnt, kommt es jedoch auch zu Nervenbeteiligung bei operativen Verfahren oder auch Verletzungen, wo man primär von einem rein muskuloskelettalen Problem ausgeht und neurale bzw. neuropathische Aspekte leicht übersieht oder nicht bedenkt. Der folgende Fall bietet ein Beispiel für eine solche, zunächst unerwartete Beteiligung.

Hüftprothese und postoperative Schmerzen

Die 72-jährige Elisabeth klagt seit rund 8 Jahren über wiederkehrende Schmerzen in der Region der linken Leiste und des lateralen Beckens, die sie vor allem bei ihren Hobbys Nordic Walking und kleinen Bergwanderungen einschränken. Inzwischen hat sie jedoch schon größere Probleme beim Treppauf- und Treppabgehen und ist durch die Schmerzen nicht nur morgens belastet, sondern erwacht mitunter auch nachts davon und kann dann nicht mehr einschlafen. Es wurde bereits vor 6 Jahren eine Hüftarthose diagnostiziert und ihr zu einer Operation geraten, welche sie jedoch noch ablehnte.

Konservative Maßnahmen wie Physiotherapie, Training, orale NSAR-Gabe bei Bedarf und physikalische Maßnahmen (Strom, thermische Anwendungen) konnten die Symptome so weit gut beeinflussen, dass sie bis dato ohne einen operativen Eingriff zufrieden war. Aufgrund der Verschlechterung der Symptome und einer erneuten Bildgebung, welche eine Zunahme der Verschmälerung des Gelenksspaltes zeigte, sowie eines verstärkt hinkenden Gangbildes, entschied sie sich doch zum Einsatz einer Hüft-Total-Endoprothese (lateraler, minimalinvasiver Zugang).

Der postoperative Verlauf gestaltete sich komplikationslos und die Wundheilung zeigte sich in den ersten 6 Wochen derart adäquat, dass sie zu diesem Zeitpunkt die Reha ohne Probleme durchführen konnte. Im Zuge dieses Aufenthaltes kam es jedoch zu einer Zunahme neuer Schmerzen im Oberschenkel. Die ursprünglichen präoperativen Schmerzen konzentrierten sich auf die Leiste und gelegentlich den ventralen Oberschenkel bzw. die laterale Beckenregion. Die aktuellen Schmerzen präsentierten sich jedoch derart penetrant und bewegungsunabhängig, dass noch in der Reha eine Bildgebung zur Abklärung einer möglichen Prothesenlockerung oder einer Infektion durchgeführt wurde. Doch weder das Labor noch die Bildgebung lieferten Anhaltspunkte in die eine oder andere Richtung. Nach 3 Wochen und mit schmerzbedingt reduziertem Programm wurde Elisabeth aus der Reha entlassen.

In der weiterführenden ambulanten Therapie 8 Wochen nach der Operation zeigten sich die Wundverhältnisse bland und die Beweglichkeit der Hüfte in einem zu erwartenden guten Bewegungsausmaß. Trotzdem klagte Elisabeth weiterhin über Schmerzen, welche sie wegen ihres früheren aktiven Lebensstils zunehmend auch psychisch belasteten.

Bei der eingehenden Befragung gab sie an, dass sich die Schmerzen als brennend, teilweise wie Blitze einschießend und sehr intensiv (NRS 8/10) darstellten. Das Gebiet konnte sie recht genau eingrenzen: Es erstreckte sich von der Narbe am lateralen Oberschenkel bis etwa eine Handbreite oberhalb des Kniegelenks. Linderung verschaffte ihr nur, wenn sie sich selbst den Oberschenkel „wachrieb“, da sie paradoxerweise stellenweise das Gefühl hatte, nichts zu spüren, was sie jedoch noch auf die Operation zurückführte. In der weiteren Untersuchung zeigte sich eine Dysästhesie, welche an manchen Stellen auch zu einer Hyperästhesie bis hin zu einer Hyperalgesie auffällig wurde. Zusätzlich zeigte sich die Palpation der Narbe als stark irritierend, aber auch die Region rund um die Spina iliaca anterior superior war empfindlich. Nach der allgemeinen neurologischen Untersuchung der Kennmuskeln, der dermatomalen Sensorik und der Reflexe an den Beinen führte der Therapeut einen neurodynamischen Test zur Beurteilung der Mechanosensitivität des N. cutaneus femoralis lateralis durch, welcher im Seitenvergleich positiv ausfiel.

Elisabeth wurde daraufhin zu einem Facharzt für Radiologie überwiesen, der sich auf die hochauflösende Ultraschalluntersuchung neuraler Strukturen spezialisiert hatte, um damit den klinischen Verdacht des Physiotherapeuten zu bestätigen oder zu verwerfen. Dabei konnte eine geringe Verdickung des Nervs im Bereich der SIAS und eine sog. faszikuläre Auftreibung nachgewiesen werden. Zu diagnostischen Zwecken wurde zusätzlich lokal unter Ultraschallkontrolle eine therapeutische Lokalanästhesie durchgeführt, welche die Schmerzen für etwa einen halben Tag auf NRS 2/10 reduzieren konnte.

Neben einer medikamentösen Versorgung (Antikonvulsiva) wurde Elisabeth physiotherapeutisch zielgerichtet auf die neuropathischen Komponenten hin behandelt. Zudem wurde ihr erklärt, dass aufgrund der großen Variante an Nervenverläufen dieses rein sensorischen Nervs eine Verletzung der Nervenäste während der Operation als wahrscheinlicher Auslöser möglich ist. Die Verdickung und morphologische Anpassung des Nervs waren ein Indiz dafür, dass die Veränderung schon länger bestand und möglicherweise auch einen Beitrag zur präoperativen Symptomatik geleistet hatte. Zusätzlich wurde sie über die therapeutischen Möglichkeiten (sensorisches Training, Elektrotherapie, Mobilisation des Narbengewebes usw.) und den Verlauf aufgeklärt, um eine realistische Prognose und auch Möglichkeiten des Selbstmanagements darzulegen.

Nach 8 Monaten Therapie in größeren Abständen (etwa alle 3 Wochen) konnte die ambulante Reha mit einem für Elisabeth sowohl auf funktioneller Ebene als auch auf den Schmerz bezogen (max. NRS 2/10, keine Blitze, reduziertes Brennen) zufriedenstellenden Ergebnis beendet und sie in das Eigentraining entlassen werden.

Zusammengefasst

Nervenverletzungen und neuropathische Schmerzen fordern zumeist Betroffene und alle Angehörigen des Gesundheitssystems, welche mit diesen spezifischen Pathologien zu tun haben. Die Prognose ist von vielen Faktoren abhängig, welche die komplexen pathobiologischen Mechanismen peripherer neuraler Strukturen ebenso beeinflussen wie häufig einhergehende zentrale neurologische Veränderungen und psychische Einflüsse. Wesentlich ist neben einer raschen Versorgung im Akutfall, welcher ebenfalls eine genaue ärztliche Untersuchung und Indikationsstellung vorausgeht, eine spezifische und individuell gestaltete, multiprofessionelle und multimodale Nachbehandlung, die sich am klinischen Verlauf genauso orientiert wie an den Heilungsmechanismen der betroffenen Nerven.

2.5.10 Gefäßverletzungen

Im physiotherapeutischen Alltag gibt es eine Vielzahl vaskulär bedingter Erkrankungen und Erscheinungen. Die periphere arterielle Verschlusskrankheit (pAVK) sei an dieser Stelle genauso erwähnt wie die tiefe Beinvenenthrombose aber auch alle Formen von kardiovaskulären Erkrankungen und Syndromen wie diverse Vaskulitiden oder Aneurysmen, welche einer spezifischen Intervention bedürfen. Andererseits sind traumatisch bedingte Gefäßverletzungen per se sehr selten, und auch in Bezug auf die physiotherapeutische Nachbehandlung gibt es für diese spezifischen klinischen Bilder keine klaren Empfehlungen [487].

Im Rahmen des muskuloskelettalen Spektrums und dabei bezogen auf das Management der Beschwerden der Halswirbelsäule spielt ein umfangreiches Screening der hirnversorgenden Arterien mit Blick auf eine zervikale arterielle Dysfunktion (CAD) eine wesentliche Rolle, um überhaupt mit einer Behandlung nach erfolgter Untersuchung fortzufahren [493][492][511]. Auch das Thoracic-Outlet-Syndrom zählt mit den seltenen vaskulären Erscheinungsformen neben der häufigeren neuropathischen Variante zu jenen muskuloskelettalen Krankheitsbildern, bei denen eine physiotherapeutische Differenzialdiagnose erforderlich ist, um zu einem adäquaten Management zu kommen [495].

Aufbau der Blutgefäße

Den beiden Gefäßarten Arterie und Vene liegt ein gemeinsamer allgemeiner Bauplan zugrunde (▶ Abb. 2.41). Abweichungen im Detail hängen von der Lokalisation eines Gefäßes und den es gestellten Anforderungen ab. Die Gefäßwand wird in 3 Schichten unterteilt: die Tunica interna (Intima), die Tunica media (Media) und die Tunica externa (Adventitia). Die Tunica interna besteht grundsätzlich aus 2 Unterschichten, wobei bei den Arterien eine dritte hinzukommt. Diese innere Schicht ermöglicht den Austausch von Stoffen, Flüssigkeiten und Gasen zwischen den Schichten. Die Tunica media wirkt wie eine Muskelschicht, hauptsächlich in den Arterien, während sie bei den Venen weniger ausgeprägt ist. Die Tunica externa besteht aus Bindegewebe und bei den Venen auch aus glatten Muskelzellen, insbesondere in Stamm und Extremitäten, um externen Kräften entgegenzuwirken, was bei Venen besonders wichtig ist. Ein charakteristisches Merkmal der Venen sind die Venenklappen, die den Rückfluss des Blutes aus der Peripherie zum Herzen unterstützen.

Traumatische Gefäßverletzungen

Traumatische Gefäßverletzungen können eine erhebliche Morbidität nach sich ziehen und auch tödliche Folgen haben. Die Leitsymptome sind die Blutung und/oder die Ischämie der abhängigen Organe oder Extremitäten. Beschriebene Ursachen sind: penetrierendes Trauma, überwiegend in sogenannten Konfliktgebieten, stumpfe Verletzungen durch Verkehrsunfälle und Stürze oder iatrogene Schädigungen. Neben endovaskulären Verfahren zählen konventionell offen operative Versorgungsansätze zu den effektiven Therapieoptionen [494].

Die Einteilung der Gefäßverletzungen umfasst direkte und indirekte Formen. Zu den direkten Gefäßverletzungen gehören penetrierende Traumata wie Schnitte, Stiche, Schüsse sowie iatrogene Verletzungen, die durch medizinische Eingriffe verursacht werden. Stumpfe Traumata wie Kontusionen und Kompressionen sind ebenfalls direkte Gefäßverletzungen. Indirekte Gefäßverletzungen umfassen Arteriospasmus, Überdehnungsriss und Dezelerationstrauma [459][494]. Auch wenn es im herkömmlichen physiotherapeutischen Alltag seltener vorkommt, so gilt als Leitsymptom der direkten Verletzung eine offensichtliche Blutung, während indirekte Gefäßverletzungen vor allem zu Ischämien ohne relevante Blutungen führen können [43]. Für die jeweilige Intervention erweisen sich in der Einteilung der Schweregrade für penetrierende Gefäßverletzungen jene nach Vollmer und für die stumpfen Gefäßverletzungen jene nach Sencert als notwendig [459][494][532].

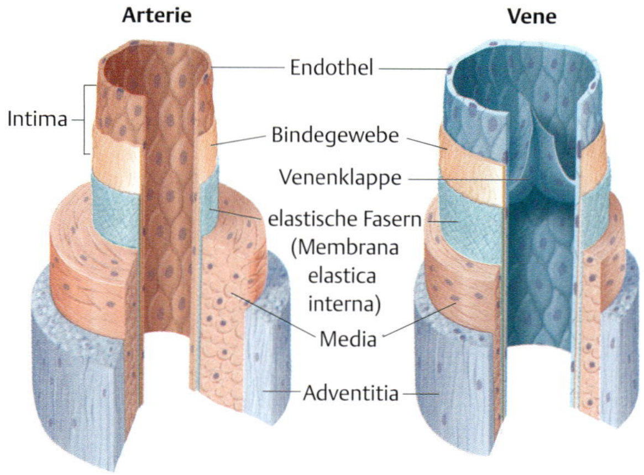

Abb. 2.41 Aufbau der Gefäßwand. Prinzipiell sind Arterien und Venen gleich aufgebaut: Allerdings ist die Arterienwand meist dicker, die Venen haben v. a. eine schwächere glatte Muskelschicht (Media). Die Membrana elastica externa ist hier nicht dargestellt, da sie nur bei Arterien vom elastischen Typ deutlich ausgeprägt ist. (Quelle: Schwegler J, Lucius R, Hrsg. Der Mensch – Anatomie und Physiologie. 7., überarbeitete Auflage. Stuttgart: Thieme; 2021)

Operative Versorgung

Kleine Gefäßverletzungen werden, wenn indiziert, zumeist mittels Ligatur, direkter Naht oder Patch-Plastik chirurgisch versorgt (▶ Abb. 2.42). Bei größeren Verletzungen bietet sich die Rekonstruktion mittels Venen- oder Protheseninterponat, insbesondere in nicht infizierten Wunden, an. Komplexe Verletzungen mit Weichteilverlust können durch Bypass-Systeme rekonstruiert werden. Nach der Gefäßrekonstruktion ist eine unmittelbare Ultraschalluntersuchung und/oder eine Angiografie zur Qualitätssicherung bzw. Ergebniskontrolle ratsam. Eine regelmäßige und langfristige gefäßchirurgische Nachsorge ist entscheidend, um den Langzeiterfolg zu gewährleisten. Eine adäquate Steuerung der Thrombozytenaggregationshemmung und/oder der Antikoagulation in Verbindung mit engmaschigen Kontrollen durch bildgebende Verfahren der vaskulären Rekonstruktionen sind dabei wichtig, um drohende Ischämien oder Blutungen rechtzeitig zu erkennen und zu behandeln [494].

Physiotherapeut*innen in polytraumatisch spezialisierten Kliniken haben es in der Nachbehandlung häufiger mit den genannten Phänomenen zu tun, fokussieren sich aber nachvollziehbarerweise in der Regel auf die muskuloskelettalen Aspekte des Traumas, wie etwa Frakturen, Weichteilverletzungen und funktionell einschränkende Nervenläsionen. Dennoch ist es unumgänglich, auf Begleitphänomene Rücksicht zu nehmen und in ständiger Absprache mit dem multidisziplinären Team aus etwa Unfallchirurgie, Neurochirurgie, Gefäßchirurgie, Thoraxchirurgie und Pflege das postoperative Management anzupassen. Eine vor allem an den Extremitäten auftretende Komplikation ist dabei das Kompartmentsyndrom, das im schlimmsten Fall zu einer großen Fasziotomie-Operation führen kann. Die Physiotherapeut*innen spielen durch den regelmäßigen Kontakt mit den Patienten und Patientinnen eine wichtige Rolle in der Beobachtung und Evaluierung des Heilungsverlaufs und können dabei rechtzeitig sowohl stationär als auch ambulant auf ein mögliches Geschehen in diese Richtung aufmerksam machen. Klinische Zeichen, welche den Verdacht auf ein Kompartmentsyndrom an den Extremitäten erhärten, sind Blässe, Pulslosigkeit, Parästhesien, Druckschmerz, Unterkühlung der Extremität im Seitenvergleich und eine beginnende Lähmung des betroffenen Areals [485].

Physiotherapeutische Relevanz im muskuloskelettalen Setting

Für die Physiotherapie ist es vor allem relevant, mögliche auslösende Faktoren und klinische Zeichen zu erkennen, um neben einer Verletzung anderer Bindegewebsstrukturen inklusive Nervengewebe auch Rückschlüsse auf eine vaskuläre Beteiligung ziehen zu können. Als typische Hinweise werden dabei von Knapsis et al. (2019) folgende Symptome beschrieben [494]:

- Prellmarken
- Hautverletzungen durch penetrierende Fremdkörper
- schmerzbedingte Funktionseinschränkungen
- pathologische Skelettbeweglichkeit
- örtliche oder allgemeine Blutungszeichen
- Hautfarbe (Blässe oder livide Verfärbung)
- Temperaturdifferenzen (kühle Extremitäten)
- sensible und motorische Ausfälle oder Störungen
- fehlender peripherer Puls/Pulsdefizit peripher
- Dyspnoe und Dysphagie
- Blutdruckdifferenzen.

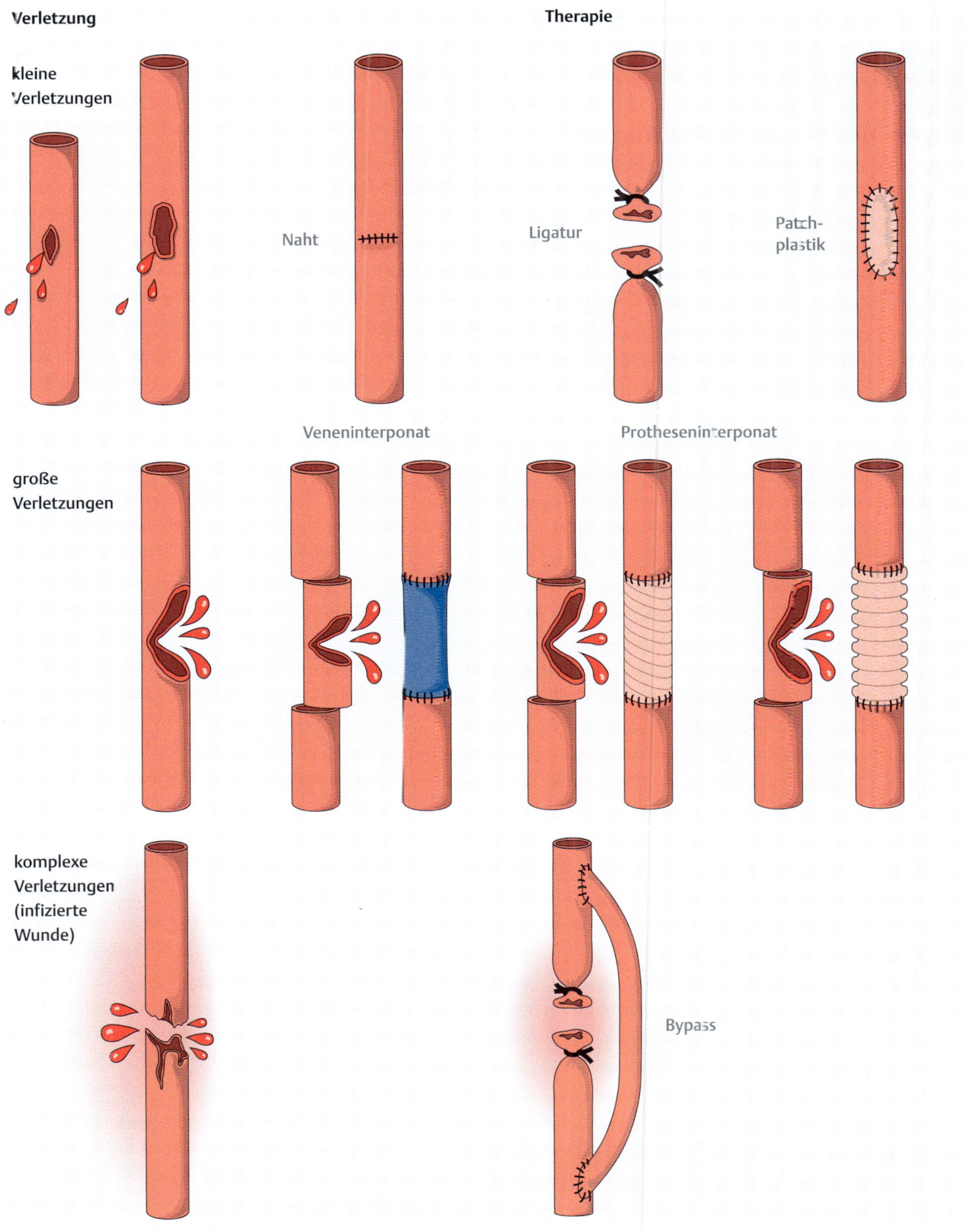

Abb. 2.42 Gefäßrekonstruktion bei Gefäßverletzungen. (Quelle: Knapsis A, Schelzig H, Wagenhäuser M U. Traumatische Gefäßverletzungen. Allgemein- und Viszeralchirurgie up2date 2019; 13(03): 207–222)

Diese Zeichen sind wichtige Merkmale von vaskulär bedingten Symptomen. Sie können auch in der Differenzialdiagnose eines Thoracic-Outlet-Syndroms, einer lumbalen Spinalkanalstenose und einer pAVK bedeutsam sein, da der jeweilige Pathomechanismus hinter dem schmerzhaften Muster unterschiedliche therapeutische Konsequenzen hat.

Karotis- und Vertebralisdissektion

In Kap. 8.2 wird als indirektes Trauma auch der Überdehnungsriss vaskulärer Strukturen beschrieben. Dazu kommt es u. a. bei Gelenkluxationen und/oder stark dislozierten Frakturen. Bei diesem Verletzungsmechanismus reißt der Intimaschlauch bei erhaltenem Adventitiamantel [494]. Ein Einriss der Intima im Rahmen dieser Dissektion kann zur Entstehung von Thromben durch Aktivierung der intrinsischen Gerinnung und/oder zur Stenosierung des Gefäßlumens durch Bildung eines intramuralen Hämatoms sowie einer aneurysmatischen Dilatation führen. Ursächlich sind dabei häufig Spontan- aber auch Bagatelltraumen [486]. Im Zuge des muskuloskelettalen Managements muss dies vor allem bei der Behandlung von Menschen mit einer HWS-Problematik beachtet werden.

Auch wenn die bestehenden Symptome häufiger bei Personen unter dem 60. Lebensjahr auftreten, ist auch bei älteren Personen die Gefahr einer vaskulären Beteiligung gegeben. Hierbei kommt die mögliche Verstopfung, d. h. Stenosierung, der hirnversorgenden Arterien hinzu. Die Zeichen einer vaskulären Pathologie können vor allem in der Frühphase rein muskuloskelettal erscheinen (unilateraler Kopfschmerz und/oder Nackenschmerz) und bis zu 30 Tage vor dem Beginn neurologischer Zeichen auftreten, die auf eine Minderperfusion des Hirns oder des Auges hindeuten [476] [492].

Zu den Risikofaktoren einer traumatischen Gefäßverletzung an der HWS in Form einer Dissektion der Karotis- oder Vertebralisarterie zählen unter anderem ein kürzlich stattgefundenes Trauma, Gefäßfehlbildungen, Nikotinabusus, Migräne und erhöhte Cholesterinwerte. Auch ein arterieller Bluthochdruck oder eine kürzlich durchgemachte Infektion können neben dem Gebrauch oraler Kontrazeptiva die Gefahr einer Dissektion erhöhen [511]. Da einzelne klinische bzw. vor allem manualtherapeutische Tests nur einen geringen Aussagewert in Bezug auf vaskuläre Beteiligung haben, sind vor allem die klinischen Zeichen wie plötzlich auftretender und für die Betroffenen neuer Kopf- und/oder Nackenschmerz in für die Karotis- und Vertebralisarterien jeweils typischen Regionen wesentlich. Begleitsymptome wie Sehstörungen, Parästhesien (v. a. Gesicht) oder Schwindel bzw. leichte Benommenheit und Schwankschwindelgefühle sind dabei ebenfalls von Bedeutung. Eine Blutdruckmessung, die neurologische Kurzuntersuchung der Extremitäten und die neurologische Testung der Hirnnerven sind dabei neben einer möglichen Palpation und Auskultation der internen Karotisarterien sinnvoll, um keine schwerwiegende Pathologie zu übersehen und im Zweifel weitere diagnostische oder therapeutische Schritte einzuleiten [482] [483][528].

2.6 Schmerz

Noah Köppel, Emanuel Brunner

2.6.1 Einleitung

Das Management von akuten und chronischen Schmerzen stellt das Gesundheitspersonal vor große Herausforderungen, da Schmerzempfindungen wesentlich komplexer sind als häufig dargestellt, und aus weit mehr als der Reizweiterleitung von Inputs zwischen peripherem und zentralem Nervensystem bestehen. Vielmehr müssen Schmerzen als multidimensionales Konstrukt von Sensorik, Affekt (Emotion), Kognition (Gedanken) und Verhalten gesehen werden. Es geht also sowohl darum, ob relevante pathophysiologische Prozesse im Körper ablaufen, als auch wie Reize von Betroffenen bewertet werden. Um eine individualisierte Behandlungsstrategie für Schmerzen entwickeln zu können, sind ein Verständnis der Multidimensionalität und der Zusammenhänge von physischen und psychosozialen Faktoren von muskuloskelettalen Schmerzen sowie ein grundlegendes Verständnis, wie Therapie wirken kann, unerlässlich.

Physiotherapeut*innen treffen in der klinischen Praxis meist auf Menschen, die aufgrund von Krankheiten oder Schmerzen leiden oder in Not sind. Dies trifft in besonderem Maße auf die Behandlung von Menschen mit chronischen Schmerzen zu, da die Ursachen für die Betroffenen oftmals unklar sind und kein Ende der Schmerzen absehbar ist. Diese Überforderung prägt die therapeutische Zusammenarbeit und kann die Erarbeitung einer konstruktiven therapeutischen Beziehung erschweren. Die Grundlage der Physiotherapie ist Wissen und Fachkompetenz, welche sich die Therapeut*innen durch die Ausbildung erwerben. Damit diese Expertise wirksam werden kann, muss der Kontext einer Therapie bewusst gestaltet werden.

In den letzten 10 Jahren setzte sich in der Physiotherapie die Erkenntnis durch, dass die Behandlungsresultate stark von kontextuellen Faktoren abhängen [536][552]. Obwohl die Aufmerksamkeit für Einflussfaktoren wie die therapierende Person einerseits, den Patienten oder die Patientin andererseits sowie deren Beziehung oder auch das therapeutische Setting deutlich gestiegen ist, herrscht oftmals Unklarheit darüber, wie diese kontextuellen Faktoren in der Physiotherapie wirken oder auch wirkungsvoll eingesetzt werden können [553].

Im Bereich der Psychotherapie haben umfangreiche Metaanalysen zu mehr Klarheit über die Wirkmechanismen von Therapien beigetragen [540]. Es konnte gezeigt werden, dass sich die Wirksamkeit der Therapeut*innen signifikant unterscheiden und die Behandlungsresultate im Zusammenhang mit der therapeutischen Beziehung stehen. Das von Wampold vorgeschlagene kontextuelle Model verdeutlicht, welche Pfade dazu beitragen, dass eine Therapie erfolgreich sein kann (▶ Abb. 2.43) [558]. Die Erkenntnisse aus der Psychotherapie lassen sich zwar nicht direkt auf die Physiotherapie übertragen, verdeutlichen aber den möglichen Stellenwert von kontextuellen Faktoren.

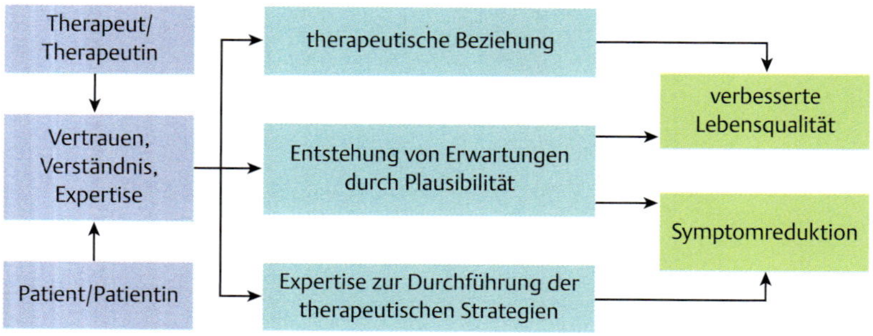

Abb. 2.43 Das kontextuelle Modell (nach [558]), verdeutlicht, welche Pfade dazu beitragen, dass eine Therapie erfolgreich sein kann.

Basierend auf dem kontextuellen Modell lassen sich häufige Herausforderungen in der Physiotherapie für Menschen mit akuten und chronischen Schmerzen ableiten. Eine wirkungsvolle therapeutische Beziehung beinhaltet 3 Faktoren [538]: die Übereinstimmung zwischen Therapeuten und Patientin mit Blick auf die Ziele (goal) und die Maßnahmen, die zum Erreichen der Ziele gewählt werden (task), sowie das Vertrauen der Patientin in den Therapeuten (bond). Besonders herausfordernd ist die Physiotherapie bei Patient*innen mit wenig Vertrauen in die zur Verfügung stehenden Maßnahmen und Techniken. Wichtige Barrieren für eine kooperative Zusammenarbeit in der Physiotherapie sind u. a. negative Erfahrungen mit vorangehenden Therapien, oder auch stress-assoziierte Probleme, die sowohl körperliche wie auch kognitive und emotionale Konsequenzen mit sich bringen. In diesen Situationen ist es besonders herausfordernd zu klären, was ein Schmerz-Management beinhalten soll, was die Ziele sind und wer die Verantwortung für die Veränderung trägt.

✔ Merke

Ein erfolgreiches Schmerzmanagement basiert auf den Standbeinen der Plausibilität der Intervention, der wahrgenommenen Expertise der Gesundheitsfachperson und der therapeutischen Beziehung zwischen den Patient*innen und den Therapeut*innen.

Ein Schritt zur Entwicklung einer guten therapeutischen Beziehung ist es, ein gemeinsames Verständnis für das Problem des Patienten zu entwickeln. Dies erfordert eine kooperative Zusammenarbeit zur Entwicklung eines individuellen Behandlungsplans, der für Patient*innen plausibel ist und bei ihnen eine positive Erwartung weckt. Was sich in der Theorie einfach und logisch anhört, bereitet im klinischen Alltag jedoch häufig große Schwierigkeiten. Oftmals wird der herausfordernde Prozess zur Entwicklung der tragfähigen therapeutischen Beziehung umgangen. Es wird ein Setting geschaffen, in dem die Therapeutin in der Rolle der Expertin dem ahnungslosen Patienten ein therapeutisches Verfahren aufdrängt, welches für den Patienten letztlich nicht nachvollziehbar ist und folglich auch keine positiven Erwartungen wecken kann. Dadurch wird oftmals ein passives Verhalten gefördert und die Abhängigkeit von Gesundheitsfachpersonen gefördert

Das Ziel der Physiotherapie ist es, die Betroffenen zu befähigen, ihre Schmerzen im multidimensionalen Kontext zu verstehen und ein individuelles Management zu entwickeln, das auf die persönlich relevanten Ziele ausgerichtet ist.

✔ Merke

Eine gute therapeutische Beziehung erfordert gemeinsame vereinbarte Ziele und Maßnahmen sowie das Vertrauen in die Fähigkeiten der behandelnden Gesundheitsfachperson.

2.6.2 Muskuloskelettale Schmerzen als multidimensionale Probleme

Wie anfangs beschrieben ist der Schmerz nicht direkt das Resultat einer sensorischen Information betreffend beschädigte Zellen in der Peripherie. Die Schmerzwahrnehmung ist abhängig von der möglichen Schädigung (z. B. nozizeptiver Reiz durch die Ruptur eines Ligaments), der Schmerzverarbeitung sowie von der individuellen Bewertung der betroffenen Person bezüglich der möglichen Bedrohung durch die sensorische Information. Demnach wird der Schmerz stark beeinflusst durch frühere Schmerzerfahrungen, Überzeugungen sowie der individuellen Erwartung und Ziele der Personen.

In der Physiotherapie sollte angestrebt werden, die Multidimensionalität der Schmerzen zu erfassen und ein individuelles Management zu entwickeln, das auf die veränderbaren Faktoren, welche im Zusammenhang mit der Entstehung oder Erhaltung der Schmerzen stehen, ausgerichtet ist. Dabei gilt es, Schmerzprobleme mit einer hohen multidimensionalen Komplexität auch als komplex zu erkennen, aber auch „einfachere" Probleme (z. B. Schmerzen mit einer spezifischen Diagnose und ohne prognostische Risikofaktoren zur Entwicklung von langanhaltenden Einschränkungen) als einfach zu erkennen und entsprechend zu behandeln.

2.6.3 Erfassung des Leidens mit Schmerzen

Die individuelle Perspektive einer Person zu erfassen kann je nach Komplexität des Problems sehr anspruchsvoll sein und teilweise sind sich betroffene Personen ihrer eigenen Perspektive nicht bewusst. Ein grundlegendes Verständnis der Situation der betroffenen Person ist als Start für den Aufbau einer vertrauensvollen Bindung unerlässlich und hilft bei der Entwicklung einer kooperativen Ziel- und Therapievereinbarung. Eine einfache und valide Methode zur multidimensionalen Erfassung des Leidens ist das „Pictorial Representation of Illness and Self-Measure" (PRISM) [554]. Der betroffenen Person wird dabei eine weiße, A4-große Metallplatte mit einer fixierten, 7 cm großen gelben Scheibe in der rechten unteren Ecke vorgelegt. Die Person soll sich vorstellen, die weiße Platte repräsentiere ihr momentanes Leben und der gelbe Kreis ihr „Selbst". Darauf erhält die Person eine rote, 5 cm große Scheibe, die ihren aktuellen Schmerz repräsentiert, und die so auf der weißen Scheibe platziert werden soll, dass sie den Platz, den der Schmerz aktuell im Leben der Person darstellt, widerspiegelt (▶ Abb. 2.44).

Der quantitative Wert, der aus dieser Methode abgeleitet werden kann, ist der Abstand zwischen dem Subjekt „Selbst" und dem Objekt „Schmerz" (Self-Illness Separation, SIS), wobei kleinere Abstände einen höheren Leidensdruck repräsentieren. Die Methode hilft aber auch, qualitativ wertvolle Informationen zu sammeln. Dies zum Beispiel, wenn nachgefragt wird, warum die rote Scheibe an diesem Platz positioniert wurde und ob sie in der Vergangenheit einen anderen Platz eingenommen habe. Zudem dient es als Möglichkeit zur Zielsetzung, indem definiert wird, wohin sich die rote Scheibe bewegen soll, damit der Leidensdruck erträglich wird und die Person sich selbstwirksam fühlen kann.

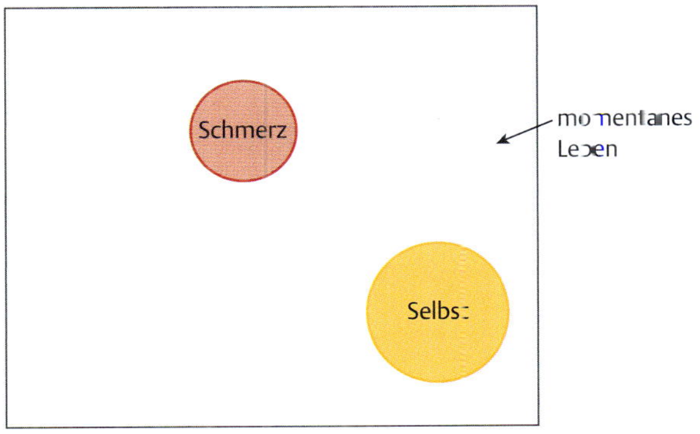

Abb. 2.44 PRISM-Methode zur Erfassung des Leidens mit Schmerzen. Die weiße Fläche repräsentiert das momentane Leben des Betroffenen, der gelbe Kreis das „Selbst". Die Patient*innen werden gebeten, die rote „Schmerz-Scheibe" in Bezug zu dem gelben Kreis zu platzieren.

2.6.4 Diagnose und Krankheitsstadium

Grundsätzlich muss entschieden werden, ob die aktuelle Schmerzsituation auf eine spezifische Diagnose oder auf ein akutes Trauma zurückzuführen ist. Zudem gilt es, Anzeichen für ernsthafte systemische Erkrankungen (red flags) zu erkennen. Am Beispiel von Rückenschmerzen wird deutlich, dass in 90–95 % der Fälle keine spezifische pathoanatomische Ursache für die Schmerzen gefunden werden kann [546]. Dies bedeutet, dass in der überwiegenden Mehrheit der Fälle eine diagnosebasierte Therapie wenig erfolgversprechend sein wird. Zudem kann eine Schmerzsituation nach Zeitdauer in akut (wenige Tage bis Wochen), subakut (wenige Wochen) und chronisch (mehr als 3 Monate) sowie wiederkehrend (recurrent) eingeteilt werden. Diese Information ist jedoch vor allem im Kontext der weiteren relevanten beitragenden Faktoren und der Art des Schmerzes von Bedeutung.

2.6.5 Charakteristika der Schmerzen

Oftmals werden die Schmerzarten entsprechend ihren peripheren und zentralen Mechanismen eingeteilt. Dabei wird meist zwischen nozizeptiv-mechanischen und nozizeptiv-nicht-mechanischen, neuropathischen und noziplastischen Schmerzen unterschieden [541][556]. Die Einteilung in rein periphere und zentrale Schmerzen wird der komplexen multidimensionalen Eigenschaft von Schmerzen nicht gerecht. Meist liegen gemischte Schmerzeigenschaften vor. Als wichtige Information zu möglichen peripheren Reizen sollte immer auch evaluiert werden, wie stark die Schmerzwahrnehmung durch eine mögliche zentrale Sensitivierung beeinflusst wird. Eine zentrale Sensitivierung ist ein physiologisches Phänomen, bei dem eine Dysregulation im zentralen Nervensystem eine neuronale Übererregbarkeit verursacht, was zu einer Überempfindlichkeit gegenüber schädlichen und nicht schädlichen Reizen führt [559]. Zur Evaluation der Sensitivierung bei muskuloskelettalen Schmerzen sollte die Patient*innengeschichte, die Abhängigkeit der Symptome von Stressreaktionen sowie die Reaktion auf sensorische Reize evaluiert werden [550]. Zudem hilft es, die Einschätzung der Symptome bezüglich einer zentralen Sensitivierung anhand eines Fragebogens wie dem Central Sensitisation Inventory (CSI) zu objektivieren [548].

Nozizeptoren sind freie Nervenendigungen im Gewebe, welche hauptsächlich durch 2 Reizarten aktiviert werden: mechanische Deformation (hochschwellige Mechanozeptoren, „mechanische Nozizeption“) und durch entzündliche Mediatoren (polymodale Nozizeptoren, „nicht mechanische Nozizeption“). Weiter dienen 2 Hauptarten von freien Nervenfasern zur nozizeptiven Reizweiterleitung im peripheren Nervensystem: myelinisierte A-Delta-Fasern und nicht myelinisierte C-Fasern. A-Delta- und C-Fasern geben Informationen über das Hinterhorn des entsprechenden spinalen Segments über nozizeptiv-spezifische Neuronen und vor allem über „Wide-dynamic-Range-Neuronen“ (WDRN) weiter, die ebenfalls Afferenzen von A-Beta-Fasern weiterleiten (niederschwellige Mechanozeptoren, Vibration und Berührung). Zudem gelangen etwa 30 % der C-Fasern über das Vorderhorn des entsprechenden spinalen Segments über absteigende und aufsteigende Bahnen in das Hinterhorn 1–2 Abschnitte höher oder tiefer gelegenen spinalen Segmente.

Periphere neuropathische Schmerzen treten per Definition bei einer Schädigung des peripheren Nervensystems auf, wie z. B. bei postherpetischer Neuralgie. Die Wundheilung eines Nervs ist verbunden mit der Bildung eines Neuroms (Schwellung in der Region des Axons), worauf eine spontane elektrische Aktivität beobachtet werden kann („ektope Entladungen“). Es kann zur Allodynie (schmerzhafte Empfindung bei Aktivierung von niederschwelligen Mechanozeptoren über WDRN) und/oder Hyperalgesie kommen (übermäßige schmerzhafte Empfindung bei Aktivierung von Nozizeptoren).

Die Pathophysiologie der zentralen Sensitivierung ist nicht restlich geklärt. Eine zentrale Sensitivierung wird definiert als Verstärkung der neuronalen Signalübertragung innerhalb des ZNS, die eine Schmerzüberempfindlichkeit auslöst [559]. Dabei kann es zur Störung der Interaktion zwischen Inhibition (Schmerzhemmung) der absteigenden Bahnen von Mittelhirn und Hirnstamm und der Modulation von spinalen Mechanismen (u. a. endogene Opioidsysteme und GABA) und exzitatorischen Afferenzen des peripheren Nervensystems kommen. Bei der zentralen Sensitivierung wird eine reduzierte segmentale Inhibition durch GABA und/oder Veränderungen der grauen Materie der schmerzverarbeitenden Areale des Gehirns beobachtet. Zudem sieht man eine moderate bis hohe Überschneidung mit psychischen Komorbiditäten, welche ebenfalls Veränderungen der grauen Materie des Gehirns mit sich bringen. Meistens treten auch eine Sensitivität für andere Reize wie helles Licht und laute Geräusche auf sowie zum Teil auch gastrointestinale, neuropsychologische (z. B. Konzentrationsschwierigkeiten und Fatigue) oder vegetative Symptome. In der Regel reagieren Personen auf diese verschiedenen beschriebenen Trigger mit generalisierten/multilokulären Allodynien oder Hyperalgesien und es ist ein Wind-up-Phänomen zu beobachten (Verstärkung der Schmerzen zeitlich versetzt zum somatosensorischen oder psychischen Input). Als Hypothese geht man dazu von der verminderten Inhibition im Hinterhorn bei Aktivierung der WRDN aus.

2.6.6 Psychologische Faktoren

Die Einschätzung der Prädiktoren für langandauernde Einschränkungen aufgrund von muskuloskelettalen Schmerzen sowie relevanten psychologischen Faktoren, welche die allgemeine Gesundheit der Betroffenen beeinträchtigen, ist von zentraler Bedeutung. Die wichtigsten zu erkennenden Faktoren zur Einschätzung des Chronifizierungsrisikos von akuten (postoperativen) Schmerzen und des Risikos für ein unbefriedigendes (postoperatives) Outcome sind:

- Depression, Angst, Katastrophisierung und negative Gedanken bezüglich des Outcomes bei der Reha [544]
- wenig körperliche Aktivität oder sitzender Lebensstil, Stress, schlechter Schlaf und ungesundes Essverhalten und Rauchen [549]
- soziale Ausgrenzung und Einsamkeit [534].

Katastrophisierung bezieht sich dabei auf den Ausdruck von Sorgen und übermäßiger Konzentration auf negative Aspekte der Schmerzsituation sowie die Erwartung von negativen Ereignissen und die Unfähigkeit, effektiv mit dem Schmerz umzugehen [555]. Katastrophisierung und schmerzbezogene Angst (pain-related fear) entwickeln sich wohl aus eigener Erfahrung, falscher Information (u. a. durch Gesundheitsfachpersonal) und der Beobachtung anderer Personen [557]. Zudem hängen Katastrophisierungen und die schmerzbezogene Angst vom affektiven Kontext ab (sprich negative Stimmung fördert ein übermäßig schützendes Verhalten).

Weiter bestimmen psychische Faktoren die Stratifizierung der Intensität der Behandlung: Betroffene mit geringfügigen psychischen Risikofaktoren sollte also weniger Betreuung erhalten als jene mit ausgeprägten psychischen Risikofaktoren. Es zeigt sich jedoch, dass es für Gesundheitsfachpersonen, welche an der Behandlung von Schmerzproblemen beteiligt sind, schwierig ist, ein psychologisches Profil der Betroffenen zu erstellen [539]. Der Einsatz von Fragebögen wie z. B. dem DASS-21 [537] und dem STarT-Back Screening Tool [545] ist empfehlenswert.

2.6.7 Arbeitsbezogene (Blue und Black Flags) und Lifestyle-Faktoren und allgemeiner Gesundheitszustand

Vergleichbar mit den sozialen Faktoren können auch arbeitsbezogene Faktoren negativen Stress etwa durch negative Beziehungen am Arbeitsplatz oder finanziellen/sozioökonomischen Druck auslösen. Wichtig ist sowohl bei beitragenden sozialen Faktoren wie z. B. Ausgrenzung und Einsamkeit, als auch bei arbeitsbezogenen Faktoren zu identifizieren, ob diese therapeutisch veränderbar sind oder ob lediglich deren Beitrag zum individuellen Schmerzempfinden besprochen werden soll.

Die wohl wichtigsten zu beurteilenden Lebensstilfaktoren sind die allgemeine körperliche Aktivität und der Schlaf. Ein niedriges körperliches Aktivitätsniveau oder eine sitzende Lebensweise (sendentary behaviour, Aktivität < 90 min pro Woche) stehen in einem engen Zusammenhang mit der Entwicklung von einschränkenden Schmerzen. Zudem ist ein niedriges Aktivitätsniveau ein Prädiktor für die Entwicklung weiterer chronischer nicht übertragbarer Erkrankungen, wie etwa psychiatrische Erkrankungen, Erkrankungen des Herz-Kreislauf-Systems, Diabetes und Krebs [542][543]. In diesem Zusammenhang sollte ebenfalls erwähnt werden, dass Schlafprobleme, chronische Schmerzen und schlechtes psychisches Wohlbefinden miteinander assoziiert sind und wechselseitig als Vorhersagefaktor dienen [535][547].

Der allgemeine Gesundheitszustand sowie die grundlegende körperliche Fitness beeinflussen das angestrebte Schmerzmanagement, in dem gewisse Komorbiditäten spezielle Aufmerksamkeit erfordern, wie etwa psychiatrische Erkrankungen, Adipositas oder Krebs [551].

2.6.8 Funktionelles Bewegungsverhalten

In einem akuten posttraumatischen oder postoperativen Zustand kann ein gewisses Maß an Schmerz erwartet werden. Die subjektive Schmerzintensität (numerische Ratingskala, NRS, 0–10) allein kann kaum als Richtwert dafür herhalten, ob das Ausmaß der vorliegenden Schmerzen adaptiert ist. Somit können auf diesen Werten auch keine klinischen Entscheidungen zur Behandlungsplanung und -dosierung getroffen werden. Eine weitaus hilfreichere Methode zur Beurteilung des Status der Adaption an eine Schmerzsituation ist die Beobachtung des funktionellen Bewegungsverhaltens.

Das funktionelle Bewegungsverhalten kann von eher protektiv bis zu eher provokativ eingeschätzt werden und wird immer im Kontext der Situation betrachtet. Ein Verhalten wird als provokativ bewertet, wenn es die aktuelle Situation nicht verbessert. In einer akuten Schmerzsituation ist z. B. der (unbewusste) Aufbau einer übermäßigen muskulären Spannung im Bereich der Verletzung, welche dann durch übermäßige mechanische Belastung der gereizten Strukturen bereits bei leichter Bewegung zu einer Schmerzprovokation führt, ein klar provokativ einzuschätzendes Bewegungsverhalten. Ein Beispiel dafür ist eine übermäßige abdominale Spannung, wie sie bei Rückenschmerzen beobachtet werden kann (abdominal bracing). Auf der anderen Seite wird ein Verhalten als protektiv gesehen, wenn es zur Erholung der akuten Schmerzsituation beiträgt. Dafür ist eine Person nach einem akuten Supinationstrauma, die den Fuß schont und weniger belastet, jedoch zunehmend mehr Bewegungsmöglichkeiten schafft, ein Beispiel

2.6.9 Klinische Entscheidungsfindung

Basierend auf den Zusammenhängen und der Priorisierung der bisherigen beschriebenen therapeutisch veränderbaren Faktoren kann zusammen mit der betroffenen Person nun eine plausible klinische Entscheidung getroffen werden (clinical decision making). Grundsätzlich kann entschieden werden, ob eine diagnosespezifische Therapie angestrebt werden soll, was wie bereits erwähnt nur in etwa 5–10 % der Fälle sinnvoll ist, oder ob ein Management der beitragenden Faktoren im Vordergrund steht. Wichtig ist, wie in der Einleitung erwähnt, dass durch ein gemeinsames Erarbeiten eines Problemverständnisses positive Erfahrungen an die Intervention geschaffen werden und die Ziele und Aufgaben genau aufgeteilt werden. Eine gemeinsame klinische Entscheidungsfindung schafft zudem einen positiven Einfluss auf die wahrgenommene Expertise der behandelnden Gesundheitsfachperson.

> **✔ Merke**
>
> Um eine multidimensionale klinische Entscheidung zu treffen, ist eine Beurteilung der pathoanatomischen und vor allem der beitragenden psychosozialen Faktoren notwendig.

2.6.10 Zusammengefasst

Schmerzen sind ein multidimensionales Problem, dessen Einschätzung sowohl eine Beurteilung der pathoanatomischen und biophysiologischen Prozesse als auch der betragenden psychosozialen Faktoren erfordert. Um eine Veränderung zu erzielen, sind verschiedene Elemente wichtig, sowohl die empfundene Expertise der Gesundheitsfachperson, die Plausibilität der Intervention als auch die therapeutische Beziehung. Letztere baut darauf auf, dass ein gemeinsames Verständnis des Problems, der zu erreichenden Ziele und der dafür nötigen Maßnahmen sowie das Vertrauen in die behandelnde Gesundheitsfachperson vorhanden ist.

2.7 Schlaf

Melanie Manser

2.7.1 Einleitung

Der Schlaf ist ein physiologisches Grundbedürfnis, das rund ein Drittel der Lebenszeit in Anspruch nimmt. Früher oft als passiv und inaktiv angesehen, weiß man heute, dass im Schlaf zahlreiche biologische Prozesse sowie vielfältige Erholungsfunktionen für Körper und Gehirn ablaufen [562]. Konkret beeinflusst er:

- Abläufe bei der Gewebereparatur und Zellregeneration
- Neurotransmitter- und Hormonhaushalt
- Erinnerungsvermögen (Gedächtniskonsolidierung)
- Glukosestoffwechsel.

Schlafstörungen sind verbreitet – jede vierte Person ist davon betroffen. Der Schlaf kann einerseits zu kurz, zu lang, zu häufig unterbrochen oder nicht erholsam sein. Die ICSD-3 (International Classification of Sleep Disorders) unterscheidet insgesamt 60 Formen, wobei die häufigsten beiden Formen die Insomnie (Einschlaf- und Durchschlafstörungen) und die Schlafapnoe darstellen [573]. Bei Personen mit orthopädischen oder traumatologischen Problemen sind insbesondere Insomnien stark verbreitet.

Daher sollte auch in der Physiotherapie über Anamnesefragen und den Einsatz von Fragebogen nach möglichen Schlafstörungen gefahndet werden. Besonders für Insomnien existieren sinnvolle Interventionen, welche auch von Physiotherapeut*innen vermittelt werden können. Daher ist es wichtig, sich mit den Themen Schlafregulation, Schlafphasen und altersentsprechende Veränderungen des Schlafs auszukennen.

Dieses Kapitel beleuchtet diese Aspekte mit dem Ziel, Schlafstörungen in der Physiotherapie besser zu erkennen und mit gezielten Interventionen einen Beitrag zur Verbesserung der Schlafqualität zu leisten.

2.7.2 Schlafregulierung

Der zirkadiane Rhythmus ist ein wichtiger Mechanismus bei der Schlafregulierung. Dieser Begriff bezeichnet die endogenen Rhythmen, die eine Periodenlänge von rund 24 Stunden haben. Das bedeutet, dass sie immer ungefähr zur gleichen Zeit einen Minimal- und Maximalwert aufweisen. So steuert und beeinflusst der zirkadiane Rhythmus beim Menschen neben vielen Hormon- oder Stoffwechselfunktionen auch den Schlaf-Wach-Rhythmus. Dafür ist wesentlich das Hormon Melatonin verantwortlich, das von der Epiphyse (Zirbeldrüse) im Gehirn ausgeschüttet und durch den dort liegenden Nucl. suprachiasmaticus (SCN) reguliert wird. Die Steuerung erfolgt über Nervenbahnen der Netzhaut im Auge, welche Informationen über die wahrgenommene Lichteinstrahlung verarbeiten. Sobald die Dämmerung einsetzt, wird mehr Melatonin ausgeschüttet und der Organismus erhält das Signal zur Umstellung auf den Nachtmodus.

Die Melatoninkonzentration und die einsetzende Schläfrigkeit werden außerdem durch die Körpertemperatur begünstigt, welche physiologischerweise nach einem Tagesgipfel zwischen 16 und 18 Uhr allmählich sinkt und gegen 5 Uhr morgens ihren Tiefpunkt erreicht. Der Kortisolspiegel ist ein weiterer Marker des endogenen zirkadianen Rhythmus. Dieser hat normalerweise seinen Höhepunkt um etwa 8 Uhr morgens und wird dann im Verlauf des Tages wieder sinken und nachts seinen Tiefpunkt erreichen [573].

Ein weiterer Schlafregulator ist ein homöostatischer Prozess: Je länger das Wachsein andauert, desto größer wird die Müdigkeit. Dieser sog. Schlafdruck baut sich im Schlaf wieder ab. Der Schlafdruck oszilliert mit dem zirkadianen Rhythmus (▶ Abb. 2.45) [562].

✔ Merke

Ein gesunder Schlaf-Wach-Rhythmus kann aktiv unterstützt werden, indem beide schlafregulierenden Prozesse berücksichtigt werden.

2.7.3 Schlafstadien

Der menschliche Schlaf zeichnet sich durch Variationen bei den Gehirnwellenmustern, den Augenbewegungen und beim Muskeltonus aus [570].

Es wird zwischen dem REM-Schlaf (REM = Rapid Eye Movement) und dem NREM-Schlaf (NREM = Non-Rapid Eye Movement) unterschieden. Im REM-Schlaf beobachtet man eine reduzierte motorische aber zeitweise hohe kortikale Aktivität. Dies geht meist mit schnellen Augenbewegungen einher, was der Schlafphase ihren Namen verliehen hat. Besonders in dieser Phase findet intensives Träumen statt. Im NREM-Schlaf hingegen sind die motorischen und kortikalen Aktivitäten stark vermindert [573].

Der NREM-Schlaf gliedert sich in 3 weitere Phasen (N1-N3). Das Schlafstadium N1 bezeichnet den Übergang vom Wachsein zum Schlafen (Dösen). Im Schlafstadium N2 stellt sich der stabile Schlaf ein. Hier verringern sich der Muskeltonus, die Herzfrequenz und die Körpertemperatur [565]. Das Schlafstadium N3 bezeichnet den Tiefschlaf. Muskeltonus und Herzfrequenz nehmen in diesem Stadium weiter ab (▶ Abb. 2.46) [573]. Im EEG beobachtet man eine mit steigender Schläfrigkeit zunehmende Verlangsamung der Hirnströme.

Die Abfolge der einzelnen Schlafstadien ergibt insgesamt ein Schlafprofil, das Hypnogramm. Dieses ist interindividuell verschieden, hat aber auch gewisse allgemeingültige Eigenschaften [573].

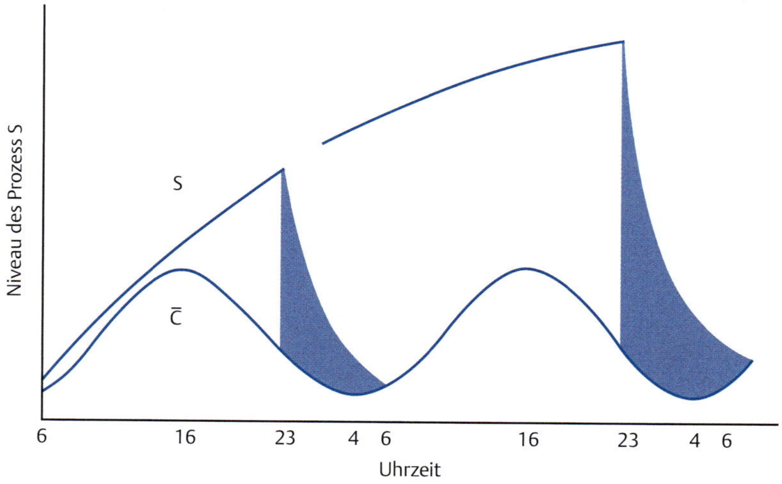

Abb. 2.45 Modell der Schlafregulation (nach [560]). Je länger das Wachsein andauert, desto größer wird der Schlafdruck. (Quelle: Doerr J, Spiegelhalder K, Riemann D. Insomnien. PSYCH up2date 2008; 2(01): 45–60)

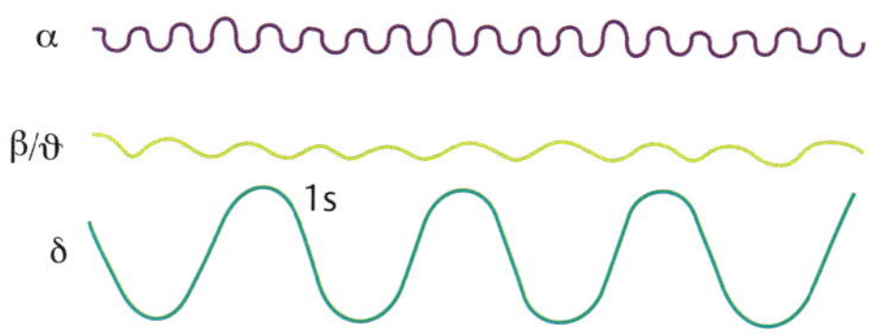

	Frequenz	Schlafstadien
α	8 – 13 Hz	N1: Dösen
β/ϑ	5 – 7 Hz	N2: stabiler Schlaf
δ	0,5 – 4 Hz	N3: Tiefschlaf

Abb. 2.46 Schlafstadien. (Quelle: Schwegler J, Lucius R, Hrsg. Der Mensch – Anatomie und Physiologie. 7., überarbeitete Auflage. Stuttgart: Thieme; 2021)

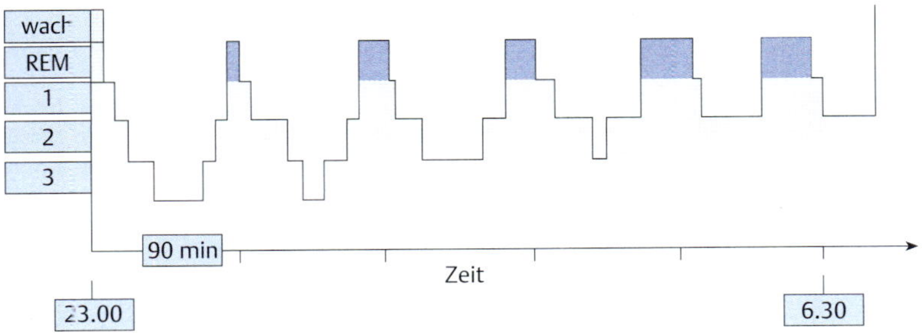

Abb. 2.47 Hypnogramm. Veranschaulichung des Verlaufs und der Abfolge der Schlafstadien über eine Nacht. (Quelle: Payk T, Brüne M, Hrsg. Checkliste Psychiatrie und Psychotherapie. 8., überarbeitete Auflage. Stuttgart: Thieme; 2021)

Beim Einschlafen tritt die Schlafphase N1 auf, später folgt wie auf Treppenstufen hinabsteigend die Schlafphase N2 und danach N3. In der Regel wird zuletzt eine REM-Schlaf-Phase beobachtet, welche einen Schlafzyklus abschließt (▶ Abb. 2.47) [573].

Ein Schlafzyklus dauert im Schnitt 90–110 min. Je nach Schlafdauer finden 4–7 dieser Zyklen statt. Es ist bekannt, dass es im ersten Nachtdrittel mehr Tiefschlafphasen und im letzten Drittel mehr REM-Schlaf-Phasen gibt [573]. Zwischenzeitliche Wachphasen sind dabei völlig normal: Bis zu 20-mal erwachen wir nachts, ältere Menschen noch häufiger. Doch sind diese Wachphasen meist nur kurz und hinterlassen keine Erinnerungen [574]. Erwachen wir am Ende eines Schlafzyklus, fühlen wir uns deutlich erholter, als wenn wir aus einer Tiefschlafphase erwachen.

> **Tipp: Nickerchen**
>
> Bei einem Nickerchen – oder „Power Nap" – ist es sinnvoll, nur sehr kurz (wenige Minuten bis maximal 30 min) oder einen ganzen Schlafzyklus durchzuschlafen, damit ein erholtes Gefühl eintritt.

Diese Schlafarchitektur kann durch viele Einflüsse verändert werden, wie z. B. Depressionen, traumatische Hirnverletzungen, Medikamente oder Schmerzen [563][570].

2.7.4 Schlaf in verschiedenen Lebensphasen

Wie viel Schlaf ein Mensch braucht ist individuell und verändert sich im Laufe des Lebens. Außerdem wechselt der Schlaf von einem polyphasischen Muster (in 24 Stunden treten mehrere Schlafepisoden auf) als Baby und Kleinkind in ein monophasisches Muster im Jugend- und Erwachsenenalter. Im hohen Alter ist teilweise wieder ein polyphasisches Schlafmuster zu beobachten [564], das dann oftmals mit einer längeren Einschlafzeit, mehr und längeren Wachphasen, weniger REM-Schlaf und weniger Tiefschlaf gekoppelt ist [573].

Die ▶ Abb. 2.48 zeigt, wie viel Schlaf in welcher Lebensphase zu erwarten und zu empfehlen ist. Die Schlafqualität ist aber grundsätzlich wichtiger als die Schlafquantität.

> **Tipp**
>
> Das Wissen darüber, dass und wie der Schlaf sich im Verlauf des Lebens verändert, hilft dabei, keine unrealistischen Erwartungen an die Schlafdauer und die Schlafmuster zu haben.

2.7.5 Was passiert im Schlaf?

Besonders im Tiefschlaf kommt es zur vermehrten Ausschüttung von Wachstumshormonen (growth hormone, GH) und Melatonin. Gleichzeitig wird das sympathische Nervensystem herunterreguliert, was zu der nächtlichen Abnahme des Kortisol-, Adrenalin- und Noradrenalinspiegels führt. Außerdem werden im Schlaf das C-reaktive Protein (CRP), diverse Entzündungszellen, wie Granulozyten, Monozyten und natürliche Killerzellen, sowie Zytokine (z. B. Interleukin 6) reguliert. Dies hat deswegen Einfluss auf viele Regenerationsabläufe wie Wundheilungs- oder immunologische Prozesse. Außerdem findet durch die Aktivierung des Parasympathikus im Schlaf eine psychische Erholung statt [562]. Toxische Abfallprodukte, die während des Tages im Gehirn entstanden

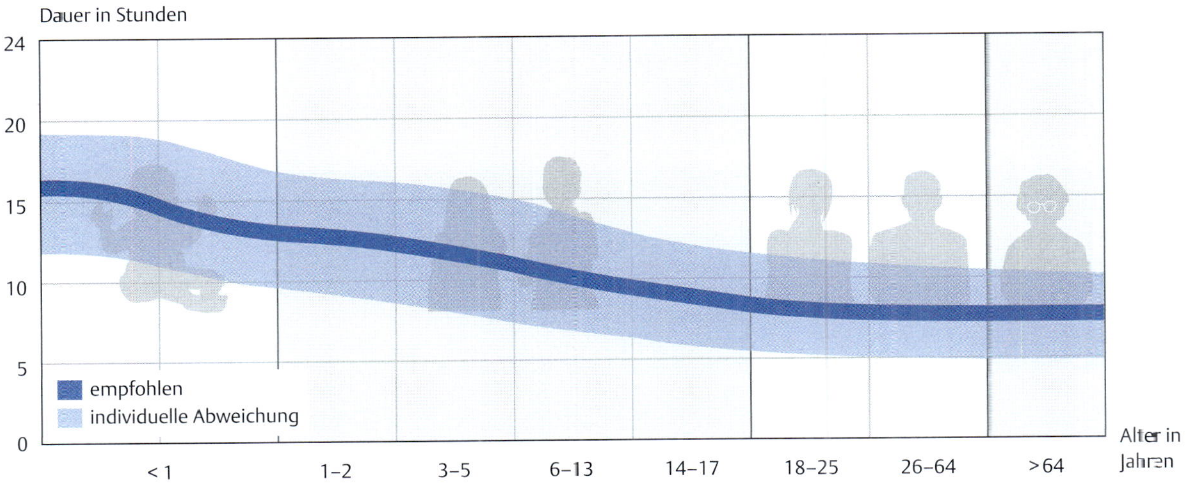

Abb. 2.48 Schlafdauer nach Lebensphasen.

sind, werden abtransportiert. Dies beeinflusst die Funktionsfähigkeit der Neuronen in der Großhirnrinde sowie die Bildung neuer Erinnerungen mittels synaptischer Verbindungen [565]. Es ist auch bekannt, dass jegliche Form der Schlafstörung zu neurodegenerativen Erkrankungen (Demenz, Parkinson-Krankheit) führen kann. Bei Demenz beispielsweise kommt es bei Schlafstörungen zu einer Aggregation des neurotoxischen β-Amyloid 42 [573].

> ✔ **Merke**
>
> Im Tiefschlaf und somit im ersten Nachtdrittel findet die meiste Erholung statt. Für die Wundheilung nach einem Trauma ist ein erholsamer Tiefschlaf besonders bedeutungsvoll.

2.7.6 Warum guter Schlaf wichtig ist

Chronische Schlafstörungen haben folglich einen großen Einfluss auf viele physiologische Prozesse im Körper. Relevant dabei ist, dass häufig eine Wechselwirkung besteht, d. h. die Schlafstörung führt zu einem Problem, aber das bestehende Problem kann auch die Schlafstörung triggern. Beispielsweise sind psychische Erkrankungen (am häufigsten Depressionen und Angststörungen) sowie akute muskuloskelettale Schmerzen zu 90 % mit einer Schlafstörung verbunden [573]. Mögliche Folgen von Schlafstörungen können sein:

- negative Auswirkungen auf das Gedächtnis
- erhöhtes Risiko für neurodegenerative Krankheiten
- erhöhtes Risiko für psychische Erkankungen
- erhöhte Schmerzwahrnehmung
- Immunschwäche/erhöhtes Risiko für Autoimmunkrankheiten
- steigende Fehlzeiten am Arbeitsplatz
- erhöhtes Unfallrisiko
- geringere Produktivität und Konzentration
- erhöhtes Risiko für metabolische Dysfunktion und weitere Folgen (Herzinfarkt, Schlaganfall)

2.7.7 Insomnie

Für die Insomnie (Schlaflosigkeit) charakteristisch sind eine erhöhte Einschlafzeit von über 30 min, vermehrte nächtliche Wachphasen und ein frühmorgendliches Erwachen. Für Betroffene besonders belastend sind die Auswirkungen auf den nachfolgenden Tag mit starker Müdigkeit, Konzentrationsproblemen oder emotionalen Veränderungen. Chronisch ist eine Insomnie, wenn die Einschlaf- oder Durchschlafprobleme an mindestens 3 Nächten pro Woche über einen Zeitraum von mindestens 3 Monaten auftreten [564].

Die Prävalenz der Insomnie bei der normalen Bevölkerung liegt bei 5–13 %, dabei sind Frauen 2–4-mal häufiger betroffen. Bei Personen mit akuten muskuloskelettalen Beschwerden liegt die Prävalenz bei bis zu 90 %, bei Personen mit chronischen Schmerzen bei über 70 %, bei Menschen mit Demenz oder Parkinson-Krankheit bei 75–90 % [567][569][571][572] [573].

Das Erklärungsmodell für die Insomnie zeigt, dass es prädisponierende und auslösende Faktoren für eine Schlafstörung geben kann. Bauen sich danach perpetuierende Faktoren auf, kommt es zu einem Hyperarousal (Übererregung) auf emotionaler, kognitiver und vegetativer Ebene. So wird aus der vorübergehenden Schlafstörung ein anhaltendes Problem (▶ Abb. 2.49).

Insomnie bei orthopädischen/traumatologischen Erkrankungen

Das Erklärungsmodell der Insomnie zeigt auf, dass insbesondere Personen mit orthopädischen oder traumatologischen Problemen von einer Insomnie besonders betroffen sein können. Ein typischer Auslöser dafür sind die Schmerzen, die zu einer veränderten Schlafarchitektur führen. Es werden mehr Wachphasen als normal verzeichnet und es wird mehr Zeit in der NREM-Phase-1 verbracht [573]. Man weiß zudem aus Untersuchungen, dass eine eingeschränkte Schlafqualität zu höher empfundener Schmerzintensität führen kann, was somit den Teufelskreis unterhält [564].

In der akuten Phase ist bei Personen mit orthopädischen oder traumatologischen Erkrankungen häufig die Mobilität eingeschränkt. Dies wirkt sich auf beide schlafregulierenden Mechanismen aus. Durch die fehlende Aktivität oder zusätzliche Schlafphasen tagsüber ist der Schlafdruck abends geringer und das Risiko groß, dass man sich weniger dem Tageslicht aussetzt, was für einen gesunden zirkadianen Rhythmus wichtig wäre [564]. Auch die Schmerzmittel, die in der akuten Phase häufig eingenommen werden müssen, wirken sich auf die Schlafarchitektur aus. Opiate senken die totale Schlafzeit und reduzieren den für die Wundheilung wichtigen NREM-3-Schlaf und den REM-Schlaf [566].

Verringern sich die Schmerzen und nimmt die Mobilität wieder zu, normalisiert sich häufig auch der Schlaf wieder. Allerdings zeigen Studien, dass 6 Monate nach einem Klinikaufenthalt noch 30 % über moderate bis schwere Schlafstörungen klagen [568] [575]. Dies weist darauf hin, dass perpetuierende Faktoren wie dysfunktionale Schlafgewohnheiten, Stress oder die Sorge um den Schlaf die Schlafstörung erhalten können. Umso wichtiger erscheint es, dass Schlafstörungen möglichst früh erkannt werden.

Physiotherapeutische Diagnose-Tools bei Insomnie

Auch in der Physiotherapie existieren nützliche Tools, mit denen sich die Schlafgesundheit einer Person zielgerichtet untersuchen lässt (▶ Tab. 2.12).

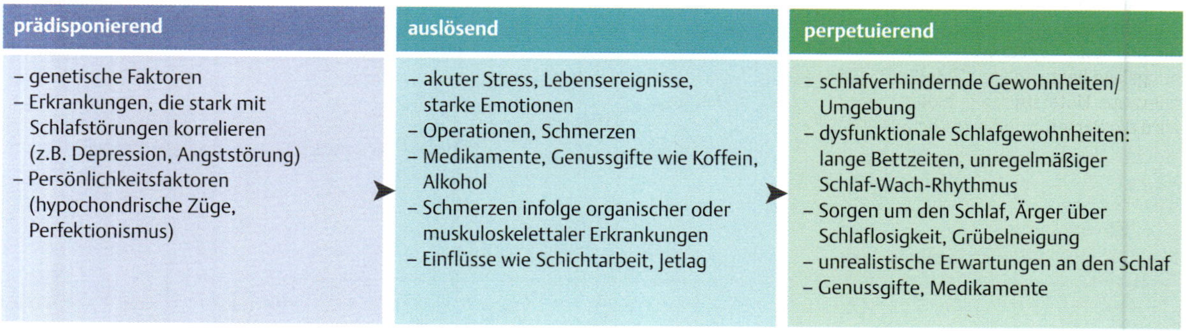

Abb. 2.49 Gründe für Schlafstörungen.

Tab. 2.12 Physiotherapeutische Diagnose-Tools bei Insomnie: Anamnese, Schlaftagebuch und Fragebogen.

Sinnvolle Fragen in der Anamnese	Relevanz
Fühlen Sie sich erholt nach dem Schlafen?	Der Schlaf sollte vorwiegend erholsam sein.
Wie lange war die Dauer vom Zubettgehen bis zum Einschlafen?	Die Zeit bis zum Einschlafen sollte maximal 30 min betragen.
Waren Sie nachts häufig wach?	Bis zu 30 min insgesamt und mehrmaliges kurzes Erwachen sind normal.
Was sind Ihre Schlafgewohnheiten?	Hilft, dysfunktionale Schlafgewohnheiten zu erkennen.
Haben die Schlafprobleme Einfluss auf Ihre Lebensqualität, die Stimmung und/oder die Funktionsfähigkeit am Tag?	Möglich sind z. B. Konzentrationsprobleme, Stimmungsschwankungen oder Ärger über Schlaflosigkeit.
Schlaftagebuch Es kann sehr hilfreich sein, das Schlafverhalten mittels Schlaftagebuch erfassen zu lassen. Bereits hier können dysfunktionale Verhaltensweisen in Bezug auf die Schlafdauer und das Schlafverhalten erkannt werden. Dabei sollen einerseits objektive Parameter wie die Zubettgehzeit, Aufstehzeit oder die wachen Zeiten notiert werden. Andererseits müssen ebenso subjektive Aspekte wie das Erholungsgefühl nach dem Schlaf oder das Stresslevel tagsüber und vor dem Zubettgehen berücksichtigt werden [564].	
Fragebogen • Schlafqualität: Pittsburgh Sleep Quality Index (PSQI) • Schweregrad der Insomnie: Insomnia Severity Index (ISI) • Schläfrigkeit am Tag: Epworth Sleepiness Scale (ESS) • nicht hilfreiche Gedanken: Dysfunctional Beliefs and Attitudes about Sleep Qx	

Umgebungsfaktoren
- Lärm minimieren
- Verdunkelungsmöglichkeiten im Schlafzimmer herstellen
- schlaffördernde Umgebung schaffen (Stressoren entfernen)
- subjektiv angenehme Zimmertemperatur herstellen
- geeignete Matratze (individuelle Bedürfnisse; Personen, die schwitzen, eher Federkernmatratzen, Personen, die frieren, eher Kaltschaummatratzen)

Verhaltensweisen
- Stress regulieren
- Bett nur zum Schlafen nutzen
- Bettzeiten auf notwendiges Maß reduzieren
- regelmäßige Bettzeiten, wenn möglich auch am Wochenende
- Mittagsschlaf bewusst steuern
- genügend Bewegung
- Tageslicht nutzen während des Tages
- Blaulicht abends meiden
- Genussgifte bewusst einsetzen

Inputs durch PT
- Vermittlung von Wissen über Schlafregulierung sowie Veränderungen des Schlafverhaltens im Verlauf des Lebens
- Vermittlung von Wissen zur Entstehung von Schlafstörungen
- Vermittlung von Techniken zur Stressregulation
- Analyse möglicher dysfunktionaler Schlafgewohnheiten

Abb. 2.50 Interventionen zur Schlafverbesserung.

Physiotherapeutische Interventionen zur Schlafverbesserung

Anhand der Resultate aus den diagnostischen Tools können zielgerichtete Interventionen ausgewählt werden. Abbildung 5 fasst wichtige Faktoren zusammen, die eine Verbesserung der Schlafqualität bewirken können (▶ Abb. 2.50).

Alle Interventionen haben dabei das Ziel, auf kognitiver, emotionaler und vegetativer Ebene eine schlaffördernde Entspannungslage herzustellen [573]. Die Physiotherapie kann dabei eine relevante Unterstützung bieten. Bei schweren Schlafstörungen wird die Person an eine ärztliche Fachkraft überweisen.

Tipp

Es empfiehlt sich, bereits tagsüber auf das Stresslevel einzuwirken. Sinken die Kortisol- und Adrenalinwerte nicht auf das nötige Niveau, wird eine Insomnie deutlich wahrscheinlicher [573]. Die Physiotherapie bietet eine Auswahl an Techniken. Beispiele sind die progressive Muskelentspannung (Jacobson), Atemübungen, Entspannungstechniken und Achtsamkeitsübungen.

Schlafapnoe

Die Schlafapnoe tritt häufiger bei Männern über 45 Jahren auf, welche vermehrt unter Übergewicht und Bluthochdruck leiden. Anzeichen für eine obstruktive Schlafapnoe sind: extreme Schläfrigkeit am Tag, Schlaffragmentierung oder Insomnie, kognitive Probleme, Schnarchen, beobachtete Atemaussetzer, Verschlucken oder nach Luft schnappen im Schlaf sowie Nykturie [560]. Die Prävalenz der Schlafapnoe liegt in der normalen Bevölkerung bei 2–5 %, bei Personen nach einem Schlaganfall bei 60–90 % und bei Personen mit chronischen Schmerzen bei über 30 % [569][571][572] [573].

Die Therapie bei einer Schlafapnoe ist eine Lebensstilanpassung, die Verhinderung der Rückenlage oder eine Continuous-positive-Airway-Pressure-Maske (CPAP) bei signifikanten Symptomen [573]. Besteht der Verdacht auf eine Schlafapnoe, muss die Person auf jeden Fall an eine ärztliche Fachkraft überwiesen werden.

2.7.8 Zusammengefasst

Der Schlaf reguliert auf vielfältige Weise physiologische Prozesse im Körper. Eine gute Schlafqualität ist für die psychische und physische Gesundheit sehr wichtig.

Schlafstörungen sind bei Patientinnen und Patienten in der Physiotherapie, insbesondere bei Personen mit orthopädischen oder traumatologischen Erkrankungen, sehr weit vorbereitet und deshalb empfiehlt es sich, die Schlafqualität einer Person durch ein Screening abzuschätzen. Es existieren ferner einige Interventionen für Insomnien, welche auch durch Fachpersonen aus der Physiotherapie vermittelt werden können.

2.8 Ernährung

Johannes Scherr

2.8.1 Einleitung

Die effektive Behandlung komplexer Verletzungen, insbesondere in der postoperativen Phase, stellt eine zentrale Herausforderung in der orthopädischen und traumatologischen Versorgung dar. Unter den vielfältigen Einflussfaktoren auf den Genesungsprozess nimmt der Ernährungszustand eine Schlüsselrolle ein, was sich in der zunehmenden Zahl von Forschungsarbeiten auf diesem Gebiet widerspiegelt. Diese unterstreichen die Wichtigkeit einer frühzeitigen Ernährungsunterstützung zur Verbesserung postoperativer Ergebnisse.

Eine Mangelernährung oder ein suboptimaler Ernährungsstatus sind häufige Probleme bei chirurgischen, insbesondere geriatrischen und polymorbiden Patient*innen mit Polymedikation. Begleiterkrankungen wie endotheliale Dysfunktion bei Arteriosklerose oder Diabetes mellitus können den Heilungsprozess zusätzlich negativ beeinflussen. Mangelernährte Personen verfügen über keine ausreichenden metabolischen Reserven für die postoperative Erholung.

Die Prävalenz der Malnutrition nach elektiven orthopädischen Eingriffen variiert je nach Definition zwischen 4 und 50 % [581][603][606][610][623]. Malnutrition wird dabei häufig als Störung der Energie-, Protein- und Nährstoffbalance definiert, die sich in unzureichender oder übermäßiger Energiezufuhr, Gewichtsverlust, Muskelschwund, Verlust von subkutanem Fettgewebe, Flüssigkeitsansammlungen oder eingeschränktem Funktionsstatus manifestiert. Bei traumatischen Verletzungen ist der Stoffwechselbedarf um 20–50 % höher als bei elektiven chirurgischen Eingriffen [592] und kann im Vergleich zum Ruhezustand um das bis zu 1,7-fache gesteigert sein [640]. Die American Society for Parenteral and Enteral Nutrition und die Wound Healing Society empfehlen einen Richtwert von 30–35 kcal/kg/d für eine optimale Wundheilung. Bei übergewichtigen oder geriatrischen Personen mit chronischen Wunden sollte die Kalorienzufuhr individuell unter Berücksichtigung der Stoffwechselsituation festgelegt werden. Das National Pressure Ulcer Advisory Panel (NPUAP) empfiehlt für Untergewichtige oder Personen mit Gewichtsverlust eine erhöhte Energiezufuhr von 35–40 kcal/kg/d zur Optimierung der Wundheilung [630][631].

Die Relevanz eines adäquaten Ernährungsstatus zeigt sich darin, dass Malnutrition einen signifikanten unabhängigen Risikofaktor für Re-Operationen (Odds Ratio, OR: 2,6; 95 % Konfidenzintervall, KI: 1,1–6,2) und Wundheilungsstörungen (OR: 7,1; KI: 1,9–26) darstellt [610]. Patient*innen mit einem Malnutritionsrisiko weisen zudem eine 6,2-fach erhöhte Mortalität im Vergleich zu gut ernährten Menschen auf [609]. Frauen sowie ältere Menschen insgesamt scheinen hierbei ein höheres Risiko für eine Malnutrition und die damit verbundenen Komplikationen zu haben.

Malnutrition führt häufig zu verzögerter Wundheilung, erhöhter Infektionsanfälligkeit, verlängerten Krankenhausaufenthalten und gesteigerten Gesundheitskosten [619][621]. Eine angemessene Ernährungsunterstützung ist daher essenziell für eine zeitgerechte Wundheilung und Genesung. Nährstoffe wie Omega-3-Fettsäuren, Aminosäuren (z. B. Arginin) sowie essenzielle Vitamine und Mineralien spielen eine Schlüsselrolle bei der Regulierung von Entzündungsreaktionen, der Stärkung der Immunfunktion und der Förderung der Gewebereparatur. Zusammenfassend unterstreicht die aktuelle Forschung die Notwendigkeit einer gezielten Ernährungsintervention, insbesondere bei älteren und weiblichen Personen, um postoperative Komplikationen zu minimieren und den Heilungsprozess zu optimieren.

2.8.2 Assessment der Malnutrition

Da kein singulärer Parameter zur validen Definition der Malnutrition existiert, sollten verschiedene Assessmentmethoden verwendet werden, um eine valide Diagnostik zu ermöglichen. Neben der Erfassung der anthropometrischen Daten stehen hierbei zum Screening validierte Fragebögen und auch Blut-Biomarker zur Verfügung.

Anthropometrie

Zur umfassenden Erfassung des Ernährungszustandes sollten neben Größe, Gewicht und BMI weitere anthropometrische Parameter berücksichtigt werden. Dies ist besonders wichtig, da bei älteren Personen auch bei einem BMI über 18,5 kg/m², der üblicherweise die Grenze für Untergewicht markiert, eine Mangelernährung vorliegen kann. Für Patient*innen über 70 Jahren wird daher häufig ein Grenz-BMI von 20 kg/m² oder sogar 22 kg/m² empfohlen [645]. Interessanterweise können auch übergewichtige Personen und Menschen mit Adipositas (BMI > 25 kg/m² bzw. > 30 kg/m²) trotz hoher Kalorienzufuhr paradoxerweise einen Nährstoffmangel aufweisen [635]. Dies unterstreicht die Unzuverlässigkeit des BMI als alleinigen Indikator für Malnutrition oder den Ernährungszustand, was besonders durch das Phänomen der sarkopenischen Adipositas verdeutlicht wird. Um diesen Limitationen entgegenzuwirken, kann die Erfassung der Magermasse des Körpers hilfreich sein (sog. Lean Body Mass, d. h. Körpergewicht abzüglich Fettgewebe). Allerdings ist deren Bestimmung oft aufwendig und erfordert spezielle Methoden wie die bioelektrische Impedanzanalyse (BIA) oder die Hautfaltendickenmessung. Zudem kann selbst bei normwertiger Lean Body Mass eine Mangelernährung vorliegen. Angesichts dieser Komplexität ist es ratsam, zur zuverlässigen Erfassung einer Malnutrition zusätzliche Messmethoden heranzuziehen. Diese ergänzenden Verfahren können ein umfassenderes Bild des Ernährungszustandes liefern und erlauben somit eine präzisere Diagnose und gezieltere Interventionen.

Blutanalysen

Zur erweiterten Diagnostik der Malnutrition eignen sich verschiedene serologische Parameter. In den meisten Studien wird eine Mangelernährung serologisch als eine Serumalbumin-Konzentration von < 3,5 g/dl definiert. Serumalbumin oder Präalbumin (Grenzwert < 15 mg/dl) dienen häufig als serologische Standard-Biomarker für eine Mangelernährung. Zhang et al. empfehlen jedoch die Verwendung von Gesamtprotein als Surrogat-Parameter für Malnutrition, da es als weniger empfindlich gegenüber akutem Krankheitsstress gilt [645]. Dies liegt daran, dass Serumalbumin zu den Anti-Akute-Phase-Proteinen zählt, deren Serumkonzentrationen bei akuten Entzündungen sinken und somit nicht mehr als valider Marker für eine Malnutrition herangezogen werden können. Folglich könnte das Gesamtprotein für die Diagnose von Mangelernährung bei geriatrischen Menschen, die zu chronischen Entzündungen neigen, besser geeignet sein.

Ein weiterer häufig erfasster Blutparameter ist das Transferrin. Deutlich erniedrigte Transferrinwerte können auf eine schwere Protein-Energie-Mangelernährung hinweisen, wobei ein Wert von unter 100 mg/dl als Indikator gilt [608].

Da die Reifung der Lymphozyten bei mangelernährten Personen reduziert sein kann, kann eine Gesamtkonzentration der zirkulierenden Lymphozyten von unter 1500/mm³ (normal 2000–3500/mm³) ebenfalls als Hinweis auf eine Malnutrition angesehen werden [624].

Eine Malnutrition ist nicht nur bei älteren orthopädischen Patient*innen nachweisbar. Auch bei jüngeren Patient*innen aus der orthopädischen Sportmedizin ist die Prävalenz der Malnutrition hoch [588]. Der Vitamin-D-Mangel ist dabei die häufigste Mangelerscheinung in der orthopädischen Sportmedizin. Aufgrund der engen Beziehung zum Knochenstoffwechsel sollte dieser Parameter ebenfalls bei der Erfassung des perioperativen Ernährungsstatus berücksichtigt werden.

Derartige Auffälligkeiten in den Blutparametern können zwar als Hinweis auf eine Protein-Energie-Mangelernährung gewertet werden, doch sind sie weder spezifisch noch unempfindlich. Sie können auch durch Begleiterkrankungen oder schwere Stressreaktionen, wie etwa durch eine Operation, beeinflusst werden. Zudem reagieren viele der Biomarker nur träge auf eine Korrektur der Malnutrition, was ihre Eignung als direktes diagnostisches Tool einschränkt.

Fragebögen

Neben den bereits erwähnten Methoden stellen Fragebogen eine wichtige und kostengünstige Assessment-Methode dar. Besonders hervorzuheben ist die Mini-Nutritional Assessment Short Form (MNA-SF), die als zuverlässiges Tool gilt. Sie ist schnell durchführbar, kostenlos online verfügbar und erfordert keine Labormarker. Zudem ist der Fragebogen in vielen Sprachen validiert. Der MNA-SF erfasst neben dem BMI weitere Aspekte wie die von einer Person angegebene Nahrungsaufnahme, einen kürzlich erfolgten Gewichtsverlust, krankheitsbedingten Stress sowie den neuropsychologischen Zustand (Demenz) [620]. Der Fragebogen ermöglicht eine maximale Punktzahl von 14, anhand derer zwischen normalem Ernährungszustand, erhöhtem Risiko für Mangelernährung und bestehender Mangelernährung unterschieden wird. Bei einem Wert unter 11 wird ein tiefergehendes Assessment mittels des vollständigen MNA-Bogens empfohlen.

Obwohl es zahlreiche weitere Assessment-Bögen zur Erfassung von Malnutrition gibt, zeigen Vergleichsstudien zwischen den beiden am häufigsten verwendeten Fragebögen – dem MNA-SF und dem Malnutrition Universal Screening Tool (MUST) –, dass der MNA-SF ein geeigneteres und sensibleres Screening-Instrument zur Erkennung von Mangelernährung bei älteren Menschen ist. Zudem scheint er konsistenter mit postoperativen Ergebnissen verbunden zu sein [590][606]. Allerdings wurden viele dieser Assessment-Tools für spezifische Zielgruppen validiert und sollten daher auch primär in diesen Kontexten angewendet werden.

Ein weiteres weit verbreitetes und validiertes Tool, in das mehrere Qualitäten einfließen, stellt das Nutritional Risk Screening 2002 (NRS-2002) dar [632]. Hierbei werden 3 zentrale Bereiche erfasst:

1. Ernährungszustand: ernährungsbezogene Informationen (z. B. Gewichtsverlauf, Body-Mass-Index, Essgewohnheiten) zur Bewertung des aktuellen Ernährungsstatus
2. Schwere der Erkrankung: Einfluss des Schweregrades der Erkrankung auf den Nährstoffbedarf
3. Alter der Person: da ältere Patient*innen ein erhöhtes Risiko für Mangelernährung aufweisen können.

2.8.3 Ernährungsstrategien

Eine hochkalorische, proteinreiche Ernährung mit ausreichend Mikronährstoffen und Vitaminen korreliert mit einem verbesserten postoperativen Outcome. Die 4 Phasen des Heilungsprozesses (Hämostase, Inflammation, Proliferation und Remodellierung) sind eng mit dem Immunsystem verknüpft (▶ Abb. 2.51). Daher kommt Mikronährstoffen mit immunmodulatorischer Wirkung (Immunonutrition) eine besondere Bedeutung zu. Im Folgenden werden die wichtigsten Makro- und Mikronährstoffe mit relevantem Einfluss auf den peri- und postoperativen Verlauf erörtert.

Makronährstoffe

Die empfohlene tägliche Kalorienzufuhr für Erwachsene sollte etwa 27–30 kcal pro Kilogramm Körpergewicht (kgKG) betragen, während der Proteinbedarf bei 1,0–1,2 g pro kgKG liegt. Diese Richtwerte sollten jedoch individuell angepasst werden, wobei Faktoren wie Ernährungszustand, körperliche Aktivität, Krankheitsstatus, Komorbiditäten und Verträglichkeit berücksichtigt werden [613][636][637]. Für Personen mit einem erhöhten Risiko für Mangelernährung, z. B. bei Dekubitus, werden höhere Zielwerte empfohlen. In diesen Fällen sollte die tägliche Kalorienzufuhr auf 30–35 kcal/kgKG und die Proteinzufuhr auf 1,25–1,5 g/kgKG erhöht werden [613][636][637]. Teilweise finden sich in der Literatur auch Empfehlungen, die Proteinzufuhr auf bis zu 2,0 g/kgKG zu erhöhen und den Verzehr auf mehrere Portionen von je 20–40 g pro Mahlzeit zu verteilen [627]. Diese erhöhten Werte tragen dem gesteigerten Nährstoffbedarf bei Risikopatient*innen Rechnung und können zur Prävention und Behandlung einer Mangelernährung beitragen. Auch wird empfohlen, postoperativ früh wieder mit der Nahrungsaufnahme zu beginnen, da dies mit weniger Infektionen und einer schnelleren Heilung verbunden ist [627].

Protein

Bei der Evaluation des Ernährungsstatus kommt dem Proteinhaushalt eine besondere Bedeutung zu. Proteine sind an nahezu allen Schritten im Heilungsprozess beteiligt, und ein Mangel kann vielfältige Konsequenzen haben. Dies zeigt sich eindrücklich in einer Studie an geriatrischen Patient*innen, bei denen eine präoperative Gesamtprotein-Konzentration von < 6 g/dl mit einer deutlich erhöhten Komplikationsrate assoziiert war. Diese Komplikationen umfassten die Notwendigkeit zur Re-Operation, Wundheilungsstörungen und lebensbedrohliche Zwischenfälle, die eine intensivmedizinische Versorgung erforderten (▶ Abb. 2.52).

Für Menschen mit Sarkopenie oder erhöhter Gebrechlichkeit (engl. frailty), wie sie oft bei älteren Menschen zu beobachten ist, stellen proteinreiche Ernährungsformen und insbesondere Supplemente mit essenziellen Aminosäuren (EAA) wichtige Ernährungsstrategien dar. Zu den EAA zählen die 8 Aminosäuren Methionin, Valin, Leucin, Isoleucin, Lysin, Phenylalanin, Threonin sowie Tryptophan. Diese proteinogenen Aminosäuren sind für den Menschen unentbehrlich. 3 davon – Leucin, Isoleucin und Valin – gehören zu den verzweigtkettigen Aminosäuren (BCAA), die be-

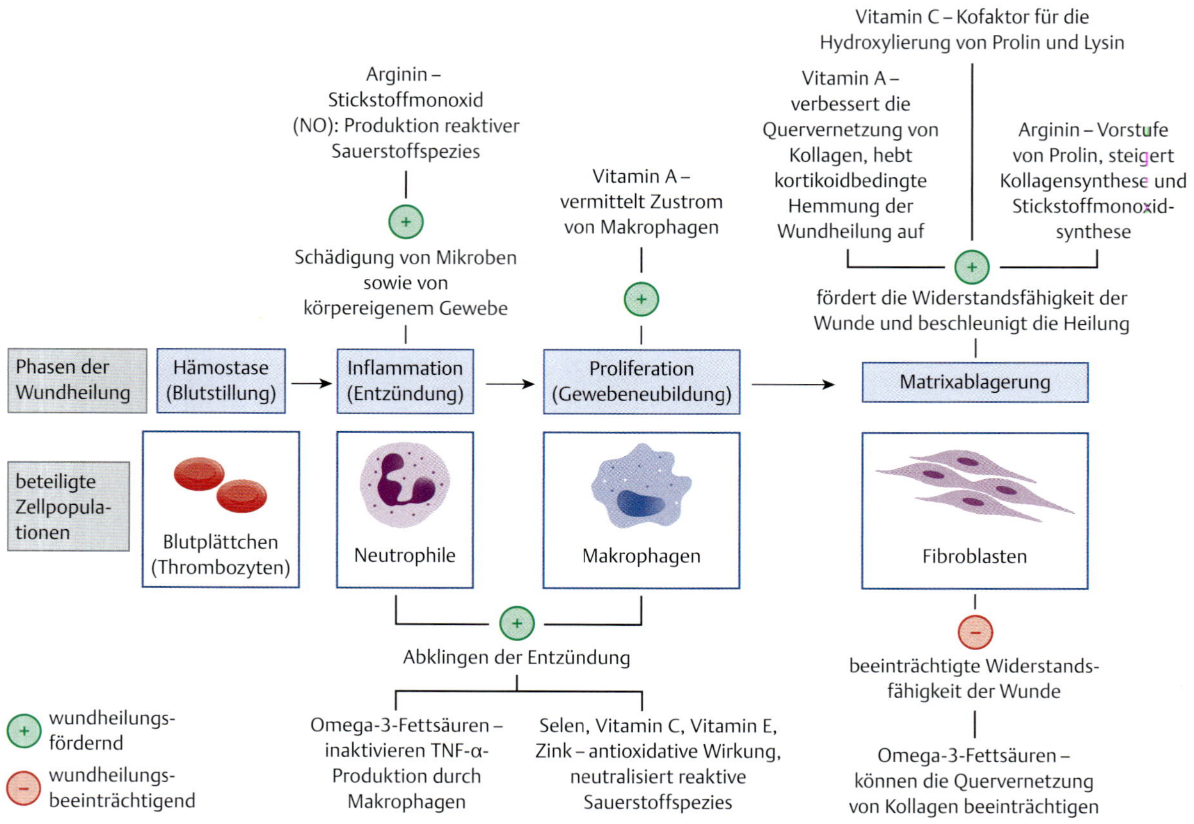

Abb. 2.51 Immunologische Rolle verschiedener Immunnährstoffe bei der Wundheilung (Einige Studien deuten darauf hin, dass die entzündungshemmende Wirkung von Omega-3-Fettsäuren der Wundheilung eher förderlich als abträglich ist; Neben Selen, Vitamin C, Vitamin E und Zink spielen andere Antioxidantien/antioxidative Kofaktoren eine ähnliche Rolle; MΦ = Makrophage; TNF-α = Tumor-Nekrose-Faktor alpha).

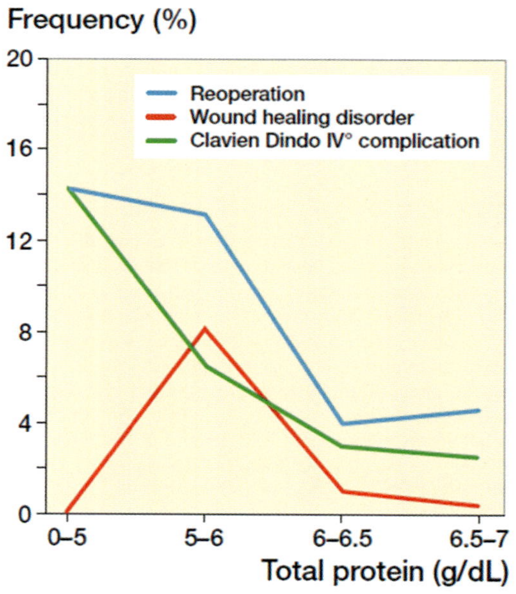

Abb. 2.52 Häufigkeit an Re-Operationen, Wundheilungsstörungen und lebensbedrohlichen postoperativen Zwischenfällen (Grad IV nach Clavien-Dindo-Klassifikation), die eine intensivmedizinische Versorgung bei Personen mit muskuloskelettalen Operationen, im Zusammenhang mit der Proteinversorgung erfordern. (Quelle: Greimel F, Grifka J, Meyer M et al. Impact of malnutrition and vitamin deficiency in geriatric patients undergoing orthopedic surgery. Acta Orthopaedica 2021; 92(03): 358–363)

sonders ausschlaggebend für den muskulären Aufbau und Erhalt sind [582]. Es muss jedoch festgehalten werden, dass eine alleinige Supplementation ohne zusätzliche körperliche Aktivität zu einem lediglich geringen Muskelwachstum führt [642].

Neben einer proteinreichen Ernährung scheint eine gezielte Supplementierung mit Leucin-angereichertem Protein/EAA förderlich für die Muskelproteinsynthese zu sein [596]. Dies scheint vor allem für ältere und klinisch gefährdete Menschen am vorteilhaftesten zu sein, auch weil bei solch einem hochdosierten Supplementierungs-Regime keine negativen Auswirkungen auf die Verdauung und das Sättigungsgefühl zu erwarten sind. Aus wissenschaftlicher Sicht wird aktuell bei älteren Menschen im Hinblick auf eine Maximierung des Muskelaufbaus empfohlen, größere Mengen an hochwertigem Protein (z. B. Molkeprotein) pro Mahlzeit zu sich zu nehmen (entsprechend 1,0–1,2 g/kgKG pro Tag oder etwa 40 g Protein zu jeder Hauptmahlzeit). Alternativ können niedrig dosierte, jedoch mit Leucin angereicherte Protein-Supplementationen (d. h. mindestens 3 g Leucin in einer niedrigeren Proteindosis von 10–20 g) durchgeführt werden. Der anabole Effekt wird durch ein entsprechendes „Nutritional Timing" optimiert, wobei die Proteinzufuhr entweder direkt zu oder kurz nach einem Krafttraining bzw. einer Muskelkontraktion angestrebt werden sollte.

Darüber hinaus scheinen auch Leucin-Metaboliten wie β-Hydroxy-β-Methylbutyrat (HMB) und Kreatin wichtige Ernährungsbausteine darzustellen, da diese bekannterweise die Muskelproteinsynthese wirksam unterstützen [605][644].

Eine weitere Aminosäure mit potenziell positivem Effekt auf den Heilungsverlauf ist Arginin. Erste Ergebnisse scheinen vielversprechend, jedoch wird noch eine deutlich verbesserte Evidenz benötigt, um valide Empfehlungen abgeben zu können [586]. Einer der wichtigsten Wege, auf denen L-Arginin die Wundheilung fördert, ist durch die Kollagensynthese [615]. Kollagen ist das wichtigste Strukturprotein des Körpers und wird für die Remodellierung und die Regeneration von neuem Gewebe benötigt. Des Weiteren fördert Arginin die Fibroblastenproliferation. Arginin hat zudem antiinflammatorische und antioxidative Fähigkeiten und unterstützt das Immunsystem. Darüber hinaus kommt es über die Bereitstellung von Stickstoffmonoxid (NO) zu einer Verbesserung der endothelialen Funktion und somit der Durchblutung des Wundgebiets.

Omega-3-Fettsäuren

Eicosapentaensäure (EPA) und Docosahexaensäure (DHA) sind wichtige Omega-3-Fettsäuren, die hauptsächlich in fettem Fisch und Fischölpräparaten vorkommen. Diese Fettsäuren haben bemerkenswerte entzündungshemmende Eigenschaften und können verschiedene Aspekte des Entzündungsprozesses beeinflussen:

- Sie hemmen die Chemotaxis von Leukozyten, also deren gerichtete Bewegung zu Entzündungsherden.
- Sie reduzieren die Expression von Adhäsionsmolekülen und vermindern dadurch die adhäsiven Wechselwirkungen zwischen Leukozyten und Endothelzellen.
- Sie verringern die Produktion von Eicosanoiden wie Prostaglandinen und Leukotrienen, die aus der Omega-6-Fettsäure Arachidonsäure gebildet werden und entzündungsfördernd wirken.
- Sie hemmen die Produktion von entzündungsfördernden Zytokinen.

Diese vielfältigen Wirkungen machen EPA und DHA zu potenten entzündungshemmenden Substanzen [585]. Es ist jedoch wichtig zu verstehen, dass Entzündungen ein wesentlicher Teil des natürlichen Heilungsprozesses von Gewebe sind. Eine zu starke Reduzierung der Entzündungsreaktion, sei es durch Medikamente oder andere Substanzen, kann daher zu einer unzureichenden physiologischen Reaktion und einer suboptimalen Heilung führen [626]. Dennoch kann der kurzfristige Einsatz von entzündungshemmenden Substanzen, die langkettige Omega-3-Fettsäuren enthalten, in bestimmten Situationen nützlich sein. Studien haben gezeigt, dass EPA und DHA die Konzentrationen einiger Entzündungsmarker senken, die Schmerzintensität reduzieren und den Bedarf an nichtsteroidalen Antirheumatika (NSAIDs) bei verschiedenen Entzündungskrankheiten verringern können [585]. Andererseits ist die akute Entzündungsreaktion, die unmittelbar nach einer Verletzung auftritt, eine notwendige physiologische Reaktion. Eine Reduzierung oder Blockierung dieser initialen Entzündungsphase könnte den Heilungsprozess beeinträchtigen [626][633]. Aus diesem Grund wurde die Hypothese aufgestellt, dass eine hohe Zufuhr von EPA und DHA in den ersten Tagen nach einer Verletzung möglicherweise negative Auswirkungen auf den Heilungsprozess hat und somit kontraproduktiv sein könnte [577]. Diese Erkenntnisse unterstreichen die Komplexität der Rolle der Omega-3-Fettsäuren im Entzündungs- und Heilungsprozess. Während ihre entzündungshemmenden Eigenschaften in vielen Situationen vorteilhaft sein können, ist es wichtig, den Zeitpunkt und die Dauer der Supplementierung sorgfältig zu berücksichtigen, insbesondere in Bezug auf akute Verletzungen und den unmittelbaren Heilungsprozess. Eine ausgewogene Herangehensweise, welche die positiven Effekte der Omega-3-Fettsäuren nutzt, ohne die notwendigen akuten Entzündungsreaktionen zu stark zu unterdrücken, scheint der vielversprechendste Ansatz zu sein.

Hydrierung

Eine angemessene Flüssigkeitsaufnahme sollte während der Rehabilitationsphase gewährleistet sein und aktiv thematisiert werden [637]. Wasser spielt eine zentrale Rolle als Transportmedium für Nährstoffe und trägt vor allem zum Abtransport von Stoffwechselendprodukten bei. Die Durchblutung des Gewebes, die maßgeblich von einer ausreichenden Hydratation abhängt, ist entscheidend für den Heilungsprozess. Bei gesunden Erwachsenen macht der Wassergehalt der Lebensmittel in der Regel 20–25 % der gesamten Flüssigkeitszufuhr aus. Experten empfehlen, dass die tägliche Flüssigkeitszufuhr etwa 30 ml/kgKG/Tag oder 1 ml/Kalorienverbrauch betragen sollte. In der Praxis bedeutet dies ein tägliches Angebot von mindestens 1,6 und 2,0 l Getränke für Frauen bzw. Männer [613][636][637]. Man sollte jedoch beachten, dass diese Empfehlungen angepasst werden müssen, wenn ein anderer Therapieansatz aufgrund von Nebendiagnosen erforderlich ist. Der individuelle Flüssigkeitsbedarf kann je nach klinischem Zustand variieren und muss bei Vorliegen bestimmter Faktoren neu bewertet werden. Zu diesen Faktoren gehören unter anderem:

- Herzinsuffizienz
- Erbrechen oder Durchfall
- erhöhte Körpertemperatur
- vermehrtes Schwitzen
- trocknende Wunden.

In solchen Fällen kann eine Anpassung der Flüssigkeitszufuhr notwendig sein, um den spezifischen Bedürfnissen des Patienten oder der Patientin gerecht zu werden [613][636][637]. Die Bedeutung einer adäquaten Flüssigkeitsversorgung für den Heilungsprozess kann nicht genug betont werden. Sie unterstützt nicht nur die Wundheilung direkt, sondern trägt auch zur allgemeinen Gesundheit und zum Wohlbefinden der Person bei. Daher sollte die Flüssigkeitsaufnahme ein integraler Bestandteil jedes Rehabilitationsplans sein und regelmäßig überprüft und angepasst werden, um eine optimale Genesung zu gewährleisten.

Mikronährstoffe

Die wichtigsten Mikronährstoffe werden im Folgenden näher beschrieben. Es ist bekannt, dass u. a. ein Mangel an essenziellen Fettsäuren, Vitamin-C und -D, Calcium und Zink zu Wundheilungsstörungen führen kann [597][604]. Weitere Mikronährstoffe, welche einen positiven Einfluss auf den muskuloskelettalen Heilungsprozess haben könnten, werden in ▶ Tab. 2.14 zusammengefasst. Die angegebenen Dosierungen für die Zufuhrreferenzwerte sowie die tolerierbaren Obergrenzen für die Tageszufuhr basieren auf den aktuellen Empfehlungen der Europäischen Behörde für Lebensmittelsicherheit (EFSA) sowie des Bundesinstituts für Risikobewertung (BfR) [576] sowie der Schweizer Referenzwerte für die Nährstoffzufuhr und beziehen sich jeweils auf Erwachsene. Die Berücksichtigung dieser Mikronährstoffe ist von großer Bedeutung für die optimale Unterstützung des Heilungsprozesses nach muskuloskelettalen Verletzungen oder Operationen. Die EFSA und das BfR haben ihre Empfehlungen basierend auf umfangreichen wissenschaftlichen Untersuchungen entwickelt, um sowohl eine ausreichende Versorgung zu gewährleisten als auch potenzielle Risiken durch Überversorgung zu minimieren. Es ist wichtig zu betonen, dass die individuellen Bedürfnisse je nach Alter, Geschlecht, Gesundheitszustand und spezifischer Verletzung oder Operation variieren können. Auch ist bekannt, dass eine Überversorgung mit bestimmten Mikronährstoffen (z. B. Vitamin A oder Eisen) negative Auswirkung auf die Wund- und Knochenheilung haben kann [616][641]. Daher sollte die Supplementierung von Mikronährstoffen stets in Absprache mit medizinischem Fachpersonal und optimalerweise basierend auf jeweils aktuellen Laboranalysen erfolgen, um eine optimale und sichere Dosierung zu gewährleisten. Die im Text und darüber hinaus in ▸ Tab. 2.14 zusammengefassten Mikronährstoffe und ihre potenziellen Auswirkungen auf den muskuloskelettalen Heilungsprozess bieten eine Grundlage für gezielte Ernährungsinterventionen. Dabei ist zu beachten, dass die Wirksamkeit und Sicherheit von Supplementierungen in vielen Fällen noch Gegenstand laufender Forschung sind und sich Empfehlungen mit neuen Erkenntnissen ändern können.

Eisen

Unter den Mineralstoffen zählt Eisen in Bezug auf den Heilungsprozess zu den wichtigen Substanzen. Dafür gibt es verschiedene Gründe. Zum einen ist bekannt, dass eine Eisenmangelanämie, die mit einer reduzierten Oxygenierung des Gewebes einhergeht, ebenfalls die Wundheilungsprozesse beeinträchtigt [628]. Zudem ist Eisen direkt an der Kollagensynthese beteiligt, indem es als Co-Faktor wirkt [622][643]. Die tägliche Zufuhrempfehlung beläuft sich bei einer Mehrzahl der Erwachsenen auf 10 (männlich) bis 15 mg/Tag (nichtmenstruierende Frauen, die nicht schwanger sind oder nicht stillen; bei Schwangeren und Stillenden 30 mg bzw. 20 mg).

In Bezug auf die Aufnahme von Eisen aus dem Gastrointestinaltrakt gibt es sowohl Stoffe, die die Aufnahme begünstigen (sog. Enhancer), als auch Stoffe, die die Aufnahme eher hemmen (sog. Inhibitors) [617]. Die ▸ Abb. 2.53 fasst die wichtigsten Stoffe, welche die Bioverfügbarkeit von Eisen beeinflussen, zusammen. Hierbei sei auf die große Bedeutung von Vitamin C hingewiesen, da dies recht einfach zusammen mit Eisen oral zuzuführen ist. Auf Seiten der Inhibitoren sei auf die Phytinsäure hingewiesen, die in Hülsenfrüchten (wie Erdnüssen und Sojabohnen), Getreide (wie Weizen und Sorghum) und Ölsaaten als Speicher für unter anderem Kationen (u. a. auch Eisen(II)-Ionen) dienen, die der Keimling zum Wachstum benötigt. Aufgrund ihrer komplexbildenden Eigenschaften kann sie vom Menschen mit der Nahrung aufgenommene Mineralstoffe wie Eisen, jedoch auch Zink in Magen und Darm unlöslich in Form von Komplexen binden [578]. Hierdurch reduziert sich die Bioverfügbarkeit des Eisens um 5–15 % [601]. Eine weitere Stoffklasse, von der bekannt ist, dass sie die Eisenaufnahme signifikant beeinflusst, sind die Polyphenole. Diese zählen zu den sekundären Pflanzenstoffen und kommen ausschließlich in Pflanzen vor. Sie befinden sich in den Schalen von Obst, Gemüse und Getreide. In Bezug auf die Eisenabsorption wurde z. B. durch den Verzehr von Tee eine Reduktion um 90 % beschrieben [629].

Des Weiteren wirken tierische Proteine als Inhibitoren der Eisenresorption. Die Bioverfügbarkeit von Häm-Eisen reduzierte sich bei Zugabe von Hühnerfleisch um rund 50 % und bei Fischfleisch um etwa 33 % [618]. Eine vergleichbare Reduktion der Eisenverfügbarkeit wird durch die Aufnahme von 200 mg Calcium bewirkt [638].

Auch sollte beachtet werden, in der akuten Phase einer Inflammation Eisen nicht routinemäßige zu substituieren. Dies liegt zum einen daran, dass eine Eisensubstitution in der akuten proinflammatorischen Phase zu einer erhöhten Bildung von freien Radikalen führen kann, da überschüssiges Eisen die Bildung von reaktiven Sauerstoffspezies (ROS) fördert. Dies kann nicht nur zu Gewebeschäden beitragen, sondern auch den Heilungsprozess weiter beeinträchtigen [641]. Auch ist bekannt, dass Eisen ein essenzieller Nährstoff für sich vermehrende Mikroorganismen ist [639]. Aus diesem Grunde gibt es körpereigene Mechanismen, die das im Blut verfügbare Eisen reduzieren und so das Wachstum von eisenabhängigen Pathogenen einschränken. Eine externe Eisensubstitution könnte diesen physiologischen Prozess stören und ungewollt mehr Eisen verfügbar machen, was wiederum das Risiko von Infektionen erhöht.

Zink

Zink ist in allen Phasen der Wundheilung wichtig. Das betrifft die Membranreparatur, den oxidativen Stress, die Gerinnung, Entzündung, Immunabwehr, Reepithelisierung, Angiogenese sowie die Narbenbildung [607]. Für Erwachsene werden tägliche Zufuhrmengen von 7,5–16,3 mg empfohlen, um diese vielfältigen Funktionen zu unterstützen.

Calcium

Calcium spielt auf der Gewebe- und Zellebene eine zentrale Rolle für die Wundheilung [611]. Es ist essenziell für die Zellregeneration und die Wiederherstellung von Plasmamembranen und des Zytoskeletts. Besonders wichtig ist Calcium bei der Knochenheilung [597], wobei es stets in Verbindung mit Vitamin D betrachtet werden muss. Ein Mangel an Calcium und Vitamin D kann den systemischen Knochenverlust nach Frakturen verstärken, da Calcium für die Kallusmineralisierung aus dem Skelett mobilisiert wird. Dies erklärt das erhöhte Risiko von Sekundärfrakturen wobei ein bis zu 3-fach erhöhtes Risiko beschrieben wurde. Eine Supplementierung mit Calcium und Vitamin D während des gesamten Heilungsprozesses kann diesen posttraumatischen systemischen Knochenverlust minimieren und die Heilung der primären Fraktur verbessern.

Der empfohlene Zufuhrwert für Calcium beträgt 1000 mg/Tag. Hauptquellen sind Milchprodukte, grünes Blattgemüse (z. B. Spinat), Brokkoli, Mandeln, Hülsenfrüchte und Meeresfrüchte.

Vitamin D

Betrachtet man die Vitamine, so ist wie oben schon beschrieben, vor allem Vitamin D relevant für die Knochenheilung.

Vitamin D hat jedoch noch multiple weitere für die Heilung wichtige Funktionen, denn es ist an zahlreichen Prozessen des Immunsystems beteiligt [591]. Ein Vitamin-D-Mangel bedeutet auch eine Abnahme der Muskelkraft, welche wiederum ein erhöhtes Sturz- und somit Frakturrisiko mit sich bringt [634]. Neben dem Zusammenhang mit dem Verletzungsrisiko kann Vitamin D auch die Genesung nach bestimmten Operationen beeinflussen: Ein niedriger Vitamin-D-Spiegel verzögert die Erholung der Kraft nach einer Operation des vorderen Kreuzbandes [579]. Da niedrige Werte mit einem erhöhten Verletzungs-/Erkrankungsrisiko verbunden sind (z. B. Stressfrakturen, Muskelverletzungen und Infektionen der oberen Atemwege), sollte bei einem niedrigen Serum-25OHD-Wert die Vitamin-D-Supplementierung diskutiert werden [625].

Aktuell werde Zufuhrreferenzwerte von 20 µg Vitamin D/Tag, entsprechend 800 IE gegeben. Bezüglich der optimalen Messmethode bzw. der akzeptierten Laborreferenzwerte gibt es aktuell immer noch Diskussionen. Bei den Laborparametern ist zu beachten, dass Plasma/Serum-Konzentrationen von 25(OH)D 2 ausschließlich ernährungsbedingt sind, während Plasma/Serum-Konzentrationen von 25(OH)D 3 sowohl ernährungsbedingt als auch dermalen Ursprungs sein können. Der Vitamin-D-Status lässt sich am besten anhand der Serumkonzentration von 25-Hydroxyvitamin-D 3 (25-OH-D 3) ermitteln, da diese sowohl die alimentäre Zufuhr als auch die endogene Synthese widerspiegelt.

Auch gibt es eine anhaltende Debatte über den optimalen Bereich der Serum-25(OH)D 3-Konzentration und die Cut-off-Werte zur Definition von Mangel und Insuffizienz [595]. Aktuell ist eine Serum-25OHD-Konzentrationen unter 30 nmol/l (12 ng/ml) als Mangel definiert („erhöhtes Risiko für Rachitis bei Kindern bzw. Osteomalazie bei Erwachsenen“). Für Erwachsene und ältere Menschen wird eine Serum-25OHD-Konzentrationen über 50 nmol/l (20 ng/ml) als ausreichend angesehen („adäquat für die Knochengesundheit“) [583]. Zwischen 30 und 50 nmol/l besteht dem Klassifikationssystem des ehemaligen Institutes of Medicine (IOM) in den USA zufolge ein Bereich mit „erhöhtem Risiko für eine nicht adäquate Knochengesundheit“.

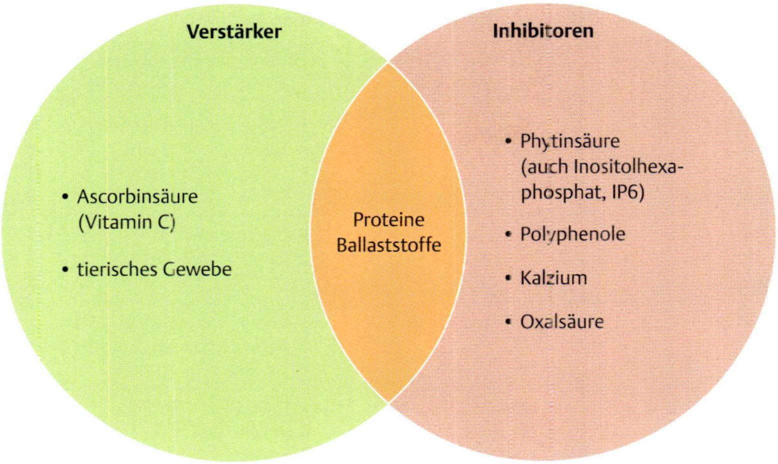

Abb. 2.53 Die wichtigsten Verstärker und Inhibitoren in Bezug auf die Eisenbioverfügbarkeit.

Tab. 2.13 Vitamin-D-Gehalt verschiedener Lebensmittel.

Lebensmittel	Vitamin-D-Konzentration (International Units, IUs)
Lebertran (1 Teelöffel)	400
Lachs, gekocht (100 g)	360
Hering, gekocht (75 g)	530–699
Thunfisch, in Öl eingelegt (85 g)	200
Orangensaft, angereichert (1/2 Tasse)	50
Milch (1 Tasse)	103–105
Eigelb (1 Ei)	20
Rinderleber, gekocht (100 g)	15
Schweizer Käse (30 g)	12

Die ▶ Tab. 2.13 gibt den Vitamin-D-Gehalt verschiedener Lebensmittel wieder.

Vitamin C

Vitamin C ist in der Tat von großer Bedeutung für die Wundheilung und weist dabei Eigenschaften auf, die denen von Arginin ähneln. Seine Rolle im Heilungsprozess ist vielfältig und umfasst mehrere wichtige Aspekte:

- Kollagenbildung: Vitamin C fungiert als essenzieller Kofaktor bei der Kollagensynthese. Es verbessert die Zugfestigkeit des Kollagens durch die Hydroxylierung von Lysin und Prolin [612]. Diese Hydroxylierung ist entscheidend für die Stabilität und Funktionalität der Kollagenfibrillen.
- Immununterstützung: Vitamin C unterstützt die Aktivierung von Leukozyten und stärkt damit die Immunantwort im Wundheilungsprozess [587]. Dies ist besonders wichtig für die Abwehr von Infektionen und die Förderung einer effektiven Entzündungsreaktion.
- Eisenaufnahme: Vitamin C verbessert die Eisenaufnahme [617]. Eisen ist ein wichtiger Bestandteil des Hämoglobins und spielt eine Rolle bei der Sauerstoffversorgung des Gewebes, was für die Wundheilung von Bedeutung ist.
- antioxidative Wirkung: Als starkes Antioxidans schützt Vitamin C die Zellen vor oxidativem Stress und unterstützt damit die Geweberegeneration [598].
- Entzündungsmodulation: Vitamin C kann die Entzündungsreaktion modulieren und damit zu einer ausgewogenen Heilungsantwort beitragen [593].
- Fibroblastenaktivierung: Es stimuliert die Aktivität von Fibroblasten, die für die Produktion von Kollagen und anderen Komponenten der extrazellulären Matrix verantwortlich sind [584].

Zusammenfassend lässt sich sagen, dass Vitamin C während des gesamten Prozesses der Wundheilung eine zentrale Rolle spielt. Es ist nicht nur als Kofaktor an der Kollagensynthese und bei der Ausbildung stabiler Kollagenfibrillen beteiligt, sondern unterstützt auch die Immunfunktion, die Eisenaufnahme und schützt das Gewebe vor oxidativem Stress. Seine vielfältigen Funktionen machen es zu einem unverzichtbaren Nährstoff für eine optimale Wundheilung und Geweberegeneration. Die empfohlene tägliche Zufuhr für Erwachsene liegt bei 95–110 mg pro Tag, wobei in Situationen erhöhten Bedarfs, wie bei Wundheilungsprozessen, eine höhere Zufuhr von bis zu 1000 mg pro Tag in Betracht gezogen werden kann [580].

Weitere Mikronährstoffe, die für die Wundheilung und das postoperative Outcome relevant sind, führt die ▶ Tab. 2.14 auf.

2.8.4 Schädliche Ernährungseinflüsse

Ebenso wie es Nahrungsmittel bzw. Nährstoffe gibt, die der Heilung zuträglich sind, gibt es auch solche, die diese beeinträchtigen und/oder verzögern. Somit sollte auf den Verzehr dieser Nahrungsmittel verzichtet oder dieser zumindest deutlich eingeschränkt werden.

Alkohol

Sowohl in klinischen Human- als auch in Tierstudien konnte gezeigt werden, dass Alkohol sowohl die Wundheilung behindert als auch das Risiko für Wundinfektionen erhöht [599][602]. So ist bekannt, dass eine kurzfristige akute Alkoholexposition zu alkoholinduzierten Veränderungen der Wirtsabwehr nach traumatischen Verletzungen führt. Dies wird darauf zurückgeführt, dass die Alkoholexposition zu einer reduzierten Freisetzung von proinflammatorischen Zytokinen als Reaktion auf die Verletzung führt. Die höhere Infektionsrate nach einer Verletzung korreliert mit einer verminderten Neutrophilenrekrutierung und phagozytischen Funktion bei akuter Alkoholexposition [600]. Es ist bekannt, dass bereits eine einmalige Alkoholaufnahme negative Konsequenzen hat. Ebenso weiß man, dass übermäßiger Alkoholkonsum die Knochenheilung verlangsamen kann [602].

Tab. 2.14 Weitere Mikronährstoffe – Bedeutung, Bedarf und Vorkommen (alphabetisch geordnet, nicht nach Relevanz).

Mikronährstoff	Physiologische Bedeutung	Recommended Dietary Allowance (RDA)	Vorkommen in Lebensmitteln
Kupfer	• Cofaktor für die Synthese von Kollagen und Elastin • osteoklastische Resorption ↓ • Wachstum osteoblastischer Zellen ↑	1 mg/Tag	• Hülsenfrüchte, Getreideprodukte • Nüsse, Samen, Kerne • Fleisch, Fisch, Leber, Kaffee, Tee, Kakao
Magnesium	• Großteil als Oberflächensubstituenten von Calciumhydroxyapatit im Knochen • Cofaktor für Kreatinkinase	375 mg/Tag	• Hülsenfrüchte, Nüsse, Ölsaaten, Vollkornprodukte, Tofu
Mangan	• Mucopolysaccharid-Synthese	2,0 mg/Tag	• Hülsenfrüchte, Nüsse, Ölsaaten, Getreideprodukte, Früchte, Kaffee, Tee
Selen	• bildet das aktive Zentrum der Glutathionperoxidase → Schutz vor oxidativem Stress	• Männer: 70 µg/Tag • Frauen: 60 µg/Tag	• Selen ist in Nahrungsmitteln zum größten Teil in der Proteinfraktion enthalten • Hülsenfrüchte, Getreideprodukte, Nüsse, Samen, Kerne, Fleisch, Fisch, Ei, Milchprodukte, Muscheln und Krustentiere, Paranüsse
Vitamin A	• fördert die osteoblastische Differenzierung • stimuliert aktiv die Mitose und das Wachstum von Epithelzellen und Fibroblasten • fördert den Epidermisumsatz und Reepithelisierung bei der Wundheilung	800 µg/Tag	• Käse, Ei, Leber • bestimmte rote, orange oder grüne Frucht- und Gemüsesorten wie Karotten, Spinat oder Aprikosen

Diese Erkenntnisse unterstreichen. wie wichtig es ist, den Alkoholkonsum während des Heilungsprozesses zu minimieren oder ganz zu unterlassen, um optimale Bedingungen für die Wundheilung und Knochenregeneration zu schaffen. Die negativen Auswirkungen von Alkohol für das Immunsystem und die Geweberegeneration sollten bei der Patient*innenberatung und der Entwicklung von Behandlungsplänen berücksichtigt werden.

Kaffee

Ein weiteres beliebtes Getränk, das Einfluss auf den Heilungsprozess haben kann, ist Kaffee. Trotz seiner positiv zu wertenden antioxidativen Eigenschaften scheinen bei übermäßigem Verzehr die negativen Auswirkungen zu überwiegen. Dies beruht darauf, dass die Proliferation und Migration von Keratinozyten gehemmt wird, was negative Folgen für die Wundheilung und die Epithelisierung haben könnte [614]. Darüber hinaus konnten Studien zeigen, dass Kaffee sowohl die Kollagensynthese hemmt als auch die wichtigen frühen Phasen der Knochenheilung stören kann [593] [594]. Diese Befunde legen nahe, dass es während des Heilungsprozesses ratsam sein könnte, den Kaffeekonsum zu mäßigen, um potenzielle negative Effekte auf die Wund- und Knochenheilung zu minimieren.

2.8.5 Zusammengefasst

Die Ernährung spielt eine zentrale Rolle bei der Heilung nach orthopädischen und traumatologischen Eingriffen oder Verletzungen, vor allem bei geriatrischen und polymorbiden Patient*innen, da eine Mangelernährung das Risiko für postoperative Komplikationen erhöht. Ein unzureichender Ernährungsstatus kann die Wundheilung verzögern, Infektionen begünstigen und längere Krankenhausaufenthalte nach sich ziehen. Daher ist eine frühzeitige Ernährungsintervention essenziell. Neben der Erfassung von anthropometrischen Maßen sind serologische Parameter und Screening-Fragebögen wichtige Werkzeuge zur Diagnose einer Malnutrition. Zur Optimierung der Heilung sind eine proteinreiche, kalorienangepasste Ernährung sowie essenzielle Mikronährstoffe wie Omega-3-Fettsäuren, Zink und Vitamin C und D entscheidend, während der übermäßige Konsum von Alkohol und Kaffee die Heilung negativ beeinflussen kann.

2.9 Emotion und Kognition

Roger Moser-Starck, Cristina Bionda, Guido Perrot, Rainer Schaefert

2.9.1 Einleitung

In diesem Kapitel geht es darum, wie Physiotherapeut*innen im Sinne einer psychologisch informierten und beziehungsorientierten Physiotherapie die Selbstheilungsprozesse von Patient*innen (durch Verhaltensänderung) günstig unterstützen können. Dabei nimmt die Kommunikation einen hohen Stellenwert ein. Durch geeignete Kommunikation können die Emotionen (Gefühle) und Kognitionen (Gedanken) der Patient*innen exploriert und einbezogen werden. Emotionen und Kognitionen beeinflussen wesentlich die Wahrnehmung einer Person und dadurch auch das Verhalten, was ausschlaggebend für den Heilungsprozess ist.

2.9.2 Emotionen

Emotionen oder Gefühle sind grundlegende Teile des menschlichen Erlebens. Was ist ihr Nutzen? Als psychophysiologische Prozesse haben sie stets auch eine körperliche Dimension. Emotionen liefern uns Signale über innere Zustände und Bedürfnisse und fungieren als Monitor für unser Selbsterleben und für Beziehungsregulation. Sie beeinflussen unser Denken, helfen uns bei der Kommunikation und regulieren unser Verhalten und unser Handeln. Sie steuern dabei unsere Motivation zu etwas hin oder von etwas weg [646][647].

Es gibt angeborene Gefühle und Reaktionsmuster, wie z. B. Höhenangst, Angst vor Unbekanntem, Angst vor Feuer usw. Wir sind im Stande zu lernen, mit diesen Situationen umzugehen, was dazu führt, dass die Ängste reduziert werden können. Emotionen und Reaktionen auf Ereignisse und Situationen können aber auch im Laufe des Lebens erlernt und erworben werden.

Welche Emotionen gibt es und was gibt es für Zusammenhänge?

Gefühle und deren Wechselwirkung mit Gedanken sind kulturell geprägt. Nach Paul Ekmans Theorie der universellen Basisemotionen gibt es jedoch 7 Basisgefühle, die ein kulturübergreifendes, mimisches Ausdrucksverhalten zeigen [662]. Es handelt sich dabei um Freude, Ekel, Überraschung, Wut, Verachtung, Furcht und Traurigkeit. Neben diesen Basisgefühlen gibt es sog. „sekundäre Gefühle" (oder komplexe Emotionen), die sich in der Regel aus einer Mischung von Basisgefühlen zusammensetzen, z. B. Schuld (Traurigkeit + Furcht), Scham (Wut + Furcht), Neid (Wut + Traurigkeit) oder Stolz, der eine noch komplexere Mischung (u. a. Freude) mit kognitiven Bewertungen (z. B. Leistung, Erfolg) und sozialer Resonanz (z. B. Anerkennung) darstellt.

Wir wissen, dass es positive und negative Emotionen gibt. Positive Emotionen (z. B. Freude oder Stolz) sind nicht grundlegend besser, gesünder oder nützlicher. Negative Emotionen (z. B. Trauer oder Angst) haben genauso ihre Berechtigung und sind Teil des normalen emotionalen Erlebens. Negative Gefühle können uns u. a. beim Verarbeiten von Erlebtem unterstützen oder uns vor Unheil bewahren.

Viele der negativen Emotionen werden durch die „Alarmzentrale" in unserem Unbewussten, welche uns vor Unheil beschützt, aktiviert und gesteuert. Diese Alarmzentrale ist wesentlich in der Amygdala (Mandelkern), einer Struktur im limbischen System des Gehirns lokalisiert. Durch ihre Aktivierung kann etwa Einsamkeit sehr belastend sein, weil unser Unbewusstes automatisch davon ausgeht, dass wir nicht mehr Teil der Gesellschaft und deshalb Gefahren schutzlos ausgeliefert sind. Dies zeigt auch das Hauptproblem der „Alarmzentrale", die stets vom Schlimmsten ausgeht. Weniger dramatisch ausgedrückt bzw. positiv gewendet, will uns das Gefühl der Einsamkeit sagen, dass wir das Bedürfnis nach Kontakt mit anderen Menschen haben bzw. dass dieses Bedürfnis nicht ausreichend befriedigt ist.

Wie erleben wir Emotionen?

Emotionen haben immer eine körperliche und eine mentale Dimension (inneres Bild, Bedeutungszuschreibung usw.) [646].

Emotionen als psychovegetative Zustände werden körperlich in verschiedenen Körperregionen wahrgenommen. Der finnische Hirnforscher Lauri Nummenmaa konnte 2014 zeigen, dass es für jedes Gefühl eine spezifische „Körper-Landkarte" gibt, wie sich die jeweilige, gefühlsspezifische körperliche Sensation – vermittelt durch das vegetative Nervensystem ausbreitet (z. B. Herzfrequenz, Durchblutung, Atemmuster [660]). Selbstverständlich gibt es dabei individuelle Unterschiede. Auch die Stärke des Gefühls kann die Ausbreitung beeinflussen.

Es gibt eine Vielzahl von unterschiedlichen psychovegetativen Zuständen und zugehörigen Körperempfindungen im Zusammenhang mit Emotionen: Wärme, Druckgefühl, Kälte, Zittern, Herzrasen, Schwitzen, Unruhe usw.

Welche Auslöser für Emotionen gibt es?

Es gibt äußere Auslöser, wie z. B. ein heranrasendes Auto, einen bellenden Hund oder ein lieber, vertrauter Mensch. Innere Auslöser können ein Gedanke, eine Erinnerung, ein inneres Bild oder auch eine andere Emotion usw. sein.

Was ist der Sinn von Emotionen?

Der eigentliche Sinn von Gefühlen ist es, uns eine schnelle Einschätzung einer Situation zu ermöglichen. Dabei sollen sie uns auch Informationen zur Befriedigung unserer Bedürfnisse geben [646]. Wir werden aber im Anschluss sehen, dass gerade unangenehme Emotionen nicht selten auch durch Fehlalarme der „Alarmzentrale" ausgelöst werden.

Welche Zusammenhänge zwischen Emotionen und Kognitionen gibt es?

Oft ist es so, dass unangenehme Emotionen präsenter sind als angenehme. Paradoxerweise können unangenehme Gefühle (z. B. Ängste) auch in positiven Situationen oder bei schönen Vorhaben auftreten. So kann es sein, dass wir eine erste Verabredung mit einem Menschen haben, der uns gefällt, uns sehr darüber freuen und uns gleichzeitig die Frage stellen, ob wir ihr oder ihm gefallen werden, oder ob die Verabredung gut verlaufen wird. Ähnlich können wir eine wunderbare Reise planen, die uns vielleicht in ein Gebiet führt, das wir kulturell überhaupt nicht kennen und uns fragen, ob wir uns zurechtfinden werden und ob wir trotz der fremden Sprache und der fremden Schrift etwas zu essen finden können. Solche, sich aufdrängender Kognitionen werden oft durch das Gefühl Angst hervorgerufen. Solche Gefühle werden vom vorgenannten „Alarmsystem" aktiviert. Die Aufgabe dieses Systems ist es, uns zu schützen und vor Schaden oder dem Tod zu bewahren. Deshalb sind diese alarmierenden Gefühle und die zugehörigen Gedanken (z. B. Zweifel) sehr präsent und penetrant weil das Alarmsystem sonst riskieren würde, dass ein Alarmsignal überhört oder missachtet werden könnte. Unsere angenehmen Gefühle und positiven Gedanken dagegen bleiben in solchen Situationen im Hintergrund, weil das Alarmsystem bzw. das Unbewusste sonst zu stark abgelenkt sein und eine Gefahr übersehen könnte, wenn es sich zusätzlich intensiver um die angenehmen Gefühle und positiven Gedanken kümmern würde. Deshalb braucht es die aktive Lenkung unserer Aufmerksamkeit auf angenehme Emotionen und positive Kognitionen.

Diese Beispiele zeigen auch, dass uns das Alarmsystem nicht selten Fehlalarme sendet. Eng gefasst handelt es sich nur bei Alarmen, bei denen wir direkt bei Leib und Leben in Gefahr sind, um echte Alarmsignale. Ein echter Alarm könnte sein, wenn wir plötzlich ein Feuer in unserer Küche entdecken oder ein Auto auf uns zurast und droht, uns umzufahren. Glücklicherweise sind echte Gefahrensituationen, in denen wir bei Leib und Leben bedroht sind, in unserer Gegend selten geworden, was möglicherweise einer der Gründe ist, weshalb so viele Fehlalarme ausgelöst werden. Die Wichtigkeit und die Stärke des Alarmsystems zeigt sich auch darin, dass uns Fehlalarme nicht selten stark beschäftigen und sogar beeinträchtigen können.

Gefühle und Gedanken können sich auch gegenseitig in verstärkender oder vermindernder Art und Weise beeinflussen.

2.9.3 Kognitionen

Kognitionen sind komplexe neurophysiologische Prozesse im Gehirn, die mit dem Erkennen, Wahrnehmen, Verarbeiten und Speichern von Informationen verbunden sind, wie Aufmerksamkeit, Gedächtnis, Problemlösung und Entscheidungsfindung. Gedanken sind ein Teil dieser kognitiven Prozesse in Form einer Auseinandersetzung mit Ideen, Überlegungen oder Vorstellungen, die sowohl bewusst als auch im Hintergrund unbewusst stattfinden können. Gedanken assoziieren einzelne Meme (Mem: einzelnes Informationsmuster, das sich durch evolutionäre Mechanismen weiterentwickelt und verbreitet hat) zu einem Kontext und schaffen so komplexere Bedeutungseinheiten. Den Prozess der Gedankenentstehung und -steuerung bezeichnet man als Denken. Auch Denken kann bewusst im Vordergrund, oder – häufiger – unbewusst im Hintergrund ablaufen.

2.9.4 Verknüpfung von Emotionen mit anderen Systemen

Emotionen sind stark mit dem mnestischen (Gedächtnis) System verknüpft. Das Gedächtnis ist eng mit dem Hippocampus verbunden, der besonders für die Konsolidierung ins Langzeitgedächtnis und für das deklarative Gedächtnis wichtig ist. Emotionen beeinflussen die Speicherung von Erinnerungen, wobei neben dem Hippocampus auch die Amygdala beteiligt ist, die emotionale Inhalte bewertet und speichert. Emotional intensive Ereignisse werden dadurch oft besser erinnert.

Daher werden wir in bestimmten Situationen viel stärker alarmiert, wenn wir in ähnlichen Situationen intensive emotionale, häufig schlechte Erfahrungen gemacht haben. Hinter diesen Verknüpfungen stehen, wie in vielen anderen Situationen, Lernprozesse. Weiterhin bestehen starke Verbindungen von Emotionen zum vegetativen Stresssystem und zum motivationalen System.

2.9.5 Reizwahrnehmung im Gehirn

Lange Zeit hat man das Gehirn als eine passive Informationsverarbeitungsmaschine („brain as computer") betrachtet. Man ist davon ausgegangen, dass die Umwelt Informationen ans Gehirn bzw. die Psyche gibt (Input), wo diese verarbeitet werden und auf dieser Grundlage Impulse in den Körper gelangen, der entsprechend reagiert (Output). In diesem Modell vermittelt das Gehirn zwischen Umwelt und Körper. Seit einigen Jahren wandelt sich dieses Bild: Es wurde zunehmend deutlich, dass das Gehirn und die Psyche immer auch eine körperliche Grundlage haben, also „verkörpert" sind (embodied). Körper und Gehirn bzw. Psyche sind in die Umwelt eingebettet (embedded) und ergeben zusammen ein selbstorganisierendes System. In diesem System wirkt das Gehirn als eine aktive Vorhersage-/Prädiktionsmaschine, in der es auf Grund früherer Erfahrungen (priors) beständig Annahmen über innere und äußere Zustände trifft (predictive brain) [651]. Nur wenn der tatsächliche Input von dieser Vorannahme abweicht (Erwartungsfehler), passt das Gehirn entweder die Vorhersage oder das Verhalten an, um die Diskrepanz zu minimieren. Dieses Konzept wird als „predictive coding" bezeichnet und beschreibt die Rolle des Gehirns darin, kontinuierlich Hypothesen zu generieren, die mit sensorischen Informationen abgeglichen werden [652]. Auf diese Weise erzeugt es ein kohärentes Bild der Wirklichkeit und steuert gleichzeitig Wahrnehmungen und Körperreaktionen. Das Zusammenspiel von Vorhersagen, Erwartungsfehlern und Anpassungen bildet die Grundlage für die Integration von mentalen und körperlichen Prozessen in einem dynamischen System. Die Natur hat der Prädiktion gegenüber der Informationsverarbeitung den Vorrang gegeben, weil diese energetisch um ein Vielfaches ökonomischer ist. Es lässt sich folgern, dass Reize in Abhängigkeit von Vorerfahrungen und den zu erwartenden Auswirkungen auf die zukünftige Perspektive verarbeitet werden. Schmerzreize beispielsweise werden umso intensiver und belastender erlebt, je negativer vergangene Erfahrungen waren und je ungünstiger die daraus abgeleiteten Zukunftsaussichten sind. Umgekehrt werden Schmerzreize weniger intensiv wahrgenommen, wenn frühere Erlebnisse positiver Natur waren und die künftigen Erwartungen entsprechend günstiger sind. Dies lässt sich therapeutisch nutzen, indem man gezielt an positiven Vorerwartungen arbeitet und die Aufmerksamkeit auf förderliche Erfahrungen lenkt.

Auf dieser Grundlage lässt sich sagen, dass körperliche Reize, z. B. Schmerzreize, individuell und in Bezug auf persönliche Vorerfahrungen und auf individuelle Zukunftseinschätzungen wahrgenommen werden. Es wird daher in der Regel nicht so sein, dass 2 Menschen den objektiv gleichen äußeren (Schmerz-)Reiz, als subjektiv gleichen inneren (Schmerz-)Reiz wahrnehmen. Im Falle der Schmerzwahrnehmung wäre dies nur möglich, wenn wir den eigentlichen peripheren, nozizeptiven Reiz spüren könnten. Dies ist jedoch höchstens in einer Allgemeinästhesie oder bei Bewusstlosigkeit möglich (vgl. dazu Glasgow Coma Scale, GCS, Kap. Glasgow-Koma-Skala), wenn die höheren zerebralen Funktionen ausgeschaltet sind. Im wachen und bewussten Zustand mischen sich zum nozizeptiven Reiz automatisch höhere zerebrale Funktionen (affektiv-motivational, kognitiv, mnestisch), welche den initialen Reiz immer beeinflussen und zum eigentlichen „Schmerz" lassen werden. Der Schmerz ist also immer ein bereits vom Gehirn prozessierter Reiz. Therapeutisch lässt er sich deshalb durch Arbeit an den genannten höheren zerebralen Funktionen günstig beeinflussen, indem man seine Prozessierung moduliert.

2.9.6 Wann sind Gefühle, Gedanken oder Verhaltensweisen „angemessen"?

Neben den im Zusammenhang mit dem Alarmsystem genannten Gefühlen und Gedanken, welche nicht selten Ausdruck von Fehlalarmen darstellen, gibt es selbstverständlich auch viele Situationen, in denen die Gefühle und Gedanken „angemessen" sind.

Gefühle, Gedanken oder Verhaltensweisen sind dann angemessen – oder „adaptiv" –, wenn sie aus der Situation heraus nachvollziehbar und die aus ihnen entstehenden Handlungen für den betreffenden Menschen hilfreich sind. Sie helfen somit bei der Befriedigung angemessener Bedürfnisse und ermöglichen die Vermittlung dieser Bedürfnisse gegenüber anderen Menschen. Sie helfen uns also, in einer Situation möglichst gut zurechtzukommen und zu erhalten, was wir wirklich brauchen. Das Gegenteil sind „maladaptive" Gefühle, Gedanken oder Verhaltensweisen [646]. Ein Beispiel ist der Gedanke des Katastrophisierens (einer der wichtigsten Prädiktoren für einen chronischen Verlauf von körperlichen Beschwerden): Beim Katastrophisieren geht ein Mensch z. B. davon aus, dass eine Situation nie besser werden wird oder man verloren ist und nichts mehr zu machen ist.

2.9.7 Wie kann man mit belastenden Emotionen und Kognitionen umgehen?

Viele Menschen versuchen, unangenehme Gefühle oder Gedanken zu umgehen, zu vermeiden oder zu bekämpfen. Leider funktioniert das in der Regel nicht. Es führt eher dazu, dass sich diese Emotionen und Kognitionen noch stärker zeigen. Man kann diese Wechselwirkung erneut mit dem Bild der Alarmzentrale verstehen. In Situationen der Vermeidung, des „Dagegenankämpfens" oder des Umgehens usw. muss die Alarmzentrale davon ausgehen, dass das Alarmsignal nicht wahrgenommen wurde und es deshalb umso stärker und lauter gesendet werden muss.

Es gibt jedoch Strategien und Techniken, um zu lernen, wie man mit belastenden und schmerzhaften Gefühlen und Gedanken umgehen und sie erträglicher machen kann. Man spricht dabei von Emotionsregulation und kognitiver Neubewertung [649].

2.9.8 Emotionen und Kognitionen in der Anamnese

Es ist wichtig, jede Person in ihrer Individualität zu respektieren. Jeder Mensch hat eine eigene Wahrnehmung und eine eigene Interpretation derselben. Zudem ist die persönliche Innenwelt nicht einsehbar. Therapeut*innen versuchen nun durch eine geeignete Kommunikation die Person dazu einzuladen, ihr Innenleben gemeinsam genauer zu explorieren, um es besser zu verstehen und günstig beeinflussen zu können [663].

Eine nützliche Technik bei der Anamneseerhebung kann dabei „WWSZ" sein:

- Warten: Zeit lassen, schauen, was bei der Person passiert
- Wiederholen: einzelne Worte wiederholen, welche die Person gerade benutzt hat; stellt Nähe zum Gegenüber her

- Spiegeln: dem Patienten Rückmeldung geben in Bezug auf das Thema: rückmelden, zu welchem Thema sich der Patient gerade geäußert hat; in Bezug auf die Emotion: rückmelden, in welcher Stimmung man die Person gerade erlebt
- Zusammenfassen: kurz zusammenfassen, was man eben gehört hat: „Qualitätskontrolle" – richtig verstanden?
  Es handelt sich hierbei, im Gegensatz zu den behandlerzentrierten Techniken, um eine personzentrierte Kommunikationsform, weil man die Person dazu einlädt, ihre Geschichte zu erzählen.

Beim „NURSE" handelt es sich um eine Technik, die es erlaubt, Gefühle zu erfragen:
- Naming: Emotion benennen hilft beim Umgang („name it to tame it")
- Understanding: Verständnis für die Situation der Person zeigen
- Respecting: Wertschätzung entgegenbringen, Respekt äußern
- Supporting: Unterstützung anbieten
- Exploring: Nachfragen, Anamnese ergänzen, Hintergründe explorieren.
  Understanding, respecting und supporting funktionieren nur dann, wenn wir es auch so meinen und dahinterstehen können. Menschen merken sofort, wenn man nur so tut, als ob.

Eine idealtypische Behandlung lässt sich nach einem sog. „Dreischritt der Versorgung" strukturieren:
- Die Anamnese sollte als biopsychosoziales Assessment erfolgen, um ein umfassendes Bild von der Person zu erhalten und Einflussfaktoren und Zusammenhänge zu verstehen. Eine geeignete Systematik dafür bietet das aus der Physiotherapie stammende „Musculoskelatal Clinical Translation Framework" (MCTF) [655].
- Entlang eines solchen multidimensionalen Assessments können dann gemeinsam mit der Person die vorliegenden Krankheitsfaktoren wie auch Ressourcen in ein individualisiertes Erklärungsmodell gemäß dem biopsychosozialen (Schmerz-)Modell zusammengeführt werden.
- Von diesem Störungsmodell lässt sich in einem nächsten Schritt eine personalisierte multimodale Therapie ableiten, die „State of the art" der Versorgung von Menschen mit chronischen Schmerzen ist.

2.9.9 Veränderungen im Heilungsprozess anstoßen

Aus dem bisher Gesagten ergibt sich, dass persistierende und beeinträchtigende Beschwerden ungünstig mit den nachfolgenden Umständen verknüpft sein können [654]:
- negative Gedanken, Überzeugungen und Erwartungen
- dysfunktionale, verzerrte Wahrnehmung
- maladaptives, unangemessenes (passives oder übermäßiges Coping-Verhalten; engl. pain prone bzw. action prone)
- unangenehme affektive Reaktion.

Das Ziel der Arbeit mit Emotionen, Kognitionen, Wahrnehmung und Verhaltensweisen ist es, dass diese im Rahmen einer Umstrukturierung zu einem neuen Schema werden, in welchem
- positive Gedanken, Überzeugungen und Erwartungen,
- eine funktionale Wahrnehmung,
- unterstützende affektive Reaktionen sowie
- ein adaptives, angemessenes Coping-Verhalten

vorherrschen.

Dabei arbeitet die Physiotherapie vor allem mit einem „Bottom-up"-Prinzip und versucht so Änderungen in der Wahrnehmung, im Verhalten und im Fühlen und Denken durch die Arbeit am Körper zu erreichen. Dies kann durch „Top-down"-Interventionen unterstützt werden, indem schmerzbezogene Gefühle, Gedanken, Wahrnehmungen und Verhaltensweisen exploriert und in die gemeinsame Arbeit mit einbezogen werden. Eine der Stärken und Vorteile der Physiotherapie ist es, dass sie Berührungen mit in die Therapie einbeziehen kann.

2.9.10 Berührungen in der Physiotherapie

Die Haut stellt das größte Sinnesorgan des Menschen dar. Die Haut-zu-Haut-Berührung gehört zu den ursprünglichsten Sinneserfahrungen von Menschen und Tieren. Zwischenmenschliche Berührungen sind ein Grundbedürfnis des Menschen, z. B. aufgrund der Vermittlung von Empathie, Fürsorge, sozialer Zugehörigkeit, Liebe und Intimität [656][667] Insbesondere bei Neugeborenen und Kindern führt ein Mangel von zärtlichen Berührungen zu psychischen und physischen Schäden [648][666].

Die Haut enthält eine Reihe von sensorischen Rezeptoren, welche über die gesamte Oberfläche verteilt sind. Die Funktion der Rezeptoren ist es, die physikalische Energie in eine Serie von Nervenimpulsen umzuwandeln und somit die sensorischen Informationen zu übermitteln. Dies erfolgt als Serien von Entladungen (Aktionspotenzialen) mit variabler Frequenz, die über Aβ-myelinisierte Fasern zum Gehirn geleitet werden, wo sie über spezifisch afferente Bahnen verarbeitet werden. Dank der spezieller Empfindlichkeit der sensorischen Rezeptoren für bestimmte Reize, der genauen Organisation des afferenten Systems und der Existenz spezieller Verarbeitungszonen im Gehirn, können wir verschiedene Berührungsempfindungen unterscheiden [661]. Dabei erfolgt eine emotionale Bewertung der Berührung und es kann entschieden werden, ob die Berührung als angenehm oder unangenehm empfunden und positiv oder negativ bewertet wird. Vor allem die sog. C-taktilen (CT)-Afferenzen in der Haut von Menschen und Säugetieren werden durch angenehme Berührungsqualitäten wie sanftes Massieren und Streicheln aktiviert. Diese Aktivierung führt zu einer Oxytocin-Ausschüttung und geht auf der psychischen Ebene mit einem Wohlgefühl einher [669]. Wie oben beschrieben interferiert auch diese Prozessierung mit früheren Erfahrungen und Vorerwartungen, welche die Wahrnehmung modulieren.

Vor dem geschilderten Hintergrund können Berührungen einen wertvollen Bestandteil einer erfolgreichen Behandlung im diagnostischen, therapeutischen und pflegerischen Kontext darstellen [658]. Studien haben gezeigt, dass insbesondere bei Depressionen Patient*innen von heilsamen Berührungen profitieren. Deshalb ist es wichtig, der „Berührungsmedizin" mehr Aufmerksamkeit zu schenken. In einer Metaanalyse von Moyer et al. (2004) konnte festgestellt werden, dass Massagen im gleichen Umfang wie Psychotherapie antidepressiv und anxiolytisch wirken [657]. Darüber hinaus konnte auch für die Neonatologie, Pädiatrie, Schmerzmedizin, Onkologie und Geriatrie die Wirksamkeit heilsamer Berührungen gezeigt werden [659]. Weitere Studien machen deutlich, dass therapeutische Berührungen zur Stressreduktion, einer gesteigerten Regulationsfähigkeit sowie zur Stärkung des Immunsystems beitragen und die Selbstheilungskraft stärken [670]. Dabei kommt es darauf an, dass die Grenzen der Patientin oder des Patienten jederzeit gewahrt bleiben.

Therapeutische Berührungen sollten stets in enger Abstimmung mit den Grenzen des Gegenübers erfolgen, um ein Gefühl der Sicherheit zu gewährleisten. Ein respektvoller Umgang mit den persönlichen Grenzen und eine offene Kommunikation über die Berührungsintensität, Dauer und den Zweck der Berührung sind essenziell, damit die Patient*innen die Behandlung als angenehm und vertrauensvoll erleben können. Nur wenn Berührungen achtsam und im Einklang mit dem Einverständnis der Person erfolgen, können sie ihr volles heilendes Potenzial entfalten, ohne ungünstige emotionale Reaktionen hervorzurufen.

2.9.11 Verhaltensänderung von Passivität zu Aktivität

Ein zentraler Aspekt der Verhaltensänderung betrifft den Shift von einer passiven Haltung und der Suche einer Lösung im Außen hin zu einem aktiven, selbstfürsorglichen und selbstwirksamen Umgang mit den Beschwerden. Auf diesem Weg bemerkt die Person, dass sie auf ihre Beschwerden Einfluss nehmen kann. Dies erlaubt ihr dann, Selbstwirksamkeit zu erleben und die Kontrolle über die Beschwerden zurückzugewinnen. Ein gutes Bild für diesen Verhaltens-Shift ist ein Mobile: Dabei handelt es sich um ein frei hängendes, leichtes, ausbalanciertes Gebilde. Berührt man einen Teil eines Mobiles und bringt es in Bewegung, überträgt sich diese Bewegung auch immer gleichzeitig auf das ganze Konstrukt. Insgesamt ist es sekundär, auf welchen Teil des Ganzen man den Impuls gibt – wesentlich ist, dass Bewegung ins System kommt.

2.9.12 Multimodale Therapie

Die multimodale Therapie leitet sich nach dem „Dreischritt der Versorgung“ (s. o.) aus dem biopsychosozialen Assessment und den Bedürfnissen der Person ab, welche im Gespräch erhoben wurden. Sie richtet sich nach den verschiedenen neurobiologisch angelegten Dimensionen der (Schmerz-)Reizwahrnehmung [664]:

- sensorisch-diskriminative Dimension: Pharmakotherapie, interventionelle Schmerztherapie
- affektiv-motivationale Dimension: Unterstützung der Emotionsregulation, psychodynamische Psychotherapie
- kognitive Dimension: Psychoedukation, Bearbeitung der Vorerwartung, kognitive Verhaltenstherapie, Aufmerksamkeitslenkung
- mnestische Dimension: traumaorientierte Psychotherapie
- soziale Dimension und kultureller Kontext: Sozialarbeit, systemische Psychotherapie
- arbeitsplatzbezogene Dimension: Stressmanagement, gestufte Wiedereingliederung
- iatrogene Faktoren: Vermeiden durch angemessene multimodale Therapie gemäß dem biopsychosozialen Modell
- vegetative Dimension: Entspannungsverfahren, Biofeedback
- motorische Dimension: dosiertes, aktives und funktionelles Training
- behaviorale Dimension: Lifestyleänderungen, kognitive Verhaltenstherapie, soziales Kompetenztraining, Aufbau von Tagesstruktur und Aktivität
- Einfluss auf den Inferenzprozess der aszendierenden und deszendierenden Symptomwahrnehmung nehmen: Hypnotherapie, Körperpsychotherapie, Achtsamkeit, Antidepressiva.

Alternativ kann die multimodale Therapie auch nach den Unterstützungsmaßnahmen differenziert werden:

- Physiotherapie: aktives und funktionelles Training, dosierte/abgestufte körperliche/sportliche Aktivierung, Körperwahrnehmung
- psychosomatische Maßnahmen: Psychoedukation, störungsorientierte Psychotherapie
- Pharmakotherapie: Analgetika, kausale Medikation, Neuromodulatoren (antidepressiv, anxiolytisch usw.)
- Komplementärmaßnahmen: meditative und Entspannungsverfahren, wie z. B. Yoga, Achtsamkeit, Selbsthypnose, Akupunktur
- ergänzende Maßnahmen: Sozialberatung, Versicherungsmedizin, Arbeitsplatz verbessernde Maßnahmen (Ergonomie, Stellenreduktion), Reha
- invasive Maßnahmen: Infiltration, Spinal Cord Stimulation (SCS, Neuromodulator), Operation.

Welche Maßnahmen zum Einsatz kommen, sollte gemeinsam mit der betroffenen Person im Rahmen einer partizipativen Entscheidungsfindung ausgewählt werden.

2.9.13 Psychologisch informierte und beziehungsorientierte Physiotherapie

Das dargestellte physiotherapeutische Vorgehen mit Einbezug und Exploration von schmerzbezogenen Emotionen, Kognitionen, Wahrnehmungen und Verhaltensweisen einer Person wird als „psychologisch informierte“ und „beziehungsorientierte Physiotherapie“ bezeichnet [649][671]. Sie basiert auf folgenden beiden Punkten:

- Therapieallianz mit Aufbau einer vertrauensvollen und belastbaren Beziehung (bond); dies dient dazu, mithilfe eines übereinstimmenden Handelns (tasks) die gemeinsam ausgearbeiteten Ziele (goals) zu erreichen.
- personzentrierte Kommunikation auf Augenhöhe, empathisch, ohne Vorurteile unter Beachtung der verbalen wie nonverbalen Äußerungen, im Sinne eines aktiven Zuhörens, um die subjektive Patientenperspektive konsequent erfassen und einbeziehen zu können.

Die Haltung und Funktion der Physiotherapeutin oder des Physiotherapeuten kann dabei als die eines Coaches verstanden werden, der bei symptombezogenen Veränderungen unterstützend eingreift. Ein Beispiel dafür ist die „Cognitive Functional Therapy“ nach Peter O'Sullivan et al. [668].

2.9.14 Zusammenarbeit von Physiotherapie und psychosozialer Medizin

Psychotherapeutisch orientierte Fachrichtungen und die Arbeit der Physiotherapie können sich wechselseitig sehr gut ergänzen [653]. Erstere arbeiten vermehrt mit dem Top-down-Prinzip, indem sie sich primär auf psychische Prozesse konzentrieren und auf diese Weise Veränderungen im Körper bewirken (z. B. Muskelentspannung, Normalisieren der Darmperistaltik usw.). Insgesamt ermöglicht die Kombination von Bottom-up- (z. B. Bewegung, Körperübungen) und Top-down-Prinzipien (z. B. Gespräche, Imagination) erlebnisbasierte Body-Mind-Interventionen, welche die Wechselwirkungen zwischen Körper und Psyche erfahrbar machen. Dieses Zusammenwirken kann mithilfe des erweiterten sog. „Gestaltkreises“ veranschaulicht werden (▶ Abb. 2.54).

In der Zusammenarbeit zwischen Physiotherapie und Psychotherapie gibt es überlappende Bereiche, die von beiden Professionen abgedeckt werden können: Symptome, Körperfunktionen, Körperstrukturen, Verhalten, schmerzbezogene Kognitionen,

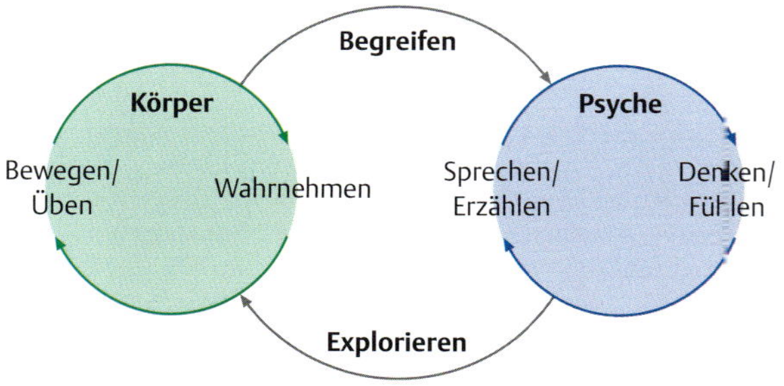

Abb. 2.54 Body-Mind-Interventionen als Zusammenwirken von Bottom-up- und Top-down-Arbeit, veranschaulicht als sog. „erweiterter Gestaltkreis“ (nach [665]). (Quelle: Scheepers-Assmus C, Steding-Albrecht U, Jehn P, Hrsg. Ergotherapie – Vom Behandeln zum Handeln – Lehrbuch für Ausbildung und Praxis. 6., unveränderte Auflage. Stuttgart: Thieme; 2020)

Emotionen, Wahrnehmungen und Verhaltensweisen. Wenn die Kognitionen, Emotionen, Wahrnehmungen und Verhaltensweisen jedoch stark dysfunktional und maladaptiv sind, oder eine pathologische Persönlichkeitsstruktur (z. B. anankastisch bzw. zwanghaft oder narzisstisch), schwierige Beziehungserfahrungen oder belastende biografische Prägungen vorhanden sind, sollten Physiotherapeut*innen in Abstimmung mit der Person eine psychotherapeutische Fachkraft in die Behandlung miteinbeziehen und an Bord holen.

2.9.15 Zusammengefasst

Emotionen und Kognitionen beeinflussen die Wahrnehmung sowie das Verhalten. Dies wiederum hat Auswirkungen auf den Heilungsprozess. Mit einer wohlwollenden und interessierten Haltung sowie geeigneten personzentrierten Kommunikationstechniken können wir die betroffene Person einladen, gemeinsam ihr Innenleben zu explorieren, um festzustellen, ob dysfunktionale oder maladaptive Prozesse die Symptomatik ungünstig beeinflussen. In der Folge kann die Person unterstützt werden, einen hilfreicheren und angemesseneren (adaptiveren) Weg einzuschlagen.

Die ängstliche, unsichere und somit ungünstige Reaktion stellt dabei die „Normalvariante" dar und läuft in der Regel automatisiert ab. Unterstützende und zur Resilienz führende, günstige Reaktionen, u. a. im Sinne von Hoffnung und Zuversicht, spielen sich häufig im Hintergrund ab. Hier besteht für die Physiotherapie eine gute Möglichkeit, die Person in ihrer Wahrnehmung und Verarbeitung zu unterstützen, in dem die günstigen Anteile aktiviert und gefördert werden. Zunächst muss jedoch durch geeignete Kommunikationstechniken das Mindset der Person kennengelernt und im besten Fall zusammen mit ihr verstanden werden. Hierzu eignet sich z. B. die WWSZ-Technik (Warten, Wiederholen, Spiegeln, Zusammenfassen) zur Exploration der Geschichte der Person sowie NURSE (name, understand, respect, support, explore) zum Erfragen und Unterstützen von Gefühlen. Das Ziel der Begleitung beim Heilungsprozess ist nicht nur die optimale Heilung des betroffenen Gewebes, sondern auch, dass die Person von ihren Fähigkeiten überzeugt und zuversichtlich ist, die Anforderungen des Alltags bewältigen zu können. Hierbei kann und soll sie unterstützt werden, indem man ihre Selbstwirksamkeit, ihre Resilienz und ihre Selbstfürsorge aufbaut und stärkt.

► **Das Literaturverzeichnis steht Ihnen online zur Verfügung.**

3 Das therapeutische Umfeld

3 Das therapeutische Umfeld

3.1 Planung der Rehabilitation

Arjen von Duijn mit Dank an Stefan Jan

Dieses Kapitel legt den Fokus auf die Strukturierung der aktiven physiotherapeutischen Behandlungselemente; die passiven Elemente werden nicht thematisiert.

3.1.1 Einleitung

Grundsätzlich richtet sich die Planung einer Rehabilitation nach der im klinischen Denkprozess erstellten Beurteilung und den Zielsetzungen der Intervention. Der Behandlungsplan basiert dabei stets auf den Behandlungszielen. Eine Planung der aktiven Rehabilitation basiert dabei auf einer Analyse des Zustandes vor und nach dem Trauma oder der Operation, einer Planung der Rehabilitation mit zeit- und kriterienorientierten Teilschritten und der Definition der Endziele der Therapie (Sollwerte; ▶ Abb. 3.1).

Zu Beginn der Planung der aktiven Rehabilitation sollten in Ergänzung zu den allgemeinen Erhebungen und Analysen im klinischen Denkprozess zusätzliche patientenspezifische Informationen aus der Anamnese und dem Befund erhoben werden [698]. Anhand dieser patientenspezifischen Informationen lassen sich in der Folge der Ist- und der Soll-Zustand einer Person ableiten (Kap. 3.1.2, Kap. 3.1.3). Die erarbeiteten Erkenntnisse werden in einem nächsten Schritt zur Planung der Rehabilitationsintervention gemäß dem Reha-Frame genutzt (▶ Abb. 3.2) [680].

In Bezug auf die Rehabilitation nach größeren Traumata und Operationen hat das Grundlagenwissen aus den Bereichen Physiologie (besonders die Wundheilung), Orthopädie und Traumatologie und der Biomechanik im klinischen Denkprozess einen hohen Stellenwert [689]. Abhängig von den Wundheilungsprozessen können sich auf dem Gebiet der Rehaplanung sowohl die Durchführung des physiotherapeutischen Befundes wie auch die Interventionsziele initial sehr schnell ändern. Dieser Umstand wird im nachfolgenden Teil speziell berücksichtigt. Der Einfachheit halber werden die einzelnen Schritte des Reha-Schemas (Reha-Frame) in systematischer Weise vom Anfang bis zum Ende dargestellt [680].

Physiotherapeutische Untersuchung in der akuten postoperativen Situation

Anamnese in der akuten Phase

Die Anamnese in der akuten Phase unterscheidet sich in einigen Punkten von der standardisierten Anamnese. Einerseits befinden sich viele Menschen nach einem Trauma oder nach einer Operation in einem Stresszustand mit traumainduzierter erhöhter Aktivität des Sympathikus (Kap. Wundheilung). Andererseits erhalten sie in dieser Zeit viele verschiedene Medikamente, welche das Gespräch beeinflussen können. Somit sollte eine beruhigende und vertrauenerweckende Atmosphäre geschaffen werden. Eine zu ausführliche Befragung zum Unfallhergang kann in diesem frühen Stadium zu starken emotionalen Reaktionen führen, welche potenziell ein posttraumatisches Stresssyndrom verstärken könnten. Nehmen Sie sich Zeit für die Anamnese, um vor allem die Ist-Situation und den Sollzustand zu eruieren. Diese Information ist für die gesamte Rehabilitation sehr relevant.

Befund in der akuten Phase

Bei der ersten Hypothesenformulierung und der Planung des Befundes im klinischen Denkprozess wird zu Beginn oft ein minimaler Befund durchgeführt, welcher auf die Zeichen der akuten Phase ausgerichtet ist. Ein Minimalbefund sollte folgende Elemente enthalten:

- Erfragung der aktuellen Schmerzen (present pain, Pp)
- Messung der Schwellung im Gewebe und im Gelenk
- Messung der lokalen Hauttemperatur
- Messung der Größe des Hämatoms (Einblutung) in diverse Gewebe
- Untersuchung einiger einfachen Aktivitäten oder Funktionen. Dies ist sehr stark abhängig von der Diagnose und dem Zustand des Patienten oder der Patientin. Beispiele: Kniestreckung nach einer Knieoperation; aufstehen oder hinsetzen bei akuten Rückenschmerzen. Hier verwendet man am besten Bewegungen, die man als Wiederbefundsparameter verwenden kann, um die Progression der Therapie besser beurteilen zu können.

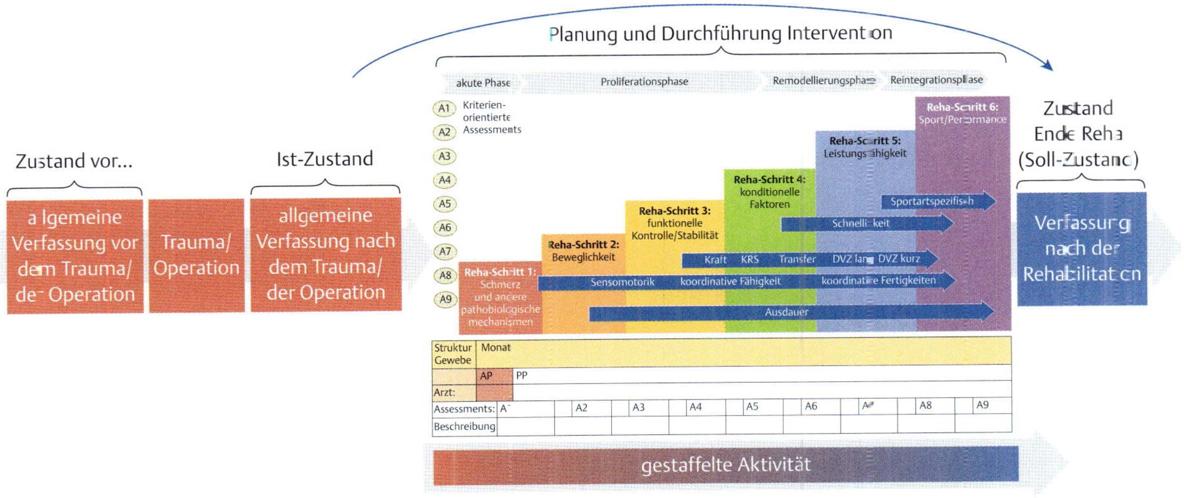

Abb. 3.1 Übersicht der aktiven Rehabilitation; rot: Informationen aus Anamnese und Befund zur Erörterung des Zustandes vor und nach dem Trauma oder der Operation; Mitte: Rehaframe (verschiedenfarbig; vergrößerte Darstellung siehe ▶ Abb. 3.5), Plan der zeit- und kriterienorientierten Rehabilitation; blau: Sollwerte als Fernziel der Intervention.

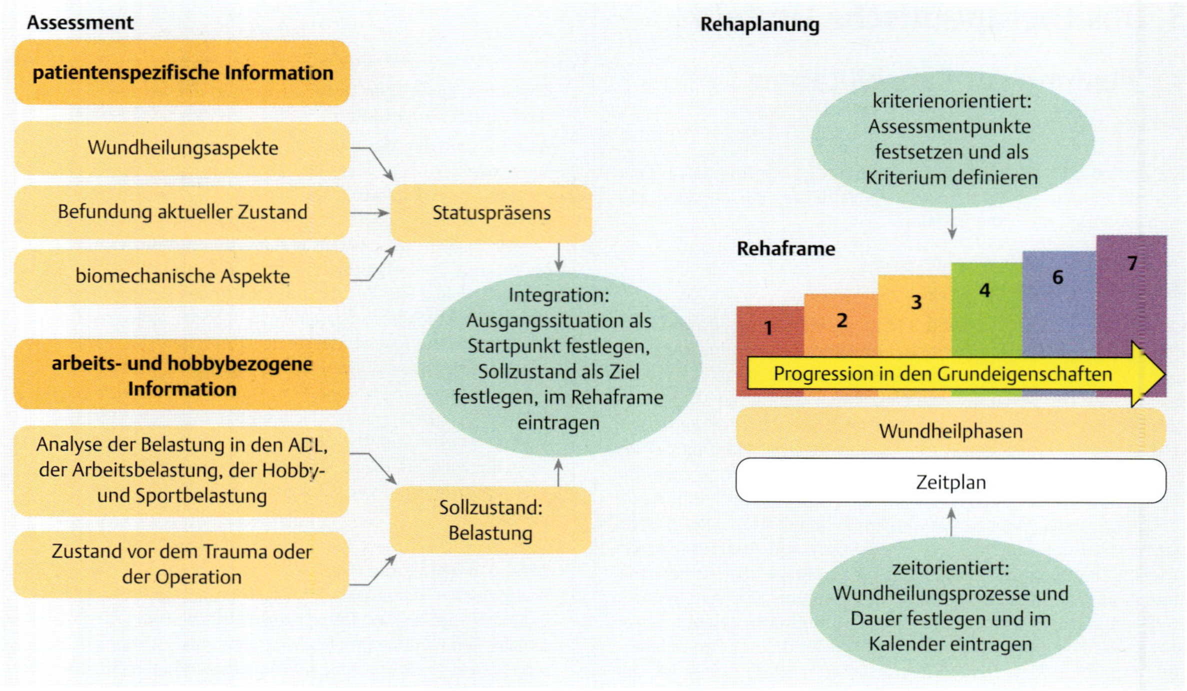

Abb. 3.2 Übersicht über die Planung und Durchführung der aktiven Rehabilitation. (Quelle: van Duijn A. Rehaplanung beim sportlichen Patienten. Sportphysio 2019; 7: 112–121)

3.1.2 Erörterung des Ist-Zustandes

Der Ist-Zustand einer Person ergibt sich als abschließendes Gesamtbild nach der Zusammensetzung mehrerer Faktoren. Dabei gilt es zu beachten, dass die adäquate Beurteilung jedes Faktors für sich einen wichtigen und eigenständigen Teil der Rehaplanung darstellt. Die folgenden Faktoren gehören zu der Erörterung des Ist-Zustandes und werden in separaten Abschnitten besprochen:

- Analyse der Wundheilungsphase
- Allgemeinzustand vor dem Trauma
- aktueller Zustand: physiotherapeutischer Befund mit physiotherapeutischer Diagnose und dem Status nach dem Trauma und/oder der Operation zusammengefasst in der Beurteilung mit den Funktionsstörungen
- medizinisch-biomechanische Belastbarkeit der verletzten/operierten Strukturen (aktuell).

Analyse der Wundheilungsphase

Wundheilung

Das Ziel der Analyse der Wundheilungsphase ist die Identifikation der betroffenen unterschiedlichen Gewebestrukturen und die Bestimmung ihrer individuellen Heilungsdauer. Neben einer guten Diagnostik ist sowohl die Kenntnis der Wundheilungsprozesse verschiedener Gewebe und Strukturen als auch das Wissen über die Wirkung möglicher Einflussfaktoren essenziell (Kap. Wundheilung) [695]. Die Wundheilung variiert abhängig vom Gewebetyp, daher sind die Heilungszeiten sehr unterschiedlich. Sie gibt einen groben Zeitrahmen vor, welcher berücksichtigt werden muss. Eine Beschleunigung des Heilungsprozesses ist grundsätzlich nicht möglich. Dafür haben aber mitunter Verzögerungen durch kleine Störungen des Wundheilungsprozesses bereits einen großen Einfluss auf die Heilungszeit.

Einfluss der Wundheilungszeiten auf die Rehaplanung

Wundheilungszeiten können uns beim Erstellen der zeitorientierten Rehaplanung unterstützen. Wenn gleich mehrere Strukturen verletzt sind, bestimmt in Bezug zum Belastungsaufbau, die am langsamsten heilende Struktur die Einteilung der Phasen. So orientiert man sich bei einem Knochenbruch, kombiniert mit einer Sehnenverletzung, an der Sehnenverletzung, weil diese eine wesentlich längere Heilungszeit in Anspruch nimmt.

Durch adäquate Reize kommt es zu Adaptionsprozessen im Gewebe, welche die Belastbarkeit der Strukturen erhöhen, bis die Arbeits- und Sportbelastbarkeit erreicht ist. Deshalb ist diese Phase stark kriterienorientiert. Zudem werden nun auch vermehrt präventive Aspekte in die Therapie integriert (▶ Abb. 3.3).

Allgemeinzustand vor dem Trauma

Die Beurteilung des Allgemeinzustands einer Person vor einem Trauma ist einerseits wichtig, weil dieser einen großen Einfluss auf den Ablauf und die Effizienz der Wundheilung haben kann. Andererseits lässt sich anhand des Allgemeinzustands vor dem Trauma auch abschätzen, wie stark die Verletzung oder die Operation die Funktion, die Aktivitäten des täglichen Lebens (ADL) und die Partizipation bei Arbeit, Hobbys und Sport aktuell beeinflusst.

Folgende physiologische Faktoren sollten bei der Beurteilung des Allgemeinzustands berücksichtigt werden:

- Alter: Das Alter kann die Wundheilung beeinflussen. Ältere Menschen zeigen tendenziell eine langsamere Wundheilung aufgrund einer verminderten Kollagenproduktion, einer geringeren Elastizität der Gewebe und einer reduzierten Zellregeneration.
- Ernährungszustand: Mangelernährung kann zu einer verminderten Immunfunktion, einer schlechteren Kollagenproduktion und einer verzögerten Wundheilung führen. Eine ausreichende Versorgung mit Eiweiß, Vitaminen (insbesondere Vitamin C

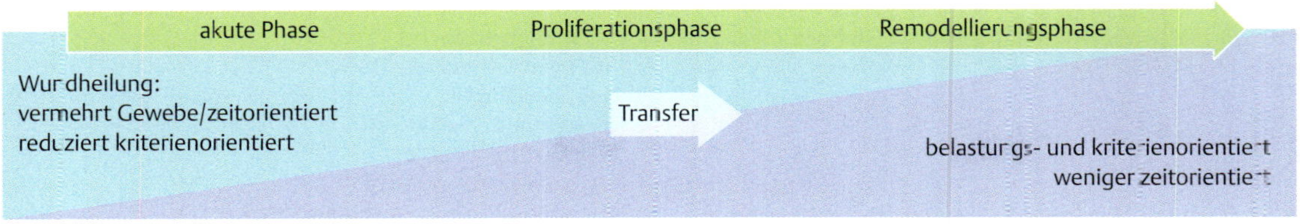

Abb. 3.3 Veränderung der Priorität in den unterschiedlichen Phasen. In der akuten Phase steht die Wundheilungszeit im Vordergrund, in der Remodellierungsphase das kriterienorientierte Vorgehen.

3

Tab. 3.1 Aktivitätsniveaus in Bezug zum Sport [680].

Aktivitätsniveau	Definition
1	kein Sport
2	Lineare Sportarten werden ausgeführt: Jogging, Radfahren, Wandern.
3	Sportarten mit Stop-and-go-Bewegungen werden ausgeführt Tennis, Squash usw. Es findet kein Körperkontakt statt.
4	Sportarten mit Körperkontakt werden ausgeführt: Eishockey, Rugby, Handball, Fußball.

und A) und Mineralstoffen ist notwendig, um neues Gewebe zu bilden und Infektionen abzuwehren.

- Stress: Chronischer Stress kann die Wundheilung durch Schwächung des Immunsystems und Verstärkung von Entzündungsreaktionen beeinflussen.
- Immunsystem: Ein beeinträchtigtes Immunsystem kann für die Wundheilung von Nachteil sein, da es für die Abwehr von Infektionen und die Regulierung von Entzündungen von Bedeutung ist. Krankheiten, die das Immunsystem beeinflussen, können die Widerstandsfähigkeit gegenüber Infektionen verringern und die Heilung verlangsamen.
- Schlaf: Im Schlaf werden vermehrt Wachstumshormone ausgeschüttet, was sich positiv auf die Zellregeneration und die Bildung von neuem Gewebe während der Wundheilung auswirkt. Außerdem trägt der Schlaf zur Stärkung des Immunsystems, zur Reduzierung von Entzündungen und zum Abbau von Stress bei.
- körperliche Aktivität: Regelmäßige Bewegung fördert sowohl die Gesundheit der arteriellen Gefäße als auch die Durchblutung der peripheren Gefäße. Die Blutzirkulation versorgt den Wundbereich mit Sauerstoff und Nährstoffen und unterstützt auf diese Weise die Zellregeneration. Anhand einer Beurteilung des Aktivitätsniveaus (▸ Tab. 3.1) kann festgelegt werden, auf welchem Aktivitätsniveau sich eine Person vor der Verletzung befand, sich aktuell befindet und welches Aktivitätsniveau wieder erreicht werden soll. Neben der Analyse der Ist- und Sollwerte auf der Partizipationsebene müssen die Aktivitäten und Funktionsausfälle beurteilt werden. Speziell die Funktionsstörungen sind wichtig (Kap. Clinical Reasoning).

Aktueller Zustand

Funktionsstörungen

Im Rahmen des physiotherapeutischen Denkprozesses wird in der Beurteilung festgelegt, welche Funktionsstörungen (engl. impairment) bei den Patient*innen evident sind (Kap. Clinical Reasoning):

- Schmerz und andere pathobiologische Faktoren
- Beweglichkeit
- funktionelle Kontrolle/Stabilität
- Dekonditionierung
- Schmerzverhalten.

Psychische Faktoren

Das Ziel eines Assessments der psychischen Faktoren ist es, Risiken und Chancen der Reha zu erkennen. Die Art des Assessments kann stark variieren: von einfachen Fragen bis hin zu ausführlicheren Assessments. Je nach Größe und Auswirkung des Traumas und dessen kognitiver und affektiver Verarbeitung durch die Person sollte man eine zusätzliche professionelle Betreuung durch eine Fachkraft für Traumatherapie erwägen.

Biomechanische Belastbarkeit der Struktur

Hierbei geht es um die zeitliche Bestimmung der Belastungssteigerung. Die biomechanische Belastbarkeit einer verletzten Struktur hängt von der ärztlichen Versorgung ab (z. B. Stabilität einer Osteosynthese), von den biomechanischen Gegebenheiten (Druck, Hebelgesetze usw.) und nicht zuletzt vom zu erwartenden Heilungsverlauf (Aspekte der Wundheilung). In der Summe ergibt sich daraus die Belastungssteigerung in der Rehabilitation.

> **2 Beispiele**
>
> **Beispiel 1**
> Eine einfache Oberschenkelfraktur (in der Mitte des Knochens) wurde mit einem Marknagel stabilisiert. Der Operateur beurteilt die Stabilität als belastungsstabil, und der Patient darf, direkt mit dem halben Körpergewicht belasten. Dies hat Folgen für die Übungsauswahl. So kann in diesem Beispiel die Knieflexion-Mobilisation passiv oder auch aktiv ausgeführt werden.
>
> **Beispiel 2**
> Eine komplizierte Oberschenkelfraktur (kurz oberhalb des Kniegelenks) wurde mit einem Marknagel stabilisiert, da sich zwischen den Knochenstücken mehrere Fragmente befanden, welche nicht gut stabilisiert werden konnten. Deshalb entschied der Operateur, dass die Belastung sehr gering gehalten werden sollte (Abrollbelastung). Bei dieser Operation muss die Knieflexionsmobilisation aus biomechanischen Gründen sehr reduziert und ohne Krafteinwirkung durch die Physiotherapie ausgeführt werden (bewegungsstabil mit Vorgaben), weil bei diesem Frakturtyp unter einer Biegebelastung allzu schnell große Hebelkräfte in der Fraktur wirken, welche die Knochenheilung stark verzögern könnten.

3.1.3 Erörterung des Soll-Zustandes

Nach der Analyse und Beurteilung des Ist-Zustandes folgt die Erörterung des Soll-Zustandes. Dabei wird die zu erreichende Handlungs- und Funktionsfähigkeit (Soll-Wert) bei den ADL, der Arbeit und im Sport gemäß den motorischen Grundeigenschaften definiert. Man eruiert dann, welchen Belastungen die Person im Alltag, im Beruf und in der Freizeit, bei Hobbys und beim Sport ausgesetzt ist.

Analyse der motorischen Grundeigenschaften

Die Analyse der Belastungsformen bezüglich der motorischen Grundeigenschaften ist eine künstliche Zerlegung von Handlungen und Tätigkeiten in Beruf und Sport. Die Zerlegung in Teilelemente der motorischen Grundeigenschaften hilft herauszufinden, welche motorischen Grundeigenschaften enthalten sind und welchen Anteil sie an der Leistung haben. Um später Bewegungen, Handlungen und Aktivitäten im Alltag, in der Freizeit oder im Sport ausführen zu können, müssen die motorischen Grundeigenschaften trainiert werden. Genauso wie ein 100-Meter-Läufer Krafttraining betreibt, um seine Leistungsfähigkeit zu verbessern, müssen auch die Patient*innen verschiedene motorische Grundeigenschafen trainieren, um ohne Wiederverletzungsrisiko bestimmten Belastungen oder funktionellen Herausforderungen gewachsen zu sein. Das Ziel der Intervention ist es, eine höhere Belastbarkeit als vor dem Trauma oder der Operation zu erreichen. Da ein Defizit in einem Bereich der motorischen Grundeigenschaften zu einem Unfall oder Verletzung geführt haben könnte, kann die Analyse auch für präventive Zwecke verwendet werden.

Obwohl die Zerlegung der Aktivität in Einzelteile künstlich ist, ist sie dennoch sinnvoll. Man versucht also, eine relevante Bewegung oder Aktivität, welche im Alltag, Beruf und Sport ausgeführt werden muss, in Bezug zu den Eigenschaften Kraft, Beweglichkeit, Schnelligkeit, Ausdauer und Koordination zu analysieren.

Folgende Fragen müssen für eine Analyse beantwortet werden:

- Kraft:
  - Welches ist die anstrengendste Belastung im Alltag bei der Arbeit oder im Sport?
  - Welche Muskeln werden am meisten beansprucht?
  - Welches Energiesystem wird bei dieser bestimmten Aktivität benötigt?
  - Wie oft am Tag oder in der Stunde wird diese Handlung ausgeführt? Wie hoch ist die Gesamtbelastung (Umfang ist für die Regenerationszeit mitbestimmend)?
  - Mit welcher Krafttrainingsübung hat diese Aktivität eine hohe Übereinstimmung?
- Beweglichkeit:
  - Welche Gelenke- und Muskelketten werden hauptsächlich beansprucht, um diese Bewegung ausführen zu können?
  - Wie groß ist die Anforderung an die Beweglichkeit der individuellen einzelnen Gelenke (Bewegungsausmaß)?
- Schnelligkeit:
  - Findet in der Bewegung eine Beschleunigung statt?
  - Handelt es sich hierbei um einen schnellen oder langsamen Dehnungsverkürzungszyklus?
  - Über welche Gelenke wird die Beschleunigung ausgeführt?
  - Welche Muskeln sind daran beteiligt?
  - Gibt es Kraftübungen, welche einen ähnlichen Bewegungsablauf haben?
  - Welche Muskeln müssen einem hohen exzentrischen Anspruch leisten, um die Beschleunigung zu bremsen?
- Ausdauer:
  - Welches Energiesystem wird bei der Aktivität am stärksten beansprucht?
  - Wie sehr ist das Herz-Kreislauf- und/oder das Muskelsystem bei der Aktivität belastet (Borg-Skala) und wie lange kann die Belastung aufrechterhalten werden?
- Koordination - welche der folgenden Fähigkeiten wird hauptsächlich beansprucht?
  - Gleichgewichtsfähigkeit
  - Reaktionsfähigkeit
  - Umstellungsfähigkeit
  - Orientierungsfähigkeit
  - Rhythmisierungsfähigkeit
  - kinästhetische Differenzierungsfähigkeit
  - Kopplungsfähigkeit.

Grundsätzlich können sowohl Arbeitshandlungen als auch Sportbewegungen bezüglich ihrer motorischen Grundeigenschaften analysiert werden. Dies kann sich komplex gestalten, wenn etwa im Beruf schwere Arbeit verrichtet wird, oder wenn Patient*innen asymmetrische Sportarten betreiben (z. B. Tennis). Wichtig ist dann, dass eine Analyse hauptsächlich für die verletzte Struktur gemacht wird, womit sich der Aufwand reduziert.

Zusammenfassend kann gesagt werden, dass einerseits die Analyse in Bezug zu den motorischen Grundeigenschaften durchgeführt wird, andererseits beurteilt man, wie hoch die Leistungsfähigkeit in den Grundeigenschaften sein muss.

3.1.4 Die aktive Intervention mittels Reha-Frame

Nach einem Trauma oder einer Operation ist ein individuell angepasster Rehabilitationsprozess von besonderer Bedeutung. Das regelmäßige Wiederholen der Assessments während der physiotherapeutischen Behandlung sowie die kontinuierliche Neudefinition der Interventionsziele, können den Heilungsprozess positiv beeinflussen. Eine sorgfältige Planung des Rehaprozesses und die Festlegung konkreter Ziele sind dabei essenziell. Das Reha-Frame bietet hierfür eine strukturierte und effektive Unterstützung. Im folgenden Kapitel liegt der Fokus auf den aktiven Elementen der Rehabilitation. Das Reha-Frame dient als hilfreiches Tool zur Planung und Durchführung der aktiven Rehamaßnahmen und eignet sich besonders bei schweren Verletzungen oder langwierigen Rehabilitationsverläufen (▶ Abb. 3.4) [680][686]

Das Reha-Frame zur Planung der aktiven Intervention

unter Mitwirkung von Stefan Jan

Die Erfahrung lehrt, dass der Aufbau und die Abfolge der aktiven Therapie (Übungen!) oft unsystematisch ist. Dies kann zu verlängerten Rehaprozessen führen und könnte sogar negative Konsequenzen für die Betroffenen haben. Das Reha-Frame ist eine ideale Unterstützung für die Planung der systematischen Rehabilitation, da es die zeitorientierten, mit den belastungs- und kriterienorientierten Faktoren des Aufbaus der aktiven Therapie kombiniert (vertikale Blöcke), ohne dabei den Freiraum für selbstdefinierte Kriterien einzubüßen (▶ Abb. 3.5).

Zudem unterstützt das Reha-Frame die Therapeut*innen dabei, den Startpunkt für die Arbeit an einzelnen motorischen Grundeigenschaften (▶ Abb. 3.5, blaue Pfeile) zu finden oder zu definieren. Insgesamt ist das Reha-Frame so flexibel genug, dass es für alle Patient*innen und Pathologien anwendbar ist.

Leider sieht man in der Praxis noch viele Nachbehandlungsschemen, welche lediglich die Wundheilung, also die zeitorientierte Rehabilitation, berücksichtigen. Dies ist für die moderne, frühfunktionelle Behandlung unzureichend. Das Reha-Frame eignet sich gut, um die zeitorientierte Rehabilitation mit der kriterienorientierten Wundheilung zu kombinieren.

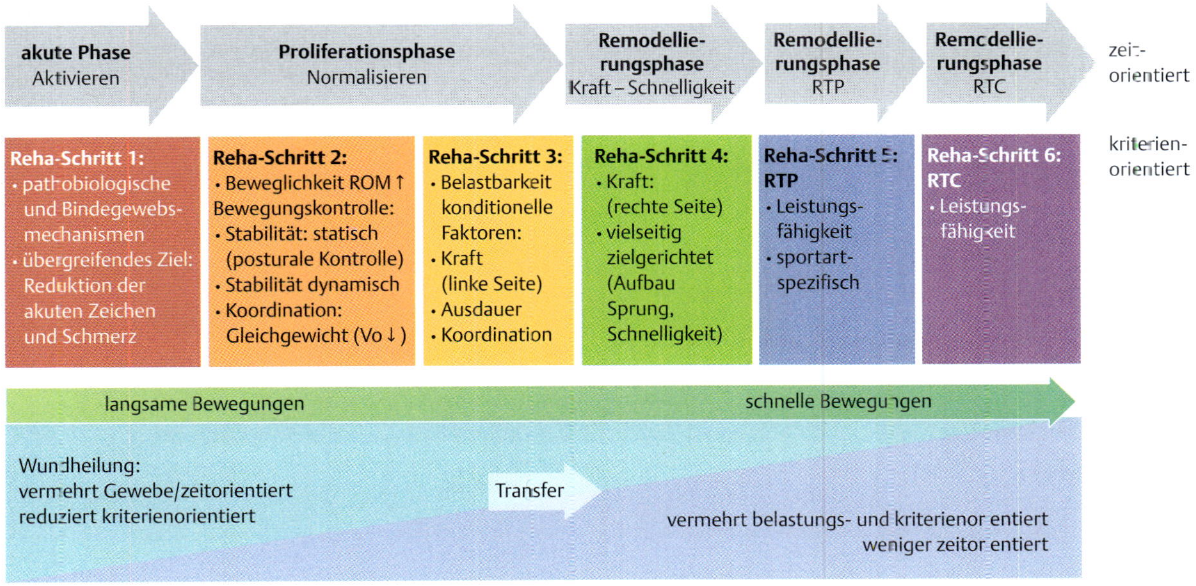

Abb. 3.4 Übersicht über die Schritte des Reha-Frames mit den wichtigsten Eckpunkten (ROM = Range of Motion; RTP = Return to Play; RTC = Return to Competition).

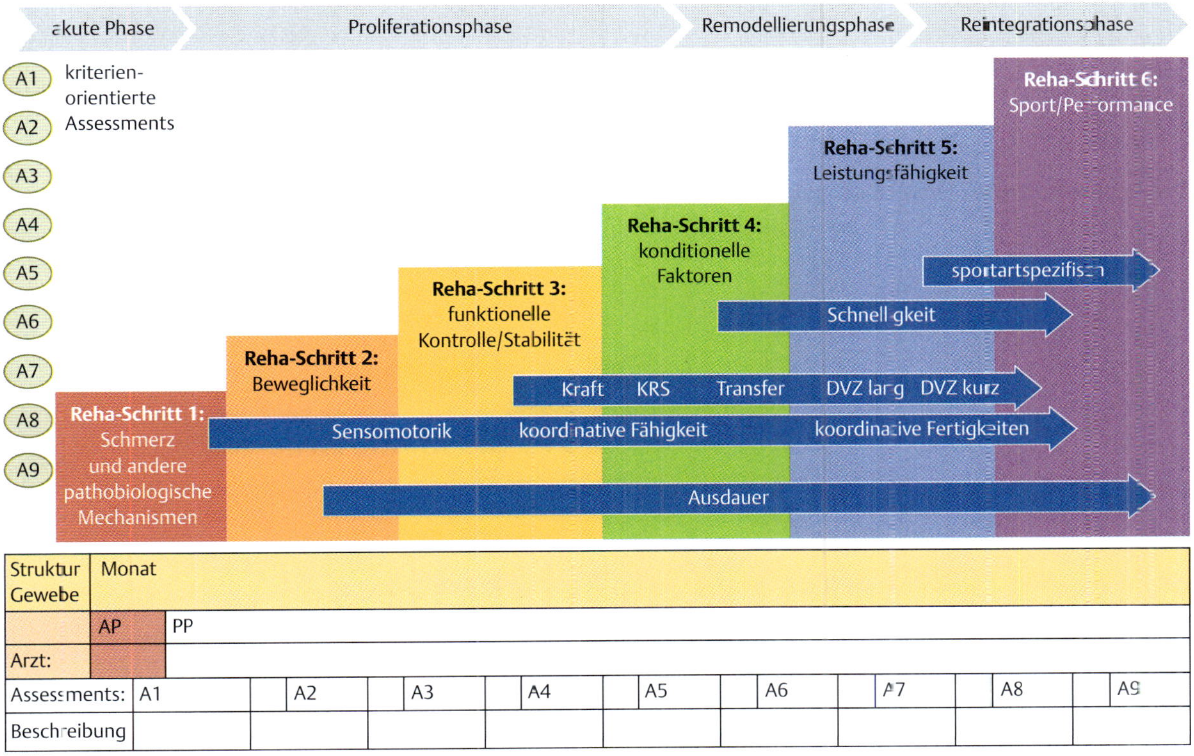

Abb. 3.5 Ein Template des Reha-Frames. Das Reha-Frame kann durch die Physiotherapie angepasst an den oder die Patient*in und der Pathologie ausgefüllt werden und ist somit ein Behandlungsplan. Die vertikalen Balken 1–6 zeigen die chronologische Abfolge der therapeutischen Hauptziele. Im orangefarbenen Balken wird der Zeitrahmen erfasst; meist in Monaten. Gleich darunter werden die Phasen je nach betroffenem Gewebe und Schweregrad der Verletzung notiert. Die ovalen Punkte (im Beispiel A1–A9) werden von der Seite im Reha-Frame an der Stelle eingesetzt, an der ein Assessment durchgeführt werden soll. Zuunterst wird das Assessment in der weißen Legende genauer beschrieben und Werte werden notiert (KRS = Kraft-Rehabilitationsschema; DVZ = Dehnungsverkürzungszyklus).

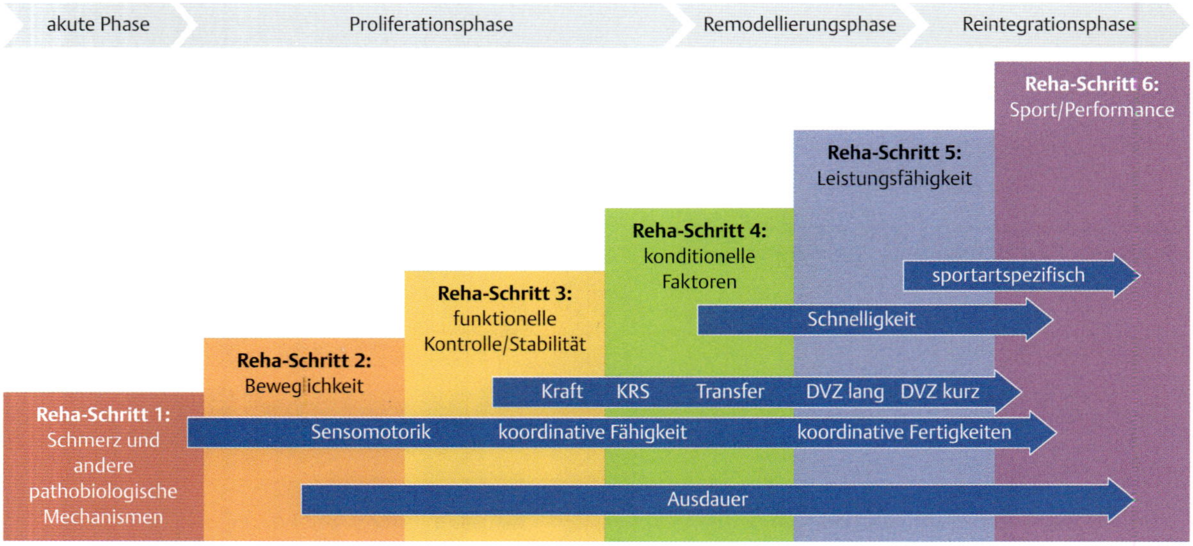

Abb. 3.6 Die 6 Schritte des Reha-Frames (KRS = Kraft-Rehabilitationsschema; DVZ = Dehnungsverkürzungszyklus).

Die Rehaschritte

Die Rehabilitation wird in 6 vertikale Blöcke (Rehaschritte) eingeteilt (▶ Abb. 3.6). In jedem Schritt wird ein Hauptziel angestrebt, das mit selbstgewählten Kriterien (Assessments) ergänzt werden kann. Wenn die Kriterien erreicht sind, ist die Voraussetzung für die aktive Intervention im nächsten Schritt erfüllt. Diese können individuell an diversen Stellen in die Schritte gesetzt und in der Legende erklärt werden [680][686].

Die grauen Pfeile: Wundheilungsphasen

Die grauen Pfeile in ▶ Abb. 3.5 zeigen die grobe Dauer der Wundheilung an. Wie erwähnt, sind in jeder Phase der Wundheilung gewisse Trainingsformen erwünscht und andere noch nicht indiziert. Die grauen Pfeile geben an, dass sich Schritt 1 und zum Teil auch Schritt 2 in der akuten Phase befinden. Somit ist ersichtlich, was aus Sicht der Wundheilung prinzipiell erlaubt ist. Da das Reha-Frame auch bei nicht traumatischen Situationen anwendbar ist, kann man z. B. bei chronischen Leiden diese Pfeile aus der Darstellung entfernen.

Assessment-Punkte

Jeder Schritt des Reha-Frames enthält ein Hauptziel und möglicherweise auch weitere Ziele, die mit einem möglichst objektiven Wiederbefund oder einem definierten Kriterium gemessen werden wollen. In ▶ Abb. 3.5 sind diese Assessment-Punkte an der Seite aufgelistet und können flexibel an die gewünschte Stelle gesetzt werden. Zuunterst auf dem Reha-Frame kann das jeweilige Assessment kurz beschrieben werden.

In der Physiotherapie gibt es heute viele Möglichkeiten, um die aktuelle physische oder psychische Situation festzustellen. Dies können Fragebögen (z. B. Spadi Shoulder) oder physische Tests sein (z. B. Y-Balance, Berg-Balance, Tinetti usw.)

Hier 2 Beispiele (▶ Abb. 3.5):

- A1 – am Ende des 1. Reha-Schrittes; Beschreibung: Messung der akuten Schmerzzeichen (VAS-Skala, Umfang, Temperatur und Bewegungsausmaß)
- A2 – am Ende des 2. Reha-Schrittes; Beschreibung: Messung des Bewegungsumfanges Extension Knie links/rechts; diese muss symmetrisch sein.

Die blauen Pfeile

Die blauen Pfeile zeigen den frühestmöglichen Moment, an welchem Elemente einer motorischen Grundeigenschaft trainiert werden können. Diese Pfeile sind im Schema festgelegt, eine Verschiebung ist nur geringfügig möglich. Die Sensomotorik kann man hier der Einfachheit halber als eine der koordinativen Eigenschaften betrachten.

Der Kalender

Im Kalender wird eingetragen, wie lange die unterschiedlichen Wundheilungsphasen der verletzten Strukturen ungefähr dauern. Diese Information erhält man einerseits aus der Grundlagenliteratur, andererseits informieren auch Ärzt*innen über die Wundheilung und die Belastbarkeit der Pathologie. In der Rehabilitation muss man sich nach der am langsamsten heilenden Struktur richten. Somit muss in einigen Fällen die Länge der Monate des Kalenders an die Breite der Schritte angepasst werden.

3.1.5 Die Schritte im Detail

Das Reha-Frame unterstützt die Planung und Durchführung der kriterienorientierten aktiven Rehabilitation unter Berücksichtigung der Wundheilungszeit.

Jeder Schritt hat ein grundlegendes Ziel, welches erreicht werden sollte, bevor der nächste Schritt angegangen werden kann. Innerhalb eines Schrittes können verschiedene aktive Interventionen aus den motorischen Grundeigenschaften durchgeführt werden (blaue Pfeile), welche mit einem Kriterium abgeschlossen werden (Assessment-Punkt).

Reha-Schritt 1: Schmerz und andere pathobiologische Mechanismen – aktive Reha

Um die Wundheilung in der akuten Phase optimal verlaufen zu lassen, kann sie durch aktive oder passive Interventionen unterstützt werden. Das Reha-Frame ist ein Hilfsmittel zur strukturierten Planung der aktiven physiotherapeutischen Intervention (▶ Tab. 3.2).

Tab. 3.2 Ziele, aktive Interventionen und mögliche Assessments und Kriterien in Reha-Schritt 1. Bereich grauer Pfeil: akute Phase.

Beschwerden und Symptome	Ziel und Intervention	Assessment/Kriterium
Schmerz (vor allem entzündliche und evtl. teilweise auch neuropathische Schmerzmechanismen)	• **Voraussetzungen**: Ziele der Intervention sowie auch die Dosierung müssen in der Patienteninformation enthalten sein. • **Ausgangsstellung:** Oftmals kann hinsichtlich der Ausgangsstellung eine schmerzfreie Lagerungsposition gewählt werden. • **Dosierung**: In den meisten Fällen wird die Dosierung (Serien, Repetitionen, Intensität) von den erfolgreich durchgeführten passiven Mobilisationen übernommen. Generell muss oft und viel mit wenig Kraftaufwand bewegt werden damit ein schmerzlindernder Effekt auftritt: 1–2 x pro Stunde 5–20 Wdh., etwa 2 Serien durch das schmerzfreie Bewegungsausmaß [677] **Wichtig**: Die Bewegungen müssen schmerzfrei sein, auch wenn dies bedeutet, dass zuerst mit anderen Gelenken bewegt wird. Es sollten keine Energiesysteme belastet werden (keine intensiven Ausdauereinheiten in dieser Phase trainieren).	• Schmerzskala 1–10 • diverse Fragebögen, welche Schmerzen inventarisieren (inkl. chronische Schmerzen)

Schwellung	• **Voraussetzungen**: Die Abklärung von Störungen des lymphatischen Systems ist erfolgt.
	• **Ausgangsstellung**: Wenn möglich sollte die zu behandelnde Extremität leicht über Herzhöhe gelagert werden; enge einschnürende Kleidung sollte vermieden werden.
	• **Dosierung/Durchführung**: Bei Schwellung Im Gewebe (Ödem /Hämatom) Muskelpumpe aktivieren: von Distal nach proximal alle Muskelgruppen anspannen lassen, wenn möglich, Agonist und Antagonist gleichzeitig und somit isometrische Kontraktionsformen auslösen:
	  ○ stündlich über 5–10 min für einige Sekunden die Muskulatur anspannen, die Spannung isometrisch halten und dann wieder entspannen. Wichtig ist, dass die Reihenfolge der Übungen, von distal nach proximal mehrmals durchlaufen wird.
	  ○ Schwellung im Gelenk: mehrmals pro Stunde sehr langsam durch das größtmögliche Bewegungsausmaß bewegen. Dabei sollte keine starke Dehnung oder Schmerzen der Kapsel entstehen.
		• Umfangmessung
		• Einzeichnen des Hämatoms
		• Umfangmessung
		• manuelle Tests: Figure-8 (Fußgelenk, Handgelenk),
		• Mini-, Midi- und Maxi-Erguss (Kniegelenk)

schlechte Durchblutung, venöse Stase, Thromboseprävention	• **Voraussetzungen:** Abklärungen zur Indikation, eventuelle Medikation wie blutverdünnende Medikamente • **Ausgangsstellung/Lagerung:** Um den Rückfluss des Blutes und der Lymphe zu optimieren, sollte die Extremität leicht über Herzhöhe gelagert werden. • **Ausführung:** Es sollte eine systematische Abfolge von Muskelkontraktionen durchgeführt werden, welche so distal wie möglich (Zehen/Finger) beginnt und sukzessive die nächste mehr proximal gelegene Muskelgruppe aktivieren, sodass das venöse Blut zum Herz geführt wird. • **Dosierung:** starke, dynamische oder isometrische Muskelkontraktionen oder Kokontraktionen in 3 Serien mit 5–10 Wiederholungen 1–2-mal am Tag	keine bekannt
neuroplastischer Funktionsverlust (möglich auch Inhibition durch Schmerz oder Schmerzerwartung)	• **Voraussetzungen:** Die Patient*innen sollten Zeichen neuroplastischer ZNS-Veränderungen zeigen. Dies äußert sich z. B. dadurch, dass die Muskulatur nicht oder nur gering willkürlich aktiviert werden kann. • **Ausgangsstellung/Lagerung:** Die Lagerung sollte es erlauben, die betroffene Muskulatur manuell zusätzlich zu reizen (Tapping) oder eventuell mittels elektrotechnischer Intervention die Kontraktion zu unterstützen (EMG-Feedback oder Elektrostimulation). • **Dosierung**: wiederholtes kurzes Anspannen über 15–20 × 5 s, möglichst 5–10 mal täglich. Manchmal kann über ein der Person vertrautes Bewegungsmuster eine Muskelaktivierung ausgelöst werden (z. B.: eine Sit-up-Bewegung aktiviert den M. quadriceps, wenn die Füße festgehalten werden.)	Myofeedbackgeräte, Kraftmesszelle
Funktionsverlust des Bewegungsausmaßes	• **Voraussetzungen:** Die Reduktion des Bewegungsausmaßes kann durch Schwellung, Schmerz, veränderte Neuroplastizität oder auch durch die Kombination aller genannten Ursachen entstehen. Im Assessment wurde das schmerzfreie Bewegungsausmaß untersucht. • **Ausgangsstellung/Lagerung:** Je nach Kraftfähigkeit der involvierten Muskulatur sollte primär eine Hub-freie oder Hub-arme Lagerung gewählt werden. In einigen Fällen können passive Hilfsmittel das Bewegungsausmaß vergrößern oder erhalten. • **Dosierung/Durchführung:** Bei dieser Intervention sollte nun eine eher langsame, relativ leichte Hub-arme Bewegung durch das größtmögliche Bewegungsausmaß ohne Schmerzen durchgeführt werden, und zwar in 2–3 Serien mit 15–20 Wiederholungen jede Stunde. Der Rhythmus der Bewegungsausführung ist langsam, 4–0–4. Eine Belastung der Energiesysteme durch die Übung sollte vermieden werden (kein Ausdauer- oder Krafttraining).	Messung der Verbesserung des Bewegungsausmaßes mittels Goniometer

Tab. 3.3 Ziele, aktive Interventionen und mögliche Assessments und Kriterien in Reha-Schritt 2.

Ziel und Intervention	Interventionsmethode	Assessment/Kriterium
• Verbesserung der Beweglichkeit Muskeln, Gelenke, Weichteile, neurale Strukturen	• **Voraussetzungen:** aktives Bewegen der betroffenen Struktur oder des Gelenks ist erlaubt. • **Ausgangsstellung/Lagerung:** Diese orientiert sich stark an den passiven Techniken betreffend ASTE/ESTE. • **Dosierung:** Es ist ratsam, für die Dosierung der aktiven Bewegungen in Bezug zu den Wiederholungen, der Stärke und der Dauer die Dosierung der passiven Mobilisation zu übernehmen. Oft kann mit 3 Serien à 30 Wiederholungen begonnen werden, Wiederbefund mehrmals täglich, patienten- und problemorientiert.	• Am besten eignet sich eine einfache Schmerzskala (VAS) und Messung des Bewegungsausmaßes. • Sehr wichtig für die Patient*innen ist die Unterscheidung zwischen schmerzprovozierenden und schmerzreduzierenden Bewegungen und wie schmerzfreies Bewegen ermöglicht werden kann. Hier bedarf es eines Coachings durch die Physiotherapie.
Verbesserung des aktiven Bewegungsausmaßes	• **Empfehlung:** versuchen das größtmögliche Bewegungsausmaß des Gelenks aktiv/assistiv zu erreichen, speziell den Fokus darauf legen, dass neu gewonnene Bewegungsbereiche sofort aktiv beübt werden. Initial kann dies hubfrei erreicht werden, manchmal wird auch lediglich die exzentrische Bewegung beübt, bis die Kraft gut ausreicht, um die gesamte Bewegung konzentrisch gegen die Schwerkraft durchführen zu können: ◦ langsam, z. B. im 1–2-Sekundenrhythmus ◦ Low Load (weniger als 25 % RM).	Messung des aktiven Bewegungsausmaßes mittels Goniometer oder diverse andere Referenzmittel (z. B.: Distanz der Kniescheibe von der Wand bei Einschränkungen des Fußgelenks)

! Achtung

Im nachfolgenden Teil werden für die unterschiedlichen Interventionen jeweils Vorschläge zur Dosierung gemacht. Diese Vorschläge basieren teils auf wissenschaftlichen Erkenntnissen und sind teils rein empirisch (aus Erfahrung gewonnene Erkenntnisse). Es ist sehr wichtig, die Dosierungsvorschläge nicht einfach zu übernehmen, sondern sie an die jeweilige Person anzupassen. Gerade in der akuten Situation beruht die Dosierung der Intervention stark auf dem Befund, dem Clinical Reasoning und dem Wiederbefund.

Abschließende Kriterien für Schritt 1

Oft werden die Zeichen der akuten Phase als Kriterien verwendet. Es gibt keine absoluten oder wissenschaftlich untersuchten Kriterien. Somit bleibt der Physiotherapie lediglich die subjektive Interpretation der Reduktion der Zeichen:

- Temperatur: unter 1–2° C Seitendifferenz
- Funktion: Fähigkeit, ohne starke Schmerzen Muskulatur zu aktivieren und Gelenke zu bewegen
- Schwellungsreduktion auf ein Maß, dass Bewegungen erlaubt
- Neuroplastizität: müheloses Aktivieren der Muskulatur
- Schmerzen: Reduktion der Stärke und Irritierbarkeit.

Reha-Schritt 2: Beweglichkeit – aktive Reha

Das Übergreifendes Ziel hier in der Proliferationsphase ist die Beweglichkeit.

Am Ende dieses Schritts sollte die Beweglichkeit so weit wie möglich wiederhergestellt sein (Kap. 2.4.3). Grundlage hierfür ist anfangs die Verbesserung der passiven Beweglichkeit mittels passiven Mobilisationstechniken. Anschließend sollte das aktive Bewegungsausmaß optimiert werden, sodass keine muskulären Insuffizienzen entstehen [673]. Das erste Kriterium lautet demnach: das normale Bewegungsausmaße der betroffenen Strukturen erreichen und erhalten. In diesem Schritt sollte zudem ein „Ersatzprogramm“ erstellt werden. Dieses richtet sich auf den Erhalt der nicht betroffenen Strukturen bezüglich ihrer Kraft und Belastbarkeit (▶ Tab. 3.3) [694].

Abschließende Kriterien für Schritt 2. Folgende Voraussetzung muss erfüllt sein:

Das aktive Bewegungsausmaß ist genügend groß, sodass Alltagsbewegungen und die wichtigsten Kraftübungen schmerzfrei ausgeführt werden können.

Blauer Pfeil: Sensomotorik

Sobald die Beweglichkeit es erlaubt, sollte sich die Intervention auf eine kontrollierte Haltung und Bewegung der verletzten Körperteile richten. Daher beginnt der blaue Pfeil bereits in Stufe 2, obwohl die funktionelle Kontrolle hauptsächlich in Stufe 3 angegangen wird. Im Bereich der Koordination, dem motorischen Lernen und der Sensomotorik ist es schwierig, den Überblick über die verschiedenen Begrifflichkeiten zu behalten. Daher wurden im Rahmen dieses Kapitels 2 Begriffe gewählt: die Sensomotorik und die koordinativen Fähigkeiten. Im Rehaframe wird die Sensomotorik als elementarer Teil der koordinativen Fähigkeiten eingestuft.

Definition Sensomotorik

Im sensomotorischen System sind alle Strukturen, die der Reizübersetzung der Informationsleitung, der gerichteten unbewussten und bewussten neuronalen Verarbeitung und der Bewegungsausführung dienen, kreisförmig miteinander verknüpft [690].

Bei einem physischen Trauma besteht die Möglichkeit, dass Teile der sensomotorischen Schleife zerstört oder gestört werden (Kap. 2.4.1). Die Kompensation für verloren gegangenen Input aus dem Wundgebiet erfolgt durch die erhöhte Erregbarkeit und Aktivierung intakter Sensoren aus dem intakten Gewebe, welches die

Tab. 3.4 Ziele, aktive Intervention und mögliche Assessments und Kriterien für den blauen Pfeil „koordinative Fähigkeiten".

Ziel	Interventionsmethode	Assessment/Kriterium
Positionelle Kontrolle: Die positionelle Kontrolle bezieht sich spezifisch auf die Fähigkeit, eine gewünschte Körperhaltung oder Position zu halten oder einzunehmen. Sie ist oft einfacher als die posturale Kontrolle, und es bedarf keiner Anpassung an externe Kräfte oder Gleichgewichtsreaktionen. Der Fokus liegt hier vermehrt auf der Kontrolle der Gelenk- und Körperpositionen.	• **Differenzierungsfähigkeit*:** aktive Übungen mit statischem Charakter: Haltungsbewusstsein Positionssinn, diverse Haltungen/Positionen einnehmen, eher statischer Charakter, stark auf die betroffenen Gelenke gerichtet. • **Dosierung:** 3 × 15 mehrmals pro Tag, möglichst große Variation in Ausgangsstellung und Endstellung, um das Nervensystem zu aktivieren • **Wichtig:** Die Übungen dürfen keine Beschleunigungselemente enthalten.	• klassische Positionssinntests aus der Neurologie • Referenzwerte objektiv zur Beurteilung der Haltung/Position
Bewegungskontrolle: Bewegungssinn fördern, Kontrolle der Bewegung über das aktive Bewegungsausmaß fördern	• **Differenzierungsfähigkeit:** aktive Übungen mit dynamischem Charakter, stark auf die betroffenen Gelenke gerichtet. • **Dosierung:** 3 × 15 mehrmals pro Tag, möglichst große Variation in Ausgangsstellung und Endstellung, um das Nervensystem zu aktivieren • **Wichtig:** Die Übungen dürfen keine Beschleunigungselemente enthalten.	Lernmethoden, die den „external focus of control" (s. Kasten) verwenden, sind für das Wiedererlernen von Bewegungen sehr gut geeignet. Wenn möglich, kann die Bewegungsqualität mit der Gegenseite verglichen werden.

Wunde umgibt. Durch neuroplastische Adaption wird der „Ersatz-Input" der sensorischen Information im zentralen Nervensystem verarbeitet und es wird versucht, die Motorik bestmöglich anzusteuern, um Bewegungen zu ermöglichen [697]. Die aktiven Interventionen sind stark darauf ausgerichtet, die sensomotorische Schleife zu aktivieren. Hierdurch werden der Positionssinn, der Bewegungssinn und die Bewegungskontrolle gefördert. Dadurch sollen einfache Bewegungen des Alltags mit langsamem Bewegungscharakter kontrolliert ausgeführt werden können, und dies in dem Bewusstsein, dass die Re-Innervation des verletzten Gewebes durch neu einsprossende Nerven erst viel später in der Reintegrationsphase abgeschlossen wird (▶ Tab. 3.4).

* Differenzierungsfähigkeit: Fähigkeit zum Erreichen einer hohen Feinabstimmung einzelner Bewegungsphasen und Teilkörperbewegungen, die sich in einer hohen Bewegungsgenauigkeit und sehr ökonomischen Bewegungen äußert [681]

External Focus of Control

Diese Methode zielt darauf ab, verbale und visuelle Anleitungen sowie Korrekturen beim Bewegungslernen weitgehend zu vermeiden, um stattdessen andere sensorische Inputmechanismen zu aktivieren. Beispielsweise werden Bänder oder Gegenstände medial und lateral am Kniegelenk positioniert, die bei Berührung einen taktilen Reiz geben und so den Bewegungsraum vorgeben. Diese motorische Lernstrategie scheint zu besseren Ergebnissen zu führen als traditionelle Ansätze, die überwiegend auf verbale und visuelle Anleitungen setzen (internal focus of control).

Abschließende Kriterien für den Pfeil „Koordination"

- Die Haltungs- und Bewegungskontrolle ist so weit vorangeschritten, dass Aktivitäten des täglichen Lebens sicher durchgeführt werden können.
- Die Belastbarkeit der Gewebe und Strukturen ist progressiv besser geworden, sodass progressive Belastungserhöhung nun möglich ist.
- Die Bewegungskontrolle ist so weit vorangeschritten, dass mit Kräftigungsübungen begonnen werden kann.

Blauer Pfeil: Ausdauer

Ausdauertraining ist in der 2. Hälfte (Schritt 2) dieser Phase bereits möglich und auch durchaus sinnvoll. Da die Wundheilung jedoch noch nicht weit fortgeschritten ist, muss man bei der Durchführung des Ausdauertrainings noch vorsichtig sein.

- Zielsetzung: In dieser Phase sollten der Kreislauf und somit auch die Atemfrequenz angeregt werden, um eine globale Durchblutungserhöhung des ganzen Körpers zu stimulieren. Die Durchblutungsverbesserung kann die Wundheilung positiv unterstützen (Kap. 2.4.1). Das Ausdauertraining muss jedoch angepasst werden. Bei Verletzungen der oberen Extremität sollte man den Kreislauf durch ein Training der unteren Extremitäten anregen wie etwa mit dem Fahrradergometer. Umgekehrt sollte bei Verletzungen der unteren Extremität mit der oberen Extremität trainiert werden (z. B. Handergometer).
- Intensität: Recovery Zone Kompensation und Regeneration (REKOM), Rating of Perceived Exertion (RPE; ▶ Tab. 3.9)
- Dauer: 15–20 min.

Reha-Schritt 3: Stabilität und funktionelle Kontrolle – aktive Reha

Vielleicht konnten die Bewegungskontrolle und die Stabilität bereits in der Intervention im 2. Schritt eingebaut werden (blauer Pfeil). Diese steht im 3. Schritt nun im Vordergrund. Die Stabilität sollte in den Gelenken so weit verbessert werden, dass die Bewegungskontrolle für einfache Funktionen der ADL wie das Stehen, Gehen, das Halten der Wirbelsäule in verschiedenen Positionen, das Heben kleiner Lasten, die Arme über den Kopf bringen usw. möglich sind. Somit können in diesem Schritt weitere koordinative Fähigkeiten hinzugefügt werden. Neben dem Ermöglichen der stabilen Ausführung der Alltagsbewegungen sollten die Gelenke und die Wirbelsäule bezüglich des Bewegungsausmaßes und der Stabilität auf Bewegungsabläufe der Übungen im Krafttraining vorbereitet werden. Die Last ist hierbei vorerst gering (▶ Tab. 3.5) [675].

Tab. 3.5 Ziele, aktive Intervention und mögliche Assessments und Kriterien in Reha-Schritt 3.

Ziel	Interventionsmethode	Assessment/Kriterium
Bewegungskontrolle: Training von Bewegungen, welche die Dissoziation fördern mit dem Ziel, Handlungen des täglichen Lebens beschwerdefrei durchführen zu können; weiterführen, bis Handlungen des täglichen Lebens beschwerdefrei möglich sind	**Differenzierungsfähigkeit** • **Dosierung**: 3 × 15 mehrmals pro Tag, möglichst große Variation in Ausgangsstellung und Endstellung, um das Nervensystem zu aktivieren • **Wichtig**: Die Übungen dürfen keine Beschleunigungselemente enthalten. • **Information zur Übungsdurchführung**: möglichst große Variation betreffend die Ausgangsstellung, Bewegung, Bewegungsrichtung und Endstellung	z. B.: Bewegungskontrollteste wie z. B. die einbeinige Kniebeuge, welche mit subjektiven Qualitätskriterien beurteilt wird (z. B.: Beobachtung von Ausweichbewegungen, Beinachsenverlust usw.)
Bewegungskontrolle: die Bewegungen der verletzten Strukturen wieder miteinander verbinden, um ganzheitlich aufeinander abgestimmte Handlungen zu ermöglichen	**Kopplungsfähigkeit** • **Dosierung**: 3 × 15 mehrmals pro Tag, möglichst große Variation in Ausgangsstellung und Endstellung, um das Nervensystem zu aktivieren; Zudem sollten Bewegungen geübt werden, bei denen mehrere Gelenke gleichzeitig bewegt werden und die Kopplung der Teilkörperbewegungen geübt wird (z. B. Kniebeugen oder Kreuzhebebewegung mit geringem Zusatzgewicht). • **Wichtig**: Die Übungen dürfen keine beschleunigte Bewegungselemente enthalten.	subjektive Beurteilung: werden die Teilbewegungen der Gelenke harmonisch aufeinander abgestimmt, sodass ein optimales Bewegungsresultat erreicht wird? z. B. Analyse einer Filmaufnahme mithilfe eines Kriterienkataloges
Gleichgewichtskontrolle: Aufrechterhaltung des Körpers im Gleichgewichtszustand, auch bei Störungen oder Veränderungen: • reaktive Anpassung: Reaktion auf externe Kräfte, z. B. Pertubationen des Gleichgewichts im Einbeinstand • antizipatorische Kontrolle: vorbereitende Haltungskorrekturen vor Bewegungen, z. B. beim Anheben einer Last [708]	**Gleichgewichtsfähigkeit** • **Information zur Übungsdurchführung**: einfache Gleichgewichtsübungen ohne Beschleunigungskomponente • **Dosierung**: 3 × 15 mehrmals pro Tag, möglichst große Variation in Ausgangsstellung und Endstellung • **Wichtig**: Die Übungen dürfen keine beschleunigten Bewegungselemente enthalten.	Gleichgewichtstests mit objektiven Messgeräten

Blauer Pfeil: Startpunkt Krafttraining

Der blaue Pfeil signalisiert, dass bereits in diesem Schritt mit einem Krafttraining begonnen werden kann. Voraussetzung dafür ist, dass die Bewegungsabläufe der Kraftübungen (mit sehr wenig Zusatzlast) koordinativ sicher ausgeführt werden können. Oft werden Krafttrainingsmethoden gewählt, bei denen mit wenig Gewicht eher koordinative Aspekte beübt werden und Typ-1-faserhaltige Muskulatur angesprochen wird

Wichtig: Ob mit diesen Methoden bereits in Schritt 2 begonnen wird oder bis Schritt 3 gewartet werden muss, hängt von den festgelegten Zielsetzungen in der Beurteilung bzw. von den bereits erreichten Teilzielen ab und liegt daher im therapeutischen Ermessen im Rahmen des Clinical-Reasoning-Prozesses.

Verbesserung der Belastbarkeit der verletzten Strukturen

In diesem Schritt und in dieser Phase der Wundheilung sind die operierten und verletzten Strukturen noch nicht ausreichend belastbar [683]. Durch einen konsequenten Belastungsaufbau wird neben der Ausrichtung der Kollagenfasern auch die Belastbarkeit (Qualität) des Gewebes beeinflusst (Kap. 2.4.3; ▶ Tab. 3.6).

Das KRS-System

Das Kraft-Rehabilitationsschema hilft bei der Planung des Krafttrainings. Es verwendet keine Namen für die Methoden (z. B. extensive Kraftausdauer), sondern Nummern von 1–7. Jede Nummer steht für eine Krafttrainingsmethode inklusive der Steuerungsvariablen (Anzahl Serien, Wiederholungen, Serienpausen usw.). Die Rehabilitation im Kraftbereich erfolgt strukturiert. Sie beginnt im unteren Zahlenbereich und geht nach dem Erreichen bestimmter Kriterien in den nächsthöheren KRS über. Die Kriterien für den Aufstieg in den nächsthöheren KRS sind festgelegt [674].

Abschließende Kriterien für den blauen Pfeil Kraft

Die Belastbarkeit der betroffenen Struktur hat sich so weit verbessert, dass die Zielmuskulatur der Kraftübung in der Übung erschöpft wird.

Tab. 3.6 Ziele, aktive Intervention und mögliche Assessments und Kriterien für den blauen Pfeil Krafttraining.

Ziel	Interventionsmethode	Assessment/Kriterium
koordinatives Wiedererlernen der Bewegung (KRS 1)	Wiederholungen mit geringer Last (keine Erschöpfung in der Muskulatur), sodass die Übung technisch korrekt erlernt wird: Variablen: • 3–4 Serien • 10–15 Wdh. • Serienpause 60 s • Rhythmus 1–0–1 • kann täglich trainiert werden	10 Bewegungen mit identischer ASTE-ESTE und Bewegungsverlauf mit Rhythmus 1–0–1 können technisch korrekt ausgeführt werden. Zudem ist es wichtig, dass die 10 Wiederholungen so identisch wie möglich sind.
Strukturbelastbarkeit verbessern (KRS 2 und 3)	konsequente Erhöhung der Last in der Kraft-Übung bis eine muskuläre Erschöpfung auftritt ohne Schmerzen in der verletzten Struktur. Variablen: • 3–4 Serien • Zielbereich: muskuläre Erschöpfung zwischen 15 und 20 Wdh. (ohne Schmerzen) • Serienpause max. 60 s • Rhythmus: Mehrsatz; 2–0–2 • kann jeden 2. Tag trainiert werden	Ziel: muskuläre Erschöpfung innerhalb einer totalen Belastungszeit von 60–120 s Wichtige Progressionskriterien: • Wenn die Zahl der Wiederholungen in 3 Serien > 20 ist, muss das Gewicht erhöht werden. • Bei den Extremitäten kann es sehr hilfreich sein, von Beginn an die Kraftentwicklung zu stimulieren und die gesunde Seite als Referenzwert zu nehmen

Reha-Schritt 4: konditionelle Faktoren

Der Schritt 4 ist sehr wichtig. Er bedeutet, dass die verletzten Strukturen nun zunehmend stärker belastet werden müssen (Kap. 2.4.1) [700], um der Belastung, die bei Bewegungen mit Beschleunigung auftritt, standhalten zu können. Somit muss in dieser Phase einerseits die Grundlage geschaffen werden, um die Veränderung einzuleiten (Proliferationsphase) und andererseits muss die Geschwindigkeit in allen Bewegungsformen aufgebaut werden, soweit dies für die Person als notwendig erachtet wird (Remodellierungsphase).

Das übergeordnete Ziel in der Proliferationsphase ist die Verbesserung aller motorischen Grundeigenschaften im Hinblick auf die Belastbarkeit für ADL und Arbeit. In diesem Schritt soll die Belastbarkeit in allen motorischen Grundeigenschaften verbessert werden, sodass Handlungen des täglichen Lebens (ADL) und Arbeitshandlungen ausgeführt werden können. Da es vor allem bei der Arbeit unterschiedliche Belastungen gibt (Büro oder Baustelle), kann dieser Schritt unterschiedlich lang dauern.

> **! Achtung**
>
> Die Kenntnis der Wundheilungszeiten der unterschiedlichen Strukturen, die Informationen über die verletzten Strukturen, die Belastbarkeit einer Struktur nach einer Operation und die Zielsetzungen bezüglich der Belastung sind für einen guten Verlauf in dieser Phase unerlässlich (Kap. 2.4.1, Kap. 3.1).

Proliferationsphase in Schritt 4: Verbesserung motorischer Grundeigenschaften und der Belastbarkeit für ADL und Arbeit

Motorische Grundeigenschaft Kraft

Das Hauptziel dieses Schrittes ist der Kraftaufbau bis zu einem für ADL und Arbeit ausreichenden Niveau und für die symmetrische Kraft der Extremitäten. In den meisten Fällen bedeutet dies, dass primär zumindest ein Hypertrophietraining erforderlich ist, um die Muskelatrophie infolge der Immobilisation und der reduzierten Belastbarkeit zu behandeln. Bei körperlich anstrengenden Arbeiten oder ambitionierten Sportler*innen kann es notwendig sein, andere Trainingsmethoden anzuwenden, bei denen die Belastung erhöht und die Wiederholungszahl in den Serien entsprechend reduziert wird (▶ Tab. 3.7) [707].

> **Abschließende Kriterien der Kraft in Schritt 4**
>
> Die Kraftwerte haben sich verbessert, sodass keine große Differenz mehr zwischen der gesunden und der betroffenen Extremität besteht, d. h. der LSI (Limb Symmetry Index) beträgt weniger als 10 %. Die absoluten Werte sind gleich (alters- und geschlechtsspezifische Absolutwerte für verschiedene Kraftübungen).

Motorische Grundeigenschaft Koordination – die koordinativen Fähigkeiten

Eine intakte Sensomotorik ist die Grundlage für gute koordinative Fähigkeiten. Die sensomotorische Schleife besteht aus sensorischen Nervenendigungen im Gewebe (Muskeln, Kapseln, Bänder usw.), die über afferente Nerven Informationen über die Lage und Bewegung des Gewebes weiterleiten. Der motorische Teil des Systems besteht aus efferenten Nerven, die Signale an die Muskeln senden, um eine Haltung oder Bewegung einzuleiten oder zu verändern [690].

Traumata und chirurgische Eingriffe führen häufig zu einer Unterbrechung dieser Schleife, welche die Sensoren im Gewebe über das Rückenmark und das Gehirn mit den Effektoren, z. B. den Muskeln, verbindet. Während der Proliferationsphase ist die Heilung der sensomotorischen Schleife noch nicht abgeschlossen, sodass andere Verbindungen den Ausfall vorübergehend kompensieren müssen [695]. Ein Koordinationstraining unterstützt diesen Prozess und fördert die Wiederherstellung der Sensomotorik [691]. Die Sensomotorik kann jedoch erst in der Remodellierungsphase wieder gezielt und effektiv eingesetzt werden, da erst dann die Wiederherstellung vollständig ist und schnelle komplexe koordinative Bewegungshandlungen ausgeführt werden können (Kap. 2.4.1) [691][695].

Tab. 3.7 Ziele, aktive Intervention und mögliche Assessments und Kriterien in Reha-Schritt 4.

Ziel	Interventionsmethode	Assessment/Kriterium
Hypertrophiemethode (KRS 4) [692]	Einsatztraining [705]: • Belastungsdauer 60–120 s • Rhythmus 4–2–4 • Gewicht: mindestens 60 % des Einwiederholungsmaximum • etwa 3 Trainings pro Woche Mehrsatztraining: • 4–5 Serien • Serienpause 60 s • zwischen 12 und 15 Wdh. • Rhythmus 3–0–1 • etwa 3 Trainings pro Woche	Da das Einwiederholungsmaximum oft nicht bekannt ist, muss man durch „Versuch und Irrtum" herausfinden, mit wie viel Gewicht die Person innerhalb der vorgegebenen Zeit (z. B. 90 s) muskulär erschöpft ist. **Kriterium:** Die Differenz zwischen der gesunden und der verletzten Seite sollte nicht mehr als 10 % betragen (relativer Wert). Zudem sollten absolute Werte für Geschlecht und Altersgruppe bekannt sein, um die relativen Vergleiche anstellen zu können **Progression:** Es kann zu einer anderen Rekrutierungsmethode oder zu schnellen Bewegungen gewechselt werden, je nachdem ob die Kriterien erreicht wurden und der Wundheilungsverlauf den Wechsel erlaubt!
Rekrutierungsmethode (KRS 5)	• 4–5 Serien • Serienpause 90 s • 8–12 Wiederholungen • Rhythmus 1–0–1	Personen, die schwere körperliche Arbeit ausführen und sportlichen Menschen wird geraten, diese Methoden ebenfalls zu trainieren, da hier unter größerer Last gearbeitet wird.

3 koordinative Fähigkeiten wurden bereits in Schritt 3 eingeführt: die Differenzierungsfähigkeit, die Kopplungsfähigkeit und die Gleichgewichtsfähigkeit. Diese Fähigkeiten können in sehr einfacher Form mit geringer Beschleunigung ausgeführt werden (wichtig für die Proliferationsphase) und bilden die notwendige Basis für harmonische Bewegungen. Die übrigen koordinativen Fähigkeiten setzen mehr oder weniger die Schnelligkeitskomponente voraus und werden daher erst zu Beginn der Remodellierungsphase, also im 2. Teil der Phase 3 in die Rehabilitation integriert.

Für das Erlernen bzw. Wiedererlernen von Bewegungen (engl. motor control/motor learning) gibt es verschiedene Ansätze. Diese Vorgehensweisen sind unterschiedlich, jedoch können die meisten Methoden auf wissenschaftliche Grundlagenforschung zur Unterstützung der Theorie verweisen. In der Praxis werden die Methoden oft gemischt eingesetzt, angepasst an den bevorzugten Lernprozess der Person und ihrem Krankheitsbild.

Übersicht über die koordinativen Fähigkeiten

Koordinative Fähigkeiten bestimmen die Prozesse der Bewegungssteuerung. Sie befähigen Sportler*innen dazu, motorische Aktionen in vorhersehbaren und nicht vorhersehbaren Situationen sicher und ökonomisch zu beherrschen. Durch Entwicklung der koordinativen Fähigkeiten können sportspezifische Bewegungen später einfacher erlernt werden [681].

Die koordinativen Fähigkeiten sind:

- Gleichgewichtsfähigkeit
- Differenzierungsfähigkeit
- Kopplungsfähigkeit
- Rhythmisierungsfähigkeit
- Umstellungsfähigkeit
- Orientierungsfähigkeit
- Reaktionsfähigkeit.

Diese Fähigkeiten sieht man in ihrer reinen oder extremen Form oft im Sport. Viele kommen auch im Berufsalltag und im Hobbysport vor. So ist etwa die Reaktionsfähigkeit im Alltag für alle Alterskategorien wichtig. Auch die Umstellungsfähigkeit und Kopplungsfähigkeit kann in allen Bewegungsformen wiedererkannt werden und somit auch als therapeutische Übung eingesetzt werden. Von den koordinativen *Fähigkeiten* werden die koordinativen *Fertigkeiten* abgegrenzt. Während es sich bei den koordinativen Fähigkeiten eher um Grundvoraussetzungen für eine spezifische Bewegungsausführung handelt, beschreibt der Begriff der koordinativen Fertigkeiten spezifische, zum Teil automatisierte Bewegungsmuster, die ein Mindestmaß an koordinativen Fähigkeiten voraussetzen [706]. Obwohl sich die motorischen Fähigkeiten im Kindes- und Jugendalter am besten und schnellsten entwickeln, ist es nie zu spät für ein koordinatives Training. Die Effekte des Fortschrittes sind auch im hohen Alter immer noch messbar. Ein weiterer wichtiger Faktor ist, dass die Fähigkeiten meistens nicht neu gelernt, sondern „nur" wiedererlernt werden müssen. Somit besteht die Herausforderung in der Übungsart und im Schwierigkeitsgrad in der Rehabilitation [706].

Die meisten koordinativen Fähigkeiten werden also gegen Ende der Proliferationsphase wiedererlangt. In dieser Phase ist es wichtig, Reize zu setzen, die das sensomotorische System aktivieren, damit in der Reintegrationsphase die Verbindung zwischen der verletzten Struktur und dem ZNS schnell wiederhergestellt werden kann, da dieser Prozess am längsten dauert. Die Bewegungstherapie zur Verbesserung der Koordination ist hinsichtlich der Übungsauswahl sehr interessant und muss sehr vielfältig sein, um dem ZNS möglichst unterschiedliche Inputs zu bieten und Wachstumsreize zu setzen (▸ Tab. 3.8).

Motorische Grundeigenschaft Ausdauer

Die Ausdauerkomponente ist in der Rehabilitation sehr wichtig, wird jedoch oft etwas vernachlässigt, da Defizite in anderen Bereichen, wie etwa der Kraft, eher auffallen. Mit dem Ausdauertraining sollte so früh wie möglich begonnen werden, auch wenn es zu Beginn noch keine effektiven Trainingsreize setzt.

Der Begriff Ausdauer umfasst ein weites Feld. Der Einfachheit halber wird hier nur auf die für die Rehabilitation relevanten Elemente eingegangen.

Ein Ausdauertraining ist bereits in der Proliferationsphase möglich, muss aber häufig an die verletzte Struktur angepasst werden:

- Die verletzten Strukturen können nicht über längere Zeit zyklischen Bewegungen mit Stoßbelastung ausgesetzt werden. Insbesondere in den unteren Extremitäten kann eine erhöhte Aufprallkraft (engl. ground reaction force) die intraartikulären Strukturen, wie z. B. den Knorpel, langfristig zu stark belasten.
- Ausdauertraining ohne direkte Beteiligung der verletzten Struktur am Bewegungsablauf kann dennoch sehr effektiv für die Wundheilung sein, da es die Durchblutung des gesamten muskuloskelettalen Systems anregt (z. B. Laufband durch Crosstrainer ersetzen). Kardiovaskuläre Effekte stehen dabei als Ziel nicht im Vordergrund (s. blauer Pfeil Ausdauer in Schritt 3).

Tab. 3.8 Ziele, aktive Intervention und mögliche Assessments und Kriterien für die Koordination in Reha-Schritt 4.

Ziel	Interventionsmethode	Assessment/Kriterium
koordinatives Üben	Verbesserung der koordinativen Fähigkeiten auf jedem Aktivitätsniveau: • Serien 3–4 • 10–15 Wdh. • Serienpause 3–4 min (ZNS-Regeneration) • möglichst viel Variation anbieten („nie zweimal die gleiche Übung“)	Obwohl es für das neue Erlernen einer Bewegung sehr vieler Wiederholungen bedarf, ist es besser in der Reha möglichst große Variation im Bereich „Input“ zu geben, da dies die Neuroplastizität besser anregt. **Kriterien:** sehr stark auf Beurteilung der Bewegungsqualität gerichtet; müssen auch sehr stark individuell bestimmt werden

3

Tab. 3.9 Ausdauertrainingsmethoden: – fett: geeignete Ausdauermethoden für Schritt 4; – kursiv: geeignete Ausdauermethoden für Schritt 5.

Ausdauerzone	% HF max	Subjektives Belastungsempfinden (Borg-Skala)	Dominante Art der Energiebereitstellung	Dauer der Einheit
Recovery Zone Kompensation und Regeneration (REKOM)	< 60 % HFmax	sehr leicht, RPE 9	aerob	individuell
Grundlagenausdauer 1 (GA1)	60–75 % HFmax	leicht, RPE 11	aerob	30 min bis mehrere Stunden
Grundlagenausdauer 2 (GA2)	75–85 % HFmax	etwas schwer, RPE 13	gemischt aerob- anaerob laktazid	20 min – 1,5 h
Entwicklungsbereich (EB)	85–95 % HFmax	schwer, RPE 17	anaerob laktazid	intensive Belastung für wenige Minuten, mehrmals wiederholt
Spitzenbereich (SB)	> 95 % HFmax	sehr schwer, RPE 19	anaerob- alaktazid	wenige Sekunden, mehrmals wiederholt

In einem nächsten Schritt kann die verletzte Struktur in das Ausdauertraining involviert werden, und die Ziele und Wirkungsmechanismen werden um viele positive Effekte erweitert.

Effekte des aeroben Ausdauertrainings sind [701]:

- Unterstützung der Wundheilung
- Verbesserung der Ermüdungswiderstandsfähigkeit
- Steigerung der allgemeinen Belastbarkeit
- beschleunigte Erholungsprozesse nach Leistungen im anaeroben Bereich
- Verbesserung der Ermüdungswiderstandsfähigkeit
- Vorbeugung degenerativer Herzkreislauferkrankungen
- Stärkung des Immunsystems
- Verbesserung des psychischen und physischen Wohlbefindens.

Die maximale Sauerstoffaufnahme (VO_2max) stellt dabei den wichtigsten Index zur Messung der aeroben Leistungsfähigkeit dar. Diese Messungen sind in der Praxis in einem akuten Setting nicht möglich, doch sind folgende Faustregeln gut geeignet:

- Berechnung des Maximalpulses: 220 Schläge – Alter = maximale Herzfrequenz unter Belastung
- Trainingspuls im aeroben Bereich: 170 – ½ Alter = Pulsfrequenz für die Trainingszone GA I
- subjektive Borg-Skala zwischen 10 und 20 (wobei 10 als „sehr, sehr leicht“ und 20 als „sehr, sehr schwer“ eingestuft wird). Oftmals stimmt diese subjektive Zahl der empfundenen Belastung mit der Herzfrequenz überein, wenn die Zahl mit dem Faktor 10 multipliziert wird.
- Atemfrequenz: Solange die Person unter Belastung noch ganze Sätze sprechen kann, ist dies ein subjektives Zeichen, dass aerob Energie bereitgestellt wird.

Die möglichen Trainingsmethoden des aeroben und anaeroben Bereichs sind in ▶ Tab. 3.9 zusammengefasst.

RPE = Rating of Perceived Exertion: Die ursprüngliche Borg-RPE-Skala (1962) wurde entwickelt, um die subjektive Erschöpfung (RPE) als Maß für die Stärke zu erfassen. Durch Multiplikation mit 10 erreicht man ungefähr die zugehörige Herzfrequenz (60–200/min). Dies bezieht sich aber primär auf junge und sportliche Menschen [686].

Für Schritt 4 können aus ▶ Tab. 3.10 einige Informationen zur konkreten Gestaltung für die Intervention genommen werden. Es werden die Methoden für Schritt 4 beschrieben, die Methoden in Schritt 5 bedürfen vermehrter sportphysiotherapeutischer Vorkenntnisse.

Remodellierungsphase in Schritt 4: Aufbau der Grundeigenschaft Schnelligkeit

Sowohl im Alltag als auch bei der Arbeit treten Bewegungen auf, welche mit Beschleunigung oder Bremsbewegungen ausgeführt werden, wie z. B. etwas schneller die Straße überqueren, eine Treppe hinuntersteigen, hämmern oder werfen. Ein wichtiges Ziel dieses Schritts ist der Einbezug der Information aus der Analyse der Alltags- und Arbeitsbelastung in die Rehaplanung, um einen korrekten Aufbau durchführen zu können. Den Startpunkt für den Wechsel bestimmt die Struktur, welche über die längste Proliferationsphase verfügt, da Bewegung mit Beschleunigungskomponenten erst in der Remodellierungsphase angegangen werden sollten.

Tab. 3.10 Ziele, aktive Intervention und mögliche Assessments und Kriterien für die Ausdauer in Reha-Schritt 4.

Ziel	Interventionsmethode	Assessment/Kriterium
Ausdauer GA I und II	Verletzung oder Operation der unteren Extremität: Aufbau auf Basis der Belastung der unteren Extremität in Bezug zu Aufprallkraft und Bewegungsausmaß: • Handergometer • Ruderergometer (verletztes Bein auf einem Filz auf dem Boden rutschend • Crosstrainer (kein Impact, kleine Kniebewegung) • Stepper (kein Impact, größere Bewegungsausmaße) • Fahrradergometer • Laufband Verletzung oder Operation der oberen Extremität: • Fahrradergometer	• GA I: In Bezug zur Intensität wird diese Methode oft zuerst gewählt. Die Dauer wird jedoch wesentlich kürzer gehalten. • GA II: Bei dieser Methode ist die Intensität ziemlich hoch. Dafür ist die Dauer einer Trainingseinheit im GA II kürzer. Dies kann in Bezug zur zyklischen Belastbarkeit der verletzten Struktur vorteilhaft sein. Zudem ist die Durchblutung stärker erhöht als bei niedrigeren Geschwindigkeiten.

GA = Grundlagenausdauer

Motorische Grundeigenschaft Schnelligkeit – der Wechsel von langsamen zu schnellen Bewegungen

Wenn die Wundheilung in die Remodellierungsphase eintritt, werden die Fibroblasten aktiviert, um das nichtspezifische Gewebe (Typ III) durch das Originalgewebe zu ersetzen. Dies geschieht jedoch nur, wenn die Belastung in Form von Geschwindigkeit in den Übungen progressiv zunimmt [688]. Dieser Wechsel ist kritisch, weil eine Überforderung der Strukturen schnell zu Wiederverletzungen führen kann. Daher sollte er auch von ärztlicher Seite befürwortet werden. Dies geschieht oft mit Vermerken wie etwa „Übergang zur Vollbelastung mit Wiederaufnahme von Arbeit und Sport". Zudem muss von physiotherapeutischer Seite die Progression in den Übungen sorgfältig geplant werden. Wichtig in diesem Zusammenhang ist, dass die Belastung durch Beschleunigung in der Bewegung sehr schnell zunimmt.

Belastung durch G-Kräfte – ein Überblick

Die Belastung des menschlichen Körpers wird oft in G-Kraft ausgedrückt, wobei „G" für die Gewichtskraft steht. Die G-Kraft ist ein Maß für die Beschleunigung, die durch die Schwerkraft der Erde auf einen Gegenstand oder eine Person ausgeübt wird.

Wenn eine Person still auf einem Bein steht, beträgt die auf die Fußsohle ausgeübte Kraft 1 G (Körpergewicht multipliziert mit der Erdanziehungskraft, ca. 9,8 m/s² mit der Einheit Newton). So erfährt etwa eine 70 kg schwere Person eine Kraft von 686 Newton (70 kg x 9,8 m/s²).

Der Druck in G nimmt mit zunehmender Beschleunigung rasant zu. Hier sind einige Beispiele für G-Kräfte bei verschiedenen Aktivitäten:

- gehen: 1,2–1,3 G
- rennen: 2–5 G (abhängig von Geschwindigkeit, Schrittlänge und Höhenverschiebung des Körperschwerpunkts)
- durchschnittlicher Sprung (30 cm Höhe): 5–6 G.

Bei Bewegungen, die mit Beschleunigung verbunden sind, können die G-Kräfte und somit die Belastung der Strukturen des Körpers stark zunehmen. Diese Kräfte spielen eine sehr wichtige Rolle bei der Auswahl von Übungen und deren Reihenfolge. Sie sind ein wichtiges Kriterium bei der Planung von Interventionen, um Überlastungen zu vermeiden und die Sicherheit zu gewährleisten.

Eine Berücksichtigung der G-Kräfte ist somit für die biomechanische Analyse und die Erstellung von Trainingsprogrammen unerlässlich. Durch das Verständnis der Belastungen, denen der Körper bei verschiedenen Aktivitäten ausgesetzt ist, können effektive und sichere Trainingspläne entwickelt werden.

Daher ist es in dieser Phase (Schritt 4) äußerst wichtig, die Belastung der verletzten Struktur in einer Übungssequenz aufzubauen und die biomechanischen Prinzipien der Beschleunigung und Verzögerung von Bewegungen in den Vordergrund zu stellen [678][693]. Da sich die meisten Unfälle in der Abbremsbewegung (mit exzentrischer Muskelarbeit) ereignen, also bei Sprüngen in der Landebewegung, bei Stop-and-Go-Bewegungen in der Stopp- oder Bremsbewegung usw., ist es sicherer, mit Übungsformen zu beginnen, welche eine konzentrische Muskelarbeit erfordern. Hier muss man kreativ sein, da auf eine Beschleunigung immer eine Verlangsamung folgt. Ein Beispiel aus der Praxis: Man beginnt mit Sprüngen auf eine Erhöhung. Die Höhe wird dabei so gewählt, dass der Aufprall der Füße minimal ist (▶ Tab. 3.11).

Reha-Schritt 5: Leistungsfähigkeit

In diesem Schritt wird die Leistungsfähigkeit bezüglich der spezifischen Belastung aus dem Beruf und Sport verbessert. Das Ziel ist es, diese spezifische Belastbarkeit so weit zu verbessern, dass die Gefahr einer Wiederverletzung reduziert ist [682]. Wie bereits erwähnt, ist die Rehabilitation in der Endphase sehr spezifisch und stark kriterienorientiert. Für Handwerker*innen bedeutet dies etwa, eine Kombination aus Übungen durchzuführen, welche schwerer sind als die normale Arbeitsbelastung [702]. Hierfür werden die Begriffe „Work-hardening" oder „Work-conditioning" verwendet. Beim Work-conditioning simuliert man Bewegungsabläufe einer arbeitsbezogenen Tätigkeit, beim Work-hardening übt man seine berufliche Tätigkeit in einer möglichst realen Situation [704].

Die Programme werden sehr unterschiedlich sowie abhängig von der Art und dem Schweregrad der Verletzung gestaltet. Während leichtere Verletzungen die Durchführung über einen beschränkten Zeitraum in einem ambulanten Setting erlauben, ist bei schwereren Verletzungen unter Umständen ein Aufenthalt in einem Rehabilitationszentrum nötig [699].

Auch für die Wiederaufnahme des Sportes gilt die Regel, dass die maximale Belastbarkeit die maximal beim Ausüben der Sportart mögliche Belastung überschreiten sollte. Man sollte also stärker sein, als die maximale Belastung. Diese Anforderung ist vor allem für Hobbysportler*innen schwierig, da die Sportart oftmals auf einem höheren Niveau betrieben wird, als das Fitnesslevel eigentlich zulassen würde. Dennoch sollten diese Personen für die Wichtigkeit eines gründlichen Aufbautrainings zur Verhinderung einer Wiederverletzung sensibilisiert werden, wie dies etwa nach einer Hamstring-Verletzung möglich ist [703]. Die korrekte Planung und Durchführung eines sportartspezifischen Aufbautrainings setzt eine Analyse der Sportart voraus und kann in sportartspezifischen Werken nachgelesen werden [674][680]. Deswegen sollten Sportler*innen auf die präventive Wirksamkeit diverser Trainingsprogramme hingewiesen werden.

Tab. 3.11 Ziele, aktive Intervention und mögliche Assessments und Kriterien für den Aufbau der Bewegungsschnelligkeit.

Interventionsmethode	Ziel und Variablen	Assessment/Kriterium
konzentrisch beschleunigen	Das Training besteht darin, eine Masse (Objekt oder den Körper) in möglichst kurzer Zeit mittels konzentrischer Muskelkontraktion zu beschleunigen. Hierbei besteht eine geringere Gefahr, dass hohe Kräfte entstehen als bei einer Abbremsbewegung. Variablen: • 4–5 Serien mit 10 Bewegungen, die schnellstmöglich ausgeführt werden müssen • Serienpause: offiziell 4–5 min (weil sich das Nervensystem so lang erholt, ist jedoch in der Praxis kaum durchführbar. In der Regel genügen 2–3 min, solang während der Übung kein Leistungsabfall gemessen wird).	subjektive Kriterien: • Ist ein flüssiger Bewegungsverlauf sichtbar? • Werden Teilkörperbewegungen effizient und effektiv gekoppelt, um ökonomisches Bewegen zu ermöglichen (Kopplungsfähigkeit)? • Messung mit Velocitymeter (Beschleunigungssensor) oder Kraftmessplatte; anhand dieser Geräte wird ersichtlich, ob die gewünschte Beschleunigung während der 10 Wiederholungen konstant bleibt. Wenn ein Verlust der Beschleunigung auftritt (ca. 10 % langsamer als die erste/schnellste Bewegung), sollte die Übung unterbrochen und eine Pause eingelegt werden (4–5 min).
exzentrisch bremsen	Beginnend mit dem Körpergewicht wird versucht, eine Bewegung möglichst schnell abzubremsen, wobei die Muskulatur exzentrisch arbeitet. Berechnung und Kontrolle der Belastung ist wichtig! Variablen: • 4–5 Serien mit 10 Bewegungen, die schnellstmöglich ausgeführt werden müssen • Serienpause: 2–3 min, solang während der Übung kein Leistungsabfall gemessen wird.	subjektive Kriterien: • Ist ein flüssiger Bewegungsverlauf sichtbar? • Werden Teilköperbewegungen effizient und effektiv gekoppelt, um ökonomisches Bewegen zu ermöglichen (Kopplungsfähigkeit)? • Messung mit Velocitymeter oder Kraftmessplatte
langer Dehnungsverkürzungszyklus (DVZ) (sog. Pre-Stretch)	Beim langen Dehnungsverkürzungszyklus werden die exzentrischen an die konzentrischen Bewegungen gekoppelt. In der exzentrischen Phase wird dabei, zusätzlich zur Vordehnung in den Sarkomeren, in den seriell- und parallel-elastischen Komponenten Energie gespeichert, welche anschließend zu Beginn der konzentrischen Phase freigesetzt wird. Variablen: • 4–5 Serien mit 10 Bewegungen, die schnellstmöglich ausgeführt werden müssen • Serienpause: 2–3 min, solang während der Übung kein Leistungsabfall gemessen wird	subjektive Kriterien: • Ist ein flüssiger Bewegungsverlauf sichtbar? • Werden die Körperteilabschnitte effizient und effektiv gekoppelt aneinandergefügt (Kopplungsmechanismus)? • Messung mit Velocitymeter oder Kraftmessplatte
kurzer Dehnungsverkürzungszyklus (DVZ) (sog. Plyometrie)	Beim kurzen Dehnungsverkürzungszyklus werden ebenfalls die exzentrischen Bewegungen an die konzentrische gekoppelt, wobei folgende Effekte auftreten: • Vordehnung in den Sarkomeren • Energie wird gespeichert in den seriell- und parallelelastischen Komponenten, welche zu Beginn der konzentrischen Phase freigesetzt wird. • Die Reizschwelle aller ersten Motorneurone wird herabgesetzt. Variablen: • 4–5 Serien mit 10 Bewegungen, die schnellstmöglich ausgeführt werden müssen • Serienpause: 2–3 min, solang während der Übung kein Leistungseinbruch gemessen wird.	• Der kurze Dehnungsverkürzungszyklus ist dem langen Dehnungsverkürzungszyklus ähnlich und enthält ebenfalls die Kopplung der exzentrischen an die konzentrische Bewegung mit entsprechender Vordehnung der seriell elastischen Komponente. Ein wesentlicher Unterschied ist jedoch, dass durch Senkung des postsynaptischen Membranpotenzials der primären Motorneurone im ZNS eine wesentlich höhere Bewegungsgeschwindigkeit entfaltet werden kann. Dies resultiert in einer wesentlich kürzeren Bodenkontaktzeit bei Seriensprüngen oder Sprints. • Messung mit Velocitymeter oder Kraftmessplatte
Training für arbeitsspezifische Belastung und einfache Sportarten	Mittels einer Analyse der Arbeitsbelastung wird eingeschätzt, welche Komponente der Grundeigenschaften vermehrt, trainiert werden muss. Ein Beispiel: Ein Bauarbeiter muss nach einer Schulterverletzung lernen, mit einem schweren Hammer Schlagbewegungen auszuführen.	In einer normal eingerichteten Praxis muss hier etwas improvisiert werden. Für die Schlagbewegung eignet sich z. B. die Übung Pull-over, die mit Freihanteln durchführbar ist.

3

Reha-Schritt 6: sportartspezifische aktive Rehabilitation

In diesem Schritt werden sportartspezifische konditionelle Elemente trainiert, die eine Sportanalyse, trainingswissenschaftliche Kenntnisse und sportphysiotherapeutische Trainingsmethoden voraussetzen. Aus diesem Grund werden diese Schritte nicht weiter erläutert. Bei Interesse empfiehlt es sich, hierzu sportphysiotherapeutische Literatur zu lesen und einen Kurs in Sportphysiotherapie zu belegen.

3.2 Gesundheitsedukation

Jörg Haslbeck[2]

3.2.1 Einleitung

Ein Unfall oder ein akutes Krankheitsereignis katapultieren Menschen ad hoc in eine oft unvertraute Welt: das Gesundheitswesen. Sich in diesem System mit ureigenen Organisationseinheiten, Anspruchsgruppen, Regeln und Finanzierungsmechanismen als Patient, Patientin und/oder angehörige Person zurechtzufinden und zu bewegen, ist ungefähr so wie die erste Nutzung des öffentlichen Verkehrs einer Metropole in einem Land, dessen Sprache und Schrift nicht beherrscht werden. Weder Stadtplan noch Tarifsystem geschweige denn Bus- und Zugverbindung lassen sich lesen, verstehen und nutzen. Gefühle von Unsicherheit oder gar Kontrollverlust machen sich breit, etwas nicht verstanden zu haben, in den Menschenmassen am Bahnhof den Überblick zu verlieren und ohne gültiges Ticket im falschen Zug zu landen. Vielleicht helfen noch Kenntnisse aus der Verkehrserziehung in der Schule oder die Prüfungen zur PKW-Fahrerlaubnis, um kompetent und sicher am fremden Verkehrsgeschehen im „Großstadtdschungel“ teilzunehmen.

Was das Gesundheitswesen betrifft, gibt es hingegen kaum Schulungen und Kurse, die einen auf die Patient*innen- oder Angehörigenrolle vorbereiten. Seit jeher ist es „training on the job“ und harte Arbeit, sich das nötige Wissen und die erforderlichen Fähigkeiten anzueignen, um mit einer Krankheit, deren Symptomen, Folgen und Behandlung umgehen zu können [754]. Daher sind heute Gesundheitskompetenz und Selbstmanagementförderung zentrale Konzepte, die zusammen mit der Gesundheitsedukation von Patient*innen und Angehörigen Elemente einer personzentrierten Versorgung im Gesundheitswesen sind [730][753], die auf Empowerment zur Förderung und Befähigung seiner Anspruchsgruppen abzielt [741]. Zudem wird seit längerem betont, dass Gesundheitsfachpersonen aus der Physiotherapie eine Schlüsselrolle in der Förderung von Gesundheitskompetenz und Selbstmanagement einnehmen, da sie Kontakt, soziale Nähe und emotionale Bindung zu Patient*innen und Angehörigen haben – wesentliche Voraussetzungen, um neben Informationsvermittlung auch Entscheidungsprozesse zur Gesundheit anzustoßen und zu gesundheitsbezogener Verhaltensänderung zu beraten [747].

3.2.2 Evidenz, Konzepte und Praxis-Tools

Begriffe und Relevanz

Mit den Folgen von Unfällen und langandauernder Krankheit zu leben und umzugehen, ist seit Jahrzehnten Gegenstand der interdisziplinär geprägten, zunächst im angloamerikanischen Raum initiierten Versorgungsforschung. Im Kontext des Lebens mit chronischer Krankheit wird vor allem der Selbstmanagement-Begriff (engl. self-management in chronic illness) genutzt [722], der krankheits- bzw. gesundheitsbezogen fasst, wie Menschen körperliche, psychisch-emotionale, soziale und versorgungsbezogene Folgen von Unfällen, langandauernden physischen sowie psychischen Krankheiten bis hin zu Suchterkrankungen bewältigen und diese in ihren Alltag integrieren [718][744]. Mit anderen Worten: Selbstmanagement ist keine definierte Liste bestimmter Aktivitäten, sondern das, was Patient*innen und Angehörige tun, um mit den sich konstant verändernden Situationen umzugehen, um Kontrolle und Lebensqualität aufrechtzuerhalten oder wiederzugewinnen ▸ Tab. 3.12) [738].

Zu den Aufgaben des Selbstmanagements bei langandauernder Krankheit (▸ Abb. 3.7) gehören folgende Punkte:

- mit Therapien und Behandlungsmethoden, wie z. B. Medikamenten, Diäten, Bewegungstherapien oder Hilfsmitteln, angemessen umgehen (krankheitsbezogen)
- den eigenen Alltag und Gewohnheiten an die sich wandelnden Bedingungen der gesundheitlichen Situation anpassen (alltagsbezogen)
- mit Gefühlen wie Angst, Unsicherheit oder Sorgen zum Verlauf der Erkrankung umgehen (biografiebezogen, psychisch-emotional)
- sich in der Instanzenvielfalt des Gesundheits- und Sozialsystems zurechtfinden (versorgungsbezogen).

Ob nun Unfälle, Krankheitsdiagnosen, Therapiefolgen oder Symptome das Leben von Betroffenen prägen – im Verlauf langandauernder Krankheiten verändern sich die krankheitsbedingten Herausforderungen und Bedürfnisse von Betroffenen und auch Angehörigen fortlaufend. Um mit diesen richtig umzugehen, benötigen sie zentrale Selbstmanagementfähigkeiten bzw. -kompetenzen (▸ Abb. 3.7) [722][723]:

- Probleme erkennen, beurteilen und lösen, wofür es erforderlich ist, sich selbst wahrzunehmen und zu beobachten, Situationen als problematisch einzustufen und potenzielle Lösungen zu entwickeln, u. U. unter Einbezug von Hilfsmitteln
- angemessene Entscheidungen treffen, da sich z. B. im Therapieverlauf neue Behandlungserfordernisse und -optionen ergeben, die systematisch vor dem Hintergrund ihres familiären, alltagsbezogenen und beruflichen Kontexts abgewogen werden müssen
- Ressourcen nutzen, um Probleme und Krisen im Krankheitsverlauf zu bewältigen, was auch die Unterstützung durch Dritte umfasst (Familie, soziales Umfeld)
- tragfähige Beziehungen zu Gesundheitsfachpersonen aber auch informell Helfenden entwickeln und aufrechterhalten, um den Bewältigungsherausforderungen der Krankheit oder eines Unfalls begegnen zu können, was mit einschließt, mit diesen Anspruchsgruppen adäquat zu kommunizieren
- das eigene Handeln planen und erarbeitete Ziele bzw. getroffene Entscheidungen umsetzen, was beinhaltet, Hinweise von Gesundheitsfachpersonen bzw. ebenfalls Betroffenen (peers) zu berücksichtigen und auf die individuelle Situation anzupassen.

Heute wird das Selbstmanagement von Patient*innen und Angehörigen bzw. dessen Förderung verstärkt im Kontext von Gesundheitskompetenz (health literacy) betrachtet. Dieses Konzept hat seine Wurzeln in den Bildungsdebatten der 1970er Jahre, anfangs eng gefasst als grundlegende Lese-, Schreib- und Rechenfähigkeiten im Kontext von Gesundheit und Krankheit [713][716]. Mittlerweile wird Gesundheitskompetenz vielschichtig, mehrdimensional und kontextbezogen verstanden: Neben funktionalen Grundkompetenzen (Lesen, Schreiben, Kommunizieren, Grundwissen zu Gesundheit) enthält es interaktive Fähigkeiten (fortgeschritten kognitiv, sozial und kommunikativ zu interagieren) und kritische Kompetenz (Wissen, Haltung und die Fähigkeit zu kritischer Reflektion) [732]. In den vergangenen Jahren wurden weitere Facetten der Gesundheitskompetenz herausgearbeitet,

[2] Der Autor dankt Dr. Saskia De Gani und Dr. Anna-Sophia Beese für wertvolle Hinweise bei der Weiterentwicklung des Modells zur Selbstmanagementförderung als Prozess im Kontext von Gesundheitskompetenz.

Tab. 3.12 Begriffsklärungen im Kontext von Gesundheitsedukation.

Begriff	Definition
Empowerment	Menschen als Expert*innen in eigener Sache betrachten, die über Ressourcen, Beteiligungs- und Bewältigungskompetenzen verfügen, um sie zu mehr Selbstbestimmung über Lebensumstände und Umwelt sowie Stärkung ihrer Gesundheit zu befähigen [718]
Gesundheitskompetenz	Gesundheitskompetenz umfasst ein Bündel von Kompetenzen, um proaktiv mit gesundheitsbezogenen Informationen, Dienstleistungen und Herausforderungen umzugehen. Dadurch werden Menschen befähigt, sich um die Gesundheit und das Wohlbefinden von sich und anderen zu kümmern [716]
Gesundheits- bzw. therapeutische Patient*innen-Edukation	über Informations- und Wissensvermittlung hinaus Menschen motivieren, Verhalten bezogen auf Gesundheit gesundheitsförderlich anzupassen und neue Verhaltensweisen in den Lebensalltag entlang individueller Ressourcen und Fähigkeiten zu integrieren [738][753]
professionelle Gesundheitskompetenz	Motivation, Wissen und Fähigkeit, beruflich relevante Informationen zu Gesundheit und Krankheit finden, verstehen und beurteilen, sie in der beruflichen Praxis nutzen und anspruchsgruppengerecht aufbereiten, um sie zu befähigen, fundierte Entscheidungen zu treffen [740]
Selbstmanagement	wie Patient*innen und Angehörige mit Gesundheit und Krankheit umgehen: körperliche, psychisch-emotionale, soziale und versorgungsbezogene Folgen von Unfällen, lang andauernde physische sowie psychische Krankheiten bis hin zur Bewältigung von Suchterkrankungen und ihre Integration in den Alltag [738]
Selbstwirksamkeit	Grad an Zuversicht einer Person in die eigene Fähigkeit, Handlungen ausführen zu können, die zu einem erwünschten Ergebnis führen [711]

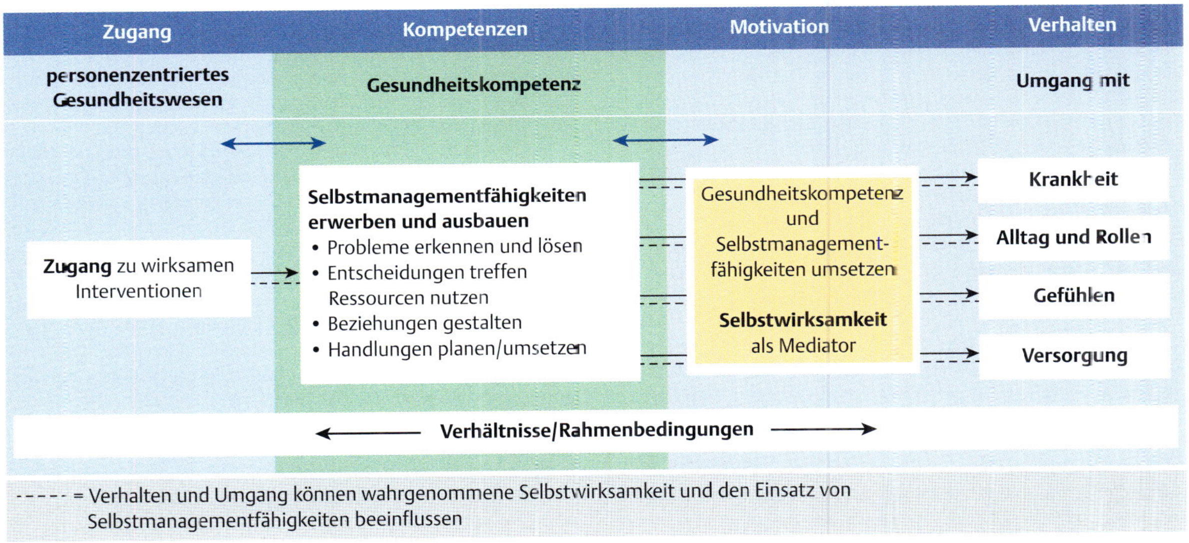

Abb. 3.7 Gesundheitskompetenz und Selbstmanagement als Prozess fördern.

die auf dynamische gesellschaftliche und technologische Entwicklungen zurückzuführen sind [716].

So wird digitale Gesundheitskompetenz wichtiger, da digitale Technologien in der Vermittlung gesundheitsbezogener Informationen sprunghaft an Bedeutung gewinnen. Gleiches gilt für den Zugang zu Versorgungsleistungen und die Förderung von Gesundheit bzw. des Selbstmanagements von Krankheiten mithilfe von Apps – kurzgefasst als Digital Health [719][731]. Relevant ist ferner Navigations-Gesundheitskompetenz, da – gemäß der Metapher des Gesundheitswesens als komplexes Verkehrsnetz – Menschen sowohl Fähigkeiten als auch verständliche navigationsrelevante Informationen brauchen, um sich im Gesundheitssystem zurecht zu finden und Zugang zu adäquaten Versorgungsangeboten zu erlangen [16].

Da Gesundheitskompetenz relational ist und Kontextbedingungen im Gesundheits- oder Sozialwesen berücksichtigt werden müssen, wird auch die professionelle Gesundheitskompetenz von Fachpersonen bedeutsamer. Hierbei handelt es sich um die Motivation und Fähigkeit, im beruflichen Kontext relevante Informationen zu Gesundheit und Krankheit finden, verstehen, beurteilen sowie in der beruflichen Praxis nutzen zu können, um sie anspruchsgruppengerecht z. B. für Patient*innen und Angehörige aufzubereiten. Das versetzt diese in die Lage, fundierte Entscheidungen zu Therapien, Behandlungen und gesundheitsförderlichem Verhalten zu treffen [725].

Gesundheitskompetenz ist also ein Bündel an Kompetenzen, mit denen Menschen proaktiv mit gesundheitsbezogenen Informationen, Dienstleistungen und Herausforderungen umgehen, was sie befähigt, sich um ihre Gesundheit bzw. das Wohlbefinden von sich und anderen zu kümmern [716]. Da Physiotherapeut*innen täglich im klinischen Kontext stationär wie auch ambulant mit Patient*innen und Angehörigen arbeiten, sind sie Anlaufstelle für Gesundheitsfragen und haben als beratende Fachpersonen im Gesundheitswesen eine Schlüsselrolle bei der Förderung von Gesundheitskompetenz [746][747].

Als weitere Säule personzentrierter Versorgung gilt die Edukation von Patient*innen und Angehörigen (engl. patient education) [753], die im angloamerikanischen Raum in der professionellen Pflege ein wichtiges Element der Prävention und Gesundheitsförderung ist, und mittlerweile als Gesundheitsedukation (engl. health education) bezeichnet wird [738]. Auch dieser Ansatz zielt darauf, Menschen zu motivieren, ihr Verhalten gesundheitsförderlich anzupassen bzw. zu verändern und neue Verhaltensweisen in den Alltag zu integrieren. Die Edukation von Patient*innen und Angehörigen demnach als reine Informations- und Wissensvermittlung zu verstehen, fasst den Begriff nicht weit genug. Vielmehr folgt Gesundheitsedukation heute einem Coaching-Verständnis mit Motivation zur Lebensstiländerung, das individuell vorhandene Ressourcen und Fähigkeiten vor dem Hintergrund persönlicher Ziele in den Blick nimmt [738]. Es wird auf einen bedürfnisorientierten, auf Partnerschaft ausgerichteten Ansatz abgehoben, um personzentrierte Versorgungsangebote entlang der individuellen Situation, Bedürfnisse und Ressourcen von Patient*innen und Angehörigen zu realisieren. Daher wird nachfolgend der Ansatz der Gesundheitsedukation als übergeordneter Begriff verwendet (▶ Abb. 3.7 ▶ Tab. 3.12).

Ein wichtiges Bindeglied in Zusammenhang mit Gesundheitskompetenz und dem Selbstmanagement gesundheits- bzw. krankheitsbezogener Herausforderungen ist die Selbstwirksamkeit. Unter diesem Konzept wird das Ausmaß an Zuversicht einer Person in die eigenen Fähigkeiten verstanden, bestimmte Handlungen ausführen und ein erwünschtes Ergebnis erreichen zu können [711]. In Abwandlung von Obamas US-Wahlkampfmotto von 2008 könnte Selbstwirksamkeit als „Yes, I can!" zusammengefasst werden. Die Selbstwirksamkeit bei gesunden und erkrankten Personen zu fördern, damit diese ein bestimmtes Verhalten erfolgreich umsetzen können, wird als treibende Kraft des Selbstmanagement-Gedankens verstanden [738].

Die vorangegangenen Begriffsklärungen verdeutlichen, dass sowohl Gesundheitskompetenz als auch Selbstmanagement bei chronischer Krankheit bzw. dessen Förderung verknüpft sind und einen relationalen Charakter aufweisen. Die Kompetenzen von Menschen im Umgang mit gesundheitlichen Herausforderungen lassen sich auf verschiedenen Ebenen und in unterschiedlichen Kontexten erfassen, fördern und weiterentwickeln [716]. Wie adäquat und zielführend dies gelingt, hängt nicht nur von der einzelnen Person und ihren Kompetenzen ab, sondern auch von den systembedingten Rahmenbedingungen und Verhältnissen, also inwiefern Praktiken, Prozesse, Strukturen bis hin zu Strategien im Gesundheits- und Sozialwesen auf die Bedürfnisse von Betroffenen ausgerichtet sind. Um nochmals den eingangs erwähnten Vergleich aufzugreifen: Ein öffentliches Verkehrssystem, das auf seine Nutzer*innen und deren Mobilitätsgewohnheiten abgestimmt ist, das einfache, verständliche Verkehrsinformationen und leicht handhabbare Hilfsmittel zur Verfügung stellt, ermöglicht es den Anspruchsgruppen, sich in der Komplexität und im fortlaufenden Wandel im System selbst zurechtzufinden und – wo erforderlich – durch angemessene Hilfestellung das richtige Transportmittel in Anspruch zu nehmen.

In Summe zielen die hier genannten Konzepte der Förderung von Gesundheitskompetenz und Selbstmanagement einschließlich therapeutischer Edukation von Patient*innen und Angehörigen darauf ab, eine personzentrierte Gesundheitsversorgung zu ermöglichen, die gesundheitsfördernde, präventive sowie rehabilitative Phasen beinhaltet, um Lebensqualität sowie Wohlbefinden bei langandauernden Krankheit zu erzielen [738]. Dafür ist es nicht nur erforderlich, die Kompetenzen der Betroffenen frühzeitig und fortlaufend zu fördern, sondern zugleich den niederschwelligen Zugang zu Versorgungsleistungen zu ermöglichen und Gesundheitsfachpersonen entsprechend zu qualifizieren, dass sie Patient*innen und Angehörige im Krankheitsverlauf kommunikativ und partizipativ begleiten können. Empowerment-bezogene Konzepte der Gesundheitskompetenz und des Selbstmanagements bedeuten somit das Zusammenwirken von individuellen Fähigkeiten Betroffener, situativen Anforderungen im Krankheitsverlauf sowie Komplexität im Gesundheits- und Sozialwesen bzw. deren Versorgungseinrichtungen [742].

Evidenz

Wie schätzen Menschen ihre Gesundheitskompetenz ein? Wie steht es um ihr Selbstmanagement von Gesundheit und Krankheit? Wie wirksam können sie Gesundheitsfachpersonen aus der Physiotherapie unterstützen?

Ein Beispiel mit Personen, die wegen chronischer Schmerzen eine ambulante Physiotherapie in Anspruch nehmen: In einer Querschnittsstudie in Irland wurde bei mehr als der Hälfte (54 %) von 134 Teilnehmenden eine niedrige Gesundheitskompetenz festgestellt [728]. In dieser Gruppe schätzen Personen in höherem Alter, die arbeitslos oder im Ruhestand sind, über geringe Schulbildung verfügen sowie mehrfach erkrankt sind, ihre Gesundheitskompetenz als niedrig ein. Bei dieser Anspruchsgruppe ist niedrige Gesundheitskompetenz nicht nur mit unzureichendem krankheitsbezogenem Wissen zu chronischen Schmerzen assoziiert, sondern kann auch damit zusammenhängen, dass jenseits von Notfallversorgung weniger ambulante Angebote der Primärversorgung in Anspruch genommen werden. Entsprechend kann sich eine solche niedrige Gesundheitskompetenz als folgenreich für das Selbstmanagement dieser Anspruchsgruppe im Umgang mit chronischen Schmerzen erweisen.

Im deutschsprachigen Europa ist mittlerweile unstrittig, dass eine niedrige Gesundheitskompetenz eine Herausforderung darstellt und dass allgemein der Umgang mit gesundheitsbezogenen Informationen in der Bevölkerung Schwierigkeiten bereitet.

So zeigen z. B. Studien aus Deutschland, dass rund die Hälfte der dortigen Bevölkerung ihre Gesundheitskompetenz als niedrig einschätzt (58,5 % von n = 2151 Teilnehmenden) und dies trifft besonders auf vulnerablen Menschen zu: Personen mit Migrationshintergrund, ältere Menschen, Personen mit chronischen Krankheiten oder bildungsferne Personen [743]. Ein vergleichbares Bild zeichnen Befunde zu Gesundheitskompetenz aus der Schweiz, wo fast die Hälfte der Bevölkerung in einer repräsentativen Befragung (49 % von n = 2502 Teilnehmenden) von Schwierigkeiten beim Umgang mit Gesundheitsinformationen berichtet und 2 von 3 Menschen mit einer oder mehreren chronischen Krankheiten ihre Selbstmanagementkompetenz als problematisch bzw. unzureichend einschätzen [717]. Erhebliche Schwierigkeiten bestehen beim Beurteilen der Vor- und Nachteile unterschiedlicher Therapieoptionen, wenn Entscheidungen zu gesundheitsförderlichem Verhalten zu treffen oder Informationen zu nutzen bzw. zu beurteilen sind, die ärztlicherseits vermittelt wurden. Von solchen Herausforderungen berichten v. a. Bevölkerungsgruppen, deren Gesundheitszustand und soziale Lage schlecht ist, die sich in finanziell prekären Situationen befinden oder auf wenig soziale Unterstützung zurückgreifen können. Wenn hingegen Menschen höhere oder sogar ausgezeichnete Selbstmanagement- bzw. Gesundheitskompetenzen angeben, legt dies nahe, dass sie sich häufiger bewegen, gesünder ernähren und es ihnen leichter fällt, mit chronischen Gesundheitsproblemen umzugehen [717]. Dass die letztgenannte Personengruppe aktuell eher die Ausnahme als die Regel sein dürfte, verdeutlichen Befunde aus der Schweiz im Zeitverlauf: Im Vergleich zu Studienergebnissen von 2015 ist der Bevölkerungsanteil mit chronischen Krankheiten, die von mangelhafter und problematischer Selbstmanagementkompetenz berichten, stabil geblieben, während sich der Anteil chronisch Erkrankter, die sich hier ausgezeichnet einschätzen, fast halbiert hat (▶ Abb. 3.8).

Auch die digitale Gesundheitskompetenz ist nach einer europäischen Studie schwach ausgeprägt. Zwar werden aufgrund der digitalen Transformation und z. B. seit der COVID19-Pandemie di-

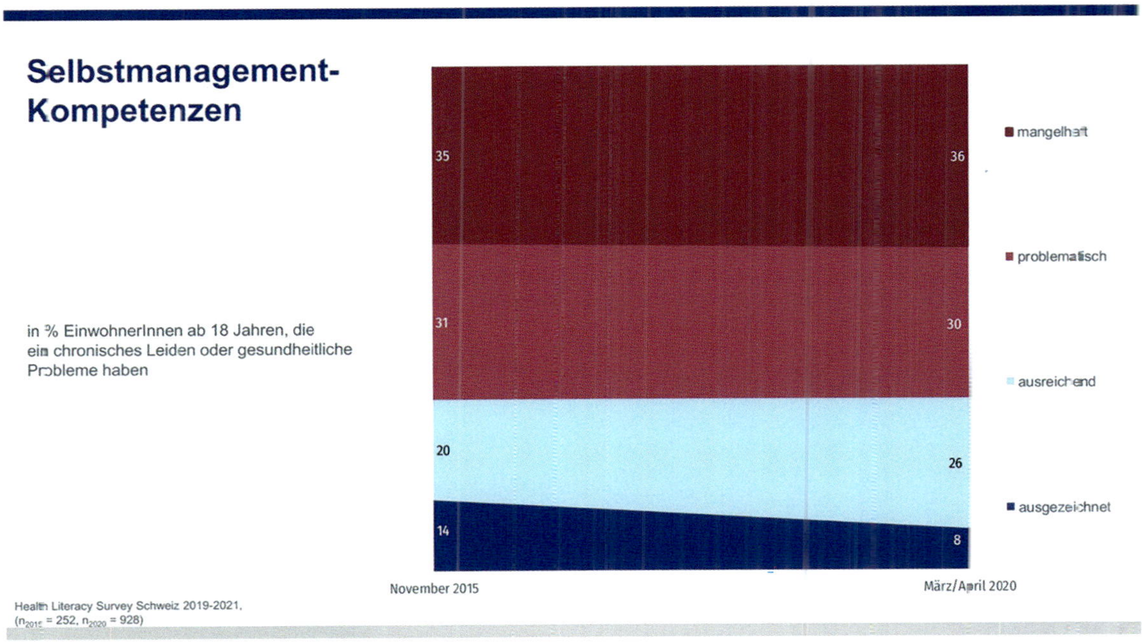

Abb. 3.8 Selbstmanagement-Kompetenzen im Zeitverlauf in der Schweiz [717]. (Quelle: De Gani SM, Jaks R, Bieri U, Kocher JPh (2021). Health Literacy Survey Schweiz 2019-2021. Schlussbericht (V2) im Auftrag des Bundesamtes für Gesundheit BAG. Zürich, Careum Stiftung; S. 99)

gitale Informationsmöglichkeiten intensiver genutzt und es wird im Gesundheitswesen daran gearbeitet, mit digitalen Tools zu Effizienzsteigerung, Transparenz und Verbesserung der Versorgungsqualität beizutragen. Zugleich schätzen aber z. B. in Deutschland rund drei Viertel der Teilnehmenden an der 2. Gesundheitskompetenzstudie ihre digitale Gesundheitskompetenz als eher niedrig ein (76 % von n = 2151 befragten Personen, davon 9 % als problematisch und 66 % als inadäquat) [739].

In der Schweiz ist es ähnlich, wo 3 von 4 Personen (72 % von n = 2502 befragten Personen) es als schwierig empfinden, mit digitalen Informationsangeboten umzugehen und digitale Dienstleistungen im Gesundheitswesen zu nutzen [717]. Zurückgeführt werden diese Ergebnisse u. a. auf die global existierende Infodemie – laut WHO eine informationsbezogene Epidemie mit einer Flut an falschen oder irreführenden Informationen [757] – zu Gesundheitsinformationen mit einem Nebeneinander seriöser und unseriöser Botschaften, die gerade diejenigen Menschen verunsichern, die per se von niedriger digitaler Gesundheitskompetenz berichten: solche aus bildungsfernen und einkommensschwachen Milieus oder ältere Menschen [719]. Dabei sind dies paradoxerweise gerade diejenigen Anspruchsgruppen, die am meisten von seriösen, alltagsrelevanten Hinweisen zu Gesundheit und Krankheit profitieren würden. Bei den jüngsten Befunden aus Deutschland fällt jedoch auf, dass gegenüber vorherigen Untersuchungen Menschen mit Migrationshintergrund im Vergleich zur Allgemeinbevölkerung ihre Gesundheitskompetenz im Allgemeinen sowie die digitale Gesundheitskompetenz als besser einschätzen und digitale Informationsmöglichkeiten intensiver nutzen [739]. Daher gilt es, die jeweilige Situation in den jeweiligen Anspruchsgruppen zu berücksichtigen.

Aussagen zur Navigations-Gesundheitskompetenz bei chronischer Krankheit

Wie gut finden sich Menschen im Gesundheitswesen zurecht? Wie steht es um ihre Navigations-Gesundheitskompetenz? In Deutschland [724] und in der Schweiz [717] sind diese Fragen v. a. für Personen aus einem bildungsfernen und einkommensschwachen Milieu sowie für ältere Menschen und solche mit Migrationshintergrund relevant. Eine Analyse zur Navigations-Gesundheitskompetenz bei 1105 chronisch Kranken [721] aus der repräsentativen Querschnittsstudie 2019–2020 der Universität Bielefeld (n = 2151) zeigt, dass gegenüber der Allgemeinbevölkerung chronisch Kranke ihre Navigations-Gesundheitskompetenz niedriger einschätzen, wenn sie

- älter als 65 Jahre sind,
- aus bildungsfernem und einkommensschwachen Milieu stammen,
- niedrige funktionale Gesundheitskompetenzen angeben,
- über wenig soziale Unterstützung verfügen,
- 3 oder mehr Krankheiten haben und
- seit 6–10 Jahren chronisch krank sind.

3 von 4 der chronisch Erkrankten im Alter von über 65 Jahren in der Untersuchung (77 %) finden es schwierig, zu beurteilen, ob sie die zu ihren Erwartungen passende Gesundheitsorganisationen gefunden haben. Ferner finden es diejenigen Teilnehmenden schwierig, sich über ihre Patient*innenrechte im Gesundheitssystem zu informieren, die aus bildungsfernem (90,3 %) bzw. einkommensschwachem Milieu (82,5 %) stammen und finanziell benachteiligt sind (83,9 %). Für diese Bevölkerungsgruppen ist das Gesundheitssystem eine „Blackbox", und es ist für sie besonders herausfordernd, Gesundheitsinformationen zu finden, zu verstehen, einzuschätzen und zu nutzen, um sich im Gesundheitswesen zurecht zu finden. Die Forschenden warnen davor, einfach anzunehmen, dass chronisch Kranke mit dem Gesundheitswesen vertraut wären, da eher das Gegenteil der Fall und die Komplexität des Gesundheitssystems überfordernd sein kann.

Gesundheitskompetenz wird zusammen mit Selbstwirksamkeit als relevant für das Selbstmanagement von Gesundheit bzw. Krankheit erachtet. Insofern nimmt Gesundheitskompetenz darauf Einfluss, wie Menschen mit gesundheitsbezogenen Problemen umgehen und Versorgungsleistungen im Gesundheitswesen nutzen. Werden Gesundheits- und Selbstmanagementkompetenzen chronisch erkrankter Personen gefördert, kann sich das – allerdings mit eher geringen bzw. moderaten Effekten – positiv auf den Gesundheitszustand und die Lebensqualität auswirken, das Gesundheitsverhalten verbessern und die Selbstwirksamkeit im Umgang mit Gesundheitsproblemen beeinflussen [709]. Dies wiederum kann dazu beitragen, dass Versorgungsleistungen im Gesundheitswesen adäquat genutzt, überflüssige Krankenhausaufenthalte vermieden und dadurch Kosten reduziert werden können. Übersichtsarbeiten zu Herz-Kreislauf-, muskuloskelettalen, Atemwegs- und Stoffwechsel-Krankheiten legen einen Zusammenhang zwischen Gesundheitskompetenz, Selbstwirksamkeit und -management nah, wenngleich auch hier die Effekte aufgrund der Vielfalt eingesetzter Instrumente und Methoden vorsichtig zu interpretieren sind: Bei Personen mit niedriger Gesundheitskompetenz war im Umgang mit Herz-Kreislauf-, Stoffwechsel-Erkrankungen sowie HIV/Aids eine geringere Selbstwirksamkeit beobachtet worden, die wiederum folgenreich für die Fähigkeit der Betroffenen zum Selbstmanagement und zu Verhaltensänderungen sein kann [727].

Da Gesundheitskompetenz als relational gilt, ist die Gesundheitskompetenz der Gesundheitsfachpersonen – also auch aus der Physiotherapie – aufgrund ihres informierenden und kommunikativen Handelns im Umgang mit Patient*innen und Angehörigen bedeutend, was ein bisher kaum untersuchtes Forschungsgebiet ist. Aus einer kleinen qualitativen britischen Studie mit Physiotherapeut*innen (n = 8) aus dem Reha-Bereich geht hervor, dass die Förderung der Gesundheitskompetenz und des Selbstmanagements chronisch erkrankter Personen sowohl zum professionellen Selbstverständnis als auch zur Verantwortung in der Physiotherapie gehört [749].

Zugleich werde von Physiotherapeut*innen oft angenommen, Betroffene würden über ausreichende Gesundheitskompetenz verfügen, weswegen selten die individuellen Kompetenzen bzw. Voraussetzungen bei einzelnen Personen mithilfe von Hilfsmitteln und Assessment-Tools erfasst würden. Anstelle eines systematischen Assessments mit standardisierten Erhebungsinstrumenten spiele in der therapeutischen Interaktion vorwiegend die klinische Erfahrung eine Rolle, um Kompetenzen und Ressourcen der Patientinnen und Patienten einzuschätzen, was auch darauf zurückgeführt wird, dass gesundheitskompetenzfördernde Ansätze in der physiotherapeutischen Ausbildung noch ein Schattendasein fristen. Diese internationalen Erkenntnisse spiegeln sich auch in einer bundesweiten Bestandsaufnahme zu Gesundheitskompetenz in der Physiotherapie in Deutschland wider: In einer Online-Befragung mit 514 Teilnehmenden wird Gesundheitskompetenz in der Physiotherapie von Fachpersonen als wesentlich für die therapeutische Arbeit erachtet. Allerdings verhindert der Zeitmangel in der klinischen Praxis vielfach, sich vertieft mit dem Thema auseinanderzusetzen und Maßnahmen in den klinischen Alltag zu integrieren, mit denen die Gesundheits- und Selbstmanagementkompetenzen von Menschen gefördert werden können [755]. Dass es für Gesundheitsfachpersonen grundsätzlich herausfordernd ist, in der klinischen Praxis den Patient*innen genügend Raum für Fragen einzuräumen und sie an Entscheidungsprozessen zu beteiligen, ist auch im deutschsprachigen Raum erstmalig in einer Pilotstudie in der Schweiz als Schwierigkeit identifiziert worden [725]. Es gilt nicht nur, sich fachlich auf dem Laufenden zu halten und evidenzbasiertes krankheits- und gesundheitsbezogenes Wissen und ebensolche Informationen zu erschließen, sondern dies auch adressatengerecht vermitteln, erklären und kommunizieren zu können [740]. Das Vermitteln und Erklären wird als relativ einfach betrachtet, was auch auf die Aufgabe der anspruchsgruppenzentrierten Kommunikation zutrifft.

Zugleich fällt auf, dass unter Physiotherapeut*innen in der Schweiz ausgewählte Kommunikationstechniken wie die motivierende Gesprächsführung oder das „Ask me 3“ (Kap. 3.2.4) nicht allseits bekannt sind und Therapierende mit diesen Ansätzen teilweise wenig oder gar nicht vertraut sind. Auch das Unterstützen von Anspruchsgruppen beim Umgang mit digital verfügbaren Gesundheitsinformationen gilt als schwierig [725]. Angesichts dieser anspruchsvollen Rahmenbedingungen und Ausgangslage bei Fachpersonen im Gesundheitswesen verwundert es nicht, wenn sie die Gesundheitskompetenz der Patient*innen und Angehörigen mitunter überschätzen [752], zumal diese es oft zu verbergen wissen, wenn sie etwas nicht verstehen oder Klärungsbedarf haben [745].

3.2.3 Bedarf und Bedürfnisse erheben (Assessment)

Um gesundheitsbezogene Herausforderungen von Patient*innen und Angehörigen zu ermitteln, kann auf Leitfragen aus dem Intervention Mapping zurückgegriffen werden. Mit diesem Ansatz werden Grundlagen für Gesundheitsedukation geschaffen, um die Gesundheitskompetenz, das Selbstmanagement und gesundheitsbezogene Verhaltensweisen von Menschen zu fördern [738]. Hilfreich für ein Assessment sind Leitfragen dazu (s. u.), um welches gesundheits- bzw. krankheitsbezogene Problem es geht, wie es die Lebensqualität der Betroffenen beeinflusst, wie sie mit dem Problem umgehen (Gesundheitsverhalten, Lebensstil) und welche Kontextfaktoren (Umwelt) bis hin zu sozial-kognitiven Faktoren (Motivation) hier eine Rolle spielen. Mit diesen Fragen wird systematisch eingeschätzt, ob und inwiefern Gesundheitsedukation dazu beigetragen kann, eine gesundheits- bzw. krankheitsbedingte Einschränkung zu verbessern [738]:

- Gesundheitsproblem und -folgen: Mithilfe von Gesundheitsindikatoren lässt sich analysieren und beschreiben, welche Bedeutung und Folgen ein Problem für die Gesundheit einer Person hat. Epidemiologische Fakten zu Ausmaß, Schweregrad und Folgen eines Gesundheitsproblems (Krankheitsverlauf, Ko-Morbiditäten, Mortalität usw.) sind hier ebenso relevant wie die Krankheitserfahrungen der Betroffenen, also wie sie eine Erkrankung erleben und welche Folgen daraus für ihren Alltag sowie ihre sozialen Beziehungen erwachsen (z. B. Lebensqualität, Wohlbefinden, Teilhabe).
- Gesundheitsverhalten und Lebensstil: Menschen verhalten sich sowohl gesundheitsfördernd als auch -schädlich und beeinflussen ihren Gesundheitszustand demzufolge positiv oder negativ, etwa durch (in-)adäquate Ernährung oder wenn Medikamente (nicht) wie verordnet eingenommen werden. Indem gesundheitsrelevante Verhaltensweisen und Alltagsroutinen im Sinne einer Bestandsaufnahme erfasst werden, können Ansatzpunkte für gesundheitsförderliche Maßnahmen identifiziert werden, mit denen das Selbstmanagement gefördert wird, und/oder die zu einem gesundheitsförderlichen Lebensstil beitragen.
- Rahmenbedingungen, Kontext und Umwelt: Gemeint sind Einflussfaktoren im Umfeld von Patient*innen und Angehörigen, die sich auf ihre Gesundheit, ihren Lebensstil und auf den Umgang mit einer Krankheit auswirken. Das kann lokale Aspekte wie Wohnort, -quartier oder -gebäude, schulische bzw. berufliche Gegebenheiten bis hin zur finanziellen Situation von Menschen beinhalten. Je nach Kontext und Umfeld nehmen diese Aspekte Einfluss auf deren Handeln und führen, z. B. durch unzureichende Barrierefreiheit bei bestehenden Funktionseinschränkungen, zu einer Verminderung der körperlichen Aktivität.
- Sozial-kognitive Faktoren: Hier geht es darum, welche Determinanten und Gründe die Intention und das (Gesundheits-)Verhalten von Menschen beeinflussen, sich auf eine bestimmte Art und Weise zu verhalten. Das individuelle Gesundheitsverhalten gilt als komplex, und unterschiedliche Routinen, Muster und Verhaltensweisen können im Alltag bei gesundheits- bzw. krankheitsbedingten Herausforderungen relevant sein. We-

sentlich ist z. B. die Selbstwirksamkeitserwartung von Menschen (s. Infobox) als Gradmesser, inwiefern sie motiviert und in der Lage sind, ihren Lebensstil und ihr Symptommanagement gesundheitsförderlich anzupassen.

Leitfragen zur Analyse gesundheits-/krankheitsbezogener Herausforderungen und Verhaltensweisen

Die Bedürfnisse und der edukative Bedarf von Patient*innen und Angehörigen kann mithilfe des Intervention Mappings erfasst werden [738], um Gesundheit und Lebensqualität sowie das gesundheitsbezogene Verhalten einzuschätzen:

- Was ist das gesundheitliche Problem (oder die Störung, Einschränkung oder Behinderung)?
- Wie ist der Zusammenhang zwischen Gesundheitsproblem und -verhalten?
- Wie hängt die gesundheits- bzw. krankheitsbezogene Herausforderung mit Kontext-/Umweltfaktoren zusammen?
- Welche sozial-kognitiven Aspekte (Determinanten) bestimmen die Intention und das Verhalten?

Blitzlicht zu Theorien und Modellen über Verhalten und Rollenmodelle

Theoretische Modelle und Konzepte bieten Orientierung, um das Verhalten und Bewältigungshandeln von Menschen im Kontext von Gesundheit und Krankheit zu verstehen. Für Gesundheits- bzw. Selbstmanagementförderung und Prävention existieren diverse Theorien, die Einstellungen, Motivation, Bewältigung und das Handeln von Menschen erfassen und beschreiben. Die Einflüsse auf gesundheits- bzw. krankheitsbezogene Probleme zu kennen hilft dabei, diejenigen Elemente in Verhaltensprozessen zu identifizieren und zu verstehen, an denen angesetzt und am meisten Wirkung erzielt werden kann, um Menschen für gesundheitsförderliche Verhaltensweisen zu sensibilisieren, zu motivieren und zu bewegen [727]. Im Folgenden werden exemplarisch 2 theoretische Ansätze skizziert, die für Gesundheitsedukation relevant sind.

Reasoned Action Approach

Die Kernaussage dieses Konzepts aus der Sozialpsychologie ist, dass Verhalten vorhersehbar, erklärbar und veränderbar ist. Dieser klinisch nutzbare, praxistaugliche Ansatz geht davon aus, dass sich Verhalten von Menschen zeigt, wenn die Fähigkeiten einer Person und externe Einflussfaktoren es zulassen. Relevant ist die Bereitschaft einer Person, ein bestimmtes Verhalten umzusetzen (Absicht, engl. intention), was durch ihre Einstellung zum Verhalten beeinflusst wird (engl. attitudes), z. B. wie sie die daraus potenziell erwachsenden Konsequenzen bewertet. Ferner sind der soziale Druck (subjektive Normen, engl. subjective norms) und die Selbstwirksamkeit (wahrgenommene Verhaltenskontrolle, engl. perceived behavioral control) entscheidend. Die individuelle Einstellung bzw. Überzeugungen einer Person sind insofern wichtig, weil es eine Rolle spielt, was das soziale Umfeld denkt (Normen) und inwiefern sie der Ansicht ist, eine Verhaltensweise tatsächlich umsetzen zu können (Kontrolle). Beim Reasoned Action Approach geht es auch um die Fragen, welche Faktoren zu einem gesundheitsschädlichen Selbstmanagement oder Lebensstil führen bzw. hinderlich für einen gesundheitsförderlichen Umgang mit einem Krankheitsproblem sind [720].

Sozial-kognitive Theorie (Lernen am Modell)

Albert Banduras vielschichtige Theorie ist ein Eckpfeiler der Selbstmanagementförderung bei Krankheiten und geht davon aus, dass Selbstwirksamkeitserwartung zusammen mit Zielen, erwarteten Ergebnissen sowie wahrgenommenen Hindernissen die Motivation von Personen, deren Verhalten und Wohlbefinden beeinflussen [710][712]. So betrachtet ist Selbstwirksamkeit als Grad an Zuversicht in die eigenen Fähigkeiten, etwas umsetzen und Ziele erreichen zu können, zentral für grundlegende Prozesse der individuellen Verhaltensänderung: ob überhaupt ein gesundheitsförderlicher Lebensstil erwogen wird, ob die dafür erforderliche Motivation und Ausdauer aufgebracht wird, ob Hindernisse und Rückschläge bei der Anpassung des Lebensstils bewältigt werden und inwiefern neue Verhaltensweisen nachhaltig in den Alltag integriert werden können. Das macht Selbstwirksamkeit zu einem wichtigen Prädiktor bspw. für Wohlbefinden, Adhärenz oder Symptommanagement bei verschiedenen chronischen Krankheiten [711].

Wie lässt sich Gesundheitskompetenz in der klinischen Praxis bei Patient*innen und Angehörigen einschätzen? Es existieren in der Forschung diverse differenzierte Assessment-Instrumente für Gesundheitskompetenz, aber es mangelt bislang an praktikablen, kompakten Versionen für die von Zeitmangel geprägte klinische Praxis [733][746]. Im Rahmen der Gesundheitskompetenz-Studien in Deutschland wurde daher an der Universität Bielefeld eine praxistaugliche Methoden- und Materialsammlung entwickelt [745]. Diese enthält klinisch umsetzbare Handlungsempfehlungen, mit denen Gesundheitsfachpersonen sich einen Eindruck von der Gesundheitskompetenz ihres Gegenübers machen können, indem sie Signale wahrnehmen, achtsam zuhören, (nach-)fragen und beobachten. Folgende Verhaltensweisen und Handlungen von Menschen können als beobachtbare Anzeichen und Warnhinweise oder sog. „rote Flaggen" dienen (engl. red flags), um eingeschränkte Gesundheitskompetenz wahrzunehmen, zu erkennen und einzuschätzen [745]. So z. B. wenn Personen

- es unter Vorwänden vermeiden, schriftliche Informationen oder Texte zu Gesundheit zu lesen, zu bearbeiten oder etwas zu schreiben, und dies z. B. damit begründen, die Lesebrille zuhause vergessen zu haben,
- für die klinische Versorgung benötigte Formulare nicht, unvollständig oder fehlerhaft ausfüllen,
- beim Lesen, Schreiben oder Ausfüllen von Formularen Dritte zur Unterstützung hinzugezogen oder diese Aufgaben gleich ganz abgegeben haben,
- Fragen stellvertretend von Hilfspersonen stellen lassen, während sie selbst auffällig wenig am Dialog teilnehmen,
- wiederholt Behandlungstermine nicht oder zur falschen Zeit wahrnehmen,
- Medikamente anhand von Form und Farbe anstatt mit Namen und Wirkstoff beschreiben,
- viele Fragen zu therapierelevanten Themen stellen, die in bereits ausgehändigten schriftlichen Informationen erläutert sind,
- sich eventuell unangemessen verhalten und stark emotional reagieren (humorvoll oder auch verärgert).

Aber: Ein solches Verhalten kann ganz andere Ursachen haben, die nicht direkt etwas mit eingeschränkter Gesundheitskompetenz zu tun haben müssen. Zugleich sensibilisieren solche Red Flags Gesundheitsfachpersonen darauf, Anknüpfungspunkte für einen Dialog zur Gesundheitskompetenz auszumachen und ins Gespräch zu kommen [745].

Selbst in kurzen zeitkritischen Behandlungssequenzen im klinischen Alltag lassen sich mithilfe von kurzen Fragen Hinweise auf eine eingeschränkte Gesundheitskompetenz finden, indem etwa Patient*innen und/oder Angehörige gefragt werden, inwiefern sie subjektiv Schwierigkeiten empfinden beim

- Ausfüllen therapie- und versorgungsrelevanter Formulare,
- Verstehen schriftlicher Gesundheitsinformationen und
- Verstehen von Gesprächen mit anderen z. B. ärztlichen oder pflegenden Gesundheitsfachpersonen [745].

Wird einer dieser Punkte bejaht, kann das als Warnhinweis für das Vorliegen einer potenziell eingeschränkten Gesundheitskompetenz gesehen werden.

3.2.4 Personzentriert kommunizieren

Wie in anderen Gesundheitsberufen ist auch in der Physiotherapie im klinischen Alltag Zeit ein kostbares Gut und i. d. R. eine Mangelware, was sich als Hürde für eine personzentrierte Gesundheitsedukation erweisen kann [749]. Gerade bei Anspruchsgruppen mit eingeschränkter Gesundheitskompetenz, Sprach- und Lesebarrieren oder Kommunikationseinschränkungen bedarf es spezifischer Gesprächsführungstechniken und spezieller didaktischer Konzepte, um die personzentrierte Kommunikation umzusetzen und Missverständnisse zu vermeiden [733][745]. Für Gesundheitsfachpersonen in Versorgungs- und Beratungssituationen ist es grundsätzlich vorteilhaft, ihre Anspruchs- und Dialoggruppe zu kennen, also bei Patient*innen und Angehörigen mit deren Bedarf und Bedürfnissen vertraut zu sein (Kap. 3.2.3). Dies hilft zu entscheiden, wozu konkret informiert und beraten wird und was ggf. außen vor bleiben kann [756]. Und es hilft, eine empathische Grundhaltung einzunehmen, die besonders bei sensiblen oder schambehafteten Themen erforderlich ist, was mithilfe von Blickkontakt im Gespräch und freundlicher Zugewandtheit als konstruktive, motivierende Gesprächsatmosphäre gelebt werden kann (s. Info-Box) [745].

10 Tipps für personzentrierte Gesundheitskommunikation

Mit Menschen über Klima und Gesundheit zu reden kann ebenso anspruchsvoll sein, wie einen gesunden Lebensstil zu thematisieren. Zu Klima und Gesundheit hat die WHO einen Tool-Kit mit 10 praktischen Hinweisen veröffentlicht, die für personzentrierte Kommunikation in der Gesundheitsedukation zweckdienlich sind [756]:

- einfache Botschaften und diese oft wiederholen: je einfacher, desto effektiver und sie oft in Gespräche einbauen; wenn es sich ermüdend anfühlt, ist es genau richtig.
- konkret individuelle Gesundheit und Wohlbefinden adressieren: statt abstrakt Allgemeinschauplätze zu thematisieren, eher konkrete persönliche Herausforderungen ansprechen und Anknüpfungspunkte identifizieren
- lokale Gegebenheiten verstehen: Rahmenbedingungen kennen und verstehen
- Fachbegriffe meiden: einfache, leicht verständliche Sprache statt Fachbegriffe verwenden, die befremden und Distanz schaffen
- Empowerment für gute Entscheidungen: informieren, welches Verhalten sich positiv auf Gesundheit und Wohlbefinden auswirkt, was hilft, mit Unsicherheit umzugehen
- gesundheitliche Vorteile ansprechen: thematisieren, warum z. B. eine Verhaltensänderung vorteilhaft sein und das Wohlbefinden steigern kann
- Geschichten erzählen, die Menschen zusammenbringen: Geschichten verbinden, persönliche Erfahrungen und Beispiele, die wertschätzend geteilt werden, bleiben eher in Erinnerung als nur wissenschaftliche Fakten; gilt im angloamerikanischen Raum auch als „anecdata" (engl. anecdotal evidence)
- alarmierende, polarisierende Sprache vermeiden: dramatisch klingende Wörter zu Gesundheit und Krankheit können unabsichtlich verunsichern, irritieren oder ängstigen, was Skepsis gegenüber gesundheitsrelevanten Fakten hervorrufen kann
- geeignete Lernmomente erkennen (engl. teachable moment): In Krisen ein damit verknüpftes Thema anzusprechen, erfordert Feingefühl, weil Personen durch das Ereignis zwar offen für Hinweise aber gerade wegen eines situativbedingten Schocks auch nicht aufnahmefähig sein können
- wissenschaftliche Fakten nicht diskutieren: In Zeiten der Infodemie sind Kontroversen omnipräsent, daher nicht auf zweifelnde und kritische Haltungen gegenüber wissenschaftlich erwiesenen Zusammenhängen eingehen, sondern das Gespräch auf eigene klinische Expertise lenken.

Verbale Kommunikation optimieren

Gesundheitsedukation lässt sich praxisrelevant und personzentriert mit folgenden Kommunikationstechniken und Handlungsempfehlungen aus der Methoden- und Materialsammlung der Universität Bielefeld umsetzen [745], die um Grundlagen aus Leitfäden für Gesundheitskommunikation ergänzt wurden [733][738][753][756].

Motivierende Gesprächsführung

Die motivierende Gesprächsführung (engl. motivational interviewing) ist der Klassiker der kooperativen Gesprächsführung. Diese Beratungstechnik zielt darauf ab, Menschen fragengeleitet in ihrer intrinsischen Motivation zu bestärken, ihr Verhalten gesundheitsförderlich zu ändern [729]. Die Methode basiert auf der Prämisse, dass Menschen nicht per se änderungsresistent, sondern eher ambivalent sind und sie motiviert werden können, wenn in Gesprächen diese Ambivalenzen adressiert und Konflikte zwischen dem aktuellem und dem erwünschten Verhalten aufgelöst werden [735]. Indem Gesundheitsfachpersonen systematisch fragenbasiert bei gesundheitsbezogenen Entscheidungsprozessen unterstützen, befähigen sie Betroffene, sich anwaltschaftlich für erforderliche Veränderungen einzusetzen, was es wahrscheinlicher werden lässt, dass diese eine Verhaltensänderung tatsächlich umsetzen. Motivierende Gesprächsführung stützt sich auf folgende Prinzipien:

- Einfühlungsvermögen zeigen durch Zuhören, Verstehen der individuellen Situation mit wertfreier Akzeptanz (Empathie)
- Diskrepanzen entwickeln durch Aufzeigen von Widersprüchen zwischen tatsächlichem Verhalten und den Zielen einer Person, die eine erforderliche Veränderung begründen muss
- potenziellen Widerstand ansprechen und die betroffene Person aktiv einbeziehen, Strategien zum Lösen des Problems zu entwickeln
- Selbstwirksamkeit fördern, indem eine betroffene Person aktiv in ihrem Vertrauen in die eigenen Fähigkeiten bestärkt wird
- Selbstmotivation und Veränderungsbereitschaft unterstützen, indem die persönlichen Ziele, Werte und Stärken einer Person benannt werden
- Widerstand entwickeln, damit die Person die Gründe für eine Verhaltensänderung selbst erkennt und nicht von der Fachperson in gewisser Weise aufgezwungen bekommt [735].

Hier wird bereits erkennbar, dass diese Beratungstechnik selbst in einer verkürzten Form nur mit entsprechenden Schulungen und Trainings mit genügend Zeit klinisch kompetent und systematisch eingesetzt werden kann.

Chunk and check

Mit diesem „häppchenweisen" Ansatz können komplexe Informationen besser verarbeitet und verinnerlicht werden, indem sie in kleine Einheiten (engl. chunks) zerlegt, wiederholt und mit kleinen Lernkontrollen (engl. checks) kombiniert werden. Wird Wissen individualisiert und personzentriert vermittelt, kann Chunk-and-check eingesetzt werden, um Betroffene nicht mit Informationen zu überfluten. Vielmehr werden komplexe Informationen portioniert und in kleinen Portionen angeboten, was es den Patient*innen und Angehörigen erleichtert, sie kognitiv zu verarbeiten. Nach jedem Informationsschritt erfolgt eine Lernkontrolle, wofür sich z. B. die nachfolgend beschriebene Teach-/Show-back-Methode anbietet. Entscheidend ist, dass die Informationen in solche Portionen aufgeteilt werden, die aus Sicht der betroffenen Person bewältigbar sind, damit sie besser erinnert und im Alltag eher umgesetzt werden können [738].

Mit eigenen Worten wiedergeben bzw. zeigen lassen

Bei dieser zugleich einfachen wie effektiven Methode werden Patient*innen und/oder Angehörige gebeten, vermittelte Inhalte „zurückzuerklären" (engl. teach-back). Dadurch wird erkennbar, ob alles richtig verstanden wurde – oder eben nicht. Der Fokus liegt darauf, das Ergebnis einer Beratung oder Behandlung zu überprüfen, was sich auch auf die Überprüfung physiotherapeutischer Maßnahmen übertragen lässt. Indem Betroffene gebeten werden, eine Übung vorzumachen oder zu zeigen (engl. show-back), wird deutlich, inwiefern Informationen angekommen sind und verstanden wurden und die gesundheitsfördernden Techniken wie empfohlen umgesetzt werden können [738]. Zugleich lässt sich auf diese Weise prüfen, wie gut die adressatengerecht Wissensvermittlung gelingt. Wichtig dabei ist, dass beim „Teach-/Show-back" nicht etwa mit geschlossenen Ja/Nein-Fragen gearbeitet wird, sondern dass das Gehörte und Gesehene mit eigenen Worten bzw. Handlungen wiedergegeben wird. Und wenn Inhalte nicht korrekt wiedergegeben oder Übungen inakkurat gezeigt werden, wird eben nochmals informiert und wiederholt.

3 Fragen zur Gesundheit

Ein ebenfalls einfacher Ansatz, der aus den USA stammt, ist „Ask me 3", der mit 3 simplen Fragen Patient*innen und/oder Angehörige dazu motivieren will, bei jedem Kontakt im Gesundheitswesen eigene Fragen zu stellen. Damit sollen Betroffene zu einer aktiveren Rolle im Behandlungsgeschehen ermutigt werden, sodass sie selbst fundierte Entscheidungen treffen können, indem sie fragen:

- „Was ist mein gesundheitliches Hauptproblem?" (Diagnose)
- „Was kann ich tun?" (Behandlung, Symptommanagement, Lebensstil)
- „Warum ist es für mich wichtig, das zu tun?" (Kontext).

Gesundheitsfachpersonen können Betroffene unterstützen, mit diesen einfachen Fragen ein aktives Nachfragen schrittweise zu erlernen, was gerade bei vulnerablen Anspruchsgruppen oder eingeschränkter Gesundheitskompetenz motivierend wirkt. Natürlich bedarf es dann verständlicher Antworten, wofür sich z. B. die bereits genannte Chunk-and-check-Methode eignet.

Aus dem Methodenkoffer der Universität Bielefeld – „Let's talk health literacy"

Die Methoden- und Materialsammlung der Universität Bielefeld zu Gesundheitskompetenz enthält Tipps, wie Gesundheitsfachpersonen wirksam personzentriert kommunizieren können, um Gesundheitskompetenz und Selbstmanagement positiv zu beeinflussen [745]:

- empathische Grundhaltung einnehmen
- Augenkontakt herstellen
- Vorwissen einbeziehen
- aktiv zuhören, Fragen stellen
- langsam und deutlich sprechen
- Alltagssprache verwenden
- kurze, einfache Sätze bilden
- Zahl der Botschaften begrenzen
- Informationen in „Häppchen" aufteilen
- Handlungsanleitungen geben
- wichtige Punkte betonen und wiederholen
- visuelle Medien einsetzen
- schriftliche Informationen bereitstellen
- Teach-/Show-back-Methode einsetzen
- nächste Schritte erklären
- ermutigen, Fragen zu stellen.

Die Art und Weise, wie und mit welcher Wortwahl Gesundheitsfachpersonen kommunizieren, kann beeinflussen, wie Menschen ihre Situation und ihren Gesundheitszustand wahrnehmen und wie es um deren Selbstwirksamkeitserwartung steht, ihr Verhalten zu verändern, Herausforderungen zu bewältigen und aktiv etwas zu bewegen. Mit anderen Worten: Sprache mit und über Patient*innen und Angehörige kann deren Engagement im Gesundheitswesen beeinflussen, was z. B. der Physiotherapie die eingangs erwähnte Schlüsselrolle in Konsultationen zuweist, wenn es darum geht, Weichen in Richtung einer partnerschaftlich-kollaborativen oder einer eher passiven Rolle im Gesundheitssystem zu stellen (▶ Tab. 3.13) [753]. In der Gesundheitsedukation können Schuld zuweisende Begrifflichkeiten eine gegenteilige Wirkung entfalten und Betroffene stigmatisieren, was sie zusätzlich verunsichern und in ihrer Selbstwirksamkeitserwartung beeinträchtigen kann. Mithilfe von geeigneten Begriffen und einer adäquaten Wortwahl kann ein Akzent auf die Bedürfnisse von Anspruchsgruppen gelegt werden (▶ Tab. 3.14).

Schriftlich informieren

Schriftliche Gesundheitsinformationen – ob gedruckt, off- oder online – sind aus der heutigen Gesundheitswelt nicht mehr wegzudenken und finden sich in Factsheets, Packungsbeilagen, Broschüren, Magazinen, Blogbeiträgen, Webseiten bis hin zu mHealth-Applikationen. Dass es im „Infodemie"-Zeitalter anspruchsvoll sein kann, zwischen verlässlichen und unseriösen Inhalten zu differenzieren, war bereits Thema [757]. Noch wesentlicher ist für Patient*innen und Angehörige, gesundheits- bzw. krankheitsbezogene Zusammenhänge überhaupt in ihrer Komplexität zu erfassen und zu verarbeiten – gerade in krisenhaften Situationen wie etwa einer krankheitsbedingten Schocksituation [741]. Umso relevanter ist es, schriftliche Gesundheitsinformationen adressatengerecht und so einfach wie möglich zu vermitteln, was entlang folgender Anhaltspunkte aus dem Bielefelder Methodenkoffer gelingen kann [745]:

Tab. 3.13 Sprachwahl und Signale hinsichtlich aktiver vs. passiver Patient*innenrolle.

Aktivität	Aktive Rolle	Passive Rolle
Agenda Setting	• Wie kann ich Ihnen heute helfen? • Was möchten Sie heute gerne besprechen?	• Was scheint das Problem zu sein? • Ihre Test-Resultate haben sich seit dem letzten Mal nicht verbessert.
Bedürfnisse und Präferenzen thematisieren	• Was liegt Ihnen am meisten am Herzen? Was ist für Sie am wichtigsten? • Was sollten wir heute unbedingt besprechen?	• Haben Sie irgendwelche Fragen? • Haben Sie das verstanden?

Tab. 3.14 Begrifflichkeiten anspruchsgruppengerecht formulieren [715].

Anspruchsgruppe	Anstatt von ...	... versuchen Sie dies:
Behinderungen	• Behinderte • beeinträchtigt • gehandicapt • hörgeschädigt • an Rollstuhl gebunden	• Menschen mit Behinderungen/einer Behinderung • Menschen, die taub/ schwerhörig, blind oder sehbehindert sind • Menschen mit geistiger oder entwicklungsbedingter Behinderung • Menschen, die einen Rollstuhl oder eine Mobilitätshilfe benutzen
Gesundheitswesen	• Nichtversicherte • schwer zu erreichende Bevölkerungsgruppen	• Menschen, die nicht versichert oder medizinisch unterversorgt sind
Wohnungslosigkeit	• Obdachlose • Wohnungslose	• Menschen, die von Obdachlosigkeit betroffen sind • Menschen, die im öffentlichen Raum leben und schlafen • Menschen, die auf Zeit in sozialen Einrichtungen leben • Personen/Klienten, die Unterstützungsangebote bei Obdachlosigkeit in Anspruch nehmen
psychische Gesundheit	• geistig krank • verrückt • geisteskrank • leidend an (Zustand)	• Menschen mit einer psychischen Erkrankung • Menschen mit (Zustand) • Menschen mit Diagnose einer psychischen Krankheit/psychischen Störung/Verhaltensstörung
sexuelle Orientierung und Geschlechtsidentität	• homosexuell • transgender/transsexuell • biologisch männlich/weiblich • genetisch männlich/weiblich • Hermaphrodit • geschlechtsspezifische Pronomen	• LGBTQ (oder LGBTQIA oder LGBTQ + oder LGBTQIA2) • lesbisch, schwul oder bisexuell (bei selbstgewählter sexueller Orientierung) • queer • pansexuell • asexuell • aromantisch • transgender • bei Geburt männlich/weiblich zugewiesen und identifizieren sich mit dem Geschlecht (Cisgender) • nicht konformes Geschlecht • Two-Spirited (Oberbegriff für verschiedene traditionelle Geschlechter und soziale Rollen bei indigenen Menschen in Nordamerika) • nicht binär • genderqueer • Geschlechtervielfalt • Menschen/Personen mit intersexuellen Merkmalen • selbstgewählte Pronomen

Verständlich schreiben

Man sollte Texte mit möglichst kurzen Sätzen und Wörtern mit maximal 3 Silben formulieren und vertraute Begriffe statt Fremdwörter verwenden. Bei der Gliederung sollten Sätze jeweils nur einen Gedanken enthalten, der rote Faden sollte erkennbar sein. Es empfiehlt sich, wichtige Hinweise am Anfang zu platzieren und Sinnzusammenhänge durch Absätze erkennbar zu gliedern. Hilfreich ist eine bildhafte, prägnante Sprache, die aktiv formuliert ist, also auf Substantive verzichtet und mit Verben arbeitet. Ferner lassen sich Zusammenhänge – siehe nachfolgender Punkt – mit Bildern und Grafiken visualisieren, um komplexe Sachverhalte zu veranschaulichen.

Anspruchsgruppen berücksichtigen

Wie Gesundheitsinformationen gestaltet sind, ist wesentlich für Gesundheitskompetenz- und Selbstmanagementförderung. Mit Abbildungen können z. B. Chancen und Risiken eines Verhaltens oder einer Intervention illustriert werden. Indem statt relativer Risiken und Prozentangaben mithilfe von Grafiken mit symbolisierten Personen veranschaulicht wird, wie viele Menschen aus einer 10- oder 100-köpfigen Gruppe u. U. von einem gesundheitlichen Risiko betroffen sind, können alltagsrelevante Hinweise einfach vermittelt werden. Wenn Abbildungen zudem auf Diversität eingehen, kultursensibel gestaltet und für Menschen mit Sehbehinderungen geeignet sind, kann das helfen, Gesundheitsinformationen adäquat für eine Anspruchsgruppe zu vermitteln.

Qualitativ hochwertige Inhalte liefern

In Infodemie-Zeiten ist es sowohl für Betroffene als auch Fachpersonen anspruchsvoll einzuschätzen, wie verlässlich die Qualität von Gesundheitsinformationen ist. Daher kommt der sachlichen Richtigkeit, Aktualität und Verlässlichkeit genutzter Informationen ein hoher Stellenwert zu. Es bedarf der Evidenzbasierung, um basierend auf systematisch recherchierten einschlägigen Fakten das aktuell bestmögliche Wissen als Grundlage zu nutzen.

Anspruchsgruppen einbeziehen

Partizipative Schritte im Sinne der Koproduktion können dazu beitragen, verständliche Gesundheitsinformationen zu entwickeln. Indem Betroffene bei der Textproduktion einbezogen werden, wird deren Perspektive in Gesundheitsinformationen integriert und ihr Rat bzw. Urteil – also ihre Sichtweise – erhält Gewicht. Durch solche Feedback-Schleifen kann die Akzeptanz von Gesundheitsinformationen erhöht werden.

Technische Hürden vermeiden

Gerade im Online-Bereich werden schriftliche Hinweise im Internet oder in mHealth-Applikationen zugänglich gemacht, was sie teils leichter erreichbar und zugänglich macht, und zugleich neue Barrieren aufbauen kann. Um die Zugänglichkeit von gesundheitsbezogenen Inhalten zu gewährleisten, bedarf es anspruchsgruppenfreundlicher Software- und Webdesigns, die barrierefreie Navigationsmöglichkeiten und Textinhalte beinhalten.

Kultursensibel formulieren

Was für die mündliche Kommunikation gilt, ist auch schriftlich relevant; indem Besonderheiten der Kultur, Ethnien, Diversität usw. berücksichtigt werden, lassen sich Barrieren und Vorbehalte bei Menschen aus unterschiedlichen Milieus und Settings abbauen. Neben norm- und wertfreien Abbildungen tragen Texte, welche die Lebenswelten unterschiedlicher Anspruchsgruppen berücksichtigen, zur Akzeptanz von Gesundheitsinformationen bei.

Informationen gezielt einsetzen

Schriftliche Gesundheitsinformationen sind umso effektiver, je gezielter sie auf die individuelle Situation von Betroffenen zugeschnitten, angepasst bzw. eingesetzt werden. Ferner sollten sie mit mündlicher Beratung und Techniken zur Lernkontrolle kombiniert werden (z. B. Teach-/Show-back; Kap. 3.2.4). Schließlich sollen sie gemeinsam mit Betroffenen besprochen sowie bei Folgeterminen erneut aufgegriffen werden.

Tools und Hilfsmittel nutzen

Es existieren diverse Leitfäden und mittlerweile auch durch künstliche Intelligenz unterstützte Hilfsmittel und Website-Plugins, mit denen erstellte Texte automatisiert auf ihre Verständlichkeit hin überprüft werden können. Das Spektrum an Hilfsmitteln erstreckt sich hier vom Erstellen verständlicher Texte in leichter Sprache über Leitfäden zur Produktion von Gesundheitskompetenz-Materialien bis hin zu evidenzbasierten und migrationsgerechten Gesundheitsinformationen [745].

Aus dem Methodenkoffer der Universität Bielefeld – „Let's write health literacy"

Folgende Hinweise aus der Bielefelder Methoden- und Materialsammlung können beim Erstellen adressatengerechter Gesundheitsinformationen hilfreich sein [745]:

- verständlich schreiben
- Anspruchsgruppenzentriert präsentieren
- qualitativ hochwertige verlässliche Inhalte
- Anspruchsgruppen einbeziehen
- technische Hürden abbauen
- kultursensibel formulieren
- gezielt einsetzen
- Hilfsmittel nutzen.

Sich vergleichen und motivieren

Um mit Gesundheit und Krankheit umzugehen sowie das Verhalten anpassen zu können, braucht es Rollenmodelle und Vergleichsmöglichkeiten. Im Alltag von Betroffenen bieten sich heute real und virtuell – mit anderen Worten: analog und digital – zahllose Wege, Kontakt zu Menschen mit ähnlichen Gesundheits- und Krankheitserfahrungen (engl. peers) zu bekommen, die wesentlich sind, um sowohl eigene Ressourcen und Ansatzmöglichkeiten für Verhaltensänderungen zu identifizieren als auch um sich individuelle, erreichbare Ziele zu setzen [753]. Hier sei exemplarisch auf 2 Möglichkeiten hingewiesen: digitale Hilfsmittel aus dem Online-, eHealth- bzw. mHealth-Bereich sowie gruppenbasierte Ansätze der Selbstmanagementförderung.

Nutzung „digitaler Pillen" fördern

Eine Vielfalt an digitalen Applikationen – kurz: Apps – vernetzen heute Menschen, unterstützen sie in der Kommunikation bzw. Interaktion und der Übergang vom Informations- zum Wellness-/Lifestyle- bis hin zum Gesundheitsmedium scheint fließend, was die digitale Gesundheitswelt für Nutzende intransparent und komplex machen kann. Dabei können digitale Gesundheits-Apps als komplementäres Element in der Versorgung dazu beitragen, Menschen mit chronischen Erkrankungen zu informieren, sie in der Rehabilitation und beim Selbstmanagement gesundheits- und krankheitsbezogener Herausforderungen (z. B. Symptome) zu unterstützen und eine Orientierungshilfe im Gesundheitswesen sein. Dazu sollten die Applikationen einfach anwendbar, auf die Bedürfnisse der Anspruchsgruppen ausgerichtet, mit verlässlichen Informationen ausgestattet und vor allem sicher sein [737].

Im großen Feld der medizinischen Verfahren und Maßnahmen aus der privaten und öffentlichen Gesundheitsversorgung mithilfe portabler und mobiler Endgeräte (engl. eHealth) wird insbesondere mobile Gesundheit (engl. mHealth) immer bedeutsamer, wächst rasant und lässt sich kaum vollständig erfassen [750], weswegen an dieser Stelle auf einschlägige Literatur zu den Themen eHealth, mHealth und Digital Health als „digitale Pillen" verwiesen wird [726][734][737]. Festhalten lässt sich, dass das aktuelle Spektrum an digitalen Möglichkeiten von der Gesundheitsförderung über die Prävention bis hin zu Diagnostik, Therapie, Pflege und Rehabilitation Hilfsmittel für Patient*innen, Angehörige und Fachpersonen zu folgenden Zwecken umfasst:

- das Erfassen, Einsehen und Analysieren von Gesundheitsdaten mithilfe mobiler Endgeräte (z. B. Smartphones, Smartwatches, Tablets)
- die Vermittlung von Gesundheitsinformationen und damit die Gesundheitsedukation
- die Koordination von Dienstleistungen bei On-/Offline-Services wie z. B. Beratungsterminen, Sprechstunden usw.
- die Dokumentation und das Monitoring von Vitalparametern als Möglichkeit, Aktivitäten bei Lebensstilveränderungen zu verfolgen uvm. [734].

Entsprechend wird eHealth- und mHealth-Apps attestiert, die Förderung von Gesundheitskompetenz, Selbstmanagement und Partizipation von Patient*innen und Angehörigen im Gesundheitswesen positiv zu beeinflussen [738]. Zugleich gilt es zu berücksichtigen, dass die Nachhaltigkeit und Wirksamkeit wie auch Zugänglichkeit digitaler Applikationen begrenzt sein und sie neben Chancen auch Risiken bergen kann wie z. B. aufgrund von Einschränkungen bei der Anwendung (technologische Aspekte wie Bildschirmgröße, Akkulaufzeit, Speicherkapazität) bis hin zu Datenschutz und -sicherheit [750]. Daher kann es vorteilhaft sein, wenn eHealth- bzw. mHealth-Applikationen für Patient*innen und Angehörige mit digitalen Gesundheitsportalen und Angeboten von Organisationen im Gesundheitswesen verschränkt werden, anstatt isoliert für sich stehende Lösungen darzustellen. Zudem gilt es dabei die zuvor erläuterte, mitunter eingeschränkte oder problematische digitale Gesundheitskompetenz von Anspruchsgruppen (Kap. Evidenz) als Voraussetzung im Blick zu behalten, wenn Applikationen adressatengerecht entwickelt, empfohlen und implementiert werden sollen (s. Infobox).

Digitale Anwendungen als Hilfsmittel im Alltag – Apps auf Rezept

In Deutschland haben Menschen im Gesundheitswesen neu auch Anspruch auf Leistungen, die mithilfe digitaler Anwendungen (digitale Gesundheitsanwendungen, DiGA) erfolgen. Diese „Apps auf Rezept" [714] sollen Patient*innen und Angehörige in die Lage versetzen, Erkrankungen zu erkennen, zu lindern oder bei der Diagnosestellung zu unterstützen. Es handelt sich dabei um digitale Medizinprodukte mit geringem Risiko, die von ärztlichem oder psychotherapeutischem Fachpersonal verordnet werden können und deren Nutzen unmittelbar der betroffenen Person zugutekommen soll. Mit den DiGA soll ein positiver Versorgungseffekt erzielt werden, indem der gesundheitliche Zustand oder die Möglichkeiten zum Symptommanagement durch das Nutzen der App verbessert werden, z. B. das Monitoring von Krankheitssymptomen (Pulsfrequenz) oder krankheitsbedingten Beschwerden (Schmerzen). Auf diese Weise soll ein positiver Beitrag zur Lebensqualität in Zusammenhang mit der gesundheitlichen Situation geleistet werden.

Gruppen- und Peer-basierte Gesundheitsedukation

Für Patient*innen und Angehörige sind Menschen in vergleichbaren Situationen, die ähnliche Erfahrungen gemacht haben (engl. peers), eine wichtige Ressource [724][736]. Der „Peer"-Ansatz kann als zielgerichtete Form sozialer Unterstützung in der Gesundheitsedukation eingesetzt werden, um Menschen bei folgenden Punkten anzuregen und zu unterstützen:

- über die eigenen Ressourcen, Stärken und Fähigkeiten nachdenken bzw. diese erkennen
- Ansatzmöglichkeiten für Lebensstiländerungen identifizieren
- sich erreichbare, realistische und alltagsrelevante Ziele bei Lebensstiländerungen setzen
- Aktivitäten und Maßnahmen planen, umsetzen und ggf. für die Zielerreichung anpassen
- therapie- und versorgungsrelevante Entscheidungen zusammen mit Gesundheitsfachpersonen treffen
- alltagsrelevante Kompetenzen und entsprechendes Wissen zur Bewältigung von Krankheiten erlangen
- Selbstvertrauen und das Gefühl von Kontrolle (wieder-)erlangen (Selbstwirksamkeit)
- Wohlbefinden und Lebensqualität fördern und aufrechterhalten [709][753].

Mittlerweile existiert eine breite Palette an krankheitsspezifischen und -übergreifenden Angeboten der Selbstmanagementförderung, mit denen teils offen und flexibel, teils systematisch und strukturiert Erfahrungswissen zugänglich und Empowerment durch „Expert*innen aus Erfahrung" umgesetzt wird [748]. Dazu zählen einerseits die im deutschsprachigen Europa etablierte Selbsthilfe sowie mittlerweile auch Programme, in denen der Peer-Ansatz als begleitendes, beratendes und katalysierendes Element eingesetzt wird, z. B. Selbstmanagementprogramme, Selbsthilfegruppen, Foren und Beiräte mit betroffenen Personen, die vor Ort oder auch online angeboten werden [709]. Patient*innen und Angehörige zu motivieren, sich mit „peer"-basierten Angeboten auseinanderzusetzen und sie komplementär in ihre Gesundheitsedukation einzubeziehen, kann ihnen Zugang zu Rollenmodellen verschaffen, soziale Isolation auflösen, bei der Navigation des komplexen Gesundheitswesens helfen, die Motivation zur Verhaltensänderung fördern und das Symptom- bzw. Selbstmanagement bei chronischen Krankheiten unterstützen [724].

3.2.5 Learnings

Gesundheitsedukation kann als fortlaufender Prozess im Sinne eines lebenslangen Lernzyklus verstanden werden, wie er z. B. zur Selbstmanagementförderung bei chronischer Krankheit seitens der WHO propagiert wird [753]: Indem Gesundheitsfachpersonen die Bedürfnisse und den Bedarf von Betroffenen erfassen, verstehen und thematisieren, können sie Patient*innen und Angehörige dabei unterstützen, individuelle und auf ihre Situation zugeschnittene Ziele zu setzen und Entscheidungen zu treffen, um alltagsrelevante Aktivitäten umzusetzen, mit denen gesundheitsförderliche Verhaltensweisen im Lebensalltag implementiert werden können (▶ Abb. 3.9).

Wesentlich ist es in diesem Zusammenhang, die Gesundheitskompetenz von Menschen, die mit chronischen Krankheiten leben, zu erfassen, um deren Voraussetzungen bzw. Ressourcen zu kennen und Anknüpfungspunkte für gesundheitsedukative Maßnahmen zu finden. Da Gesundheitskompetenz nicht zuletzt in digitaler sowie Navigations-Hinsicht bei Anspruchsgruppen unterschiedlich ausgeprägt sein kann, wird im physiotherapeutischen Alltag mithilfe von einfachen kommunikativen Gesprächsführungstechniken ein Assessment durchgeführt sowie durch Lernkontrollen überprüft, inwiefern vermittelte Inhalte verstanden und verinnerlicht wurden. Verständliche und kultursensible Gesundheitsinformationen können dabei helfen, dass selbst in krankheits- und krisenhaften Situationen – wie sie in der Trau-

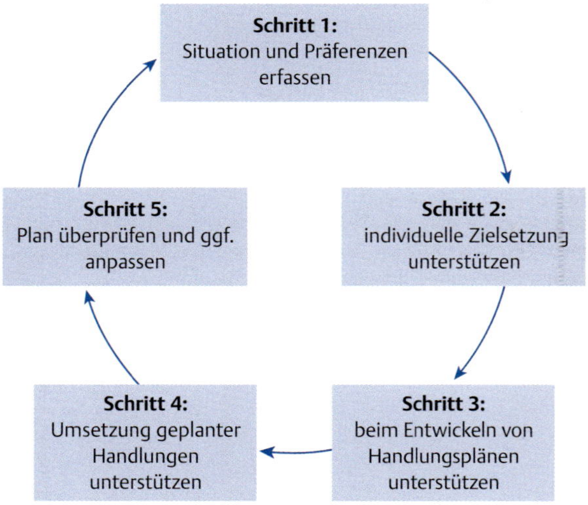

Abb. 3.9 Gesundheitsedukation als Prozess – Ziele setzen, Handlungen planen und im Alltag umsetzen (nach [753]).

matologie und Orthopädie eher die Regel als die Ausnahme sind – Inhalte zu Gesundheit und Krankheit die Betroffenen erreichen und bei den erforderlichen Anpassungen ihres Lebensstils unterstützen.

Flankierend können hier digitale Applikationen bei der Koordination, Dokumentation und beim Monitoring von gesundheitsbezogenen Aktivitäten helfen, sofern sie auf eine angemessene digitale Gesundheitskompetenz treffen und bedienungs- bzw. anwendungsfreundlich gestaltet sind (engl. usability).

Um die Selbstwirksamkeitserwartung von Betroffenen positiv zu beeinflussen, können „peer"-basierte Angebote hilfreich sein, die durch Erfahrungsaustausch und Rollenmodelle von ebenfalls Betroffenen bei der Umsetzung gesetzter Ziele und geplanter Maßnahmen unterstützen können.

3.2.6 Zusammengefasst

Durch ihren Zugang, regelmäßigen Kontakt sowie ihre Nähe zu Patient*innen und Angehörigen wird der Physiotherapie eine Schlüsselrolle als Gesundheitsprofession in der Gesundheitsedukation zugesprochen [746]. Das physiotherapeutische Engagement für Gesundheitskompetenz- und Selbstmanagementförderung erstreckt sich dabei von der stationären Phase bis weit in die ambulante Versorgung hinein und kann als wichtige Ressource verstanden werden, Betroffene zu unterstützen, sich im komplexen, für sie oft unübersichtlichen „Verkehrsnetz" des Gesundheitswesens zurechtzufinden.

In die Förderung von Gesundheitskompetenz, Selbstmanagement und in Empowerment zu investieren, lohnt sich und kann als Nachhaltigkeitsengagement verstanden werden, weil es Patient*innen, Angehörige und Fachpersonen im Gesundheits- und Sozialwesen zu einem nachhaltigen, kostenbewussten Umgang mit Ressourcen im Gesundheitswesen sensibilisiert und befähigt.

Um eine Gesundheitsedukation umzusetzen, sollten die organisatorischen Rahmenbedingungen genügend flexibel gestaltet werden, um im klinischen Alltag genügend Zeit für Menschen mit eingeschränkter Gesundheitskompetenz und in vulnerablen Situationen zu schaffen, indem etwa ausreichend Zeit bei der Vergabe von Terminen eingeplant und an denjenigen Stellen angesetzt wird, wo Physiotherapeut*innen über Autonomie und Gestaltungsmöglichkeiten verfügen [749].

Digitale Hilfsmittel können in der Patient*innenversorgung wertvoll sein, um Menschen während der Therapie und bei Verhaltensveränderungen zu unterstützen. Daher ist eine digitale Gesundheitskompetenz wichtig, um in der Gesundheitsversorgung dieses Potenzial der digitalen Transformation auch auszuschöpfen [719]. Zugleich ist Vorsicht geboten, denn nicht alle Menschen sind in der digitalen Welt zu Hause und solche in vulnerablen Situationen bzw. mit eingeschränkter Gesundheitskompetenz müssen spezifisch angesprochen und begleitet werden, um Überforderungen zu vermeiden.

Wie in anderen Gesundheitsberufen gilt es auch in der Physiotherapie, Gesundheitskompetenz in den Curricula sowohl im Aus- als auch Weiterbildungsbereich zu verankern [747][755]. Dabei sollten auch Micro- und Online-Learning-Tools angedacht und eingesetzt werden, wie sie im angloamerikanischen Raum bereits breiter etabliert sind.

Die vorangegangenen Ausführungen zeigen ein Spektrum an Möglichkeiten auf, mit denen Physiotherapeut*innen Menschen durch den Dschungel des Gesundheitswesens geleiten und zur Neugier auf Neues und eine proaktive Lebensgestaltung anregen können.

3.3 Pharmakologie und Physiotherapie

Samuel Allemann

3.3.1 Einleitung

Die Pharmakotherapie spielt in der Orthopädie und Traumatologie eine wichtige Rolle. Sei es bei der Behandlung von chronischen Schmerzzuständen, Entzündungen oder bei der Begleitung von postoperativen Heilungsprozessen: Medikamente spielen oft eine Schlüsselrolle. Sie ergänzen chirurgische Eingriffe und physiotherapeutische Maßnahmen und sind manchmal sogar entscheidend für den Therapieerfolg.

Die Pharmakotherapie steht jedoch nicht für sich allein, sondern ist in ein komplexes Geflecht unterschiedlicher Therapieansätze eingebettet. Physiotherapeutische Maßnahmen können durch die Pharmakotherapie sowohl positiv als auch negativ beeinflusst werden. So können bestimmte Medikamente die Muskelentspannung fördern und damit die physiotherapeutische Behandlung unterstützen, während andere durch Nebenwirkungen wie Müdigkeit oder Schwindel den Therapieerfolg gefährden können.

Ziel dieses Kapitels ist es, ein umfassendes Verständnis für die Rolle und die Mechanismen der Pharmakotherapie in der Orthopädie und Traumatologie zu vermitteln. Darüber hinaus soll aufgezeigt werden, wie Medikamente die physiotherapeutische Praxis beeinflussen und wie Physiotherapeutinnen und Physiotherapeuten effektiv damit umgehen können. Dabei werden verschiedene Aspekte wie Polypharmazie, Zusammenarbeit mit anderen Fachpersonen, verschiedene Lebensphasen und geschlechtsspezifische Unterschiede besonders berücksichtigt.

3.3.2 Grundlagen der Pharmakologie

> **Pharmakologie**
> Pharmakologie ist die Wissenschaft von den Wechselwirkungen zwischen Arzneimitteln und lebenden Organismen. Sie erforscht die Eigenschaften, Wirkungen und Anwendungen von Arzneimitteln und befasst sich auch mit deren Nebenwirkungen und Risiken. Man unterscheidet im Wesentlichen zwischen der Pharmakokinetik und der Pharmakodynamik eines Arzneimittels

Pharmakokinetik

Die Pharmakokinetik beschreibt die Gesamtheit aller Vorgänge, denen ein Arzneimittel im menschlichen Organismus unterliegt (▸ Abb. 3.10):

1. Freisetzung (liberation): Freisetzung des Wirkstoffs aus der Arzneiform am Applikationsort; abhängig von den Eigenschaften der Formulierung, des Arzneistoffs und des Applikationsweges (▸ Tab. 3.15)
2. Absorption: Aufnahme in den Blutkreislauf durch biologische Membranen: abhängig vom Applikationsort und vom Absorptionsmechanismus (passive oder erleichterte Diffusion, aktiver Transport usw.)
3. Verteilung (distribution): Transport durch das Blut zu den Zielgeweben; entweder in gelöster Form oder gebunden an Blutbestandteile wie Proteine.
4. Metabolismus: biochemische Umwandlung zu Metaboliten, meist in der Leber. Man unterscheidet 2 Phasen: Oxidation, Reduktion oder Hydroxylierung durch das Cytochrom-P450-System (Phase I) und Konjugation mit anderen Molekülgruppen (Phase II). Die Metaboliten können weniger wirksam (Inaktivierung) oder wirksamer (Aktivierung) als die Ausgangssubstanz sein.

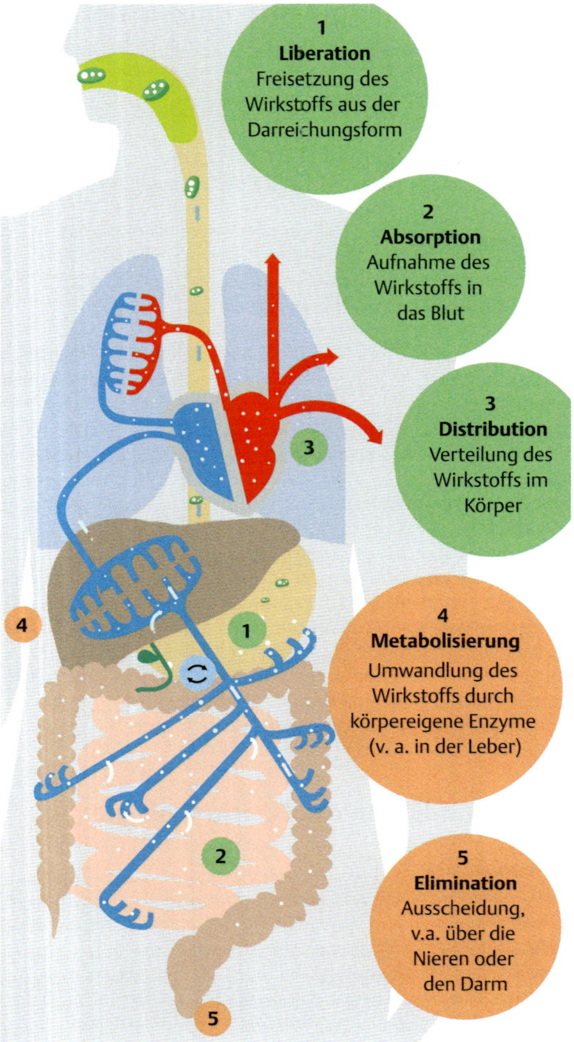

Abb. 3.10 Weg eines Arzneimittels durch den Körper. (Quelle: I care Krankheitslehre. 3., überarbeitete Auflage. Stuttgart: Thieme; 2025)

5. Elimination: Ausscheidung des Arzneistoffs oder seiner Metaboliten, in der Regel über Nieren und Urin (renal) oder über Leber und Galle (biliär).

Daraus ergibt sich das Akronym LADME, das als Erinnerungshilfe dienen kann.

Bei allen Schritten kann es zu Wechselwirkungen zwischen verschiedenen Arzneimitteln kommen, welche die Wirkung von Medikamenten verstärken oder abschwächen können. Aber auch andere Faktoren haben einen Einfluss auf die Pharmakokinetik, wie z. B. das Alter, Organfunktionen, die Ernährung, die individuelle Genetik oder auch die körperliche Aktivität (▸ Abb. 3.11).

Die Auswirkungen von körperlicher Aktivität und Physiotherapie auf die Pharmakokinetik von Arzneimitteln sind komplex und hängen von verschiedenen Faktoren ab. Körperliche Aktivität erhöht die Durchblutung der Muskulatur und die Körpertemperatur, was sich auf die Absorption von Arzneimitteln auswirkt. Darüber hinaus erhöht körperliche Aktivität die Atemfrequenz und die Durchblutung der Lunge, was die Absorption inhalierter Arzneimittel verbessern kann.

Bewegung kann auch die hepatische und renale Durchblutung verringern, was den Metabolismus und die Ausscheidung von Medikamenten beeinflusst. Ähnliche Effekte können durch physiotherapeutische Maßnahmen wie Wärme- oder Kälteanwendungen erzielt werden, die den Blutfluss zu einem bestimmten Gewebebereich erhöhen oder verringern. Auch manuelle Techniken wie Massagen können die Aufnahme von Arzneimitteln an der Injektionsstelle verbessern.

Tab. 3.15 Applikationsrouten von Arzneimitteln.

Applikationsort	Beschreibung
Enteral	
oral	Einnahme durch den Mund, wobei das Medikament über den Gastrointestinaltrakt absorbiert wird
sublingual	Das Medikament wird unter die Zunge gelegt und durch die Mundschleimhaut direkt in den Blutkreislauf aufgenommen.
buccal	ähnlich wie sublingual, aber das Medikament wird in den Wangentaschen platziert, wo es absorbiert wird
rektal	Applikation des Medikaments in den Enddarm; nützlich, wenn orale Verabreichung nicht möglich ist
Parenteral	
intravenös	direkte Verabreichung des Medikaments in eine Vene, was eine schnelle Wirkung ermöglicht
intramuskulär	Injektion des Medikaments in einen Muskel, wodurch es langsam in den Blutkreislauf aufgenommen wird
intraartikulär	direkte Injektion in ein Gelenk, wo es vorwiegend lokal wirkt
subkutan	Injektion unter die Haut, langsamer als intramuskuläre Injektionen, aber schneller als orale Verabreichung
intrathekal	Injektion in den spinalen Liquorraum, um die Blut-Hirnschranke zu umgehen und das zentrale Nervensystem zu erreichen
epidural	Verabreichung in den Epiduralraum des Rückenmarks; oft bei Schmerztherapien genutzt
Andere	
inhalativ	Aufnahme des Medikaments durch die Lunge, typisch für Atemwegserkrankungen
topisch	lokale Anwendung auf Haut oder Schleimhäuten, wirkt direkt an der Applikationsstelle
transdermal	Verabreichung durch die Haut über Pflaster, die den Wirkstoff langsam freisetzen

Pharmakodynamik

Die Pharmakodynamik beschreibt die Wirkung eines Arzneimittels auf den menschlichen Organismus und seine Funktionen. Diese wird durch die spezifische Bindung an Zielstrukturen, sog. Rezeptoren, vermittelt. Grundsätzlich unterscheidet man zwischen Agonisten (aktivieren Rezeptoren, z. B. Morphin aktiviert den Opioidrezeptor) und Antagonisten (blockieren Rezeptoren, z. B. Betablocker blockieren β-Adrenozeptoren). Auch hier kann es zu Wechselwirkungen kommen, z. B. wenn ein Wirkstoff als

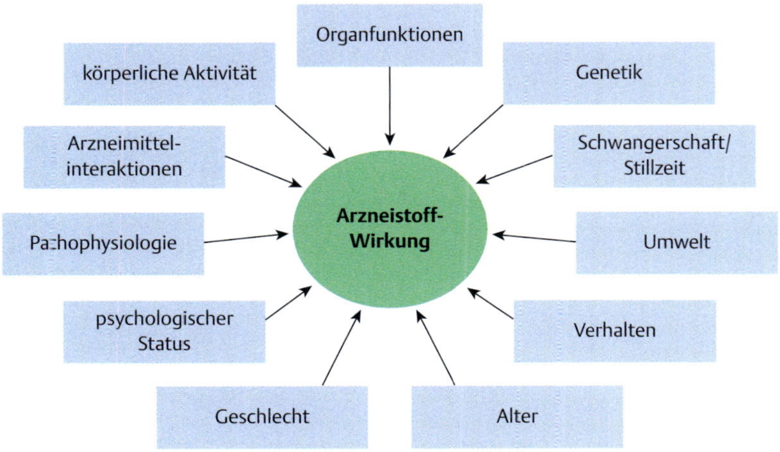

Abb. 3.11 Faktoren, welche die individuelle Arzneistoffwirkung beeinflussen.

Antagonist einen Rezeptor blockiert, der normalerweise von einem anderen Wirkstoff aktiviert wird.

3.3.3 Medikamentöse Einflüsse in der Physiotherapie

Medikamente können durch ihre Wirkung die Physiotherapie sowohl unterstützen als auch behindern. Beispielsweise können Schmerzmittel die Schmerztoleranz während der Physiotherapie erhöhen, was eine intensivere Behandlung ermöglicht. Andererseits können einige Medikamente, wie z. B. bestimmte Antidepressiva oder Antiepileptika, Nebenwirkungen wie Schwindel oder Koordinationsstörungen hervorrufen, die den Erfolg der Physiotherapie gefährden. Im Folgenden wird der Einfluss von Medikamenten auf verschiedene physiotherapeutisch relevante Bereiche näher beleuchtet.

Einfluss auf die Schmerzwahrnehmung

Eine effektive Schmerztherapie kann die Motivation zur Teilnahme an physiotherapeutischen Maßnahmen erhöhen und die Qualität der Therapie verbessern. Schmerzmittel werden daher häufig in Kombination mit Physiotherapie eingesetzt. Andererseits können Medikamente, die die Schmerztoleranz übermäßig steigern oder Nebenwirkungen wie Schläfrigkeit oder Verwirrtheit hervorrufen, das Verletzungsrisiko während der Physiotherapie erhöhen.

Zur kurzfristigen Schmerzbehandlung werden vor allem **nichtsteroidale Antirheumatika** (NSAR; Syn. nonsteroidal antiinflammatory drugs, NSAID oder NSAD) eingesetzt (▸ Tab. 3.16). Die Wirkung setzt meist nach 15–30 min ein, die Wirkdauer beträgt etwa 3–6 Stunden, weshalb die Einnahme dieser Substanzen am besten 30–60 min vor einer physiotherapeutischen Maßnahme erfolgt [758]. Insbesondere bei längerfristiger Anwendung, bei älteren Menschen und in Kombination mit bestimmten Medikamenten können jedoch Nebenwirkungen auftreten [758]. Die topische Anwendung ist besser verträglich als die systemische. Bei akuten Verletzungen wie Verstauchungen, Zerrungen und Überlastungsschäden (Sehnenscheidenentzündung, Schleimbeutelentzündung usw.) sind topische Präparate wahrscheinlich ähnlich wirksam wie die orale Anwendung [761].

Opioidanalgetika haben eine starke schmerzstillende Wirkung, allerdings um den Preis einer verminderten Vigilanz und eines Abhängigkeitspotenzials. Ihr Einsatz in Kombination mit Physiotherapie ist daher begrenzt und muss sorgfältig überwacht werden. Studien konnten bisher keinen langfristigen Nutzen einer Therapie mit Opioidanalgetika bei Personen mit muskuloskelettalen Beschwerden zeigen [765]. Patient*innen, die bei muskuloskelettalen Beschwerden frühzeitig Physiotherapie erhielten, bekamen später weniger Opioide verschrieben [763].

Zentral wirksame Muskelrelaxanzien wie Baclofen oder Tizanidin können die Muskelspannung reduzieren und so die Schmerztoleranz erhöhen. Sie sollten jedoch mit Vorsicht eingesetzt werden, da sie auch die Muskelkraft herabsetzen und damit die Effektivität der physiotherapeutischen Behandlung beeinträchtigen können.

Bei chronischen Schmerzen werden verschiedene Substanzklassen als Co-Analgetika eingesetzt. Bestimmte Antidepressiva können die Schmerztoleranz erhöhen, indem sie die Schmerzweiterleitung modulieren. Sie können jedoch Nebenwirkungen wie Müdigkeit oder Verwirrtheit haben, welche die physiotherapeutische Behandlung beeinträchtigen können. Von über 25 Wirkstoffen, die bei chronischen Schmerzzuständen wie Fibromyalgie, neuropathischen Schmerzen oder muskuloskelettalen Schmerzen eingesetzt werden, gibt es nur für Duloxetin gesicherte Wirksamkeitsnachweise [759]. Einige Antikonvulsiva werden auch als Analgetika eingesetzt, vor allem bei neuropathischen Schmerzen. Die Wirksamkeit ist in verschiedenen Studien belegt, allerdings überwiegen in vielen Fällen die Nebenwirkungen den Nutzen [760][770].

Einfluss auf die Muskel- und Gelenkfunktion

Neben der symptomatischen Schmerzbekämpfung gibt es auch Medikamente, welche die Muskel- und Gelenkfunktion direkt beeinflussen. Dazu gehören bestimmte Antirheumatika, sog. „Disease Modifying Antirheumatic Drugs“ (DMARDs) wie Methotrexat, die bei rheumatischen Erkrankungen eingesetzt werden. Glukokortikoide wirken stark entzündungshemmend und können die Gelenkfunktion kurzfristig verbessern. Bei lokal begrenzten Entzündungen werden häufig intraartikuläre Steroidinjektionen in die betroffenen Gelenke der oralen Therapie vorgezogen („Infiltration“). Auch die Injektion von Hyaluronsäure und Gelenkspülungen führen häufig zu einer Besserung und sind nebenwirkungsärmer als der Einsatz von Glukokortikoiden [766][767]. Langfristig können Steroidinjektionen zu Muskelatrophie, verminderter Knochenstabilität und Sehnenruptur führen, was spezielle Anpassungen in der Physiotherapie erfordert [767]. Auch Fluorchinolone, eine Klasse von Antibiotika, können bereits bei kurzfristiger Anwendung das Risiko für Tendinopathien und Sehnenrupturen erhöhen [764].

Werden Glukokortikoide über einen längeren Zeitraum hoch dosiert verabreicht, müssen sie langsam ausgeschlichen werden, um u. a. die lebensgefährliche Addison-Krise zu verhindern.

Bisphosphonate werden zur Behandlung der Osteoporose eingesetzt und können die Knochenstabilität erhöhen. Sie bieten

Tab. 3.16 Ausgewählte Medikamentenklassen und ihr Einfluss auf die Physiotherapie.

Medikamentenklasse	Wirkstoffe (Beispiele)	Mögliche Wechselwirkungen mit Physiotherapie	
		Unterstützend	Hemmend
nichtsteroidale Antirheumatika	Diclofenac, Ibuprofen, Acetylsalicylsäure	Schmerzlinderung, Entzündungshemmung	Vorsicht bei Mobilisation; erhöhtes Blutungsrisiko, verzögerte Wundheilung
Kortikosteroide	Prednison, Dexamethason	Entzündungshemmung, Erhöhung der Schmerztoleranz	beeinträchtigte Wundheilung; erhöhtes Infektionsrisiko, Muskelatrophie bei Langzeitanwendung, Tendinopathie
Opioidanalgetika	Codein, Tramadol, Morphin, Oxycodon	starke Schmerzlinderung	verminderte Schmerzwahrnehmung; Vorsicht bei Bewegung
Antikoagulanzien	Rivaroxaban, Phenprocumon	Blutverdünnung	erhöhtes Risiko für Hämatome und Blutungen
Muskelrelaxanzien	Baclofen, Tizanidin, Tolperison	Muskelentspannung, Erhöhung der Schmerztoleranz	mögliche Beeinträchtigung von Koordination und Balance, Muskelatrophie bei Langzeitanwendung
Benzodiazepine und -analoga	Diazepam, Zolpidem	Beruhigung, Angstlinderung, Muskelentspannung	beeinträchtigte motorische Kontrolle; Vorsicht bei Gleichgewichtsübungen
Betablocker	Propranolol, Metoprolol	Senkung des Blutdrucks	verminderte Herzfrequenz; Reduzierung der körperlichen Leistungsfähigkeit (Muskelkraft und -ausdauer)
Antidepressiva	Amitryptilin, Duloxetin	stimmungsaufhellend, schmerzlindernd, vor allem bei neuropathischen Schmerzen	Beeinträchtigung der motorischen Fähigkeiten, Müdigkeit, Verwirrtheit
Antipsychotika	Olanzapin, Quetiapin		Beeinträchtigung der motorischen Fähigkeiten, Verwirrtheit, Gewichtszunahme
Antikonvulsiva	Gabapentin, Pregabalin	Erhöhung der Schmerztoleranz, vor allem bei neuropathischen Schmerzen	Muskelatrophie
Statine, Fibrate	Atorvastatin, Ezetimib	Cholesterinsenkung	Myopathie, Rhabdomyolyse
Fluorochinolone	Ciprofloxazin, Norfloxazin	antimikrobielle Wirkung	Tendinopathie
Anticholinergika	Biperiden, Scopolamin	Linderung von Dyskinesien	Beeinträchtigung der motorischen Koordination
Dopaminergika	Levodopa, Pramipexol	Behandlung von Parkinson	Müdigkeit, Somnolenz, Schwindel, Dyskinesie oder Hyperkinesie

eine stabilere „Arbeitsgrundlage" für physiotherapeutische Maßnahmen, wobei mögliche Nebenwirkungen wie Gelenkschmerzen zu beachten sind. Anabole Steroide können die Muskelmasse und -funktion erhöhen, bergen jedoch das Risiko schwerer Nebenwirkungen und sind daher nur in bestimmten klinischen Situationen indiziert. Ihr Einsatz kann den Erfolg physiotherapeutischer Maßnahmen beeinflussen, muss aber streng überwacht werden.

Medikamente wie Betablocker oder Statine, die häufig bei Herz-Kreislauf-Erkrankungen eingesetzt werden, können die Muskelkraft und -ausdauer vermindern oder Muskelschmerzen auslösen. Dadurch beeinträchtigen sie möglicherweise die Wirkung physiotherapeutischer Maßnahmen zum Muskeltraining und Muskelaufbau.

Einfluss auf die Motorik

Bei bestimmten Erkrankungen ist die Motorik beeinträchtigt, was die Physiotherapie erschweren kann. In diesen Fällen kann eine adäquate medikamentöse Behandlung physiotherapeutische Maßnahmen unterstützen oder überhaupt erst ermöglichen. Bei Parkinson-Symptomen können dopaminerge Medikamente die Motorik deutlich verbessern. Es ist jedoch wichtig, die Dosierung genau zu überwachen, um Dyskinesien oder andere motorische Nebenwirkungen zu vermeiden. Anticholinergika werden ebenfalls häufig zur Behandlung von Parkinson-Symptomen eingesetzt. Sie können jedoch die motorische Koordination beeinträchtigen und sollten daher in Kombination mit Physiotherapie mit Vorsicht eingesetzt werden. Weitere Medikamente, die sich negativ auf Motorik und Koordination auswirken können, sind Antidepressiva, Antipsychotika, Benzodiazepine und Benzodiazepin-Analoga, andere zentral wirksame Muskelrelaxantien und Opioid-Analgetika.

Einfluss auf die Wundheilung

Medikamente können die Wundheilung sowohl positiv als auch negativ beeinflussen. So können Antibiotika die Wundheilung fördern, indem sie Infektionen verhindern oder behandeln. Andererseits können Glukokortikoide, NSAR oder bestimmte Immunsuppressiva den Heilungsprozess hemmen und zu einer verzögerten Wundheilung führen. Antikoagulantien, die z. B. zur Thromboseprophylaxe nach größeren orthopädischen Eingriffen eingesetzt werden, erhöhen das Risiko von Blutergüssen oder Blutungen. Bei verzögerter Wundheilung oder Blutverdünnung sollte die Physiotherapie entsprechend angepasst werden. In solchen Fällen können z. B. weniger invasive Techniken oder eine weniger intensive Therapie ratsam sein.

3.3.4 Medikationsmanagement in der Physiotherapie

Physiotherapeut*innen spielen eine wichtige Rolle bei der Überwachung der Medikation, insbesondere im Hinblick auf die körperliche Reaktion der Patient*innen auf die Therapie. Durch die regelmäßige Beobachtung der Betroffenen können wichtige Informationen zur Verträglichkeit und Wirksamkeit der medikamentöser Therapie gewonnen und weitergegeben werden. Darüber hinaus sind sie oft die ersten, die Veränderungen in der motorischen Leistungsfähigkeit oder im Verhalten einer Person bemerken, die auf Probleme mit der Medikation hindeuten könnten.

Polypharmazie

Polypharmazie, definiert als die gleichzeitige Einnahme von mindestens 5 verschiedenen Arzneimitteln, erfordert die Aufmerksamkeit des gesamten Behandlungsteams. Das Risiko für unerwünschte Arzneimittelwirkungen und Interaktionen steigt mit der Anzahl der eingenommenen Medikamente signifikant an [769]. Insbesondere bei älteren Patient*innen, die häufig verschiedene Medikamente gegen mehrere gesundheitliche Probleme einnehmen und teilweise empfindlicher auf Nebenwirkungen reagieren, kann dies zu schwerwiegenden Komplikationen führen. Physiotherapeutische Interventionen sollten bestmöglich auf die individuelle Medikation abgestimmt werden.

Im physiotherapeutischen Kontext sind insbesondere Medikamente mit anticholinerger Wirkung zu beachten, die u. a. das Sturzrisiko erhöhen können. Die Summe der Belastungen durch anticholinerge Medikamente wird als „anticholinerge Last" bezeichnet. Zu ihrer Berechnung können verschiedene Formeln herangezogen werden, welche die Anzahl der Medikamente mit anticholinergen Nebenwirkungen und deren Stärke berücksichtigen. In der Physiotherapie ist es daher unerlässlich, über eine aktuelle Liste aller vom Patienten oder von der Patientin eingenommenen Medikamente zu verfügen. Die genaue Kenntnis der aktuellen Medikation ermöglicht es, mögliche Risiken frühzeitig zu erkennen und Anpassungen in der Physiotherapie vorzunehmen bzw. Änderungen in der Medikation vorzuschlagen.

> **Tipp**
>
> Eine effiziente und oft einfach umzusetzende Anpassung ist z. B. die optimale zeitliche Abstimmung von Medikamenteneinnahme und Physiotherapie. So sollten etwa Schmerzmittel so eingenommen werden, dass ihre Wirkung mit der Physiotherapie zusammenfällt. Medikamente, die zu Müdigkeit oder anderen kognitiven Beeinträchtigungen führen, sollten hingegen möglichst so eingenommen werden, dass sie die Physiotherapie und andere körperliche Aktivitäten nicht beeinträchtigen, was für manche Wirkstoffe dann eben eine abendliche Einnahme bedeuten kann.

Interprofessionelle Kooperation

Das Medikationsmanagement ist eine Teamleistung, an der neben Physiotherapeut*innen insbesondere Ärzt*innen und Apotheker*innen, aber auch andere Fachpersonen beteiligt sind.

Der Austausch zwischen diesen verschiedenen Berufsgruppen ist unerlässlich, um die bestmögliche Versorgung der Betroffenen zu gewährleisten. Apotheker*innen können z. B. wertvolle Hinweise zu Wechselwirkungen und Dosierungen von Medikamenten geben oder Empfehlungen zur Optimierung der Therapie aussprechen, die dann in Zusammenarbeit mit der verordnenden Ärztin oder dem verordnenden Arzt umgesetzt werden können [762].

Anzeichen eines Medikamentenmissbrauchs

Physiotherapeut*innen sind oft gut in der Lage, Anzeichen für einen Medikamentenmissbrauch zu erkennen. Verhaltensänderungen, eine unerklärliche Verschlechterung der Symptome oder ungewöhnliche Wünsche nach bestimmten Medikamenten können Warnsignale sein. Von den bereits genannten Medikamenten haben insbesondere Opioid-Analgetika ein hohes Missbrauchspotenzial, aber auch andere Schmerzmittel, Benzodiazepine und Anabolika bergen ein gewisses Missbrauchsrisiko. Bei Verdacht auf Medikamentenmissbrauch sollte der Physiotherapeut sensibel, aber bestimmt vorgehen. Ein vertrauliches Gespräch mit der Person kann ein erster Schritt sein. Insbesondere bei Verdacht auf eine Suchterkrankung sollte die Person an einen Suchtspezialisten vermittelt werden.

3.3.5 Zusammengefasst

- Arzneimittel können physiotherapeutische Maßnahmen unterstützen oder auch behindern. Ihre Wirkung wird von einer Vielzahl individueller Faktoren beeinflusst. Ein aktives Monitoring der Medikation und ihrer Wechselwirkungen mit physiotherapeutischen Maßnahmen ist essenziell.
- Physiotherapeut*innen befinden sich in einer wichtigen Position, um Wirkungen und Nebenwirkungen von Arzneimitteln zu beurteilen und einen Medikamentenmissbrauch zu erkennen.
- Ein erfolgreiches Medikationsmanagement erfordert die interprofessionelle Zusammenarbeit mit verschreibenden Ärzt*innen, Apotheker*innen und anderen Fachpersonen.

3.4 Diagnostische Bildgebung

Jean-Pascal Grenier

3.4.1 Einleitung

Die Kenntnis der Anatomie und das intensive Studium der strukturellen körperlichen Beschaffenheiten sind in der Physiotherapie tief in der Grundausbildung, in der postgraduellen Weiterbildung und im klinischen Denken und Handeln verwurzelt [823][852]. Anatomische Kenntnisse und ein grundlegendes biomechanisches Verständnis sind für Physiotherapeut*innen zweifelsohne notwendig. Im Kontakt mit Menschen, die akute oder chronische Schmerzen erfahren, sind pathoanatomische Überlegungen allerdings oft nur von begrenztem Nutzen [788]. Trotzdem liegt beim physiotherapeutischen Clinical Reasoning und in der Therapie trotz des Bewusstseins für die Komplexität der biopsychosozialen Faktoren, welche die Schmerzen beeinflussen können, der Fokus vorwiegend auf den anatomischen Strukturen [803][820]. Solche Überzeugungen beeinflussen die therapeutischen Entscheidungen der Physiotherapeut*innen und sind mit nicht leitlinienkonformen und nicht evidenzbasierten Therapien assoziiert [803]. Fehlendes Wissen ist allerdings nur ein Hindernis für einen biopsychosozialen Ansatz. Vor allem bei chronischen muskuloskelettalen Schmerzen wurden bereits mehrere solcher Hindernisse identifiziert, wie etwa die Erwartungshaltung, das Selbstvertrauen, Kontextfaktoren oder die therapeutische Allianz [796][837].

Mit dieser Einführung im Hinterkopf sollen im folgenden Kapitel die in der Orthopädie und Traumatologie am häufigsten verwendeten Bildgebungsverfahren vorgestellt werden: das Röntgen, die Magnetresonanztomografie (MRT), der diagnostische Ultraschall und die Computertomografie (CT). Danach wird auf die Herausforderungen eingegangen, die im Gespräch mit den Betroffenen über die Befunde und ihre Relevanz auf die Physiotherapeut*innen und Ärzt*innen warten. In der Theorie lassen sich anhand der Bildgebung anatomische Strukturen, die potenziell Schmerztreiber sein können, darstellen und als pathoanatomische Ursache der Schmerzen identifizieren, um daraufhin eine spezifische Therapie einzuleiten.

3.4.2 Bildgebungsmodalitäten in Orthopädie und Traumatologie

Röntgen

Das Röntgen ist die älteste und klassische Bildgebung in Orthopädie und Traumatologie und ist der Medizin nicht wegzudenken. Elektromagnetische Wellen (0,01–10 nm Länge) können Strukturen des menschlichen Körpers aufgrund der Unterschiede in der Strahlenresorption der unterschiedlichen Gewebetypen in Schwarz-Weiß abbilden. Calcium, das im Knochengewebe in hohen Mengen vorkommt, resorbiert am meisten Strahlung, weswegen Knochen auf den Negativen der Aufnahmen weiß erscheinen. Fett nimmt weniger Strahlung auf und erscheint grau, wohingegen Luft am wenigsten aufnimmt und schwarz erscheint. Röntgenuntersuchungen werden bei traumatischen Geschehen zum Ausschluss oder der Bestätigung von Knochenbrüchen verwendet, können allerdings auch chronisch-degenerative Prozesse abbilden, wie z. B. bei einer Arthrose (► Abb. 3.12). Fortgeschrittene chronische Veränderungen an Knochen wie Erosionen, die z. B. bei einer rheumatoiden Arthritis entstehen können, sind Spätmanifestationen der Erkrankung, wohingegen entzündliche Aktivitäten im Ultraschall und im MRT verlässlich und früh dargestellt werden können. Neben akuten und chronischen knöchernen Pathologien können zudem innere Organe beurteilt werden, wenngleich hier bei Auffälligkeiten normalerweise mit CT und MRT für genauere Darstellungen gesorgt wird. So können Lungeninfiltrate bei einer Lungenentzündung oder eine Spiegelbildung im Darm bei einem Darmverschluss dargestellt werden. Die Röntgenuntersuchung ist technisch wenig anspruchsvoll, leicht verfügbar, kosteneffizient, und sicher für die Patientinnen und Patienten, da sie nur mit einer geringen Strahlungsbelastung von 0,1 mSv Strahlung bei einem Thoraxröntgen verbunden ist, was der natürlichen Strahlungsmenge von rund 10 Tagen in der Natur entspricht [771].

Ultraschall

Der diagnostische Ultraschall (Sonografie) bedient sich hochfrequenter Schallwellen im Megaherzbereich, die unterschiedlich stark von den Geweben reflektiert werden. Dabei entsteht keine Röntgen- oder sonstige Strahlung. Eingesetzt wird Ultraschall in der Orthopädie und Sportmedizin zur Objektivierung von Bänderverletzungen, Muskelfaserrissen und Gelenkergüssen (► Abb. 3.13). In der Rheumatologie ist der diagnostische Ultraschall besonders wertvoll, da dort zusätzlich entzündliche Prozesse wie Synovitis und Vaskulitiden, Erosionen und Hyperämien

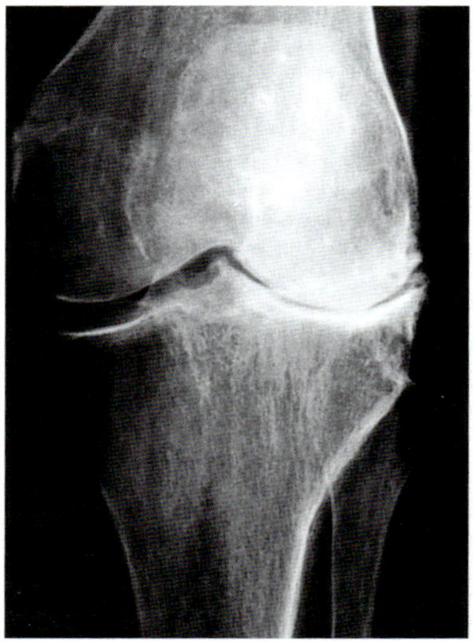

Abb. 3.12 Röntgenbefunde bei Valgusgonarthrose. (Quelle: Niethard F, Pfeil J, Biberthaler P, Hrsg. Duale Reihe Orthopädie und Unfallchirurgie. 9., überarbeitete Auflage. Stuttgart: Thieme; 2022)

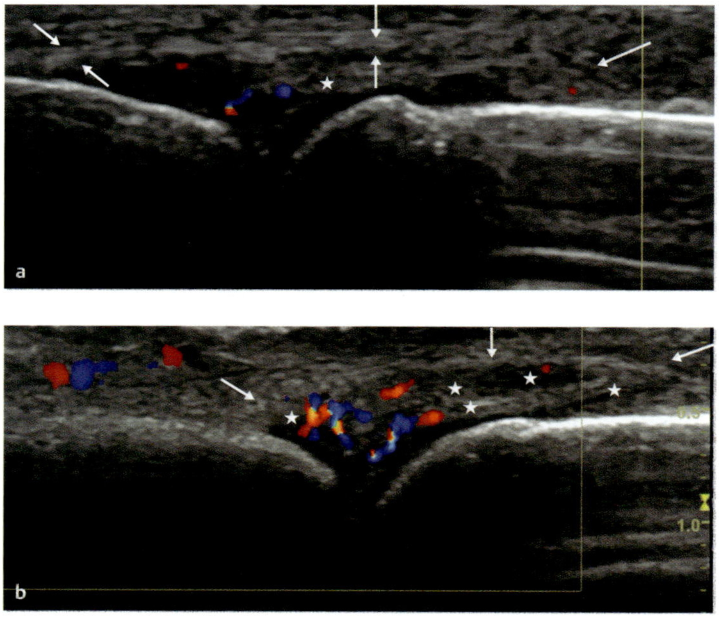

Abb. 3.13 Sonografie bei rheumatoider Arthritis. (Quelle: Schmitt R, Lanz U, Hrsg. Bildgebende Diagnostik der Hand. 3., vollständig überarbeitete und erweiterte Auflage. Stuttgart: Thieme; 2014)

- **a** Dorsaler Längsschnitt am PIP-Gelenk III bei früher nicht erosiver RA.
- **b** Der dorsale Längsschnitt am MCP-Gelenk III (Pfeile) zeigt eine synoviale Proliferation (Sterne) mit mittelgradiger Hypervaskularisierung bei nicht erosiver RA.

dargestellt werden können [829]. In der Notfallmedizin eignet sich die Sonografie zur Beurteilung der Herzfunktion (Echokardiografie) und zur Darstellung von Blutungen im Bauchraum. Flüssigkeit stellt sich dabei dunkel, d. h. echoarm dar. Im sog. Farb-Doppler lassen sich zudem Blutflüsse darstellen. Im Gegensatz zum MRT (s. u.) besteht beim Ultraschall keine Kontraindikation bei Metallimplantaten. Bei entsprechender Schulung ist die Sonografie auch als Nervenultraschall in der Diagnostik und Therapie einsetzbar. So kann z. B. unter sonografischer Kontrolle Kortison bei einem Karpaltunnelsyndrom zielgenau injiziert werden [814][838].

Computertomografie

Die Computertomografie (CT) bedient sich Röntgenstrahlen und erstellt Querschnittbilder des Körpers, die dann zusammengerechnet werden, wobei 3-dimensionale Bilder entstehen. In der Notfallmedizin wird sie z. B. zum Ausschluss oder der Bestätigung von akuten intrakraniellen Blutungen eingesetzt, falls ein MRT kontraindiziert ist (z. B. bei implantiertem Schrittmacher, Hüft-TEP, Zahnimplantaten) oder um Frakturen, Pneumonien, Infiltrate oder Pulmonalembolien darzustellen. Zudem wird die CT zum Staging von Tumorerkrankungen und zur Beurteilung von Lymphknoten eingesetzt. In der Orthopädie und Traumatologie wird sie bei Frakturen, zur Operationsplanung und falls ein MRT zwar überlegen, aber kontraindiziert ist, herangezogen. Verglichen mit dem Thoraxröntgen wird bei einem Ganzkörper CT die 100-fache Strahlungsmenge freigesetzt (etwa 10 mSv). Innerhalb eines Jahres sind Menschen in der Natur einer Strahlenmenge von etwa 3 mSv ausgesetzt, weswegen CTs so wenig wie möglich und so oft wie nötig angeordnet werden (▸ Abb. 3.14) [771].

Magnetresonanztomografie

Die Magnetresonanztomografie (MRT) hat die beste Auflösung zur Beurteilung von Weichteilstrukturen und des Gehirns. Besonders relevant für die Physiotherapie ist die Anwendung bei vermuteten Pathologien der Wirbelsäule, des Schulter- und des Kniegelenks. Mit einem MRT können intraartikuläre Strukturen und Bandscheiben in hoher Auflösung präzise abgebildet werden und so bei der Diagnosefindung eine entscheidende Rolle spielen. Immer höhere Auflösungen erlauben es zudem, detailliertere und minimalere strukturelle Veränderungen zu sehen. Insbesondere können Bandscheibenvorfälle, Weichteiltumore, Endometrioseherde bei Frauen und Entzündungen des Iliosakralgelenkes bei axialer Spondyloarthritis sowie Weichteilorgane abgebildet werden. Das MRT kommt ganz ohne Röntgen- oder sonstige ionisierende Strahlung aus, sondern beruht stattdessen auf einem Magnetfeld, durch das Wasserstoffatome angestoßen werden. Das Signal, das bei der Rückorientierung der durch das Magnetfeld angeregten Atome entsteht, wird registriert und erlaubt die Identifikation unterschiedlicher Gewebe.

Die oben beschriebenen Bildgebungsmodalitäten sind nur so gut wie die Fragestellung, die zur Indikation des Verfahrens führt, und die anschließende Befundung, Interpretation und der Ergebnisvermittlung gegenüber dem Patienten oder der Patientin. Auf dem Weg von der Überlegung „hier könnte Bildgebung hilfreich sein“ bis zur Diagnose und Therapie können viele Stolpersteine liegen. Im Folgenden soll daher beschrieben werden, wie und wann wir diese Bildgebungsmodalitäten sinnvoll einsetzen können und was es dabei zu beachten gilt. So ist die Bildgebung ähnlich wie ein Medikament auch mit gewissen Nebenwirkungen und Risiken behaftet, die den Therapieverlauf mitbeeinflussen können (▸ Abb. 3.15).

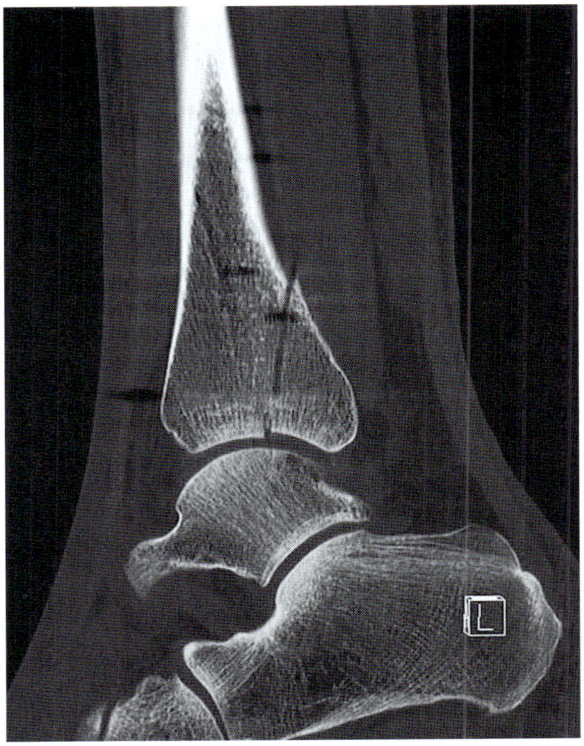

Abb. 3.14 CT der dorsalen Tibiakantenfraktur. (Quelle: Szeimies U, Stäbler A, Walther M, Hrsg. Bildgebende Diagnostik des Fußes und Sprunggelenks. 2., vollständig überarbeitete und erweiterte Auflage Stuttgart, Germany: Thieme; 2020)

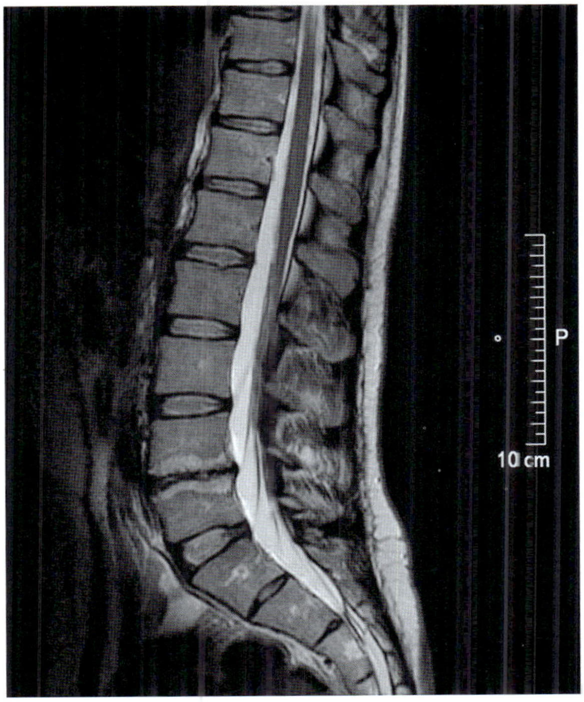

Abb. 3.15 Fallbeispiel „Mikrotherapie mit intradiskalen autologen Blutprodukten“. MRT-Diagnostik vor Therapie. Die Pathologie mit Deck- und Endplattenveränderungen ist in den sagittalen und koronaren MRT-Aufnahmen zu erkennen. (Quelle: Grönemeyer D, Hrsg. Mikrotherapie - Wirbelsäule. 1. Auflage. Stuttgart: Thieme; 2023)

3.4.3 Sinnvolle Bildgebung in Orthopädie und Traumatologie

Die technischen Fortschritte im Bereich der Bildgebung sind vielversprechend für die Diagnostik von Schmerzen. Allerdings kann oft klinisch und anamnestisch kein Hinweis auf eine spezifische Schmerzursache gefunden werden, weswegen bei nicht traumatischen Schulter-, Knie-, Rücken- oder Nackenschmerzen nicht spezifische diagnostische Labels vergeben werden [787][797]. In diesen Fällen besteht die Therapie meist aus Edukation, Trainingstherapie, Belastungssteuerung, physikalischen Maßnahmen und einer symptomatischen medikamentösen Schmerzlinderung [811][815]. Für ausgewählte Individuen können invasivere Maßnahmen nach dem Ausschöpfen von konservativen Maßnahmen erwogen werden. Allerdings wurde das therapeutische Mantra, nach dem bei therapierefraktären muskuloskelettalen Schmerzen und frustraner konservativer Therapie eine Operation empfohlen wird, aufgrund unzureichender Evidenzbasis kürzlich infrage gestellt. In 100 randomisierten kontrollierten Studie (RCT) mit über 12 000 Personen, die Schmerzen in 9 verschiedenen Regionen aufgrund diverser Pathologien angaben, konnte für 9 von 13 Pathologien kein klinisch relevanter Nutzen bei der Schmerzlinderung nach einer operativen Intervention gefunden werden. Im Vergleich zu einer konservativen Therapie gab es in 11 von 11 Studien keinen Effekt auf die körperlichen Funktionen, in 9 von 9 Studien zeigte sich keine Überlegenheit der Operation gegenüber einer konservativen Therapie beim Outcome „Lebensqualität bei muskuloskelettalen Schmerzen" [844]. Insgesamt scheint die Idee der Operation nach frustraner konservativer Therapie in vielen Fällen daher eher eminenz- statt evidenzbasiert zu sein, d. h. eine Expertin oder ein Experte setzt sich aufgrund persönlicher anekdotischer Erfahrung über Leitlinienempfehlungen hinweg.

In vielen Leitlinien wird von einer routinemäßigen und großzügigen Indikationsstellung für (fortgeschrittene) Bildgebung bei muskuloskelettalen Schmerzen abgeraten [806]. Cuff et al. haben die Empfehlungen derartiger klinischer Leitlinien zu nicht traumatischen Schulter-, Kniegelenks- und Rückenschmerzen analysiert. Dabei wurden 31 klinische Leitlinien, von denen die meisten eine hohe methodische Qualität (27 von 31) aufweisen, berücksichtigt. In 21 von 31 werden Empfehlungen zur Bildgebung abgegeben [791]. In dieser Übersichtsarbeit wird bei nicht traumatischen Schulter-, Knie- und Rückenschmerzen keine Bildgebung vor einer konservativen Therapie empfohlen. Die Empfehlung gibt es erst, wenn sich Hinweise auf eine spezifische Pathologie zeigen oder wenn mögliche ernsthafte Ursachen im Raum stehen (Red Flags), wenn die Bildgebung vermutlich das therapeutische Management verändert oder wenn das Ansprechen auf einen konservativen Ansatz wie die Physiotherapie unzureichend ist [815][853]. Dies deckt sich mit den 11 Empfehlungen, die in einer Übersichtsarbeit als Best Practice für muskuloskelettale Schmerzen zusammengefasst wurden [815].

Anatomie statt Schmerzursache

Eng mit der oben beschriebenen Wahrnehmung verbunden ist die Überzeugung, dass wir, falls z. B. akute Rückenschmerzen auftreten, die Ursache für diese Schmerzepisode folglich in einem MRT abbilden können. Diese Annahme wollten Carragee et al. in einer methodisch hochwertigen Studie überprüfen [785]. Sie luden 200 gesunde Personen, die bisher noch nie lumbale Rückenschmerzen hatten, zum MRT und Röntgen der LWS ein. Die Teilnehmenden wurden über 5 Jahre begleitet und im Falle einer ernsthaften akuten Rückenschmerzepisode (NRS 5/10) erneut eingeladen, um das MRT und das Röntgenbild zu wiederholen und herauszufinden, ob sich verglichen mit dem Ausgangsbefund nun etwas verändert hat. Von den Personen, die eine solche Rückenschmerzepisode im Beobachtungszeitraum erlitten hatten, wiesen 85 % ein unverändertes oder sogar ein „besseres" MRT auf. Diejenigen fortschreitenden Veränderungen, die bei den anderen 15 % beobachtet wurden, waren altersentsprechende Veränderungen ohne Krankheitswert [785]. Tatsächlich können anatomische Veränderungen bei chronischen Rückenschmerzen nicht verlässlich mit Schmerzen in Verbindung gebracht werden. Mit steigendem Alter zeigen sich bei gesunden Menschen zunehmend Anzeichen von diversen „degenerativen Erscheinungen" [781]. Einige dieser Veränderungen werden zwar bei Menschen mit chronischen Rückenschmerzen etwas häufiger gefunden als bei Gesunden [780], doch ist der Zusammenhang komplexer, als oft angenommen wird.

Korrelation von Klinik und Bild

Der Versuch, neu aufgetretene Schmerzen am Bewegungsapparat durch Bildgebung zu diagnostizieren, wird nicht ausschließlich bei Rückenschmerzen, sondern ebenso bei Schulter- und Kniegelenksschmerzen durch die oben beschriebenen Punkte erschwert. Bei atraumatischen degenerativen Rotatorenmanschettenrupturen (RM-Ruptur) findet sich mit steigendem Lebensalter ein konstanter Anstieg der Prävalenz von RM-Rupturen (< 10 % bei unter 20-jährigen vs. 62 % bei > 80-Jährigen) [847]. Die Autoren vergleichen das steigende Auftreten dieses Befunds mit steigendem Alter mit dem Ergrauen von Haaren als normale Alterserscheinung und als nicht direkt im Zusammenhang mit Schulterschmerzen stehend. In einer anderen Populationsstudie wurden fast 700 Dorfbewohner*innen an beiden Schultergelenken sonografisch untersucht. Bei 20 % lagen eine RM-Ruptur vor, ebenfalls mit steigender Prävalenz im Alter. Von diesen Rupturen war nur 1/3 schmerzhaft. Die Unterschiede zwischen symptomatischen und asymptomatischen Rupturen waren in dieser Kohorte nicht eindeutig [854]. Andere Arbeitsgruppen haben diesen Fund ähnlich bestätigt [821]. Selbst bei einem auf den ersten Blick eindeutig radiologisch darstellbaren Krankheitsbild wie der Kniearthrose wird die Interpretation eines Bildes durch das hohe Vorkommen von degenerativen Knorpelveränderungen im Sinne von arthrotischen Veränderungen bei gesunden und asymptomatischen Menschen erschwert. Der Zusammenhang zwischen der Ausprägung von arthrotischen radiologischen Veränderungen und klinischen Beschwerden ist allenfalls inkonsistent [774]. Bei Menschen über 40 ohne Knieschmerzen zeigten sich in einer systematischen Übersichtsarbeit bei 19–43 % Anzeichen einer Kniearthrose [792]. Bei sehr ausgeprägten arthrotischen Gelenkveränderungen (Grad 3/4) ist der Zusammenhang mit Schmerzen zwar eindeutiger, jedoch sind auch Patient*innen mit einer Arthrose 4. Grades oft beschwerdefrei; in einer Studie 25 % [843].

Neben einem Vergleich von gesunden Menschen und der Prävalenz von degenerativen Veränderungen bei Personen mit Schmerzen kann ein individueller Seitenvergleich hilfreich sein. Barreto et al. verglichen die MRT-Befunde bei 123 Menschen mit einseitigen Schulterschmerzen mit der nicht schmerzhaften Gegenseite und fanden keine Unterschiede in der Prävalenz von RM-Tendinopathie, Akromioklavikulargelenksarthrose, subakromialer Bursitis, Labrumverletzungen und RM-Teilrupturen. Lediglich vollständige Supraspinatussehnenrupturen und Omarthrosen waren an der betroffenen Schulter etwas häufiger [773]. In einer anderen Studie wurden fast 300 Menschen mit unilateralem Knie- oder Schulterschmerz im MRT untersucht. Dabei waren 99 % der schmerzhaften und 98 % der schmerzfreien Schultern radiologisch „auffällig". Über die Hälfte hatte einen auffälligeren Befund (vermehrte Degeneration) auf der asymptomatischen Seite [818]. Insgesamt ist der Zusammenhang zwischen nicht traumatischen muskuloskelettalen Schmerzen und radiologischen Pathologien inkonsistent.

Diesen Eindruck verstärken longitudinale Daten, bei denen das radiologisch beobachtete degenerative Fortschreiten über mehrere Jahre mit Schmerzintensität und Auftreten von Schmerzen und Einschränkung in Verbindung gebracht werden soll. Fast 200 gesunde Freiwillige wurden in einer Kohortenstudie 20 Jahre nach einem Ausgangs-MRT erneut im MRT an der Halswirbelsäule untersucht. In den 2 Jahrzehnten kam es bei 95 % der Teilnehmenden zu einer Progression der degenerativen HWS-Veränderungen. Zwischen der Zunahme der degenerativen Veränderungen und der Entwicklung von Nacken-, Kopf- oder Schulterschmerzen gab es allerdings keinen Zusammenhang [793]. In einer anderen Kohortenstudie mit 91 Personen, die zwar anamnestisch über lumbale Rückenschmerzen klagten, aber zum Zeitpunkt des Studienbeginns keine Beschwerden hatten, zeigte sich ein ähnliches Bild. Über einen Beobachtungszeitraum von 10 Jahren kam es vielfach zu einer Progression der degenerativen Veränderungen, jedoch hing das nicht mit der Entwicklung von Rückenschmerzen zusammen. Ebenso ließ sich aus dem Ausgangsbefund im MRT nicht vorhersagen, wer 10 Jahre später über lumbale Schmerzen klagen würde [848]. In einer weiteren longitudinalen Untersuchung wollten Kasch et al. per LWS-MRT Unterschiede zwischen Menschen mit und ohne lumbale Schmerzen aufzeigen und den Vorhersagewert von degenerativen Veränderungen für derartige Schmerzen analysieren bzw. diesen Zusammenhang nach einem 6-Jahres-Follow-up erneut prüfen [812]. Etwa 60 % der Teilnehmenden gaben an, in den letzten 3 Monaten Rückenbeschwerden mit einer Schmerzintensität von mindestens 4/10 (NRS 1–10) gehabt zu haben. In der gesamten Kohorte hatten 3/4 (76,1 %) mindestens eine degenerative Veränderung im MRT, 1/10 (8,3 %) 5 oder mehr degenerative Veränderungen im MRT der LWS. Im Querschnitt zeigte sich, dass degenerative Veränderungen minimal häufiger bei Menschen mit lumbalen Rückenbeschwerden waren (z. B. 77,8 % bzw. 74,4 %). Das Ausmaß der Degeneration zum Studienbeginn war kein guter Prädiktor für Schmerzen zum 6-Jahres-Follow-Up.

Insgesamt zeigte sich also unabhängig von vorbestehenden Rückenschmerzen eine schwache oder gar keine Assoziation zwischen Degenerationszeichen und der Schmerzintensität im unteren Rücken auf Populationsebene [812]. Wenngleich sich also in Querschnittsstudien zeigt, dass gewisse degenerative Veränderungen bei Personen mit Rückenschmerzen häufiger sind als bei Gesunden [780], scheint sich dieser Eindruck im Laufe der Zeit abzuschwächen. Es lassen sich in den meisten Longitudinalstudien keine konsistenten Zusammenhänge zwischen Auffälligkeiten im MRT und Rückenschmerzen finden [846].

Nach einem Beschleunigungstrauma mit unspezifischen Nackenschmerzen lassen sich kaum signifikante Unterschiede zwischen Gesunden und Betroffenen im MRT darstellen [800]. Radiologisch-morphologische Pathologien besitzen generell für Kniearthrose [831], zukünftige Rückenschmerzen oder für chronische Schmerzen keine prognostische Aussagekraft [793][835][845][848].

Zusammenfassend sind radiologische Momentaufnahmen bei nicht traumatischen unspezifischen Schulter-, Knie- und Rückenschmerzen wenig hilfreich. Radiologische Veränderungen hängen in Longitudinalstudien nicht mit der Intensität oder dem Entstehen von Schmerzen zusammen und sind nicht geeignet, um eine Chronifizierung vorherzusagen.

Risiken und Nebenwirkungen von unreflektierter Bildgebung bei Schmerzen

Trotz steigender Nutzungsraten von fortgeschrittener Bildgebung, mehr Fusionsoperationen und mehr Infiltrationen an der Wirbelsäule beobachten wir weiterhin eine starke Belastung und häufigere Arbeitsunfähigkeit aufgrund von nicht spezifischen lumbalen Rückenschmerzen [795]. Tatsächlich verbessert eine frühe fortgeschrittene Bildgebung bei derartigen Beschwerden nicht das therapeutische Ergebnis oder die Prognose – im Gegenteil [813]. Verglichen mit Personen, die kein frühes MRT erhalten, zeigen sich mehrere negative Konsequenzen für Betroffene, wenn diese sich innerhalb von 30 Tagen nach Beginn der Schmerzepisode einer MRT-Untersuchung unterziehen [789][834][850][851]. Mehr Kosten für das Gesundheitssystem, ein längerer Krankenstand, höhere wahrgenommene Einschränkung, ein erhöhtes Risiko für Opioid-Verordnungen sowie ein erhöhtes Risiko, an der Wirbelsäule operiert zu werden (Überdiagnostik, Übertreatment) [836]. Zudem führt Bildgebung zu einem erhöhten Auftreten von chronischen Schmerzen, längerem Krankenstand [840] und mehr Einschränkungen. Bei unteren Rückenschmerzen oder Radikulopathie zeigte ein innerhalb der ersten 30 Tage nach Symptombeginn durchgeführtes MRT einen starken iatrogenen Effekt (37 % bei tiefen Rückenschmerzen, 79 % bei Radikulopathie). Diese Personen hatten höhere Kosten, einen längeren Krankenstand und wurden stärker durch die Schmerzen eingeschränkt [809][850]. In einer folgenden longitudinalen Studie zeigten dieselben Autor*innen, dass ein frühes MRT mehr Injektionen und Operationen nach sich zieht, ohne die Outcomes zu verbessern [851]. Der hohe Stellenwert, der von den Betroffenen der Bildgebung im Schmerzmanagement zugesprochen wird, wurde in einer Befragungsstudie eindrücklich dargestellt [802]. Die Teilnehmenden in München und in Stavanger in einem Rücken- und Nackenschmerzzentrum wurden gefragt, ob sie sich einer Wirbelsäulenoperation unterziehen würden, wenn sie völlig beschwerdefrei einen auffälligen MRT-Befund erhielten. Über 50 % der Befragten in München gaben an, die Operation in einem solchen Fall in Anspruch nehmen zu wollen [802]. Daraus lässt sich ableiten, wie Medizinjargon und Befunde zu einem Katastrophisierungsverhalten, einem ausgeprägten Angst-Vermeidungsverhalten sowie einer negativen Zukunftsaussichten führen können [832].

Umgang mit Bildgebung im klinischen Alltag

Diesen Widrigkeiten und komplexen Zusammenhänge zum Trotz werden weltweit steigende Tendenzen in der Verwendung von fortgeschrittener Bildgebung, meistens in Form von MRTs, bei nicht spezifischen Rückenschmerzen beobachtet [46]. Angesichts des vorhandenen Wissens und der robusten Evidenz über die Risiken und Nebenwirkungen einer unreflektierten und großzügigen fortgeschrittenen Bildgebung sollte ein Rückgang der Zuweisungen wegen unkomplizierter Rückenschmerzen zu dieser Bildgebungsmodalitäten zu beobachten sein. Tatsächlich zeigt sich in einer Übersichtsarbeit jedoch ein weiterer Anstieg der MRT-Nutzungsraten bei lumbalen Rückenschmerzen [799]. Mindestens ein Drittel der Zuweisungen ist medizinisch nicht gerechtfertigt [810]. Seit mehreren Jahrzehnten werden diagnostisch-triagierende Algorithmen für die Allgemein- und die Notfallmedizin veröffentlicht, beworben und edukative Kampagnen finanziert, um die Zuweisenden darin zu unterstützen, die richtige Indikation für eine Zuweisung zu finden [772][806].

Hürden einer leitlinienkonformen Versorgung

Die Hürden einer leitliniengerechten Versorgung von Personen mit nicht traumatischen muskuloskelettalen Schmerzen sind vielfältig [842]. Abgesehen von – entgegen den Leitlinienempfehlungen – konstant hohen und sogar ansteigenden CT- und MRT-Überweisungsraten beobachten wir auch eine Unterversorgung von Personen, die von einem MRT profitieren würden [810][827]. Zudem geben Allgemeinmediziner*innen oft an, dass Zeitdruck und begrenzte Terminkapazitäten ein ausführliches Gespräch über Risiken und Nebenwirkungen sowie eine individuelle Abwägung von Vor- und Nachteilen einer Bildgebung fast unmöglich machen, wohingegen das Ausfüllen eines Überweisungsvordrucks schnell erledigt ist. Somit spielen sowohl individuelle Faktoren seitens der Ärzteschaft und der Patient*innen sowie Systemaspekte eine Rolle für die Implementierung eines leitliniengerechten Einsatzes der Bildgebung im niedergelassenen Sektor [842].

Biomedizinischer Reduktionismus

Aufgrund des tief verwurzelten biomedizinischen und biomechanischen Denkens in Physiotherapie und Orthopädie haben die dort wirkenden Fachkräfte ein starkes Bedürfnis, eine gewebebasierte Diagnose zu stellen und den Betroffenen einen anatomischen Schmerztreiber zu nennen [805]. Das reduktionistische Denken, wonach in jedem Fall anhand einer Bildgebung die Schmerzursache darzustellen ist, dominiert weiterhin unser klinisches Denken [798][825]. Beteiligte auf allen Seiten überschätzen indes den Stellenwert und die Aussagekraft, den die diagnostischen Tests und die fortgeschrittene Bildgebung bei muskuloskelettalen Schmerzen haben [807]. Dieses insuffiziente und überholte Krankheitsmodell wird Betroffenen mit chronischen Schmerzen nicht gerecht, was u. a. an den o. a. Komplikationen zwischen Schmerzen und Bildgebung liegt und ein biopsychosoziales Verständnis der individuellen Schmerzerfahrung so wichtig erscheinen lässt [790].

Defensive Medizin

Ein weiterer Grund für die großzügige Anordnung von selbst fortgeschrittener Bildgebung ist die defensive Medizin, wo rechtliche Konsequenzen in der Form von Klagen befürchtet werden, bzw. eine manifeste Befürchtung, ernsthafte Schmerzursachen und spezifische Schmerztreiber zu übersehen [786]. Diese Angst mag als Symptom von Unsicherheit und Wissenslücken entstehen [801]. Edukative Kampagnen können dabei helfen, die Ärztinnen und Ärzte entsprechend zu schulen und in die Lage zu versetzen, dass diese ihren Patient*innen in einem empathischen Gespräch verständlich erklären, wenn vorerst auf eine fortgeschrittene Bildgebung verzichtet wird [815].

Reassurance

Neben den juristischen Aspekten und der Befürchtung, ernsthafte spezifische Schmerzursachen zu übersehen, spielt zudem eine ehrliche Sorge der Behandelnden um das gesundheitliche Wohlergehen eine große Rolle. Anhand eines unauffälligen Bildes die Betroffenen zu beruhigen, wird oft als einfacher wahrgenommen. Der Wunsch zu beruhigen, hat dabei einen entscheidenden Einfluss auf die Entscheidung zur Bildgebung, auch wenn leitlinienkonform keine Bildgebung indiziert ist [778][808]. Allerdings hat sich gezeigt, das diagnostische Tests und auch MRTs oder CTs bei Rückenschmerzen nicht beruhigen [833][849]. Personen mit nicht spezifischen Rückenschmerzen können durch aufmerksames Zuhören, effektive Gesprächsführung, empathische Betreuung und keine unglaubwürdigen verallgemeinerten positiven Aussagen beruhigt werden, selbst wenn keine spezifische Therapie angeboten werden kann [777]. Hier ist die Physiotherapie in einer exzellenten Position, um mit dem entsprechenden Fachwissen, der Kenntnis der aktuellen Studienlage und in einem angemessenen Rahmen Betroffene zu beruhigen. Beruhigung ist allerdings nichts, das sich nebenbei oder durch die Anordnung eines MRT erreichen lässt, sondern sie ist das Ergebnis eines interaktiven Austauschs auf Augenhöhe [816].

Die fortgeschrittene Bildgebung trägt also nicht entscheidend zur Beruhigung der Erkrankten bei. Sie kann dies für sich und allein nicht leisten und ist in den meisten Fällen zunächst nicht notwendig. Ein ehrliches Gespräch nach einer ausführlichen Anamnese und gründlichen körperlichen Untersuchungen sowie einem Safety Netting Ansatz kann durch empathische Kommunikation im individuellen Kontext die Betroffenen effektiver beruhigen [804]. Falls doch eine Bildgebung erfolgt ist, muss den Betroffenen der Befund in verständlicher Sprache erklärt werden. Anhand epidemiologischer Daten wird dabei die Relevanz der gefundenen Pathologien eingeordnet oder im Falle eines negativen Befundes die Schmerzerfahrung dennoch validiert, ohne die Realität der Schmerzen in Zweifel zu ziehen [817][822].

Erwartungshaltung

Ärztinnen und Ärzte meinen, dass die Patient*innen die gewünschte Bildgebung sowieso in der „Praxis um die Ecke" erhalten, und geben daher oft schnell dem Verlangen der Betroffenen nach [779]. Dies scheint allerdings gar nicht der Realität zu entsprechen [830]. Eine ausführliche körperliche Untersuchung und eine Erklärung, wieso eine Bildgebung in diesem Fall keine gute Option ist, helfen dabei, die Menschen zu beruhigen [815]. Die Ärzteschaft schätzt die fortgeschrittene Bildgebung allgemein als eher nützlich ein und denkt selten an die vorhandenen Risiken und Nebenwirkungen [807]. Wenn pathologische Befunde beschrieben werden, kann dies aber auch validierend auf Betroffene wirken [839]. Zusammenfassend befördern 4 Punkte die Entscheidung, entgegen den Leitlinienempfehlungen bei lumbalen Rückenschmerzen frühzeitig eine fortgeschrittene Bildgebung anzufordern:

- eine reduktionistisch biomedizinische Perspektive
- der Wunsch sich rechtlich abzusichern
- der Wunsch, die besorgten Menschen zu beruhigen
- die Erwartungshaltung der Ärzt*innen und Patient*innen.

Sinnvolle Bildgebung

Ein reflektierter und zielgerichteter Einsatz von fortgeschrittener medizinischer Bildgebung ist eine der größten Errungenschaften der modernen Medizin. Bei einem begründeten Verdacht auf eine spezifische Schmerzursache wie eine axiale Spondyloarthritis kann eine Sakroilitis im MRT z. B. wegweisend für die Einleitung einer spezifischen medikamentösen Therapie sein [791]. Zudem kann bei Verdacht auf eine ernsthafte Ursache, bei Vorliegen von Red Flags oder einer anderen spezifischen Ursache von Rückenschmerzen wie Endometriose oder Spondylodiszitis fortgeschrittene Bildgebung sehr nützlich für das Einleiten einer medikamentösen oder operativen Therapie sein.

Zudem findet der Gelenks- und Gefäßultraschall in der Rheumatologie breite Anwendung bei der Identifizierung von entzündlichen Strukturauffälligkeiten [819]. Neben spezifischen Ursachen kann zudem bei ausbleibendem Ansprechen auf empfohlene evidenzbasierte konservative Interventionen eine fortgeschrittene Bildgebung erfolgen [791].

Sinnvolle Bildgebung bei nicht traumatischen muskuloskelettalen Schmerzen

[791][815]

1. Grundsätzlich wird bei nicht traumatischem Schulter-, Knie- und Rückenschmerz initial von einer routinemäßigen Bildgebung abgeraten.
2. Die Bildgebung wird empfohlen und ist medizinisch indiziert, wenn maligne Prozesse oder eine spezifische Pathologie, wie etwa ein akuter entzündlicher Prozess, eine chronisch-entzündliche Erkrankung oder eine Endometriose, vermutet wird.
3. Die Bildgebung wird zudem bei unzureichendem Ansprechen mit Schmerzpersistenz auf eine konservative Therapie über einen ausreichenden Zeitraum empfohlen und ist medizinisch indiziert.
4. Die Bildgebung wird schließlich auch empfohlen und ist medizinisch indiziert, wenn die Ergebnisse der Bildgebung die Therapieentscheidung maßgeblich beeinflussen, z. B. für Interventionsplanung.

Umgang mit Bildgebung in der Physiotherapie

Falls ein radiologischer Befund bei muskuloskelettalen Schmerzen vorliegt – ob leitlinienkonform oder nicht – ist es entscheidend, diesen mit den Patient*innen in achtsamer und verständlicher Sprache zu besprechen und Unklarheiten zu beseitigen. Der anhaltende negative Effekt von für Patient*innen oft als gefährlich und bedrohlich empfundenen Begriffen wie „Degeneration“ oder „Knochen auf Knochen“ konnte bereits in einer Vielzahl von Studien aufgezeigt werden [782][824][826][841][855][856]. Dies unterstreicht den hohen Stellenwert, den eine aktivitätsfördernde und die Rehabilitation unterstützende Kommunikationsweise in der Physiotherapie einnimmt [783][794].

Zudem kann es notwendig sein, auf Nuancen in der Bildgebung einzugehen, da manche degenerativen Veränderungen eine stärkere Assoziation mit Schmerzen haben als andere. Befunde wie Stressfrakturen, schwere Bandscheibendegeneration, Bandscheibenvorfälle und Modic-Veränderungen haben zwar vorerst keinen obligaten invasiven Interventionsbedarf, jedoch kann anhand dieser Befunde oft eine Aussage über die Dauer der Rehabilitation sowie die Prognose getroffen werden. Im Gegenzug dazu sollte bei auffälligen degenerativen Befunden wie moderater Bandscheibendegeneration, Bandscheibenvorwölbungen, Protrusionen, niedrig gradiger Spondylolisthesis (Wirbelgleiten) und Facettengelenksarthrose der schwache Zusammenhang dieser Befunde mit Schmerzen betont werden [775][780]. Insgesamt ist physiotherapeutisch und von ärztlicher Seite für die weitere Therapie ein „Fokus-Shift“ notwendig [784]. Hier sollten die Patientinnen und Patienten dabei unterstützt werden, sich auf beeinflussbare und die Schmerzen potenziell lindernde individuelle Faktoren entlang des biopsychosozialen Spektrums zu konzentrieren und weniger auf vorhandene Bildgebungsbefunde. Die Bandscheibenvorwölbung wird durch die Trainingstherapie und die physikalischen Maßnahmen nicht akut verändert, obwohl es kurz- und langfristig zu einer Schmerzreduktion kommen kann. Zudem kann durch Stressmanagement, Optimierung des Schlafverhaltens, eine ausgewogene Ernährung und soziale Interaktionen positiv Einfluss auf die Schmerzen genommen werden [776]. Ein reflektierter Umgang mit dem Einsatz von Bildgebung und eine individuelle und auf den jeweiligen Kontext angepasste Erklärung der vorliegenden Befunde kann Betroffenen dabei helfen, diese adhärenzfördernde und aktivitätssteigernde Perspektive einzunehmen.

Wenngleich für die praktische Zuweisung zu fortgeschrittener Bildgebung haus- und fachärztliche Praxen zuständig sind, stellt sich dennoch für die in Physiotherapie befindliche Person die Frage, ob dies für eine bessere Therapie erforderlich ist. Hier ist es erforderlich, dass man sich in der Physiotherapie mit dem Wissensstand zu Indikation, Risiken und Nebenwirkungen der Verfahren auskennt, um ggf. den Patienten oder die Patientin zu einer Diskussion um die Bildgebung mit der zuweisenden Person zu bewegen oder dies im interprofessionellen Kontakt selbst zu tun.

3.4.4 Zusammengefasst

Bildgebung kann bei gewissen Schmerzzuständen ein wertvolles und therapieentscheidendes diagnostisches Werkzeug sein. Hierzu zählen z. B. spezifische Schmerzursachen wie Tumore, chronisch-entzündliche rheumatische Erkrankungen, Endometriose, Frakturen, bei Schmerzen mit neurologischen Ausfällen usw. Falls jedoch atraumatische muskuloskelettale Schmerzen ohne Hinweise auf Red Flags vorliegen, empfehlen klinische Leitlinien initial keine fortgeschrittene Bildgebung vor einer konservativen (Physio-)Therapie. Wenn Bildgebung durchgeführt wird, ist es entscheidend, die Befunde mit Betroffenen verständlich zu besprechen und in die Therapiestrategie einzuflechten. Ein „Shift“ auf beeinflussbare biopsychosoziale Faktoren weg von weniger beeinflussbaren strukturellen Pathologien kann Betroffene mit dem Wissen und den Fähigkeiten ausstatten, mehr Kontrolle über Schmerzen zu erlangen.

Die Hürden für leitliniengerechte Bildgebungsmodalitäten sind mannigfaltig. Physiotherapeutinnen und Physiotherapeuten sind in einer exzellenten Position, um Menschen mit Schmerzen hier zu beraten, aufzuklären und im Zweifelsfall an die zuweisenden Ärzte und Ärztinnen zurückzuverweisen.

3.5 Assessments und Verlaufskontrolle

Andrea Martina Aegerter, Christoph Michael Bauer, Marina Bruderer-Hofstetter

3.5.1 Einleitung

Assessments und Verlaufskontrollen sind fundamental für die Physiotherapie. Doch: Was wird unter diesen Begriffen verstanden? Weshalb braucht es sie? Welche Arten gibt es? Wie steht es um die Gütekriterien und was sollte bei der Durchführung bedacht werden? Genau diese Fragen werden wir in diesem Kapitel beantworten.

Der systematische Einsatz von Assessments in der Physiotherapie erleichtert die physiotherapeutische Diagnosestellung, verbessert die Prognoseaussagen ermöglicht die individualisierte Therapieplanung und unterstützt die Vergleichbarkeit sowohl bei der jeweiligen Person als auch zwischen Patient*innen. Er ermöglicht zudem, den Gesundheitszustand einer Patientin oder eines Patienten für andere Personen nachvollziehbar und verständlich zu definieren. Assessments sind ein wesentlicher Bestandteil des Clinical Reasonings, das wiederum eine tragende Säule der evidenzbasierten Praxis ist [864]. So gesehen tragen Assessments zur Qualitätssicherung in der Physiotherapie bei. Nicht zuletzt unterstützt der regelmäßige und standardisierte Einsatz von Assessments im klinischen Alltag es, den WZW-Kriterien Rechnung zu tragen (wirksam, zweckmäßig, wirtschaftlich).

3.5.2 Begriffsklärung

Als Grundlage für dieses Kapitel werden zunächst die geläufigsten Begrifflichkeiten definiert und voneinander abgegrenzt, da hier Unterschiede innerhalb von Disziplinen, Professionen, Konzepten und Methoden bestehen.

Assessment

Ein Assessment bezeichnet die systematische, standardisierte Erfassung und Beurteilung des Gesundheitszustandes mithilfe verschiedener Messinstrumente wie Fragebögen oder Messgeräten. Der Begriff Assessment wird in diesem Kapitel dem Begriff „standardisiertes Messinstrument“ gleichgesetzt. Das Ziel besteht darin, den Gesundheitszustand oder spezifische Gesundheitsprobleme zu messen, zu quantifizieren und somit zu objektivieren. Die Standardisierung hat zum Ziel, den Gesundheitszustand zuverlässig und unabhängig vom Setting, von der untersuchten Person sowie von allen an der Messung, Auswertung und Interpretation beteiligten Personen zu erfassen.

Verlaufskontrolle und Verlaufszeichen

Die Verlaufskontrolle umfasst die Untersuchung, Dokumentation, Beurteilung und Überwachung der Entwicklung des Gesundheitszustandes von Patient*innen. Verlaufskontrollen erfolgen über einen bestimmten Zeitraum und können innerhalb einer Therapiesitzung oder über mehrere Therapiesitzungen hinaus stattfinden. Ihre primären Ziele sind:

- Anpassung der Therapie an die Entwicklung des Gesundheitszustandes
- Evaluation des Effektes der Therapiemaßnahmen

3

- Kontrolle des natürlichen Krankheit- bzw. Heilungsverlaufes
- frühzeitiges Erkennen von Nebenwirkungen und Komplikationen einer Therapie.

Für die Verlaufskontrolle werden spezifische Messparameter verwendet: die Verlaufszeichen. Diese können z. B. Assessments umfassen, sind jedoch nicht ausschließlich darauf beschränkt. Ein Beispiel für ein Verlaufszeichen auf Grundlage eines Assessments ist die 11 Punkte umfassende numerische Ratingskala (NRS), bei der die Person gebeten wird, ihre Schmerzen auf einer Skala von 0 (kein Schmerz) bis 10 (maximaler Schmerz) einzustufen. Ein Verlaufszeichen auf Funktions- und Strukturebene, das beispielsweise nicht in Form eines standardisierten Assessments verwendet wird, ist die Beurteilung eines Gewebezustandes durch Palpation (z. B. Tonus) oder passive Techniken (z. B. Gelenkbeweglichkeit, Widerstand). Andere geläufige Verlaufszeichen können auf der Aktivitäts- und Partizipationsebene liegen, wie etwa die aktuelle schmerzfreie Gehstrecke oder die Anzahl der Wiederholungen bei Kraftübungen.

Outcome

Der Begriff Outcome wird einerseits umgangssprachlich im klinischen Alltag benutzt, um Aussagen über das Ergebnis einer Therapie- oder Präventionsmaßnahme zu machen (z. B. „Was war das Outcome der Triggerpunkttherapie?"). Hierfür werden Verlaufszeichen sowie Assessments eingesetzt (z. B. „Die Schmerzintensität war auf der NRS danach um 2 Punkte niedriger.").

Andererseits wird der Begriff in wissenschaftlichen Studien verwendet, um die Wirkung verschiedener Therapieverfahren zu dokumentieren und zu vergleichen. Bei klinischen Forschungsstudien müssen die Outcomes vor Studienbeginn als Endpunkte definiert werden (sog. primärer Endpunkt, „primary outcome"). Für Outcomes in Wirksamkeitsstudien von Interventionen gelten bestimmte Voraussetzungen. So müssen sie spezifisch und zuverlässig das zu untersuchende Konstrukt messen (Kap. 3.5.6). Beispiele dafür sind die Schmerzintensität oder die gesundheitsbezogene Lebensqualität der Patient*innen. Zu diesem Zweck werden systematische Assessments in standardisierter Weise genutzt, wie etwa die NRS oder ein Fragebogen der EuroQol-Gruppe (z. B. EQ-5D-5L).

Befund

Im Gesundheitswesen wird der Begriff „Befund" unterschiedlich verwendet. Im medizinischen Kontext bezieht sich das Wort auf therapeutisch und medizinisch relevante somatische und psychische Erscheinungen, Gegebenheiten, Zustände und Veränderungen, die bei erkrankten Personen festgestellt werden. Klassischerweise versteht man unter einem Befund das Ergebnis einer (maschinellen) Untersuchung oder Diagnostik, wie z. B. einer Labor- oder Röntgenuntersuchung (z. B. der positive Befund einer Klavikulafraktur im Röntgen). Im medizinischen Kontext spricht man deshalb auch davon, dass ein Befund „erhoben" wird. Es ist wichtig zu unterscheiden, ob ein Befund sich auf partielle Resultate oder auf die Gesamtheit aller Untersuchungsergebnisse bezieht. Wenn mehrere Befunde vorliegen, die potenziell in Verbindung stehen, wird dies als Befundkonstellation bezeichnet. Gestützt auf sämtliche Befunde trifft man die Diagnose (Kap. Diagnose und Diagnostik).

In der Physiotherapie spricht man häufig von der physiotherapeutischen Befunderhebung, welche in der muskuloskelettalen Physiotherapie die Durchführung und Bewertung verschiedener Aspekte wie der Anamnese und der körperlichen Untersuchung umfasst. Konkret beinhaltet die Befunderhebung z. B. die Befragung der Patient*innen nach dem Hauptproblem sowie die Bewertung der Bewegungsfähigkeit, Muskelkraft, Gelenkstabilität, Haltung, Schmerzen und funktioneller Einschränkungen. Daher wird in der Physiotherapie die umgangssprachliche Formulierung „einen Befund durchführen" verwendet, welche die Durchführung der Anamnese und der körperlichen Untersuchung bezeichnet. Der Begriff „Wiederbefund" bezieht sich auf eine Folgeuntersuchung oder Nachkontrolle, die zum Ziel hat, eine systematische Beurteilung von Veränderungen des Gesundheitszustands vorzunehmen.

Diagnose und Diagnostik

Die Symptome und Befunde einer Person werden zusammengefasst, und das zugrundeliegende Gesundheitsproblem oder die Krankheit wird benannt, was als Diagnose bezeichnet wird. Oft orientiert man sich dabei an der Internationalen statistischen Klassifikation der Krankheiten und verwandten Gesundheitsprobleme (ICD-10). Wenn die Symptome und Befunde einer Person auf mehrere potenzielle Gesundheitsprobleme hinweisen, werden Differenzialdiagnosen erstellt. Bei unvollständigen Symptomen oder Befunden wird eine Verdachtsdiagnose formuliert. Die Diagnose dient dann häufig als Grundlage für die Therapie. Die Diagnostik hingegen umfasst die Methoden zur Feststellung von Krankheiten und Gesundheitsproblemen – also den Prozess, um zur Diagnose zu gelangen. Hierbei finden auch Assessments Anwendung, die pathologische Abweichungen oder Normalbefunde aufzeigen können. Um ein spezifisches Krankheitsbild innerhalb einer Gruppe ähnlicher Symptome oder Befunde zu identifizieren, wird die Differenzialdiagnostik verwendet. Dies beinhaltet normalerweise ein Vorgehen nach dem Ausschlussverfahren.

Clinical Reasoning

Für den englischen Begriff Clinical Reasoning gibt es mehrere mögliche Übersetzungen, wie z. B. „klinische Argumentation", „klinische Schlussfolgerung", „klinische Beweisführung" oder „klinischer Denk- und Handlungsprozess". Clinical Reasoning beschreibt den mentalen, handlungsbezogenen und entscheidungsorientierten Prozess, den Physiotherapeut*innen entweder eigenständig, im Austausch mit anderen oder im Rahmen eines interdisziplinären Teams durchführen (multigrade clinical reasoning) [864]. Dieser Prozess dient als theoretische Grundlage, um die Planung und Umsetzung der Therapie in bestmöglicher Abstimmung mit den Bedürfnissen der betroffenen Person zu gestalten. Ins Clinical Reasoning fließen Assessments als grundlegende Elemente ein, um relevante Informationen über den Zustand der Person zu sammeln und zu bewerten. Diese Daten dienen als Basis für die Analyse und Interpretation im Entscheidungsprozess der Therapie.

3.5.3 Weshalb braucht es Assessments und Verlaufskontrollen?

Weshalb sollte man in der Physiotherapie Assessments und Verlaufszeichen verwenden?

In der Befunderhebung unterstützen Assessments die physiotherapeutische Diagnosestellung, das Clinical Reasoning, die Erkennung von Red Flags und die gezielte, individualisierte Planung der Behandlung. Sie fördern zudem die Objektivierung des Behandlungsverlaufs. Durch regelmäßige Verlaufsbeobachtungen können Physiotherapeut*innen den Fortschritt ihrer Patient*innen verfolgen und den Behandlungsplan entsprechend anpassen, um bestmögliche Ergebnisse zu erzielen. Die kontinuierliche Überwachung von Verlaufszeichen ermöglicht es außerdem, potenzielle Probleme frühzeitig zu erkennen und geeignete Maßnahmen einzuleiten, um Komplikationen zu verhindern oder zu minimieren.

Assessments helfen dabei, die Wirksamkeit der Therapie zu bewerten und ggf. Anpassungen vorzunehmen, um optimale Behandlungsergebnisse sicherzustellen. Die Durchführung von Assessments und Verlaufszeichen ermöglicht es, den Krankheitsverlauf oder den Zustand einer Person zu dokumentieren und wichtige Informationen mit anderen Gesundheitsfachpersonen auszutauschen. Daten aus Assessments und Verlaufsbeobachtungen können dazu beitragen, Muster zu identifizieren und Trends zu erkennen, was die Grundlage für die Entwicklung neuer Behandlungsansätze schafft oder bestehende verbessert.

Die Einbeziehung von Patient*innen in die Bewertung ihres eigenen Gesundheitszustands und in das Monitoring ihres Fortschritts fördern das Selbstmanagement und stärken das Verantwortungsbewusstsein für die eigene Gesundheit. Die systematische Verwendung von Assessments und Verlaufszeichen trägt zudem zur Qualitätssicherung und Konsistenz in der Physiotherapie bei, indem sie eine standardisierte Methode zur Bewertung von Patient*innen und zur Überwachung ihres Fortschritts bietet. Die Ergebnisse standardisierter Assessments bilden eine fundierte Grundlage für Abschlussberichte bei Behandlungsabschlüssen. Sie können auch den Leistungsträger*innen zur Verfügung gestellt werden, wenn diese etwa eine Beurteilung für eine Kostenübernahme einer Folgebehandlung benötigen. Zudem gibt es in Institutionen teilweise Vorgaben zur Durchführung bestimmter standardisierter Assessments, um spezielle Fallpauschalen abrechnen zu können.

Ziel des Einsatzes von Assessments oder der Verlaufskontrolle

Zusammenfassend werden Assessments und Verlaufskontrollen aus folgenden Gründen eingesetzt:

- die Diagnosestellung unterstützen oder vereinfachen
- das Gesundheitsproblem oder die Krankheit klassifizieren
- ein Screening durchführen
- prognostische Aussagen ermöglichen
- Therapieentscheidungen treffen
- die beste Therapie für die Person finden
- den Verlauf des Gesundheitsproblems, der Krankheit oder der Therapie abbilden
- den Effekt der Therapie darstellen (z. B. gegenüber Leistungsträger*innen)
- die Kommunikation mit anderen Gesundheitsfachpersonen vereinfachen.

Auf die aufgelisteten Ziele wird im Kap. 3.5.6 nochmals mit Beispielen Bezug genommen. An dieser Stelle soll einzig kurz auf die Bedeutung prognostischer Aussagen eingegangen werden, da dies in der physiotherapeutischen Forschung häufig gemacht wird und in der Gesundheitsversorgung an Bedeutung gewinnt. Assessments spielen eine entscheidende Rolle in Vorhersagemodellen. Ein Vorhersagemodell ist im Grunde genommen ein statistisches Modell, das versucht, zukünftige Ereignisse vorherzusagen. Das können bestimmte Gesundheitszustände sein oder wie sich der Zustand einer Person über einen längeren Zeitraum entwickeln könnte. Diese statistischen Modelle verwenden oft viele verschiedene Informationen, darunter auch die Ergebnisse von Assessments. Die Modelle helfen dabei, Ziele für die Therapie festzulegen und die Behandlung an die individuellen Bedürfnisse anzupassen. Zum Beispiel können sie dabei helfen, frühzeitig nach einer Diagnose diejenigen zu identifizieren, die von bestimmten Therapien besonders profitieren könnten oder bei denen diese Therapien besonders wichtig sind, um ein gutes Behandlungsergebnis zu erzielen.

3.5.4 Welche Arten von Assessments gibt es?

Was kann man überhaupt erheben?

Ein wichtiges Konzept im Zusammenhang mit Assessments und deren Verwendung ist die Internationale Klassifikation der Funktionsfähigkeit, Behinderung und Gesundheit (ICF). Die ICF bildet das biopsychosoziale Modell der WHO ab und ermöglicht es, Gesundheitszustände unter Berücksichtigung verschiedener Aspekte (d. h. Domänen) zu erfassen [879].

Eine Krankheit oder ein Gesundheitszustand wirkt sich auf die Körperfunktionen und -strukturen, Aktivitäten sowie auf die Teilhabe am gesellschaftlichen Leben aus (Partizipation). Die Auswirkungen werden durch die individuellen Umweltfaktoren sowie durch persönliche Faktoren beeinflusst. Körperstrukturen können geschädigt, Körperfunktionen gestört, Aktivitäten und die Partizipation beeinträchtigt sein. Assessments in der Körperfunktionsdomäne evaluieren physiologische Funktionen wie z. B. die Muskelkraft oder Schmerzen. Assessments in der Aktivitätsdomäne evaluieren die Ausführung von Handlungen, wie etwa das Ergreifen eines Objektes oder das Gehen. Im klinischen Alltag formulieren die Betroffenen häufig ihr Ziel in der Partizipationsdomäne. Assessments der Partizipation evaluieren die Teilhabe an Situationen des täglichen Lebens, wie Freizeit, Arbeit oder Haus- und Gartenarbeit. Ein Beispiel für ein einfaches, häufig verwendetes Assessment, das die Partizipationsdomäne erfassen kann, ist die Goal Attainment Scale [875].

Die Kapazität (engl. capacity) und die Durchführung (engl. performance) sind 2 Konstrukte aus der Aktivitäts- und Partizipationsdomäne. Kapazität beschreibt, was eine Person in einer standardisierten Test- bzw. (Labor-) Situation leisten kann, wohingegen die Durchführung beschreibt, was eine Person tatsächlich in ihrer persönlichen Umgebung zu leisten vermag. Für die verschiedenen Domänen und Konstrukte gibt es spezifische Assessments, welche weiterhin bezüglich der untersuchten physiologischen Systeme und Körperregionen unterschieden werden können. Die gegenseitige Beeinflussung der einzelnen Aspekte muss individuell betrachtet werden. Assessments helfen dabei, diese Aspekte zu bewerten und miteinander in Beziehung zu setzen (Kap. 3.5.5).

Arten von Assessments

Sets und Frameworks

ICF-Core-Sets beinhalten ein Set von ICF-Kategorien, die für spezifische Krankheitsbilder nach einem standardisierten und validierten Vorgehen entwickelt wurden. Für die Praxis sind ICF-Core-Sets sehr nützlich, da sie alle relevanten Kategorien für ein spezifisches Krankheitsbild enthalten und direkt eingesetzt werden können [878].

Im Kontext von Wirksamkeitsstudien zu Interventionen bei einem spezifischen Krankheitsbild gibt es klare Empfehlungen zur minimalen Auswahl von Outcomes, die als sog. Core Outcome Sets (COS) bezeichnet werden. Die Initiative Core Outcome Measures in Effectiveness Trials (COMET) bietet auf ihrer Website eine Datenbank mit einer Übersicht von COS. Ein Beispiel für ein COS zu unspezifischen Rückenschmerzen findet sich in der Studie von Chiarotto et al. [860].

Sowohl ICF-Core-Sets als auch COS wurden jeweils für spezifische Gesundheitszustände oder Krankheitsbilder beschrieben. Entsprechend existieren konkrete Empfehlungen für Sets von Outcomes oder zu verwendende Assessments nur für einige Gesundheitsprobleme, nicht jedoch für alle. Hinzu kommt, dass oftmals lediglich generelle Aspekte beschrieben werden, die bei der Befunderhebung, Therapieplanung, Therapieoptimierung und Verlaufskontrolle berücksichtigt werden sollten, ohne konkrete Assessments zu benennen. So wird beispielsweise empfohlen,

Schmerz zu erfassen, jedoch nicht, welches Instrument hierfür verwendet werden soll.

Im Internet ist eine Vielzahl von Veröffentlichungen und Büchern zu Sets und Frameworks zu finden. An dieser Stelle wird ein Beispiel exemplarisch vorgestellt: das Musculoskeletal Clinical Translational Framework [869]. Dieses Framework wurde in Australien auf Grundlage aktueller wissenschaftlicher Erkenntnisse entwickelt, um u.a. Physiotherapeut*innen dabei zu unterstützen, Patient*innen mit muskuloskelettalen Schmerzen strukturiert zu untersuchen, die Resultate zu interpretieren und eine gezielte Versorgung zu planen. Neben der Gesundheitsproblematik (d.h. Diagnose, Krankheitsphase) werden Eigenschaften des Schmerzes, die Funktionsfähigkeit, die persönliche Perspektive, psychosoziale Faktoren arbeitsplatzbezogene Faktoren, sowie lebensstilbezogene Faktoren berücksichtigt.

PROMs, ClinROMs, ObsROMs und PERFORMs

Basierend auf der Professional Society for Health Economics and Outcomes Research (ISPOR) Taskforce werden Assessments je nach Ursprung der Daten, d.h. wer die Daten erhebt und beurteilt, unterschieden [876]. Wenn die Quelle der Informationen über den aktuellen Gesundheitszustand einer Person sie selbst ist, werden entsprechende Assessments Patient Reported Outcome Measures (PROMs) genannt. PROMs stützen sich direkt auf die Antworten der Betroffenen, die nicht von den Fachpersonen interpretiert werden [876]. Häufig sind PROMs standardisierte Fragebögen, aber nicht ausschließlich, so gehört z.B. die Beschreibung von Verhalten (engl. behaviour) ebenso zu den PROMs. Ein klassisches Beispiel für ein PROM ist die NRS.

Wenn die Quelle der Information eine Fachperson ist, wird das Assessment Clinician Reported Outcome Measure (ClinROM) genannt. ClinROMs sind Assessments zur Beurteilung des Gesundheitszustandes einer Person, die von einer geschulten Fachperson durchgeführt und beurteilt werden [876]. Beispiele von ClinROMs in der Physiotherapie sind manuelle Assessments. Eine ganze Reihe von Assessments basieren auf manuellen Untersuchungen, wie z.B. die Untersuchung von Muskelkraft oder Provokationstests (z.B. Lachman-Test oder Pivot-Test). Als „manuell" bezeichnet man in der Therapie vor allem Vorgehensweisen, die unter Verwendung der Hände durchgeführt werden. Wichtig ist hierbei, dass die Ergebnisse der manuellen Untersuchungen in einer standardisierten und reproduzierbaren Weise dokumentiert werden, z.B. indem die Ergebnisse der manuellen Muskelfunktionstest nach Janda auf 6 Bewertungsstufen verteilt werden (M0 bis M5). Ein M3 bedeutet etwa, dass die Bewegung gegen die Schwerkraft und im vollen Bewegungsausmaß durchgeführt werden kann (dies entspricht ca. 50% der maximalen Muskelkraft). Eine andere Art von ClinROMs sind instrumentierte Assessments. Unter diesem Begriff werden Assessments verstanden, die Geräte oder Messinstrumente verwenden. Dies können sehr einfache Geräte wie ein Goniometer sein oder auch komplexe wie bei der instrumentierten Ganganalyse. Allen gemeinsam ist, dass die Anwendung in einer standardisierten Form durchgeführt und ausgewertet wird. In der Regel wird dazu ein standardisiertes Mess- und Auswertungsprotokoll verwendet. Am Beispiel der Handkraftmessung mit dem hydraulischen JAMAR-Handheld-Dynamometer soll dies verdeutlicht werden. Für die Durchführung wurden die Ausgangsstellung, Durchführung und die Auswertung beschrieben. Die Patientin oder der Patient ist in sitzender Position, während sich die Schulter in Neutral-Null-Stellung befindet. Der Ellenbogen der zu testenden Seite ist 90° flektiert und der Unterarm ebenfalls in neutraler Position. Das Handgelenk ist in 0–30° Dorsalextension und 0–15° Ulnarabduktion [877]. Die Patientin oder der Patient wird aufgefordert, so fest wie möglich zuzudrücken, wobei die Testreihenfolge meist alternierend ist, beginnend mit der rechten Hand. Pro Seite werden 3 Messungen notiert. Das Ergebnis der jeweiligen Seite des Tests ist der Mittelwert aus diesen 3 Messungen [868]. Zur Beurteilung der Greifkraft sind zudem Normwerte aus der Schweiz verfügbar, mit denen die Greifkraft verglichen werden kann [877].

Assessments, die sich weder auf die Perspektive der Person noch auf die einer Fachperson stützen, sondern auf die Beobachtungen und Beurteilungen von anderen Personen, wie z.B. Angehörigen, werden Observer Reported Outcome Measures (ObsROMs) genannt, wohingegen Assessments, die die Funktionsfähigkeit (engl. performance) erfassen, als PERFORMs zusammengefasst werden [876]. Dabei wird die Patientin oder der Patient basierend auf der Ausführung einer definierten Aktivität oder Aufgabe beurteilt und seine Leistungsfähigkeit auf Grundlage der Ergebnisse bestimmt [876]. Ein typisches Beispiel ist der 6-Minuten-Gehtest zur Beurteilung der Gehfähigkeit [859]. Ein anderes Beispiel ist der Star Excursion Balance Test, der zur Beurteilung der posturalen Kontrolle der unteren Extremitäten, zur Erkennung von funktionellen Defiziten in einer Return-to-Sport-Phase und zur Identifizierung von Personen mit erhöhtem Verletzungsrisiko dient [862].

Fragebogen

Fragebögen sind Instrumente der Datenerhebung, um Einstellungen, Symptome, Erfahrungen und physiologische und psychologische Merkmale zu erfassen. Je nach Zielsetzung können Fragebögen zur Selbst- und auch zur Fremdeinschätzung eingesetzt werden. Sie sind im Allgemeinen weniger aufwändig und standardisierter als ein Patient*inneninterview. Fragebögen kommen in einer Vielzahl von Formaten vor: von einzelnen Fragen (Items) bis hin zu umfassenden Fragebögen mit einer Vielzahl einzelner Items. Die Items können zudem unterschiedlich beantwortet werden, z.B. 2-wertige (dichotome) Antwortmöglichkeiten wie Ja-/Nein-Fragen, Antwortoptionen mit Rangfolgen wie Likert-Skalen mit unterschiedlich fein abgestuften Kategorien, kontinuierliche Antwortoptionen wie z.B. die NRS sowie offenen Fragen.

Die Auswertung der Fragebögen ist in der Regel vorgegeben, z.B. in Form eines Summenscores mit gleicher oder unterschiedlicher Gewichtung, zudem ob Teilbereiche des Fragebogens einzeln beurteilt werden können oder die einzelnen Items an sich. Ein Beispiel aus der muskuloskelettalen Physiotherapie ist der Oswestry Disability Index (ODI). Der ODI ist ein Selbsteinschätzungsfragebogen, der konzipiert wurde, um das Level an Beeinträchtigung im Alltag bei Menschen mit lumbalen Rückenschmerzen (low back pain) zu erfassen [861]. Der Fragebogen umfasst 10 Items und jedes Item wird auf einer Skala von 0 (keine Beeinträchtigung) bis 5 (größte Beeinträchtigung) eingeschätzt. Ein Summenscore wird berechnet und in Prozent Beeinträchtigung angegeben, wobei 100% den höchsten Beeinträchtigungsgrad bedeuten.

Die Art, wie die Items eines Fragebogens beantwortet werden, birgt je nach Situation die Gefahr von Verzerrungen (engl. bias) und Fehleinschätzungen [871]. Beispielsweise können das Sprachverständnis, die Sehkraft oder das Leseverständnis die Beantwortung von (schriftlichen) Fragebögen beeinflussen [878]. Die Ergebnisse, die mit einem Fragebogen erhoben werden, unterscheiden sich zudem darin, wer den Fragebogen beantwortet [865]. Wird ein Fragebogen von einer Person selbst beantwortet (PROM), ist in Betracht zu ziehen, dass eine Person die eigenen Fähigkeiten unter- oder überschätzen kann. Hinsichtlich des eigenen Gesundheitszustands können zusätzliche Faktoren, wie etwa Angst oder gesellschaftliche Normen, das Antwortverhalten beeinflussen, indem der Gesundheitszustand unterschiedlich eingeschätzt wird (z.B. soziale Erwünschtheit). Hingegen können bei einer Fremdeinschätzung (ObsROM) andere Gründe die Ergebnisse beeinflussen. Beispiele hierfür sind zwischenmenschliche Beziehungen oder die eigene Belastung der antwortenden Person [871].

Skalierung und Auswertung von Assessments

Je nach Art des Assessments liegen die erhobenen Daten auf unterschiedlichen Skalenniveaus vor. Das Skalenniveau ist entscheidend dafür, wie die vorliegenden Daten ausgewertet und statistisch analysiert werden dürfen. Nominalskalierte Daten sind beschreibend, wie etwa das Geschlecht oder die Schmerzqualität. Mit nominalskalierten Daten können Häufigkeiten bestimmt werden. Sind die Daten ordinalskaliert, können sie in eine Rangfolge gebracht (rangiert) werden, dazu gehören Likert-Skalen oder Angaben zur Schmerzhäufigkeit (z. B. immer, häufig, manchmal, selten, nie). Zusätzlich zu den Häufigkeiten können die Daten anhand der Rangfolge interpretiert werden und Aussagen wie „gleich“, „mehr“ oder „weniger“ gemacht werden. Nominal- und ordinalskalierte Daten sind kategoriell und diskret, d. h. sie erfassen Kategorien ohne Zwischenkategorien. Intervallskalierte Daten hingegen sind stetig oder kontinuierlich, was bedeutet, dass theoretisch unendlich feine Zwischenstufen möglich sind. Zusätzlich sind Daten auf Intervallskalenniveau äquidistant, d. h. die Abstände sind immer gleich groß. Ein Beispiel für intervallskalierte Daten ist die visuelle Analogskala (VAS). Mit solchen Daten dürfen z. B. Mittelwerte und Standardabweichungen berechnet werden. Daten auf Proportionalskalenniveau (auch Verhältnisskala oder Ratioskala) schließlich haben zusätzlich einen absoluten Nullpunkt. Ergebnisse wie die zurückgelegte Distanz im 6-Minuten-Gehtest sind Daten auf Proportionalskalenniveau. Auf Grundlage dieser Daten können zusätzlich Aussagen über Verhältnisse gemacht werden, z. B. dass eine Person nach Abschluss der Physiotherapie eine Verdopplung der zurückgelegten Gehstrecke erreicht hat.

3.5.5 Wo finde ich Assessments und Verlaufszeichen?

Klinische Leitlinien (Guidelines)

Wenn in der Physiotherapie nach geeigneten Assessments und Verlaufszeichen für Personen mit bekannten Diagnosen oder Symptomen gesucht wird, steht eine Vielzahl von Ressourcen zur Verfügung, die aktuelle Empfehlungen und Instrumente bereitstellen. Eine der primären Informationsquellen sind klinische Leitlinien, die von Fachgesellschaften und medizinischen Organisationen erstellt werden. Diese Leitlinien bieten evidenzbasierte Empfehlungen für die Diagnose und Behandlung spezifischer Erkrankungen und enthalten oft Informationen über empfohlene Assessments und Verlaufszeichen. Dabei können sie nicht nur Empfehlungen für einzelne Assessments geben, sondern auch für sog. „Core-Sets“ – bestehend aus mehreren Assessments und Fragebögen, welche die für eine Diagnose relevanten Dimensionen der ICF abdecken. Zusätzlich enthält das „Package of Interventions for Rehabilitation“ der WHO auch Empfehlungen für Assessments bei verschiedenen Krankheitsbildern [880][881].

Datenbanken und Sammlungen

Für eine breitere Palette von Assessments und Verlaufszeichen kann man in der Physiotherapie auch auf systematische Datenbanken zugreifen, die spezifische Instrumente und Messmethoden auflisten. Beispiele hierfür sind Webseiten wie „Shirley Ryan Rehab Measures“, die Bücherreihe „Assessments in der Rehabilitation“ oder die Sammlung „Assessments“ der Zeitschrift *physiopraxis* (Thieme). Diese Ressourcen bieten eine umfassende Sammlung von validierten Assessments und Verlaufszeichen, die speziell für die Bewertung von Menschen mit verschiedenen Diagnosen entwickelt wurden. Darüber hinaus hat die COSMIN-Initiative eine Datenbank für systematische Literaturreviews zu Assessments und deren Messeigenschaften (u. a. Gütekriterien) bei spezifischen Krankheitsbildern aufgebaut. Durch die Nutzung dieser Ressourcen lässt sich sicherstellen, dass evidenzbasierte und standardisierte Instrumente verwendet werden, um den Gesundheitszustand der Patient*innen zu beurteilen und den Behandlungsverlauf zu überwachen. Dies trägt dazu bei, eine qualitativ hochwertige Versorgung zu gewährleisten.

Um geeignete Assessments für eine wissenschaftliche Studie zu finden, ist eine gründliche Literaturrecherche wichtig. Dazu gehört die Suche nach bereits validierten und zuverlässigen Instrumenten, die in ähnlichen Studien verwendet wurden oder für den spezifischen Bereich der Forschung empfohlen werden. Wissenschaftliche Datenbanken wie PubMed oder Google Scholar sowie Plattformen für künstliche Intelligenz wie Elicit oder ResearchRabbit bieten Zugang zu einer Vielzahl von Studien und Artikeln, in denen relevante Assessments erwähnt oder beschrieben werden.

Links zu klinischen Leitlinien und Datenbanken

- ICF-Core-Sets (www.icf-core-sets.org)
- Package of Interventions for Rehabilitation der WHO (www.who.int)
- Shirley Ryan Rehab Measures (www.sralab.org/rehabilitation-measures)
- Elicit (www.elicit.com)
- Research Rabbit (www.researchrabbit.ai)
- PubMed (www.pubmed.ncbi.nlm.nih.gov)

3.5.6 Wie wähle ich das richtige Assessment und Verlaufszeichen aus?

In den vorhergehenden Kapiteln wurden unterschiedliche Arten von Assessments vorgestellt. Der Einsatz eines Assessments sollte immer eine konkrete Frage in Bezug auf den Gesundheitszustand der betroffenen Person beantworten. Aufgrund eingeschränkter Ressourcen ist es jedoch weder möglich noch sinnvoll, alle Assessments bei allen Personen durchzuführen. Daher stellt sich die Frage, wie aus der Vielfalt ein oder mehrere passende Assessments ausgewählt werden können. Deshalb werden nachfolgend mögliche Eigenschaften, auf welche man sich bei der Wahl des Assessments stützen kann, vorgestellt, die keiner Hierarchie folgen und auch nicht als vollständig anzusehen sind.

Ziel des Assessments

Die Ziele des Einsatzes von Assessments und Verlaufszeichen wurden bereits in Kapitel 3.5.3 beschrieben und werden hier im Hinblick auf die Auswahl geeigneter Instrumente nochmals aufgegriffen. Zunächst ist zu klären, welches Ziel mit dem Assessment verfolgt wird und welche Informationen erlangt werden sollen. Erstens können Assessments zur Diagnosestellung, Klassifizierung und für das Screening eingesetzt werden. Als Beispiel hierfür dienen die Impingement-Tests der Schulter sowie die Stabilitätstests des vorderen Kreuzbandes [863][874]. Zweitens ermöglichen Assessments prognostische Aussagen. Ein beispielhaftes Instrument ist der Neck Disability Index, mit dem eine Einschätzung über die Wahrscheinlichkeit einer vollständigen Genesung nach einem Beschleunigungstrauma (whiplash associated disorder, „Schleudertrauma“) getroffen werden kann [872]. Drittens helfen Assessments dabei, eine Therapieentscheidung zu treffen bzw. die beste Therapie für den Patienten oder die Patientin zu bestimmen. Beispielsweise erlaubt das Keele STarT Back Screening Tool die Beurteilung des Risikos für eine Chronifizierung von Rückenschmerzen. Je nach Risikogruppe (niedrig, mittel, hoch) wird eine entsprechende Therapie empfohlen, die von einer einmaligen Beratung bis hin zu einer Serie von Physiotherapie oder psychologischer Unterstützung reichen kann [857][867]. Und viertens können Assessments verwendet werden, um einen Verlauf abzubilden oder den Effekt der Therapie darzustellen. Dies ist wichtig, um die Therapie zu evaluieren und ggf. anzupassen. Ein häufig verwendetes Assessment ist die NRS, mit welcher die Schmerzstärke quantifiziert und innerhalb einer Therapiesitzung oder über einen (längeren) Zeitraum beobachtet und verglichen werden kann.

Zeitlich betrachtet werden Assessments daher nicht nur initial, sondern auch während des Verlaufs in regelmäßigen Abständen wiederholt durchgeführt (z. B. zur Verlaufskontrolle). Die Häufigkeit und der Zeitabstand zwischen den Assessments hängen von vielen Faktoren ab, darunter die Diagnose, die betroffene Körperregion und das physiologische System, die ICF-Domäne sowie die Vorgaben oder Empfehlungen von Leitlinien, Richtlinien, Fachgesellschaften, Expert*innenpanels, Kliniken, Versicherungsgesellschaften und den täglichen Anforderungen.

Gütekriterien

Nicht jedes Assessment wurde mit dem Ziel entwickelt oder ist dazu geeignet, Aussagen über die Diagnose, Prognose, Therapiewahl und den Verlauf zu machen. In diesem Zusammenhang sind die Gütekriterien eines Assessments relevant. Zu den Gütekriterien gehören unter anderem die Reliabilität und die Validität. Die Terminologie, Einteilungen und Formen sind nicht eindeutig festgelegt und werden in der Literatur uneinheitlich verwendet. Dieses Kapitel orientiert sich hauptsächlich an der Terminologie der COSMIN-Initiative (COnsensus-based Standards for the Selection of health Measurement INstruments), da diese häufig in den Gesundheitswissenschaften angewendet wird [870].

Reliabilität

Generell beschreibt die Reliabilität die Zuverlässigkeit bzw. Genauigkeit eines Assessments, einen Gesundheitszustand zu erfassen. Reliabilität beschreibt gemäß COSMIN, inwiefern der Wert einer Messung frei von Messfehlern ist. Auf der Grundlage von Reliabilitätskoeffizienten kann der Grad der Reliabilität bestimmt werden. Dazu gehören die Intraklassenkorrelation (ICC) und das Cronbach-Alpha. Reliabilitätskoeffizienten können Werte zwischen 0 und 1 annehmen, wobei ein Wert von 1 bedeutet, dass kein Messfehler vorliegt. Wenn ein Assessment einen ICC von 1 aufweist, würde dies bedeuten, dass bei einer Person bei einer wiederholten Messung derselbe Wert für einen Gesundheitszustand erfasst wird, wenn der Gesundheitszustand und die Bedingungen unverändert sind.

Je nach Art der Messwiederholung unterscheidet die COSMIN-Initiative verschiedene Messeigenschaften der Reliabilität: die interne Konsistenz, die Interrater-Reliabilität, Intrarater-Reliabilität und die Test-Retest-Reliabilität. Die interne Konsistenz ist ein Maß dafür, in welchem Ausmaß einzelne Items (Einheiten, Fragen) eines Assessments miteinander korrelieren. Ein hohes Ausmaß an interner Konsistenz bedeutet, dass die einzelnen Items dasselbe Konstrukt oder denselben Gesundheitszustand messen.

Die Interrater-Reliabilität ist ein Maß dafür, wie gut die Messwerte zwischen verschiedenen Ratern (Beobachter*innen) übereinstimmen, während die Intrarater-Reliabilität angibt, wie gut die Werte eines einzelnen Raters übereinstimmen. Die Test-Retest-Reliabilität gibt an, wie gut die Werte bei wiederholten Messungen übereinstimmen, und ist ein Maß dafür, wie zuverlässig ein Assessment einen Gesundheitszustand wiederholt messen kann, wenn sich die Person, der Gesundheitszustand und die Bedingungen nicht verändern. Wenn ein Assessment für die Verlaufskontrolle eingesetzt werden soll, ist neben der Responsivität (Kap. Responsivität) das Ausmaß der Test-Retest-Reliabilität entscheidend. Weiter ist die Unterscheidung zwischen relativer und absoluter Reliabilität wichtig [878]. Die relative Reliabilität beschreibt, wie zuverlässig ein Assessment einen Gesundheitszustand bei wiederholten Messungen bei verschiedenen Personen erfassen kann. Sie bezieht sich darauf, wie konsistent die Messwerte im Verhältnis zueinander sind und inwieweit sie sich bei mehrfacher Durchführung des Assessments ähneln. Im Gegensatz dazu beschreibt die absolute Reliabilität den Messfehler, der bei einer einzelnen Erhebung zu erwarten ist. Sie ist ein Maß für die Genauigkeit eines einzelnen Wertes und gibt an, wie nah der gemessene Wert am tatsächlichen Wert liegt. Die absolute Reliabilität ist daher ein wichtiger Indikator für die Präzision des Assessments bei einer bestimmten Messung.

Gemäß der COSMIN-Initiative ist der Messfehler definiert als systematischer oder zufälliger Fehler der Messung bei einer Person, der nicht auf die tatsächliche Veränderung des Gesundheitszustandes zurückzuführen ist. In der Anwendung von Assessments ist es relevant, den Messfehler eines Instrumentes zu kennen, um einzuschätzen, ob tatsächlich eine Veränderung des Gesundheitszustandes eingetreten ist. Der Messfehler ist verbunden mit dem Konzept der minimalen nachweisbaren Veränderung (minimal detectable change, MDC). Diese wird basierend auf dem Messfehler berechnet und ist entsprechend immer größer als der Messfehler selbst.

Bei der Interpretation von Messergebnissen in der Klinik muss man berücksichtigen, dass die Ergebnisse – unabhängig vom Messfehler – verändert werden können, ohne dass sich der Gesundheitszustand an sich verändert hat. Dazu gehört beispielsweis die Motivation oder das Vorhandensein oder Nichtvorhandensein von Schmerzen bei einer Kraftmessung.

Validität

Die Validität beschreibt die Gültigkeit eines Assessments, indem beurteilt wird, inwiefern das Assessment das Merkmal misst, das es zu messen vorgibt (d. h. den Gesundheitszustand, das Konstrukt). Ein valides Assessment ist demzufolge in der Lage, den Gesundheitszustand zu erfassen und abzubilden. Wiederum werden verschiedene Messeigenschaften der Validität unterschieden.

Die Inhaltsvalidität ist ein Maß dafür, inwiefern der Inhalt des Assessments das Konstrukt widerspiegelt. Zur Inhaltsvalidität gehört die Messeigenschaft der Augenscheinvalidität (face validity). Diese gibt an, inwieweit die Items eines Assessments alle Aspekte eines Konstruktes oder Gesundheitszustands erfassen können. Bei der Messung eines Gelenkswinkels mithilfe eines Goniometers scheint die Augenscheinvalidität gegeben zu sein, während bei komplexeren Konstrukten wie dem Gleichgewicht oder bei Fragebögen die Beurteilung der Augenscheinvalidität umfassender ist. Die Augenscheinvalidität wird nicht auf Grundlage von statistischen Kennwerten berechnet, sondern auf Grundlage der Meinung von Expert*innen bestimmt, zu denen auch die Patient*innen selbst gehören.

Die Kriteriumsvalidität ist ein Maß dafür, inwiefern ein Assessment einen Gesundheitszustand im Verhältnis zu einem Goldstandard angemessen erfassen kann. Der Goldstandard kann als ein Außenkriterium verstanden werden, das den Gesundheitszustand oder das Konstrukt abbildet. Bei der Kriteriumsvalidität wird zwischen der konvergenten und der prädiktiven Validität unterschieden. Erstere ist ein Maß dafür, inwieweit beide Assessments dasselbe zugrunde liegende Konstrukt erfassen können. Die konvergente Validität ist hauptsächlich für diagnostische Zwecke von Interesse. Hingegen sagt die prädiktive Validität etwas darüber aus, inwiefern ein Assessment den Goldstandard in der Zukunft vorhersagen kann. Je nach Art des Assessments und dessen Skalenniveau werden unterschiedliche statistische Kennwerte zur Bestimmung der Kriteriumsvalidität verwendet, wie etwa die Sensitivität und die Spezifität.

Die Kriteriumsvalidität ist ein Maß dafür, inwiefern ein Assessment einen Gesundheitszustand in Relation zu einem Goldstandard angemessen erfassen kann. Gemäß der COSMIN-Initiative sind Aussagen über die Konstruktvalidität durch das Überprüfen von Hypothesen in Bezug auf das zugrunde liegende Konstrukt möglich. Basierend auf theoretischen Überlegungen zum Konstrukt und zu anderen Konstrukten werden Hypothesen aufgestellt, wie die Konstrukte miteinander in Beziehung stehen. Diese Hypothesen werden in der Folge anhand der erhobenen Werte der entsprechenden Assessments überprüft. Eine weitere Messeigenschaft der Konstruktvalidität ist die strukturelle Validität. Die strukturelle Validität ist ein Ausmaß dafür, inwiefern ein Assessment die Dimensionalität eines Gesundheitszustandes abbilden kann. Ein Gesundheitszustand kann in mehr als einer Dimension erfasst werden. Beispielsweise kann das Gleichgewicht in den Dimensionen statisches und dynamisches Gleichgewicht erfasst werden. Die strukturelle Validität wird auf Grundlage von Faktoranalysen oder Methoden moderner Testtheorien untersucht.

Responsivität

Die Responsivität ist gemäß COSMIN ein Maß dafür, wie gut ein Assessment eine Veränderung des Gesundheitszustandes erfassen kann. Dieses Gütekriterium ist demzufolge relevant, wenn es darum geht, ein Assessment auszuwählen, das den Verlauf dokumentieren soll. Die Responsivität wird analog zur Validität in unterschiedliche Aspekte unterteilt und untersucht. Der maßgebliche Unterschied zur Validität ist, dass die Responsivität sich mit Scores der Veränderung (change scores) befasst.

Interpretierbarkeit

Die Interpretierbarkeit ist nach der COSMIN-Initiative kein Gütekriterium, da sie im Vergleich zur Reliabilität, Validität und Responsivität keine Angaben über die Qualität eines Assessments zulässt. Die Interpretierbarkeit ist ein Maß dafür, welche qualitative Bedeutung einem Wert eines Assessments hinsichtlich des Gesundheitszustandes zukommt. Als Beispiel hat der Wert 8 auf der NRS für Schmerz eine andere qualitative Bedeutung als eine 2. Im Rahmen der Interpretierbarkeit soll an dieser Stelle die minimal wichtige Veränderung (minimal important change bzw. minimal important difference) hervorgehoben werden. Die minimal wichtige Veränderung ist kein statistischer Kennwert; sie ist definiert als die Veränderung des Wertes eines Assessments, die für die Patient*innen als wichtig empfunden wird.

Neben den o.a. Gütekriterien sind weitere Eigenschaften bei der Auswahl eines Assessments relevant. Dazu gehören die Praktikabilität und die klinische Relevanz [878]. Die klinische Relevanz wurde definiert als „die Bedeutsamkeit oder Wichtigkeit, die jemand dem Assessment in der jeweiligen klinischen Situation beimisst“ [878]. Ein Gedankenspiel zur Verdeutlichung für die klinische Anwendung: Angenommen, das prioritäre Ziel einer Patientin nach einer Kniegelenksersatzoperation ist es, möglichst bald selbstständig die Gehstrecke zum Bäcker zurücklegen zu können. Entsprechend wäre die klinische Relevanz eines Assessments zur Erfassung der Gehfähigkeit höher einzustufen als die mit dem Goniometer gemessene Beweglichkeit im Kniegelenk. Die Praktikabilität eines Assessments bezieht sich im Wesentlichen auf die Durchführbarkeit mit einem vertretbaren Aufwand [878]. Bezogen auf dieses Gedankenspiel scheint die Durchführung einer instrumentierten Ganganalyse in einem Ganglabor zur Therapieplanung und -überprüfung unverhältnismäßig. Hingegen scheint ein standardisierter Gehtest, wie der 6-Minuten-Gehtest, für die beschriebene Situation praktikabel, also vertretbar zu sein.

> **Merke**
>
> Wie finde ich ein gutes Assessment für meinen klinischen Alltag
> - Mit welchem Ziel wird das Assessment eingesetzt, welche Fragen sollen beantwortet werden?
> - Ist das Assessment für den vorgesehen Einsatz geeignet (z. B. Statuserhebung, Verlaufskontrolle)?
> - Was möchte ich erfassen? Ist ein Assessment in der Lage, das Konstrukt zu erfassen?
> - Welche Gütekriterien wurden untersucht? Wurden die Gütekriterien in der für mich erforderlichen Patient*innengruppe untersucht? Wie waren die Resultate?

Involvierte Personen

Patient*in

Das Assessment muss zum Hauptproblem oder Ziel des Patienten oder der Patientin passen und deren Bedürfnisse abdecken. Bei Rückenschmerzen kann es z. B. Sinn ergeben, den Roland Morris Disability Questionnaire (RMDQ) oder den Oswestry Disability Index (ODI) zu erheben, um eine Aussage über Alltagseinschränkungen infolge der Rückenschmerzen zu erhalten [861] [873].

In diesem Zusammenhang ist es relevant, die Begriffe „Bodeneffekt“ und „Deckeneffekt“ einzuführen, zumal diese auch im Zusammenhang mit den Eigenschaften des Patienten oder der Patientin stehen. So kann es sein, dass sich das Problem einer Person beim verwendeten Assessment nicht gut abbilden lässt. So werden etwa Personen, die aktiv am Berufsleben teilnehmen, im RMDQ einen sehr niedrigen Wert erhalten, was einem geringen Einschränkungsgrad im Alltag entspricht (z. B. RMDQ von 2 Punkten). Subjektiv werden sie jedoch von einer hohen Einschränkung berichten, da sie z. B. nicht mehr sportlich aktiv sein können. Nimmt man nun den RMDQ als Assessment oder Verlaufszeichen, werden die Betroffenen kaum die Möglichkeit haben, sich innerhalb dieses Fragebogens noch zu verbessern, da sie bereits einen sehr guten oder gar den bestmöglichen Ausgangswert haben (sog. Deckeneffekt). Anders sieht es z. B. bei bettlägerigen Personen aus, die einen 6-Minuten-Gehtest (6MWD) machen sollten. Auch wenn sie wochenlang Physiotherapie erhalten und sich stetig verbessern, wird man dies im 6MWD nicht abbilden können, sofern sie z. B. nur selbstständig an den Bettrand sitzen können. Sie werden weiterhin die niedrigste mögliche Wertung erhalten (sog. Bodeneffekt). Beide Beispiele haben gemeinsam, dass eine allfällige Verbesserung oder Verschlechterung der Fähigkeiten oder Probleme einer Person u. U. nicht sinnvoll durch das Assessment abgebildet wird.

Weiter muss das Assessment zu den Eigenschaften der zu untersuchenden Person passen. So kann es etwa für die Person unmöglich sein, eine Testposition in Bauchlage, flacher Rückenlage oder der Vierfüßler-Position einzunehmen. Relevante Informationen diesbezüglich erhalten wir u. a. durch die Diagnosen- und Nebendiagnosenliste, ein potenziell vorhandenes Nachbehandlungsschemata und das Anamnesegespräch. Hieraus können wir die physische Verfassung sowie geltende Vorsichtsmaßnahmen und Kontraindikationen ableiten. Neben der physischen Verfassung sollten insbesondere die kognitiven Fähigkeiten nicht vernachlässigt werden, zumal viele Assessments für Personen ohne kognitive Einschränkung entwickelt wurden. Bereits die Frage nach der Schmerzintensität kann bei Personen mit einer Demenzerkrankung deshalb herausfordernd sein [858].

Physiotherapeut*in

Bei der Wahl des Assessments müssen die individuellen Faktoren der Person, die den Test anleitet, berücksichtigt werden. Wird das objektive, reliable und valide Assessment nicht korrekt durchgeführt, verliert es seine Aussagekraft. Ein Beispiel ist die Verwendung von manuellen isometrischen Muskelkrafttests. Ein schmächtiger Physiotherapeut wird vielleicht nicht genügend Kraft aufbringen können, um dem Druck (der Kraft) eines Bodybuilders standzuhalten. Entsprechend wird der gemessene Wert dann wohl eher der Kraft des Physiotherapeuten entsprechen als jener des Bodybuilders. Neben den physischen Eigenschaften der anleitenden Person ist auch deren Wissensstand relevant. Einerseits muss sie hinsichtlich des standardisierten Vorgehens und der Auswertungsmethode geschult sein. Ein Beispiel ist der 1-Minute-Sit-to-Stand-Test, bei dem die Patient*innen innerhalb einer Minute möglichst häufig vom Stuhl aufstehen müssen. Das Verwenden der Arme zum Aufstehen, eine höhere Stuhlhöhe als vorgegeben oder das verbale Motivieren durch den Physiotherapeuten oder die Physiotherapeutin kann das Ergebnis maßgeblich beeinflussen [866]. Dessen muss man sich bewusst sein. Andererseits

seits ist es wichtig, dass man sich in der Physiotherapie stetig weiterbildet, um neue Assessments zu erlernen und so sein Repertoire zu erhöhen.

Vorhandene Ressourcen

Ressourcen ist ein weitläufiger Begriff. An dieser Stelle sollen personelle, räumliche, materielle, zeitliche und finanzielle Faktoren sowie die Verfügbarkeit erläutert werden. Diese Aufzählung ist nicht abschließend und kann je nach Kontext variieren.

Personelle Ressourcen

Bei einigen Assessments ist es von Vorteil, wenn bei der Durchführung 2 Physiotherapeut*innen anwesend sind. Ein Beispiel hierfür sind Differenzierungstests in der neurodynamischen Untersuchung, wie etwa beim Straight Leg Raise (SLR, Lasègue-Test), bei dem eine Person das Bein anhebt, während eine andere den Kopf kontrollieren kann. Andere Assessments können hingegen ohne direkte Begleitung durch ein Physiotherapeut oder eine Physiotherapeutin gemacht werden, wie z. B. das Ausfüllen eines Fragebogens. Weiter erfordern einige Assessments eine vorherige Schulung oder Ausbildung der Physiotherapeut*innen.

Räumliche Ressourcen

Für die meisten Assessments genügt ein normales Untersuchungs- oder Behandlungszimmer, welches über einen Stuhl und eine Therapieliege verfügt. Im Gegensatz dazu gibt es Assessments, die einen Spezialraum, wie etwa ein Bewegungslabor, benötigen. Wiederum andere Assessments erfordern eine große leere Fläche, wie z. B. bei Agilitäts-, Sprint- oder Sprung-Tests. Derzeit gewinnen auch Tele-Assessments an Bedeutung, welche online durchgeführt werden. Physiotherapeut*innen können diese von zu Hause aus, in einem normalen Untersuchungszimmer oder in einem Büro durchführen, wobei es dem Patienten oder der Patientin freisteht, den Ort zu wählen. Dabei sind der Datenschutz und die Schweigepflicht von besonderer Bedeutung.

Materielle Ressourcen

Die Spannweite des erforderlichen Materials ist groß. Bei einigen körperlichen Assessments, wie Beweglichkeitstests, werden eine Therapieliege und ein Goniometer benötigt, was zur Standardausstattung einer Praxis oder eines Spitals gehören sollte. Ähnliches gilt für Fragebögen, welche meist minimales Material in Form von Papier und Stift bedingen. Im Gegensatz dazu gibt es andere Assessments, bei welchen Kleingeräte angeschafft werden müssen. Ein bekanntes Beispiel ist der hydraulische JAMAR Handheld Dynamometer für die Handkraftmessung. Größere Geräte oder Spezialgeräte, wie eine Sprungkraftplatte, sind oft nur in Ausnahmefällen vorhanden. Nicht vergessen gehen sollte auch die Lagerung der Materialien und Geräte, was räumliche Ressourcen bedingt. Ebenfalls zu den materiellen Ressourcen gehören digitale Assessments. So sind z. B. digitale Goniometer oder digitalisierte Fragebögen üblich, die über eine Smartphone-App oder einen Link bedient bzw. ausgefüllt werden.

Zeitliche Ressourcen

Die Dauer für die Durchführung eines Assessments variiert stark. Sie kann von wenigen Sekunden bis zu mehreren Minuten oder in Ausnahmefällen Stunden reichen. Wichtig ist, dass bei der Planung neben der eigentlichen Durchführung des Assessments auch die Zeiten für Vorbereitung, Anleitung und Auswertung berücksichtigt werden. So kann etwa ein 6-Minuten Gehtest insgesamt rund 10 min in Anspruch nehmen, was dann die effektive Behandlungszeit erheblich verkürzt. Gängige Methoden zur Reduzierung des Zeitaufwands beinhalten das Ausfüllen eines Fragebogens digital oder auf Papier zu Hause oder im Wartezimmer.

Finanzielle Ressourcen

Die finanziellen Aufwendungen im Zusammenhang mit Assessments sind vielfältig und eng mit allen zuvor genannten Ressourcen verbunden. Aus personeller Sicht können Kosten für Weiterbildungen oder Schulungen anfallen. Räumliche Kosten, die direkt mit den Assessments zusammenhängen, sind in der Regel vernachlässigbar. Wenn sie jedoch relevant sind, müssen korrekterweise auch Reinigungskosten miteinkalkuliert werden. Neben den Anschaffungskosten muss bedacht werden, dass diese Geräte oder Materialien gelagert, gewartet und irgendwann ersetzt werden müssen. Ergänzend sollten auch Lizenzkosten für Assessments berücksichtigt werden, sei es für den vollen Zugriff auf den Fragebogen, in bestimmten Sprachen oder für die Auswertung. Ein Beispiel ist die Auswertung des SF-12-Fragebogens, der zur Bewertung der gesundheitsbezogenen Lebensqualität verwendet wird. Andere Beispiele umfassen die Anschaffung von speziellen Büchern oder Zeitschriften.

Es ist wichtig zu betonen, dass die Durchführung von Assessments sowie der Erwerb spezieller Geräte in der Regel nicht von den Versicherungen oder Leistungsträger*innen erstattet wird. In größeren Physiotherapiepraxen, Kliniken oder Rehabilitationseinrichtungen können u. U. günstigere Konditionen für den Erwerb von Assessmentinstrumenten ausgehandelt werden, etwa durch Mengenbestellungen.

Verfügbarkeit

Besonders bei Fragebögen ist es leider häufig der Fall, dass sie nur in einzelnen Sprachen verfügbar sind. Selbst wenn die Sprache vorhanden ist, kann es sein, dass die Auswertung länderspezifisch durchgeführt werden sollte. Ein Beispiel hierfür ist der gesundheitsbezogene Lebensqualitätsfragebogen EQ-5D-5 L, der eine Auswertung für Deutschland erlaubt, jedoch nicht für die Schweiz oder Österreich. Darüber hinaus kann der Zugang zum Assessment auch durch Lizenzen oder sonstige Gebühren eingeschränkt sein. In seltenen Fällen sind die benötigten Geräte nicht verfügbar oder – was leider sehr häufig der Fall ist – schlichtweg zu teuer.

3.5.7 Wann sind es zu viele Assessments?

Es gibt keine Vorgabe, wie lange ein Assessment oder mehrere Assessments dauern dürfen. Ebenso gibt es keine feste Regel, was die Anzahl erlaubter Assessments betrifft. Zusammenfassend ist also die Aussage „viel bringt viel" im Zusammenhang mit Assessments nicht korrekt. Es wäre jedoch auch falsch, überhaupt keine Assessments durchzuführen. Die richtige Balance zu finden, ist entscheidend. Allerdings haben gerade unerfahrene Physiotherapeut*innen genau damit gelegentlich Schwierigkeiten, da sie befürchten, etwas Wichtiges zu übersehen. Im Folgenden werden einige Überlegungen angestellt, die bei der Entscheidung über die Anzahl und Dauer von Assessments hilfreich sein können.

Nutzen

Die Frage nach dem Nutzen eines Assessments ist von zentraler Bedeutung und immer eng mit der erwarteten Aussagekraft verbunden. Zum Beispiel erscheint es bei einer Person mit Rückenschmerzen wenig sinnvoll, sowohl den RMDQ als auch den ODI durchzuführen, da beide Assessments im Wesentlichen dasselbe erfassen: die Einschränkungen im Alltag aufgrund von Rückenschmerzen. Ein zweites Assessment würde demnach keinen zusätzlichen Nutzen bieten, und die erwartete Aussagekraft ist vernachlässigbar, da die zusätzliche Information unbedeutend ist. Im Gegensatz dazu können Assessments, die differenzialdiagnostisch eingesetzt werden und Einfluss auf die weitere Therapie haben, z. B. als Entscheidungskriterium für den Übergang in die nächste Behandlungsphase, eine hohe erwartete Aussagekraft haben und daher äußerst sinnvoll und von Nutzen sein. Ein weiteres Beispiel stellt hier der Stabilitätstest des vorderen Kreuzbandes unmittelbar nach dem Trauma dar, also z. B. noch auf dem Spielfeld. Direkt nach dem Trauma besteht möglicherweise eine Schutzspannung und Angst, welche die erwartete Aussagekraft des Tests beeinträchtigen könnte. Daher erscheint ein solcher Test in dieser Phase möglicherweise weniger sinnvoll, was darauf hinweist, dass auch der Zeitpunkt des Einsatzes des Assessments bedacht werden sollte.

Belastung

Ein weiterer relevanter Aspekt ist die Frage, was dem Patienten oder der Patientin zugemutet werden darf. Einerseits spielt die kognitive Belastung eine entscheidende Rolle. Abhängig von der Diagnose oder auch nach einer Narkose kann es sein, dass sich eine Person nur eingeschränkt konzentrieren kann. Ebenso geben manche Personen beim ersten Ausfüllen eines Fragebogens zu verstehen, dass sie es als schwierig und anstrengend empfinden, da die Fragen sehr detailliert sind und ein hohes Maß an Konzentration erfordern. Andererseits darf auch die physische Belastung nicht außer Acht gelassen werden. Wer bei einem körperlichen Test korrekterweise an die Leistungs- oder Schmerzgrenze geht, wird nicht schon nach kurzer Zeit ein weiteres körperliches Assessment durchführen können. Und selbst wenn die betroffene Person es dennoch versucht, ist das Ergebnis wahrscheinlich aufgrund der eingetretenen Ermüdung oder des Schmerzes verfälscht.

Im Zusammenhang mit der kognitiven und physischen Belastung ist auch die Dauer des Assessments relevant. Viele Fragebögen, die Aspekte wie Angst, Depression, Stress, Vermeidungsverhalten oder Alltagseinschränkungen erfassen, benötigen mindestens 10 min zum Ausfüllen. Mehrere solcher Fragebögen abzugeben, muss daher zwingend überdacht werden. Ist das Assessment jedoch entscheidend für den weiteren Behandlungsverlauf, kann es auch gerechtfertigt sein, etwas mehr Zeit als üblich zu investieren. Assessments, die kein konkretes Ziel verfolgen, sollten hingegen vermieden werden. Nicht zuletzt ist auch relevant zu beachten, ob das Assessment während oder außerhalb der Therapiesitzung durchgeführt wird.

✔ Merke

Bei der Auswahl des Assessments oder Verlaufszeichens kann man sich folgende Fragen stellen:

- Welche Aussage möchte ich mit dem Assessment treffen (z. B. Diagnose, Klassifizierung, Screening, Prognose, Wahl der Therapie, Verlaufskontrolle)?
- Wurde das Assessment sinnvoll und angemessen im Hinblick auf das Ziel, das Hauptproblem und die Fähigkeiten der betroffenen Person ausgewählt?
- Ist das Assessment sinnvoll und angemessen im Hinblick auf meine Fähigkeiten, Kompetenzen und Ressourcen als Physiotherapeut*in gewählt?
- Ist das Assessment sinnvoll und angemessen im Hinblick auf die personellen, räumlichen, materiellen, zeitlichen und finanziellen Ressourcen gewählt?
- Ist das Assessment sinnvoll und angemessen im Hinblick auf die erforderliche Qualität (z. B. Gütekriterien) ausgewählt?
- Ist das Assessment für mich als Physiotherapeut*in sowie für die betroffene Person verfügbar und zugänglich (z. B. im Hinblick auf die Sprache)?
- Wird das Assessment zum richtigen Zeitpunkt durchgeführt?
- Sind es zu viele Assessments oder überfordere ich die Person damit?

3.5.8 Wie führe ich das Assessment oder Verlaufszeichen korrekt durch?

Nach der Auswahl des Assessments oder Verlaufszeichens müssen auf physiotherapeutischer Seite weitere Entscheidungen getroffen werden, bevor mit der eigentlichen Durchführung begonnen werden kann. Im Folgenden werden einige Überlegungen dargestellt, die man sich im Vorfeld machen sollte.

Vorbereitung

Zeitpunkt

Es ist wichtig zu entscheiden, wann das Assessment durchgeführt oder das Verlaufszeichen gemessen werden sollte. Dies kann z. B. bereits im Wartezimmer, gleich zu Beginn der Therapiesitzung oder im Anschluss zu Hause erfolgen. Ebenso sollte festgelegt werden, ob und in welchen Zeitabständen eine Nachmessung (d. h. Verlaufskontrolle, Wiederbefund) erforderlich und sinnvoll ist. Dies kann einmalig oder mehrmals innerhalb derselben Therapiesitzung geschehen, aber auch über mehrere Sitzungen hinweg. Bei dieser Entscheidung spielt es eine Rolle, wie schnell man Veränderungen erwartet oder abbilden möchte. Dient das Assessment oder Verlaufszeichen beispielsweise dazu, die Fortschritte hin zu einem unmittelbaren Ziel (d. h. Nahziel) zu überprüfen, sind kürzere Zeitabstände sinnvoll, während bei langfristigen Zielen (d. h. Fernzielen) die Zeitabstände größer sein können. Möchte man hingegen eine einzelne Therapiemaßnahme evaluieren, sollte die Messung unmittelbar vor und nach der Maßnahme erfolgen, um möglichst keine Verzerrung zu erzeugen. Nicht zuletzt sollte auch die zeitliche Abfolge, sprich Reihenfolge, bedacht werden, sofern mehrere Assessments oder Verlaufszeichen Anwendung finden, da sie sich gegenseitig beeinflussen können.

Tipp

Trotz bester Vorbereitung kann es vorkommen, dass das Erfassen eines Assessments oder Verlaufszeichens vergessen wird. Um dem vorzubeugen, können Erinnerungen hilfreich sein.

Ort

Die Entscheidung über den Durchführungsort des Assessments hängt von verschiedenen Faktoren ab. Es kann etwa in der Physiotherapiepraxis, bei der betroffenen Person zu Hause oder auch online stattfinden. Eine wichtige Überlegung ist, ob die Anwesenheit eines Physiotherapeuten oder einer Physiotherapeutin erforderlich ist und ob das Assessment in Echtzeit (synchron) oder zu einem späteren Zeitpunkt (asynchron) durchgeführt werden soll. Ein klassisches Beispiel für ein asynchrones Assessment oder Verlaufszeichen ist ein Tagebucheintrag, bei dem die Person die Ergebnisse an den Physiotherapeuten oder die Physiotherapeutin übermittelt oder sie beim nächsten Treffen bespricht. Ebenfalls Einfluss auf den Durchführungsort hat die Frage nach dem erforderlichen Material.

Tipp

Wird ein besonderer Raum oder Durchführungsort benötigt, ist es ratsam, diesen im Vorfeld zu reservieren. Das gilt auch für das benötigte Material.

Material

Vor der Durchführung des Assessments sollte klar sein, welches Material benötigt wird. Neben der Klärung, ob alle erforderlichen Dinge vorhanden sind, müssen zudem eventuell einige Vorbereitungen getroffen werden. Dazu gehört z. B. das Aufladen eines Akkus, die Vorbereitung des Raumes (Luft, Temperatur, ausreichend Platz), das Einloggen auf dem Smartphone oder das Ausdrucken eines Fragebogens. Oft wird auch vergessen, dass Kraftgeräte wie der JAMAR Handheld Dynamometer regelmäßig gewartet und kalibriert werden müssen.

> **Tipp**
> Um Fragebögen schneller einsetzen zu können, empfiehlt es sich, die am häufigsten verwendeten Fragebögen auszudrucken und vorrätig zu halten. Alternativ sollte der Link zur Online-Version direkt verfügbar sein, um schnell darauf zugreifen zu können.

Assessor*in

Entschieden werden muss auch, wer die Messung durchführt. Diese Person wird im wissenschaftlichen Kontext auch Assessor*in genannt und ist im vorliegenden Kontext wohl häufig der Physiotherapeut oder die Physiotherapeutin selbst. Relevant ist dabei, ob eine eventuelle Schulung erforderlich ist bzw. ob die Person weiß, wie das Assessment oder Verlaufszeichen korrekt (standardisiert) durchgeführt wird, um keine Messfehler oder Verzerrung zu verursachen. Weiter sollte sich die Frage gestellt werden, ob Hilfspersonal benötigt wird.

Durchführung

Instruktion und Durchführung

Nun kommt es zur eigentlichen Durchführung des Assessments oder Verlaufszeichens. Auch hier gilt es, wichtige Aspekte zu berücksichtigen. Wie bereits erwähnt, ist es entscheidend, dass Durchführung und Instruktion den Vorgaben der Entwickler*in folgen. So steigt beim 1-Minute-Sit-to-Stand-Test die Anzahl der Wiederholungen, wenn die Stuhlhöhe höher ist, die Person verbal motiviert wird, die Wiederholungen laut mitgezählt werden oder die verbleibende Zeit eingeblendet wird. Ebenso ist es wichtig zu wissen, was als gültiger Versuch zählt, also ob man etwa mit dem Gesäß tatsächlich die Sitzfläche berühren muss oder nicht. Denn wenn 2 Physiotherapeut*innen dies unterschiedlich handhaben, hat dies Einfluss auf das Testergebnis und die Interpretation, was verdeutlichen soll, weshalb eine standardisierte Durchführung so wichtig ist.

> **Tipp**
> Nicht nur eine falsche Testausführung, sondern auch die verbale und nonverbale Kommunikation können das Testergebnis verfälschen.

Dokumentation

Die Dokumentation des Assessments oder Verlaufszeichens ist die Grundlage für die anschließende Auswertung und daher sehr wichtig. Die klassische Aussage der Betroffenen, dass etwas „besser" geworden sei, ist dabei nicht ausreichend. Es sollten spezifische Werte oder Aussagen gemacht werden, die mit den Antwortoptionen des Assessments oder Verlaufszeichens übereinstimmen. Auch der Einsatz von etwaigen Hilfsmitteln, wie z. B. von Unterarmgehstöcken im 6-Minuten-Gehtest, sowie das Auftreten von Symptomen wie Schmerzen oder Schwindel muss dokumentiert werden.

> **Tipp**
> Eine sorgfältige und umfassende Dokumentation dient zugleich der rechtlichen Absicherung und der Kommunikation mit anderen Gesundheitsfachpersonen.

Auswertung

Die Auswertung eines Assessments oder Verlaufszeichens erlaubt es, die Fortschritte der Person zu verfolgen, etwaige Veränderungen zu erkennen und die Therapie entsprechend anzupassen. Kurz gesagt ermöglicht sie eine Aussage über den Verlauf und die Zielerreichung. Bei der Auswertung ist es wichtig, die Vorgaben aus der Testentwicklung zu beachten.

> **Tipp**
> Selbst das am besten standardisierte, korrekt durchgeführte und dokumentierte Assessment oder Verlaufszeichen ist nutzlos, wenn es nicht ausgewertet wird und die Ergebnisse keinen Einfluss auf Entscheidungen haben.

Kommunikation

Ein gut dokumentiertes Assessment dient nicht nur der reibungslosen Übergabe einer Person an andere Physiotherapeut*innen, sondern auch der effektiven Kommunikation mit anderen Gesundheitsfachpersonen. In manchen Gesundheitssystemen erfolgt die Physiotherapie auf ärztliche Verordnung, weshalb das Assessment oder Verlaufszeichen eine wichtige (Daten-)Grundlage für Entscheidungen oder Diskussionen, auch mit Krankenkassen oder anderen Leistungsträger*innen, bieten kann. Am allerwichtigsten ist jedoch die klare Kommunikation der Ergebnisse gegenüber der betroffenen Person und, falls angebracht, auch gegenüber den Angehörigen. Diese transparente Kommunikation bildet die Grundlage für die Zusammenarbeit und die Bereitschaft der Person, die Therapie zu unterstützen und mitzuwirken.

> **Tipp**
> In der Kommunikation von Assessments und Verlaufszeichen dürfen der Datenschutz und die Schweigepflicht nie vergessen werden.

3.6 Innovation und Digitalisierung in der Physiotherapie

Eveline Graf, Mandy Scheermesser, Markus Wirz

3.6.1 Einleitung

In vielen Bereichen des privaten und beruflichen Lebens hat die Digitalisierung Einzug gehalten und entwickelt sich stetig weiter. Die in diesem Kapitel beschriebenen Elemente sind daher oftmals Momentaufnahmen. Digitale Anwendungen unterstützen den physiotherapeutischen Alltag in vielfältiger Weise: Administrative Abläufe, wie die Terminkoordination werden erleichtert, durch Klinikinformationssysteme werden die interprofessionelle Kommunikation verbessert und die Verlaufsdokumentation transparenter, das Assessment durch Testgeräte objektiviert, die Entscheidungsfindung durch elektronisch zugängliche Leitlinien unterstützt und Patientinnen und Patienten durch Übungs- und Instruktionsapps angeleitet. Diese Aufzählung ist nicht vollständig und verlängert sich mit jeder weiteren Anwendung.

Dieses Kapitel richtet den Blick auf digitale Anwendungen, welche das Assessment von Patientinnen und Patienten unterstützen (z. B. Bewegungsanalyse). Zudem werden Anwendungen für therapeutische Interventionen wie Übungen oder Regeneration vorgestellt (z. B. Exergames). Im Weiteren geht das Kapitel auf mobile Applikationen ein, in dem es Beispiele, die für die Physiotherapie relevant sein könnten, sowie Qualitätsaspekte solcher Anwendungen beschreibt. Den Abschluss bildet ein Bereich von digitalen Anwendungen, der vermutlich kurz vor seinem flächendeckenden Durchbruch steht, nämlich die virtuelle und erweiterte (augmented) Realität und wie sie im Management von Schmerzen bereits erfolgreich eingesetzt wird.

3.6.2 Apps

Ein Bereich, in dem sich die Digitalisierung ganz deutlich zeigt, sind mobile Anwendungen. Die sog. Apps können auf Tablets oder Smartphones geladen und so überall genutzt werden. Es gibt kaum eine Alltagssituation, für die keine App zur Verfügung steht. Entsprechend groß ist die Anzahl an verfügbaren Apps in den beiden größten Appstores. Die Anzahl der im Google Play Store verfügbaren Apps belief sich im Herbst 2023 auf 2,62 Mio., diejenige im Apple App Store auf 1,81 Mio. Apps sind wirtschaftlich interessant, mit ihnen werden bis zu 86 Mrd. Dollar jährlich umgesetzt. Viele Apps können für sich genutzt werden, eine weitere Gruppe funktioniert in Kombination mit mobilen Sensoren z. B. einem Fitnesstracker, der am Arm getragen wird, einem Fingerring, Schuhsohlen mit Drucksensoren oder T-Shirts. Diese tragbaren Geräte, sog. Wearables, können verschiedenste Sensoren enthalten. So können beispielsweise Bewegungen in Form von Schrittzahl oder Schrittlänge, Kreislauf-Parameter oder die Körpertemperatur registriert und an die App übermittelt werden. Meist werden solche Messdaten dann an eine zentrale Datenbank weitergeleitet und dort mit modernen Analysemethoden ausgewertet. Die Nutzenden erhalten dann eine Rückmeldung z. B. über ihre Trainingsfortschritte.

Apps für medizinische und gesundheitsbezogene Anwendungen werden oft unter dem Begriff Mobile Health, kurz mHealth zusammengefasst. Die Bezeichnung leitet sich aus der Verknüpfung der beiden Begriffe „mobile applications“ und „eHealth“ ab. Hierunter fallen Apps sowohl mit einem klaren medizinischen Zweck als auch solche für Wellness oder Apps, die einen gesünderen Lifestyle unterstützen. Die Grenze ist oftmals fließend, außer bei den Apps, die als sog. Medizinprodukte zertifiziert sind (Kap. Behördliche Bewertungen).

Ein Haupteinsatzgebiet für mHealth Anwendungen ist das Monitoring von physiologischen oder vitalen Werten wie z. B. Blutzucker oder Herzfunktion. Für die Physiotherapie sind Apps interessant, die in der Rehabilitation ergänzend eingesetzt werden können, indem sie z. B. Heimübungen (z. B. „Akina“ oder „Physitrack“) vermitteln und deren Ausführung überwachen oder das klinische Assessment unterstützen (ein ausführliches Beispiel ist im Abschnitt „Apps für die Bewegungsanalyse“ dargestellt). Aber auch für administrative Belange wie die Terminkoordination oder Abrechnung werden zunehmend Apps eingesetzt. Apps können Betroffene bei ihren individuellen Behandlungspfaden begleiten, diese optimal steuern und die Koordination mit den einbezogenen Leistungserbringern verbessern. Studienergebnisse weisen darauf hin, dass Gesundheits-Apps und Wearables dazu beitragen können, das Selbstmanagement der Patient*innen zu unterstützen und so die Patient*innenrolle aktiver, autonomer und partizipativer zu gestalten [896]. In Deutschland können Apps, welche durch das Bundesinstitut für Arzneimittel und Medizinprodukte (BfArM) zugelassen worden sind, in das Verzeichnis der Digitalen Gesundheitsanwendungen aufgenommen werden (DiGA-Verzeichnis: https://diga.bfarm.de/de). So zugelassene Apps können von ärztlichen oder physiotherapeutischen Fachkräften verschrieben werden. Die Kosten für die digitale Gesundheitsanwendung selbst sowie die für die Instruktion erforderlichen ärztlichen Leistungen werden von der gesetzlichen Krankenversicherung getragen. Im Herbst 2023 umfasste das DiGA-Verzeichnis rund 50 dauerhaft oder vorläufig aufgenommene Apps. Darunter befinden sich auch Apps, die für die Physiotherapie bedeutsam sind wie z. B. „companion patella powered by medi“ ein digitales Therapieprogramm für das Management von Knieschmerzen rund um die Patella oder „Kaia Rücken“, eine digitale Therapie, mit der Schmerzen nach einem individuellen Therapieprogramm behandelt werden können. Dabei werden Informationen und Übungen vermittelt, deren Durchführung mit einer einfachen Bewegungsanalysefunktion überprüft wird. Das DiGA-Verzeichnis wird laufend aktualisiert.

Apps zur Bewegungsanalyse

Die Analyse von Bewegungen ist ein Grundpfeiler der Physiotherapie. Die Bewegungsfunktion gibt Aufschluss über die Funktionsfähigkeit einer Person und spiegelt die Veränderungen über die Zeit oder die Effekte von Behandlungen wider. Sie ist somit als Entscheidungsgrundlage für die Auswahl und Dosierung von Interventionen elementar. Physiotherapeut*innen sind Fachleute für Bewegung und erlernen die visuelle Bewegungsanalyse im Rahmen ihrer Ausbildung. Die Qualität einer solchen visuellen Beurteilung hängt sehr stark von der Erfahrung der durchführenden Person ab und kann sehr deutlich zwischen einzelnen Fachpersonen variieren [906].

Die instrumentierte, 3-dimensionale Bewegungsanalyse gilt als Goldstandard in den Bewegungswissenschaften. Sie basiert auf Markern, welche am Körper angebracht und von Kameras erfasst werden. Diese Messsysteme kombinieren die optischen Systeme oftmals mit Kraftmessplatten, um die externen Bodenreaktionskräfte zu messen, sowie mit der Elektromyographie für Informationen zur Aktivität einzelner Muskeln. Im klinischen Kontext werden diese Systeme fast ausschließlich bei pädiatrischen neurologischen Patient*innen eingesetzt, da die Aufnahme, Auswertung und Interpretation der Daten sehr zeitaufwändig sind und in einem speziellen Labor durchgeführt werden müssen. Die instrumentierte, 3-dimensionale Bewegungsanalyse eignet sich also nicht für den Einsatz im größeren Stil in der physiotherapeutischen Praxis.

Apps, welche für eine vereinfachte Bewegungsanalyse entwickelt wurden, bieten Möglichkeiten für praktisch tätige Physiotherapeut*innen, um die Bewegungsanalyse basierend auf objektiven Parametern durchzuführen. Sie erlauben zudem auch die Datenaufnahme außerhalb eines Labors, sogar in einer Wohnung oder auf dem Sportplatz.

Im Smartphone gibt es verschiedene Sensoren, die zur Bewegungsanalyse eingesetzt werden können. Die Smartphone-Kamera kann Videos von Bewegungen aufzunehmen, welche dann über eine Technologie oder von einem Physiotherapeuten oder einer Physiotherapeutin ausgewertet werden. Bestimmte Apps, wie z. B. Akina, nutzen zur Bewegungsmessung auch die Lage- oder Beschleunigungssensoren in den Smartphones.

Im Folgenden werden Beispiele von Apps zur Bewegungsanalyse vorgestellt, welche auf verschiedenen Technologien basieren. Es wird dabei auch auf die Vor- und Nachteile des jeweiligen Ansatzes eingegangen.

Videobasierte Bewegungsanalyse – Beispiel „Dartfish“

Die Dartfish-App (Dartfish, Fribourg, Schweiz) nutzt die Kamera des Smartphones oder Tablets, um Videos aufzuzeichnen. Diese können im Anschluss verlangsamt abgespielt, Markierungen angebracht oder Winkel berechnet werden. Ein solches Tool ist vor allem in der Kommunikation mit den Patient*innen sehr hilfreich, da Bewegungsmuster gezeigt und relevante Aspekte speziell hervorgehoben werden können. Für ein verlangsamtes Abspielen von Videos benötigen viele Smartphones nicht mehr spezielle Apps, sondern können das bereits mit der vorinstallierten Kamera-App. Das Kennzeichnen von bestimmten Aspekten, und vor allem das Berechnen von Winkeln zwischen gekennzeichneten Teilen hingegen ist nicht standardmäßig möglich. Für solche Anwendungszwecke sind Apps wie eben Dartfish sehr hilfreich.

Wenn Videos analysiert werden, gilt es zu beachten, dass die Ebene, in der das Video aufgenommen wird, auch die Ebene ist, in der die Bewegung stattfindet (z. B. Knieflexion/-extension muss in der Sagittalebene gefilmt werden). Stimmen diese beiden Ebenen nicht überein, entspricht der berechnete Winkel nicht dem tatsächlichen Winkel, da Anteile der Bewegung außerhalb der Kameraebene stattfinden und daher nicht berücksichtigt werden können. Das verfälscht nicht nur das Resultat; werden diese Videos für die Verlaufsdokumentation verwendet, ist es sehr relevant, dass die Perspektive auf die untersuchte Körperregion immer dieselbe ist, damit die gemessenen Winkel vergleichbar sind. Dennoch bieten solche Apps ein einfaches Mittel für die Aufnahme und Analyse von Videos, welche schnell aufgenommen und ausgewertet sind und die Kommunikation mit den Patient*innen deutlich erleichtern können.

Videobasierte Bewegungsanalyse in Kombination mit künstlicher Intelligenz – Beispiel „Lindera"

Die Lindera-App (Lindera GmbH, Berlin) ist für die Ganganalyse und die Sturzrisiko-Abklärung bei geriatrischen Personen entwickelt worden. Dabei wird die Person beim Gehen in der Frontalebene gefilmt. Der Algorithmus macht nach der Videoaufnahme eine Modellierung des 3-dimensionalen Bewegungsmusters basierend auf dem 2-dimensionalen Video. Dabei werden räumlich-zeitliche Variablen wie Schrittlänge, -höhe und -geschwindigkeit ermittelt sowie die Position des Schwerpunkts und bestimmter Gelenkszentren bestimmt. Kombiniert mit einem Fragebogen, welcher die Sturzgeschichte, Einnahme von Medikamenten, Krankheiten, sensorische und kognitive Beeinträchtigungen erfasst, errechnet die App das Sturzrisiko in Prozent [915].

Die 2D-3D-Tracking-Technologie, welche aus einem 2-dimensionalen Video 3-dimensionale Bewegungsmuster errechnet, wird immer populärer, da das Tracking des Körpers mittels Algorithmen der künstlichen Intelligenz immer besser wird. Für die Physiotherapie wäre es äußerst gewinnbringend, wenn anhand von Smartphone-Videos die 3-dimensionalen Bewegungsmuster quantifiziert werden könnten, idealerweise bei Personen in normaler Straßenkleidung. Solche Systeme eignen sich jedoch nicht für eine valide, reliable und genaue 3-dimensionale Bewegungsanalyse von freien Bewegungen. Die Apps basieren ihre Algorithmen meist auf einer erwarteten Bewegung wie z. B. das Gehen, komplett freie Bewegungen können nicht getrackt werden. Zudem ist es je nach bewegtem Segment sehr schwierig, anhand von 2-dimensionalen Videos Rotationen um die Längsachse von Segmenten zu bestimmen (z. B. die Pro- und Supination im Unterarm). Die Weiterentwicklung der Technologie wird das Tracking jedoch sicherlich weiter verbessern, sodass solche Systeme immer besser in der physiotherapeutischen Praxis auch außerhalb von standardisierten Bewegungen einsetzbar werden.

Sensorbasierte Bewegungsanalyse – Beispiel „Goniometer-Apps"

Neben der Kamera verfügen Smartphones über einige weitere Sensoren, welche für die Funktionalität des Gerätes selbst benötigt werden, aber auch von Apps genutzt werden können. Beispiele solcher Sensoren sind ein Gyroskop, welches die Ausrichtung des Smartphones misst, ein Magnetometer für die Bestimmung der räumlichen Position, ein Beschleunigungssensor oder auch ein GPS-Sensor (Global Positioning System). Einzelne dieser Sensoren, oder auch eine Kombination deren Daten können von Apps genutzt werden und machen die Daten der Sensoren nutzbar.

Goniometer werden traditionellerweise in der Physiotherapie zur Quantifizierung von Gelenkspositionen oder Bewegungsumfängen angewendet. Da die Position und die Positionsveränderung des Smartphones über die genannten Sensoren sehr gut bestimmt werden können, gibt es eine Vielzahl von Goniometer Apps in den jeweiligen App-Stores. Allerdings verwenden die verschiedenen Apps nicht immer die gleichen Sensoren. Es kann daher zu systematischen Unterschieden der Messwerte kommen, die von verschiedenen Apps ermittelt wurden, selbst wenn dies auf demselben Smartphone erfolgte. Zudem kann die gleiche App auf unterschiedlichen Smartphones angewendet zu unterschiedlichen Resultaten führen in Abhängigkeit von der Integration eines Sensors im entsprechenden Smartphone. Die Reliabilität und die Validität verschiedener Goniometer-Apps wurden in vielzähligen Studien analysiert und es wurde gezeigt, dass die Apps für verschiedene Gelenke und mit verschiedenen Smartphone-Modellen in der Praxis angewendet werden können, jedoch sollten individuelle Verlaufsmessungen immer mit demselben Produkt durchgeführt werden [899].

Während Goniometer-Apps gegenüber einem traditionellen Goniometer Vorteile bieten, wie etwa die Datenspeicherung und Integration in die elektronische Dokumentation sowie einfache Verfügbarkeit, gibt es auch Limitationen, welche vor einem Einsatz geprüft werden müssen. Dazu gehören Themen wie Desinfektion des Geräts vor der Anwendung bei anderen Personen, die Abhängigkeit von der Stromversorgung bzw. einem Akku aber auch die Datensicherheit. Es muss z. B. überprüft werden, ob und wo die erhobenen Daten vom App-Anbieter gespeichert werden. Für eine systematische Überprüfung der Eignung einer Goniometer-App für die praktische Anwendung, kann ein App-Bewertungsschema aufschlussreich sein (Kap. Die Bewertung von Gesundheits-Apps).

Apps zur Unterstützung der Regeneration nach körperlicher Aktivität

Die Regeneration nach körperlicher Aktivität ist ein breites Thema, das verschiedene Aspekte der Erholung und des Wohlbefindens umfasst. Zur übersichtlichen Darstellung werden im Folgenden 3 Bereiche der Regeneration beschrieben, welche Apps in diesen Themenfeldern angeboten werden und inwiefern deren Anwendungen wissenschaftlich untersucht wurden. Pro Themenbereich wird jeweils eine Auswahl von Apps vorgestellt, die in den App-Stores verfügbar sind. Einige der Apps greifen mehrere Aspekte der Regeneration nach körperlicher Aktivität auf und erscheinen deshalb auch in mehreren Themenfeldern.

Folgende Themenbereiche, die mit der Regeneration in Verbindung stehen, werden nachfolgend näher behandelt:

- Schlafmanagement: die Bedeutung von ausreichendem Schlaf für die Regeneration von Muskeln und des gesamten Organismus sowie Schlafzyklen und Schlafqualität
- Stressmanagement: der Einfluss von Stress auf die Regeneration sowie Techniken zur Stressreduktion, wie Meditation und Atemübungen
- psychologische Aspekte und mentale Gesundheit: mentale Erholung und psychologische Auswirkungen von körperlicher Anstrengung sowie die Bedeutung von Pausen und Ruhephasen.

Apps zum Schlafmanagement

Schlaf spielt eine entscheidende Rolle bei der Regeneration nach körperlicher Aktivität. Die Regeneration ist ein komplexer Prozess, der auf zellulärer Ebene stattfindet, dessen Schlüsselkomponente der Schlaf ist, der verschiedene physiologische Funktionen unterstützt. Ein Mangel an ausreichendem Schlaf kann die Fähigkeit des Körpers, sich optimal zu regenerieren, beeinträchtigen und damit zu einer erhöhten Verletzungsgefahr sowie zu einer geringeren Leistungsfähigkeit führen. Außerdem kann Schlafmangel die neuronalen Prozesse ungünstig beeinflussen und Erkrankungen wie Herz-Kreislauferkrankungen, Diabetes, Depressionen und Übergewicht begünstigen [885]. Daher ist es wichtig, genügend Zeit für erholsamen Schlaf einzuplanen, insbesondere nach intensiver körperlicher Aktivität.

Die Umsetzung von Maßnahmen zur Schlafverbesserung, darunter die Einhaltung eines festen Schlafplans und die Anwendung von Entspannungstechniken, kann dazu beitragen, die nachteiligen Effekte von Schlafproblemen auf die körperliche Regeneration zu minimieren. In diesem Kontext können Apps als ein mögliches Hilfsmittel dienen, um den Schlaf und dessen Qualität zu unterstützen. Ziel von Schlaf-Apps ist es, den Schlaf zu überwachen, die Schlafqualität zu verbessern, das Einschlafen und das spätere Aufstehen zu erleichtern. Ebenfalls sind die Apps für den Stressabbau und das Entspannen geeignet (z. B. Sleep Cycle, Better Sleep). Einige bieten angeleitete Meditationen, beruhigende Musik und Klänge, Gute-Nacht-Geschichten und Atemübungen an. Solche Apps nutzen Informationen des Bewegungssensors und des Mikrofons im Smartphone, um die Schlafdauer und die Schlafphasen aufzuzeichnen. Mehrere dieser Apps bieten zusätzlich die Funktion eines „intelligenten Weckers", der die passende Aufwachzeit zwischen 2 Schlafphasen oder in einer leichten Schlafphase ermittelt und so für sanfteres Aufwachen sorgen soll. Darüber hinaus bieten sie Schlafstatistiken und Erkenntnisse zur Verbesserung der Schlafqualität. Außerdem gibt es Apps, die das Einschlafen mit Geräuschen, Klängen oder Musik fördern sollen (z. B. Relax Melodies, White Noise). Die auditiven Stimuli sollen zur Entspannung beitragen, Umgebungsgeräusche neutralisieren und so das Einschlafen unterstützen.

Apps, die mithilfe von Entspannungstechniken das Einschlafen verbessern sollen, basieren auf verschiedenen bewährten Entspannungstechniken wie Atemübungen (z. B. Breath Ball), geführte Meditation und entspannende Musik und Schlafgeschichten (z. B. Calm) oder Achtsamkeits- und Entspannungsübungen (z. B. Headspace). Trotz der Vielzahl von Schlafmanagement-Apps konnten bislang nur wenige systematische Untersuchungen belegen, dass diese Anwendungen eine nachhaltige Verbesserung des Schlafs bewirken können. Einige aktuelle Studien verweisen auf dieses Potenzial [882][905]. Andere verweisen auf mögliche Risiken und empfehlen deshalb, die Apps nicht für das Schlafmanagement zu verwenden, da diese zu einer ungesunden Sucht nach perfektem Schlaf (Orthosomnie) führen können [887]. Eine systematischer Übersichtsarbeit, die 7 Studien einschloss, kam zu dem Ergebnis, dass Apps, die als Ergänzung zu einer Therapie oder als Therapieersatz eingesetzt werden, durchaus das Potenzial haben, Schlafprobleme zu lindern [911]. Neuere Studien konnten zeigen, dass die kognitive Verhaltenstherapie vermittelt durch Apps bei Schlafproblemen eine vielversprechende Wirkung haben kann. Wie die Verhaltenstherapie effektiv in Apps implementiert werden kann, um den Schlaf zu verbessern und durch welche Mechanismen sie wirkt, ist noch offen (z. B. Selbstwirksamkeit, soziale Normen und Einstellungen) [886].

Apps zum Thema Stressmanagement

Apps zum Stressmanagement und zur Förderung der Regeneration zielen meist darauf ab, das emotionale Wohlbefinden und die physische Gesundheit zu verbessern. Die Funktion der Apps besteht darin, den Nutzer*innen Werkzeuge und Techniken zur Verfügung zu stellen, um Stress abzubauen. Dies kann durch geführte Meditationen, Atemübungen, progressive Muskelentspannung oder andere Entspannungstechniken erreicht werden (z. B. Breathe, Calm, Headspace, HelloBetter Stress und Burnout). So bietet Headspace geführte Meditationen für verschiedene Zwecke, einschließlich Stressabbau und Entspannung an. Darüber hinaus enthält die App auch Atemübungen und kurze Animationen, welche die Prinzipien der Meditation erklären. Mit über 70 Millionen Downloads auf allen verfügbaren Plattformen und Nutzenden aus über 190 Ländern ist die mobile Anwendung Headspace eine der bekanntesten mHealth-Anwendungen [900]. Neben Schlafunterstützung bietet Calm auch geführte Meditationen und entspannende Musik für Stressabbau, tägliche Achtsamkeitsübungen und Atemtechniken. Viele Stressmanagement-Apps sind darauf ausgerichtet, in den Alltag integriert zu werden. Sie bieten kurze Übungen an, die in den Tagesablauf passen, um Stressmomente zu reduzieren und die mentale Widerstandsfähigkeit zu stärken. So beinhaltet die App Breath neben Atemtechniken zur Stressbewältigung und Entspannung auch personalisierte Atemübungen und Erinnerungen, um kurze Pausen für Atemübungen in den Tagesablauf einzubauen. Allerdings muss darauf hingewiesen werden, dass es für die App Calm bislang keine klinischen Studien gibt und für die äußerst populäre App Headspace nur Studien gibt, die sehr geringe oder keine Effekte auf die Stressreduktion zeigen [904].

Anders ist es bei der App HelloBetter Stress und Burnout. Sie hat eine CE-Kennzeichnung als Medizinprodukt und ist im DiGA-Verzeichnis dauerhaft aufgenommen (Kap. Die Bewertung von Gesundheits-Apps). Die App ist ein interaktives und psychologisches Therapieprogramm und wird durch Fachpersonen begleitet. Ziel ist es, die Nutzenden dabei zu unterstützen, den alltäglichen Stress zu reduzieren und Lösungen bei der Lebens- und Arbeitsbewältigung zu geben. Die App beinhaltet psychoedukative Informationen zum Thema Stress und Übungen zur Verbesserung der Stressbewältigung, Übungen, um stressigen Situationen zu reflektieren sowie ein digitales Stresstagebuch. Die Teilnehmenden erhalten nach jeder Einheit ein schriftliches Feedback zur Wahrung der Patient*innensicherheit und des bestimmungsgemäßen Gebrauchs. Die Wirksamkeit der App konnte in einer kontrollierten klinischen Studie nachgewiesen werden, in die 264 Arbeitnehmende mit einer erhöhten Stressbeanspruchung eingeschlossen wurden. Die Studie zeigte, dass die App zusätzlich zu einer allgemeinen medizinischen Versorgung die Stressbeanspruchung wirksamer reduziert als die medizinische Versorgung allein. Diese Effekte waren auch nach 6 Monaten noch nachweisbar [894].

Zusammenfassend lässt sich sagen, dass die im App-Store erhältlichen Apps zum Thema Stress mehrheitlich Achtsamkeits- und Meditationsübungen sind. Headspace ist eine der weltweit beliebtesten Apps zum Stressmanagement. Zwar ist sie sehr anwendungsfreundlich gestaltet, aber ihre Wirksamkeit ist nicht klinisch nachgewiesen. Ein Beispiel für ein wirksames Online-Training zur Stressbewältigung ist die App HelloBetter Stress und Burnout. Die App ist im DiGa-Verzeichnis in Deutschland gelistet und ihre Wirksamkeit ist wissenschaftlich bestätigt.

Apps zum Thema psychologische Aspekte und mentale Gesundheit

Psychische Gesundheitsprobleme nehmen europaweit zu und stellen eine der häufigsten Ursachen von Leiden und Behinderung dar. Laut der WHO leben in der EU mehr als 150 Mio. Menschen mit einer psychischen Erkrankung (Stand 2021), und nur ein Drittel der Menschen mit Depressionen erhält eine angemessene Versorgung [920]. Unterstützungsangebote sind oft rar und achtsamkeitsbasierte Interventionen und sog. Mindfulness-Apps zeigen positive Wirkungen auf die körperliche und geistige Gesundheit [910]. Jedoch muss darauf hingewiesen werden, dass diese Apps keine Diagnose oder Behandlung bieten. Sie sind kein Ersatz für professionelle Hilfe, aber sie können dabei helfen, sich um die emotionale Gesundheit zu kümmern oder können begleitend zu einer Therapie oder anderen Behandlungen eingesetzt werden.

Die Fülle der verfügbaren Apps in diesem Bereich ist sehr groß. So bietet die App MindDoc (früher Moodpath) an, Stimmungsschwankungen zu verfolgen und empfiehlt Übungen zur Stressbewältigung. Einige Apps verwenden KI und maschinelles Lernen, um Muster im Verhalten der Nutzenden zu erkennen. Dies ermöglicht das frühzeitige Erkennen von Anzeichen für emotionale oder psychische Probleme, was zu einer rechtzeitigen Intervention führen kann. KI-basierte Apps sind beispielsweise Wysa und Youper, die „emotionalen Support" für Gespräche und Übungen zur Bewältigung von Stress und Angst anbieten sowie Anleitungen für Achtsamkeits- und Selbstreflexionsübungen. Einen anderen Ansatz verfolgt die App Heavy Metal, mit der mentale Stimmungen und Emotionen durch Formen von Stimmungsbildern und Tönen sichtbar gemacht werden – woraus ein Gefühlsverlauf entsteht. Die App ist ein Forschungsprojekt der Zürcher Hochschule der Künste und wird von der Schweizer Krankenversicherung Sanitas gefördert.

Die inhaltliche Qualität von Achtsamkeit-Apps hat eine aktuelle Studie untersucht und dafür 192 achtsamkeitsorientierte Apps in den europäischen kommerziellen App-Stores von Apple und Google Play Store anhand des standardisierten Bewertungsinstruments MARSsystematisch bewertet (Kap. Die Bewertung von Gesundheits-Apps) [903]. Zusätzlich wurden die aktuelle Evidenz sowie die Datenschutz- und Sicherheitsfunktionen der Achtsamkeits-Apps überprüft. Von den 5 am besten bewerteten Apps (Wysa, Youper, Relax Now, Mind the Bump, Mindfulness Coach) wurden die Inhalte und Funktionen dargestellt. Als Schwachstellen wurden der Datenschutz und die Datensicherheit, die größtenteils fehlende wissenschaftliche Evidenz und die mangelnde Qualität der Informationen identifiziert [910].

Zusammengefasst

Insgesamt können Apps zur psychischen Gesundheit einen erheblichen Mehrwert bieten, sowohl als eigenständige Ressource als auch ergänzend zu traditionellen Therapieansätzen. Durch ihre Verfügbarkeit rund um die Uhr ermöglichen sie einen einfachen Zugang zu Hilfsmitteln und Unterstützung, besonders in Regionen mit begrenztem Zugang zu herkömmlichen psychischen Gesundheitsdiensten. Dennoch ist es wichtig zu betonen, dass diese Apps ihre Grenzen haben und nicht für alle Situationen geeignet sind. Bei schwerwiegenden psychischen Gesundheitsproblemen ist professionelle Hilfe erforderlich. Trotzdem können Apps als unterstützendes Mittel zur Förderung des täglichen Wohlbefindens und der langfristigen psychischen Gesundheit dienen.

Die Bewertung von Gesundheits-Apps

Die in diesem Kapitel bereits vorgestellten Apps sind auf den ersten Blick interessant und für die Physiotherapie geeignet. Dennoch lohnt es sich, die Qualität von Gesundheits-Apps systematisch zu prüfen, denn die Verwendung einzelner Apps kann durchaus auch mit unerwünschten Folgen verbunden sein.

Die in der im DiGA-Verzeichnis (Kap. 3.6.2) aufgeführten Apps wurden einer ausführlichen Prüfung unterzogen und können daher in jeder Hinsicht als unbedenklich angesehen werden. Doch was ist mit all den anderen Apps? Wie sollen sich Physiotherapeutinnen und Physiotherapeuten zurechtfinden und wie sollen sie ihre Patientinnen und Patienten beraten? Innerhalb der großen an Anzahl Apps fallen viele in die Kategorie der mHealth-Anwendungen. In den beiden großen App-Stores stehen zurzeit rund 80 000–100 000 Apps für Gesundheit und Fitness bzw. knapp 50 000 für Medizin zur Verfügung. Bevor Apps in diesen beiden Stores zum Download bereitgestellt werden, wird zwar sichergestellt, dass sie frei von Computer-Viren sind, doch findet eine inhaltliche Qualitätsanalyse nicht statt. Stattdessen werden Apps in den Stores von den Nutzenden bewertet. Diese Rezensionen basieren nicht auf definierten Kriterien und die 1–5 Sterne werden mehrheitlich nach subjektiven Einschätzungen vergeben. Teilweise werden auch Kritiken angebracht, die sich gar nicht auf die App selbst beziehen, sondern z. B. lediglich auf die Inkompatibilität der App mit dem eigenen Smartphone. Ein weiterer Hinweis, der den Appstores entnommen werden kann und für die Qualität sprechen könnte, ist die Anzahl der Downloads, wobei unklar bleibt, wie lange die entsprechende App dann auch genutzt wird. Zur Qualität der Inhalte und weiteren Aspekten wie z. B. zum Datenschutz oder der Benutzerfreundlichkeit können daraus aber ebenfalls keine Schlüsse gezogen werden. Für eine Koch- oder Wetter-App mögen solche Bewertungen genügen, bei mHealth-Anwendungen, die meist auch Daten sammeln, sind sie aber unzureichend. Hier müssen sich Nutzende sicher sein können, dass die Inhalte dem aktuellen Stand der Forschung entsprechen, die App verständlich und gut bedienbar ist und ihre Daten sicher sind. Hierzu sind folglich klare Kriterien notwendig.

Kriterien für die Bewertung von Gesundheits-Apps

Zunächst wird auf die behördlichen Bewertungen eingegangen. Zudem existiert eine Vielzahl an Checklisten, die eine Bewertung durch Nutzende selbst zulassen, sofern die Informationen transparent zur Verfügung stehen. 2 Beispiele von solchen Checklisten, die „App-Synopse" und die „Mobile Application Rating Scale" werden in diesem Abschnitt ebenfalls vorgestellt.

Behördliche Bewertungen

Die strengste Bewertung ist die sog. Medizinprodukte-Zertifizierung. Medizinprodukte sind nach europäischem Recht definiert als Produkte mit medizinischer Zweckbestimmung, die vom Hersteller für die Anwendung beim Menschen bestimmt sind. Dazu gehören Implantate, Produkte zur Injektion, Infusion, Transfusion und Dialyse, humanmedizinische Instrumente, Software, Katheter, Herzschrittmacher, Dentalprodukte, Verbandstoffe, Sehhilfen, Röntgengeräte, Kondome, ärztliche Instrumente, Labordiagnostika, Produkte zur Empfängnisregelung sowie In-vitro-Diagnostika. Anders als bei Arzneimitteln, die pharmakologisch, immunologisch oder metabolisch wirken, wird die bestimmungsgemäße Hauptwirkung bei Medizinprodukten primär auf physikalischem Weg erreicht.

In Deutschland wird die Qualität von Apps, die in das DiGA-Verzeichnis aufgenommen werden, durch das Bundesinstitut für Arzneimittel und Medizinprodukte (BfArM) geprüft. Dabei stehen die Kriterien Sicherheit, Funktionstauglichkeit, Qualität, der Datenschutz und die Datensicherheit sowie das Vorliegen des Nachweises positiver Versorgungseffekte im Fokus.

In Österreich sind die gesetzlichen Voraussetzungen für die Erstattung von digitalen Gesundheitsanwendungen ebenfalls vorhanden, jedoch zum aktuellen Zeitpunkt (Herbst 2023) in der Praxis noch nicht umgesetzt. Die Qualitätskriterien, denen solche DiGAs genügen müssen, entsprechen im Wesentlichen denjenigen einer CE-Medizinprodukte-Zertifizierung. Die Bewertungen von Gesundheits-Apps sollen künftig durch akkreditierte, benannte Stellen geprüft werden.

In der Schweiz wird die Nutzung/der Kauf von Gesundheits-Apps derzeit nicht durch die Krankenkassen erstattet. Dennoch hat eHealth-Suisse, die Kompetenz- und Koordinationsstelle von Bund und Kantonen für die digitale Vernetzung im Gesundheitswesen, Qualitätskriterien für Gesundheits-Apps erarbeitet und in einem Bericht veröffentlicht [884]. Der einheitliche Kriterienkatalog ist als Selbstdeklaration gedacht. Das bedeutet, dass Entwicklungsteams ihre Gesundheits-Apps anhand der Kriterien bewerten, damit sich Nutzende ein Bild über deren Qualität machen können. Dabei dienten 9 Qualitätsprinzipien als Basis für die Erarbeitung der Kriterien (▶ Tab. 3.17).

Das Besondere am Kriterienkatalog von eHealth-Suisse ist, dass die Kriterien zwar beschrieben sind, aber nicht in praktisch anwendbarer Form vorliegen. Die Empfehlung im Bericht lautet entsprechend, dass zielgruppenspezifische Operationalisierungen der Kriterien vorgenommen werden müssen, und für die Umsetzung handhabbare Werkzeuge entwickelt werden sollen. Zudem empfiehlt eHealth-Suisse die Zusammenführung der Bewertungsinformationen in einer Online-Datenbank. Diese Arbeiten sollen möglichst unter Einbeziehung der entsprechenden Stakeholder umgesetzt werden. Mitarbeitende der Zürcher Hochschule für Angewandte Wissenschaften (ZHAW) haben in 2 Projekten die Qualitätskriterien von eHealth-Suisse für die Bewertung von Apps und Wearables für die Physiotherapie operationalisiert. Die Bewertung kann nun anhand einer Checkliste vorgenommen werden (▶ Tab. 3.17). Zudem haben die Forschenden den Prototyp einer Webseite entwickelt, welche über die Bewertungen transparent informiert. Bei diesen Projekten wurden wie empfohlen künftige Nutzer*innen einbezogen.

Die Checkliste richtet sich an Nutzende von Selbstvermessungstechnologien (▶ Tab. 3.17). In sie wurde für die Bewertung der Gebrauchstauglichkeit ein bereits existierendes Bewertungsinstrumente integriert, die System Usability Scale [888]. Das ist eine etablierte Skala, die auch für sich verwendet werden kann. Zudem wurden 2 Element hinzugefügt, die keinem Qualitätsprinzip zugeordnet werden können, nämlich ob es sich bei der App oder dem Wearable um ein Medizinprodukt handelt und wie einfach die Informationen zur Qualität auffindbar sind. Ist ein Kriterium erfüllt, so werden Punkte vergeben. Für besonders elementare Kriterien werden dabei mehr Punkte gezählt. Maximal können 100 Punkte erreicht werden, was der maximalen Qualität entspricht. Die Checkliste basiert nun auf den behördlichen Qualitätsprinzipien, sie kann aber für die Selbstbewertung angewendet werden. Dennoch ist eine Schulung der Personen vorgesehen, welche die Ergebnisse letztlich auswerten, damit die Bewertungskriterien einheitlich interpretiert werden.

Bewertungs-Checklisten

Neben den eben beschriebenen behördlichen oder offiziellen Qualitätsprüfungen, die meist mit einer Zertifizierung einhergehen, gibt es eine Reihe von Checklisten, mit denen die Qualität von Gesundheits-Apps durch Nutzende geprüft werden kann. Die 2 folgenden Beispiele sind an Hochschulen als Produkt wissenschaftlicher Studien entstanden. Sie sind einfach in der Handhabung und recht weit verbreitet.

Die App-Synopsis ist ein standardisiertes Reporting-Tool, um die Informationen über die Qualität von Gesundheits-Apps bereitzustellen [883]. Die Checkliste enthält insgesamt 39 Fragen, die 9 Kategorien zugeordnet sind. Letztere bilden die sicherheits- und wirksamkeitsrelevanten Aspekte einer Gesundheits-App ab. Hierunter zählen 1. der Status, ob es sich um eine konformitätsbewertete oder anderweitig zertifizierte/geprüfte App handelt (z. B. Medizinprodukt); 2. der Zweck der Anwendung; 3. Beschreibungen der Funktionalität; 4. die wissenschaftlich belegte Wirksamkeit; 5. Informationen über die Limitationen der App; 6. Angaben zu Risiken; 7. Angaben zur Verlässlichkeit; 8. Datensicherheit und 9. allgemeine Herstellerangaben in Form eines Impressums. Die App-Synopsis wurde bereits 2013 erstmals publiziert und dann noch einige Jahre weiterentwickelt. Obwohl aktuell keine Weiterentwicklung stattfindet und die App-Synopsis zu veralten droht, ist sie immer noch nützlich und ihre Kriterien aktuell. Die Checkliste kann im Internet gefunden werden.

Tab. 3.17 Qualitätsprinzipien von eHealth-Suisse, operationalisiert durch die Zürcher Hochschule für Angewandte Wissenschaften (ZHAW) und ergänzt für die Bewertung von Apps und Wearables für die Physiotherapie durch Nutzende (SVT = Selbstvermessungstechnologie, zusammenfassender Begriff für Apps und Wearables) [884].

Qualitätsprinzip	Operationalisierung
1. Transparenz	Ist der Hersteller mit Kontaktinformation angegeben?
	Sind Informationen über Geschäftstätigkeit des Herstellers verfügbar?
	Ist die Finanzierungsquelle angegeben?
	Gibt es publizierte, wissenschaftliche Studien zur Validität der Selbstvermessungstechnologie (SVT), basierend auf Angaben in App-Store oder App?
	Werden Informationen über die Autoren oder Quellen der Inhalte gemacht, inkl. ihrer Namen und Qualifikationen?
	Ist die Zielgruppe für die SVT definiert?
	Ist die SVT zielgruppengerecht formuliert?
2. Zweckmäßigkeit	Hat die SVT ein CE-Zeichen und ist daher ein zertifiziertes Medizinprodukt?
	Wenn kein zertifiziertes Medizinprodukt: Ist das Ziel oder der Zweck der SVT definiert?
	Ist klar, welche Daten in welchem Umfang erhoben werden?
	Eignen sich die erfassten Parameter zur Zielerreichung?
3. Risikoangemessenheit	Wird auf Risiken bei der Nutzung hingewiesen?
	Werden Maßnahmen zur Risikominimierung erwähnt?
	Stehen Nutzen und Risiken der SVT in einem angemessenen Verhältnis? (Meinung der bewertenden Person)
4. Ethische Unbedenklichkeit	Steht die SVT allen Personen der Zielgruppe offen? Zu beachtende Aspekte sind: Sprache (muss Deutsch oder Englisch sein), Bedienbarkeit usw.
	Können die gewünschten Funktionen der SVT auch ohne Datenspeicherung genutzt werden?
	Ist klar, wer die Nutzenden (Hersteller, Dritte) der Daten sind?
	Scheint die Weiterverwendung der Daten unbedenklich?
	Wird erläutert, welche Rechte bezüglich der Datenspeicherung bestehen, z. B. ein Auskunftsrecht, Änderungsrecht, Widerrufsrecht?

Tab. 3.17 Fortsetzung

Qualitätsprinzip	Operationalisierung
5. Rechtskonformität	Wo werden die Daten gespeichert?
	Liegt eine Datenschutzerklärung vor (z. B. in den AGB)?
6. Inhaltliche Validität	Ist der Inhalt aktuell?
7. Technische Angemessenheit	Kann die SVT auf verschiedenen Endgeräten/Betriebssystemen genutzt werden?
8. Gebrauchstauglichkeit	Wurde die Gebrauchstauglichkeit überprüft?
	Können Nutzer mit anderen Nutzern in Kontakt treten?
	Wurde die Zielgruppe/Gesundheitsfachpersonen bei der Entwicklung miteinbezogen?
	Ich denke, dass ich diese SVT gerne regelmäßig nutzen würde.
	Ich fand die SVT unnötig komplex.
	Ich denke, die SVT war leicht zu benutzen.
	Ich denke, ich würde die Unterstützung einer fachkundigen Person benötigen, um die SVT benutzen zu können.
	Ich fand, die verschiedenen Funktionen der SVT waren gut integriert.
	Ich halte die SVT für zu inkonsistent.
	Ich glaube, dass die meisten Menschen sehr schnell lernen würden, mit der SVT umzugehen.
	Ich fand die SVT sehr umständlich zu benutzen
	Ich fühlte mich bei der Nutzung der SVT sehr sicher.
	Ich musste viele Dinge lernen, bevor ich mit der SVT arbeiten konnte.
9. Ressourceneffizienz	Kann die SVT offline benutzt werden?
	Wieviel kostet die Vollversion der SVT?
Zusätzliche Elemente für die Operationalisierung	
Klärung Medizinprodukt	Dient die SVT dazu, Krankheiten, Verletzungen oder Behinderungen zu erkennen, zu verhüten (bei Krankheiten), zu überwachen, zu behandeln, zu lindern oder Behinderungen zu kompensieren?
	Dient die SVT dazu, den anatomischen Aufbau zu untersuchen oder zu verändern oder einen physiologischen Vorgang zu untersuchen, zu verändern oder zu ersetzen?
	Hat die SVT eine Messfunktion?
Transparenz	Wie gut sind Informationen über die SVT auffindbar?

Eine weitere Checkliste ist die Mobile Application Rating Scale (MARS). Dabei handelt es sich um ein einfaches Werkzeug zur Bewertung der Qualität von mobilen Gesundheitsanwendungen. MARS wurde ursprünglich in Australien entwickelt, liegt inzwischen aber auch validiert in deutscher Sprache vor [903][914]. Die Checkliste besteht aus 23 Bewertungsfragen in folgenden 4 Bereichen: 1. Engagement; 2. Funktionalität; 3. Ästhetik und 4. Information. Zusätzlich erhebt sie Elemente der Patient*innensicherheit im Sinne der Güte des therapeutischen Angebots. Jede Frage erhält eine Bewertung auf einer 5-Punkte Skala (1: inakzeptabel, 2: schlecht, 3: akzeptabel, 4: gut, 5: exzellent). Für jeden Punkt sind spezifische Anforderungen festgelegt, um eine einheitliche Bewertung und Vergleichbarkeit zu ermöglichen. Die MARS-Checkliste kann als Anhang zum wissenschaftlichen Artikel heruntergeladen werden [903].

3.6.3 Exergames

Exergames sind Computerspiele, die durch „Exercise“, also körperliche Aktivität, gesteuert werden. Als die ersten solcher Spiele auf den Markt gekommen sind, dienten sie primär der Unterhaltung und die Spielenden interagierten mit einem Gerät, z. B. einer Plattform mit Drucksensoren bei Dance Dance Revolution (Konami Group Corporation, Tokio, Japan) oder einem Controller in der Hand wie bei Nintendo Wii (Nintendo Co., Kyoto, Japan). In neuerer Zeit geht der Trend in die Richtung, dass das Spiel mit dem ganzen Körper gesteuert wird, dies erlaubt eine freie Bewegung und je nach Spiel auch eine Interaktion mit anderen Gegenständen und Personen. Auch diese Art der Technologie, welche die Bewegung über Videokameras detektiert, kam zuerst als Unterhaltungselektronik auf den Markt (z. B. Kinect, Microsoft, Redmond, USA).

Exergames erlauben die Kombination von körperlicher Aktivität mit Spielen. Spiele können die Motivation und Adhärenz im Training oder in der Therapie erhöhen [919], aber ihr Potenzial geht über eine reine Steigerung der Motivation hinaus. Sie können kognitive Funktionen wie Aufmerksamkeit und visuell-räumliche Fähigkeiten verbessern [913] und durch die Immersion in das Game-Szenario die Aktivität und den Energieverbrauch steigern [916], ohne dass dies durch die Spielenden wahrgenommen wird.

Neben einer möglichen Steigerung der Motivation beinhalten Exergames auch Dual-Task-Aufgaben [891]. Dabei wird zusätzlich zu der körperlichen Herausforderung auch eine kognitive Aufgabe gelöst, z. B. soll auf einen visuellen Reiz zum richtigen Zeitpunkt reagiert werden. Dual-Task-Aufgaben repräsentieren sehr gut, was im Alltag geleistet werden muss. Beim Spaziergang in der Stadt wird nicht nur die motorische Aufgabe des Gehens, allenfalls auf unebenen Pflastersteinen, bewältigt, es müssen auch Hindernisse wie Schwellen, andere Personen oder Autos erkannt und mit einer angemessenen Reaktion bedacht werden. Beim Fußballspiel wird nicht nur gerannt, sondern auch der weitere Verlauf von Ball und Gegnern antizipiert und die Mitspieler erkannt und angespielt. Für die Funktionsfähigkeit der Menschen ist das Dual-Tasking somit eine elementare Fähigkeit. Diese muss im Verlauf der Rehabilitation nach einem Unfall oder nach einer Erkrankung auch entsprechend wieder trainiert werden. Exergames bieten dafür eine motivierende Möglichkeit.

Potenzial von Exergames in der Physiotherapie

Exergames können in der Physiotherapie vielfältig eingesetzt werden. Neben dem, dass sie motivierend sein können und das Üben in Dual-Task Situationen ermöglichen, ergibt sich auch eine veränderte Interaktion zwischen Physiotherapeut*innen und den Patient*innen. Wenn das Exergame die Bewegungsaufgabe vorgibt, kann sich der Therapeut oder die Therapeutin ganz auf die Person konzentrieren und z. B. die Bewegungsdurchführung beobachten oder korrigieren.

Exergames, welche als Heimtraining anwendbar sind, erlauben es den Therapierenden, das Heimtraining zu monitoren. So können Reports mit der Trainingshäufigkeit und -dauer aber auch Scores mit Leistungsparametern in die Therapieplanung integriert werden. Das bedingt natürlich, dass die Exergames diese Funktion beinhalten. Zudem ist elementar, dass diese Reports schnell und einfach verständlich sind.

Beispiele für Exergames in der Rehabilitation

Während Exergames im Unterhaltungssektor weitgehend bekannt sind, ist die Verbreitung in der Physiotherapie stark vom Fachbereich abhängig. Die folgenden beiden Beispiele für Exergames stammen aus verschiedenen Fachbereichen, zeigen aber ihre Möglichkeiten in der Physiotherapie auf. Die Entwicklung beider Produkte basiert auf wissenschaftlichen Erkenntnissen. Dies ist für eine evidenzbasierte Physiotherapie eine wichtige Voraussetzung in der Anwendung solcher Produkte.

Dividat Senso

Der Dividat Senso (Dividat AG, Schindellegi, Schweiz) wurde als physisches und kognitives Trainingssystem in der Geriatrie entwickelt. Die spielende Person steht auf einer Platte, welche 5 individuelle Bereiche hat (vorn, rechts, hinten, links, zentral), die mittels Drucksensoren erkennen, ob Kontakt mit dem Bereich besteht. Auf dem Bildschirm werden spielerische Anwendungen gezeigt, welche erfordern, dass zum richtigen Zeitpunkt der richtige Bereich auf der Bodenplatte berührt wird. Handläufe auf beiden Seiten dienen der Sicherheit und können bei Bedarf zur Erhöhung der Stabilität genutzt werden. Der Dividat Senso erlaubt ein kognitiv-motorisches Training, das bei Senior*innen eine Verbesserung der Hirnaktivität, der kognitiven Funktionen sowie des Gangbilds und des Gleichgewichts bewirken kann [908].

Dividat entwickelt laufend neue spielerische Anwendungen für den Senso. In der Entwicklung wird dabei nicht nur auf die technische Umsetzbarkeit von klinischen Prinzipien geachtet, sondern auch darauf, dass die Anwendungen nicht nur für die Zielgruppe, sondern auch mit ihr entwickelt werden [909].

ExerCube

Der ExerCube (Sphery AG, Au, Schweiz) wurde ursprünglich für den Fitnessmarkt entwickelt, basierend auf dem Wissen aus der Sportwissenschaft und dem Gamedesign. Das erste Spiel, der Sphery Racer, integriert ein effektives High-Intensity-Interval-Training (HIIT) in eine virtuelle Welt [901]. Die spielende Person steht in einem Würfel mit 3 Wänden, auf die eine bewegte, virtuelle Welt projiziert wird. Mittels Sensoren an den Fuß- und Handgelenken wird die Ganzkörperbewegung gemessen. Um das Spiel zu steuern, muss die korrekte Bewegung zeitlich auf das Spiel abgestimmt durchgeführt werden. Aufgrund der Rundum-Projektion im Würfel erlebt die spielende Person eine größere Immersion als bei Spielen, welche auf einem 2-dimensionalen Bildschirm projiziert werden. Ein weiteres Merkmal des ExerCubes ist die adaptive Eigenschaft des Spiels. Die Geschwindigkeit und die physische Herausforderung des Exergames hängen von der kognitiven und physischen Leistung der spielenden Person ab. So wird das Spiel z. B. langsamer, wenn die Übungen nicht korrekt durchgeführt werden.

Neuere Spiele für den ExerCube sind physiotherapeutische Anwendungen. So wurde das Spiel „ExerG" speziell für die ältere Generation zum Training von Bewegung in Kombination mit Aufmerksamkeit mittels Dual-Tasking entwickelt. Die Zielpopulation für „The Dome" sind Personen nach einer Sportverletzung, welche Koordination und Kondition in komplexen Situationen aber ohne riskante Bewegungskombinationen aufbauen möchten [897].

Herausforderungen bei der Entwicklung und Implementierung von Exergames in der Rehabilitation

Obwohl Gaming (und zu einem gewissen Maße auch Exergaming) im Freizeitbereich etabliert ist, gibt es noch keine breite Anwendung solcher Technologien in der Rehabilitation. Mögliche Ursachen dafür sind sowohl Herausforderungen bei der Neuentwicklung von Exergames, als auch Hürden bei der Implementierung.

Die Entwicklung von Exergames für die Rehabilitation benötigt vielseitiges Fachwissen. So sollten in den Entwicklungsteams neben Game-Designer*innen und Programmierer*innen auch Therapeut*innen involviert sein, da deren Bedürfnisse und Anforderungen an ein Exergame für die Rehabilitation erfüllt werden müssen. Zudem braucht es auch Input von Seiten der Patient*innen, um diese Zielgruppe gut zu verstehen und das Produkt passend für sie zu entwickeln. Die Einstellungen gegenüber Exergames, das Vorwissen und die Akzeptanz können innerhalb der Gruppen der Therapeut*innen sowie der Patient*innen sehr auseinandergehen. Dies muss bei den Entscheidungen zur Funktionalität und zum Design von Exergames berücksichtigt werden. Unter Umständen kann das jedoch auch bedeuten, dass die Zielgruppe für das Exergame deutlich eingeschränkt werden muss. Dies wiederum hat Auswirkungen auf die Größe des Markts, für den das Produkt entwickelt wird. So wird auch aufgrund ökonomischer Überlegungen abgeschätzt, ob das Kosten-Nutzen-Verhältnis von einem bestimmten Exergame positiv bewertet werden kann. Der Einbezug einer diversen Gruppe von Fachpersonen macht die Entwicklung von Exergames aufwändig und teuer, ist aber unumgänglich, wenn ein Exergame entwickelt werden soll, das breite Anwendung und Akzeptanz finden soll.

Nach der Entwicklung eines Exergames muss dieses je nach Anwendungsbereich als Medizinprodukt zertifiziert werden. Gerade im therapeutischen Setting ist es möglich, dass ein Produkt unter das Medizinproduktegesetz fällt (Kap. Behördliche Bewertungen). Das bedeutet ein sowohl zeitlich als auch finanziell aufwändiges Verfahren. Die Kosten für Entwicklung und Zertifizierung bestimmen unter anderem den Preis des Exergames, wenn es auf den Markt kommt. Diese Kosten treffen dann auf wirtschaftliche Überlegungen von Therapiepraxen oder Kliniken. Weiter benötigen computerbasierte Technologien Zeit für den Einsatz in der Praxis (z. B. Aufstarten des Systems) und Support (z. B. Updates). Dies muss bei der Integration von Exergames in den therapeutischen Alltag berücksichtigt werden, ebenso wie Berichte von Exergames für die Therapie ausgewertet werden müssen. Überlegungen, wie dies optimiert werden kann, sollten bereits bei der Entwicklung berücksichtigt werden, bedeuten aber in den meisten Fällen eine gewisse Anpassung der eingespielten Abläufe im therapeutischen Arbeiten.

3.6.4 Virtual Reality im Schmerzmanagement

Der Einsatz von Virtual Reality (VR) im Gesundheitswesen bietet vielfältige Möglichkeiten und hat das Potenzial, sowohl diagnostische als auch therapeutische Anwendungen zu verbessern, z. B. die Simulation von medizinischen Verfahren, Patientenaufklärung und Schulung, Training von medizinischem Personal. Die Verwendung von VR im chronischen Schmerzmanagement ist ein weiteres vielversprechendes Gebiet und hat in den vergangenen Jahren zunehmend an Bedeutung gewonnen. VR wird definiert als eine

3-dimensionale, vollständig computergenerierte Umgebung, in welche die Benutzenden über die Verwendung geeigneter Hardware mit möglichst allen Sinnen eintauchen sollen („sense of presence") [912]. Dabei schafft VR u. a. eine künstliche und digitale Umgebung, in der z. B. auch mehrere Personen über Avatare miteinander interagieren können [890]. Die Anwendung von VR im Gesundheitswesen soll die Nutzenden vollkommen in eine andere Welt eintauchen lassen. VR kann dazu beitragen, Schmerzen zu lindern oder zu bewältigen, indem es die Betroffenen in eine immersive, ablenkende Umgebung versetzt oder Entspannungstechniken fördert. Dadurch soll eine therapeutische Wirkung erzielt oder Gesundheitsfachpersonal bei der Arbeit unterstützt werden.

VR-Systeme für die Behandlung von Schmerzen

Derzeit gibt es 3 Arten von VR-Systemen für die Behandlung von Schmerzen im Sinne einer Desensibilisierung und der Überwindung des Angst- und Vermeidungsverhaltens: ablenkende VR-Spiele, beruhigende VR-Umgebungen, die auf Entspannung abzielen sowie psychologische VR-Programme, die zur Schmerzedukation eingesetzt werden. Diesen Systemen ist gemeinsam, dass sie vor allem auf die Behandlung und Reduktion von akuten Schmerzen zu reduzieren, was in zahlreichen kontrollierten Studien demonstriert werden konnte. Eine der ersten Studien in diesem Bereich untersuchte die Schmerzkontrolle bei der Behandlung von Brandwunden [895]. Bei der täglichen und üblicherweise schmerzhaften Wundversorgung kam die VR „SnowWorld" zum Einsatz. Das Ergebnis war, dass für die Gruppe mit VR im Vergleich zur Kontrollgruppe die Entspannung effektiv war. Das bedeutet, dass Patient*innen mit VR signifikant weniger Schmerz erlebten und sich dadurch die Behandlungszeiten verkürzten. In vielen Fällen empfanden die Patient*innen nicht nur weniger starke Schmerzen, auch die schmerzbedingte Gehirnaktivität reduzierte sich um bis zu 50 %, wie Gehirnscans zeigten. Die VR-Ablenkung scheint bei Personen mit der höchsten Schmerzintensität am wirksamsten zu sein. VR beeinflusst die Schmerzwahrnehmung, indem sie die Aufmerksamkeit absorbiert und von den Schmerzen ablenkt.

Großes Potenzial der VR in der Therapie chronischer Schmerzen

Chronische Schmerzen sind ein weit verbreitetes globales Gesundheitsproblem. Schmerzen gelten als chronisch, wenn sie über den erwarteten Zeitraum hinaus andauern [889]. Bisherige Forschungsergebnisse zeigen jedoch, dass konventionelle Ablenkungsmechanismen aufgrund der komplexen und anhaltenden Schmerzerfahrung für Menschen mit chronischen Schmerzen nicht geeignet sind. Die Anwendung von VR hingegen zeigt vielversprechende Perspektiven, eben weil sie nicht nur auf bloße Ablenkung setzt. Ein Beispiel dafür ist das Projekt „ReliefVR" (https://www.medica.de/de/physio-tech/chronische-schmerzen-virtual-reality), das durch das Universitätsklinikum und die Universität Würzburg gemeinsam durchgeführt wurde. Ziel des Projektes war es, eine VR-Anwendung zu entwickeln, die mit physiotherapeutischen Übungen zur Reduktion chronischer Rückenschmerzen beitragen sollte. Die Idee dahinter ist, dass Bewegungen, die aus Angst vor Schmerz vermieden werden, in der VR-Umgebung schmerzfrei durchgeführt werden können. Die speziellen Bewegungsübungen sollen bewirken, dass sich neuronale Netze im Gehirn und die eigene Körperwahrnehmung so verändern, dass chronische Schmerzen möglichst dauerhaft gelindert werden. Die Erprobungsphase ist bereits beendet und daraus hervorgegangen ist ein individuell angepasstes Bewegungsprogramm für Menschen mit chronischen Rückenschmerzen, das seit 2023 in einer klinischen Machbarkeitsstudie getestet wird [907].

Dass therapeutisch eingesetzte VR klinische Effekte haben kann, zeigt eine 8-wöchige klinische Vergleichsstudie an Menschen mit chronischen Rückenschmerzen, die ein spezielles VR-Programm zum Schmerz- und Stressmanagement durchführten. Die Ergebnisse zeigten, dass die Behandlung zu einer hohen Benutzerzufriedenheit und zu einer klinisch bedeutenden Reduktion der durchschnittlichen Schmerzintensität und der schmerzbedingten Beeinträchtigung von Aktivitäten sowie von Stimmung und Stress im Vergleich zur Kontrollgruppe führte [892]. Erfreulich und überraschend zugleich ist, dass der Effekt auch 3 Monate nach Therapieende noch anhält, obwohl die VR-Technik nicht mehr verwendet wurde [893]. Das weist daraufhin, dass sich mithilfe von VR offenbar wirksame Verhaltensweisen zum Schmerz- und Stressmanagement antrainieren lassen.

Das zeigt auch die Vorteile von VR bei Entspannung und Stressreduktion. So können mit VR-Entspannungsübungen und Atemtechniken durchgeführt werden, um Schmerzen zu lindern. Das Eintauchen in ruhige und entspannende Umgebungen senkt den Stresspegel, was wiederum Schmerzen reduziert. VR-Anwendungen können an die Bedürfnisse und Präferenzen der Patient*innen angepasst werden. Dies ermöglicht eine personalisierte Herangehensweise an das Schmerzmanagement. Trotz diverser positiver Ergebnisse wird VR in der täglichen klinischen Praxis in Deutschland und der Schweiz jedoch erst selten eingesetzt [918].

Anders im Bereich der Angsttherapie: Dort gibt es eine im DiGA-Verzeichnis dauerhaft aufgenommene App. Die Invirto-App unterstützt zusammen mit einer VR-Brille die Kontrolle der Symptome der Angststörung wie das Vermeidungsverhalten, um wieder mehr Bewegungsfreiheit im Alltag zu erlangen [917].

In den USA kann man sich bereits eine VR-App auch gegen Rückenschmerzen verschreiben lassen. Aufgrund verschiedener klinischer Studien, die eine wirkungsvolle Therapie von unterschiedlichen physischen und psychischen Erkrankungen zeigen konnte [892][893], hat die US-Arzneimittelbehörde FDA eine VR-Anwendung als Schmerztherapie gegen Rückenschmerzen zugelassen. Das Behandlungsprogramm mit der App EaseVRx beinhaltet 56 VR-Sitzungen von 2–16 Min Dauer, die von den Betroffenen täglich über 8 Wochen durchlaufen werden. Die App setzt auf das Konzept der kognitiven Verhaltenstherapie, bei der Atem- und Entspannungsübungen dabei helfen, den chronischen Schmerz zu kontrollieren.

Herausforderungen von VR-Systemen beim Schmerzmanagement

Neben den Vorteilen gibt es aber auch eine Reihe von Nachteilen von VR-Systemen und deren Einsatz beim Schmerzmanagement. Einerseits müssen die Technologien angeschafft werden (VR-Brillen, Handschuhe). Auch ist zu beachten, dass nicht alle Personen gleichermaßen offen sind für die Nutzung. Einige empfinden die Technologie als unangenehm oder ungewohnt. Auch sind die kognitiven und emotionalen Wirkungen der virtuellen Realität auf die Betroffenen kaum untersucht [898]. Mögliche Nebenwirkungen, die mit der Nutzung von VR-Technologie in Zusammenhang stehen, sind „VR Motion Sickness“, Verletzungen und das mögliche Suchtpotenzial [39]. Die „VR Motion Sickness“ ähnelt der Seekrankheit und geht mit Symptomen wie Schwindel, Übelkeit und Kopfschmerzen einher. Sie entsteht durch einen sensorischen Konflikt, wenn die visuellen Eindrücke nicht mit dem Übereinstimmen was die anderen Sinne (z. B. der Gleichgewichtssinn) wahrnehmen. Dies wiederum kann zum Verlust der Balance führen. In der oben beschriebenen amerikanischen Studie berichteten 21 % der Teilnehmenden über Unbehagen im Umgang mit der VR-Brille, 9,7 % hatten Probleme mit Übelkeit [892].

Insgesamt aber zeigt die Verwendung von VR im Schmerzmanagement ein hohes Potenzial als wertvolle Ergänzung zu herkömmlichen Schmerzmanagementmethoden. Obwohl es mittlerweile klinische Studien gibt, welche die Wirksamkeit von VR im Schmerz- und Stressmanagement belegen konnten, sind weitere wissenschaftliche Studien notwendig, um offene Fragen zu klären. Für einen verantwortungsvollen Umgang mit VR bedarf es Wissen über Langzeitwirkungen, ethische und kulturelle Belange, Datenschutz und Datensicherheit sowie über die Erfahrungen und Bedürfnisse von Betroffenen und Gesundheitsfachpersonen. Auch muss beachtet werden, dass die Effektivität von VR im Schmerzmanagement von der individuellen Reaktion und den Schmerzursachen abhängt.

3.6.5 Zusammengefasst

Die Digitalisierung hat in der Physiotherapie eine bedeutende Rolle eingenommen, insbesondere durch Anwendungen wie Apps, Wearables, Exergames und AR/VR sowie aufstrebende Technologien wie Rehabilitationsrobotik. Die Patientinnen und Patienten in der Physiotherapie nutzen vermehrt digitale Anwendungen, was neue Möglichkeiten für die Therapie eröffnet. In der Anfangsphase der Integration künstlicher Intelligenz in physiotherapeutische Anwendungen liegt ein großes Potenzial, das in naher Zukunft zu innovativen Anwendungen führen könnte. Diese digitalen Ansätze bieten vielfältige Vorteile, darunter die Steigerung der Motivation der Erkrankten und die effektivere Instruktion sowie Kontrolle von Heimübungsprogrammen.

Trotz des breiten Spektrums an entwickelten digitalen Anwendungen variiert deren Qualität erheblich. In der Physiotherapie sollte man sich daher mit der Beurteilung dieser Anwendungen auskennen, wofür Checklisten zur Verfügung stehen. Eine Herausforderung liegt jedoch darin, dass es in der Physiotherapie im Gegensatz zur Ärzteschaft und zur Psychotherapie keine Entschädigung von der Krankenversicherung für die Integration digitaler Anwendungen gibt. Diese fehlende finanzielle Unterstützung, zusammen mit der unklaren Qualität und ständigen Weiterentwicklungen in der digitalen Gesundheitslandschaft, könnten Gründe dafür sein, dass die Verbreitung von digitalen Anwendungen in der Physiotherapie bisher nur so schleppend vorankommt.

Insbesondere Apps zur Bewegungsanalyse bieten den in der Physiotherapie Tätigen einen einfachen Zugang, um objektive Parameter während der Bewegung zu erfassen. Die Daten können mithilfe verschiedener Sensoren im Smartphone gesammelt werden, sei es durch die Kamera oder über Lagesensoren. Diese Apps, zusammen mit den erfassten Daten, erleichtern die Kommunikation mit den Betroffenen erheblich. Durch die stetige Weiterentwicklung von Hard- und Software erfahren solche Apps eine kontinuierliche Verbesserungen und dürften im Laufe der Zeit eine zunehmende Anwendung in der physiotherapeutischen Praxis finden. Aber auch Apps für die psychische Gesundheit sowie für Schlaf- und Stressmanagement bieten einen erheblichen Mehrwert, indem sie leicht zugängliche Ressourcen und Unterstützung sowohl eigenständig als auch als Ergänzung zu traditionellen Therapieansätzen bereitstellen.

Trotz der Vielzahl von Schlaf-Apps ist die wissenschaftliche Evidenz für ihre langfristige Wirksamkeit begrenzt. Einige Studien weisen auf mögliche Risiken hin, während andere positive Effekte bei der Anwendung von kognitiver Verhaltenstherapie durch Apps sehen. Die breite Palette von Stressmanagement-Apps betont die Notwendigkeit einer kritischen Bewertung ihrer wissenschaftlichen Grundlage. Dabei sticht „HelloBetter Stress und Burnout“ als herausragendes Beispiel für eine wirksame und wissenschaftlich geprüfte Anwendung hervor. Trotzdem können diese Anwendungen einen wertvollen Beitrag zur Förderung des täglichen Wohlbefindens und zur langfristigen psychischen Gesundheit leisten. Es bleibt von großer Bedeutung, die Entwicklungen in diesem Bereich weiterhin kritisch zu evaluieren und sicherzustellen, dass die Anwendungen ethisch, wirksam und sicher sind.

Auch Exergames, die die körperliche Aktivität und kognitive Herausforderungen geschickt kombinieren, weisen ein erhebliches Potenzial als ergänzende Trainingsmöglichkeit in der Physiotherapie auf. Die Dual-Task-Situation im Spiel bildet die Herausforderungen der realen Welt besser ab als isolierte Trainingsübungen. Gut gestaltete Exergames haben das Potenzial, die Motivation, die Immersion und die körperliche Aktivität zu steigern. Insbesondere bei komplexen Spielszenarien ist es von Bedeutung, dass die Entwicklung unter Einbeziehung der Nutzer, Physiotherapeut*innen sowie der Patient*innen erfolgt. Dadurch können mögliche Hürden bei der Implementierung und Anwendung in der Praxis frühzeitig erkannt und angegangen werden.

▶ **Das Literaturverzeichnis steht Ihnen online zur Verfügung.**

4 Körperliche Aktivität

4 Körperliche Aktivität

4.1 Körperliche Aktivität als therapeutische Intervention

Guido Perrot

4.1.1 Einleitung

> ✔ **Merke**
> Bewegung ist Medizin!

Dieses Kapitel vermittelt die Grundlagen zur Erhaltung und Verbesserung der körperlichen Belastbarkeit beim physiotherapeutischen Behandlungsaufbau von Patientinnen und Patienten mit orthopädisch-traumatologischen Befunden.

Der große gesundheitserhaltende bzw. -verbessernde Nutzen von körperlicher Aktivität ist unbestritten und spielt in unserem physiotherapeutischen Alltag eine große Rolle. Bekanntermaßen wirkt sich körperliche Aktivität ebenfalls auf Schlaf, allgemeine Lebensqualität, Fitness und Gehirnfunktion aus [947].

Das Netzwerk „Gesundheit und Bewegung Schweiz" (www.hepa.ch) als Teil des europäischen WHO-Netzwerks „Health-Enhancing Physical Activity" (HEPA) empfiehlt, basierend auf den Empfehlungen des American College für Sports Medicine ACSM und der WHO für gesunde Erwachsene mindestens 150 min körperliche Aktivität wöchentlich in Form von Alltagsaktivität oder Sport bei mindestens mittlerer Intensität oder 75 min Sport oder Bewegung mit hoher Intensität oder eine Kombination von beiden. In diesem Sinne ist körperliche Aktivität eine nicht pharmakologische, therapeutische Intervention, die aber, wie ein Medikament, auch hinsichtlich der Fitnessdimension (Herzkreislauffitness, Kraft, Beweglichkeit und Neuromotorik) und Dosierung (in ausreichender Häufigkeit, Dauer und Intensität) richtig gewählt, durchgeführt bzw. verordnet werden muss. Um ein Training zu initiieren und auch langfristig aufrechtzuerhalten oder vor allem nach einer Phase der Inaktivität wieder aufzunehmen, ist immer auch eine Individualisierung nötig.

Konservative und operative Behandlungsmaßnahmen von Verletzungen können trotz moderner Konzepte mit möglichen unerwünschten Nebenerscheinungen einhergehen, wie z. B. Dekonditionierung und perioperativen Komplikationen. Besonders bei älteren und fragilen Personen wird der körperliche Abbau vor, während und nach dem Klinikaufenthalt als größter negativer Effekt gesehen. Die Erhaltung und Verbesserung der Handlungs- und Funktionsfähigkeit (nach chirurgischen Eingriffen) können den Menschen ein selbstständiges Leben ermöglichen und sind deshalb der Mittelpunkt physiotherapeutischer Interventionen.

4.1.2 Energiebereitstellung für körperliche Aktivitäten

Guido Perrot, Joris Kirchberger

Der Stoffwechsel ist der Garant dafür, dass alle körperlichen und kognitiven Prozesse möglich werden und wir so leben können, wie wir es gerade jetzt tun. Er verteilt die Nährstoffe, liefert Vitalstoffe und Energie genau dorthin, wo sie benötigt werden. Er entsorgt Verbrauchtes, repariert Kaputtes, entgiftet, reinigt, transportiert, löst Stoffe aller Art, baut Zellen neu auf, entsorgt alte und defekte Zellen, um nur einige Funktionen zu nennen. Was täglich mithilfe des Stoffwechsels im Körper passiert, ganz von selbst abläuft ist ein wahres Wunder [928].

Körperliche Aktivität ist definiert, als „jede körperliche Bewegung" [928], welche durch die Skelettmuskulatur ausgelöst wird und den Energieverbrauch aus dem Ruhezustand bringt. Zusammenfassend lässt sich sagen, dass die Energiequelle Adenosintriphosphat (ATP) nacheinander durch das Kreatinphosphat (KP), die anaerobe Glykolyse und die aerobe Energiegewinnung bereitgestellt wird, wobei sich die einzelnen Speicher jeweils auf Kosten des nachfolgenden auffüllen. Die Energiebereitstellung bzw. Resynthese erfolgt dabei nicht streng hintereinander, sondern überlappend. Verschiedene körperliche Aktivitäten können in Metabolic Equivalents of Task (METs) gemessen werden (▶ Tab. 4.2).

Bereits ab dem 30. Lebensjahr zeigt sich eine altersbedingte Abnahme der Energiebereitstellung bei gleicher körperlicher Leistung von etwa 8 Prozent pro Jahrzehnt, bezogen auf die maximale aerobe dynamische Leistungsfähigkeit. Ebenso reduziert sich die prozentuale Muskelmasse; auch bei gleicher Trainingsleistung. Die Ursachen sind vor allem eine Verringerung des maximalen Herzzeitvolumens sowie eine Abnahme der Kapillarisierung und der Skelettmuskelmasse [932]. Die Hormone bestimmen die Leistungsfähigkeit maßgeblich. So bezeichnet das Erreichen der Geschlechtsreife einen Meilenstein in der physiologischen Entwicklung. Bei den Frauen ist der 2. Meilenstein der Beginn der Menopause, ab dem die Produktion des Geschlechtshormones Östrogen stetig nachlässt (Kap. 2.3). Dieser sinkende Östrogenspiegel führt zu einem Verlust an Muskelmasse und einer Zunahme an Körperfett. Es zeigte sich in Untersuchungen, dass Frauen nach der Menopause eine deutlich geringe Leistungs- und Ausdauerfähigkeit haben als prämenopausale Frauen [950].

4.1.3 Was ist Energie?

Energie gibt es in verschiedenen Energieformen, die ineinander umgewandelt werden können. Beispiele von Energieformen sind potenzielle, kinetische, elektrische, chemische und thermische Energie. Beispiele für solche Umwandlungen von Energie sind, dass ein Mensch ein Paket hochhebt oder ein Fahrrad beschleunigt, dass eine Batterie geladen wird, ein Lebewesen Stoffwechsel betreibt oder eine Heizung Wärme abgibt.

Energie kann als Vermögen aufgefasst werden, Arbeit zu vollbringen. Energie und Arbeit sind mechanisch dasselbe. Es wird zwischen potenzieller und kinetischer Energie unterschieden. Potenzielle Energie ist gespeicherte mechanische Energie, die in andere Energieformen umgewandelt werden kann. Die kinetische Energie ist der Arbeitsaufwand der nötig ist, um den Körper aus dem Ruhezustand zu holen.

Um die vitalen Funktionen in Ruhe aufrechtzuhalten, wird die Energie durch die 3 Grundnahrungsstoffe Eiweiß (Proteine), Fett und Kohlenhydrate gedeckt. Dabei liegt der Mindestbedarf an Proteinen etwa bei 0,5 g/kg Körpergewicht und Tag. Diese werden benötigt, um die Stickstoffbilanz auszugleichen. Der Rest wird aus Kohlenhydraten (Zucker, Stärke oder Glykogen) und Fetten gewonnen (▶ Tab. 4.1) [945].

Diese Form der aeroben Energiebereitstellung deckt den Grundumsatz und findet im Mitochondrium (Kraftwerk der Muskel-Zelle) statt (innere Atmung). Die Verwertung der Kohlenhydrate findet im Zitratzyklus und in der Atemkette des Mitochondriums statt. Dabei entstehen ATP sowie die Endprodukte CO_2 und H_2O. Das CO_2 wird zur Lunge transportiert und dort abgeatmet (äußere Atmung). Die aerobe Energiebereitstellung setzt eine gute Funktion der Lunge (Ventilation und Diffusionskapazität), eine gute Lungendurchblutung (Perfusion), ein adäquates Herzminutenvolumen (HMV), eine gute Kapillarisierung und eine gute Durchblutung des Zielgewebes voraus (▶ Abb. 4.1).

Tab. 4.1 Energiebereitstellung in den Muskelfasern: ATP (Adenosintriphosphat), ADP (Adenosindiphosphat), KrP (Kreatinphosphat), Pi (freies Phosphation).

Prozesse	Substrate	Vorteile/Nachteile
anaerob alaktazide ATP-Gewinnung	ADP + ADP→ATP + AMP ADP + KrP→ATP + Kr	größtmögliche ATP-Bildungs- und Energieflussrate
anaerob laktazide ATP-Gewinnung	Energiegewinnung für die ATP-Produktion aus ADP + P_i durch die anaerobe Glykolyse	hohe ATP-Bildungsrate; es wird Lactat produziert und bei andauernder Belastung über längere Zeit akkumuliert
aerobe ATP-Gewinnung	• Energiegewinnung für die ATP-Produktion aus ADP + P_i durch die sauerstoffabhängige „Verbrennung" • Abbau von Glukose • Abbau von Fetten (Beta-Oxidation)	• sehr gutes Kosten-Nutzen-Verhältnis bei vollständigem Abbau der Substrate zu CO_2 und H_2O • relativ hohe ATP-Bildungsrate; die Glykogenspeicher reichen je nach Intensität 40–90 Minuten • relativ tiefe ATP-Bildungsrate; die Lipidspeicher reichen für Stunden bis Tage

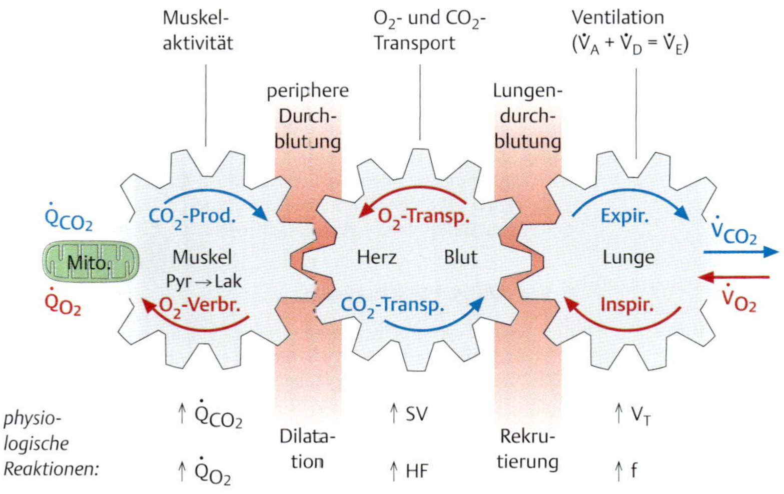

Abb. 4.1 Schematische Darstellung der Kopplung von innerer Atmung (im Mitochondrium) und äußerer Atmung: Q_{CO2} = CO_2-Stromstärke, Q_{O2} = O_2-Stromstärke, SV = Schlagvolumen, HF = Herzfrequenz, VT = Atemzugvolumen, f = Atemfrequenz, V_{CO2} = CO_2-Abgabe, V_{O2} = O_2-Aufnahme. (Quelle: Merz P, Hrsg. Physiotherapie in der Inneren Medizin. 1. Auflage. Stuttgart: Thieme; 2021)

Je nach Intensität der Belastung wird eine höhere Energieflussrate, also eine höhere ATP-Produktion pro Zeiteinheit verlangt, was andere Energiesysteme übernehmen.

> ✔ **Merke**
> Die Muskelfasern haben verschiedene Möglichkeiten, ATP zu produzieren. Sie werden stets gemeinsam genutzt.

4.1.4 Energiestoffwechsel

Zur ATP-Resynthese stehen 2 Energiestoffwechselmechanismen zur Verfügung – die anaerobe und die aerobe Energiebereitstellung bzw. Energiegewinnung. Im anaeroben Energiestoffwechsel werden Glukosemoleküle (Glukose und Glykogen) ohne Sauerstoff in der Muskelzelle abgebaut. Im aeroben Energiestoffwechsel „verbrennt" die Muskelzelle Glucose sowie aus Fetten stammende Fettsäuren. Beide Prozesse laufen dabei immer gleichzeitig ab, jedoch auf unterschiedlichen Niveaus.

4.1.5 Anaerober Energiestoffwechsel

Initiale und hochintensive Muskelarbeiten vollziehen sich überwiegend (nie ausschließlich) anaerob. Alle Muskelarbeiten starten quasi mit sehr schnell ablaufenden anaeroben Energiebereitstellungen. Die anaerobe Energiebereitstellung geschieht im Zytoplasma der Muskelzelle.

Anpassungsmöglichkeiten im anaeroben Energiestoffwechsel

Es gibt mehrere Möglichkeiten, die ATP-Gewinnung im anaeroben Energiestoffwechsel zu optimieren. Eine davon ist die Erhöhung der Muskelmasse durch Krafttraining. Mehr Muskelmasse bedeutet mehr Glykolyse und damit eine erhöhte ATP-Produktion. Eine andere Möglichkeit ist die Aktivitätssteigerung bei den Enzymen, die an der Glykolyse beteiligt ist. Erreicht werden kann dies durch regelmäßiges Training.

Eine weitere Möglichkeit zur Steigerung der ATP-Gewinnung im anaeroben Energiestoffwechsel, ist die Erhöhung der Glykogenspeicher im Körper. Glykogen ist ein komplexes Kohlenhydrat, das in der Leber und in der Muskulatur gespeichert wird und als Energiereserve dient. Je mehr Glykogen gespeichert wird, desto mehr Glucose steht für die Umwandlung in ATP durch Glykolyse bereit [943].

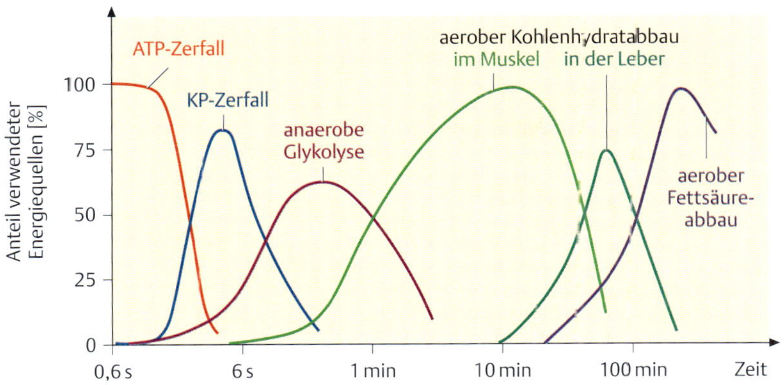

Abb. 4.2 Prozentualer Anteil der bei kontinuierlicher Arbeit im zeitlichen Verlauf verwendeten Energiequellen (ATP = Adenosintriphosphat; KP = Kreatinphosphat). (Quelle: Behrends J, Bischofberger J, Deutzmann R, Ehmke H, Frings S, Grissmer S, Hoth M, Kurtz A, Leipziger J et al., Hrsg. Duale Reihe Physiologie. 4., unveränderte Auflage. Stuttgart: Thieme; 2021)

Anaerobe alaktazide Energiegewinnung

Sind die ATP-Vorräte in der Muskelzelle erschöpft, wird das zu Adenosindiphosphat (ADP) verstoffwechselte ATP über den Energiespeicher KP wieder zu ATP resynthetisiert, d. h. das verbrauchte ATP wird regeneriert. Dies ist die sog. anaerob-alaktazide Energiebereitstellung. Bei hoher Beanspruchung dieses Speichers reicht der KP-Vorrat der meisten KP-Speicher zur Energiebereitstellung für nur etwa 6–8 s. Insgesamt ist die anaerobe-alaktazide Energiegewinnung dadurch gekennzeichnet, dass durch die Abspaltung ein Phosphat frei wird, um aus ADP plus Phosphat wieder ein ATP entstehen zu lassen. Für diese Reaktion ist kein Sauerstoff (anaerob) erforderlich, und es entsteht kein Lactat (alaktazid). Diese Energiebereitstellung in beanspruchten Muskelzellen läuft immer initial (Start muskulärer Arbeiten) und bei kurzzeitigen Höchstleistungen (hohe Intensität) ab.

Anpassungsmöglichkeiten der anaeroben laktaziden Energiegewinnung – anaerobe Glykolyse

Gehen die bereits beschriebenen Speicher ATP (2–3 Kontraktionen) und KP (6–8 s) zur Neige, müssten muskuläre Arbeiten bereits nach wenigen Sekunden eingestellt werden, wenn das ATP nicht auch anderweitig resynthetisiert werden könnte. Daher wird, noch bevor der KP-Speicher völlig geleert ist, die nächste schnelle Variante der Energiegewinnung aktiviert. Dabei handelt es sich um die anaerob-laktazide Energiegewinnung durch den Abbau von Glucose bzw. Glykogen, die ebenfalls im Zytoplasma der Muskelzellen abläuft. Dieser Vorgang wird auch als anaerobe Glykolyse bezeichnet, weil – unter physiologischen Bedingungen – hierbei ausschließlich Zuckerformen verstoffwechselt werden. Die anaerobe Glykolyse – oder „anaerob-laktazide Energiegewinnung" – wird immer dann notwendig, wenn eine muskuläre Beanspruchung intensiver durchgeführt werden soll und/oder nicht ausreichend Sauerstoff zur Energiegewinnung in der Muskelzelle vorhanden ist. Diese Form der Energiegewinnung steht ebenfalls sehr schnell zur Verfügung. Diese Form der Energiegewinnung ist nach etwa 40–50 s ausgereizt. Bei höchster muskulärer Anstrengung liefert die anaerob-laktazide Energiebereitstellung dabei maximal rund 70 % der Gesamtenergieproduktion nach etwa 45 s. Durch diesen Energiegewinnungsprozess entsteht Lactat (laktazid). In der Muskelzelle verbleibt das Lactat nur für kurze Zeit (0,1 ms) bevor sie als Stoffwechselzwischenprodukt direkt aus der Muskelzelle ins Blut abgegeben wird.

Lactat

Laktate entstehen bei hoher körperlicher Belastung im Körper. Lactat kommt an Natrium gebunden als Salz der Milchsäure in der Muskulatur vor – und zwar in Form von Natriumlactat. Es spielt immer dann eine Rolle, wenn der Körper plötzlich viel Energie braucht und das über einen längeren Zeitraum. Um Energie für den Körper freizusetzen, wird Zucker in mehreren Schritten zu Lactat abgebaut. Das funktioniert, aber nicht endlos! Werden nämlich sehr viel Laktate produziert, kommt es zu stark erhöhten Laktatwerten und schließlich zur Übersäuerung der Muskeln. Starke Müdigkeit, Kopfschmerzen und Muskelschmerzen oder -krämpfe können die Folge sein.

4.1.6 Aerober Energiestoffwechsel

Mit zunehmender Belastungsdauer wird die aerobe Energiegewinnung in den Mitochondrien vorherrschend. Aus den Ausführungen lässt sich ableiten, dass muskuläre Arbeitsbelastungen von mehr als 40–60 s weitere Energiegewinnungsprozesse benötigen. Dauerleistungen kann die Muskelzelle nur mittels Stoffwechselmechanismen bewältigen, die funktionieren, wenn für die Prozesse ausreichend Sauerstoff (aerob) in der Muskelzelle zur Verfügung steht. Bei der aeroben Energiegewinnung werden Glucose und die aus Fetten stammenden Fettsäuren unter Sauerstoffverbrauch verstoffwechselt. Die aerobe Energiegewinnung erfolgt ausschließlich in den Mitochondrien der Muskelzellen. Hierbei werden Fette in Form von Fettsäuren innerhalb der Lipolyse direkt verwertet (▸ Abb. 4.2).

Energieverbrauch für verschiedene Intensitätsbereiche

Damit die körperliche Aktivität optimale Auswirkungen auf unsere Gesundheit hat, muss sie häufig und regelmäßig erfolgen. In der Regel gilt, je länger und intensiver die Aktivität andauert, desto größer kann der Effekt sein. Körperliche Aktivität entspricht der durch die Skelettmuskulatur erzeugten Bewegung des Körpers, die zu einem substanziellen Anstieg des Energieverbrauchs über den Ruheenergieverbrauch hinausführt (ein metabolisches Äquivalent = 1 MET). Für den bei körperlicher Ruhe bzw. körperlicher Aktivität entstehenden Energieverbrauch gilt die in ▸ Abb. 4.3 dargestellte Einteilung mit den jeweiligen Belastungsintensitäten (leicht, moderat, hoch). Ein MET entspricht dem Sauerstoffverbrauch eines 70 kg schweren 40-jährigen Mannes in Ruhe, der 3,5 ml Sauerstoff pro Kilogramm Körpergewicht pro Minute verbraucht. Der entsprechende Wert für Frauen ist 3,15 ml O_2/kg KG/min. Das Ausmaß einer körperlichen Aktivität kann entsprechend in MET-Minuten oder MET-Stunden angegeben wer-

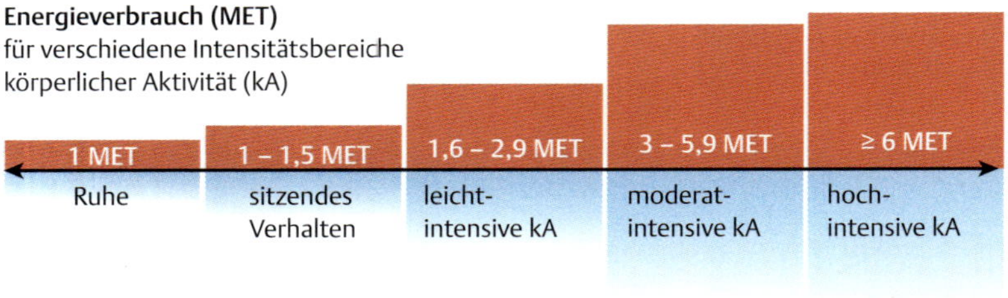

Abb. 4.3 Energieverbrauch für verschiedene Intensivitätsbereiche körperlicher Aktivität (basierend auf Daten aus Bundeszentrale für gesundheitliche Aufklärung Sonderheft 03). (Quelle: Merz P, Hrsg. Physiotherapie in der Inneren Medizin. 1. Auflage. Stuttgart: Thieme; 2021)

Tab. 4.2 Auswahl unterschiedlicher, körperlicher Aktivitäten auf unterschiedlichem MET-Level.

MET	Entsprechende Aktivität
1	meditieren, schlafen, fernsehen
1,5	sitzen, sprechen, essen, Schreibtischarbeit
2,0	stehen (einfache Tätigkeiten im Stehen), duschen
2,5	Körperpflege, ankleiden, langsames Gehen auf fester Ebene (3–4 km/h), Haare frisieren
3	spazieren
3,5	leichte Gartenarbeit, Fenster reinigen, (Heim-)Gymnastik, gehen 4–5 km/h
4	Treppen langsam hochgehen
4,5	bergwärts gehen, Gewichte transportieren ca. 10 kg
5,5	Hometrainer 100 W, Rasen mähen
8,0	Treppen schnell hochgehen, Brisk-Walking (6–7 km/h)

den. Die körperliche Belastbarkeit wird anhand der im täglichen Leben durchgeführten Aktivitäten abgeschätzt. Mit den im täglichen Leben geleisteten MET wird dann die funktionelle Belastbarkeit eingestuft:

- ausgezeichnet (> 10 MET)
- gut (7–9 MET)
- mittelmäßig (4–6 MET)
- schlecht (< 4 MET)
- unbekannt

Beurteilung der Leistungsfähigkeit einer Person mittels MET

Die ▶ Tab. 4.2 bietet eine beispielhafte Auswahl verschiedener körperlicher Aktivitäten mit unterschiedlichem MET-Level. Im Zusammenhang damit stehen die verschiedenen Rehabilitationsstufen im akutstationären Setting [921].

Bewegungsempfehlungen für Erwachsene

Die Empfehlungen gelten für gesunde Erwachsene zwischen 18 und 65 Jahren sowie für Erwachsene mit chronischen, aber die Mobilität nicht einschränkenden Erkrankungen, bei denen keine spezifischen Kontraindikationen für Bewegung vorliegen (z. B. Hypertonie oder Diabetes mellitus Typ 2).

Alltagsaktivitäten mit bis zu 2,9 MET werden als Basisaktivität bezeichnet. Wird die Basisaktivität nicht durch eine moderate intensive oder hoch intensive körperliche Aktivität ergänzt, spricht man von Bewegungsmangel.

Inaktivität oder Verzicht auf körperliche Aktivität

Eine länger andauernde Inaktivität kann sich negativ auf verschiedene Organsysteme auswirken. Die ▶ Abb. 4.4 zeigt die Folgen der Dekonditionierung für verschiedene Organsysteme [952].

Die Folgen von Inaktivität stellen sich zusammenfassend so dar [932]:

- 20–30 % Kraftverlust (nach 7 Tagen) → Atrophien
- Herzminutenvolumenabnahme um 10 % (nach 9 Tagen)
- O_2-Aufnahme um 21 % reduziert (nach 9 Tagen)
- Totalblutverlust von über 700 ml (nach 4 Wochen)
- Schwächung des Immunsystems
- Erhöhung der Ruhepulsfrequenz um 22 % (nach 4 Wochen)
- Knochen und Knorpelabbau (Osteoporose)
- Thrombose und Pneumonierisiko steigt
- Verschlechterung der Sensomotorik und Koordination
- IQ-Abnahme um 15 % (nach 10 Tagen).

4.1.7 Zusammengefasst

Unsere rund 30 kg Muskulatur sind im Ruhezustand für einen Energieverbrauch von etwa 1200 bis 1500 Kilokalorien pro Tag verantwortlich – und das ohne körperliche Aktivität. Diese Energie wird allein für grundlegende lebensnotwendige Funktionen wie Atmung, Verdauung, Gehirnaktivität und andere Prozesse des Grundumsatzes aufgewendet. Zusätzlich zum Grundumsatz kommt der sog. Leistungsumsatz, der durch körperliche Aktivitäten entsteht.

Während einer passiven Lebensweise, wie etwa während einer Heilungsphase mit vorübergehend eingeschränkter Mobilität, liegt der zusätzliche Energieverbrauch bei etwa 600 Kilokalorien täglich. Ein aktiver Lebensstil mit regelmäßiger Bewegung oder Sport kann den Kalorienverbrauch um 500–1000 Kilokalorien erhöhen, sodass sich der tägliche Gesamtverbrauch auf 2500–3000 Kilokalorien summieren kann. Körperlich anstrengende Tätigkeiten oder intensiver Leistungssport steigern diesen Wert nochmals erheblich.

Ein ausgewogenes Verhältnis zwischen Energiezufuhr und -verbrauch ist entscheidend, um Übergewicht oder Adipositas zu vermeiden. Bewegung und gezieltes Muskeltraining spielen dabei eine zentrale Rolle: Sie unterstützen nicht nur die Regulierung des Energiehaushalts, sondern fördern auf vielfältige Weise die Gesundheit und tragen nachhaltig zu einem aktiven, vitalen Leben bei (Kap. 2.8) [928].

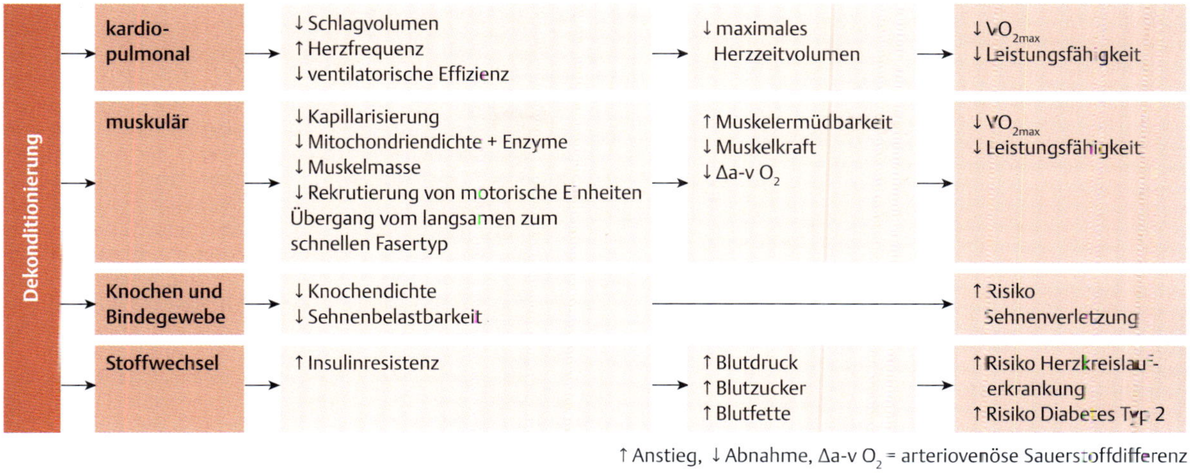

Abb. 4.4 Folgen der Dekonditionierung. (Quelle: Merz P, Hrsg. Physiotherapie in der Inneren Medizin. 1. Auflage. Stuttgart: Thieme; 2021)

4.2 Training als Subkategorie körperlicher Aktivität

Guido Perrot

4.2.1 Einleitung

Dieses Kapitel ist eine kurzgefasste Darstellung über die Bedeutung der sportmotorischen Kompetenzen in der physiotherapeutischen Behandlung von orthopädisch- traumatologischen Personen. Bei der Beschreibung der motorischen Grundeigenschaften wird berücksichtigt, dass diese im Laufe der Lebensspanne alterungs- und lebensstilbedingten Veränderungen unterliegen, da diese Veränderungen unterschiedlich Einfluss auf die Bewegungsausführungen und damit auf den Übungsaufbau von orthopädisch-traumatologischen Patient*innen nehmen. Zudem werden die Grundlagen für den methodischen Behandlungsaufbau von Koordination und Kraft genauer beschrieben.

Körperliche Aktivität und Sport setzen, wie eine hoch dosierte Arznei, unzählige physiologische Vorgänge des menschlichen Körpers in Gang, die derart viele gesundheitsfördernde Effekte erzielen, dass man sie zurecht als „Universalmedizin" bezeichnen kann. Um mögliche Risiken und Nebenwirkungen zu vermeiden bzw. gering zu halten und die größtmöglichen gesundheitswirksamen Potenziale auszulösen, bedarf es der individuellen Anpassung der Bewegungsübungen. Trainingstherapeutische Interventionen erfolgen zu allen Zeitpunkten der Krankheitsprävention (Primär-, Sekundär- und Tertiärprävention) und werden sowohl im stationären als auch im ambulanten Versorgungsbereich eingesetzt.

> **✔ Merke**
>
> Training ist eine Subkategorie von körperlicher Aktivität, die geplant, strukturiert und repetitiv ist und zum Ziel hat, eine oder mehrere Domänen körperlicher Leistungsfähigkeit zu verbessern [1036].

Der Begriff Training steht für einen geplanten sowie kontrollierten Prozess und wird als systematische Wiederholung gezielter, überschwelliger Reize definiert. Durch gezielte und systematische Beanspruchungen adaptieren biologische Strukturen. Diese können dadurch belastungs-, bzw. leistungsfähiger werden. Dieser biologisch-physiologische Ansatz ist die Grundlage für eine Leistungssteigerung. Unter Zuhilfenahme von methodischen, inhaltlichen und organisatorischen Mitteln wird ein gesetztes Ziel verfolgt, was letztlich zu einer Leistungssteigerung bezüglich der Handlungs- und Funktionsfähigkeit, sowie einer Veränderung des Bewegungsverhaltens führen kann. Dabei kann Training maximierend, präventiv, therapeutisch oder (prä-)rehabilitativ wirken.

> **✔ Merke**
>
> Trainingsmaßnahmen und deren Dosierung sollten sich immer an der Person und den zu erreichenden Zielen orientieren [980].

Man geht davon aus, dass ein körperliches Training immer einen ganzheitlichen (Trainings-) Effekt hat. Eine Unter- sowie eine Überforderung können einen Leistungsaufbau verzögern oder verhindern. Die Steigerung der Leistungsfähigkeit hat eine Steigerung der körperlichen Belastbarkeit und eine Steigerung der Erholungskompetenz zur Folge.

> **✔ Merke**
>
> Das Training von Gesunden und erwachsenen Menschen unterscheidet sich dadurch, dass sich bei Patient*innen die krankheits- oder verletzungsbedingten Gegebenheiten wie auch die Medikation limitierend auf die körperliche Aktivität auswirken können.

Es muss die Tatsache berücksichtigt werden, dass krankheits- oder verletzungsbedingte Veränderungen im Gewebe die Trainierbarkeit eines Menschen beeinflussen [1016]. Die Herausforderung besteht darin, das richtige Gleichgewicht zwischen Belastung und Entlastung zu finden, um den Heilungsprozess zu unterstützen.

Wie bei jeder Medikation gilt auch beim Training, dass nur eine bestimmte Dosierung die gewollte Wirkung hervorruft. Die Trainingsdosis ist beeinflussbar durch:

- Intensität der Belastung: Sie hängt von der maximalen individuellen Leistungsfähigkeit ab.

- Dauer der Belastung: Sie ist die Zeiteinwirkung der trainingswirksamen Belastungsintensität.
- Häufigkeit der Belastung, d. h. von der Anzahl der wirksamen Trainingsreize bzgl. der Intensität und Dauer.

Ein progressives Leistungstraining bedarf einer systematischen Steigerung der Netto-Trainingsbelastung.

Die Anpassungsvorgänge des Körpers sind individuell. Sie verlangsamen und reduzieren sich nach dem 30. Lebensjahr und gehen auch im hohen Alter nicht komplett verloren. Um funktionelle Anpassungen der körperlichen Strukturen zu erreichen, zu erhalten und zu steigern, bedarf es der Einhaltung folgender Kriterien:

- Kontinuität und Dauerhaftigkeit des Trainings, Beachtung der Individualität und Altersgemäßheit der Trainingsform
- Spezifität der Übungen
- Variationen der Trainingsbelastung
- optimale Gestaltung und Erholung.

Use it or lose it

Synapsen deren Gebrauch zurückgeht, können ganz verloren gehen. Amerikanische Neurobiologen haben dies als Use-it-or-lose-it-Regel bezeichnet (Nutze sie – also die Synapse – oder du verlierst sie.). Dies bedeutet, dass die Nervenzell-Netzwerke, die häufig ausgeübte Wahrnehmungen, Denkvorgänge oder Tätigkeiten repräsentieren, an Strukturqualität gewinnen, während wenig „trainierte" gedankliche Operationen oder Tätigkeiten dazu führen, dass „ihre" Netzwerke geschwächt werden oder sich gänzlich auflösen. Dass Synapsen, die unter Benutzung stehen, stabilisiert und verstärkt werden, unbenutzte Synapsen sich hingegen wieder auflösen, hatte in den 1940er Jahren bereits der Psychologe und Hirnforscher Donald Hebb vermutet. Seine Hypothese wurde durch Forschungsarbeiten in den letzten Jahren bestätigt. Die grundlegende Fähigkeit des Gehirns, durch Tätigwerden seine synaptischen Verschaltungen zu verändern und damit seine eigene Feinstruktur umzubauen, wird als synaptische Plastizität bezeichnet.

Eine Serie wissenschaftlicher Untersuchungen aus jüngerer Zeit, die kürzlich von Constance Scharff von der Rockefeller University zusammengefasst wurde, zeigt einen zusätzlichen, völlig neuen Befund: Training, geistige Aktivität und Lernübungen können bei Tieren wie auch beim Menschen eine Vermehrung von Nervenzellen in der Hirnrinde bewirken, welche die Folge von Zellteilung ist. Dadurch geriet eine seit langem bestehende Lehrmeinung ins Wanken, die irrtümlicherweise davon ausging, dass sich Nervenzellen anders als alle anderen Zellen des Körpers nicht vermehren können. Im geringen Umfang können sie dies offenbar doch, vor allem, wenn anregende Bedingungen herrschen und das Gehirn Lernvorgänge bewältigt. All diese Beobachtungen bestätigen das Konzept von Use-it-or-lose-it. Anregende Umweltbedingungen und Aktivtäten vermehren die Zahl von Nervenzellen und Synapsen [1027]

4.2.2 Superkompensation

Die durch Training zu entwickelnden Adaptionen unterliegen den Grundprinzipien der Superkompensation, der unterschiedlichen Belastbarkeit von Organsystemen bzw. den unterschiedlich schnellen Adaptionen von Organsystemen an Training und – bei Vorliegen von Verletzungen und Wunden – der Beachtung der physiologischen Wundheilung betroffener Strukturen. Das Modell der Superkompensation ist ein wichtiges Instrument und Hilfsmittel, um Anpassungsmechanismen generell zu verstehen und Trainingsprozesse planbar zu gestalten. Das Prinzip der optimalen Relation von Belastung und Erholung besagt, dass nach einer Trainingsbelastung eine gewisse Erholungszeit zur Regeneration der Belastbarkeit und Leistungsfähigkeit notwendig ist, um eine nächste Belastung sinnvoll anschließen zu können [980].

Es veranschaulicht, wie gezielt und systematisch auf den Körper einwirkende Belastungsreize zu Anpassungen führen. Dem Modell liegt die Tatsache zugrunde, dass während und/oder nach einer körperlichen Belastung das Leistungsniveau beanspruchter Strukturen in der Regel unter das Ausgangsniveau sinkt. Innerhalb der z. T. während der Beanspruchung bereits einsetzenden, spätestens auf die Belastung folgende Regeneration, kommt es zu einem Wiederanstieg der Leistungsfähigkeit über das Ausgangsniveau hinaus, der sogenannten Superkompensation. Setzt nun der nächste Belastungsreiz ein, kommt es zur selben Reaktion: die Leistungsfähigkeit nimmt zunächst ab, um dann während der Erholungsphase (Regeneration) wieder anzusteigen und daraufhin – als Folge des Trainingsreizes – über das Ausgangsniveau hinaus zu (super) kompensieren. So ist es möglich, die Leistungsfähigkeit kontinuierlich bis zu einem bestimmten, individuellen Maximum zu erhöhen. Wird der nächste Belastungsreiz zu spät gesetzt, kehrt die Leistungsfähigkeit auf das ursprüngliche Ausgangsniveau zurück. Es kommt zu keiner Steigerung, sondern zu einer Erhaltung oder gar Verschlechterung des Ausgangslevels einer individuellen Leistungsfähigkeit. Es wird dann von Erhaltungstraining gesprochen. Bei zu schnell aufeinander folgenden Reizen reicht die zur Superkompensation oder zur Regeneration notwendige Zeit nicht aus, sodass die körperliche Leistungsfähigkeit abnimmt. Ziel ist es also, den richtigen Zeitpunkt für einen neuen Belastungsreiz zu finden, damit die Leistungsfähigkeit kontinuierlich gesteigert werden und ein Übertraining vermieden werden kann (▶ Abb. 4.5) [980].

In einer eher trainingswissenschaftlichen Definition beschreibt Hohmann (2005) Training als planmäßige und systematische Realisierung von Trainingsmaßnahmen (Inhalte und Methode) zur nachhaltigen Erreichung von Zielen (Leistung, Trainingszielen) im und durch Sport. Der Vollständigkeit halber sei an dieser Stelle darauf hingewiesen, dass „Üben" durch den gleichen Zweck definiert ist, aber (noch) nicht zu nachweisbaren morphologischen Adaption führt. Dabei werden die morphologischen Anpassungen vielleicht einfach nur nicht erhoben bzw. analysiert und dargestellt, weil diese zu einem überwiegenden Teil neuronale Vorgänge betreffen, die nur schwer bzw. aufwendig morphologisch nachgewiesen werden können. Gerade therapeutische Be-

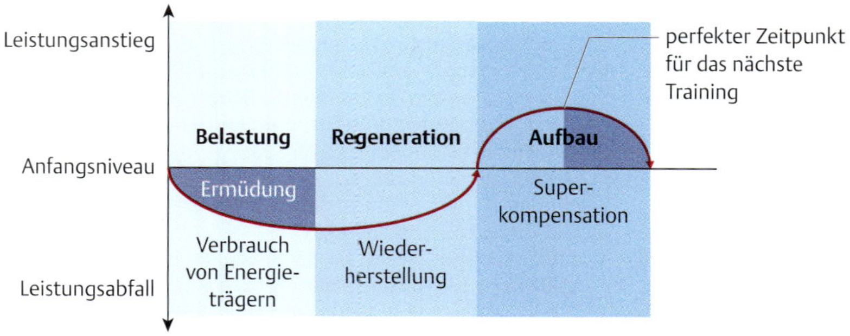

Abb. 4.5 Das Modell der Superkompensation (nach [1006]). (Quelle: Bartrow K, Hrsg. Funktionelles Faszientraining in der Physiotherapie – 130 aktive Übungen zur Faszienmobilisation und Fasziendehnung. 1. Auflage. Stuttgart: Thieme; 2019)

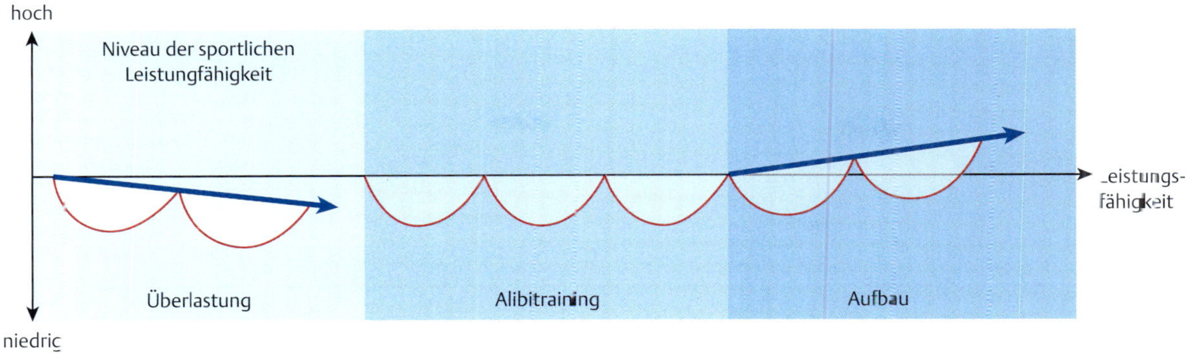

Abb. 4.6 Superkompensation, Wundheilung und Adaptationstempo (medizinisches Aufbautraining; nach [1015]).

rufsgruppen unterscheiden zwischen diesen Begriffen noch nicht ausreichend, obwohl aus sportmedizinischer Sicht die Differenzierung wichtig ist. Beispielsweise ist die Einteilung von Rehabilitanden nach Herz-Kreislauf-Erkrankungen die Zuweisung zu Übungsgruppen oder Trainingsgruppen in Abhängigkeit von der jeweiligen Belastbarkeit nach dem Kölner oder Hamburger Modell bis heute Standard [964]. In der Physiotherapie ist es üblich, durch sog. „frühfunktionale Nachbehandlung" schnell wieder Funktionen „anzubahnen", allerdings muss hier definitionsgemäß von „Üben" (unspezifische Anpassungen verschiedener Organsysteme) und nicht von „Training" (spezifische Trainingseffekte wie Hypertrophie) gesprochen werden [1045]. Das Training von Menschen mit Verletzungen des Bewegungsapparates (Therapie und Rehabilitation) muss demnach zwangsläufig die Vorgaben zur Superkompensation wie auch zu den Wundheilungsphasen berücksichtigen, damit sich die gewünschte Adaption schnellstmöglich und erfolgreich entwickelt [973]. Letztlich stammt das Prinzip der Superkompensation aus der Muskelphysiologie und erklärt eine isolierte Erhöhung der Glykogenvorräte. Für leistungsbestimmende Faktoren aus Technik, Taktik und Psychologie hat es keine Aussagekraft (▶ Abb. 4.6).

✔ Merke

Das Prinzip der Superkompensation hat die Trainer*innen über Jahrzehnte lang geprägt. Spätere Autor*innen stellten jedoch fest, dass hierbei vor allem der Verlauf der Glykogenwiederauffüllung beobachtet und daraus ein allgemeines Modell der Trainingsanpassung abgeleitet wurde. Wichtig zu beachten ist, dass dabei nur ein Teilphänomen – der Energiestoffwechsel – und nicht die physiologischen Prozesse, die tatsächlich zur Leistungssteigerung führen, berücksichtigt werden. Heute wissen wir: Training löst kein automatisches Auffüllen von Energiespeichern aus – es braucht eine gezielte molekulare Reaktion in Milliarden von Zellen. Der Schlüssel dazu liegt in der Signaltransduktion – der Sprache, mit der Zellen auf Reize antworten.

Daher sollte im Hinterkopf behalten werden, dass das klassische Superkompensationsprinzip ein Meilenstein der Trainingslehre war, aber es sich hierbei um kein biologisches Gesetz handelt! Die moderne Trainingswissenschaft zeigt, dass Anpassungen auf der Ebene der Signaltransduktion stattfinden – einem hochkomplexen Netzwerk von molekularen Prozessen, das auf Trainingsreize reagiert.

Training ist keine Energieerholung, sondern biochemische Informationsverarbeitung [1070].

4.2.3 Motorische Grundeigenschaften

Als Basis für menschliche Bewegungen gelten die motorischen Hauptbeanspruchungsformen oder Grundeigenschaften: Kraft, Ausdauer, Schnelligkeit, Koordination und Beweglichkeit [954]. Sie unterliegen im Laufe der Lebensspanne alterungs- und lebensstilbedingten Veränderungen. Motorische Fähigkeiten und Kompetenzen, die für die Ausübung von alltäglichen Tätigkeiten vorausgesetzt werden, bilden wichtige Übungsinhalte und Trainingsinhalte. Sie werden in konditionelle und koordinative Fähigkeiten unterteilt und setzen sich aus den 5 genannten Elementen zusammen [997].

Die konditionellen Eigenschaften hängen vor allem von energetischen Prozessen ab, die koordinativen Prozesse überwiegend von zentralnervösen Steuerungs- und Regelprozessen. Wie für die Trainingsprinzipien gilt auch für die motorischen Hauptbeanspruchungsformen, dass die im gesundheits- und leistungsorientierten Sport, je nach Disziplin, eine sehr unterschiedliche Bedeutung haben. Koordination, Ausdauer, Kraft und insbesondere die Kraftausdauer stehen vordergründig im Zusammenhang mit Trainingseinheiten in der traumatologisch-orthopädischen Nachbehandlung von Patient*innen.

Die ▶ Tab. 4.3 zeigt eine Zusammenstellung der Begrifflichkeiten der motorischen Grundeigenschaften und alltagsnotwendigen Kompetenzen, die in den folgenden Abschnitten noch ausführlicher betrachtet werden. Motorische Fähigkeiten und Fertigkeiten gehen oft ineinander über, um zur Zielbewegung oder -sportart zu befähigen.

Fertigkeiten sind Kenntnisse und Techniken, die schon erworben wurden und nun sicher beherrscht werden. Und Fähigkeiten sind besondere Begabungen, die man entweder von Natur aus mitbringt, die man aber auch noch erwerben und entwickeln kann. Während Fähigkeiten also angeboren sind und damit als vorbestimmte Handlungsbedingung dienen, handelt es sich bei den Fertigkeiten um erlernte oder erworbene Verhaltens- und Handlungsmuster. Beide können sich durch Training festigen.

So kann z. B. mit einem Gleichgewichtstraining auch die Kraft oder mit einem Krafttraining auch die Schnelligkeit einen Zugewinn erfahren. Neben den intrinsischen Faktoren (wie Ernährungszustand, Herz-Kreislauf-System oder Erkrankungen, Motivation und Konzentration) werden die motorischen Fähigkeiten auch von außen stark beeinflusst (z. B. ablenkende Geräusche, Klima, Beleuchtung). Diese inneren und äußeren Gegebenheiten sollten bei der Therapie- und Trainingsplanung, im Sinne der Ganzheitlichkeit, berücksichtigt werden.

Tab. 4.3 Wichtige Trainingskomponenten für die Alltagstauglichkeit [975].

Komponente	Erläuterung
Kraft	Fähigkeit, einem äußeren Widerstand entgegenzuwirken oder diesen zu überwinden
Ausdauer	Widerstandsfähigkeit des Organismus gegen Ermüdung bei lang andauernder Belastung sowie schnellere Erholungsfähigkeit nach Ermüdung
Koordination	das harmonische Zusammenwirken von Sinnesorganen, peripherem und zentralem Nervensystem (ZNS) und der Skelettmuskulatur
Schnelligkeit	Fähigkeit des Organismus, motorische Aufgaben schnellstmöglich durchzuführen
Beweglichkeit/ Flexibilität	der Bewegungsradius von Gelenken und die Dehnfähigkeit der umliegenden Muskulatur
körperliches Gleichgewicht/ Balance	Beibehaltung oder Wiedererlangung eines stabilen Körperzustandes mittels ausgleichender Gewichtsverteilung in Ruhe oder bei Bewegung
posturale Kontrolle	Kontrolle der aufrechten Körperposition im Raum mit dem Ziel, das Gleichgewicht und die Orientierung gegen den Einfluss der Schwerkraft einzunehmen und zu erhalten
Dual-/Multi-Tasking	Fähigkeit, mindestens 2 kognitive und/oder motorische Aufgaben gleichzeitig auszuführen

4.2.4 Kraft

Kraft ist die Fähigkeit des Muskels, Körperteile bzw. den gesamten Körper auch gegen die Schwerkraft bewegen zu können sowie eine aufrechte Körperposition beizubehalten [1075].

Krafttraining erzeugt funktionelle und morphologische Veränderungen, die zu Steigerung der Kraftdimensionen (z. B. Maximalkraft, Schnellkraft, Kraftausdauer), der Schnelligkeit sowie der allgemeinen (sportlichen) Leistungsfähigkeit führen. Darüber hinaus ist regelmäßiges Krafttraining auch im Rahmen der Prävention, Behandlung und Rehabilitation orthopädischer, metabolischer sowie kardiovaskulärer Erkrankungen wirksam.

Angesichts der höheren Lebenserwartung, die mit den zunehmenden degenerativen Prozessen und chronischen Erkrankungen verbunden ist, gewinnt der präventive und rehabilitative Gesichtspunkt des Kraft- bzw. Muskelaufbautrainings immer stärker an Bedeutung. Ein gesundheitsorientiertes Krafttraining ist geeignet, den altersbedingten Rückgang an Muskelmasse zu kompensieren und damit eine Haltungs- und Verletzungsprophylaxe zu ermöglichen. Um auch im hohen Alter ein bedeutendes Maß an ADL und Unabhängigkeit zu erhalten, spielen individuelle Verhaltensweisen und Krafttraining eine große Rolle [1074].

Dazu gehören im Alter vor allem die Transferleistungen im Sinne eines Lagewechsels, wie das selbstständige Aufstehen aus dem Bett und vom Stuhl. Kraft ist entscheidend für sicheres Gehen oder Treppensteigen, sowohl in der Spielbeinphase (Heben und Vorschwingen des Beines) als auch in der Standbeinphase (Stabilisation von Bein und Rumpf). Rein physiologisch gehen die Kraft und die Muskelmasse im Laufe des Lebens zurück. Vor allem Gelenk- und Muskelschmerzen können sich deutlich limitierend auf das Kraftniveau einer Person auswirken. Ab dem 30. Lebensjahr nehmen vor allem die Maximalkraft und die Explosivkraft ab, wovon die untere Extremität deutlich stärker betroffen ist als die Muskulatur an Rumpf und oberer Extremität [1074].

Entwicklung der Kraft über die Lebensspanne

Die Ausprägung der motorischen Fähigkeiten unterliegt alterungsbedingten Veränderungen. Im Kindes- und Jugendalter steigen die funktionellen Fähigkeiten kontinuierlich an und erreichen im frühen Erwachsenenalter ihren Höhepunkt. Mit zunehmendem Alter sinkt die körperliche Leistungsfähigkeit und damit einhergehend auch die Eigenständigkeit im Alltag. Die ▶ Abb. 4.7 zeigt, dass Behinderungen und Pflegebedürftigkeit jedoch keine zwangsläufige Folge des Alterns sind, sondern dass das eigene Verhalten maßgeblich an der Aufrechterhaltung der individuellen Funktionalität beteiligt ist [1040]. Ein normales Körpergewicht, der Verzicht auf Tabak- und Alkoholkonsum, ausreichend körperliche Bewegung und ausgewogene Essgewohnheiten korrelieren stark mit gesundem Altern und einem verringerten Abbau der körperlichen Leistungsfähigkeit [1040].

Die Einteilung in Untergewicht, Normalgewicht, Übergewicht und Adipositas entspricht den Vorgaben der WHO. Demnach liegt das Normalgewicht einem Menschen bei einem BMI (body mass index) von 18,5–24,9. Ab 25,0 spricht man von Übergewicht.

Der alterungsbedingte Abbau betrifft alle motorischen Fähigkeiten und verstärkt sich im hohen Erwachsenenalter erheblich, wobei die Kraft von diesem Phänomen am stärksten betroffen ist [1064]. Die Muskelkraft baut sich unabhängig von sportlichem Training im Jugendalter bis und mit ungefähr Mitte 20 kontinuierlich auf, bevor das Kraftniveau in den folgenden Jahrzehnten abnimmt [989]. Ab dem 65. Lebensjahr beträgt der jährliche Maximalkraftverlust 1–2 % [1056]. Insbesondere im hohen Seniorenalter ist der Rückgang an Kraft mit etwa 30 % ab dem 80. Lebensjahr stark ausgeprägt [989]. Dieser Maximalkraftverlust scheint jedoch nicht gleichmäßig über den gesamten Körper verteilt stattzufinden, sondern vor allem die unteren Extremitäten zu betreffen, was den Alltag von Senior*innen besonders in Situationen wie dem Treppensteigen oder dem Tragen von Einkäufen erheblich erschwert [960].

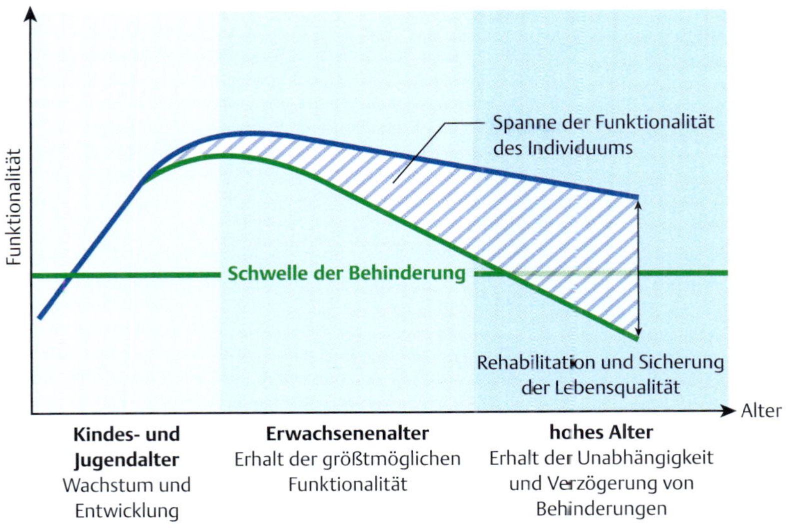

Abb. 4.7 Entwicklung der Funktionalität über die Lebensspanne (nach [1040]).

Definition und Begriffsbestimmungen

In der Sportwissenschaft wird grundsätzlich zwischen der allgemeinen und der spezifischen Kraft unterschieden. Als allgemeine Kraft wird jene bezeichnet, die sportunabhängig von allen Muskelgruppen einer Person aufgebracht werden kann. Die spezifische Kraft bezeichnet die Kraft, die bei einer bestimmten Aktivität bzw. sportlichen Leistung von den dazu benötigten Muskelgruppen in der benötigten Intensität erbracht wird. Weiter unterscheidet die sportwissenschaftliche Literatur zur Strukturierung der motorischen Erscheinungsform Kraft zwischen der phänomenorientierten Betrachtungsweise und der dimensionsanalytischen Betrachtungsweise. Aus der Sicht der dimensionsanalytischen Betrachtungsweise werden sowohl für den Grundlagenbereich [1002] als auch für den Präventions- und Rehabilitationsbereich [1045] 3 Subkategorien der Kraft unterschieden:

- Maximalkraft
- Schnellkraft
- Kraftausdauer.

Die ursprüngliche Unterteilung in Maximalkraft, Schnellkraft und Kraftausdauer wurde durch die „Freiburger Gruppe“ in den 1970er und 1980er Jahren dahingehend modifiziert, dass die Maximalkraft die Basisfähigkeit für die Schnellkraft und die Kraftausdauer bildet [995]. Eine Verbesserung der Maximalkraft wirkt sich somit positiv sowohl auf die Schnellkraft als auch auf die Kraftausdauer aus. Demnach muss ein Training zur Verbesserung der Maximalkraft auch in der Prävention und Rehabilitation zur Anwendung kommen.

Maximalkraft

Die Maximalkraft stellt die höchstmögliche Kraft dar, die das neuromuskuläre System bei einer maximalen willkürlichen Kontraktion entfalten kann, und umfasst sowohl isometrische als auch dynamisch konzentrische und exzentrische Kontraktionen. Die konzentrische Maximalkraft repräsentiert die maximale Gewichtslast, die unter definierten Arbeitsbedingungen einmal über die gesamte Bewegungsamplitude technisch einwandfrei bewegt werden kann. In der deutschsprachigen Literatur wird diese als ein Wiederholungsmaximum (EWM) bezeichnet. Geläufiger ist die englischsprachige Bezeichnung des One Repetition Maximum (1 RM) [995]. Die isometrische Maximalkraft (Maximal Voluntary Isometric Contraction, MVIC) wird dynamometrisch gegen einen äußeren unüberwindbaren Widerstand ermittelt und stellt den höchsten Wert auf der Kraft-Zeit-Kurve dar [980].

Schnellkraft

Die Schnellkraft ist die Fähigkeit des neuromuskulären Systems, einen möglichst großen Kraftimpuls in der zur Verfügung stehenden Zeit zu produzieren. Synonym werden oft hierfür die Begriffe Startkraft und Explosivkraft gebraucht. Startkraft ist der Kraftwert, der 20–30 ms nach Kontraktionsbeginn erreicht wird. Explosivkraft ist der höchstmögliche Kraftanstieg im Laufe einer schnellen Kraftentwicklung. Die Begriffe werden in erster Linie als Maß für die Frequenzierung und Rekrutierungsfähigkeit der Muskulatur angesehen.

Mit der Schnellkraft wird auch oft die Reaktivkraft in Verbindung gebracht. Diese wird allerdings aufgrund der neuronalen und mechanischen Besonderheiten (Dehnungsreflex und Elastizität der aktiven und passiven Strukturen) oft als eigenständige Subkategorie der Kraft betrachtet. Die Kombination einer exzentrischen mit einer nachfolgend konzentrischen Aktion stellt einen in der Praxis sehr häufig vorkommenden Bewegungsablauf dar, der als Dehnungs-Verkürzungs-Zyklus (DVZ) (stretch shortening cycle, SSC) bezeichnet wird [1013]. Im Zusammenhang mit dem DVZ spielen noch die Begriffe Pre-Stretch und Plyometrie eine Rolle. Der Unterschied zwischen beiden liegt vor allem in der Spezifität des Belastungsreizes:

- Von **Pre-Stretch** spricht man, wenn die Übungsform nicht dem sportartspezifischen Bewegungsablauf entspricht. Sie verbindet das exzentrische Bremsen mit dem konzentrischen Beschleunigen, wobei die Übergangsphase zwischen beiden Formen möglichst kurz sein muss. Diese Art der der Muskelkontraktion nennt man im deutschen Sprachraum auch „DVZ allgemein“. Die Übungsform im Pre-Stretch entspricht (noch) nicht einer sportartspezifischen Bewegung.
- Von **Plyometrie** spricht man, wenn die Übungsform dem sportartspezifischen Bewegungsablauf entspricht. Sie verbindet das exzentrische Bremsen mit dem konzentrischen Beschleunigen, wobei die Übergangsphase zwischen beiden Formen möglichst kurz sein muss. Diese Art der Muskelkontraktion nennt man im deutschen Sprachraum auch „DVZ spezifisch“. Die plyometrische Übungsform entspricht der sportartspezifischen Bewegung.

Schnellkräftige Bewegungen sind programmgesteuert, d. h. sie laufen nach einem im Zentralnervensystem gespeicherten Muster ab. Talentierte Sportler weisen ein sog. „kurzes“, weniger Begabte ein „langes“ Bewegungs- bzw. Zeitprogramm auf. Zeitprogramme sind bewegungsspezifisch. Kurze Zeitprogramme zeichnen sich dadurch aus, dass ein direkter schneller Impuls an die Hauptmuskeln erfolgt. Das Innervationsmuster ist gekennzeichnet durch ausgeprägte Vorinnervationsphasen, durch einen steileren Anstieg der Hauptaktivität sowie eine gute Koaktivierung zwischen den Hauptmuskeln. Die Aktivierung der Muskulatur etwa 100–150 ms vor einem Sprung wurde von Dietz et al. (1981) als Vorinnervation bezeichnet [974]. In der Regel führt die Antizipation der eigenen Bewegung zu dieser Voraktivierung [1013]. Die Vorinnervation ist maßgeblich für die Muskelspannung verantwortlich, welche wiederum das elastische Potenzial des Muskels beeinflusst. Durch die gesteigerte Ansprechbarkeit der Muskelspindeln kann dies zu einer erhöhten Steifheit (sog. Stiffness) führen.

Stiffness bezeichnet das reaktiv-elastische Potenzial eines Muskel-Sehnen-Komplexes. Indem sich ein Muskel kontrahiert, werden die elastischen Komponenten gedehnt, sodass hier wie in einer harten Feder potenzielle Energie gespeichert wird. Damit diese Energie optimal eingesetzt werden kann, muss der entsprechende Muskel die Spannung aufrechterhalten. Stiffness hängt von der Elastizität der Sehnen, von der Reflexbereitschaft und von der Kraft, welche die „Federn" spannt, ab [997].

Bei schnellen sog. Reaktionsbewegungen wie z. B. Niedersprüngen und schnellen Laufschritten tritt der DVZ auf: Es kommt zu einer Vorinnervation und einer exzentrischen Dehnung. Durch die Dehnung wird die Innervation verstärkt (Aktivierung der Muskelspindel). Durch das Zusammenspiel von Vorinnervation und elastischer Energie, die durch die Dehnung gespeichert wurde, wird die nachfolgende konzentrische Phase deutlich kräftiger [1015].

Kraftausdauer

Die Kraftausdauer bezeichnet die Fähigkeit des neuromuskulären Systems, eine möglichst große Impulssumme in einem definierten Zeitraum (maximal 2 min) gegen höhere Lasten (mehr als 30 % der Maximalkraft) zu produzieren [993]. Da bereits ab 20 % der maximalen isometrischen Kontraktionskraft eine Einschränkung der arteriellen Blutversorgung im Muskel beginnt – ab 50 % kommt es zu einem völligen Verschluss der Gefäße –, weist die Kraftausdauer je nach Intensität der Kontraktionskraft sowohl aerobe als auch anaerobe Stoffwechselanteile auf. Da bei der Kraftausdauer die Einflussgröße der Kraft und weniger die der Ausdauer im Vordergrund stehen, müssen bestimmte Randbedingungen vorliegen: Die Stoffwechsellage muss mehr anaerob als aerob sein. Bei konstanter Tätigkeit ist dies bis zu einer Arbeitsdauer von 2 Minuten der Fall, wenn zusätzlich die Widerstände, gegen die gearbeitet werden muss, eine Intensität von nicht weniger als 60 % bezogen auf das Ein-Wiederholungsmaximum betragen. Die bei Kraftausdauerleistungen auftretende Ermüdung kann durch verschiedene Auslöser hervorgerufen werden. Entweder sind die verfügbaren Energiereserveren in der Speichergröße limitiert (Kapazität) oder die Energieflussrate – also die pro Zeiteinheit resynthetisierten Energiemenge (Leistungsfähigkeit). Als weitere Ermüdungsfaktoren sind Einflüsse des zentralen und peripheren Nervensystems zu nennen, die – so sie wirksam werden – sich in Form von koordinativen Beeinträchtigungen intra- und intermuskulär zeigen [959] (▶ Abb. 4.8).

Um eine Kraftfähigkeit zu steigern, braucht es eine Widerstandshöhe von mindestens 50 %. Geringere Widerstände haben einen gymnastischen Trainingseffekt oder werden im Kardiotraining eingesetzt und haben einen Effekt bei ausreichender Dauer.

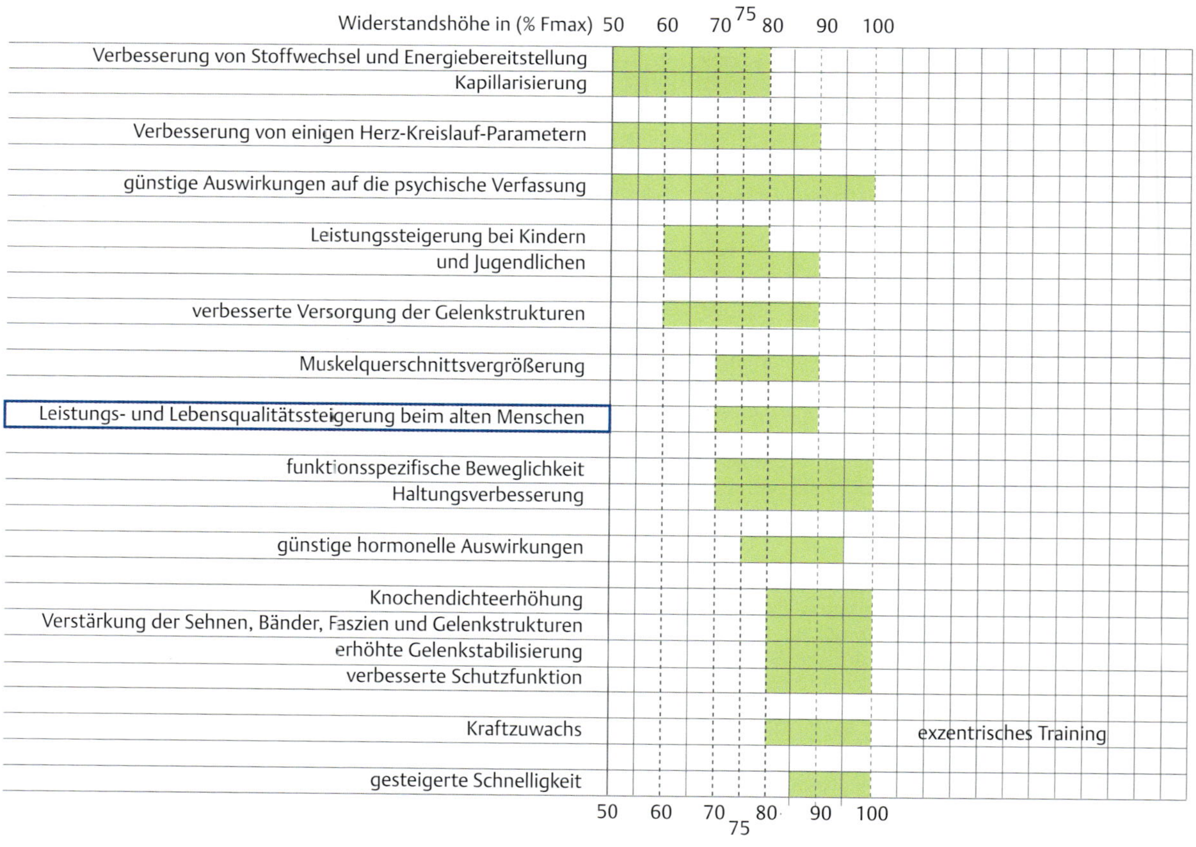

Abb. 4.8 Effekte eines differenzierten Krafttrainings in Abhängigkeit von der Widerstandshöhe (nach [1027]). (Quelle: Merz P, Hrsg. Physiotherapie in der Inneren Medizin. 1. Auflage. Stuttgart: Thieme; 2021)

Tab. 4.4 Erscheinungsformen der Kraft [971][993][1078].

Erscheinungsformen	Definition	Beispiel
Maximalkraft	größte Kraft, die das Nerv-Muskel-System bei maximaler willkürlicher Kontraktion auszuüben vermag	• maximaler Druck oder Zug gegen einen unüberwindlichen Widerstand • Gewichtheben (eine Wiederholung mit individuell höchstmöglichem Gewicht)
Schnellkraft	Fähigkeit, einen möglichst hohen Kraftstoß in der zur Verfügung stehenden Zeit zu produzieren	Schutzschritt zum Vermeiden eines Sturzes nach dem Stolpern
Kraftausdauer	Fähigkeit, eine möglichst große Impulssumme in einem definierten Zeitraum gegen höhere Lasten (> 30–50 % der Maximalkraft) zu produzieren; beeinflusst durch Maximalkraft und Ermüdungswiderstandsfähigkeit	• einen Haufen Kies zügig in eine Schubkarre schaufeln • Klettern
Reaktionskraft	Fähigkeit, aus einer abbremsenden (exzentrischen) Bewegung heraus in kürzester Zeit einen möglichst hohen konzentrischen Kraftstoß zu realisieren Dehnung eines voraktivierten Muskels führt über neuronale und elastische Mechanismen zu einer Leistungspotenzierung in der konzentrischen Phase	• schnelles Joggen • weiter Wurf eines Medizinballs mit Ausholbewegung

4

Weitere Effekte der verschiedenen Trainingsbelastungen in Prozenten und Abhängigkeit der Maximalkraft finden sich in ▶ Tab. 4.4.

4.2.5 Methodischer Kraftaufbau

Dieser Abschnitt beschreibt den methodischen Aufbau in der Rehabilitation und beim Training der motorischen Grundeigenschaft Kraft für Patient*innen.

Wenn Personen schnell auf Gefahrensituationen oder Belastungsänderungen reagieren müssen, ist oftmals die **Schnellkraft** gefordert. Sie ist definiert als die größtmögliche Kraftentfaltung (Impuls) pro Zeiteinheit, wobei der Impuls durch die Steilheit des Kraftanstiegs, das realisierte Kraftmaximum und die Impulsdauer charakterisiert ist [993]. Muss in sehr kurzer Zeit ein hoher Schnellkrafteinsatz bewältigt werden, wie es z. B. zum Verhindern eines Sturzes beim Stolpern der Fall ist, wird die Explosivkraft benötigt. Sie ist gekennzeichnet durch „die Fähigkeit, einen möglichst steilen Kraftanstieg zu erzeugen“ [993].

Im Unterschied zur Schnellkraft, bei der vor allem ein hoher Kraftstoß produzieren werden soll, hat die **Explosivkraft** das Ziel, die Bewegung möglichst schnell auszuführen. Bei explosiven oder schnellkräftigen Bewegungen und maximalen Muskelleistungen werden vor allem die schnell zuckenden Typ-2-Muskelfasern (FT-Fasern, fast twitch) eingesetzt. Sie werden von großen α-Motoneuronen innerviert und können schneller kontrahieren und höhere Kraft entfalten [993]. Daher wirkt sich ein hoher Anteil an Typ-2-Fasern positiv auf die Maximal- und Schnellkraft aus, wodurch sie von großer Bedeutung für die Muskelleistung sind. Im Unterschied dazu werden die langsam zuckenden, Typ-1 Muskelfasern (ST-Fasern, slow twitch) vor allem für die ebenfalls von der Maximalkraft abhängige Kraftausdauer rekrutiert. Die Kraftausdauer ist immer dann nötig, wenn die Kraft über einen langen Zeitraum aufrechterhalten werden muss. Im Unterschied zur Ausdauerfähigkeit an sich, sind bei der Kraftausdauer Muskelleistungen von mindestens 50 % der Maximalkraft erforderlich [1068].

Transfertraining

Ein Krafttraining im herkömmlichen Sinne ist oft stark auf die Verbesserung von Muskelfunktion, wie unterschiedliche Formen der Hypertrophie, gerichtet. Beim Transfertraining steht nicht so sehr der Aufbau von Muskeln im Vordergrund, man orientiert sich mehr an den (kraft-)physiologischen Anforderungen von alltags- oder sportspezifischen Bewegungen [978].

Eine Möglichkeit, um ein Transfertraining zu gestalten, bietet das Transfersystem. Mit dem Transfersystem kann in der physiotherapeutischen Rehabilitation das oben beschriebene Ziel der „Integration von Kraft in ADL und Sport“ durch eine Verbesserung der Belastbarkeit des verletzten Bindegewebes und durch die Rekrutierung von motorischen Einheiten angestrebt werden. Das Transfersystem macht sich 2 verschiedene Rekrutierungsprinzipien zunutze: das „size principle“ und das „reversed size principle“.

Motorische Einheiten: Typologie und Rekrutierungsprinzipien

Die kleinste funktionelle Einheit eines Muskels wird als motorische Einheit bezeichnet und umfasst ein einzelnes Alpha-Motoneuron mit allen von diesem Alpha-Motoneuron innervierten Muskelfasern. Physiologisch werden 3 Typen von motorischen Einheiten unterschieden, die jeweils eigene morphologisch und funktionelle Merkmale besitzen (▶ Tab. 4.5).

Eine wichtige Erkenntnis, die auf dieser Tabelle dargestellt ist, ist, dass die motorischen Einheiten, welche für ADL (Typ I) wichtig sind, leicht durch eine dominante aerobe Energiebereitstellung zu rekrutieren sind und über eine starke Ermüdungsresistenz verfügen. Sie können jedoch nicht so schnell reagieren (slow twitch, 100–1580 ms).

Ihre Gegenspieler, die für explosive und ballistische Belastungen essenziellen Typ-IIx-Fasern, können viel schneller reagieren (25–50 ms), jedoch sind sie schwer zu rekrutieren, und durch eine vorherrschend anaerobe Energiebereitstellung (Kreatinphosphat-System) sind sie sehr schnell ermüdbar (geringe Ermüdungsresistenz).

Tab. 4.5 Typologie der 3 Hauptformen motorischer Einheiten.

Typ motorische Einheit	Typ I (rot, slow twitch)	Typ IIa (rosa, fast twitch glycolytic)	Typ IIx (weiß, fast twitch)
Erregungsschwelle	niedrig	mittel	hoch
Entladungsfrequenz	bis 30 Impulse/s eher kontinuierlich	bis ca. 90 Impulse/s	bis ca. 150 Impulse/s eher in „bursts“
Kontraktionszeit (twitch)	100–150 ms	5–100 ms	25–50 ms
Innervationsverhältnis (Axon/Muskelfaser)	1/10 bis 1/500	1/100 bis 1/700	1/1000
Kraft pro motorische Einheit	2×10^{-2} N bis $1{,}3 \times 10^{-1}$ N (ca. 2–13 g)	5×10^{-2} N bis 5×10^{-1} N (ca. 5–50 g)	3×10^{-1} N bis $1{,}5 \times 10^{-1}$ N (ca. 30–150 g)
Hauptenergiesystem	aerob	anaerobe Glykolyse	Kreatinphosphat-System
Ermüdbarkeit	niedrig	mittel	hoch

Size Principle

Das Rekrutierungsprinzip – auch bekannt als Size Principle – beschreibt, dass bei geringer Belastung oder geringem Widerstand kleine motorische Einheiten von Typ I aktiviert werden. Bei Zunahme des zu überwindenden Widerstandes werden immer mehr größere motorische Einheiten mitaktiviert. Dies betrifft in erster Linie motorische Einheiten vom Typ-IIa- und unter beinahe maximaler Belastung auch Typ-IIx-Fasern.

Dies findet dann statt, wenn ein Kraftsport treibende Person mit maximalem Gewicht trainiert (mit 100% des ersten Wiederholungsmaximums) und alle (zur Verfügung stehenden) Typ-1-, Typ-IIa- und Typ-IIx-Fasern oder motorische Einheiten rekrutiert werden, welche diese Person, in einer bestimmten Übung aktuell rekrutieren kann. Allerdings muss dazu die Bewegungsgeschwindigkeit gering sein.

Reversed Size Principle

Erhöht man die Bewegungsgeschwindigkeit, ändert sich das Rekrutierungsmuster. Bei eher geringer Geschwindigkeit werden, wie vorher beschrieben, alle Typen motorischer Einheiten rekrutiert. Bei der progressiven Zunahme der Bewegungsgeschwindigkeit werden jedoch mehr „langsame“ motorische Einheiten inhibiert. In erster Instanz betrifft dies die Typ-I-Einheiten und bei annähernder Maximalgeschwindigkeit auch die Type-IIa-Einheiten. Um dies zu ermöglichen, muss der zu überwindende Widerstand sukzessive reduziert werden. Dieses Rekrutierungsmuster bezeichnet man als Reversed Size Principle.

In ▶ Abb. 4.9 werden diese beiden Prinzipien in Form der sog. „Rehabilitationspyramide“ dargestellt. Hier wird das Rekrutierungsprinzip Size Principle auf der linken Seite und das Reversed Size Principle auf der rechten Seite wiedergegeben. Da diesem Prinzip das Kraft-Schnelligkeitsdiagramm eines Muskels zugrunde liegt, wurde dies auf der rechte Pyramidenseite berücksichtigt.

Wichtig sind die sog. „Rekrutierungsschwellen“ für die verschiedenen Rekrutierungsmuster, welche auf der linken Seite als Wiederholungsmaximum (repetition maximum, RM) angegeben sind:

- 40–15 RM: Typ-I-Fasern
- 15–6 RM: Typ-I- und -IIa-Fasern
- 6–1 RM: Typ-I-, -IIa- und -IIx-Fasern.

Das Wiederholungsmaximum bezeichnet die maximale Anzahl an Wiederholungen, die mit einem bestimmten Gewicht bei einer bestimmten Übung gemacht werden können. Um dieses Maximum zu bestimmen, sollen vorher sog. Qualitätskriterien definiert werden.

Ein bestimmtes Wiederholungsmaximum gilt als erreicht, wenn diese Qualitätskriterien bei der Übungsausführung wiederholt nicht mehr eingehalten werden können. Die Qualitätskriterien werden somit zu Abbruchkriterien.

Qualitätskriterien

Die Qualität einer Bewegung steht in der Rehabilitation an oberster Stelle. Die Qualitätskriterien sollen das sicherstellen. Man unterscheidet bei ihnen zwischen objektiven und subjektiven Kriterien.

Objektive Qualitätskriterien:

- optimale Ausgangsstellung
- optimaler Bewegungsausschlag (range of motion, ROM)
- optimaler Bewegungsrhythmus (richtiges Verhältnis zwischen der exzentrischen/konzentrischen Kontraktionsphase)
- optimaler Bewegungsablauf, z. B. keine ungeplanten Pausen während der Ausführung, keine kompensierenden (Ausweich-)Bewegungen.

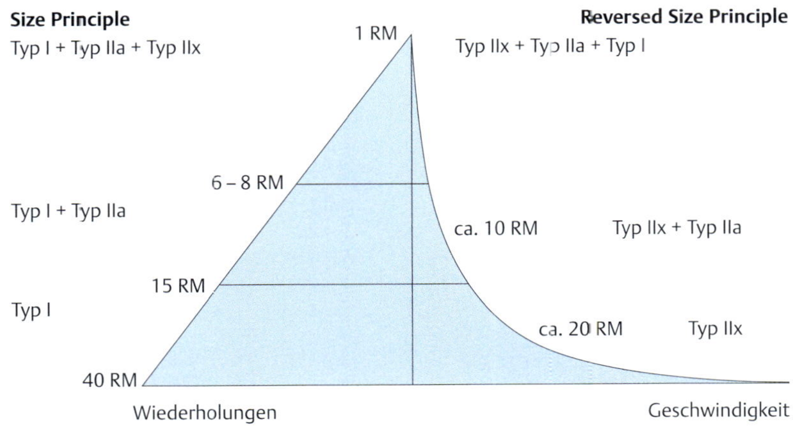

Abb. 4.9 Rehabilitationspyramide. Die Rekrutierung verschiedener motorischer Einheiten hängt von der Wiederholungszahl/Repetition Maximum (RM) ab sowie von der Bewegungsgeschwindigkeit. (Quelle: Enzler M, Bant H, Hrsg. Die Schulter in der Physiotherapie – Diagnostik, Therapie und Training. 2. Auflage. Stuttgart: Thieme; 2025)

> Subjektive Qualitätskriterien:
> - Schmerzen (während oder nach der Ausführung)
> - Ermüdung
> - Einschätzung der eigenen Bewegungs- und Belastungskompetenz (Bewegungsangst)
> - Stress-Zeichen? Reaktionen (während oder nach der Ausführung und nach dem Training).
>
> Auf die objektiven Kriterien achtet der Physiotherapeut/die Physiotherapeutin, auf die subjektiven der Patient/die Patientin.

Es ist wichtig, die Qualitätskriterien zu definieren, da diese die Effektivität des Trainings unmittelbar bestimmen. In der Rehabilitation stehen Qualitätskriterien an oberster Stelle; diese werden genau festgehalten und zweckorientiert eingehalten. Ziel ist die nahezu perfekte Bewegungsausführung, um dadurch einen hohen Trainingseffekt auf die intermuskuläre Koordination zu bewirken.

Werden die Qualitätskriterien weniger konsequent berücksichtigt, kommt es nicht nur zu einem koordinativen, sondern auch zu einer muskulären Ermüdung. Der Trainingseffekt verschiebt sich zur intramuskulären Koordination. Dadurch verbessert sich auch die Rekrutierung. Jetzt soll bewusst eine Ermüdung auf der muskulären Ebene erzeugt werden. Dazu ist es notwendig, dass Änderungen z. B. im Bewegungsablauf oder im Bewegungsrhythmus zugelassen werden. Zudem können in diesem Kontext sog. „Intensivierungsmethoden“ eingesetzt werden, bei denen die letzten Wiederholungen assistiert werden (sog. forced reps).

In der Methodik des Transfersystems wird dieses Spiel mit der Definition der Qualitätskriterien gezielt eingesetzt, um den Übergang von einem wundheilungsorientieren Aufbau (rehabilitatives Training) durch einen leistungsorientierten Kraftaufbau (Training) zu ermöglichen.

Allgemeiner Aufbau des Transfersystems

Das Transfersystem ist die methodisch ausgearbeitete Anwendungsform der zuvor besprochenen Rekrutierungsprinzipien. Ausgangspunkt dabei ist, dass für ein optimales Funktionieren im Alltag und Sport schnelle Bewegungen und damit das Rekrutieren von „schnellen“ Muskelfasern manchmal essenziell ist. Für den Explosivsportler ist das leicht nachvollziehbar, aber Schnelligkeit spielt auch bei alltäglichen Aktivitäten durch ihren Beitrag zur Stabilisierung eine wichtige Rolle.

Zuerst wird nach dem Size Principle die Belastbarkeit aufgebaut: Rekrutierung mit (zusätzlichem) Gewicht bis die Rekrutierungsschwelle für den Typ IIa (15 RM, für ADL und Hobbysport) oder den Typ IIx (6–8 RM, Explosivsport) überschritten wird. Mit dieser Methode wird das Rekrutierungspotenzial aufgebaut. Der Patient bzw. der Sportler hat jetzt gelernt, Typ-II-Fasern zur teilweisen Unterstützung der Typ-I-Fasern zu rekrutieren, was zur Folge hat, dass er diese Fasern noch nicht solitär und effektiv bei schnellen Bewegungen einsetzen kann. Dazu wird im nächsten Schritt nach dem Reserved Size Principle Schnelligkeit: Rekrutieren mit Geschwindigkeit) aufgebaut, wodurch langsame Muskelfasern inhibiert und die Typ-II-Fasern solitär und effizient rekrutiert werden können.

Bei diesem Schritt wird Kraft in Schnelligkeit umgesetzt oder „transformiert“. Um diese Umsetzung effizient zu gestalten, wird im Transfersystem in 4 methodischen Schritten gearbeitet (▶ Abb. 4.10).

Der folgende Text beschreibt das methodische Vorgehen für die ADL und Hobbysportler*innen. Die Rehabilitation im Hochleistungssport wird in diesem Buch nicht berücksichtigt. Beschrieben wird der Transfer ab einer Rekrutierungsbasis von 8–15 RM (Wiederholungen).

> **Aufbau des Transfersystems [978]**
>
> **Schritt 1: Aufbau eines Rekrutierungspotenzials (8–15 RM)**
> Basis: Size Principle → „Rekrutieren in Kilogramm“
> a) Aufbau Koordination (KRS 1)
> b) Aufbau koordinative Kraft (KRS 2 bis KRS 4)
>   1. Aufbau durch die extensive Rekrutierungsmethode
>   2. Aufbau durch exzentrisch betontes Training
>
> **Schritt 2: Aufbau Schnellkraft**
> Basis: „Reversed Size Principle“ → „Rekrutieren in Geschwindigkeit“
>
> **Schritt 3: Aufbau vielseitig zielgerichtete Kraft**
> - konzentrisch beschleunigen
> - schnell exzentrisch bremsen
> - Pre-Stretch
>
> **Schritt 4: Aufbau Plyometrie**

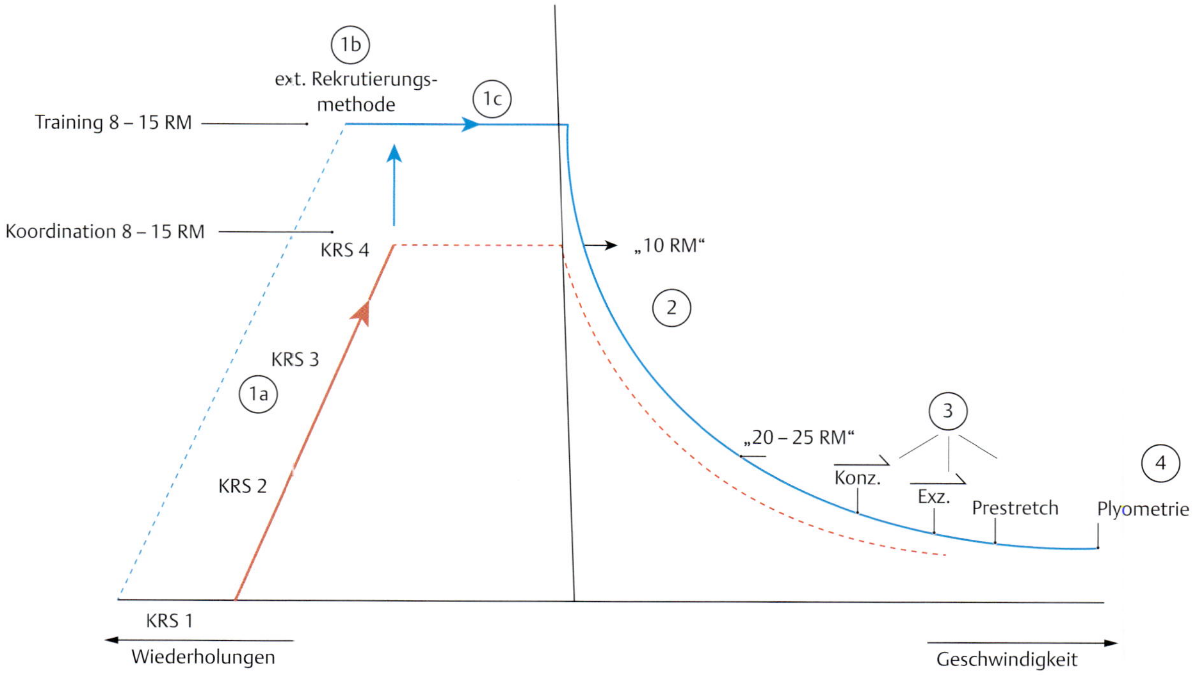

Abb. 4.10 Das Transfersystem. Dargestellt sind 2 übereinander gelagerte Transfersysteme: das klassische Transfersystem für ADL-Patient*innen und Hobbysportler*innen (schwarz). Dieses System hat sich in der Reha bewährt, erlaubt jedoch leider keinen effizienten Aufbau von vielseitig zielorientierter Kraft (3) und Plyometrie (4) zu. Dafür ist ein Wechsel des Trainingssystems notwendig. In Grün ist das Trainingstransfersystem für Hobbysportler*innen dargestellt. (Quelle: Enzler M, Bant H, Hrsg. Die Schulter in der Physiotherapie – Diagnostik, Therapie und Training. 2. Auflage. Stuttgart: Thieme; 2025)

4.2.6 Ausdauer

Ausdauer ist das physische und psychische Durchhaltevermögen einer Person. Im Sport ist Ausdauer die Ermüdungswiderstandsfähigkeit des Organismus bei lang andauernder Leistung.

Je besser die Grundlagenausdauer ausgebildet ist, desto höher wird der Anteil der aeroben Energiegewinnung bei intensiveren Belastungen. Sie ist für eine optimale allgemeine motorische Leistungsfähigkeit wichtig und sollte daher im Freizeit-, Schul- und Gesundheitssport sowie in der Rehabilitation von Herz-Kreislauf-Patient*innen ausreichend trainiert werden.

Ausdauervermögen bedarf jeder Handlungsserie, zu der im Alltag beispielhaft das Waschen und Anziehen, das Zubereiten von Mahlzeiten, die Haus- und Gartenarbeit oder der Gang zum Einkaufen gehören. Maßgeblich beeinflussende Komponenten des Ausdauervermögens eines Organismus sind: die Lebensgewohnheiten und -umstände, die Bereitstellung von Sauerstoff über die Atmung und Herz-Kreislauf-Funktion, die muskuläre Sauerstoffverarbeitungskapazität durch den Stoffwechsel, vorhandene Energiespeicher sowie eine ökonomische Muskelarbeit (koordinative Bewegung erhöht deren Wirkungsgrad) [1017].

Die Ausdauer wird in verschiedenen Arten unterteilt: statisch und dynamische, allgemeine und lokale, aerobe und anaerobe Ausdauer, Kurzzeit-, Mittelzeit- und Langzeitausdauer.

Ausdauertraining verbessert die maximale Sauerstoffaufnahmekapazität in jedem Alter. Die allgemeine aerobe Ausdauer (Herz-Kreislaufkapazität) kann durch Training um bis zu 40 % verbessert werden. Die lokale aerobe Ausdauer (auch spezielle Ausdauer genannt) stellt beim Menschen die am besten trainierbare konditionelle Leistungskomponente dar [975]. Ausdauertraining ist mit niedriger Belastung schon in frühen Phasen der Wundheilung möglich. Im „akutstationären Setting“ bzw. in der (ambulanten) Rehabilitation stehen vor allem die lokale aerobe dynamische Muskelausdauer und das allgemeine aerobe Ausdauertraining im Mittelpunkt. Dies entspricht der Trainingszone 1 (▶ Abb. 4.11):

- Die Zone I entspricht der Grundlagenausdauer: Es handelt sich um eine aerobe Energiebereitstellung. Mehr als 50 % der Energiebereitstellung läuft über den Fettstoffwechsel ab, bei etwa 50–70 % der maximalen Herzfrequenz (HFmax). Das Training wird als locker bis ein wenig anstrengend empfunden. Reden ist ohne Unterbrechung möglich.
- Die Zone II entspricht dem Übergangsbereich: Die Energiebereitstellung ist eine aerobe/anaerobe mit einem messbaren Anstieg des Blutlaktats (▶ Abb. 4.11). Der Kohlenhydratstoffwechsel spielt eine zunehmende Rolle für die Energiebereitstellung, die Herzfrequenz liegt bei 70–85 % der HFmax. Das Training wird als etwas schwer bis schwerer empfunden. Reden ist nur in kurzen Sätzen möglich.
- Die Zone III entspricht dem Stehvermögen, dem anaeroben Belastungsbereich mit kontinuierlicher Blutlaktatkonzentrationssteigerung. Ein Blutlaktatgleichgewicht ist nicht mehr möglich, die Übersäuerung der Muskulatur nimmt zu, der Kohlenhydratstoffwechsel überwiegt, die Belastung muss über kurz oder lang abgebrochen werden. Das Training wird als sehr hart empfunden. Reden ist nur noch in einzelnen Worten möglich.

Weitere Trainingsmethoden für die spezielle Ausdauer, wie das wettkampfspezifische Ausdauertraining (Zone 3) oder die Schnelligkeitsausdauer sind für die Leistungsentwicklung im Sport essenziell, aber nicht für die Rehabilitation. Eine Übersicht über die Trainingsformen der Ausdauer findet sich in (▶ Tab. 4.6).

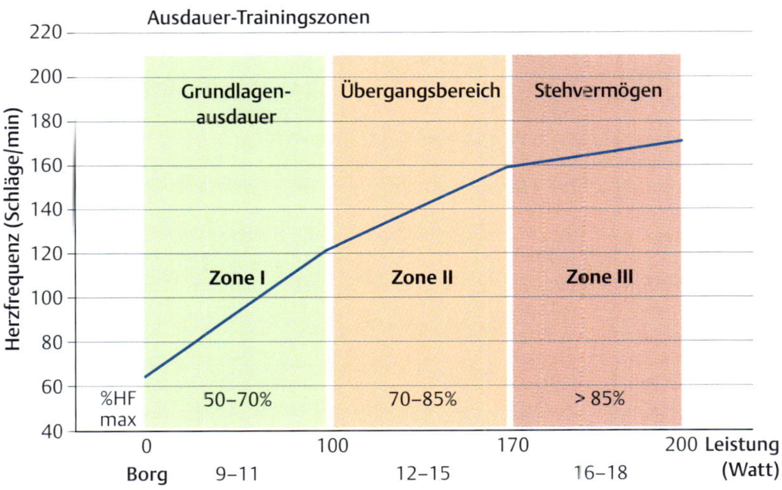

Abb. 4.11 Trainingsintensität beim Ausdauertraining in Zonen (nach [1067]). (Quelle: Merz P, Hrsg. Physiotherapie in der Inneren Medizin. 1. Auflage. Stuttgart: Thieme; 2021)

Tab. 4.6 Arten der Ausdauer [1029].

Art der Ausdauer	Begriffsbestimmung
psychische Ausdauer	Fähigkeit des Sportlers, einem Reiz, der zum Abbruch der Belastung auffordert, möglichst lang zu widerstehen
physische Ausdauer	Ermüdungswiderstandsfähigkeit des gesamten Organismus bzw. bestimmter Teilsysteme
allgemeine Ausdauer	Gegenstück der lokalen Ausdauer; umfasst mehr als 1/7 bzw. 1/6 der gesamten Skelettmuskulatur – die Muskulatur eines Beines stellt z. B. 1/6 der Gesamtmuskelmasse dar – und wird vor allem durch das Herz-Kreislauf-Atmungs-System und die periphere Sauerstoffnutzung limitiert
lokale Ausdauer	bedeutet eine Beteiligung von weniger als 1/7 bis 1/6 der Gesamtmuskelmasse und wird neben der allgemeinen Ausdauer in besonderem Maße durch die spezielle Kraft, die anaerobe Kapazität und die durch diese limitierten Kraftformen, wie Schnelligkeits-, Kraft und Schnellkraftausdauer sowie durch die Qualität der disziplinspezifischen neuromuskulären Koordination (Technik) bestimmt
aerobe Ausdauer	Bei der aeroben Ausdauer steht ausreichend Sauerstoff zur oxidativen Verbrennung der Energieträger zur Verfügung.
anaerobe Ausdauer	Bei der anaeroben Ausdauer ist die Sauerstoffzufuhr aufgrund der hohen Belastungsintensität – sei es über eine hohe Bewegungsfrequenz oder über einen vermehrten Krafteinsatz – zur oxidativen Verbrennung unzureichend und die Energie wird antioxidativ bereitgestellt.
Grundlagenausdauer	Ausdauerfähigkeit bei lang dauernden Belastungen in aerober Stoffwechsellage
Schnelligkeitsausdauer	wettkampfspezifische Ausdauerfähigkeit für zyklische Disziplinen mit einer Dauer bis etwa 35 s
Kurzzeitausdauer	wettkampfspezifische Ausdauerfähigkeit für zyklische Disziplinen mit einer Dauer von etwa 35 s bis 2 min
Mittelzeitausdauer	wettkampfspezifische Ausdauerfähigkeit für zyklische Ausdauerdisziplinen von 2–10 min
Langzeitausdauer	wettkampfspezifische Ausdauerfähigkeit für zyklische Ausdauerdisziplinen zwischen 10 min und mehreren Stunden
Kraftausdauer	komplexe, konditionelle Fähigkeit, die bei wiederholten Bewegungen mit Kraft- und Ausdaueranforderungen eine möglichst geringe Differenz zwischen dem maximal möglichen und dem durchschnittlich realisierten Kraftstoß sichert

Dauer- und Intervalltraining

Traditionell werden Dauer- und Intervalltrainingsmethoden unterschieden. Erstere zeichnen sich durch kontinuierliche Belastungsphasen mit mittlerer (extensiver) Intensität oder hoher (intensiver) Intensität aus. Letztere zeichnet sich durch einen systematischen Wechsel zwischen Belastungsphasen mit z. T. mittlerer oder hoher Intensität und Pausen aus. Während Trainingsprogramme für Patient*innen lange Zeit durch umfangsorientierte Dauermethoden mit moderaten Intensitäten dominiert wurden, gewinnen zunehmend sog. hochintensive Intervallmethoden an Bedeutung, deren Wirksamkeit, Sicherheit und Akzeptanz in Studien bereits an verschiedenen Patient*innengruppen erprobt wurden. Sie zeichnen sich durch hoch intensive (+90 % VO_2max) Belastungsphasen mit einer Dauer von 15 s bis 4 min gefolgt von Phasen gleicher oder längerer Dauer mit Intensitäten von 40–50 % VO_2max aus. Die Belastungsform scheint hinsichtlich ihrer Wirksamkeit den Dauermethoden ebenbürtig und teilweise überlegen [1069] sowie zeitökonomischer zu sein und wird z. T. von den Patient*innen als attraktiver bewertet [1066].

Hochintensives Intervalltraining in Traumatologie und Orthopädie

Jan-Arie Overberg

Im Leistungssport kommt das hochintensive Intervalltraining (HIIT) als Mittel zur Verbesserung der Ausdauerleistungsfähigkeit regelmäßig und weltweit zur Anwendung [969][977]. Wesentliche Parameter der kardiorespiratorischen Fitness sind VO_2max und peak [1037], die maximale Herzfrequenz und die Herzfrequenzreserve [970].

Grundsätzlich kann zur Verbesserung der kardiorespiratorischen Fitness (KRF) (in einer klinischen Population) zwischen 2 Formen unterschieden werden: dem High-Volume- und dem Low-Volume-HIIT. Das vielfach verwendete High-Volume-Protokoll besteht aus 4 x 4 min Belastung. Insgesamt müssen mindestens 15 min eines Trainings aus hochintensiven Intervallen bestehen. Low-Volume-HIIT unterschreitet die Nettobelastungsdauer von 15 min. Protokolle mit langdauernden Intervallen (z. B. 1 × 4 min) zeigen vergleichbare Verbesserungen der KRF wie High-Volume-HIIT und bessere Werte als bei moderatem, kontinuierlichem Training. Hingegen sind Low-Volume-HIIT mit mehreren Kurzzeitintervallen unter einer Minute (z. B. 10 × 1 min) in etwa gleich effektiv bezüglich der KRF wie ein moderates, kontinuierliches Training [1063].

Bei Patient*innen mit verschiedenen kardiovaskulären Erkrankungen [1030], COPD [1048] oder Übergewicht [1023], wird das HIIT in Ergänzung oder an Stelle eines moderaten kontinuierlichem Ausdauertrainings eingesetzt.

In der Chirurgie (Prähabilitation und Rehabilitation) trainieren die Patient*innen auch mit HIIT. Herztransplantierte Personen profitieren von einem HIIT-Training, weil sich die VO_2peak, die maximale Herzfrequenz und die Herzfrequenzreserve verbessern [970]. Das HIIT wird in der Prähabilitation bei Krebskranken mit dem Ziel der Verbesserung der maximalen Sauerstoffaufnahme (VO_2peak) durchgeführt. Dies bestätigen 2 Übersichtsarbeiten. Während Palma et al. (2021) das HIIT in dieser Patient*innengruppe für gut durchführbar und sicher befinden und eine Verbesserung der VO_2peak nachweisen konnten, kommen Smyth et al. (2021) zum gegenteiligen Schluss [1057]. Doch wird das HIIT auch in der Traumatologie und Orthopädie angewendet? Aufgrund der aktuellen Literatur lässt sich diese Frage nur vage beantworten. Von den Personen, die unter einem femoroazetabulären Impingement leiden und sich deswegen einer Hüftarthroskopie unterzogen, kehrten 88 % postoperativ zum HIIT-Training zurück, dies rund 10 Monate nach der Arthroskopie. 96 % der

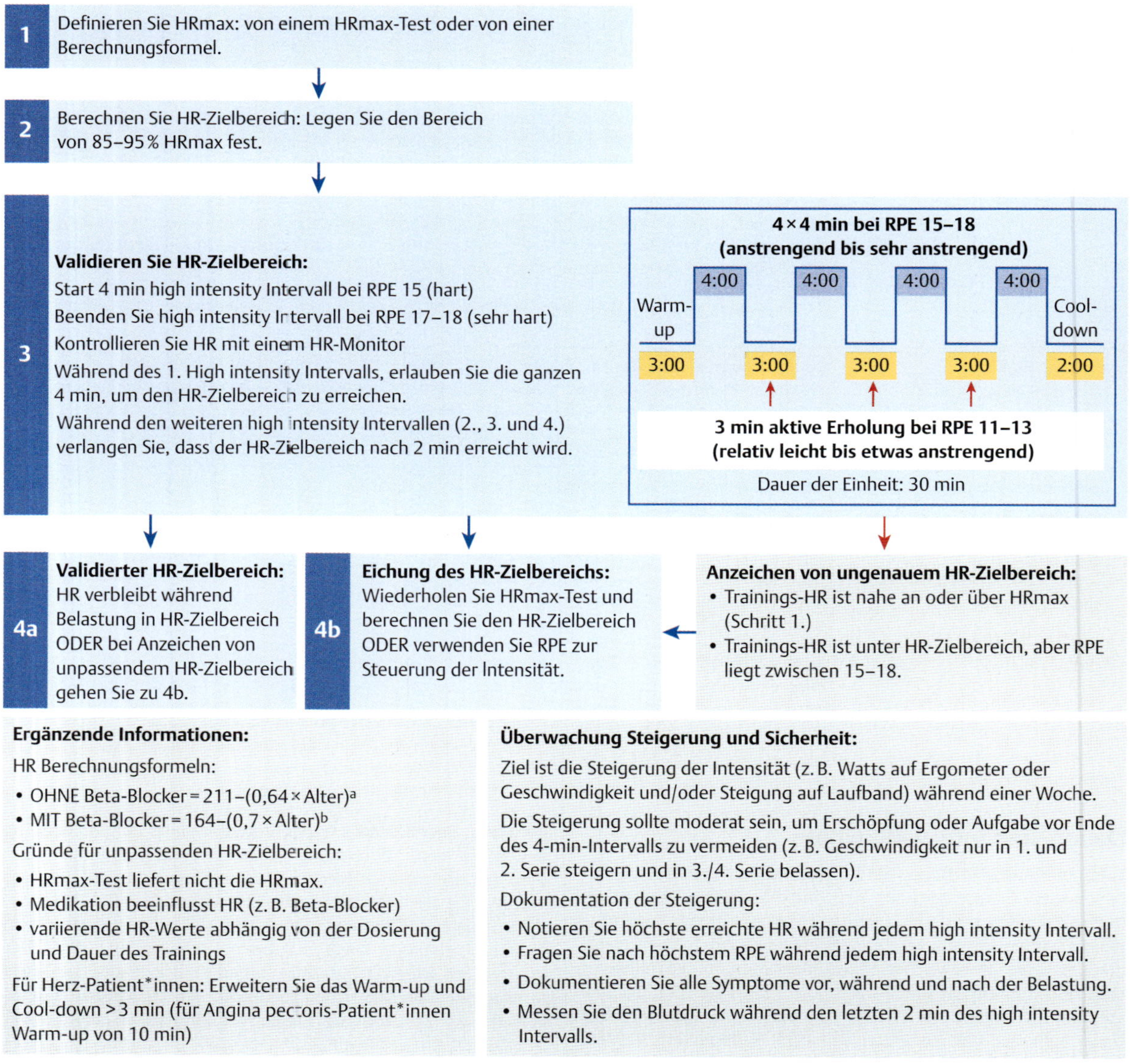

Abb. 4.12 Modell zur Anwendung/Untersuchung von HIIT mit klinischer Population (nach [1063]) (RPE = Rate of Perceived Exertion).

Rückkehrer trainierten wieder auf dem gleichen oder auf einem höheren Niveau als vor der Verletzung [1047]. Der Hintergrund dieser Arbeit ist die Tatsache, dass Crossfit etwa ab dem Jahr 2000 einen massiven Aufschwung in der Trainings- und Fitnesswelt fand und somit auch dem HIIT-Training zu einer hohen Popularität verhalf. In einer Pilotstudie mit Patientinnen und Patienten, welchen eine lumbale, spinale Versteifung bevorsteht, wurde untersucht, ob ein funktionelles HIIT-Training durchführbar und sicher ist und womöglich die postoperative Erholung verkürzt [1008]. Taylor et al. (2019) stellen ein Modell zur Anwendung/Untersuchung von HIIT mit klinischer Population vor (► Abb. 4.12) [1063].

- Schritt 1: Messung oder Schätzung der maximalen Herzfrequenz; Schätzung aufgrund der Formel: HFmax = 211 – (0,64 x Alter); anschließend Definition der HF-Trainingsbereiche (Anpassungen bei Patient*innen mit Beta-Blocker-Medikation!)
- Schritt 2: Berechnung der HF-Trainingszone: Diese muss zwischen 85 % und 95 % der HFmax liegen.
- Schritt 3: Validierung dieser Trainingsintensität durch Anwendung der Borg-Skala. Sowohl die subjektive (Proband oder Probandin) als auch die objektive (Testperson) Anstrengungsempfindung soll zu Beginn der Belastung bei Borg 15 (Borg-Skala von 6–20), am Ende des Intervalls bei Borg 17–18 liegen. Das 4-minutige Intervall muss durchgehalten werden.
- Schritte 4A und 4B: sind nötig, um HF-Trainingsbereiche anzupassen oder neu zu berechnen, wenn die Testperson im Training über- oder unterfordert war.

Da Studien zur Anwendung des HIIT mit Patient*innen aus der Traumatologie und Orthopädie rar sind, bietet das oben beschriebene Modell zur Anwendung des HIIT eine geeignete Grundlage, um mehr Evidenz zu erhalten oder Betroffene effizient zu trainieren (► Abb. 4.13).

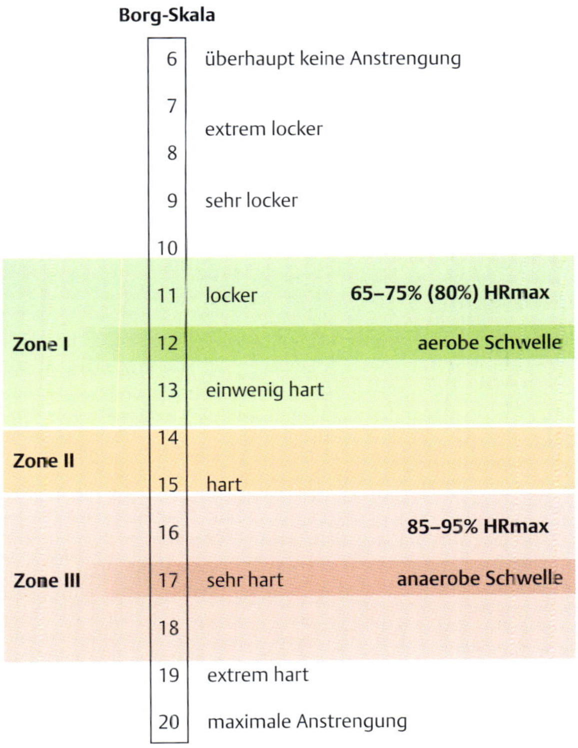

Abb. 4.13 Bestimmung der Trainingsintensität mittels Borg-Skala (6–20; nach [1067]). (Quelle: Merz P, Hrsg. Physiotherapie in der Inneren Medizin. 1. Auflage. Stuttgart: Thieme; 2021)

4.2.7 Koordination

Koordination ist eine geordnete Bewegung bzw. Haltungskontrolle als Ausdruck der reziproken Innervation der Muskulatur bzw. das gleichzeitige Zusammenspiel mehrerer Körperteile bei einer komplexen Bewegung [1076].

Koordination ist auch das harmonische Zusammenwirken von Sinnesorganen, peripherem und zentralem Nervensystem sowie der Skelettmuskulatur. Koordinative Fähigkeiten bewirken, dass Impulse innerhalb eines Bewegungsablaufs zeitlich, stärke- und umfangmäßig aufeinander abgestimmt werden und die entsprechenden Muskeln erreichen.

Koordinative Fähigkeiten

Koordinative Fähigkeiten sind nicht angeboren. Sie müssen erlernt, gefestigt und weiterentwickelt werden. Zwischen dem 7. und 12. Lebensjahr ist eine besondere Lernfähigkeit im Bereich der koordinativen Fähigkeiten gegeben. Der Grund dafür ist in diesem Alter die beschleunigte Ausreifung grundlegender ZNS-Funktionen sowie der Analysatoren. Hinzu kommen biologische Reifungsprozesse im Zusammenhang mit einem starken Bewegungsbedürfnis. Meinel u. Schnabel (2007) unterscheiden 7 grundlegende koordinative Fähigkeiten [1026]:

- kinästhetische Differenzierungsfähigkeit: Fähigkeit zum Erreichen einer hohen Feinabstimmung einzelner Bewegungsphasen und Teilkörperbewegungen, die in großer Bewegungsgenauigkeit und Bewegungsökonomie zum Ausdruck kommen
- Reaktionsfähigkeit: Fähigkeit zur schnellen Einleitung und Ausführung zweckmäßiger motorischer Aktionen auf Signale
- Kopplungsfähigkeit: Fähigkeit, Teilkörperbewegungen bzgl. eines bestimmten Handlungsziels räumlich, zeitlich und dynamisch aufeinander abzustimmen
- Orientierungsfähigkeit: Fähigkeit zur Bestimmung und zielangepassten Veränderung der Lage und Bewegung des Körpers im Raum
- Gleichgewichtsfähigkeit: Fähigkeit während des Handlungsvollzugs das Handlungsprogramm veränderten Umweltbedingungen anzupassen oder evtl. ein völlig neues und adäquates Handlungsprogramm zu starten
- Rhythmisierungsfähigkeit: Fähigkeit, einen Reiz von außen wahrzunehmen und motorisch umzusetzen; außerdem die Fähigkeit einen verinnerlichten Rhythmus einer Bewegung in der eigenen Bewegungstätigkeit zu realisieren.

Die Bedeutung der posturalen Kontrolle für die Stabilität und das Gleichgewicht

Bekannterweise führen körperliche Aktivitäten zu unterschiedlichen Belastungen am Bewegungsapparat, welche die Anforderungen an die (Gelenkketten-)Stabilität bzw. an das Gleichgewicht situativ herausfordern. Bei alltäglichen und sportspezifischer Fortbewegungen besteht ein Wechselspiel zwischen der Gleichgewichtsregulation und der Zielmotorik. Die Koordination zwischen Gleichgewichtsreaktion und motorischer Bewegung stellt einen komplexen Handlungsprozess dar. Durch die Bewegung der Körperglieder oder durch die menschliche Lokomotion ändert sich die Lage des Körperschwerpunktes. Dadurch muss das Gleichgewicht nachreguliert werden bzw. müssen aus den zentral entworfenen Bewegungsplänen Regulationsmechanismen antizipatorisch eingeleitet werden, um Störungen des Gleichgewichts auszugleichen [1024].

Dabei wird der Begriff Gleichgewichtstraining verwendet, da propriozeptives Training fälschlicherweise nur die Aufnahme sensomotorischer Informationen adressiert [956][1042]. Darüber hinaus sind die Begriffe neuromuskuläres und sensomotorisches Training so weit gefasst, dass darunter jegliche Form menschlicher Bewegung (im Sinne von „neuromuskulärer" Aktivierung bzw. Interaktion von Afferenzen und efferenten Signalen) verstanden werden kann. Aus diesen Gründen erscheint der Begriff „Gleichgewichtstraining" am besten das Phänomen zu charakterisieren, da er nicht die körperinternen Vorgänge zu beschreiben versucht, sondern auf die Bewegungsaufgabe an sich abzielt, die darin besteht, das Gleichgewicht aufrechtzuerhalten bzw. diese Fähigkeit durch Übung zu verbessern [1062].

Posturale Kontrolle

Als posturale Kontrolle wird die Fähigkeit eines Menschen verstanden, entgegen der Schwerkraft eine aufrechte Körperhaltung beizubehalten bzw. diese nach Störungen des Gleichgewichts wiederherzustellen (Stützmotorik bzw. Gleichgewichtsregulation). Als motorische Kontrolle bezeichnet man hingegen die Fähigkeit zu planen, zu koordinieren und durchzuführen (Zielmotorik).

Die posturale Kontrolle unterscheidet generell zwischen 2 unterschiedlichen Modi, dem „Feedback-Modus" und dem antizipativen Modus. Im „Feedback-Modus" reagiert das posturale System auf den Verlust des Gleichgewichts und versucht, es durch geeignete Kompensationsreaktionen wiederzuerlangen. Im „antizipativen Modus" werden Störungseinflüsse gedanklich vorweggenommen, die posturale Kontrolle wird im Sinne einer Feedforward-Regelung darauf eingestellt [1062]. Dies spielt etwa bei selbst initiierten Willkürbewegungen eine große Rolle, bei welchen destabilisierende Auswirkungen exakt vorhergesehen werden können.

Organisation des ungestörten Standes

Da im aufrechten Stand der Körperschwerpunkt hoch, die Unterstützungsfläche klein und die „Stiffness" (Steifigkeit) des Fußgelenks niedrig ist [965][1020], stellt der Zweibeinstand des Menschen eine ungleich größere Herausforderung dar als der Vierbeinstand bei Tieren. Normalerweise sind wir uns dieser anspruchsvollen sensomotorischen Leistung nicht bewusst. Die Komplexität der posturalen Kontrolle wird häufig erst durch die Erfahrung eines instabilen Standes, z. B. aufgrund einer schwierigen Untergrundbeschaffenheit oder Funktionseinbußen, wie etwa durch Verletzungen am Bewegungsapparat, infolge pathologischer Prozesse ersichtlich [1062].

Die Aufrechterhaltung des Gleichgewichts stellt –mechanisch gesehen – das ZNS vor die Aufgabe, den Körperschwerpunkt über der Unterstützungsfläche zu halten. Um durch adäquate Muskelaktivierungen entsprechende Ausgleichsbewegungen zur Wiedererlangung des Gleichgewichts durchführen zu können, ist die Wahrnehmung des „Ungleichgewichts" durch optische [996], propriozeptive [983], taktile [1001] und vestibuläre Analysatoren essenziell. Die Informationen der unterschiedlichen Analysatoren werden dabei nicht getrennt voneinander verarbeitet, sondern integriert und situationsspezifisch unterschiedlich stark gewichtet.

Posturale Kompensationen von Standstörungen

Das ZNS muss die Muskeln je nach Störreiz und den zu Grunde liegenden biomechanischen Gegebenheiten angemessen aktivieren, um Störungen des Gleichgewichts entgegenzuwirken. Die höheren Zentren des ZNS sind dafür verantwortlich, die posturalen Reaktionen kontextspezifisch anzupassen [1005]. Die enge Interaktion der sensorischen Eindrücke macht es bisher zwar unmöglich, den relativen Beitrag jedes einzelnen Systems (visuelles, vestibuläres und somatosensorisches System) zu bestimmen. Es konnten aber störreizspezifische Präferenzen aufgezeigt werden. So nimmt das somatosensorische System (d. h. vor allem propriozeptive und taktile Informationen) bei der Kompensation von schnellen Richtungsänderungen der Unterstützungsfläche eine dominierende Funktion ein. Gleichwohl besitzt nicht nur das somatosensorische System [1005], sondern auch das vestibuläre System Potenzial, sensorische Informationen zur Triggerung und Modulation von motorischen Gleichgewichtsreaktionen zu nutzen [955]. Dem vestibulären System wird daher hauptsächlich die Kontrolle von langsamen Schwankungen (etwa unter 1 Hz) zugeschrieben.

Die Organisation der posturalen Kompensationsreaktion ist jedoch nicht nur abhängig von der Geschwindigkeit und der Art der Auslenkung, sondern auch von der Beschaffenheit der Unterstützungsfläche [1050]. Auf einem ebenen und soliden Untergrund findet verstärkt die Fußgelenksstrategie Anwendung (ankle strategy). Hierbei gleicht der Körper einem inventierten Pendel, das aus einem Segment besteht. Wird nun die Unterstützungsfläche verkleinert oder gibt sie nach, kommt vermehrt die Hüftgelenksstrategie zum Einsatz (hip strategy).

Motorische Zentren der posturalen Kontrolle

Rückenmark

Die schnellste, aber zugleich auch einfachste Verarbeitung findet im Rückenmark statt. So führt eine schnelle Dehnung der Wadenmuskulatur, wie sie z. B. beim Ausrutschen und glattem Untergrund, vorkommen kann, dazu, dass die von Muskelspindeln wahrgenommene Information über die Längenveränderung der Muskulatur über die Ia-Afferenzen zum Rückenmark geleitet wird. Hier findet eine Verschaltung auf das α-Motoneuron des homonymen Muskels statt. Die Folge ist, dass nach kurzer Zeit (etwa 40–50 ms) eine Reflexantwort im Muskel zu sehen ist [984]. Die Erregung der Ia-Afferenzen wird im Falle der Inhibition spinaler Reflexe bei anspruchsvollen Gleichgewichtaufgaben nicht im gleichen Maß auf das postsynaptische Neuron weitergeleitet, sondern abgeschwächt. Diese Art der Hemmung der afferenten Beiträge besitzt den Vorteil, dass das postsynaptische Neuron (α-Motoneuron) in seiner Erregungsbereitschaft unbeeinflusst bleibt und „offen" ist für andere Zuströme, z. B. von supraspinalen Strukturen. Dies führt dazu, dass die Bewegung weniger stark von reflektorischen Beiträgen kontrolliert wird und folglich verstärkt höhere Zentren den muskulären Output bestimmen können. Diese höheren Zentren sind auch dafür verantwortlich, das Ausmaß der präsynaptischen Inhibition situationsspezifisch festzulegen. Es wird davon ausgegangen, dass mehrere Strukturen des Gehirns, wie der Motorkortex [1028], die Basalganglien [982] oder das Kleinhirn (Cerebellum), in der Lage sind, spinale Reflexe kontextspezifisch zu modulieren.

Hirnstamm

Anfangs des 20. Jahrhunderts konnte gezeigt werden, dass Säugetiere über reflektorische Mechanismen des Rückenmarks und des Hirnstamms ohne Mitwirkung höherer Zentren in der Lage waren, eine bestehende Position einzunehmen und posturale Störungen zu kompensieren [1021][1055]. Besonders der Formatio reticularis, welche die Medulla oblongata, die Pons des Mesenzephalons mittig durchläuft, wird eine wichtige Funktion bei der Gleichgewichtskontrolle zugesprochen. In diesem Bereich laufen sensorische Informationen aus dem Vestibularapparat, dem propriozeptiven und dem visuellen System zusammen und können in motorischen Kommandos integriert werden, die kortikalen Ursprungs sind.

Kleinhirn

Studien an Patienten mit zerebellaren Ausfallerscheinungen haben die Bedeutung des Kleinhirns für die posturale Kontrolle schon früh nachgewiesen. Bereits im Jahr 1891 beschrieb Luciani folgende Konsequenzen von Kleinhirnläsionen: Atonie (Erschlaffung der Muskulatur), Asthenie (Ermüdung der Muskulatur), Astasie (Unfähigkeit zu stehen) sowie Dysmetrie, also eine Bewegungsstörung, bei der es entweder zu überschießenden (Hypermetrie) oder zu kurz dimensionierten (Hypometrie) Zielbewegungen kommt. Später wurde die Beschreibung noch erweitert. Dabei ist die Rolle des Kleinhirns für die Abstimmung von Agonist- und Antagonistaktivität und die Koordination untereinander hervorzuheben. Das Kleinhirn nimmt zudem wichtige Funktionen für die Kontrolle der Augenbewegungen sowie der axialen Muskeln wahr. Beeinträchtigungen des Vestibulozerebellums ziehen daher Gleichgewichtsstörungen und pathologische Nystagmen nach sich. Im Zusammenhang mit dem Gleichgewicht wird dem Kleinhirn darüber hinaus die wichtige Eigenschaft zugeschrieben, die posturale Kontrolle kontextspezifisch anzupassen und sich die richtige Zuordnung von Situationen und Antwortreaktionen zu „merken" [1035]. Morton und Bastian (2007) schlossen des Weiteren aus Beobachtungen, dass bei gesunden Menschen das Cerebellum aus früheren Bewegungsfehlern lernt und sich dadurch eine differenzierte Feedforward-Kontrolle posturaler Reaktionen entwickelt.

Basalganglien

Bloem et al. (2004) gehen aufgrund ihrer Beobachtungen davon aus, dass 2 essenzielle Bereiche der posturalen Kontrolle durch die Basalganglien (mit) ermöglicht werden: zum einen die posturale Flexibilität und zum anderen die sensomotorische Integration [963]. Unter posturaler Flexibilität wird die Fähigkeit verstanden, sich an ständig wechselnde Umweltbedingungen anzupassen. Ähnlich den Effekten nach Läsionen des Kleinhirns können Patient*innen mit Basalganglienstörungen ihre muskuläre Antwortreaktion nicht mehr störspezifisch anpassen [962][963][1035]. Neben dem Verlust der posturalen Flexibilität bzw. der Fähigkeit, Ressourcen flexibel einzusetzen und zu gewichten, beobachtet man bei einer Störung der Basalganglientätigkeit auch eine Beeinträchtigung der sensomotorischen Integration.

Motorkortex

Beim Menschen konnte durch den Einsatz nicht invasiver elektrophysiologischer Techniken, wie der transkraniellen Magnetstimulation (TMS), der Positronen-Emissionsgraphie (PET) oder der Elektroenzephalographie (EEG), der Nachweis einer kortikalen Mitwirkung bei Gleichgewichtsreaktionen erbracht werden [1061]. So ist z. B. beim Gehen das ZNS dafür verantwortlich, zahlreiche Körpersegmente mit einem hohem Körperschwerpunkt dynamisch über kleinen Unterstützungsfläche zu balancieren. Der Einsatz von TMS konnte demonstrieren, dass diese motorische Aufgabe, trotz ihrer hohen Automatisation auf den Beitrag kortikaler Zentren zurückgreift. Die kortikale Kontrolle ist jedoch nicht auf das Gehen beschränkt. Bei Kompensationsreaktionen nach Perturbation des aufrechten bipedalen Standes ist die kortikale Kontrolle ebenfalls gefordert [1061]. Die kortikale Kompensationsantwort bei Störung des Gleichgewichts tritt später auf als diejenige des Rückenmarks. Die kortikalen Antworten sind aber differenzierter auf die jeweilige Situation zugeschnitten als die spinalen Reflexe [1041][1061].

Gleichgewichtstraining zur Erhaltung und Verbesserung der koordinativen Fähigkeiten

Das Gleichgewichtstraining zur Erhaltung und Verbesserung der koordinativen Fähigkeiten hat sich als effektive Trainingsmaßnahme auf verschiedenen Handlungsfeldern der Bewegungstherapie und der aktiven Rehabilitation etabliert. Es wird zur Rehabilitation akuter und chronischer Gelenkbeschwerden und Bewegungsstörungen, in der Verletzungs- und Sturzprävention sowie zur Steigerung der sportlichen Leistungsfähigkeit eingesetzt. Im Wesentlichen zielt das Gleichgewichtstraining auf die Verbesserung der neuromuskulären Ansteuerung und die Optimierung der Bewegungs- und Haltungskontrolle ab. Dies soll durch eine verstärkte Beanspruchung sensorischer Feedbacksysteme und die Stimulation zentralnervöser Integrationsprozesse gelingen. Zentrale Trainingsinhalte sind Gleichgewichtsübungen, die allein oder in Kombination mit Krafttraining oder mit Gewandtheitsübungen umgesetzt werden können.

Zentrale Inhalte des sensomotorischen Trainings sind balance- oder gelenkstabilisierende Übungen, die meist zu kräftigenden, plyometrischen oder auch Gewandtheitsübungen kombiniert werden [988][1007][1079].

Die Ziele von Gleichgewichtsübungen sind:

- allgemeine Verbesserung der posturalen Kontrolle
- Optimierung der Rumpfstabilisierung sowie Verbesserung der statischen und dynamischen Haltungskontrolle
- Wiederherstellung/Verbesserung der aktiven Gelenk- und Gelenkkettenstabilität
- Erhöhung der Gangqualität und -sicherheit (Sturzprävention)
- Verbesserung der Bewegungsqualität
- Erhöhung der Kraftentwicklung, Schnellkraft und Schnelligkeit [1079].

Auswirkungen von Gleichgewichtstraining

Im Laufe des Lebens unterliegt die Gleichgewichtsfähigkeit erheblichen Schwankungen. Das aufrechte Stehen bzw. selbstständige Gehen erlernen Kleinkinder z. B. mit etwa 1 Jahr. Bis erwachsenenähnliche Gleichgewichtsreaktionen ausgebildet sind, bedarf es mindestens weiterer 6 Jahre. Findet damit anfangs im Verlauf der Reifung eine stetige Verbesserung der posturalen Kontrolle statt, nimmt diese mit zunehmendem Alter wieder ab. Die mit dem Alter einhergehende Modulation der Gleichgewichtsfähigkeit ist jedoch sehr stark aktivitätsbedingt. Das Gleichgewicht ist in jedem Lebensabschnitt trainierbar, wie Studien zeigen [987].

Neuronale Auswirkungen

Bislang publizierte Trainingsstudien zeigen, dass neuronale Anpassungen nach einem Gleichgewichtstraining stark vom Kontext abhängig sind [1062]: So sind Reflexantworten nach einem Gleichgewichtstraining nicht stets nur gebahnt bzw. nicht stets nur unterdrückt. Dies hängt vielmehr stark von der jeweiligen Situation ab, in der die Reflexe evoziert werden. Der Organismus scheint zu lernen, wann Reflexantworten funktionell relevant sind – in diesem Fall bahnt er sie produktiv [987] – und wann kontraproduktiv. In diesem Fall werden sie unterdrückt [1059]. Entsprechend verhält es sich mit der kortikalen Einflussnahme: Auch sie wird durch ein Gleichgewichtstraining unterschiedlich in Schnellkraft- und Gleichgewichtsaufgaben beeinflusst.

Gleichgewichtstraining als Verletzungsprophylaxe und zur Regeneration von Verletzungen

Es gibt eine Vielzahl von prospektiven Studien, welche die präventive Wirkung eines Gleichgewichtstrainings belegen [1007]. Somit kann es als gesichert gelten, dass die Prävalenz von Knie- und Sprunggelenksverletzungen signifikant (um etwa 50 %) reduziert werden kann [1062]. Abgesehen von der präventiven Wirkung beeinflusst ein sensomotorisches Training die Regeneration neuromuskulärer Verletzungen positiv [984][985] und ist ein geeignetes Instrument, um das Wiederauftreten von Verletzungen zu verhindern [1003][1025][1065]. Unter Ausnutzung der Plastizität des Nervensystems werden durch sportliches Training motorische Lernprozesse angestoßen. Diese äußern sich auf Ebene der motorischen Kontrolle als Verbesserung der Technik, der Qualität der Bewegungsausführung bzw. durch eine höhere Bewegungsökonomie. Durch Verbesserung in der posturalen Kontrolle konnten nicht nur sturz- und verletzungsprophylaktische Effekte erzielt werden [1044]. Es wurde darüber hinaus auch der potenziell leitungssteigernde Effekt durch ein solches Training anerkannt.

Arten der Gleichgewichtsfähigkeit

Die Gleichgewichtsfähigkeit wird funktionell differenziert in:
- statisches Gleichgewicht: Der Körper wird in einer bestimmten Position gehalten (z. B. Sitz oder Stand), der Körperschwerpunkt befindet sich innerhalb der Unterstützungsfläche.
- dynamisches Gleichgewicht: Die Kontrolle des Körperschwerpunktes erfolgt in der Fortbewegung (z. B. Aufstehen oder Gehen) über einer sich verändernden Unterstützungsfläche.

Gerade dieses Balancevermögen (statisch und dynamisch) in Verbindung mit der Haltungskontrolle (posturale Kontrolle) verringert sich mit zunehmendem Alter und lässt Bewegungen und Mobilität unsicher werden. Verschlechterungen des Visus, der sensorischen Wahrnehmung, der Informationsverarbeitung oder Erkrankungen, die mit dem Gleichgewichtsstörungen einhergehen, treffen bei Älteren sehr häufig zusammen. Ein erhöhtes Aufmerksamkeitspotenzial wird notwendig, um den Körperschwerpunkt über der Unterstützungsfläche zu stabilisieren. Alle gangunsicheren Personen sollten deshalb neben dem Beweglichkeitstraining und einem Krafttraining vor allem der unteren Extremität unbedingt das Gleichgewicht trainieren. Balanceübungen mit eingebauten Störreizen (z. B. Zuruf oder instabile Unterlage) verbessern dabei das Reflexverhalten der Muskulatur und fördern gleichzeitig die Maximal- und Reaktivkraft. Dies wiederum hat einen präventiven Einfluss auf das Sturzrisiko älterer Menschen.

Strategien zum Erhalt des Gleichgewichts

Um bei Störungen das Gleichgewicht zu erhalten bzw. zu verbessern, kann der Körper auf verschiedene Aktivitäten oder Strategien zurückgreifen (▸ Abb. 4.14).

Korrektive Strategien

Fußstrategie

Bereits bei einer kleinen linearen Störung (z. B. Bodenunebenheit) beginnt eine Aktivierung der Muskulatur von distal (bei Muskeln, die über das obere Sprunggelenk laufen) nach proximal [1012].
- Beispiel: Stehen auf dem Kissen
- Verlust: z. B. bei diabetischer Polyneuropathie oder beinbetonter Hemiparese.

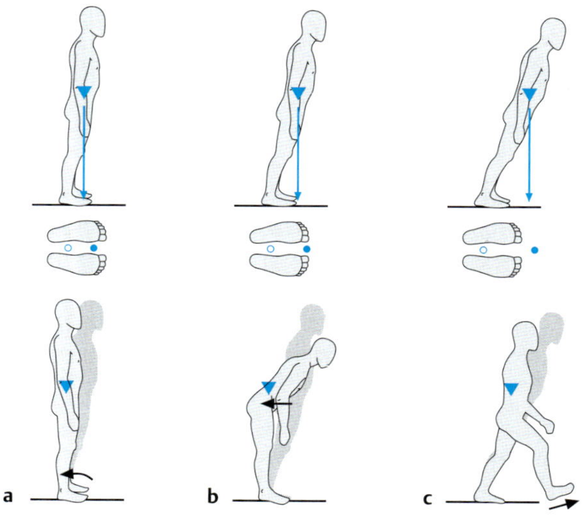

Abb. 4.14 Die 3 Gleichgewichtsstrategien: **a** Fußstrategie, **b** Hüftstrategie, **c** Schrittstrategie (nach [973]). (Quelle: Diemer F, Sutor V, Hrsg. Praxis der medizinischen Trainingstherapie I – Lendenwirbelsäule, Sakroiliakalgelenk und untere Extremität. 4., unveränderte Auflage. Stuttgart: Thieme; 2023)

Hüftstrategie

Ist die lineare Störung größer oder führt sie zu einer Rotation – oder wenn die Unterstützungsfläche verkleinert ist, kommt es zu einer frühen Aktivierung von Hüft- und Rumpfmuskeln [1012].
- Beispiel: Stoß gegen den Oberkörper, angerempelt werden.
- Verlust: z. B. bei Hüftarthrose oder nach Schlaganfall mit Rumpfinstabilität.

Protektive Strategie

Schrittstrategie

Wenn die Störung zum Verlassen des Körperschwerpunktes über der Unterstützungsfläche führt, sind weder Fuß- noch Hüftstrategie erfolgreich. Um die Fläche zu ändern, kommt es über eine frühe Aktivierung von Hüftabduktoren und Kokontraktion des Sprunggelenkes zur Schrittauslösung oder zum Greifen nach einem Halt [1012].
- Beispiel: im scharf bremsenden Bus als stehender Passagier einen Halt suchen bzw. einen Schritt machen
- Verlust: z. B. bei Parkinson-Krankheit.

Wenn eine Strategie erkrankungsbedingt nicht wiedergewonnen werden kann, müssen in der Therapie die verbliebenen Strategien intensiv trainiert werden. Generell ist es sinnvoll, aufgrund physiologischer Alterungsprozesse alle 3 Strategien in der Therapie zu trainieren.

Trainingsempfehlungen Gleichgewicht

Die Trainingsrichtlinien für das gezielte Gleichgewichtstraining beruhen auf Empfehlungen des American College of Sports Medicine (ACSM). Danach kann die Trainingsintensität bei Gleichgewichtsübungen auf folgenden Wegen reguliert werden [988]:
- über eine Verringerung der Unterstützungsfläche
- über eine Veränderung der Stabilität der Unterstützungsfläche
- über eine Veränderung des sensorischen Inputs und über eine Hinzugabe von Störreizen.

Ausgehend von den noch vorhandenen Fähigkeiten muss aber auch hier am Leistungslimit mit anspruchsvollen Übungen trainiert werden. Das bedeutet, dass Gleichgewichtsübungen als wacklig empfunden werden und das Festhalten oder ein Schutzschritt beim Üben notwendig werden. Das Gleichgewicht kann täglich geübt werden (▸ Tab. 4.7).

Gleichgewichtstraining

Es gibt keine einheitliche Nomenklatur für Übungen mit dem Ziel einer Verbesserung der posturalen Kontrolle. In einer Studie von 1965 verwendeten Freeman et al. den Begriff „coordination exercise“ (Koordinationsübung), um das Balancieren auf einem Schaukelbrett zu charakterisieren [984]. Dieser Begriff konnte sich jedoch nicht durchsetzen. Heutzutage sprechen einige Autoren von „Gleichgewichtstraining“ (balance training) [992] [998][1060], wohingegen andere die Begriffe „sensomotorisches Training“ (sensorimotor training) [958], „neuromuskuläres Training“ (neuromuscular training) [1039] oder „propriozeptives Training“ (proprioceptive training) [967][1073] bevorzugen.

In den meisten Gleichgewichtsinterventionen wird das Training auf einer Auswahl von unterschiedlichen Trainingsgeräten durchgeführt, wie z. B. Wackelbrettern, Kipp-Kreiseln, 2-dimensional frei schwingenden Plattformen, Matten, Kissen usw. Im Moment liegen noch keine Richtwerte über die optimale Dauer und Intensität der Übungen vor, die auf diesen Geräten durchgeführt werden. Aus diesem Grund gibt es für diese Parameter je nach Studie große Abweichungen bei den Angaben dazu.

Tab. 4.7 Exemplarisches Protokoll eines Gleichgewichtstrainings. Die Gesamtdauer der Trainingseinheit beträgt 60 min, einschließlich einer 10-minütigen Aufwärmphase und eines 10-minütigen Cool-downs (nach [1061]).

Erscheinungsformen	Definition
Instruktionen	„So ruhig wie möglich stehen, ohne vom Gerät zu fallen!“
standardisierte Trainingsposition	• etwa 30° gebeugtes Knie • barfuß • Augen offen, mit den Händen in den Hüften 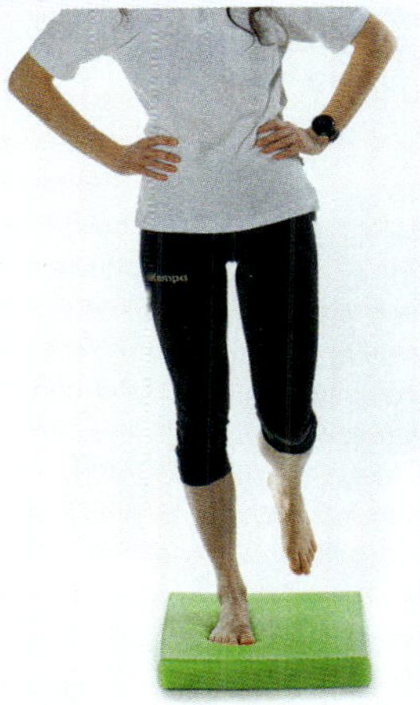
Übungen	Jede Übung wird 4-mal durchgeführt: • 20 s Aktivität • 40 s Pause • Zwischen den einzelnen Übungen werden längere Pausen von 3 min eingelegt.
Beispiel	
	Matte 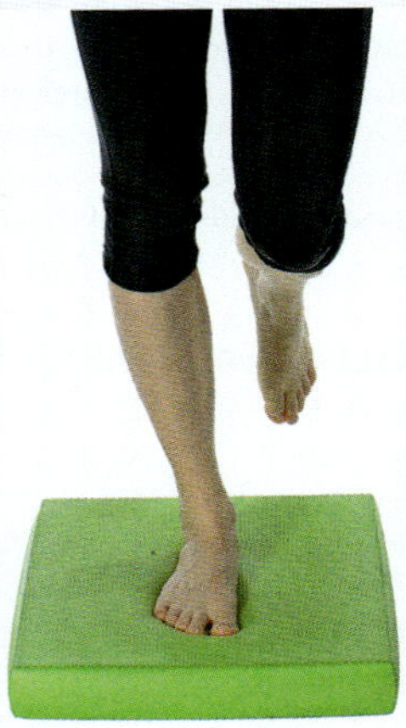 Kreisel 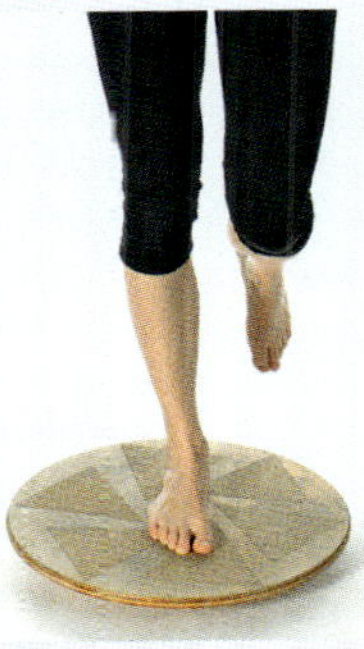 Kippbrett 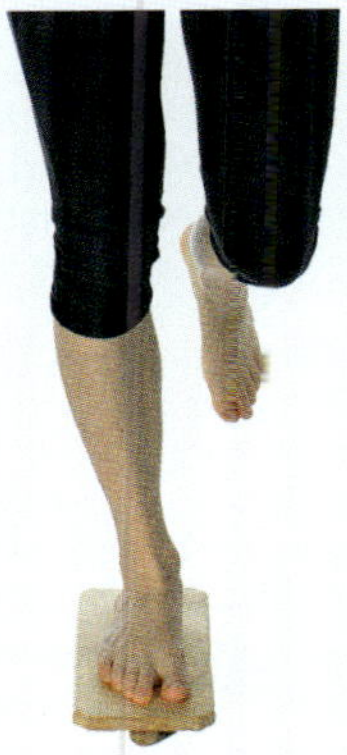 Kissen 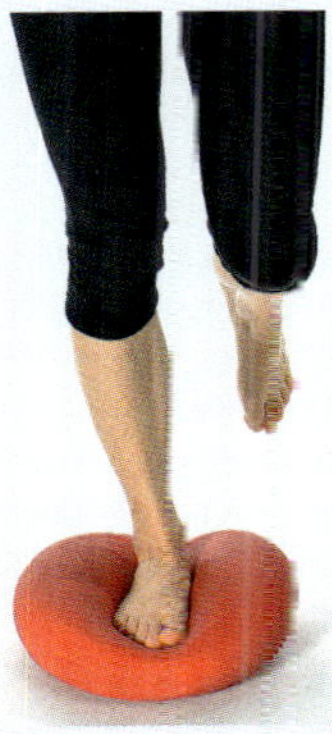

Gleichgewichtsfähigkeit ermöglicht das Halten und/oder Wiedererlangen des Gleichgewichtes bei sich ändernden Umweltbedingungen (z. B. Bodenbeschaffenheit), bei relativer Ruhe (im Stand), bei schnellen und größeren Lageveränderungen des Körpers (z. B. beim Wäsche aufhängen, Tätigkeiten auf einer Leiter) sowie beim Lösen motorischer Aufgaben bei veränderlichen Gleichgewichtsverhältnissen.

Mithilfe des Zusammenspiels von somatosensorischem, vestibulärem und visuellem System ist es dem Körper möglich, auch ohne direkte Aufmerksamkeit das Gleichgewicht zu kontrollieren.

Gleichgewichtsprobleme und Sturzrisiko

Eine wesentliche Konsequenz der Immobilisation durch Erkrankungen und den darauffolgenden Kraftverlust sind die vermehrten Stürze im Seniorenalter. Jeder und jede zweite Hochbetagte stürzt einmal pro Jahr [1072]. In Folge von Stürzen kann es nicht nur zu Verletzungen kommen, sondern auch zu einer erhöhten Sturzangst. Diese Angst führt oft zu vermehrter Inaktivität, die in reduzierter Mobilität und einer verringerten Gleichgewichtsfähigkeit resultiert, was wiederum das Sturzrisiko erhöht [1019]. Insbesondere Menschen über 80 sind durch die Sturzangst in ihrer Lebensqualität deutlich eingeschränkt, haben öfters Angst vor alltäglichen Aktivitäten und verlieren ihre Selbstständigkeit [1019]. Dadurch entsteht eine vermehrte Inaktivität, und eine

Verschlechterung des neuromuskulären Status mit Gleichgewichtsproblemen ist die Folge [1033]. Gangunsicherheiten und Störungen des Gleichgewichts durch eine verschlechterte posturale Kontrolle gehören neben den skelettmuskulären Faktoren zu den häufigsten Sturzursachen [990]. Kommt es infolge von degenerativen Prozessen zu Störungen der visuellen, vestibulären und propriozeptiven Systeme und ist die Reflexaktivität durch Desensibilisierung der Muskelspindeln reduziert, sind Gleichgewichtsstörungen die Folge [990]. Beim Gehen zeigen sich Probleme mit der dynamischen Haltungsstabilität durch reduzierte Ganggeschwindigkeiten, kürzere Schrittlängen oder auch Unregelmäßigkeiten in der Ganglinie [1071]. Diese Defizite in der dynamischen Gleichgewichtsregulation sind mit einem erhöhten Sturzrisiko und daraus resultierenden Verletzungen verbunden.

Da Senioren von einer schlechteren Wundheilung und vermehrten Abbauprozessen betroffen sind [1014], stellt jede Verletzung oder Erkrankung ein hohes Risiko dar, nicht mehr das Ausgangsniveau an ADL zurückzuerlangen. So erlangen etwa nach einer Hüftfraktur, die zu den häufigsten Sturzfolgen gehört, viele Senioren ihre Mobilität nicht zurück und versterben sogar innerhalb eines Jahres [990]. Aufgrund der verminderten Knochendichte, als Folge des Alterns sind Frakturen der Extremitätenknochen keine seltenen Sturzfolgen bei Senioren. Um präventiv die Sturzhäufigkeit zu senken und die posturale Stabilität zu verbessern, kann ein kombiniertes Kraft- und Gleichgewichtstraining eingesetzt werden [957].

Progression des Koordinationstrainings

Für eine Orientierung des Koordinationstrainings an den Wundheilungsphasen unterscheiden Diemer und Sutor (2011) 3 Stufen mit jeweils fließenden Übergängen [973]:

- Zu Beginn der Proliferationsphase werden sog. lokale Gelenkstabilisatoren und die Verbesserung der kinästhetischen Fähigkeiten trainiert (Fähigkeit zur propriozeptiven Wahrnehmung von Gelenkwinkeln, Bewegungen und Kräften).
- Zu einem späteren Zeitpunkt in der Proliferationsphase kommt Balancetraining zur Verbesserung von Feedback-Mechanismen hinzu (statische Stabilität), noch später die kontrollierte (teils verlangsamte) Durchführung von Alltags- und Sportbewegungen (dynamische Stabilität).
- In der Remodellierungsphase werden schnellere und belastendere Bewegungen trainiert, die Feedforward-Mechanismen der Bewegungskontrolle erfordern (schnelle Würfe, Sprungübungen, Richtungswechsel, sportart- und alltagsspezifische Übungen).

Training lokaler Stabilisatoren

Diemer u. Sutor (2011) [973] beziehen sich u. a. in Anlehnung an die Arbeitsgruppe um Hodges [999] auf ein Konzept, welches einigen Muskeln eine primäre Stabilisatorfunktion, anderen eine primäre Mobilisatorfunktion zuordnet.

Lokale Stabilisatoren dienen der Stabilisation von Gelenken (Stützmotorik). Sie kontrollieren nur ein oder wenige Bewegungssegmente, sind nah am Rotationszentrum eines Gelenkes gelegen, werden bereits vor einer Bewegung aktiv, weisen tendenziell einen Dauertonus auf und werden häufig nur mit 10–20 % der maximal möglichen Kraft kontrahiert, um ihrer Stabilisationsfunktion nachzukommen. Sie tragen dazu bei, ein Gelenk muskulär in der „neutralen Zone" zu halten. Lokale Stabilisatoren der Wirbelsäule sind der M. transversus abdominis und die Mm. multifidi.

Globale Mobilisatoren bewegen Gelenke (Zielmotorik). Sie liegen von der Drehachse des Gelenks etwas weiter entfernt und initiieren die Bewegung, sind also zeitlich mit der Bewegung aktiv. Sie werden abhängig von Ausmaß, Widerstand und Geschwindigkeit der Bewegung mit bis zu 100 % der maximal möglichen Kraft aktiviert. Ein globaler Mobilisator der Wirbelsäule ist der M. rectus abdominis.

Training von Feedback-Mechanismen

Ein einfaches Modell der Strategien motorischer Kontrolle unterscheidet Closed-Loop- und Open-Loop-Mechanismen [953]. Bewegungen, die durch Closed-Loop-Mechanismen gesteuert werden, können über das Training von Feedback-Mechanismen verbessert werden. Zur Verbesserung von Bewegungen, die Open-Loop-Mechanismen unterliegen, werden Feedforward-Mechanismen trainiert.

Der Begriff Closed-Loop bezeichnet einen geschlossenen Regelkreis der Bewegungskontrolle bei Bewegungen, die mindestens 200 ms Zeit für Bewegungskorrekturen lassen. Diese Übungen sind bereits in der Proliferationsphase möglich, weil während der Ausführung der Bewegung permanent Eckpunkte der intendierten mit der realen Bewegung verglichen werden und falls nötig korrigiert werden können. Beispielsweise hat der oder die Übende bei einer adäquat gewählten Balanceübung ausreichend Zeit, auf destabilisierende Reize zu reagieren. Droht ein Gleichgewichtsverlust (d. h. die vertikale Projektion des Körperschwerpunktes bewegt sich auf die Grenze der Unterstützungsfläche zu), melden dies sensorische Afferenzen an das ZNS. Es kommt zu einer Gegenbewegung und das Gleichgewicht bleibt erhalten.

Beim Training der Feedback-Mechansimen (Closed-Loop) geht es zunächst um statische Stabilität [973]. Dies ist die Fähigkeit, Beinachse, Fußgewölbe, Schulter oder Rumpf in einer Ausgangsstellung wie Sitz, Vierfüßlerstand, Zweibein- oder Einbeinstand stabil zu halten. Durch die Wahl der Unterlage (stabil, instabil, mobil usw.) oder Veränderungen des Visus (geschlossene Augen) können v. a. die Anforderungen an das kinästhetische System durch Störmanöver (Kopf bewegen, motorische Zusatzaufgaben) gesteigert werden.

Der nächste Schritt zur Verbesserung der Feedback-Mechanismen beinhaltet Übungen zur Verbesserung der dynamischen Stabilität. Das Ziel ist es, ausgewählte Bewegungen aus dem Alltag oder Sport unter kontrollierten Bedingungen sauber und ökonomisch durchführen (stabilisieren) zu können. Neben Alltagsbewegungen (z. B. Gehen, Treppensteigen, Heben und Bewegung von Gegenständen, Anziehen) und Elementen aus dem Sport (z. B. Schuss- und Wurfbewegungen in Zeitlupe) können dabei auch Übungen mit geringen Widerständen (< 20 % des 1 RM) eingesetzt werden.

Training von Feedforward-Mechanismen

Der Begriff Open Loop bezeichnet einen offenen Regelkreis der Bewegungskontrolle bei Bewegungen, die weniger als 200 ms Zeit für die Bewegungskorrektur lassen.

Diese Übungen sind erst in der Remodellierungsphase möglich, weil zur sicheren und ökonomischen Durchführung der Bewegung eine muskuläre Voraktivierung unabdingbar ist (Feedforward) und/oder weil die Bewegung so schnell erfolgt, dass sie während ihrer Durchführung nur noch eingeschränkt verändert oder gestoppt werden kann. Beispielsweise muss ein Patient bei einem Tiefsprung aus 60 cm Höhe oder beim Fangen eines schnell geworfenen Medizinballs (3 kg) seine Muskulatur antizipatorisch vorspannen, damit er sicher landen bzw. fangen kann. Auch ein Sprint oder ein Speerwurf mit Anlauf zählen zu den Bewegungen, die z. T. im Open-Loop-Modus ablaufen.

Beim Training der Feedforward-Mechanismen werden nur solche Alltags- und Sportbewegungen trainiert, die für das Individuum von hoher Relevanz sind. Dazu können vielfältige Variationen von Sprüngen und Tiefsprüngen, Lauf-ABC, Sprints, Richtungswechsel und ebenso Schüsse, Schläge, Hiebe und Würfe gehören.

Wie andere Modelle des motorischen Lernens und der Steuerung von Bewegung ist das Closed-/Open-Loop-Konzept Gegenstand kritischer Betrachtung. Ein Kritikpunkt ist, dass sich bei vielen Alltagsbewegungen Open- und Closed-Loop-Mechanismen nur schwer unterscheiden lassen.

Übersicht: Progression des Koordinationstrainings und Testverfahren

In ▸ Tab. 4.8 werden Progression und Diagnostik der Koordination nach Diemer und Sutor (2011) zusammengefasst [973].

In den meisten Gleichgewichtsinterventionen wird das Training auf einer Auswahl von unterschiedlichen Trainingsgeräten durchgeführt, wie z. B. Wackelbrettern, Kipp-Kreiseln, 2-dimensional frei schwingenden Plattformen, Matten, Kissen usw. Im Moment liegen noch keine Richtwerte über die optimale Dauer und Intensität der Übungen vor, die auf diesen Geräten durchgeführt werden. Aus diesem Grund gibt es für diese Parameter große Abweichungen von Studie zu Studie [1062].

Trainingsempfehlungen zusammengefasst

Training ist eine Subkategorie von körperlicher Aktivität, die geplant, strukturiert und repetitiv ist und zum Ziel hat, eine oder mehrere Domänen körperlicher Leistungsfähigkeit zu verbessern [1036]. Wichtig ist, dass die Trainingsmaßnahmen und deren Dosierung sich immer an der Person und den zu erreichenden Zielen orientieren sollten [980]. Das Training von Gesunden und erwachsenen Menschen unterscheidet sich dadurch, dass sich bei Patient*innen die krankheits- oder verletzungsbedingten Gegebenheiten wie auch die Medikation limitierend auf die körperliche Aktivität auswirken können.

4.2.8 Schnelligkeit

Schnelligkeit ist die Fähigkeit zur schnellstmöglichen Bewegung, Entscheidung oder Reaktion. Grundlage für ein schnelles motorisches Reagieren sind die Kraft, das intra-, inter- und neuromuskuläre Koordinationsvermögen sowie die kognitive Leistungsfähigkeit. Schnelligkeit beruht stark auf genetischer Determination und ist durch Training um etwa 20 % zu steigern [975].

Schnelligkeit kann in 2 Formen unterteilt werden [994]:

- kognitive Schnelligkeit:
  - Wahrnehmungsschnelligkeit (der Handstock beginnt umzufallen)
  - Antizipationsschnelligkeit (Zu welcher Seite weicht mir ein entgegenkommender Fußgänger aus?)
  - Entscheidungsfähigkeit (Weiche ich als Fußgängerin dem Radfahrer nach rechts oder nach links aus?).
- motorische Schnelligkeit:
  - Reaktionsschnelligkeit: Auslösen einer Antwortreaktion auf visuelle, akustische oder taktile Reize
  - Frequenzschnelligkeit: kommt bei zyklischen Bewegungsabläufen zum Tragen (z. B. Gehen, Schwimmen, Radfahren)
  - Aktionsschnelligkeit: wird bei zyklischen Bewegungsformen abverlangt (z. B. Umkippen des Glases verhindern, Ausrutschen auf feuchtem Laub abfangen).

Tab. 4.3 Koordination: Progression und Diagnostik [973].

Stufe A: Lokale Gelenkstabilisation und Tiefensensibilität	
Aktivierung lokaler Stabilisatoren	Man unterscheidet: • bewusste isolierte Aktivierung • bewusste Aktivierung vor und während einer Bewegung • automatische Aktivierung vor und während einer Bewegung.
Test/Feedback	neuronale Ansteuerung 10 × 10 s möglich oder neuronale Ansteuerung während einer Bewegung möglich; Kontrolle: • taktil • visuell • drucksensorisch, mit EMG oder mithilfe von Ultraschall [973].
Kinästhesie (Tiefensensibilität)	vorgegebene Gelenkwinkelstellungen aktiv oder passiv reproduzieren, (langsame) Bewegungsgeschwindigkeiten erkennen und reproduzieren
Test/Feedback	• Reproduktion von Gelenkwinkelstellungen (Mirroring) mit Laserpointer oder Inklinometer [973] • Messung von Bewegung mithilfe von am Körper fixierten Beschleunigungssensoren (Akzelerometrie)
Stufe B: Feedback-Mechanismen	
Sensomotorisches Training	
Stufe B1 – statische Stabilität	Ziel: Ausgangsstellung stabil halten
sensorisches System	Balanceübungen auf instabilem Untergrund und/oder mit geschlossenen Augen
vestibuläres System	Balanceübungen mit zusätzlichen Kopfbewegungen, motorischen Zusatzaufgaben
Test/Feedback	• Romberg-Test [1052] • gerätegestützte Posturografie (Kraftmessplatte)
Stufe B2 – dynamische Stabilität	• bei kontrollierten Alltags- und Sportbewegungen • Ziel: Bewegungen stabilisieren
Tests	• Functional-Reach-Test [1051] • Timed-Up-and-Go-Test • Star-Excursion-Balance-Test [991]
Stufe C: Feedforward-Mechanismen	
Feedforward	schnelle und belastende Bewegungen, die einer antizipatorischen Aktivierung der Muskulatur bedürfen
Test/Feedback	• Jump-and Reach-Test [973] • Squat-Jump, Counter-Movement-Jump, Drop-Jump auf Kontaktmessplatte oder Kraftmessplatte [1053] • Zweibein- und Einbeinweitsprung, Einbeinsprungtest [973] • sportartspezifische Tests, z. B. Präzision, Geschwindigkeit und Weite bei Würfen oder Schüssen

4.2.9 Beweglichkeit

Beweglichkeit ist der Bewegungsspielraum eines Gelenkes oder einer Gelenkkette [1077]. Mit zunehmendem Alter zeigen hauptsächlich die großen Gelenke Beweglichkeitseinbußen. Männer sind deutlich stärker betroffen als Frauen. Voraussetzungen für eine gute Beweglichkeit sind neben den biomechanischen, neurophysiologischen und anatomischen Gegebenheiten auch die Dehnfähigkeit der umliegenden Gewebe (Muskeln, Bänder, Sehnen, Haut). Neben der Muskelkraft beeinflussen u. a. Temperatur, Schmerzen oder die Tageszeit die Beweglichkeit. Die gesamte Bandbreite der Alltagsbewegungen (wie z B. Anziehen, Bücken, oder in die Badewanne einsteigen) setzt eine bestimmte Beweglichkeit voraus. Dass sie eingeschränkt ist oder gar fehlt, merkt man meistens erst im Gebrauch. Der Slogan „Use-it-or-lose-it" trifft ist auch auf die Beweglichkeit zu.

Unterschieden wird die Beweglichkeit in:

- allgemeine und spezifische Beweglichkeit
- aktive und passive Beweglichkeit oder physiologischer vs. anatomischer Bewegungsbereich eines Gelenkes. Die aktive oder physiologische Beweglichkeit ist immer kleiner als die passive, anatomische Beweglichkeit. Man kann z. B. selbstständig das Knie durch Muskelkontraktion maximal beugen oder es durch die Therapeutin maximal beugen lassen.
- statische und dynamische Beweglichkeit, d. h., das Gelenk in einer Position halten oder bewegen (Beispiel: Dehnstellung halten vs. Bewegung in die Dehnposition hinein).
- Hyper- und Hypomobilität: medizinische Begriffe, welche die Grenzformen der Gelenkbeweglichkeit bezeichnen. Hypermobilität ist z. B. die übermäßige Beweglichkeit der Wirbelsäule einer Kunstturnerin, Hypomobilität die durch Muskelkontraktur eingeschränkte Kniebeweglichkeit eines bettlägerigen Patienten.

4.2.10 Altersabhängige Physiologie der Sportmotorik

Jugend

Prinzipiell gilt, dass die Muskelmasse mit zunehmendem Wachstum im Kindes- und Jugendalter progressiv ansteigt und zu einer allgemeinen Steigerung der Kraft führt. Normalerweise lassen sich die Kraftverbesserungen bei Kindern auf neuromuskuläre Mechanismen wie inter- und intramuskuläre Koordination zurückführen. Allerdings ist auch bei Kindern eine Muskelhypertrophie möglich, wenn entsprechend intensiv trainiert wird, wie es z. B. bei hochleistungsorientierten Turnerinnen oder Gewichthebern der Fall ist. Bei Knaben liegt der Gipfel der Kraftzunahme typischerweise 1–2 Jahre nach dem Höhepunkt des pubertären Wachstumsschubes bzw. 0,8 Jahre nach dem Höhepunkt der Körpergewichtzunahme. Dies bedeutet, dass in Phasen eines beschleunigten Wachstums zuerst die Muskelmasse zunimmt und dann erst die Kraft [979]. Bei Mädchen verläuft die Muskelmassenzunahme ähnlich wie bei den Jungen, allerdings mit einer breiteren Streuung bei der individuellen Relation von Kraftzunahme und Körpergröße bzw. -gewicht [1022].

Erwachsenenalter

Im Kindesalter lässt die Trainierbarkeit bei Mädchen und Jungen nur geringe Unterschiede erkennen. Mit dem Eintritt in die Pubertät nimmt sie jedoch bei Jungen aufgrund des Testosteronschubes dramatisch zu. Der Testosteronspiegel steigt von 10–60 ng/100 ml auf etwa 250–800 ng/ml an, während er bei Mädchen unverändert bleibt [979]. Die Trainierbarkeit erreicht bei untrainierten Männern zwischen dem 20. und 30. Lebensjahr ihr Maximum, bei Frauen mit etwa 20 Jahren, um dann anschließend allmählich wieder abzufallen [979]. Ab dem 30. Lebensjahr nimmt die Kraftfähigkeit bis zum 70. Lebensjahr etwa um 1 % bis 1,5 % pro Jahr ab [979]. Danach erfolgt eine beschleunigte Abnahme der Kraft, die nur durch ein entsprechendes Erhaltungstraining gestoppt werden kann.

Seniorenalter

Nervale Faktoren, zentral und peripher, sowie die polykausalen Ursachen der Atrophie (Verlust an Muskelmasse) sind ursächlich für die Reduktion der Muskelkraft im Alter [960]. Da die Muskelmasse stark damit korreliert, wie viel Kraft ein Muskel erzeugen kann [1011], ist die Sarkopenie ein Hauptfaktor für den Kraftverlust im Alter [988]. Daher gilt es zunächst zu klären, welche pathophysiologischen Komponenten zu der Atrophie im Alter führen. Die multifaktoriellen Ursachen der Sarkopenie können zum Einen hormonellen Ursprungs sein. Alterungsbedingte Hormonveränderungen, wie die reduzierte Produktion von Wachstumshormon (GH) und Insulin-like Growth Factor (IGF-1) und die Menopause/Andropause, führen zu einer verminderten Muskelproteinsynthese und einer reduzierten Mitochondrienfunktion und damit einhergehend zu einem Abbau von Muskelmasse [960] [1033]. Ein zweiter großer Faktor bei der Entstehung der Sarkopenie sind die neuromuskulären Veränderungen. Der Verlust von neuromuskulären Verbindungen und motorischen Einheiten sorgt zusammen mit Abbauprozessen des ZNS für Ansteuerungsprobleme und begünstigt dadurch die Sarkopenie [960].

Sarkopenie

Die Sarkopenie ist der Verlust von Muskelmasse und -kraft. Es ist ein konstantes Phänomen im Alterungsprozess. Physiologische altersabhängige Veränderungen erklären die beeinträchtigte Proteinsynthese und den Rückgang der Muskelmasse, Muskelkraft und Knochendichte. Schädliche Folgen sind:

- Verlust der Muskelkraft
- Verlust der Mobilität
- neuromuskuläre Beeinträchtigungen
- Versagen des homöostatischen Gleichgewichts mit Gang- und Gleichgewichtsstörungen.

All diese durch Sarkopenie verursachten Behinderungen sind wichtige Faktoren für eine erhöhte Sturz- und Frakturrate im Alter. Sowohl Stürze als auch Frakturen führen zu Hospitalisierung und Immobilisierung, was wiederum Sarkopenie induziert. Sobald der physiologisch altersbedingte Rückgang der Proteinsynthese begonnen hat, treten einige verbundene „Teufelskreise" bei gebrechlichen älteren Menschen auf, die ein typisches Muster in der Geriatrie bilden. Es gibt einen Teufelskreis aus Sarkopenie und Immobilisierung:

Sarkopenie → neuromuskuläre Beeinträchtigung → Stürze und Frakturen → Immobilisierung → Sarkopenie

Ein weiterer Teufelskreis ist der „ernährungsbedingte" Teufelskreis zwischen Sarkopenie und Mangelernährung:

Sarkopenie → Immobilisierung → Rückgang der Ernährungsfähigkeiten → Mangelernährung → beeinträchtigte Proteinsynthese → Sarkopenie

Es gibt auch einen dritten „metabolischen" Teufelskreis zwischen Sarkopenie und dem Rückgang des Proteinreservoirs des Körpers:

Sarkopenie → Rückgang des Proteinreservoirs des Körpers → verminderte Fähigkeit, den zusätzlichen Bedarf an Proteinsynthese im Zusammenhang mit Krankheit und Verletzung zu decken → Sarkopenie

Auf diese Weise resultiert die Gebrechlichkeit aus diesen verschiedenen „Teufelskreisen", einschließlich Sarkopenie, neuromuskulärer Beeinträchtigung, Stürzen und Frakturen, Immobilisierung, Mangelernährung, beeinträchtigter Proteinsynthese und verringertem Proteinreservoir des Körpers.

Implikationen für das Training

Die wesentlichen Möglichkeiten für das Training und die Prävention von Sarkopenie und Gebrechlichkeit sind:

- kontinuierliches neuromuskuläres Training (einschließlich Gleichgewichtstraining)
- Mobilisierung
- Sturzprävention
- Training der Ernährungsfähigkeiten und Verbesserung der Ernährung
- Verbesserung der beeinträchtigten Proteinsynthese (mit Hormonen usw.)
- Vermeidung gefährlicher Medikamente (Medikamente, die neuromuskuläre Beeinträchtigungen verursachen) [1033].

Aber nicht nur die Muskelmasse und damit auch die Kraft ist von den Veränderungen betroffen, auch die Muskelleistungsfähigkeit an sich verringert sich mit zunehmendem Alter. Durch einen überproportionalen Ab- und Umbau von Typ-II-Fasern [1031], die für schnellkräftige Bewegungen wie bei der Reaktion auf einem Gleichgewichtsverlust essenziell sind, reduziert sich die Muskelleistung zunehmend und Gangunsicherheiten sowie Alltagseinschränkungen sind die Folge [1054]. Dieser Verlust an Explosivkraft und Muskelleistung ist mit einer erhöhten Sturzgefahr assoziiert [960]. Verletzungen in Folge von Stürzen gehören zu den häufigsten Ursachen für medizinischen Behandlungsbedarf im Alter [988], wodurch die Wichtigkeit des Erhalts der Muskelleistung erneut deutlich wird. Ein Mechanismus, welcher der numerischen Atrophie und Querschnittsverminderung von Typ-II-Muskelfasern zugrunde liegt, ist vor allem in der gestörten neuromuskulären Ansteuerung zu sehen. Durch einen Verlust an Alpha-Motoneuronen kommt es zu einer Denervation der Typ-II-Fasern, was eine Degeneration oder Umwandlung in Typ-I-Fasern durch Re-Innervation zur Folge hat [988]. Dadurch werden vermehrt langsam zuckende Fasern aktiviert, was zu einem Verlust von Schnellkraftfähigkeiten führt.

Weitere Ursachen, die für die alterungsbedingten Abbauprozesse der Muskulatur relevant sind, werden in der vermehrten Aktivierung der Cytokine und Stresshormone, sowie in individuellen Faktoren wie Erbanlagen, Mangel- bzw. Fehlernährung und reduzierter körperlicher Aktivität gesehen [981]. Hier steckt jedoch zum Teil auch das individuelle Potenzial, den Abbau der Muskelmasse und Muskelkraft zu beeinflussen. Analog zur Entwicklung der Funktionalität (▶ Abb. 4.5) kann auch die Degeneration der Kraft im Laufe des Lebens durch individuelle Verhaltensweisen positiv beeinflusst werden. Zahlreiche Studien konnten die Verbesserung von Muskelparametern mittels Ernährungsinterventionen oder Krafttraining nachweisen [972]. In diesem Kontext ist nicht nur die mögliche Kraftsteigerung durch Training, sondern auch die Verbesserung der Muskelleistung relevant, da diese eine wichtige Rolle in der Sturzprophylaxe spielt.

Die komplexen Zusammenhänge, die zu einem Kraftverlust im Alter führen können, sind noch einmal in ▶ Abb. 4.15 dargestellt.

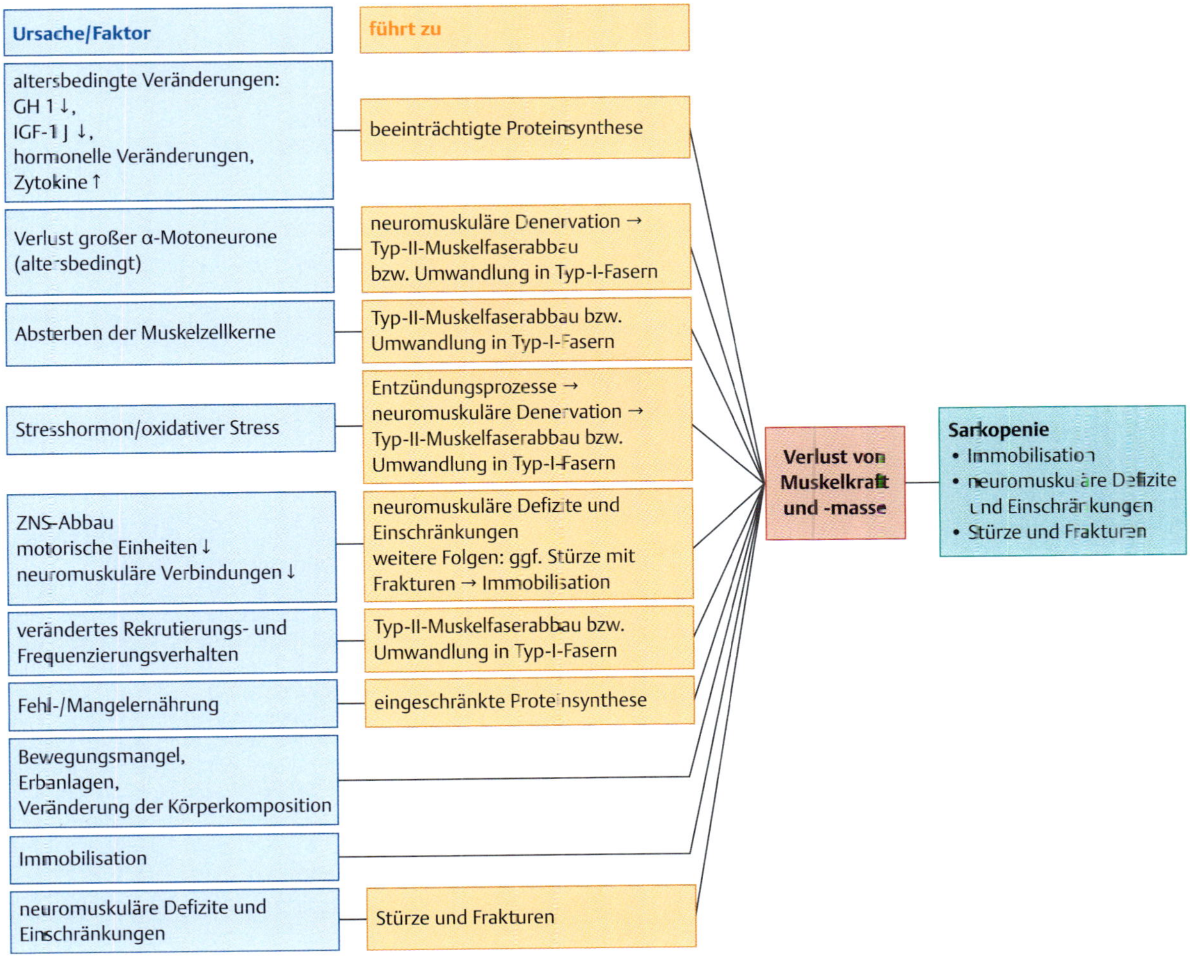

Abb. 4.15 Ursachen des Kraftverlustes im Alter (nach [988][1033][1034]).

Kraftaufbau im Alter

Besonders für ältere Menschen hat der Erhalt der Muskelkraft einen hohen Stellenwert [1009], da sie eine wesentliche Voraussetzung für die fortgesetzte Ausübung der ADL ist. Um Aktivitäten wie Treppensteigen, Einkäufe tragen oder das zurücklegen längerer Distanzen außerhalb des Hauses langfristig und ohne Hilfsmittel oder Unterstützung zu bewältigen, ist ein Mindestmaß an Kraft nötig.

Um den muskulären Abbauprozessen entgegenzuwirken, hat sich das Krafttraining als effektive Maßnahme herausgestellt [1043]. Im Idealfall wird bereits in jungen Jahren ein hohes Kraftniveau entwickelt, das dann im Seniorenalter durch eine Fortführung des Krafttrainings aufrechterhalten werden kann. Somit sind die Konsequenzen des Abbaus durch ein höheres Ausgangsniveau weniger gravierend. Doch auch im Seniorenalter ist es nicht zu spät, um Muskulatur aufzubauen. Zahlreiche Studien belegen, dass sich die Muskelkraft auch im Seniorenalter trainieren lässt [1018]. So wurde in einer Studie aus dem Jahr 2001 nachgewiesen, dass die Muskelquerschnittsteigerung bei Senioren infolge eines 6-monatigen Krafttrainings mit der Muskelquerschnittszunahme einer jüngeren Probandengruppe (20–30 Jahre) vergleichbar war. Nicht nur die Muskelkraft, sondern auch die Körperzusammensetzung, also das Verhältnis zwischen Fett- und Muskelmasse, ließ sich bei über 78-Jährigen durch ein 3-monatiges Krafttraining positiv beeinflussen [961]. Dieses Ergebnis wird durch eine Metaanalyse bestätigt, in der sich Krafttraining als effektive Maßnahme zur Verbesserung der Körperkomposition bei älteren Menschen gezeigt hat [1042]. Da es unter den Senioren, unabhängig ob gesund oder gebrechlich, keine Personen gab, die nicht von den Vorteilen des Krafttrainings in Bezug auf die Körperzusammensetzung, Muskelfasern, Muskelkraft oder körperlicher Leistungsfähigkeit profitierten, lässt sich festhalten, dass es eine effektive Methode ist, um den Muskelalterungsprozessen entgegenzuwirken [968]. Denn auch, wenn bei einigen Probanden in einzelnen Teilbereichen keine Veränderungen erzielt werden konnten, war dennoch jeweils in einem anderen Bereich ein positives Ergebnis festzustellen [968]. Und auch die von Stewart et al. (2014) durchgeführte systematischen Literaturrecherche bestätigt, dass selbst ältere Personen (> 75 Jahre) die Fähigkeit zur Muskelhypertrophie beibehalten und von einer Kraftsteigerung infolge des Trainings profitieren [1058]. Da neben der Maximalkraft vor allem die Explosivkraft für die Sturzprophylaxe von hoher Relevanz ist, ist die Trainierbarkeit dieser schnellkräftigen Fähigkeiten von besonderem Interesse. Es konnte gezeigt werden, dass sich auch die Parameter der Muskelleistung durch ein schweres, explosives Widerstandstraining bei sehr alten Menschen (über 80 Jahren) noch verbessern lassen [966]. In welchem Umfang sich die Maximal- und die Explosivkraft verändern lässt, variiert allerdings in der Literatur und hängt von dem Gesundheits- und Fitnesszustand der Teilnehmenden und den gewählten Trainingsintensitäten und Umfängen ab [988].

Zielsetzungen eines Krafttrainings im Alter

Das Hauptziel eines Krafttrainings im Alter ist die Erhaltung, bzw. Verbesserung der Lebensqualität. Im Speziellen soll ein Krafttraining mit dem Ziel der Stabilisierung des Rumpfes und zur Optimierung neuromuskulärer Steuerungs- und Regulationsmechanismen, zur koordinativ verbesserten Stabilisierung peripherer Gelenke beitragen. Bedenkt man, dass Freizeit- und Alltagsaktivitäten häufig ein Mindestmaß an Kraft erfordern (Heben von Gegenständen, Öffnen von Trinkflaschen, Heben des eigenen Körpergewichtes z. B. auf der Treppe), so wird deutlich, dass ein ausreichendes Kraftniveau speziell bei alternden Menschen den Schlüssel zur Selbstständigkeit, Mobilität, Unabhängigkeit und damit zur Teilhabe am gesellschaftlichen Leben darstellt, mehr als dies durch die kardiovaskuläre Funktion bedingt ist. Zu bemerken ist, dass im Vergleich zu einem Ausdauertraining, nur ein Krafttraining die Muskulatur bis ins hohe Alter erhalten kann [1004]. Daraus erfolgt eine Optimierung der ADL und eine Vermeidung von Stürzen. Bei einem Krafttraining mit Senioren sollte gewährleistet sein, dass sich der trainingsinduzierte Kraftzuwachs positiv auf die Ausübung alltäglicher Aufgaben auswirkt.

Ein Krafttraining wirkt sich in vielerlei Hinsicht positiv auf die ADL aus. Eine kurze Zusammenfassung von Effekten, die ein Krafttraining im Alter bewirken kann:

- verlängerte Lebenserwartung
- verlängerte Zeit der körperlichen Selbstständigkeit
- verbesserte Alltagsmotorik – Verrichtung alltäglicher Dinge
- Reduktion von Stürzen
- Reduktion des altersbedingten Muskelabbaus
- Reduktion von Osteoporose
- Reduktion von Diabetes mellitus
- Reduktion von Bluthochdruck
- Reduktion einer Herzerkrankung
- Reduktion von Schlaganfall
- Reduktion von Pflegebedürftigkeit
- Reduktion von Angst und Depressionen
- Verbesserung des seelischen Wohlbefindens
- Erhöhung der Schlafqualität
- günstige Auswirkungen auf Gehirnaktivität
- Gewichtsreduktion/Gewichtskontrolle
- Erhöhung der Knochenmasse
- Vergrößerung des Muskelquerschnitts
- Erhalt sowie Aufbau der Kraftfähigkeit
- Erhöhung des Stoffwechsels
- Reduktion von Körperfett
- Erhöhung des Grundumsatzes
- Vergrößerung der Muskelfasern
  - Typ-I-Fasern (ST-Fasern)
  - Typ-II-Fasern (ST-Fasern)
- Muskelfaserumverteilung
- Muskelkapillarisierung
- glykolytische Muskelkapazität
- reduzierte Muskeldenervierung
- höhere Gelenkstabilität.

Zusammengefasst

Maßgeblich für die Alltagsaktivität im Alter ist die maximale Sauerstoffaufnahmekapazität (VO_2max). Sie ist die maximale Menge Sauerstoff, die pro Minute bei Ausdauerbelastung aufgenommen werden kann. Wenn sie reduziert ist, hat dies funktionelle Auswirkungen. Man ermüdet schneller. Eine Abnahme erfährt die VO_2max durch Alterungsprozesse und Inaktivität. Ihren Höchstwert hat sie um das 20. Lebensjahr. 60-jährige Männer erfahren eine physiologische Einbuße von 1/2 bis 1/4. Frauen verlieren 20–25 % ihrer maximalen Sauerstoffaufnahmekapazität [994]. Für eine unabhängige Lebensführung sollte die relative maximale Sauerstoffaufnahmekapazität bei 80- bis 85-Jährigen zwischen 15 und 18 ml/min/kg liegen. Dieser Wert wird von über 80-jährigen inaktiven Menschen oftmals nicht mehr erreicht [994].

Kraft- und Gleichgewichtstraining haben das Potenzial, biologische Alterungsprozesse zu verlangsamen und diesen entgegenzuwirken [988]. Bei alten inaktiven Menschen zeigt sich bereits der Wiedergebrauch von Muskeln durch regelmäßige, erhöhte Bewegungsanleitung auch ohne systematischen Trainingsprozess nachhaltige Wirkung. Das bedeutet, dass jeder Mensch generell von jeder Form der Aktivität und Mobilisation profitiert, selbst wenn er kein gezieltes Training erhält. Wird ein gezieltes Training beendet oder abgebrochen, reduzieren sich die erreichten Trainingsergebnisse [976].

Die wichtigste einflussnehmende Variable im Krafttraining mit älteren Personen scheint insgesamt die Dauerhaftigkeit der Intervention zu sein. Was bedeutet, dass erfolgreiche Interventionen jene sind, die regelmäßig und vor allem langfristig durchgeführt werden.

Beweglichkeit lässt sich durch Training von kombinierten Kraft- und Flexibilitäts- sowie Dehnübungen bis ins hohe Alter erhalten und auch bei Untrainierten deutlich verbessern. In der Geriatrie geht es vor allem um die Wiedererlangung oder den Erhalt der für die Person normalen Beweglichkeit. Dabei stehen Kraft und aktive Beweglichkeit in einer engen, positiven Wechselbeziehung. Sie begünstigen eine verbesserte Geschicklichkeit und tragen zu mehr Sicherheit bei Aktivitäten und Mobilität und damit zu einer verbesserten Lebensqualität bei.

4.2.11 Zusammenfassung

Zu Beginn der Rehabilitation geht es bei Aktivierung der Muskulatur hauptsächlich darum, den Tonus (Grad der Spannung) der Muskulatur, um die betroffenen Gelenke zu normalisieren. Nach einer akuten Verletzung reagieren (monoartikuläre) Muskeln, die am Gelenk oder in dessen Nähe inserieren, stereotyp mit einer Tonusreduzierung. Die physiologischen Ursachen dafür sind eine Schmerzinhibition und eine Reflexhemmung.

Aus den verschiedenen Studien wird deutlich, dass Patient*innen mit Schmerzen im Vergleich zu Gesunden eine verminderte Propriozeption bei statischen Haltungen wie Stehen, Sitzen, Liegen, Vierfüßlerstand usw. aufweisen. Die Bewusstwerdung von Haltungen trainiert man durch die bewusste Einnahme der Neutralstellung vor jeder Übung. Dies gilt sowohl für Übungen mit freien Gewichten als auch für verschiedene funktionelle Positionen, in denen die Person ein vermindertes Haltungsgefühl hat.

Das Training von Bewegungen und des Bewegungsgefühls ist sowohl mit statischen als auch mit dynamischen Bewegungen möglich. Der methodische Aufbau in der physiotherapeutischen Rehabilitation beginnt mit allgemeinen Übungen, setzt sich mit vielseitig zielgerichteten Übungen fort und endet mit spezifischen Übungsausführungen bzw. mit der Erreichung der Partizipationsebene – dem langfristigen Ziel der physiotherapeutischen Rehabilitation.

Mit dem Transfersystem kann in der physiotherapeutischen Rehabilitation die „Integration von Kraft in ADL und Sport" durch eine Verbesserung der Belastbarkeit des verletzten Bindegewebes und durch die Rekrutierung von motorischen Einheiten angestrebt werden. Das Transfersystem macht sich 2 verschiedene Rekrutierungsprinzipien zunutze – das Size Principle und das Reversed Size Principle.

4.3 Medizinische Trainingstherapie

Guido Perrot

4.3.1 Einsatz von verschiedenen Trainingsgeräten zur Trainingssteuerung

Obwohl das Training mit Eigengewicht einen positiven Effekt auf die allgemeine Kraft sowie die Ausdauer bewirken kann, kann die Integration von zusätzlichen Trainingsgeräten in die physiotherapeutische Behandlung – abhängig von der körperlichen Belastbarkeit der Patient*innen und dem Trainingsziel (Hypertrophie vs. Koordination) – sinnvoll sein. Als Eigengewichtsübungen werden im allgemeinen Übungen bezeichnet, welche ohne Sportgerät oder Zusatzgewicht, sondern nur mit dem eigenen Körpergewicht durchgeführt werden. Eigengewichtstraining kann praktisch überall und zu jeder Zeit ausgeführt werden. Somit eignet sich diese Übungsmethode besonders für ein Training im häuslichen Umfeld als „Heimprogramm". Der folgende Abschnitt fasst die wichtigsten Aspekte der medizinischen Trainingstherapie (MTT) und des Trainings mit freien Gewichten zusammen.

4.3.2 Medizinische Trainingstherapie

Die medizinische Trainingstherapie (MTT) zielt darauf ab, den Bewegungsapparat sowie die Ausdauerleistungsfähigkeit individuell zu trainieren und dadurch spezifisch auf- und auszubauen. Dazu werden Beweglichkeits-, Koordinations- und Kraftübungen genutzt und das Herz-Kreislauf-System trainiert. Im Vergleich zum Fitnesstraining steht bei der MTT – wie bei der Physiotherapie – der medizinisch-therapeutische Aspekt im Vordergrund. Die MTT kann eingesetzt werden, wenn Einschränkungen am Bewegungsapparat bestehen. Beispielsweise können nach einer Verletzung, Operation oder Krankheit Symptome wie Steifigkeit, Schmerzen, Kraftverlust, chronische Beschwerden oder Überlastungsprobleme vorhanden sein. Dem körperlichen Leistungsabbau (Dekonditionierung) kann durch die MTT entgegengewirkt werden.

Dekonditionierung

In der Leistungsphysiologie ist die Dekonditionierung als eine Verminderung der maximalen Sauerstoffaufnahmen (VO_2max) oder der aeroben Fitness definiert.

Die Trainingssteuerung umfasst alle trainingsbezogenen Maßnahmen, die mit der Erreichung eines Ziels in Verbindung stehen. Dazu gehören neben der Trainingsplanung also alle Planungs- und Kontrollprozesse, die einen Einfluss auf das Trainingsziel haben.

Zudem können in jedem Alter gewisse Konditionsfaktoren insgesamt verbessert werden [1085]. Die MTT ist jedoch insbesondere für Personen, die nachfolgende Einschränkungen erleben, eine Option, die es gemeinsam mit dem Physiotherapeuten oder der Physiotherapeutin zu prüfen gilt: chronische Schmerzen am Bewegungsapparat, Osteoporose, Erkrankungen des Herz-Kreislauf-Systems, eingeschränkte körperliche Leistungsfähigkeit, insbesondere vor und nach Operationen (Prä- bzw. Rehabilitation).

Prähabilitation

Die Prähabilitation wandelt die inaktive Wartephase, beispielsweise vor einer Operation, in eine (pro-)aktive Stärkungsphase um. Prähabilitationspatient*innen haben dadurch eine größere Chance, trotz negativer Begleiterscheinungen eines chirurgischen Eingriffs schneller zu regenerieren. Unter Prähabilitation versteht man einen Prozess, der (Hochrisiko-)Personen von der Indikationsstellung für eine Operation durch die stationäre oder ambulante Phase bis zum eigentlichen chirurgischen Eingriff begleitet. Das Konzept hat in der Physiotherapie primär zum Ziel, proaktiv die körperliche Funktionsfähigkeit zu steigern und die physiologischen Reserven zu heben, um damit den physiologischen Abbau der körperlichen Belastbarkeit weitgehend zu verhindern [1092]. Die Prähabilitation ermöglicht es den Betroffenen und den Therapierenden, (pro-)aktiv und gezielt die höchstmögliche Leistungsfähigkeit und Widerstandsfähigkeit zu erreichen und somit das Risiko für Komplikationen und die Zahl erneuter stationärer Aufenthalte zu reduzieren. Die Prähabilitation steigert mittels eines individualisierten Therapie- und Trainingsplan die pulmonale, kardiovaskuläre und (neuro-)muskuläre Funktionsfähigkeit der erkrankten Person. Damit ist das Vermögen des Körpers zur Anpassung an die perioperative Stressreaktion vorbereitet [1086].

In der MTT werden Trainingsgeräte standardisiert eingesetzt. Das Training an Geräten bildet dabei einen wesentlichen Anteil. Im Vergleich zum Training mit freien Gewichten bringen apparative Trainingsgeräte einige Vorteile für ein Training mit trainingsunerfahrenen Personen. Die Bewegungen werden auf vorgegebenen Bahnen (meist in sitzender Position) geführt, sodass die Sturz- und Verletzungsgefahr gering ist. Die Zusatzgewichte sind leicht zu dosieren und die Geräteeinstellungen einfach zu dokumentieren. Von Nachteil ist bei nahezu jedem Gerätetraining, dass durch die geführten Bewegungen weniger Grundspannung nötig ist und koordinative Aspekte für Alltagsverrichtungen oder sportliche Aktivitäten nicht berücksichtigt werden können. Daher können auf Trainingsgeräten selten alltagspezifische, sondern meist nur „künstliche", also eindimensionale oder isolierte (Teil-)Bewegungen trainiert werden. Durch beide Trainingsformen lässt sich die allgemeine Kraft verbessern [1090], um jedoch etwa die Kraft der Waden- und Beinmuskulatur zu steigern, sind Übungen mit freien Gewichten effektiver.

Befund und Instruktion

Auf die Anamnese und Definition der Trainingsziele und die Erhebung der vorliegenden Einschränkungen und Beschwerden folgen die Erstellung eines persönlichen Trainingsplans und die Belastungseinschätzung. Es gilt zu eruieren, welche Belastungen unter Berücksichtigung der Diagnosen zumutbar und gleichzeitig förderlich sind. Als Assessment wird gern der Kurzfragebogen „IPAQ-SF" (International Physical Activity Questionaire Short Form) verwendet [1081]. Damit können ein angemessenes Bewegungsverhalten sowie die sitzend verbrachte Zeit erfasst werden. Ferner soll auch die individuelle Konstitution betrachtet werden: Körperform und -haltung und Ausprägung der Muskulatur können auch Aufschluss über die aktuelle Belastbarkeit und das Trainingsalter geben. Im Anschluss an den Befund folgt die Einführung ins Trainingsprogramm (1–3 Sitzungen). Danach kann die Person weitgehend selbstständig unter Supervision trainieren.

Trainingssteuerung

Physiotherapeut*innen begleiten ihre Patientinnen und Patienten auf dem Weg zur Zielerreichung und sind u. a. für die Trainingssteuerung mitverantwortlich. Sie unterstützen dort (z. B. Geräteeinstellung), wo sich die Betroffenen unter- bzw. überfordern und damit den optimalen Heilungsverlauf sowie das Trainingsziel ungünstig beeinflussen können (Belastungsdosierung, Schmerzmanagement).

Zur Belastungsdosierung gehört, dass die Person die korrekte Bewegungsausführung der Übung beherrscht. Während der Übung überwacht die Person selbstständig 2 Dinge:

- Schmerzen, mit der Numeric Rating Scale (Schmerzskala 0–10)
- Intensität, mit der subjektiven Anstrengungsskala nach Borg (RPE) [1087].

Idealerweise wird ohne Schmerzen trainiert. Bei Schmerzen während des Trainings, welche 3/10 überschreiten, sollte die Übung angepasst oder ersetzt werden [1084]. Schmerzen treten häufig auf, weil die aktuelle Belastung während der Übung zu groß ist (16/20). Wird die Übung durch Gewichtsverringerung angepasst, gibt die Person für die Anstrengung nach Borg z. B. noch 13/20 an, während ihre Belastungsschmerzen unter 3/10 sinken [1080].

Personen, die vor dem operativen Eingriff ein Prähabilitationsprogramm zur Steigerung ihrer Leistungsfähigkeit absolviert haben, verfügen bereits über eine gewisse Trainingserfahrung und können deshalb ihre körperliche Leistungsfähigkeit besser einschätzen.

Besteht für die Person die Möglichkeit, Trainingsgeräte zu nutzen, gestaltet sich die Übungsauswahl in der MTT, bei einer ausreichenden Anzahl von geeigneten Geräten, oft als nicht sehr komplex. Bei den Kraftgeräten sind die Grundfunktionen (ziehen, stoßen usw.) fest installiert und machen es leicht, die vorbestimmten Bewegungen (bei entsprechendem Widerstand) auszuführen. Auch für das Herzkreislauftraining stehen bei Bewegungseinschränkungen verschiedene Trainingsgeräte bzw. Möglichkeiten zur Verfügung (Ergometer mit einstellbaren Pedalen, Handergometer, Alter G- und gewöhnliche Laufbänder, Kabelzuggeräte usw.).

Die Zielsetzung sowie das Übungsprogramm einer postoperativen oder traumatischen Trainingstherapie werden im Wesentlichen durch Belastungslimiten bzw. der physischen Belastbarkeit der Betroffenen bzw. der verletzten Struktur(en) zum entsprechenden Zeitpunkt bestimmt. Dies kann dazu führen, dass bei einer Verletzung der unteren Extremitäten nur die oberen Extremitäten belastet werden dürfen/können bzw. umgekehrt. So muss ggf. durch die sich verändernde Belastungslimite das Übungsprogramm individuell zusammengestellt und im Verlauf angepasst werden. Zudem gilt es, die persönliche Motivation und die damit verbundenen Trainingsvorstellungen (Frequenz, Umfang usw.) der Person sowie ihre Trainingsmöglichkeiten zu berücksichtigen (ungünstige Gerätesituation kann selbstständige Nutzung verhindern).

Erhaltungstraining

Ein Erhaltungstraining wird einmal pro Woche durchgeführt. Davon ausgehend, dass sich ohne Training sämtliche Leistungsparameter aller motorischen Grundeigenschaften verschlechtern, ist das Ziel des Erhaltungstrainings, dass jene Parameter, welche dort trainiert werden, das aktuelle Leistungsniveau behalten und sich nicht verschlechtern [1088].

Ersatztraining

Phasen ohne sportartspezifische Belastung können zu einer herabgesetzten Leistungsfähigkeit führen. Um dem entgegenzuwirken, werden (heimbasierte) Ersatztrainings mit unspezifischen Kraft- und Ausdauermethoden durchgeführt. In der Rehabilitation wird Ersatztraining unverletzter Regionen angewendet, wenn durch eine Verletzung das sportartspezifische Training nicht mehr möglich ist [1081][1089].

Activdispens

Das Programm „Activdispens" soll die Inaktivität und Immobilisation von Kindern und Jugendlichen während einer Verletzungs- oder Krankheitsphase durchbrechen. Es zeigt, wie Kinder und Jugendliche mit einer leichten Verletzung am Schulsportunterricht teilnehmen können. Gerade nach einer Verletzung (oder einer Erkrankung) nehmen Heranwachsende zusätzlich eine passive Rolle ein. Die Lust auf Bewegung nimmt ab. Und oft sind die Ereignisse ein willkommener Vorwand, sich vollzeitlich dispensieren zu lassen und dem Schulsport fernzubleiben. Jedoch wären gerade in Krankheits- oder Verletzungsphasen der Schulsport und die damit verbundene Aktivität sehr wichtig, da durch die Bewegung die Regeneration und die Heilung positiv beeinflusst werden (www.activdispens.ch). Das Programm bietet Ärzt*innen die Möglichkeit, verletzte oder leicht erkrankte Kinder und Jugendliche durch klar definierte Teildispensationen nach wie vor am Sportunterricht teilnehmen zu lassen. Weiter soll der entwickelte und kategorisierte Übungskatalog erlaubte Aktivitäten aufzeigen, welche teildispensierte Kinder und Jugendliche im Rahmen des Sportunterrichts ausführen dürfen.

4.3.3 Trainieren mit freien Gewichten

Freie Gewichte erlauben ein auf Funktionalität ausgelegtes Training. Dieses Training wird mit Kurz- und Langhanteln sowie anderen Geräten oder Maschinen durchgeführt. Komplexe Ganzkörperübungen wie Kniebeugen oder Kreuzheben sowie andere Übungen mit freien Gewichten und Hanteln finden deshalb einen breiten Anwendungsbereich in der aktiven Rehabilitation. Es gibt keine vergleichbare Trainingsmethode, welche Bewegung und Stabilität (Gleichgewicht) trainiert und so effektiv in einer Übung kombiniert. Aufgrund der großen Bewegungsfreiheit beim Training mit freien Gewichten können alltägliche und sportspezifische Bewegungsabläufe angebahnt und unter Belastung vorbereitet werden. Ein Training mit freien Gewichten stellt primär ein allgemeines Krafttraining dar. Dieses wird über das vielseitig-zielgerichtete Training hin zu den spezifischen Bewegungsabläufen transferiert.

4.3.4 Trainingsspezifität

Die Trainings- oder Übungsspezifität ist ein allgemein anerkanntes Konzept, nach dem die adaptiven Auswirkungen des Trainings, z. B. Verbesserungen der Kraft, Schnellkraft und Ausdauer, sehr stark von den gewählten Trainingsmethoden abhängen. Die Übungen sollten nach Möglichkeit die antizipierte Funktion nachahmen. Wenn z. B. die angestrebte funktionelle Aktivität nicht eine verbesserte Muskelkraft, sondern eine höhere Muskelausdauer erfordert, sollten Übungsintensität und -dauer darauf abzielen, die Muskelausdauer zu erhöhen.

Weitere wichtige Aspekte der Trainingsspezifität sind Art und Geschwindigkeit der Übungen, die Position des Patienten oder der Patientin oder der Gliedmaßen (Gelenkwinkel) und die Bewegungsmuster der Übungen. Wenn etwa das angestrebte funktionelle Ergebnis die Fähigkeit ist, Treppen hinauf- und hinabzugehen, sollten die Übungen exzentrisch und konzentrisch in einem gewichtstragenden Muster ausgeführt werden und zur erwünschten Geschwindigkeit gesteigert werden. Unabhängig von der Einfachheit oder Komplexität der zu erlernenden motorischen Aufgabe sollte der Schwerpunkt immer auf einer aufgabenspezifischen Praxis liegen. Es wird vorgeschlagen, dass sich die Grundlage der Trainingsspezifität sowohl auf die morphologischen und metabolischen Veränderungen in einem Muskel als auch auf die neuralen Anpassungen an den mit dem motorischen Lernen assoziierten Trainingsstimulus beziehen sollte. Werden bei der Übungsausführung nicht alle genannten Faktoren berücksichtigt (z. B. Bewegungsmuster, Tempo, Energiesystem, Kontraktionsmuster usw.), werden die Begriffe allgemeines oder vielseitig zielgerichtetes Training verwendet.

4.3.5 Zusammengefasst

Ein Muskel wächst vor allem durch kontinuierliche mechanische Reize [1091]. Für eine effektive Muskelquerschnittszunahme ist eine vielseitige Belastung entscheidend. Freie Gewichte, Bänder und Eigengewicht ermöglichen dies effizienter als Kraftgeräte, da unterschiedliche Muskelfasern beansprucht werden. Um eine Hypertrophie auszulösen, muss eine mechanische Spannung über 90–120 s wirken [1091]. Hierfür wurden Kraftgeräte entwickelt. Allerdings kann derselbe Reiz auch mit freien Gewichten gesetzt werden. Eine Kombination aus freien Gewichten und Kraftgeräten kann sinnvoll sein, insbesondere zur gezielten Isolierung von Muskelpartien.

Auch in der Prähabilitation und Rehabilitation ist die neuromuskuläre Ansteuerung essenziell. Geführte Geräte sind nur in speziellen Fällen sinnvoll, da sie nicht die funktionellen Anforderungen des Alltags simulieren. Stattdessen sollten Übungen mit freien Gewichten gezielt gewählt werden. Dabei sollte man jedoch beachten, dass klassische Übungen wie Kniebeugen oder Bankdrücken oft nur eine Ebene beanspruchen. Eine Vielfalt an Trainingsmethoden – inklusive Freihanteln, Kettlebells, elastischen Bändern und Körpergewicht – fördert die Anpassung an wechselnde Kraftrichtungen im dreidimensionalen Raum. Dies verbessert die Bewegungsvielfalt und Leistungsfähigkeit des Körpers (Kap. 5.2).

4.4 Stabilitätsaufbau

Harald Bant, Guido Perrot

4.4.1 Einleitung

In der Physiotherapie sind Stabilität und Instabilität häufig verwendete Begriffe: das instabile Gelenk, eine instabile Wirbelsäule, der Patient steht stabil oder bewegt sich stabil, die Patientin führt die Übung stabil aus. Aber was genau bedeutet Stabilität und Instabilität? Wie sehen der Behandlungsplan und die Therapie aus, wenn eine Instabilität vorliegt? In diesem Kapitel werden verschiedene Definitionen von Stabilität und neuromuskulärer Kontrolle sowie deren klinische Relevanz erörtert. Darüber hinaus wird ein physikalisches Modell der Gelenkstabilität vorgestellt, das Physiotherapeut*innen als Leitfaden beim Clinical Reasoning dienen kann. Schließlich werden verschiedene Methoden vorgestellt, die für eine erfolgreiche Rehabilitation hilfreich sein können.

4.4.2 Definitionen von Stabilität und neuromuskulärer Kontrolle

Es gibt mehrere Definitionen für neuromuskuläre Kontrolle und Stabilität. Die Tatsache, dass es mehrere Definitionen gibt, bedeutet auch, dass keine von diesen alle zu berücksichtigenden Aspekte zufriedenstellend formuliert. Für dieses Kapitel haben wir folgende Definition ausgewählt: Stabilität ist „die Fähigkeit des Körpers, seine Position relativ zur Schwerkraft beizubehalten".

In der Physiotherapie können wir diese Definition auf den gesamten Körper anwenden. Wir sind in der Lage, statische Haltungen und dynamische Bewegungen stabil gegen die Schwerkraft auszuführen. Um dies zu erreichen, ist die Stabilität aller Gelenke in der kinetischen Kette wichtig. Das Training der Haltungskontrolle sowie des Gleichgewichts ist bei der Behandlung von Menschen mit Stabilitätsproblemen, insbesondere in statischen Positionen von zentraler Bedeutung.

Darauf aufbauend haben Hildebrandt und Pfingsten im Jahr 2012 eine interessante Definition für Stabilität eingeführt: „Stabilität bezeichnet nicht nur das Ausmaß der Gelenkbewegungen oder die Festigkeit von Strukturen, sondern auch die Bewegungskontrolle; im Sinne der strukturellen und funktionellen Stabilität" [1104].

Strukturelle Stabilität

Wie der Begriff nahelegt, sagt die „strukturelle Stabilität" etwas über die Stabilität von Strukturen aus. Beim menschlichen Körper spricht man von der passiven Stabilität der Bindegewebsstrukturen. Wenn die Dehnbarkeit der passiven Strukturen über die physiologische Grenze des Gelenks hinausgeht, spricht man von passiver Instabilität, Laxität oder Hypermobilität [1117]. Die letzten 3 Begriffe werden in der Literatur unterschiedlich definiert. Einerseits als eine allgemeine Zunahme der Beweglichkeit von Bindegewebsstrukturen. Dies kann physiologisch sein. Man denke dabei an eine Schwangerschaft oder die unterschiedliche Beweglichkeit von Männern und Frauen. Andererseits kann diese auch pathologisch sein, wie z. B. beim Marfan-Syndrom oder dem Ehlers-Danlos-Syndrom [1117]. Sportler*innen, die bei der Ausübung ihres Sports viele Bälle werfen oder schlagen, entwickeln im Laufe der Jahre eine vermehrte glenohumerale Außenrotation; die ventrokaudale glenohumerale Kapsel wird mobiler, eine physiologische Anpassung des Bindegewebes ist erfolgt. Entwickelt sich bei diesen Personen jedoch eine Subluxation oder Luxation der Schulter, spricht man von einer Pathologie – die Integrität und damit die Stabilität des Bindegewebes ist nicht mehr gegeben [1099].

Funktionelle Stabilität

Die funktionelle Stabilität sagt etwas über das motorische Verhalten unserer Patient*innen bei der Ausführung verschiedener Haltungen und Bewegungen aus. Hier gilt das Gesetz der Individualität: Jede Person bewegt sich in persönlichen bzw. individuellen Haltungs- und Bewegungsmustern. Ist die neuromuskuläre Kontrolle bei der Ausführung von Haltungen und Bewegungen optimal, kann sich die Person gegen die Schwerkraft behaupten. Ist die neuromuskuläre Kontrolle nicht optimal, kann dies zur funktionellen und aktiven Instabilität führen.

Paul Hodges definiert die funktionelle Stabilität wie folgt: „Stabilisierung ist ein Prozess, der in Abhängigkeit von der funktionellen Anforderung statische Positionen und kontrollierte Bewegungen ermöglicht" [1106]. Diese Aussage unterstreicht, wie wichtig die neuromuskuläre Kontrolle für das tägliche „Funktionieren" ist und nimmt deshalb auch einen großen Stellenwert in der physiotherapeutischen Behandlung ein. Von den zahlreichen Definitionen, die es gibt, werden 2 vorgestellt.

Das neuromuskuläre System ist nach Häfelinger verantwortlich für das Erlernen, Steuern und Anpassen von Bewegungen [1101]. Dies trifft in hohem Maße auf die Inhalte der physiotherapeutischen Behandlung zu. Während der Therapie bringen wir den Patient*innen Haltungen, Übungen und Bewegungen bei und leiten sie individuell darin an. Das Ziel ist es, dass die betroffene Person wieder lernt, Haltungen einzunehmen und Bewegungen mit optimalem Energieverbrauch auszuführen, damit nach Möglichkeit das gewohnte Partizipationsniveau wieder erreicht werden kann.

Die 2. Definition stammt von Panjabi: Afferente Informationen werden im Zentralnervensystem (ZNS) verarbeitet und sorgen für eine optimale efferente Antwort [1116]. Afferente Informationen sind sensible Informationen, die von den Exterozeptoren der Haut, den Propriozeptoren in den periartikulären Strukturen und den Muskelspindeln von der Peripherie an das ZNS geleitet werden. Diese Informationen können uns das Haltungsgefühl (Statästhesie) und das Bewegungsgefühl (Kinästhesie) bewusst machen. Diese Informationen werden im ZNS verarbeitet, was ggf. zu einer optimalen motorischen Reaktion (Bewegungsausführung) führen kann. Optimal bedeutet in diesem Fall: mit dem richtigen Energieverbrauch. In der Physiotherapie „trainieren" wir sowohl die Propriozeption, die Stimulation des Haltungs- und Bewegungssinns, als auch die motorische Reaktion auf die verschiedenen Reizsetzungen, z. B. mittels Koordinationstraining (▸ Tab. 4.9).

4.4.3 Das Model von Panjabi

Panjabi stellte 1992 ein interessantes physikalisches Modell zur Gelenkstabilität vor, welches in der Physiotherapie nach wie vor Anwendung findet (▸ Abb. 4.16).

Mit diesem Modell verdeutlicht Panjabi, dass die Gelenkstabilität von 3 verschiedenen Subsystemen abhängt: dem passiven, dem aktiven und dem neuronalen Subsystem. Das passive Subsystem beinhaltet die Form der verschiedenen knöchernen Strukturen, alle periartikulären Strukturen um oder im Gelenk. Das aktive Subsystem umfasst die gesamte Skelettmuskulatur, die über das betreffende Gelenk verläuft. Und das neuronale Subsystem steht für die Innervation der passiven Bindegewebsstrukturen und auch der Muskulatur sowie für die Verarbeitung dieser Informationen im ZNS.

Wir können die verschiedenen Subsysteme theoretisch unterscheiden, aber in der Praxis nicht wirklich trennen bzw. auseinanderhalten. Alle Systeme bedingen sich gegenseitig und müssen optimal zusammenarbeiten, um die Stabilität eines Gelenks zu gewährleisten und das Gelenk in der neutralen Zone zu halten. In der neutralen Zone eines Gelenks leistet das passive Subsystem auch bei normaler Funktion keinen wesentlichen mechanischen Beitrag zur Stabilität des Gelenks. Die stabilisierende Wirkung der periartikulären Strukturen tritt erst im Verlauf der Bewegung und insbesondere gegen Ende eines Bewegungsbereichs auf. Genau dort sorgt es für passive Stabilität. In der Neutralstellung hat das passive System eher eine Signalfunktion zur Messung von Position und Bewegung (Propriozeption). Es ist also sehr dynamisch an der Steuerung von Haltung und Bewegung beteiligt.

Das aktive Subsystem wird in Abhängigkeit von den Informationen gesteuert, die das neuronale Subsystem von den verschiedenen periartikulären Strukturen und dem ZNS selbst erhält. Die verschiedenen Muskelspannungen werden gemessen und ange-

Tab. 4.9 Die verschiedenen Propriozeptoren im menschlichen Körper [1094] (Einteilung nach Panjabi).

Rezeptoren	Lokalisierung	Aktivierung	Aktivitätsschwelle	Adaptation
Ruffini-Körperchen	Kapsel und Ligamente	statische und dynamische Gelenkbewegung, vor allem bei Gelenkbewegungen, Bewegungsausschlag und schnellen Bewegungen	niedrig	langsam adaptierend
Vater-Pacini-Körperchen	Kapsel und Ligamente	dynamische Gelenkbewegungen, vor allem bei Be- und Entschleunigung	niedrig	schnell adaptierend
Golgi-Mazzoni-Körperchen	Gelenkkapsel	Kompressionskräfte	niedrig	langsam adaptierend
Golgi-Sehnenorgan	Ligamente	Belastung der Ligamente am Ende des Bewegungsausschlages	hoch	langsam adaptierend
freie Nervenendigungen	Kapsel und Ligamente	mechanische und chemische Schmerzursachen	hoch	langsam adaptierend
Golgi-Sehnenorgan	tendomyogener Übergang	Muskelkraftentwicklung und Muskelkontraktion	niedrig	langsam adaptierend
Muskelspindeln	parallel zu den Muskelfasern	Längenänderung der Muskulatur	niedrig	langsam adaptierend

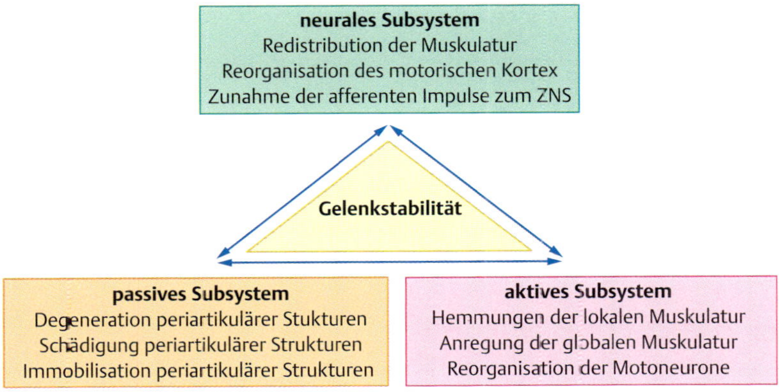

Abb. 4.16 Einflüsse der Subsysteme auf die Gelenkstabilität (nach Panjabi) [1094] (Quelle: Bant H, Perrot G, Hrsg. Lumbale Rückenbeschwerden – Aktive Rehabilitation in der Physiotherapie. 1. Auflage. Stuttgart: Thieme; 2017)

passt, bis die notwendige Stabilität erreicht ist, um Haltungen und Bewegungen optimal auszuführen.

Zusammen bilden diese 3 Subsysteme das Stabilisierungssystem eines Gelenks. Eine Funktionsstörung in einem der Subsysteme führt zu einer Störung des stabilisierenden Systems und damit zu Kompensationen in den anderen Systemen. Eine Funktionsstörung kann zu passiver Instabilität, aktiver Instabilität oder kompensierter Stabilität in einem Gelenk führen. Kompensierte Stabilität bedeutet, dass ein Gelenk auch bei höherer Belastung der passiven Strukturen oder übermäßiger Muskelaktivität stabil bleibt. Bei der Rehabilitation von Menschen mit Instabilität handelt es sich vermutlich häufig um eine Mischung aus diesen 3 Faktoren. Panjabi hat das Konzept der neutralen Zone eines Gelenks definiert.

Die neutrale Zone

Das gesamte physiologische Bewegungsausmaß eines Gelenks (ROM = range of motion) kann in eine neutrale Zone (NZ) und eine elastische Zone (EZ) unterteilt werden. Die neutrale Zone beschreibt den Grad der Bewegung, in dem keine oder nur eine sehr geringe physikalische Belastung auf die passiven Bindegewebsstrukturen wirkt.

Die elastische Zone beschreibt den Teil einer physiologischen Bewegung, der am Ende der neutralen Zone beginnt und sich bis zur physiologischen Grenze erstreckt: Hier nimmt der Widerstand auf passive Gewebestrukturen zu.

Bei allen Variationen von Haltungen und Bewegungen ist der Körper bestrebt, die neutrale Zone innerhalb der physiologischen Grenzen zu halten. Diese Zielsetzung stellt die neuromuskuläre sowie die posturale Kontrolle vor große Herausforderungen.

In der Physiotherapie wird tagtäglich daran gearbeitet, das Bewegungsverhalten der Patient*innen günstig zu beeinflussen. Aus physiotherapeutischer Sicht ist das aktive Subsystem für die aktiven Rehabilitation von größter Bedeutung. Die folgenden Inhalte konzentrieren sich deshalb vor allem auf den muskulären Behandlungsaufbau (aktives Subsystem).

Das aktive Subsystem

Unter dem aktiven Subsystem wird die kontraktile Fähigkeit der Muskulatur verstanden. In der Literatur werden viele Klassifizierungssysteme für die Muskulatur beschrieben: tonische und phasische Muskelfasern, Muskelfasern vom Typ I, IIA und IIX, mono- und biartikuläre Muskeln usw. Ein Klassifizierungssystem, welches seit der Jahrtausendwende in der Physiotherapie verwendet wird, ist das Klassifizierungssystem der Stabilisatoren und Mobilisatoren [1105].

Was genau ist mit den Begriffen Stabilisatoren und Mobilisatoren gemeint?

Stabilisatoren

Die Bezeichnung richtet sich nach der anatomischen Lage des Muskels in Bezug auf das Gelenk und seiner entsprechenden Funktion an dem Gelenk. Wenn ein Muskel seinen Ursprung und Ansatz in der Nähe eines Gelenks hat, ist die Hebelwirkung zur Krafterzeugung über das Gelenk relativ gering. Geringe Krafterzeugung und ein geringer Hebeleffekt bewirken nur wenig Bewegung in einem Gelenk. Vielmehr haben genau diese Muskeln eine stabilisierende Funktion für das Gelenk. Daher auch der Name Stabilisatoren. Die primäre Funktion der Stabilisatoren besteht darin, die Stabilität des Gelenks zu gewährleisten, die sekundäre Funktion ist die Bewegung. Die Stabilisatoren haben hauptsächlich eine unspezifische Funktion am Gelenk. Sie sind mehr oder weniger bei allen Bewegungen des Gelenks aktiv. Bekannte Beispiele für Stabilisatoren sind der M. transversus abdominis an der LWS und die Rotatorenmanschette der Schulter.

Mobilisatoren

Muskeln, deren Ursprung und Ansatz weiter vom Gelenk entfernt liegen, besitzen eine größere Hebelwirkung auf das Gelenk und können dadurch mehr Kraft entfalten. Diese erhöhte Kraft und Hebelwirkung resultieren in einer Bewegung des Gelenks. Muskeln, die in der Lage sind, große Bewegungen zu erzeugen, werden als Mobilisatoren bezeichnet. Die Hauptaufgabe der Mobilisatoren ist es, eine Bewegung im Gelenk zu erzeugen, während ihre sekundäre Funktion in der Stabilisierung des Gelenks liegt. Bekannte Beispiele für Mobilisatoren sind an der LWS der M. erector trunci und am Schultergelenk der M. deltoideus.

An der LWS wird die Muskulatur heute nicht mehr in 2, sondern in 3 Teile unterteilt. Wir sprechen hier von lokalen Stabilisatoren, globalen Stabilisatoren und globalen Mobilisatoren. Diese Muskelgruppen haben unterschiedliche, physiologische Eigenschaften sowie unterschiedliche Funktionen. Hannu Luomajoki zeigt in seinem Buch „Bewegungsdysfunktionen und Bewegungskontrolle" eine schöne schematische Übersicht (▶ Tab. 4.10, ▶ Tab. 4.11) [1112].

Warum ist dieses Klassifikationsmodell der Muskulatur für die Physiotherapie von Interesse? Bei einer akuten Bindegewebsverletzung in einem Gelenk oder einem chirurgischen Eingriff im Gelenk kommt es zu einer Entzündungsphase. Die Entzündungsphase ist die erste Stufe des ausgeklügelten physiologischen Prozesses der Wundheilung (Kap. 2.4). Gerade in der Entzündungsphase kommt es zu einer stereotypischen Reaktion von Stabilisatoren und Mobilisatoren. Stereotypisch bedeutet, dass bei einer Entzündungsreaktion die Stabilisatoren und Mobilisatoren immer gleich reagieren – in dieser Phase verändert sich der Tonus der Muskulatur. Ein normaler Tonus der Muskulatur wird als Normotonus bezeichnet, (zu) wenig Spannung der Muskulatur bezeichnet man mit Hypotonus, zu viel Spannung mit Hypertonus.

Tab. 4.10 Die Aufgaben der verschiedenen Muskelgruppen.

	Primäre Stabilisatoren	Globale Stabilisatoren	Globale Mobilisierung
Aufgabe	Die „neutrale Zone" kontrolliert die Gelenke.	kann sich bewegen und stabilisieren	können große Bewegungen erzeugen
klinische Bedeutung	Kontrolle der Rotationsachse	Es ist unerlässlich, dass der Muskel beide Funktionen übernimmt.	müssen ausreichend lang sein, um keine Bewegungseinschränkungen zu verursachen
Auswirkungen einer Dysfunktion	Vergrößerung der neutralen Zone, lokale Instabilität	Es entstehen Probleme, falls ein Teil des Muskels nicht richtig funktioniert oder wenn der Muskel nur eine seiner Aufgaben übernimmt (zu kurz oder zu schwach).	Es entstehen Probleme, wenn diese Muskeln zu kurz sind oder wenn sie stabilisierend wirken.

Tab. 4.11 Die Eigenschaften der verschiedenen Muskelgruppen (Einteilung nach Panjabi).

	Primäre Stabilisatoren	Globale Stabilisatoren	Globale Mobilisatoren
Muskelfasern	beinhalten hauptsächlich langsame motorische Einheiten (Slow-Twitch-Fasern)	langsame und schnelle Muskelfasern (Fast-Twitch- und Slow-Twitch-Fasern)	vor allem schnelle Fasern (fast twitch)
Muskelaktivität	tonisch, anhaltende Aktivität	Kontrolle der Gesamtbewegung	körperliche Aktivität
Funktionsweise der Muskeln	niedrige Aktivierungsschwelle (vgl. Rekrutierungsskala [1095])	konzentrische Fähigkeit in der Innenbahn und exzentrische auf der äußeren Bewegungsbahn	vor allem konzentrische Bewegung in Bezug auf die Bewegungsachse
Muskellänge	Aktivität sollte antizipatorisch sein (Feedforward-System) monosegmentale, kurze, tiefliegende Muskeln	exzentrische Fähigkeit gegen Schwerkraft oder Belastung, liegen in der mittleren Tiefe, sowohl tonische als auch phasische Fähigkeiten zur Muskelaktivität	lange multisegmentale oder mindestens 2-gelenkige Muskeln (auf der Oberfläche finden sich lange Muskeln)

In der entzündlichen Phase reagieren Stabilisatoren mit Hypotonus und Mobilisatoren mit Hypertonus. Die physiologische Ursache dafür liegt in der Schmerz- und Reflexhemmung sowie in der neuronalen Umverteilung [1100][1113][1118][1119]. Die physiologische Reaktion von Stabilisatoren und Mobilisatoren in der Entzündungsphase ist angemessen. Sie verhindert die Zunahme der Schmerzen und hält das Gelenk so stabil wie möglich. Die Hauptursache für den Hypotonus der Stabilisatoren liegt in 2 Entzündungsmediatoren: Dolor (Schmerz) und Tumor (Schwellung). Dolor führt zur Schmerzhemmung, Tumor führt zur Reflexhemmung. Die neuronale Umverteilung führt hauptsächlich zum Hypertonus der Mobilisatoren. Für die Rehabilitation ist es wichtig, dass sich der Tonus der gesamten Muskulatur wieder normalisiert und die Muskeln lernen, gut zusammenzuarbeiten, um eine optimale Gelenkstabilität zu erreichen. Welche methodischen Schritte dafür erforderlich sind, zeigt der exemplarische Behandlungsaufbau nach einer Schulterverletzung.

4.4.4 Exemplarischer Stabilitätsaufbau nach akuter Bindegewebsverletzung bei ventraler Schultersubluxation

Anhand des physiotherapeutischen Qualitätszyklus (▶ Abb. 4.17) werden die methodischen Schritte beschrieben. Dies geschieht ab dem Zeitpunkt der ersten Behandlung, bis zum Abschluss der Behandlungsserie. Diese Dokumentation beinhaltet diagnostische und therapeutische Prozess. Der diagnostische Prozess umfasst die Schritte 1–5, der therapeutische Prozess Schritt 6–9.

Diagnostischer Prozess

Der diagnostische Prozess umfasst folgende methodische Schritte: Anmeldung, Screening, Anamnese, physiotherapeutische Untersuchung, Analyse der physiotherapeutischen Untersuchung und Erstellung einer physiotherapeutischen Diagnose. Während des diagnostischen Prozesses werden in der Physiotherapie 4 allgemeine Ziele verfolgt:

- Identifizierung von absoluten Kontraindikationen der Physiotherapie (Analyse der roten Flaggen)
- Differenzialdiagnostik
- Handelt es sich um einen normalen oder abweichenden Heilungsverlauf (gelbe, blaue, schwarze und orange Flaggen)?
- Erstellung einer physiotherapeutischen Diagnose.

Die physiotherapeutische Diagnose spiegelt den „Status praesens" der Person im biopsychosozialen Bereich wider und wird im ICF-Modell dargestellt (▶ Abb. 4.18).

Die physiotherapeutische Diagnose ist ein berufsspezifisches Urteil des Physiotherapeuten oder der Physiotherapeutin über den Gesundheitszustand einer Person. Sie bildet in Übereinkunft mit dieser die Basis für die Aufstellung des Behandlungsplans [1110].

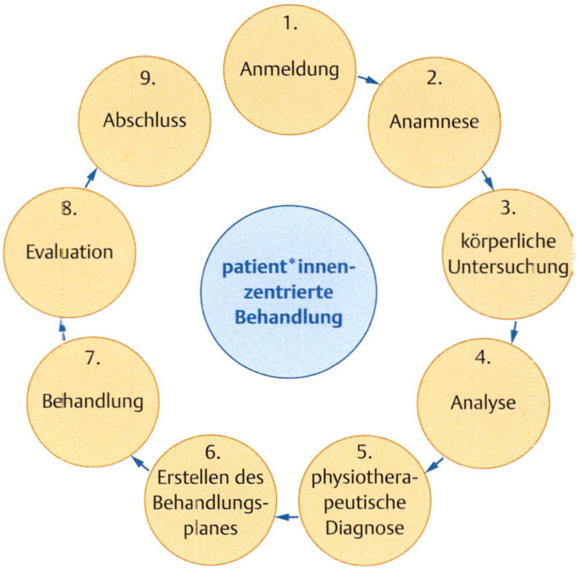

Abb. 4.17 Im Mittelpunkt des physiotherapeutischen Qualitätszyklus steht die Interaktion mit der Person [1094]. (Quelle: Bant H, Perrot G, Hrsg. Lumbale Rückenbeschwerden – Aktive Rehabilitation in der Physiotherapie. 1. Auflage. Stuttgart: Thieme; 2017)

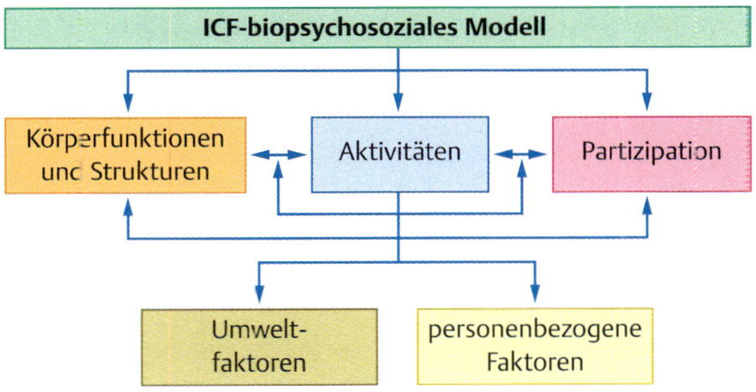

Abb. 4.18 Die verschiedenen Aspekte der physiotherapeutischen Diagnose [1094]. (Quelle: Bant H, Perrot G, Hrsg. Lumbale Rückenbeschwerden – Aktive Rehabilitation in der Physiotherapie. 1. Auflage. Stuttgart: Thieme; 2017)

Therapeutischer Prozess

Der therapeutische Prozess umfasst folgende methodischen Schritte: Erstellung des Behandlungsplans (Kap. 3.1), die Erstellung eines Behandlungskonzeptes, die Behandlung, die (Zwischen-)Bewertung und Abschluss der Behandlung.

Am Ende des therapeutischen Prozesses verfolgen wir 3 übergeordnete Ziele:

- Bewertung der kurz-, mittel- und langfristigen Ziele
- Hilfe zur Selbsthilfe (was kann eine Person für sich selbst tun?)
- Tertiärprävention (Maßnahmen, die Rückfälle in der Zukunft verhindern).

Die Erstellung eines Behandlungsplans ist einer der wichtigsten Schritte im therapeutischen Prozess. Bei der Erstellung werden gemeinsam mit der Patientin oder dem Patienten Ziele und physiotherapeutische Maßnahmen zur Zielerreichung festgelegt. Die uns zur Verfügung stehenden physiotherapeutischen Maßnahmen lassen sich in 4 Kategorien fassen:

- Gesundheitsedukation; Information und Beratung
- passive physiotherapeutische Maßnahmen
- aktive physiotherapeutische Maßnahmen
- Selfmanagement.

Um die Gelenkstabilität nach einer akuten Bindegewebsverletzung oder einem chirurgischen Eingriff wiederherzustellen, sind gezielte, aktive Bewegungsübungen besonders wichtig. Daher sollten aktive Rehabilitationsprogramme erstellt werden. Ein wichtiger Ausgangspunkt für die Erstellung eines solchen Programms sind die Aktivitätseinschränkungen der Person. Der Übergang von den Aktivitätseinschränkungen auf die Erstellung eines aktiven Rehaprogramms wird mit der Durchführung und Analyse des aktivitätsorientierten Funktionstests erreicht [1094]. Der hier beschriebene Funktionstest bezieht sich auf eine Person mit Wirbelsäulen- und Schulterproblemen.

Der aktivitätsorientierte Funktionstest

Der aktivitätsorientierte Funktionstest besteht aus 3 Schritten [1094]:

- Schritt 1: Durchführung der Bewegung mit einer (oder mehreren) eingeschränkten Aktivität(en) durch die Person und Analyse der Funktionseinschränkung(en) durch die Physiotherapeutin oder den Physiotherapeuten
- Schritt 2: Bestimmung von Transferübungen (Zielübungen)
- Schritt 3: Festlegung der vorbereitenden Übungen.

Schritt 1

Beschreibt ein Patient mit Schulterschmerzen Probleme beim Herausnehmen eines Aktenordners, weiß die Physiotherapeutin noch nicht genau, wie der Patient diese Tätigkeit ausführt. Nach einer praktischen Ausführung der Bewegung (mit der eingeschränkten Aktivität) durch den Patienten kann die Physiotherapeutin dann einschätzen, in welcher Phase der Bewegung mechanische Probleme oder sogar Schmerzen auftreten. Mit der Formulierung der Zielbewegung kann die Physiotherapeutin die Transferübung bestimmen.

Schritt 2

Transferübungen oder Zielübungen sind Übungen, welche die aktuell eingeschränkte Aktivität (Zielbewegung) des Patienten am besten simulieren. Wenn z. B. die Aktivität „mit einer Hand einen Ordner aus dem Regal nehmen" die Zielbewegung beschreibt, ist das „einseitige Heben des Armes" bzw. die Übung „one armed front raise" die richtige Transferübung (▶ Abb. 4.19). Manchmal kann eine Transferübung erst im späteren Verlauf in den therapeutischen Prozess der aktiven Rehabilitationsprogramm integriert werden, da die komplette Bewegungsausführung noch nicht möglich ist. Können Transferübungen am Anfang der Behandlung noch nicht optimal ausgeführt werden, besteht der nächste methodische Schritt darin, vorbereitende Übungen zu bestimmen.

Schritt 3

Mit vorbereitenden Übungen werden Übungen bezeichnet, die verwandte Teilbewegungen (vielseitig zielgerichtete Übungen) der Zielbewegungen (Transferübungen) beinhalten. Diese Übungen sorgen auch dafür, dass die Belastungsfähigkeit einer Person „Schritt für Schritt" aufgebaut wird, sodass schließlich die Durchführung von Transferübungen möglich wird. Welche vorbereitenden Übungen gewählt werden, hängt unter anderem auch vom Status praesens des Patienten und seiner Verletzung ab. Auf Grund des Status praesens bestimmt die Physiotherapeutin in welcher Wundheilungsphase sich die Verletzung des Patienten befindet. Die Phase der Wundheilung bestimmt unter anderem, welche vorbereitenden Übungen bzw. mechanischen Belastungen möglich sind und welche nicht – oder noch nicht. Befindet sich

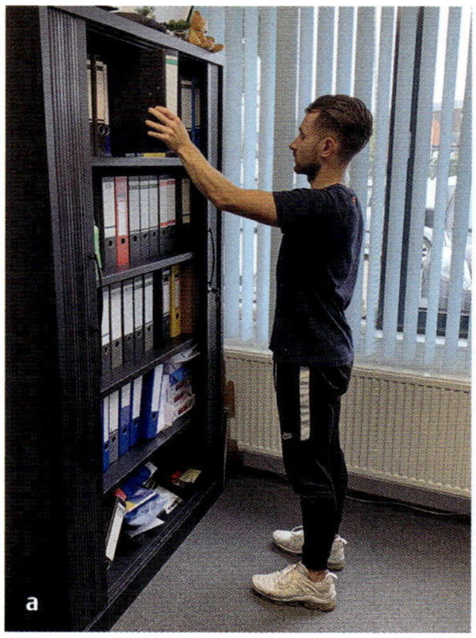

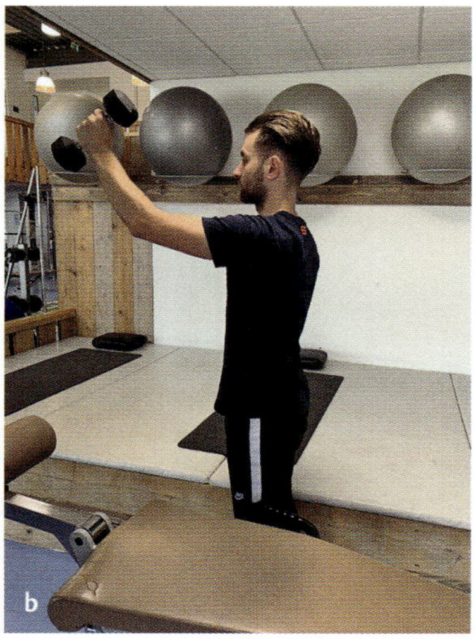

Abb. 4.19 Einseitiger Front Raise.
(Quelle: Enzler M, Bant H, Hrsg. Die Schulter in der Physiotherapie – Diagnostik, Therapie und Training. 1. Auflage. Stuttgart: Thieme; 2022)
a Zielbewegung im Alltag.
b Zielübung oder Transferübung.

der Patient am Anfang der Proliferationsphase, werden für das Bindegewebe weniger anstrengende Übungen gewählt als am Ende der Proliferationsphase.

Übungen zu Beginn der Proliferationsphase können für die Wirbelsäule z. B. die lokalen und/oder die globalen Stabilisatoren trainieren. Eine wichtige Form des intermuskulären Trainings dieser beiden Muskelgruppen ist das Trainieren des Gleichgewichts oder der posturalen Kontrolle (Kap. Posturale Kontrolle).

> ✔ **Merke**
> Aktivitätseinschränkungen bilden in der Regel die Grundlage für die Zusammenstellung aktiver Rehaprogramme. Der aktivitätsorientierte Funktionstest bestimmt die Transferübungen (Zielübungen). Vorbereitende Übungen fördern die Transferübungen im Behandlungsaufbau der physiotherapeutischen Rehabilitation.

4.4.5 Aufbautraining am Beispiel der Schulter mittels der Methodik 5 P

Für die aktive Rehabilitation der Schulter kann die Methodik der 5 Ps verwendet werden [1099]. Die aktive Rehabilitation erfolgt von proximal nach distal. Die 5 Ps stehen für folgende Begriffe:

- Präparatoren
- Pivoters
- Protektoren
- Positionierer
- Propellers.

Präparatoren

Bei der Rehabilitation von Personen mit Schulterschmerzen sollte – früher oder später – die kinetische Kette vollständig trainiert werden. Falls diese teilweise Ursache für das Auftreten der Symptome ist, sollte sie schon frühzeitig im Rehaprozess eingesetzt werden [1103].

Pivoters

Bei Personen mit Schulterschmerzen kommt es zu neuromuskulären Veränderungen in der Skapulothorakalmuskulatur. Die Stabilisatoren reagieren mit Hypotonie, die Mobilisatoren mit Hypertonie. In der Folge kann es zu Skapuladyskinesien oder zu einer eingeschränkten Beweglichkeit der Skapula kommen [1098]. Ein korrekter Bewegungsumfang der Skapula führt zu einer optimalen Kongruenz zwischen der Cavitas glenoidalis und dem Humerus bei allen Bewegungen, ermöglicht der Rotatorenmanschette eine optimale Krafterzeugung in allen Positionen und sorgt für eine optimale Energieübertragung von proximal nach distal bei Schlag- oder Wurfbewegungen [1093][1099][1109].

- Die skapulothorakale Muskulatur ist verantwortlich für die optimale Bewegung der Skapula während der Bewegungen der oberen Extremität. Diese Muskeln koordinieren die optimale Einstellung der Cavitas gleonoidalis im Raum. Dadurch werden gleichzeitig die kapsuloligamentäre Spannung sowie ein optimales Kraft-Längen-Verhältnis sichergestellt.
- Eine Dysfunktionalität im Sinne von Mobilitäts-, Koordinations- und Kraftdefiziten dieser Muskulatur ist wissenschaftlich dokumentiert. Die Hypertrophie der Mm. trapezius pars descendens, levator scapulae und pectoralis minor, aber auch die Hypotonie der Mm. trapezius pars ascendens und serratus anterior sind bekannte Beispiele.
- Während der Rehabilitation ist es u. a. ein Ziel der Physiotherapie, den Tonus der Pivoters zu normalisieren [1096].

Protektoren

Die Rotatorenmanschette (M. supraspinatus, M. infraspinatus, M. teres minor und der M. subscapularis) und der M. biceps brachii sorgen für eine optimale Zentrierung und Kaudalisierung des Humeruskopfes in der Cavitas glenoidalis. Die optimale intramuskuläre und intermuskuläre Zusammenarbeit der Rotatorenmanschette bildet dafür die Grundlage. Dabei fällt das „Kräftepaar“ aus einerseits dem M. subscapularis und andererseits den Mm. infraspinatus und teres minor auf. Sie bilden gemeinsam eine Schlinge um den Humeruskopf. Ihre gemeinsame Kontraktion zentriert den Kopf und spannt die Kapsel. Die Voraussetzung dafür ist eine gut funktionierende Skapula [1111]. Bei Schulterbeschwerden reagiert die Rotatorenmanschette oft mit Hypotonie durch Reflexinhibition und Schmerzinhibition.

Je nach Befund erfordert auch der M. biceps brachii Aufmerksamkeit. Vor allem das Caput longum kann die Gelenkstabilität entscheidend beeinflussen. Ermüdet es, kann der Humeruskopf während einer Wurfbewegung verstärkt translatieren. Außerdem verhindert der M. biceps eine Kranialisation des Humeruskopfes und beugt so einem Impingement vor.

Positionierer

Die Positionierer-Muskeln (M. supraspinatus, M. deltoideus) sind für die Positionierung des Armes in der Frontal- und Sagittalebene verantwortlich.

Menschen mit Schulterbeschwerden reagieren mit einer Hypertonie des M. deltoideus. Diese Hypertonie führt zur Kranialisierung des Humeruskopfes, was die Wahrscheinlichkeit eines Impingements deutlich erhöht [1096].

Propeller

Der M. latissimus dorsi und der M. pectoralis major sind die Mobilisatoren des Schultergelenks. Sie kaudalisieren den Humerus gegenüber der Cavitas glenoidalis und sorgen für mehr translatorische Bewegungen im Glenohumeralgelenk [1102]. Um diese Muskeln optimal trainieren zu können, müssen die Pivotoren, Protektoren und Positionierer gut zusammenarbeiten können. Bei Personen mit Schulterbeschwerden übernehmen diese Muskeln manchmal die Funktionen der Rotatorenmanschette, was zu dementsprechenden funktionellen Instabilitäten führt.

Beim Training der verschiedenen Übungen aus den 5 Ps wird ebenfalls das Prinzip Haltung (posture), Muskeln (muscles) und Bewegungen (movements) angewendet.

4.4.6 Das Prinzip Haltung, Muskeln, Bewegungen

Bei der Rehabilitation von Menschen mit akuten Schulterschmerzen können wir das Prinzip von Haltung, Muskeln und Bewegung nutzen, um eine optimale Propriozeption und intra- und intermuskuläre Koordination zu erreichen:

- Trainingshaltungen
- Training der Muskulatur
- Trainingsbewegung [1105].

Trainingshaltungen

Viele Studien haben gezeigt, dass bei Personen mit Wirbelsäulen- und Schulterschmerzen die Propriozeption in dynamischen und statischen Positionen vermindert und die Körperhaltung im Vergleich zu gesunden Personen verändert ist [1096][1115]. Das Bewusstmachen und das Anpassen von Haltungen und Bewegungen (Propriocepsis) wird bei allen Übungen in der Rehabilitation von Menschen mit Schulterschmerzen trainiert, bei denen die Körperhaltung als prädisponierender Faktor diagnostiziert wird. Dies gilt sowohl für Übungen mit freien Gewichten als auch für die verschiedenen funktionellen Positionen, bei denen die Person ein ungenügendes Haltungs- und Bewegungsgefühl hat. Hier liegt der Schwerpunkt des Trainings auf Statästhesie und Kinästesie.

Training der Muskulatur

Beim Muskeltraining geht es zu Beginn der Rehabilitation vor allem um die Normalisierung des Muskeltonus rund um das Schultergelenk. Nach einer akuten Verletzung reagieren die monoartikulären Muskeln (Stabilisatoren), die ihren Ansatz am Gelenk oder in der Nähe des Gelenks haben, stereotyp und es kommt zu einer Tonusreduktion. Die physiologische Ursache hierfür liegt im Schmerz und in der Reflexhemmung [1100][1113][1119]. Gelenkübergreifende Muskeln, die ihren Ansatz weiter entfernt vom Gelenk haben, reagieren dagegen mit Hypertonus (Mobilisatoren).

Für die 5 Ps in der Schulter ist die ▶ Tab. 4.12 hilfreich.

Beim „Muskel"-Training geht es vor allem um die Normalisierung des Tonus: Erhöhung des Tonus in den Stabilisatoren und Senkung des Tonus in den Mobilisatoren. Diese Form des Trainings beansprucht kontinuierlich die propriozeptiven und koordinativen Fähigkeiten der betroffenen Person. Es geht vorwiegend um die Fähigkeit, Muskeln bewusst anzuspannen oder zu entspannen. Sowohl Statästhesie als auch Kinästhesie werden hier angesprochen. Beim Training der „Muskeln" steht die intramuskuläre Koordination im Vordergrund. Auf dieser Ebene ist es wichtig, schmerzfrei zu trainieren.

Tab. 4.12 Die 5 Ps in der Schulter (Präparatoren, Pivoters, Protektoren, Positionierer, Propeller), klassifiziert nach Stabilisatoren und Mobilisatoren.

Muskulatur	Stabilisatoren	Mobilisatoren
Positionierer		
M. levator scapulae		+
M. trapezius pars descendens		+
M. trapezius pars transversus		+
M. trapezius pars ascendens	+	
Mm. rhomboideii		+
M. serratus anterior	+	
M. pectoralis minor		+
Protektoren		
M. infraspinatus	+	
M. teres minor	+	+
M. subscapularis	+	
M. biceps brachii	+	+
Pivoter		
M. supraspinatus	+	
M. deltoideus		+
Propellers		
M. pectoralis major		+
M. latissimus dorsi		+

Trainingsbewegung

Beim Training von Bewegungen steht die intermuskuläre Koordination im Vordergrund, d.h. im Schultergelenk das optimale Zusammenspiel der verschiedenen Kraftpaare. Kraftpaare im Schultergelenk sorgen für die Stabilität des Schulterblattes und eine gute Zentralisierung des Oberarmkopfes. Kraftpaare sind Muskeln mit gegensätzlichen Funktionen, die durch optimales Timing und Rekrutierung die Kräfte des jeweils anderen neutralisieren. So sorgt z. B. das Zusammenspiel des M. serratus anterior auf der einen Seite und der Mm. rhomboideii mit dem M. trapezius für eine kontrollierte Laterorotation während der Abduktions-Elevationsbewegung. Ein weiteres Beispiel für ein Kräftepaar ist das Zusammenspiel zwischen den Exo- und Endorotatoren des Glenohumeralgelenks. Durch das Zusammenwirken der Mm. infraspinatus und teres minor auf der einen Seite und dem M. subscapularis auf der anderen Seite wird das Caput humeri optimal in der Cavitas glenoidalis zentralisiert. Ein drittes relevantes Kräftepaar ist das Zusammenspiel zwischen kranialisierenden und kaudalisierenden Muskeln. Konkret handelt es sich um den M. deltoideus auf der einen Seite und die Rotatorenmanschette

Tab. 4.13 Wundheilungsphasen mit den zu adressierenden „Ps" in der Schulter sowie Therapie-Maßnahmen.

Status praesens	Die 5 Ps	Körperhaltung, Muskeln, Bewegung	Transfer/Vorbereitung/ Übungen	Motorische Grundeigenschaft
Entzündungsphase	Verringerung der Entzündung (Dolor, Tumor)	Haltungsschulung	–	• Koordination/ Propriozeption • Mobilität
Proliferationsphase	Präparator, Pivoter, Protektor	• Haltungsschulung • Muskeltraining	Transfer-Vorbereitungsübungen; Pivoter, Protektor, Positionierer	• Koordination • Mobilität
Remodellierungsphase	Protektor, Positionierer, Propeller	• Muskeltraining • Bewegungstraining	Transfer-Vorbereitungsübungen: Positionierer, Propeller	• Koordination • Kraft • Mobilität

zusammen mit dem M. biceps brachii caput longum auf der anderen Seite [1114].

In der Rehabilitation werden die Schulterbewegungen von regional über total bis hin zu funktionell trainiert. Das funktionelle Training endet auf Partizipationsebene, die das langfristige Ziel der Rehabilitation von Personen mit Schulterproblemen ist.

4.4.7 Methodik bei der Erstellung eines aktiven Rehaprogrammes

Bei der die Auswahl geeigneter Übungen zur Erstellung von Rehaprogrammen – in diesem Kapitel speziell für akute Schulterschmerzen – werden alle erhaltenen Informationen einbezogen. Das betrifft auch die Erhebung der physiotherapeutischen Diagnose sowie der Aktivitätseinschränkungen, welche für die Erstellung aktiver Rehaprogramme maßgeblich sind. Nach der Ausführung des aktivitätsorientierten Funktionstests durch die Person, erfolgt die Festlegung von Transferübungen (Zielübungen), sowie der vorbereitenden Übungen. Die aktive Rehabilitation (der Schulter) erfolgt von proximal nach distal „Haltung vor Bewegung". Da wir hier von einer Rehabilitation nach akuten Bindegewebsverletzungen und/oder chirurgischen Eingriffen ausgehen, berücksichtigen wir die Wundheilungsphasen (▶ Tab. 4.13).

4.4.8 Methodik zur Einführung eines aktiven Rehaprogramms am Ende der Proliferationsphase

In der Proliferationsphase liegt der Schwerpunkt vor allem auf der Haltung, dem Training der korrekten Schulterposition und der Normalisierung des Muskeltonus, der Reaktivierung der Stabilisatoren und der Detonisierung der Mobilisatoren. In der Proliferationsphase geht es vor allem um die Pivoters und die Protektoren.

Zeigt der handlungsorientierte Funktionstest, dass die Patientin Probleme hat, einen Aktenordner aus dem Schrank zu nehmen, wählt der Physiotherapeut die Transferübung (Zielübung) einseitiges Heben des betroffenen Armes. Der einseitige Front Raise ist eine Übung, die bei den Positionierern eingeordnet wird.

Die aktive Rehabilitation erfolgt im Allgemeinen von proximal nach distal. Wenn das Training des Positionierers (einseitiger Front Raise) als Ziel festgelegt ist, werden die vorbereitenden Übungen aus den 5 Ps ausgewählt, die den Positionierern vorausgehen: Preparatoren, Pivoters und Protektoren.

In der Proliferationsphase liegt der Schwerpunkt auf dem Training der motorischen Grundeigenschaft Koordination. Ein allgemeiner Leitfaden zu den Belastungsvariablen des Koordinationstrainings ist:

Tab. 4.14 Subjektive und objektive Qualitätskriterien.

Subjektive Kriterien	Objektive Kriterien
• Schmerz • Ermüdung • Zunahme von unerwünschten vegetativen Symptomen • Zunahme von neurologischen Symptomen • Zunahme der Bewegungsangst	• optimale Ausgangsposition • optimaler Bewegungsrhythmus • optimaler Bewegungsablauf • optimales Bewegungsausmaß

- unterbelastetes (underloaded) Gewicht (d. h. das Gewicht ist nicht der limitierende Faktor der Übungen)
- 2–4 Serien
- 10–15 Wiederholungen
- Rhythmus 1–0–1
- Pause 30–60 s
- Anzahl der Übungen: 2–5.

Die Belastungsvariablen werden als Quantitätskriterien bezeichnet und stellen eine Richtschnur für die Rehabilitation dar. In der klinischen Praxis werden die Quantitätskriterien durch die Qualitätskriterien bestimmt.

Qualitätskriterien

Die Qualitätskriterien können in subjektive und objektive Qualitätskriterien unterteilt werden. Subjektive Qualitätskriterien sind die Kriterien, die eine Person anleiten, eine Übung anzupassen oder abzubrechen. Objektive Kriterien sind Kriterien, die Physiotherapeut*innen verwenden, um eine Übung anzupassen oder zu beenden (▶ Tab. 4.14).

Auf der Grundlage der genannten Informationen lässt sich ein aktives Rehaprogramm zusammenstellen (▶ Tab. 4.15).

Tab. 4.15 Aktives Rehaprogramm für die Schulter.

Übungsparameter	**Ausgestaltung**	
Belastungsvariablen	unterbelastetes (underloaded) Gewicht, 2–4 Serien, 10–15 Wiederholungen, 1–0–1-Rhythmus, 30–60 s Serienpause, 2–5 Übungen	
Anzahl der Übungen	5	
Schwerpunkt	Muskeltraining Schulter; Reaktivierung der Stabilisatoren Pivoter/Protektor; detonierende Mobilisatoren Positionierer	
Reihenfolge der Übungen	1. Präparator (vorbereitende Übung)	1. High Dead Lift (▶ Abb. 4.20)
	2. Pivoter (vorbereitende Übung)	2. Serratus Push (▶ Abb. 4.21)
	3. Pivoter (vorbereitende Übung)	3. Press up (▶ Abb. 4.22)
	4. Protektor (vorbereitende Übung)	4. Sitting Biceps Curl Incline (▶ Abb. 4.23)
	5. Positionierer (Zielübung)	5. Front Raise (▶ Abb. 4.24)

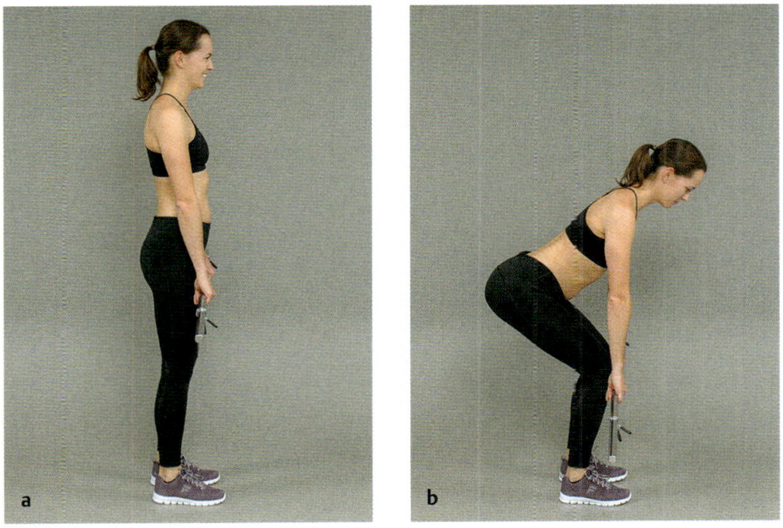

Abb. 4.20 Preparator: High Dead Lift (vorbereitende Übung). (Quelle: Enzler M, Bant H, Hrsg. Die Schulter in der Physiotherapie – Diagnostik, Therapie und Training. 2. Auflage. Stuttgart: Thieme; 2025)
a ASTE.
b ESTE.

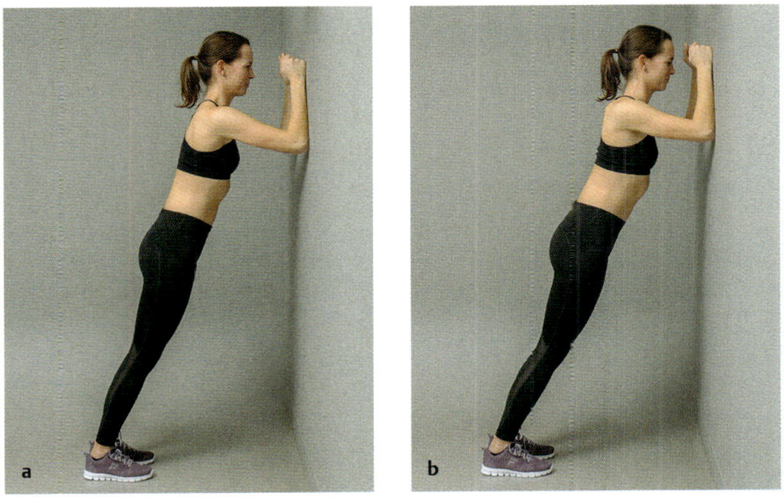

Abb. 4.21 Pivoter: Serratus push (vorbereitende Übung). (Quelle: Enzler M, Bant H, Hrsg. Die Schulter in der Physiotherapie – Diagnostik, Therapie und Training. 2. Auflage. Stuttgart: Thieme; 2025)
a ASTE.
b ESTE.

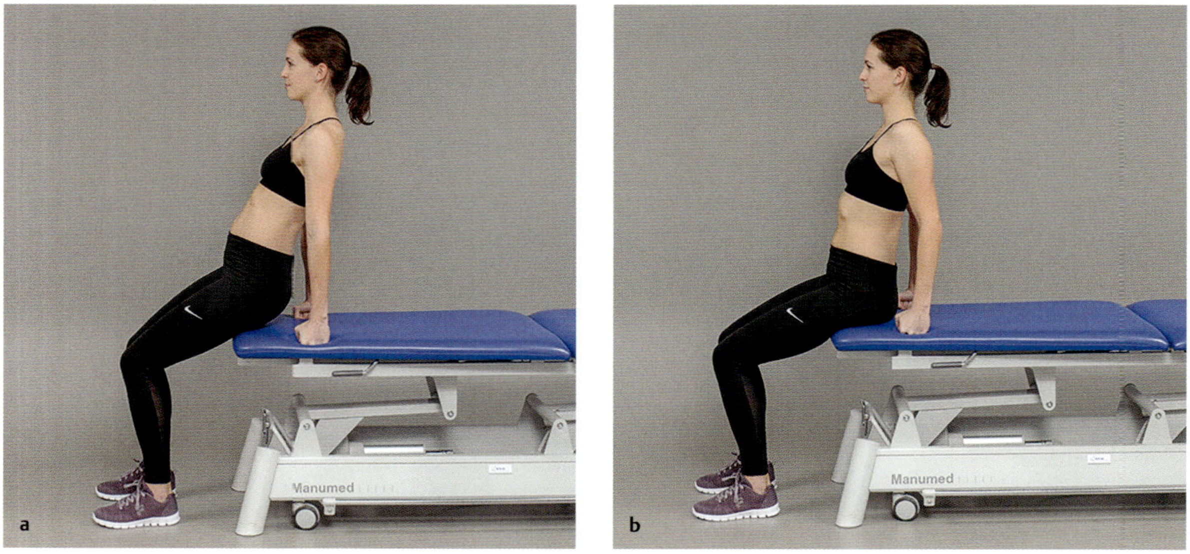

Abb. 4.22 Pivoter: Press up (vorbereitende Übung). (Quelle: Enzler M, Bant H, Hrsg. Die Schulter in der Physiotherapie – Diagnostik, Therapie und Training. 2. Auflage. Stuttgart: Thieme; 2025)
a ASTE.
b ESTE.

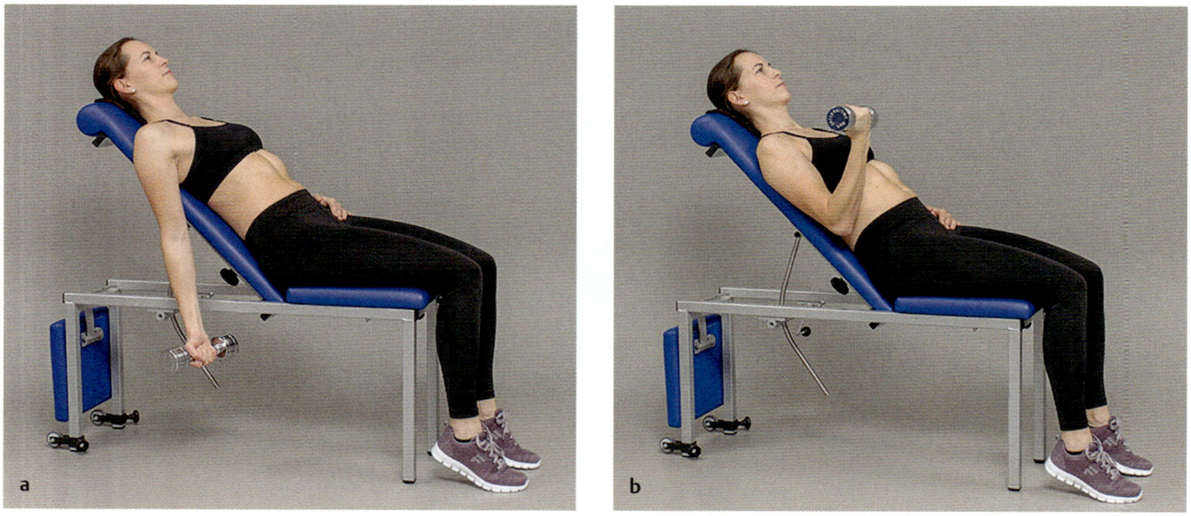

Abb. 4.23 Protektor: Sitting Biceps Curl Incline (vorbereitende Übung). (Quelle: Enzler M, Bant H, Hrsg. Die Schulter in der Physiotherapie – Diagnostik, Therapie und Training. 2. Auflage. Stuttgart: Thieme; 2025)
a ASTE.
b ESTE.

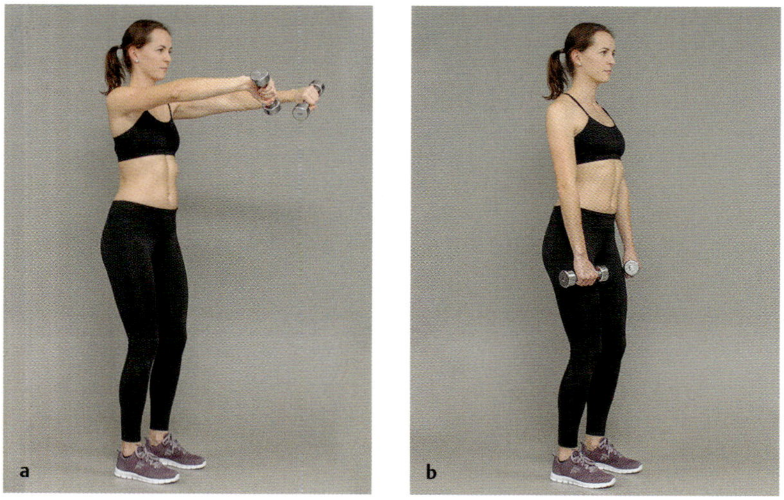

Abb. 4.24 Positionierer: Front Raise (Zielübung). (Quelle: Enzler M, Bant H, Hrsg. Die Schulter in der Physiotherapie – Diagnostik, Therapie und Training. 2. Auflage. Stuttgart: Thieme; 2025)
a ASTE.
b ESTE.

4.4.9 Zusammengefasst

Das Modell von Panjabi beschreibt, dass die Gelenkstabilität von 3 Teilsystemen abhängt: dem passiven, dem aktiven und dem neuronalen Subsystem. Diese Subsysteme müssen optimal zusammenarbeiten, um die optimale Stabilität eines Gelenks zu gewährleisten. Wenn eines der Systeme nicht richtig funktioniert, müssen die anderen Systeme dies kompensieren. Wenn die Kompensation zur Stabilität führt, spricht man von kompensierter Stabilität. Ist dies nicht der Fall, kann es zur passiven Instabilität oder zur aktiven Instabilität kommen. Der Schwerpunkt der Physiotherapie zur Verbesserung der Stabilität des Gelenks liegt in den Möglichkeiten der aktiven Rehabilitation (aktives Subsystem). Ein zeitgemäß verwendetes Klassifizierungssystem zur Beschreibung der Muskulatur ist die Einteilung in Stabilisatoren und Mobilisatoren.

4.5 Standardisierte Übungen

Joris Kirchberger, Jan-Arie Overberg

4.5.1 Einleitung

In diesem Kapitel werden standardisierte Übungen für die Körperregionen untere und obere Extremitäten sowie Wirbelsäule/Rumpf vorgestellt. Bei der Auswahl wurden Übungen mit einem größtmöglichen therapeutischen Nutzen priorisiert und mehrere Qualitätskriterien berücksichtigt.

Erstens ging es darum, die Handlungs- und Funktionsfähigkeit der Patient*innen wiederherzustellen oder zu verbessern. Zweitens wurden Übungen ausgewählt, welche die Aktivitäten des täglichen Lebens (ADLs) fördern. Drittens musste die Durchführbarkeit im therapeutischen Kontext gewährleistet sein. Weiter wurde darauf geachtet, dass alle großen Muskelgruppen vertreten sind, wobei später in der Beschreibung immer alle relevanten Muskelgruppen berücksichtigt wurden. Darüber hinaus wurden Übungen ausgewählt, die sowohl die Stabilisatoren als auch die Mobilisatoren gezielt trainieren. Die Einfachheit der Übung, die Möglichkeit der Durchführung mit dem eigenen Körpergewicht oder mit Zusatzgewichten sowie geschlechtsspezifische Unterschiede waren weitere Aspekte bei der Auswahl (▶ Abb. 4.25).

Die jeweiligen Übungsbeschreibungen enthalten verschiedene Informationen. Neben dem Namen der Übung – immer auf Englisch (▶ Tab. 4.16) – wird folgende Gliederung verwendet: verantwortliche Muskeln, Übertragbarkeit der Übung auf die ADL, verschiedene Varianten der Übung, Methoden zur Ausführung, rehabilitative Aspekte, Biomechanik und Diverses. Verschiedene Labels kennzeichnen geschlechtsspezifische Unterschiede, offene oder geschlossene Kette, Stabilisatoren oder Mobilisatoren, die ADL, Gewicht oder Eigengewicht und Hilfsmittel für die Übung. Diese Informationen ermöglichen es den Therapeutinnen und Therapeuten, die Übungen an die individuellen Bedürfnisse ihrer Patient*innen anzupassen.

4

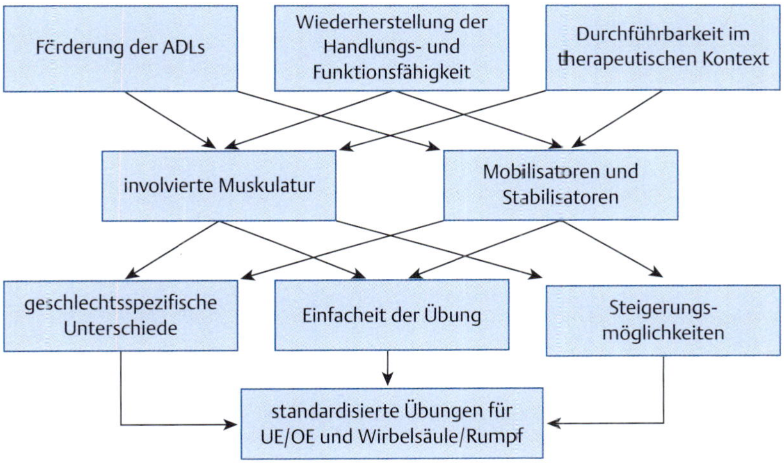

Abb. 4.25 Auswahlkriterien für die relevantesten Übungen.

Tab. 4.16 Die relevantesten Übungen für jeden Körperabschnitt..

Untere Extremität	Obere Extremität (push and pull)	Wirbelsäule und Rumpf
Squat	Bench Press	Dead Lift
Lunges	Overhead Front Press, Shoulder Press	Crunch
Calf Raises	Knee Push-up	Russian Twist
Single Leg Squat	Wrist Curl	Back Extension, Roman Chair
Dead Lift	Row	All Fours Diagonal
Good Morning	Lat Pull-down (Pull-ups)	Plank
Step-up/Step-down	Scapular Raises	Barbell Rotation
Bridge (Hip Thrust)	Biceps Curl	Deep Neck Flexor
Abduction	Pullover	HWS-Extension in Prone Position
Adduction	Bench Press	

Diese Basisübungen bieten Physiotherapeut*innen ein vielfältiges Repertoire, um die Rehabilitation nach verschiedenen Verletzungen und Traumata gezielt und effektiv zu unterstützen. Sie können individuell an die spezifischen Bedürfnisse und Ziele jedes Patienten und jeder Patientin angepasst werden. Die Berücksichtigung von Qualitätskriterien und geschlechtsspezifischen Unterschieden gewährleistet eine evidenzbasierte und patientenzentrierte Therapie.

✔ Merke

Zusammenfassend arbeiten die Mobilisatoren (agonistische Muskeln) synergistisch, um die Bewegung zu initiieren und die Last zu bewegen, während die Stabilisatoren eine entscheidende Rolle bei der Gelenk- und Rumpfstabilität spielen und eine präzise Ausführung der Übung unterstützen. Antagonistische Muskeln helfen bei der Bewegungssteuerung und bremsen Bewegungen ab. Ein ausgewogenes Zusammenspiel beider Muskelgruppen ist entscheidend, um Verletzungen zu vermeiden und die Effektivität der Übung zu maximieren.

4.5.2 Übungen für die untere Extremität

Squat

Tab. 4.17 Übungen für die untere Extremität.

Squat	
Muskulatur	Die Kniebeuge ist eine der häufigsten Übung zur Steigerung der Kraft der unteren Extremität [1166]. Eine hohe Quadrizepsaktivität und eine geringe Hamstrings- sowie auch eine geringe Gastroknemiusaktivität in exzentrischer Umkehr- (isometrisch) und konzentrischer Phase [1211] sind messbar. Die ganze Streckkette mit den Mm. gastrocnemius, quadriceps und glutaeus maximus sind Mobilisatoren, während die gesamte ventrale und dorsale Rumpfmuskulatur als Stabilisator wirkt. Es bestehen große Abweichungen in Standbreite und Tiefe des Squats. In breiter ASTE ist eine vermehrte Aktivität der Mm. adductor longus und glutaeus maximus erkennbar [1164]. Bei Deep Squat ist der M. glutaeus maximus in der konzentrischen Phase vermehrt aktiv [1211]. Unabhängig von der Squat-Tiefe (90°–130° Knieflexion) vergrößert sich der Muskelquerschnitt der Vasti, nicht aber der des M. rectus femoris. Ein Training mit tiefen Squats ist effektiver für die Entwicklung der Muskeln der unteren Extremitäten (inkl. M. glutaeus maximus), ausgenommen des M. rectus femoris und der hinteren Oberschenkelmuskulatur [1166].
ADL	Die Übung Squat gilt als Hauptübung zur allgemeinen Kräftigung der Beinmuskulatur. Bewegungskomponenten aus dem Alltag (ADL) wie Gehen, Treppauf- und Treppabgehen, Aufstehen und Hinsetzen sind in dieser Übung enthalten [1172].
Varianten	Folgende Anpassungen sind während der Ausführung von Squats möglich [1172]: • Änderung der Standbreite • Fußstellungswinkel (Außenrotation im Hüftgelenk) • Hüfttiefe • zusätzliches Gewicht. Bezüglich der Squat-Tiefe werden 4 Varianten beschrieben [1190]: • Deep/Full Squat (Inguinalfalte gelangt unter Horizontalebene mit Knieflexion zwischen 135° und 145°) • Parallel Squat (Inguinalfalte auf horizontaler Geraden mit Kniespitze) • Half Squat (ESTE bei 90° Knieflexion) • Quarter Squat (40°–70° Knieflexion). Der Low Barbell Back Squat ist die effizientere Art, möglichst große Lasten zu bewegen. Umgekehrt ist der High Barbell Back Squat besser geeignet, um Bewegungen mit aufrechter Oberkörperhaltung (wie Clean und Jerk) oder die das Knie umgebende Muskulatur zu trainieren [1154]. Front Squat und Overhead Squat haben eine vergleichbare Muskelaktivierung in der Beinmuskulatur. Überkopfathleten profitieren zusätzlich von der Aktivierung der Schultergürtelmuskulatur und der Skapulastabilisierung [1126].
Methoden	Die schweren halben Squats 4 Wiederholungen mit individuellem 5-Wiederholungsmaximum, 5RM mit konzentrisch maximal schneller Ausführung steigern die Kraft, Leistung, Geschwindigkeit und Rate of Force Development (RFD) im Vergleich zu denselben Kniebeugen mit regelmäßiger Ausführung [1185]. Back Squats (und auch Variationen) werden eingesetzt, um eine Hypertrophie der Beinmuskulatur zu erreichen [1164]. Diese Übung kann in allen Krafttrainingsmethoden trainiert werden.
Reha-Aspekte	Tiefe Kniebeugen (Parallel und Full Squat) verbessern die neuromuskuläre und funktionelle Leistungsfähigkeit von Anfänger*innen und auch Spitzenathlet*innen und reduzieren das Risiko von Verletzungen der Bindegewebsstrukturen. Das Training mit Half Squats hingegen führt zu bescheidenen Ergebnissen und verursacht mehr Schmerzen und Muskelkater [1190]. Während der Bewegungsbewertung führen viele Trainierende aufgrund von Ausgleichsbewegungen asymmetrische Squat aus, einschließlich Innen- und Außenrotation des Hüftgelenks, Beckenneigung, Rumpfrotation und seitliche Biegung. Obwohl die Squat-Bewegung insgesamt symmetrisch ist [1151], wird eine geringere, „funktionelle" Beugetiefe (bis 50° Knieflexion) propagieren, wenn patellofemorale oder tibiofemorale Kompressionskräfte unerwünscht sind. Doch in vielen sportartspezifischen Bewegungsmustern sind tiefe Kniebeugen bis 118° Knieflexion enthalten, wie auch im „Fangmoment" bei den Übungen Clean (▶ Abb. 7.47) oder Snatch [1213] Zusätzlich sind größere Leistungssteigerungen zu erwarten, wenn tiefe Kniebeugen trainiert werden [1142][1158].

Tab. 4.17 Fortsetzung

Squat	
Biomechanik	Die Bewegung einer tiefen Squat findet in der geschlossenen kinetischen Kette statt. Diese wird durch die Bewegung jedes einzelnen Gelenks beeinflusst und die Bewegung jedes Gelenks wird leicht durch die Hemmung eines anderen Gelenks beeinträchtigt [1151]. Abweichungen vom korrekten, neutralen Alignment (korrekte Beinachsen, also kein Valgus und kein Knievorschub) haben Einfluss auf die Muskelaktivität und stellen eine erhöhte Verletzungsgefahr dar: Eine verminderte Quadrizeps- und vermehrte Hamstrings- und Gastroknemius-Aktivität deutet an, dass das Sprung-, Knie- und/oder Hüftgelenk instabil ist [1211].
Diverses	• Ein optimaler Knievorschub nach ventral ist nicht definiert [1211]. • Frauen erreichen, unabhängig von der Phase im Menstruationszyklus, ähnliche Schnelligkeits-, Kraft- und Leistungswerte bei halben Kniebeugen (20, 40, 60 und 80 % ihres 1RM) in der Smith-Press [1199]. • Bei gut trainierten Frauen ist der Back Squat effizienter als Hip Thrust, da es zu einer größeren Hypertrophie der Mm. quadriceps femoris und glutaeus maximus und zu einer Steigerung des Einwiederholungsmaximums im Basic Squat führt [1126].
	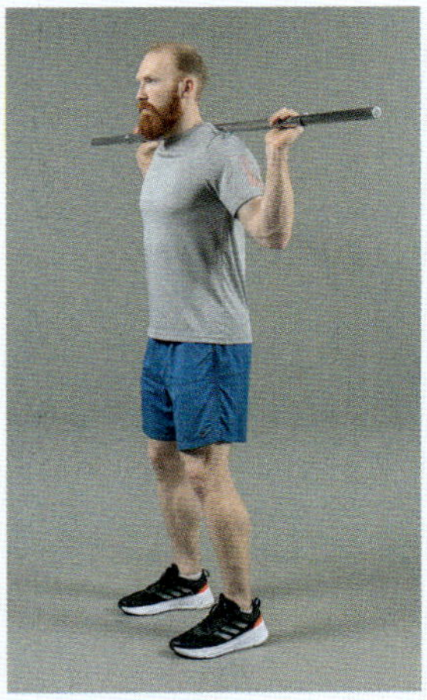 ASTE Basic Squat 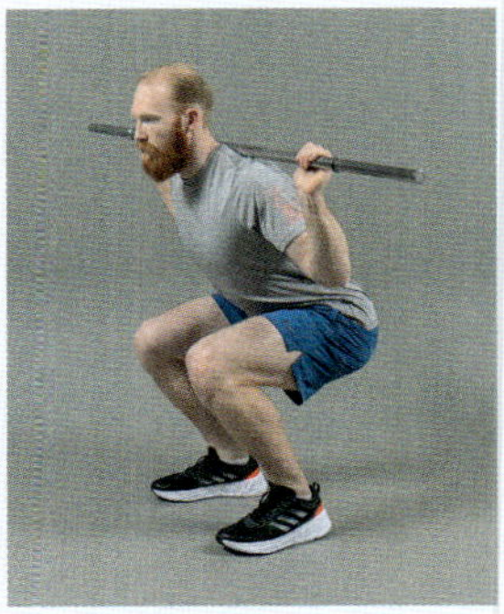 ESTE Basic Squat
	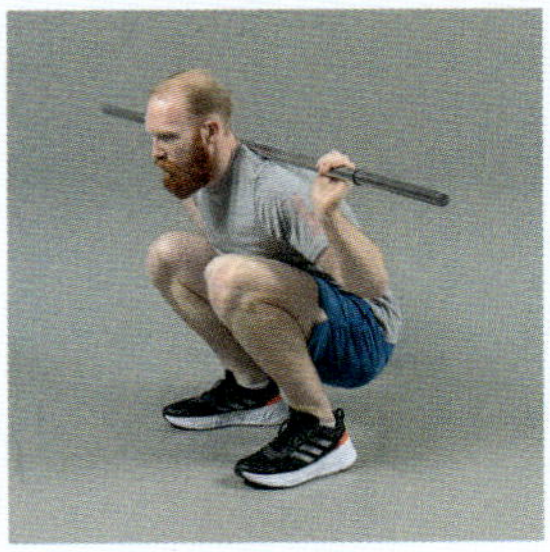 ESTE Tiefer Basic Squat
	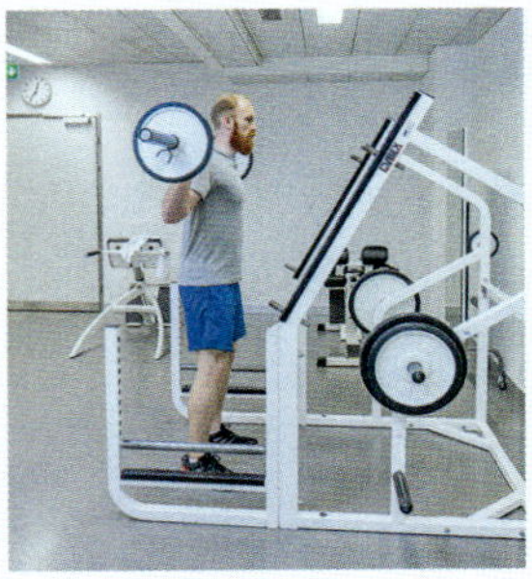 ASTE Squat im Rack 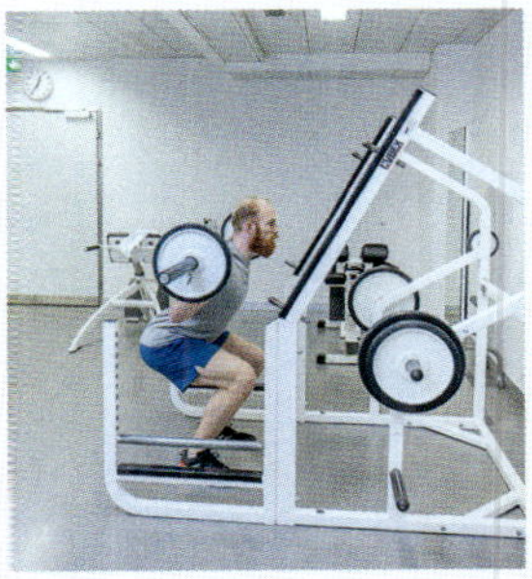 ESTE Squat im Rack

Tab. 4.17 Fortsetzung

Squat		
	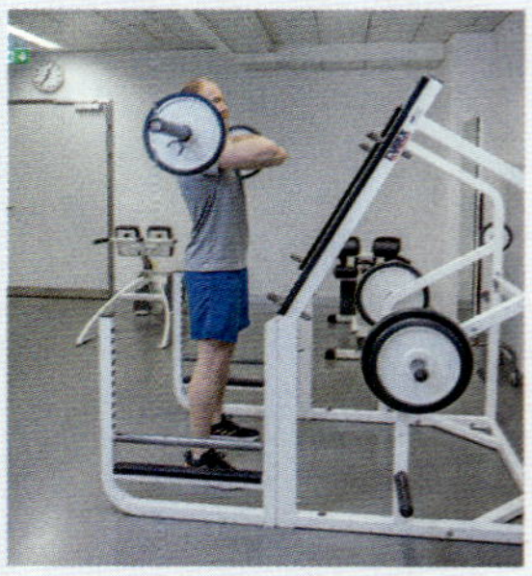 ASTE Front Squat im Rack	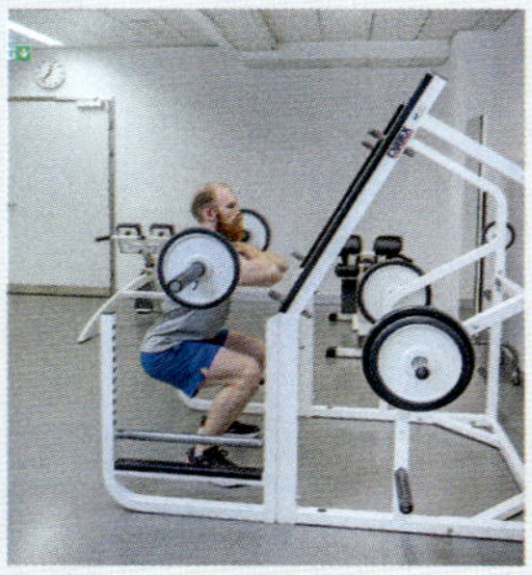 ESTE Front Squat im Rack

Bildquellen: Universitätsklinik Balgrist, Med. Bilddokumentation, C. Urfer

Lunges

Tab. 4.18 Übungen für die untere Extremität.

Lunges	
Muskulatur	Dynamisch für die Hüftextension wirkt in erster Linie der M. glutaeus maximus, dann die Hamstrings und die ischiokondyläre Portion des M. adductor magnus [1164]. Zusammen mit der Quadrizepsmuskulatur fungieren sie als Mobilisatoren. Die Ausgangsstellung ist der schulterbreite Stand. Zur Bewegungsauslösung macht man einen Schritt nach vorn, wobei sich das Knie über dem Fuß befindet, geht in einen Ausfallschritt nach unten, bis das kontralaterale Knie den Boden beinahe berührt, um dann in die Ausgangsposition zurückzukehren. Bei gutem Gleichgewicht und ohne Zusatzgewicht können die Hände seitlich am Becken aufgestützt werden [1155]. Die seitliche Glutäalmuskulatur, die Adduktoren und die gesamte Rumpfmuskulatur sind Stabilisatoren.
ADL	Lunges sind eine geeignete Übung, um in funktioneller Hinsicht einerseits die fallverhindernde Funktionsweise des M. quadriceps zu trainieren und andererseits Impact-Belastungen (initial contact) verarbeiten zu lernen.
Varianten	Im Suspended Lunge ist der hintere Fuß in einem vertikal hängenden Sling Trainer eingehängt. Im Vergleich zur normalen Variante ist die Muskelrekrutierung der Mm. glutaeus maximus und medius, der Hamstrings und des M. adductus longus größer. Somit ist diese Form eine Steigerung der Standardvariante [1164]. Gleichzeitig ist diese Variante auch eine Form des Single Leg Squats.
Methoden	Aufgrund der schmalen Unterstützungsfläche in anteroposteriorer Richtung eignet sich diese Übung vor allem für das koordinative und das Kraftausdauertraining.
Reha-Aspekte	Lunges werden nicht nur zu Rehabilitationszwecken empfohlen, sondern auch für Leistungsziele und Kraftsteigerung in den unteren Extremitätenmuskeln [1182]. Lunges steigern die Hamstrings-Aktivität, wenn sie mit einem Wassersack (als Zusatzgewicht) durchgeführt werden. Im Forward Lunge verändert eine Kreuzbandruptur (prä- und 11 Monate postoperativ) die Bewegungsstrategie bzw. Muskelaktivierung: Die Quadrizepsaktivierung nahm ab, während die Hüftstrecker-Muskeln stärker involviert waren [1217]. Forward Lunges (mit Schrittlänge = 60 % der individuellen Körpergröße) verlangen den Hüftextensoren am meisten ab. Lateral Lunges zeigen größere Dorsalextensionswerte und größere OSG- und Knie-Extensoren-Beteiligungen [1182].
Diverses/ Gender	Frauen mit (und ohne) patellofemoralem Schmerzsyndrom profitieren vom Training mit Lunges, wenn sie ihre Quadrizepskraft, insbesondere die der Vasti medialis und lateralis steigern möchten [1155].
Biomechanik	Während der Lunges erreichen die Achillessehnen des vorderen und des hinteren Beins eine Spitzenlast (peak load) von etwa dem doppelten Körpergewicht [1128].

Tab. 4.18 Fortsetzung

Lunges	
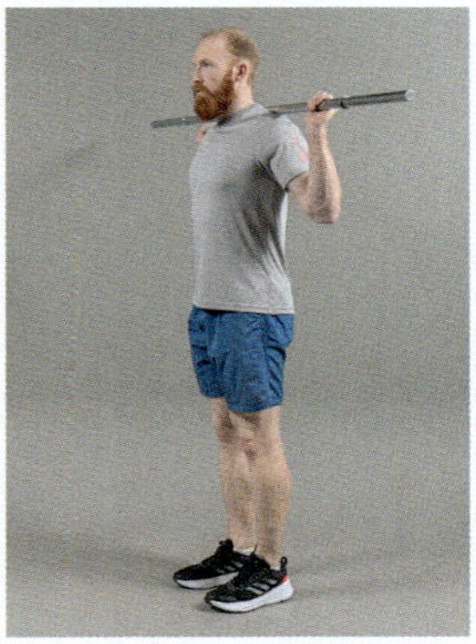 ASTE Lunge	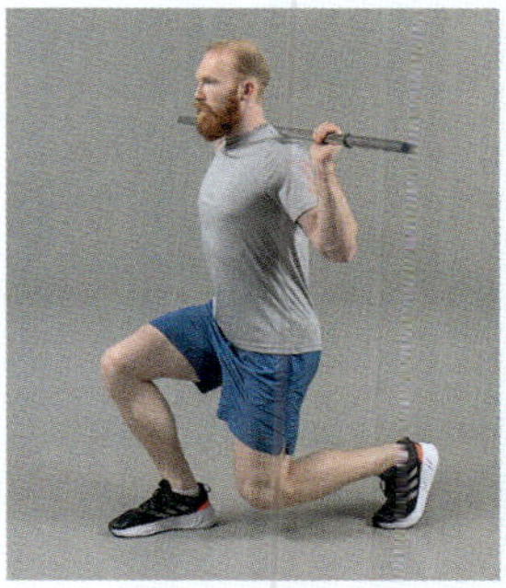 ESTE Lunge
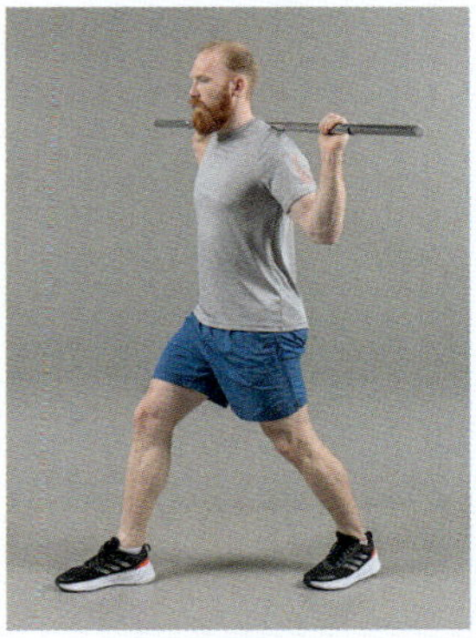 ASTE Lunge Squat	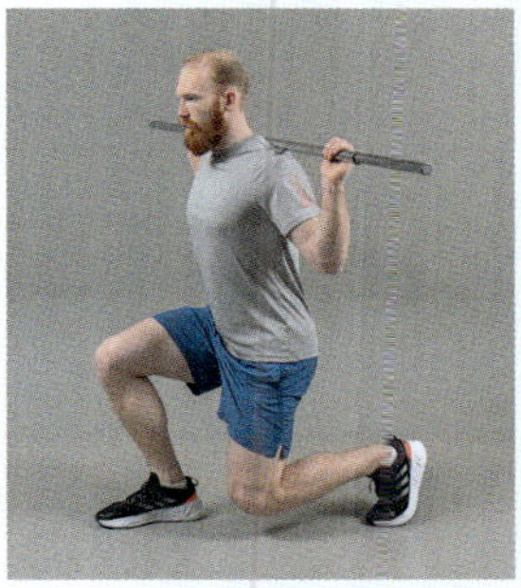 ESTE Lunge Squat
Bildquellen: Universitätsklinik Balgrist, Med. Bilddokumentation, C. Urfer	

Calf Raises

Tab. 4.19 Übungen für die untere Extremität.

Calf Raises	
Muskulatur	In dieser Wadenübung sind der M. gastrocnemius, die tiefer liegenden Zehen- und Großzehenbeuger und der M. tibialis posterior Mobilisatoren im oberen Sprunggelenk (OSG), während die Peronaealmuskulatur zusammen mit den Mm. tibialis anterior und posterior das OSG medial und lateral stabilisieren.
ADL	Ein 8-wöchiges, schnellkräftig ausgeführtes Calf-Raise-Training (zuhause durchgeführt) verbessert die explosive Kraftentfaltung bei Plantarflexion bei älteren Personen. Bereits im Stand ändert sich die Aktivität des M. triceps surae erheblich. Diese neuromuskulären Anpassungen wirken sich positiv auf die Gleichgewichtsfähigkeit aus [1149].
Varianten	Es lassen sich 3 Fußpositionen einstellen: Die Zehenspitzen einwärtsgerichtet, die Zehenspitzen nach vorn oder auswärts gerichtet [1184].
Methoden	Die Wadenmuskeln sind im Allgemeinen schwer zu trainieren. Hypertrophie und Kraftzuwachs lassen sich nur schwer erreichen [1153].
Reha-Aspekte	Im Hypertrophie-Training können die Köpfe des M. gastrocnemius in Abhängigkeit von der Fußposition selektiv angesteuert werden. Sind die Fußspitzen nach außen gerichtet, werden die medialen Gastroknemiusköpfe stärker belastet. Mit den Fußspitzen nach innen gerichtet trainiert man vermehrt die lateralen Gastroknemiusköpfe. Sind die Füße nach vorn gerichtet, ist dies die ideale Ausgangsstellung zum gleichmäßigen Muskelzuwachs beider Köpfe [1184]. Die Calf-Raise-Übung verbessert die Gehleistung und erhöht die mitochondriale Volumendichte im M. gastrocnemius, ohne den Blutfluss bei Patient*innen mit Claudicatio intermittens zu erhöhen [1204].
Biomechanik	Die Calf-Raise-Übung eignet sich sehr gut, um als standardisiertes Instrument die Kraft der Plantarflexoren bei älteren Erwachsenen zu messen. Dieser Test wurde auf die wissenschaftlichen Gütekriterien Validität und Reliabilität untersucht und für gut befunden [1123].

Tab. 4.19 Fortsetzung

Calf Raises		
	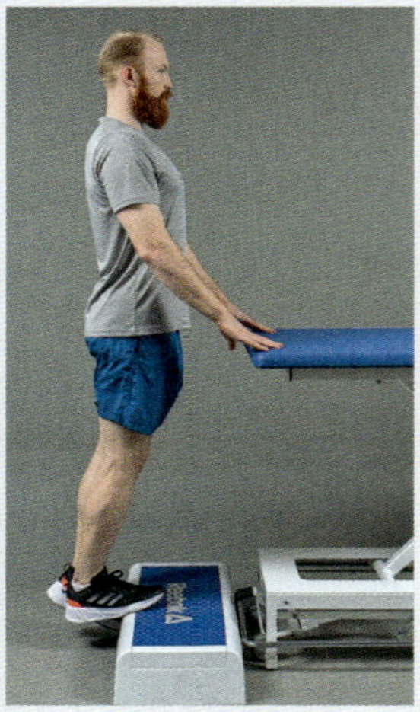 ASTE Calf Raises Step	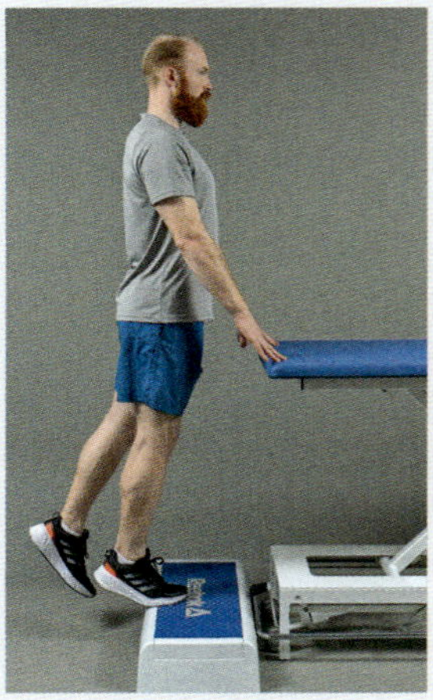 ESTE Calf Raises Step
	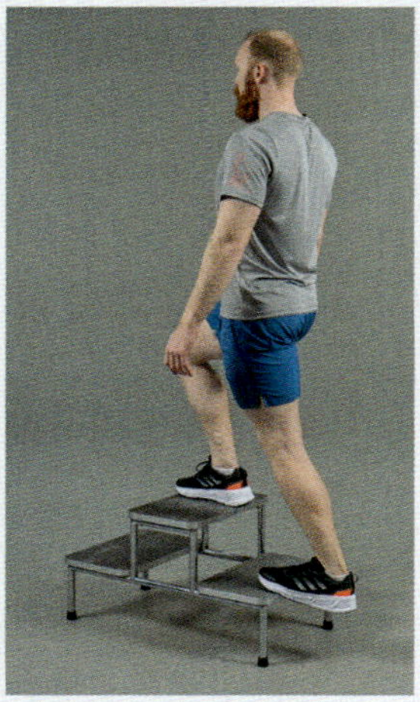 ASTE Calf Raises Doublestep	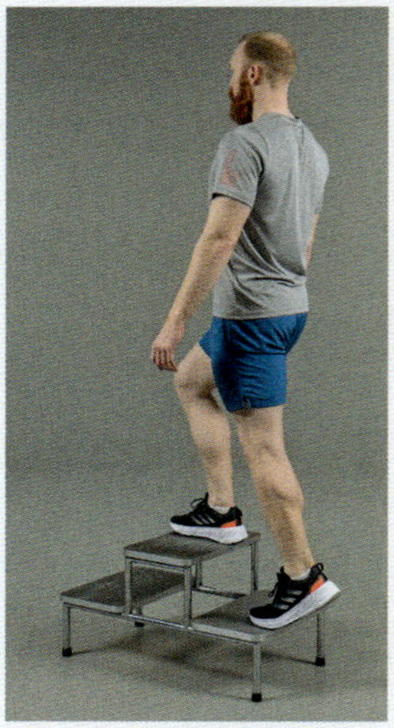 ESTE Calf Raises Doublestep
	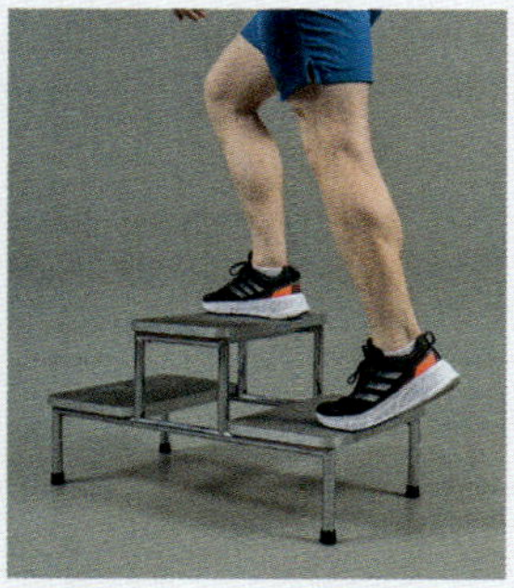 ESTE Calf Raises Doublestep (Detail)	

Bildquellen: Universitätsklinik Balgrist, Med. Bilddokumentation, C. Urfer

Single Leg Squat

Tab. 4.20 Übungen für die untere Extremität.

Single Leg Squat (SLS, „Bulgarian Split Squat“)		
Muskulatur	Der SLS zeigt eine signifikant höhere EMG-Aktivität in allen untersuchten Muskeln (Mm. glutaeus maximus u. medius, biceps femoris, vasti lateralis u. medialis und rectus femoris) im Vergleich zu den Übungen Lateral Step-up und Lunges [1182]. Die ganze Streckkette mit Quadrizeps, Hamstrings und Wadenmuskulatur dient als mobilisierende Muskulatur, während die Abduktoren, die Adduktoren und die Rumpfmuskulatur stabilisierend wirken.	
ADL	Der SLS ist ähnlich wie der Step-up eine geeignete Übung, um das Treppauf- und Treppabgehen zu trainieren.	
Varianten	Grundsätzlich kann das Spielbein dorsal oder ventral in der Luft gehalten (aktiviertes passives Widerlager) oder in Parkierfunktion aufgelegt werden. Dies kann auf einem Block, Stuhl, Ball oder im Sling Trainer geschehen. Wenn das Spielbein nach ventral gehalten wird, heißt die Übung Pistol Squat. Eine weitere Möglichkeit ist der Single Leg Squat, welchen man in der ASTE mit dem Spielbein im Viererzeichen, also in Hüftabduktion und -außenrotation und Knieflexion, mit dem Unterschenkel oberhalb der Patella des Standbeines gehalten trainiert.	
Methoden	Aufgrund des hohen koordinativen Anspruchs und der Labilität während der Übung wird der SLS für Patient*innen eher koordinativ, für gut Trainierte auch in der allgemeinen Kraftentwicklung mit Zusatzgewichten trainiert. SLS können auch als Transferübungen zur Vorbereitung des Sprungtrainings angewendet werden.	
Reha-Aspekte	Bis zu 2 Jahre nach einer Hüftarthroskopie bestehen bei manchen Patient*innen noch Defizite in der einbeinigen Hocke, die das Potenzial haben, das Impingement des Hüftgelenks zu verstärken und die postoperativen Symptome aufrechtzuerhalten. Die Rehabilitation nach einer Hüftarthroskopie sollte auf die Wiedererlangung funktioneller SLS ausgerichtet sein [1139]. Die Personen mit Patellofemoralarthrose wiesen eine stärkere Hüftadduktion auf als die Kontrollgruppe, was die seitliche Belastung des Patellofemoralgelenks bei 45° und 60° Kniebeugung in der Abwärts- und Aufwärtsphase im SLS erhöhen könnte. Diese Personen wiesen im Vergleich zu gesunden Kontrollpersonen auch eine Schwäche der Hüftabduktoren auf [1138]. SLS sind eine wichtige Übung, um die Kraft der Oberschenkelmuskulatur und die Valguskontrolle im Kniegelenk zu trainieren [1150].	
Biomechanik	Single-Leg-Squat-Test (SLST) zur Untersuchung eines dynamischen Valgus [1225]. Bei Läufern reicht der SLS zur Beurteilung des dynamischen Valgus bei patellofemoralen Schmerzen allein nicht aus. Es wird zusätzlich eine Lauf-Gang-Analyse empfohlen [1194]. Kliniker können den SLST weiterhin zur Beurteilung der neuromuskulären Leistung von Rumpf, Hüfte und Knie verwenden, ohne dass die Dorsalflexions-ROM oder die Fußhaltung zu den Ergebnissen beitragen [1137]. Aufgrund der unterschiedlichen Ausführung der SLS ist es nicht möglich, spezifische biomechanische Parameter zu bestimmen, die zwischen pathologischen und nicht-pathologischen Gruppen unterscheiden. Der Projektionswinkel in der Frontalebene scheint ein Parameter zu sein, der effektiv genutzt werden kann [1231].	
	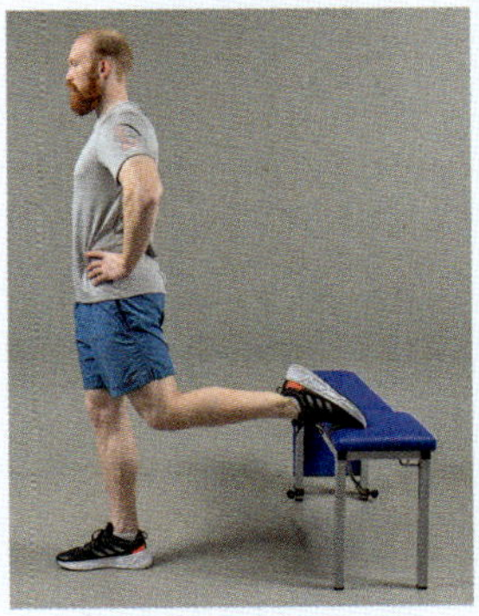 ASTE Single Leg Squat	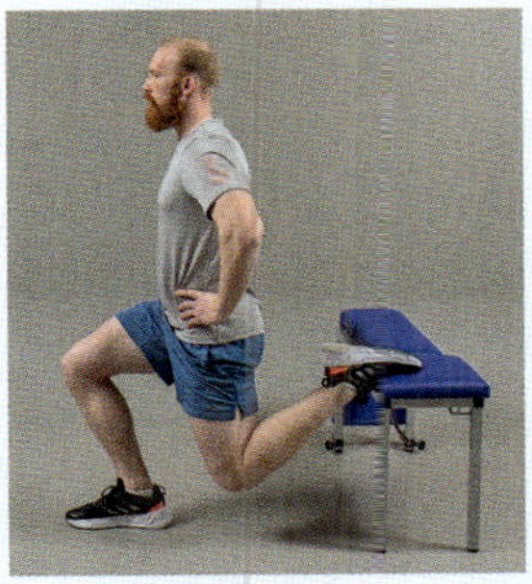 ESTE Single Leg Squat
Bildquellen: Universitätsklinik Balgrist, Med. Bilddokumentation, C. Urfer		

Dead Lift

Tab. 4.21 Übungen für die untere Extremität.

Dead Lift (nur untere Extremität)	
Muskulatur	Die Mm. erector spinae (wirkt überwiegend stabilisierend) und quadriceps sind stärker aktiviert als die Mm. glutaeus maximus und biceps femoris. Quadrizeps, Hamstrings und Glutaeus maximus sind die Mobilisatoren. Innerhalb der Hamstrings hat der M. semitendinosus eine leicht stärkere Aktivierung als der M. biceps femoris während des Dead Lifts [1175]. Dead Lifts zielen speziell eher auf den M. semitendinosus als auf den M. biceps femoris ab, bei sehr hohen Werten des normalisierten EMG [1236].
ADL	Diese Übung ist sehr geeignet, um das Heben von (schweren) Lasten zu trainieren. Es handelt sich dabei um eine Streckbewegung aus den Beinen heraus mit vorgeneigtem Oberkörper. Die Last wird mit den Händen gefasst. Je nach Art, Gewicht und Größe des Gegenstandes (Spezifiztät) geschieht dies mit eingeordneten Körperabschnitten (Wirbelsäule stabilisiert) oder flektierter Wirbelsäule (Kap. 9.1).
Varianten	Dead Lift und Single Leg Dead Lift (auch Single Leg Good Morning) beinhalten wichtige Mechanismen zur Verletzungsprävention und Leistungsverbesserung, nämlich die kontrollierte Hüftflexion. Dies ist deshalb wichtig, weil ein schlecht stabilisierter Rumpf in Vorlage häufig zur Verletzung des unteren Rückens oder der Kniegelenke führt [1171].
Methoden	• Da es sich um eine sehr stabile Übung handelt, kann sie in der allgemeinen Kraftentwicklung bis und mit der Testung des 1RM verwendet werden. • Für eine maximale Beanspruchung der Hamstrings sind Dead Lifts geeignet [1176]. • Zudem lässt sie sich auch in den schnellen Krafttrainingsformen einsetzen, z. B. bei konzentrisch oder exzentrisch schnellem Training.
Reha-Aspekte	Im Bezug zur Hamstring-Aktivierung zeigen Dead Lifts (bei Athletinnen) eine geringe Intensität von etwa 50 % der maximalen willkürlichen isometrischen Kontraktion (maximal voluntary isometric contraction, MVIC) und im EMG eine höhere Aktivierung des M. semitendinosus als des M. biceps femoris [1224]. Die Übung eignet sich zur Kräftigung der Wirbelsäulenextensoren [1216]. Es gibt Evidenzen dafür, dass Übungsprogramme mit Dead Lifts eine effektive Option zur Behandlung von Rückenschmerzen sind (Schmerzen und funktionelles Outcome) [1152].
Diverses	Verletzungen sind im ambitionierten Powerlifting-Sport sehr häufig. Männer und Frauen berichten über ähnliche Verletzungshäufigkeiten aber unterschiedliche anatomische Lokalisationen. Es ist wahrscheinlich, dass das Management der Trainingslasten und die Optimierung der Hebetechnik bei Kniebeuge, Bankdrücken und Kreuzheben von Bedeutung sind [1218].

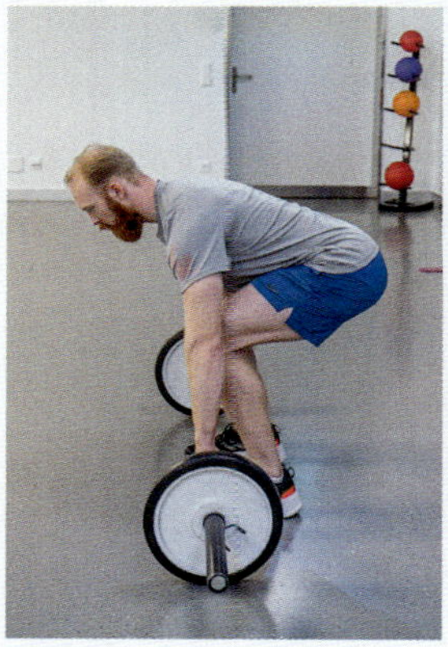

ASTE Dead Lift

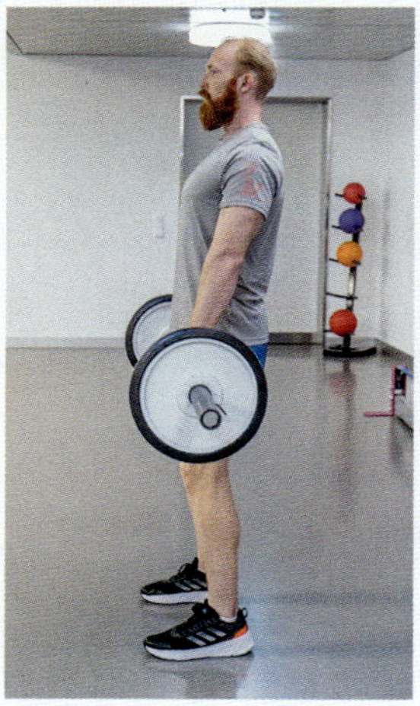

ESTE Dead Lift

Bildquellen: Universitätsklinik Balgrist, Med. Bilddokumentation, C. Urfer

Good Morning

Tab. 4.22 Übungen für die untere Extremität.

Good Morning	
Muskulatur	Die dorsale Muskulatur des mittleren und unteren Rumpfes und der Beine ist aktiv (posterior chain) [1176]. Grundsätzlich wird der stabilisierte Oberkörper aus dem hüftbreiten Stand nach ventral vorgebeugt. Die Hauptbewegung ist eine Flexion/Extension in den Hüftgelenken von proximal ausgelöst. Somit sind die Hüftextensoren die Mobilisatoren. Falls auch die LWS flektorisch/extensorisch bewegt wird, wirken auch die lumbalen Rückenstrecker dynamisch. Ansonsten bilden sie bei stabilisierter Wirbelsäule zusammen mit dem M. quadriceps femoris die stabilisierende Muskulatur.
ADL	Viele Alltags-, berufliche oder sportliche Tätigkeiten werden mit vorgeneigtem Oberkörper ausgeführt. Mit dieser Übung lernt man, aus dem geraden Stand den Oberkörper mit stabilisierten Wirbelsäulenabschnitten in die Vorlage zu bewegen.
Varianten	• Die einbeinige Variante entspricht dem Single Leg Dead Lift. • Stiffed Leg Good Morning: gleiche Übungsabfolge mit aktiv extendierten Kniegelenken.
Methoden	Das Good Morning wird durchgeführt, indem man eine Langhantel auf den oberen M. trapezius legt, und zwar etwas höher als die Positionierung der Langhantel in der Hocke, mit den Füßen etwa schulterbreit auseinander. Dann flektiert man in der Hüfte nach vorn, bis der Rumpf ungefähr parallel zum Boden ist, gefolgt von einer Hüftstreckung, um in die Ausgangsposition zurückzukehren [1228].
Reha-Aspekte	Die Übung eignet sich zur Kräftigung der Hamstrings und der Wirbelsäulenextensoren [1216][1228], insbesondere wenn die Griffschwäche der Hände und Arme durch Ermüdung oder Verletzung herabgesetzt ist [1200]. Sie hilft auch dabei, die Hamstrings (bei stabilisierter Wirbelsäule) in Verlängerung zu trainieren bzw. dynamisch zu dehnen.
Diverses	Einfach umzusetzende Übung für das Training zuhause, um erstens die Oberkörpervorneigung mit stabilisierter LWS und zweitens die Verlängerung/Dehnbarkeit der Hamstrings-Muskulatur zu verbessern.
Biomechanik	Schmale Unterstützungsfläche in der Frontalebene ausgerichtet. Wenn der Oberkörper mit einem Zusatzgewicht nach ventral über die Unterstützungsfläche hinausbewegt wird, muss das Becken nach dorsal translatiert werden, damit der Gesamtkörperschwerpunkt über der Unterstützungsfläche bleibt. Ansonsten droht der Sturz nach vorn.

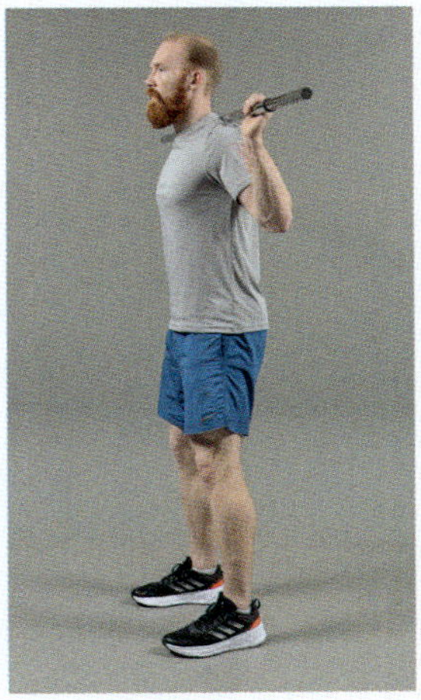

ASTE Good Morning

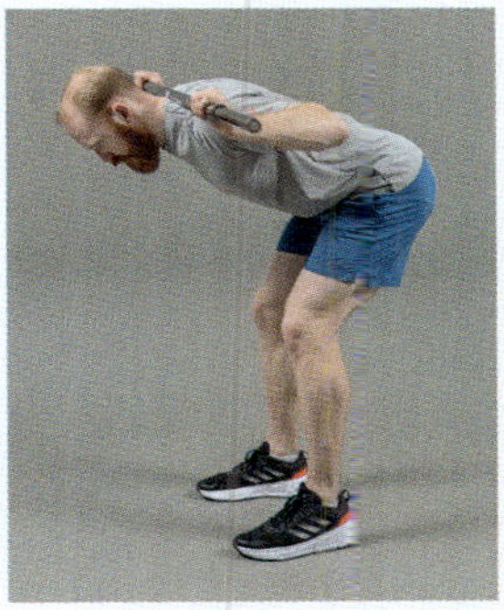

ESTE Good Morning

Bildquellen: Universitätsklinik Balgrist, Med. Bilddokumentation, C. Urfer

Step-up – Step-down

Tab. 4.23 Übungen für die untere Extremität.

Step-up – Step-down			
Muskulatur	Bei dieser einbeinigen Übung finden Beuge-Streck-Bewegungen im oberen Sprunggelenk sowie im Knie- und Hüftgelenk statt. Die Mm. gastrocnemius, quadriceps und die Hüftstrecker sind die Mobilisatoren, die Rumpfmuskulatur, die Abduktoren und die Adduktoren wirken stabilisierend. Alle beteiligten Muskeln (Mm. glutaeus medius u. maximus, biceps femoris, vastus lateralis u. medialis, rectus femoris) zeigen konzentrisch höhere EMG-Aktivitäten [1182]. Im Step-up wird der M. glutaeus medius auch exzentrisch stark beansprucht [1210].		
ADL	Step-up – Step-down ist die Übung der Wahl für Patient*innen, die das Treppauf- und Treppabgehen wieder erlernen müssen. Die Norm der Höhe in der Schweiz für eine Treppenstufe beträgt zwischen 23 und 31 cm. In Deutschland geht man von 14–20 cm aus.		
Varianten	Banksteigen ist eine Variante des Step-up mit Akzent auf der konzentrischen Kraftentfaltung. Dabei wird in der Regel eine höhere Stufe verwendet.		
Methoden	Wird meist koordinativ trainiert zur Vorbereitung des Treppensteigens. Mit Zusatzgewicht kann sie sich auch zum Kraftausdauertraining eignen, wenn die Person eine stabile Bewegungsausführung zeigt.		
Reha-Aspekte	Die Übung ist koordinativ anspruchsvoll: Die einbeinige Ausführung muss mit einer kleinen Unterstützungsfläche auskommen (Fläche des Fußes). Ferner ist das Einhalten der korrekt stabilisierten Beinachse unter Vermeidung eines abflachenden Fußlängsgewölbes (navicular drop) ein wichtiges qualitatives Element.		
Diverses	Wenn diese Übung zusätzlich labilisiert wird, z. B. durch Stand auf einem BOSU-Ball (**BO**th **S**ides **U**tilized) oder auf einer weichen Airex-Matte, verlagert sich das Trainingsziel vom Beinachsentraining hin zum Gleichgewichtstraining und zur Sturzprophylaxe.		
Biomechanik	Wird der Step-down zur Vorbereitung auf das Treppabgehen trainiert, steht die fallverhindernde oder exzentrische Quadrizepsaktivität im Fokus. Dabei muss im belasteten Bein ein Knievorschub über die Fußspitze hinaus mit Abheben der Ferse erfolgen, weil der Fuß des Spielbeins auf der tieferen Stufe, welche weiter ventral liegt, auftreten muss. Menschen mit eingeschränkter Dorsalflexion im OSG zeigen eine signifikante Verringerung der Hüftadduktion während des Step-down-Tests, wenn die Fersen abgehoben bzw. erhöht sind. Die Innenrotation der Hüfte nimmt während dieser Bewegung im Vergleich zum Step-down, bei dem die Ferse nicht abgehoben wird, zu. Eine reduzierte Dorsalflexion im OSG ist mit einer erhöhten Hüftadduktion während des Step-down-Tests verbunden. Die Dorsalflexion sollte bei der Beurteilung von Personen mit einer abweichenden Ausrichtung der unteren Gliedmaßen in der Frontalebene berücksichtigt werden [1129].		
	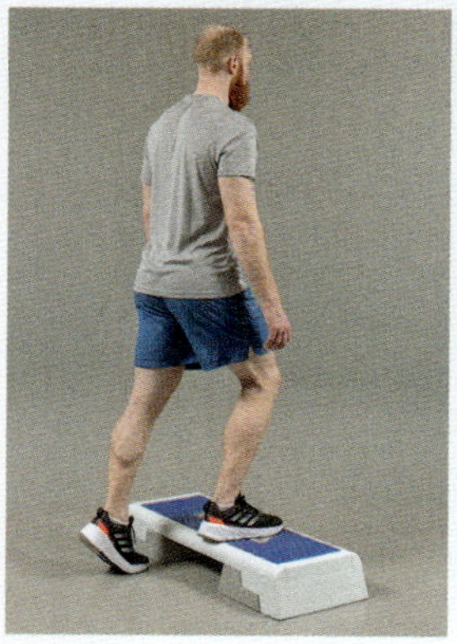 Step-up	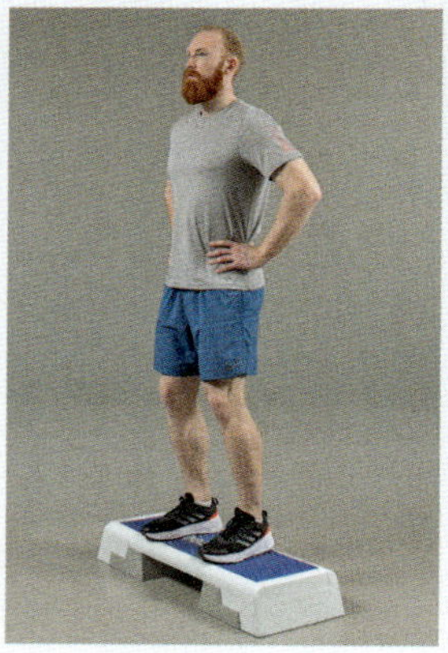 ASTE Step-down	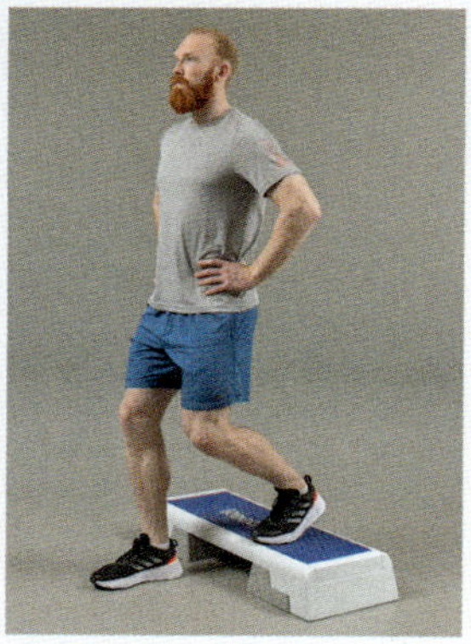 ESTE Step-down

Bildquellen: Universitätsklinik Balgrist, Med. Bilddokumentation, C. Urfer

Bridging/Hip Thrust

Tab. 4.24 Übungen für die untere Extremität.

Bridging (Hip Thrust)	
Muskulatur	Bridging (Hip Thrust, Hüftstoß) ist eine Übung in der geschlossenen Kette. Aus Rückenlage wird hauptsächlich eine Hüftextension mit begleitender Knieextension aus etwa 100° Flexion heraus trainiert. Stabilisiert wird der Rumpf, dynamisch aktiv (= Mobilisatoren) sind der M. glutaeus maximus, die Hamstrings und auch ein wenig die distalen Anteile des M. quadriceps femoris. Unabhängig von der Variation der Bilateral Hip Thrust (BHT), die verwendet wird, ist die Muskelerregungs-Reihenfolge M. glutaeus maximus, M. erector spinae, Hamstrings und M. quadriceps [1165].
ADL	Das Becken wird aus Rückenlage gegen die Schwerkraft hochgestoßen. Es ist eine primäre Aktivierung der Hüftextensoren.
Varianten	Die Übung kann beidbeinig oder unilateral ausgeführt werden. Es werden unterschiedliche Materialien oder Zusatzgewichte wie die Langhantel, Medizinbälle, Sandsäcke oder auch andere Widerstände wie elastische Bänder verwendet. Diese sind immer nah am Hüftgelenks-Drehzentrum ventral auf dem Becken platziert.
Methoden	Die Übung lässt sich gut mit einem konzentrischen Impuls oder Kick trainieren.
Reha-Aspekte	Das Bridging mit der Langhantel aktiviert den M. glutaeus maximus und den M. biceps femoris stärker als die Kniebeuge, wenn geschätzte 10RM-Lasten verwendet werden [1143].
Diverses	Beim Bridging liegt der Oberkörper bzw. der Schultergürtel am Boden oder auf der Matte. Für den Hip Thrust legt man den Schultergürtel auf eine tiefe Hantelbank, sodass der Oberkörper horizontal frei liegend ist.
Biomechanik	Bei Hip Thrust erhöht sich die Aktivität der Knieflexoren, wenn der Abstand zwischen den Füßen vergrößert wird (= vergrößerte Standbreite), während die Aktivität der Kniestrecker abnimmt. Daher ist dies eine sehr empfehlenswerte Option zur Erhöhung des Koaktivierungsverhältnisses zwischen den Hamstrings und dem M. quadriceps. Beim regulären Hip thrust steigt die Aktivität des M. glutaeus maximus deutlich an und erreicht bis zu 90 % MVIC bei nur 40 % des 1RM. Dies ist ein optimaler Weg, um die Aktivierung des M. glutaeus maximus beim Hip thrust zu steigern, ohne die Belastung zu erhöhen. Zusammenfassend lässt sich sagen, dass das motorische Muster des Hip Thrust leicht angepasst werden kann, indem man entweder verbale Anweisungen gibt oder die Fußposition ändert. Auf diese Weise kann die Wirksamkeit jeder Variante optimiert werden, und die Übungen können an einen Zielmuskel angepasst werden [1141].
	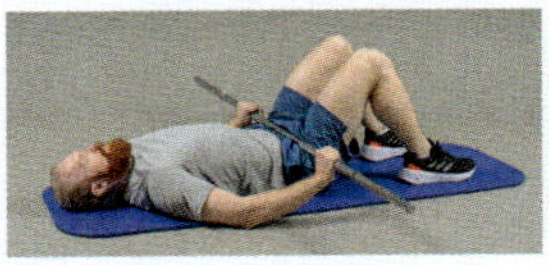 ASTE Bridging beidbeinig 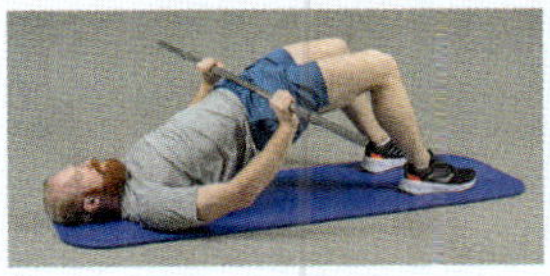 ESTE Bridging beidbeinig
	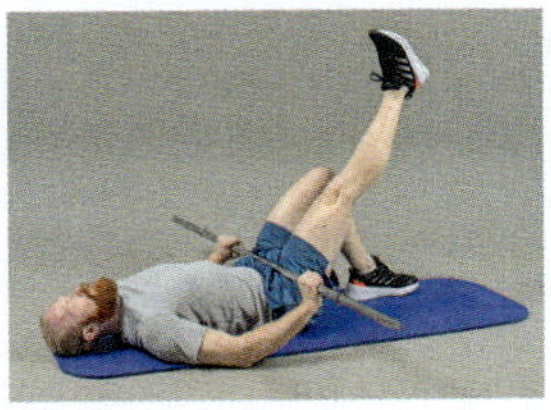 ASTE Bridging einbeinig 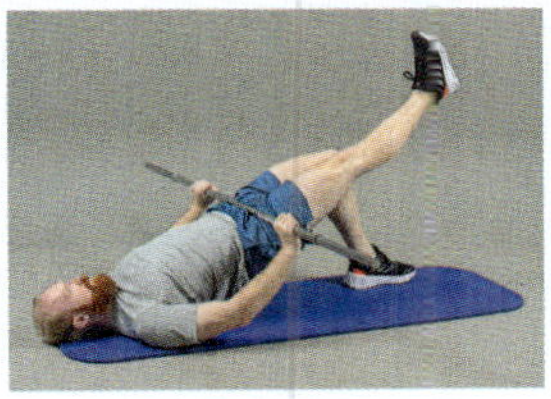 ESTE Bridging einbeinig
Bildquellen: Universitätsklinik Balgrist, Med. Bilddokumentation, C. Urfer	

Side Lying Hip Abduction

Tab. 4.25 Übungen für die untere Extremität.

Side Lying Hip Abduction	
Muskulatur	Aus der Seitenlage heraus werden die Hüftabduktoren der oberen Seite durch Abheben des gestreckten Beines in der offenen Kette trainiert. Der Rumpf und das Becken müssen stabilisiert werden. Dies bedeutet, dass in der LWS keine lateralflektorischen Bewegungsausschläge stattfinden dürfen. Mobilisatoren sind die Mm. glutaeus medius, minimus und ein wenig auch der maximus.
ADL	Es ist eine einfache Übung, um die hüftstabilisierende Glutäalmuskulatur zu trainieren, vor allem, wenn nicht im Stehen (geschlossene Kette) trainiert werden kann. Weiterhin kann es eine gute Vorbereitungsübung für das Drehen im Bett sein.
Varianten	Die Rotationsstellung, welche in der ursprünglichen Variante neutral ist, kann in Innen- oder Außenrotation verändert werden. Es kann auch die Hebellänge durch Anwinkeln des Beines verändert werden. Als Steigerung können die Übungen auch aus der Side Plank (Stütze auf Ellenbogen) oder im Seitstütz auf der Hand trainiert werden.
Methoden	Übung mit hoher qualitativer Anforderung, geeignet für die Kraftausdauermethode (> 20 Wiederholungen) bis zur totalen Erschöpfung
Reha-Aspekte	Die gewonnene Kraft in der offenen Kette mit Side Lying Hip Abduction muss unbedingt auch funktionell und gangspezifisch in Übungen in geschlossener Kette im Stand und Gang transferiert werden (Standbeintraining und einbeinige Übungen).
Diverses	Die unterschiedliche Beckenanatomie zwischen Mann und Frau (z. B. Trochanter-Abstand) erfordert eine angepasste Instruktion und Organisation der Ausgangsstellung.
Biomechanik	Die Side Lying Hip Abduction mit Innenrotation der Hüfte kann als wirksame Methode zur Erhöhung der Glutäus-medius-Aktivierung und zur Verringerung der TFL-Aktivität während der Übung eingesetzt werden [1170]. Ein 6-wöchiges Training der seitlichen Hüftabduktion mit oder ohne externe Belastung (Zusatzgewicht) steigert die isometrische und exzentrische Kraft der Hüftabduktion in gleichem Maße [1223].
	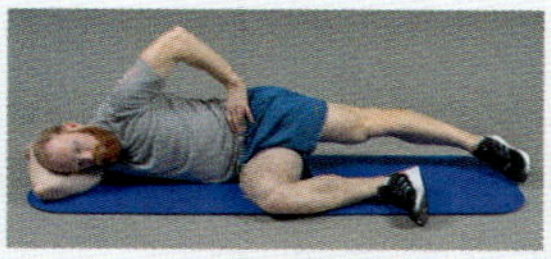 ASTE Side Lying Hip Abduction 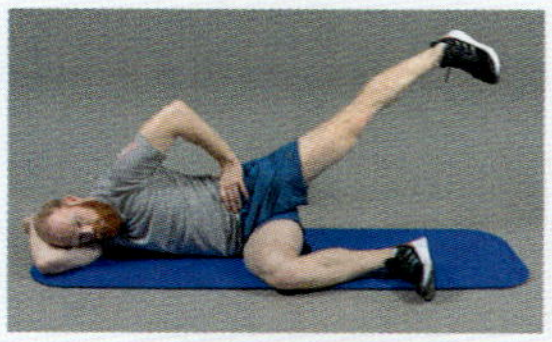 ESTE Side Lying Hip Abduction

Bildquellen: Universitätsklinik Balgrist, Med. Bilddokumentation, C. Urfer

Copenhagen Plank (Hip Adduction)

Tab. 4.26 Übungen für die untere Extremität.

Copenhagen Plank (Hip Adduction, Adduktoren)		
Muskulatur	Diese Übung zielt auf das Training der Hüftadduktoren ab. Aufgrund der ASTE im (erhöhten) Seitstütz werden die Adduktoren sowohl des Standbeines als auch des Spielbeines aktiviert. Die Rumpf- und Schultergürtelmuskeln auf der stützenden Seite sind die Stabilisatoren. Da das Standbein erhöht aufgelegt wird, kann das Becken abgesenkt und hochgedrückt werden, indem das Standbein in der Hüfte abduktorisch-adduktorisch bewegt wird. Somit sind die Adduktoren des Standbeines die Mobilisatoren. Die Adduktoren des unteren Spielbeines können isometrisch oder auch dynamisch, in offener Kette, eingesetzt werden.	
ADL	Die Adduktoren sind wichtige Stabilisatoren für die Hüftgelenke beim Gehen. In verschiedenen Sportarten werden den Adduktoren jedoch sehr unterschiedliche Anforderungen gestellt. So müssen diese zum Beispiel im Ballett oder Kunstturnen ausgesprochen dehnbar sein, während Fußballer*innen auf sehr kräftige Adduktoren angewiesen sind (Einbeinstand und Schuss).	
Varianten	Die ASTE ist entweder der Stütz auf dem Ellenbogen (s. u. ASTE Copenhagen Plank) oder auch auf der Hand, was deutlich mehr Stabilisierung benötigt. Vom Standbein her kann der Hebel kurz eingestellt werden, indem man das Knie 90° anwinkelt. So würde der M. gracilis insuffizient. Oder aber man lässt das Standbein gestreckt (langer Hebel). Standknie oder Standfuß können auf dem Boden oder vorzugsweise erhöht auf einem Stuhl oder einem Bänkchen aufgestellt werden.	
Methoden	im Kraftausdauertraining bis zur Submaximalkraft gut einsetzbar	
Reha-Aspekte	Zunächst können die Adduktoren in der offenen Kette aus Seitenlage trainiert werden. Zur Steigerung bietet sich die geschlossene Kette an, wobei der obere Fuß aus der Seitenlage oder im Seitstütz gehalten wird oder aufliegt. So nimmt der hüftstabilisierende Aspekt zu und es kann sowohl isometrisch als auch dynamisch trainiert werden.	
Diverses	Die biomechanischen Aspekte und Studienresultate wurden ausschließlich an Männern getestet (s. u.).	
Biomechanik	Die Ergebnisse einer systematischen Überprüfung deuten darauf hin, dass die Copenhagen-Plank-Übung die Adduktorenkraft, das Kraftverhältnis zwischen Adduktoren und Abduktoren und das EMG-Aktivitätsniveau erhöhen kann. Ferner ist sie in der Lage ist, einen Kräftigungsreiz in den Adduktoren zu erzeugen. Die untersuchten Studien umfassten nur männliche Fußballspieler. Die Verallgemeinerbarkeit auf andere Populationen ist dadurch eingeschränkt [1205]. Es hat sich gezeigt, dass Copenhagen-Plank-Excercise eine dynamische und einfache Übung ist, die bereits ihre Fähigkeit bewiesen hat, die morphologische Struktur (Architektur) und Flexibilität der Adduktorenmuskulatur, insbesondere des M. adductor longus, zu verändern [1121].	
	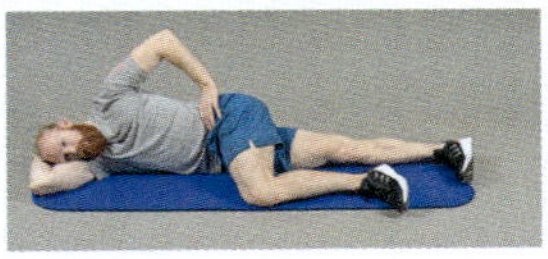 ASTE Hip Adduction	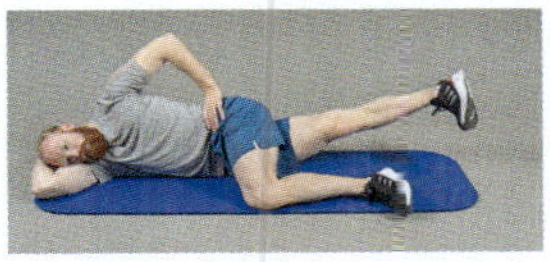 ESTE Hip Adduction
	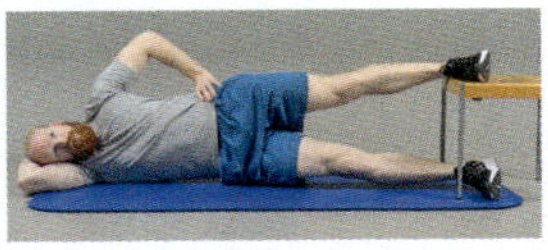 ASTE Copenhagen Plank	
Bildquellen: Universitätsklinik Balgrist, Med. Bilddokumentation, C. Urfer		

4.5.3 Übungen für die obere Extremität

Die Übungen für die obere Extremitäten können in Push- und Pull-Übungen unterteilt werden. Bei Push-Übungen werden hauptsächlich Muskeln eingesetzt, die das Gewicht von sich wegdrücken. Dazu gehören vor allem die Brustmuskulatur, die Schultermuskulatur und der M. triceps brachii. Bei Pull-Übungen werden hauptsächlich Muskeln verwendet, die eine Last heranziehen. Dies beinhaltet hauptsächlich die Muskeln im oberen Rücken, den M. biceps brachii und die an den Schultern inserierende Muskulatur.

Bench Press (Push)

Tab. 4.27 Übungen für die obere Extremität.

Bench Press (Push)	
Muskulatur	Die primären Muskeln, die bei der Bench Press die Hauptarbeit leisten, sind der M. pectoralis major, insbesondere Pars clavicularis und Pars sternocostalis. Die Mm. deltoideus und triceps brachii sind ebenfalls aktiv und tragen zur Streckung des Armes bei. Bei dieser Übung wirken verschiedene Muskeln als Stabilisatoren, um die Gelenke zu stabilisieren und eine sichere Durchführung der Bewegung zu gewährleisten. Der M. latissimus dorsi und der M. teres major im oberen Rücken unterstützen die Stabilisierung der Schulterblätter. Die Muskeln des Rumpfes, darunter der M. rectus abdominis und die schrägen Bauchmuskeln, gewährleisten Stabilität in der Wirbelsäule. Die ganze Wirbelsäule muss stabilisiert werden, um die Bewegung der Arme zu wiederlagern (extensorische und rotatorische Aktivität). Die Muskeln um das Schultergelenk, einschließlich der Rotatorenmanschette, tragen zur Gelenkstabilität bei. Die M. triceps brachii und pectoralis major weisen während der Bench press eine ähnlich hohe Aktivität auf. Diese sind signifikant höher als die Aktivität des M. deltoideus anterior [1215].
ADL	Der Bench Press erweist sich als äußerst effektiv, da er die vordere Muskelkette optimal trainiert und Vorteile bei allen Druckbewegungen bietet. Insbesondere die Kräftigung der Brust- und Schultermuskulatur trägt dazu bei, dass die Patient*innen wieder anspruchsvollere Lasten bewältigen können. Um das Schultergelenk zu stabilisieren, ist es von Vorteil, die Übungen durchzuführen, welche den M. deltoideus trainieren, da dieser eine entscheidende Rolle zur Stabilität beiträgt [1159].
Varianten	• Incline Bench Press: Bei dieser Variante wird die Hantelbank zwischen 60° und 90° gestellt und die Übung wird mit dem gleichen Handgriff durchgeführt. Die Schräge sorgt dafür, dass der M. deltoideus pars anterior und der M. pectoralis major pars clavicularis deutlich stärker beansprucht werden. • Tight Bench Press: Die beiden Hände werden näher aneinander gebracht (etwa 20 cm Abstand). Diese Variante hat zur Folge, dass ein Teil der Belastung weg vom M. pectoralis major hin zum M. triceps brachii geht. Das verwendete Gewicht ist in diesem Fall geringer als bei der neutralen Griffbreite (schulterbreit) [1215]. • Wide Bench Press: Bei dieser Variante wird der Griff deutlich mehr als schulterbreit angesetzt, wodurch mehr Belastung auf den M. deltoideus kommt und der M. triceps brachii weniger beansprucht wird.
Methoden	Durch das regelmäßige Ausführen eines einzigen Satzes mit 6–12 Wiederholungen und Gewichten im Bereich von etwa 70–85 % des maximalen Gewichts, dies 2–3-mal wöchentlich mit hoher Intensität bis zur Erschöpfung über einen Zeitraum von 8–12 Wochen, können erfahrene männliche Personen erhebliche, wenn auch nicht maximale Zuwächse in ihrer Kraftentwicklung erzielen [1124]. Durch das Hinzufügen einer instabilen Komponente (Gewicht hing an einem elastischen Band) konnte die Muskelaktivierung aller 3 Agonisten und des M. biceps brachii zur Stabilisierung der Schulter gesteigert werden [1230]. Beim Hinzufügen einer instabilen Komponente muss auf die Reduktion des Trainingsgewichtes geachtet werden. Diese Methode eignet sich aber vor allem für mit dieser Übung nicht vertraute Personen, da die neuromuskuläre Anpassung verbessert wird. Weiterhin eignet sich die Durchführung der Übung an einer Maschine auch für Anfänger, welche die Stabilität im Ellenbogen noch nicht aufweisen können, um die Übung fehlerfrei auszuführen [1230]. Diese Übung kann mit allen Krafttrainingsmethoden trainiert werden.
Reha-Aspekte	Wird die Übung auf einem Balancekissen oder auf einem Swissball durchgeführt, indem die Person mit dem Rücken auf der Unterlage liegt, betragen die 6RM-Lasten auf dem Balancekissen nur 93 % und auf dem Swissball nur 92 % zu den Lasten auf der stabilen Bank. Stabiles Bankdrücken führte zu einer höheren Muskelaktivierung in der Brustmuskulatur im Vergleich zum Swissball und zu einer höheren Aktivierung des M. triceps brachii im Vergleich zu den instabilen Oberflächen [1201].
Biomechanik	Entscheidend für die stärkere Aktivierung der 3 Anteile des M. pectoralis major ist die Neigung der Hantelbank. Die Pars clavicularis zeigt die höchste EMG-Aktivität bei einer Neigung von 30°. Pars sternocostalis und pars abdominalis sind am aktivsten bei einer Neigung von 0°. Wenn man sich speziell auf den M. deltoideus anterior konzentrieren will, ist eine Neigung von 60° die richtige Wahl. Es konnte zwischen den Neigungen 0°, 15°, 30°, 45° und 60° kein signifikanter Unterschied bei der Aktivierung des M. triceps brachii gefunden werden [1196].
	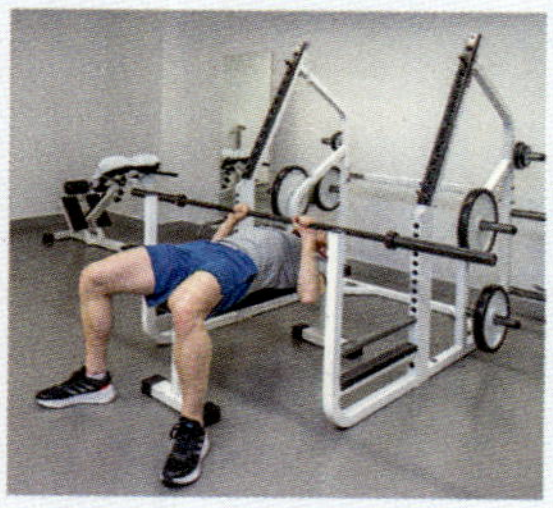 ASTE Bench Press 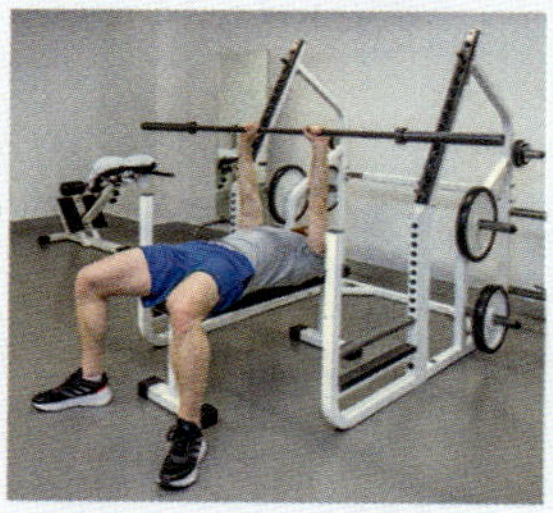 ESTE Bench Press

Bildquellen: Universitätsklinik Balgrist, Med. Bilddokumentation, C. Urfer

Overhead Front Press/Shoulder Press (Push)

Tab. 4.28 Übungen für die obere Extremität.

Overhead Front Press/Shoulder Press	
Muskulatur	Beim Overhead Front Press wird eine Langhantel im Stehen über den Kopf gedrückt. Die Hauptmobilisatoren dabei sind die Muskeln, welche die Hauptarbeit leisten, um die Langhantel nach oben zu bewegen: M. deltoideus, M. pectoralis major, besonders der vordere Teil (Pars clavicularis) und der mittlere Teil (Pars acromialis), der M. trapezius sowie der M. triceps brachii. Bei dieser Übung wirken mehrere Muskeln als Stabilisatoren, um die Gelenke, vor allem die Schulter, zu stabilisieren und eine sichere Ausführung der Bewegung zu gewährleisten. Der M. trapezius und der M. rhomboideus im oberen Rücken tragen zur Stabilisierung der Scapula bei. Die Muskeln des Rumpfes, wie der M. rectus abdominis, M. obliquus externus et internus abdominis und vor allem die tiefen Rückenmuskeln stabilisieren die Wirbelsäule und helfen dabei die aufrechte Haltung zu wahren. Die Muskeln um das Schultergelenk, vor allem die Rotatorenmanschette, unterstützen ebenfalls bei der Stabilisierung
ADL	Das Training des M. deltoideus ist von entscheidender Bedeutung, da dieser Muskel eine Schlüsselrolle bei der Stabilität des Glenohumeralgelenks spielt [1159]. Besonders für die Ausführung von Bewegungen des täglichen Lebens wie das Heben von Gegenständen, das Greifen, das Anziehen und das Erreichen von Objekten auf höherer Position ist ein trainierter M. deltoideus von Vorteil. Zudem werden beim Overhead Front Press, ähnlich wie beim Bench Press, präventive Effekte für Verletzungen im sportspielspezifischen Kontext erwartet (z. B. Schlagwurf im Handball). Die Stabilität des gesamten Körpers ist entscheidend, insbesondere im Beckenbereich, um eine Hyperlordose zu vermeiden, da die Kraft über die Füße auf den Boden übertragen wird [1193].
Varianten	• Dumbbell Front Press: Jeder Arm erfährt ein individuelles Training, um gezielt auf eventuelle Schwächen einzugehen. Dies geschieht durch die Anpassung des Gewichts auf der betroffenen Seite. Darüber hinaus wird der Bewegungsumfang erweitert, da die einzelne Hantel tiefer unterhalb des Kinns geführt werden kann. • Seated Front Press: Beim Vergleich von Dumbbell- und Kettlebell-Press bei gleicher Belastung (6 kg und 70 % des 1 RM) konnten keine signifikanten Unterschiede in der Aktivierung der Muskeln festgestellt werden. Die Muskelaktivität aller beteiligter Muskeln, mit Ausnahme des M. trapezius pars ascendens, war jedoch bei der Kettlebell-Variante immer höher. Die unterschiedliche Schwerpunktlage der Kettlebell im Vergleich zur Hantel kann die Aktivität der Schultermuskulatur beim Front Press erhöhen [1215].
Methoden	Bei einer Untersuchung wurde analysiert, welche Wirkung es auf die Aktivierung der Muskulatur hat, ob die Person einen Front Press vor dem Kopf oder hinter dem Kopf ausführt und dies einmal an der Maschine und einmal mit der Langhantel. Zusammenfassend lässt sich sagen, dass die Ausführung des Front Press hinter dem Kopf die Aktivierung des M. deltoideus medius et posterior erhöht, während die Ausführung der Front Press vor dem Kopf die Aktivierung des M. pectoralis major begünstigt. Die Front Press mit der Langhantel aktiviert die Muskulatur stärker als die Verwendung der Maschine [1144].
Reha-Aspekte	Der Front Press zeigt im Vergleich zur Schulterflexion mit oder ohne Gewicht eine geringere Skapulainnenrotation, eine ausgeprägtere Aufwärtsrotation und eine stärkere posteriore Neigung, insbesondere im Bereich der Anfangs- bis Mittestrecke der Schulterflexion. Zudem wurde eine erhöhte Klavikularetraktion und -elevation während des Front Press beobachtet. Dies könnte es zu einer nützlichen Rehabilitationsübung machen (sofern es der Schmerz erlaubt) für Patient*innen mit eingeschränkter skapulären Außenrotation und posteriorer Neigung [1162]. Da die Kraftübertragung bis zu den Füßen erfolgt und sich im Boden verankert, erfordert diese Übung eine umfassende Stabilisationsleistung des gesamten Körpers. Besonders im Beckenbereich ist Stabilitätsarbeit erforderlich, um eine Hyperlordose zu vermeiden.
Diverses	In einer randomisierten und kontrollierten Studie wurde der Einfluss eines 8-wöchigen Krafttrainingsprogramms auf die Gelenkpositionssensitivität (JPS) der Schulter untersucht. Hintergrund der Studie ist die zentrale Bedeutung der Propriozeption für die motorische Kontrolle und Gelenkstabilität bei den ADLs und sportlichen Aktivitäten. Das 8-wöchige Krafttrainingsprogramm wurde 3-mal pro Woche durchgeführt und umfasste die Übungen: Bench Press, Lat Pull Down, Overhead Front Press und Sit-ups. Die Ergebnisse zeigten eine signifikante Wechselwirkung zwischen Gruppe und Zeit. Vor dem Training gab es keine signifikanten Unterschiede zwischen den Gruppen, nach dem Training jedoch schon. Interessanterweise führte das Krafttraining mit Übungen gleicher Intensität zu einer Verbesserung der JPS im Vergleich zu Übungen mit unterschiedlicher Intensität. Die Ergebnisse deuten darauf hin, dass das Training mit gleicher Intensität zu einer Sensibilisierung der Muskelspindeln und damit zu einer verbesserten neuromuskulären Kontrolle in der Schulter führt [1202].
Biomechanik	Die Stabilisierung des Schultergelenks übernehmen die Mm. deltoideus, latissimus dorsi, teres major und die Rotatorenmanschette (M. supraspinatus, M. infraspinatus, M. teres minor und M. subscapularis) [1159] In einer Studie wurden die Muskelaktivität der Schulterstabilisatoren und der Hauptmuskulatur sowie die Verlagerung des Druckpunkts (center of pressure, CoP) während des Overhead Front Press unter verschiedenen Bedingungen untersucht. Die Übung ist stark von den Muskeln für die dynamische Stabilität abhängt. Dabei untersuchten die Wissenschaftler 3 verschiedene Varianten der Übung: mit gerader stabiler Langhantel (SS), mit gerader instabiler Langhantel (SU) mit Kettlebells, die an elastischen Bändern fixiert waren, und mit einer instabilen „Erdbeben"-Langhantel (EU), ebenfalls mit Kettlebells an elastischen Bändern. Die Testpersonen drückten bei 10 Wiederholungen jeweils 50 % ihrer maximalen 1-RM. Die Ergebnisse zeigten, dass das Pressen mit der EU die Aktivierung verschiedener Muskeln im Vergleich zur SS erhöhte. Dazu gehörten Muskeln wie M. biceps brachii, M. erector spinae, M. latissimus dorsi, M. pectoralis major, M. rectus abdominis, M. rhomboideus und M. serratus anterior. Die SU erhöhte dagegen nur die Aktivierung des M. erector spinae und des M. latissimus dorsi. Die EU führte auch zu größeren Druckpunktverschiebungen im Vergleich zu den anderen Bedingungen. Daraus lässt sich Schlussfolgern, dass die Verwendung der EU eine effektivere Wahl sein kann, um die Stabilisatoren der Schulterblätter zu aktivieren [1232].

Tab. 4.28 Fortsetzung

Overhead Front Press/Shoulder Press	
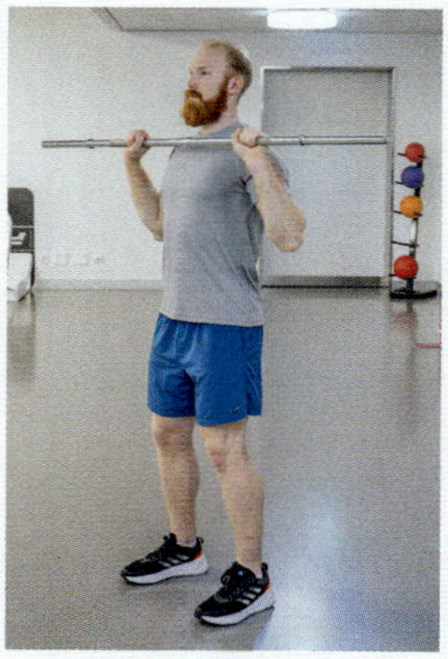 ASTE Overhead Front Press/ Shoulder Press	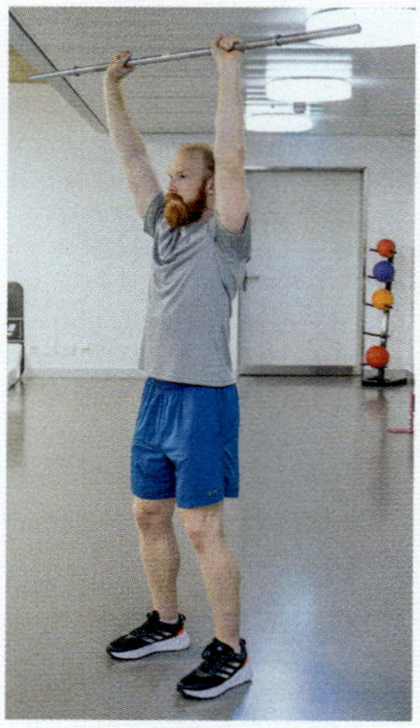 ESTE Overhead Front Press/ Shoulder Press
Bildquellen: Universitätsklinik Balgrist, Med. Bilddokumentation, C. Urfer	

Knee-Push-up

Tab. 4.29 Übungen für die obere Extremität.

Knee-Push-up	
Muskulatur	Der Knee Push-up ist eine Mehrgelenksübung für den Oberkörper, die in einer geschlossenen Kette ausgeführt wird. Die Hauptmuskeln, die während der Ausführung aktiv sind, sind M. pectoralis major, M. pectoralis minor, M. triceps brachii und M. deltoideus pars clavicularis. Der M. pectoralis major und der M. pectoralis minor sind für das Vorwärtsheben und die Adduktion der Arme nach vorn verantwortlich und drücken bei Push-up nach oben. Der M. triceps brachii arbeitet eng mit den Brustmuskeln zusammen und ist für die Streckung der Arme und das Hochdrücken des Körpers verantwortlich. Der M. deltoideus pars clavicularis unterstützt die Bewegung. Stabilisatoren sind die Mm. rhomboides, erector spinae, rectus abdominis, obliquus externus abdominis, obliquus internus abdominis, transversus abdominis, quadriceps femoris und glutaeus maximus. Diese Muskeln sorgen dafür, dass der Oberkörper während des Push-up gerade und neutral bleibt. Die Push-ups und ihre zahlreichen Variationen werden bevorzugt, weil sie leicht an verschiedene Schwierigkeitsgrade angepasst werden können und angenehm auszuführen sind. Sie gelten als förderlich für die Stabilität der Gelenke und die Eigenwahrnehmung durch die Druckkräfte, insbesondere bei Schulterinstabilität. Darüber hinaus sind Push-ups eine Routineübung in der Rehabilitation von Verletzungen der oberen Extremitäten, insbesondere der Schulter.
ADL	Push-ups und Variationen dieser, mit progressiver Muskelaktivierung, bereiten die Trainierenden auf die Anforderungen an die Kontrolle und Kraft der oberen Extremitäten bei einer sicheren Rückkehr in den Beruf oder Sport vor [1163]. Push-ups trainieren in erster Linie die Brust-, Schulter- und Armmuskeln. Die Entwicklung von Kraft in diesen Bereichen kann Aktivitäten, die Schieben oder Heben beinhalten, wie das Tragen von Lebensmitteln oder das Heben von Gegenständen, erheblich verbessern. Push-up-Übungen stärken die Muskeln, die für eine gute Körperhaltung verantwortlich sind. Dies kann den negativen Auswirkungen von langem Sitzen oder Bücken entgegenwirken und das Risiko von Haltungsschäden oder Rückenschmerzen bei alltäglichen Aktivitäten verringern.
Varianten	Der Push-up lässt sich in zahlreichen Variationen ausführen und ist somit eine vielseitige Übung für alle Leistungsstufen. Die Übung kann durch Anpassung der Unterstützung und der Ausführungsmethode modifiziert werden, z. B. durch Abstützen auf den Füßen oder Knien und Veränderung des Abstands zwischen den Knien oder Füßen und den Handflächen. Weitere Anpassungen betreffen die Position der Hände und den Winkel der Gelenke, die Bewegungsfreiheit, die Geschwindigkeit, die Unterlage – z. B. ein BOSU-Ball oder ein Balance Board – sowie die Höhe der Unterlage, z. B. eine Bank, ein Step-up oder eine Wand, oder das Hinzufügen eines Widerstandsbands. • Push-up: Der „normal" Push-up ist anspruchsvoller als der Knee Push-up und kann die primären Muskelaktivatoren und die Muskeln der Rotatorenmanschette effektiver stärken, da die höheren angewandten Kräfte zu einer stärkeren EMG-Aktivität im M. pectoralis major und M. triceps brachii führen als beim Knee Push-up. [1156][1178][1220]. • Der Wall Push-up ist eher für Einsteiger geeignet, die noch nicht in der Lage sind, einen Knee Push-up durchzuführen. Durch das Drücken gegen die Wand wird ein Teil der durch die Schwerkraft verursachten Belastung reduziert, wodurch die Übung leichter auszuführen ist. Der Wall Push-up ist weniger anspruchsvoll, erfordert ungefähr den gleichen Armhebungswinkel und führt zu einem höheren Verhältnis zwischen oberem Trapezius und Serratus anterior im Vergleich zum Push-up [1220].

Tab. 4.29 Fortsetzung

Knee-Push-up	
Methoden	Die Trainingsplanung sollte immer eine Analyse der funktionellen Kapazität des Patienten oder der Patientin beinhalten, einschließlich einer Bewertung anderer muskuloskelettaler Störungen, die durch ein hohes Trainingsniveau beeinträchtigt werden können, insbesondere bei Übungen auf instabilen Oberflächen [1163]. Die Multiplikation der Anzahl der Sätze mit der Anzahl der ausgeführten Wiederholungen ist die einzige quantifizierbare Angabe zur Bestimmung des Trainingsvolumens für Push-ups. Es ist bekannt, dass die gesamte muskuläre Aktivierung der Hauptakteure mit zunehmender Übungsvariation steigt. Darüber hinaus wirken sich die Handposition und die Gelenkwinkel während der Ausführung der Bewegung sowie die verwendete Unterlage auf das Aktivierungsmuster der Synergisten der oberen Extremitäten und der stabilisierenden Skapula- und Rumpfmuskeln aus [1220]. Eine niedrige Muskelaktivität wird im Allgemeinen für die frühe Rehabilitation empfohlen oder wenn eine minimale Muskelaktivität gewünscht wird, während hohe Aktivitätswerte für spätere Rehabilitationsübungen und allgemeine Kräftigung vorbehalten sind [1163].
Reha-Aspekte	Der Knee Push-ups ist eine effektive Wahl für diejenigen, die gern den Fokus auf Eigenkörpergewichtsübungen legen wollen und darauf abzielen, das Kraftverhältnis zwischen dem oberen M. trapezius und dem M. serratus anterior zu optimieren, da ein geringerer Prozentsatz des Körpergewichts getragen wird als bei dem Push-ups und der M. serratus anterior während der Übung verstärkt aktiv ist. Daher können Therapeut*innen in der Rehabilitation den Knee Push-up verwenden, um in den frühen Stadien der eigenkörpergewichtsbasierten Schulterrehabilitation eine optimale Stabilität des Schultergelenks zu fördern, und im weiteren Verlauf des Rehabilitationsprogramms auf den Push-up wechseln, um sich auf die Wiederherstellung der Stabilität und Kraft des Schultergelenks zu konzentrieren. Ebenso kann der Knee Push-up zur Förderung der Stabilität des Schultergürtels und der Push-up zur Entwicklung der Kraft und Ausdauer der Rotatorenmanschette eingesetzt werden. Darüber hinaus reduziert das Push-up-Training nachweislich die Scherkräfte, verbessert die Propriozeption und die dynamische Stabilität und erhöht die Ko-Kontraktion und Muskelrekrutierung. Bei der Einbeziehung des Knee Push-ups in Rehaprogrammen für Patient*innen mit Verletzungen der oberen Extremitäten muss die ROM oder die Übung möglicherweise so modifiziert werden, dass sie sicher ausgeführt werden kann und dass die Erhöhung des Widerstands durch die ROM keine unangemessene Belastung für schwache oder verletzte Strukturen darstellt. Was die akuten Auswirkungen betrifft, so haben Studien gezeigt, dass Push-ups die neuromuskuläre Koordination verbessern und die Druckkräfte und die Stabilität der Gelenke erhöhen. Es wird außerdem empfohlen, Push-ups mit neutralem Handgelenk auszuführen, um Bänderverletzungen oder Schmerzen im Handgelenk zu vermeiden [1145][1220].
Diverses	Mier et al. untersuchten die Unterschiede in der Kraft zwischen den Geschlechtern bei der Durchführung von Push-ups und Knee Push-ups. Sie zeigten, dass in der statisch aufrechten Position die relative Belastung zwischen Männern und Frauen gleich war. In der statischen Abwärtsposition (d. h. mit gebeugtem Ellenbogengelenk) war die relative Belastung jedoch bei Männern höher als bei Frauen. Diese Daten deuten darauf hin, dass es geschlechtsspezifische Unterschiede in den relativen Belastungen gibt, die durch Push-ups erzeugt werden. Dies liegt daran, dass Frauen einen etwas geringeren Anteil ihrer Skelettmuskulatur im Oberkörper haben und im Allgemeinen eine kleinere Brust- und Schulterbreite als Männer aufweisen. Dies könnte zu einem kürzeren Hebelarm bei Frauen beitragen und einen Einfluss auf das Drehmoment sowie die Belastung und Intensität des Push-up haben [1178].
Biomechanik	Eine Studie hat gezeigt, dass Push-ups, bei denen sich Handgelenk und Unterarm in einer neutralen Position befinden, die geringste Belastung für das Handgelenk erzeugen [1145]. Nach einer anderen Studie bewirken Veränderungen in der Platzierung der Hände eine Bodenreaktionskraft (GRF) zwischen von 52,9 und 72,9 % des Körpergewichts [1147]. Dann wurden auch die GRF, die den Schwerkraftwiderstand bei der Bewegung angeben, bei der Ausführung verschiedener Liegestützvarianten beobachtet. Dabei sah man, dass die GRF-Spitzenwerte über die gesamte ROM bei den Push-ups deutlich höher waren als bei Knee Push-ups. Schließlich berichtete eine Untersuchung, dass der Push-up eine stärkere EMG-Aktivität in den Mm. pectoralis major und triceps brachii hervorrief als der Knee Push-up [1156]. Die relative Belastung in statischer Position betrug mit gestreckten Ellenbogen beim Push-up 66 % des Körpergewichts, beim Knee Push-up jedoch nur 53 %. Dieser Unterschied hängt vermutlich mit Unterschieden im Hebelarm und dem relativen Körpergewicht zusammen. Insgesamt werden bei Männern bis zu 3 Viertel des Körpergewichts während eines Push-ups und mehr als die Hälfte des Körpergewichts während des Knee Push-up auf die Arme und den Oberkörper übertragen [1220].
	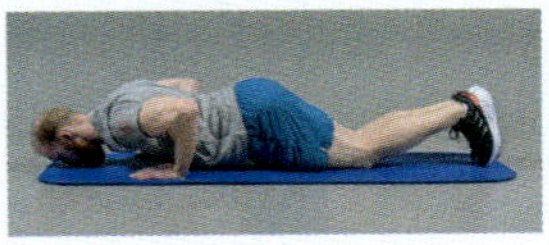 ASTE Knee Push-up 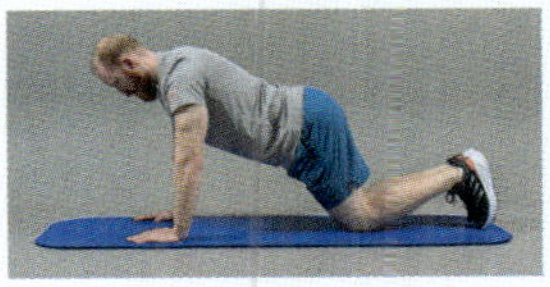 ESTE Knee Push-up
	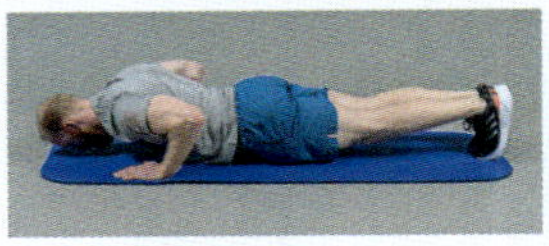 ASTE Push-up 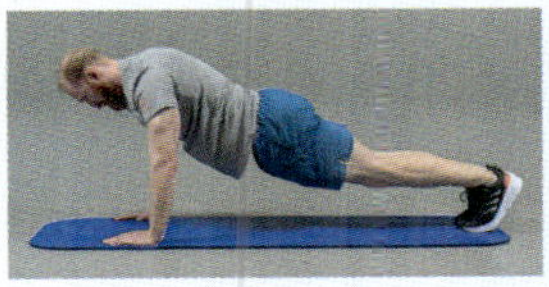 ESTE Push-up
Bildquellen: Universitätsklinik Balgrist, Med. Bilddokumentation, C. Urfer	

Wrist Curl (pull/push)

Tab. 4.30 Übungen für die obere Extremität.

Wrist Curl	
Muskulatur	Ein klassischer Wrist Curl mit einem Dumbbell findet in der offenen Kette statt. Beim Wrist Curl (Handrücken nach oben) wird hauptsächlich die Unterarmmuskulatur beansprucht. Diese umfasst M. flexor carpi radialis, M. flexor carpi ulnaris, M. palmaris longus, M. flexor digitorum superficialis und M. flexor digitorum profundus. Diese Muskeln sind für die Palmarflexion des Handgelenks verantwortlich und spielen eine entscheidende Rolle bei zahlreichen Hand- und Armbewegungen. Die Antagonisten beim Wrist Curl sind die Muskeln, die für die Dorsalextension verantwortlich sind. Die Hauptantagonisten sind M. extensor carpi radialis brevis, M. extensor carpi radialis longus und M. extensor carpi ulnaris. Wenn der Handrücken nach unten gerichtet ist, wirken die Agonisten und Antagonisten genau umgekehrt. Somit lässt sich durch die Rotation der Hand der Fokus der Muskulatur ändern.
ADL	Eine gestärkte Unterarmmuskulatur ist wichtig für das Greifen, Heben und Tragen von Gegenständen, das Drehen von z. B. Türklinken, das Öffnen von Flaschen und das Festhalten von z. B. Werkzeugen. Bei praktisch jeder ADL wird die Hand oder genauer die Grifffunktion benötigt, was diese Übung und das Training der Handgelenksmuskulatur so bedeutsam macht.
Varianten	• Langhantel: Anstelle der Kurzhantel wird nun eine Langhantel zur Ausführung der Übung verwendet. Die Hantel wird mit einem Untergriff gegriffen, die Handflächen zeigen nach oben. Die Aufwärtsbewegung beginnt mit einem langsamen Beugen der Handgelenke, wodurch die Hantel nach oben gerollt wird. Die Hantel sollte so weit wie möglich gehoben werden, wobei darauf zu achten ist, dass die Spannung in den Handgelenken erhalten bleibt. Am höchsten Punkt, wenn die Handgelenke vollständig gebeugt sind, kurz innehalten. Die Abwärtsbewegung erfolgt dann kontrolliert, indem die Hantel in die neutrale Position zurückgeführt wird. • Theraband: Eine alternative Methode, den Wrist Curl durchzuführen, ist die Anwendung eines Therabandes. Die Person befestigt das Theraband an einem festen Punkt und hält es mit der betroffenen Hand fest. Die elastischen Therabänder erfordern eine erhöhte muskuläre Stabilisierung und Koordination während der Übung. Die multidirektionale Zugkraft, die durch Therabänder ermöglicht wird, stellt insbesondere bei der Verbesserung funktioneller Bewegungsmuster einen erheblichen Vorteil dar. Dabei kann sehr gut eine ADL-Bewegung imitiert werden. Diese Vielseitigkeit ist besonders wichtig, wenn es darum geht, die Muskelkoordination in realen, alltagsnahen Bewegungen zu verbessern.
Methoden	Wrist Curls können sowohl mit hohem Volumen als auch mit hohem Gewicht durchgeführt werden. Vor allem Pyramidensätze (Übungsreihen, bei denen die Anzahl der Wiederholungen pro Satz schrittweise erhöht und dann wieder reduziert wird) oder Drop-Sätze (eine Trainingsmethode, bei der nach Erreichen des Muskelversagens mit einem leichteren Gewicht unmittelbar weiter trainiert wird, um den Muskel vollständig auszureizen) eignen sich gut bei der Wrist Curl.
Reha-Aspekte	Ein wichtiger Indikator in der Medizin ist die Handgriffkraft. Sie ist nachweislich ein Indikator für die Mortalität bei geriatrischen Patient*innen im Akutkrankenhaus [1167]. Deshalb ist der Wrist Curl ein wichtiger Bestandteil eines Trainings für Patient*innen im akutstationären Setting. Dabei spielt es keine Rolle, ob der Wrist Curl mit einem Theraband, einer Hantel oder z. B. mit einer Wasserflasche durchgeführt wird. Als Assessment für die Griffkraft kann der Jamar durchgeführt werden (Kap. 3.5).

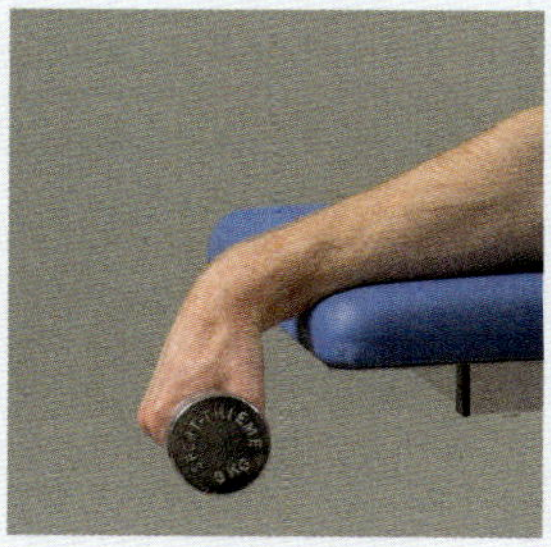 ASTE Wrist Curl (Handrücken nach oben)	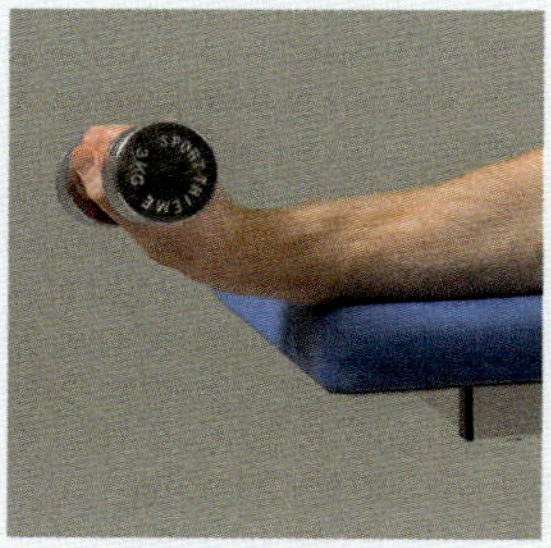 ESTE Wrist Curl (Handrücken nach oben)
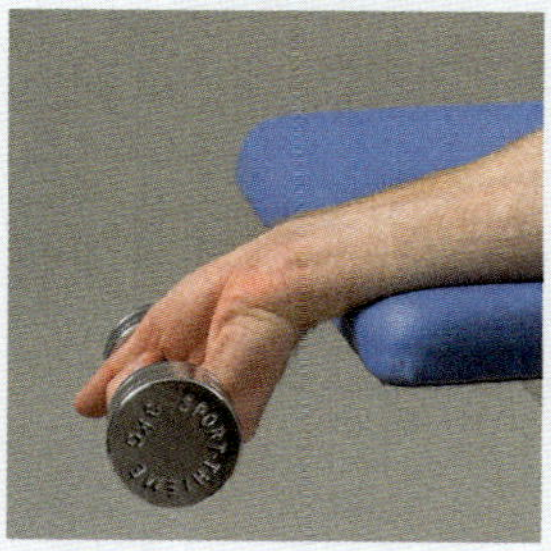 ASTE Wrist Curl (Handrücken nach unten)	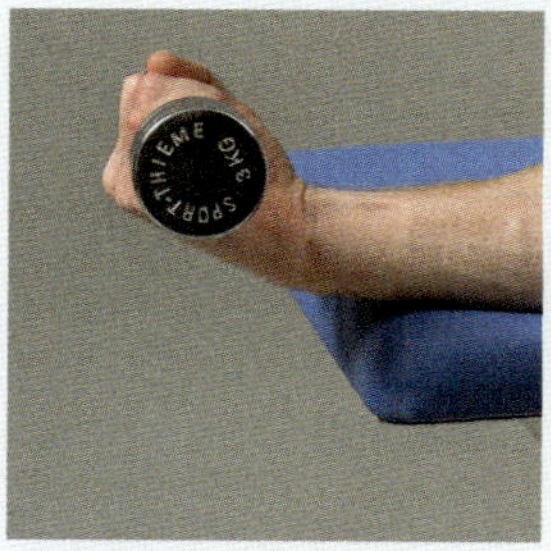 ESTE Wrist Curl (Handrücken nach unten)

Bildquellen: Universitätsklinik Balgrist, Med. Bilddokumentation, C. Urfer

Row (pull)

Tab. 4.31 Übungen für die obere Extremität.

Row	
Muskulatur	Die primären Mobilisatoren bei der Row-Übung sind der M. latissimus dorsi sowie der M. rhomboideus. Diese Muskeln arbeiten synergistisch, um die Hauptarbeit bei der Ziehbewegung zu leisten. Der M. biceps brachii und der M. brachialis sind ebenfalls aktiv und unterstützen die Flexion im Ellenbogengelenk. Verschiedene Muskeln wirken als Stabilisatoren, um die Gelenke zu stabilisieren und eine korrekte Ausführung der Übung sicherzustellen. Der M. trapezius (vor allem pars descendens) und der M. infraspinatus unterstützen die Stabilisierung der Schulterblätter und des Schultergelenks. Die Muskeln des Rumpfes, darunter der M. erector spinae und die schrägen Bauchmuskeln, helfen dabei, die Wirbelsäule zu stabilisieren und eine gute Körperhaltung aufrechtzuerhalten. Dies ist eine Übung in der geschlossenen Kette. In geschlossenen Kettenübungen bewegt sich die Extremität, in diesem Fall der Arm, gegen einen festen Widerstand und interagiert dabei mit einer festen Oberfläche oder einem festen Punkt. Übungen in geschlossener Kette neigen dazu, mehr Muskeln einzubeziehen und können die funktionelle Kraft und Stabilität verbessern, da sie den Körper in einem natürlicheren Bewegungsmuster involvieren.
ADL	Die Übung unterstützt vor allem das Heben und Tragen von Dingen. Weiterhin hilft die Kräftigung des oberen Rückens, die Haltung der Person zu verbessern. Es konnte gezeigt werden, dass ein Training mit 40 % des 1RM bei 12–14 Wiederholungen zu ähnlichen Kraft- und Leistungsverbesserungen führt wie ein Training mit 80 % der 1RM bei 8–10 Wiederholungen mit geringer Bewegungsgeschwindigkeit [1203]. Eine andere Studie stellte fest, dass die wahrgenommene Anstrengung bei einer Gruppe älterer Erwachsener signifikant höher war, wenn mit 80 % der 1RM bei niedriger Bewegungsgeschwindigkeit im Vergleich zu 40 % der 1RM bei hoher Bewegungsgeschwindigkeit trainiert wurde, selbst wenn der Gesamtumfang der Belastung gleich war [1195]. Zusammenfassend kann gesagt werden, dass ein Training mit hoher Bewegungsgeschwindigkeit und geringer externer Belastung für ältere Erwachsene vorteilhaft sein kann, insbesondere im Hinblick auf die Verbesserung der Leistungsfähigkeit bei den ADLs. Es konnte gezeigt werden, dass diese Trainingsmethode vergleichbare Ergebnisse in Bezug auf Kraft und Leistung liefert, wie das Training mit schwereren Gewichten und geringerer Bewegungsgeschwindigkeit, jedoch bei geringerer wahrgenommener Anstrengung. Dies könnte besonders wichtig sein, um ältere Erwachsene vor Verletzungen zu schützen und die Effektivität des Trainings für ihre spezifischen Bedürfnisse zu maximieren [1195].
Varianten	Bent Over Barbell Row: Bei der Bent Over Barbell Row steht man in einer vornübergebeugten Position, während man eine Langhantel mit einem Obergriff hält. Der Oberkörper ist parallel zum Boden geneigt. Die Bent Over Barbell Row beinhaltet eine vertikale Zugbewegung, bei der die Langhantel in Richtung Bauch gezogen wird. Dies Position aktiviert noch mehr den M. latissimus dorsi und die unteren Rückenmuskeln. Durch die stehende Position wird deutlich mehr Gleichgewicht benötigt und die Bewegung wird komplexer und beansprucht deutlich mehr die komplette dorsale Kette [1193]. Body Row: Die Body Row, auch als Reverse Push-up oder Horizontal Pull-up bezeichnet, ist eine Kraftübung, bei der eine Person an einer Stange hängt und sich horizontal nach oben zieht. Durch die Neigung des Körpers gegenüber der Stange kann der Schwierigkeitsgrad der Übung angepasst werden, sodass sie für Personen mit unterschiedlichem Fitnessniveau geeignet ist. Dies macht den Body Row gerade im Rehakontext zu einer brauchbaren Übung, die in verschiedene Trainingsprogramme integriert werden kann.
Reha-Aspekte	In einer Studie wurde das Verhalten des M. erector spinae und des M. trapezius nach 3 Rückenübungen, darunter das Rudern, untersucht. Nach dem Training wurde eine Abnahme der Ruheaktivität beider Muskeln um etwa 10–15 % festgestellt. Diese Ergebnisse deuten auf einen entspannenden Effekt hin, der möglicherweise zur Linderung von Rückenschmerzen beitragen kann. Die Studie unterstreicht die rehabilitative Bedeutung des Ruderns und sein Potenzial als unterstützende Maßnahme bei muskuloskelettalen Beschwerden im unteren Rücken [1229].
Biomechanik	Die Skapulakinematik zeigte eine anteriore Kippstellung während der Row-Übung. Weiterhin geht bei der Ausführung das Schultergelenk in eine Innenrotation. Der M. infraspinatus wird bei der Übung recht wenig aktiviert, sodass er durch diese Übung auch nicht trainiert werden kann [1130]

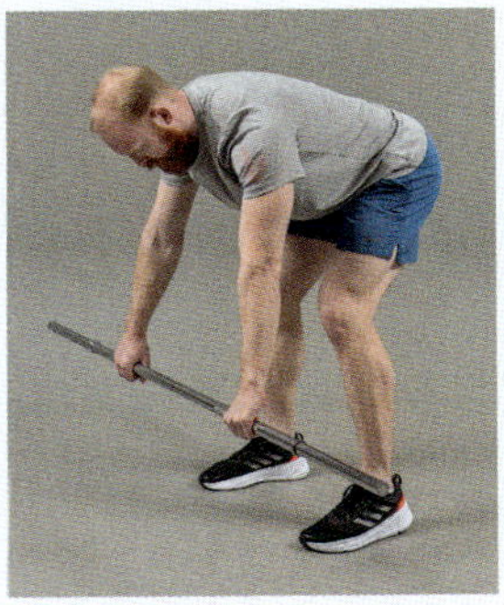

ASTE Bent Over Barbell Row

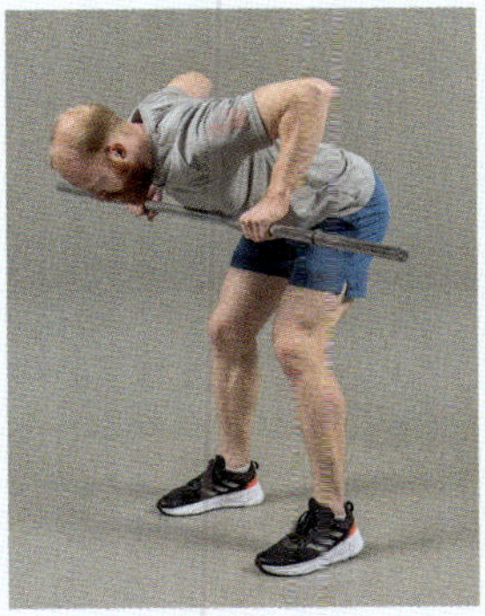

ESTE Bent Over Barbell Row

Tab. 4.31 Fortsetzung

Row		
	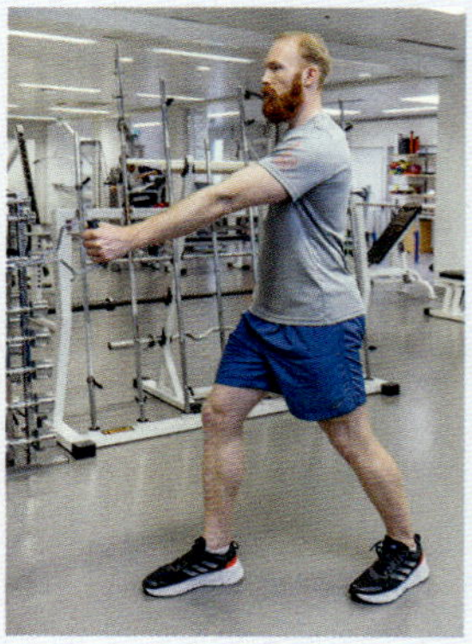 ASTE Row – einarmig am Kabelzug	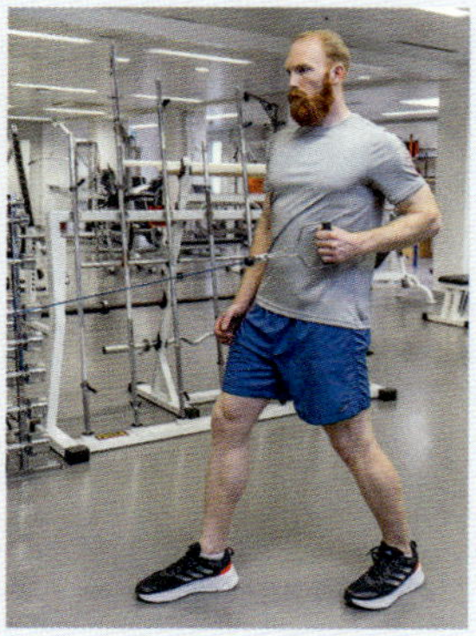 ESTE Row – einarmig am Kabelzug

Bildquellen: Universitätsklinik Balgrist, Med. Bilddokumentation, C. Urfer

Lat Pull-down (Pull-ups) (pull)

Tab. 4.32 Übungen für die obere Extremität.

Lat Pull-down (Pull-ups)	
Muskulatur	Der Lat Pull-down ist eine mehrfachgelenkige Übung, die Bewegungen des Schulterkomplexes und des Ellenbogengelenks einschließt [1212]. Er beansprucht verschiedene Muskeln im oberen Rücken und in der Schulter. Der Hauptmuskel ist der M. latissimus dorsi. Zusätzlich dazu helfen der M. trapezius, insbesondere der Pars descendens, und M. biceps brachii mit. M. infraspinatus und M. supraspinatus stabilisieren die Schulter bei der Übung. Die Übung findet in einer geschlossenen Kette statt, wenn beide Hände gleichzeitig ziehen, in einer offenen, wenn einseitig trainiert wird.
ADL	Der Lat Pull-down zielt darauf ab, die Kraft und die Kraftausdauer im oberen Körper zu verbessern. Dabei werden vor allem das Glenohumeralgelenk und der M. latissimus dorsi ins Auge gefasst. Letzterer spielt eine entscheidende Rolle bei ADLs, wie dem entgegengesetzten Armschwung, der Fortbewegung oder beim Transfer aus dem Sitz. Dadurch kann die Übung die Leistungsfähigkeit in den ADLs fördern. Darüber hinaus trägt die verbesserte Kraft im oberen Rücken zur Förderung einer aufrechten Haltung bei, was ein wesentlicher Faktor ist, um Rückenbeschwerden und Haltungsprobleme zu verhindern [1212].
Varianten	Pull-ups: Eine Studie verglich Pull-ups mit Lat Pull-downs hinsichtlich Kinematik und Muskelaktivität. Pull-ups zeigten in der konzentrischen Phase eine höhere Aktivität der Mm. biceps brachii und erector spinae sowie eine bessere Kinematik im Vergleich zu Lat Pull-downs. In der exzentrischen Phase war die Muskelaktivität nur beim M. rectus abdominis beim Lat Pull-down höher, sonst dominierte die Pull-up-Übung [1146]. Die Ergebnisse deuten darauf hin, dass Pull-ups als funktionellere Übung betrachtet werden können, insbesondere für den M. biceps brachii und die obere Rückenmuskulatur. Weite und umgekehrte Pull-ups zeigten Kinematikmuster, die mit einem erhöhten Impingement-Risiko verbunden sind, deshalb wird empfohlen eine klassischen Pull-up, also Handfläche nach außen, durchzuführen [1226]. Insgesamt ist diese Übung deutlich komplexer und nicht für alle Patient*innen geeignet. Eine gute Variante des Lat Pull-downs ist der Transfer im Sitz zur Seite (s. u. Abb. ADL-Training). Dabei sitzt die Person z. B. auf einer Behandlungsbank und stützt sich mit beiden Händen (Palmarflexion und Innenrotation) in die Unterlage. Dann hebt er das Gesäß und rutscht in eine Richtung. Durch diese Bewegung werden vor allem der M. latissimus dorsi und der M. triceps brachii aktiviert, insbesondere auf der Seite, in deren Richtung die Person rutscht. Diese Übung hilft beim Einüben eines Transfers und stärkt gleichzeitig die Muskulatur.
Methoden	Eine Studie untersuchte die Griffart bei dem Lat Pull-down. Die Ergebnisse deuten darauf hin, dass der Lat Pull-down mit einem weitgreifenden anterioren (pronierten) Handgriff im Vergleich zu anderen Handpositionen während sowohl der konzentrischen als auch der exzentrischen Phasen der Bewegung zu einer signifikant höheren Muskelaktivität im M. latissimus dorsi führt. Demnach ist dieser Griff besonders effektiv, um den Muskel während der Übung gezielt zu beanspruchen [1173] [1208].
Reha-Aspekte	Durch die Aktivierung des M. latissimus dorsi beim Lat Pull-down wird nicht nur die Schultermuskulatur gekräftigt, sondern es bessert sich auch der Bewegungsablauf im Schultergelenk. Durch die Betonung des M. latissimus dorsi und des M. trapezius unterstützt die Übung auch die Stabilisierung und Kräftigung der Rückenmuskulatur. Die Möglichkeit der Belastungsanpassung erlaubt eine kontrollierte Intensitätssteigerung, was in der Reha von entscheidender Bedeutung ist. Der Lat Pull-down trägt somit nicht nur zur Stabilisierung des Rückens bei, sondern fördert auch die Funktionswiederherstellung im Bereich der dorsalen Kette in den oberen Extremitäten.

Tab. 4.32 Fortsetzung

Lat Pull-down (Pull-ups)	
Diverses	Eine Studie ergab, dass die Verwendung von Zughilfen beim Lat Pull-down bei trainierten Personen keine wesentlichen Vorteile in Bezug auf maximale Kraft, Wiederholungszahl oder Muskelaktivierung bietet [1227]. Trotz der unterschiedlichen Studienergebnisse lässt sich festhalten, dass Front-of-the-Neck (FNL) in Bezug auf das Hauptziel der Übung (Steigerung der Muskelkraft der Mm. pectoralis major und latissimus dorsi) eine ebenso hohe oder sogar höhere Muskelaktivität hervorruft als Behind-the-Neck (BNL). Mit der Variante BNL geht ein theoretisches Verletzungsrisiko einher. Auch wenn Kohortenstudien keine klare Verbindung zwischen BNL und Schulterverletzungen aufzeigen, scheint es unnötig zu sein und sollte vermieden werden. Des Weiteren gibt es keine Sportart oder tägliche Aktivität, die Bewegungsmuster erfordert, die auch nur annähernd denen von BNL ähneln. Im Gegensatz dazu weist FNL viele sportartspezifische Anwendungen auf [1214].
Biomechanik	Eine Studie untersuchte die Muskelaktivität und die Maximalkraft bei engem, mittlerem und weitem Griff. Dabei wurde festgestellt, dass es kaum Unterschiede bei den Aktivitäten der Mm. latissimus, infraspinatus und trapezius gibt. Lediglich beim M. biceps brachii war der mittlere Griff von Vorteil. Bei der Maximalkraft lag der mittlere und enge Griff vor dem weiten Griff. Zusammenfassend kann jedoch bei allen eine ähnliche Muskelaktivität und Hyperthrophiewirkung erwartet werden. Der Griff kann individuell auf die Patient*innen und ihre Bedürfnisse angepasst werden [1122]
	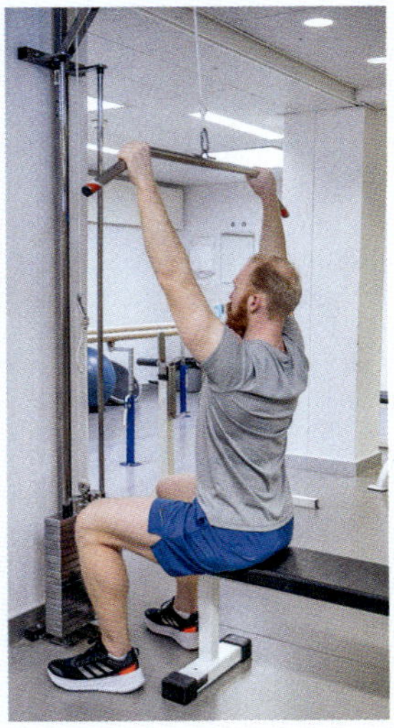 ASTE Latzug 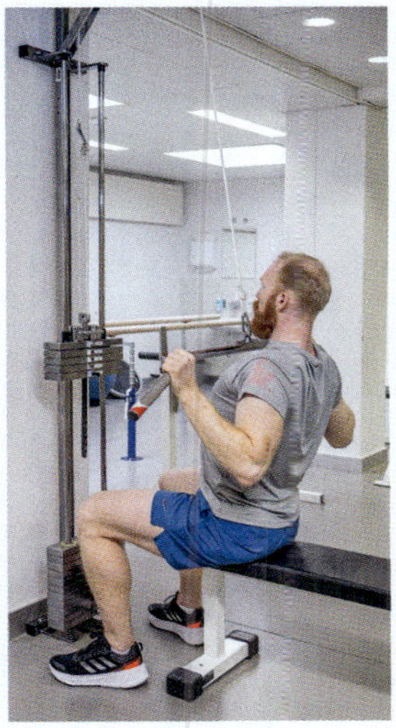 ESTE Latzug
	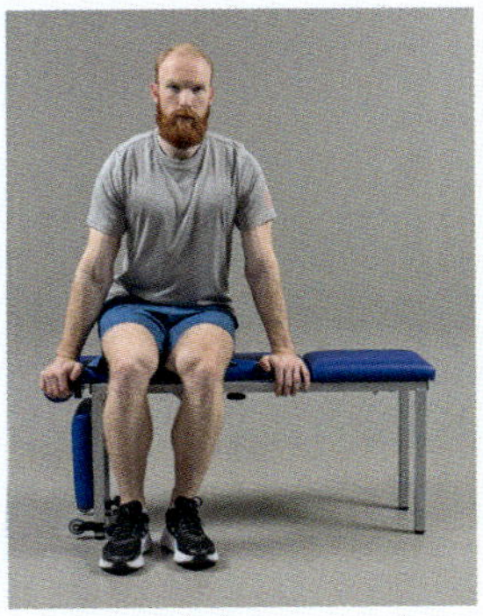 ADL-Training

Bildquellen: Universitätsklinik Balgrist, Med. Bilddokumentation, C. Urfer

Scapula Raises (pull)

Tab. 4.33 Übungen für die obere Extremität.

Scapula Raises	
Muskulatur	Diese Übung findet in der offenen Kette statt. Dabei bewegt sich der Arm frei in einem Raum, ohne dass sie gegen einen festen Widerstand arbeitet. Sie zielt darauf ab, die Muskulatur, um die Schulterblätter zu stärken und die Bewegungsfreiheit in den Schultergelenken zu verbessern. Offene Kettenübungen können dazu beitragen, die isolierte Kraft und Kontrolle in bestimmten Muskelgruppen zu entwickeln. Die muskuläre Hauptarbeit leistet vor allem der M. trapezius (insbesondere pars descendens). Auch der M. serratus anterior und der M. deltoideus anterior können aktiviert werden, um die Rotation der Schulterblätter zu unterstützen [1177]. Verschiedene Muskeln dienen als Stabilisatoren der Gelenke und ermöglichen eine präzise Ausführung der Bewegung. Dazu gehören der M. rhomboideus, der M. serratus posterior superior et inferior, die alle dazu beitragen, die Position der Schulterblätter zu stabilisieren. Die Muskeln des Rumpfes, wie der M. erector spinae und die schrägen Bauchmuskeln unterstützen zudem die Stabilisierung der Wirbelsäule während der Bewegung.
ADL	Durch das gezielte Training der Muskeln, welche die Scapula stabilisieren, können Scapula Raises zur Verbesserung der Haltung beitragen. Eine gute Haltung ist wichtig, um Rückenschmerzen und muskuläre Dysbalancen zu minimieren. Ein gut trainierter oberer Rücken und stabilisierte Schulterblätter können die Leistung in anderen Übungen, wie z. B. beim Bench Press oder Overhead Front Press, verbessern.
Varianten	• Face Pull mit Seilzug: Face Pulls beanspruchen vor allem den M. deltoideus pars spinalis und den gesamten oberen Rücken. Mithilfe einer Seilzugmaschine wird das Gewicht direkt in Richtung Stirn gezogen. Dabei sollte man das Trizepsseil als Griff am Seilzug verwenden und eine pronierte Handhaltung in der ASTE haben. Den Fokus mehr auf den M. deltoideus pars spinalis zu legen, hilft dabei, muskuläre Dysbalancen zu vermeiden. • Hanging Scapula Raise: Diese Variante kräftigt sehr effektiv die Schulterblattmuskulatur (M. trapezius pars descendens, M. rhomboideus major et minor und M. serratus anterior), was zu einer besseren Körperhaltung und Schulterstabilität führt. Bei dieser Übung hängt man mit gestreckten Armen an einer Stange und zieht die Schulterblätter nach unten und hinten, um eine stabile Basis zu schaffen. Anschließend werden die Schulterblätter nach oben gezogen, ohne die Arme zu beugen. Der Schwerpunkt liegt darauf, die Bewegung durch die Schulterblattmuskulatur einzuleiten und zu halten, während die Arme gestreckt bleiben. Diese Übung spielt eine wichtige Rolle bei der Verbesserung der Schulterstabilität, der Unterstützung der Körperhaltung und der Vorbeugung von Schulterverletzungen. Eine gestärkte Schulterblattmuskulatur fördert nicht nur eine aufrechte Körperhaltung, sondern kann auch dazu beitragen, Haltungsschäden vorzubeugen. Darüber hinaus verbessert sie die funktionelle Beweglichkeit der Schulter und minimiert das Verletzungsrisiko bei sportlichen Aktivitäten, bei denen die Schulter zum Einsatz kommt.
Reha-Aspekte	Wenn im Rahmen der Reha der M. serratus anterior stärker angesprochen werden soll, eignet sich diese Übung besonders. Es hat sich gezeigt, dass der Muskel maximal aktiviert wird, wenn eine große Aufwärtsrotation der Scapula erforderlich ist. Dies passiert bei der Schulterabduktion in der Ebene der Scapula über 120° [1148].
Diverses	Eine Studie untersuchte die Skapulakinematik bei gesunden Männern und Frauen. Beide hatten ähnliche Protraktions- und Retraktionswerte sowie ähnliche Medial- und Lateralrotationen. Die mittleren geschlechtsbedingten maximalen Winkeldifferenzen betrugen jeweils 2,5° bzw. 1,8° beim Armheben (konzentrisch) und 2,9° bzw. 2,7° beim Armsenken (exzentrisch). Der größte Unterschied für den maximalen Winkel trat bei der Posterior-/Anteriorkippung bei höheren Elevationswinkeln auf (Heben 8,4°; Senken 8,5°). Eine geringere posteriore Kippung bei Frauen im Vergleich zu Männern bei höheren Elevationswinkeln könnte mit einer höheren Inzidenz von Schulterpathologien bei Frauen in Verbindung stehen [1192].
Biomechanik	In einer Studie wurde untersucht, welche Muskeln und in welcher Reihenfolge bei der Durchführung des Scapula Raises aktiviert werden, und zwar einmal ohne und einmal mit Ermüdung, jeweils mit niedriger und hoher Geschwindigkeit. Der M. trapezius pars descendens zeigte eine frühzeitige Aktivierung unter Ermüdungsbedingungen bei Ausführung der Übung mit hoher Geschwindigkeit. Bei niedriger Geschwindigkeit und ohne muskuläre Ermüdung war die Rekrutierungsreihenfolge M. trapezius pars transversa, M. trapezius pars ascendens, M. serratus anterior, M. deltoideus anterior und dann erst der M. trapezius pars descendens. Die Rekrutierungsreihenfolge änderte sich jedoch bei hoher Geschwindigkeit mit muskulärer Ermüdung, wobei die Rekrutierungsreihenfolge M. trapezius pars descendens, M. deltoideus anterior, M. serratus anterior, M. trapezius pars ascendens und dann als letztes der M. trapezius pars transversa war. Die gleichzeitige Präsenz von Ermüdung und hoher Geschwindigkeit bei einer Armhebe-Aufgabe ist mit einer Verringerung der Aktivierungslatenz des M. trapezius pars descendens und einer Modifikation der Rekrutierungsreihenfolge der Schultermuskulatur verbunden [1177].

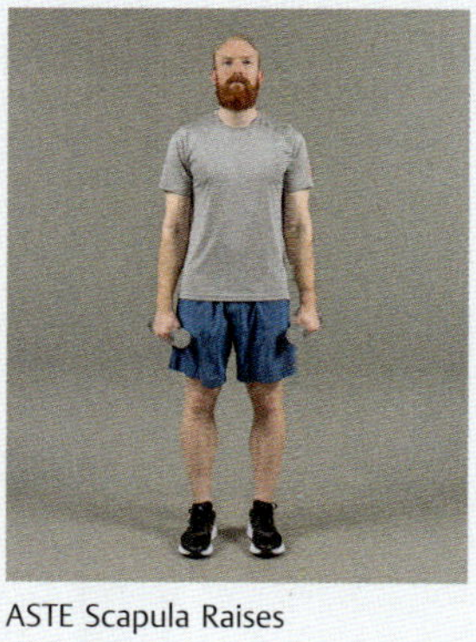

ASTE Scapula Raises

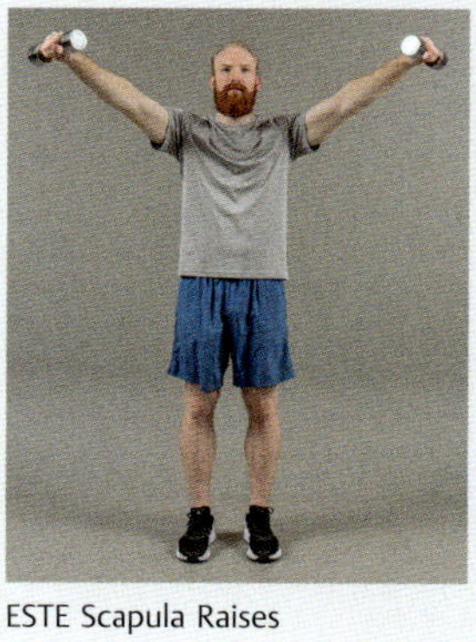

ESTE Scapula Raises

Bildquellen: Universitätsklinik Balgrist, Med. Bilddokumentation, C. Urfer

Biceps Curl (pull)

Tab. 4.34 Übungen für die obere Extremität.

Biceps Curl	
Muskulatur	Die Übung findet in einer offenen Kette statt [1193]. Die Hauptmuskeln beim Biceps Curl sind der M. biceps brachii und der M. brachialis. Diese Muskeln arbeiten synergistisch zusammen, um das Ellenbogengelenk zu flexieren und die Hand in Richtung Schulter zu führen. Der M. brachioradialis trägt ebenfalls zur Bewegung bei, insbesondere am Handgelenk. Während der Biceps Curls fungieren verschiedene Muskeln als Stabilisatoren, um die Gelenke stabil zu halten und eine präzise Ausführung der Bewegung zu gewährleisten. Der M. brachialis, obwohl hauptsächlich als Mobilisator agierend, trägt auch zur Stabilisierung des Ellenbogengelenks bei. Muskeln im Rumpf, darunter der M. rectus abdominis und die schrägen Bauchmuskeln, unterstützen eine stabile Rumpfhaltung. Muskeln im Schultergürtel wie der M. deltoideus und der M. trapezius können ebenfalls stabilisierend wirken, besonders wenn die Übung im Stehen ausgeführt wird.
ADL	Biceps Curl hilft bei allen ALDs, bei denen die Person etwas greifen oder aufheben muss. Die Muskeln werden auch benötigt, wenn die Person etwas essen oder trinken möchte. Dabei muss eine starke Supination im Handgelenk durchgeführt werden, welche bei der Übung trainiert wird. Weiterhin ist der M. biceps brachii ein dynamischer Stabilisator, während die Schulter sich in Elevationsstellung befindet [1168].
Varianten	• Hammer Curls: Der größte Unterschied zwischen dem Hammer Curl und dem Biceps Curl ist die Handstellung. Anstatt eines supinierten Unterarms ist dieser in Neutral-Null-Stellung, wodurch weniger der M. biceps brachii und mehr der M. brachioradialis aktiviert wird. • Chin-ups am Seilzug: Im Gegensatz zum normalen Pull-up wird beim Chin-up der M. biceps brachii stärker beansprucht, da sich der Unterarm in Supination befindet. Diese Variante ist eine komplexe Ganzkörperübung, die nicht nur den M. biceps brachii, sondern auch die gesamte Rückenmuskulatur effektiv beansprucht. Durch die supinierte Handstellung werden auch die Mm. latissimus dorsi, trapezius und rhomboideus aktiviert. Der Chin-up ist somit eine vielseitige Übung, welche die Muskulatur des gesamten Oberkörpers kräftigen kann. Mit Patient*innen kann es sinnvoll sein, ein dickes elastisches Band zur Unterstützung der Ausführung zu verwenden.
Methoden	In einer Pilotstudie mit nur einem Probanden wurde untersucht, wie sich die Erhöhung des Gewichts (von 6 kg auf 10,7 kg) in Bezug auf Muskelkraft, Gelenkmoment, Dehnung und Spannung auswirkt. Dabei zeigte sich ein deutlicher Unterschied in der mechanischen Reaktion des M. biceps brachii. Der Gelenkmoment des Ellenbogens nahm stärker zu (+ 57,7 %) als die Muskelkraft (+ 38,3 %), was auf Veränderungen des Abstandes des Hebelarms während der Übung zurückzuführen ist. Die Zunahme der Dehnung und der Spannung war ebenfalls nichtlinear (44,4 % bzw. 37,3 %). Für die Praxis bedeutet dies, dass eine Gewichtszunahme nicht zwangsläufig zu einer gleichmäßigen Zunahme der Belastung von Muskeln und Gelenken führt [1207].
Reha-Aspekte	Der M. biceps brachii stabilisiert nach ventral den Humeruskopf und zentriert diesen. Wenn das Caput longum des M. biceps brachii ermüdet, besteht die Möglichkeit einer verstärkten Translation des Humeruskopfes während einer Wurfbewegung. Gleichzeitig spielt der M. biceps brachii eine entscheidende Rolle bei der Verhinderung der Kranialisierung des Humeruskopfes, wodurch ein potenzielles Impingement vermieden wird. Dieser Mechanismus trägt dazu bei, die Stabilität und Unversehrtheit des Schultergelenks zu erhalten, insbesondere bei wiederholten oder längeren Belastungen, bei denen eine Ermüdung des Caput longum des M. biceps brachii auftreten kann [1189].
Biomechanik	Es wurde in einer Studie untersucht, welche der 3 Varianten Incline Dumbbell Curl (IDC), Dumbbell Preacher Curl (DPC) und „klassischer“ Dumbbell Biceps Curl (DBC) die höchste Muskelaktivität im M. biceps brachii aufweist. Es zeigte sich bei allen 3 Varianten, dass in der exzentrischen Phase der Übung die Muskelaktivität deutlich geringer ist als in der konzentrischen. Weiterhin konnte aufgezeigt werden, dass der IDC und DBC eine bessere Muskelaktivität ausweisen als DPC. Daher wird empfohlen, eine dieser beiden Varianten zu verwenden [1188].

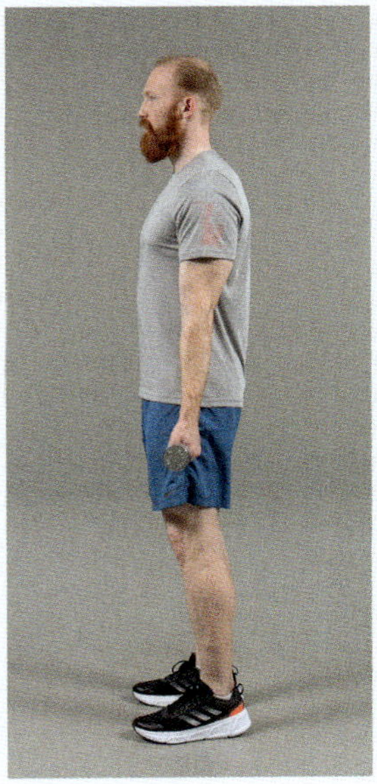

ASTE Biceps Curl

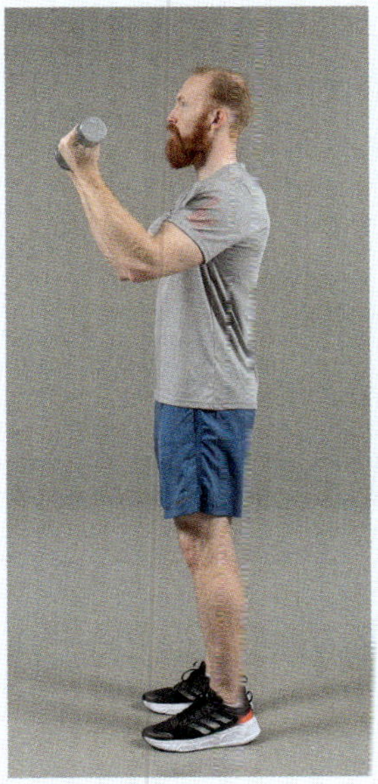

ESTE Biceps Curl

Bildquellen: Universitätsklinik Balgrist, Med. Bilddokumentation, C. Urfer

Pull-over (pull)

Tab. 4.35 Übungen für die obere Extremität.

Pull-over	
Muskulatur	Der Pull-over wird mit einer Langhantel oder Gewichtsscheibe durchgeführt und die Hände sind während der Bewegung an der Hantel fixiert. Der Oberkörper bewegt sich gegen die fixierte Hantel. Somit findet die Übung in der geschlossenen Kette statt. Soll die Übung in einer offenen Kette durchgeführt werden, nimmt die Person eine Hantel/Theraband in jede Hand, wodurch beide Hände frei im Raum beweglich sind. Dadurch, dass die Hände nicht miteinander fixiert sind, erfordert die Übung so mehr Stabilisation in den Schultergelenken und in der Rumpfmuskulatur. Die Hauptmobilisatoren beim Pull-over mit einer Langhantel sind der M. latissimus dorsi und der M. pectoralis major. Dabei wird der M. pectoralis major sogar stärker aktiviert als der M. latissimus dorsi [1174]. Diese Muskeln sind maßgeblich an der Bewegung beteiligt, bei der die Arme über den Kopf hinweg nach hinten und dann wieder zurückgeführt werden. Allerdings arbeiten der M. serratus anterior und der M. triceps brachii auch mit und unterstützen ebenfalls die Bewegung. Stabilisatoren während des Pull-overs mit einer Langhantel sind u. a. der M. rhomboideus und der M. erector spinae, die dazu beitragen, die Schulterblätter zu stabilisieren und die Wirbelsäule aufrecht zu halten. Die Rotatorenmanschette, einschließlich des M. deltoideus, trägt auch dazu bei, die Schultern zu stabilisieren.
ADL	Diese Übung stärkt Muskeln, die für alle ADLs relevant sind, bei denen entweder die obere ventrale oder die dorsale Muskelkette benötigt wird. Die Kraftentwicklung in diesen Bereichen kann Tätigkeiten wie das Schieben oder Ziehen, das Tragen von Lebensmitteln oder das Greifen und Heranziehen erheblich verbessern. Darüber hinaus trägt die Übung zur Verbesserung der Schulterstabilität bei.
Varianten	Einsatz eines Therabandes: Die Übung lässt sich statt mit einer Langhantel auch sehr gut mit einem Theraband durchführen. Dabei fixiert man das Band unterhalb der Kopfhöhe hinter der Bank. Dann wird die Übung gleich ausgeführt. Aus biomechanischer Sicht zeichnet sich das Theraband durch seine elastischen Eigenschaften aus. Im Gegensatz zur Hantel erzeugt es während der gesamten Bewegung einen progressiven Widerstand. Das bedeutet, dass der Widerstand mit zunehmender Dehnung des Bandes steigt. Diese elastische Natur des Therabandes simuliert die natürlichen biomechanischen Anforderungen des Muskels während der Kontraktion und erzeugt einen konstanten Widerstand, der die Muskelaktivierung über den gesamten Bewegungsbereich fördert. Das Theraband ermöglicht somit eine biomechanisch effiziente Anpassung an die individuelle Kraftkurve und unterstützt eine dynamische und kontrollierte Bewegungsausführung. Eine Studie untersuchte die Peak Force der Pull-over-Übung im Vergleich zur Pull-down-Übung. Die Studienergebnisse zeigen, dass die Pull-over-Übung generell höhere Peak Forces im gesamten Bewegungsbereich aufweist. Insbesondere zwischen 45° und 90° waren die Kräfte beim Pull-over signifikant höher. Dies hängt ggf. damit zusammen, dass eine liegende Position zu einer erhöhten Stabilität im Rumpfbereich führt [1221]. Die Wahl zwischen Pull-over und Pull-down hängt von den individuellen Trainingszielen und Präferenzen ab. Wenn das Hauptziel darin besteht, den M. pectoralis major und die Stabilität im Rumpfbereich zu stärken, könnte die Pull-over-Übung bevorzugt werden, insbesondere im Bereich zwischen 90° und 135°. Auf der anderen Seite bietet die Pull-down-Übung eine effektive Aktivierung des M. latissimus dorsi und des M. deltoideus posterior, insbesondere in den Winkeln zwischen 0° und 45°.
Methoden	Es zeigte sich bei Untersuchungen, dass die Aktivierung verschiedener Muskeln vor allem von dem Schulterwinkel abhängt, in welchem die Übung erfolgt. So werden beim Pull-over bei einem Winkel zwischen 0° und 90° für den M. latissimus dorsi und den M. deltoideus posterior signifikant höhere Aktivierungswerte erzielt. Wenn man sich den M. pectoralis major anschaut, ist dies genau umgekehrt. Dort wird der Muskel erst ab 90° bis 135° deutlich aktiver als bei unter 90° [1221]. Diese Information muss mit in die Auswahl der Ausgangsstellung einbezogen werden.
Reha-Aspekte	Um diese Übung korrekt auszuführen, ist es erforderlich, dass die Person eine hohe Schulterflexion erreichen kann. Darüber hinaus erfordert sie eine gute Stabilität im Schultergelenk, insbesondere in der ASTE der Bewegung. In dieser Phase wird das volle Gewicht in Bewegung gesetzt, und die Schulter führt eine Extensionsbewegung aus mehr als 150° Flexion aus.
Biomechanik	In einer Studie wurde die elektromyografische Aktivität der Mm. pectoralis major, latissimus dorsi und des Caput longum des M. triceps brachii während einer einzigen Krafttrainingseinheit mit den Übungen Bench Press, Lat Pull-down, Pull-over und Trizeps Push-up verglichen. Die Ergebnisse zeigen, dass Bench Press, Lat Pull-down und Trizeps Push-up den M. pectoralis major, den M. latissimus dorsi und das Caput longum des M. triceps brachii effektiver aktivieren. Insbesondere erwies sich der Pull-over als besonders effektiv für den M. pectoralis major (50,8 % Aktivierung im Vergleich zu 22,7 % für den M. latissimus dorsi). Bei der Erstellung von Periodisierungsplänen für das Krafttraining sollte berücksichtigt werden, dass diese Ergebnisse ein Übertraining verhindern können [1132].
	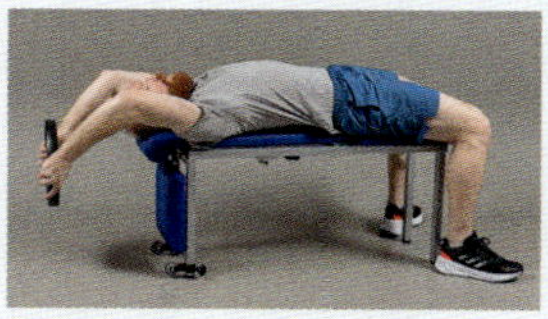 ASTE Pull-over 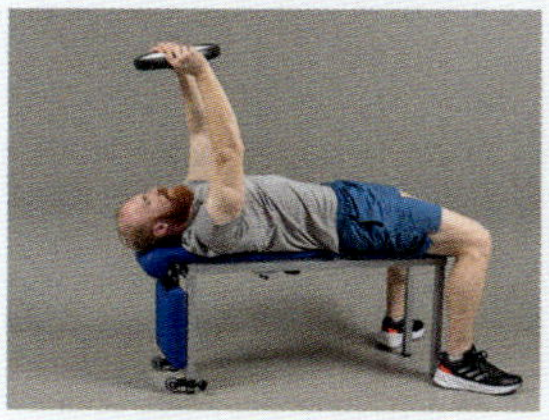 ESTE Pull-over

Bildquellen: Universitätsklinik Balgrist, Med. Bilddokumentation, C. Urfer

4.5.4 Übungen für Wirbelsäule und Rumpf

Dead Lift

Tab. 4.36 Übungen für Wirbelsäule und Rumpf.

Dead Lift (Schwerpunkt Wirbelsäule)	
Muskulatur	Der Dead Lift ist eine stabile Übung in der geschlossenen Kette. In der Primärbewegung erfolgen die Knie- und die Hüftextension mit vorgeneigtem Oberkörper. In der Endstellung sind sämtliche Gelenke aktiv gestreckt. Mobilisatoren sind der M. glutaeus maximus, die ischiokrurale Muskulatur und der M. quadriceps femoris. Die gesamte Rumpfmuskulatur arbeitet stabilisierend.
ADL	Im Alltag und in vielen Berufen müssen (schwere) Gegenstände vom Boden hochgehoben werden. Über die Arme wird die Last am Rumpf stabilisiert. Die Verlagerung des Gesamtkörperschwerpunktes gegen die Schwerkraft wird durch die Streckbewegung der Beine erreicht. Dies lässt sich mit dem Dead Lift hervorragend trainieren.
Varianten	Nach den Empfehlungen von Bant u. Perrot (2017) wird der Dead Lift zunächst mit stabilisierter Wirbelsäule trainiert. Dabei werden die Zusatzgewichte symmetrisch und auch asymmetrisch (oder imbalanced) angeordnet. Später während des Rehaprozesses wird die Wirbelsäule auch dynamisch, also flektorisch-extensorisch belastet. Für den Dead Lift bedeutet dies, dass die ROM in der Übung zunimmt [1125].
Methoden	In der Wirbelsäulen-Reha hat die qualitative Ausführung der Übung Vorrang. Aus diesem Grund sind die Belastungsvariablen so organisiert, dass das Zusatzgewicht als Information dient, sich gegenüber der Schwerkrafteinwirkung stabil zu bewegen. Das Zusatzgewicht ist nicht ausbelastend. Es werden 3–4 Serien mit 15 Wiederholungen trainiert, solange die Bewegungsqualität gut bleibt und nicht durch vorzeitige Ermüdung oder Schmerzen einbricht.
Reha-Aspekte	Die Übung eignet sich zur Kräftigung der Wirbelsäulenextensoren [1216]. Es gibt Evidenzen dafür, dass Übungsprogramme, welche Dead Lifts enthalten, eine effektive Option zur Behandlung von Rückenschmerzen sind (Schmerzen und funktionelles Outcome) [1152].
Diverses	Vor allem Frauen mit langen Beinen und kurzem Oberkörper, die auch gut dehnbare ischiokrurale Muskeln aufweisen, fällt diese Übung wesentlich leichter als unbeweglichen Männern mit langem Rumpf.
Biomechanik	Am Dead Lift erkennt man, dass eine breitere Fußstellung die Hebehöhe und damit die aufzuwendende Energie reduziert. In der vorgebeugten Anfangsphase des Hebens sind die Kräfte am größten, insbesondere auf die Wirbelsäule. Hinzu kommt ein ungünstiges Anwinkeln der Fuß-, Knie- und Hüftgelenke. Insbesondere der Druck auf die Wirbelsäule und die Bandscheiben kann bei großen Gewichten stark ansteigen [1222].

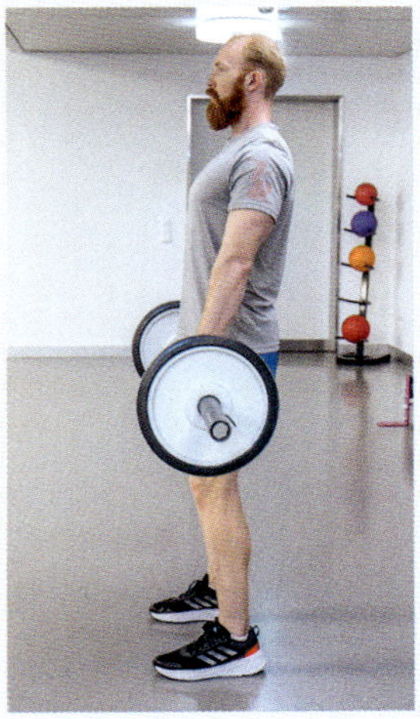

ASTE Dead Lift

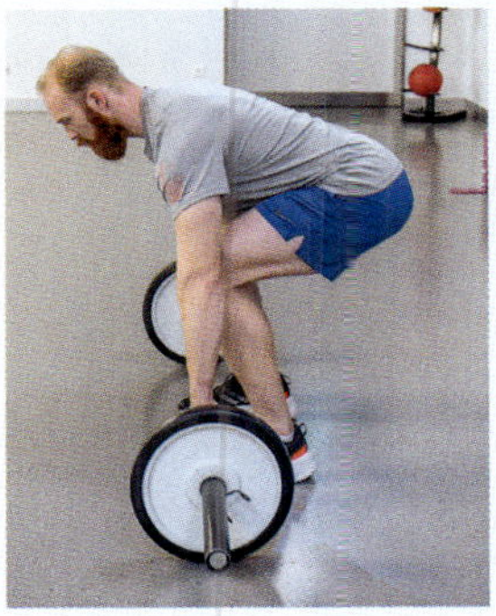

ESTE Dead Lift

Bildquellen: Universitätsklinik Balgrist, Med. Bilddokumentation, C. Urfer

Crunch

Tab. 4.37 Übungen für Wirbelsäule und Rumpf.

Crunch	
Muskulatur	Das Ziel der Übung ist es, die (vordere) Bauchmuskulatur, also insbesondere die Mm. rectus abdominis und obliqui externi et interni zu kräftigen [1219]. Dies erfolgt dynamisch, durch konzentrische und exzentrische Kontraktion dieser Muskulatur. Ausgangslage ist die Rückenlage, vorzugsweise auf einer Matte. Die Wirbelsäulenabschnitte sind auf der Unterlage abgelegt, die Beine sind angewinkelt. Dabei befinden sich die Hüftgelenke in etwa 60° und die Kniegelenke in 90° Flexion. Die Fußsohlen sind auf dem Boden. Der Bewegungsauftrag lautet, dass der Kopf vom Boden abgehoben und die Schultern und der Oberkörper in Richtung aufgestellter Beine eingerollt wird. Dabei bewegen sich HWS und BWS in Flexion. Diese Flexion endet in der unteren BWS, spätestens in der oberen LWS.
ADL	einfach durchführbare Übung für das Training zuhause
Varianten	Die Arme können dabei über Brust und Schultern gekreuzt werden oder in den Schultern abduziert und außenrotiert und in den Ellenbogen flektiert mit den Händen im Nacken eingehängt werden. Es gibt auch noch andere Ausgangsstellungen. Einerseits können die Beine seitlich abgelegt werden, indem man das Becken zu einer Seite hin rotiert. Andererseits kann auch aus der Seitenlage trainiert werden. Dann kommen auch lateralflektorische und rotatorische Bewegungen hinzu.
Methoden	vorzugsweise in der Kraftausdauer-Methode 3–4 Serien zu 20 oder mehr Wiederholungen bis zur totalen Erschöpfung der Bauchmuskulatur in jeder Serie
Reha-Aspekte	Patient*innen mit Osteoporose riskieren mit Crunches durch die maximale BWS-Flexion eine Verletzung oder gar Impression der Wirbelkörper [1206]. Die Pathophysiologie der Bandscheibe wurde bereits angesprochen. Rückenpatient*innen mit unspezifischen lumbalen Rückenschmerzen oder mit Zustand nach einer Diskushernie sollten einem Crunch-Training kritisch gegenüberstehen. Bei diesen Leuten ist die Bandscheibe (möglicherweise) bereits geschädigt, der Nucleus pulposus nach dorsal verlagert. Hier ergibt es keinen Sinn, noch weiter interdiskalen Druck durch repetitive Flexionsbewegungen aufzubauen, welche den Nucleus möglicherweise weiter nach dorsal pressen [1183].
Diverses	Bei Schwangeren, die das Risiko für eine Rektusdiastase aufweisen, konnte man feststellen, dass sich beim Crunch-Training zu verschiedenen Schwangerschaftszeitpunkten die Diastase signifikant verschmälert [1181]. Traditionelle Crunches führten zu einer stärkeren oder ähnlichen EMG-Aktivität in den Bauchmuskeln und minimierten die RF-Aktivität im Vergleich zum 5-minütigen Shaper-Gerät. Daher werden traditionelle Crunches für das Training bevorzugt, insbesondere für Personen mit schwacher Bauchmuskulatur und Problemen im unteren Rückenbereich [1209].
ESTE Crunch	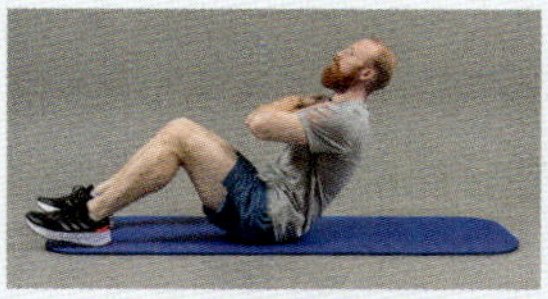

Bildquelle: Universitätsklinik Balgrist, Med. Bilddokumentation, C. Urfer

Russian Twist

Tab. 4.38 Übungen für Wirbelsäule und Rumpf.

Russian Twist	
Muskulatur	Grundsätzlich finden alle Eigenkörpergewichtsübungen, in dem Fall auch der Russian Twist, in der offene Kette statt, da es keinen externen Hebel gibt. Die M. transversus abdominis spielt eine große Rolle bei dieser Übung, da er aktiviert wird, um den Rumpf zu stabilisieren und die Rotation zu unterstützen. Dieser Mobilisator hilft, die Drehbewegung zu initiieren und kontrolliert durch seine Kontraktion die Rotation. Die Stabilisatoren, einschliesslich M. obliquus internus abdominis, M. obliquus externus abdominis, M. quadratus lumborum und M. erector spinae, werden ebenfalls intensiv in den Russian Twist einbezogen. Diese Muskeln arbeiten zusammen, um die Rotation zu stabilisieren und den Rumpf während der Drehbewegung zu unterstützen.
ADL	Der Russian Twist und seine verschiedenen Variationen sind wichtige Rumpfmuskelübungen. Diese Übungen spielen eine entscheidende Rolle, da eine ausgeprägte Rumpfstabilität maßgeblich zu einer gesunden Körperhaltung beiträgt und für die Bewältigung der ADLs von wesentlicher Bedeutung ist. Die zentrale Muskulatur, insbesondere der M. transversus abdominis, wird beim Russian Twist gezielt angesprochen. Diese Muskelgruppe spielt eine Schlüsselrolle bei der seitlichen Flexion und der Rotation des Rumpfes.
Varianten	• Scissor Russian Twist: Die Ausführung des Russian Twist mit scherenartig gekreuzten Beinen (engl. scissor = Schere) fügt der Herausforderung eine zusätzliche Komponente hinzu. Durch das ständige Überkreuzen der Beine während der Drehbewegung werden die Muskeln intensiver beansprucht, insbesondere der M. obliquus externus abdominis. Diese Variation verbessert die Stabilität, fördert die seitliche Kräftigung und bringt eine dynamische Komplexität in die Übung. Es ist wichtig, die Bewegung kontrolliert auszuführen, um die Wirbelsäule zu schützen und die Effektivität zu maximieren. • Russian Twist mit Gewichtsball: Die Integration eines Gewichtsballs in den Russian Twist erhöht die Intensität der Übung, da der Ball einen zusätzlichen Widerstand bietet. Während der Drehung wird der Ball vor dem Oberkörper gehalten und versucht, ihn mit jeder Drehung auf den Boden zu bringen. Dies stärkt nicht nur die Rumpfmuskulatur, sondern fördert auch Koordination und Gleichgewichtssinn.
Methoden	Bei dem Russian Twist sitzt die Person auf einer Matte und hat die Beine 90° flektiert. Der Oberkörper ist in etwa 110° vom Boden entfernt. Je weiter der Oberkörper Richtung Boden bewegt wird, desto belastender wird es für die Bauchmuskulatur, die Position zu halten und dann noch die Rotation auszuführen.
Reha-Aspekte	Die Einbeziehung der Atmung in die Übung Russian Twist ist für die Kräftigung der Rumpfmuskulatur von entscheidender Bedeutung. Durch den bewussten Einsatz des Zwerchfells beim Einatmen wird nicht nur die Atmung optimiert, sondern auch eine zusätzliche Stabilisierung des Rumpfes erreicht. Das Zwerchfell ist über das Fasziensystem mit verschiedenen Hauptmuskeln verbunden, wie z. B. dem M. transversus abdominis oder dem M. latissimus dorsi. Während der Atemübung kontrahieren das Zwerchfell und die beteiligten Rumpfmuskeln koordiniert, erhöhen den intraabdominalen Druck und stützen so effektiv die Wirbelsäule.

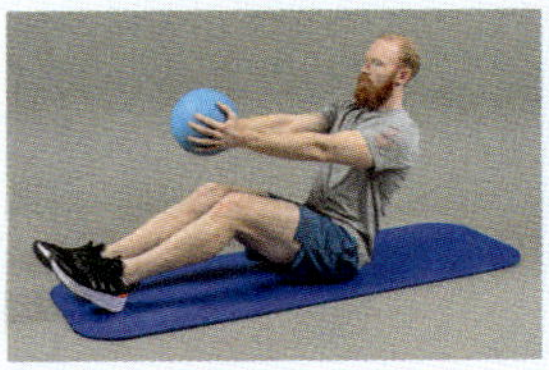

ASTE Russian Twist

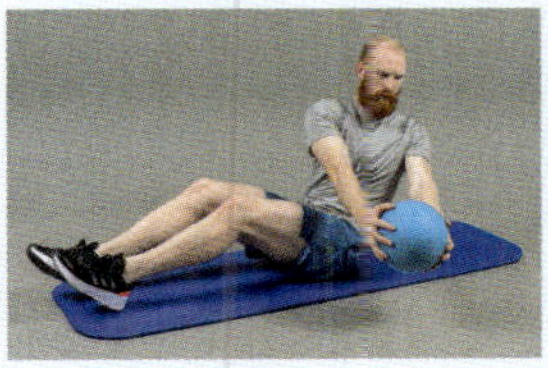

ESTE Russian Twist

Bildquellen: Universitätsklinik Balgrist, Med. Bilddokumentation, C. Urfer

Back Extensions/Roman Chair

Tab. 4.39 Übungen für Wirbelsäule und Rumpf.

Back Extension/Roman Chair	
Muskulatur	In dieser Übung werden die Rückenmuskulatur und die Hüftstreckmuskulatur trainiert. Dabei sind die Hamstrings und der M. glutaeus maximus die Mobilisatoren, welche den vorgeneigten Oberkörper entgegen der Schwerkraft mit einer Hüftextension hochheben. Die dorsale Rumpfmuskulatur wirkt stabilisierend.
ADL	Diese Übung entspricht dem Vorneigen des Oberkörpers aus dem Stand. Dabei kommt es zu einer isolierten Hüftflexion bei stabilisierter Wirbelsäule. Eingrenzend sind meistens die verkürzten Hamstrings oder eine Überlastung der neurogenen Strukturen, welche Schmerzen auslösen, welche die Übung limitieren.
Varianten	Im Roman Chair können Back Extensions auf einem oder auf 2 Beinen sowie Oblique Side Bends (konzentrisch-exzentrisches Training für die seitliche Rumpfmuskulatur) durchgeführt werden.
Methoden	Grundsätzlich kann die Wirbelsäule stabilisiert werden oder aber dynamisch zur Hüftstreckung/-beugung mitbewegt werden. Letzteres kann mit isolierter Wirbelsäulen-Flexion-Extension oder als kombinierte Bewegung mit zusätzlicher Rotation trainiert werden.
Reha-Aspekte	• Die Bandscheibenverformung und die Wirbelsäulenbelastung können reduziert werden, wenn die Back Extensions in neutraler Lordose durchgeführt werden. • Einbeinig ausgeführt wird ein starker Trainingsreiz auf die dorsale Oberschenkelmuskulatur in einem spezifischen Bewegungsausmaß ausgeübt. Aufgrund der wirkenden externen Kräfte sollte diese Variante jedoch nur mit gesunden Kniegelenken trainiert werden. • Diese Übung ist nicht so spezifisch für die unteren Rückenmuskeln [1169]. • Es ist eine geeignete Übung, um bei stabilisierter Wirbelsäule die oft verkürzten Hamstrings auf Verlängerung zu trainieren.
Diverses	Die individuelle Statik beeinflussen den Schwierigkeitsgrad und die Intensität insofern, als dass Personen (oft Frauen) mit einem kurzen Oberkörper weniger Mühe mit dieser Übung haben.
Biomechanik	Verkürzte Hamstrings verhindern eine Ausführung in vollem Bewegungsausmaß, wobei es zur Fehlbelastung der LWS in Flexion kommt. Dennoch ist diese Übung auch in einer limitierten ROM gleich effektiv wie in Full ROM, um die lumbale Extensionskraft bei voller ROM und einer klinisch bedeutsamen Verbesserung der wahrgenommenen Schmerzen und der Behinderung zu steigern [1216].

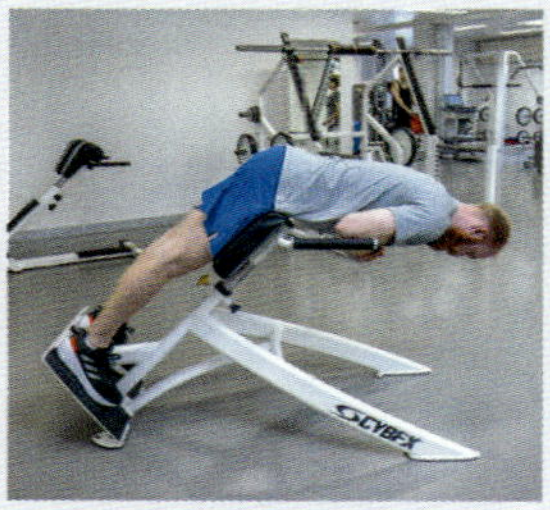

ASTE Roman Chair

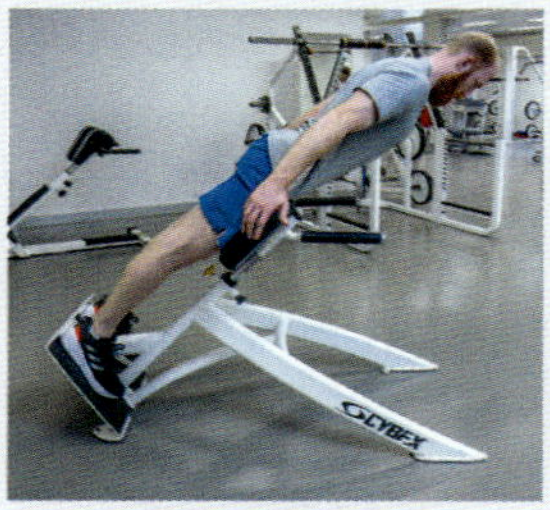

ESTE Roman Chair

Bildquellen: Universitätsklinik Balgrist, Med. Bilddokumentation, C. Urfer

All Fours Diagonal

Tab. 4.40 Übungen für Wirbelsäule und Rumpf.

All Fours Diagonal	
Muskulatur	Die Übung All Fours Diagonal zielt darauf ab, die Rumpfmuskulatur, insbesondere die tiefen Bauchmuskeln, den unteren Rücken, die Gesäßmuskulatur und die Schultermuskulatur zu stärken. Gleichzeitig fördert sie die Verbesserung der Koordination und der Stabilität der Wirbelsäule. Dabei sind die wichtigsten Mobilisatoren in der unteren Extremität die Glutäalmuskulatur, allen voran die Mm. glutaeus maximus, medius et minimus, iliopsoas, rectus femoris und die Adduktorengruppe, um das Bein Richtung Körpermitte zu bringen. In der oberen Extremität sind es vor allem die Mm. deltoideus, serratus anterior und trapezius. Bei den Stabilisatoren ist vor allem die Rumpf- und Bauchmuskulatur zu nennen, dabei bei der Bauchmuskulatur besonders der M. transversus abdominis. Bei den Muskeln des unteren Rückens, einschließlich der Muskeln entlang der Wirbelsäule ist der M. erector spinae am stärksten involviert. Seine Aufgabe ist es, die Wirbelsäule in Extension zu bringen.
ADL	All Fours Diagonal ist ein sehr effektiver Ansatz zur Verbesserung der funktionellen Stabilität durch die gleichzeitige Koordination von Arm- und Beinbewegungen. Diese Übung, die auch als „Rückenstrecker" bekannt ist, spielt eine entscheidende Rolle in der Rückenschule, da sie verschiedene Muskelgruppen aktiviert und die Haltung stärkt. Durch das paarweise diagonale Anheben von Armen und Beinen wird nicht nur die Rumpfmuskulatur intensiv beansprucht, sondern auch die Rücken-, Hüft- und Schultermuskulatur aktiviert. Diese umfassende Aktivierung trägt zur Verbesserung der funktionellen Stabilität des gesamten Rumpfes bei. Dies bietet weitreichende Vorteile für alltägliche Aktivitäten. Eine gestärkte Rumpfmuskulatur unterstützt eine aufrechte Körperhaltung, die wiederum Rückenschmerzen vorbeugt und die allgemeine Rückengesundheit fördert.
Varianten	Die Variationen „Halten am Ende" und „Wippen" der Übung bieten unterschiedliche Ansätze, die tiefer liegende Muskulatur gezielt anzusprechen und die Beanspruchung des Körpers zu intensivieren. Beim „Halten am Ende" wird die Position am höchsten Punkt der Bewegung stabilisiert und für einen kurzen Moment gehalten. Dies fördert eine statische Beanspruchung der Muskulatur, insbesondere der tiefen stabilisierenden Muskeln wie dem M. transversus abdominis und dem M. multifidus. Diese Variante fördert die Muskelausdauer und unterstützt die Verbesserung der Körperhaltung, da die stabilisierenden Muskeln aktiviert und gekräftigt werden. Die Variante „Wippe" hingegen beinhaltet eine sanfte, kontrollierte Hoch- und Runterbewegung in der Endstellung. Dieses dynamische Element erfordert eine verstärkte Aktivierung der Tiefenmuskulatur, da der Körper in einem instabilen Zustand das Gleichgewicht halten muss. Die Variante, bei der nur ein Fuß oder ein Arm in die Luft gehoben wird, stellt eine abgeschwächte Version dar, die besonders für Anfänger*innen oder Personen mit Einschränkungen geeignet ist. Diese Modifikation reduziert die Gesamtinstabilität und macht die Übung zugänglicher, während die Grundprinzipien der Koordination und Muskelaktivierung beibehalten werden. Durch das Anheben nur einer Extremität wird der Schwerpunkt auf die Stabilisierung des restlichen Körpers verlagert, wodurch die Anforderungen an das Gleichgewicht reduziert werden. Die Grundbewegung kann so erlernt und tiefere Muskelschichten können aktiviert werden, ohne dass es zur Überforderung kommt.
Reha-Aspekte	Die Grundstellung des „Vierfüßlers", ist eine häufig verwendete Ausgangsstellung in der Physiotherapie. In dieser Position befinden sich die Hände direkt unter den Schultern und die Knie unter den Hüften auf dem Boden. Die Handflächen sind flach, die Finger zeigen nach vorn und die Arme sind gestreckt. Die Knie sind hüftbreit auseinander, die Fußrücken liegen flach auf dem Boden. Der Rücken ist neutral, die Wirbelsäule gerade und die Schultern entspannt. Der Kopf befindet sich in Verlängerung der Wirbelsäule und der Blick ist auf den Boden gerichtet, um eine neutrale Haltung zu gewährleisten. Wenn dann aus dieser Haltung die All Fours Diagonal durchgeführt werden, erfordert es jedoch ein hohes Maß an Stabilität sowohl im Rumpf als auch in den beiden Gliedmaßen, die während der Ausführung auf dem Boden bleiben.
Biomechanik	Eine Studie untersuche die Wirbelsäulenbelastung bei verschiedenen „All-Four"-Übungen bei Patient*innen nach einer Wirbelsäulenoperation und fand heraus, dass ein normaler Vierfüßlerstand unbedenklich ist, jedoch die All Fours Diagonal mit oder ohne gleichzeitiges Ausstrecken des kontralateralen Beins zu belastend und direkt nach der Operation nicht zu empfehlen sind [1198].
	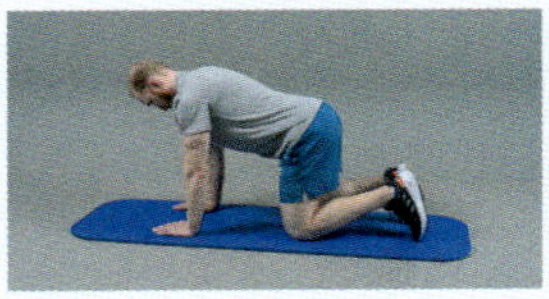 All Fours 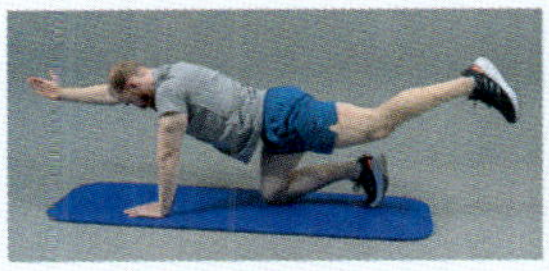 ASTE All Fours Diagonal 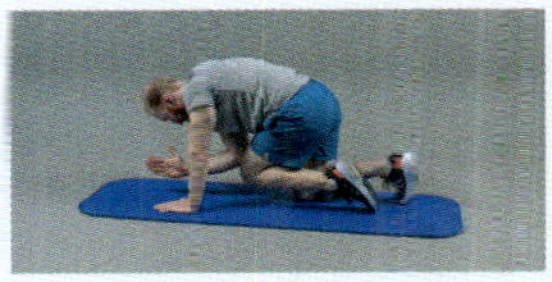 ESTE All Fours Diagonal
Bildquellen: Universitätsklinik Balgrist, Med. Bilddokumentation, C. Urfer	

Plank

Tab. 4.41 Übungen für Wirbelsäule und Rumpf.

Plank		
Muskulatur	Beim Plank handelt es sich im Wesentlichen um eine isometrische Übung. Dabei stützt sich die Person auf parallelen Unterarmen und den Fußspitzen ab und hält den ganzen, in einer Linie von den Fersen bis zum Scheitel eingeordneten Körper in der Schwebe über dem Boden. Die stabilisierenden Muskeln sind die Mm. quadriceps femoris, iliopsoas, die ventrale Rumpfmuskulatur und die Rhomboideus-Levator-Serratus-Schlinge.	
ADL	Mit Planks wird die Bauchmuskulatur zur Rumpfstabilisation trainiert. Diese ist wichtig bei einer Vielzahl von Aktivitäten. Ein stabiler Rumpf ist Voraussetzung, damit Bein und oder Armbewegungen effektiv ausgeführt werden können. Zudem vermindert eine gute Rumpfstabilität das Auftreten von unspezifischen Rückenschmerzen.	
Varianten	• Die gestreckten Beine können alternierend und rhythmisch abgehoben werden. • Falls die Übung zu intensiv ist, kann statt auf den Füßen auch auf den Knien abgestützt werden (kürzerer Hebel). • Side Plank: Abstützung auf dem unteren Fuß (lateraler Fußrand) und einem Ellenbogen/Unterarm. Mit dem oberen Bein und Arm können verschiedene Bewegungen (Spielbeinfunktion) ausgeübt werden. In dieser Stellung ist auch eine dynamische Variante denkbar, indem das Becken so weit zum Boden abgesenkt wird, bis der untere Trochanter major den Boden berührt.	
Methoden	Aufgrund des isometrischen Akzentes eignet sich diese Übung, um die lokale Kraftausdauer in der aktivierten Muskulatur zu verbessern.	
Reha-Aspekte	Die Übung Plank kann als die effektivste Übung für die Aktivierung der Mm. obliqui externi bei Menschen mit chronisch unspezifischen Rückenschmerzen angesehen werden [1135]. Plank wurde als eine von mehreren Übungen aus dem Yoga für effektiv befunden, um Patient*innen mit einer Schwäche der Beckenbodenmuskulatur gezielt zu trainieren [1131].	
Diverses	Voraussetzung für eine gute Durchführung der Plank-Übung sind muskulär gut stabilisierte Schultergelenke. Eine Scapula alata („Winging" der Scapula) zeigt eine Insuffizienz der skapulastabilisierenden Muskulatur an [1157].	
Biomechanik	Die horizontal ausgerichtete Ausgangsstellung bewirkt eine verbesserte Innervation der tiefen Bauchmuskulatur [1191]. Werden während der Übung bewusst und aktiv die Füße in Plantarflexion und Dorsalextension bewegt, sind die Aktivitäten aller Bauchmuskeln signifikant höher und es wurden mehr als 60 % der maximalen freiwilligen isometrischen Kontraktion beobachtet. Somit könnte der Plank mit aktiven Sprunggelenken nicht nur als Rehastrategie bei verminderter Rumpfstabilität aufgrund einer Bauchmuskelschwäche, sondern zusätzlich als Fitnessprogramm zur Verbesserung der Rumpfkraft eingesetzt werden [1140].	
	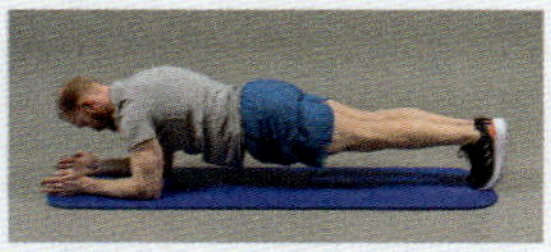 ESTE Plank	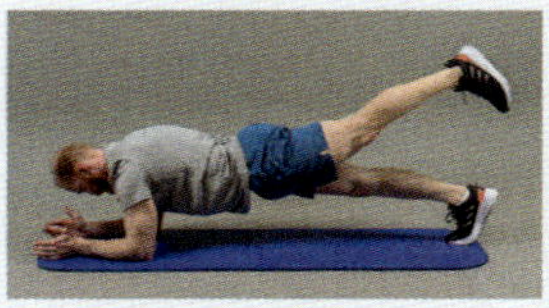 ESTE Plank Variante

Bildquellen: Universitätsklinik Balgrist, Med. Bilddokumentation, C. Urfer

Rumpfrotation

Tab. 4.42 Übungen für Wirbelsäule und Rumpf.

Rumpfrotation	
Muskulatur	Diese Übung ist geeignet, um am Zugapparat zu trainieren. Die Ausgangsstellung ist der hüftbreite Stand, die nach vorn gestreckten Arme greifen den Griff des Seilzugs, welcher bereits unter Vorspannung steht. Die Arme drehen oder ziehen zu einer Seite, wobei die Rotation im Rumpf von kranial nach kaudal ausgelöst wird. Dabei ist das Becken das Punctum fixum. In den Schulter- und Ellenbogengelenken finden keine Bewegungsausschläge statt. Die gesamte Rumpfmuskulatur arbeitet dynamisch, während die Schultergürtel- und Armmuskulatur isometrisch arbeiten bzw. stabilisieren.
ADL	Die Rumpfrotation ist im Alltags-, Berufsleben und Sport essenziell. Wir führen diese Bewegung oft unbewusst und in Kombination mit Flexion/Extension in der Wirbelsäule aus.
Varianten	• Neck Barbell Rotation: Die Ausgangsstellung ist dieselbe wie beim Basic Squat: leicht gebeugte Beine, die Körperabschnitte der Wirbelsäule eingeordnet, die Oberkörperlängsachse leicht vorgeneigt. Die Langhantel liegt auf beiden Schultern auf. Die Rotation findet von kranial nach kaudal um die vorgeneigte Körperlängsachse statt, indem die Person das rechte Hantelende nach vorn-unten rotiert, zurück in die ASTE kommt und anschließend dasselbe mit dem linken Hantelende durchführt. Das Becken und die Beine bewegen sich nicht. • Barbell Rotation: Ausgangsstellung wie am Seilzug, die nach vorn gestreckten Arme greifen die stehende Langhantel. Nun lässt man die Langhantel zu einer Seite kippen (exzentrische Rumpfrotation), solange bis das Becken nicht mehr stabilisiert werden kann. Dort ist der Umkehrpunkt der Übung und die Hantel wird wieder aufgestellt (konzentrische Rumpfrotation). Auch hier arbeiten Schultergürtel- und Armmuskulatur isometrisch.
Methoden	nach Empfehlungen von Bant u. Perrot (2017) koordinative Ausführung mit bestmöglicher Bewegungsausführung, 3 Serien zu 15–20 Wiederholungen [1125]
Reha-Aspekte	In sportartspezifischer Hinsicht (bei Schlagsportarten) kann zunächst konzentrisch schnell, dann exzentrisch betont und schließlich mit exzentrisch-konzentrisch schneller Bewegungsumkehr gearbeitet werden. Möglicherweise dreht dann das Becken im Sinne einer weiterlaufenden Bewegung mit.
Diverses	Mit Kurzhantel oder Kabelzug bleibt der Widerstand konstant. Trainiert man mit einem Theraband, nimmt der Widerstand mit Zunahme des Bewegungsausmaßes ebenfalls zu.
Biomechanik	Schulterübungen mit Rumpfrotation können bei Personen mit Schwierigkeiten, die Aktivität des M. trapezius pars ascendens zu steigern und eine übermäßige Aktivierung der Pars descendens zu unterdrücken, oder in Fällen, in denen eine verminderte skapuläre Außenrotation oder hintere Neigung beobachtet wird, wirksam sein [1235].
	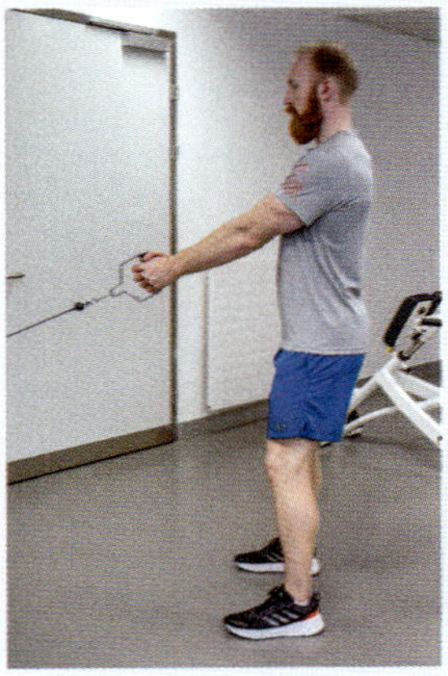 ASTE Rumpfrotation Zugapparat 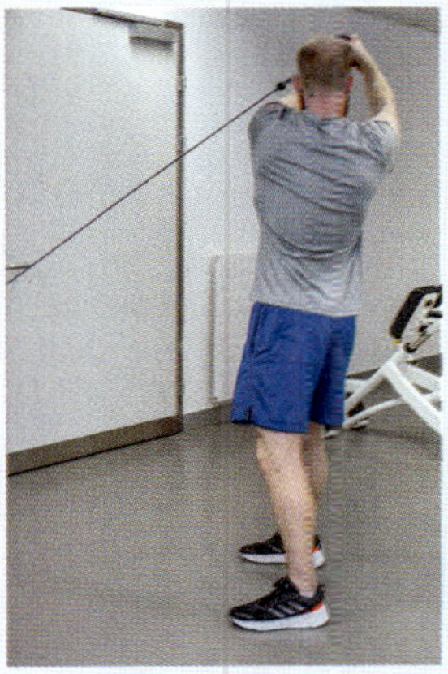 ESTE Rumpfrotation Zugapparat
Bildquellen: Universitätsklinik Balgrist, Med. Bilddokumentation, C. Urfer	

Deep Neck Flexor

Tab. 4.43 Übungen für Wirbelsäule und Rumpf.

Deep Neck Flexor		
Muskulatur	Das Ziel dieser Übung ist es, die Mobilität der Halswirbelsäule zu verbessern und gleichzeitig die Stabilität in diesem Bereich zu fördern. Die Deep Neck Flexor Übung aktiviert in erster Linie die tiefen Halsflexoren, insbesondere den M. longus capitis und den M. longus colli. Diese Muskeln sind für die Beugung der Halswirbelsäule verantwortlich, wenn das Kinn zur Brust gezogen wird. Die Stabilität der Halswirbelsäule während der Bewegung wird durch das Zusammenwirken der Mm. rectus capitis anterior, lateralis und posterior minor gewährleistet. Es handelt sich um eine Übung in der geschlossenen Kette.	
ADL	Die tiefen Halsflexoren zu trainieren hat auch eine Auswirkung auf die Durchführung von ADLs. Primär tragen gestärkte Halsflexoren zu einer gesunden Haltung bei. Weiterhin sind die Muskeln auch beim Schluckvorgang als auch bei der Atemkontrolle beteiligt.	
Varianten	Eine Option zur Intensivierung der Übung ist es, gegen Widerstand zu arbeiten. Der Widerstand kann entweder von Therapeut*innen oder von der trainierenden Person selbst ausgeübt werden und dient dazu, die Muskeln effektiver zu trainieren. Beim Anwenden von Widerstand wird die HWS in eine neutrale Position gebracht. Der leichte Widerstand wird an der Vorderseite des Kopfes ausgeübt, während die Person versucht, die korrekt eingestellte Position trotz des Widerstands beizubehalten. Dies erfordert eine verstärkte Aktivierung der tiefen zervikalen Flexoren, um den Kopf in der optimalen Ausgangsposition zu halten. Weiter kann dann auch der Kopf angehoben werden, um die oberflächlichen Flexoren auch noch zu aktivieren. Dabei aktiviert die Person zuerst die tiefen zervikalen Flexoren, um den Kopf in die richtige Position zu bringen. Anschließend hebt er den Kopf durch vermehrtes Anspannen der oberflächlichen Flexoren. Wichtig ist hierbei, dass die Bewegung über eine kraniozervikale Flexion eingeleitet wird.	
Methoden	Eine Studie mit 50 Probanden über 8 Wochen untersuchte, ob ein Zervikalstabilitätstraining im Vergleich zu einem kombinierten Zervikal-Rumpfstabilitätstraining bei Personen mit Nackenschmerzen und zervikaler Bandscheibenvorwölbung besser abschnedet. Beide Trainingsformen führten zu Verbesserungen, wobei das Zervikalstabilitätstraining eine stärkere Zunahme des Nackenmuskeldurchmessers zeigte. Das kombinierte Training erwies sich hingegen als effektiver bei der Steigerung der Rumpfmuskelausdauer und der Verringerung der Kinesiophobie. Wenn allein die zervikalen Flexoren trainiert werden sollen, bringt die Ergänzung eines Rumpfstabilitätstraining keinen zusätzlichen signifikanten Nutzen [1134]. In einer Studie wurde die Wirkung der Augenkoordination auf die Dicke der zervikalen Flexoren während des Trainings der tiefen zervikalen Flexoren untersucht. Die Messung der Dicken des M. longus colli und des M. sternocleidomastoideus erfolgte mittels Ultraschalls an 20 randomisierten Erwachsenen. Es zeigt sich, dass die Dicke des M. longus colli signifikant zunahm, wenn das Training der tiefen zervikalen Flexoren unter Einsatz der Augenkoordination durchgeführt wurde. Es wurden allerdings keine signifikanten Unterschiede in Bezug auf die Dicke des M. sternocleidomastoideus festgestellt [1180]. Bei der Ausführung der Übung soll darauf geachtet werden, dass sich die Person auf die Aktivierung der tiefen Nackenflexoren konzentriert und die oberflächlichen Muskeln (M. sternocleidomastoideus und Mm. scaleni anterior) nicht eingesetzt werden. Dies lässt von therapeutischer Seite palpatorisch überprüfen.	
Reha-Aspekte	Bei einem Beschleunigungstrauma (Schleudertrauma), kommt es oft zu Verletzungen der Weichteile im Halsbereich. Dies kann Muskeln, Bänder und Sehnen betreffen und zu einer Vielzahl von Symptomen führen, darunter Schmerzen, Steifigkeit, Kopfschmerzen und Schwindel. Eine häufige Folge eines Beschleunigungstraumas ist die Schwächung oder Dysfunktion der tiefen zervikalen Flexoren, die für die Stabilität und korrekte Funktion der HWS von entscheidender Bedeutung sind. Diese Übung kann dazu beitragen, das Bewusstsein für die Position und Bewegung der HWS zu verbessern, was für die Wiederherstellung einer normalen Bewegungsfunktion wichtig ist. Die Übung fördert die Wiederherstellung normaler Bewegungsmuster in der HWS, was für die langfristige Gesundheit und Funktion wichtig ist [1161].	
	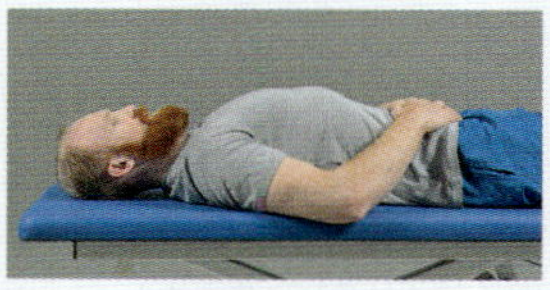 ASTE Deep Neck Flexor	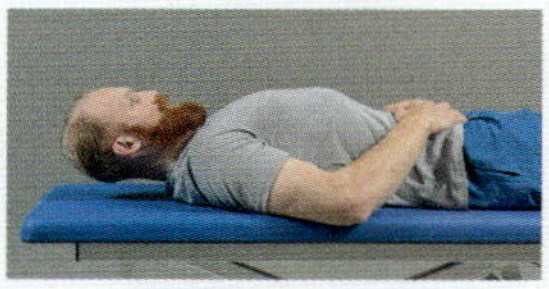 ESTE Deep Neck Flexor
	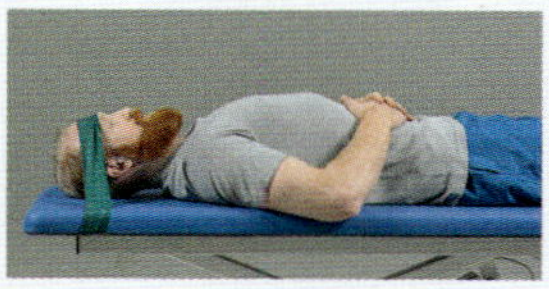 ASTE Deep Neck Flexor with Theraband	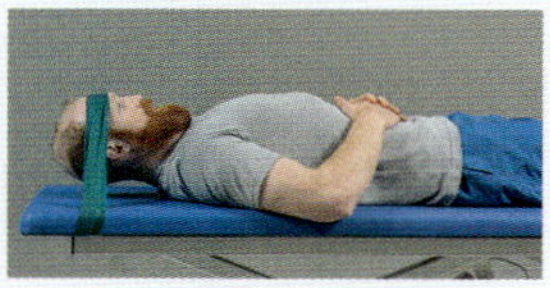 ESTE Deep Neck Flexor with Theraband

Bildquellen: Universitätsklinik Balgrist, Med. Bilddokumentation, C. Urfer

HWS-Extension in Prone Position

Tab. 4.44 Übungen für Wirbelsäule und Rumpf.

HWS-Extension in Prone Position	
Muskulatur	Diese Übung hat zum Ziel, die HWS in eine gestreckte Position zu bringen und spezifische Muskeln zu aktivieren. Die Mobilisatoren, die vor allem die HWS-Extension initiieren, sind der M. splenius capitis et cervicis, welcher entlang der HWS verläuft, sowie der M. semispinalis cervicis, der ebenfalls zur Extension beiträgt. Zusätzlich sind für die kontrollierte Durchführung dieser Bewegung die Stabilisatoren von großer Bedeutung, um eine kontrollierte und stabile Bewegung zu gewährleisten. Vor allem die tiefen Halsmuskeln, z. B. der M. longus colli, arbeiten zusammen, um die Halswirbelsäule stabil zu halten. Diese Übung findet in der geschlossenen Kette statt, da die Bewegung gegen die Schwerkraft erfolgt und der Kopf gegen eine feste Unterlage bewegt wird.
ADL	Der Transfer der Übung zu ADLs ist vor allen bei sitzenden Tätigkeiten gegeben. Die HWS-Extension eignet sich vor allem sehr bei Personen, die an HWS-Beschwerden leiden oder ihre Nackenmuskulatur aufgrund langer sitzender Tätigkeiten oder schlechter Haltung stärken müssen.
Varianten	• HWS-Extension mit Widerstand: Die Variante der HWS-Extension mit Widerstand erweitert die Grundübung um ein Kräftigungselement. Bei dieser Übung wird der Widerstand durch die Hände oder ein Theraband erzeugt, indem die Stirn gegen die Handflächen oder das Theraband gedrückt wird, während der Kopf und die Schultern angehoben werden. Diese Technik intensiviert die Aktivierung der Nackenmuskulatur, insbesondere des M. splenius cervicis et capitis und des M. semispinalis cervicis. Der zusätzliche Widerstand fördert die Muskelkraft und Ausdauer der Nackenmuskulatur. • HWS-Extension mit Rotation: Bei der HWS-Extension mit Rotation wird die Grundübung um eine Rotationsbewegung erweitert. Während Kopf und Schultern angehoben werden, erfolgt eine seitliche Drehung des Kopfes abwechselnd nach rechts und links. Diese Bewegung zielt darauf ab, die seitlichen Nackenmuskeln und die für die HWS-Rotation verantwortlichen Muskeln einzubeziehen. Die Kombination von Streckung und Drehung fördert nicht nur die Muskelkraft, sondern auch die Flexibilität und Beweglichkeit der Halswirbelsäule.
Methoden	Der Schwerpunkt dieser Übung liegt auf der kontrollierten Aktivierung spezifischer Muskelgruppen wie dem M. splenius cervicis et capitis und dem M. semispinalis cervicis, die für die Stabilisierung und Bewegung der Halswirbelsäule von zentraler Bedeutung sind. Die korrekte Ausführung, bei der die Bewegung hauptsächlich von der Halswirbelsäule und nicht von den Schultern ausgeht, ist entscheidend für die Wirksamkeit der Übung. Es wird empfohlen, die Intensität und Dauer der Übungen allmählich zu steigern, um die Muskeln angemessen zu beanspruchen, ohne sie zu überlasten. Die Übung zielt darauf ab, die Flexibilität und Kraft der Nackenmuskulatur zu verbessern, die Körperhaltung zu korrigieren und Nackenschmerzen zu lindern.
Reha-Aspekte	Ein systematisches Review widmete sich mehreren randomisierten kontrollierten Studien über die Wiederherstellung der zervikalen Lordose durch zervikale Extensionstraktion bei Personen mit Hypolordose und HWS-Beschwerden. Die Studie kam zu dem Schluss, dass die Erhöhung der zervikalen Lordose durch Extensionstraktion als Teil eines Wirbelsäulenrehabilitationsprogramms Schmerzen und Behinderungen reduziert und das funktionelle Outcome verbessert. Diese Verbesserungen hielten langfristig an, während Vergleichsgruppen, die keine Extensionstraktion erhielten, nur eine vorübergehende Linderung erfuhren, die nach Beendigung der Behandlung auch wieder abnahm [1187].
Biomechanik	In einer klinischen Studie wurden die biomechanischen Auswirkungen eines achtwöchigen therapeutischen HWS-Übungsprogramms untersucht. Das Programm bestand aus spezifischen Bewegungen wie wiederholter zervikaler Retraktion, Extension und lateraler Flexion. Die Ergebnisse zeigten, dass diese gezielten Übungen bei Patient*innen mit Bandscheibenvorfällen zu signifikanten Veränderungen und Verbesserungen im Gebiet der Zwischenwirbelräume führten. Solche Veränderungen sind relevant, da sie die Nervenfunktion positiv beeinflussen und zur Schmerzreduktion beitragen können. Die Ergebnisse unterstreichen die potenzielle Bedeutung und Wirksamkeit von gezielten HWS-Übungsprogrammen, insbesondere bei Patient*innen mit spezifischen Erkrankungen wie Bandscheibenvorfällen [1234].
	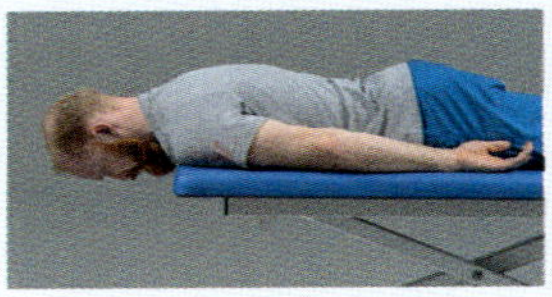 ASTE HWS-Extension in Prone Position 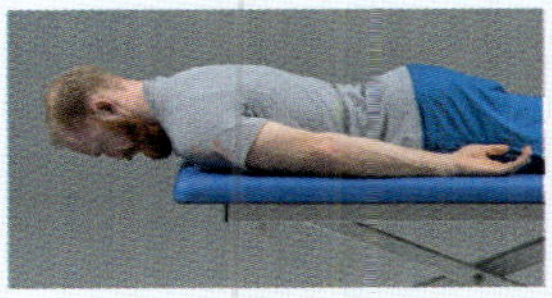 ESTE HWS-Extension in Prone Position

Bildquellen: Universitätsklinik Balgrist, Med. Bilddokumentation, C. Urfer

4.6 Gangparameter und -analyse

Jan-Arie Overberg, Guido Perrot

4.6.1 Einleitung

Der Erhalt sowie die Verbesserung einer sicheren Mobilität mit vollständiger Handlungs- und Funktionsfähigkeit ist ein wesentliches Ziel der rehabilitativen und präventiven Ansätze. Für Gesundheit und Wohlbefinden, Aktivität und Partizipation ist das Gehen für uns Menschen eine wesentliche Voraussetzung. Nach der Internationalen Klassifikation der Funktionsfähigkeit, Behinderung und Gesundheit (ICF) sind Menschen mit einer Gangstörung hinsichtlich ihrer Aktivität und Teilhabe erheblich eingeschränkt. Dementsprechend ist die Ganganalyse eine häufig genutzte Methode für physiotherapeutische Empfehlungen: Edukation und Intervention (Bewegungsübungen).

Die anatomischen und muskulären Gegebenheiten sowie das Zusammenspiel sämtlicher Komponenten erlauben uns eine Fortbewegung in verschiedenen Geschwindigkeiten und ihre Anpassung an unterschiedliche Untergründe. Abweichungen vom Normbereich können sich durch anatomische Veränderungen und Varianten wie z. B. Beinlängendifferenzen, nervalen und muskulären Einschränkungen ergeben. Allerdings können auch Traumata bzw. Operationen zu einer kurz- mittel- oder langfristigen Veränderung des Gangbildes führen. Neben den somatischen Aspekten nehmen auch psychische, vegetative, genetische und umweltbedingte Aspekte Einfluss auf das Gangmuster [1265].

4.6.2 Verfahren zur Bewertung des Ganges

Es gibt verschiedenste Verfahren zur Beurteilung und Bewertung des Gangs. Diese reichen von der subjektiven Beschreibung eines Untersuchers bis zu technisch dreidimensionalen messbaren Parametern des Gangbildes, die oft mittels hochauflösender Kameras, Ultraschallgeräten, Kraftmessplatten, Drucksensoren, Elektromyografien und Auswertungsprogrammen realisiert werden. Die Parameter, die daraus verwendet werden, betreffen oft die entstehenden Gelenkkräfte, die Verschiebung des Körperschwerpunktes, die Geschwindigkeit, die Beschleunigung der Körperglieder oder einfach die Muster der Fußabdrücke.

- Parameter der instrumentalen Ganganalysen, die häufig verwendet werden, sind Gangzyklus, Schrittlänge, Länge des Doppelschrittes, Kadenz, Stand- und Schwungverhältnis, Spurbreite sowie Gehgeschwindigkeit.
- Der Gangzyklus ergibt sich aus dem Abstand zwischen dem letzten Kontaktpunkt und dem ersten Aufsetzen des gleichen Beins während des Gangs in Metern. Die Schrittlänge hingegen beschreibt die Distanz in Metern oder in Zentimetern zwischen dem Fersenkontakt des einen und dem Fersenkontakt des kontralateralen Fußes.
- Die Schrittlänge beträgt ca. 55–90 cm, wobei Alter, Körpergröße und Gangtempo die Schrittlänge beeinflussen [1243][1245]. Wichtig sind hier nicht nur die Absolutwerte für ein Bein, sondern auch die Frage, ob die Schrittlänge für beide Beine nahezu gleich ist. Beim Gesunden erhöhen sich die Schrittlänge und die Schrittfrequenz mit der Zunahme des Gangtempos. Bei Menschen mit Gelenkproblemen erhöht sich dagegen bei gleichem Tempo die Schrittfrequenz, während die Schrittlänge abnimmt [1245].
- Die Länge der Doppelabstützung beschreibt die Distanz (in m oder cm) vom Fersenkontakt eines Fußes bis zum erneuten Fersenkontakt desselben Fußes, also unabhängig von der Schrittlänge.
- Die Kadenz ist die Anzahl der Schritte pro Zeiteinheit.
- Das Standzeitverhältnis bezeichnet die auf dem betrachteten Bein im Stand verbrachte Zeit im Vergleich zum kontralateralen Bein.
- Das Schwungzeitverhältnis bezeichnet die auf dem betrachteten Bein im Schwung verbrachte Zeit im Vergleich zum kontralateralen Bein.
- Die Spurbreite wird als die Distanz zwischen den beiden Fersenzentren in cm definiert.
- Die Spurbreite wird als Entfernung senkrecht zur Fortbewegungslinie gemessen und beträgt 5–13 cm. Die Fußlängsachse befindet sich im Verhältnis zu der Fortbewegungslinie in einem Winkel von 7° nach außen rotiert (▶ Abb. 4.26).
- Das Gangtempo ergibt sich aus der der von einer Person zurückgelegten Wegstrecke pro Zeit und kann in m/s oder km/h angegeben werden [1238][1239][1243][1251][1276][1278][1289]. Repräsentative Gangparameter für Erwachsene wurden in der Literatur häufig beschrieben. Hierzu gehört eine freie Gehgeschwindigkeit von durchschnittlich 82–84 m/min [1276] mit einer Variationsbreite von 60–90 m/min entsprechend 3,6–5,4 km/h.
- Es gibt allerdings auch geschlechtsspezifische Unterschiede. Männer erreichen durchschnittlich 86 m/min, Frauen 77 m/min.
- Ein normaler Rhythmus (Kadenz) beträgt 120 Schritte von 0,5–2 s.
- Die Standzeit beschreibt das Abstützen auf einem Bein. Sie ist ein wichtiger Parameter, der besonders empfindlich auf Gangstörungen reagiert [1243]. Die Standzeit wird bei Gangstörungen kürzer, und damit verändert sich das Verhältnis zwischen Schwung- und Standphase. Die Zeit der Doppelabstützung die während des Initialkontaktes der kontralateralen Seite stattfindet, nimmt gewöhnlich die Werte von 20 % des Gangzyklus an. Da die Doppelabstützung jedoch lediglich während der Standphase erfolgt und diese sich beim langsameren Gehen gegenüber der Schwungphase verlängert, findet hierbei gleichzeitig eine Verlängerung der Doppelabstützung statt [1275]. Umgekehrt geht die Zeit der Doppelabstützung bei einem Rhythmus von 140–150 Schritten pro Minute gegen Null.
- Der Energiebedarf beträgt beim Gehen für eine Person mit einem Körpergewicht von 60 kg beträgt durchschnittlich 480 J bei einem Gangtempo von 4 km/h. Eine 90 kg schwere Person muss bei gleicher Geschwindigkeit bereits ca. 720 J Energie aufwenden. Es gilt, dass die Körpermasse den Energiebedarf linear erhöht, wohingegen das Gangtempo den Energiebedarf quadratisch erhöht [1245].

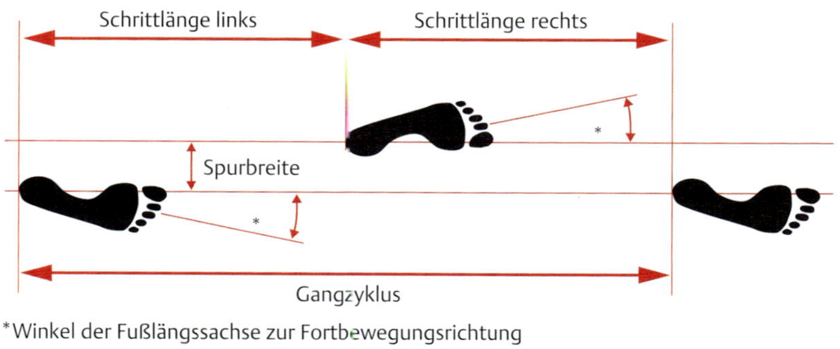

Abb. 4.26 Gangzyklus: Die anatomische Fußlängsachse (gestrichelte Linie) divergiert von der funktionellen Fußlängsachse (durchgezogene Linie), welche die Fortbewegungsrichtung anzeigt [1251]. (Quelle: Götz-Neumann K, Hrsg. Gehen verstehen – Ganganalyse in der Physiotherapie. 4. Auflage. Stuttgart: Thieme; 2015)

4.6.3 Strukturiertes beobachten und beurteilen

Wenn gesunde Menschen entspannt zu einem Termin oder zur Arbeit gehen, müde oder niedergeschlagen sind, entspricht ihr Gang annähernd der hypothetischen Norm [1261]. Man spricht dann von der Idealvorstellung des normalen Gehens, das u. a. gesunde Gelenke voraussetzt, funktionierende zentrale motorische Programme und eine gute posturale Kontrolle [1251][1276]. Typisch beim Menschen ist der unabhängige Gebrauch der Arme, der ein wesentlicher Aspekt der Entwicklung des menschlichen Gangs ist [1251]. Mit der beobachtenden Ganganalyse können Physiotherapeut*innen durch strukturiertes Beobachten das Gehen eines Menschen erkennen und Gangstörungen und mögliche Ursachen für Beschwerden am Bewegungssystem eruieren. Abweichungen vom physiologischen Gangbild geben Hinweise auf unökonomische Bewegungsmuster, wie z. B. Ausweichbewegungen, Hinkmechanismen oder Kompensationen. Oft fallen Abweichungen unmittelbar ins Auge. Manchmal muss man genau hinsehen und gelenk- und Muskeluntersuchungen durchführen, um diese zu begründen und Rückschlüsse aus der Beobachtung ziehen zu können.

Bei der Ganganalyse kann man sich auf die verschiedenen Gangphasen konzentrieren sowie funktionelle Kriterien beobachten. Mithilfe des Ganganalyseformulars nach Rancho Los Amigos kann man Abweichungen exakt dokumentieren. So lassen sich Abweichungen und Kompensationen beschreiben. Zudem hat man ein Hilfsmittel an der Hand, mit dem sich der Therapieverlauf dokumentieren lässt. Darüber hinaus hilft auch die Dokumentation von Beobachtungskriterien (▶ Abb. 4.27, ▶ Tab. 4.45).

Sind die Stammdaten einer Person, ihre Diagnose, das Datum und eventuelle Hilfsmittel (Gehstützen, Orthesen) notiert, sollte man festhalten, ob sie mit oder ohne Schuhe geht und ob eine Schuherhöhung oder Einlagen genutzt werden. Nachdem die Vorarbeiten gemacht sind, kann die Person in „ihrem Tempo" losmarschieren. Günstig ist es, wenn enganliegende „Radfahrhosen" oder Leggings und ein enges T-Shirt getragen werden. Dann betrachtet man die Person zunächst von vorn und von hinten. Kennt man die Ursache der Hauptstörung, ist es möglich eine gezielte Therapie einzuleiten. Erst wenn das funktionelle Problem eindeutig identifiziert ist, kann effektiv therapiert werden [1256]. Diese ist nicht nur für die Beseitigung der Störung wichtig. Sie hilft auch, Folgeschäden des nicht betroffenen Beins oder des Rumpfes zu verhindern.

Erfolgt z. B. eine wichtige Teilbewegung zu früh oder zu spät innerhalb der Phase, in der die Bewegung erwartet wird, ist dies ein Hinweis darauf, dass es sich um ein Hauptproblem handelt [1256]. Die wesentlichen Ursachen für solche Probleme liegen entweder im Bereich der Muskulatur (Schwäche, Kontraktur), der Gelenke (Bewegungsausmaß, Instabilität, Schmerz) oder des Nervensystems (Lähmung, Sensibilitätsstörung). Deswegen sollten sie zu den Befunden passen, die man neben der Ganganalyse erhebt (also Status, Mobilität, Muskelfunktion). Um das Hauptproblem zu verifizieren, benötigt man meist weitere Tests.

Von der Seite beurteilt man Füße, Knie und Hüfte sowie das Becken. Abweichungen der Schrittlänge erkennt man dann, wenn der Unterschied besonders groß ist. Im Idealfall sind die Schritte rechts und links gleich lang. Sie variieren abhängig von Konstitution und Bewegungstoleranz der Bein- und Fußgelenke zwischen 60 cm und 96 cm. Die durchschnittliche Länge eines Doppelschrittes (Länge eines Gangzyklus) beträgt ungefähr 1,40 m [1261]. Manchmal kann man eine unterschiedliche Schrittlänge auch hören: Hat eine Person Schmerzen beim Belasten eines Beines, fällt sie regelrecht auf das nicht betroffene Bein. Der Stoßdämpfungsmechanismus versagt z. B. aufgrund der fehlenden Absorptionskraft der für die Stoßdämpfung verantwortlichen Muskeln. Besteht solch ein Hinkmechanismus langfristig, sind Schäden an Gelenken des nicht betroffenen Beines oder der Wirbelsäule vorprogrammiert. Ursachen für unterschiedliche Schrittlängen können etwa Kontrakturen, Paresen, Schmerzen und Längenunterschiede der Beine sein [1276].

Danach achtet man auf die Haltung der Person: Geht sie aufrecht oder (leicht) gebückt? Wie ist die Wirbelsäule im Raum orientiert? Ist der Oberkörper vorgeneigt? Dies kann ein Hinweis auf eine Schwäche des M. quadriceps sein, der nicht in der Lage ist, dem Beugedrehmoment des Kniegelenks während der Stoßdämpfungsphase und zu Beginn der mittleren Standphase entgegenzuwirken. Ursache kann aber auch eine Kontraktur der Plantarflexoren sein (übermäßige Plantarflexion), die das Abrollen verhindert und das Gangtempo verlangsamt (▶ Abb. 4.28).

Dann betrachtet man den Kopf in Relation zum Rumpf und in Bezug zur Fortbewegungsrichtung. Ist die Halswirbelsäule in Neutralposition, oder muss die Person den Nacken überstrecken, um geradeaus zu schauen? Ist ihr Blick zum Boden gerichtet, was ein Zeichen von Gangunsicherheit oder mangelnder Aufrichtung sein kann? Wichtig ist, dass sie ihren Kopf frei bewegen kann, um sich z. B. in der Umwelt orientieren zu können. Außerdem schaut man, ob der Kopf geradlinig nach vorn transportiert wird. Eine

Tab. 4.45 Phasen des Gangzyklus [1265].

Phasenbezeichnung	Merkmal	% des Zyklus
Initialer Bodenkontakt (Initial contact, IC)	Ferse des rechten Beines tritt auf den Boden auf	0 %
Stoßdämpfungsphase (Loading response, LR)	*Beginn:* mit initialem Bodenkontakt de rechten Ferse *Ende:* Anhebung des kontralateralen Beines und Gewichtsübernahme	0–12 %
mittlere Standphase (Mid stance, MSt)	*Beginn:* Anhebung des linken Fußes *Ende:* Fersenanhebung des rechten Beines	12–31 %
terminale Standphase (Termimnal stance, TSt)	*Beginn:* Fersenanhebung des rechten Beines *Ende:* initialer Bodenkontakt des linken Beines	31–50 %
Vorschwungphase (Pre-Swing, PSw)	*Beginn:* initialer Bodenkontakt des linken Beines oder der linken Ferse *Ende:* Abheben des rechten Beines	50–62 %
initiale Schwungphase (Initial swing, ISw)	*Beginn:* Abheben des rechten Beines *Ende:* Sprunggelenke beider Beine überkreuzen sich	62–75 %
mittlere Schwungphase (Mid swing, MSw)	*Beginn:* Sprunggelenke beider Beine überkreuzen sich *Ende:* Die Tibia des rechten Beines steht vertikal zum Boden	75–87 %
terminale Schwungphase (Terminal swing, TSw)	*Beginn:* Die Tibia des rechten Beines steht vertikal zum Boden *Ende:* Ferse des rechten Beines trifft auf den Boden auf	87–100 %

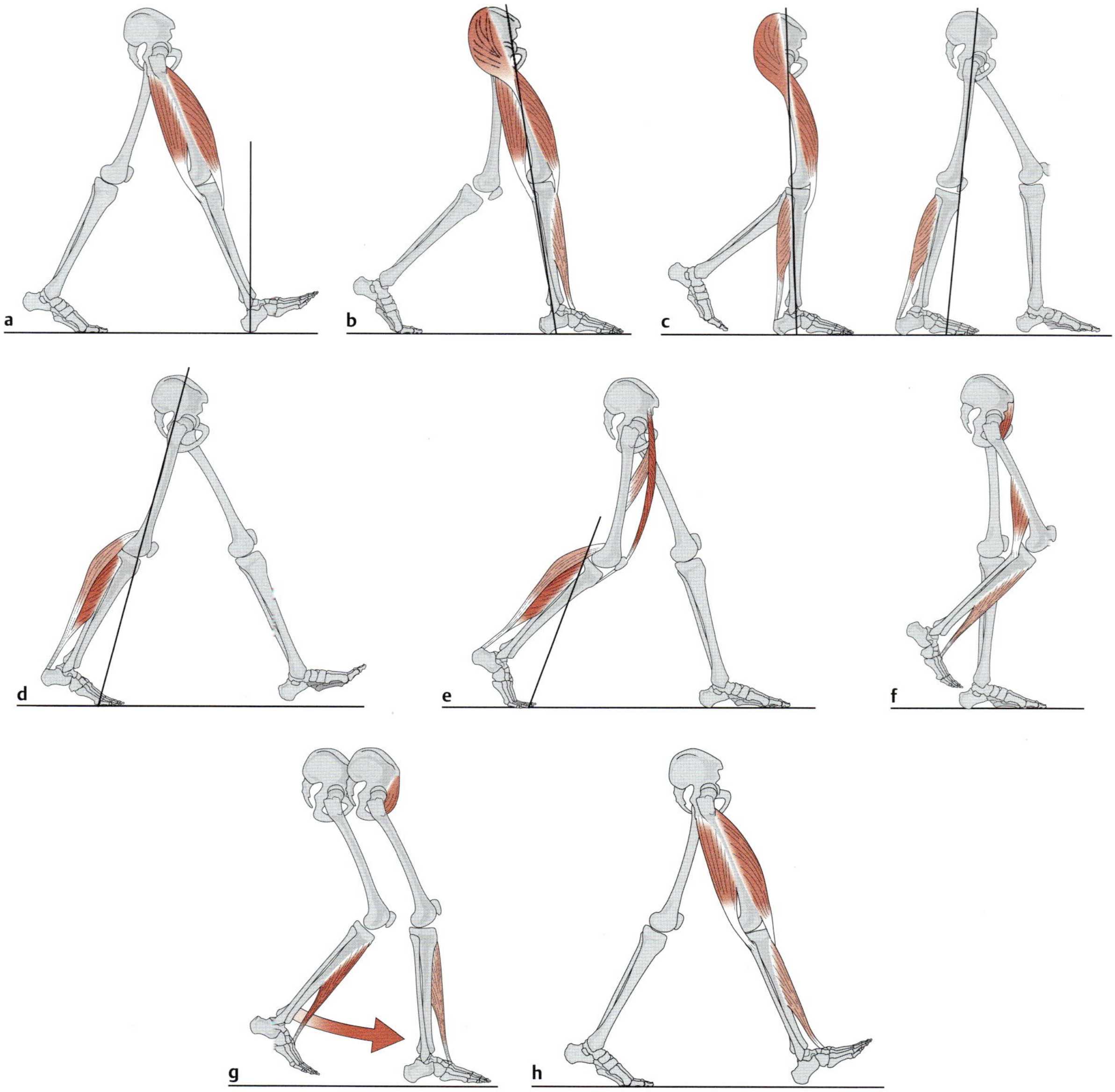

Abb. 4.27 Acht Gangphasen nach dem System von Ranchos Los Amigos. In den Grafiken sind die vorwiegend aktivierten Muskeln rot eingezeichnet. Die schwarze Linie zeigt die Richtung der Bodenreaktionskräfte beim Kontakt des Fußes mit dem Boden [1246]. (Quelle: Götz-Neumann K, Hrsg. Gehen verstehen – Ganganalyse in der Physiotherapie. 4. Auflage. Stuttgart: Thieme; 2015)

a Initialer Bodenkontakt.
b Stoßdämpfungsphase.
c Mittlere Standphase; frühe Phase.
d Mittlere Standphase; späte Phase.
e Terminale Standphase.
f Vorschwungsphase.
g Mittlere Schwungphase.
h Terminale Schwungphase.

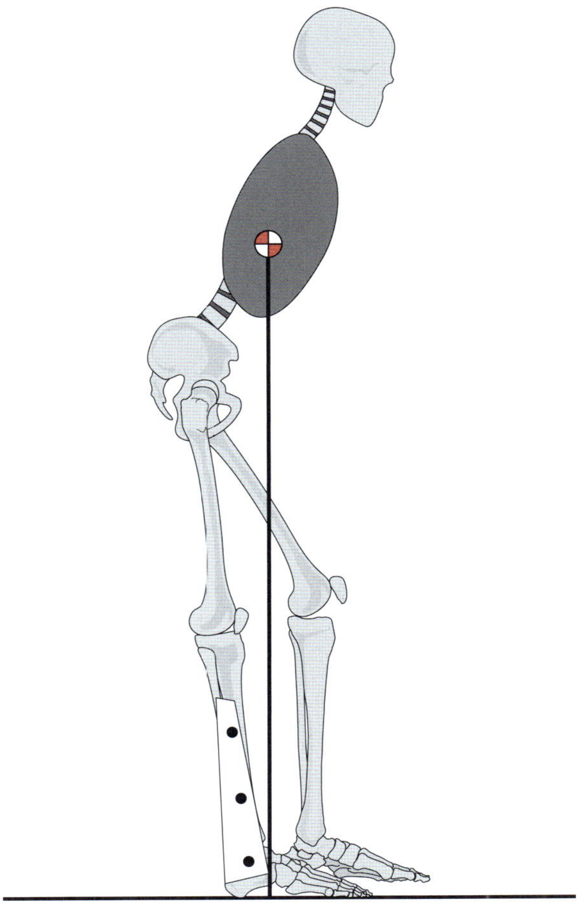

Abb. 4.28 Mögliche Auswirkungen einer Plantarflexionskontraktur: Der Rumpf neigt sich nach vorn, um den KSP über der Unterstützungsfläche zu halten [1251]. (Quelle: Götz-Neumann K, Hrsg. Gehen verstehen – Ganganalyse in der Physiotherapie. 4. Auflage. Stuttgart: Thieme; 2015)

gewisse Auf- und Abbewegung des Körperschwerpunktes (KSP) und damit des Kopfes ist normal. Sie beträgt beim ökonomischen Gehen aber kaum mehr als 2 cm. Erkennt man von der Seite ein deutliches Auf und Ab des Scheitelpunkts, ist dies ein Hinweis auf ein unökonomisches Gehen, bei dem die Mechanismen versagen, welche die vertikale Auslenkung des KSP begrenzen. Dazu gehören etwa die kontralaterale Beckenabsenkung in der Standphase, verbunden mit einer geringen anterioren Beckenkippung. Die in derselben Phase stattfindende Kniegelenkextension, die den KSP anhebt, wird durch die gleichzeitige Dorsalextension im Sprunggelenk verringert [1256].

Abweichungen in der Frontalebene sollte man von vorn und hinten beobachten. Häufig kann man das Trendelenburg- und das Duchenne-Hinken sehen. Beim Trendelenburg-Hinken sinkt das Becken aufgrund einer Schwäche der Hüftgelenkabduktoren während der Stoßdämpfungsphase auf der kontralateralen Seite ab. Beim Duchenne-Hinken (▶ Abb. 4.29) kommt es ab der Stoßdämpfungsphase neben dem Absinken des Beckens zu einer Seitneigung des Rumpfes zur Standbeinseite, wodurch sich der KSP zur Unterstützungsfläche hin verschiebt. Die erforderliche Haltearbeit der Hüftabduktoren wird geringer. Dabei ist oft eine Valgusabweichung des Kniegelenks zu beobachten [1261], wodurch der äußere Gelenkspalt einer verstärkten Druckbelastung ausgesetzt wird und die Innenbänder des Kniegelenks überdehnt werden. Außerdem können die Hüftadduktoren verkürzt sein, sodass eine optimale Kraftentwicklung der Antagonisten nicht möglich ist. Ebenfalls gut von vorn und hinten zu erkennen sind Abweichungen der Spurbreite. Meist handelt es sich dabei um eine Verbreiterung der Gangspur bei der die Ferse des Spielbeins zu weit seitlich am Knöchel des Standbeins vorbeischwingt. Der Fuß wird dann zu weit lateral aufgesetzt, sodass der KSP stärker als nötig zur Seite wandert und die Person schwankt. Ein solches Gangbild ist unökonomisch, da die seitliche Abweichung des KSP der Vorwärtsbewegung entgegenwirkt. Die Schrittlänge verkürzt sich, und das Gangtempo nimmt ab.

Die Beinachsen sollte man in unterschiedlichen Ausgangsstellungen beobachten: einerseits statisch bei der Eingangsuntersuchung und andererseits dynamisch beim Gehen. Bei der Ganganalyse beobachtet man von vorn und hinten, ob die virtuellen Beinachsen erhalten bleiben oder ob es Abweichungen gibt. Sowohl Valgus- als auch Varusfehlstellungen (vor allem einseitige Fehlstellungen) führen zu einer unökonomischen Belastung, die auch die Ursache von Schmerzen sein kann. Häufig beobachtet man Valgusfehlstellungen des Kalkaneus, wodurch sich das mediale Fußgewölbe abflacht. Daraus resultiert eine Innenrotation der Tibia, die zu einer Entriegelung des Kniegelenks führt. Die Folge: Sämtliche Gelenkstrukturen werden verstärkt belastet [1256].

Wenn der Fuß aufsetzt, sieht man, wie der Vorfuß in Verhältnis zum Rückfuß platziert wird. Abweichungen der funktionellen Fußlängsachse stören immer die Abrollbewegung. Deshalb sollte man sie auf dem Analyseformular notieren.

Die Bewegung der Arme kann man sowohl aus der seitlichen Perspektive wie auch in der Frontalebene beurteilen. Bei normalem Gangtempo pendeln die Arme reaktiv – als Folge der Bewegungen von Becken, Brustkorb und Schultergürtel. Schwingt das rechte Bein vor, schwingt der linke Arm nach vorn und umgekehrt. Wenn die Schwungphase gestört ist, kann sich dies auf das Armpendel auswirken. Man beobachtet einen geringeren Ausschlag der Pendelbewegung des kontralateralen Arms. Fehlt die Pendelbewegung der Arme oder ist sie nur auf die Unterarme beschränkt, weist dies bei normalem Gangtempo auf einen erhöhten Tonus der Schulter-Nacken-Muskulatur hin. Die Bewegung kann dann nicht mehr im Schultergelenk erfolgen, sondern sie kommt aus dem Ellenbogengelenk. Pendelbewegungen der Arme diagonal zur Fortbewegungsrichtung sind unökonomisch, weil die Armgewichte dann entgegen der Fortbewegungsrichtung beschleunigen [1276].

Egal, welche Störung ein Mensch hat, man kann sie nur feststellen, wenn man den richtigen Raum zur Verfügung hat. Man braucht eine ausreichend lange horizontale Gehstrecke, die im Idealfall barfuß und mit so wenig Hilfsmitteln wie möglich zurückgelegt werden kann. Wichtig dabei ist, dass die Person in einen tatsächlichen Gangmodus kommen kann. Dazu benötigt man eine beobachtbare Strecke von etwa 6 m plus Vor- und Anlaufstrecke zu je 2 m, sodass man idealerweise auf eine Gehstrecke von 10 m kommt.

Ein Laufband mit einem gleichmäßigen Antrieb erleichtert den Einsatz einer Videokamera. Allerdings sollte man beachten, dass man durch das Laufband das Gangtempo vorgibt. Die Person kann sich nicht mehr ihrem üblichen Gangtempo entsprechend bewegen. Der Einsatz der Videokamera hat dafür Vorteile:

- Man kann die Aufnahme mehrmals und in Zeitlupe betrachten (vor allem für Analyse-Anfänger geeignet).
- Man kann die Aufnahme gemeinsam mit Kolleg*innen auswerten.
- Einzelne Phasen des Gangzyklus lassen sich besser voneinander unterscheiden und im Standbild detailliert beurteilen.
- Videoaufnahmen vor und nach einer Therapie ermöglichen die Dokumentation des Therapieverlaufs.

4

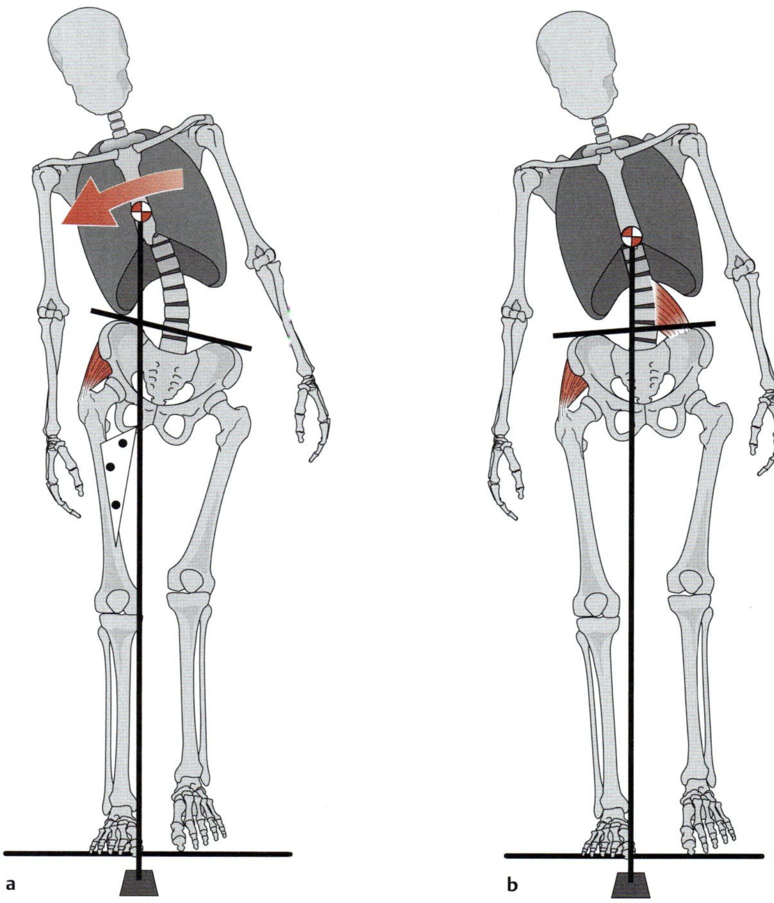

Abb. 4.29 Duchenne-Hinken [1251]. (Quelle: Götz-Neumann K, Hrsg. Gehen verstehen – Ganganalyse in der Physiotherapie. 4. Auflage. Stuttgart: Thieme; 2015)

a Die Seitneigung des Rumpfes kann durch eine Kontraktion der Adduktoren entstehen. Der KSP wird damit über dem Standbein gehalten.

b Die Rumpfseitneigung kann durch schwache Hüftabduktoren ausgelöst werden. Das Schwungbein wird dabei angehoben.

Tab. 4.46 Gang-Assessments: Um den Gang messen zu können, nutzt man standardisierte Tests und Assessments.

Test	Messgrösse
• Timed-walking-Test • 10-Meter-Gehtest • 6-Minuten-Gehtest [1288]	Geschwindigkeit, kardiopulmonale Belastbarkeit, Ausdauer
• Timed-Up-and-Go-Test (TUG) [1249]	Mobilität nach Schlaganfall
• Geh-und-Zähl-Test	Gangunsicherheit, Sturzrisiko
• Functional-Reach-Test [1282]	Gleichgewicht, Sturzrisiko
• Tinetti-Test [1268]	Mobilität im Alter, Gleichgewicht, Sturzrisiko

4.6.4 Objektiv den Gang messen

Um den Gang objektiv messen zu können, stehen unterschiedliche Assessments zur Verfügung (▸ Tab. 4.46). Mit diesen kann man zum Beispiel die Mobilität, die Gehfähigkeit, das Gleichgewicht und das Sturzrisiko einschätzen und den Verlauf therapeutischer Interventionen dokumentieren. Im Zusammenhang mit anderen Befunden wie Haltungsanalyse (Statik), Messung der Gelenkmobilität und Muskelkraft erlauben sie die umfassende Beurteilung einer Person. Sie ersetzen aber nicht die beobachtende Ganganalyse, bei der man auf Einzelheiten des individuellen Gangbilds achtet.

4.6.5 Unterschiedliche Ganggeschwindigkeiten

Das Gangtempo ist ein wichtiger Faktor in der Ganganalyse. Nimmt es zu oder verändert es sich, so hat dies direkte Auswirkungen auf kardiovaskuläre Parameter [1285], Raum-Zeit- und andere biomechanische Parameter [1267][1272][1284].

> ✔ **Formeln für die Ganganalyse**
>
> **Geschwindigkeit:** v = Weg s/Zeit t [m/s] oder v = s/t × 60 [m/min]
> **Kadenz:** K = Schritte/Zeit × 60
> **Anzahl Doppelschritte** = 1/2 K
> **Stride Length SL (Doppelschrittlänge)** = Weg/Anzahl Schritte × 2 [m]
> Kennt man die Kadenz und die Stride Length, kann man die Geschwindigkeit wie folgt ermitteln: v = SL × 1/2 K.

Während einer Rehabilitation bauen wir die Intensität bzw. das Gangtempo Schritt für Schritt auf. Bei einer Verletzung der unteren Extremitäten muss nach Entlastung sogar erst wieder die Vollbelastung erlangt werden. Mit Zunahme des Gangtempos ändert sich ggf. auch die Lauftechnik (▸ Tab. 4.47).

Vom langsamen Gehen bis zum Brisk Walking sind die Übergänge bei zunehmender Gehgeschwindigkeit fließend. In der Ganganalyse stellt man fest, dass jederzeit mindestens ein Bein Bodenkontakt hat (initial contact – terminal stance). Der Technikwechsel vom Brisk Walking zum Joggen ist insofern besonders,

Tab. 4.47 Lauftechniken (nach [1252]).

Technik	m/min	km/h
Schlurfen	30	1,8
Bummeln/Schlendern	60	3,6
normales Gehen	75	4,5
Hetzen/Brisk Walking	90–115	5,4–6,9
Joggen	125–190	7,5–11,4
Rennen	> 200	> 12
Sprint (Weltrekord 100 m)	600	36

als dass neu eine Flugphase hinzukommt, in der es keinen Bodenkontakt gibt. Danach kommt es bei jedem Fußauftritt (initial contact und loading response) zu einer neuen hohen Impact-Belastung mit Bodenreaktionskräften vom bis zu 2,5-Fachen des Körpergewichts (zwischen 10 und 18 km/h) Laufgeschwindigkeit. Die Entwicklung von Bodenreaktionskräften im Verhältnis zur Laufgeschwindigkeit verhält sich bei Frauen und Männern gleich [1260]. Dabei gilt zu beachten, dass es Fersenläufer*innen und Vorfußläufer*innen gibt, und dass manche Personen beim Joggen oder Rennen intuitiv auf eine Vorfußbelastung wechseln [1271].

Schritte zur Fitness

Eine Studie von Paluch et al. aus dem Jahr 2021 hat aufgezeigt, dass man schon bei mindestens 7000 Schritten einen guten Benefit gegenüber maximal 7000 Schritten hat. Wer also täglich 10 000 Schritte geht, hat weniger Risiken als eine Person, die nur 2000 Schritte geht. Ebenfalls hat jemand, der sich 150 min bewegt, ein geringeres Risiko als jemand, der sich nur 60 min bewegt. Auf dem Gebiet der körperlichen Aktivität galt sehr lange die Devise: „mehr ist besser". Aber die Unterschiede werden deutlich kleiner.

Ältere Menschen, die während eines Klinikaufenthalts die Gehfähigkeit erhalten, werden früher entlassen, sind mobiler und können selbstständiger ihren Tagesaktivitäten nachgehen. Zudem verkürzt sich die Erholungsphase nach einer Operation. Eine vermehrte Mobilität hospitalisierter Menschen wirkt sich nicht nur positiv auf die körperliche Funktionsfähigkeit aus, sondern stärkt auch das emotionale und soziale Wohlbefinden [1258]. Deshalb sollten Personen ohne Bettruhe regelmäßig aufsitzen, aufstehen und falls möglich 1000 Schritte (ca. 500 m) gehen [1237][1254][1281].

Gerade das Balancevermögen (statisch und dynamisch) in Verbindung mit Haltungskontrolle (posturale Kontrolle) verringert sich mit zunehmendem Alter und lässt Bewegungen und Mobilität unsicher werden. Verschlechterungen des Visus, der sensorischen Wahrnehmung, der Informationsverarbeitung oder Erkrankungen, die mit Gleichgewichtsstörungen einhergehen, treffen bei Älteren sehr häufig zusammen. Ein erhöhtes Aufmerksamkeitspotenzial wird notwendig, um den Körperschwerpunkt über der Unterstützungsfläche zu stabilisieren. Alle gangunsicheren Menschen sollten deshalb neben einem Beweglichkeitstraining und einem Krafttraining vor allem der unteren Extremität unbedingt ihr Gleichgewicht trainieren. Balanceübungen mit eingebauten Störreizen verbessern dabei das Reflexverhalten der Muskulatur und fördern gleichzeitig die Maximal- und Explosivkraft. Das wiederum hat einen präventiven Einfluss auf die Sturzgefährdung.

4.6.6 Beeinflussung der Pathophysiologie des Alterns

Altersassoziierte mobilitätseinschränkende Erkrankungen

Wie bereits angesprochen, unterliegt der Körper im Laufe der Lebensspanne zahlreichen Veränderungen. Dazu gehört ein Leistungsabbau in allen motorischen Fähigkeiten [1287]. Die polykausalen Ursachen und Zusammenhänge, die für die Leistungsabnahme im Alter verantwortlich sind, werden in dem folgenden Text kurz beschrieben. Muskuläre Pathophysiologien, wie etwa Veränderungen bei der Signalübertragung, der Funktionalität motorischer Einheiten und der Kontraktilität der Muskelfasern beeinflussen dabei vor allem die Kraftfähigkeiten und die Koordination [1240]. Aber auch die Ausdauerfähigkeit ist durch Veränderungen des Energiestoffwechsels und die Organalterung von Abbauprozessen betroffen [1255]. Durch eine Verschiebung des Verhältnisses von Muskel- zu Fettmasse zuungunsten der Muskelmasse reduziert sich die funktionelle Kapazität zunehmend und Sarkopenien, Stürze und Frakturen sind die Folge [1269]. Wenn der Leistungsabbau so weit fortgeschritten ist, dass daraus Erkrankungen und Verletzungen entstehen, ist es für viele Senioren schwer, dem Teufelskreis aus Immobilisation und einer dadurch verstärkten Sarkopenie zu entkommen. Dieser Zusammenhang begünstigt unter anderem die Entstehung des Gebrechlichkeitssyndroms.

Mit zunehmendem Alter reduziert sich die Widerstands- und Anpassungsfähigkeit des Körpers, was zu einer erhöhten Vulnerabilität und zu Funktionsverlusten führt [1263]. Daher müssen sich viele ältere Menschen häufig aufgrund von Erkrankungen, Unfällen oder orthopädischen Problemen in medizinische Behandlungen begeben. Zudem treten Folgeerscheinungen von gesundheitsschädigendem Verhalten in jungen Jahren, wie Bewegungsmangel, Fehlernährung, Zigaretten- und Alkoholkonsum oftmals erst im Alter auf. Zu den häufigsten Ursachen für Krankenhausaufenthalte zählen neben den Herzkreislauf- und Krebserkrankungen die muskuloskelettalen Erkrankungen [1277]. Zu den altersassoziierten muskuloskelettalen Erkrankungen gehören vor allem die Osteoporose, die Arthrose und Frakturen [1253]. Aber auch Rückenschmerzen und Stoffwechselerkrankungen wie Diabetes sowie psychische Erkrankungen wie Depressionen und Demenz sorgen für medizinischen Behandlungsbedarf im Alter [1277]. Außerdem gelten Stürze und infolgedessen Frakturen, insbesondere die Schenkelhalsfraktur, als häufige altersbedingte Ursachen für medizinische Versorgungen [1253].

Osteoporose und Arthrose

Unter den muskuloskelettalen Erkrankungen im Alter kommt der Osteoporose eine hohe Bedeutung zu und sollte daher aus präventiver Perspektive besonders beachtet werden. Zum einen erhöht sich bei Senioren alterungs- und stoffwechselbedingt das Risiko, an Osteoporose zu erkranken, zum anderen verursachen viele andere altersbedingte Erkrankungen eine zunehmende Immobilisation, die zu einer Abnahme der Knochenmasse führt [1257]. Dadurch steigt auch das Frakturrisiko an und die infolge von Frakturen notwendige Immobilisation begünstigt wiederum die Osteoporose [1257]. Diesen Teufelskreis aus einer zunehmenden Verschlechterung des Gesundheitszustandes und der körperlichen Leistungsfähigkeit gilt es unbedingt durch Präventionsmaßnahmen zu unterbrechen.

Eine weitere muskuloskelettale Erkrankung, die bei Senioren häufig auftritt, ist die Arthrose. Arthrose-bedingte Schmerzen und Funktionseinschränkungen führen zu einem veränderten Aktivitätslevel und zu Einschränkungen in den ADL [1264]. Auch bei der Arthrose kann analog zu dem Teufelskreis der Osteoporose das Schonverhalten infolge von Schmerzen zu zusätzlichen Abbauprozessen führen, die wiederum die Entstehung neuer Problematiken begünstigen.

Sarkopenie

Eine Komponente, welche die Entstehung von Gebrechlichkeit maßgeblich beeinflusst, ist die Sarkopenie (gr. „Fleischmangel") [1259]. Es steht für den Verlust der Körperkomposition und der Muskelfunktion [1280]. Die magere (fettfreie) Masse nimmt ab, während die Fettmasse zunimmt. Komponenten, die in der Entstehung von Sarkopenie relevant sind, wurden in der Definition der internationalen Arbeitsgruppe zu Sarkopenie herausgearbeitet: „Die Sarkopenie ist ein komplexes Syndrom, das den altersassoziierten Verlust von Skelettmuskelmasse und -funktion bezeichnet, wobei der Verlust an Muskelmasse alleinig, oder in Verbindung mit einer erhöhten Fettmasse, auftreten kann. Multifaktorielle Ursachen, wie chronische Krankheiten, hormonelle Faktoren, Entzündungen, Insulinresistenz, Ernährungsdefizite und Bewegungsmangel können an der Entstehung beteiligt sein" [1247].

In der Diagnostik der Sarkopenie sollten sowohl die geringe Muskelmasse als auch die reduzierte Muskelfunktion durch Kraft- oder Leistungsreduktion verwendet werden. Zu diesem Konsens kam die European Working Group on Sarcopenia in Older People (EWGSOP) im Jahr 2010 [1244]. Die in dieser Studie festgelegten Grenzwerte zur Beurteilung der Muskelmasse, der Muskelkraft und der Muskelleistung können verwendet werden, um die Sarkopenie anhand objektiver Kriterien festzustellen [1244]. Dabei wird die Muskelmasse durch Dual-Röntgen-Absorptiometrie (DXA) oder bioelektrische Impedanzanalyse (BIA) bestimmt, die Muskelkraft durch Messung der Handgriffkraft und die Muskelleistung durch die Physical Performance Battery (SPPB) oder die Bestimmung des Gangtempos. Da Alten- und Pflegeheimbewohner häufig aufgrund von Erkrankungen oder Alltagseinschränkungen in einer solchen Einrichtung leben, ist anzunehmen, dass die Prävalenz der Sarkopenie bei ihnen durch die geringere körperliche Aktivität deutlich höher ist. Denn neben den Einflüssen neuromuskulärer, inflammatorischer oder hormoneller Veränderungen im Alter ist der bewegungsarme Lebensstil bzw. die reduzierte körperliche Leistungsfähigkeit eine kritische Komponente in der Entstehung der Sarkopenie [1241].

Es genügt zur Feststellung der Sarkopenie also nicht, nur die Muskelmasse zu betrachten. Funktionelle Komponenten wie die Muskelfunktion und die Muskelkraft sollten zusätzlich in der Diagnostik miteinbezogen werden. Die Prävalenz der Sarkopenie liegt bei gesunden Senioren bei etwa 20 % und steigt mit zunehmendem Alter und Pflegbedarf an. Ursächlich für die vermehrte Sarkopenie im hohen Alter ist u. a. der bewegungsärmere Lebensstil. Da Krafttraining bisher die effektivste Methode ist, die Sarkopenie zu hemmen, sollten regelmäßige Trainingseinheiten als primäre Präventionsmaßnahme in den Alltag von Senioren integriert werden. Insbesondere vor dem Hintergrund, dass auch bei der Entstehung der Gebrechlichkeit eine gemeinsame Ätiologie gibt, wird die Relevanz der Prävention der Sarkopenie deutlich. Einschränkungen des neuromuskulären Systems, veränderte Proteinsynthese, Fehlernährung und Inaktivität spielen bei der Genese beider geriatrischer Syndrome eine große Rolle [1270]. Nicht nur in der Genese, sondern auch in den Definitionen finden sich Überschneidungen. Komponenten der Sarkopenie, wie Muskelschwäche und ein vermindertes Gangtempo werden in der Diagnostik der Frailty (= Gebrechlichkeit) verwendet. Somit ist die Sarkopenie nicht nur als pathophysiologische Komponente der Frailty, sondern auch als Bestandteil dieses Syndroms zu sehen.

Frailty-Syndrom

In den vergangenen 20 Jahren ist in der wissenschaftlichen Literatur zunehmend der Begriff „Frailty" zu finden. Diese diagnostische Konzeptualisierung des geriatrischen Syndroms soll der frühzeitigen Erkennung von Alltagseinschränkungen dienen und eine Beurteilung von Risiken und Ressourcen älterer Menschen ermöglichen [1250]. Aufgrund der Komplexität der mit Frailty verbundenen Folgen und deren Interaktionen, ist es nicht leicht, das Frailty-Syndrom einheitlich zu definieren. Konsens ist, dass es eine verminderte Widerstandsfähigkeit älterer Menschen gegenüber Stressoren bezeichnet, die in einem erhöhten medizinischen Behandlungsbedarf, vermehrten Behinderungen und einem steigenden Mortalitätsrisiko resultiert [1242][1248][1250] [1266]. Unterschiede bei der Begriffsbestimmung ergeben sich durch die Faktoren, die für die Diagnose von Frailty herangezogen werden. Einem Großteil der Definitionen liegt der Frailty-Phänotyp aus der Arbeit von Fried et al. aus dem Jahr 2001 zugrunde [1286]. In dieser Studie wurden 5 Komponenten identifiziert, die für die Diagnose von Frailty maßgeblich sind:

„Frailty liegt dann vor, wenn auf Personen mindestens 3 der folgenden Merkmale zutreffen: geringe körperliche Aktivität, langsame Ganggeschwindigkeit, Schwäche der Griffkraft, unbeabsichtigter Gewichtsverlust oder subjektive Erschöpfung" [1248].

Neben der Erfassung der Frailty-Kriterien kann es auch von Vorteil sein, die Leistungsfähigkeit bei den ADL zu beurteilen. Fragebögen wie der Health Assessment Questionnaire Disability Index (HAQ-DI) oder der Frailty-Index (FI) [1279] dienen dazu, Alltagseinschränkungen anhand von Selbstauskünften zu erkennen. Werden solche Fragebögen über mehrere Jahre hinweg verwendet, kann so der schleichende Funktionsverlust initial fitter Senioren erfasst werden und gefährdete Personen können frühzeitig identifiziert werden. Zur Erfassung der Frailty in Deutschland wurden überwiegend modifizierte Kriterien der Frailty-Definition von Fried et al. angewendet und zum Teil durch Fragebögen ergänzt [1250].

Ein weiterer Parameter, der in die neueren Frailty-Definitionen aufgenommen wurde, sind kognitive Fähigkeiten. Kognitive Beeinträchtigungen und Stimmungsveränderungen werden dabei als Bestandteile der Gebrechlichkeit gesehen und in der Identifikation von vulnerablen Personen berücksichtigt [1286]. Zum Teil werden auch soziale Beziehungen und Ernährung als weitere Parameter herangezogen, jedoch meistens als Ergänzung zu den in ▸ Tab. 4.48 aufgelisteten Kriterien oder dem FI [1283]. Die nachfolgende Tabelle zeigt das Zusammenspiel verschiedener Faktoren, die bei der Entstehung von Frailty eine Rolle spielen (▸ Tab. 4.48).

Therapie

Die Abwesenheit von Frailty und deren Vorstufe gilt als ein guter Prädikator für gesundes Altern und sollte ein Ziel in der Gesundheitsförderung von Senioren sein. Durch die Therapie von Frailty kann die individuelle Lebensqualität steigen und die Kostenbelastung des Gesundheitssystems reduziert werden. In der wissenschaftlichen Literatur werden, um die Gebrechlichkeit zu behandeln, vor allem Ernährungsinterventionen (Erhöhung des Proteinanteils), Medikamente, Hormongabe, Supplemente und Krafttraining diskutiert [1242]. Diese Maßnahmen zielen darauf ab, den voranschreitenden körperlichen und kognitiven Abbau im Sinne der Sekundärprävention aufzuhalten. Im Zusammenhang mit der Gebrechlichkeit sollte jedoch immer die Prävention angestrebt werden, da es nach wie vor unklar ist, welche Behandlungsmethode die effektivste ist [1262].

Insgesamt scheinen aktuell Trainingsinterventionen mit Krafttrainingskomponenten am vielversprechendsten zu sein, wobei auch hier noch nicht die besten Parameter festgelegt sind [1262]. Trotzdem ist bekannt, dass Senioren trotz unterschiedlicher Fähigkeitsniveaus ihre körperliche Leistungsfähigkeit durch regelmäßiges Training verbessern können [1274]. Inwiefern damit allerdings die Gebrechlichkeit behandelt werden kann, ist noch nicht abschließend geklärt. Aktuell wird die Frailty vor allem durch die Behandlung einzelner pathophysiologischer Prozesse und altersassoziierter Erkrankungen mittels Krafttraining therapiert.

Tab. 4.48 Verschiedene Faktoren, die bei der Entstehung von Frailty eine Rolle spielen [1269].

Kategorie	Ausgangsfaktoren	Mechanismen	Konsequenzen
Biologisch-hormonell	Altersabhängige Reduktion von GH, IGF-1, Meno-/Andropause, Aktivierung metabolischer Zytokine	↓ Proteinsynthese, Abnahme Muskelaufbau	↓ Muskelmasse → Sarkopenie
Proteinmetabolismus	Abnahme der körperlichen Proteinreserven	Verminderte Fähigkeit, erhöhten Proteinbedarf bei Krankheit/Verletzung zu decken	Verstärkung der Sarkopenie, ↑ Vulnerabilität → Frailty
Ernährung	Abnahme der Ernährungskompetenzen/Malnutrition	↓ Nährstoffaufnahme, unzureichende Proteinzufuhr	Verstärkung der Sarkopenie, ↓ Regenerationsfähigkeit
Bewegung & Training	Defizite im kontinuierlichen neuromuskulären Training	Abnahme Muskelkraft, Koordination, neuromuskuläre Einschränkungen	↓ Kraft & Funktion → Frailty
Mobilität/Stürze	Sarkopenie, neuromuskuläre Defizite, Immobilisation	Stürze, Frakturen, Angst vor Bewegung	Weitere Immobilisation, Hospitalisation, Funktionseinschränkungen
Medikation	Verschreibung z. B. von Beruhigungs- und Psychopharmaka	Homöostatische Gleichgewichtsstörungen	↑ Sturzrisiko, funktionelle Einschränkungen
Hospitalisation	Stürze, Frakturen, Multimorbidität	Immobilisation, Polypharmazie	Verstärkung von Sarkopenie & Frailty
Sarkopenie	Kumulativer Effekt der biologischen, metabolischen, ernährungs- und bewegungsbezogenen Faktoren	↓ Muskelkraft, -masse, Funktion	↑ Sturzrisiko, ↓ Selbstständigkeit
Frailty	Kumulativer Effekt aller Faktoren inkl. Sarkopnie	↓ physiologische Reserve, reduzierte Anpassungsfähigkeit	↑ Morbidität, ↓ Selbstständigkeit
Langzeitfolge	Frailty	Progression chronischer Erkrankungen, Multimorbidität	Hospitalisationen, Pflegebedürftigkeit, Mortalität ↑

Professionelle Ganganalyse

Wer sich zum Gangprofi ausbilden lassen will, kann dies bei der O.G.I.G. (Observational Gait Instruktor Group mit Jacqueline Perry und Kirsten Götz-Neumann) machen. Infos findet man im Netz unter www.gehen-vestehen.net.

4.6.7 Zusammengefasst

Gangstörungen führen zu erheblichen Einschränkungen der Aktivität und Mobilität und können durch eine Vielzahl von Faktoren verursacht werden, darunter u. a. anatomische Veränderungen wie z. B. Beinlängendifferenz, muskuläre Einschränkungen, neurologische Störungen sowie Traumata und Operationen. Diese Störungen lassen sich durch verschiedene Tests und gezielte Ganganalysen diagnostizieren. Besonders im Alter tragen Sarkopenie und Gebrechlichkeit (Frailty) zur Einschränkung der Bewegungsfähigkeit bei. Im Hinblick auf die Therapie ist die Prävention eine entscheidende Maßnahme. Hierbei hat sich insbesondere das Krafttraining als effektive Methode erwiesen, um die körperliche Leistungsfähigkeit durch regelmäßiges Training zu verbessern.

4.7 Gehen mit Ent-, Teil- und Vollbelastung

Guido Perrot, Jan-Arie Overberg

4.7.1 Einleitung

Das Ziel sowohl einer konservativen Therapie als auch eines operativen Eingriffs am muskuloskelettalen System ist immer die möglichst vollständige Wiederherstellung der Mobilität. Die möglichst frühzeitige Mobilisation beschleunigt den Heilungsprozess und verbessert die Funktionalität [1333]. Die mechanische Belastbarkeit verletzter Strukturen stellt einen limitierenden Faktor für die Patient*innen und für die physiotherapeutische Behandlung dar. Physiotherapeut*innen, die orthopädische bzw. unfallverletzte Personen behandeln, müssen deshalb die Kriterien der (aktuellen) Belastbarkeit der verletzten Struktur(en) kennen und bei ihrer Therapieplanung beachten. Zur besseren Einschätzung einer situativ angemessenen körperlichen Belastung durch Bewegungsübungen sind Kenntnisse in funktioneller Biomechanik, Wundheilungsphysiologie sowie das Ausmaß der strukturellen Verletzung (z. B. Weichteile oder Fraktur) und Kenntnisse der traumatologischen und orthopädischen Versorgung in der Chirurgie nötig. Verletzungen und auch chronische Erkrankungen von Knochen, Muskeln, Sehnen oder Bändern können zu einer Funktionseinschränkung bzw. einer Einschränkung der Mobilität führen

4.7.2 Notwendigkeit der Teilbelastung

Die Indikation und Dauer einer vollständigen Immobilisation oder einer Teilbelastung sowie der Zeitpunkt der Wiederaufhebung mit dem Übergang zur Freigabe der Vollbelastung nach bestimmten operativen Eingriffen oder nach unfall- oder überbelastungsbedingten Verletzungen wird viel diskutiert. Die Belastungsvorgabe bei Endoprothesen der Hüfte oder des Knies richtet sich meist nach der Verankerungstechnik, wobei für zementierte Prothesen die Vollbelastung z. T. bereits ab dem 1. Tag postoperativ erlaubt wird [1321]. Bei unzementierten Hüfttotalprothesen wird postoperativ für etwa 6 Wochen eine Teilbelastung verordnet [1300]. In verschiedenen Studien wurde ein Vergleich zwischen Gruppen mit postoperativ verordneter Teilbelastung und Gruppen mit Belastungsfreigabe durchgeführt [1293][1297][1299][1304][1318][1320][1327][1331]. Keine dieser Studien konnte jedoch einen signifikanten Unterschied in der Prothesenmigration zwischen den Gruppen mit Teil- und Vollbelastung nachweisen. Es wurde auch kein Fall einer frühzeitigen Prothesenlockerung nach Vollbelastung angegeben. Das Fazit dieser Studien ist, dass die Freigabe der Belastung nach Versorgung mit Endoprothesen gewährt werden sollte, jedoch meist mit der Einschränkung auf jüngere Personen mit guter Knochenqualität.

In der Diskussion um die Teilbelastung sollte jedoch auch der psychologische Aspekt nicht außer Acht gelassen werden. So wird den Patient*innen durch Werbestrategien von Implantatherstellern der Eindruck vermittelt, dass z. B. nach der Implantation einer Endoprothese keine Anpassung sportlicher Aktivitäten oder des Lebensstils notwendig ist. Solch ein Verhalten kann jedoch zu Überlastung durch extreme Aktivität oder Stolpern durch Unachtsamkeit (bis 870 %) des Körpergewichts, KG) führen. Vor allem bei Osteosynthesen können durch Teilbelastung die Dauerlast auf das Implantat reduziert und dadurch auch ein frühzeitiges Implantatversagen vermieden werden. Solange eine Fraktur noch nicht konsolidiert ist, muss ein Implantat die gesamte Last übernehmen, die normalerweise der Knochen trägt. Da Implantate unter kontinuierlicher dynamischer Belastung eine begrenzte Festigkeit haben [1307], kann es im Falle von Überlastung (z. B. durch Nichteinhaltung der Teilbelastung) bei unvollständiger Knochenheilung zu einem verfrühten Implantatbruch kommen.

4.7.3 Problem der Festlegung der geeigneten Belastung

Ein weiteres Problem bei der Festlegung einer geeigneten Teilbelastung besteht in der Bestimmung der tatsächlichen Belastung, die auf die jeweiligen muskuloskelettalen Strukturen wie Gelenke, Knochen oder Bänder wirkt. So werden aktuell nur die von außen wirkenden Kräfte, sog. Bodenreaktionskräfte angegeben. Die in den Gelenken entstehenden Kräfte und Momente bleiben unberücksichtigt und können um ein Vielfaches größer sein als die Teilbelastungsvorgabe. Diese hohen Kräfte entstehen durch gelenkübergreifende Muskeln, die Zugspannung von Faszien, Bändern und Sehnen sowie die im Körper vorliegenden Hebelverhältnisse. Diese im Gelenk entstehenden Kräfte können z. B. mittels Ganganalyse und biomechanischen Modellen inversdynamisch berechnet oder anhand instrumentierter Endoprothesen in vivo gemessen werden. Hierzu wurden bereits Messungen mit telemetrischen Prothesen in Hüfte, Knie, Schulter und Wirbelsäule bei verschiedenen Alltagstätigkeiten durchgeführt [1296]. So konnten bei Personen mit instrumentierten Hüftprothesen Gelenkbelastungen zwischen dem doppelten und dem 8-Fachen des KG bestimmt werden. Auch einfache Bewegungen, die dem Patienten erlaubt sind oder auch in der Therapie ausgeführt werden, wurden nachgestellt, und es zeigten sich extrem hohe Belastungen in den Gelenken: Beispielsweise führt das Anheben des Beckens aus der Rückenlage zu einer Belastung des Hüftgelenks mit 380 % des KG oder das Anheben des kontralateralen Beins im Liegen zu immerhin 170 % des KG im betroffenen Hüftgelenk. Das Gehen mit 2 Gehstützen führt im Hüftgelenk zu einer Belastung von bis zu 250 % des KG anstatt den von der Teilbelastung erhofften 10–50 % des KG [1296].

Bei den gewichttragenden Strukturen der unteren Extremität spielen also nicht nur das Körpergewicht, sondern vielmehr die Kräfte der Muskulatur die entscheidende Rolle bei der mechanischen Belastung von Knochen und Gelenken. Bei der oberen Extremität, der keine gewichttragende Rolle zukommt, bestimmen hauptsächlich die durch die Muskulatur aktiv aufgebrachten Kräfte die Größe der mechanischen Belastung. Dabei können die inneren Kräfte auf Grund der ungünstigen Hebelverhältnisse für die Muskeln sehr hohe Werte annehmen. Alltägliche Belastungen beim Greifen, Heben oder Drehen können zu Kräften von über 3000 N im Ellenbogengelenk [1291] und über 1500 N im Handgelenk führen [1303]. Aus direkten Messungen der Kontaktkräfte im Schultergelenk mit einer instrumentierten Schulterendoprothese wissen wir, dass auch dort enorme Kräfte auftreten können. Durch eine reine Abduktionsbewegung des Arms ohne Last wirken am Humeruskopf maximale Kontaktkräfte von annähernd 800 N [1296][1334]. Durch zusätzliche Lasten (z. B. Heben einer Kaffeekanne) können Reaktionskräfte im Schultergelenk die Größe der Körpergewichtskraft leicht überschreiten.

4.7.4 Belastungsabstufungen

Eine häufig angewendete Methode bei der sukzessiven Mobilisation ist die vollständige Entlastung und die sog. Teilbelastung. Dabei wird davon ausgegangen, dass durch Reduktion der Belastung die betroffenen muskuloskelettalen Strukturen wie auch eventuell eingebrachte Implantate (Osteosynthesen, Prothesen, Nahtmaterial) geschont bzw. nicht überfordert werden. Die Vorteile der Teilbelastung gegenüber einer Immobilisation (Kap. Inaktivität oder Verzicht auf körperliche Aktivität) sind dabei nicht von der Hand zu weisen: Die ursprüngliche Stabilität von Sehnen, Bändern und Knochen kann besser erhalten werden, die bindegewebigen Strukturen werden besser durchblutet und auch die Ausrichtung und die Remodellierung der Kollagenfasern erfolgen früher [1333]. So kann die von der Teilbelastung erhoffte Schonung der muskuloskelettalen Strukturen und Implantate durch die Limitierung der lokal wirkenden Kräfte erreicht werden. Dabei muss unterschieden werden zwischen Strukturen, die das Körpergewicht tragen müssen und solchen, auf die keine Körperlast wirkt. Bei den nicht Last tragenden Strukturen wird die Teilbelastung durch eine Limitierung des Bewegungsausmaßes und der äußeren Lasten (z. B. Gewichte) erreicht. Bei den lasttragenden Strukturen der unteren Extremität soll die Limitierung der Kräfte durch die Reduktion der aufgebrachten Körperlast erfolgen (► Tab. 4.49).

Wieviel Prozent des Körpergewichtes jedoch für die Belastung vorgegeben wird, hängt vom Operateur, dem Grund der Operation (Totalendoprothese, Fraktur, Arthrodese), dem verwendeten Implantat, sowie von der individuellen Situation der Person ab (Knochenstatus, Verlauf der Operation, Lebensalter). Die am häufigsten verordnete Teilbelastung liegt im Bereich von 10–50 % des Körpergewichtes.

Die Verordnung von Teil- oder Vollbelastung ist jedoch selbst bei standardisierten Eingriffen wie Hüft- oder Knieprothesen oft individuell und von der ärztlichen Einschätzung abhängig (► Tab. 4.49) [1315].

Tab. 4.49 Belastungsabstufungen [1317][1325].

Stufe	Belastung (kg)	Beschreibung
Entlastung	0 kg	Das betroffene Bein wird nicht belastet und berührt den Boden beim Gehen nicht. Diese Art des Gehens ist im Barren, im Gehwagen (Eulenburg) und mit Unterarmgehstöcken möglich.
minimale Belastung	5–15 kg	Das betroffene Bein wird beim Stehen und Gehen lediglich mit seinem Eigengewicht belastet (5 bis max. 15 kg) und berührt somit den Boden. Das restliche Körpergewicht wird auf die Unterarmgehstöcke (oder Barren, Gehwagen, Rollator, besondere Orthese) übertragen. „Minimale Belastung" soll häufig gebrauchte Begriffe wie „Abrollbelastung" oder „Sohlenkontakt" ersetzen.
Teilbelastung	ärztliche Vorgabe in kg	Die Teilbelastung des betroffenen Beines erfolgt immer unter Einsatz von Hilfsmitteln (Gehwagen, Barren, Gehstützen u. a.). Die erlaubte Belastung wird ärztlicherseits in Kilogramm angegeben.
Vollbelastung	maximal	Das betroffene Bein muss während des Gangzyklus das gesamte Körpergewicht frei tragen können (selbst wenn dies aufgrund von Schmerzen oder Schwäche noch nicht möglich ist). Das Gehen unter Vollbelastung ist mit Unterarmgehstöcken und ohne Hilfsmittel möglich.

Nachbehandlungsempfehlung (Schmidt & Ernst, 2018)

Bei der Diskussion zur Erstellung der Nachbehandlungsempfehlungen der Sektion Rehabilitation und Physikalische Therapie der DGOU (Deutsche Gesellschaft für Orthopädie und Unfallchirurgie) haben wir wieder an diese Definitionen erinnert und erkannt, dass die konsequente Verwendung dieser Definitionen die Erstellung der Nachbehandlungsempfehlungen erleichtert und v. a. eine eindeutige Beschreibung der Therapiemöglichkeiten und Notwendigkeiten ermöglicht. Aus diesem Grund haben wir uns entschlossen, die Definitionen der rehabilitationsrelevanten Begriffe aufzugreifen und nochmals neu in den Blickpunkt zu rücken. Wir können nur dazu auffordern, in der Beschreibung der Möglichkeiten von Nachbehandlungen nach Eingriffen bzw. auch bei konservativer Behandlung auf die Verwendung dieser rehabilitationsrelevanten Begriffe zurückzugreifen und die Nachbehandlung darauf aufzubauen, so wie es auch die Autor*innen der veröffentlichten Nachbehandlungsempfehlungen getan und die Stabilitätsgrade zur Grundlage des Nachbehandlungsablaufes gemacht haben.

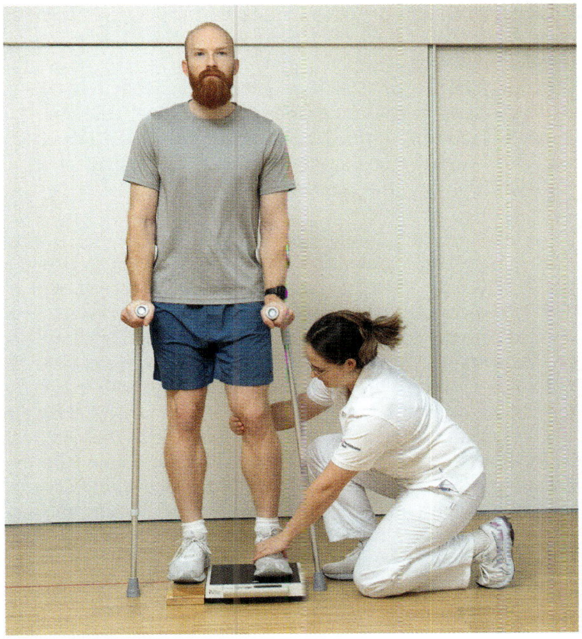

Abb. 4.30 Üben der Teilbelastung mithilfe einer Waage [1314]. Prüfung der Einstellung der Beinachse durch die Therapeutin ohne visuelle Kontrolle des Patienten. Der Patient kontrolliert anschließend die Belastung zunächst mit Blick auf die Waage, belastet dann ohne visuelle Kontrolle bzw. kontrolliert visuell erst nach der Einstellung der Teilbelastung. (Quelle: Universitätsklinik Balgrist, Med. Bilddokumentation, C. Urfer)

4.7.5 Vermittlung und Kontrolle der Teilbelastung

Für die Schulung der Teilbelastung können verschiedene Methoden und Hilfsmittel eingesetzt werden [1312]. Die einfachste Methode ohne jeglichen Einsatz von Hilfsmitteln liegt in der klinischen Untersuchung. Hierbei wird die Belastung während des Gehens durch Beobachtung der Person oder auch durch Funktionsuntersuchungen von beteiligten Gelenken und Muskeln (bei Armbewegungen) eingeschätzt. Diese Methode ist zwar sehr einfach durchzuführen, aber deren Beurteilung auch sehr ungenau und rein subjektiv.

Die wohl am häufigsten verwendete Methode ist die Schulung mittels einer Personenwaage. Die Person soll anhand von mehrmaligem Belasten der betroffenen Extremität auf der Waage erlernen und sich merken, wie sich die richtige Teilbelastung „anfühlt". Diese Methode liefert konkretere und objektivere Werte für die Belastung, die Rückschlüsse von der angezeigten Kilogrammzahl auf die Belastung im dynamischen Gang sind allerdings nur begrenzt nützlich, da die Werte aus einer statischen Messsituation resultieren (▶ Abb. 4.30).

Möglich ist auch der Einsatz von Kraftmessplatten, welche die Bodenreaktionskräfte, z. B. im Rahmen einer Ganganalyse, mit höchster Genauigkeit und in der Regel auch dreidimensional wiedergeben. Diese Methode ermöglicht dynamische Messungen, ist allerdings auch komplizierter, kostspieliger und aufwendiger: Der Patient muss zur Schulung der Teilbelastung mehrmals über die Kraftmessplatte gehen. Daher ist dieses Verfahren für Personen mit unzureichender Koordination und/oder Ausdauer möglicherweise ungeeignet. Aus ökonomischer Sicht ist es auch aufwendiger, da es bereits in der Anschaffung teuer ist und zudem auch qualifiziertes Personal zur Verfügung stehen muss, welches das System bedient.

Schließlich gibt es noch portable Messsysteme, die als Druckmesssohle im Schuh oder auch über dem Schuh getragen werden und die plantare Druckverteilung während des Gehens erfassen.

Aus den Druckwerten und der belasteten Sohlenfläche kann schließlich die Kraft berechnet werden. Manche dieser Systeme sind auch bereits mit einer Feedbackfunktion ausgestattet: Die individuelle Teilbelastung wird vorab eingestellt und bei Erreichen des Schwellwerts wird z. B. ein Vibrations- oder Tonsignal abgegeben. Der große Vorteil dieser Systeme ist, dass mit ihnen realistisch die Alltagssituation einer Person wiedergegeben und evaluiert werden kann, da sie dynamisch einsetzbar sind – beispielsweise auch auf einer Treppe oder im Freien. Nachteilig sind hohe Anschaffungskosten und etwaige Kabel, die von den Messsohlen zu einer portablen Messeinheit führen sowie die Messeinheit selbst (evtl. inklusive Stromversorgung), welche die Person an einem Gürtel am Körper trägt. Dies kann die Bewegungsausführungen stören.

4.7.6 Beibehaltung von Teilbelastungsvorgaben

Neben der Einhaltung der Teilbelastung ist jedoch auch die Beibehaltung der Leistung von Interesse. Nach der Entlassung aus der Klinik und ohne Aufsicht durch einen Therapeuten sollte es der Person möglich sein, die Teilbelastung einzuhalten. Es hat sich jedoch gezeigt, dass dies meist nicht gelingt [1313], was an verschiedenen Faktoren liegt:

- an der Höhe der vorgegebenen Teilbelastung (hohe Teilbelastungsvorgabe – relativ gute Einhaltung, niedrige Teilbelastungsvorgabe – schlechte Einhaltung der Vorgabe; ▶ Tab. 4.49)
- an den Umgebungsbedingungen (in der Klinik oder zuhause)
- an der Dauer der postoperativen Phase.

Wenn die Teilbelastung unmittelbar nach der Operation im klinischen Umfeld geübt wird, kann sie in der Regel gut eingehalten werden. Nach der Entlassung aus der Klinik gestaltet sich dies jedoch häufig schwieriger. Ein möglicher Grund für das Überschreiten der Belastungsvorgaben nach der Entlassung könnte in der schmerzbedingten Verbesserung sowie in der insgesamt höheren Anzahl an zurückgelegten Schritten liegen. Eine höhere Schrittzahl erhöht das Risiko, das Bein zu überlasten, und führt zudem zu einer verstärkten mentalen und körperlichen Ermüdung der Patient*innen. Damit wird die Fähigkeit, die betroffene Extremität mit der korrekten Technik zu entlasten, reduziert. Generell wird die Compliance der Betroffenen zur Teilbelastung zuhause eher abnehmen, was dazu führt, dass oftmals nur eine oder gar keine Gehstütze verwendet wird. Daher auch die Einschätzung, dass eine Teilbelastungsschulung für ca. 6 Wochen gültig ist, danach aber optimalerweise in der Wohnung der Person wiederholt werden sollte [1310].

Stabilitätsgrade

[1317][1325]

Lagerungsstabil
Dies ist die niedrigste Stufe eines medizinischen Behandlungsergebnisses. Es bedeutet, dass eine physiotherapeutische Behandlung weder passiv noch (aktiv-)assistiv noch aktiv am betroffenen Körperabschnitt möglich ist, sondern aus medizinischen Gründen nur notwendige Lagerungen zulässig sind. Proximal der Verletzung werden Techniken zur Verbesserung der Atmung, des venösen und lymphatischen Rückflusses, der Durchblutung und zur Schmerzreduktion eingesetzt. Oder es sind neuromuskuläre Therapieformen über andere Körperabschnitte erforderlich.

Bewegungsstabil
Der Körperabschnitt ist in dem vorgegebenen Bewegungsausmaß bewegungsfähig. Diese Bewegung kann aktiv als auch passiv oder (aktiv-)assistiv erfolgen. Die passive oder (aktiv-)assistive Bewegung bedeutet den geringsten Anspruch an eine Bewegungsfestigkeit der betroffenen Strukturen, fördert jedoch die Durchblutung und unterstützt den Heilungsprozess.

Belastungsstabil
Bewegungen oder Übungen gegen Widerstand können jeweils abgestuft innerhalb der Grenzen der physiologischen Belastbarkeit des Körperabschnittes durchgeführt werden. Belastungsstabilität bedeutet in der Rehabilitation die höchstmögliche medizinische Therapiestufe.

Trainingsstabil
Wiederholte, aktive Bewegungen eines Bewegungssegmentes gegen Schwerkraft und/oder Widerstand sind möglich, ohne dass sich gehäufte Wiederholungen an den ehemals verletzten Strukturen negativ auswirken würden. Hierbei handelt es sich um die maximale Belastbarkeit, Symptome der Instabilität (Schmerz, Kraftmangel und Bewegungseinschränkungen) dürfen an der verletzten Struktur nicht auftreten.

4.7.7 Mobilisation als Behandlungsmaßnahme

Der Begriff „Mobilisation" beschreibt Maßnahmen, die passive oder aktive Bewegungsübungen einleiten und/oder unterstützen und das Ziel haben, die Bewegungsfähigkeit zu fördern und/oder zu erhalten [1325].

Zudem stellt die Mobilisation im ärztlichen und physiotherapeutischen Sinn ein operatives, apparatives oder manuelles Manöver zur Funktionsverbesserung von Gewebestrukturen und/oder Körperabschnitten dar [1325].

In der Leitlinie zur „Lagerungstherapie und Frühmobilisation" werden die verschiedenen Elemente der Mobilisation so definiert [1294]:

- passive Mobilisation (z. B. passives Bewegen aller Gelenke, passiver Transfer)
- assistierte aktive Mobilisation (z. B. aktive Bewegungsübungen mit manueller Unterstützung)
- aktive Mobilisation (z. B. Sitzen auf der Bettkante, Stehen, Gehen).

Zudem wird Frühmobilisation dort als „Beginn der Mobilisation innerhalb von 72 Stunden nach der Aufnahme auf die Intensivstation" definiert.

Je früher mit mobilisationserhaltenden und -fördernden Maßnahmen begonnen wird, desto früher können die Betroffenen wieder aktiv an der Bewegung teilnehmen [1319]: Die Fähigkeit, sich zu bewegen, ist eine charakteristische Eigenschaft aller Lebewesen. Unsere Sinne und Organe werden durch Bewegung entscheidend beeinflusst [1324]. Die Patienten und Patientinnen beurteilen das Gehen als wichtigen Fortschritt, um ihrem Ziel, nach Hause entlassen zu werden, näher zu kommen [1292].

4.7.8 Allgemeine Parameter zur Mobilisierung

Folgende Parameter haben sich bewährt, um eine Mobilisierung durchführen zu können. Sie werden in der deutschen Leitlinie sowie den PADIS Guidelines als Grenzen empfohlen:

- mittlerer arterieller Druck zwischen 65 und 110 mmHg
- systolischer Blutdruck < 200 mmHg
- Herzfrequenz zwischen 40 und 130/min
- pulsoximetrische Sauerstoffsättigung von mindestens 88 %.

Dabei darf zur Durchführung der Mobilisierung z. B. die Beatmung oder Schmerztherapie durchaus angepasst werden, um diese Grenzwerte einzuhalten. Zur Einschätzung der subjektiven körperlichen Belastung einer Person kann die Borg-Skala verwendet werden [1298]. Folgende empirische Erfolgsfaktoren können zur Reduktion von psychischem Stress bei den Patient*innen beitragen:

- Gesundheitsedukation
- Motivation der Person
- Organisation im interprofessionellen Team.

Überschreitung der erlaubten Belastung

Die Patientinnen und Patienten überschreiten häufig die erlaubte Belastung [1315]. Neben der fehlenden Wahrnehmung ist oft auch die mangelnde Aufklärung über die Folgen einer Fehlbelastung dafür verantwortlich. Physiotherapeut*innen haben die Aufgabe, die Betroffenen nicht nur bezüglich der korrekten Belastung anzuleiten, sondern sie auch auf die möglichen nachteiligen Folgen einer Fehlbelastung hinzuweisen. Die erlaubte Belastung fördert die Heilung.

Um eine Dekonditionierung durch die „strikte" Einhaltung von Belastungsgrenzen zu verhindern, müssen in Nachbehandlungen oft Kompromisse akzeptiert und Ersatztrainings durchgeführt werden.

4.7.9 Aufstehen mit Teilbelastung

Personen, die nicht (voll) belasten dürfen, müssen den Transfer vom Liegen in den Sitz, vom Sitz in den Stand und wieder zurück in den Sitz üben. Je nach Art der Verletzung gelten bestimmte Einschränkungen. Das Aufstehen aus dem Bett ist für Menschen v. a. nach Verletzungen der unteren Extremität oft erschwert, deshalb muss es durch die Physiotherapie (vorzugsweise vor dem operativen Eingriff) zuerst instruiert und anschließend mit der Person geübt werden. Vor allem nach längerer Bettlägerigkeit muss man die Betroffenen auf diese neue Belastung vorbereiten.

Für das Pflegepersonal und die Physiotherapie stellt sich die Frage, welche Maßnahmen, unter Berücksichtigung der nötigen Schonung, wichtig sind, um eine Verschlechterung des Zustandes durch Immobilität zu verhindern. Denn nur bei wenigen Erkrankungen führt Inaktivität zum gewünschten Heilungserfolg. Längere Immobilisationen führen schon in den ersten Tagen zu (patho-)physiologischen Anpassungen im menschlichen Körper, vor allem bei Älteren [1328].

Vorbereitung der Person

- Aufklärung über das therapeutische Vorgehen
- Erklären der Entlastung oder Teilbelastung mit den entsprechenden Informationen
- ggf. Beine einbinden oder Strümpfe anziehen (bei kreislauflabilen Personen Antithrombosestrümpfe anlegen, damit das venöse Gefäßsystem unterstützt wird)
- Gehstützen im Liegen einstellen
- festes Schuhwerk im Bett anziehen, damit die Person sofort stabile Verhältnisse vorfindet, wenn der Bodenkontakt hergestellt wird
- Bett ggf. so einstellen, dass die Person eine optimale Sitzhöhe nach dem Lagewechsel vorfindet.

Aufstehen aus der Rückenlage

Wie eine Person am besten mobilisiert wird, hängt von verschiedenen Faktoren ab. In den meisten Fällen bestimmen die Belastungs- und Bewegungsgrenzen der Chirurgie oder einer anderen ärztlichen Betreuung sowie die Möglichkeiten zur Mithilfe der betroffenen Person das beste Vorgehen bei einer sinnvollen Mobilisation.

Aufstehen aus dem Sitz

Macht die Person einen kreislaufstabilen Eindruck, kann man die weitere Mobilisation in den Stand vorbereiten. Sie bekommt beide Stützen umgedreht in die Hand. Das betroffene Bein ist etwas weiter vorn positioniert, damit sie es nicht belastet und soll dann den Oberkörper nach vorn neigen. Wenn das gesunde Bein das Gewicht vollständig übernimmt, dreht sie die Stützen um. Sobald der Schwerpunkt des Oberkörpers über der Unterstützungsfläche liegt, kann sich die Person mit der Muskelkraft des gesunden Beins und den Armen gegen die Schwerkraft hinstellen (► Abb. 4.31). Die Arme schlüpfen in die Unterarmschale hinein. Das Hinsetzen aus dem Stand erfolgt auf dem umgekehrten Weg. Der Bewegungsübergang vom Sitz in den Stand und zurück sollte einige Male durchgeführt werden, damit die erforderliche Sicherheit gewonnen werden kann.

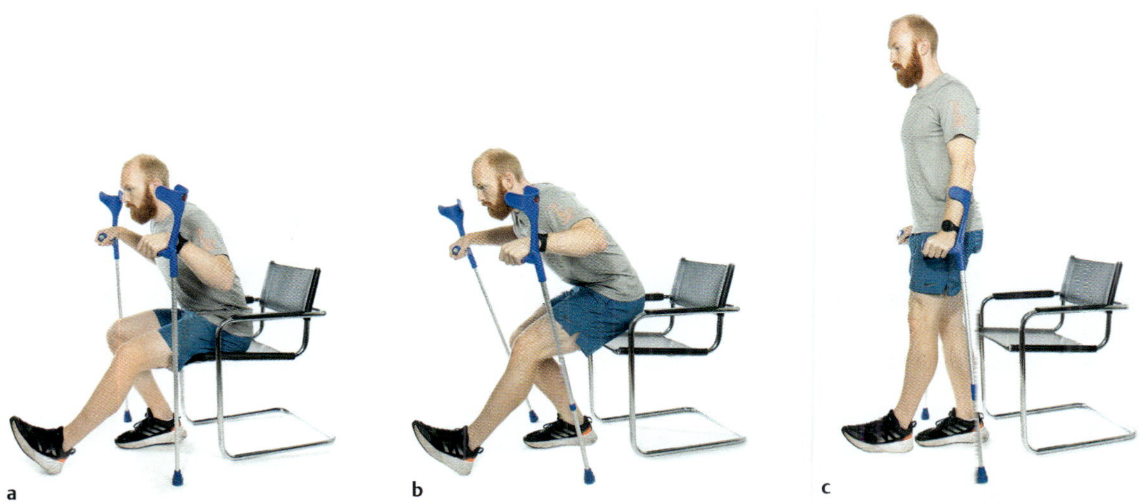

Abb. 4.31 Aufstehen mit Unterarmstützen [1314]. (Quelle: Universitätsklinik Balgrist, Med. Bilddokumentation, C. Urfer)
a Das verletzte Bein vorne. Das gesunde, hintere Bein wird mehr belastet.
b Oberkörpervorlage, um den Körperschwerpunkt über das gesunde Bein zu bekommen. Abstoßen mit den Händen an den Stützen.
c Im Stand die Haltung ausrichten und die Unterarme in die Stützen drehen.

4.7.10 Gehen mit Teilbelastung – Dreipunktgang

Beim Dreipunktgang wird die Belastung des Beines nach Vorgabe reduziert, indem beide Stützen (oder andere Hilfsmittel) dieses Bein entlastend begleiten und dadurch das erforderliche Gewicht abnehmen. Der Dreipunktgang ermöglicht Entlastung, minimale oder Teilbelastung sowie Vollbelastung [1317][1325].

Durchschwingen

Häufig kann man bei den Patient*innen das „Durchschwingen" beobachten. Hierbei wird über die Arme das Körpergewicht hochgestützt und beide Beine gleichzeitig vor die Stützen (Durchschwunggang) oder zwischen die Stützen (Zuschwunggang) geschwungen [1325]. Diese Form des entlastenden Gehens kann aus physiotherapeutischer Sicht nicht als „Gehen" bezeichnet werden, auch wenn es eine Art der Fortbewegung darstellt. Das „Durchschwingen" ohne jeden Bodenkontakt ist medizinisch betrachtet nur in Ausnahmefällen dienlich (z. B. unmittelbar postoperativ, wenn Redon-Drainagen noch nicht gezogen sind; bei Versorgung mit Liegegips u. ä.) oder bei einer Querschnittslähmung anzutreffen [1317].

4.7.11 Gehen mit Vollbelastung

Zweipunktgang

Der Zweipunktegang wird zur teilweisen Entlastung eines oder beider Beine eingesetzt, indem Stütze und kontralaterales Bein zeitgleich oder zeitnah vorgebracht werden, gefolgt von Stütze und Bein der jeweiligen Gegenseite. Das betroffene Bein sollte hierbei voll belastbar sein [1325].

✔ Merke

- Die bisher gebräuchlichen Begriffe „Kreuzgang", „Vierpunktegang", „2/4-Takt-Gang", „Gehen im 2er- bzw. 4er-Rhythmus" sollen durch diese Definitionen ersetzt werden. Rhythmus und Takt beschreiben lediglich die zeitliche Abfolge des Zwei- bzw. Dreipunktgangs und beeinflussen die Belastung nicht.
- Das Gehen mit einer Unterarmgehstütze sollte gänzlich vermieden werden, da es hierbei zu einer unphysiologischen Gewichtsverlagerung über die Gehhilfe kommt. Folglich sind bei noch unsicherem Gangbild als Absicherung ein oder 2 Geh- oder Handstöcke sinnvoller [1325].

Gehen mit Handstock

Die Stütze wird immer auf der nicht betroffenen Seite und gleichzeitig mit dem betroffenen Bein nach vorn gesetzt. Ist der Handstock noch nicht vorhanden, bietet es sich an, die normale Unterarmgehstütze umzudrehen und so als Handstock zu nutzen.

Fördern der Gangsicherheit

Um die Gangsicherheit zu erhöhen, ist es wichtig, mit den Patientinnen und Patienten viele und unterschiedliche Variationen bzw. Alltagssituationen zu üben. Dabei können die verschiedenen Parameter isoliert oder kombiniert geübt und verändert werden, sofern keine medizinischen Gründe dagegensprechen und die Person sich beim Üben noch sicher fühlt (oder gut gesichert werden kann). Besonders bei älteren Menschen gilt: Sicherheit vor Übungsvielfalt. Oft ist es besser die dienlichste Gangvariante zu wählen und oft zu üben; dies entsprechend den Gegebenheiten, welche die Person später zu Hause wieder vorfindet. Vorwärts-, Rückwärts- und Seitwärtsgehen fördern die koordinativen Fähigkeiten auf unterschiedliche Weisen und sind gut geeignet, die Gangsicherheit zu erhöhen.

Gangtempo

Zu Beginn der Therapie bzw. Gangschule gehen die Patient*innen meist langsamer als dies ihrem natürlichen Gangtempo entspricht. Mit zunehmender Genesung erhöht sich dieses automatisch. Um diesen Prozess zu beschleunigen und die Sicherheit beim Gehen zu erhöhen, kann das Tempo von der Physiotherapie vorgegeben werden. Dafür können standardisierte Vorgaben und Assessments verwendet werden, zudem kann der Behandlungserfolg so besser dokumentiert werden. Anzustreben ist eine altersentsprechende Schrittfrequenz von etwa 120 Schritten/min. Die Kadenz kann in der Therapie mit einem Metronom vorgegeben werden.

Schrittlänge

Oft werden neu erreichte Möglichkeiten der Beweglichkeit nicht automatisch ins Gangbild eingebunden bzw. angewendet. Ziel einer Behandlung kann eine identische Schrittlänge sein, welche durch die Einbindung der neu gewonnenen Beweglichkeit (z. B. Extension, Innenrotation im Hüftgelenk) im Gang erreicht wird.

Gehstrecke

Die Gehstrecke sollte im Behandlungsverlauf kontinuierlich gesteigert werden. Mit zunehmender Mobilität und Selbstständigkeit der Person erhöht sich die täglich zurückgelegte Strecke.

Auf dem Laufband können auch längere Strecken genau gemessen werden. Für die betroffene Person stellt dies eine zusätzliche Motivation dar. Treten mit zunehmender Belastung und bei längeren Strecken Ausweichbewegungen oder nicht funktionelle Belastungen auf, muss die Person darauf hingewiesen werden. Kann sie die zu korrigierenden Bewegungen nach mehreren Wiederholungen nicht positiv beeinflussen, sollte die Bewegungsübung angepasst oder unterbrochen werden.

Je nach Art der Verletzung, Allgemeinzustand und Rehaverlauf sollte das Gehen in den entsprechenden Belastungsformen auf verschiedenen Unterlagen bzw. Untergründen geübt werden. Wenn möglich immer im Kontext üben: Asphalt (auf dem Asphalt über die Straße gehen), Kies, Kopfsteinpflaster und Rasen vermitteln ein unterschiedliches Feedback und stellen eine hohe Anforderung an die koordinativen Fähigkeiten.

Organisation des ungestörten Standes

Da im aufrechten Stand der Körperschwerpunkt hoch, die Unterstützungsfläche klein und die „Stiffness" (Steifigkeit) des Fußgelenks niedrig ist, stellt der Zweibeinstand des Menschen eine ungleich größere Herausforderung dar als der Vierbeinstand bei Tieren. Normalerweise sind wir uns dieser anspruchsvollen sensomotorischen Leistung nicht bewusst. Die Komplexität der posturalen Kontrolle wird häufig erst durch die Erfahrung eines instabilen Standes etwa aufgrund von schwieriger Untergrundbeschaffenheit oder Funktionseinbußen infolge pathologischer Prozesse ersichtlich. Die Aufrechterhaltung des Gleichgewichts stellt – mechanisch gesehen – das zentrale Nervensystem vor die Aufgabe, den Körperschwerpunkt über der Unterstützungsfläche zu halten. Um durch adäquate Muskelaktivierungen entsprechende Ausgleichsbewegungen zur Wiedererlangung des Gleichgewichts durchführen zu können, ist die Wahrnehmung des „Ungleichgewichts" durch optische, propriozeptive, taktile und vestibuläre Analysatoren essenziell [1329]. Die Informationen der unterschiedlichen Analysatoren werden dabei nicht getrennt voneinander verarbeitet, sondern integriert und situationsspezifisch unterschiedlich stark gewichtet.

4.7.12 Treppengehen mit Gehstützen

Das Treppengehen kann mit 2 Stützen oder mit nur einer durchgeführt werden. Welche von beiden Varianten forciert geübt werden soll, ist u. a. Faktoren auch von der häuslichen Situation und Einrichtung abhängig, welche die Person erwartet (► Abb. 4.32).

> **✔ Merke**
>
> Wird die Gangschulung mit einer Hand am Geländer durchgeführt, muss darauf geachtet werden, dass die Person die zweite Stütze von außen in die andere, stützende Hand nimmt. Sollte sie der Person aus der Hand rutschen, fällt sie ihm auf diese Weise nicht zwischen die Füße.

Beim Treppenhochgehen ist das gesunde Bein grundsätzlich vorn. Die Stützen bleiben bei dem von einer Verletzung betroffenen oder zu entlastenden Bein. Diese werden zusammen mit dem betroffenen Bein auf die gleiche Stufe nachgeholt. Die Therapeutin steht beim Aufwärtsgehen immer schräg hinter dem Patienten, um im Falle einer Unsicherheit den Patienten unterstützen zu können (► Abb. 4.32).

Beim Treppabgehen geht das verletzte Bein zusammen mit den Stützen zuerst hinunter auf die nächste Stufe. Können die Stützen nicht zeitgleich mit dem Bein nach unten gesetzt werden oder nimmt der Patient erst die Stütze auf die tieferliegende Stufe, muss sie den Oberkörper stark vorneigen, was die Sturzgefahr und damit die Sicherheit des Patienten gefährden kann. Auch beim Treppabgehen kann sich der Patient mit einer Hand am Geländer festhalten. Das gesunde Bein wird, nachdem das Gewicht auf die Stütze und das Geländer übertragen wurde, nachgeholt. Beim Heruntergehen steht die Therapeutin zur Sicherheit immer schräg vor dem Patienten.

4.7.13 Mobilisation und (Teil-)Belastung im Wasser

Der Auftrieb als Folge des hydrostatischen Drucks ist eine Kraft, die der Schwerkraft entgegenwirkt und einen Gewichtsverlust vortäuscht. Diese Kraft ist nach oben gerichtet. Das Ausmaß der scheinbaren Gewichtsabnahme ist vom Verhältnis der beiden Kräfte (Schwerkraft und Auftrieb) zueinander abhängig. Überwiegt der Auftrieb, so schwimmt der Körper. Ist aber die Gewichtskraft größer, sinkt der Körper ab. Dies ist wichtig, um die Auswirkungen auf das Stütz- und Bewegungssystem abschätzen zu können. Je größer der Einfluss des Auftriebes ist, umso größer ist – abhängig von der Ausgangsstellung – die Belastung der Gelenke, und umso entspannter ist die Muskulatur.

Die Physiotherapie macht sich die physikalischen Eigenschaften des Wassers als Wassertherapie (auch Unterwassertherapie) zunutze:

- Entlastung der Gelenke: Der Druck auf die Gelenke nimmt mit zunehmender Wassertiefe ab. Beispiel: Steht ein Patient bis zur Brust im Wasser, so lastet nur noch ein Gewicht von 15–30 kg auf seinen Gelenken. Knochenbrüche, welche nicht belastungsstabil sind, können behandelt und die Muskulatur bereits aufgebaut werden.
- Schmerzreduktion: Dank Auftrieb, Gelenkentlastung und Muskeltonusminderung schmerzen betroffene Körperregionen nicht mehr oder weit weniger.
- Verbesserung der Koordination: Durch den Auftrieb können Bewegungsabläufe mit geringerer Muskelkraft geübt werden; Bewegungen können angebahnt werden. Zudem können Gleichgewichtsübungen im Stehen zur Verbesserung der Stabilisation beitragen.
- Muskeltraining: Durch Einbeziehen des Strömungswiderstandes kann die Muskulatur sehr differenziert aktiviert werden. Mit vielen Wiederholungen einer Bewegung und mit der Steigerung des Bewegungstempos kann der Muskel an Kraft zunehmen.
- Entspannung der Muskulatur: Der Muskeltonus wir durch den Auftrieb und die folgende Gewichtsabnahme gesenkt. Eine Wassertemperatur von 31°–36° C bewirkt auch eine Tonussenkung.
- Schwimmen: Schwimmübungen können gemäß den vorgegebenen Bewegungs- und Belastungsgrenzen angepasst werden.

4.7.14 Mobilisation und Training mit Teilbelastung auf dem Fahrradergometer

Die Belastung der Sprung-, Knie- und Hüftgelenke ist beim Fahrradfahren in sitzender Position niedriger als beim Gehen. Das Gewicht des Rumpfes und des Kopfes wird beim Radfahren annähernd komplett über die Sitzbeine auf den Sattel übertragen. Die Beine tragen nur ihr Eigengewicht, zusätzlich wirken auf die Gelenke Muskelkräfte der unteren Extremität ein. Gemäß einer Studie zu verwendeten Fahrradergometern beträgt bei einer Leistung von 25 W die Pedalkraft im Mittel 17,3 kp (1 kp entspricht 9,8 N) oder ungefähr der Masse eines Kilogramms [1315]. Die Sattelhöhe hat keinen Einfluss auf die Pedalkraft. Eine deutliche kurzzeitige Erhöhung der konstanten Kraftwerte ist in der Startphase des Ergometerfahrens zu erkennen. Um das Ergometer in

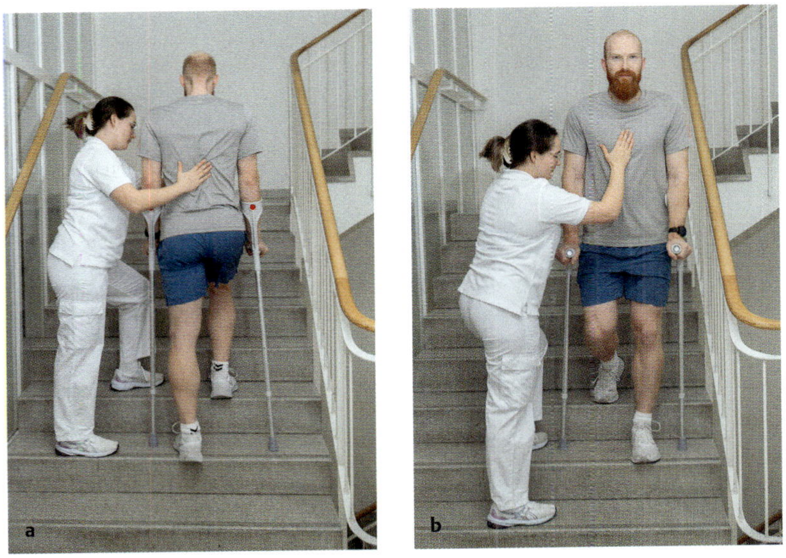

Abb. 4.32 Treppengehen mit Unterarmstützen [1314]. (Quelle: Universitätsklinik Balgrist, Med. Bilddokumentation, C. Urfer)

a Trepphochgehen mit Unterarmstützen.

b Treppabgehen mit Unterarmstützen.

Schwung zu bringen, müssen anhaltend 10–40 % mehr Kraft aufgebracht werden. Diese Kraft ist umso höher (zwischen 10–40 %), je schneller die Umdrehungen/min erreicht werden sollen [1315].

4.7.15 Mobilisation und Training mit Teilbelastung auf dem Laufband

Das Alter-G-Laufband kann die Belastung beim Laufen um bis zu 80 % reduzieren. Das rehabilitative oder vorbereitende präoperative Konditionstraining mit Alter-G zielt auf Schmerzfreiheit und Sturzsicherheit während eines körperentlastenden Gehens und Laufens (siehe Video „Aqua Therapy: The BadRagazMethod powered by International Aqua Therapy Faculty Switzerland IATF“ [1290].

4.7.16 Nordic Walking

Nordic Walking (NW) ist eine relativ intensive sportliche Laufaktivität. Sie ist Ende der 1980er Jahre in Finnland entstanden. Besonders daran ist im Vergleich zum normalen Gehen (brisk walking), dass 2 speziell dafür entworfene Stöcke angewendet werden [1309]. Der Hauptzweck der Verwendung der Stöcke ist die Aktivierung des Rumpfes und der Muskeln der oberen Gliedmaßen während des Gehens [1323]. Dabei werden Bodenreaktionskräfte (ground reaction forces, GRF) erzeugt (Stock am Boden aufsetzen und nach hinten abstoßen), was zu einem erhöhten Energieaufwand führt. Der natürliche Gang wird beibehalten, während die Hände zyklisch in offener und geschlossener Kette arbeiten. Aufgrund der großen Muskelmassen, die beteiligt sind, erzeugt das NW eine höhere kardiorespiratorische Arbeitsbelastung im Vergleich zum normalen Gehen. Daher wird NW als eine körperliche Aktivität betrachtet, die für ältere Menschen oder Personen mit leichten gesundheitlichen Beeinträchtigungen empfohlen wird [1302][1308]. Im Vergleich zu anderen Ausdauersportarten wie Laufen lässt sich die Belastung beim Walken besser regulieren, wodurch sich die Gefahr einer Überbelastung verringert. NW bietet im Vergleich zum Walking eine bessere mediolaterale Unterstützung und Koordinationsstabilität des Rumpfes, was darauf hindeutet, dass es als sicherere Trainingsmethode werden kann [1322].

Nordic Walking wird in Rehabilitation und Prävention eingesetzt und hat positive Auswirkungen auf viele biomechanische Parameter. Seit Jahren besteht hier eine breite Evidenz zu verschiedenen positiven Effekten in unterschiedlichen Körpersystemen und bei unterschiedlichen Erkrankungen. Die Belastung der Beine (Bodenreaktionskräfte und Impactbelastung) und die Geschwindigkeit sind im Vergleich zum Walken ohne Stöcke tendenziell höher [1323], und zwar unabhängig von der NW-Technik, ohne dass es Beweise gibt, welche die Verwendung der einen oder anderen Technik rechtfertigen[1305]. Es wurde sogar eine Steigerung der Bodenreaktionskräfte beim Fersenauftritt von 27 % gemessen [1306]. Dies muss bei der zeitlichen Rehaplanung berücksichtigt werden, sollte das NW als Trainingsmittel eingesetzt werden. Ferner scheint es eine effektive Art der körperlichen Betätigung zu sein und kann in der physischen Rehabilitation oder im täglichen Leben eingesetzt werden [1323]. Das NW wirkt sich positiv auf die Ruheherzfrequenz, den Blutdruck, die körperliche Leistungsfähigkeit, den maximalen Sauerstoffverbrauch und die Lebensqualität von Menschen mit verschiedenen Erkrankungen aus [1332].

Nordic Walking für Personen höheren Alters

Das Nordic Walking kann als eine sichere und zugängliche Form der aeroben Bewegung für Menschen im fortgeschrittenen Lebensalter angesehen werden, welche die kardiovaskulären Ergebnisse, die Muskelkraft, die Gleichgewichtsfähigkeit und die Lebensqualität verbessern kann [1302]. Das NW dient als Rehamethode, welche die Fitness, die Leistung und die körperliche Leistungsfähigkeit älterer Menschen mit Krankheiten verbessert, die oft mit dem fortgeschrittenen Alter einhergehen, wie Herz-Kreislauf-Erkrankungen aufgrund von Arteriosklerose, metabolisches Syndrom ohne Diabetes, Parkinson-Erkrankung im Frühstadium, COPD und Verringerung der Depression bei Frauen mit Sjögren-Syndrom [1326].

4.7.17 Stabilisationsübungen zur Verbesserung der Stützfunktion

Manchmal können Patient*innen aufgrund fehlender Muskelkraft, die geforderte Teilbelastung der verletzen unteren Extremität nicht erbringen. Um dies zu verbessern, kann die Kraft des Schultergürtels mittels Krafttraining mit Geräten gesteigert werden. Falls keine Kraftgeräte zur Verfügung stehen, kann das Krafttraining auch mit freien Gewichten oder Gummibändern (ggf. auch mittels propriozeptiver neuromuskulärer Fazilitation, kurz PNF [1316]) durchgeführt werden.

Zum besseren Verständnis sind folgende Übungen nachfolgend in Bildern dargestellt: Pull Down (▶ Abb. 4.33), Row (▶ Abb. 4.34), Chest Press (▶ Abb. 4.35), Triceps Press (▶ Abb. 4.36).

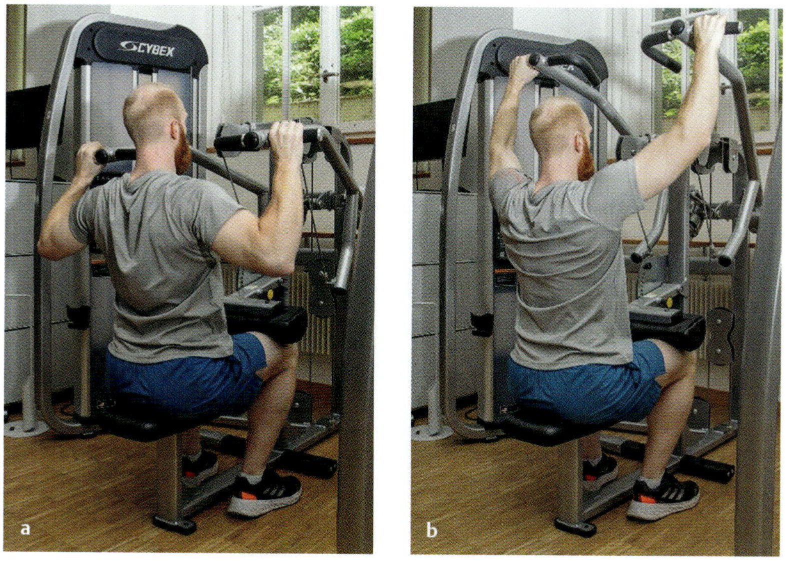

Abb. 4.33 Pull Down. (Quelle: Universitätsklinik Balgrist, Med. Bilddokumentation, C. Urfer)
a ASTE.
b ESTE.

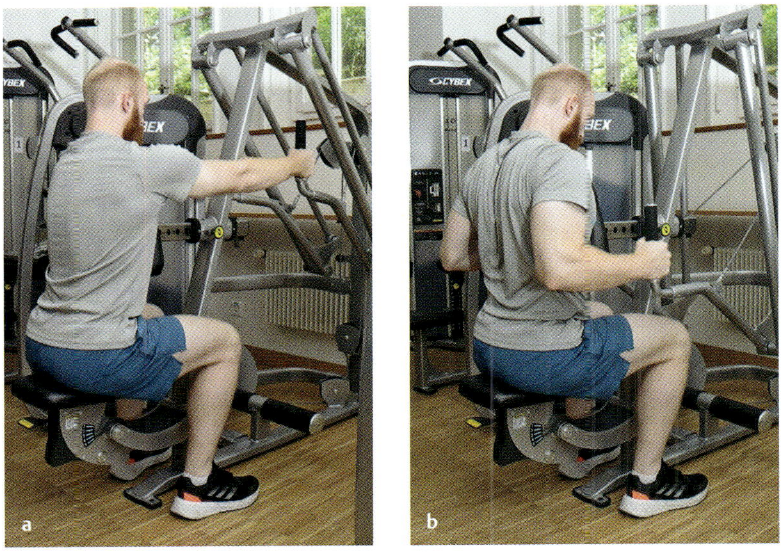

Abb. 4.34 Row. (Quelle: Universitätsklinik Balgrist, Med. Bilddokumentation, C. Urfer)
a ASTE.
b ESTE.

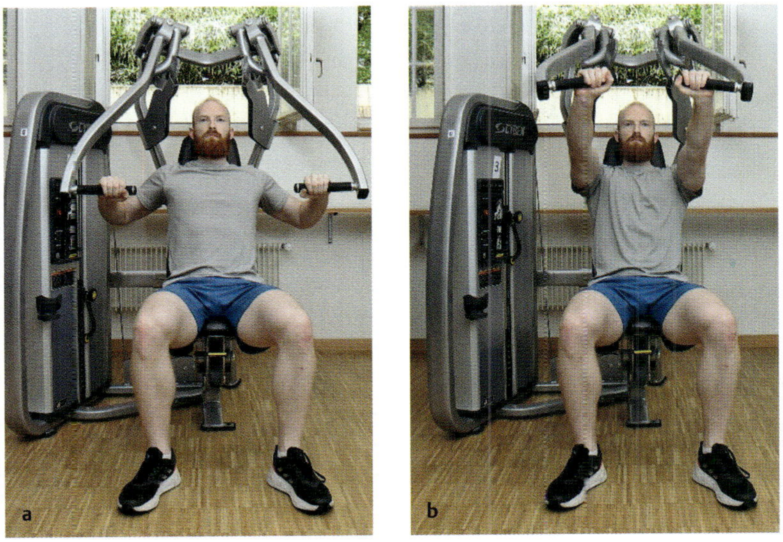

Abb. 4.35 Chest Press. (Quelle: Universitätsklinik Balgrist, Med. Bilddokumentation, C. Urfer)
a ASTE.
b ESTE.

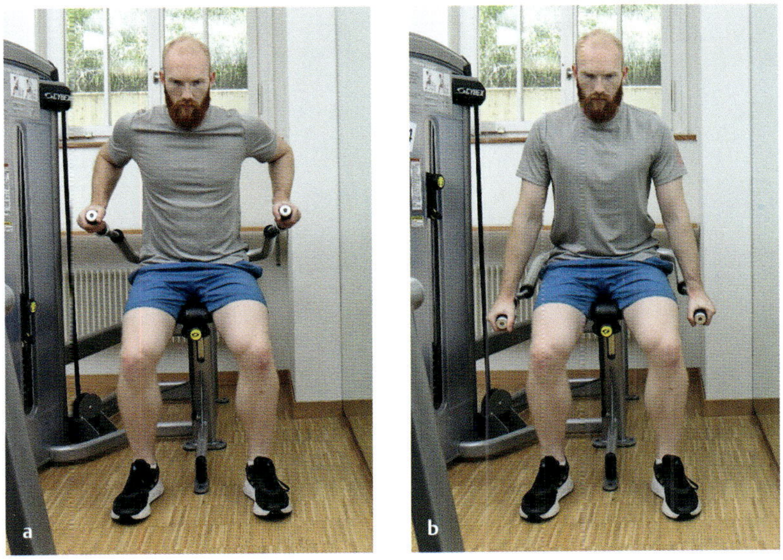

Abb. 4.36 Triceps Press. (Quelle: Universitätsklinik Balgrist, Med. Bilddokumentation, C. Urfer)
a ASTE.
b ESTE.

4.7.18 Zusammengefasst

Frühzeitige Mobilisation beschleunigt den Heilungsprozess, verbessert die Funktionalität und beugt einer Dekonditionierung vor (Kap. Ersatztraining). Die geforderte Gehstrecke richtet sich nach den individuellen Voraussetzungen der Patient*innen sowie den spezifischen Therapiezielen und sollte in Abstimmung mit der behandelnden Fachdisziplin festgelegt werden.

Die mechanische Belastbarkeit verletzter Strukturen wird durch die fallführende Disziplin festgelegt. Die Belastbarkeit stellt einen limitierenden Faktor für die Patient*innen und für die physiotherapeutische Behandlung dar. Physiotherapeut*innen, die orthopädische bzw. Unfallverletzte Personen behandeln, müssen deshalb die Kriterien der (aktuellen) Belastbarkeit der verletzten Struktur(en) kennen und bei ihrer Therapieplanung beachten. Die konsequente Verwendung der Nachbehandlungsempfehlungen der Sektion Rehabilitation und Physikalische Therapie der DGOU (Deutsche Gesellschaft für Orthopädie und Unfallchirurgie) erleichtert die Beschreibung der Therapiemöglichkeiten.

4.8 Gehhilfen

Guido Perrot

4.8.1 Einleitung

„Selbstständigkeit, Mobilität und professionelle Pflege sind Grundbedürfnisse behinderter und gebrechlicher Menschen", schreibt das schweizerische Kompetenzzentrum Hilfsmittel für Behinderte und Betagte (SAHB) auf seiner Website. Damit diese Menschen am Leben teilhaben, selbstständig wohnen und sich selbstbestimmt fortbewegen können, ist Beratung essenziell. Das Ziel der Beratung ist somit, für diese Menschen das passende Hilfsmittel zu finden – unabhängig davon, ob die körperlichen Einschränkungen durch Krankheit, einen Unfall oder Altersbeschwerden entstanden sind. Dafür sollten Ergotherapie, Orthopädietechnik und Physiotherapie Hand in Hand arbeiten.

Hilfsmittel dienen dazu, Aktivitäten des täglichen Lebens zu ermöglichen oder zu unterstützen. Großes Potenzial besteht beim Gehen, um etwa auf der Ebene Aktivität und Partizipation eine Verbesserung beim selbstständigen Einkaufen oder auf der Ebene Funktion ein symmetrisches Gangbild zu erreichen. Der Einsatz von Gehhilfen erhöht somit einerseits die Gangsicherheit, andererseits kann aus Sicht der Therapeut*innen eine unnötige Abhängigkeit von Hilfsmitteln entstehen. Die Vorteile einer geeigneten Gehhilfe, wie z. B. eines Gehstocks oder Rollators, überwiegen jedoch deutlich die Nachteile (▶ Tab. 4.50).

Von Physiotherapeut*innen wird erwartet, dass sie erkennen, wann und in welchen Situationen ein Hilfsmittel Unterstützung bieten könnte. Sie kennen außerdem die zu bewältigenden Herausforderungen ihrer Patient*innen im Alltag. Daher nehmen sie eine wichtige Rolle bei der Hilfsmittelversorgung ein.

Dabei ist der Zeitpunkt der Abgabe nicht bedeutungslos. Denn eine (zu) frühe Abgabe kann möglicherweise funktionelle Verbesserungen verhindern [1338]. Dem entgegengesetzt ist der Fakt, dass Hilfsmittel oft eine rasche Unabhängigkeit von Hilfspersonen und somit die Rückkehr zur Selbstständigkeit und Unabhängigkeit ermöglichen. Sowohl die Patient*innen als auch deren Umfeld müssen vom Hilfsmittel überzeugt sein. Deshalb gilt es, die Angehörigen miteinzubeziehen. Bei der Auswahl müssen die Vor- und Nachteile des jeweiligen Hilfsmittels gegeneinander abgewogen werden. Auch der Langzeiteffekt sollte berücksichtigt und der konkrete Einsatz des Hilfsmittels über die gesamte Nutzungsdauer regelmäßig kontrolliert und ggf. bei einer Veränderung der Funktion angepasst werden. Wichtig ist außerdem, dass die Betroffenen ihr Hilfsmittel nicht erst am letzten Tag des Klinik- oder Reha-Aufenthaltes erhalten, sondern dass sein Einsatz von Anfang an therapeutisch eng begleitet wird.

Im Folgenden werden verschiedene, häufig genutzte Hilfsmittel vorgestellt, die überwiegend dem Erhalt der Mobilität dienen. Die Liste erhebt jedoch keinen Anspruch auf Vollständigkeit.

Zu beachten ist, dass für die meisten Hilfsmittel eine Belastbarkeit von 130–150 kg gegeben ist. Für schwerere Personen gibt es extra stabile Ausführungen, die eine erhöhte Belastbarkeit haben.

4.8.2 Gehrahmen, Gehgestell und Gehbock

Gehgestelle

Gehgestelle (auch Gehrahmen oder Gehbock genannt) werden überwiegend in Innenräumen genutzt. Sie haben eine hohe Standfestigkeit und sind nach vorn und zu den Seiten sehr kippsicher. In der Regel haben sie 4 Füße mit rutschfesten Kappen (seltener auch 2 Füße vorn und 2 Rollen hinten) und sind höhenverstellbar. Es gibt sie in starrer und in beweglicher Ausführung (reziprokes Gehgestell).

Der Einsatz eines solchen Gehgestelles sollte genau abgewogen werden, da es kein physiologisches, flüssiges Gehen ermöglicht. Außerdem ist relativ viel Krafteinsatz zum Anheben des Gestells nötig. Personen mit einer Retropulsionsneigung sind beim Einsatz eines Gehgestells stark sturzgefährdet. Die Höheneinstellung des Gehgestells erfolgt wie beim Handstock.

Unterarmgehstütze

Universalhandgriffe erlauben den Einsatz der Unterarmgehstütze auf jeder Körperseite. Anatomisch geformte Griffe sorgen für eine gute Druckverteilung und eignen sich für Menschen, deren Handgelenke entlastet werden müssen.

Sie sind für die rechte oder linke Hand erhältlich. Die Unterarmgehstütze muss auf die jeweilige Körpergröße eingestellt sein, da eine zu kurze Unterarmgehstütze Rückenschmerzen und eine zu lange Unterarmgehstütze Schulterschmerzen verursachen kann. Und so wird die korrekte Höhe ermittelt: Der Patient oder die Patientin steht mit Schuhen aufrecht mit entspannten Schul-

Tab. 4.50 Vor- und Nachteile von Gehhilfen.

Vorteile	Nachteile
• Erhöhen der Gangsicherheit • Angstabbau beim Gehen • Erhöhung des Gangtempos • Steigerung der Gehstrecke • Verbesserung des Gleichgewichtes beim Gehen • Verlängerung der Standbeinphase bei Personen nach einem Schlaganfall • allgemeine Verbesserung der Gangparameter • Signal für das Umfeld • verbesserte Partizipation	• evtl. unnötige Kompensation • Bei unilateralen Gehhilfen, wie z. B. einem einfachen Gehstock ist eine Hand durch das Halten besetzt • Abhängigkeit von einem Hilfsmittel • Verbesserung des Gleichgewichtes ohne Hilfsmittel wird verhindert bzw. verzögert • Gefühl von sozialer Stigmatisierung

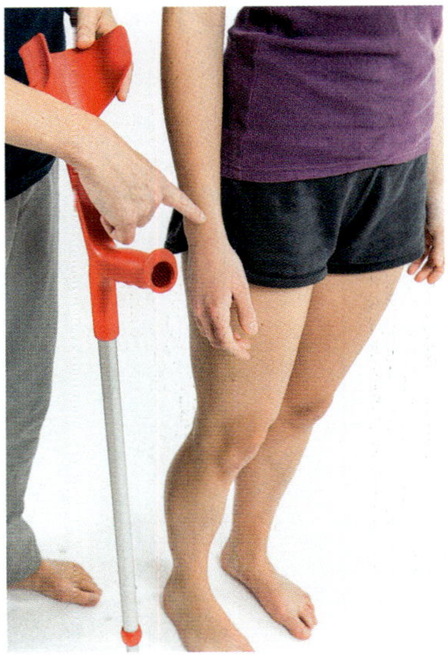

Abb. 4.37 Korrekte Höheneinstellung Unterarmgehstütze: Der Griff befindet sich auf Höhe des Handgelenks. (Quelle: Aigner B, Klose C, Hrsg. Physiotherapietechniken von A-Z. 1. Auflage. Stuttgart: Thieme; 2017)

tern und locker herunterhängenden Armen. Die Höhe des Griffes sollte so eingestellt werden, dass er sich auf einer Höhe mit dem Handgelenk befindet (▶ Abb. 4.37).

Wird der Griff anschließend in die Hand genommen, entsteht im Ellenbogen ein Flexionswinkel von 15–20°, was einer idealen Stützfunktion entspricht.

Vierpunktstock

Dank der 4 Stützen bietet der Vierpunktstock eine größere Standsicherheit als ein normaler Gehstock. Er ist im Vergleich deutlich schwerer und unhandlicher. Die 4 Füße stellen für manche Personen bei der Handhabung auch eine Stolperquelle dar. Ein physiologisches Gangbild ist mit diesem Hilfsmittel nicht möglich. Für Menschen, die nur einen Arm zur Verfügung haben und keinen Rollator nutzen können, kann er eine Alternative darstellen, wenn das Gehen mit Handstock oder Unterarmstütze nicht möglich ist. Zum Treppensteigen ist dieses Hilfsmittels wenig geeignet. Erfahrungsgemäß ragen ein oder mehrere Stützfüße über den Rand der Stufe hinaus, wodurch sich die Sturzgefahr erhöht. Hier sollte das Treppengeländer bevorzugt werden.

Handstock mit oder ohne orthopädischen Handgriff

Handstöcke (auch Gehstöcke genannt) sind Hilfsmittel, die das Gehen unterstützen und gleichzeitig die Belastung für Hüfte, Knie, Fuß oder Wirbelsäule vermindern. Sie kommen z. B. in folgenden Situationen zum Einsatz:

- nach einer Operation, nach der zunächst nur eine Teilbelastung erlaubt ist
- wenn die Muskelkraft der unteren Extremität unzureichend ist
- wenn Schmerzen das Gehen ohne Entlastung der Beine oder der Wirbelsäule unmöglich machen.

4.8.3 Rollator

Rollatoren sind praktisch und vielseitig. Sie kommen zum Einsatz, wenn es darum geht, Koordinations- oder Gleichgewichtsstörungen beim Gehen auszugleichen, auf längeren Strecken Pausen einlegen zu können und Einkäufe oder Gepäck nicht tragen zu müssen. Sie sind klappbar für den Transport im Auto und verfügen über ein Ablagetablett, einen Einkaufskorb und eine Sitzfläche zum Ausruhen. In der Regel sind die Vorderräder schwenkbar und die Hinterreifen feststehend.

Die sog. Indoor-Rollatoren haben kleine Räder aus Vollgummi (wartungsfrei) und damit einen geringen Rollwiderstand. Das ermöglicht ein leichteres Schieben und eine wendige Handhabung in der Wohnung. Sie sind nicht für den Einsatz im Freien konzipiert.

Luft- oder softbereifte Rollatoren (wartungsfreie Variante ohne Luft, aber dennoch weich gedämpft) verursachen weniger Vibrationen bei unebenem Boden. Das schont die Gelenke und schützt vor zu rascher Ermüdung. Damit eignen sie sich besonders für den Einsatz im Freien. Je größer der Raddurchmesser, desto leichter fällt das Überwinden von Hindernissen oder Bodenunebenheiten.

Standardrollator

Standardrollatoren wiegen ohne Zubehör etwa 9–10 kg. Sie sind sog. Querfalter, d. h. sie können quer zur Fahrtrichtung zusammengefaltet werden, um sie besser in den Kofferraum laden zu können. Leichtgewicht-Rollatoren wiegen nur etwa 7 kg. Letztere sind i. d. R. Längsfalter. Sie lassen sich flacher zusammenfalten und benötigen daher weniger Platz. Es gibt auch stabile breitere Modelle mit erhöhter Belastbarkeit (bis 200 kg) für schwere Menschen, Modelle mit längeren Schiebegriffen für große Menschen und Modelle mit Einhandbremse wahlweise rechts oder links. Der Rollator muss korrekt auf die Körpergröße der Patient*innen eingestellt werden, damit sie aufrecht im Rollator gehen können und ein funktioneller Stützwinkel im Ellenbogengelenk erreicht wird. Als Faustregel für die passende Griffhöhe gilt: aufrecht mit hängenden Armen an den Rollator stellen, die Füße stehen dabei zwischen den Hinterreifen; die Griffe etwa 2 Finger breit über dem Handgelenk einstellen. Die vorgenommene Einstellung sollte aber immer individuell im Gang überprüft und ggf. nachkorrigiert werden.

> **✔ Merke**
> Mit dem Rollator als Hilfsmittel ist keine Teilbelastung möglich. Die Belastung am Rollator beträgt etwa 80–90 % des Körpergewichtes und wird als Vollbelastung angesehen[1337]

Ist einer Patientin z. B. nach einer Hüftoperation nur eine Teilbelastung erlaubt, kann dies am Rollator nicht umgesetzt werden. Wenn aufgrund mangelnder Armkraft, Koordinations- oder Gleichgewichtsstörungen das Gehen unter Entlastung mit 2 Unterarmstützen nicht möglich ist, kann in diesem Fall dann nur im Gehbarren oder Gehwagen die Entlastung sicher eingehalten werden.

Rollator mit Unterarm- oder Arthritisstütze

Rollatoren mit Unterarmauflage ermöglichen das selbstständige Gehen auch dann, wenn die Handfunktion für einen herkömmlichen Rollator nicht ausreicht oder die Rumpfstabilität Unterstützung benötigt. Ist die Nutzung eines herkömmlichen Rollators ohne Hilfsperson nicht mehr möglich, stellt der Rollator mit Unterarmauflage eine Möglichkeit dar, die Unabhängigkeit beim Gehen noch länger aufrecht zu erhalten.

4.8.4 Gehwagen

Gehwagen bieten ein hohes Maß an Stabilität beim Gehen und sie finden dementsprechend bei Krankheiten oder Verletzungsfolgen mit Störung des Bewegungsapparates und gleichzeitiger Koordinations- und/oder Gleichgewichtsstörung sowie bei sehr gebrechlichen Personen Anwendung. Sie dienen als therapeutisches Übungsgerät und werden hier in erster Linie für entlastendes oder sicheres Gehtraining und die Mobilisation sehr schwacher und ängstlicher Patient*innen eingesetzt. In Seniorenheimen oder zu Hause kann durch den Einsatz ggf. eine Bettlägerigkeit vermieden werden. In vielen Fällen lässt sich von physiotherapeutischer Seite aus mit diesem Hilfsmittel eine angstfreie Mobilisation sicherstellen, ohne eine zweite Hilfsperson zu benötigen oder die eigenen körperlichen Ressourcen zu überlasten.

Die einzelnen Modelle können sich stark unterscheiden und sind häufig mit individuellem Zubehör für bestimmte Einsatzbereiche ausgestattet. Fast allen gemeinsam ist jedoch ein Rahmengestell mit 4 Rädern, von denen mindestens 2 schwenkbar sind.

Es können auch alle Räder schwenkbar sein, für mehr Stabilität beim Gehen ist es bei manchen Modellen möglich, diese auf Geradeauslauf festzustellen. Wie bei den Rollatoren sind die Reifen je nach Einsatzbereich aus Vollgummi (PU = Polyurethan) oder luftgefüllt. Sie werden überwiegend im Innenbereich genutzt. Für eine Anwendung außerhalb der Wohnung oder Klinik eignen sich nur wenige Modelle.

In der Regel verfügen Gehwagen entweder über höhenverstellbare Armauflagen oder Achselstützen, die einen Großteil der Körperlast aufnehmen. Einige Modelle bieten beide Möglichkeiten. Bei den Armauflagen werden die Unterarme in etwa rechtwinkliger Position abgestützt und der Gehwagen mithilfe der Handgriffe am vorderen Ende der Auflage gesteuert. Gehwagen mit höhenverstellbaren Achselstützen ermöglichen ein noch stärker entlastendes Gehtraining.

Weitere Ausstattungen können ein Sitz, Sitzhose oder Sitzgurt, Halterung für Katheterbeutel, Breitenverstellung der Armauflagen, stufenlose Höhenverstellbarkeit (mechanisch oder elektrisch), Bremsen an den Hinterrädern, Handbremsen usw. sein.

In der Praxis haben sich Gehwagen mit weichen, geformten Armauflagen und verstellbaren Handgriffen bewährt, da sie sich besser an die Bedürfnisse älterer Menschen anpassen lassen. Achselstützen sind meist nicht notwendig.

Eine stufenlose Höhenverstellbarkeit ist ein Ausstattungsmerkmal, das sich in der Praxis außerordentlich bewährt hat. Dadurch ist es möglich, direkt aus einer sitzenden Position heraus zu starten und die Person bereits beim Aufstehen zu unterstützen – dies schont auch die Physis der Therapeut*innen. Während des Gehens kann die Höhe einfach und schnell noch feinjustiert werden, und das Hinsetzen kann ebenso sanft erfolgen. Verfügt der Gehwagen über 4 lenkbare Räder, ist er auf der Stelle wendbar. Bei manchen Modellen können die Räder vorn und/oder hinten starr auf Geradeauslauf eingestellt werden, wodurch der Gehwagen spurstabiler wird. Dies kann therapeutisch genutzt werden.

Bei älteren Menschen spielen neben der erlaubten Belastung z. B. nach einer Operation insbesondere die Armkraft und -funktion, die allgemeine Ausdauer, die Koordinationsfähigkeit und die Kognition eine entscheidende Rolle bei der Wahl des Hilfsmittels. Die ▶ Tab. 4.51 zeigt, welche axiale Entlastung eines Beines mit welchem Hilfsmittel erreicht werden kann.

Tab. 4.51 Beinbelastung mit Hilfsmittel [1336].

Hilfsmittel	Beinbelastung
Gehwagen	Vollentlastung möglich
Gehgestell	Vollentlastung bei ausreichender Armkraft möglich
2 Unterarmstützen im Dreipunktgang	20–30 kg (Vollentlastung im Durchschwung möglich, bei älteren Personen Armkraft meist unzureichend)
2 Unterarmstützen im Vier- und Zweipunktegang	50–60 % des Körpergewichtes
1 Unterarmstütze	75 % des Körpergewichtes
2 Handstöcke	70–80 % des Körpergewichtes
1 Handstock (kontralateral)	80 % des Körpergewichtes
Rollator	80–100 % des Körpergewichtes – Vollbelastung!

4.8.5 Rollstuhl

Um eine möglichst optimale Rollstuhlversorgung zu erreichen, müssen viele Faktoren berücksichtigt werden:

- die Beeinträchtigungen der Patient*innen
- die verbliebenen Ressourcen der Patient*innen und ggf. auch der Angehörigen: Kann die Person den Rollstuhl noch selbst fahren? Wird sie nur von anderen Personen geschoben?
- das Einsatzgebiet des Rollstuhls (überwiegend innen und/oder auch außen)
- die voraussichtliche Nutzungsdauer des Rollstuhls
- die Körpermaße der Person:
  - Sitzbreite = Hüftbreite im Sitzen plus Bewegungsspielraum. Zwischen Hüfte und Seitenteil des Rollstuhls sollte eine aufrecht gestellte Handfläche passen.
  - Sitztiefe = Oberschenkellänge: Wenn der untere Rücken Kontakt zur Rückenlehne hat, sollten zwischen Vorderkante des Sitzes und Kniekehlen mindestens 2 Fingerbreit Platz sein.
  - Sitzhöhe: Im aufrechten Sitz sollten zwischen höchstem Punkt des Rades und dem 90° angewinkelten Unterarm einer Person etwa 2 cm Platz sein. Die Sitzhöhe beeinflusst, wie kippgefährdet der Rollstuhl ist.
  - Unterschenkellänge = Sitzhöhe, wenn die Person mit den Füßen „mittrippeln“ können soll. Ansonsten gilt dieses Maß von der Vorderkante des Sitzes bis zum Fußbrett. Dabei muss unbedingt daran gedacht werden, ein eventuell benötigtes Sitzkissen mit einzuberechnen.
  - Rückenlänge: Die Rückenlehnenhöhe sollte maximal bis zur Unterkante der Schulterblätter gehen und ein ermüdungsfreies Sitzen ermöglichen. Auch hier muss an ein eventuell benötigtes Sitzkissen mitgedacht werden.
  - Gewicht: Für schwere Menschen gibt es stabile Ausführungen in Sonderbreiten.

Der Sitz sollte vorn höher als hinten sein, also eine negative Neigung (von bis zu 8°) haben. Wenn die Schuhe auf dem Fußbrett (bei einem „Trippelstuhl“ auf dem Boden) stehen, sollte der Oberschenkel aufliegen. Füße, Knie und Hüfte stehen idealerweise möglichst im rechten Winkel zueinander. Die Bremsen sollen so stramm wie möglich eingestellt sein, allerdings von den Betroffenen noch selbst bedient werden können. Die meisten Bremsen wirken auf die Hinterräder, weshalb auch der Reifendruck regelmäßig kontrolliert werden muss [1335].

4.8.6 Zusammengefasst

Die Beratung von Menschen mit körperlichen Einschränkungen ist entscheidend, um ihnen zu ermöglichen, selbstständig zu wohnen und sich fortzubewegen. Dabei spielen Hilfsmittel wie Gehhilfen eine wichtige Rolle, um Aktivitäten des täglichen Lebens zu unterstützen und die Mobilität zu fördern. Physiotherapeut*innen, Ergotherapeut*innen und Fachleute aus der Orthopädietechnik müssen eng zusammenarbeiten, um das passende Hilfsmittel für die individuellen Bedürfnisse der Betroffenen zu finden. Der Einsatz von Gehhilfen wie Rollatoren oder Gehstützen kann die Gangsicherheit erhöhen und das Risiko von Stürzen verringern. Die Wahl des richtigen Hilfsmittels hängt von verschiedenen Faktoren wie Armkraft, Koordination und dem Grad der benötigten Entlastung ab. Der Zeitpunkt der Einführung und die regelmäßige Anpassung des Hilfsmittels sind ebenfalls entscheidend für den Erfolg. Ein frühzeitiger Einsatz kann die Unabhängigkeit fördern und Rückfälle in die Abhängigkeit von Hilfspersonen verhindern.

► **Das Literaturverzeichnis steht Ihnen online zur Verfügung.**

5 Spezielle Behandlungsbedingungen

5 Spezielle Behandlungsbedingungen

5.1 Psychologische Rehabilitation

Cornelia Rolli Salathé

5.1.1 Einleitung

Gerade in den Fachbereichen Orthopädie und Traumatologie sind Unfälle häufig die Ursachen einer Verletzung – sei es bei der Arbeit oder in der Freizeit. Das traumatische Erlebnis beeinflusst die Gesundheit und das Wohlbefinden nicht nur auf der physischen, sondern auch auf der psychischen Ebene. Der große Unterschied besteht in der Sichtbarkeit beider Auswirkungen. Ein Bein im Gips oder Hilfsmittel wie Stöcke oder ein Rollstuhl appellieren an andere Menschen, die betroffene Person mit Vorsicht zu behandeln. Hingegen werden psychische Auswirkungen von Traumata oder belastenden Situationen von betroffenen Personen häufig unterschätzt, aus Scham unterdrückt, versteckt oder verdrängt und: Sie sind von außen nicht sichtbar. So tragen betroffene Personen ihren Unfall und ihr Trauma oft lang mit sich herum, häufig auch viel länger, als die Rehabilitation der physischen Auswirkungen andauert.

In diesem Kapitel werden die Grundlagen von erlebten Traumata und belasteten Situationen erklärt, die posttraumatische Belastungsstörung und deren Implikationen im Alltag der betroffenen Personen dargestellt, sodass sich Wege zur Traumaverarbeitung öffnen und Gesundheitsfachpersonen wie Physiotherapeutinnen und Physiotherapeuten einen einfacheren Umgang mit Traumata bei verletzten Personen ermöglichen.

5.1.2 Trauma erleben

Viele Ereignisse können belasten oder als Trauma wirken, nicht nur Unfälle in der Freizeit oder bei der Arbeit. Die Liste ist lang und integriert unter anderem auch Situationen wie Raubüberfälle, (familiäre) psychische und physische Gewalt, Vergewaltigungen, Krieg, körperliche Auseinandersetzungen, Folter oder Naturkatastrophen. Jedes Trauma ist einzigartig in seinem Schweregrad, der Belastungsdauer und der Auswirkung auf die betroffene Person. Letzteres ist zudem von der Persönlichkeit der betroffenen Person, ihrem Alter, den einschlägigen Erfahrungen oder der aktuellen Lebensphase abhängig. Insofern gibt es nicht „ein" Trauma und „eine" Reaktionsweise auf ein Trauma, sondern viele individuelle Traumata und entsprechende Reaktionen bzw. Verarbeitungen davon.

Eine belastende Lebenserfahrung oder ein Trauma werden im internationalen Klassifikationssystem der Krankheiten (ICD-11; WHO) als „extrem bedrohliches oder schreckliches Ereignis" definiert, welches als Einzelereignis auftreten kann, wie auch als eine Reihe von Ereignissen. Das Trauma wird als schwere seelische Verletzung verstanden. Unterschieden werden im ICD-11, Kapitel 7B, 6 verschiedene Traumafolgen- und Stressstörungen: posttraumatische Belastungsstörung (PTBS), komplexe posttraumatische Belastungsstörung (kPTBS), Anpassungsstörung, anhaltende Trauerstörung, reaktive Bindungsstörung (bei Kindern) und die Beziehungsstörung mit Enthemmung (bei Kindern).

In der folgenden ▶ Tab. 5.1 sind 3 für die Physiotherapie relevante Traumafolge- und Stressstörungen hinsichtlich Traumakriterien und Symptommuster dargestellt (ICD-11). Zuerst wird die Anpassungsstörung beschrieben, da diese im Physiotherapiealltag und der Rehabilitation am häufigsten ist.

Beim Betrachten der Tabelle wird ersichtlich, dass wohl die meisten Menschen mindestens einmal im Leben ein traumatisches Ereignis erleben, welches das Potenzial hat, eine Anpassungsstörung oder eine PTBS auszulösen [1349]. Die meisten Personen jedoch, die ein physisches und/oder psychisches Trauma erleben, entwickeln keine Anpassungsstörung oder keine PTBS. Ungefähr 30 % aller Personen, die psychiatrische Hilfe suchen, weisen eine Anpassungsstörung auf, doch genaue Zahlen sind nicht bekannt. Die Lebenszeitprävalenz für die PTBS liegt bei ungefähr 6 % der Allgemeinbevölkerung in den Industrieländern. Frauen entwickeln mit 8 % etwa doppelt so häufig im Leben eine PTBS wie Männer mit rund 4 %. Ein Grund liegt am höheren Schweregrad der erlebten Traumata von Frauen, z. B. bei sexuellen Übergriffen im Vergleich zu Männern. Die Prognose ist mehrheitlich gutartig. PTBS haben gute Heilungschancen, und in etwa der Hälfte der Fälle sind die Betroffenen nach 6 Monaten symptomfrei [1345][1349].

> **✔ Merke**
> Nicht alle belastenden Erlebnisse werden zu einem Trauma und nicht jedes Trauma führt zu einer Traumafolgestörung.

Bevor auf die verschiedenen Phasen der Traumaverarbeitung oder das Erkennen von Verarbeitungsstörungen in der Physiotherapie eingegangen werden kann, müssen die physiologischen Stressreaktionen und psychischen Angstreaktionen oberflächlich erläutert werden.

Wichtigste Gegebenheit auf der physiologischen Ebene ist ein großer psychischer und physischer Stress, welcher auch als massive Angst definiert werden könnte, die auf ein unvorbereitetes Individuum eintrifft. Hierbei erfährt die betroffene Person einerseits ein sehr hohes Maß an Ohnmacht und Kontrollverlust und nimmt andererseits die Situation als extrem bedrohlich oder sogar lebensgefährlich wahr (▶ Tab. 5.1). Ob die empfundene Lebensgefahr tatsächlich existierte oder „nur" von der betroffenen Person so interpretiert oder erlebt wurde, spielt dabei keine Rolle.

Der Körper reagiert in dieser Situation adäquat mit einer physiologischen Stressreaktion. Dies geschieht unter anderem parallel auf der neurologischen Ebene mit einer Aktivierung durch den Sympathikus sowie auf der hormonellen Ebene mit der Aktivierung der Hypothalamus-Hypophysen-Nebennierenrinden-Achse (HHN-Achse). Über die Sinnesorgane gelangen Reize an den Thalamus, welcher als zentrales Steuerungsorgan des sensiblen und sensorischen Sinnessystems gilt („Tor zum Bewusstsein"). Dieser leitet die Reize direkt an den Hypothalamus weiter, welcher unmittelbar unter dem Thalamus liegt und u. a. das wichtigste Regulationszentrum für vegetative und endokrine Vorgänge darstellt. Der Hypothalamus aktiviert den sympathischen Ast des vegetativen Nervensystems, der seinerseits die Endorgane aktiviert oder hemmt. Ebenso aktiviert der Sympathikus das Nebennierenmark, welches daraufhin Adrenalin ausschüttet (SNN-Achse).

Sowohl Adrenalin als auch Noradrenalin verstärken die Wirkung des Sympathikus. Diese vegetative Reaktion erfolgt innerhalb von Millisekunden. Im Volksmund wird diese Reaktion oft als „Kampf-oder-Flucht"-Reaktion bezeichnet (fight or flight) die eine von 4 Angstreaktionen ist, die weiter unten erläutert werden.

Der Hypothalamus aktiviert aber nicht nur den sympathischen Ast des vegetativen Nervensystems, sondern schüttet im gleichen Moment Hormone ins Blut aus (sog. Releasing-Hormone). Diese aktivieren die Hypophyse (Hirnanhangsdrüse), die eine wichtige Rolle bei der Regulierung des Hormonhaushaltes spielt. Die Hormone, welche die Hypophyse ausscheidet, aktivieren eine Art Kettenreaktion von Hormonausschüttungen in diversen Zielorganen, wie auch der Nebennierenrinde. Diese gibt das Glukokortikoid Cortisol ins Blut ab. Dieses Stresshormon erhöht die körperliche Belastbarkeit und hält den Organismus reaktionsfähig (HNN-Achse). Cortisol im Blut unterstützt die Stressreaktion und ermöglicht einen längeren und effizienteren Umgang mit einer

Tab. 5.1 Wichtige Traumafolge- und Stressstörungen in der Physiotherapie.

Störung	Beschreibung	Traumakriterium	Symptommuster
Anpassungsstörung	• zeitlich befristete Störung • bildet sich i. d. R. innerhalb eines Monats nach Auftreten aus • geht innerhalb von 6 Monaten zurück	• einschneidende Lebensereignisse (Trennung, Arbeitsplatzverlust) oder anhaltende schwere Belastungen (schwierige familiäre Situation, schwere Erkrankung, Armut)	• Präokkupation (gedankliches Verhaftetsein): übermäßiges Grübeln, wiederkehrende und belastende Gedanken oder Sorgen • Anpassungsschwierigkeiten: Interessensverlust bei Arbeit, wenig Interesse an zwischenmenschlichen Beziehungen oder Freizeitaktivitäten; manchmal Konzentrations- und Schlafprobleme • zusätzliche, akzessorische Symptome: Angst, Depression, Vermeidung/Störung des Sozialverhaltens
posttraumatische Belastungsstörung (PTBS)	• verzögerte, innerhalb von 6 Monaten nach Trauma eintretende psychische Reaktion • Dauer hängt von Trauma und Person ab	• einem oder mehreren Ereignissen von extrem bedrohlicher oder entsetzlicher Natur ausgesetzt sein • manchmal summieren sich Ereignisse zu extremer Todesbedrohung oder schwerer Verletzung	• Wiedererleben in der Gegenwart: Ereignisse werden nicht nur erinnert, sondern sinnlich noch einmal in Realität oder Albtraum durchlebt • Vermeidung: Erinnerungen, Situationen oder Erlebnisse, die wahrscheinlich zum Wiedererleben der traumatischen Erfahrung in Gedanken/Gefühlen oder Situationen führen könnten, werden vermieden • Übererregung/erhöhte Reagibilität: Auftreten von erhöhter Wachsamkeit oder gesteigerten Schreckreaktionen durch subjektive Wahrnehmung einer anhaltenden Bedrohung
komplexe posttraumatische Belastungsstörung (kPTBS)	chronische, den Aktivitätsradius klar einschränkende Störung	• wie PTBS • typischerweise bei „langen oder wiederholten traumatischen Situation, aus der keine Flucht möglich ist (z. B. KZ-Haft, Folter, sexueller Kindesmissbrauch)	• Kernsymptome der PTBS: ◦ Wiedererleben in Gegenwart ◦ Vermeidung ◦ Übererregung/erhöhte Reagibilität • anhaltende und umfassende Störung in den folgenden Funktionen: ◦ affektives Funktionieren: affektive Fehlregulation, erhöhte emotionale Reagibilität, gewalttätige Ausbrüche ◦ Funktionen des Selbst: Selbstbild schwach, zerbrochen, wertlos, generalisierte Gefühle von Scham und Schuld ◦ Beziehungsfunktionen: Schwierigkeit, sich auf andere einzulassen, Beziehung aufrecht zu erhalten, sich anderen nahe zu fühlen

stressreichen und belastenden Situation. Nimmt der physische oder psychische Stress ab, reguliert sich der Kortisolspiegel im Blut dank der negativen Rückkoppelungsschleife, und der Organismus kann wieder zur Ruhe kommen (Homöostase). Bleibt der Stress jedoch bestehen – wie es nach einem Trauma häufig über längere Zeit der Fall ist –, wird die Kortisolproduktion nicht wieder eingeschränkt und blockiert. Der erhöhte Kortisolspiegel im Blut bleibt bestehen, die betroffene Person kann sich nicht entspannen und der Körper befindet sich über längere Zeit, teils über Jahre, in einer Stressreaktion [1344].

Die aktuelle empirische Literatur beschreibt 4 Stadien von Angstreaktionen (▶ Tab. 5.2) [1341].

Eine Schreckreaktion beschreibt das Verhalten mancher Vergewaltigungsopfer während des Übergriffs am besten [1341]. Eine weitere, psychische Reaktion bei einer Schreckreaktion kann eine zusätzliche Dissoziation sein. Diese tritt meist bei tonischer Immobilität (fright) auf. Die betroffene Person erlebt sich körperlich nicht mehr zusammenhängend und integriert, also nicht mehr „als Ganzes". Aussagen von betroffenen Personen wie „Ich bin während des Erlebnisses aus mir herausgetreten", oder das Erlebnis „wie von außen beobachtet" zeugen von dissoziativen Erlebnissen. Dissoziationen sind in der empirischen Literatur gut belegt und können auch neurobiologisch erklärt werden [1347]. Sie werden nicht aktiv erinnert, sondern sind situativ, fragmentiert und desintegriert im Körper gespeichert und können in der Physiotherapie durch Erlebnisse, spezielle Situationen, Gerüche, Geräusche und andere Wahrnehmungen getriggert und reaktiviert werden.

Alle 4 Angstreaktionen sind immer mit physiologischen Stressreaktionen gekoppelt – und im Zusammenhang mit Traumafolgestörungen oft mit einem chronisch erhöhten Kortisolspiegel im Blut verknüpft. Daher versteht man Angstreaktionen als psychosomatische Symptome. In der Physiotherapie können sowohl psychische als auch somatische Therapieansätze als Behandlungsmaßnahmen eingesetzt werden.

✔ Merke

Traumafolgestörungen sind psychosomatischer Natur und ermöglichen in der Physiotherapie sowohl psychische wie auch physische Behandlungsansätze.

Tab. 5.2 Die 4 Stadien der Angstreaktion.

Stadium der Angstreaktion	Beschreibung der Symptome
„Einfrieren" (engl. freeze)	Dies beschreibt im klinischen Alltag eine Hypervigilanz. Unter Hypervigilanz versteht man das „auf der Hut sein", sehr wachsam und aufmerksam sein und zuerst komplett innezuhalten, um mit allen Sinnen Eindrücke von außen wahrzunehmen. Dies hat auch evolutionsbiologische Gründe. Beutetiere, die während einer Bedrohung „einfrieren", können sich der Gefahr entziehen, da die Netzhaut und der visuelle Kortex von Raubsäugetieren eher Bewegungen statt Farben wahrnimmt [1341].
„Flucht" (engl. flight)	Der Mensch flieht (blitzschnell und oft unbewusst) vor der Ursache der Angst oder Gefahr. Der Körper wird durch eine akute Stressreaktion (oben beschrieben) zur Flucht vorbereitet. Die Fluchtreaktion kann auch lebensrettend sein. Beispielsweise im Straßenverkehr, wenn einem entgegenfahrenden Auto sprunghaft ausgewichen wird, ohne dass man das Auto bewusst wahrnimmt. Oder wenn die Hand eine heiße Oberfläche berührt und schon wieder weggezogen wird, bevor die Verbrennungsgefahr bewusst wahrgenommen wird.
„Kampf" (engl. fight)	Die Reihenfolge ist klar gegeben: Flucht vor Kampf. Der Begriff „Kampf- oder Fluchtreaktion" ist demnach hierarchisch nicht ganz korrekt. Kann der Gefahr nicht mehr ausgewichen werden, wird diese aktiv bekämpft. Beispielweise im Schneesport. Kann einer rutschenden Person auf der Skipiste nicht ausgewichen werden, bewegt man sich auf die Person zu, um sie zu stoppen und den Zusammenstoß abzufedern.
„tonische Immobilität" (engl. fright)	Oft wird auch von Totstellreflex gesprochen. Im Zusammenhang mit einer PTBS ist oft von peritraumatischen, „panikartigen" Symptomen die Rede und als Schlagwort wird dann oft die „Schreckreaktion" bemüht (engl. „fright"). Evolutionsbiologisch täuscht ein Beutetier im Totstellreflex seinen Tod vor, was das Raubsäugetier dazu verleiten kann, den Griff zu lockern. So hat das Beutetier immer noch bessere Überlebens-chancen als kämpfend.

Traumafolgestörung – Entwicklung und Verlauf

Nach einem Trauma befinden sich die Betroffenen oft in einer Schockphase, die bis zu etwa 14 Tage andauern kann. In dieser Phase steht das (psychische) Überleben im Vordergrund und Wahrnehmungen oder das zeitliche Erleben können eingeschränkt und verändert sein. Die betroffenen Personen sind wie betäubt, sie funktionieren rein mechanisch, wirken starr und schreckhaft. Primär versucht die betroffene Person, wieder Sicherheit zu finden.

Anschließend folgt die individuell verlaufende Verarbeitungsphase, in der es darum geht, die erlebten Einzelheiten zu verstehen, mit der Zeit zu verarbeiten und zu integrieren, ohne dass die Erlebnisse weiterhin eine Belastung darstellen. Starke Stimmungsschwankungen können diese Verarbeitungsphase begleiten. Zusammen mit der Persönlichkeit der betroffenen Person und deren Lebensgeschichte bestimmen die Art und der Schweregrad des Traumas den zeitlichen Verlauf. Je mehr belastende Situationen eine Person früher im Leben erlebt hat und je schwieriger das aktuelle soziale Umfeld ist, desto stärker wirken sich negative Einflussfaktoren auf die Genesung und die Traumaverarbeitung aus. Gelingt die Traumaverarbeitung nicht auf Anhieb, können sich Traumafolgestörungen wie eine PTBS entwickeln, aber auch andere psychische Krankheiten wie Angststörungen, Depressionen, Persönlichkeitsveränderungen oder Suchterkrankungen sind möglich. Ebenso ist die zeitliche Entwicklung ein wichtiger Faktor. Oft setzen die Traumafolgestörungen erst mit einer gewissen zeitlichen Verzögerung ein [1348].

> ✔ **Merke**
>
> Einer PTBS geht ein Erlebnis voraus, das mit massiver Angst vor Verletzungen und/oder dem Tod verbunden war und bei dem die Person keinerlei Kontrolle über die Situation, deren Ablauf und die Folgen hatte.

Eine wichtige Begleiterscheinung einer PTBS sind sog. „Flashbacks", das Wiedererleben der traumatischen Momente vor dem inneren Auge. Diese „inneren Filme" sind oft von intensiven Angst- und Ohnmachtsgefühlen begleitet und werden individuell ganz unterschiedlich ausgelöst. So erstaunt es nicht, dass traumatisierte Menschen einen ständig erhöhten Kortisolspiegel im Blut haben und im Alltag angespannt, nervös und schreckhaft sind, schlecht schlafen und reizbar auftreten. Außerdem geht die Fähigkeit verloren, sich zu entspannen, was zuweilen mit Rückzug, emotionaler Taubheit, Passivität und einem Vermeidungsverhalten gekoppelt ist. Dies alles kann weitere psychische Auswirkungen mit sich bringen wie Scham- oder Schuldgefühle, verminderten Selbstwert, Traurigkeit oder Hoffnungslosigkeit [1348].

Nicht immer ist die Erinnerung an ein Trauma fragmentiert oder desintegriert im Sinne einer Dissoziation. Ein Trauma kann sich an jedes Körperteil haften, so z. B. nach einem schweren Unfall an die verletzte Extremität, nach einer Krebsdiagnose an Übelkeit oder Herzklopfen, welche während den Chemotherapien aufgetreten sind, nach einer wiederholten körperlichen Misshandlung an Musik- oder Geruchsfetzen, die immer im Raum vorhanden waren, nach einer Folter an eine bestimmte Form der Berührung. Die Traumata sind sehr individuell und mit dem erlebten Ereignis vernetzt. Eine dissoziative Komponente der PTBS weist oft auf den Schweregrad der Traumatisierung hin.

Theoretische Erklärungsmodelle

Tatsächlich existieren viele verschiedene theoretische Erklärungsmodelle zur Entstehung und Aufrechterhaltung der posttraumatischen Belastungsstörung, welche in verschiedene Kategorien zusammengefasst werden können. So werden etwa dissoziative Ansätze diskutiert, biologische Modelle aufgeführt, aber auch lerntheoretische Modelle, Netzwerkmodelle, Modelle kognitiver Schemata, kognitive Modelle, oder integrative Modelle haben ihre Berechtigung [1342]. Sie alle stammen aus der psychologischen oder psychotherapeutischen Fachliteratur. Die sehr breite Forschungstätigkeit hat in der Vergangenheit dazu beigetragen, das Verständnis über psychische Traumata und Verarbeitungsstörungen zu erweitern, der wissenschaftliche Diskurs ist jedoch noch nicht am Ende angelangt. Eine Darstellung der verschiedenen Modelle würde den Rahmen dieses Buchkapitels sprengen.

Das nächste Kapitel befasst sich damit, worauf Physiotherapeutinnen, Physiotherapeuten oder andere Gesundheitsfachpersonen im täglichen Umgang mit Personen mit einer Traumafolgestörung achten. Welche Zielsetzungen können erarbeitet werden?

Behandlungsansätze

Aufgrund der Vielfalt der Traumafolgestörungen ist ein Vermitteln von klaren Anleitungen nicht möglich. Hier sollen einige Denkanstöße folgen, die vielleicht nicht bei allen betroffenen Personen eingesetzt werden können.

Beim Erstkontakt

Oft hat der Physiotherapeut/die Physiotherapeutin bereits Vorinformationen über eine bestehende Traumafolgestörung erhalten, wie etwa zu Diagnose, Differenzialdiagnose, Symptomen und Anamnese. Betroffene Personen fallen durch Nervosität und Angespanntheit auf, sie sind „auf der Hut", das Bewegungsverhalten ist teilweise roboterhaft oder auch steif. Es geht im Kontakt darum, der betroffenen Person möglichst viel Kontrolle zu belassen, damit sie sich nicht wieder hilflos und ausgeliefert fühlt.

- Sitzgelegenheit/Stuhl selbst auswählen lassen: Manche Betroffenen wollen die Tür im Blick haben oder die Tür offenlassen, einige wollen lieber neben der Tür sitzen.
- von Anfang an sehr klar informieren, wie das Treffen abläuft, was gemacht wird
- nie ohne Vorankündigung Personen berühren – immer um Erlaubnis fragen, wenn berührt wird
- ressourcenorientierter Erstkontakt: Was geht gut, individuelle Präferenzen?
- mit dem arbeiten, was Personen im Kontakt von sich aus mitteilen – nur nach guter Reflexion nach genauem Unfall- oder Erlebnishergang fragen
- akzeptieren, wenn Personen einen Vorschlag ablehnen – nicht urteilen, keinen Druck ausüben

Während der Behandlung

Die Betroffenen wirken sehr kontrolliert. Der Thorax und das Becken sind sehr steif und wirken „fixiert, erstarrt", nicht aufgeblasen:

- Behandlung in aktiver ASTE (Sitz, Stand), nicht liegend. Im Liegen fühlen sich die Personen eher ausgeliefert, hilflos und ohne Kontrolle.
- wie bei Erstkontakt: Personen müssen die Kontrolle haben, auch visuell; sie müssen sehr gut informiert sein und vor jeder Berührung um Erlaubnis gefragt werden; idealerweise Auswahl anbieten, sodass ein Mitbestimmen möglich ist
- Bodenhaftung fördern, Realität betonen, klar das Hier und Jetzt benennen – Raum, Datum, Wetter, Körperteile bewegen
- hinsichtlich chronischer Stressreaktion: Der hohe Kortisolspiegel im Blut sollte abgearbeitet werden können: viel Bewegung ermöglichen, extensive, klar aerobe Ausdauer, „aktive Erholung" – je nach Wohlbefinden und Vorlieben der betroffenen Person [1340]; Bewegung hat auch einen Effekt auf die depressive Komponente
- rehabilitative Übungen wie nach Überrolltrauma am Fuß oder ähnliches – unter Beachtung der o. a. Punkte

> **! Achtung**
>
> - Atemübungen und die „Wahrnehmung nach Innen" können zu Beginn zu viel Angst auslösen
> - einfacheren Zugang zu betroffener Person via Bewegung oder Außen-/Umgebungswahrnehmung wählen
> - vertiefte Atemübungen oder Achtsamkeitsübungen (engl. Mindfulness-based Stress Reduction Exercises, MBSR) erst bei gutem therapeutischem Bündnis und viel gegenseitigem Vertrauen bearbeiten [1352]
> - Bewegung hat auch einen Effekt auf die depressive Komponente

Weitere Hinweise bei günstigem Verlauf

Wenn ein gutes bis sehr gutes therapeutisches Bündnis und ein großes gegenseitiges Vertrauen aufgebaut werden konnte, kann die Kontrolle ein wenig mehr geteilt werden:

- Strategien besprechen und ausprobieren, um aus Schwere/Lähmung herauszukommen – via Bewegung und sehr moderater Ausdauer, durch die Regulation von Spannungen und Emotionen oder auch durch bewusstes Ablenken und Atemübungen
- Bewegungs- und Aktivitätsradius vergrößern [1340]; Person coachen – auch mithilfe eines „Erlebnistagebuchs"; welche Aktivitäten wurden ausprobiert und wie wurde darauf reagiert und mit Schwierigkeit umgegangen? Zusätzliche Ziele: Kontrolle in der Aktivität wiederfinden, körperliche Reaktionen als verlässlich wahrnehmen, Selbstwirksamkeit fördern
- bei Bedarf: International Trauma Questionnaire (ITQ); deutsche Version [1343]. Vorsicht: es handelt sich um ein psychologisches/psychiatrisches Assessement-Instrument, das in der Diagnostik verwendet wird. Sollte die Person gemäß ITQ ein PTBS oder kPTBS aufweisen, sollte sie an eine Fachperson überwiesen werden oder der Kontakt zur hausärztlichen Praxis gesucht werden, da die Person behandelt werden sollte.

Während eines Flashbacks

Während der Behandlung kann es vorkommen, dass die Person mit einer plötzlichen, sehr großen Erregung reagiert und große Angst äußert oder dissoziiert. Die Ursache ist meist ein (unbeabsichtigtes) Triggern des Traumas, was dann zu einem Flashback oder zur Dissoziation führt.

Das Erleben eines Flashbacks löst bei der betroffenen Person große Angst aus. Zudem kann das häufige Auftreten solcher Flashbacks die Angst vor der Angst und somit ein Vermeidungsverhalten fördern. Häufige Flashbacks unterhalten und verstärken also die Traumafolgestörung.

Daher ist es wichtig, der betroffenen Person Strategien im Umgang mit der Traumaerinnerung und dem Flashback anzubieten. In der Physiotherapie bieten sich Maßnahmen an, die auf eine bewusste Körperwahrnehmung bezogen sind, um im Hier und Jetzt zu bleiben (s. o.). Auf Dauer gehört das Erlernen des Umgangs mit den Erinnerungen und den Flashbacks jedoch in die Hände psychotherapeutischer Fachkräfte.

✔ Erstmaßnahmen bei einem Flashback

Bei starker Erregung

- Formulieren Sie auch ihre eigene Wahrnehmung, dass „jetzt viel Spannung im Raum ist".
- Bleiben Sie als Therapeut oder Therapeutin im Kontakt mit der Person. Verlassen Sie nicht den Raum.
- Verringern Sie den Situationsdruck und ermöglichen Sie etwas Bewegung. Betonen Sie das Hier und Jetzt [1350].

Bei einem Flashback

Bei einem Flashback kann das Hier und Jetzt simuliert werden [1350]:

- Anleitungen zum aktiven Bewegen: Hände zusammenpressen, Spannung aufbauen – an die Wand anlehnen, Gleichgewichtsübungen
- bewusst sehen, Licht machen, Augen öffnen, Gegenüber ansehen
- bewusst spüren, z. B. Igelball, Kälte, Gummiband
- bewusst riechen, z. B. Duftöl, Tee, Kaffee
- bewusst schmecken, z. B. Wasabi, Pfefferminzkaugummi
- bewusst hören, laut sprechen, Musik, Trommel, Tamburin.

Interdisziplinäre Zusammenarbeit

Personen mit Traumafolgestörungen können in einer Behandlung Erinnerungen erleben und diese auch erzählen. Das kann zu zweierlei Problemen führen: erstens, dass sich die Angstspirale durch häufige Flashbacks steigert und dadurch ein Vermeidungsverhalten festigt, und zweitens, dass nichtgeschulte Personen dadurch sekundär traumatisiert werden können. Somit muss man sich als behandelnde Person selbst auch vor diesen sekundären Traumatisierungen schützen [1345].

Generell sind Gesundheitsfachpersonen nicht für psychotherapeutische Behandlungen ausgebildet und sollen diese Arbeit an ausgebildete Personen delegieren (Psychotherapeut*innen, Psychiater*innen). Körperliche Symptome, Spannungen oder veränderte Wahrnehmungen können diskutiert und ein sinnvoller Umgang damit angestrebt werden. Die Diskussion über die Ursachen gehört jedoch in fachliche Hände. Hier empfiehlt es sich, die Zusammenarbeit oder den Austausch zu suchen.

Ebenso geht es darum, als behandelnde Person die eigenen Grenzen zu kennen, den physischen und psychischen Raum zwischen behandelnder und behandelter Person wahrzunehmen, zu prüfen und einzuhalten und schließlich die eigenen Grenzen wohlwollend zu akzeptieren.

5.1.3 Zusammengefasst

In der Physiotherapie besteht bei traumatisierten Personen das Ziel darin, ihnen das Gefühl der Kontrolle wieder zurückzugeben, Vertrauen zu dem therapeutischen Bündnis zu fassen und den Bewegungs- und Aktivitätsradius wieder zu vergrößern. Im besten Fall erlangen sie die Kontrolle über ihre Aktivitäten wieder und erleben ihre eigenen körperlichen Reaktionen als verlässlich, was ihre Selbstwirksamkeit fördert.

Dazu werden viele Bewegungen aller Arten nach den Vorlieben und Möglichkeiten der betroffenen Person eingebaut.

Bei Körperübungen wie vertieften Atemübungen, MBSR oder auch anderen Körperwahrnehmungsübungen muss man trotz empirisch guter Evidenz große Vorsicht walten lassen.

Aber auch die Physiotherapeutin oder der Physiotherapeut muss sich selbst vor einer sekundären Traumatisierung schützen.

5.2 Ausdauertraining

Sandro Galli

5.2.1 Einleitung

Ausdauertraining stellt bei gesunden, wie auch bei Menschen mit körperlichen Beschwerden eine effektive Methode zur Gesunderhaltung der Körperstrukturen dar. Die Ausdauerleistungsfähigkeit ist definiert als psychophysische Ermüdungswiderstandsfähigkeit. Die psychische Ausdauerfähigkeit beschreibt dabei die Fähigkeit des Athleten demjenigen Reiz möglichst lange zu widerstehen, der zum Abbruch einer Leistung führt. Auf physiologischer Ebene beschreibt die Ausdauer die Widerstandsfähigkeit gegen die Ermüdung des gesamten Organismus oder seiner Teilsysteme. In diesem Kapitel spielt vor allem die physische Ausdauer eine zentrale Rolle. Je nach Definition (z. B. [1359]) zählt auch die Wiederherstellungsfähigkeit zur physischen Ausdauerfähigkeit, also die Fähigkeit des Körpers nach einer Belastung so schnell wie möglich zu regenerieren.

Das folgende Kapitel soll die Vorteile des Ausdauertrainings in der Orthopädie und Traumatologie erläutern und praxisrelevante Informationen zu dessen Umsetzung liefern. Um multimorbiden Personen im Therapiealltag gerecht zu werden, wird spezifisch auf das Ausdauertraining bei kardiovaskulären und pulmonalen Begleiterkrankungen eingegangen. Für gesunde Erwachsene gelten folgende FITT-VP (Frequenz, Intensität, Time/Dauer, Type/Art, Volumen, Progression). Empfehlungen (nach [1354])

Tab. 5.3 FITT-VP-Empfehlungen des American College of Sports Medicine.

FITT-VP	Erläuterungen
Frequenz:	Mindestens 3-mal wöchentlich
Intensität:	Siehe Absatz „5.2.2 physiologische Trainingsintensitäten"
Dauer (time):	30–60 Minuten pro Einheit bei moderater Intensität oder 20-60 Minuten pro Einheit bei hoher Intensität
Art (type):	kontinuierlich oder intermittierend mit Einbezug grosser Muskelgruppen wie Laufen, Radfahren, Schwimmen etc.
Volumen:	150 Min pro Woche bei moderater Intensität oder 75 Min bei hoher Intensität
Progression:	Steigerung der Trainingsdauer um 5–10 Min alle 1–2 Wochen in den ersten 4–6 Wochen. Steigerung des Volumens auf 300 Min pro Woche bei moderater Intensität oder 150 Min bei hoher Intensität für zusätzliche gesundheitliche Vorteile. Graduelle Steigerung der Intensität abhängig von Patientenrückmeldung, Leistungsstand, Risikofaktoren und Kontraindikationen.

5.2.2 Physiologische Trainingsintensitäten

Angaben bezüglich Frequenz, Dauer und Typ des Ausdauertrainings sind vergleichsweise einfach und unmissverständlich. Deutlich komplexer, wenn auch nicht weniger wichtig, ist die Differenzierung der Trainingsintensität. Diese führt zu Unterschieden bei der Rekrutierung verschiedener Muskelfasertypen, beim Substratmetabolismus und bei der Herzarbeit. Die Trainingsintensität ist zudem entscheidend dafür, ob zentrale oder periphere Anpassungsprozesse im Körper hervorgerufen werden. Intensive Trainingseinheiten an und über der VT2 (ventilatory threshold 2, ventilatorische Schwelle 2) führen eher zu zentralen Anpassungsprozessen, wie einem erhöhten Schlagvolumen des Herzens, bedingt durch eine vermehrte Ventrikelfüllung, und einem vergrößerten enddiastolischen Volumen. Gemeinsam mit einer gesteigerten Sauerstoffaufnahme im Muskel führen diese Prozesse zu einer erhöhten Sauerstoffaufnahme (VO_2max). Das niederintensivere und umfangreiche Training im Bereich der VT1 (ventilatory threshold 1, ventilatorische Schwelle 1) löst hingegen eher Anpassungsprozesse im peripheren Bereich aus, eine optimierte Fettoxidation, eine erhöhte muskuläre Glykogenspeicherkapazität, eine erhöhte Mitochondriendichte und eine verbesserte Kapillarisierung der Skelettmuskulatur, wobei letztgenannte Effekte auch schon zeitsparender durch kurze, intensive Trainingsreize wie Sprint-Intervalle ausgelöst werden konnten [1364].

Ungenaue Vorgaben zu Trainingsintensitäten führen dabei leicht zu Unter- oder Überbelastungen. Zu geringe Trainingsintensitäten schmälern den Trainingseffekt und beeinträchtigen die Motivation und Adhärenz. Zu hohe Intensitäten erhöhen das Risiko für Herz-Kreislauf-Komplikationen, besonders bei zuvor inaktiven Personen oder solchen mit nicht bekannten Herz-Kreislauf-Erkrankungen.

Besonders fehleranfällig sind Intensitätsvorgaben, welche auf Annahmen maximaler Herzfrequenzen (z. B. „180 minus Alter") beruhen.

Etwas individualisierter sind zwar Prozentwerte, die auf leistungsdiagnostisch bestimmten Peak-Werten wie HF_{peak}, $Watt_{peak}$ oder $VO2_{peak}$ beruhen [1371]. Doch sind diese mit Vorsicht zu genießen, da eine maximale Ausbelastung im Test nicht immer gewährleistet ist. Zudem werden keine interindividuellen leistungsphysiologischen Unterschiede (Laktat, Sauerstoffaufnahme, CO_2-Abgabe) berücksichtigt und die Ruheherzfrequenz (Ruhe-HF) wird ignoriert. Bei 2 Probanden mit einer HF_{peak} von 150/min entspricht eine Trainingsherzfrequenz von 90/min (60 % HF_{peak}, wenn HF_{peak} = 150/min) einer höheren Trainingsintensität bei der Person mit einer Ruhe-HF von 50, als bei derjenigen mit einer Ruhe-HF von 75/min.

Sicherlich praktikabel und akkurater wäre eine Steuerung anhand der Herzfrequenzreserve (HF_{Res}, engl. HRR), welche immerhin die Ruheherzfrequenz berücksichtigt. Auch hier sollte die maximale Herzfrequenz in jedem Falle gemessen und nicht nach der Formel 220-Lebensalter abgeschätzt werden. Falls keinerlei Messwerte vorhanden sind, basiert die Steuerung anhand der Borg-Skala auf ähnlichen Gedanken. So sollen die Intensitätsangaben von 6–20 den Bereich entsprechender Ruhe- bis Maximalpulswerte von 60–200 repräsentieren.

Die Steuerung anhand ventilatorischer Schwellen, bestimmt mittels Spiroergometrie (engl. CPET), gilt als optimal und wird als Goldstandard zur Intensitätssteuerung empfohlen [1371]. Nicht nur können so individuelle leistungsphysiologische Eigenschaften gemessen werden, auch braucht es zur Bestimmung der VT1 und VT2 keine maximale Ausbelastung. Die VT1 entspricht dabei dem Punkt, an welchem die Blutlaktatwerte leicht anzusteigen beginnen, die Fettoxidation zunehmend an Relevanz verliert und entsprechend vermehrt Glykogen verstoffwechselt wird, und die Atemtätigkeit im Verhältnis zur O_2-Aufnahme erhöht werden muss. Die VT1 entspricht in etwa der aeroben Schwelle aus der Laktatdiagnostik. Die VT2 bezeichnet die Intensität, an welcher die Atemtätigkeit im Verhältnis zur CO_2-Abgabe erhöht werden muss und wird auch als RCP (respiratory compensation point) bezeichnet. Bei Intensitäten oberhalb der VT2 kann der Organismus den Blutlaktatanstieg nicht mehr kompensieren. Extensive Dauerleistungen sind somit nicht mehr möglich und eine metabolische Azidose ohne Intensitätsreduktion unterhalb die VT2 ist unumgänglich. Die VT2 entspricht in etwa der anaeroben Schwelle aus der Laktatdiagnostik.

Die ▶ Tab. 5.4 bietet eine Übersicht über verschiedene Parameter zur Intensitätssteuerung und setzt diese in Bezug zur VT1 und VT2.

Tab. 5.4 Übersicht über Parameter zur Intensitätssteuerung.

Zone		Borg-Skala	Subjektives Empfinden	% VO_2max/% HF_{Res}	MET*
	Reg	< 11	„sehr leicht"	< 40 % HF_{Res}	< 3 MET „light intensity"
LT 1, VT 1, aerobe Schwelle	GA1	12–13	„leicht" bis „etwas anstrengend"	40–59 % HF_{Res}	3–6 MET „moderate intensity"
	GA2/ÜB	14–16	„anstrengend"	60–84 % HF_{Res}	> 6 MET „vigorous intensity"
> LT 2, VT 2, anaerobe Schwelle, MaxLaSS, RCP	SB	17	„sehr anstrengend"	etwa 85 % HF_{Res}	
	HIT	> 18	„extrem anstrengend" bis „maximal"	> 85 % HF_{Res}	

*LT 1 = Lactate Threshold 1 = aerobe Schwelle, LT 2 = Lactate Threshold 2 = anaerobe Schwelle; VT 1 + 2 = ventilatory threshold 1 + 2; MaxLaSS = maximales Laktat-Steady-State; RCP = Respiratory Compensation Point; Reg = Regenerationsbereich; GA = Grundlagenausdauer; ÜB = Übergangsbereich; SB = Stehvermögensbereich/Schwellenbereich; HIT = High Intensity Training; VO_2max = maximale Sauerstoffaufnahme; HF_{Res} = Herzfrequenzreserve; *MET = metabolisches Äquivalent*

5.2.3 Reduktion von kardiovaskulären Krankheitsfaktoren

Generell senkt regelmäßige Aktivität das kardiovaskuläre Risiko durch Verringerung folgender Faktoren:
- systolischer und diastolischer Blutdruck in Ruhe
- totale Körperfettmasse und intraabdominales Fett
- Insulinbedarf (verbesserte Glukosetoleranz)
- Adhäsion und Aggregation von Blutplättchen
- Entzündungen.

Außerdem trägt regelmäßige körperliche Aktivität durch ein verbessertes Blutfettprofil zur Risikoreduktion bei. Die Konzentration des protektiven HDL-Cholesterins im Blutserum wird erhöht, während die Konzentration von Triglyceriden und von Lipoproteinen mit niedriger Dichte (LDL, VLDL) gesenkt werden kann oder immerhin ein weiterer Anstieg gebremst wird. Das Ausmaß der Effekte wird durch Variablen wie Intensität, Dauer und Trainingsmodus beeinflusst.

Aber auch Morbidität und Mortalität werden durch regelmäßige Aktivität reduziert. Höhere Aktivität und Leistungsfähigkeit bedeutet eine geringere Inzidenz für Herzinfarkte und einen Rückgang der Sterberate aufgrund von kardiovaskulären Erkrankungen. Die Mortalität von Herzkranken wird gesenkt, wenn in der Rehabilitationsphase ein physisches Training durchgeführt wird. So führt moderate körperliche Aktivität, die für mindestens 4 h pro Woche ausgeführt wird, zu einem mehr als 30 % verringerten Risiko für einen Herzkreislaufvorfall [1355]. Als moderate physische Aktivitäten werden von Barengo et al. (2016) Gehen, Fahrradfahren, Gärtnern und vergleichbare leichte Aktivitätsformen (ca. 3–6 MET) verstanden [1355]. Intensive Aktivitäten (> 6 MET) sind dann andere Freizeitsportarten wie Jogging, Skifahren, Schwimmen oder auch schwere Gartenarbeit, die wöchentlich mindestens für 3 h ausgeübt werden. Eine solche intensive körperliche Aktivität senkt das kardiovaskuläre Risiko sogar um bis zu 45 %.

5.2.4 Intensitätsabhängige Risikofaktoren

Obwohl die Vorteile eines regelmäßigen Ausdauertrainings überwiegen, sollten vor allem bei Herzpatient*innen die Risikofaktoren beachtet werden. Die meisten aktivitätsgekoppelten Komplikationen hängen vorwiegend mit der Intensität des Trainings zusammen. Akute Herzinfarkte oder ein plötzlicher Herztod stehen vor allem im Zusammenhang mit Intensitäten über oder an der anaeroben Schwelle. Eine Metaanalyse konnte ein 3,5-fach erhöhtes Infarktrisiko während oder direkt nach intensiver körperlicher Aktivität aufzeigen sowie ein 5-fach erhöhtes Risiko für einen plötzlichen Herztod. Bei Inaktiven wurde gar ein 50-fach erhöhtes Infarktrisiko nach intensiven Belastungen festgestellt gegenüber Personen, welche sich entsprechende Intensitäten durch regelmässiges Training gewohnt sind. Bei einer gesunden Person besteht jedoch ein sehr geringes Risiko, bei Intensitäten zwischen der VT 1 und der VT 2 (Kap. 5.2.2) einen akuten Herzinfarkt zu erleiden. Die Zusammenhänge zwischen plötzlichem Herztod und akutem Herzinfarkt einerseits und der Aktivität mit hohen Intensitäten an und oberhalb der VT 2 sind noch nicht abschließend geklärt. Es wird vermutet, dass Vorfälle im Zusammenhang mit dem Einreißen atherosklerotischer Plaques, der Plättchenaggregation und akuten Thrombosen stehen. Diese konnten bei Individuen mit leistungsinduzierten Herz-Kreislaufzwischenfällen angiographisch nachgewiesen werden. Sie entstehen vermutlich durch vermehrte Bewegung der Koronararterien bei gesteigerter Kontraktion des Herzmuskels [1354].

Der metabolische Stress, der durch physische Aktivität hervorgerufen wird, scheint zudem ein Risikofaktor für die Bildung atherosklerotischer Plaques zu sein. Bei über 2000 MET-min pro Woche ist die Kalzifikation der Koronararterien und die Bildung von atherosklerotischen Plaque erhöht. Dies entspricht z. B. einer körperlichen Aktivität, welche den Ruheenergieverbrauch um den Faktor 10 erhöht und für kumuliert 200 min aufrechterhalten wird (z. B. Laufen mit ca. 9,6 km/h) oder einer Aktivität, welche den Ruheenergieverbrauch um den Faktor 8 erhöht und für kumuliert 250 min aufrechterhalten wird (z. B. Laufen mit ca. 7,7 km/h; 1 MET = 1 metabolisches Äquivalent = 1 Kilokalorie pro Kilogramm Körpergewicht pro Stunde = 3,5 ml O_2 pro Minute pro Kilogramm Körpergewicht) [1353].

Im Vergleich zu weniger aktiven Individuen, wiesen Proband*innen mit sehr hohem Trainingsumfang weniger gemischte Plaques auf. Es gibt Hinweise darauf, dass es sich bei hohem Aktivitätsumfang in der Regel um stabile, also gutartige Plaques handelt. Der genaue Pathomechanismus ist noch nicht vollständig geklärt. Interessanterweise scheint es bei weiblichen Athleten auch bei hohen Ausdauerumfängen nicht zu einer vermehrten Plaquebildung zu kommen [1372]. Sowohl ein protektiver Effekt von Östrogen wie auch ein schädlicher Effekt von Testosteron werden u. a. als Ursachen diskutiert. Es muss hier angemerkt werden, dass trotz aktivitätsbedingter Risiken die physische Inaktivität das weitaus größere Risiko für Herz-Kreislauferkrankungen darstellt. Geringe körperliche Aktivität bedeutet u. a. eine geringere Wirkung von Scherkräften auf die Blutgefäße. Dies kann zu einer reduzierten Stickstoffsynthese im Endothel führen und eine endotheliale Dysfunktion begünstigen. Die vermehrte Ablagerung von Lipiden und Monozyten in der Gefäßinnenwand kann wiederum zu atherosklerotischen Plaques führen [1376]. Generell bleibt jedoch das absolute Risiko, während einer körperlichen Aktivität einen Infarkt oder einen Herzstillstand zu erleiden, sehr gering. Nach einer Untersuchung bei über 10 Mio. Marathon- und Halbmarathonläufer*innen liegt die Inzidenzrate für den akuten Herztod bei 1 zu 256 000 und für den akuten Herzinfarkt bei 1 zu 184 000.

5

5.2.5 Entzündungshemmende Wirkung

Bei langen Trainingseinheiten im Grundlagenausdauerbereich (etwa VT 1) gewinnen die Lipolyse und Fettoxidation für die Energiebereitstellung an Bedeutung [1366]. Durch die vermehrte Fettverbrennung wird viszerales Fettgewebe reduziert. Dies wirkt entzündungshemmend, da weniger entzündungsfördernde Adiponektine aus dem Fettgewebe ausgeschüttet werden. Außerdem werden durch lange Trainingseinheiten (mehr als 2,5 h) entzündungshemmende Zytokine (Hormone wie Interleukin 6 und 10) ins Blut abgegeben. Dadurch erhöht sich die Insulinsensitivität und die Ausschüttung von entzündungsfördernden Zytokinen wird unterdrückt [1365]. Sowohl intensive Ausdauereinheiten an und oberhalb der VT 2 sowie mittelintensive Einheiten zwischen der VT 1 und VT 2 haben durch diverse spezifische und unspezifische Mechanismen eine entzündungshemmende Wirkung. Bei einer Trainingseinheit an und über der VT 2 werden vermehrt Nebennierenhormone wie Kortisol und Adrenalin ausgeschüttet. Kortisol stellt dabei durch eine gesteigerte Glukoneogenese und Glykogenolyse die Versorgung mit Glykogen sicher. Als eine der wichtigsten Funktionen unterdrückt Kortisol darüber hinaus die Immunreaktion und inflammatorische Prozesse (▶ Abb. 5.1), indem die Synthese und Freisetzung von Enzymen und Mediatoren wie z. B. Histamin, Bradykinin und Eicosanoiden gehemmt wird [1374]. Adrenalin wiederum fördert die Ausschüttung von entzündungshemmenden Zytokinen [1365]. Hierbei muss erwähnt werden, dass vor allem Adrenalin auch negative Auswirkungen auf das Herz-Kreislauf-System haben kann, da es zur Erhöhung des Blutdrucks und der Herzfrequenz beiträgt und das Risiko für Herzrhythmusstörungen erhöht.

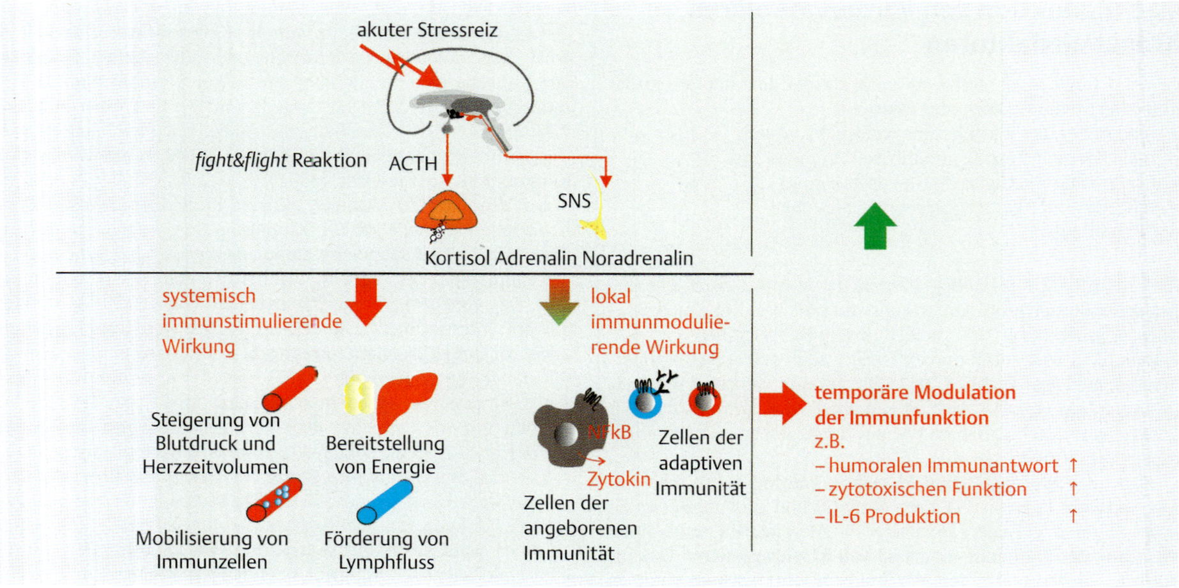

Abb. 5.1 Einfluss von akutem Stress auf die Immunfunktion (ACTH = Adrenocorticotropes Hormon; SNS = Sympathetic Nervous System). (Quelle: Pongratz G. Das gestresste Immunsystem und Autoimmunität. Aktuelle Rheumatologie 2021; 46(03): 258–266)

5.2.6 Kollateralenbildung

Die Studienlage bezüglich der Kollateralenbildung durch Ausdauertraining ist widersprüchlich. Es konnte jedoch ein Wirkungszusammenhang gefunden werden, auf den in diesem Abschnitt näher eingegangen wird. Unter Kollateralen werden Seiten- oder Nebenäste einer Leitungsbahn verstanden, die dasselbe Gebiet versorgen. Verschließt sich eine Arterie, kann der Körper durch die Neubildung der Kollateralen trotzdem das abhängige Perfusionsgebiet versorgen. Neue Kollateralen bilden sich als Reaktion auf den erhöhten Blutfluss durch die bereits vorhandenen Kollateralverbindungen und die damit einhergehenden erhöhten Scherkräfte an den Gefäßwänden. Der Effekt dieser Arteriogenese verstärkt sich durch den erhöhten Blutfluss bei körperlicher Aktivität. Bei Personen mit chronischer Herzinsuffizienz verbessert sich beispielsweise die Herzdurchblutung durch ein einjähriges Training auf dem Fahrradergometer [1356]. Bei Herzpatient*innen kann ein Trainingsprogramm die Kollateralenbildung verstärken [1368]. Der durch die Bewegung ausgelöste Stress auf die Koronararterien trägt zur Vergrößerung und Erneuerung von Arterien und auch zum Wachstum und zur Verdickung der Kapillaren bei.

Neben der Neubildung von Arterien beschleunigt ein Ausdauertraining zudem die Wundheilung. Durch die Bewegung verstärkt sich die neuroendokrine Antwort und es werden vermehrt wundheilungsfördernde Hormone ausgeschüttet. Durch die Bewegung fließt zudem sauerstoffreiches Blut schneller zur Wunde, was die Wundheilung zusätzlich vorantreibt [1360].

5.2.7 Auswirkungen auf die Knochendichte

Auch wenn körperliches Training als ein effektives Mittel zur Knochenbildung bei Menschen mit Osteoporose gilt, werden die Effekte kontrovers diskutiert. Nicht jedes Training hat die gleichen positiven Effekte auf die Knochenmineraldichte. Bezüglich des Ausdauertrainings gibt es Befunde, nach denen Gehen allein nicht zum Knochenaufbau beiträgt, jedoch anteilig den Abbau bremst. Ein Ausdauertraining mit hohen Impact-Kräften kann den Knochenabbau verhindern. Zu diesen Aktivitäten zählen zum Beispiel Joggen, Treppensteigen und Step-Übungen. Die Belastung muss immer der physischen Gesundheit der einzelnen Person angepasst sein, die vorher vollumfänglich evaluiert werden sollte. Das verschriebene Training variiert demnach dann nach Muskelkraft, Range of Motion, Balance, kardiopulmonaler Funktion, Knochendichte und vorangegangenen Frakturen [1357].

5.2.8 Auswirkungen auf die Skelett- und Herzmuskulatur

In der Skelettmuskulatur führt Ausdauertraining zu einer erhöhten Anzahl Kapillaren pro Muskelfaser. Dadurch wird der Diffusionsweg für den Sauerstoff und die restlichen Substrate verkürzt und der Muskel kann mehr O_2 aufnehmen. In Verbindung mit zentralen Adaptionen wird die maximale Sauerstoffaufnahme (VO_2max) verbessert [1367]. Durch das erhöhte Herzminutenvolumen werden beim Ausdauertraining die Ventrikel jeweils ein wenig weiter gedehnt. Werden diese Reize wiederholt gesetzt, kann dies zur chronischen Adaptation und einer nachhaltigen Vergrößerung des Herzkammervolumens und des Auswurfvolumens führen [1366]. Die fürs Ausdauertraining charakteristischen, repetitiven und niederschwelligen Muskelkontraktionen (z. B. Gehen, Rennen und Fahrradfahren) führen zu Anpassungen in den Typ-I- und Typ-II-Muskelfasern. Hierbei spielt die Intensität der Ausdauerbelastung eine entscheidende Rolle. Typ-II-Muskelfasern werden erst ab einer mittleren bis hohen Intensität und vermehrt ab 30 min körperlicher Aktivität rekrutiert, während dies bei Typ-I-Fasern schon bei geringen Intensitäten der Fall ist. Typ-I-Fasern weisen die meisten Kapillaren, die größten Mitochondrienvolumen, die größte Fettverbrennungskapazität und die höchste Insulinempfindlichkeit auf [1373]. Langjährig trainierte Ausdauerathlet*innen weisen mehr Typ-I-Fasern auf als untrainierte Individuen, jedoch ist der zugrundeliegende Mechanismus noch nicht abschließend erforscht. Ein Ausdauertraining erhöht die Kapillardichte in den rekrutierten Muskelfasertypen. Dadurch erhöht sich der Gasaustausch, und auch die Diffusion der Substrate verbessert sich [1367]. Zusätzlich erhöhen sich die Proteinkonzentration und die Enzymaktivität der Elektronentransportkette (Atmungskette) in den Mitochondrien. Diese morphologischen Anpassungen führen zu einer vermehrten Verwertung von Fetten als Energieträger und einer Verringerung der Glykolyse [1367].

5.2.9 Auswirkungen auf den Blutdruck

Rhythmisch-zyklische Bewegungen, wie Laufen oder Fahrradfahren sind durch kurze Muskelkontraktionszeiten gekennzeichnet. Durch den geringeren Widerstand bei der Muskeldurchblutung wird der Blutfluss verbessert, und der Blutdruckanstieg während der Belastung ist geringer als bei isometrischen und statischen Muskelkontraktionen von hoher Intensität. Als Begleiterscheinung werden zelluläre Veränderungen im kardiovaskulären Zentrum des Hirnstamms hervorgerufen. Diese Veränderungen scheinen dafür verantwortlich zu sein, dass der Blutdruck durch regelmäßige Ausdaueraktivitäten nachhaltig gesenkt werden kann [1366]. Edwards et al. zeigten in einer Metaanalyse, dass sowohl Ausdauertraining, dynamisches Krafttraining, kombiniertes Ausdauer- und Krafttraining, High Intensity Interval Training wie auch isometrisches Krafttraining den systolischen und diastolischen Ruheblutdruck signifikant senken können. Hiervon scheint das isometrische Krafttraining den größten Effekt zu haben [1358].

Bewegungsempfehlungen für gesunde Erwachsene [1361]

Unter den Intensitäten „moderat“ und „hoch“ wird Folgendes verstanden:

- moderate Intensität: im Bereich der VT 1
- hohe Intensität: zwischen VT 1 und VT 2.

Die Empfehlungen lauten:

- mindestens 150 min/Woche Aktivität von moderater Intensität
- mindestens 75 min/Woche Aktivität von hoher Intensität

Zusätzliche Gesundheitseffekte können erzielt werden, wenn die Intensität progressiv auf 300 min/Woche moderate oder 150 min/Woche hohe Intensität gesteigert wird.

Idealerweise sollte die Aktivität auf mehrere Tage pro Woche aufgeteilt werden, wobei jede Aktivität von mindestens 10-minütiger Dauer über den Tag zusammengezählt werden kann.

5.2.10 Zusammengefasst

Ausdauertraining fördert sowohl bei gesunden Menschen als auch bei Personen mit körperlichen Beschwerden die Gesunderhaltung und Genesung. Die physiologischen Effekte sind vielseitig und beinhalten mitunter positive Auswirkungen auf die Wundheilung, Kapillarisierung, Knochendichte, das Herz-Kreislaufsystem und die Reduktion von Entzündungen. Um ausbleibende Trainingseffekte durch zu geringe und Überbelastungen durch zu hohe Intensitäten zu vermeiden, empfiehlt sich die Orientierung an physiologischen Trainingsintensitäten. Da spiroergometrische Leistungsdaten in den seltensten Fällen vorhanden sind, kann die Orientierung an der Borg-Skala des subjektiven Belastungsempfindens oder die Steuerung basierend auf der Herzfrequenzreserve eine akkuratere und praktikable Alternative bieten. Pauschalisierte Prozentsätze z. B. von HFmax, HFpeak oder „Trainingspuls 180 minus Alter“ usw. sind aufgrund der großen interindividuellen Variabilität dieser Werte nicht empfehlenswert. Die gesundheitlichen Vorteile des Ausdauertrainings überwiegen die Risiken für mögliche Herz-Kreislauf-Zwischenfälle deutlich. Solche sind selten und treten vor allem bei ungewohnt hohen Trainingsintensitäten und entsprechenden Risikofaktoren auf. Es empfehlen sich ein methodischer Aufbau und Rückfragen bei Kollegen mit leistungsphysiologischen Fachkenntnissen.

5.3 Kardiovaskuläre Rehabilitation

Sandro Galli

5.3.1 Einleitung

Herz-Kreislauf-Erkrankungen sind weiterhin die häufigste Todesursache in der Schweiz, in Österreich und in Deutschland. Ungefähr jeder 6. Einwohner leidet an einer Herz-Kreislauf-Erkrankung, Männer etwas häufiger als Frauen. Optimalerweise werden Betroffene zeitnah an die Erstdiagnose oder einen Eingriff durch die zuständigen Ärzte für ein ambulantes oder stationäres Rehabilitationsprogramm angemeldet. Nach den ESC-Leitlinien erhöhen die sicheren Bewegungsprogramme die Toleranz von körperlicher Aktivität signifikant, was u. a. die Lebensqualität verbessert und die Mortalität durch weitere kardiale Ereignisse reduziert. Die Rehabilitation sollte aus Gründen der Wirksamkeit so bald wie möglich nach dem Vorfall eingeleitet werden. Jede abgewartete Woche bedeutet z. B. einen um einen Monat verlängerten Rehabilitationsbedarf, um die gleiche Reduktion der Mortalität zu erzielen. Üblicherweise liegt die Dauer bei 4 Wochen für stationäre Programme. Für ambulante Programme sind es 36 Trainingseinheiten in einem Zeitfenster von 3–6 Monaten [1415].

Trotz derer belegten Wirksamkeit sind die Teilnahme- und Adhärenzraten bei kardiovaskulären Indikationen noch immer relativ gering. Rund 50 % werden in ein Herzrehabilitationsprogramm zugewiesen, wovon wiederum rund 20 % der zugewiesenen Patienten weniger als die Hälfte aller geplanten Sitzungen absolviert [1399]. Nicht wenige Patienten und Patientinnen werden deshalb im Rahmen einer Physiotherapie oder medizinischen Trainingstherapie zum ersten Mal mit der Durchführung eines körperlichen Trainings konfrontiert.

Dieses Kapitel soll eine Übersicht an Trainingsempfehlungen für Personen mit koronarer Herzerkrankung, Revaskularisierung (Stent, Bypass), Status nach Herzinfarkt, Herzinsuffizienz und deren gängigen Nebendiagnosen liefern und als praktische Hilfestellung im Trainingstherapeutenalltag dienen. Auf weitere, spezifischere Empfehlungen zum Training bei Herzrhythmusstörungen, Erkrankungen der Herzklappen, entzündlichen Herzerkrankungen oder bei Gefäßerkrankungen wie pAVK, Dissektionen usw. wird nicht weiter eingegangen und auf die aktuellen Leitlinien entsprechender Fachgesellschaften verwiesen (z. B. SCPRS, ESC, ACSM). Gleichzeitig wird an die Lesenden appelliert, im Rahmen eines patientenorientierten Behandlungsansatzes die eigenen Kompetenzen und Grenzen zu kennen. Ein Einbezug oder eine Zuweisung an spezifisch ausgebildete „Herztherapeuten SCPRS“ ist vor allem bei komplexeren Fällen empfohlen und fördert nicht zuletzt die interdisziplinäre Zusammenarbeit.

5.3.2 Koronare Herzkrankheit und Herzinfarkt

Eine Atherosklerose der Koronararterien beschreibt Ablagerungen im Inneren der Gefäßwände der Herzkranzgefäße. Führen diese Prozesse zu einer verminderten Sauerstoffversorgung des Herzmuskels (Myokardischämie), spricht man von einer koronaren Herzkrankheit (KHK). Diese atherosklerotische KHK ist die Hauptursache für aktivitätsbedingte Herzkreislauf-Ereignisse wie akutes Koronarsyndrom, Kreislaufstillstand oder Herzinfarkt. Die Diagnose eines Herz- oder auch Myokardinfarktes (MI) wird gestellt, wenn Zellgewebe des Herzens aufgrund von langanhaltender Ischämie abstirbt. In der klinischen Klassifikation werden Herzinfarktpatient*innen mit und ohne neue ST-Strecken-Hebungen (ST-Elevation-MI/ STEMI bzw. Non-ST-Elevation/NSTEMI) im EKG unterschieden. Die Unterscheidung ist besonders im Hinblick auf die Anwendung adäquater Therapiemethoden, wie die Reperfusionstherapie von Bedeutung [1418].

Nach einem schweren Myokardinfarkt oder falls eine ambulante Teilnahme nicht praktikabel ist, gibt es die Möglichkeit zu einer mehrwöchigen stationären Reha in einer entsprechenden Einrichtung.

Vermehrt werden jedoch ambulante Reha-Settings empfohlen, die es dem Patienten oder der Patientin erlauben, ein mehrfach wöchentlich stattfindendes Training über mehrere Monate hinweg in den Alltag zu integrieren. Dies soll u. a. die Adhärenz an das Training nach der Beendigung des Programms erleichtern. Zunehmend entstehen Angebote, welche es erlauben, Teile des Trainings im Kontext einer Telerehabilitation zuhause durchzuführen [1390]. Durch solche flexiblen Modelle sollen diejenigen Patient*innengruppen erschlossen werden, für welche weder eine stationäre noch eine ambulante Reha praktikabel ist. So oder so ist es das Ziel einer umfassenden Rehabilitation, die Lebensqualität zu erhöhen und die vorhandene Funktionsfähigkeit zu erhalten oder zu verbessern. Ein in die Reha integriertes Ausdauertraining kann einen erheblichen Beitrag für das Erreichen der o. a. Ziele leisten. Untersuchungen an Personen, die an einem akuten Koronarsyndrom leiden, konnten durch die Integration eines Ausdauertrainings in die Rehabilitation eine ökonomisierte mechanische Herzarbeit, eine Verminderung der instabilen Angina-Symptomatik und eine Zunahme der Kollateralenbildung feststellen [1425].

Leistungsdiagnostik

Die Leistungsdiagnostik dient mitunter der Diagnose, der Prognose und auch der Messung physiologischer Reaktionen auf zunehmende körperliche Belastung. Zudem dienen die ermittelten Daten der späteren Belastungssteuerung. Optimalerweise wird eine maximale Ausbelastung erzielt und Parameter wie die maximale Herzfrequenz (HFmax) oder die maximale Leistungsfähigkeit können definiert werden. Die Leistungsdiagnostik sollte nach gängigen Standards durchgeführt und das Protokoll anhand der Leistungsfähigkeit des Patienten gewählt werden. Neben EKG, Blutdruck und Herzfrequenz sollten Auffälligkeiten im Befinden und die subjektive Ausbelastung anhand der Borg-Skala aufgezeichnet werden.

Eine zusätzliche Aufzeichnung von Belastungsstoffwechselparametern mittels Spiroergometrie (Goldstandard) oder, alternativ und vorwiegend bei gut leistungsfähigen Patient*innen über eine Laktatstufendiagnostik, bietet zusätzliche Vorteile zur Trainingssteuerung. Vor allem wenn im Belastungstest keine maximale Ausbelastung erreicht werden kann und nur submaximale Leistungswerte verfügbar sind (z. B. HFpeak statt HFmax), ermöglicht dies die ohnehin zu bevorzugende physiologische Trainingsintensitätsbestimmung anhand der individuellen physiologischen Schwellenwerte an der ersten und zweiten ventilatorischen Schwelle (VT 1 und VT 2) [1393][1396][1401].

FITT-VP in der kardiovaskulären Reha

Das American College of Sports Medicine (ACSM) gliedert seine jeweiligen Trainingsempfehlungen anhand von 4 FITT-Parametern. Diese stehen für Frequency (Häufigkeit), Intensity (Intensität), Time (Dauer) und Type (Art/Methode). Bezüglich Frequenz und Art des Trainings herrscht vorwiegend Konsens, wobei die empfohlene Dauer und vor allem die Intensität zwischen Fachgesellschaften variiert. Viele Intensitäten werden weiterhin anhand fixer Prozentsätze von im Leistungstest ermittelten „Maximalwerten (oft nur Peak-Werte, siehe vorheriges Kapitel). So empfiehlt das ACSM etwa noch immer 40–80 % dieser Maximalwerte (HRR, VO_2max) als Trainingsintensität und falls keine Maximalwerte vorhanden sind, einen Bereich von 20–30 Schlägen über der Herzfrequenz in Ruhe. Die subjektiv empfundene Anstrengung auf der Borg-Skala (6–20) sollte sich im Bereich von 11–14 befinden, wobei diese Angaben in verschiedenen Richtlinien variieren. Scherr et al. empfehlen beispielsweise Borg 11–12 für Training an der ersten Laktatschwelle (LT 1) und Borg 13–14 für Training im Bereich der LT 2 (anaerobe Schwelle). Für trainierte Individuen wird Borg 13–15 empfohlen (▶ Tab. 5.5).

Tab. 5.5 Borg-Skala des subjektiven Belastungsempfinden (nach [1400]).

Wert	Subjektives Belastungsempfinden
6	überhaupt nicht anstrengend
7	extrem leicht
8	
9	sehr leicht
10	
11	leicht
12	
13	etwas anstrengend
14	
15	anstrengend, schwer
16	
17	sehr anstrengend
18	
19	extrem anstrengend
20	maximale Anstrengung

Bereits vor über 10 Jahren wurden jedoch Stimmen laut, die statt der geltenden, pauschalisierten Empfehlungen eine Orientierung an individuellen, leistungsphysiologischen Parametern propagierten. Nur so könne der jeweilige Belastungsstoffwechsel berücksichtigt, die Trainingsintensität entsprechend individualisiert und das Risiko für ineffizientes Unter- oder risikoreicheres Übertraining reduziert werden. Die Steuerung sollte entsprechend anhand der VT 1 und VT 2 erfolgen, sofern diese mit einem validierten und an den Probanden angepassten Protokoll mittels Spiroergometrie definiert werden. Milani et al. sprachen sich 2024 erneut für die Orientierung an diesen beiden physiologischen Parametern aus, um den Trainingseffekt durch individualisierte Empfehlungen zu optimieren und das Überlastungsrisiko zu senken. Sie erweitern die gängigen FITT-Vorgaben um die Parameter **V**olumen und **P**rogression zu FITT-VP und ermöglichen so eine differenziertere und individuellere Herangehensweise. Es wurde im Folgenden versucht, dieses FITT-VP Schema auf alle erwähnten Ausdauertrainingsempfehlungen anzuwenden. (▶ Tab. 5.6) [1380].

5.3.3 Herzinsuffizienz

Herzinsuffizienz (engl. heart failure, HF) bezeichnet ein klinisches Syndrom, das eine strukturelle oder funktionale Abnormalität des Herzmuskels beschreibt und typischerweise mit einer Belastungsintoleranz einhergeht. Ein erhöhter intrakardialer Blutdruck sowie eine ungenügende Herzleistung in Ruhe oder bei körperlicher Aktivität sind die Folgen davon. Generell werden 3 Phänotypen unterschieden, die auf der Messung des Blutvolumens das bei einem Herzschlag von der linken Herzkammer ausgestoßen wird (linksventrikuläre Ejektionsfraktion/LVEF), basieren [1402]:

- HFrEF mit einer LVEF von ≤ 40 % (Herzinsuffizienz mit reduzierter EF)
- HFmrEF mit einer LVEF von 41–49 % (HF mit mittelmäßig reduzierter EF)
- HFpEF mit einer LVEF von ≥ 50 % (HF mit erhaltener EF).

Tab. 5.6 Empfehlungen zum Ausdauertraining bei Patient*innen in der kardiovaskulären Rehabilitation nach Herzinfarkt ([1380][1410]).

FITT-VP	Erläuterungen
Frequenz	• mindestens 3-mal wöchentlich, typischerweise 3- bis 5-mal • falls möglich 6- bis 7-mal wöchentlich
Intensität (▶ Tab. 5.11)	• moderat priorisieren, falls möglich anhand VT 1; bei sehr leistungsschwachen Patient*innen niedriger beginnen • moderat bis hoch, in ausgewählten Fällen • hochintensives Intervalltraining (HIIT) in spezifischen Situationen
Dauer (time)	• 30–40 min pro Einheit bei moderater Intensität; kumuliert 150–300 min pro Woche • 15–20 min pro Einheit bei hoher Intensität; kumuliert 75–150 min pro Woche
Art (type)	• kontinuierliche oder intermittierende Belastungen (Intervall) • Gehen, Laufen, Radfahren, Schwimmen und andere, basierend auf vorhandenen Ressourcen und Patient*innenbedürfnissen (z. B. Armergometer, allein oder kombiniert mit Gerät für untere Extremitäten, Stepper, Rudergerät, Stairclimber
Volumen	• Ziel ist ein wöchentlicher Energieumsatz von 1000–2000 kcal
Progression	• Einbezug aller FITT-Parameter in die Progression und jeweils alleinige Steigerung unter Berücksichtigung individueller Adaptionszeiten, Alter und klinischer Charakteristika • gute Toleranz einer Progression von 5–10 % in den Anfangswochen, sowohl bei der Intensität wie auch der Dauer; die gewünschte Trainingsdauer soll erreicht werden, bevor die Intensität erhöht wird. • regelmäßige Überprüfung des Patienten/der Patientin, um die Trainingsparameter aufgrund gesundheitlicher und leistungsbezogener Veränderungen anzupassen

Alle Gruppen profitieren von einem gezielten körperlichen Training. Bei Personen mit HFrEF konnten Verbesserungen der maximalen Leistungsfähigkeit von 10–30 %, positive Veränderungen der Blutdruckregulation, des vegetativen Nervensystems sowie strukturell günstige Auswirkungen auf periphere Gefäße und die Skelettmuskulatur nachgewiesen werden. Außerdem zeigten sich Verbesserungen im oxidativen Muskelmetabolismus und eine höhere Lebensqualität. Die Integration eines High Intensity Interval Trainings (HIIT) konnte bei gewissen stabilen HFrEF-Patient*innen die maximale Sauerstoffaufnahme stärker verbessern als ein kontinuierliches Ausdauertraining bei moderater Intensität (MICT). HIIT scheint bei diesen Personen zudem positive strukturelle Veränderungen am linken Ventrikel herbeizuführen (Remodellierung). Untersuchungen zeigen, dass auch HFpEF-Patient*innen von trainingsbedingten Verbesserungen auf Leistungsfähigkeit, Skelettmuskelfunktion und Lebensqualität profitieren. Wie bei anderen kardiovaskulären Indikationen wird auch bei Herzinsuffizienz-Patient*innen die kardiale Rehabilitation als effektive Behandlungsmethode empfohlen [1380][1402].

Leistungsdiagnostik und FITT-VP-Empfehlungen

Personen mit einer Herzinsuffizienz weisen unter anderem wegen der in der Regel bestehenden β-Blocker-Einnahme einen niedrigeren Maximalpuls und ein niedrigeres maximales Schlagvolumen auf, weshalb die maximale Leistungsfähigkeit geringer ist. Symptomlimitierte Belastungstests können bei HFrEF-Patient*innen sicher absolviert werden. Empfohlen wird die Durchführung als Spiroergometrie. So können neben Informationen zum EKG und Belastungsblutdruck ebenfalls prognostische Informationen abgeleitet und die VT 1/VT 2 zur Ausdauertrainingssteuerung herangezogen werden. Per se dient eine medizinische Abklärung im Vorfeld dem Ausschluss möglicher Kontraindikationen für das Training wie z. B. myokardiale Ischämien, Ruhe- oder Belastungsblutdruckprobleme [1410]. Das Hauptziel des Ausdauertrainings besteht bei den Betroffenen vor allem darin, die Belastungsintoleranz rückgängig zu machen und das Risiko eines Rückfalls zu verringern (▶ Tab. 5.7) [1380][1402][1405][1422].

5.3.4 Kardiale Nebendiagnose – Diabetes

Der Diabetes mellitus ist eine durch einen erhöhten Glukosespiegel gekennzeichnete Stoffwechselerkrankung, welche durch die unzureichende Produktion oder Wirkung von Insulin hervorgerufen wird. Es werden 2 Typen unterschieden: Der Typ-1-Diabetes („juveniler Diabetes") bezeichnet eine Autoimmunerkrankung, bei der die insulinproduzierenden Zellen im Pankreas zerstört werden. Der Typ-2-Diabetes („Altersdiabetes") hingegen entwickelt sich meistens verhaltensbedingt aufgrund erhöhter Anteile von vorwiegend viszeralem Fettgewebe, durch Bewegungsmangel oder erbliche Faktoren. Die Skelettmuskulatur entwickelt eine Insulinresistenz und die Produktion von Insulin in den Betazellen nimmt ab. Beide Diabetestypen gehen mit einem erhöhten Risiko für kardiovaskuläre Erkrankungen einher. Da der Körper die chronisch erhöhten Zuckerwerte im Blut nicht mehr bewältigen kann, wird der Zucker mithilfe von Proteinen gebunden (glykiert) und dann im Blut abgelagert. Die hohe Zuckerkonzentration schädigt die Gefäße, Gewebe und Organe [1380][1401].

Körperliche Aktivität und Diabetes

Körperliche Aktivität wirkt sich bei Menschen mit Diabetes auf vielfältige Weise günstig aus, unabhängig davon, ob zugleich eine kardiovaskuläre Erkrankung vorliegt oder nicht. Aerobe Belastungen und Krafttraining führen zu einer Verbesserung der kardiorespiratorischen Fitness, Blutglukosekontrolle, zu einer Reduktion der Insulinresistenz und des Bluthochdrucks sowie zu gesteigerten Kraftleistungen. Ein sinkender Körperfettanteil trägt nicht zuletzt zur Gewichtsreduktion bei [1416]. Regelmäßige Ausdauer- und Kraftbelastungen können die Menge an glykiertem Hämoglobin bei Typ-2-Diabetiker*innen verringern und eine anhaltende Absenkung des Blutzuckerspiegels bewirken.

Speziell bei Typ-2-Diabetespatient*innen mit vorhandener kardiovaskulärer Erkrankung wird ein strukturiertes Trainingsprogramm empfohlen. Eine Kombination aus Kraft- und Ausdauertraining scheint das glykierte Hämoglobin (HbA1c) am stärksten zu senken [1379][1419]. Intensive Ausdauerbelastungen, ausgeführt als kontinuierliches Training oder als Intervalltraining,

Tab. 5.7 Bewegungsempfehlungen bei Herzinsuffizienz.

FITT-VP	Erläuterungen
Frequenz	• 3- bis 5-mal wöchentlich • optimalerweise täglich
Intensität (▶ Tab. 5.11)	• zu Beginn an VT 1, später über den ganzen moderaten Intensitätsbereich bis leicht über die VT 2 • bei Vorhofflimmern Steuerung nach Borg 11–14 („leicht" bis „etwas anstrengend") auf der Borg-Skala von 6–20 • hochintensiv scheint für Low-risk-Patient*innen eine praktikable Alternative zu sein, z. B. als hochintensives Intervalltraining (HIIT) • bei LVAD-Implantat (LVAD = left ventricular assist device = Linksherzunterstützungssystem) nach Borg 11–13 auf der Skala von 6–20 • bei ICD (ICD = implantable cardioverter-defibrillator implantierbarer Kardioverter-Defibrillator) mindestens 10–15 Schläge/min unter der ersten VT-Zone bleiben (VT steht hier für „ventrikuläre Tachykardie" und ist nicht zu verwechseln mit der ventilatorischen Schwelle 1 der Spiroergometrie)
Dauer (time)	• 10–60 min pro Einheit (siehe Progression)
Art (type)	• kontinuierliche oder intermittierende Belastungen (Intervall) • diverse Ausdaueraktivitäten mit Fokus auf freies Gehen, Laufband, stationäres Veloergometer
Volumen	• 3–7 MET/h wöchentlich (z. B. 2 h pro Woche mit einem Kalorienumsatz von 1,5–3,5 MET)
Progression	• Beginn mit 10 min pro Einheit und steigern auf 20–60 min • Beginn an VT 1 mit Steigerung bis leicht über die VT 2 • Follow-up Kontrolltermine mindestens alle 3–6 Monate, um Dauer und Schwierigkeit der Trainingsinhalte gemäß Patiententoleranz anzupassen

Tab. 5.8 Bewegungsempfehlungen bei Diabetes mellitus (nach [1380][1410][1416]).

FITT-VP	Erläuterungen
Frequenz	• 3–7 Tage wöchentlich • keine inaktiven Phasen von mehr als 48 h
Intensität (▶ Tab. 5.11)	• moderat bis hoch, basierend auf subjektiver Wahrnehmung von „etwas anstrengend" bis „sehr anstrengend"
Dauer (time)	• mindestens 10 min pro Einheit
Art (type)	• kontinuierliche oder intermittierende Belastungen (Intervall) • Involvierung von möglichst großen Muskelgruppen (Radfahren, Schwimmen, Joggen) • Anpassung an Komorbiditäten wie Gebrechlichkeit (frailty), Retinopathie und Neuropathie ist empfohlen • zusätzlich zum Ausdauertraining mindestens 3-mal wöchentlich Krafttraining, vorzugsweise an Geräten oder mit freien Gewichten
Volumen	• mindestens 150 min pro Woche bei moderater Intensität oder 75 min pro Woche bei hoher Intensität

Progression	• Dauer von initial 10 min über einen Zeitraum von 12 Wochen auf 50 min pro Einheit steigern (inklusive Warm-up und Cool-down)
	• Falls keine kardialen oder anderen Kontraindikationen:
	  ◦ höhere Intensitäten mit 3 min Belastung im Wechsel mit 3 min Erholung **oder**
	  ◦ 30–60 s HIIT im Wechsel mit 1–3 min Erholungsintervallen

zeigen größere Effekte bezüglich Körpergewicht, Bauchumfang und Blutzuckerkontrolle [1380].

Übergewicht und ein geringer Fitnessstand herrschen vor allem bei Typ-2-Diabetikern vor und es empfiehlt sich, mit 150 min Bewegung wöchentlich bei moderater Intensität zu beginnen (▶ Tab. 5.8) [1380].

Risiken bei körperlicher Aktivität und Diabetes

Bei körperlicher Aktivität stellt eine Unterzuckerung (Glukoselevel unter 70 mg/dl) eine der größten Gefahren dar. Vor allem bei bestehender Insulinpflicht muss vor und nach der körperlichen Aktivität der Blutzuckerspiegel kontrolliert werden. Eine Hypoglykämie kann noch bis zu 12 h nach dem Training auftreten Je nach Timing, Intensität und Dauer der körperlichen Aktivität ist eine Verringerung der Insulindosis notwendig, da synthetisches Insulin den Blutzuckerspiegel oft schneller abfallen lässt. Es emp-

Tab. 5.9 Bewegungsempfehlungen bei Bluthochdruck (nach [1380][1403][1410]).

FITT-VP	Erläuterungen
Frequenz	• 5- bis 7-mal wöchentlich bei moderater Intensität oder • 3-mal wöchentlich mit hoher Intensität (mit Vorbehalt, siehe „Intensität") • Tägliche Bewegung kann das 24-h-Blutdruckprofil senken und Peaks an Tagen mit hohen Sitzzeiten verhindern.
Intensität (▸ Tab. 5.11)	• moderate bis hohe Intensität (v. a. wenn letztere unter medizinischer Supervision, z. B. durch Messung des Belastungsblutdrucks, sicher durchgeführt werden kann und/oder der Ruhe-BD unter 200/110 mmHg liegt) • Auch wenn hohe Intensitäten nicht zwingend kontraindiziert sind, empfiehlt das ACSM vorwiegend das Training bei moderater Intensität. • Es ist sinnvoll, bei Werten systolisch über 220 mmHg oder diastolisch über 105 mmHg die Trainingsintensität zu reduzieren. CAVE: Deutlich tiefere Maximalwerte bei Diagnosen wie Dissektion oder Aneurysma!
Dauer (time)	≥ 30 min/Tag kontinuierliche oder summierte Aktivität
Art (type)	rhythmische, längere Ausdaueraktivitäten, die große Muskelgruppen beanspruchen, wie zügiges Gehen, Radfahren, Schwimmen
Volumen	• 150 min/Woche moderate Intensität • 75 min/Woche hohe Intensität (mit Vorbehalt, siehe „Intensität") • Bei Adipositas als Nebendiagnose wird ein Minimum von 250 min/Woche (≥ 2000 kcal/Woche) moderate bis hohe Intensität empfohlen.
Progression	• Trainingsvolumina von 300 min/Woche mit moderater Intensität, bzw. 150 min/Woche mit hoherIntensität (mit Vorbehalt, siehe „Intensität") konnten größere Effekte erzielen. • Ein hochintensives Intervalltraining (HIIT), falls nicht anderweitig kontraindiziert, zeigt ähnlich günstige Effekte auf den Blutdruck bei stärkerer Verbesserung der Leistungsfähigkeit.

fiehlt sich die Rücksprache mit dem behandelnden Arzt oder der Ärztin und allenfalls die Konsultation spezifisch geschulter (Trainings-)Therapeuten.

Wird vor dem Ausdauertraining ein Krafttraining eingebaut reduziert dies das Risiko einer Unterzuckerung nach dem Training. Kurze intensive Abschnitte während eines längeren Trainings von moderater Intensität haben den gleichen Effekt [1380].

5.3.5 Kardiale Nebendiagnose – Bluthochdruck

Von einem Bluthochdruck oder einer Hypertonie wird in den europäischen Fachgesellschaften ab einem systolischen Wert von 140 mmHg oder ab einem diastolischen Wert von 90 mmHg gesprochen. Die ACC/AHA Task Force definiert Hypertonie seit 2017 gar bereits bei Werten ab 130/80 mmHg. Laut dieser Task Force wird zunächst von einer Prähypertonie gesprochen, wenn sich der systolische Blutdruck im Bereich von 120–139 mmHg und der diastolische zwischen 80 und 89 mmHg bewegt. Dies erhöht das Risiko zur Entwicklung einer Hypertonie. In 90–95 % der Fälle leiden die allermeisten Bluthochdruckpatient*innen an einer essenziellen, auch primären Hypertonie. Diese stellt einen Risikofaktor für die Entwicklung von kardiovaskulären Erkrankungen und eine geringere Lebenserwartung dar. Zum einen können genetische Faktoren Bluthochdruck begünstigen, zum anderen kann dieser durch Ernährungsweisen mit hohem Fett- und Salzanteil Übergewicht und körperlicher Inaktivität begünstigt werden. In 5–10 % der Fälle liegt eine sekundäre Hypertonie vor, die z. B. auf chronische Nierenkrankheiten, hormonell aktive Nebennierenmarktumoren oder auf eine Schlafstörung zurückgeht. Auch wenn ein Fortschreiten von Prähypertonie zu Bluthochdruck mit Alter, Ruhe-Blutdruck (Ruhe-BD) und Komorbiditäten korreliert scheint Bluthochdruck keine normale Alterserscheinung zu sein, sondern primär auf den Lebensstil zurückzugehen [1380][1403].

Körperliche Aktivität mit Bluthochdruck

Ein regelmäßiges und richtig dosiertes Ausdauertraining kann den systolischen Blutdruck senken. Die akute Blutdrucksenkung kann bis zu 24 h nach dem Training anhalten. Hormonelle und strukturelle Reaktionen auf die körperliche Aktivität bei Bluthochdruckpatient*innen führen zu einer anhaltenden Blutdrucksenkung, die 5–7 mmHg betragen kann. Zudem konnte eine Reduktion der Wanddicke sowie der Masse des linken Ventrikels durch reguläres Ausdauertraining festgestellt werden. Ein dynamisches Krafttraining kann die gleichen Effekte haben. Patient*innen ab Stufe 2 Hypertonie (Ruhe-BD > 160/100) wird ein medizinisch supervidierter und symptomlimitierter Belastungstest empfohlen, bevor mit dem Training nach den folgenden Empfehlungen begonnen wird (▸ Tab. 5.9) [1380][1403].

Risiken bei körperlicher Aktivität und Bluthochdruck

Werden blutdrucksenkende Medikamente (Antihypertensiva) eingenommen, können diese nach der körperlichen Aktivität zu einem starken Abfall des Blutdrucks führen. Die Cool-down-Phase ist deshalb besonders bei Bluthochdruckpatienten von großer Wichtigkeit. Die langsame Reduktion der Belastungsintensität kann einem zu starken Blutdruckabfall vorbeugen und somit das Auftreten von (Prä-)Synkopen verhindern. Eine kontinuierliche Atmung sollte während des Trainings beachtet werden. Das Anhalten des Atems mit Pressdruck Aufbau (besonders während des Krafttrainings, sog. „Valsalva-Manöver") führt aufgrund diverser Mechanismen zu einem Blutdruckanstieg und soll strikt vermieden werden. Während der Belastung sollte der Blutdruck nicht über 220/105 mmHg ansteigen, sofern keine strikteren Einschränkungen aufgrund etwaiger Begleiterkrankungen bestehen (z. B. Aneurysma, Dissektion). Hierfür ist eine Kontrolle des Blutdrucks und eine Erfassung von etwaigen Veränderungen notwendig. Je nachdem wie stark sich der Blutdruck während der körperlichen Aktivität verändert, variieren die Trainingsempfehlungen [1380].

Tab. 5.10 Bewegungsempfehlungen bei Dyslipidämie (nach [1380][1403][1410]).

FITT-VP	Erläuterungen
Frequenz	• mindestens 5-mal wöchentlich
Intensität (▶ Tab. 5.11)	• moderat bis hoch • es empfiehlt sich vor der Aufnahme eines hochintensiven Trainings eine medizinische Untersuchung, inklusive maximalem Belastungstest
Dauer (time)	• 30–60 min/Tag • 50–60 min für Gewichtsreduktion oder dessen Aufrechterhaltung • mindestens 10 min ohne Unterbrechung, bis genannte Tagesumfänge erreicht sind, falls kontinuierliches Training nicht möglich ist
Art (type)	• kontinuierliche oder intermittierende Belastungen (Intervall) • lange, rhythmische Aktivitäten, die große Muskelgruppen beanspruchen (Walking, Radfahren, Schwimmen)
Volumen	• 7 h/Woche moderate Intensität oder 3,5 h/Woche hohe Intensität für Serum-Triglyzeridsenkungen bis 50 % und HDL-Verbesserung von 5–10 % [40][1421]
Progression	• Die gewünschte Trainingsdauer soll erreicht werden, bevor die Intensität erhöht wird • hochintensives Training nach ärztlicher Freigabe

5.3.6 Kardiale Nebendiagnose – Dyslipidämie

Als Dyslipidämie bezeichnet man eine abnormale Fettkonzentration im Blut. Typischerweise sind die Triglyzeridwerte, sowie das Cholesterin und dessen Transportmolekül LDL erhöht (jedoch zählen auch sehr stark erniedrigte Blutfettwerte zur Dyslipidämie). Das Krankheitsbild entsteht einerseits aufgrund von genetischen Dispositionen, andererseits spielen auch eine ungesunde Lebensführung und Ernährung eine prominente Rolle. Hohe LDL-Werte sind der potenteste Risikofaktor für die Entstehung einer koronaren Herzerkrankung. Sehr hohe Triglyzeridwerte herrschen oftmals bei Übergewichtigen und Diabetiker*innen vor [1380].

Körperliche Aktivität mit Dyslipidämie

Da der Lebensstil eine entscheidende Rolle bei der Entstehung einer Dyslipidämie spielt, ist dessen Änderung auch die Grundlage der Therapie. Körperliche Aktivität reduziert zwar die Fettkonzentration im Blut, ist jedoch ohne Ernährungsumstellung allein selten ausreichend, um das Körpergewicht nachhaltig zu senken. Ausdauertraining scheint generell einen größeren Effekt auf die Reduktion der Blutfette zu haben als Krafttraining und reduziert beispielsweise LDL-C Werte konsistent, wenn auch nur um 0.17–0.33 mmol/L [1380][1408]. Um eine nachhaltige Gewichtsreduktion zu erzielen, ist in den meisten Fällen eine Anpassung der Ernährungsroutine unumgänglich. Da für die aktivitätsbedingten Effekte nicht zuletzt die Gewichtsreduktion an sich relevant scheint, sollte das Ausdauertraining so geplant werden, dass ein möglichst hoher Energieverbrauch besteht. Dafür eignen sich besonders lange Einheiten bei moderater Intensität.

Risiken bei körperlicher Aktivität und Dyslipidämie

Da eine abnormale Fettsäurekonzentration im Blut meistens mit weiteren Krankheitsbildern wie Diabetes mellitus oder erhöhtem Blutdruck einhergeht, müssen in diesen Fällen die in den entsprechenden Kapiteln genannten Risiken berücksichtigt werden. Des Weiteren führen lipidsenkende Medikamente wie Statine nicht selten zu Muskelschwäche und Muskelschmerzen, was u. a. die Adhärenz schmälern kann. In diesem Fall sollte eine medizinische Fachperson aufgesucht werden, um eine alternative Medikation prüfen zu können [2]. Zudem gilt es, das Risiko für Drop-outs aus der Behandlung zu minimieren und mit einem interdisziplinären und patientenzentrierten Ansatz die Adhärenz hochzuhalten. So kann etwa ein graduelles Hinzufügen verschiedener Behandlungskomponenten (Medikamente, Training, Ernährungsberatung) eine initiale Überforderung verhindern. Ebenfalls helfen u. a. eine offene Kommunikation, die Besprechung des Behandlungsplans und Heimtrainingspläne, falls gewünscht [1388].

5.3.7 Ausgewählte Aspekte

Trainingssteuerung

Eine symptomlimitierte Leistungsdiagnostik vor Trainingsbeginn mit Herzpatient*innen ist unerlässlich. Neben Informationen für eine gezielte Steuerung der Trainingsbelastung, können relative und absolute Kontraindikationen für das Training eruiert werden. Spiroergometrien (engl. CPET) eignen sich besonders für trainingstherapeutische Zwecke, um neben der Erfassung der Herzströme im EKG zusätzlich die Atemgase zu messen und Aufschluss über den individuellen Belastungsstoffwechsel zu geben. Die Ermittlung submaximaler ventilatorischer Parameter wie VT 1 erlaubt individualisierte Trainingsempfehlungen, ohne dass eine maximale Ausbelastung notwendig ist. Im Falle von Folgetests können Trainingsfortschritte und die Wirkung der Trainingsmethoden besser differenziert werden. Aus Kosten- und Praktikabilitätsgründen sind Spiroergometriedaten jedoch nicht immer verfügbar. Sind entsprechende Kenntnisse vorhanden, kann eine Laktatmessung, bei entsprechend validierten und an die Person angepassten Protokollen, Informationen zum Belastungsstoffwechsel liefern und Werte wie die VT 1 und VT 2 approximieren.

Der Bedarf an zusätzlichen Aussagen über den Belastungsstoffwechsel im Test beruht darauf, dass prozentuale Trainingsempfehlungen, die sich auf die maximale Herzfrequenz stützen (z. B. 55–74 % HFmax), als pauschal und inakkurat eingestuft werden. Nicht selten stimmen diese nicht mit dem tatsächlichen metabolischen Stimulus überein und führen in der Konsequenz zu überhöhten oder zu niedrigen Trainingsintensitäten. Sind VT 1 und VT 2 vorhanden, sollen diese als Grundlage für eine individuelle Steuerung der Trainingsintensität genutzt werden (▶ Tab. 5.11) [1380][1405].

Neben den metabolischen Trainingsbereichen sollen sowohl Testabbruchgründe wie auch hämodynamische oder elektrophysiologische Veränderungen unter Belastung die Trainingssteue-

Tab. 5.11 Übersicht und Priorisierung verschiedener Methoden zur Steuerung der Intensität im Ausdauertraining (nach [1405][1421]).

Intensität	Steuerung über HF oder Wattleistung
leicht/niedrig (engl. light)	• unterhalb der VT 1, gemessen in der Spiroergometrie (optimal) • 30–39 % der Herzfrequenzreserve (HRR) gemessen mittels Belastungstest (gut bestimmbar, auch ohne Spiroergometrie) • unterhalb der berechneten Herzfrequenz an der VT 1 für moderates Training (s. u.) • subjektives Belastungsempfinden nach Borg (6–20) bei 10–11 „sehr leicht“ bis „leicht“
moderat (engl. moderate)	• VT 1 – VT 2, gemessen in der Spiroergometrie (optimal) • 40–59 % der Herzfrequenzreserve (HF_{Res}, HRR) gemessen mittels Belastungstest (gut bestimmbar, auch ohne Spiroergometrie) • falls MET vorhanden, berechnete HF an der VT 1: 3,453 + (0,887 x HF_{peak}) - (0,555 x [HF_{peak} - HF_{Ruhe}) + (1,044 x MET_{peak}) • falls MET nicht vorhanden, berechnete HF an der VT 1: 4,866 + (0.405 x HF_{peak}) + (0,542 x HF_{Ruhe}) • subjektives Belastungsempfinden nach Borg (6–20) bei 12–13 „etwas anstrengend“
hoch (engl. vigorous)	• oberhalb VT 2, gemessen in der Spiroergometrie (optimal) • > 60–84 % der Herzfrequenzreserve (HRR) gemessen mittels Belastungstest (gut bestimmbar, auch ohne Spiroergometrie) • falls MET vorhanden, berechnete HF an der VT 2: - 8,256 + (0,979 x HF_{peak}) - (0.232 x (HF_{peak} - HF_{Ruhe}) + (1,418 x MET_{peak}) • falls MET nicht vorhanden, berechnete HF an der VT 2: 2,606 + (0,773 x HF_{peak}) + (0,254 x HF_{Ruhe}) • subjektives Belastungsempfinden nach Borg (6–20) bei 14–16 „anstrengend, schwer“

VT 1 = ventilatorische Schwelle 1, VT 2 = ventilatorische Schwelle 2, HRR = HF_{Res} = Herzfrequenzreserve, MET = Metabolisches Äquivalent, HF = HR = Herzfrequenz, HF_{peak} = höchste im Belastungstest gemessene HF

rung beeinflussen. Ist z. B. das Auftreten von Ischämiezeichen oder einer signifikanten Rhythmusstörungen der Abbruchgrund, sollte die Ursache dafür erst gezielt ärztlich abgeklärt und auf sportliche Aktivitäten bis dahin verzichtet werden [1380].

Abbruchkriterien

Unter anderem erfordern folgende Kriterien einen Abbruch des Leistungstests und können auch als Indikation zur Unterbrechung des Trainings herbeigezogen werden [1380][1410]. Auf die Nennung spezifischer EKG-bezogener Faktoren wird verzichtet und auf die entsprechende Fachliteratur verwiesen:

Absolute Abbruchkriterien

- Abfall des systolischen Blutdrucks um mehr als 10 mmHg gegenüber dem Ausgangswert, wenn er mit anderen Anzeichen einer Ischämie einhergeht
- Zeichen einer akuten Herzinsuffizienz
- mäßige bis schwere Angina pectoris (AP), oder neue und progrediente AP
- zunehmende neurologische Symptome, wie Ataxie, Schwindel, Beinahe-Synkope
- Anzeichen einer beeinträchtigten Durchblutung, wie Zyanose oder Blässe
- technische Schwierigkeiten bei der Überwachung von EKG-Kurven oder systolischem Blutdruck
- Wunsch der Person nach Beendigung
- ventrikuläre Tachykardie oder andere hämodynamisch relevante Arrhythmien

Relative Abbruchkriterien

- zunehmende Schmerzen in der Brust
- hypertensive Reaktion (systolischer Blutdruck von 250 mmHg, diastolischer Blutdruck von mehr als 115 mmHg oder beides)
- Abfall des systolischen Blutdrucks um 10 mmHg oder mehr gegenüber dem Ausgangswert, ohne dass andere Anzeichen einer Ischämie vorliegen
- Müdigkeit, Kurzatmigkeit, Übelkeit, Beinkrämpfe, Keuchen oder Claudicatio
- Abfall der Sauerstoffsättigung (pO_2) ≤ 80 %.

Krafttraining

Auch das Krafttraining hat in der kardiovaskulären Prävention und Rehabilitation an Bedeutung gewonnen und die Kombination mit Ausdauertraining wirkt sich signifikant günstiger auf die kardiovaskuläre Mortalität aus als der alleinige Fokus auf das eine oder andere. Bei der Auswahl der Krafttrainingsparameter gilt es vor allem bei Diagnosen, bei denen Blutdruckspitzen unbedingt vermieden werden müssen, die Auswirkung auf die Hämodynamik zu beachten. So zeigen Untersuchungen, dass eine kurze Satzdauer mit hohen Widerständen zu einem geringeren Blutdruckanstieg führt, als eine lange Satzdauer mit niedrigen Gewichten [1392]. Bei Bluthochdruckpatient*innen ist dieser Effekt nochmals größer als bei Normotonikern. Beispielsweise führten sehr hohe Widerstände in der Höhe eines 4RM, dem Widerstand bei welchem maximal 4 saubere Wiederholungen einer Übung machbar sind, zu einem geringeren Blutdruckanstieg als ein Widerstand von 15RM. Für den Blutdruckanstieg beim Krafttraining scheint demnach die „Time under Tension“ relevant zu sein, nicht die Intensität in Relation zum Ein-Repetition-Maximum (1RM). Selbstverständlich müssen die Patienten und Patientinnen je nach Leistungsstand, Diagnose und Nebendiagnosen erst an solche hohen Belastungen herangeführt werden. Der Einfluss des Trainings auf den Blutdruck ist generell höher, je größer die beteiligten Muskelgruppen sind [1419]. Neuere Studien widerlegen jedoch das Dogma, dass Krafttraining den Ruheblutdruck erhöht und die erhöhte Druckbelastung während des Krafttrainings zu hämodynamischen Abnormalitäten führt [1387]. Wie auch Ausdauertraining, scheint Krafttraining über die Zeit eine blutdrucksenkende Wirkung zu haben. Außerdem konnten günstige Effekte auf die Endothelfunktion, den Stoffwechsel und die Durchblutung nachgewiesen werden [1419]. Das Krafttraining kann sich zudem positiv auf die VO_2max auswirken. Aus diesen Gründen, und da Krafttraining die effektivste Methode darstellt, um die Muskelmasse sowie die Kraft und Kraftausdauer zu erhöhen, wird die Integration in die kardiale Rehabilitation sehr empfohlen.

Erfolgte ein herzchirurgischer Eingriff mittels Sternotomie, gilt es, die mechanische Belastung auf den Brustkorb zu reduzieren. Hierbei sind die Trainingsempfehlungen besonders bezüglich des Hebens und Tragens von Gewichten oft unterschiedlich. Stark restriktive Empfehlungen werden zunehmend kritisiert [1387]. Eine progressive Rehabilitation, die Oberkörperaktivitäten beinhaltet, scheint notwendig zu sein, um die Thoraxbeweglichkeit, Lungenfunktion, Symptomatik und den funktionellen Status nach einer Sternotomie zu verbessern. Wenig belastbare Personen scheinen vermehrt von Trainingseffekten zu profitieren. Bei der Durchführung sollte besonders auf eine langsame und kontrollierte Bewegungsausführung über die gesamte Bewegungsamplitude geachtet werden. Beidarmige, symmetrische Belastungen werden zunächst besser toleriert als einarmige. Am wenigsten Probleme bereiten Übungen, bei denen die Arme möglichst nah am Körper bleiben. Eine Steigerung der Trainingswiderstände sollte nur dann erfolgen, wenn die vorangegangene Belastung sehr gut vertragen wurde und die Übung (sowie das Ein- und Aussteigen in die Geräte) problemlos durchgeführt wurde. Um den Einstieg ins Krafttraining reibungslos zu gestalten, eignet sich eine erste Trainingseinheit, die nur die unteren Extremitäten miteinbezieht. Dies kann dem Therapeuten und der Therapeutin außerdem Hinweise darauf geben, inwieweit die Übungen koordiniert und kontrolliert ausgeführt werden können.

Kardiopsychologie

Die lebensbedrohliche Erfahrung eines Herzinfarktes kann neben den körperlichen auch zu psychischen Beschwerden führen. So leiden 20 % aller Herzpatient*innen an einer Depression [1411]. Die Berücksichtigung der psychischen Gesundheit während der Rehabilitation ist daher von großer Bedeutung und hilft unterstützend zum körperlichen Training dabei, die Lebensqualität und das Wohlbefinden zu steigern. Die psychologische Intervention hilft dabei, der betroffenen Person wieder positive affektive und kognitive Erlebnisse zu ermöglichen. Ein Herz-Kreislauf-Ereignis kann Gefühle wie Kontrollverlust, Angst, Überforderung, Schuld und Verunsicherung hervorrufen, sowohl bei den Betroffenen als auch bei den Angehörigen. Kardiopsychologische Unterstützung kann helfen, Sicherheit zurückzuerlangen, die Krankheit zu akzeptieren und persönliche Ressourcen zu stärken. Huffman et al. (2014) testeten in ihrer Studie eine Intervention, bei der für 8 Wochen jede Woche ein psychologisches Training durch einen Trainer durchgeführt wurde [1395]. In den Coachings wurde stark auf Dankbarkeit, Optimismus und Hilfsbereitschaft geachtet, indem man z. B. 3 Highlights der vergangenen Tage aufschrieb, sich die beste Version seiner selbst vorstellte usw. Die Interventionsgruppe wies eine stärkere Verbesserung der depressiven Symptome, weniger Ängste sowie eine bessere gesundheitsorientierte Lebensqualität auf. Der Begriff Psychokardiologie ist im deutschsprachigen Raum ebenfalls anzutreffen und wird synonym verwendet.

Wasserimmersion

Das Ziel der Wassertherapie ist die Anregung der Blutzirkulation und die Optimierung hämodynamischer Prozesse ohne große Gelenkbelastung. Das Blut führt Nährstoffe zu und Abfallstoffen ab, wodurch die Heilung geschädigter Strukturen vorangetrieben wird. Zudem werden Toxine abgebaut [1382]. Die Hydrotherapie erhöht die Endorphinausschüttung und kann auf natürliche Weise Schmerzen lindern. Dionne et al. (2018) konnten eine Verbesserung der Herzfrequenzvariabilität (HRV) durch Wasserimmersionen bei Herzpatient*innen feststellen [1383]. Eine normale HRV ist mit einer intrinsischen selbstregulierenden Kapazität, Anpassungsfähigkeit und Resilienz verbunden, während eine reduzierte HRV ein Vorzeichen für eine zugrundeliegende Herzkrankheit sein kann. Trotz der Vorteile ist bei Herzpatient*innen besondere Vorsicht im Zusammenhang mit der Wassertherapie geboten. Nach einem mittelschweren und schweren Myokardinfarkt erhöhten sich z. B. in einer Studie der Pulmonalarteriendruck und auch der Pulmonalkapillarendruck durch eine halstiefe Wasserimmersion in aufrechter Körperposition signifikant [1404]. Langsames Schwimmen über 20–25 min hatte dieselben Folgen. Zudem stieg das Schlagvolumen bei einigen Proband*innen nicht weiter an, was auf eine linksventrikuläre Überlastung hinweisen kann. Die untersuchten Personen fühlten sich jedoch während der Intervention meistens wohl [1404]. Kalte Wassertemperaturen und zunehmender Wasserdruck führen zu einer Blutumverteilung von den Extremitäten in den intrathorakalen Raum. Abrupte Druck- und Temperaturänderungen, wie etwa beim Sprung ins kalte Wasser, können aufgrund der temporären Blutdruckspitzen ein erhöhtes Risiko bedeuten. Ebenso kann die direkte oder kompensatorische blutdrucksenkende Wirkung zu Synkopen führen und die Gefahr durch Ertrinken erhöhen. Auch andere, an Land oft harmlose Situationen mit plötzlichem Kontrollverlust können mit einer erhöhten Gefahr des Ertrinken einhergehen wie Orthostase-Reaktionen und Arrhythmien. Aus diesen Gründen empfehlen sich bei bestehenden Herzerkrankungen ein langsamer Einstieg ins Wasser und auch ein langsamer Ausstieg, eine moderate Wassertemperatur, die Anwesenheit einer Begleitperson und die Zustimmung der behandelnden kardiologischen Fachkraft [1406].

5.3.8 Medikamente

Das folgende Kapitel soll einen groben Überblick über gängige Gruppen von Herzmedikamenten bieten. Vertiefende Informationen finden sich in der entsprechenden Fachliteratur.

Betablocker

Betablocker (eigentlich Beta-Rezeptorenblocker) stellen ein primäres Medikament zur Behandlung von Herzkreislauferkrankungen dar. So werden sie beispielsweise bei Bluthochdruck, Herzinfarkten, Herzversagen und Herzrhythmusstörungen eingesetzt. Es wird zwischen 3 verschiedenen Betarezeptoren unterschieden, wobei vor allem Beta 1 und Beta 2 (B1 + B2) klinisch relevant sind. Durch die Blockierung von B1-Rezeptoren kann die Automatik des Herzens sowie die Erregungsleitgeschwindigkeit erhöht werden. Im Gegensatz dazu erhöhen B2-Blocker die Entspannung der glatten Muskulatur und führen zu verstärkten metabolischen Effekten wie der Glykogenolyse [1385]. Untersuchungen konnten durch Druckvolumenmessungen aufzeigen, dass sich das Herzschlagvolumen bei Patient*innen mit HFpEF-Diagnose (Kap. 5.3.3) bei einer Steigerung der Herzfrequenz weiter verschlechtert [1423]. Betablocker können zwar die körperliche Leistungsfähigkeit zusätzlich reduzieren, sind bei Patient*innen mit HFrEF-Diagnose aber ein wichtiger Pfeiler der Therapie und verbessern die Prognose signifikant. Betablocker vermindern die Sauerstoffaufnahmeeffizienz sowie die maximale Sauerstoffaufnahmekapazität [1424]. Dies zeigt sich etwa in der Spiroergometrie durch eine schnellere Plateaubildung beim Sauerstoffpuls, was eine geringere Transportmenge an O_2 pro Herzschlag bedeutet. Für die Intensitätssteuerung beim Ausdauertraining muss der Einfluss von Betablockern nicht spezifisch berücksichtigt werden, solange der Belastungstest ebenfalls unter Einnahme derselben Dosis erfolgte [1380].

Blutdrucksenker

Blutdrucksenkende Medikamente (Antihypertensiva) können Langzeitrisiken, wie eine hohe kardiovaskuläre Mortalität und Morbidität erfolgreich und nachhaltig mindern. ACE-Hemmer und Sartane gehören zur ersten Wahl bei der Vergabe von antihypertensiv wirkenden Medikamenten. Ebenfalls verbreitet sind Kalziumantagonisten und Thiazide oder thiazidartige Diuretika. Bei Diuretika in höheren Dosierungen kann es zu Nebenwirkungen wie Störungen im Elektrolythaushalt mit einem zu niedrigen Kaliumspiegel (Hypokaliämie) und Natriumspiegel (Hyponatriämie) im Serum kommen [1391] und es können bei körperlichen Aktivitäten Herzrhythmusstörungen auftreten [1380]. Nach Ketelhut (2004) wird der Belastungsblutdruck durch Diuretika nicht ausreichend gesenkt, sodass insbesondere bei längeren Ausdauerbelastungen überhöhte Druckanstiege möglich sind [1397].

Eine für Sport treibende Hypertoniker besser geeignete Behandlungsmethode sind ACE-Hemmer. Auch sie senken den Blutdruck und verringern dadurch Vor- und Nachlast des Herzens, weswegen sie auch zur Therapie der Herzinsuffizienz eingesetzt werden. Sie sind stoffwechselneutral und schränken die Leistungsfähigkeit nicht ein. Husten ist eine unangenehme Nebenwirkung dieser Medikamentengruppe.

Betablocker können zusätzlich eingesetzt werden, z. B. bei pektanginösen Beschwerden, Herzinsuffizienz oder nach Herzinfarkt. Diese haben ebenfalls eine blutdrucksenkende Wirkung, wenn auch moderater als die zuvor genannten Gruppen.

Vor allem bei HFrEF-Personen wird zunehmend eine neue Wirkstoffkombination unter dem Namen ARNI (Angiotensin-Rezeptor-Neprilysin-Inhibitor) eingesetzt, welche ebenfalls eine blutdrucksenkende Wirkung hat.

Cholesterinsenker

Statine stellen das Mittel der Wahl bei erhöhten Cholesterinwerten (Hypercholesterinämie) dar, um den Cholesterinspiegel zu senken. Sie reduzieren die Gesamtmortalität und senken das relative Infarktrisiko für Hirn und Herz um etwa 30 %. Eine bekannte Nebenwirkung der Statine sind Myalgien mit oder ohne im Labor messbarer Erhöhung der Kreatinkinase (CK). Die Leistungsfähigkeit kann durch diese Muskelschmerzen zunehmend eingeschränkt werden [1381][1394]. Eine erhöhte Aktivität der Kreatinkinase im Blutserum kann ein Indikator für Muskelschädigungen sein, und eine Erhöhung bis zum 5-Fachen des oberen Grenzwertes kann toleriert werden, wenn die Betroffenen asymptomatisch sind [1398]. In einem Review konnten keine Hinweise dafür gefunden werden, dass körperliche Aktivität die durch die Statine verursachten Beschwerden erhöht [1407]. Das Thema ist jedoch noch wenig erforscht. Gegebenenfalls werden Statine mit Ezetimib kombiniert, um eine stärkere Senkung der LDL-Werte zu erreichen.

Bei Statinunverträglichkeit können neuere Medikamente wie Bempedoinsäure oder auch PCSK9-Hemmer eingesetzt werden, um vermehrt LDL-Cholesterin in die Leber aufzunehmen und damit die Konzentration im Blutserum zu senken. [1381]

5.3.9 Zusammengefasst

Das Kapitel soll eine praktische Hilfestellung zum Training bei Patienten und Patientinnen mit koronarer Herzerkrankung (KHK), Herzinsuffizienz und gängigen Nebendiagnosen wie Diabetes, Bluthochdruck und Dyslipidämie bieten. Obschon körperliche Inaktivität ein Risikofaktor für die langfristige Entwicklung einer koronaren Herzerkrankung ist, erhöht vor allem Training bei hohen Intensitäten nicht zuletzt das akute Risiko bei Trainingsbelastungen einen Herzinfarkt oder plötzlichen Herztod zu erleiden. Dennoch überwiegen die Vorteile von regelmäßigem Training die Risiken bei Weitem und Letztere können durch einen differenzierten Belastungsaufbau minimiert werden. Eine personalisierte Trainingssteuerung durch an die Diagnose angepasste „FITT-VP“ Parameter hilft bei der Trainingsgestaltung.

Besonderes Augenmerk soll auf eine individualisierte Festlegung der Trainingsintensitäten gelegt werden. Optimalerweise wird auf pauschalisierte, fixe Prozentsätze von leistungsdiagnostischen Peak- oder Maximalwerten (z. B. 65 % der HF_{max}) verzichtet. So wird das Risiko für Überbelastungen reduziert und gleichzeitig die Wahrscheinlichkeit für ausbleibende Trainingseffekte durch zu geringe Stimuli vermindert. Als Goldstandard gilt aktuell die Orientierung an den ventilatorischen Schwellen 1 und 2 (VT 1, VT 2), festgelegt durch eine Spiroergometrie. Eine Orientierung an der Herzfrequenzreserve oder Formeln, welche neben gemessenen Peak-Herzfrequenzen auch Ruheherzfrequenz und allenfalls die Abbruchleistung (MET_{peak}) in die Berechnung miteinbeziehen, bilden praktikable Alternativen. Ebenso gilt die Borg-Skala des subjektiven Belastungsempfindens von 6–20, welche der Bandbreite einer Ruheherzfrequenz von 60 bis zu einer maximalen Herzfrequenz von 200 nachempfunden ist, als zuverlässiges Instrument zur Überprüfung der Trainingsintensität.

Weitere Aspekte wie Krafttraining, Wasserimmersion, Kardiopsychologie und Erläuterungen zu gängigen Herzmedikamenten sollen einen Einblick in die Breite der Behandlungsmöglichkeiten gewähren. Die dargestellten Inhalte erheben keinen Anspruch auf Vollständigkeit und wurden aus Platzgründen fokussiert. Für detaillierte und aktuelle Informationen wird das Nachschlagen in den aktuellen Leitlinien der Fachgesellschaften angeraten. Ein Einbezug oder Zuweisen an spezifisch ausgebildete „Herztherapeuten SCPRS“ empfiehlt sich vor allem bei komplexeren Fällen und fördert nicht zuletzt die interdisziplinäre Zusammenarbeit.

5.4 Pulmonale Rehabilitation

David Schmidt

5

5.4.1 Einleitung

Dieses Kapitel bietet einen praxisnahen Überblick zum Management von Personen mit muskuloskelettalen Beschwerden und gleichzeitig bestehenden Lungenerkrankungen wie COPD, Asthma bronchiale und der zunehmenden Problematik der Gebrechlichkeit im Alter (frailty). Es liefert Details zu diesen Erkrankungen, Trainingsempfehlungen, Assessments und Informationen zur Atemphysiotherapie und Prävention. Dabei werden bestimmte Eigenheiten und Grundsätze für die Therapieplanung aufgegriffen und Vorsichtsmaßnahmen bzw. Therapieempfehlungen angeführt.

5.4.2 COPD – chronisch obstruktive Lungenerkrankung

Die COPD (chronic obstructive pulmonary disease) ist eine chronische Erkrankung und betrifft etwa 6 % der Gesamtbevölkerung [1444][1459]. Sie gehört seit Jahren zur Spitze der Todesursachen [1443] und verlangt eine dauerhafte medizinische Begleitung [1439][1467]. Die Erkrankten können spürbar an Lebensqualität verlieren und weisen eine geringere Lebenserwartung auf [1444].

Irreversible, chronisch fortschreitende Entzündungen am Lungengewebe verengen die Atemwege. Betroffene haben zunehmend Mühe, die eingeatmete Luft wieder auszuatmen, sodass sich die eingeatmete Luft anhäuft. Durch die folgende Behinderung des Gasaustausches und die Überblähung der Lunge werden die Lungenbläschen irreversibel geschädigt [1445][1459].

Ursachen, Risikofaktoren und Leitsymptome

Die häufigsten Ursachen sind immer noch das aktive und das passive Rauchen. Laut der European Respiratory Society erkranken im Laufe ihres Lebens 40–50 % aller Raucher*innen an einer COPD [1439] und sie gilt als grundsätzlich vermeidbar [1439][1443][1445][1459]. Allerdings sind auch 25–40 % der Betroffenen Nichtraucher*innen [1469]. Weiter erhöhen Stäube am Arbeitsplatz, Luftverschmutzung, Atemwegsinfektionen in der Kindheit, Frühgeburt und genetische Veranlagung (Alpha1-Antitrypsin-Mangel) die Erkrankungswahrscheinlichkeit [1439][1445][1469].

Die Leitsymptome der COPD sind Atemnot, Husten und Auswurf. Akute Veränderungen bei diesen 3 Symptomen in Form von Art, Menge und Farbe gelten als dringend medizinisch abklärungsbedürftig und sollten als Kontraindikation einer Physiotherapie verstanden werden (Exazerbationen, Kap. Therapie) [1468].

Beurteilung der Atemfluss-Einschränkung	
GOLD-Stadium	Kriterien
GOLD I (leicht)	FEV_1 > 80 % des Sollwerts
GOLD II (mittelgradig)	FEV_1 50–79 % des Sollwerts
GOLD III (schwer)	FEV_1 30– 49 % des Sollwerts
GOLD IV (sehr schwer)	FEV_1 < 30 % des Sollwerts

→ Beurteilung der Symptomatik

Exazerbationen	Symptome: mMRC ≤ 1, CAT < 10, CCQ < 1	Symptome: mMRC ≥ 2, CAT ≥ 10, CCQ ≥ 1
≤ 1 Ambulant behandelt	A	B
≥ 2 oder 1 mit Krankenhaus-behandlung	C	D

Abb. 5.2 Klassifikation der Atemwegsobstruktion für Personen mit COPD (basierend auf dem Post-Bronchodilatatoren-FEV_1) [1464].

Diagnostik

Anamnese, passende Symptombeschreibung und vor und nach dem Gebrauch von Bronchodilatatoren gleichbleibende Werte bei der Lungenfunktionsprüfung (Spirometrie) ergeben die Diagnose COPD.

Weitere bildgebende Verfahren, Blutgasanalysen, standardisierte Belastungstests (Rampentest) und die Ganzkörperplethysmografie können diese weiter bestätigen [1445].

Ganzkörperplethysmografie

Diese apparative Untersuchung wird zur genaueren Bestimmung der Obstruktion genutzt. Sie misst sämtliche Lungenvolumina und ermittelt die Stärke der pulmonalen Überblähung. Im Mittelpunkt stehen die funktionelle Residualkapazität (verbleibendes Gasvolumen in den Lungen nach normaler Exspiration) und die Messung der Atemwegswiderstände (airway resistance). Diese Untersuchung ist angezeigt, wenn Betroffene Mühe haben, belastbare maximale oder forcierte Atemmanöver, zusätzlich zur Spirometrie, durchzuführen. Die Druckflusskurve erlaubt die genauere Einschätzung des pulmonalen Elastizitätsverlusts und der Überblähung [1432].

Klassifizierung der COPD

Die Einteilung erfolgt in 2 Schritten:
- durch Messung der FEV_1 (forced expiratory volume in 1 second, forciertes Ausatemvolumen in einer Sekunde) unter der Einteilung in GOLD 1–4
- über die Anzahl an klinikpflichtigen Exazerbationen [1463].

Therapie

Die Behandlungsziele bei einer COPD sind:
- Verlangsamung des Krankheitsfortschritts
- Symptomlinderung
- Steigerung der körperlichen Leistungsfähigkeit
- Vermeidung von Exazerbationen.

! Cave: Exazerbation

Eine Exazerbation bei der COPD zeigt sich durch eine rasche Zunahme der Symptome Atemnot, Husten und Auswurf, die über die übliche Symptomstärke hinaus geht. Zusätzlich nimmt die Lungenfunktion ab und die Symptomverschlimmerung erstreckt sich über mindestens 2 Tage. Eine Exazerbation ist für die Prognose und Lebenserwartung der Betroffenen ungünstig und muss sofort medizinisch behandelt werden [1432].

Die Exazerbation ist für Menschen mit einer COPD ein medizinischer Notfall!

Wenn die behandelnde ärztliche Fachkraft nicht verfügbar ist, sollte man sich nicht scheuen, in einer Klinik vorstellig zu werden. Es ist sehr wichtig, Betroffene und Kolleg*innen für das Thema auf Exazerbation zu sensibilisieren, damit sie frühzeitig erkannt und entsprechend angemessen interveniert wird.

Je mehr Exazerbationen Betroffene erleiden (> 3 Hospitalisationen pro Jahr), desto ungünstiger sind die Prognose und die Überlebenswahrscheinlichkeit [1458], da sich das Lungengewebe nur unvollständig von einer Exazerbation erholt und damit immer wieder und irreparabel an Funktion einbüßt.

Folgende Punkte werden bei einer COPD von ärztlicher Seite aus verfolgt (s. a. www.leitlinien.de/copd) [1432]:
- totaler Rauchstopp
- Einhalten der Schutzimpfungen, besonders gegen Influenza und Pneumokokken
- kurz- und langwirksame Bronchodilatatoren (short- bzw. long-acting beta agonists, short- bzw. long-acting muscarin agonists, SABA bzw. LABA u. SAMA bzw. LAMA), Kortison und Antibiotika
- Atemphysiotherapie und Patient*innenschulung, wenn möglich im Rahmen einer pulmonalen Rehabilitation
- gezielter Ausdauer- und Kraftsport
- Ernährungsberatung, speziell bei Unterernährung und Frailty
- Langzeitsauerstofftherapie im fortgeschrittenen Stadium
- chirurgische Eingriffe bei ausgeprägten Lungenemphysemen.

5.4.3 Asthma bronchiale

Das Asthma bronchiale, kurz Asthma, ist eine multifaktorielle, chronisch-entzündliche Erkrankung, mit einer übermäßigen Empfindlichkeit der Atemwege auf externe Reize wie Allergene, Wetterbedingungen, Infekte, Tabakrauch und psychisches Befinden.

Bei Kindern und Jugendlichen ist das Early-Onset-Asthma (meist Jungs) eine häufige Erkrankung, die oft durch Allergien ausgelöst wird. Das Adult-Onset-Asthma (meist Frauen) ist weniger oft mit allergischen Auslösern assoziiert [1427].

Ein Asthma kann jederzeit einsetzen, muss aber nicht dauerhaft anhalten. Die Prävalenz liegt in Deutschland bei 8–9 % der Bevölkerung. In westlichen Ländern scheint die stark schwankende Asthmaprävalenz insgesamt abzunehmen. Bei adäquater Therapie ist die Lebenserwartung gleich der nicht Betroffener und die Nebenwirkungen verhältnismäßig sehr gering. Die Mortalität unter Asthmakranken nahm in Deutschland zwischen 1998 und 2020 um 70 % ab. Im Jahr 2020 starben in Deutschland noch 31 Personen an einem akuten Asthmaanfall bzw. an einer Exazerbation [1427].

Leitsymptome (variabel in Intensität und Häufigkeit) beim Asthma bronchiale sind [1427]:

- Luftnot
- Brustenge
- Giemen (trockenes, hohes und pfeifendes Geräusch während der Ausatmung)
- Husten.

Die Atemwege beim Asthma verändern sich in charakteristischer Weise. Es kommt zu einer neuromuskulär bedingten Bronchokonstriktion. Die Atemwegswände schwellen ödematös an und verdicken zugleich infolge der Entzündungen und des Atemwegsumbaus (Remodellierung). Aufgrund der reichlichen Sekretbildung kommt es immer wieder zu einer Verlegung der Atemwege.

Folgende Einflussfaktoren auf das Asthmageschehen wurden ausgemacht [1427]:

- genetische Prädisposition: Asthma gilt als vererbbar, genetische Einflüsse sind aber unklar
- Adipositas: hat einen negativen Einfluss auf Entwicklung, Schwere und Therapie
- Geschlecht: Im Kindesalter sind Jungen, im Erwachsenenalter eher Frauen betroffen
- Psyche: Stress hat den stärksten Effekt auf die Asthmaentwicklung. Das Asthmarisiko erhöht sich um das 2,2-Fache
- Allergene: Diverse Stoffe in der Luft können eine asthmatische Reaktion auslösen. Die genauen Mechanismen sind unklar
- berufliche Exposition: In 25 % der Fälle liegen berufsbedingte Auslöser vor, deren Ermittlung wichtig für die Prävention und die Therapie sind
- Umweltbedingungen: Kinder vom Land sind besser geschützt als Stadtkinder
- aktiver und passiver Tabakrauch: Dieser führt zu vermehrten Exazerbationen und Asthmaanfällen sowie zu einem schlechteren Ansprechen auf Kortison.

> **! Cave: Exazerbation des Asthmas**
>
> Auch die Exazerbation des Asthmas bzw. der Asthmaanfall gilt wie bei der COPD als medizinischer Notfall und erfordert sofortige medizinische Maßnahmen!

Diagnostik

Die Asthmadiagnose beruht auf folgenden Faktoren und Untersuchungen [1427]:

- die klinische Anamnese und die Bestätigung der Leitsymptome
- Durch die Lungenfunktionsprüfung und die Abgabe von Bronchodilatatoren erfolgt der Nachweis einer reversiblen Atemwegsobstruktion
- Die FeNO-Messung dient dem Nachweis bronchialer Entzündungsvorgänge
- Allergietests bzw. bildgebende Verfahren.

Therapie

Das vorrangige Ziel der Asthmatherapie ist das Erreichen und Erhalten einer Asthmaremission (s. Asthma-Leitlinie 2023 [1427] und Global Initiative for Asthma, GINA [1442]).

Inhalationstherapie

Große Bedeutung hat in der Therapie lungenkranker Menschen die richtige Handhabung der Aerosolinhalation. Diese muss unbedingt korrekt instruiert und von den Patient*innen regelmäßig angewandt werden.

> **! Achtung**
>
> Bei einem schweren Asthmaanfall sollten Betroffene keine Pulverinhalatoren erhalten. Im Notfall erfolgt die Inhalation durch ein Dosieraerosol mit Spacer oder Vernebler!

Die Deutsche Atemwegsliga hat zu der Thematik eine empfehlenswerte und frei zugängliche Webseite mit Informationen zu verschiedenen Inhalationssystemen online gestellt: www.atemwegsliga.de/richtig-inhalieren.html.

> **Umgang mit Medikamenten im Leistungssport**
>
> Die medikamentöse Behandlung von Sportler*innen im Leistungssport bedarf noch einmal der besonderen Aufmerksamkeit. Da die Inhaltsstoffe oft als Dopingmittel verboten sind, werden die Athlet*innen dringend angehalten, mit ihren jeweiligen nationalen Anti-Doping-Agenturen (Deutschland: nada.de, Österreich: nada.at und Schweiz: antidoping.ch) Kontakt aufzunehmen.

Interventionen in der Atemphysiotherapie

Für Menschen mit Asthma oder COPD ist zunächst einmal das Erlernen und Verstehen der Lippenbremse wichtig. Diese ermöglicht es, durch eine Verbesserung der Ausatmung aus der Atemnot herauszukommen bzw. eine Atemnot möglichst zu verhindern.

Das Erlernen eines physiologischen Atemmusters (breathing retraining) verbessert die Lebensqualität bei einem unvollständig kontrollierten Asthma signifikant, hat aber keinen Einfluss auf die Lungenfunktion und die entzündlichen Prozesse [1431].

Eine weitere Therapieoption ist die ACBT (active cycle breathing technique). Sie besteht aus Atemkontrolle, thorakalen Mobilisationen und einer forcierten Ausatmung (FET). Die ACBT zeigt eine kurzfristige Wirkung bei der Sekretmobilisation, verflüssigt das Sekret und lindert die Atemnot [1470]. Für weiterführende Informationen zum Asthma bronchiale und den atemphysiotherapeutischen Techniken verweisen wir auf die Fachliteratur und die aktuellen Leitlinien [1427] [1442].

5

5.4.4 Assessments in der Physiotherapie bei pulmonalen Begleiterkrankungen

Assessments dienen der Erfassung des Ist-Zustandes, der Therapieplanung und der Verlaufs- bzw. Abschlusskontrolle. Die folgenden 4 Tests empfehlen sich bei pulmologischen Grunderkrankungen in der Physiotherapie.

Handkrafttest

Die Ermittlung der Handkraft gibt Hinweise auf den Gesundheitszustand und die Morbidität bei COPD-Kranken. Der Test ist einfach und in seiner Aussagekraft zuverlässig durchführbar [1455].

1-Minute-Sit-to-Stand-Test

Als leicht durchzuführender Test zur Ermittlung der Beinkraft und zu Prognosen der körperlichen Funktionen, Muskelkraft, Exazerbationen, Klinikaufenthalten und der Morbidität zeigt dieser Test recht belastbare Werte und kann auch den 6-Minuten-Gehtest ersetzen, falls dieser örtlich nicht durchführbar ist [1451] [1455].

5-Repetition-Sit-to-Stand-Test

Dieser Test imitiert Alltagsbelastungen und gibt belastbare Hinweise auf die Ausdauerfähigkeit, Oberschenkelkraft und den Gesundheitszustand. Er misst die Zeit, die eine Person benötigt, um sich 5-mal aus dem Sitz heraus hinzustellen und wieder zu setzen. Nachweislich verbessert eine pulmonale Rehabilitation den gemessenen Wert. Den gleichen Effekt zeigt aber auch ein zweiter Test nach einer 30-minütigen Pause. Durch diesen Lerneffekt kann sich die gemessene Zeit um bis zu 18 % verbessern [1433] [1448]. Patient*innen sollten diesen Test daher 2-mal mit der erwähnten Pause durchführen. Ansonsten ist die Gefahr hoch, dass nur ein durchgeführter Test falsch negativ interpretiert wird. Dieser „Lerneffekt" ist bei Menschen mit COPD, die eine Sauerstoffdauertherapie erhalten, am höchsten.

6-Minuten-Gehtest

Der 6-Minuten-Gehtest (6-MWT) erlaubt die Beurteilung der Ausdauer- und Leistungsfähigkeit. Als wichtiger Indikator für den COPD-Schweregrad wird er von der Muskelkraft, dem Krankheits- bzw. Trainingszustand der Betroffenen und der Länge der Messstrecke beeinflusst. Bei Menschen, die von Exazerbationen betroffen waren und deren Gehstrecke unter 350 m blieb, sank die Überlebenswahrscheinlichkeit in den folgenden 12 Monate auf unter 50 % [1435].

Die Testinterpretation hängt stark von der Geh-/Teststrecke ab. Ergebnisse aus einem 6-MWT über eine 10 m lange Teststrecke dürfen nicht auf eine 30 m lange Strecke übertragen werden. Die erreichten Werte über 10 m sind relevant kürzer als die der längeren Variante. [1428].

Zur Durchführung und Interpretation der einzelnen Tests verweisen wir auf die Fachliteratur.

5.4.5 Ausdauer- und Krafttraining

Grundsätzlich gilt: Menschen mit Lungenerkrankungen profitieren von Bewegung und Sport [1468]. Ein Training kann die Symptomatik und die Sterberate verringern, die Belastbarkeit verbessern und die Anzahl der symptomfreien Tage erhöhen [1445].

Kraft- und Ausdauerdefizite verursachen wiederum diverse Beschwerden, stehen in direkter Verbindung zur Prognose und zum Risiko von Klinikeinweisungen und sollten aktiv angegangen werden. Besonders das Krafttraining hat eine positive Wirkung auf die muskuläre Leistungsfähigkeit, die Funktion der Atemhilfsmuskulatur und die Lebensqualität bei Menschen mit COPD [1437].

Trotz der guten klinischen Erfahrungen in Bezug auf Sport bei COPD oder Asthma bestehen bei Betroffenen Bedenken und Vorbehalte, sich intensiv körperlich durch Training zu betätigen [1432]. Dies sollte im therapeutischen Setting unbedingt offen angesprochen und geklärt werden. Bereits ein moderates körperliches Training führt zu wesentlichen gesundheitlichen Verbesserungen mit einem reduzierten kardiovaskulären Risiko und einer verbesserten Lebensqualität [1434]. Ein Ausdauer- und Krafttraining ist für Menschen mit COPD sicher durchführbar und verbessert die funktionelle Belastbarkeit, nicht aber die Atemnot [1440]. Bei Asthmatiker*innen verbessert regelmäßiges Training die Asthmakontrolle, reduziert den Gebrauch der Notfallmedikation und die Atemnot um bis zu 30 % [1447].

Vor einem Training gibt es eine Reihe von Punkten, die bei dieser Personengruppe abgeklärt werden muss:

- Abfrage der aktuellen Befindlichkeit und Symptome
- Kontrolle der persönlichen Notfallmedikamente
- Messungen der peripheren Sauerstoffsättigung, des Ruhepulses und eventuell des Blutdrucks
- Hinweis auf die Lippenbremse und ggf. Instruktion dazu, um eine dynamische Überblähung zu verhindern und die Atemfrequenz unter Kontrolle zu halten (eventuell Unterstützung durch ein PEP-Gerät) [1468].

Voraussetzungen und Ausschlusskriterien für ein Training [1468]

Voraussetzungen

- Mindestbelastbarkeit von 25 Watt über mindestens 2 min
- Sauerstoffsättigung unter Belastung bei über 90 % (25 Watt)
- Blutdruck unter Belastung < 220/120 mmHg
- keine Ischämiezeichen oder Rhythmusstörungen unter Belastung.

Ausschlusskriterien

- Belastbarkeit unter 25 Watt
- symptomatische KHK
- Rechtsherzinsuffizienz, speziell bei pulmonaler Hypertonie in Ruhe
- unzureichend eingestellte arterielle Hypertonie
- instabiles Asthma bronchiale
- akute Exazerbation, akute Infektionen
- akute Thrombose oder Embolie
- instabile Komorbiditäten
- übertragbare Erkrankungen des Therapeuten oder der Therapeutin
- alle weiteren Red Flags, die gegen ein belastungsintensives Training sprechen, wie z. B. Knochenmetastasen.

Allgemein empfiehlt es sich für diese Gruppe, sich jährlich einer fachärztlichen Beurteilung zu unterziehen. Zudem sollten täglich mindestens 30 min einer moderaten körperlichen Bewegung gewidmet werden. Falls eine eigenständige Steigerung des Bewegungspensums nicht möglich ist, können die Betroffenen einer Lungensportgruppe oder einer pulmonalen Rehabilitation zugewiesen werden. Das Training sollte mindestens 1-mal wöchentlich in der Gruppe und zusätzlich zu Hause stattfinden [1468].

Ein regelmäßiges Training hat sich bei Asthmatiker*innen als sicher und wirksam erwiesen. Die aktuellen Leitlinien zur Asthmatherapie empfehlen auch eindeutig körperliche Aktivitäten, allerdings gibt es noch keine dezidierten Empfehlungen zur Durchführung und zur Dosierung [1452]. Es bleibt daher die Frage, für welche Methode man sich entscheidet.

Ausdauertraining – Dauermethode oder hochintensives Intervalltraining?

Als Dauermethode wird eine Trainingsform beschrieben, bei der die trainierende Person eine definierte Leistung über einen bestimmten Zeitraum kontinuierlich durchführt. Demgegenüber steht die Möglichkeit des Intervalltrainings. Das hochintensive Intervalltraining (HIIT) ist eine Trainingsart, bei der sich hochintensive Intervalle mit Pausen bzw. Zeitfenstern geringerer Intensität in kurzer Zeit mehrfach wiederholt abwechseln.

Die Vorteile des HIIT gegenüber der Dauermethode sind die subjektiv bessere Toleranz, eine vermutlich höhere trainingsphysiologische Wirksamkeit und der geringere Zeitaufwand. Zudem ist die Intervallzeit im Trainingsprozess verlängert ist und somit wird die häufig schlechte Akzeptanz von Trainingseinheiten in der Dauermethode vermieden [1465]. Das HIIT verbessert die körperliche Leistungsfähigkeit und Lebensqualität von COPD-Kranken und ist sicher durchführbar [1464].

Da die Anzahl qualitativer Studien zum HIIT noch gering ist, bestehen teilweise Bedenken hinsichtlich einer durch das Training provozierten Bronchokonstriktion [1452]. Türk et al. konnten die sichere Anwendbarkeit des HIIT auch bei Personen mit mittelschwerem bis schwerem Asthma belegen und das HIIT bei lungenkranken Menschen empfehlen [1461].

Die wichtigsten Rehabilitationseffekte von Bewegung sind die reduzierte Anzahl akuter Attacken und eine geringere Atemnot sowie die höhere körperliche Leistungsfähigkeit und die verbesserte Lebensqualität. Im Vergleich zu anderen Trainingsprogrammen stimuliert das HIIT den Körper zwar stärker, ist aber für COPD-Kranke trotzdem verträglicher [1465].

Es verbessert die Kontraktilität des Herzmuskels und erhöht die Herzfrequenz und die Sauerstoffsättigung. Die Ruhephase beim HIIT reduziert das endexspiratorische Lungenvolumen und verlangsamt die Herzfrequenz. Die Kombination aus hochintensivem Training und intermittierenden Perioden erhöht effektiv die kardiopulmonale Belastung und Funktion, allerdings nicht die Dyspnoe [1465].

Die geringere Ausdauerfähigkeit von Lungenkranken kann in der Reduzierung des Muskelstoffwechsels und der Gefäßkapillaren begründet sein. Weitere positive Effekte des HIIT sind [1465]:

- verbesserte Sauerstoffversorgung der Muskulatur
- geringere Laktatproduktion und verminderter oxidativer Stress
- verbesserte aerobe Trainingskapazität
- verbesserte Trainingstoleranz und körperliche Leistungsfähigkeit.

Krafttraining

Um einen Trainingseffekt auf die Skelettmuskulatur zu erzielen, muss der gesetzte Reiz intensiv genug sein. Bei Patient*innen mit COPD, bei denen die Lunge strukturell verändert und die körperliche Leistungsfähigkeit limitiert ist, muss das Training ebenfalls intensiv genug sein, damit sich der Metabolismus sowie die Muskulatur an eine ökonomisierte Arbeit gewöhnen können. Es gibt aktuell keine Leitlinienempfehlungen zur Dosierung und Trainingsmethode, aber es gilt als gesichert, dass eine Angst vor hohen Trainingsbelastungen unbegründet ist.

Denn wenn das Training nach ärztlicher Absprache so intensiv wie möglich durchgeführt wird, sind Verbesserungen umso signifikanter [1438]. Es sollte auf eine kontrolliert flüssige Atemtechnik während des Trainings geachtet werden.

Sauerstoffunterstützung

Die Gabe von zusätzlichem Sauerstoff hilft dabei, die körperliche Leistungsfähigkeit und den Gesundheitszustand positiv zu beeinflussen. Von einem Training unter Sauerstoffgabe profitieren auch Personen, die nicht hypoxisch sind, bzw. keinen verminderten Sauerstoffpartialdruck unter Belastung aufweisen. Allerdings braucht es ein entsprechend hochintensives Training, um diese positiven Effekte auch zu erzielen [1430].

Es gibt allerdings noch zu wenig gute Evidenzen, um eine zusätzliche Sauerstoffgabe bei muskulären Verletzungen zur Verbesserung der Gewebeheilung bei Lungenkranken empfehlen zu können [1436].

✔ Merke

Eine zusätzliche Sauerstoffgabe bedarf der ärztlichen Zustimmung, da bei COPD-Kranken durch die Anpassung an die chronische Hyperkapnie der CO_2-Partialdruck als primärer Atemantrieb bereits in den Hintergrund getreten ist und der eigentlich sekundäre Atemantrieb über einen abfallenden O_2-Spiegel in den Vordergrund rückt. Wird jetzt zusätzlich Sauerstoff gegeben, kann der Atemantrieb komplett ausfallen und ein Atemstillstand eintreten [1438].

5.4.6 Prävention

Es gibt aktuell keine oder allenfalls schwache Evidenzen für die systematische Anwendung einer respiratorischen Physiotherapie (Tiefenatmung, Hustentechniken und Drainagelagerung) zur Prophylaxe postoperativer pulmonaler Komplikationen. Weder Varianten zur Atemunterstützung noch Atemübungen verringerten postoperativ das Risiko derartiger Komplikationen. Am ehesten zeigte noch der Einsatz einer CPAP-Beatmung (continuous positive airway pressure, permanenter Beatmungsüberdruck während des Ein- und Ausatmens), dass Komplikationen der Atemwege eventuell verhindert werden könnten [1449][1453]. In Studien von geringer Qualität zeigten sich positive Ergebnisse nach Rippenfrakturen für die Diaphragmaatmung [1457].

Frailty

Frailty ist der englische Begriff für „Gebrechlichkeit". Damit wird allerdings ein multidimensionales Syndrom beschrieben, das über die „Gebrechlichkeit" hinausgeht und 25–30 % der Menschen im Pensionsalter betrifft [1429][1462]. Frailty zeigt sich durch den Abbau verschiedener Organsysteme, ist (mit-)verantwortlich für Stürze, Bewusstseinsstörungen, körperliche Funktionseinschränkungen, vermehrte Klinikaufenthalte und eine erhöhte Mortalitätsrate [1446]. Besonders stark sind Frauen und Menschen aus den unteren sozioökonomischen Schichten bedroht [1441][1466]. Durch die altersbedingte zunehmende Verbreitung erfordert Frailty die Wahrnehmung und therapeutische Betreuung durch Therapie und Medizin, da es die Selbstständigkeit gefährdet und ressourcenintensive Pflegeleistungen die Folge sein können [1446].

Aufgrund der Komplexität und der massiven gesundheitlichen Auswirkungen, sollte bei einem entsprechenden Verdacht frühzeitig für ein passendes Screening und ein eventuelles Case-Management gesorgt werden. Zu diesem Zweck stehen folgende Assessments zur Verfügung, allerdings gibt es keine einheitliche Empfehlung für ein spezielles Frailty-Assessment [1456]:

- Fried Frailty Phenotype (FFP) [1454]
- CSHA Clinical Frailty Scale (CFS) [1456]
- Hospital Frailty Risk Score (HFRS) [1450].

Das physiotherapeutische Mittel der Wahl bei Frailty ist eine individuell zugeschnittene, stationäre oder ambulante (pulmonale) Rehabilitation, in der das Krafttraining ein zentrales Element sein sollte [1460]. Eine gezielte und individualisierte Rehabilitation kann die frailtybedingten Symptome reduzieren. Die Wirksamkeit kann bis zu 6 Monate anhalten [1466].

5.4.7 Zusammengefasst

Die Therapie lungenkranker Menschen mit muskuloskelettalen Beschwerden unterscheidet sich in aller Regel nicht relevant von der Behandlung lungengesunder Menschen. Wenn die Eigenheiten der Lungenerkrankungen bekannt sind, Warnzeichen und Red Flags beachtet, sowie die hier genannten Trainingsmethoden und empfohlenen Atemtechniken angewendet werden, sollte einer erfolgreichen Therapie und Rehabilitation wenig im Weg stehen.

5.5 Polytrauma

Thomas Koller

5.5.1 Einleitung

Die Versorgung polytraumatisierter Menschen stellt alle beteiligten Berufsgruppen vor außergewöhnlich hohe fachliche und organisatorische Anforderungen. Zu Beginn steht stets die Sicherung des Überlebens im Vordergrund – meist durch schnell eingeleitete stabilisierende Maßnahmen. Erst im Anschluss können Verletzungen des muskuloskelettalen Systems so behandelt werden, dass akute Gefahren gebannt und weitere Komplikationen vermieden werden. Die daraus folgenden therapeutischen Einschränkungen sind erheblich: Vorgaben zu Belastung, Bewegungsausmaß und Schonung führen oft dazu, dass die betroffene Person in ihrer Mobilität massiv limitiert ist. Für eine erfolgreiche Rückkehr zu funktionaler Selbstständigkeit braucht es daher einen langen Atem – sowohl seitens der Patient*innen als auch von Therapeut*innen, die mit Kreativität und gezielter Anleitung den Rehabilitationsprozess unterstützen müssen.

Gleichzeitig befindet sich die verletzte Person häufig in einer Phase, in der sie das Ausmaß der Unfallfolgen erst allmählich begreift. Erst im geschützten Rahmen der stationären Rehabilitation wird vielen bewusst, welche langfristigen oder bleibenden Auswirkungen das Ereignis auf ihren Alltag und ihr Leben haben kann.

Da das Thema Polytrauma in seiner Gesamtheit äußerst komplex ist, werden im folgenden Kapitel die wesentlichen Aspekte übersichtlich zusammengeführt. Die Darstellung dient als strukturierte Orientierung und kann im Sinne einer praxisnahen Checkliste verstanden werden.

5.5.2 Definition und Klassifikation

Polytrauma

Von einem Polytrauma spricht man, wenn mehrere Körperregionen oder Organsysteme gleichzeitig verletzt werden. Bereits eine einzelne dieser Verletzungen – oder insbesondere deren Kombination – kann für die betroffene Person eine akute lebensbedrohliche Situation darstellen.

Um zu klassifizieren, wie schwer eine Verletzung ist, dienen verschiedene sogenannte Scoring-Systeme:

Abbreviated Injury Scale

Die Abbreviated Injury Scale (AIS) ist ein international etabliertes Klassifikationssystem, das die Schwere von Verletzungen systematisch einordnet. Beurteilt werden dabei 6 voneinander abgegrenzte Körperregionen:

- Kopf/Hals
- Gesicht
- Thorax
- Bauchraum
- Extremitäten
- Weichteilgewebe.

Für jede dieser Regionen wird der Schweregrad einzelner Befunde auf einer numerischen Skala eingestuft. Diese reicht von geringfügigen Verletzungen bis hin zu unmittelbar tödlichen Schäden und umfasst folgende Kategorien:

- AIS 1 = leichte Verletzung
- AIS 2 = mittelschwere Verletzung
- AIS 3 = schwere, jedoch nicht unmittelbar lebensbedrohliche Verletzung
- AIS 4 = potenziell lebensbedrohliche Verletzung
- AIS 5 = kritische Verletzung mit sehr unsicherer Überlebensprognose
- AIS 6 = Verletzung, die mit dem Leben nicht vereinbar ist.

Injury Severity Score

Der Injury Severity Score (ISS) ist ein erweitertes Scoring-System, das die gesamte Verletzungslast einer polytraumatisierten Person abbildet. Er stützt sich direkt auf die AIS-Bewertung: Für die 3 Körperregionen, in denen die schwersten Verletzungen vorliegen, wird jeweils der entsprechende AIS-Wert herangezogen, quadriert und anschließend addiert:

$$AIS_{Region1}^2 + AIS_{Region2}^2 + AIS_{Region3}^2 = ISS$$

Der höchstmögliche ISS-Wert beträgt 75, was automatisch einer AIS-Bewertung von 6 in mindestens einer Region entspricht.

Bereits ein ISS von 16 oder höher weist darauf hin, dass eine Person als schwer verletzt einzustufen ist [1477].

Glasgow-Koma-Skala

Die Glasgow-Koma-Skala (GCS) dient der strukturierten Einschätzung des Bewusstseinszustands und wird unter anderem zur Klassifikation des Schweregrads eines Schädel-Hirn-Traumas eingesetzt. Bewertet werden dabei 3 Funktionsbereiche: die Öffnung der Augen, die sprachliche Reaktion und die motorische Antwort (▶ Tab. 5.12) [1480]. Die jeweils bestmögliche Reaktion der Patientin oder des Patienten fließt in die Gesamtpunktzahl ein.

Für die Einschätzung polytraumatisierter Personen bilden jedoch vor allem die AIS-Bewertung und der daraus abgeleitete ISS die entscheidenden Kenngrößen.

5.5.3 Erstversorgung eines Polytraumas

Bei Menschen mit einem Polytrauma setzt die medizinische Behandlung unmittelbar am Unfallort ein. Vorrangig geht es darum, lebenswichtige Körperfunktionen zu stabilisieren. Parallel dazu müssen starke Blutungen durch geeignete Maßnahmen wie Kompressionsverbände kontrolliert und die Gesamtsituation der Verletzten rasch eingeschätzt werden. Anschließend erfolgt eine Weiterleitung in ein entsprechend ausgerüstetes Traumazentrum, in dem weitere Diagnostik und Versorgung stattfinden können.

Tab. 5.12 Quantifizierung einer Bewusstseinsstörung mit der Glasgow-Koma-Skala.

Stimulus		Reaktion	Bewertung
Augen öffnen	spontan	Augenöffnen	4
	auf Anruf	Augenöffnen	3
	auf Schmerzreiz	Augenöffnen	2
	trotz Schmerzreiz	kein Öffnen	1
motorische Reaktion	verbale Aufforderung auf Schmerzreiz	adäquate motorische Reaktion	6
		gezielte Abwehr	5
		ungezielte Abwehr	4
		tonische Beugung	3
		Streckbewegung	2
		keine Reaktion	1
verbale Reaktion	ansprechen	ist orientiert	5
		ist verwirrt	4
		Wortsalat	3
		unverständliche Äußerungen	2
		keine Reaktion	1

Schockraum

Im Schockraum beginnt die Behandlung mit einer systematischen Übergabe der Einsatzkräfte, die Informationen zur Unfallsituation und zu allen bereits durchgeführten Maßnahmen bereitstellen. Gerade die ersten Minuten nach einem Unfall – häufig als „golden hour of shock" bezeichnet – sind für den weiteren Verlauf besonders ausschlaggebend, da in dieser Phase kritische Verletzungen schnell erkannt und sofort behandelt werden müssen, um das Überleben zu sichern und Folgeschäden zu verhindern [1477].

Die Versorgung orientiert sich dabei am Konzept des Advanced Trauma Life Support (ATLS) nach Styner (2006) [1479]. Zu Beginn erfolgt eine strukturierte Erstuntersuchung (primary survey), bei der lebensbedrohliche Probleme priorisiert und direkt adressiert werden – gemäß dem Grundsatz "treat first what kills first". In einem nachfolgenden Abschnitt (secondary survey) wird der gesamte Körper gründlich untersucht, um auch weniger offensichtliche Verletzungen zu identifizieren. Die primary survey nutzt das bekannte ABCDE-Schema, das die Reihenfolge der notwendigen Schritte vorgibt (▶ Tab. 5.13).

„Tödliche Trias"

Bei Patient*innen mit sehr schweren Verletzungen wird häufig zunächst nur das absolute Minimum an operativen Eingriffen vorgenommen, das notwendig ist, um den Kreislauf zu stabilisieren. Erst wenn der Allgemeinzustand ausreichend verbessert ist, erfolgt die definitive chirurgische Versorgung. Dieses Vorgehen ist unter dem Begriff Damage Control Surgery (DCS) bekannt. Eine wesentliche Grundlage dieser Strategie ist das Verständnis der sogenannten „tödlichen Trias": Störungen der Gerinnung, eine ausgeprägte Azidose sowie ein Absinken der Körpertemperatur verstärken sich gegenseitig und können die Überlebenschancen drastisch verschlechtern. Ziel der initialen Versorgung ist daher:

- eine stabile Blutdruck- und Volumensituation,
- die Korrektur der metabolischen Azidose,
- das Aufrechterhalten einer normalen Körpertemperatur
- sowie die Normalisierung der Gerinnungsfunktion.

Durch diese Priorisierung wird verhindert, dass sich die genannten Mechanismen gegenseitig verstärken und die Situation weiter destabilisieren.

Komplikationen und Prognose

Polytraumatisierte Patient*innen können im Verlauf eine Vielzahl an Komplikationen entwickeln, deren Auftreten stark vom Verletzungsmuster und der Schwere der Organschäden abhängt. Zu möglichen Folgen zählen unter anderem:

- dauerhaft funktionelle Einschränkungen,
- kognitive Defizite als Folge eines Schädel-Hirn-Traumas,
- Einbußen der allgemeinen Lebensqualität,
- psychische Belastungsreaktionen bis hin zur posttraumatischen Belastungsstörung (PTBS),
- eine Critical-Illness-Polyneuropathie (CIP) als mögliche Folge intensivpflichtiger Krankheitsphasen,
- Infektion und Sepsis,
- thromboembolische Ereignisse wie Thrombosen oder Embolien,
- unkontrollierbare Blutungen
- und im schlimmsten Fall ein Versagen mehrerer Organsysteme.

Wie sich der Genesungsverlauf gestaltet, hängt von unterschiedlichsten Faktoren ab. Entscheidend sind insbesondere:

- die grundlegende Schwere der Verletzung
- das konkrete Verletzungsmuster (z. B. massives Schädel-Hirn-Trauma oder bilaterale Amputationen),
- das biologische Alter und damit verbundene Regenerationsmöglichkeiten,
- bestehende Vorerkrankungen,
- Komplikationen in der Akutphase,
- der Unfallmechanismus (stumpfe vs. penetrierende Gewalt)
- sowie die Zeit bis zur adäquaten medizinischen Versorgung.

Tab. 5.13 ABCDE-Regel nach Advanced Trauma Life Support (ATLS) als Leitfaden für die Versorgung im Schockraum.

Diagnosen			Therapeutische Konsequenz
A	airway cervical-spine control	• Tubusfehllage? • Atemwegsverlegung? • Intubationshindernis?	• Sicherung der Atemwege unter Immobilisation der Halswirbelsäule
B	breathing, ventilation	• Spannungspneumothorax? • massiver Hämatothorax? • instabiler Thorax?	• Sauerstoffgabe • Dekompression der Pleura/Anlage Thoraxdrainage • Beatmung
C	circulation, hemorrhage control	• Perikardtamponade? • massive Blutung? • Hypovolämie?	• Dekompression Perikard • Blutungskontrolle • Infusionstherapie
D	disability, neurologic status	• intrakranielle Blutung? • Hirnödem?	• neurotraumatologische Intervention • Computertomografie
E	exposure and environment	• weitere Verletzungen?	• Schutz gegen Wärmeverlust und ggf. Erwärmung • Notfallmaßnahmen entsprechend der Diagnostik von weiteren Verletzungen

5.5.4 Orthopädische Limits und ihre Behandlung

Traumatische Ereignisse oder operative Eingriffe können zu erheblichen funktionellen Einschränkungen führen. Wie stark eine Person in ihrem Alltag beeinträchtigt ist, hängt maßgeblich davon ab, welche Körperregion betroffen ist und welche Art von Belastungs- oder Bewegungslimitierungen ärztlich festgelegt wurden.

Da in der klinischen Praxis keine einheitliche Terminologie für orthopädische Einschränkungen existiert, werden gleiche Vorgaben nicht selten unterschiedlich interpretiert. Um eine klare Orientierung zu ermöglichen, sind in ▶Tab. 5.14 die wichtigsten Formen orthopädischer Limits zusammengefasst – jeweils ergänzt durch ihre therapeutische Bedeutung.

Praxistipp

Bei Vorgaben zur Teilbelastung der unteren Extremität ist zu beachten, dass sich die erlaubte Last immer auf die axiale Krafteinleitung über die Fußsohle bezieht. Aus biomechanischer Sicht ergeben sich jedoch Besonderheiten, die in der klinischen Entscheidungsfindung relevant sind. Das Gewicht einer unteren Extremität beträgt bei einer durchschnittlichen erwachsenen Person ungefähr ein Fünftel des Körpergewichts. Bei einem Körpergewicht von etwa 85 kg entspricht das rund 17 kg Eigengewicht des Beins [1478][1481].

Dies bedeutet, dass bei bestimmten Frakturen – beispielsweise am Sprungbein – die Belastung, die tatsächlich am Knochen ankommt, direkter weitergeleitet wird als bei Frakturen im proximalen Femurbereich. Bei einer Schenkelhalsfraktur muss das Eigengewicht des Beines zunächst „aufgehoben" werden, bevor eine vorgegebene Teilbelastungsgrenze überhaupt erreicht wird. Eine nominelle Vorgabe von 15 kg kann deshalb theoretisch bedeuten, dass am Fuß kurzfristig ein höherer Wert entsteht, ohne dass dies der medizinischen Zielsetzung entspricht.

Besonders bedeutsam wird diese Überlegung in der Mobilisation älterer Patient*innen. Viele können sich zwar grundsätzlich mit Gehstützen sicher fortbewegen, jedoch oft nur mit einer faktischen Belastung von 20–25 kg. Bei einer Talusfraktur – also einem Bereich mit ohnehin limitierter Durchblutung – kann dies zu einer unerwünschten Überlastung führen. In solchen Fällen ist eine Mobilisation im Rollstuhl in der Frühphase oft die sicherere Wahl, um die Heilung des verletzten Knochens nicht zu gefährden.

Anders verhält es sich bei einer Schenkelhalsfraktur, bei der eine frühzeitige Mobilisation wichtig ist, um die Risiken einer längeren Immobilität zu verringern. Hier kann Gehen an Stöcken mit vorsichtig dosierter Teilbelastung sinnvoller sein. Solche Abwägungen sollten Therapeut*innen jedoch nicht eigenständig, sondern immer in Absprache mit der ärztlichen Leitung treffen, um die geplante Belastungsstrategie optimal auf den individuellen Fall abzustimmen.

5.5.5 Größtmögliche Selbstständigkeit

Die Fähigkeit einer verletzten Person, ihren Alltag möglichst unabhängig zu bewältigen, wird nicht allein durch orthopädische Vorgaben bestimmt. Auch Faktoren wie Schmerzverhalten, körperliche Leistungsfähigkeit, Motivation und der Zugang zu geeigneten Hilfsmitteln beeinflussen maßgeblich, wie selbstständig jemand nach einem Polytrauma agieren kann. Die in ▶Abb. 5.3 dargestellten Beispiele verschiedener Verletzungsmuster verdeutlichen, wie stark Belastungsgrenzen und funktionelle Einschränkungen die theoretisch erreichbare Mobilität und Selbstständigkeit prägen können.

5.5.6 Verbesserung der Funktionen

Der Alltag besteht aus einem fortlaufenden Wechsel zwischen Bewegung und Ruhe, wodurch unterschiedliche Belastungsreize auf den Körper einwirken. Gewebe reagiert stets auf mechanische Einflüsse von außen und passt sich diesen kontinuierlich an [1476]. Werden Bewegungen jedoch durch orthopädische Vorgaben wie Belastungs- oder Bewegungslimits eingeschränkt, kann dies zwangsläufig zu funktionellen Einbußen auf Gewebe- und Strukturebene führen.

Gerade deshalb ist es von großer Bedeutung, innerhalb der momentan zulässigen Grenzen jene Funktionen zu fördern, die therapeutisch erlaubt und medizinisch sinnvoll sind. Der Aufwand einer solchen Förderung kann je nach Mobilitätsgrad, Eigenständigkeit und vorhandenen Ressourcen der Patientin oder des Patienten erheblich variieren.

Tab. 5.14 Häufige orthopädische Limitierungen und ihre therapeutische Bedeutung.

Orthopädische Vorgabe	Bedeutung in der Therapie
Belastungsvorgaben	
Teilbelastung von x kg (z. B. 15 kg)	Die betroffene Extremität darf nur in einem definierten Ausmaß belastet werden. Das Gewicht wird senkrecht über die Fußsohle eingeleitet.
Teilbelastung bis zur Hälfte des Körpergewichts	Erlaubt ist eine Belastung, die etwa 50 % des Körpergewichts entspricht – ebenfalls axial gemessen, also in Richtung der üblichen Standbelastung.
Belasten nach Beschwerden (B.n.M.d.B.)	Eine volle Belastung ist grundsätzlich zulässig, solange keine Schmerzen oder Warnsymptome auftreten. Wird eine frühere Teilbelastung aufgehoben, müssen weiterhin die heilungsabhängigen Anpassungszeiten des Gewebes berücksichtigt werden (Kap. 2.4).
Stabilitätsangaben	
bewegungsstabil	Die Struktur hält passiven, aktiv-assistiven und vorsichtigen aktiven Bewegungen stand. Diese Bewegungen dienen vor allem der Durchblutungsförderung und unterstützen den frühen Heilungsprozess.
trainingsstabil	Das Gelenk oder die Struktur toleriert wiederholte aktive Bewegungen auch gegen Schwerkraft oder leichten Widerstand, ohne Instabilitätssymptome wie Schmerz oder Kraftverlust zu provozieren. Dies entspricht einer höheren Belastungsstufe.
belastungsstabil	Übungen unter gezieltem Widerstand sind erlaubt. Diese Stufe setzt eine weit fortgeschrittene Gewebeheilung voraus und bildet die höchste funktionelle Belastungsebene in der Rehabilitation.
passive Bewegung erlaubt	Die Struktur gilt als ausreichend stabil, um passiv bis an die zulässige Bewegungsgrenze mobilisiert zu werden. Dies entspricht funktional dem Konzept der Bewegungsstabilität.
aktive Bewegung erlaubt	Die betroffene Region darf aktiv bewegt werden, jedoch ohne zusätzliche Gewichte. Je nach Hebelwirkung kann der Aufwand variiert werden – analog zur trainingsstabilen Phase.
Bewegungsangaben	
Bewegungsgrenze definiert (z. B. 60° Knieflexion)	Das Gelenk darf nur innerhalb des vorgegebenen Bewegungsrahmens bewegt werden. Wird dieser Range in der Proliferationsphase nicht erreicht, darf lediglich bis zu einem sanften, nicht provozierenden Gewebewiderstand mobilisiert werden. Ein Überschreiten birgt das Risiko von Entzündungen, Fragmentverschiebungen oder Materialversagen.
ROM (Range of Motion) frei	Das gesamte physiologische Bewegungsausmaß ist zugelassen. Bei manuellen Techniken müssen dennoch Heilungsphase und Gewebecharakteristik einbezogen werden (Kap. 2.4.1).
Rumpf- und Wirbelsäulenvorgaben	
rückengerechtes Verhalten oder rückengerechte Mobilisation	Bewegungen erfolgen in einer Blockbewegung („en bloc"), ergänzt durch rückenschonende Hebetechniken. Eine konkrete Belastungsgrenze muss separat angegeben werden.
keine ausladenden Bewegungen der Wirbelsäule	Bewegungen der Wirbelsäule sollten minimal bleiben, insbesondere Rotationen oder seitliches Ausweichen. Die Körperlängsachse soll sich möglichst nahe der Vertikalen orientieren. Häufig wird diese Vorgabe mit einer maximalen Traglast kombiniert.
Weitere funktionelle Einschränkungen	
Heben/Tragen bis zu einem definierten Gewicht (z. B. 5 kg)	Hebe- und Tragebewegungen sind erlaubt, müssen jedoch symmetrisch und körpernah ausgeführt werden.
keine Bauchpresse	Tätigkeiten, die die Bauchmuskulatur aktivieren oder einen starken intraabdominellen Druck erzeugen, sollen vermieden werden.

5

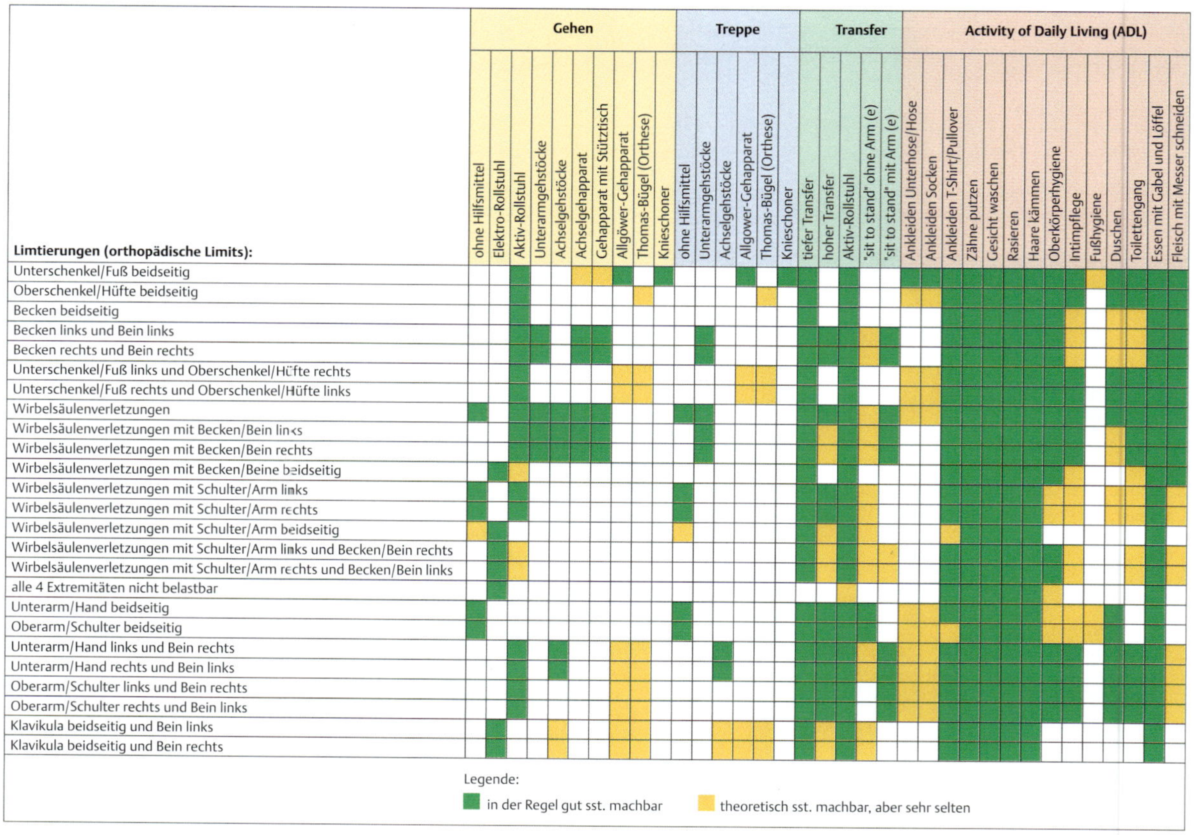

Abb. 5.3 Verschiedene Verletzungsmuster mit Belastungsgrenzen und deren theoretischer maximaler Mobilität und Selbstständigkeit mit Hilfsmitteln. Voraussetzungen: Schmerz und Bewegungseinschränkung sind nicht primär limitierend.
Belastungen:
- betroffene untere Extremität jeweils mit 15 kg Teilbelastung
- betroffene obere Extremität jeweils bewegungsstabil (aktive Bewegung erlaubt)
- Wirbelsäulenverletzungen mit Tragelast von 2–5 kg unter rückengerechtem Verhalten.

Lagerung

Eine fachgerechte Lagerung spielt eine zentrale Rolle, um Druckstellen, Schmerzen durch ungünstige Körperhaltungen und sekundäre Probleme nach Operationen zu vermeiden. Durch regelmäßige Positionswechsel lassen sich zudem Kontrakturen vorbeugen, da Gelenke und Weichteile nicht dauerhaft in einer ungünstigen Stellung verharren.

Nach operativen Eingriffen führt Schmerz häufig zu einem erhöhten Muskeltonus oder gar einer Schutzspannung, die es den Betroffenen erschwert, Auflageflächen vollständig zu tolerieren. Verschiedene Hilfsmittel – etwa weiche Tücher, Kissen, Keile oder druckreduzierende Lagerungssysteme – können helfen, die Position angenehmer zu gestalten und die Muskulatur zu entlasten.

> **! Achtung**
>
> Materialien, die Gelenke über längere Zeit in einer gebeugten oder teilflexierten Haltung halten, dürfen nur zeitlich begrenzt eingesetzt werden. Sobald es die medizinischen Vorgaben zulassen, müssen die betroffenen Gelenke auch regelmäßig in die Endstellung ihres erlaubten Bewegungsausmaßes gebracht werden, um negativen Auswirkungen wie Verkürzungen oder Einschränkungen vorzubeugen.

Schwellung (posttraumatisches und postoperatives Ödem)

Nach einer Verletzung oder einem operativen Eingriff reagiert der Körper typischerweise mit einer akuten Entzündungsreaktion. Unzählige äußere Einflüsse – darunter thermische Reize, mechanische Belastungen, Strahlung, chemische Substanzen, Unfälle oder Erreger wie Bakterien, Viren oder Pilze – können eine solche Gewebeschädigung auslösen.

Die klassischen Entzündungszeichen „Rubor", „Calor", „Dolor", „Functio laesa" und eben „Tumor" sind in der Frühphase einer Verletzung völlig normal und unterstützen physiologisch den Heilungsprozess. Problematisch wird es jedoch, wenn die Schwellung übermäßig lange anhält oder kontinuierlich zunimmt. In solchen Fällen kann die Gewebeheilung beeinträchtigt werden.

Studien zeigen, dass eine frühzeitige, moderat dosierte Kompression nach einem Trauma oder einer Operation Vorteile bietet, da sie den Abtransport von Flüssigkeit unterstützt und Entzündungsfaktoren schneller reguliert.

> **✔ Merke**
>
> In der Therapie hat die Wundheilung Vorrang vor den funktionellen Übungen! Die funktionelle Reizsetzung ist grundsätzlich sehr wichtig, darf aber nur so dosiert werden, dass keine neuen mechanischen Entzündungsreaktionen durch Überdosierung entstehen.

Die „International Society of Lymphology" (2013) berichtet, dass Gewebe, das unmittelbar nach einer Verletzung mit manueller Lymphdrainage und Kompression behandelt wird, bereits nach kurzer Zeit eine deutlich höhere Gefäßdichte aufweist als unbehandeltes Gewebe [1448]. Bei Verwendung eines moderaten Kompressionsverbands (z. B. Kurzzugbinden) entwickeln sich innerhalb weniger Tage sowohl ein dichteres Kapillarnetz als auch mehr Lymphgefäßkollektoren [1472].

Andere Untersuchungen, etwa von Hutzschenreuter (1989), zeigen zudem, dass unter Kompression heilende Areale früher gerichtete Kollagenstrukturen ausbilden als nicht komprimierte Bereiche [1474].

Tipp – frühzeitige Entstauungstherapie

- die Durchblutung und den Abfluss von Gewebsflüssigkeit verbessern,
- übermäßige Entzündungsmediatoren schneller reduzieren,
- Wundheilungsstörungen vorbeugen oder deren Auftreten mindern
- sowie die Bildung neuer Gefäße und geordneter Narbenstrukturen fördern.

Aber Achtung!
Manuelle Lymphdrainage und komplexe physikalische Entstauungstherapie dürfen nicht durchgeführt werden, wenn gleichzeitig akute Infektionen oder bakterielle Entzündungen im betroffenen Gebiet vorliegen. In diesen Fällen wären solche Maßnahmen kontraindiziert.

Beweglichkeit

In der frühen Phase nach einem schweren Trauma oder einer Operation steht die Sicherung der Gewebeheilung im Vordergrund. Je nach Art und Stabilität der Verletzung ist es daher häufig nicht möglich, die Beweglichkeit sofort aktiv zu verbessern. In solchen Situationen müssen Mobilisationsmaßnahmen zunächst eingeschränkt werden, da sonst die Gefahr besteht, die Heilungsprozesse der geschädigten Strukturen zu stören.

Insbesondere bei bestehenden Bewegungslimits oder bei Gelenken, die aus biomechanischen Gründen nur begrenzt belastbar sind, kann es während der Rehabilitation vorübergehend zu einer zunehmenden Bewegungseinschränkung kommen. Diese Entwicklung ist in vielen Fällen erwartbar und nicht vermeidbar, solange die strukturelle Heilung Vorrang hat [1476].

Aktuelle Studien zeigen, dass der Nutzen rein passiver Bewegungsschienen zur Verbesserung des Bewegungsumfangs wissenschaftlich umstritten ist; Hinweise auf eine klare Effektivität fehlen. Dennoch kann ihr Einsatz aus gewebe- und wundheilungsphysiologischen Gründen sinnvoll sein, wenn die betroffene Person das Gelenk nicht aktiv bewegen darf oder aufgrund von Schmerzen nicht bewegen kann. Durch die mechanische Stimulation entsteht ein milder Funktionsreiz, der den Heilungsprozess unterstützen kann, ohne die Stabilität der verletzten Struktur zu gefährden.

✔ Merke
Bei jeder Form der Gelenkmobilisation müssen die orthopädischen Vorgaben, die biomechanischen Belastungsgrenzen sowie die heilungsphasenangepasste Dosierung zwingend berücksichtigt werden.

Kontrolle von Schienen (Orthesen und Prothesen)

Nach einer Operation verändern sich die Weichteile und das Volumen einer Extremität häufig innerhalb kurzer Zeit – sei es durch den Rückgang postoperativer Schwellung oder durch eine vorübergehende muskuläre Abschwächung infolge reduzierter Aktivität. Aus diesem Grund müssen Schienen, Orthesen oder prothetische Komponenten regelmäßig überprüft und bei Bedarf angepasst werden, um Funktion und Tragekomfort sicherzustellen. Für eine fachgerechte Versorgung sollten folgende Punkte stets berücksichtigt werden:

- Klare Indikation: Der therapeutische Nutzen einer Schienentherapie muss eindeutig begründet und nachvollziehbar sein.
- Verständnis der Biomechanik: Die behandelnden Fachpersonen müssen wissen, welche Kräfte auf die betroffene Struktur wirken und wie die Schiene diese beeinflusst.
- Anatomische Kenntnisse: Sowohl bei vorgefertigten Modellen als auch bei individuell hergestellten Schienen ist ein präzises Verständnis der anatomischen Gegebenheiten zwingend notwendig.
- Erkennen von Druckstellen: Alle Kontaktflächen sollten regelmäßig kontrolliert werden, um Hautirritationen oder Druckprobleme frühzeitig zu verhindern.
- Materialgerechtigkeit: Die Auswahl der Materialien muss sich an Stabilität, Einsatzgebiet und Komfort orientieren.
- Patient*innenschulung: Die betroffene Person muss genau wissen, wie die Schiene anzulegen, zu pflegen und wie lange sie täglich zu tragen ist.
- Funktionskontrolle: In regelmäßigen Abständen ist zu prüfen, ob die Schiene weiterhin die gewünschte mechanische Wirkung entfaltet oder ob eine Anpassung erforderlich ist.

✔ Merke
Hilfsmittel wie Schienen, Orthesen und Prothesen müssen ständig überwacht werden. Sowohl durch Nichtgebrauch als auch durch zunehmende Aktivität verändert sich das behandelte Körpersegment – etwa in Form von Muskelabbau oder Volumenschwankungen. Eine schlecht sitzende Vorrichtung kann erhebliche Beschwerden verursachen und im schlimmsten Fall zu sekundären Schäden wie Druckverletzungen führen.

5.5.7 Tagesstruktur

Ein ausgewogenes Verhältnis zwischen Aktivität und Ruhe ist ein wesentlicher Einflussfaktor für die körperliche und psychische Regeneration. Erkenntnisse aus der Chronobiologie zeigen, dass regelmäßige Rhythmen sowie klar strukturierte Tagesabläufe positive Auswirkungen auf Zellprozesse, Stoffwechsel und emotionales Wohlbefinden haben. Insbesondere nach einem Trauma kann ein durchdachter Wechsel aus Therapieeinheiten, Pausen und Eigenaktivitäten die Schmerzverarbeitung unterstützen und ein Gefühl von Kontrolle und Selbstwirksamkeit stärken.

Im Verlauf der Rehabilitation sollten Bewegungsprogramme und Eigenübungen stets an die aktuelle Belastbarkeit, den orthopädischen Status und die Heilungsphase des betroffenen Gewebes angepasst werden. Leicht dosierte, mehrfach am Tag verteilte Aktivitäten sind in der Regel sinnvoller als einzelne, intensive Belastungsspitzen, da letztere schneller zu Überlastungen und erneuten Entzündungsreaktionen führen können. Überlastungen verzögern den Fortschritt und wirken sich meist negativ auf Motivation und Genesungsverlauf aus.

✔ Merke

Der Heilungsprozess profitiert am stärksten von einem regelmäßigen Wechsel zwischen angemessener Belastung und gezielter Entlastung – immer im Rahmen der geltenden orthopädischen Vorgaben.

5.5.8 Psychische Verfassung

Erlebt ein Mensch ein plötzliches, bedrohliches Ereignis wie einen schweren Verkehrsunfall oder einen Arbeitsunfall, können die ersten emotionalen und körperlichen Reaktionen völlig unterschiedlich ausfallen. Während manche Betroffene erstarren oder kaum ansprechbar sind, reagieren andere mit lautem Schreien, impulsivem Verhalten oder sie wirken, als würden sie die Situation beinahe routiniert bewältigen.

Auch in der Zeit nach dem Unfall zeigen sich vielfältige Reaktionsmuster. Einige Personen verspüren das Bedürfnis, das Geschehen immer wieder zu schildern, während andere sich zurückziehen und darüber nicht sprechen möchten. Typische Begleiterscheinungen können Schlafstörungen, Albträume, sogenannte Flashbacks oder anhaltende Gefühle von Bedrohung sein. Manche Betroffene beschreiben zudem eine gewisse Distanz zu sich selbst, eine Art emotionales „Nicht-Dazugehören“ oder das Gefühl, das Ereignis wie von außen erlebt zu haben.

Der Begriff „traumatisch“ wird umgangssprachlich häufig sehr weit gefasst. Fachlich gesehen handelt es sich jedoch erst dann um ein traumatisches Ereignis, wenn die Situation das übliche Belastungsniveau deutlich überschreitet, keine Möglichkeit zur Flucht bestand und die psychische Verarbeitung überfordert war.

Halten die beschriebenen Beschwerden über längere Zeit an und verhindern eine Rückkehr in den gewohnten Lebensalltag, sprechen Fachpersonen von einer posttraumatischen Belastungsstörung (PTBS).

Solche Extremerfahrungen hinterlassen bei nahezu allen Menschen Spuren. Während des Ereignisses wird das gesamte Stress- und Notfallsystem des Körpers aktiviert, und bestimmte Reize – etwa ein bestimmtes Geräusch oder ein Geruch – können auch Jahre später heftige Erinnerungsreaktionen auslösen.

Wie gut und wie schnell eine betroffene Person wieder Stabilität und Lebensqualität erlangt, hängt von zahlreichen Faktoren ab. Vieles deutet darauf hin, dass eine frühzeitige psychotherapeutische Begleitung die Verarbeitung des Ereignisses erleichtern kann.

Im Rahmen der Rehabilitation ist es deshalb wesentlich, dass Therapeut*innen mögliche Veränderungen im Verhalten oder in der emotionalen Befindlichkeit wahrnehmen und ansprechen. Bei Bedarf sollte zeitnah eine Zusammenarbeit mit psychiatrischen oder psychotherapeutischen Fachkräften erfolgen.

Umgang mit traumatisierten Personen

Im Kontakt mit Menschen, die ein belastendes Ereignis erlebt haben, können folgende Grundhaltungen hilfreich sein:

- Zuhören, ohne zu drängen: Wenn eine Person reden möchte, sollte ein offenes Ohr da sein. Wenn nicht, gilt es, diesen Rückzug zu respektieren.
- Zuversicht vermitteln: Vertrauen Sie darauf, dass Betroffene ihren eigenen Weg finden, mit dem Erlebten umzugehen – im eigenen Tempo.
- Selbstfürsorge fördern: Ermutigen Sie zu Aktivitäten, die gut tun und Ressourcen stärken, und weisen Sie gegebenenfalls auf professionelle Angebote hin.
- Langfristige Aufmerksamkeit: Manche Reaktionen treten erst Wochen oder Monate später auf. Bleiben Sie ansprechbar und präsent.
- Floskeln vermeiden: Sätze wie „Alles wird gut“ oder „Morgen sieht die Welt wieder anders aus“ wirken selten unterstützend und können Betroffene eher entmutigen.
- Zurückhaltend beraten: Gut gemeinte Ratschläge ersetzen nicht den persönlichen Verarbeitungsweg. Professionelle Therapie kann jedoch spezifische Strategien anbieten – etwa Medikamentenmanagement, Expositionsverfahren, imaginative Techniken oder Methoden zum Umgang mit Flashbacks.
- Keine falschen Versprechen: Zusagen, die nicht eingehalten werden können, untergraben Vertrauen.
- Selbstwirksamkeit stärken: Unterstützen Sie Betroffene dabei, eigene Fähigkeiten und Handlungsmöglichkeiten wiederzuentdecken.

5.5.9 Verschiedene Verletzungsmuster

Polytraumatisierte Patient*innen weisen häufig Kombinationen aus sehr unterschiedlichen Verletzungen auf. Je nach betroffener Struktur ergeben sich charakteristische funktionelle Einschränkungen und spezifische therapeutische Herausforderungen. Die folgenden Abschnitte geben einen Überblick über typische Verletzungsmuster und deren Konsequenzen.

Rückenmarksverletzungen

Verletzungen des Rückenmarks können – abhängig vom Ausmaß der Schädigung – zu deutlichen und oftmals dauerhaften Einschränkungen der körperlichen Funktion führen. Während reine Prellungen des Rückenmarks bei entsprechender Behandlung eine gute Chance auf vollständige Erholung besitzen, ist die Prognose bei schwereren Läsionen deutlich ungünstiger.

Kommt es zu einer vollständigen Durchtrennung oder schweren Schädigung, kann dies eine Querschnittlähmung nach sich ziehen, die sich als Para- oder Tetraplegie äußert. Eine solche Verletzung ist irreversibel und macht langfristig die Nutzung eines Rollstuhls sowie angepasster Hilfsmittel erforderlich.

Nerven- und Gefäßverletzungen

Schädigungen von Nerven und Blutgefäßen gehören zu den häufigen Begleitverletzungen eines Polytraumas. Ein klassischer Mechanismus ist eine starke Zug- oder Beschleunigungswirkung auf eine Extremität – etwa wenn bei einem Unfallarm oder Bein abrupt hängen bleiben, während der Körper weiter nach vorne geschleudert wird. Daneben sind auch Schnittverletzungen eine typische Ursache.

Zugbedingte Nervenschädigungen wie eine Plexusläsion oder Verletzungen im Rahmen einer Knieluxation zeigen oft eine schlechtere Erholungsprognose als sauber gesetzte Schnittverletzungen, da letztere chirurgisch meist erfolgreicher rekonstruiert werden können. In der Regel folgt nach der Akutversorgung eine Phase verlängerter Ruhigstellung, um die Regeneration der betroffenen Strukturen nicht zu gefährden.

Mehrere Frakturen

Bei Patient*innen mit mehreren Knochenbrüchen ergeben sich die funktionellen Einschränkungen aus einer Kombination verschiedener Faktoren: dem Ort der Fraktur, dem jeweiligen Frakturtyp, den anatomischen Gegebenheiten sowie dem gewählten Therapieverfahren (konservativ oder operativ).

Während einzelne Frakturen für sich genommen oft gut kompensiert werden können, führt die Summe mehrerer Verletzungen im Rahmen eines Polytraumas häufig zu erheblichen Mobilitätseinschränkungen. Die therapeutische Aufgabe besteht darin, die maximal mögliche Selbstständigkeit zu fördern, ohne die Sta-

Tab. 5.15 Wundheilungszeiten spezifischer Gewebe. Während der Proliferationsphase sollte manuell vorsichtiger als in der Remodellierungsphase dosiert werden [1473].

Struktur Kapsel-Bindegewebe/Faszien	Entzündungsphase 0.–3. Tag bis 5. Tag	Proliferationsphase 3.–5. Tag bis 6. Woche	Remodellierungsphase ab 6. Woche
Meniskus	0.–5. Tag	5. Tag–10. Woche	ab 10. Woche
Discus intervertebralis	0.–5. Tag	5. Tag–3. Woche	ab 3. Woche
Sehnengewebe			
– extrinsisch	0.–3. Tag bis 5. Tag	3.–5. Tag bis 4. Woche	ab 4. Woche
– intrinsisch	nur bedingt	9.–12. Woche	ab 9.–12. Woche
Knochen	0.–3. Tag bis 5. Tag	3.–5. Tag bis 3. Woche	ab 4. Woche bis 8.–12. Woche
Sehnen-Knochen-Übergang	0.–5. Tag	5. Tag–6. Woche	ab 4.–6. Woche
Muskelgewebe	0.–4. Tag	4. Tag–3. Woche	ab 3. Woche

bilität der Frakturen oder die biologischen Heilungsprozesse zu gefährden (▸ Tab. 5.3, ▸ Tab. 5.15).

Dazu müssen Physiotherapeut*innen die relevanten biomechanischen Belastungen einschätzen können, die bei alltäglichen Aufgaben wie Transfers, Lagewechseln oder dem Aufstehen auftreten. Gleichzeitig ist Kreativität gefragt, um trotz komplexer Einschränkungen praktikable Bewegungsstrategien zu vermitteln.

Weichteilverletzungen

Schwere Weichteilschäden stellen im Behandlungspfad polytraumatisierter Patient*innen eine besondere Herausforderung dar. Da die Heilung von Knochen und anderen Strukturen nur bei ausreichender Weichteildeckung und Durchblutung möglich ist, werden Weichteilverletzungen stets mit hoher Priorität behandelt.

Vor allem bei großflächigen oder tiefen Verletzungen kommt häufig ein zweizeitiges Vorgehen zum Einsatz: Zunächst wird der Weichteilschaden versorgt – beispielsweise bei Rissverletzungen, Ablösungen, Verbrennungen oder einem Kompartmentsyndrom. Während dieser Zeit wird eine darunterliegende Fraktur oft mittels eines Fixateur externe vorübergehend stabilisiert.

Ist die lokale Gewebesituation so schwer beeinträchtigt, dass eine Deckung mit umliegendem Gewebe nicht mehr genügt, kann eine Lappenplastik notwendig werden. Lässt sich eine ausreichende Gefäßversorgung trotz operativer Maßnahmen nicht wiederherstellen, kann in seltenen Fällen auch eine Amputation erforderlich sein.

Komplexität und Priorisierung

Hinter jedem Polytrauma steht ein individueller Mensch – mit eigenen Ressourcen, Bewältigungsstrategien und einem sehr persönlichen Umgang mit der Situation. Deshalb lässt sich die Prioritätensetzung während der Rehabilitation nicht pauschal festlegen. Sie muss vielmehr immer wieder neu bewertet werden, da zahlreiche Einflussfaktoren gleichzeitig wirksam sind und sich gegenseitig verändern können. Das therapeutische Team ist gefordert, flexibel auf diese Dynamik zu reagieren. Wichtige Aspekte wie der psychische Zustand, die Ernährungs- und Flüssigkeitssituation (insbesondere mit Blick auf die Wundheilung), medikamentöse Therapien, Schmerzverhalten, bestehende orthopädische Vorgaben, erlaubte funktionelle Reize sowie der aktuelle Zustand des Gewebes (z. B. Schwellung, Wundheilung, Narbenbildung) müssen kontinuierlich beobachtet und wöchentlich neu gewichtet werden. Teilweise ergeben sich Prioritäten von selbst: Frisch operierte Strukturen benötigen eine konsequente Schonung, selbst wenn dies bedeutet, andere Funktionen vorübergehend nicht aktiv fördern zu können. Ein typisches Beispiel ist eine operativ versorgte Plexus-brachialis-Läsion, die gleichzeitig mit mehreren Frakturen im Schulter- und Ellenbogenbereich einhergeht. Obwohl die Frakturen eigentlich von funktioneller Reizung profitieren würden, darf die Mobilisation dennoch nicht zu früh erfolgen, um die empfindliche Nervenstruktur nicht erneut zu gefährden. Die Ruhigstellung über mehrere Wochen ist in solchen Fällen therapeutisch sinnvoll, auch wenn sie mit Einbußen an anderer Stelle verbunden ist.

Regenerationsfaktoren und Lebensphasen

Wie gut eine Person nach einem Polytrauma wieder zu Selbstständigkeit und Belastbarkeit zurückkehrt, hängt von einer Vielzahl biologischer und psychosozialer Faktoren ab. Besonders günstig wirken sich eine stabile körperliche Ausgangsverfassung und das Fehlen chronischer Erkrankungen wie Diabetes, rheumatischer Erkrankungen oder Immundefizite aus. Ebenso relevant ist der vegetative Zustand: Ein Organismus, der durch dauerhafte Stressreaktionen dominiert wird, verfügt über weniger Kapazitäten für Heilungsprozesse. Umgekehrt fördern Ruhe, Entspannung und eine parasympathisch geprägte Regulation die Regenerationsmechanismen des Körpers.

Auch die durchblutungsabhängigen Heilungszeiten verschiedener Gewebe spielen eine große Rolle. Strukturen mit guter vaskulärer Versorgung reagieren mit kräftigen Entzündungs- und Reparaturprozessen, während schlecht durchblutete Gewebe deutlich langsamer regenerieren (▸ Tab. 5.15). Hinzu kommt der Einfluss des biologischen Alters: Mit zunehmendem Alter reduzieren sich die hormonellen und zellulären Voraussetzungen für eine schnelle Wundheilung, sodass der Regenerationsprozess insgesamt mehr Zeit benötigt.

Darüber hinaus verändern sich die persönlichen Zielsetzungen im Verlauf des Lebens. Jüngere Patient*innen möchten häufig in erster Linie berufliche Leistungsfähigkeit und sportliche Aktivitäten wiedererlangen, während für ältere Menschen vor allem Alltagssicherheit, Mobilität im häuslichen Umfeld und Teilhabe im Vordergrund stehen. Eine realistische Zielvereinbarung erfordert daher, die vorhandenen funktionellen Ressourcen und die Lebensumstände der betroffenen Person abzuschätzen und mit ihren individuellen Erwartungen abzugleichen.

Wenn Diskrepanzen zwischen Wunsch und tatsächlicher Belastbarkeit auftreten, ist es sinnvoll, gemeinsam erreichbare und sinnvolle Therapieziele zu formulieren. Hilfsmittel wie orthopädische Schuheinlagen, maßgefertigte Schuhe, Schienen, Orthesen, Prothesen oder Gehhilfen können dabei unterstützend eingesetzt werden – dauerhaft oder zeitlich begrenzt, je nach Bedarf und Fortschritt.

5.5.10 Veränderung der orthopädischen Limits

Eine Anpassung der orthopädischen Belastungs- oder Bewegungsvorgaben führt nicht automatisch zu einer spürbaren Verbesserung der Mobilität oder der funktionellen Selbstständigkeit. So bedeutet etwa die Erhöhung einer Teilbelastung von 15 kg auf 30 kg an einer unteren Extremität nicht zwangsläufig, dass eine betroffene Person ohne Hilfsmittel laufen kann.

Ebenso wird eine Patientin, die beide Beine nur teilbelasten darf, erst dann einen realen Gewinn an Mobilität erleben, wenn entweder eine Extremität wieder voll belastbar ist oder beide Beine mindestens mit der Hälfte des Körpergewichts belastet werden dürfen. Erst unter diesen Bedingungen sind ein stabiler Parallelstand und ein funktionelles Vorankommen mit Unterarmgehstützen – beispielsweise durch einen Durchschwunggang – möglich.

Beim Aufbau der Belastung nach gelockerten oder aufgehobenen Einschränkungen sollten in der klinischen Praxis 4 zentrale Aspekte berücksichtigt werden (▶ Tab. 5.16):

- Jede neue Belastungsstufe löst im Gewebe eine Anpassungsreaktion aus, die Zeit benötigt. Auch wenn sich Betroffene in der Lage fühlen, unmittelbar von einer moderaten Teilbelastung zur Vollbelastung überzugehen, sollte dies daher unbedingt vermieden werden. Besonders Strukturen wie Synovialflüssigkeit oder Glykosaminoglykanketten benötigen bestimmte Zeitintervalle, um auf neue mechanische Reize zu reagieren und wieder belastbar zu werden. Ein linearer Belastungsaufbau über 2–3 Wochen ist daher deutlich schonender und unterstützt eine langfristig stabile Gewebequalität. Ein zu rascher Fortschritt kann hingegen erneute Entzündungsreaktionen, Überlastung oder vermehrte Narbenbildung hervorrufen.
- Oft gelingt es recht schnell, ein Gelenk oder eine Extremität für eine einzelne Aktivität – etwa für wenige Sekunden auf einer Waage – mit dem neuen Belastungswert zu belasten. Das bedeutet jedoch nicht, dass der gesamte Alltag unmittelbar mit dieser Last bewältigt werden kann.
Um Überlastungen zu vermeiden, kann beispielsweise nur jede zweite Trainingseinheit mit der höheren Belastung durchgeführt werden, während dazwischen die ursprüngliche Teilbelastung beibehalten wird. Erst wenn das Gewebe stabil auf die erhöhte Belastung reagiert, kann der Umfang der Alltagsmobilität entsprechend erweitert werden. Auch der Übergang vom Rollstuhl zu Unterarmgehstützen sollte allmählich erfolgen – zunächst mit wiederholten Wechseln und erst später mit längeren Gehstrecken.
- Mit einer verbesserten Belastbarkeit steigt oftmals die Bewegungsfreiheit, aber auch das Risiko für Stürze. Daher ist es wichtig, dass Therapeut*innen beobachten, wie die Patient*innen mit der neuen Belastung umgehen – insbesondere beim Gehen, Steigen von Treppen oder Bewältigen von Alltagsbewegungen.
Therapeutische Empfehlungen sollten gemeinsam besprochen und nachvollziehbar erklärt werden. Nur wenn Patient*innen die Gründe hinter Einschränkungen verstehen, nehmen sie diese ernst und setzen sie konsequent um.
- Während der Belastungssteigerung können kompensatorische Muster auftreten, weil Kraft, Koordination oder Stabilität noch nicht ausreichen. Diese Ausweichbewegungen sind nicht grundsätzlich negativ – manchmal ermöglichen sie eine gewisse Bewegungsfähigkeit trotz Einschränkungen. Gleichzeitig können sie aber auch ungünstige Belastungen erzeugen. Therapeut*innen müssen daher beurteilen, welche Ausweichmechanismen tolerierbar sind und welche vermieden werden sollten. Die Vor- und Nachteile werden gemeinsam mit der Patientin oder dem Patienten besprochen, um eine tragfähige Entscheidung zu treffen, die Sicherheit und Alltagsfunktion gleichermaßen berücksichtigt.

Tab. 5.16 Anpassung von Aktivitäten an neue Limits.

Anpassungen bei ...	Zu beachten
Selbstständigkeit	Ein größerer Bewegungsumfang oder eine erhöhte Belastbarkeit führt nicht automatisch zu mehr funktionaler Unabhängigkeit. Manche Patient*innen können eine neu erreichte Belastungsfähigkeit zunächst noch nicht sicher in alltagsbezogene Handlungen übertragen. In anderen Fällen beeinflusst die Änderung des Limits die Selbstständigkeit schlichtweg nicht, weil andere Einschränkungen weiterhin dominieren. Ein Beispiel ist die Steigerung einer Teilbelastung von 15 kg auf 30 kg, die für viele Tätigkeiten zu wenig Unterschied macht, um ohne Hilfsmittel auszukommen.
Ziele für Entlassung	Die gemeinsam zu Beginn der Rehabilitation festgelegten Therapieziele müssen regelmäßig überprüft und an den aktuellen Verlauf angepasst werden. Dies ist besonders wichtig, wenn die funktionelle Entwicklung hinter den Erwartungen zurückbleibt oder wenn sichtbar wird, dass eine vorherige Zielsetzung (z. B. eine bestimmte Gangstrecke oder Sturzfreiheit) kurzfristig nicht realistisch erreichbar ist. Eine frühzeitige Korrektur ermöglicht eine passende Anschlussplanung und verhindert Überforderung.
Hilfsmittel	Mit zunehmender funktioneller Stabilität können Gehhilfen oder andere Unterstützungsgeräte reduziert oder angepasst werden. Die Freigabe einer höheren Belastung bedeutet jedoch nicht automatisch, dass Hilfsmittel sofort wegfallen dürfen. Jede Veränderung muss hinsichtlich Sturzrisiko, Koordination und Sicherheit beurteilt werden. Bei komplexen Fußverletzungen können temporäre Maßnahmen – etwa entlastende Einlagen oder ein Fersenkeil bei eingeschränkter Dorsalextension – den Übergang zur Vollbelastung erleichtern und die Gangqualität verbessern.
Aktivitäten	Wenn orthopädische Vorgaben erweitert oder gelockert werden, verändert sich auch der mögliche Bewegungsumfang oder die Belastbarkeit einzelner Strukturen. Viele Patient*innen möchten diese neue Freiheit sofort ausschöpfen, was verständlich ist – gleichzeitig steigt jedoch das Risiko, dass Bewegungen unsauber oder kompensatorisch ausgeführt werden. Für das Gewebe ist daher ein schrittweiser, kontrollierter Aufbau sowohl der Belastung als auch des Bewegungsausmaßes sinnvoll. Während dieser Phase müssen potenzielle Ausweichbewegungen erkannt, thematisiert und ggf. korrigiert werden.

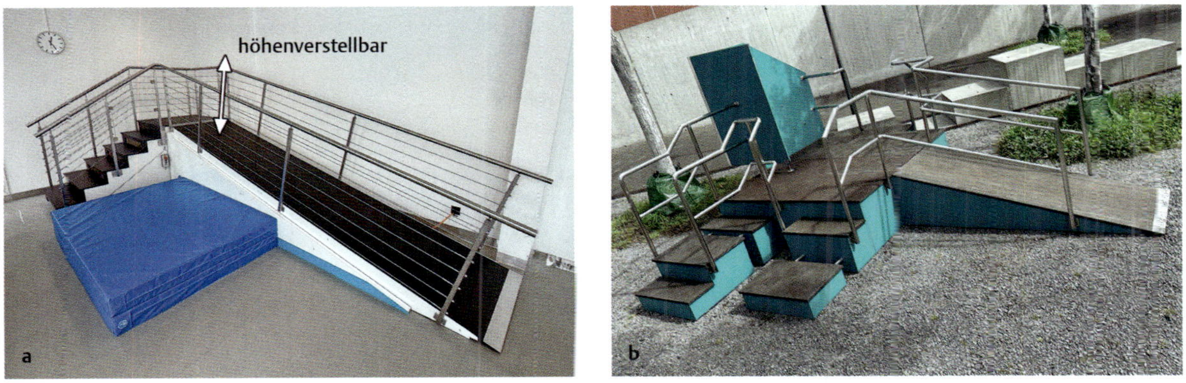

Abb. 5.4 Hindernisse in der Öffentlichkeit und im Zusammenhang mit dem öffentlichen Verkehr.
a Treppe mit in der Neigung verstellbarer Rampe (Eigenbau). (Quelle: T. Koller)
b Trainingspodest (Eigenbau) mit fixer Rampe und Einstiege für Bus, Zug und Tram mit originalen Abmessungen (für die Schweiz). (Quelle: T. Koller)

5.5.11 Vorbereitung auf Entlassung aus der stationären Rehabilitation

Die Planung der Entlassung beginnt nicht erst gegen Ende des Aufenthalts, sondern bereits zu Beginn der Rehabilitation. In einem ersten Gespräch werden gemeinsam mit der Patientin oder dem Patienten Erwartungen und Wünsche im Hinblick auf Mobilität, Aktivitätsniveau und den späteren Alltag geklärt. Auf dieser Grundlage werden realistische Zwischenziele und konkrete Entlassungsziele festgelegt, die während des Aufenthalts regelmäßig überprüft und angepasst werden.

Zeichnet sich früh ab, dass die Verletzungen oder funktionellen Einschränkungen ein selbstständiges Wohnen möglicherweise erschweren, können vorbereitende organisatorische Schritte eingeleitet werden. In vielen Fällen zeigt sich schon in den ersten Wochen, ob eine Rückkehr in die bisherige Wohnumgebung möglich ist oder ob eine alternative Wohnform zumindest vorübergehend erforderlich sein könnte. Oft reichen jedoch kleinere bauliche Anpassungen oder Hilfen – beispielsweise Haltegriffe im Bad, ein zusätzliches Geländer oder der Umbau zu einer bodengleichen Dusche –, um den Alltag sicher zu gestalten.

Für eine realistische Einschätzung der Wohnsituation kann eine Wohnungsbegehung durch eine Fachperson aus der Physio- oder Ergotherapie sinnvoll sein. Dabei werden Stolperstellen, räumliche Engstellen oder Funktionen wie Bad-, Küchen- und Schlafbereich beurteilt, um Empfehlungen für notwendige Anpassungen abzuleiten.

> **✔ Merke**
> Die Vorbereitung der ambulanten Weiterbehandlung sollte möglichst frühzeitig beginnen. Dazu gehören die Klärung des zukünftigen Pflege- und Unterstützungsbedarfs, der Transportmöglichkeiten sowie – falls nötig – eine erneute Wohnungsbegehung, um Anpassungen oder Hilfsmittel rechtzeitig zu planen.

Für die meisten Patient*innen ist die Rückkehr in die gewohnte häusliche Umgebung das zentrale Ziel – und häufig ist dies auch möglich. Gegen Ende der stationären Rehabilitation rückt daher die konkrete Vorbereitung auf den Alltag stärker in den Fokus. Eine genaue Beschreibung der Wohnumgebung durch die Patientin oder den Patienten, etwa in Bezug auf Einkaufsmöglichkeiten, Anbindung an öffentliche Verkehrsmittel oder vorhandene bauliche Barrieren, bildet dabei die Grundlage. Therapeut*innen können anschließend gezielt diejenigen Alltagssituationen in der Therapie nachstellen und üben, die später im häuslichen Umfeld relevant sind (▸ Abb. 5.4). Dies ermöglicht einen möglichst sicheren Übergang in die ambulante Phase und fördert das Vertrauen in die eigene Handlungsfähigkeit.

Eine frühzeitig begonnene Entlassungsplanung erleichtert den Übergang von der stationären in die ambulante Rehabilitation erheblich. Die ▸ Tab. 5.17 fasst die wichtigsten Aspekte zusammen, die in diesem Prozess berücksichtigt werden sollten.

5.5.12 Zusammengefasst

In der Rehabilitation polytraumatisierter Patient*innen ist es entscheidend, die therapeutischen Schwerpunkte kontinuierlich zu überprüfen, flexibel an den Verlauf anzupassen und bei Bedarf neu zu priorisieren. Manuelle Techniken sowie funktionelle Reize müssen sich dabei stets an den aktuellen Wundheilungsphasen, den biomechanischen Anforderungen und den bestehenden orthopädischen Limitierungen orientieren. Ein schrittweiser, gleichmäßig gesteigerter Belastungsaufbau unterstützt die Gewebephysiologie und fördert eine stabile Heilung.

Treten im Verlauf Schwellungen auf – sei es durch Ruhigstellung oder als Folge der Verletzung selbst – müssen diese gezielt beobachtet und mit geeigneten Maßnahmen wie Hochlagerung, Kompression oder entstauenden Techniken behandelt werden. Ebenso ist es notwendig, Schienen, Orthesen und Gipse regelmäßig zu kontrollieren, da sich Passform und Wirkung durch Veränderungen des Gewebes laufend ändern können. Gegebenenfalls müssen diese Hilfsmittel angepasst oder ersetzt werden.

Zentrales Ziel bleibt es, den Patient*innen unter Berücksichtigung ihrer individuellen Ressourcen und ohne eine erhöhte Sturzgefahr oder ein Risiko für das Operationsergebnis zu einer möglichst hohen funktionellen Selbstständigkeit zu verhelfen. Dies bildet die Grundlage für einen sicheren Übergang in den Alltag und in die ambulante Weiterbehandlung.

Tab. 5.17 Die wichtigsten Punkte zur Vorbereitung auf die Entlassung aus der stationären Rehabilitation.

Herausforderung	Zu beachten
Probewochenende zu Hause	Ein Testwochenende im häuslichen Umfeld – idealerweise etwa zwei Wochen vor der geplanten Entlassung – zeigt sehr deutlich, an welchen Stellen im Alltag es noch Schwierigkeiten gibt. Viele Patient*innen erleben hier erstmals authentisch, welche Tätigkeiten gut gelingen und wo Grenzen bestehen. Die gewonnenen Erfahrungen können anschließend gezielt in der Therapie aufgegriffen werden, um Maßnahmen oder Unterstützungen anzupassen.
Hindernisse im Wohn- und Lebensumfeld	Rehabilitationskliniken sind in der Regel barrierefrei gestaltet. Außerhalb dieser geschützten Umgebung begegnen Patient*innen jedoch häufig baulichen Hürden wie Treppen, steilen Rampen, unebenem Untergrund oder erhöhten Schwellen. Damit diese Situationen später sicher bewältigt werden können, ist eine umfassende Beschreibung der häuslichen und sozialen Umgebung wichtig. Dies ermöglicht es, in der Therapie realistische Alltagsszenarien zu üben und vorzubereiten.
selbstständige Nutzung von Hilfsmitteln	Gehhilfen, Orthesen, Prothesen und weitere Hilfsmittel sollen im Alltag nicht nur unterstützen, sondern nach Möglichkeit eigenständig angelegt und verwendet werden können. Ist dies vor der Entlassung nicht realistisch, sollte frühzeitig Kontakt zu ambulanten Pflege- oder Unterstützungsdiensten aufgenommen werden, die im häuslichen Umfeld unterstützen können.
Belastungsschmerzen einschätzen und steuern	Zu Beginn der Rehabilitation ist die tägliche Belastbarkeit des Gewebes häufig geringer als die gewünschte Aktivität. Durch gezielte Patientenedukation sollten Betroffene lernen, Belastungs- und Entlastungsphasen sinnvoll abzuwechseln. Da viele Patient*innen bereits in der Therapie mit Überlastungssituationen konfrontiert werden, entsteht eine gute Grundlage für den selbstständigen Umgang mit Pain-Management nach der Entlassung.
selbstständige Einnahme von Schmerzmedikamenten	Grundsätzlich liegt die Verantwortung für die Gabe und Dosierung von Analgetika beim ärztlichen Team. In bestimmten Fällen kann es jedoch sinnvoll sein, kleine zeitliche Anpassungen innerhalb der verordneten Tagesdosis vorzunehmen – etwa wenn eine Aktivität an die persönliche Belastungsgrenze reicht. Präparate mit Abhängigkeitspotenzial müssen auch nach der Entlassung weiter ärztlich überwacht werden.
Autotransfer	Der Ein- und Ausstieg aus dem Auto muss gezielt trainiert werden – sowohl als Beifahrer*in als auch, bei entsprechender Einschränkung, als lenkende Person. Bei komplexeren Verletzungen, insbesondere beidseitigen Amputationen, können technische Anpassungen am Fahrzeug erforderlich sein. Die Fahrtauglichkeit muss dann durch die zuständigen Stellen offiziell geprüft und bestätigt werden.
ÖPNV-Nutzung	Das Ein- und Aussteigen unter Zeitdruck oder im Gedränge des öffentlichen Verkehrs stellt für viele Patient*innen eine große Herausforderung dar. Um Sicherheit und Technik zu üben, kann ein Trainingsmodul mit realitätsnahen Einstiegshöhen (z. B. Bus-, Tram- oder Bahnsteigniveau) genutzt werden. In einer späteren Phase kann ein begleitetes Training im tatsächlichen öffentlichen Raum erfolgen. (▶ Abb. 5.4).
ambulante Nachbehandlung	Die ambulante Weiterbehandlung muss rechtzeitig organisiert sein, insbesondere wenn Hausbesuche oder spezialisierte Therapieformen notwendig sind. In diesen Fällen ist auch eine frühzeitige Klärung mit den Kostenträgern erforderlich, damit nach der Entlassung keine Versorgungslücke entsteht.

5.6 Wund- und Narbenmanagement

Jeannette Wüthrich, Gesine Guhde-Speil

5.6.1 Einleitung

Dieses Kapitel bietet einen Überblick über die Grundlagen der Wundheilung, die Beurteilung von Wunden, kritische Wundsituationen und die damit verbundenen physiotherapeutischen Aspekte. Es beinhaltet auch die Entfernung von Wundverschlüssen sowie die Dekubitusprophylaxe bei der Anwendung von orthopädischen Hilfsmitteln.

5.6.2 Aufbau der Haut

Die Haut ist das größte Organ des Menschen. Als Sinnesorgan ermöglicht sie die Wahrnehmung von Druck, Berührung, Temperatur und Schmerz. Sie besteht aus verschiedenen Schichten (▶ Abb. 5.5):

- Die Oberhaut (Epidermis) dient als Barriere gegen Umwelteinflüsse. Ihre Zellen, die Epithelzellen, werden auch Keratinozyten genannt, weil sie Keratin produzieren. Keratin ist ein Protein, das zur Festigkeit der Haut beiträgt. Keratinozyten spielen eine wichtige Rolle für der Wundheilung.
- Die Lederhaut (Dermis) ist die mittlere Hautschicht und verleiht der Haut durch Kollagen ihre Elastizität. In der Lederhaut befinden sich auch Haarfollikel, Schweißdrüsen und Blutgefäße sowie zahlreiche Nervenendigungen, die Tast- und Vibrationsempfindungen ermöglichen.
- Die Unterhaut (Subcutis) ist die tiefste Hautschicht und besteht hauptsächlich aus Fettgewebe, das dem Körper als Energiespeicher dient.

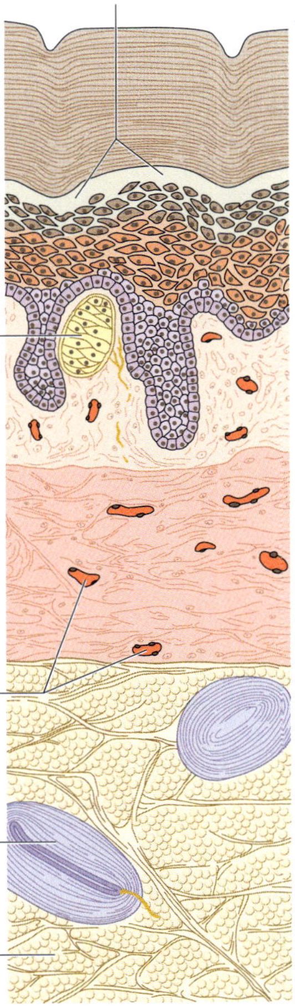

Abb. 5.5 Schnitt durch die menschliche Haut. (Quelle: Faller A, Schünke M, Hrsg. Der Körper des Menschen. 19., überarbeitete Auflage. Stuttgart: Thieme; 2024)

5.6.3 Wunde und Wundheilung

Eine Wunde ist definiert als Trennung oder Zerstörung von Gewebe an äußeren oder inneren Körperoberflächen.

Akute und chronische Wunden

Akute Wunden sind in der Regel traumatische oder chirurgische Wunden. Ist eine Wunde nach 8 Wochen noch nicht abgeheilt, spricht man von einer chronischen Wunde. Unabhängig von dieser Zeitspanne gibt es Wunden, die von vornherein als chronisch definiert werden, da ihre Behandlung auch von der Grunderkrankung abhängt (z. B. diabetischer Fuß, Ulcus cruris, Dekubitus) [1485].

Phasen der Wundheilung

Die Wundheilung verläuft in 3 aufeinander folgenden, sich teilweise überlappenden Phasen, die zur primären oder sekundären Wundheilung führen. Die physiotherapeutisch relevanten Aspekte sind in ▶ Tab. 5.18 dargestellt.

Man unterscheidet zwischen der primären und der sekundären Wundheilung. Der direkte Nahtverschluss einer sterilen Operationswunde ist ein typisches Beispiel für die primäre Wundheilung. Die Wundränder liegen aneinander und die verschiedenen Gewebeschichten beider Seiten liegen auf gleicher Höhe. Nach der Heilung bleibt eine strichförmige Narbe zurück.

Bei der sekundären Wundheilung liegt ein Gewebedefekt mit klaffenden oder nicht direkt aneinander liegenden Wundrändern vor. Ein direktes Verschließen der Wundränder ist daher nicht möglich. Die Wunde heilt sekundär aus der Tiefe durch Granulationsbildung, Kontraktion und anschließende Epithelisierung. Bei der sekundären Wundheilung bleibt in der Regel eine breite Narbe zurück (s. Abb. in ▶ Tab. 5.18).

Tab. 5.18 Phasen der Wundheilung der Haut.

Phase	Funktion	Physiotherapierelevante Aspekte	Sekundär heilende Wunde
Phase 1: Exsudation Inflammations-/Exsudationsphase	Sie dient der Elimination von Keimen und totem Gewebe (Detritus). Botenstoffe (Zytokine) und Wachstumsfaktoren organisieren die Wundheilung und regen die Migration von Fibroblasten, Endothel- und Epithelzellen in die Wunde an.	Physiotherapie kann physiologische Prozesse unterstützen, z. B. durch die manuelle Lymphdrainage. Sie fördert den Lymphabfluss und damit den Abtransport von Krankheitserregern und Zelltrümmern (ohne Massage an der Wundregion!) [1488].	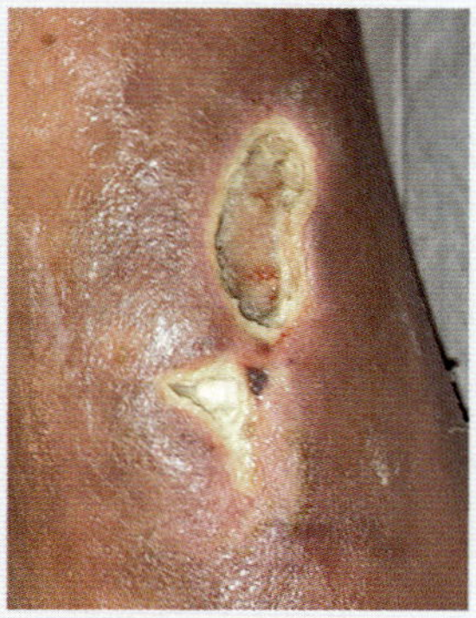
Phase 2: Granulation Proliferations-/Granulationsphase	Sie dient der Neubildung von gefäßreichem, rot-körnigem Bindegewebe (Granulationsgewebe). Vorhandene Defekte werden gefüllt. Myofibroblasten bewirken eine Kontraktion der Wundränder.	Leichte Bewegungstherapie mit Muskelaktivierung ist durchblutungsfördernd und somit wundheilungsfördernd. Bei Operationswunden soll Zug an der Wunde möglichst verhindert werden.	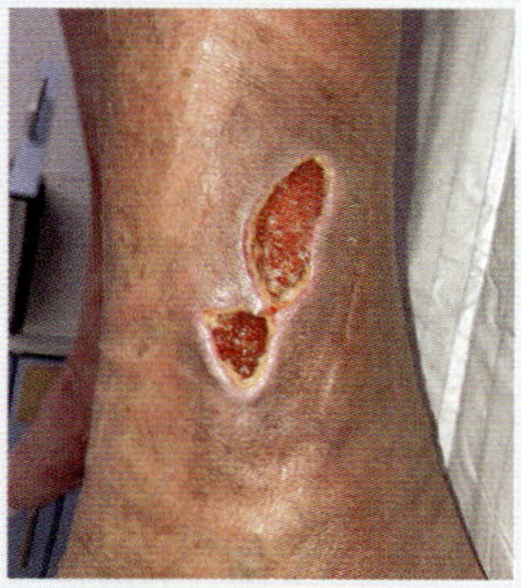
Phase 3: Epithelisierung Reparations-/Epithelisierungphase	Sie führt zur Wieder-herstellung der Haut (epitheliale Barriere). Das Granulationsgewebe wird in Narbengewebe umgewandelt, indem Keratinozyten vom Wundrand her einwandern.	Bei einer chirurgischen Wunde ist nach 3 Tagen die oberflächliche epitheliale Barriere intakt. Bei Therapien muss die Narbenreißfestigkeit beachtet werden. In dieser Phase besteht die Gefahr, dass das entstandene Fasernetz wieder reißt.	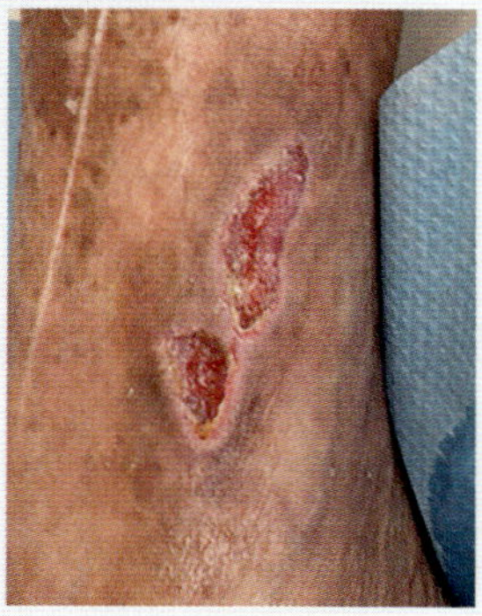

5.6.4 Leitsymptome der Wundheilung der Haut

Infektionen

Postoperative Wundinfektionen sind die häufigste Art von „Healthcare-associated Infections“ [1496]. Die Keimbesiedelung von Wunden ist daher ein relevantes Problem.

Chronische und schlecht heilende Wunden sind immer mit Mikroorganismen besiedelt (Kontamination) [1483]. Keime können von der angrenzenden Haut einer Person, durch mangelnde Hygiene des Fachpersonals oder über Hilfsmittel wie Handschuhe oder Pinzetten in die Wunde verschleppt werden. Das ideale feuchtwarme Wundklima begünstigt die Vermehrung (Kolonisation) von Keimen (▶ Abb. 5.6). Der Übergang von einer kontaminierten zu einer infizierten Wunde ist fließend [1490] und kann in den meisten Fällen durch geeignete Hygienemaßnahmen verhindert werden.

Typische Entzündungszeichen sind Rötung (Rubor), Schwellung (Tumor), Überwärmung (Calor), Schmerz (Dolor) und die eingeschränkte Funktion (Functio laesa). Das frühzeitige Erkennen und Behandeln einer Wundinfektion stellt insbesondere bei chronischen Wunden eine Herausforderung dar. Neben der Stagnation der Wundheilung wird die drohende Weiterentwicklung zu systemischen Infektionen bis hin zur Sepsis gefürchtet [1484].

Exsudat

Als Exsudat bezeichnet man den Austritt von Flüssigkeit, z. B. auch Zellen, Eiweiß und Blut, aus Blut- und Lymphgefäßen. Das Exsudat gibt Auskunft über den Heilungsverlauf (▶ Tab. 5.18) und kann hinsichtlich Qualität, Quantität und Geruch beschrieben werden. Art und Menge des Exsudats lassen Rückschlüsse auf den Heilungsverlauf zu, d. h. ob das Wundsekret serös oder trüb ist, ob es eine blutigrote, gelbe oder grüne Farbe hat und ob wenig, mäßig oder viel Wundsekret vorhanden ist [1491]. Die erste Pha-

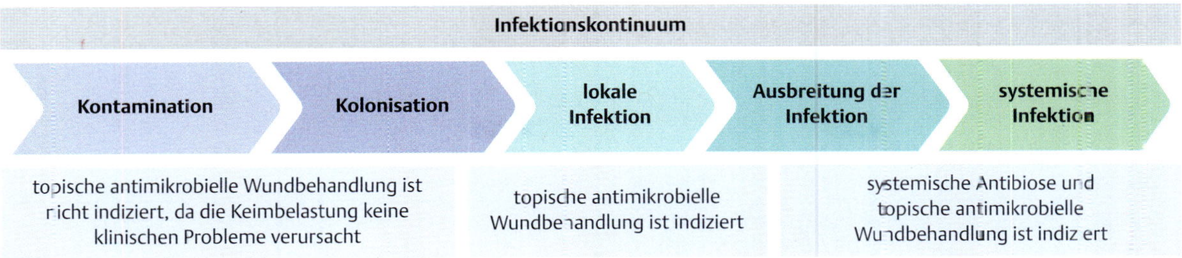

Abb. 5.6 Infektionskontinuum (nach [1489]).

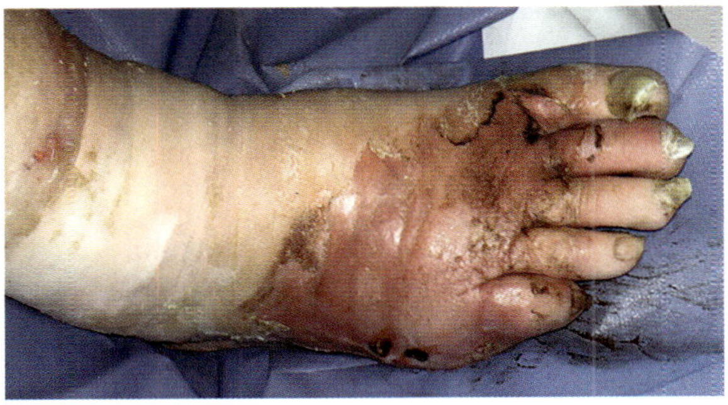

Abb. 5.7 Wundinfektion. (Quelle: Universitätsspital Basel, J. Wüthrich)

se der Wundheilung wird daher auch als Reinigungsphase bezeichnet, da sich der Körper durch die vermehrte Exsudation im Wundgebiet von Keimen und Zelltrümmern befreit. Im weiteren Verlauf der Wundheilung nimmt die Exsudation ab und es bildet sich neues Zellgewebe.

Wundgeruch

Infizierte oder stark nässende Wunden können von einem unangenehmen Geruch begleitet sein. Ursache sind meist Bakterien oder zerfallendes Gewebe. Zur Bekämpfung des Wundgeruchs ist es daher wichtig, die Ursache zu erkennen und zu behandeln, z. B. die Infektion zu therapieren oder die Durchblutung zu optimieren. Darüber hinaus können häufige Verbandswechsel und Wundauflagen mit Aktivkohle unangenehme Gerüche binden.

Schmerzen

Schmerzen können durch die Wunde selbst oder durch Maßnahmen der Wundbehandlung verursacht werden, z. B. durch ein scharfes Débridement bei der Wundreinigung (Kap. Grundlagen der Wundbehandlung). Werden Wundschmerzen mit Opiaten behandelt, können Nebenwirkungen wie Müdigkeit, Schwindel oder Verwirrtheit auftreten. Dies sollte vor Beginn einer Physiotherapie berücksichtigt werden (▶ Tab. 5.20).

Um Schmerzen beim Verbandwechsel zu reduzieren, werden Wundauflagen gewählt, die nicht mit der Wunde verkleben und antiseptische Wundspüllösungen verwendet, die kein Brennen am Wundgrund verursachen. Bei großflächigen Wunden werden die Spüllösungen auch erwärmt. Der Wundgrund kann auch mit Lidocain-haltigen Gelen, Salben oder Sprays betäubt werden, z. B. vor einem scharfen Débridement.

Schwellung

Schwellungen sind Zeichen einer Entzündung und müssen ärztlich abgeklärt werden. Man unterscheidet zwischen flächigen und umschriebenen Schwellungen sowie zwischen flüssiger und fester Konsistenz. Jede abgegrenzte Schwellung bezeichnet man als Tumor.

Flächige Schwellungen an den Extremitäten werden durch Flüssigkeitsansammlungen im Gewebe verursacht. Handelt es sich dabei um Wasser bzw. Lymphe, spricht man von einem Ödem. Ein peripheres Ödem der unteren Extremitäten entsteht meist durch venöse und/oder lymphatische Abflussstörungen, kann aber auch kardiale oder renale Ursachen haben. Die Entlastung des Gewebes und die Unterstützung des Abtransports des Ödems sind für die Wundheilung entscheidend. Eine Kompressionstherapie ist nach Ausschluss von Kontraindikationen bei allen Patienten*innen mit Ulcus cruris und begleitenden Ödemen sinnvoll [1493].

Da sich in ödematösem Gewebe vermehrt Flüssigkeit im Gewebe ansammelt, kommt es bei Wunden in diesen Bereichen (periphere Ödeme) häufig zu erhöhten Exsudatmengen. Hier sollte das Lymph- und Venensystem mechanisch beim Abtransport unterstützt werden, sofern keine akute Entzündung vorliegt. Physiotherapeutische Übungen sollten nicht mit vollgesogenen Verbänden durchgeführt werden (▶ Tab. 5.20).

5.6.5 Wundbehandlung

Generelles Ziel der Wundbehandlung ist bei vielen Patientinnen und Patienten der vollständige Wundverschluss. Eine optimale phasengerechte Wundbehandlung kann jedoch auch die Lebensqualität verbessern, z. B. durch ein optimales Exsudat- oder Geruchsmanagement [1500].

Grundlagen der Wundbehandlung

Jeder Verbandwechsel beginnt mit der Wundreinigung. Ziel der Wundreinigung ist die Entfernung von avitalem Gewebe, Nekrosen oder Belägen. Die häufigsten Verfahren sind mechanisch mit Kompressen, Tupfern und Pinzetten, autolytisch mit bestimmten Wundauflagen, die Beläge aufweichen oder binden, oder chirurgisch bzw. scharf mit einem Skalpell oder einer Kürette. Als Spüllösungen werden je nach Wundtyp und Keimbesiedlung isotonische Kochsalzlösungen oder Ringerlösungen bzw. antimikrobielle Wundspüllösungen und Antiseptika zur Keimabtötung eingesetzt.

Grundsätzlich ist darauf zu achten, dass beim Verbandwechsel keine zusätzlichen Keime in die Wunde gelangen. Dies wird durch die Non-Touch-Technik (engl. no touch = keine Berührung) erreicht. Die Wunde darf nur mit sterilen Handschuhen oder mit sterilen Instrumenten (Pinzette, Schere) berührt werden [1482].

Wundverband

Akute und chronische Wunden heilen am besten unter feuchten Bedingungen [1499]. Bei der Wundbehandlung muss deswegen eine Balance zwischen erwünschter und unangemessener Exsudatmenge gefunden werden. Stellschrauben dafür sind verschiedene Wundmaterialien (▶ Tab. 5.19) und individuelle Verbandintervalle.

Tab. 5.19 Materialien zur Versorgung von Wunden.

Material	Anwendung
Wundmaterialien Basisprodukte	
Primärverband	
Hydrogele	halten die Wunde feucht, fördern das autolytische Debridement
Alginate	wirken granulationsfördernd, fibrinlösend, blutstillend, bilden ein Gel auf der Wundoberfläche, sollen auf die Wundgröße zugeschnitten werden
Hydrofasern	• bilden ein Gel auf der Oberfläche, halten feucht • saugen nur vertikal; dürfen den Wundrand überlappen (Funktion Wundrandschutz)
Gazen und Distanzgitter	verhindern das Verkleben der Wundauflage
Primärverband bei oberflächlichen Wunden oder Sekundärverband bei tiefen Wunden	
Schaumstoffe	• saugen und polstern; bewahren ein feuchtwarmes Wundklima • kein Anhaften auf der Oberfläche
Hydrokolloide	• haben eine niedrige Wasserdampfdurchlässigkeit • bewahren ein feuchtwarmes Wundklima
Folien	• bewahren ein feuchtwarmes Wundklima • verhindern das Eindringen von Bakterien und Nässe
Superabsorber	nehmen sehr viel Feuchtigkeit auf, binden das Wasser in Gel. Die Oberfläche der Auflagen bleibt „trocken"; ideal für halbfeuchtes Wundklima.
Kompressen	sind indiziert als Wundabdeckung bei infizierten Wunden und bei häufigen Verbandwechseln oder als Feuchtverband mit antimikrobieller Wundspüllösung
Wundrandschutz	
Hautschutzfilme: Polyacryl, Silikongel, Zinkcreme	• verhindern die Mazeration des Wundrandes • sind kompatibel mit anderen Wundmaterialien
Wundmaterialien Spezialprodukte	
antimikrobielle Wundverbände	sind antimikrobiell wirksam; werden zeitlich begrenzt eingesetzt bei beginnenden oder vorhandenen Entzündungszeichen
diverse Spezialprodukte	z. B. Silikonauflagen für sensible Haut, Kollagene bei schlecht heilenden Wunden, Schaumstoffe mit Wundreiniger und vieles mehr

Wunddokumentation

Die wichtigsten Kriterien für die Wundbeurteilung und Wunddokumentation sind Wundgröße, Wundfläche, Infektionszeichen, Exsudat (Menge und Beschaffenheit), Wundgeruch, Wundschmerz sowie das Aussehen des Wundrandes und der Wundumgebung. Diese Parameter lassen Rückschlüsse auf den Wundverlauf zu und dienen der Planung der Wundversorgung.

Entfernung des Wundverschlusses

Akute Wunden, d. h. auch Operationswunden, können durch Nähen, Klammern, Wundnahtstreifen oder Wund- und Gewebekleber verschlossen werden. Die häufigste Methode ist das Nähen mit speziellem Nahtmaterial [1486].

Die Fäden werden bei primärer Wundheilung im Kopf-Hals-Bereich und bei Kindern bereits nach 3–10 Tagen, bei anderen Lokalisationen zwischen dem 10. und 12. postoperativen Tag gezogen. Bei verzögerter Wundheilung, z. B. durch Diabetes mellitus oder Immunsuppression, verlängert sich der Zeitraum. Wundverschlüsse können entfernt werden, wenn die Wunde reizlos aussieht, d. h. keine Entzündungszeichen wie Rötung oder Überwärmung vorhanden sind, die Wundränder gut adaptiert sind und nicht nässen.

Entfernung von Fäden

Es werden Hautdesinfektionsmittel, Kompressen, Pinzette, Schere und ein abschließender Schutzverband benötigt.

Nach dem Desinfizieren der Wunde wird mit einer anatomischen Pinzette ein Fadenende direkt neben dem Knoten gefasst und leicht nach oben oder zu einer Seite der Wunde gezogen. Der Faden wird nun an einer Seite dicht über der Haut mit der Schere durchtrennt und mit der Pinzette aus der Wunde gezogen [1486].

Je nach Körperregion, Gewebebeschaffenheit und Wundtiefe kommen unterschiedliche Nahttechniken zum Einsatz. Bei der Einzelknopfnaht wird jeder Stich einzeln gezogen [1498], bei der fortlaufenden Naht kann der gesamte Faden nach dem Lösen des Verschlussknotens aus der Wunde gezogen werden. Wichtig ist, dass resorbierbare Fäden, die tiefer im Gewebe liegen, nicht durchtrennt werden.

Entfernung von Klammern

Mit speziellen Klammerentfernern wird die Klammer in der Mitte gefasst und umgebogen.

Abschließende Maßnahmen

Nach dem Entfernen des Wundverschlusses wird die Wunde erneut desinfiziert und mit einem Schutzverband (Steri-Strips und Pflaster) abgedeckt. Die Wunde ist nun epithelisiert, die Narbe aber noch wenig belastbar. Eine Fotodokumentation nach Entfernung des Wundverschlussmaterials ist ratsam, insbesondere wenn die Tätigkeit delegiert wurde.

Bei folgenden Befunden sollte eine ärztliche Fachkraft hinzugezogen werden:

- Die Operationswunde zeigt Anzeichen einer Infektion (Rötung, Überwärmung, Schmerz).
- Die Schlinge des Nahtfadens ist nicht auffindbar oder der Faden ist in die Haut eingewachsen.
- Die Wundränder sind nicht angepasst oder nässen.

Narben und Narbenpflege

Die Reifung und Reorganisation einer Narbe (Remodelling/Narbenreife) wird meist der Reparationsphase zugeordnet (▶ Tab. 5.18). Das Narbengewebe (Fibrose) ist ein Ersatzgewebe mit geringerer Elastizität. Die Kollagenfasern sind parallel angeordnet und nicht mehr miteinander verflochten. Daher ist eine Narbe nicht so belastbar wie gesunde Haut. Die Narbenfestigkeit bei primärer Wundheilung beträgt zwischen dem 5. und 21. postoperativen Tag 15 %, zwischen dem 21. und 60. postoperativen Tag 20–50 % [1492].

In jeder Phase der Wundheilung können Störungen auftreten, die sich vor allem in Wundheilungsstörungen oder in der Bildung von atrophen, hypertrophen oder keloiden Narben äußern:

- Eine atrophe Narbe ist flacher als die umgebende Haut. Sie entsteht, wenn während des Heilungsprozesses nicht genügend neues Gewebe gebildet wird. Die Narbe sieht eingefallen aus (z. B. abgeheilte Akne oder Windpocken).
- Hypertrophe Narben sind dicker und erhabener als die umgebende Haut, bleiben aber innerhalb der Grenzen der ursprünglichen Verletzung. Sie entstehen durch eine Überproduktion von Kollagen während des Heilungsprozesses oder durch erhöhte Zugkräfte im Wundbereich. Diese Narben können gerötet oder bläulich-violett sein und jucken oder schmerzen.
- Keloidnarben sind seltener als hypertrophe Narben. Sie entstehen ebenfalls durch eine Überproduktion von Kollagen während des Heilungsprozesses, sind aber deutlich dicker als die umgebende Haut und können sehr groß werden, indem sie weit über die ursprüngliche Verletzung hinauswachsen.

Die Therapie von Narben und Keloiden erstreckt sich über Wochen bis Monate [1497]. Indikationen zur Therapie pathologischer Narben sind funktionelle und/oder psychische Beeinträchtigungen, mechanische Irritationen und Symptome wie Juckreiz und Schmerzen [1494].

Mit der Narbenpflege sollte erst begonnen werden, wenn die Wunde vollständig verheilt ist. Die Wunde sollte krustenfrei und trocken sein. Die vorbeugende Narbenpflege soll die Widerstandskraft des Gewebes stärken. Dazu sollte es mindestens 1–2-mal täglich sanft massiert werden. Ergänzend können wundheilungsfördernde Salben mit Inhaltsstoffen wie z. B. Dexpanthenol, spezielle Narbengele oder Narbenpflaster eingesetzt werden. Kompressionsverbände oder -kleidung können bei hypertrophen oder keloiden Narben helfen, durch Druck das Aussehen zu verbessern und Beschwerden zu lindern.

Narben sollten nicht zu früh belastet werden (▶ Tab. 5.20). Neben der Gefahr, das Narbenepithel zu verletzen, können Zug- und Scherkräfte zu einem Überwachsen des Narbenepithels und zum Aufbrechen des Fasernetzes führen [1495].

5.6.6 Dekubitusprophylaxe bei der Anwendung orthopädischer Hilfsmittel

Bei der Anwendung von orthopädischen Hilfsmitteln, z. B. stabilisierenden Halskrausen, Gipsverbänden oder Prothesen, kann ein Dekubitus entstehen.

Dekubitus

Der Dekubitus ist eine örtlich begrenzte Schädigung der Haut und/oder des darunter liegenden Gewebes durch Druck oder durch Druck in Kombination mit Scherkräften. Er entsteht in der Regel an knöchernen Vorsprüngen, kann aber auch durch medizinische Hilfsmittel oder andere Gegenstände verursacht werden [1487].

Der entscheidende Faktor in der Dekubitusprophylaxe und -therapie ist die Druckentlastung. Hilfsmittel sollten daher immer so ausgewählt werden, dass sie keinen oder einen nur minimalen Druck ausüben oder individuell angepasst werden können. Zudem sollten Hilfsmittel nur so lange wie nötig verwendet werden.

Durch regelmäßiges Umlagern kann der Druck reduziert oder verteilt werden. Bestimmte Verbände können auch präventiv zur Druckentlastung angelegt werden, z. B. Schaumstoffverbände oder silikonhaltige Verbände. Bei der Entscheidung spielen Faktoren wie die Erhaltung des Mikroklimas der Haut, die Einfachheit der Anwendung und Entfernung, die Gefahr der Reibung sowie die Möglichkeiten der Hautbeurteilung eine Rolle.

Tab. 5.20 Indikationen und Kontraindikationen der Physiotherapie bei bestimmten wundbezogenen Phänomenen.

Wundbezogenes Phänomen	Indikationen für Physiotherapie	Kontraindikationen für Physiotherapie
Ödem	• leichte bis moderate Bewegungsübungen • manuelle Lymphdrainage • Kompressionstherapie • Hochlagerung	• intensive Bewegungsübungen, die Schwellungen verschlimmern • Kontraindikationen: z. B. Herzinsuffizienz
Schmerz	• moderate Bewegung, Beweglichkeitstraining, kontinuierliches passives Bewegen • Entspannungsübungen • Elektrotherapie (TENS)	• Bewegungen, die z. B. durch Druck den Wundschmerz verschlimmern • übermäßiges Dehnen • unklare Ursache des Schmerzes
Narben	• Massagen, Dehnungsübungen, Beweglichkeitstraining • Kompression	• frische, nicht vollständig verheilte Narben • intensive Übungen, die das Narbengewebe belasten oder reizen • Infektionen in der Narbenregion

Wichtig ist eine regelmäßige, z. B. tägliche Beurteilung, der Dekubitusgefahr. Es werden 6 Kategorien von Dekubitus unterschieden [1487]:

- Kategorie I: nicht wegdrückbare Hautrötung
- Kategorie II: Schädigung der Epidermis, der Dermis oder beider Hautschichten, die nicht bis in die Subkutis reicht, also auch geschlossene Blasen
- Kategorie III: Schädigung aller Hautschichten bis in die Subkutis, jedoch ohne Beteiligung von Muskeln, Sehnen oder Knochen
- Kategorie IV: Beteiligung von Muskeln, Periost, Knochen, Sehnen und Faszien. Ausbreitung in umgebende Strukturen, Osteomyelitis oder Osteitis
- Kategorie mit unbekannter Tiefe: violettes oder rötlich-braunes Areal mit verfärbter, intakter Haut oder blutgefüllter Blase.
- mutmaßliche Druckschädigung des tiefen Gewebes: anhaltende, nicht abblassende, tiefrote, kastanienbraune oder violette Verfärbung.

5.7 Amputationen nach arterieller Verschlusskrankheit und/oder Diabetes

Manuel Bischofberger

5.7.1 Einleitung

Die häufigsten Ursachen einer Amputation an der unteren Extremität sind Durchblutungsstörungen aufgrund einer arteriellen Verschlusskrankheit und/oder eines Typ-2-Diabetes (▸ Tab. 5.21). Da die Arteriosklerose eine Systemerkrankung ist und auch alle anderen Organe betrifft, haben die meisten Patient*innen gehäuft Nebenerkrankungen und eine deutlich reduzierte Lebenserwartung [1502]. Männer werden im Vergleich zu Frauen deutlich häufiger an der unteren Extremität amputiert (Verhältnis 2:1) [1520]. Die Gründe dafür liegen am ehesten im ungesünderen Lebensstil der Männer, wobei vor allem das Rauchen erwähnt werden muss.

Die funktionelle Nachbehandlung von Menschen mit einer Amputation der unteren Extremität richtet sich hauptsächlich auf die Mobilität (▸ Abb. 5.8). Das Ziel ist es, dass die Person ihren Alltag bewältigen und sich im gleichen Mobilitätsgrad wie vor der Operation fortbewegen kann. Jedes fehlende Körperteil – auch wenn es allenfalls später künstlich ersetzt wird – bedeutet für den Menschen eine geringere Leistungsfähigkeit. Dies bedeutet, dass der Energieverbrauch bei der Fortbewegung umso deutlicher ansteigt, je mehr Körperteile nicht mehr vorhanden sind bzw. ersetzt wurden (▸ Tab. 5.22).

Tab. 5.21 Ursachen für Amputationen an den unteren Extremitäten [1502].

Ursache	Häufigkeit (in %)
peripher arterielle Verschlusskrankheit (pAVK; diabetisch und nicht diabetisch)	85–90 %
Trauma (meist junge Patient*innen)	5–10 %
Infektionen, Tumoren*, anderes	5–10 %

Tumoren sind v. a. für sehr hohe (proximale) Amputationen verantwortlich (z. B. Hüfte/Becken)

Tab. 5.22 Erhöhter Energieverbrauch beim Gehen mit einer Prothese [1502].

Amputation	Erforderlicher Energiemehraufwand
Rückfußamputation	10–25 %
Unterschenkelamputation	25–50 %
Knie- und Hüftexartikulation	75–100 %
Oberschenkelamputation	75–100 %

5.7.2 Begleitende Probleme und Nebenerkrankungen

Beweglichkeit

Bei Vorfußamputationen besteht postoperativ die Gefahr einer Fehlstellung des Fußes. Dabei geht es vor allem um eine Spitzfußstellung, sobald der M. tibialis anterior abgesetzt ist (z. T. schon bei Lisfranc-Amputationen), und um eine Inversionsfehlstellung, sobald die Basis des Os metatarsale V amputiert wird (Ansatz des M. peronaeus brevis). Eine frühzeitige Mobilisation mit dem Eigengewicht wirkt dem entgegen. Die gleiche Wirkung (Verminderung der Druckspitzen am Vorfuß) bewirkt die Dehnung des M. triceps surae.

Bei Majoramputationen muss unbedingt auf den Erhalt der Beweglichkeit in den proximalen Gelenken geachtet werden (▸ Abb. 5.8). Da die Betroffenen oft lange im Rollstuhl sitzen, treten vermehrt Knie- und Hüftbeugekontrakturen auf.

Polyneuropathie

Eine äußerst häufige Nebenerkrankung ist die diabetische Polyneuropathie. Neben sichtbaren Gleichgewichtsproblemen und dem damit verbundenen Sturzrisiko ist die unsichtbare Gefühlslosigkeit ebenso problematisch [1506]. Man spricht auch vom „Leibesinselschwund" [1525], wobei die Füße nur noch als Umgebungsfaktoren und nicht mehr als zugehörig zum eigenen Körper wahrgenommen werden. Da die Betroffenen die erkrankte Extremität nur reduziert wahrnehmen, ist die natürliche Schutzfunktion vom Schmerz (protektive Sensibilität) deutlich vermindert. Eine vom Therapeuten erkannte „verminderte Compliance" rührt häufig daher, dass diese Menschen die ganze Extremität und daher auch auftretende Druckprobleme nicht oder nur abgeschwächt wahrnehmen. Dadurch gibt es für die Person auch subjektiv keinen Grund, sich darum zu sorgen. Kleine Traumata können schwerwiegend werden, die Behandlung erfolgt meist zu spät. Eine Stockentlastung der betreffenden Stellen führt der Patient aufgrund fehlender Schmerzreize oft nur ungenügend aus. Dies erhöht jedoch deutlich die Gefahr von Ulzerationen.

Nach jeder Therapie muss daher die betroffene, wie auch die nicht betroffene Extremität durch den Therapeuten auf Druckstellen überprüft werden. Diese visuelle Überprüfung sollte nach und nach den Patienten oder Patientinnen überlassen werden und muss lebenslang durchgeführt werden. Durch diese bewusst ausgeführte Selbstfürsorge kann frühzeitig reagiert werden, sobald Druckprobleme ersichtlich werden.

Arteriosklerose

Die verminderte Durchblutung vor allem distal in den Extremitäten behindert eine normale Wundheilung. Narben und andere Wunden brauchen deutlich länger bis sie ausgeheilt sind.

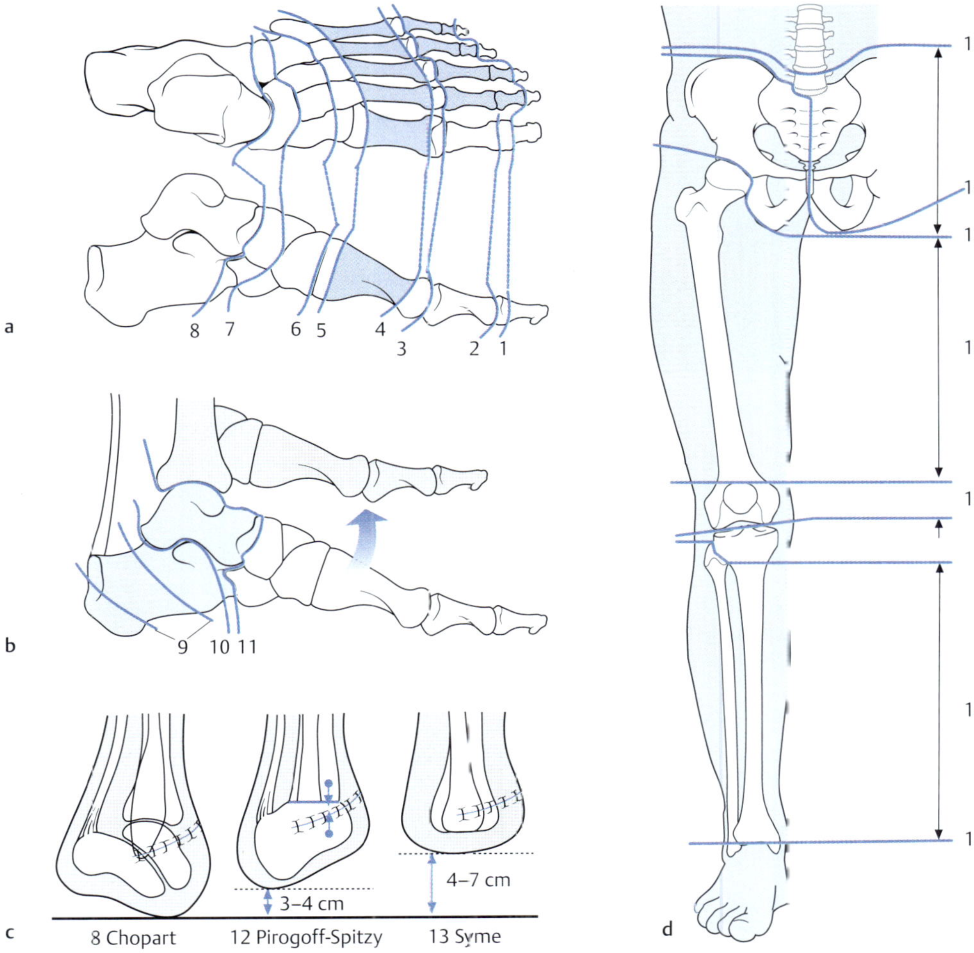

Abb. 5.8 Amputationshöhen. Als Minoramputationen gelten alle Amputationshöhen distal des Unterschenkels. Oberhalb davon spricht man von Majoramputationen. (Quelle: Greitemann B, Brückner L, Schäfer M, Baumgartner R, Hrsg. Amputation und Prothesenversorgung - Indikationsstellung - operative Technik - Nachbehandlung - Funktionstraining. 4. Auflage. Stuttgart: Thieme; 2016)

Schwellungen und Ödeme

Ein Lymphödem muss durch eine Aktivierung der Muskelpumpe und/oder eine Kompressionstherapie behandelt werden. Das Ziel ist eine möglichst schnelle Entstauung der Extremitäten. Aufgrund der fehlenden protektiven Sensibilität muss unbedingt auf einen angepassten Druck geachtet werden. Der Druckverband wird bei einer Polyneuropathie und/oder bei einer Gefäßerkrankung mindestens einmal täglich erneuert und die Haut nach Druckstellen abgesucht. Idealerweise wird der Verband von einer Fachperson angelegt.

Ulzera

Druckstellen und offene Wunden sind bei Patienten und Patientinnen mit einer Gefäßproblematik oft sehr langwierig und müssen mit großer Sorgfalt behandelt werden. Zudem muss die betroffene Person erkennen, wie wichtig es ist, dass ein entstandenes Ulcus so bald wie möglich ausheilt. Das ist jedoch problematisch, wenn der Schmerz als Warnsignal ausbleibt. Häufig sind chronische Wunden, die sich sekundär infizieren, die Ursache für eine spätere Indikation zur Amputation.

5.7.3 Allgemeine Behandlungsgrundsätze

Lagerung

Eine adäquate Lagerung verhindert Druckstellen und Bewegungseinschränkungen und fördert die Entstauung. Majoramputierte werden aufgefordert, immer wieder auch in Bauchlage (zur Extension des Hüft- und Kniegelenks) und in Seitenlage zu wechseln (für die Adduktion/Extension im Hüftgelenk). Bei der Hochlagerung der Extremität sollte man darauf achten, dass es zu keinen Durchblutungsstörungen kommt. Personen mit massiven Einschränkungen der Gefäße lagern die Extremität selbstständig nach unten, um ischämische Schmerzen zu vermeiden. Prognostisch ist dies ein negativer Faktor, da die Durchblutung der Extremität nur dank des Druckgefälles ausreichend ist.

Mobilisation

In der Regel ist eine physiotherapeutische Intervention nach Minoramputationen (bis zum Rückfuß) nur in Ausnahmefällen nötig. Die primäre Mobilisation erfolgt meist im angepassten Unterschenkelgehgips und nach Möglichkeit mit Stockenentlastung. Im Verlauf sollte auf die Versorgung mit stabilem Schuhwerk ohne

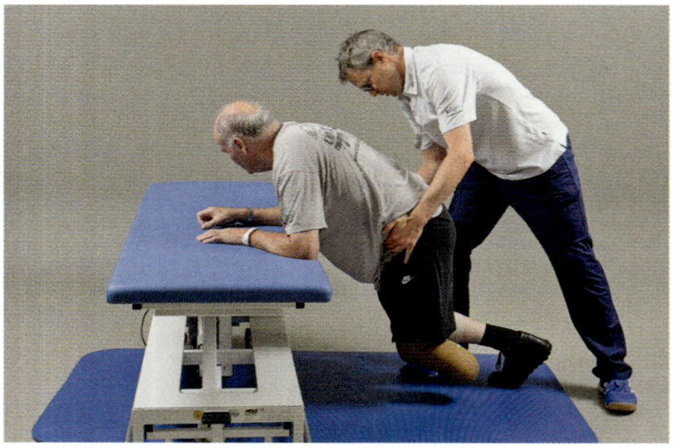

Abb. 5.9 Bodentransfer ohne Prothese. (Quelle: Universitätsklinik Balgrist, Med. Bilddokumentation, C. Urfer)

Druckstellen und Einschnürungen geachtet werden (in der Regel mit einem Maßschuh).

Mithilfe eines Schrittzählers kann die Anzahl der Schritte pro Tag einfach gemessen und langsam gesteigert werden. Eine Steigerung um 10 % alle 2 Wochen wird als realistisch angesehen [1517]. Als Zielbereich sollte die Empfehlung von WHO und BAG von mindestens 150–300 min Aktivität wöchentlich avisiert werden [1504].

Krafttraining

Das Krafttraining wird vor allem funktionell und möglichst alltagsnah gestaltet. Aufgrund der erhöhten Sturzgefahr ist vor allem das Aufstehen vom Boden von größter Wichtigkeit und muss immer wieder geübt werden (▶ Abb. 5.9).

Assessment

Es gibt keinen Goldstandard dafür welche Assessments bei amputierten Personen eingesetzt werden [1505]. Als Kernelemente erfasst man die allgemeine Mobilität und die Sturzgefahr, wobei neben funktionsorientierten (Kapazität) auch patient*innenorientierte Assessments (Performance) zum Einsatz kommen [1503]. Bei minoramputierten Patient*innen kommen die gleichen Assessments wie nach einer Majoramputation nach der Prothesenanpassung zum Zug (Kap. Assessments mit Prothese).

5.7.4 Spezielle Therapie nach einer Majoramputationen

Akutstationäre Phase

Nach einer Majoramputation sollte sich idealerweise ein spezialisiertes interdisziplinäres Team, bestehend aus ärztlichen Fachkräften (Orthopädie, Innere Medizin, Infektiologie), Pflegefachpersonen, Physiotherapie, Ergotherapie, Orthopädie- und Schuhtechnik und Sozialberatung um die Person kümmern. Eine enge Zusammenarbeit und ein zeitnaher Austausch sind dabei entscheidend und führen zu den besten Ergebnissen. Aufgrund der engen und häufigen Patient*innenkontakte spielt die Physiotherapie darin eine Schlüsselrolle. Ziel der akutstationären Phase ist es, die betroffene Person und ihren Amputationsstumpf optimal auf die Probeprothese (s. Infobox) vorzubereiten – und wenn eine Prothesenversorgung nicht realistisch ist, auch auf das Leben ohne Prothese.

Die Probeprothese kann angepasst werden, sobald die Wunde es aus chirurgischer Sicht erlaubt und 5 Tage lang keine signifikante Änderung des Stumpfumfangs gemessen wird (Monitoring Physiotherapie).

Die Person wird über den stationären Ablauf informiert und über die erhöhte Sturzgefahr aufgeklärt. Das Schuhwerk sollte von Anfang an stabil sein und keine Druckstellen verursachen.

Unterschiede Probeprothese – definitive Prothese

- Gewicht: Probeprothesenmaterial aus PET deutlich schwerer als das definitive Prothesenmaterial Karbon
- Möglichkeit von Anpassungen: bei Probeprothese aufgrund des Materials leicht möglich; bei der definitiven Karbonprothese keine Anpassungen mehr möglich
- Stabilität: Probeprothese deutlich weniger stabil
- Optik/Design: Probeprothese im „Rohbau", bei definitiver Prothese praktisch alles möglich

Mobilisation

In der unmittelbaren postoperativen Phase steht die Frühmobilisation im Fokus. Begleiterkrankungen wie Thrombose, Pneumonie und Dekubiti können so deutlich minimiert werden. Ab dem ersten Tag nach der Amputation wird die Person darin angeleitet, möglichst selbstständig an den Bettrand und/oder in den Rollstuhl zu transferieren. So bald wie möglich beginnt ein Steh- bzw. Gehtraining an einem angepassten Hilfsmittel, und zwar ohne Prothese und meistens zunächst im Gehbarren. Die Mobilisation wird so weit vorangetrieben, wie es die Sicherheit zulässt – diese steht immer an erster Stelle!

Lagerung

Die proximal der Amputation anschließenden Gelenke sollten so häufig wie möglich in Extension gelagert werden – am besten mehrmals pro Tag für einige Minuten. Bei Unterschenkelamputationen wird das Knie im Rollstuhl mit einem Stumpflagerungsbrett in Extension gelagert. Nach einer Oberschenkelamputation soll die Bauch- oder Seitenlage eingenommen werden, da aufgrund der amputationsbedingten muskulären Dysbalance der Stumpf in Flexion/Abduktion abweicht [1502].

Stumpfkonditionierung (Formgebung und Abhärtung)

Ziel der Stumpfkonditionierung ist die Ödemreduktion (bzw. -stabilisation), Abhärtung und natürlich eine optimale Formgebung. Eine zylindrische bis konische Stumpfform ermöglicht eine optimale Prothesenanbindung. Eine ungenügende Volumenkontrolle, d. h. eine zu langsame Reduktion des Stumpfvolumens, ist hingegen ein wesentlicher Faktor für eine verlängerte Rehabilitation [1526].

Nach Rücksprache mit dem Operateur wird in der Regel 3–4 Tage postoperativ mit der Stumpfkonditionierung begonnen. Grundsätzlich wird die Stumpfbandage unmittelbar auf der Haut angelegt (zu Beginn über den postoperativen Wundverband). Bei schmerz- und druckempfindlichen Stümpfen oder bei einer pAVK ist zu Beginn die Unterpolsterung mit Watte sinnvoll. Bei Personen mit einer Durchblutungs- und Sensibilitätsstörung werden dafür Kurzzugbinden mit einem tiefen Ruhedruck verwendet. Diese haben eine hohe Tragetoleranz und ein geringes Risiko für Strangulierungen und Druckschäden.

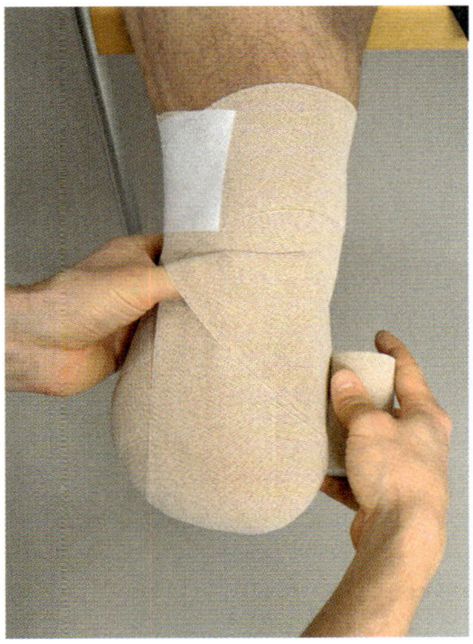

Abb. 5.10 Stumpfbandage. (Quelle: Universitätsklinik Balgrist, Med. Bilddokumentation, C. Urfer)

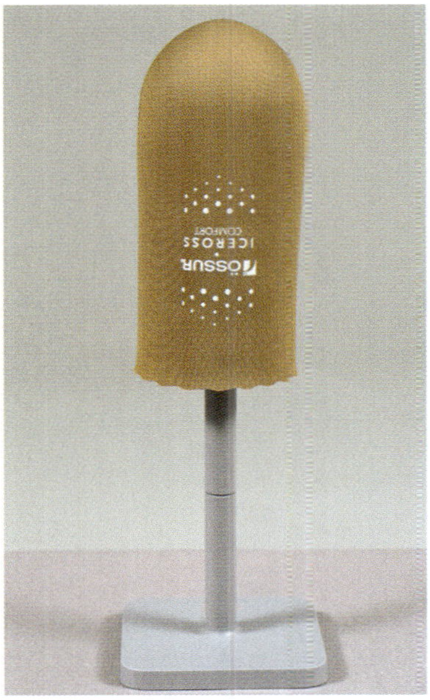

Abb. 5.11 Silikon-Liner. (Quelle: Universitätsklinik Balgrist, Med. Bilddokumentation, C. Urfer)

Die Zugrichtung richtet sich nach dem Hautlappen (bei Unterschenkelamputation von dorsal nach ventral), verläuft diagonal über die Weichteilüberschüsse distal des Stumpfs, kornährenförmig nach proximal. Die Weichteilüberschüsse, auch „Stumpfohren" genannt, entstehen durch das Umlegen von Gewebelappen während der Operation. Sie werden durch die Bandage modelliert und verschwinden nach einiger Zeit durch gezielte Kompression. Eine zirkuläre (horizontale) Wickelung muss aufgrund der Einschnürungsgefahr möglichst vermieden werden. Der Druck muss von distal nach proximal abnehmen, die Binde wird nur mit Klebestreifen fixiert. Spätestens nach 24 h wird die Stumpfbandage erneuert und der Stumpf auf Rötungen und Druckstellen kontrolliert. Bei einer Unterschenkelamputation wird immer über das Kniegelenk (▶ Abb. 5.10), bei einer Oberschenkelamputation bis zur Leiste bandagiert. Bei pAVK-Patient*innen darf der Kompressionsdruck auf keinen Fall den Druck in den Beinarterien übersteigen [1519]. Als akzeptabler Druckwert für eine Stumpfbandage werden 15–30 mmHg angesehen [1529]. Aus Gründen der Sicherheit (Strangulation) wird in den allermeisten Fällen auf eine Selbstbandage verzichtet [1512].

Sobald der Wundverband eine adäquate Messung zulässt, wird der Umfang dokumentiert. Gemessen wird dafür idealerweise 4 cm proximal der Knochenspitze und immer zur gleichen Tageszeit.

Wenn die Narbe stabil ist, beginnt auf ärztliche Anordnung die weitere Stumpfkonditionierung mit einem Silikon-Liner (▶ Abb. 5.11) und einem maßgefertigten Kompressionsstrumpf (Klasse 1,5–2; ▶ Abb. 5.12). Die Liner-Größe wird kontinuierlich dem Stumpfumfang angepasst (Liner-Größe = Umfang minus 2 cm) und die Tragedauer kontinuierlich gesteigert. In der Zeit, in welcher der Liner nicht getragen wird, sollte der Stumpf entweder bandagiert oder der Kompressionsstrumpf getragen werden. Der Strumpf muss bei voranschreitender Volumenreduktion unbedingt ebenfalls von der Orthopädietechnik im Umfang angepasst werden.

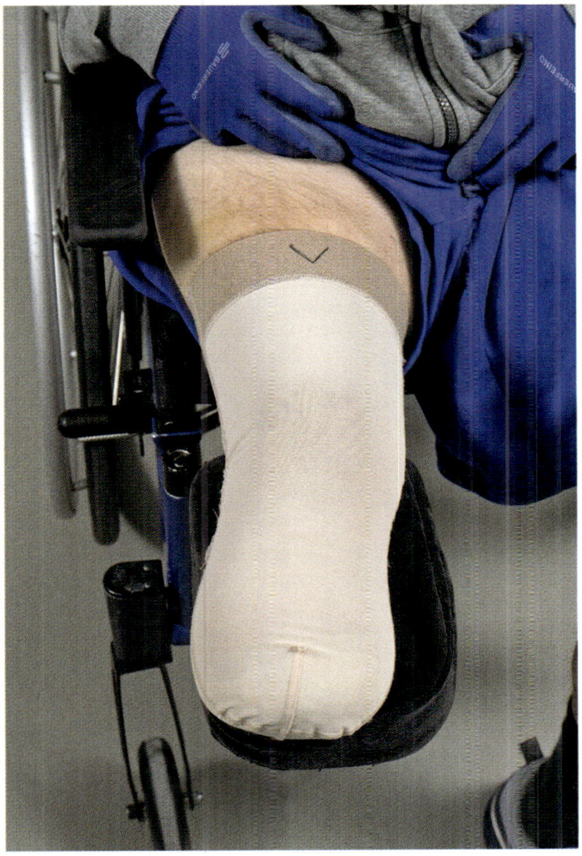

Abb. 5.12 Kompressionsstrumpf (Klasse 1,5–2). (Quelle: Universitätsklinik Balgrist, Med. Bilddokumentation, C. Urfer)

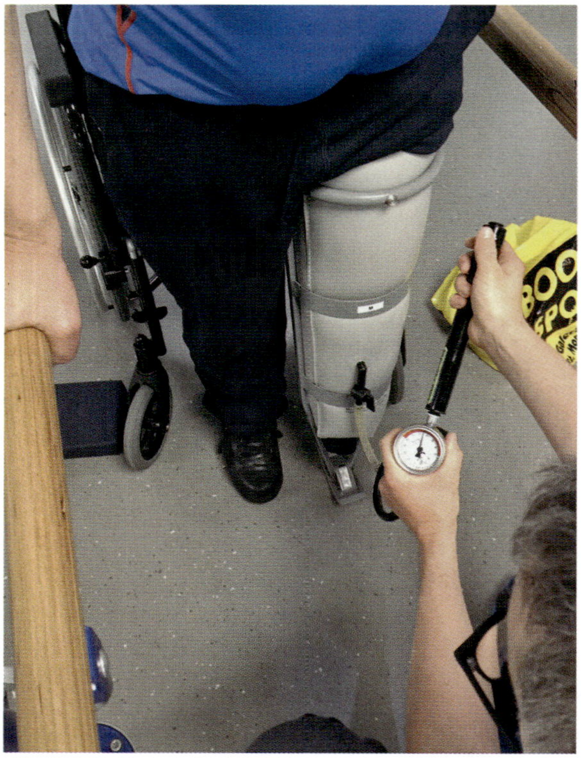

Abb. 5.13 Airsplint. (Quelle: Universitätsklinik Balgrist, Med. Bilddokumentation, C. Urfer)

Falls vorhanden, kann die Stumpfabhärtung auch mittels pneumatischer Hülle (Airsplint) vorangetrieben werden (▶ Abb. 5.13). Dies ist nach Beginn des Liner-Einsatzes möglich. Sobald der Stumpf den Druck von 70 mmHg toleriert, ist eine Mobilisation mit einer pneumatischen Universalprothese möglich [1503].

Ein Druck von distal auf das Stumpfende sollte sowohl bei Unter- als auch bei Oberschenkelamputationen vermieden werden, da die Stümpfe nicht endbelastbar sind. Knie- und Hüftexartikulationen sind grundsätzlich endbelastbar, und in Absprache mit der Chirurgie wird die axiale Belastung progressiv aufgebaut (Kriterium: Wund- und Weichteilsituation) [1502].

Kraft und Koordination

Ein individuelles und möglichst früh instruiertes Programm mit Kraft- und Koordinationsübungen für die obere und die erhaltene untere Extremität wirken der postoperativen Immobilität entgegen. Ebenfalls wird die amputierte Extremität in der offenen und geschlossenen Kette bis in die Endstellung aktiviert (Knie- und Hüftstreckung; ▶ Abb. 5.14, ▶ Abb. 5.15).

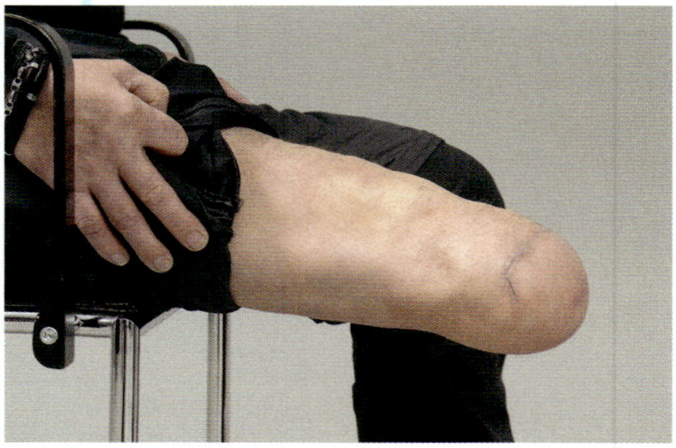

Abb. 5.14 Aktive Kniestreckung in offener Kette. (Quelle: Universitätsklinik Balgrist, Med. Bilddokumentation, C. Urfer)

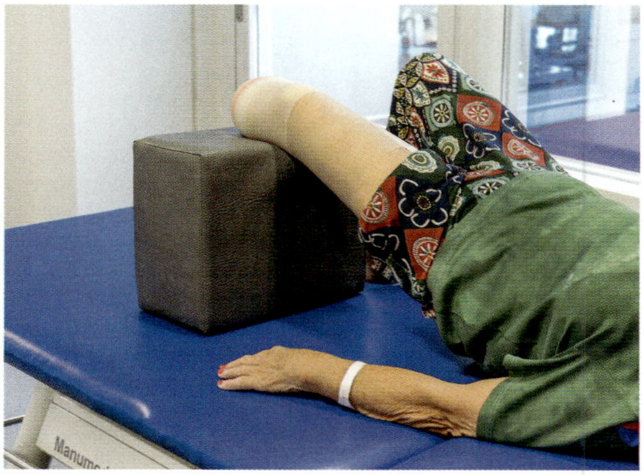

Abb. 5.15 Aktive Hüftstreckung in geschlossener Kette. (Quelle: Universitätsklinik Balgrist, Med. Bilddokumentation, C. Urfer)

Phantomschmerzen

Ganz wichtig ist die Unterscheidung zwischen Stumpf- und Phantomschmerzen. Stumpfschmerzen aufgrund von Narben, Wunden, Hautproblemen und Druckstellen sind zu Beginn normal und legen sich mit der Zeit. Die Ursache von Phantomschmerzen (im Körperteil, der nicht mehr vorhanden ist) hingegen ist nicht abschließend erforscht. Hypothesen für die Ursache sind die Diskrepanz zwischen afferentem Input und efferentem Output sowie eine kortikale Reorganisation nach Deafferenzierung. Es gibt kein eindeutiges, sicher wirksames Therapieschema dagegen – ein Phantomschmerz muss interdisziplinär angegangen werden [1502]. Neben der medikamentösen Therapie sollten in der Physiotherapie folgende Interventionen auf ihre individuelle Wirksamkeit getestet werden: Spiegeltherapie (▶ Abb. 5.16), Kompression, aktive Stumpfbewegung, Bewegungsvorstellung, Entspannungstechniken, Alufolie, Desensibilisierung im Stumpfbereich, funktioneller Einsatz des Stumpfes (Prothesenversorgung).

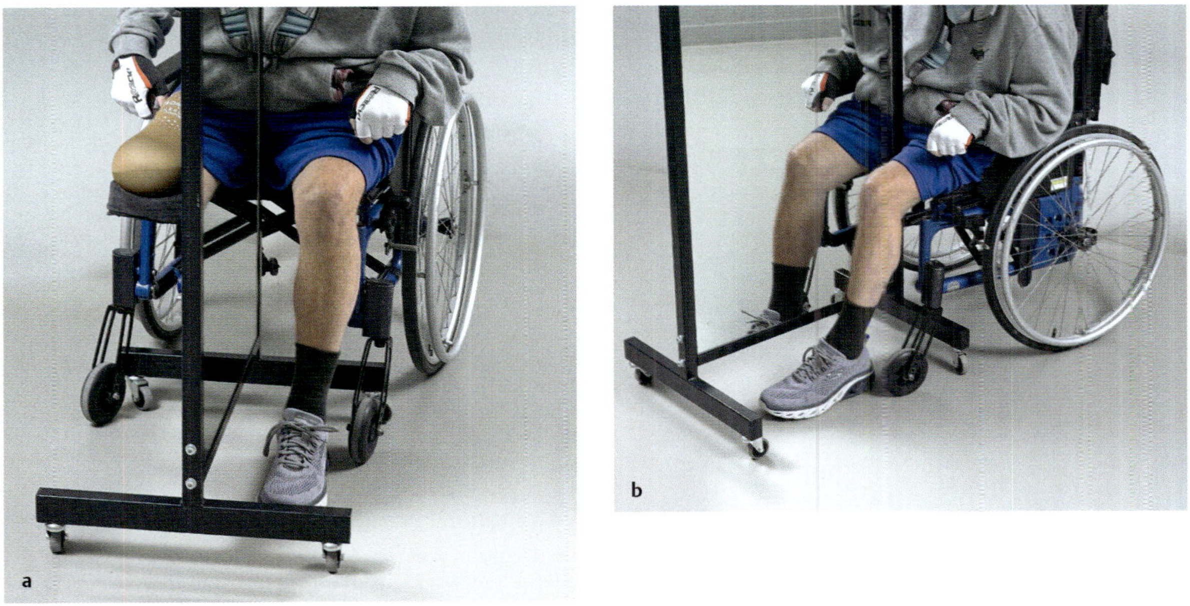

Abb. 5.16 Spiegeltherapie. (Quelle: Universitätsklinik Balgrist, Med. Bilddokumentation, C. Urfer)

a Das amputierte Körperteil verschwindet hinter den Spiegel.

b Das Gehirn des Patienten lernt durch die Dopplung der vorhandenen Extremität im Spiegel, auch diese Körperseite wieder anzunehmen. Der visuelle Input von 2 „gesunden Beinen" wirkt der Diskrepanz von afferentem Input und efferentem Output entgegen und kann so Phantomschmerzen reduzieren.

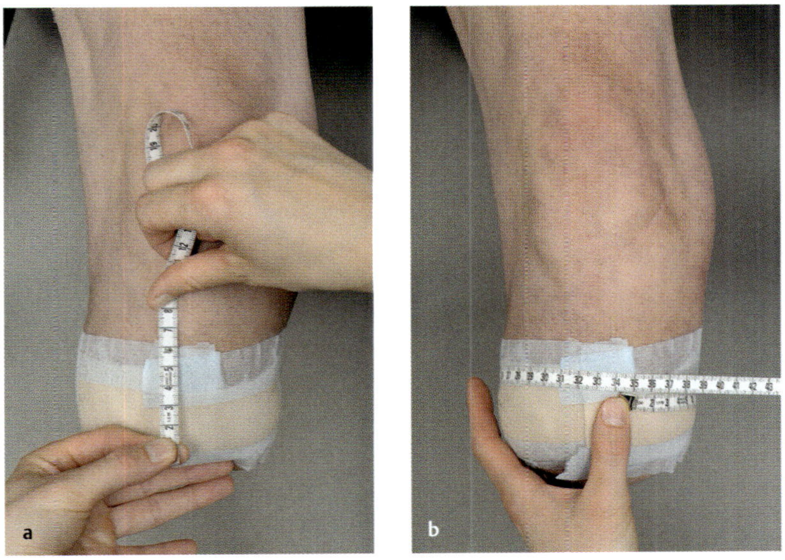

Abb. 5.17 Umfangmessung. (Quelle: Universitätsklinik Balgrist, Med. Bilddokumentation, C. Urfer)

a Abmessung von der Tibiaspitze 4 cm nach proximal.

b Zirkuläre Umfangmessung, 4 cm proximal der Tibiaspitze.

Assessments ohne Prothese

Umfangmessung

Der Umfang des Stumpfes wird 4 cm proximal der Knochenspitze gemessen, und zwar immer zur gleichen Tageszeit und in gleicher Ausgangsstellung (Unterschenkelamputation: sitzend mit gestrecktem Knie; Oberschenkelamputation: stehend; ▶ Abb. 5.17).

Amputee Mobility Predictor (AMP)

Für eine objektive Einschätzung der zukünftigen Mobilitätsklasse (▶ Tab. 5.23) steht der AMP [1509], der ohne Prothese durchgeführt wird, zur Verfügung. Dieser kann in den ersten Tagen postoperativ durchgeführt werden und ist der statistisch beste Prädiktor für das Outcome der Mobilität [1528].

Tab. 5.23 Mobilitätsklassen [1520].

Mobilitätsgrad	Definition
0	nicht gehfähig
1	Innenbereichsgeher; wenige Schritte in der Umgebung der Wohnung oder des Hauses möglich
2	eingeschränkte Außenbereichsgeherin; Gehgeschwindigkeit vermindert, Hindernisse auf niedrigem Niveau wie Bordsteine, Stufen oder Unebenheiten sind übergehbar; Transfers können allein durchgeführt werden.
3	uneingeschränkter Außenbereichsgeher; Gehgeschwindigkeit kann variiert werden und mittlere bis hohe Geschwindigkeiten sind möglich; die meisten Umwelthindernisse können übergangen werden, die Bewegung im freien Gelände ist möglich.
4	uneingeschränkte Außenbereichsgeherin mit besonders hohen Ansprüchen. Die Amputierte setzt die Prothese hohen funktionellen Belastungen wie Stoßbelastungen, Spannungen, Verformungen aus. Bei der Gehstrecke und der Gehdauer bestehen keine Einschränkungen.

Anpassung der Probeprothese

In den meisten Fällen wird die Probeprothese nach 28–42 Tagen postoperativ angepasst. Voraussetzungen dafür sind eine aus chirurgischer Sicht stabile Wunde sowie das Ausbleiben signifikanter Änderungen beim Stumpfumfang über 5 Tage (Monitoring Physiotherapie).

Rehabilitationsphase mit Prothese

Sobald die Person eine Interimsversorgung hat, steht das Prothesentraining im Vordergrund. Die Inhalte bleiben in der akutstationären Einrichtung über die Rehabilitation bis zur ambulanten Therapie die gleichen. Das Ziel ist der selbstständige Umgang mit der Prothese und ein möglichst normales und dadurch energieeffizientes Gangbild.

Umgang mit der Prothese und dem Liner

Das An- und Ausziehen des Liners sowie der Prothese werden der Person Schritt für Schritt nahegebracht, bis sie alles selbst beherrscht. Die Tragezeit der Prothese wird sukzessive gesteigert und richtet sich immer nach den Hautverhältnissen. Zu Beginn eignen sich mehrere kürzere Tragephasen über den Tag verteilt. Der Silikon-Liner wird ohne Lufteinschluss mit einer geradlinigen Abrollbewegung angelegt. Wird die Prothese bzw. der Liner nicht getragen (v. a. nachts), wird im ersten Jahr nach der Amputation zur Volumenkontrolle der Kompressionsstrumpf angezogen.

Gangbild

Der physiologische Gangzyklus dient als Orientierung bei der Beurteilung des Gangbildes. Abweichungen von der Norm werden analysiert und entweder in der Therapie aufgenommen oder mit dem Orthopädietechniker interdisziplinär angegangen. Dabei muss klar sein, welche Abweichungen von wem (Physiotherapie, Orthopädietechnik, Patient oder Patientin selbst) korrigiert werden können und welche sich aus der Prothesenversorgung ergeben und somit unveränderbar sind. Eine wohlwollende Zusammenarbeit der beteiligten Personen ist dabei entscheidend [1513]. Verschiedene Gangfehler und deren mögliche Ursachen werden ausführlich im Buch „Rehabilitation komplexer muskuloskelettaler Verletzungen" beschrieben [1514].

Hilfsmittel

In der Regel werden die ersten Gehversuche am stabilen Barren gemacht. Von Anfang an sollte der physiologische Kreuzgang bevorzugt werden. Eine Entlastung der betroffenen Extremität ist meist nicht nötig, bei mechanischen wie auch bei elektronischen Kniegelenken sogar hinderlich, da die axiale Belastung eine Voraussetzung für eine korrekte Funktion darstellt.

Bei anhaltenden Gleichgewichtsproblemen kann eine Versorgung mit einem Rollator sinnvoll sein. Ansonsten werden Unterarmgehstöcke mit zunehmender Gangsicherheit durch Walking- oder Handstöcke ersetzt und schließlich ganz weggelassen. Dabei steht immer die Sicherheit im Vordergrund und kann mithilfe einfacher Assessments objektiv eingeschätzt werden (Kap. Assessments mit Prothese), um das stets vorhandene Sturzrisiko möglichst klein zu halten.

Volumenausgleich

Vor allem zu Beginn der Rehabilitation wird das Stumpfvolumen erheblich schwanken und tendenziell bis zu einem Jahr nach der Amputation noch an Volumen verlieren. Die auftretenden Schwankungen werden mit Volumenausgleichsstrümpfen überbrückt, um einen festen Prothesensitz zu gewährleisten. Sobald der Stumpf in der Prothese zu viel Spiel hat, erhöht sich das Risiko von Druckstellen deutlich.

Sollte ein Patient oder eine Patientin für einen guten Prothesensitz bereits morgens 2 dicke Ausgleichsstrümpfe benötigen, sollte der Prothesensitz in der Orthopädietechnik angepasst werden.

Hautkontrolle

Die Person wird angewiesen, nach jeder Aktivität mit der Prothese ihre Hautverhältnisse zu überprüfen. Im hinteren Stumpfbereich geschieht dies mit einem Handspiegel (▶ Abb. 5.18). Bei einer Polyneuropathie muss diese visuelle Hautkontrolle aufgrund der verminderten protektiven Sensibilität lebenslang durchgeführt werden.

Sobald Rötungen auftreten, die nicht nach kurzer Zeit (etwa 15 min) verschwinden, sollte die Aktivität wie auch die Prothesentragedauer reduziert werden. Bei einem Hautdefekt muss unverzüglich eine ärztliche Fachkraft konsultiert werden.

Treppe

Das Treppentraining wird schon bald nach der Prothesenanpassung aufgenommen. Im Barren auf einen Stepper ist es zu Beginn ein ideales Training für die Gewichtsübernahme während der Standbeinphase mit der Prothese.

Am Anfang werden Treppenstufen hinauf und hinunter im Nachstellschritt bewältigt. Sobald die Kraft und die Hautverhältnisse es zulassen, kann nach einer Unterschenkelamputation auch alternierend die Treppen hochgestiegen werden. Als letztes wird das alternierende Hinuntersteigen geübt, wobei der Prothesenfuß aufgrund der eingeschränkten Dorsalextension mittig über der Stufenkante platziert werden muss.

Funktionelle Therapie

In der Therapie sollten alle Situationen, die im Alltag Schwierigkeiten bereiten, vereinfacht und unter Hilfestellung geübt werden. Rückwärts- und Kurvengehen, enge Kurven, Dual-Task-Aktivitäten (etwas beim Gehen tragen) sowie Outdoor-Aktivitäten wie schräge Ebenen, verschiedene Untergründe (Gras, Asphalt, Kieselsteine usw.), das Überwinden von Hindernissen und die Benutzung von öffentlichen Verkehrsmitteln gehören ebenfalls zur Therapie. Eine Auswahl an funktionellen Aktivitäten, die dem Pa-

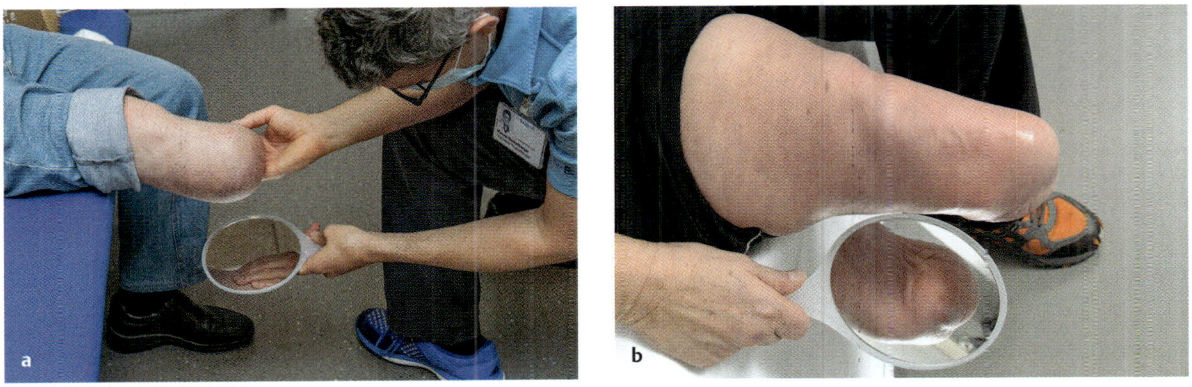

Abb. 5.18 Kontrolle des Stumpfes mit Handspiegel. (Quelle: Universitätsklinik Balgrist, Med. Bilddokumentation, C. Urfer)
a Kontrolle mit Handspiegel durch den Therapeuten.
b Kontrolle mit Handspiegel durch den Patienten.

tienten oder der Patientin noch Mühe bereiten, erhält man mithilfe der patientenorientierten Fragebogen (Kap. Assessments mit Prothese).

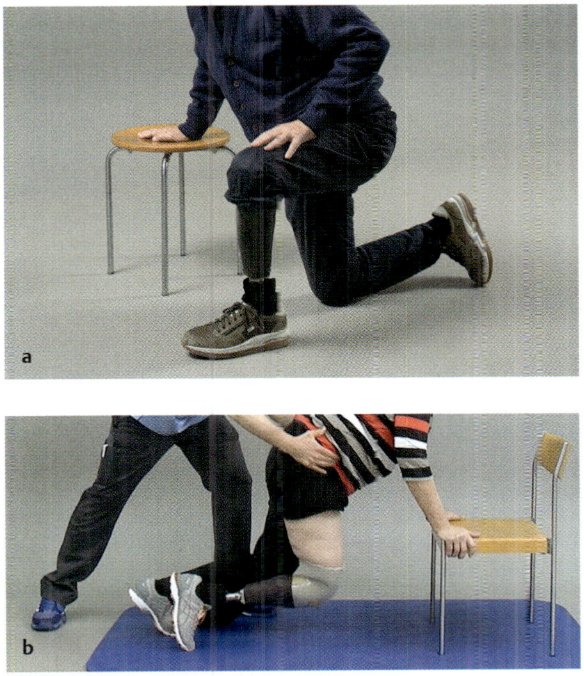

Abb. 5.19 Boden-Stand-Transfer mit Unterschenkelprothese. (Quelle: Universitätsklinik Balgrist, Med. Bilddokumentation, C. Urfer)
a Bodentransfer über den Einbeinkniestand.
b Bodentransfer über den Bärenstand.

Stürze

Etwa 50 % der Menschen mit einer Majoramputation erleben innerhalb eines Jahres einen Sturz und haben Angst vor dem Fallen [1506]. Die Sturzproblematik ist oft multifaktoriell und wird dementsprechend angegangen [1501]. Der Boden-Stand-Transfer ist über den Einbeinkniestand wie auch über den Bärenstand möglich (▶ Abb. 5.19). Die Fähigkeit, wieder vom Boden aufzustehen, nimmt den Betroffenen bereits einen großen Teil ihrer Ängste und wird standardmäßig in der Therapie geübt. Der Bewegungsübergang wird in Teilsequenzen aufgeteilt und zuerst mithilfe von geeigneten Hilfsmitteln (Barren, Stuhl usw.) unter Supervision durchgeführt.

Spezifische Funktionen der Prothesenkniegelenke

Nach einer Oberschenkelamputation werden die spezifischen Fähigkeiten des verbauten Kniegelenkes in die Rehabilitation integriert. Dafür sind Kenntnisse der Möglichkeiten und Grenzen der jeweiligen Prothese nötig oder müssen bei der Orthopädietechnik erfragt werden.

Elektronische Kniegelenke (z. B. Kenevo oder C-Leg) können die exzentrische Aktivität vom M. quadriceps übernehmen. Diese Funktion wird als „Yielding“ bezeichnet und erlaubt es, die Treppe oder schräge Ebenen alternierend – mit einem physiologischen Bremswiderstand – hinunterzugehen.

Krafttraining

Das Krafttraining sollte einen funktionellen Fokus haben und die betroffene Extremität mit einbeziehen. Alle Übungen, die ohne Prothese durchgeführt wurden, werden nun mit der Prothese gemacht. In der offenen Kette erhöht sich nun durch die Prothese das Trainingsgewicht. Als Grundsatz gilt „start low, go slow“. Die Hautverhältnisse bestimmen, ob eine Progression möglich ist. Eine regelmäßige Hautkontrolle nach dem Training ist daher auch hier unerlässlich.

Hygiene

Der Stumpf wie auch der Silikon-Liner werden täglich mit warmem Wasser und einer pH-neutralen Seife gereinigt. Durch das Entfernen von Verunreinigungen und Hautschuppen wird lästigen Hautirritationen vorgebeugt. Das Eincremen zur Hautpflege wird abends und nur in Kombination mit dem Kompressionsstrumpf durchgeführt. Die Hautcreme muss vollständig eingezogen sein, bevor der Liner zum nächsten Mal angelegt wird. Der Kompressionsstrumpf wird einmal täglich von Hand mit Seife gewaschen und einmal wöchentlich in der Waschmaschine (40° Schongang), damit er seine Elastizität behält.

Unter dem Liner darf nur Mepilex Lite als Pflaster verwendet werden. Andere Pflaster greifen den Liner an und beschädigen ihn.

Assessments mit Prothese

Standardisierte klinische Assessments gehören in der Rehabilitation zum Ansatz der evidenzbasierten Therapie. Für eine adäquate Verlaufskontrolle empfiehlt es sich, sowohl funktionsorientierte (objektive) als auch patient*innenbasierte (subjektive) Assessments einzusetzen [1516]. Jedoch gibt es bei dieser Patient*innengruppe keinen Konsens, welche Assessments standardmäßig verwendet werden sollten [1524].

Um die Realität möglichst umfänglich abzubilden, empfiehlt sich eine Kombination verschiedener Assessments. Funktionelle Aktivitäten, die häufig im Alltag vorkommen und oft ein hohes Sturzrisiko darstellen, sollten getestet werden. Mithilfe der Assessments wird der aktuelle Stand festgehalten, werden weitere Therapieschritte eingeleitet und den Patienten und Patientinnen konkrete Empfehlungen sowie Aufgaben gegeben.

Eine einfache Erfassung der Kapazität ist der 6-Minuten-Gehtest. Alternativ der 2-Minuten-Gehtest, da dieser die Gehstrecke über 6 Minuten gut vorhersagt [1523]. Beide Tests haben eine gute Reliabilität und Responsivität [1511]. Die ermittelten Werte lassen sich mit den Referenzwerten der entsprechenden AMP-Funktionsklasse vergleichen. Eine minimale Gehstrecke von 300 m ist notwendig, um den Alltag zu einem gewissen Grad selbstständig bestreiten zu können [1523]. Das entspricht in etwa der Funktionsklasse 3 (uneingeschränkt im Außenbereich gehen).

Weiter prüfen die Physiotherapeut*innen mithilfe des Stair Measure Test, wie schnell ihre Patient*innen 9 Treppenstufen hoch- und wieder heruntergehen können [1518].

Auch der Timed-up-and-go-Test (TUG) findet Anwendung in der Kontrolle durch die Physiotherapie. Nebst der Testung der Mobilität und der ADL-Funktionen dient er als Screening-Instrument für das individuelle Sturzrisiko. Dabei muss die Person von einem Stuhl aufstehen, 3 m gehen, eine 180°-Drehung vollziehen und sich wieder hinsetzen. Den ermittelten Wert vergleichen die Physiotherapeut*innen schließlich mit den Durchschnittswerten oder dem Cut-off-Wert für das Sturzrisiko (> 19 s) von Personen nach einer transtibialen Amputation [1506]. Dieser reliable und valide Test hilft dabei, das geeignete Hilfsmittel zu finden, um die Gehsicherheit der Patient*innen zu gewährleisten [1527].

Bei aktiveren Personen empfiehlt sich zusätzlich die Durchführung des Four-Square-Step-Test, um das Sturzrisiko einzuschätzen. Bei diesem Test müssen 4 Richtungen bewältigt und Objekte auf dem Boden (z. B. Stöcke) überstiegen werden (▶ Abb. 5.20). Dieser Test ist nach einer Unterschenkelamputation ebenfalls valide und reliabel, jedoch schwierig in der Ausführung aufgrund der erhöhten Anforderung an Koordination und Kognition [1507]. Er weist bei einem Cut-off-Wert von ≥ 24 s eine hohe Sensitivität und Spezifität auf (92 % bzw. 93 %), mit der er Stürze bei unterschenkelamputierten Personen voraussagt.

Um die wahrgenommene Fähigkeit der globalen Mobilität aus Patient*innensicht zu ermitteln (capability), bieten sich die Fragebögen „Locomotor Capabilities Index-5 Deutsch" (LCI-5D) [1521] und die patientenspezifische Funktionsskala an (PSFS) [1515]. Der LCI-5D umfasst 14 Fragen mit je 5 Antwortkategorien. Er weist eine gute Validität und Reliabilität sowie eine hohe Responsivität auf [1508][1522]. Zum einen eignet er sich gut für die therapeutische Zielsetzung und zum anderen – aufgrund seiner hohen Spezifität von 91 % – auch zum Ausschluss eines Sturzrisikos [1506]. Mit dem PSFS können die Physiotherapeut*innen Aussagen über die Veränderung zu einem oder mehreren spezifischen, aber individuellen Problemen der Betroffenen machen.

Die individuelle Leistungsfähigkeit erfasst man hingegen mit der Houghton-Skala, einem Fragebogen zur Erfassung der tatsächlichen Leistung bei der globalen Mobilität. Er zeichnet sich ebenfalls durch vorteilhafte Gütekriterien aus [1505].

Bei spezifischen Problemen kommen situationsabhängig auch der 5-x Sit-to-Stand-Test (Kraft), der Self-paced-/Fast-self-paced-10-Meters-Walking-Test (Gehgeschwindigkeit), der Figure-of-8-Test (Kurvengehen) sowie die Activities-specific-Balance-Confidence (ABC)-Skala zum Einsatz (Fragebogen zur Sturzangst).

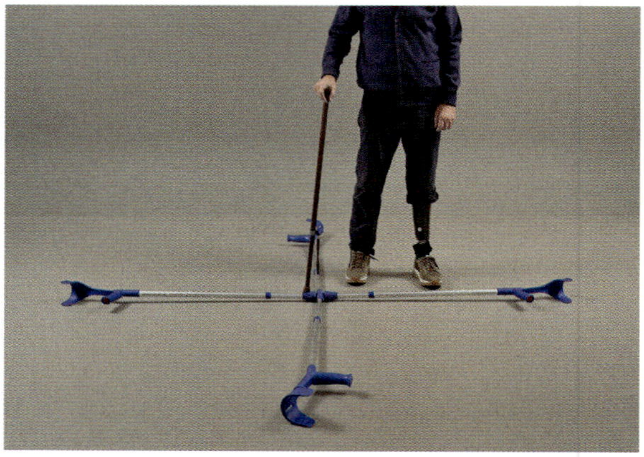

Abb. 5.20 Four-Square-Step-Test mit Unterschenkelprothese. (Quelle: Universitätsklinik Balgrist, Med. Bilddokumentation, C. Urfer)

Sport

Auch wenn eine sportliche Aktivität häufig nicht das primäre Ziel von amputierten Personen mit einer Gefäßproblematik ist, wären gewisse Sportarten möglich. Ideal wären Aktivitäten mit wenig Spitzenbelastungen und Scherkräften. In Zusammenarbeit mit der Orthopädietechnik werden häufig Möglichkeiten gefunden, um z. B. das Spazieren, (Schneeschuh-)Wandern, Walking, Langlaufen, Schwimmen, Tischtennis, Fahrradfahren, die Fitness und sogar das Skifahren wieder möglich zu machen. Der Kontakt mit einem Behindertensportverband (Schweiz: www.plusport.ch; Deutschland: www.dbs-npc.de) öffnet Sportbegeisterten ebenfalls manche Türen.

5.7.5 Zusammengefasst

Die Nachbehandlung von Amputationspatient*innen ist komplex und erfordert das Fachwissen eines interdisziplinären Teams. Dabei ist eine reibungslose Zusammenarbeit mit einem zeitnahen Austausch (vor allem zwischen Physiotherapie, Orthopädietechnik und Ärzteschaft) bei diesen Patienten von großer Bedeutung. Ein grundlegendes Wissen zum Prothesenaufbau, Arten der Prothesenversorgung, Amputationshöhen, spezifischer klinischer Parameter sowie typischer Komplikationen ist dafür unerlässlich.

Die Therapie ist vorwiegend funktionell gestaltet und richtet sich primär auf die Mobilität, die Verminderung des Sturzrisikos und die persönlichen Defizite der betroffenen Person, die sich durch den Einsatz einfacher Fragebögen ermitteln lassen.

Durch die fehlende protektive Sensibilität bei der Polyneuropathie rückt die visuelle Kontrolle der belasteten und in der Prothese versorgten Extremität in den Vordergrund. Wenn aufgrund von schlechtem Prothesensitz bleibende Druckstellen auftreten, ist die zeitnahe Kontaktaufnahme mit der Orthopädietechnik notwendig. Offene Wunden, Blutungen und Wunddehiszenzen gehören für die weitere Versorgung in unmittelbare ärztliche Obhut.

▶ Das Literaturverzeichnis steht Ihnen online zur Verfügung.

6 Verletzungen und Interventionen aus traumatologischer/ orthopädischer Sicht

6 Verletzungen und Interventionen aus traumatologischer/orthopädischer Sicht

6.1 Knochen

Noémie Reinert, Mario Morgenstern, Marc Antoine Burch

6.1.1 Histologie und Anatomie des Knochens

Histologische Knochenstruktur

Das menschliche Skelett besteht aus dynamischem Gewebe, das lebenslangen Umbauprozessen unterliegt. Der Knochen besteht aus 2 Grundstrukturen: der Kortikalis (Substantia compacta, kurz: Kompakta) und dem spongiösen Knochen (Substantia spongiosa, kurz: Spongiosa). Aufgrund dieser Struktur besitzt der Knochen eine hohe Steifigkeit (der Knochen verbiegt sich unter Last geringfügig) und eine hohe Festigkeit (der Knochen widersteht hohen Lasten, ohne zu brechen). Die Kortikalis umgibt den Markkanal als äußere dichte Hülle und wird aus einem System konzentrisch angeordneter Knochenlamellen um den gefäßführenden Havers-Kanal gebildet. Die Knochenlamellen bilden die Einheit eines Osteons, welche zirkulär angeordnete Osteozyten enthält. Mehrere, überwiegend quer verlaufende Gefäßkanäle (Volkmann-Kanal) gewährleisten den kontinuierlichen Blutfluss zwischen den Osteonen (▶ Abb. 6.1).

Die Spongiosa ist gefäßfrei und enthält viele Knochentrabekel, die den Markraum wie ein wabenförmiges Netzwerk formen. Spongiöser Knochen macht 20 % der Masse aber 80 % der Oberfläche des menschlichen Skeletts aus. Seine Dichte beträgt je nach Lokalisation zwischen 5 % und 70 % von der des kortikalen Knochens, wobei die Porosität bei 30–90 % liegt [1540]. In langen Röhrenknochen bestehen die Diaphysen vorwiegend aus kortikalem Knochen, die Epi- und Metaphysen zum Großteil aus spongiösem [1539].

Anatomie der langen Röhrenknochen

Lange Röhrenknochen bestehen aus der Diaphyse (Schaft), mit der proximal und distal angrenzenden Meta- bzw. Epiphyse (▶ Abb. 6.2).

Knochenwachstum und -umbau

In der Entwicklung der Röhrenknochen unterscheidet man die enchondrale und die desmale Ossifikation. Das Längenwachstum erfolgt an den Epi- und Metaphysen im Bereich der Wachstumsfugen durch eine Proliferation knorpeliger Vorstufen, welche zu reifem Knochen mineralisiert und umgewandelt werden. Dies entspricht der indirekten Knochenbildung, der sog. chondralen Ossifikation anhand eines Knorpelmodells. Davon abzugrenzen ist die direkte desmale Knochenbildung, die vor allem das Dickenwachstum ermöglicht. Dies erfolgt u. a. über eine perichondrale Knochenmanschette, die direkt aus undifferenzierten Mesenchymzellen hervorgeht, welche zu Osteoblasten differenzieren. Weiterhin wird das periostale Knochenwachstum durch direktes „appositionelles" Ablagern von neuem Knochen durch aufgereihte Osteoblasten gebildet.

Im Alter werden die langen Röhrenknochen durch appositionelles Wachstum und endosteale Knochenresorption zunehmend dicker. Anhand des Remodelings wird die biomechanische Belastbarkeit des Knochens erhalten, kleine strukturelle Schädigungen im Gewebe repariert und der Kalzium-Phosphat-Haushalt im Knochen reguliert [1532].

Nach dem Wolff-Gesetz der Knochentransformation (1892) erfolgt das Remodeling in Abhängigkeit von der einwirkenden mechanischen Belastung. Wird der Knochen belastet, baut er sich auf und nimmt an Festigkeit und somit auch an Knochendichte zu. Wird er wenig belastet oder gar entlastet, wird er abgebaut. Ungefähr 10 % des erwachsenen Körpers befinden sich zu jedem Zeitpunkt im Umbau, was unter physiologischen Bedingungen einem stehenden Gleichgewicht zwischen Osteoklasten und Osteoblasten entspricht [1539].

Durchblutung

Die Blutversorgung langer Röhrenknochen erfolgt über 3 Gefäßsysteme [1530][1531]:

- zuführende Arterien, die nährstoffreiches Blut direkt aus dem Systemkreislauf durch den diaphysären Kortex in den Knochenmarkkanal bringen und sich in aufsteigende und absteigende Äste teilen. Sie übernehmen die Blutversorgung der inneren 2/3 des endostalen Kortex bis zu den Havers-Kanälen.
- Die meta-/epiphysäre Durchblutung wird von einem periartikulären Gefäßnetz gebildet.
- Das Periost wird von Kapillaren gespeist, welche das äußere Drittel der Blutversorgung übernehmen.

Der arterielle Blutfluss der endostalen Blutversorgung erfolgt wegen des Druckgradienten zwischen hohen intramedullären Drücken und dem Niedrigdrucksystem der periostalen Gefäße in zentrifugaler Richtung (von innen nach außen) [1535][1537].

Bei einer Fraktur wird oft die zuführende Arterie beschädigt. Es überwiegt die periostale Durchblutung und ein zentripetales System stellt sich ein. Bei schweren, vor allem multifragmentären Hochenergie-Frakturen kommt es jedoch auch zu einer erheblichen Schädigung der periostalen Blutversorgung. Eine begleitende Weichteilverletzung kann die Durchblutung weiter kompromittieren, sodass in ausgeprägten Fällen eine Lappendeckung notwendig sein kann. Ziel dieser ist es einerseits die Hautbarriere wieder herzustellen und andererseits die Perfusion der Frakturzone zu gewährleisten. Bei kritischen Gefäßverletzungen kann sogar eine Revaskularisierung indiziert sein.

Die Wahl des Osteosyntheseverfahrens spielt zudem eine wichtige Rolle für die Knochendurchblutung und Frakturheilung. So wird etwa bei einer Marknagelosteosynthese mit Aufbohren des Markkanals das endostale Netzwerk wesentlich zerstört. Eine Plattenosteosynthese kompromittiert hingegen die periostale Blutversorgung, unmittelbar dort wo die Platte dem Knochen aufliegt [1537].

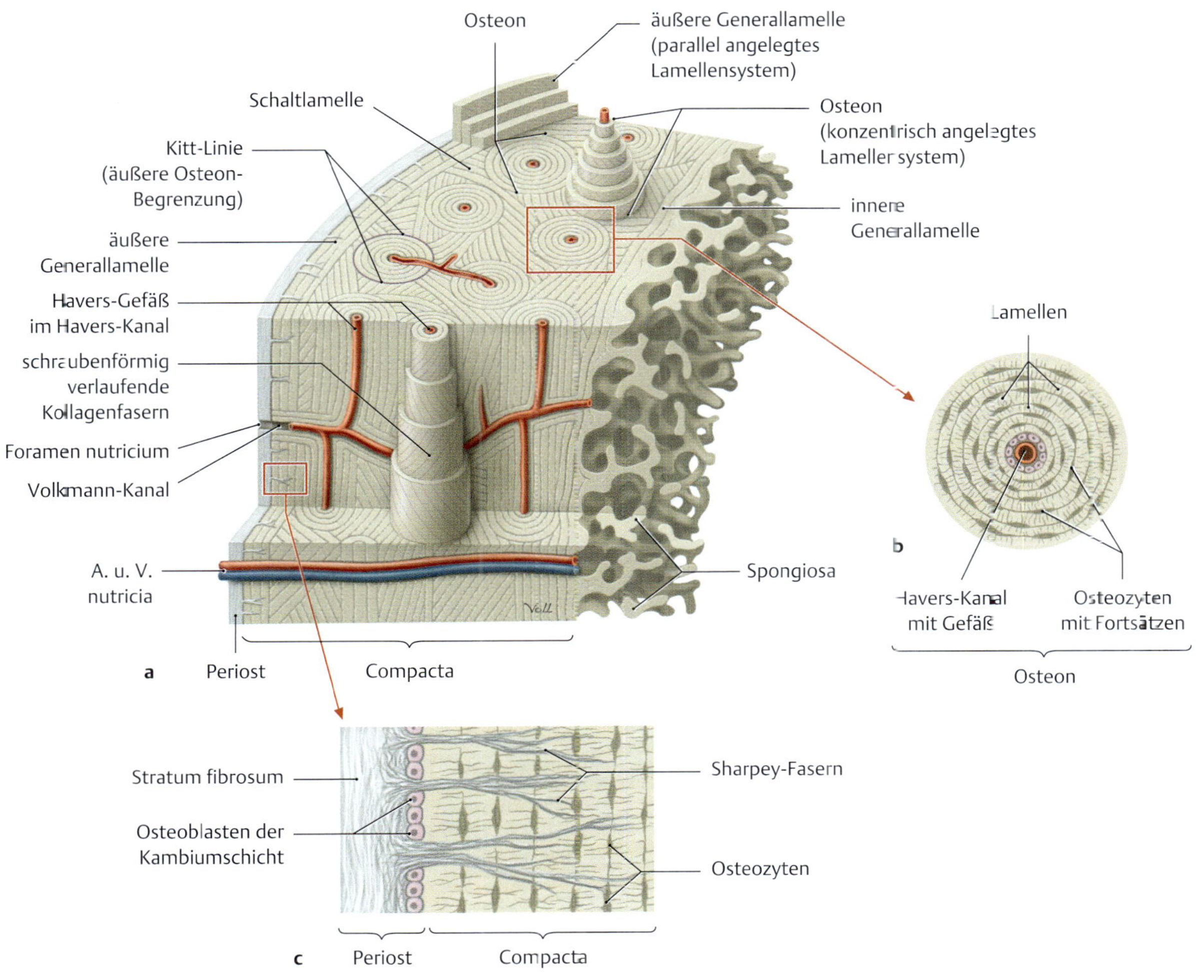

Abb. 6.1 a Räumliche Darstellung der Substantia compacta; b Darstellung eines Osteons; c Organisation des Periosts. (Quelle: Schünke M, Schulte E, Schumacher U. Prometheus. LernAtlas der Anatomie. Allgemeine Anatomie und Bewegungssystem. Illustrationen von Voll M und Wesker K. 6., vollständig überarbeitete Auflage. Stuttgart: Thieme; 2022)

6.1.2 Grundlagen der Fraktur

Epidemiologie von Frakturen

Eine epidemiologische Analyse von 2009 bis 2019 zeigte in Deutschland einen Anstieg der Inzidenz von Frakturen um 14 %. Zu den häufigsten Frakturen zählen Schenkelhalsfrakturen (120/100 000 Einwohner), pertrochantäre Femurfrakturen (109/100 000) und distale Radiusfrakturen (106/100 000). Frauen über 90 Jahre wiesen die höchste Inzidenz an pertrochantären Femurfrakturen auf (2550/100 000). Mit steigender Lebenserwartung lässt sich vor allem eine Zunahme der Frakturhäufigkeit in hohem Lebensalter feststellen, wobei besonders Frauen ein höheres Frakturrisiko aufweisen [1541].

In der Schweiz beträgt das Risiko ab einem Alter von 50 Jahren eine hüftgelenksnahe Fraktur zu erleiden für Frauen 22,5 % und für Männer 7,1 % [1542].

Ätiologie

Eine Fraktur ist eine komplette oder inkomplette Kontinuitätsunterbrechung des Knochens, welche durch einmalige, in bestimmten Fällen wiederholte Überlastung des Knochens oder aufgrund einer pathologischen Knochenstruktur (z. B. Knochenmetastase) entstehen. Die Fraktur führt zu einer Diskontinuität, welche mit pathologischer Deformation, Stabilitätsverlust und Schmerzen verbunden ist. Durch Implosion und Zerreißung kommt es zu einer erheblichen Schädigung der umgebenden Weichteile und auch zu oben beschriebener Ruptur der enostalen und periostalen Blutversorgung [1540].

Bei einem osteoporotischen Knochen kann bereits ein Niedrigenergietrauma ausreichen, um eine Fraktur herbeizuführen. Im Alter kommt es zu einer Abnahme der zellulären Aktivität im Knochenmark, es werden weniger Osteoblasten-Vorläuferzellen gebildet und es kommt zu einem Ungleichgewicht zwischen Osteoblasten und Osteoklasten, also zwischen Knochen-Auf- und -Abbau [1534]. Vor allem hüftgelenksnahe Frakturen und Wirbelkörperfrakturen können sich bei schwerer Osteoporose auch spontan und ohne Trauma ereignen. In der Schweiz wurden im

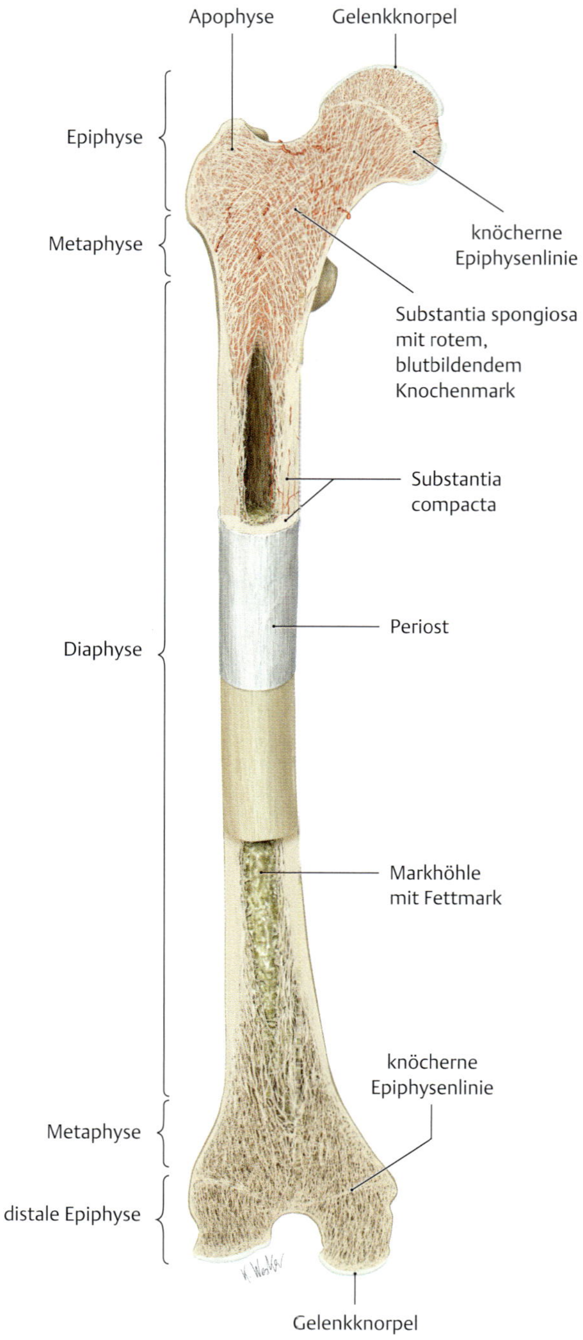

Abb. 6.2 Aufbau eines typischen Röhrenknochens am Beispiel des Femurs. (Quelle: Schünke M, Schulte E, Schumacher U. Prometheus. LernAtlas der Anatomie. Allgemeine Anatomie und Bewegungssystem. Illustrationen von Voll M und Wesker K. 6., vollständig überarbeitete Auflage. Stuttgart: Thieme; 2022)

Jahr 2019 insgesamt 82 000 neue durch Osteoporose bedingte Frakturen registriert. Dies entspricht 226 Frakturen/Tag. Diese verursachten Kosten von 3,4 Mrd. Euro jährlich, was 4,5 % aller Ausgaben des Schweizer Gesundheitssystem entspricht [1542].

Stress- oder Ermüdungsfrakturen, wie die Marschfrakturen des Mittelfußes werden durch repetitive Überbelastung des Knochens versursacht. Pathologische Frakturen hingegen entstehen in einer pathologisch veränderten Region des Knochens infolge einer Erkrankung (z. B. Knochentumor, Metastase).

Frakturarten und Klassifikation

Knochenbrüche werden in komplette und inkomplette Frakturen unterteilt. Bei Letzterem liegt keine komplette Kontinuitätsunterbrechung vor (z. B. Haarriss/Fissur). Unvollständige Frakturen wie Wulstfraktur oder Grünholzfraktur treten vor allem beim wachsenden Skelett auf. Komplette Frakturen werden in einfache (Spiral-, Schräg-, Querfraktur) oder mehrfragmentäre Fakturen unterteilt.

Die weltweit gängigste Einteilung von Frakturen ist die der Arbeitsgemeinschaft für Osteosynthese (AO). Die AO-Frakturklassifikation berücksichtigt den betroffenen Knochen, die Lokalisation im Knochen (epi-, meta- und diaphysär), sowie den Frakturtyp (Komplexität). So werden bei den Schaftfrakturen folgende Frakturtypen unterschieden: einfache Frakturen, Keilfrakturen, oder mehrfragmentäre Segment-Frakturen [1540].

Man unterscheidet zwischen offenen und geschlossenen Frakturen.

Geschlossene Frakturen weisen einen intakten Weichteilmantel auf, wobei kein direkter Kontakt zwischen der Umgebung und dem frakturierten Knochen besteht. Dennoch können die Haut und die Weichteile erheblich kompromittiert sein.

Bei offenen Frakturen ist der deckende Weichteilmantel durchtrennt und es besteht eine Verbindung zwischen der Außenwelt und dem darunter liegenden Knochen. Gustilo und Anderson haben offene Frakturen nach dem Ausmaß des Weichteilschadens, der Schwere der Fraktur und einer begleitenden Gefäß-/Nervenverletzung in 3 Typen unterteilt. Mit zunehmendem Ausmaß des Weichteilschaden nehmen die Kontamination und somit auch das Risiko einer späteren mit der Fraktur assoziierten Infektion zu. So liegt das Infektionsrisiko bei offenen Frakturen I° bei etwa 2 % und bei offenen Frakturen III° bei über 15 % [1538].

Die primären Behandlungsziele offener Frakturen sind: Infektionsprävention, Funktionserhalt und Konsolidierung der Fraktur.

> ✔ **Merke**
> Die 5 wichtigsten Aspekte in der Behandlung offener Frakturen sind:
> - Offene Frakturen sind orthopädisch-traumatologische Notfälle
> - gründliches operatives Debridement und Spülung
> - stabile Frakturfixierung
> - Management begleitender Weichteilverletzungen (ggf. lappenplastische Deckung)
> - systemische Antibiotikaprophylaxe.

Die Wahl der Frakturversorgung mit interner oder externer Osteosynthese ist abhängig vom Typ und der Lokalisation der Fraktur, der Weichteilverletzung und begleitenden lebensbedrohlichen Verletzungen. Bei polytraumatisierten Personen wird in der chirurgischen Erstversorgung oftmals das sog. Damage-Control-Prinzip angewandt. Hierbei wird zunächst die Fraktur mit einem Fixateur stabilisiert. Im weiteren Verlauf, nach Stabilisierung des Patienten oder der Patientin erfolgt dann die definitive interne Osteosynthese (s. u.).

Formen der Knochenheilung (direkt/indirekt)

Entscheidend für die Art der Frakturheilung sind die Morphologie der Fraktur, die Frakturreposition, die Wahl des Implantates und die damit erreichte Stabilität. Unterschieden werden die indirekte (sekundäre) und die direkte (primäre) Knochenheilung.

Indirekte Frakturheilung

Bei der indirekten Frakturheilung handelt sich um den „natürlichen" Heilungsprozess von Frakturen, wie er bei nicht chirurgisch (konservativ) behandelten Frakturen stattfindet. Sie kann jedoch auch durch bestimmte Osteosynthesen angestrebt werden. Erfolgt die Fixierung einer Fraktur unter den Gesichtspunkten einer relativen Stabilität, kommt es zu gewissen kontrollierten Scher-, Biege- und Druckkräften im Frakturspalt, welche ein wichtiger Stimulus für die indirekte Knochenheilung sind. Diese Relativbewegungen sind abhängig von der Steifigkeit des gewählten Osteosyntheseverfahrens. Frakturversorgung mit relativer Stabilität bedeutet, dass keine Kompression zwischen den Frakturfragmenten vorliegt. Klassisches Beispiel hierfür ist die Marknagelosteosynthese von Schaftfrakturen.

Die Knochenheilung erfolgt in 4 Phasen: Zunächst bildet sich ein Frakturhämatom (Entzündungsphase, 1–7 Tage), gefolgt von der Organisation eines gefäßreichen Bindegewebes (Granulationsphase, 4–6 Wochen). Als zentraler Prozess bildet sich ein fibrokartilaginärer, weicher Kallus aus. In der Phase der Kallushärtung mineralisiert und verknöchert der Frakturkallus (3–4 Monate). Die Knorpelgrundsubstanz wird in Geflechtknochen umgebaut und der anschließende Übergang zum reifen, mechanisch belastbareren Lamellenknochen dauert mehrere Monate (Remodellierungsphase, bis zu 12 Monate) [1536].

Direkte Frakturheilung

Eine direkte Knochenheilung wird erzielt, wenn die Fraktur mit einer absoluten Stabilität fixiert wird, die keine interfragmentäre Bewegungen zulässt. Es entsteht kein Frakturkallus. In dieser Situation überbrücken die Osteone direkt den Frakturspalt. Es handelt sich hierbei um den physiologischen Knochenumbau, wobei bei der indirekten Frakturheilung eine Knochenneubildung stattfindet. Voraussetzung für den osteonalen Knochenumbau sind die anatomische Reposition und Kompression des Frakturspaltes.

Die Art der Knochenheilung hat keinen Einfluss auf die Stabilität des geheilten Knochens. Entscheidend ist, dass die Funktion des verletzten Knochensegments wiederhergestellt wird: Bei einer Schaftfraktur müssen die Achse, die Rotation und die Länge des Knochens wiederhergestellt werden. Eine 100 %ige anatomische Reposition ist nicht unbedingt erforderlich. Bei einer Versorgung mit der oben erwähnten relativen Stabilität durch einen Marknagel (▶ Abb. 6.6) heilt die Fraktur durch indirekte Frakturheilung. Der sich bildende Frakturkallus führt in der Regel zu keinen wesentlichen Beeinträchtigungen. Im Gegensatz dazu muss bei einer intraartikulären Fraktur die Gelenkoberfläche anatomisch reponiert und wiederhergestellt werden. Durch Frakturversorgung mit absoluter Stabilität heilt der Knochen mittels direkter Frakturheilung und folglich bildet sich kein Frakturkallus.

Entsprechendes gilt beispielsweise auch für Unterarmschaftfrakturen, welche zwar per se keine artikuläre Beteiligung aufweisen, jedoch aufgrund der komplexen Bewegungsabläufe zwischen Radius und Ulna zum Erhalt einer korrekten Pro- und Supination auf eine anatomische Reposition der Frakturen angewiesen sind.

Vorteile einer chirurgischen Fixation mit absoluter Stabilität sind die anschließende frühfunktionelle Nachbehandlung bei einer anatomischen Reposition von Gelenkfrakturen. Als Nachteil gilt eine längere Heilungszeit als bei der Kallusbildung, und somit muss das Implantat die Stabilität und Reposition länger gewährleisten.

Behandlung von Frakturen

Die Frakturbehandlung kann in nicht operative (konservative) und operative Verfahren unterteilt werden.

Konservative Frakturbehandlung

Grundsätzlich hat jede Fraktur das Potenzial, ohne chirurgischen Eingriff zu heilen. Voraussetzung ist, dass die Fragmente miteinander in Kontakt stehen und ein nicht übermäßiges Bewegungsausmaß zwischen ihnen besteht. Es kann sich so über indirekte Frakturheilung ein Knochenkallus ausbilden (wie oben beschrieben) und Stabilität erlangt werden. Pädiatrische Frakturen sind aufgrund ihres erheblichen Remodeling-Potenzials im Allgemeinen viel toleranter gegenüber einer konservativen Behandlung.

Die konservative Frakturbehandlung beinhaltet die geschlossene Reposition zur Wiederherstellung von Fehlstellungen und die nachfolgende Immobilisation in einem Gips oder einer Schiene. Eine geschlossene Reposition ist indiziert bei erheblicher Fehlstellung oder Dislokation. Falls eine geschlossene Reposition nicht möglich ist, kann eine operative Behandlung indiziert sein. Weitere Indikationen für eine chirurgische Frakturversorgung sind unter Kap. Chirurgische Frakturbehandlung aufgeführt. Ein weiteres wichtiges Entscheidungskriterium bei einer konservativen Behandlung ist der funktionelle Anspruch der betroffenen Person. Dies wird anhand der Frakturversorgung des distalen Radius und des proximalen Humerus in den folgenden beiden Kästen erläutert (▶ Abb. 6.3, ▶ Abb. 6.4).

Distale Radiusfraktur

Distale Radiusfrakturen sind sehr häufig und betreffen vor allem Frauen nach den Wechseljahren, die unter Osteoporose leiden. Es ist wichtig, den allgemeinen Funktionszustand der Betroffenen zu erfassen, um die richtige Behandlungsmethode für Frakturen im Allgemeinen und für Frakturen des distalen Radius im Besonderen festzulegen.

Während eine intraartikuläre Fraktur mit einer Abweichung der Achse von mehr als 20° in der Sagittalebene bei einer jungen oder sportlichen Person zweifellos chirurgisch behandelt werden muss, kann eine Verletzung mit denselben Merkmalen bei einem 85-jährigen Patienten mit geringeren funktionellen Erwartungen konservativ behandelt werden. Nach einer distalen Radiusfraktur ist bei geriatrischen Menschen häufig eine gute Funktion trotz starker Abweichungen von der anatomischen Achse zu beobachten. Diese Art von Fraktur wird mit einem zunächst gespaltenen und dann zirkulären Unterarmgips mit einem Dorsalextensionswinkel von 20–30° im Handgelenksbereich ruhiggestellt. Die Gesamtdauer der Ruhigstellung beträgt 6 Wochen (▶ Abb. 6.3).

Proximale Humerusfraktur

Wie bei Frakturen des distalen Radius geht es auch hier darum, den funktionellen Zustand der Person zu bestimmen. Viele subkapitale Frakturen des Humerus können ohne chirurgische Behandlung zu akzeptablen Ergebnissen führen. Hier ist die Dauer der Ruhigstellung umstritten. Es wird eine strenge Ruhigstellung in einer orthopädischen Schutzweste für 2–3 Wochen bevorzugt, gefolgt von physiotherapeutisch unterstützten pendelartigen Bewegungen. Das Ziel ist, dass diese Bewegungen des glenohumeralen Gelenks eine Versteifung des Gelenks verhindern, die monatelang anhalten kann (posttraumatische Frozen Shoulder; ▶ Abb. 6.4).

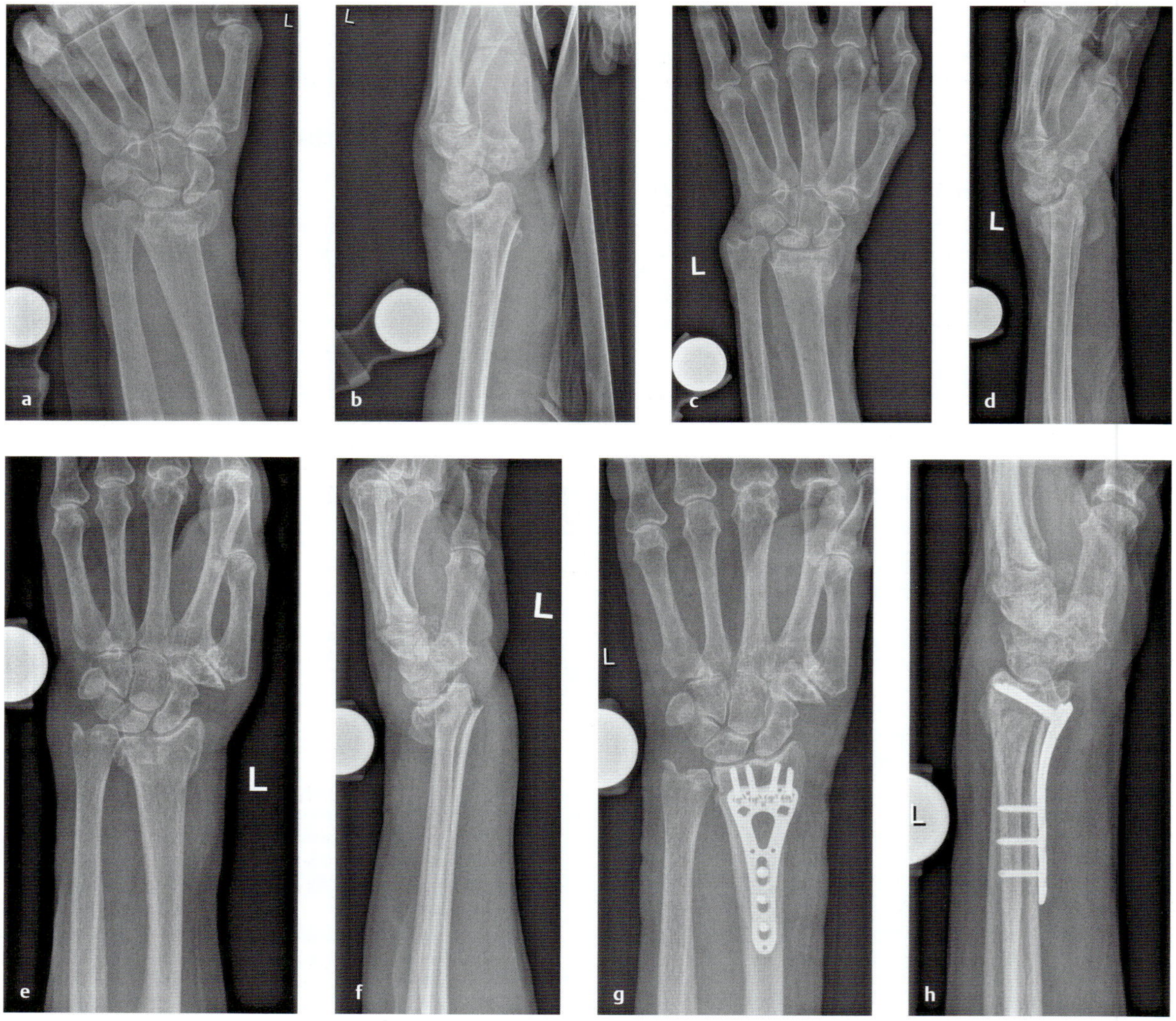

Abb. 6.3 2 Fälle einer distalen Radiusfraktur. (Quelle: Dr. MA Burch, Universitätsspital Basel)
a und **b** Nach dorsal abgekippte, distale intraartikuläre Radiusfraktur bei einer 84-jährigen Frau (a.-p. und lat.).
c und **d** 4 Monate nach konservativer Behandlung: Die Fraktur ist vollständig konsolidiert, die dorsale Abkippung von ca. 20° besteht weiterhin, doch ist die Funktion für die Patientin ausreichend (a.-p. und lat.).
e und **f** Nach dorsal abgekippte, distale intraartikuläre Radiusfraktur bei einer 62-jährigen Frau (a.-p. und lat.).
g und **h** Radiologische Kontrolle nach Plattenosteosynthese von volar (a.-p. und lat.).

Bei einer konservativen Behandlung ist es wichtig, den Verlauf mit regelmäßigen Röntgenaufnahmen zu kontrollieren, um bei einer sekundären Dislokation der Fraktur rasch eine operative Behandlung einzuleiten. Sollte die Fraktur in Fehlstellung heilen und sich bereits Frakturkallus bilden, ist eine operative Korrektur deutlich erschwert. Die Dauer der Immobilisation hängt vom Alter der Person sowie der Art und Komplexität der Fraktur ab.

Chirurgische Frakturbehandlung

Die Indikationen für eine operative Frakturbehandlung sind im Allgemeinen:

- instabile Frakturen, bei welchen die Reposition nicht durch konservative Ruhigstellung (z. B. Gips) gehalten werden kann
- dislozierte intraartikuläre Frakturen (> 2 mm)
- Versagen einer nicht operativen Frakturbehandlung
- instabile offene Frakturen, oder alle Gustilo-Anderson-Typ-II und -III-Frakturen
- Frakturen bei Patient*innen, die keine längere Immobilisation tolerieren oder keine Teilbelastung einhalten können (z. B. proximale Femurfrakturen bei älteren Menschen)
- Frakturen mit schlechtem Heilungspotenzial bei konservativer Therapie (z. B. Schenkelhalsfrakturen)
- drohende pathologische Frakturen
- Frakturen des wachsenden Skeletts mit hohem Risiko für einen Wachstumsstopp
- Pseudarthrosen nach konservativer Frakturbehandlung.

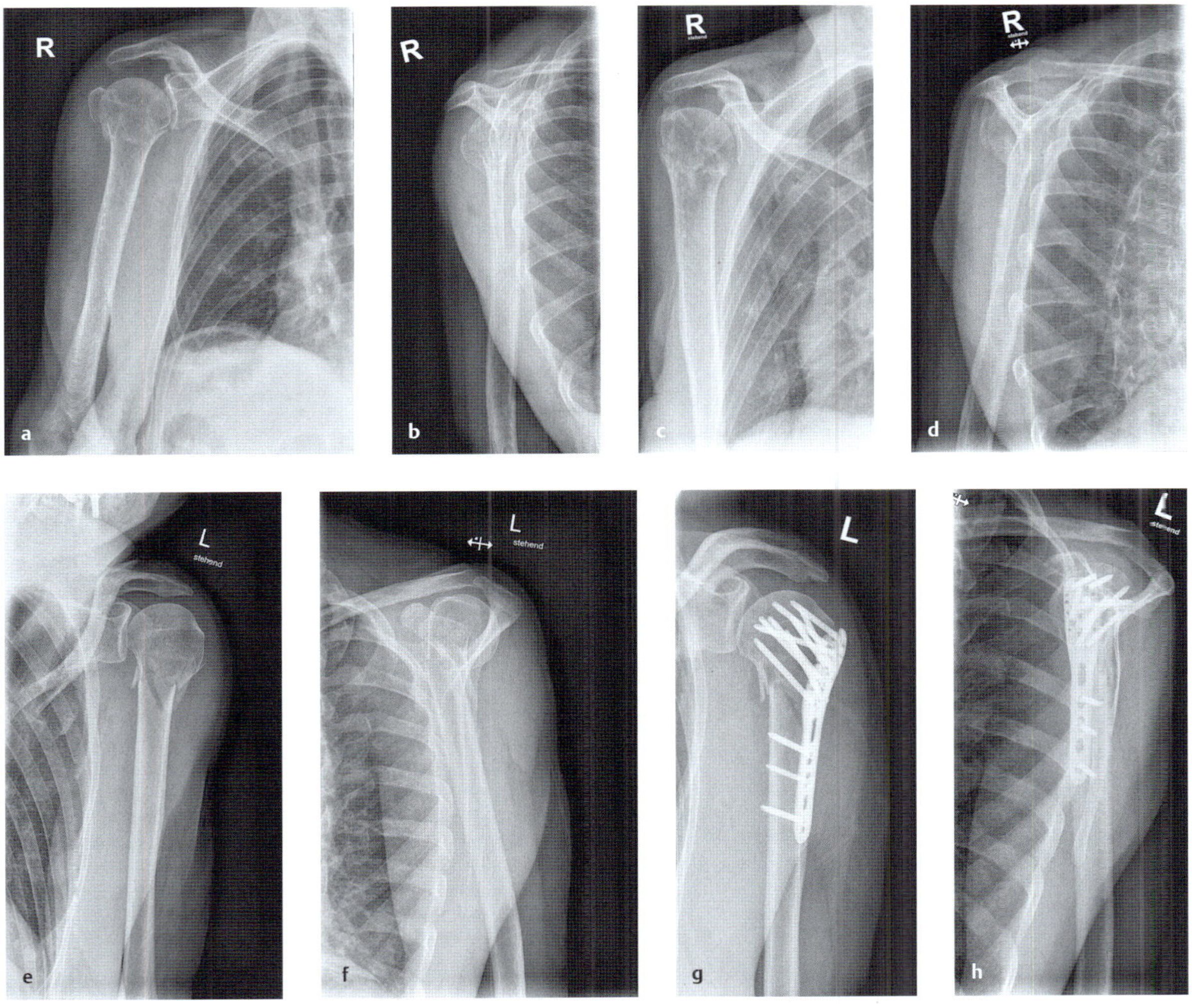

Abb. 6.4 2 Fälle einer proximalen Humerusfraktur. (Quelle: Dr. MA Burch, Universitätsspital Basel)

a und **b** Akute, valgisch impaktierte Humeruskopffraktur bei einer 78-jährigen Patientin (a.-p. und lat.).

c und **d** Radiologische Kontrolle 5 Monate posttraumatisch bei derselben Patientin wie unter a. Die Fraktur ist vollständig konsolidiert und die Funktion ist mit einer Abduktion von 120° zufriedenstellend (a.-p. und Neer-Aufnahme).

e und **f** Akute, valgisch impaktierte und dislozierte Humeruskopffraktur bei einer 61-jährigen Patientin (a.-p. und Neer-Aufnahme).

g und **h** 3 Monate postoperativ nach Osteosynthese bei derselben Patientin wie unter c (a.-p. und Neer-Aufnahme).

Die von der Arbeitsgemeinschaft für Osteosynthesefragen (AO) definierten Prinzipien stellen seit Jahrzehnten die Grundlage der operativen Frakturbehandlung dar:

- Frakturreposition und -fixation, um die anatomischen Verhältnisse wiederherzustellen
- Osteosynthese (Frakturfixation) durch absolute oder relative Stabilität (s. o.), wobei das angewandte Prinzip von der Art der Fraktur und Verletzung sowie vom Patienten abhängt
- Erhalt der Blutversorgung des Knochens und der umgebenden Weichteile
- frühzeitige Mobilisation einer verletzten Extremität und Rehabilitation des Patienten oder der Patientin.

Osteosyntheseverfahren

Fixateur externe

Nach Frakturreposition mit Wiederherstellung der Achs- und Längenverhältnisse erlaubt der Fixateur externe die frakturferne Stabilisation, ohne die lokalen Weichteile zu kompromittieren. Der Fixateur externe kann als definitives oder temporäres Verfahren angewandt werden. Letzteres kommt z. B. bei polytraumatisierten Personen oder bei instabilen Frakturen infrage, bei denen eine initiale definitive Osteosynthese nicht möglich ist. Dies kann bei offenen Frakturen oder bei erheblicher Weichteilschwellung der Fall sein.

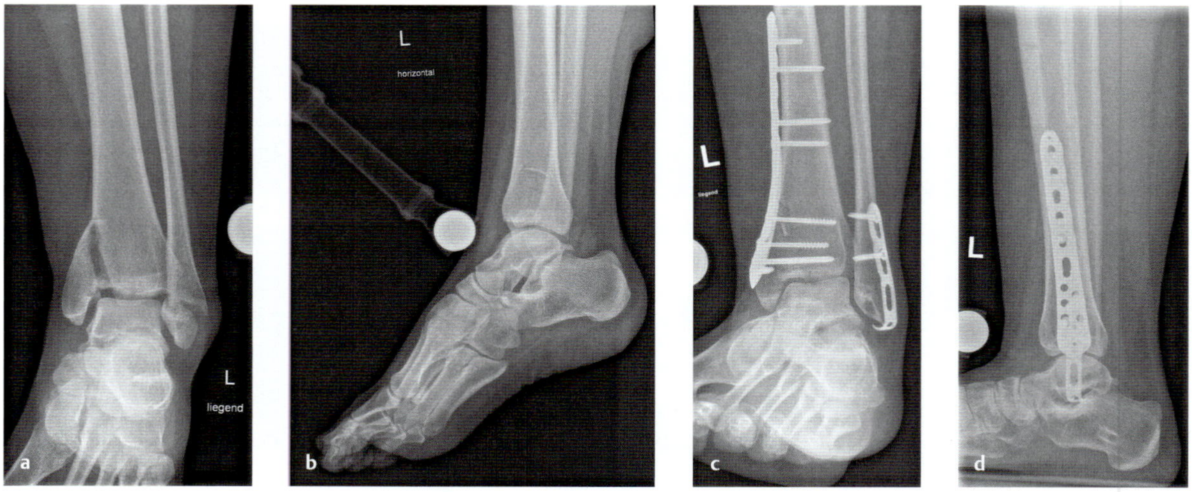

Abb. 6.5 Platten- und Schraubenosteosynthese bei intraartikulärer Tibiafraktur (Pilon-Fraktur) und distaler Fibulafraktur. (Quelle: Dr. MA Burch, Universitätsspital Basel)
a und **b** Distale, intraartikuläre Fraktur der Tibia (Pilon-Fraktur), distale Fibulafraktur (a.-p. und lat.).
c und **d** Versorgung mit Plattenosteosynthese (a.-p. und lat.).

Anderseits kann der Fixateur als definitives Behandlungsverfahren eingesetzt werden. So werden Ringfixateure (Ilizarov-System) zur Behandlung von frakturassoziierten Infektionen und Rekonstruktion von Knochendefekten verwendet.

Platten- und Schraubenosteosynthese

Es gibt eine Vielzahl von Platten und Schrauben in der orthopädischen Chirurgie. Schrauben können in Kombination mit einer Platte oder allein verwendet werden, um 2 Fragmente zu stabilisieren oder eine Kompressionskraft zwischen 2 Fragmenten aufzubringen (▶ Abb. 6.5). Platten können individuell angepasst werden oder sind mit einer vorgefertigten anatomischen Form auf dem Markt erhältlich. Platten und Schrauben sind von unterschiedlicher Größe und Dicke, um der Person, der Art der Fraktur und ihrer anatomischen Lage gerecht zu werden. Es gibt konventionelle und winkelstabile plattenabhängige Schrauben. Letztere werden durch ein in der Platte vorhandenes Gewinde in dieser befestigt. Die entstehende Konstruktion hat dann einen stabilen Winkel zwischen Platte und Schraube(n), was insbesondere bei osteoporotischem Knochen viele Vorteile bietet (s. auch [1533]).

Marknagelosteosynthese

Der Marknagel wird in erster Linie zur Stabilisierung von Schaftfrakturen langer Röhrenknochen eingesetzt. Ein weiterer häufig verwendeter Typ ist der zephalomedulläre Marknagel bei Frakturen der Trochanterregion des Femurs. In der Regel wird der Marknagel frakturfern durch eine Knocheneröffnung eingeführt, über die Fraktur vorgeschoben und anschließend perkutan mit Schrauben fixiert (▶ Abb. 6.6). Ein wesentlicher Vorteil des Marknagels besteht darin, dass das Weichteilgewebe um die Frakturzone nicht weiter traumatisiert wird und somit auch die lokale Gefäßversorgung nicht weiter kompromittiert wird.

Primärer Gelenkersatz

Einige Gelenk- und gelenksnahe Frakturen werden primär mit einer Gelenkprothese behandelt. Hierbei wird die Frakturzone reseziert und durch eine Prothese ersetzt. Dieses Verfahren wird vor allem bei geriatrischen Patient*innen mit Schenkelhalsfrakturen oder komplexen proximalen Humerusfrakturen angewandt. Aufgrund der osteoporotischen Knochenstruktur und einer möglicherweise bereits vorhandenen Arthrose ist oftmals eine Rekonstruktion und Osteosynthese der Fraktur nicht möglich und zielführend. Ein Vorteil dieses Verfahrens ist, dass eine frühe Mobilisation möglich ist. So können geriatrische Patient*innen nach Implantation einer Femurkopfprothese in der Regel unmittelbar nach der Operation vollbelasten (▶ Abb. 6.7).

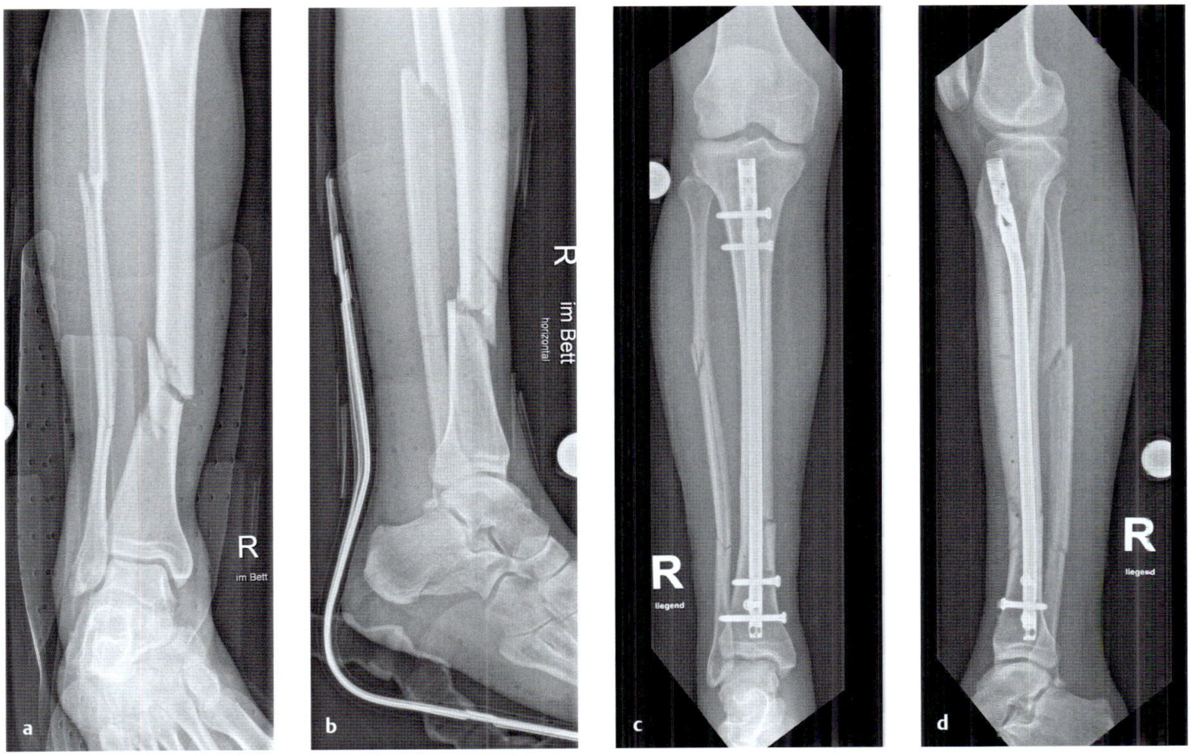

Abb. 6.6 Marknagelosteosynthese der Tibia. (Quelle: Dr. MA Burch, Universitätsspital Basel)
a und **b** Unterschenkelfraktur (a.-p. und lat.).
c und **d** Versorgung der Tibia mit einem endomedullären Nagel (a.-p. und lat.).

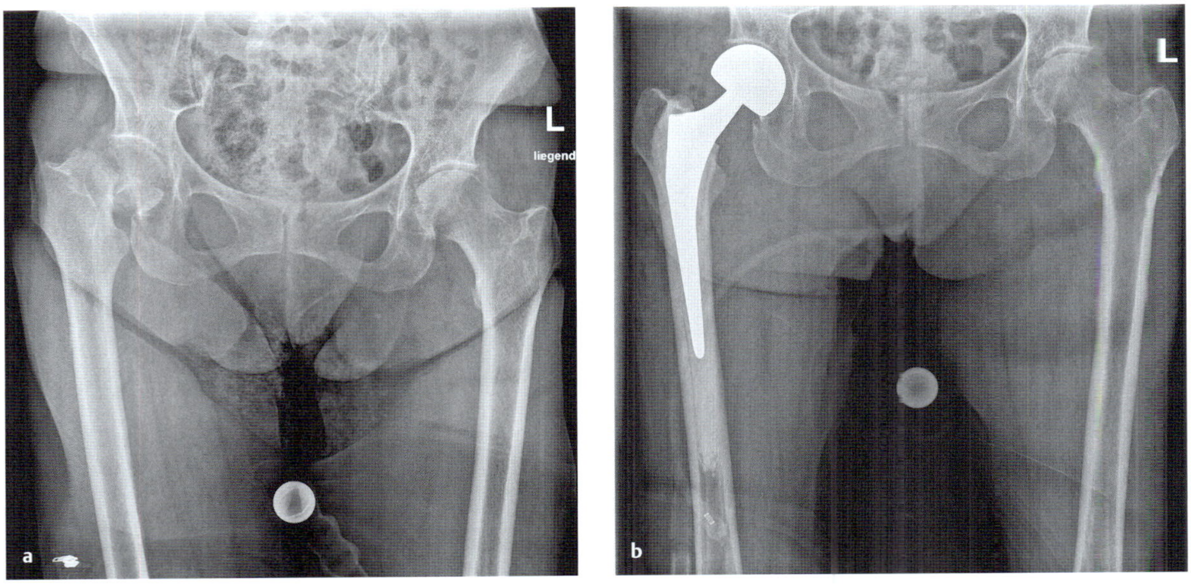

Abb. 6.7 Femurkopfprothese nach Schenkelhalsfraktur, Beckenübersichtsaufnahme. (Quelle: Dr. MA Burch, Universitätsspital Basel)
a Schenkelhalsfraktur auf der rechten Seite.
b Versorgung mittels zementierter Hemiprothese (monopolarer Kopf)

6.1.3 Komplikationen der Frakturbehandlung

Die wichtigsten Komplikationen nach Frakturen und Frakturbehandlung sind:

Hämatom und Blutung, Weichteilverletzungen (Sehnen, Nerven, Blutgefäße), Kompartmentsyndrom, Schäden durch Immobilisation (z. B. Thrombose und Embolie, Lungen- oder Harnwegsinfektion), sekundäre Frakturdislokation, frakturassoziierte Infektion, Pseudarthrose (ausbleibende knöcherne Heilung), Fehlverheilung (z. B. Achsfehlstellung oder Längendifferenz), Refraktur, posttraumatische Arthrose, Wachstumsstörungen (bei Verletzungen der kindlichen Wachstumsfuge) oder implantatspezifische Komplikationen (z. B. Implantatversagen, störendes Implantat oder Luxation einer Gelenkprothese).

Die frakturassoziierte Infektion (engl. fracture-related infection, FRI) ist eine der schwerwiegendsten Komplikation der operativen Frakturversorgung, da ihre Behandlung oftmals mehrfache Revisionsoperationen sowie eine Langzeitantibiose beinhaltet. Der lange Leidensweg resultiert nicht selten in signifikanten funktionellen Einschränkungen und ist mit erheblichen Kosten für das Gesundheits- und Sozialsystem verbunden. Neben der Prävention besteht das primäre Ziel darin, die Infektion rechtzeitig zu erkennen und die Betroffenen in spezialisierten Zentren für muskuloskelettale Infektionen zu behandeln. Die Behandlung bedarf eines interdisziplinären Teams aus Orthopädie, Infektiologie, plastischer Chirurgie, spezialisierter Pflege und vielen mehr.

! Achtung

Warnhinweise für eine frakturassoziierte Infektion

Bei Auftreten einer der folgenden Warnhinweise auf eine frakturassoziierte Infektion sollte Rücksprache mit der behandelnden chirurgischen Fachkraft gehalten werden:
- anhaltende oder neuaufgetretene Wundsekretion
- Eiteraustritt aus der Wunde
- Wunddehiszenz oder instabile Narbe
- lokale oder fortgeleitete Infektzeichen wie Rötung, Schwellung und Überwärmung
- neuaufgetretene oder zunehmende Schmerzen
- systemische Infektzeichen (wie Fieber oder Krankheitsgefühl), welche nicht durch einen anderen Fokus erklärt werden können
- neu aufgetretene oder zunehmende Deformität oder Bewegungseinschränkung
- neuaufgetretener oder zunehmender Gelenkerguss bei gelenksnahen Frakturen.

Eine FRI kann sich zu jedem Zeitpunkt nach dem traumatischen Ereignis entwickeln (d. h. auch Jahre nach einer Behandlung). Die ambulante physiotherapeutische und hausärztliche Betreuung gilt als entscheidend und sollte bei o. a. klinischen Zeichen und bei dem Verdacht auf eine Infektion umgehend zur Überweisung an das behandelnde chirurgische Team führen. Die Behandlung einer FRI besteht in der Regel aus einem kombinierten Konzept aus chirurgischer Sanierung und gezielter antibiotischer Therapie nach Keimidentifizierung. Somit sollte die Einleitung einer empirischen Antibiotikatherapie im Vorfeld und ohne Rücksprache mit dem behandelnden chirurgischen Team unbedingt unterlassen werden, da dies den Verlauf der Infektion weiter verkomplizieren kann (z. B. erschwerter Keimnachweis, Entwicklung von resistenten Bakterien).

6.2 Knorpel

Doria Juric, Győző Lehoczky, Marcus Mumme

6.2.1 Einleitung

Knorpelläsionen sind oft die Ursache für Schmerzen und funktionelle Einschränkungen sowohl im Alltag als auch bei sportlichen Aktivitäten [1548]. Durch Scherverletzungen kommt es zur Ablösung oder Schädigung des Gelenkknorpels. Scherkräfte treten in der Regel bei Sportverletzungen oder Unfällen auf. Für ein gutes Verständnis der Läsionen des Gelenkknorpels und der subchondralen Begleitpathologie ist eine Klassifizierung und Charakterisierung dieser Läsionen hilfreich, wodurch dann auch geeignete Behandlungsstrategien festgelegt werden können. Die Knorpelläsionen können als akut/chronisch, fokal/degenerativ, teil- oder vollschichtig sowie asymptomatisch oder symptomatisch klassifiziert werden.

Die Diagnose von Knorpelschäden beinhaltet in der Regel eine Kombination aus Anamnese, klinischer Untersuchung und bildgebenden Verfahren. Teilweise werden Knorpelläsionen auch zufällig bei arthroskopischen Eingriffen diagnostiziert. Das von der International Cartilage Repair Society (ICRS) entwickelte Bewertungssystem kategorisiert Knorpelschäden in Gelenken basierend auf arthroskopischen Beobachtungen (▶ Abb. 6.8). Die Grade spiegeln die Tiefe und Ausdehnung der Knorpelschäden:
- Grad I: oberflächliche Erweichung oder Schwellung des Knorpels
- Grad II: Läsionen, die weniger als 50 % der Knorpeldicke betreffen
- Grad III: Läsionen von mehr als 50 % der Knorpeldicke, auch mit freiliegendem Knochen
- Grad IV: Läsionen, welche die gesamte Knorpelschicht durchdringen und in den subchondralen Knochen hineinreichen.

Die Frage, ob ein Knorpelschaden konservativ und operativ behandelt wird, hängt in erster Linie von den klinischen Beschwerden, aber auch von der Größe und Tiefe des Knorpelschadens, dem betroffenen Gelenk, den Begleitpathologien und dem Alter und der Gesundheit der betroffenen Person ab. Es ist wichtig, die Behandlung individuell anzupassen. Dabei werden die besten Ergebnisse durch die Zusammenarbeit von Orthopädie, Rheumatologie und Physiotherapie erzielt. Ein sorgfältiges Monitoring und die Einhaltung des Therapieplans sind entscheidend, um die Langzeitgesundheit des Gelenks zu unterstützen.

Im Falle einer operativen Versorgung ist die postoperative Rehabilitation wesentlich für die Qualität des sich entwickelnden Knorpeltransplantats und für das postoperative Ergebnis. Die Behandlung dieser Knorpelverletzungen ist aber eine große Herausforderung: Einerseits bestehen teils hohe Erwartungen der Patient*innen, wieder eine hohe Aktivität in Alltag und Sport zu erreichen, anderseits ist das Selbstheilungspotenzial des Gelenkknorpelgewebes aufgrund seiner fehlenden Vaskularisation begrenzt [1544]. Die aktuell empfohlenen Rehabilitationspläne stützen sich in vielen Hinsichten auf Expertenmeinungen, angewandte Biomechanik und grundlegende Forschung [1543]. Jedoch sollte bei all diesen Methoden die langwierige Phase der postoperativen Rehabilitation berücksichtigt werden, die notwendig ist, um das reparierte oder regenerierte Gewebe optimal ausheilen zu lassen. Das optimale postoperative Szenario beinhaltet ein sicheres und individualisiertes Rehabilitationsprotokoll, dass auf den Ergebnissen aus der Grundlagenforschung und klinischen Studien aufbaut.

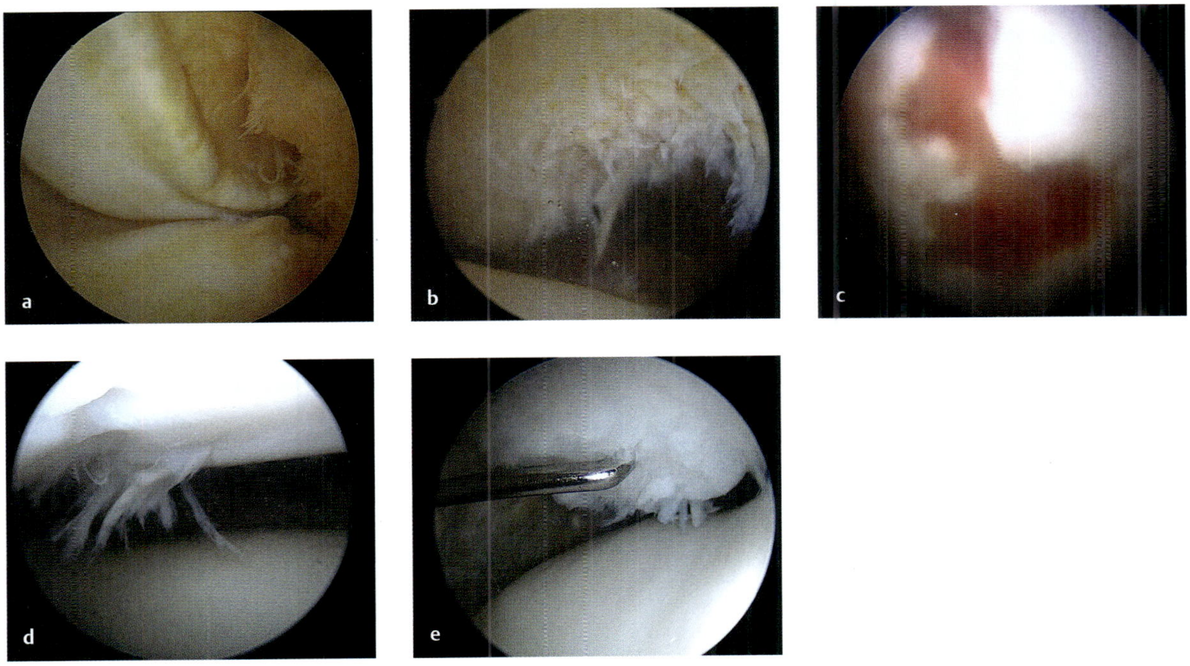

Abb. 6.8 Arthroskopische Aufnahmen von Knorpelschädigungen (ICRS-Klassifikation). (Quelle: Universitätsspital Basel/Bethesda, D. Juric)

a Diffuse ICRS 1–2° Knorpelschaden der Hauptbelastungszone der medialen Femurkondyle und des Tibiaplateaus mit Osteophytenbildung im Notch-Bereich der medialen Femurkondyle; Zeichen einer kronisch/degenerativen Knorpeländerung, Osteoarthritis.

b Arthroskopisches Bild einer ICRS 2–3° Knorpelschaden retropatellar.

c Abgescherte Knorpeloberfläche nach Patellaluxation ICRS 3° an der lateralen Femurkondyle.

d Fokaler retropatellarer Knorpelschaden bei rezidivierender patellofemoraler Instabilität (ICRS 2°).

e Gleicher retropatellarer Knorpelschaden bei Tasthakentest mit ca. 1–2 mm tiefem Knorpelschaden (ICRS 2°).

6.2.2 Physiotherapeutische Konzepte

Bei der Rehabilitation nach knorpelchirurgischen Eingriffen sollte die Bildung eines hochwertigen Reparatur- oder Regenerationsgewebes gefördert werden. Das Ziel ist es, dass das Gelenk die volle Beweglichkeit zurückerlangt und die Person über ausreichende Muskelkraft verfügt, um sämtliche alltäglichen Aktivitäten wieder bewältigen zu können. Es gibt wichtige Einflussfaktoren einer Rehabilitation, wie z. B. das Alter. Bei älteren Menschen ist in der Regel die Fähigkeit zur Regeneration von Gewebe, einschließlich Knorpelgewebe, vermindert. Daher kann eine Rehabilitation hier länger dauern. Ältere Personen benötigen zudem möglicherweise längere Erholungszeiten und damit ein individuell auf sie zugeschnittenes Rehabilitationsprogramm. Bestanden die präoperativen Symptome bereits über 12 Monate, ist das Risiko für schlechtere klinische Ergebnisse erhöht bzw. häufig ein längerer Rehabilitationsbedarf die Konsequenz. Bei adipösen Menschen mit einem BMI über 30 kg/m² muss die Belastung behutsam gesteigert werden, um einer Überlastung vorzubeugen. Die individuelle Rehabilitation sollte immer auf die Bedürfnisse und den Gesundheitszustand des Patienten oder der Patientin abgestimmt sein. Ein multidisziplinäres Team aus Ärzteschaft, Physiotherapie und Ernährungsberatung kann dabei helfen, ein maßgeschneidertes Rehabilitationsprogramm zu entwickeln, das derartige spezifische Anforderungen berücksichtigt.

Die Einhaltung des Rehabilitationsplans und die regelmäßige Überwachung des Fortschritts sind ebenso wie das Verständnis für die verschiedenen biologischen und rehabilitativen Phasen nach knorpelchirurgischen Eingriffen von hoher Bedeutung, um eine erfolgreiche Genesung zu fördern. Unter Berücksichtigung der grundlegenden Unterschiede zwischen den verschiedenen knorpelchirurgischen Techniken lässt sich die Rehabilitation in 5 Phasen gliedern:

- Phase 0 – präoperative Phase: Die Behandlung beginnt vor der Operation! Die Betroffenen sollten präoperativ umfassend aufgeklärt und sowohl körperlich als auch mental optimal auf den bevorstehenden chirurgischen Eingriff und die postoperative Rehabilitation vorbereitet werden [1555].
- Phase 1 – Akutphase (14 Tage postoperativ): Hier stehen die Kontrolle der entzündlichen Reaktion sowie der Schutz des Implantats im Vordergrund.
- Phase 2 – frühe Phase/Schutz- und Aktivierungsphase (frühe Proliferation 3.–6. Woche): In dieser Phase liegt der Fokus auf der Aktivierung des M. quadriceps und der wichtigen Stabilisatoren.
- Phase 3 – Zwischenphase/progressive Belastungs- und funktionelle Widerherstellungsphase (späte Proliferation 7.–12. Woche): In der Zwischenphase stehen die Rekonditionierung des M. quadriceps und ein globales Muskeltraining im Vordergrund.
- Phase 4 – fortgeschrittene Rehabilitationsphase/Aktivitätsphase (Remodellierung 13.–26. Woche): In der 4. Phase dreht sich alles um die Kraftentwicklung und die Vorbereitung auf die Rückkehr zum Sport und zur normalen Arbeitsfähigkeit.
- Phase 5 – Maturationsphase (27. Woche–24 Monate; Return to Sport): Weiterer Aufbau der sportlichen Aktivität mit dem Ziel einer uneingeschränkten Partizipation im Sport.

Heilungsphasen des Knorpelgewebes

- Entzündungsphase: Nach der Operation kommt es zu einer Entzündungsreaktion im Kniegelenk. In dieser Phase ist die Kontrolle von Schwellung und Entzündung wichtig.
- Reparationsphase: Der Körper beginnt, das beschädigte Knorpelgewebe zu reparieren. In dieser Phase ist es wichtig, die Belastung des Knies zu kontrollieren, um die Heilung nicht zu beeinträchtigen.
- Remodellierungsphase: Der Knorpel passt sich allmählich an die Belastung an, und es ist entscheidend, die Belastung schrittweise zu steigern, um eine optimale Knorpelreparatur zu gewährleisten.

Präoperative Phase: Prähabilitation bei Knorpelverletzungen

Prähabilitation bei Knorpelverletzungen bedeutet einen vorbeugenden Ansatz, durch den bereits vor einer geplanten Operation zur Behandlung von Knorpelschäden die Rehabilitationsaussichten nach dem Eingriff verbessert werden sollen. Dabei geht es um eine Stärkung der Muskulatur, die Verbesserung der Gelenkbeweglichkeit und die Optimierung des Gesundheitszustandes der Person insgesamt. Eine solche Vorbereitung sollte für ein optimales Resultat nicht nur physische Faktoren, sondern auch mentale berücksichtigen [1551].

Frühe postoperative Phase: Schutz- und Aktivierungsphase

Ein wesentliches Ziel in der frühen postoperativen Phase ist es, Schmerzen und Schwellungen zu reduzieren, die Knorpeltherapie zu schützen und sanfte Beweglichkeitsübungen durchzuführen, um einer Gelenksteifigkeit vorzubeugen. Zahlreiche Studien zeigten, dass Schmerz und Schwellung zur Inhibierung des M. quadriceps sowie zu einer Einschränkung der Beweglichkeit, insbesondere der Extension führen [1550].

Die erlaubte Belastung hängt sowohl von der Operationsmethode als auch von der Lokalisation des Knorpelschadens ab. Bei einem Knorpelschaden im patellofemoralen Gelenk kann v. a. in Streckstellung eine frühere Vollbelastung angestrebt werden als beim Knorpelschaden im Bereich des tibiofemoralen Gelenkes. Die Steigerung der Belastung sollte progressiv erfolgen, aber auch auf Reaktionen des Kniegelenks wie Schmerzen oder Schwellung überwacht werden. Eine längere Phase der Entlastung kann sowohl negative Auswirkungen auf die Zusammensetzung des Knorpelgewebes als auch auf die Funktion des Kniegelenks haben [1545]. Um den Heilungsprozess des Knorpelgewebes zu unterstützen, empfiehlt sich eine schrittweise Steigerung der Beweglichkeit sowohl aktiv als auch passiv [1549]. Wiederholte Bewegungen im Kniegelenk fördern die Zirkulation der Gelenkflüssigkeit und begünstigen somit die lokale Diffusion, wodurch intraartikuläre Verklebungen vermieden werden können [1547]. Abgesehen vom M. quadriceps spielt insbesondere die Glutealmuskulatur eine wichtige Rolle für die Stabilität und Funktion des Kniegelenks [1546]. Diese Muskulatur unterstützt nicht nur die Extension (Streckung) des Hüftgelenks, sondern auch die Stabilisierung des Oberschenkels und damit des Kniegelenks. Eine Schwäche oder Dysfunktion dieser Muskulatur kann zu unerwünschten Bewegungsmustern im Kniegelenk führen und das Verletzungsrisiko erhöhen. Ebenso sollte bereits in dieser Phase mit dem sensomotorischen Training begonnen werden, um eventuelle propriozeptive Defizite möglichst frühzeitig anzugehen.

✔ Wichtig: Biomechanik des betroffenen Gelenkabschnitts

Die biomechanischen Eigenschaften des Kniegelenks sind entscheidend für die Rehabilitation. Ärztliche und physiotherapeutische Fachkräfte müssen die Bewegungsbereiche, Muskelkraft und Stabilität des Knies bewerten.

Übungen zur Stärkung der Oberschenkelmuskulatur, insbesondere der Quadrizeps- und Glutealmuskulatur, sind oft ein wichtiger Bestandteil der Rehabilitation, da sie die Stabilität des Knies verbessern.

Die richtige Ausrichtung und Kontrolle der Bewegungen ist wichtig, um unnötigen Stress auf das Gelenk zu vermeiden.

Zwischenphase: progressive Belastungs- und funktionelle Widerherstellungsphase

Wenn sich die erkrankte Person weiterentwickelt, wechselt die Physiotherapie in die Zwischenphase, die in der Regel einige Wochen nach der Operation beginnt. Auf biologischer Ebene beginnt sich nun das ersetzte Knorpelgewebe in knorpelähnliches Gewebe umzuwandeln. Daher ist es wichtig, mechanische Reize zu setzen, um die Produktion und Organisation der Gewebematrix zu fördern [1552]. In dieser Phase sollte ein kontrolliertes Gewichtstraining einsetzen, um Gelenkstabilität und -kraft wiederherzustellen. Die Verwendung von Gehhilfen kann reduziert werden. Propriozeption und Gleichgewichtstraining sind in dieser Phase entscheidend, um die Gelenkkontrolle zu verbessern und das Risiko einer erneuten Verletzung zu reduzieren. Die Intensität des neuromuskulären Trainings soll gesteigert werden. Im Rahmen des sensomotorischen Trainings kann der Übergang von statischen zu dynamischen Übungen erfolgen. Neben der isometrischen und der konzentrischen Muskelaktivierung kann nun auch ein exzentrisches Training eingeführt werden. Schmerzen und Schwellungen dienen nach wie vor als Leitfaden für die Dosierung in diesen Phasen. Wenn es zu Schwellungen oder Überwärmung kommt (> 2° C Differenz im Seitenvergleich), kann dies ein Hinweis auf Überbeanspruchung sein. In solchen Fällen sollte die körperliche Aktivität wieder reduziert werden.

Kontrollierte Bewegung und Belastung

Die Rehabilitation sollte schrittweise erfolgen, um das Kniegelenk nicht zu überlasten und das Risiko von Komplikationen zu minimieren. Die Physiotherapie kann helfen, Bewegungsmuster zu verbessern und den Heilungsprozess zu fördern. Unterstützende Geräte wie Gehhilfen oder Knieorthesen können dabei in den ersten Wochen nach der Operation notwendig sein.

Fortgeschrittene Rehabilitationsphase: Aktivitätsphase

In der fortgeschrittenen Rehabilitationsphase, die sich über mehrere Monate erstrecken kann, setzen in der Physiotherapie allmählich anspruchsvollere Übungen ein, um die Muskulatur zu stärken und die Gelenkfunktion zu verbessern. Hier erfolgt, eine weitere Reifung und Strukturierung des Gewebes [1552]. Funktionelle Aktivitäten, sportartspezifische Übungen und Agilitätstraining werden integriert, um die Rückkehr der Person auf ihr gewünschtes körperliches Aktivitätsniveau zu erleichtern.

6.2.3 Formen der Knorpelläsion

Kontusion (direktes Trauma)

Eine Knorpelkontusion, auch als direktes Trauma des Knorpels bezeichnet, tritt auf, wenn der Knorpel in einem Gelenk durch eine direkte mechanische Wirkung, wie einen Schlag, Sturz oder Aufprall, geschädigt wird. Die Schwere einer Knorpelkontusion kann von leicht bis schwer variieren.

Abscherverletzungen

Abscherverletzungen, wie sie etwa bei Patellaluxationen vorkommen, entstehen, wenn Gewebe oder Knochen durch eine plötzliche und/oder starke Zugkraft von ihrem normalen Anhaftungspunkt oder ihrer Position getrennt werden. Eine Patellaluxation ist eine häufige Ursache von Abscherverletzungen. Hier kann es zu Knorpelverletzungen z. B. retropatellär oder auch im Bereich der lateralen Trochleawange bzw. des Femurkondylus führen. In den meisten Fällen kommt es zu einer Spontanreposition der Kniescheibe. Manchmal ist eine manuelle Reposition durch eine medizinische Fachperson unter Durchstrecken des Kniegelenks erforderlich. Nach der Reposition wird das Kniegelenk in der Regel mit einer Schiene oder einer Orthese ruhiggestellt, um die Heilung zu unterstützen, Schmerzen zu reduzieren und weitere Luxationen zu verhindern. Bei Abscherverletzungen ist möglicherweise eine operative Intervention zur Refixation erforderlich. Die Physiotherapie spielt eine entscheidende Rolle bei der Rehabilitation einer Patellaluxation. Sie hilft, die Muskulatur um das Knie herum zu stärken, die Beweglichkeit wiederherzustellen und die Stabilität des Gelenks zu verbessern. In schweren Fällen oder bei wiederholten Luxationen kann auch eine stabilisierende Operation erforderlich sein, bei der Bandverletzungen oder Knorpelschäden korrigiert oder auch Stabilisierungsverfahren umgesetzt werden. Nach einer Patellaluxation ist langfristiges Management wichtig, um die Stabilität des Knies aufrechtzuerhalten und das Risiko wiederholter Luxationen zu minimieren.

Osteochondrale Läsionen

Osteochondrale Läsionen (OCL) sind Verletzungen, bei denen sowohl der Knochen als auch der darüberliegende Knorpel in einem Gelenk betroffen sind. Bei kleinen OCLs kann eine konservative Behandlung mit Ruhigstellung, Physiotherapie und schmerzlindernden Medikamenten ausreichen. Bei größeren oder schwerwiegenderen Läsionen wird womöglich eine Operation erforderlich. Die Art der Operation hängt von der Lage und Größe der Läsion ab. Zu den chirurgischen Optionen gehören Anbohrung von subchondralen Pathologien, Refixation von osteochondralen Fragmenten, osteochondrale Rekonstruktionen durch Spongiosaplastik in Kombination mit einer Knorpeltherapie (z. B. autologe Knorpelzelltransplantation, ACT) oder auch eine autogene oder allogene osteochondrale Transplantation (z. B. OATS). Kleinere OCL können häufig arthroskopisch durchgeführt werden, was eine schnellere Genesung ermöglicht.

6.2.4 Konservative und operative Therapien

Konservative Therapie

Die konservative Therapie von Knorpelläsionen zielt in der Regel darauf ab, Schmerzen zu lindern, die Funktion des Gelenks zu erhalten oder zu verbessern und die Progression des Schadens zu verlangsamen. Die geeignete konservative Therapie hängt von der Schwere des Knorpelschadens, der Lokalisation im Körper und anderen individuellen Faktoren ab. Hier sind einige gängige konservative Behandlungsoptionen für Knorpelschäden:

- Physiotherapie: Bei einer physiotherapeutischen Behandlung können Übungen und Techniken empfohlen werden, welche die Muskulatur stärken, die Beweglichkeit des Gelenks verbessern und die Belastung auf den betroffenen Knorpel reduzieren.
- Gewichtsmanagement: Bei Knorpelschäden in Gewicht tragenden Gelenken wie den Knien kann die Reduzierung von Übergewicht die Belastung auf das Gelenk verringern und die Symptome lindern.
- Schmerzmanagement: Die Verwendung von Schmerzmitteln, entzündungshemmenden Medikamenten und Schmerzlinderungstechniken kann dazu beitragen, Schmerzen zu kontrollieren.
- orthopädische Hilfsmittel: Der Einsatz von Orthesen, Bandagen oder Schienen kann die Stabilität des Gelenks unterstützen und die Belastung reduzieren.
- Injektionen: In einigen Fällen können intraartikuläre Injektionen von Hyaluronsäure oder Eigenblut in das betroffene Gelenk Schmerzen lindern und die Entzündung reduzieren.
- Nahrungsergänzungsmittel: Glucosamin und Chondroitin sind Nahrungsergänzungsmittel, die zur Knorpelgesundheit beitragen sollen. Die Wirksamkeit ist umstritten, aber sie werden gelegentlich zur konservativen Behandlung von Knorpelschäden verwendet.
- Lebensstilanpassungen: Aktivitäten, die den Knorpel weiter schädigen könnten, sollten vermieden werden. Dazu gehören z. B. übermäßige Belastung, riskante Sportarten und ungesunde Ernährungsgewohnheiten.
- physikalische Therapie: Techniken wie Ultraschalltherapie oder Elektrotherapie können in der physikalischen Therapie eingesetzt werden, um Schmerzen zu lindern und die Heilung zu fördern.

> **✔ Merke**
> Steroide haben eine nur sehr kurze Wirkdauer und negative Effekte auf den Knorpel, sodass diese nicht standardmäßig zu empfehlen sind.

Konservative Therapien können zwar dazu beitragen, Schmerzen zu lindern und die Lebensqualität zu verbessern, aber sie können den Knorpel nicht wiederherstellen. Bei schweren Knorpelschäden oder in fortgeschrittenen Fällen kann eine Operation, wie eine Knorpeltransplantation oder ein Gelenkersatz, erforderlich sein. Die Wahl der besten Therapie hängt von der individuellen Situation der verletzten Person und der ärztlichen oder orthopädischen Empfehlung ab.

In der Literatur sind viele Operationsverfahren beschrieben: Mikrofrakturierung, autologe Chondrozytentransplantation, Allografttransplantation und Transplantation autologer osteochondraler Zylinder.

> **✔ Geduld und Compliance**
> Eine erfolgreiche Rehabilitation erfordert Geduld und die strikte Einhaltung der ärztlichen und physiotherapeutischen Empfehlungen. Es ist wichtig, sich an den vorgeschriebenen Rehabilitationsplan zu halten und Aktivitäten zu vermeiden, die das Gelenk übermäßig belasten könnten.

Operative Therapie

Knochenmarkstimulation

Bei der Knochenmarksstimulation können entweder im Sinne einer Mikrofrakturierung mit einer Ahle kleine Löcher in den subchondralen Knochen gehämmert werden oder als Anbohrung mit einem dünnen Draht Löcher in den subchondralen Knochen gebohrt werden. Es kommt zum Einstrom von Knochenmarkblut, bei der die aus dem Knochen freigesetzten Progenitorzellen im entstehenden Fibrin-Blutgerinnsel festgehalten werden können [1553]. Hierdurch soll die Bildung neuen Knorpels stimuliert werden. Diese Methode wird bei Knorpelschäden unter einer Größe von 2 cm^2 empfohlen. Das entstehende vornehmlich fibröse Regenerationsgewebe hat eine geringere Qualität.

Knochenmarkstimulation mit Biomaterial

Es wird mit verschiedenen Biomaterialien als Addendum zur Knochenmarkstimulation eine Verbesserung des Regenerationsgewebes angestrebt. Die AMIC-Technik (autologous matrix-induced chondrogenesis) mit Verwendung einer Kollagenmembran konnte bei einer Metaanalyse eine Überlegenheit gegenüber der einfachen Knochenmarkstimulation zeigen [1554]. Es ist ein Verfahren zur Regeneration von Knorpelschäden, bei dem eine biologische Matrix und körpereigene Zellen verwendet werden, um den beschädigten Knorpel im Gelenk zu ersetzen. Es wird minimalinvasiv durchgeführt und ist vor allem bei partiellen Knorpelschäden eine schonende Alternative zu größeren chirurgischen Eingriffen. Das Verfahren kann abhängig vom Defekt arthroskopisch oder offen durchgeführt werden.

Autologe Chondrozytentransplantation

Die autologe Chondrozytentransplantation (ACT) ist ein fortgeschrittenes zelltherapeutisches Verfahren und wird als 2-zeitige operative Technik durchgeführt. Das Prinzip ist die Entnahme von Knorpel aus einem unbelasteten bzw. wenig belasteten Gelenkareal bei einer ersten Arthroskopie. Gleichzeitig kann eine intraartikuläre Evaluation erfolgen. In vitro erfolgt dann die Isolierung und Vermehrung der Chondrozyten, welche dann auf einer Membran, als Spheroide oder in einem Biogel im Rahmen eines weiteren operativen Eingriffs in den Defekt transplantiert werden. Die ACT wurde im Rahmen hochwertiger klinischer Studien ausführlich geprüft und ist insbesondere bei großen Defekten (> 2 cm^2) sowie bei hohem sportlichem Anspruch den anderen Verfahren überlegen. Andere therapeutische Ansätze versuchen, die aufwendige zweizeitige operative Technik zu umgehen, indem das Gewebe der Knorpelbiopsie direkt als zerkleinerte Knorpelstückchen im Rahmen des ersten Eingriffs in den Knorpeldefekt implantiert wird. Diese Techniken weisen bisher nur eine schlechte klinische Evidenz auf, sodass bisher keine sichere Empfehlung hierzu ausgesprochen werden kann.

Transplantation autologer oder allogener osteochondraler Zylinder

Verletzungen des Knorpels können auch mittels autologer oder allogener osteochondraler Zylinder behandelt werden. Dieses Verfahren wird insbesondere für kleine und tiefe Defekte empfohlen, bei denen auch der subchondrale Knochen stark betroffen ist. Bei der OATS-Technik (osteochondral autograft transfer system) wird der Defekt zunächst mit einem speziellen Instrument in einer festgelegten Größe ausgestanzt und anschließend mit einem passenden autologen Zylinder aus einem unbelasteten bzw. wenig belasteten Gelenkareal aufgefüllt. Hauptnachteil kann abhängig von Zahl und Größe der entnommenen Zylinder die Entnahmemorbidität sein. Ebenso können osteochondrale Allografts verwendet werden, insbesondere bei großen Defekten mit ausgedehnter subchondraler Pathologie, welche ansonsten schwierig zu behandeln sind.

6.2.5 Zusammengefasst

Knorpelläsionen können die Lebensqualität erheblich beeinträchtigen, aber konservative und operative Therapieansätze sowie die umfassende postoperative Physiotherapie spielen eine entscheidende Rolle bei der Wiederherstellung der Gelenkfunktion und der Linderung von Schmerzen. Ein gut strukturiertes Physiotherapieprogramm, das individuell und auf die durchgeführte chirurgische Technik zugeschnitten wird, erfordert eine sorgfältige Planung und Umsetzung. Es führt aber auch kurzfristig und mit Blick auf die langfristige Gesundheit des Gelenks zu den bestmöglichen klinischen Ergebnissen. Diese Programme beginnen in der Regel mit einer vorsichtigen postoperativen Phase zur Protektion der Knorpeltherapie sowie mit schmerz- und entzündungshemmenden Maßnahmen. Es folgen Übungen zur Mobilisation, um eine Einsteifung vorzubeugen und das entstehende Knorpelregeneratgewebe gut zu ernähren. Abhängig von der Maturation folgen Kräftigungsübungen, um die neuromuskuläre Kontrolle des Kniegelenks und der gesamten Beinachse aufzubauen. Darüber hinaus konzentrieren sich gezielte Übungen auf die Verbesserung der Propriozeption und des Gleichgewichts, die für die Gelenkkontrolle wesentlich sind. Es können auch manuelle Techniken zur Mobilisierung des Gelenks und der Weichteile eingesetzt werden. Während die Heilung mit der Zeit fortschreitet, werden anspruchsvollere Aktivitäten und funktionelle Übungen begonnen.

Insgesamt erfordert die Rehabilitation nach knorpelchirurgischen Eingriffen einen individuellen Ansatz und die enge Zusammenarbeit zwischen dem Patienten oder der Patientin, der Orthopädie und der Physiotherapie, um die bestmöglichen Ergebnisse zu erzielen und die Funktion des Gelenks wiederherzustellen.

Der Zeitpunkt der Rückkehr zu den Alltagsaktivitäten und zum Sport sollte neben den postoperativen Heilungsphasen des Knorpelgewebes auch Kriterien wie MRT, Muskelkraft, verschiedene Tests und Fragebögen berücksichtigen.

6.3 Ligamentäre Läsionen

Anna Bartsch, Simon Heinrich, Sebastian Müller

6.3.1 Einleitung

Ligamente bestehen aus Kollagenfasern, die Knochen mit Knochen verbinden, meist Gelenke überbrücken und so stabilisieren. Trotz des ähnlichen Aufbaus unterscheidet sich ihre Funktion daher von der Funktion der Sehnen. Bei Überschreitung der maximalen Zugfestigkeit und Elastizität eines Ligaments können einzelne Fasern, gesamte Bündel oder die vollständige Struktur elongieren und rupturieren. Wann immer dabei Aussicht auf Erfolg besteht, sollte das Ziel darin bestehen, die eigenen Ligamente zu erhalten und eine Heilung im Rahmen der konservativen Therapie zu erreichen.

Die Ligamentheilung ist ein komplexer Prozess, bei dem mehrere Faktoren ineinandergreifen (Kap. 2.4.1). Man kann die Phasen der ligamentären Heilung grob in eine Inflammations-, eine Proliferations- und eine Remodellierungsphase einteilen, in der unterschiedliche Zytokinprofile und zelluläre Prozesse führend sind [1597]. Die jeweilige Dauer der Phasen variiert individuell und wird von der Ausdehnung und der Lokalisation der Verletzung bestimmt. Um diesen Prozess positiv beeinflussen zu können, ist es wichtig die beeinflussenden Faktoren und Grenzen der einzelnen Phasen in unterschiedlichen Situationen zu kennen. So kann eine Inflammationsphase nur in gut vaskularisiertem Gewebe erfolgreich sein, eine gelungene Proliferationsphase benötigt ein adäquates Medium mit ausreichend Nährstoffen und gesunden Fibroblasten und eine erfolgreiche Remodellierungsphase erfordert einen ausbalancierten Wachstumsstimulus, um einerseits die Kollagensynthese anzuregen, aber andererseits um eine Gelenklaxizität zu vermeiden.

Physiologie der Ligamentheilung

1. Inflammationsphase (Tag 0–14)

Die Entzündung oder Inflammation ist ein wichtiger Bestandteil des Heilungsprozesses. Durch Inflammation werden Kollagen produzierende Fibroblasten, über welche die Heilung letztlich stattfindet, in den verwundeten Bereich gelockt. In Laborstudien hat sich wiederholt gezeigt, dass die Einnahme von inflammationshemmenden Medikamenten die Migration von Fibroblasten hemmt [1619][1620]. Hingegen wirkt sich eine überschießende Entzündungsreaktion mit begleitend verstärkten Schmerzen und vermehrten intraartikulären Ergüssen aufgrund des verminderten Blutzuflusses und der verringerten neuromuskulären Aktivierung negativ auf den Heilungsprozess aus. In der initialen Phase der Inflammation sollte sich daher die Therapie ligamentärer Läsionen auf die Reduktion von Schmerzen, intraartikulären Ergüssen und Schwellungen konzentrieren.

2. Proliferationsphase (bis 8 Wochen)

In dieser Phase vermehren sich die in der Inflammationsphase eingewanderten Fibroblasten, und beginnen, Kollagen zu produzieren. Während dieser Zeit zielt die Rehabilitation darauf ab, das verletzte Ligament vor Stress zu schützen, gleichzeitig jedoch die Funktion des Gelenkes zu erhalten. Um Stress zu vermeiden, muss je nach Lokalisation eventuell eine stabilisierende Schiene getragen und meistens vorübergehend auf Sport verzichtet werden. Je nach betroffenem Gelenk muss eine ausgewogene Balance zwischen dem Schutz des Ligamentes und der Immobilisation mit folgender Muskelatrophie und Verlust des Bewegungsumfanges gefunden werden. Als Entscheidungsgrundlage kann hier die Grundstabilität des Gelenkes (überwiegend knöchern vs. ligamentär geführt) herangezogen werden: Bei knöchern geführten Gelenken kann die Mobilisation früher erfolgen, während primär bandstabilisierte Gelenke einen längeren Schutz und Ruhigstellung benötigen.

3. Remodellierungsphase (bis 1 Jahr)

In der Remodellierungsphase ist eine Grundstabilität des Ligaments wiederhergestellt, jedoch müssen sich die Kollagenfasern nun wieder an den mechanischen Reiz anpassen und ausrichten. Die mechanische Reizsetzung hat sowohl einen anabolen, als auch einen katabolen Effekt auf Ligamente. Die Kollagenproduktion wird angeregt, erreicht ihr Maximum 24 h nach Trainingsbeginn und hält bis zu 80 h nach dem Training an [1582][1596]. Gleichzeitig hat der mechanische Reiz jedoch auch einen initial katabolen Effekt auf das Kollagen. Das Zusammenspiel dieser anabolen und katabolen Prozesse führt netto zu einem Kollagenverlust in den ersten 24 Stunden nach dem Training, während anschließend ein netto Kollagenaufbau stattfindet [1593]. Entsprechend ist in der Therapie von Ligamentläsionen auch eine ausreichende Erholungszeit zwischen den Phasen notwendig, um nicht durch zu häufiges Training in eine katabole Situation zu gelangen.

6.3.2 Allgemeine Prinzipien: Therapieentscheidung und Rehabilitationsziele

Je nach Rissmuster, Alter des Patienten oder der Patientin und der Verletzung, subjektiver und objektiver Instabilität, beruflicher oder sportlicher Ambition und nicht zuletzt auch Patientenwunsch wird zwischen einer konservativen und operativen Therapie abgewogen. Bei geringen Erfolgsaussichten für eine konservative Therapie, sollte die operative Behandlung empfohlen werden. Dabei wägt man ab, ob der Ligamenterhalt im Sinne einer Reparatur (und ggf. Augmentation) Erfolg versprechend ist, oder ob besser eine Rekonstruktion mit autologen oder allogenen Sehnen angestrebt wird.

Die Ziele der Rehabilitation nach konservativer und operativer Therapie bestehen im Allgemeinen in der Sicherstellung der Ligamentheilung bzw. der Graft-Reifung. Entsprechend erfolgt eine stufenweise Erhöhung von Belastung und Kraftaufbau der Ligamente und der umgebenden Muskulatur, beginnend mit leichten, passiven Bewegungsübungen bis hin zu aktivem Bewegungstraining, Muskelaufbau, Stresstestung und sportspezifischem Training. In der ersten Phase der Inflammation ist das primäre Ziel, Schmerz, Gelenkerguss und Ödem zu reduzieren. Anschließend wird der Erhalt bzw. die Wiederherstellung der Gelenkmobilität angestrebt, bevor in der folgenden Phase der Erhalt bzw. die Wiederherstellung von Propriozeption und Muskelkraft als Therapieziele formuliert werden. Zu guter Letzt ist das Ziel einer erfolgreichen Therapie und Rehabilitation die Rückkehr der Patientinnen und Patienten zur vollen Arbeits- und Sportfähigkeit.

Auf den folgenden Seiten werden häufige Verletzungen an der oberen und unteren Extremität und deren Therapiemöglichkeiten vorgestellt.

6.3.3 Ellenbogeninstabilität

Anatomie

Der Ellenbogen ist ein überwiegend ossär geführtes Gelenk, das zusätzlich ligamentär und muskulär stabilisiert wird. Die 3 Hauptstabilisatoren des Ellenbogens sind:

1. das knöcherne Ulnohumeralgelenk: Die Trochlea humeri und Incisura trochlearis der Ulna haben eine hohe anatomische Kongruenz mit einer Kontaktfläche über nahezu 180° des Bewegungsumfanges
2. das ulnare Kollateralband (UCL), das gegen Valgus und posteromediale Rotation stabilisiert
3. der laterale Kollateralbandkomplex, der mit seinen 4 Anteilen insbesondere für eine posterolaterale Stabilität sorgt.

Alle Ligamente des Ellenbogens befinden sich extraartikulär. Statische sekundäre Stabilisatoren beinhalten den Proc. coronoideus und den Radiuskopf, der in Supination einem Valgusstress entgegenwirkt [1563]. Dynamische Stabilisatoren sind der M. anconeus, der gegen Varusstress und posterolaterale Rotation stabilisiert [1563], die medialen Flexoren (vor allem der M. pronator teres), die gegen Valgusstress stabilisieren, sowie die laterale Extensorengruppe, die einem Varusstress entgegenwirkt [1603][1513].

Einteilung der Ellenbogeninstabilität

Die Ellenbogeninstabilität wird eingeteilt nach Zeitfenster (akut, chronisch), involvierten anatomischen Strukturen (ulnohumeral, Radiuskopf), Richtung der Instabilität (anterior, posterior, varus, valgus) und Schweregrad (Subluxation, Luxation). Eine posterolaterale Rotationsinstabilität entsteht aufgrund einer Verletzung des lateralen Kollateralbandkomplexes. Zu einer Valgusinstabilität kommt es aufgrund einer Verletzung des medialen Kollateralbandkomplexes. Die kombinierte varus-posteromediale Rotationsinstabilität schließlich geht auf eine Verletzung des lateralen Kollateralbandkomplexes in Kombination mit einer Proc. coronoideus-Fraktur zurück. Während posteriore Instabilitäten meist mit einem akuten Trauma assoziiert sind, ist die Valgusinstabilität meist mit repetitivem Stress, wie er oftmals bei Wurfsportarten beobachtet wird, assoziiert. Bei Ellenbogenluxationen sind in der Regel mehrere Sehnen, Bänder und eventuell knöcherne Strukturen betroffen, was je nach Ausmaß Einfluss auf die Therapieentscheidung hat.

Konservative oder operative Therapie

Die Wahl der bestmöglichen Therapie baut auf den oben genannten anatomischen Faktoren, den Luxationsmerkmalen sowie den patientenspezifischen Faktoren auf, wobei individuell zwischen (1) dem Heilungspotenzial des betroffenen Gewebes, (2) den Risiken der anhaltenden Instabilität und fortschreitenden Versteifung sowie (3) den Anforderungen der betroffenen Person abgewogen wird.

Heilungspotenzial des betroffenen Gewebes

Aufgrund der guten Durchblutung, der extraartikulären Lage der Ligamente und des hohen knöchernen Führungsgrades heilen die Bänder am Ellenbogen bei isolierter Verletzung ohne Knochenbeteiligung oftmals auch ohne Operation gut. Die Vaskularisation des UCLs kommt von proximal und zeigt in diesem Bereich eine bessere Heilungstendenz [1564]. Gute Heilungschancen liegen bei Zerrungen und Partialrupturen vor, wohingegen bei vollschichtigen Midsubstance-Verletzungen eine stabile Ausheilung nicht sicher vorhergesehen werden kann. Entsprechend wird bei Letzteren oft die Indikation zur Operation gestellt [1584][1602].

Risiken Instabilität und Versteifung

Durch die gute Führung des Ellenbogens ist die häufigste Komplikation nach akuter, unkomplizierter Ellenbogenluxation nicht die persistierende Instabilität, sondern die Ellenbogenversteifung mit signifikant eingeschränktem Bewegungsumfang [1567]. Daher sollte die gewählte Therapie eine frühe Mobilisation ermöglichen. Allerdings ist es wichtig, zu berücksichtigen, dass bei chronischen Instabilitäten auch das Risiko einer anhaltenden Instabilität aufgrund fortgeführter übermäßiger Belastung erhöht ist.

Anforderungen von Patient*innenseite

Die Dauer der Rehabilitation ist bei konservativer Therapie deutlich kürzer als bei operativer (konservativ 12–14 Wochen [1579] vs. operativ 9 Monate [1569]), was sich individuell ebenfalls auf die Therapieentscheidung auswirken kann.

Die konservative Therapie bietet aufgrund der spezifischen Gegebenheiten am Ellenbogen eine Reihe von Vorteilen und wird daher oft primär ausgewählt. Mitunter bleibt jedoch trotz Ruhigstellung und korrekter konservativer Therapie eine stabile Ausheilung der Ligamente aus, weshalb dann sekundär eine Operation indiziert sein kann. Ist eine operative Therapie indiziert, wird das individuelle operative Vorgehen vom Verletzungsmuster und der Präferenz der chirurgischen Fachkräfte festgelegt.

Rehabilitation

Initial kann zur Ruhigstellung und Analgesie kurzzeitig eine Schiene oder ein Gips verwendet werden, jedoch sollte aus dieser heraus möglichst schnell das Gelenk passiv beübt werden, um bereits früh einer Versteifung entgegenzuwirken. Bei einer konservativen Therapie kann in der Regel frühzeitig (nach 7–10 Tagen) auf aktiv-assistierte Bewegungen übergegangen werden, wohingegen bei operativer Therapie die Dauer der Immobilisation von der Art und dem Ausmaß der Verletzung sowie von der OP selbst abhängt.

In der 2. Phase der Rehabilitation (2.–6. oder 8. Woche posttraumatisch/postoperativ) ist das primäre Ziel, eine überschießende Narbenbildung und Ellenbogenversteifung zu vermeiden. Da in dieser Phase die stabilen Kollagenfasern erst noch aufgebaut werden, zielt die Reha darauf ab, das verletzte Ligament vor Stress zu schützen, ohne die Gelenkfunktion dabei zu verlieren. Aufgrund der nur langsamen Atrophie der den Ellenbogen führenden Muskulatur genügt in dieser Phase eine Bewegungstherapie ohne forcierten Kraftaufbau.

In der Remodellierungsphase (ab 6.–8. Woche) ist die initiale Stabilität der Ligamente wiederhergestellt. Von nun an können das Ligament zunehmend belastet und die Muskulatur gezielt wiederaufgebaut werden. Bei Valgusinstabilität liegt der Fokus des Muskelaufbaus besonders auf der medialen Flexorengruppe (und hier vor allem beim M. pronator teres), bei Varusinstabilität insbesondere auf den lateralen Extensoren und dem M. anconeus.

Return to Sport

Konservativ therapierte distale und proximale Ligamentverletzungen zeigen unterschiedliche Raten beim Return to Sport (RTS) von 41,2 % vs. 89,7 %, was auf eine schlechtere Vaskularisierung der distalen Ligamentanteile zurückgeführt wird [1565]. Nach operativen Eingriffen werden durchschnittlich höhere RTS-Raten von 85–92 % bei Überkopfsportlern erreicht [1556][1571][1573]. Andererseits erfordern chirurgische Eingriffe jedoch wie erwähnt eine längere Rekonvaleszenz und Sportkarenz. Dugas et al. beschrieben in ihrer UCL-Rekonstruktionstechnik mit kollagenbeschichteter FiberTape-Augmentation über eine durchschnittliche Return-to-Sport-Zeit von 6,7 Monaten, wohingegen andere Studien von Rekonvaleszenzdauern zwischen 6 und 16 Monaten berichten [1589]. Auf der anderen Seite kehren konservativ behandelte Personen durchschnittlich nach nur etwa Monaten zum Sport zurück [1579]. Ein direkter Vergleich zwischen den Gruppen ist allerdings aufgrund der unterschiedlichen Schweregrade der initialen Verletzung nicht möglich, weshalb diese Zahlen nur der Orientierung dienen sollen.

6.3.4 Schulterinstabilität

Anatomie

Die Schulter ist ein lax geführtes Gelenk mit vielen Freiheitsgraden, das durch das glenohumerale Gelenk, das Labrum, die glenohumeralen Bänder, die Rotatorenmanschette und den intraartikulären Unterdruck stabilisiert wird. Die Größendiskrepanz zwischen Humeruskopf und Glenoid erlaubt eine hohe Schulterbeweglichkeit, benötigt dafür dann jedoch effektive muskuläre und ligamentäre Stabilisatoren [1588]. Die glenohumeralen Ligamente bestehen aus einem superioren, mittleren und inferioren Anteil und stabilisieren insbesondere gegenüber anterioren Translationsimpulsen. Die korakoklavikulären Ligamente bestehen aus dem Lig. conoideum und dem Lig. trapezoideum und stabilisieren die Position der Clavicula. Das korakohumerale Ligament stabilisiert gegenüber einer inferioren Migration des Humeruskopfes. Obwohl die Ligamente des Schultergelenkes eine Rolle für die Schulterinstabilität spielen, treten nach initialer Luxation oft biomechanisch schwerwiegendere osteochondrale Läsionen auf, welche die Form des Glenoids, des Humeruskopfes, des Labrums und des Knorpels beeinflussen und eine persistierende Instabilität und Rezidivluxationen begünstigen können.

Einteilung der Schulterinstabilität

Bei der Schulterinstabilität unterscheidet man zwischen der traumatischen anterioren Form, der posterioren und der multidirektionalen. Die traumatische anteriore Instabilität kommt am häufigsten vor und ist die Folge einer anterior gerichteten Kraft, typischerweise während Abduktion und Außenrotation des Armes. Die posteriore Schulterinstabilität kann durch eine hohe posterior gerichtete Kraft in Adduktion und Innenrotation des Armes auftreten und ist meist mit Hochenergietraumata oder epileptischen Anfällen verbunden. Die multidirektionale Instabilität ist hingegen mit chronischen repetitiven Mikrotraumata und Ligamentlaxizität assoziiert. Prädisponierend wirken für diese Form demnach etwa Schwimmende, Gymnastiksportler*innen, Volleyballspielende oder Menschen mit Ehlers-Danlos-Syndrom.

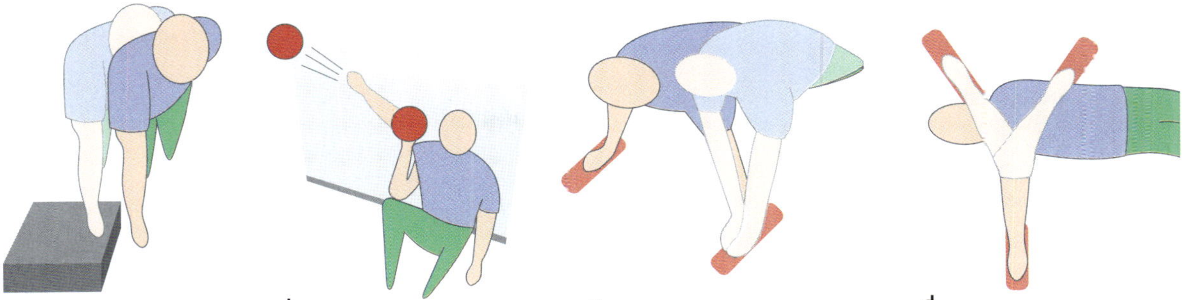

Abb. 6.9 Funktionelle Tests der oberen Extremität. **a** One-Arm-Hop-Test: Der Patient beginnt in einer einarmigen Plank-Position und „springt“ 5-mal auf Zeit auf und ab von einer 10 cm Stufe. **b** Seated-Shot-Put-Test: Die Patientin stößt aus einer sitzenden Position einen 2-kg-Ball so weit wie möglich. **c** Der Closed-Kinetic-Chain-Upper-Extremity-Stability-Test: Ausgehend von einer Plank-Position werden alternierend die Tapes auf dem Boden für 15 s berührt. **d** Der Y-Balance-Test der oberen Extremität: Eine Plank-Position wird eingenommen und die betroffene Extremität so weit wie möglich nach medial, superolateral und inferolateral ausgestreckt.

Konservative oder operative Therapie

Die Therapie der Schulterinstabilität dient dazu, weitere Luxationen zu verhindern, um Knorpel-, Knochen- und Nervenschäden zu vermeiden. Das Rezidivrisiko hängt von (1) den osteochondralen Schäden, (2) der Gelenklaxizität und (3) den Anforderungen der betroffenen Person auch unter Berücksichtigung ihres Alters ab. Bei hohem Risiko für ein Luxationsrezidiv wird eine operative Therapie empfohlen. Das Muster der Begleitverletzungen nach Schulterluxation ist altersabhängig: Während bei jüngeren Patienten vermehrt osteochondrale und Labrumläsionen gesehen werden, steigt das Risiko einer Verletzung der Rotatorenmanschette ab dem 40. Lebensjahr signifikant an und beträgt in dieser Alterskategorie bereits 40 % mit zunehmender Tendenz [1578]. Die Begleitverletzungen sollten unbedingt bei der Entscheidung der geeigneten Therapieform berücksichtigt werden. Höhergradige osteochondrale Läsionen am Humeruskopf (Hill-Sachs-Läsion), am Glenoid (Bankart-Läsion), labrale Läsionen und Verletzungen der Rotatorenmanschette werden daher in einigen Fällen bereits nach der ersten Luxation operiert. Bei chronischer Instabilität wird meist eine konservative Therapie favorisiert. Bei persistierenden Schmerzen, häufigen Reluxationen oder Arbeitsunfähigkeit aufgrund der Schultererkrankung sollte jedoch individuell eine operative Therapie erwogen werden.

Rehabilitation

Im Gegensatz zum Ellenbogen ist die Schulter ein lax geführtes Gelenk. Daher sollte der Fokus der Rehabilitation nicht primär auf der Beübung der Beweglichkeit, sondern auf der korrekten Ansteuerung der schulterstabilisierenden Muskulatur liegen.

In den frühen Phasen der Rehabilitation sind Angst, Schmerz und Vermeidungsverhalten hauptsächlich prävalent, deren emotionale Reaktionen nicht unbedingt mit dem strukturellen Schaden korrelieren. Muskelansteuerungsmuster sind verändert, die wiederum an sich erhöhte Schmerzen und Instabilität hervorrufen können. Eine Immobilisation über wenige Tage kann gegen Schmerzen und Angst helfen. Eine länger als eine Woche andauernde Immobilisation bietet bei der primären anterioren Schulterluxation jedoch keinen Vorteil [1607]. Eine frühzeitige Beübung und gezielte Therapie ist daher für eine schnelle Rekonvaleszenz entscheidend.

In der Reha sollte zwischen Übungen in geschlossener und offener Kette unterschieden werden. Übungen mit geschlossener Kette, erleichtern die Ko-Kontraktion der Rotatorenmanschette und des M. deltoideus, wodurch sich die Gelenkstabilität verbessert [1591]. Übungen in der offenen Kette üben durch das Eigengewicht des Armes eine erhöhte Belastung auf die Schulter aus. Daher sollten zunächst Übungen in geschlossener Kette durchgeführt werden.

Return to Sport

Die Anforderungen der Patienten und Patientinnen sind sehr variabel und hängen von der dominanten Extremität, der Sportart und der Sportposition ab. Obwohl die meisten Patienten zum Sport zurückkehren können, ist die Rate an wiederauftretender Instabilität mit 31 % hoch [1600]. Eine stufenweise Rehabilitation wird angestrebt, die insbesondere in den späteren Phasen auf die spezifischen Bedürfnisse der Person abgestimmt ist. Der Einsatz von standardisierten Tests und Patient Reported Outcome Measures [1556][1626] kann das Risiko einer erneuten Instabilität verringern [1557][1570] und sollte daher möglichst genutzt werden. Beispiele für Kriterien basierte funktionelle Testungen sind der One-Arm-Hop-Test [1573], der Seated-Shot-Put-Test [1566], Closed-Kinetic-Chain-upper-Extremity-Stability-Test [1577] oder der Y-Balance-Test-of-the-upper-Quarter (▶ Abb. 6.9) [1625].

6.3.5 Vordere Kreuzbandruptur

Anatomie

Das Kniegelenk ist ein Dreh-Scharniergelenk, das sich aus dem tibiofemoralen und dem patellofemoralen Gelenk zusammensetzt und neben Extensions- und Flexionsbewegungen auch in geringem Maße Rotationsbewegungen erlaubt. Es wird überwiegend durch das Zusammenspiel von Bändern, Sehnen, Menisken und Muskeln geführt. Die Kreuzbänder sind dabei die zentralen Stabilisatoren des Kniegelenkes. Das vordere Kreuzband (VKB) besteht aus 2 Bündeln, dem anteromedialen und dem posterolateralen, die unterschiedliche Funktionen erfüllen. Während das anteromediale Bündel primär gegen die anteriore tibiale Translation stabilisiert, stabilisiert das posterolaterale Bündel das Kniegelenk in strecknaher Stellung vor allem gegenüber Rotationsbewegungen [1609]. Das mit ca. 70 % häufigste „non-contact-pivoting“-Verletzungsmuster der VKB-Ruptur ist eine Kombination aus Rotation, Valgusstellung und Flexion [1560]. Eine isolierte VKB-Ruptur stellt mit etwa 10 % eher die Ausnahme dar [1613], da zumeist Menisken (bis zu 60 %) [1594], Kollateralbänder oder Knorpel mitbetroffen sind. Eine akute VKB-Ruptur geht meist mit einer ausgeprägten Ergussbildung (Hämarthros), Schmerzen und Belastungsdefizit einher. Nach dem Abklingen der Schwellung manifestiert sich die VKB-Verletzung ggf. in einer persistierenden, symptomatischen Instabilität im Alltag und beim Sport.

Einteilung der VKB-Ruptur

Grundsätzlich kann die VKB-Ruptur in eine akute und eine chronische Form mit unterschiedlich ausgeprägter subjektiver und objektiver Instabilität eingeteilt werden. Je nach Rupturlokalisation lassen sich proximale, Midsubstance- und distale Rissformen unterscheiden, was für die spätere Therapieentscheidung ebenfalls eine wichtige Rolle spielt. Klinsch wird die VKB-Ruptur durch eine verlängerte anteriore Translation beim Schubladen- oder Lachman-Test sowie durch eine Rotationsinstabilität beim Pivot-Shift-Test diagnostiziert. Die oft sehr ausgeprägte Ergussbildung bei der akuten Verletzung kann die klinische Diagnostik erschweren, weshalb bei hinreichendem Verdacht in jedem Fall frühzeitig eine weiterführende bildgebende Diagnostik in die Wege geleitet werden sollte. Im konventionellen Röntgenbild werden dabei ossäre Begleitverletzungen ausgeschlossen. Die oftmals als pathognomisch für eine VKB-Ruptur beschriebene Segond-Fraktur (Avulsion des anterolateralen Ligaments an der proximalen lateralen Tibia) ist neuesten Erkenntnissen zufolge lediglich in 2,4–9 % aller Verletzungen nachweisbar [1610]. Das Sensitivste zur Verfügung stehende bildgebende Verfahren ist nach wie vor das MRT. Dabei können zuverlässig und reproduzierbar Verletzungen des VKBs sowie anderer Kniebinnenstrukturen diagnostiziert und die optimale Therapie individuell festgelegt werden. Aus diesem Grund ist das MRT der Goldstand in der Diagnostik akuter und chronischer VKB-Läsionen.

Konservative oder operative Therapie

Nicht jede VKB-Ruptur muss operiert werden. Für das VKB ist ein intrinsisches Heilungspotenzial, insbesondere bei Verletzungen im proximalen Drittel beschrieben [1612]. Auch kann das proximal ausgerissene VKB mit dem hinteren Kreuzband vernarben und somit ausreichend stabil ausheilen [1601]. Entsprechend hat die (initiale) konservative Therapie insbesondere bei isolierten VKB-Verletzungen, proximalen Rupturen, Personen mit geringem bis moderatem Arbeits- und sportlichem Anspruch sowie älteren Menschen sicherlich einen relevanten Stellenwert. Für Aufsehen sorgte eine Studie von Frobell aus dem Jahr 2010, in der 2 Jahre nach Verletzung des VKBs konservativ behandelte Personen gleich gute klinische Resultate (gemessen an subjektiven Fragebögen) erreichten, wie Personen, die primär operativ behandelt wurden [1574]. Allerdings muss der Wahrheit halber auch berichtet werden, dass in dieser Kohorte knapp 40 % der Patientinnen und Patienten nach frustraner konservativer Therapie sekundär doch eine VKB-Rekonstruktion erhielten.

Wird die Indikation zur Operation gestellt, stehen bei akuten VKB-Rupturen prinzipiell 2 Verfahren zur Verfügung: die VKB-Rekonstruktion (Goldstandard) und die das Kreuzband erhaltende Naht. Sehr proximale Ausrisse (Sherman I und II [1616]) können mit sehr guten klinischen und funktionellen Ergebnissen mittels primärer Naht und synthetischer Ligament-Augmentation, welche die Heilung mittels interner Schienung sicherstellen soll, behandelt werden [1598]. Zu beachten ist für dieses Therapieverfahren das limitierte Zeitfenster von 2–4 Wochen nach einer Ruptur, da anschließend der VKB-Stumpf vernarbt und keine optimale Durchblutung mehr aufweist, was für die Heilung jedoch essenziell ist [1622]. Rupturen im mittleren und distalen Ligamentdrittel haben ein geringeres Heilungspotenzial, da sie von Synovialflüssigkeit umspült werden, welche die für die Heilung wichtige Fibrinnarbe wegspült. Sofern keine akut behandlungsbedürftigen Begleitverletzungen vorliegen (z. B. Läsionen des Meniskus oder des medialen Kollateralbandes), werden diese Verletzungen daher meist nach Abklingen der initialen Inflammation und Ergussbildung Tage bis Wochen später operiert.

Um das Risiko einer postoperativen Arthrofibrose zu senken, sollte eine gute Flexionsfähigkeit gegeben sein (> 90°), weswegen auch ein präoperativer Rehabeginn vorteilhaft ist. Bei subakuten und bei chronischen Rupturen mit persistierender Instabilität ist ein Erhalt des eigenen VKBs nicht mehr möglich, sodass auf die Rekonstruktion mittels autologer (Semitendinosus- und/oder Grazilissehne, Quadrizeps-, Patella- oder Peronealsehne) oder seltener allogener Sehne zurückgegriffen wird.

Rehabilitation

Die Rehabilitation der VKB-Ruptur wird oftmals entscheidend durch die Begleitverletzungen beeinflusst. So soll z. B. nach einer Meniskusnaht in den ersten 6 Wochen eine Teilbelastung mit 15 kg und ein Flexionslimit bis 90° eingehalten werden, während nach isolierter VKB-Rekonstruktion direkt eine schmerzadaptierte Vollbelastung möglich wäre. Unserer Erfahrung nach ist die Reha nach konservativer Therapie mit durchschnittlich 4–6 Monaten Dauer deutlich schneller abgeschlossen als nach einer Operation, die im Mittel 9 –12 Monate erfordert. In unserer Klinik empfehlen wir unseren Patientinnen und Patienten nach operativer Intervention ein 4-Phasen-Rehaschema welches langsam aber gezielt wieder an die Belastung heranführen soll. Eine den Range of Motion (ROM) limitierende Schiene oder Bandage wird bei uns standardmäßig lediglich bei begleitenden Verletzungen des Kollateralbandes oder auf ausdrücklichen Wunsch der Betroffenen eingesetzt, da es nach der vorliegenden Literatur keinen Hinweis auf einen Benefit dafür gibt [1581].

In der ersten Phase (0–6 Wochen) besteht bei der konservativen und bei der operativen Therapie das primäre Ziel darin, Schwellung und Schmerz zu reduzieren, den Bewegungsumfang (in den vorgesehenen Grenzen) zu verbessern und die Heilung bzw. die Graft-Maturation sicherzustellen. Anschließend werden in der 2. Phase (6.–12. Woche) die Wiedererlangung der Vollbelastung und der vollen Range of Motion (ROM) sowie speziell der Kraftaufbau in der geschlossenen Kette nebst propriozeptiver Beübung als Ziele formuliert. Liegt keine Instabilität vor und haben die Patient*innen eine gute Quadrizepskraft sowie ein sicheres Landeverhalten bei Einbeinsprüngen wird die 3. Phase eingeleitet (3–6 Monate) [1561].

In dieser Phase wird neben Kraftaufbau verstärkt Wert auf plyometrisches Training (Schnellkraft, dynamische Übungen, Reaktivitätskraft) sowie Verbesserung der Propriozeption gelegt (Hop Tests, Joint Position Training). Nach etwa 6 Monaten kann vorsichtig ein sportspezifisches Training ohne Gegnerkontakt aufgenommen werden. Der Abschluss dieser Phase und der Übergang in die 4. und letzte Phase (7–9 Monate) ist erreicht, sobald schmerzfrei und ohne entstehende Schwellungen ein Laufprogramm (oder Joggen) absolviert werden kann und eine gute Quadrizepskraft und gute Sprungtestergebnisse erreicht werden (jeweils mindestens 90 % im Vergleich zur Gegenseite). Die letzte Phase zielt dann neben dem Kraftaufbau und dem plyometrischen Training vor allem auf das sportspezifische Training sowie eine symmetrische Performance beider Beine bei Belastung ab. Nach dieser Phase sollte als Ziel der erfolgreichen Reha die sichere Rückkehr zur vollen Arbeits- und Sportfähigkeit erreicht sein.

Return to Sport

Im Langzeitvergleich kehren die Patientinnen und Patienten nach einer VKB-Rekonstruktion 3-mal häufiger zu kompetitiven, pivotierenden Sportarten zurück als nach einer konservativen Therapie [1586]. Einer anderen Studie zufolge waren aber 89 % aller konservativ Behandelten in der Lage, einer sportlichen Aktivität nachzugehen, wenngleich dies oft mit einer Anpassung bzw. Reduktion der sportlichen Belastung einherging [1587]. Generell kann jedoch festgehalten werden, dass die Return-to-Sports-Rate nach einer Operation oder einer konservativen Therapie signifikant mit der Quadrizeps- und Hamstring-Kraft sowie mit der subjektiven Stabilität des Kniegelenks korreliert [1586].

Bei der Beurteilung der möglichen Rückkehr zu Sport und Wettkampf sind allein zeitabhängige Maßstäbe aufgrund der Variabilität der Ligamentheilung bzw. Graft-Maturation, der neuromuskulären Kontrolle, der Art der Nachbehandlung und der Com-

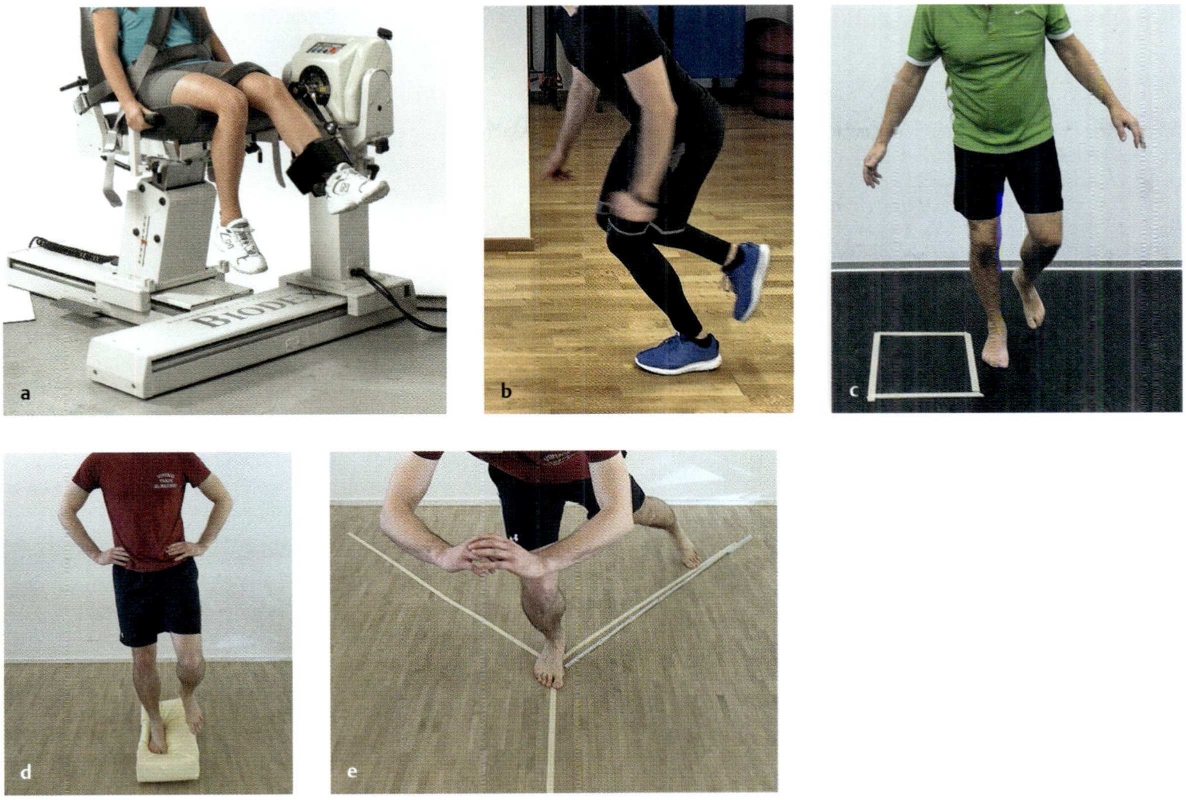

Abb. 6.10 Beispiele für RTS-Tests (nach [1599]). Alle Tests werden im Seitenvergleich durchgeführt.

a Isokinetische Muskelkraftmessungen. (Quelle: Haß U, Schwejda-Güttes S, Kuhn K S et al. Einsatz und Nutzen funktioneller Parameter als Endpunkte in klinischen Ernährungsstudien. Aktuelle Ernährungsmedizin 2018; 43(03): 162-172)

b Single Leg Hop auf maximale Distanz. (Quelle: Luomajoki H, Hrsg. Bewegungsdysfunktion und Bewegungskontrolle – Physiotherapeutische Tests und Übungen für Nacken, Rumpf und Extremitäten. 1. Auflage. Stuttgart: Thieme; 2022)

c Side Hops für 30 s über 40 cm. (Quelle: Luomajoki H, Hrsg. Bewegungsdysfunktion und Bewegungskontrolle – Physiotherapeutische Tests und Übungen für Nacken, Rumpf und Extremitäten. 1. Auflage. Stuttgart: Thieme; 2022)

d Balancing auf instabiler Unterlage. (Quelle: Luomajoki H, Hrsg. Bewegungsdysfunktion und Bewegungskontrolle – Physiotherapeutische Tests und Übungen für Nacken, Rumpf und Extremitäten. 1. Auflage. Stuttgart: Thieme; 2022)

e Y-Balance-Test. (Quelle: Luomajoki H, Hrsg. Bewegungsdysfunktion und Bewegungskontrolle – Physiotherapeutische Tests und Übungen für Nacken, Rumpf und Extremitäten. 1. Auflage. Stuttgart: Thieme; 2022)

pliance sowie der oft unterschätzten psychischen Bereitschaft unzuverlässig. Andererseits braucht Heilung Zeit. Ein international akzeptierter Konsens ist daher, dass ein RTS vor dem 6. Monat ein inakzeptabel hohes Risiko für eine Re-Ruptur birgt und daher unbedingt vermieden werden sollte [1595]. Vor Wiederaufnahme der sportlichen Aktivität wird im Rahmen der physiotherapeutischen Nachbehandlung ferner eine sportartspezifische RTS-Testbatterie mit den oben beschriebenen Kriterien empfohlen (▶ Abb. 6.10).

6.3.6 Instabilitäten des oberen Sprunggelenks

Anatomie

Das obere Sprunggelenk (OSG) entspricht im Wesentlichen einem Scharniergelenk. Das Gelenk wird aus dem Innenknöchel an der distalen Tibia (Malleolus medialis) sowie dem Außenknöchel an der distalen Fibula (Malleolus lateralis) gebildet. Diese als Malleolengabel bezeichnete Konstruktion bildet eine Art „Nut" (mortise) für den Talus. Dabei verursacht die Verschmälerung des Talus nach posterior, dass bei Plantarflexion das Gelenk lockerer geführt ist. Dies erzeugt eine verminderte intrinsische Stabilität und bietet eine mögliche Erklärung dafür, dass die meisten ligamentären Verletzungen des OSG sich in Plantarflexion ereignen [1576]. Neben der knöchernen Führung und den aktiven muskulären Stabilisatoren tragen die ligamentären Strukturen wesentlich zur Stabilisierung des OSG bei. Lateral befindet sich die Ligg. fibulotalare anterius (LFTA), fibulocalcaneare (LFC) und fibulotalare posterius (LFTP). Medialseitig wird der Deltaband-Komplex in 3 Hauptanteile unterteilt: den oberflächlichen und den tiefen Anteil des Deltabandes sowie den „Spring Ligament Complex". Rund 75 % aller OSG-Verletzungen sind OSG-Distorsionen [1558]. Dabei ist ein Inversions-Supinationstrauma mit 85 % das häufigste Verletzungsmuster, welches meist eine Verletzung des LFTA und das LFC verursacht [1621]. Eine Verletzung des LFTP kommt hingegen sehr selten vor [1583]. Ein Pronationstrauma mit Verletzung des medialen Bandkomplexes ist mit 10–15 % ebenfalls deutlich seltener [1621]. Bis zu 40 % der OSG-Distorsionen haben das Potenzial, chronische Beschwerden zu verursachen [1559] [1614].

Einteilung der OSG-Instabilität

Entsprechend der verletzten Ligamente wird die OSG-Instabilität in eine laterale und eine mediale Instabilität unterteilt. Eine kombinierte mediale und laterale Verletzung wird als „Rotationsinstabilität" bezeichnet. Außerdem werden akute Verletzungen von chronischen Instabilitäten, welche häufig mit rezidivierenden Distorsionen einhergehen, abgegrenzt.

Klinisch wird eine laterale Instabilität mit dem „anterioren Drawer-Test" (anteriorer Schubladentest) getestet, bei dem man die Verschieblichkeit des Talus nach anterior und damit vor allem das LFTA untersucht. Mit dem lateralen Talar-Tilt-Test (Inversionsstresstest, lateraler Aufklappbarkeitstest) wird vor allem das LFC und mit dem medialen Talar-Tilt-Test (Eversionsstresstest, medialer Aufklappbarkeitstest) das Deltaband getestet [1621] [1627].

In der Bildgebung ist das Röntgen des OSG in 2 Ebenen (laterale und Mortise-Aufnahme, d. h. OSG 10–20° innenrotiert) nach wie vor das wichtigste und am häufigsten evaluierte Verfahren [1611]. Es dient neben dem Ausschluss von knöchernen (Begleit-) Verletzungen vor allem der Evaluation einer möglichen Inkongruenz des OSG, wobei der Beurteilung der Weite des „Medial Clear Space" (MCS) besondere Bedeutung zukommt. So gilt eine Verbreiterung des MCS ≥ 4–5 mm und eine Erhöhung des tibiotalaren Abstands ≥ 1–2 mm als Indikator für eine relevante Verletzung des Deltaband-Komplexes [1572][1606].

Daneben ist bei höhergradigen OSG-Distorsionen das MRT indiziert. Hierbei können neben Verletzungen der Bandstrukturen auch Begleitverletzungen wie etwa Verletzungen der Syndesmose, der periartikulären Sehnen oder osteochondrale Läsionen (OCL) diagnostiziert werden.

Konservative oder operative Therapie

Die akuten lateralen Bandverletzungen am OSG können in den meisten Fällen erfolgreich konservativ therapiert werden. Eine Ausnahme hiervon stellt unter Umständen der professionelle Athlet dar, sodass nach entsprechender Bildgebung (MRT) eine umgehende Bandrekonstruktion erwogen werden kann, um eine möglichst rasche, anatomische Heilung zu erzielen [1623]. Auch behandlungsbedürftige Begleitverletzungen wie osteochondrale Frakturen oder eine Maisonneuve-Fraktur (Läsion von Deltaband und Syndesmose) können Indikationen für eine operative Versorgung in der Akutphase sein.

Eine akute Distorsion bei vorbestehender Instabilität wird bei rein ligamentärer Verletzung zunächst wie eine primäre Verletzung konservativ behandelt. Anschließend muss nach 3- bis 6-monatiger intensiver Reha die Sprunggelenksstabilität reevaluiert werden [1617]. Bei persistierender chronischer Instabilität zeigen sich typischerweise rezidivierende Distorsionen, Schmerzen im Bereich des Sprunggelenks, ein subjektives Instabilitätsgefühl („giving way") und Schwierigkeiten beim Gehen und Rennen auf unebenem Gelände, sodass die Indikation zur OSG-Stabilisierung gestellt werden sollte.

Für die laterale Stabilisierung bietet sich die Technik nach Broström-Gould an, bei der eine direkte Bandrekonstruktion mit Ankern vorgenommen wird und für welche eine Erfolgsrate von > 90 % beschrieben ist [1562][1580][1615]. Sollte sich das vorhandene Ligament als nicht mehr nahtfähig erweisen oder liegt bereits eine Revisionssituation vor, ist eine anatomische Sehnenrekonstruktion mit einem Graft (z. B. autologe Plantarissehne oder Grazilissehnen-Allograft) möglich [1605].

Zur Rekonstruktion des Deltabandes wird bei rein ligamentären Verletzungen eine direkte Naht durchgeführt. Bei knöchernen Ausrissen kann diese mittels Osteosynthese oder mittels Fadenankern und/oder transossären Nähten adressiert werden. Wie am lateralen Bandapparat besteht auch hier die Möglichkeit der Stabilisierung mittels Sehnen-Graft [1585]. Eine neuere Technik ist die Verwendung eines Internal Brace um das rekonstruierte Band zu schützen und v. a. Athlet*innen früher zurück auf ihr sportliches Niveau zu bringen [1628].

Rehabilitation

Die konservative Therapie besteht initial aus Schutz (**p**rotection), Immobilisation (**r**est), Kühlung (**i**ce), Kompression (**c**ompression) und Hochlagerung (**e**levation; sog. PRICE-Schema) bis der Schmerz und die Schwellung rückläufig sind. Eine Entlastung/Teilbelastung kann für einige Tage erforderlich sein. Eine stabilisierende Sprunggelenksschiene sollte für 6 Wochen Tag und Nacht getragen werden, um eine erneute Distorsion zu verhindern und den Bandapparat während der Ausheilung zu schützen. Bei einer höhergradigen Verletzung kann eine Ruhigstellung für etwa 3 Wochen im Unterschenkelgips/Walker erwogen werden.

Sobald der Schmerz und die Schwellung rückläufig sind (rund eine Woche) sollte mit der Physiotherapie begonnen werden. Diese besteht aus der Wiederherstellung der Beweglichkeit (range of motion = ROM), Muskelkräftigung, Propriozeption und Distorsionsprophylaxe sowie zuletzt aus Aktivitäten des spezifischen bzw. sportartspezifischen Trainings.

Nach operativer Rekonstruktion sollte eine funktionelle Ruhigstellung für 6 Wochen im Walker stattfinden. Eine Teilbelastung mit 10–15 kg empfehlen wir für etwa 2 Wochen postoperativ. Nach dieser Zeit sollte mit der Rehabilitation im Sinne einer aktiven und passiven Mobilisation des OSG begonnen werden, woran sich später auch muskelaufbauende und -stabilisierende Übungen anschließen. Nach 6 Wochen im Walker kann abhängig von der bereits erlangten Rückfußstabilisierung für weitere 4–6 Wochen eine stabilisierende OSG-Schiene (Brace) getragen oder ein Taping durchgeführt werden.

Return to Sport

Die Zeit bis zur Rückkehr zum Sport ist vor allem abhängig von der Verletzungsschwere. In der Literatur wird z. B. nach konservativ behandelter lateraler Bandverletzungen ein RTS beim Fußball von 7–19 Tagen angegeben [1592][1624]. Eine Fallserie von professionellen Athleten, welche eine chirurgische Bandrekonstruktion erhielten, zeigte eine RTS von 77 Tagen für isolierte laterale Bandverletzungen und von 105 Tagen bei zusätzlichen Begleitverletzungen [1608].

Generell sollte die Leistungsfähigkeit des Sprunggelenks während der Rehabilitationsphase mit entsprechenden „performance tests", wie z. B. dem Star-Excursion-Balance-Test (SEBT; ▶ Abb. 6.11), evaluiert werden [1604]. Hier wird neben ROM, Kraft und Propriozeption auch die posturale Kontrolle ermittelt. Ab einer Wiedererlangung von mindestens 80 % der Leistungsfähigkeit der gesunden Gegenseite kann die Rückkehr zu Sport und Wettkampf empfohlen werden [1575]. Da der größte Risikofaktor für eine OSG-Distorsion eine vorangehende Distorsion darstellt [1592] und die Risikoreduktion für eine erneute Distorsion durch ein OSG-Brace nachgewiesen werden konnte [1568][1590], sollte je nach Sportart und Praktikabilität eine Prävention mittels eines solchen Brace erwogen und mit dem Sportler oder der Sportlerin diskutiert werden.

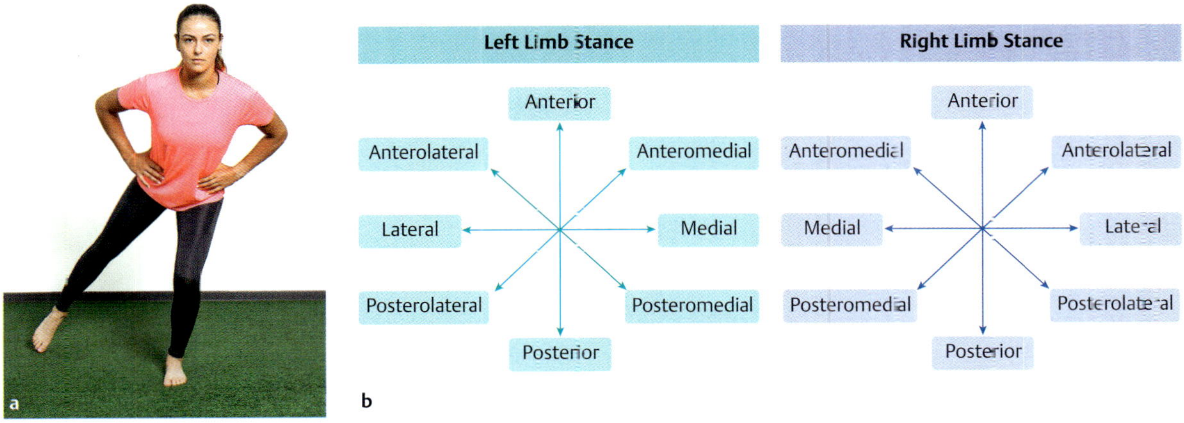

Abb. 6.11 Star-Excursion-Balance-Test (SEBT).
a „Posteromedial-reach"-Test. (Quelle: Grafen K, Müller D, Schauenberg D, Suslik D, Hrsg. Neurozentriertes Training in der Sportphysiotherapie. 1. Auflage. Stuttgart: Thieme; 2024)
b Die 8 Richtungen des SEBT in Bezug auf das jeweilige Standbein (nach [1604]).

6.4 Muskelbauchverletzungen

Elena Neunteufel, Florian Imhoff

6.4.1 Einleitung

Dieses Kapitel beleuchtet insbesondere die Verletzungen des Muskelbauchgewebes. Der Übergang zu kommunizierenden Strukturen wie Sehnen und Knochen ist teilweise fließend. Essenziell ist das grundlegende Verständnis zur Entstehung und Einteilung von Muskelverletzungen.

6.4.2 Aufbau und Funktionsprinzip der Skelettmuskulatur

Der menschliche Körper besteht aus über 600 Skelettmuskeln mit etwa 220 Einzelmuskeln. Die Muskelmasse besteht zu ¾ aus Wasser und zu ¼ aus Proteinen, organischen und anorganischen Bestandteilen und entspricht etwa 40 % des Körpergewichtes eines durchschnittlichen Erwachsenen [1645][1649].

Strukturelle Anatomie

Skelettmuskeln besitzen eine oder mehrere Ursprungs- sowie Ansatzsehnen, welche die Verbindung zu den Knochen herstellen (Kap. 6.6), sowie einen Muskelbauch. Das Muskelgewebe besteht aus verschiedenen hierarchisch angeordneten Strukturen, die von äußeren Bindegewebsschichten, über die einzelnen Bündel von Muskelfasern bis zu den inneren kontraktilen Proteinen reichen (▶ Abb. 6.12).

Muskelfaserbündel (Faszikel)

Ein Primärfaszikel besteht aus mehreren Muskelfasern und wird von Endomysium umgeben. Mehrere Primärfaszikel werden von Perimysium zu Sekundärbündeln zusammengefasst.

Muskelfasern (Muskelzellen)

Diese sind die eigentlichen Muskelzellen (durchschnittlich 60 µm, bis zu 20 cm Länge). Sie werden von einer Zellmembran, dem Sarkolemm, umgeben und enthalten zahlreiche Zellkerne, Myofibrillen und Mitochondrien. Das L-System (longitudinal) ist ein, längs zu den Myofibrillen verlaufender Hohlraum, der als Reservoir für Kalziumionen dient. Das T-System (transversal) entsteht durch Einstülpungen der Zellmembran und des Extrazellularraumes in die Muskelzelle. Dadurch vergrößert sich die Oberfläche um das 5- bis 10-Fache, was eine schnelle Ausbreitung der Aktionspotenziale gewährleistet. Muskelfasern werden generell in Typ-I- und Typ-II-Fasern eingeteilt (Kap. Quergestreifte Muskulatur).

Myofibrillen

Innerhalb jeder Muskelfaser befinden sich viele Myofibrillen. Dies sind lange, dünne Strukturen, die aus einer Reihe von Sarkomeren bestehen und für die Kontraktion des Muskels verantwortlich sind. Die Anordnung der Sarkomere ist für die charakteristische Querstreifung der Skelettmuskulatur unter dem Mikroskop verantwortlich.

Sarkomer

Das Sarkomer ist die kleinste funktionelle Einheit des Muskels und wird durch die Z-Scheiben begrenzt. Es enthält die kontraktilen Filamente Aktin (dünne Filamente) und Myosin (dicke Filamente). Die Aktinfilamente sind durch die Proteine Troponin und Tropomyosin an den Z-Scheiben miteinander verbunden. Die Myosinfilamente sind durch das Protein Myosin an der M-Linie im Zentrum des Sarkomers verknüpft und werden zusätzlich mittels einer elastischen Aufhängung durch das Protein Titin stabilisiert. Sie bestehen aus einem Kopf-, einem Hals- und einem Schwanzteil. Im Zuge der Kontraktion wandert das Kopfteil durch Kippbewegungen an dem benachbarten Aktinfilament entlang. Durch zyklisches Nachgreifen entsteht das Filamentgleiten. Die elektromechanische Koppelung entsteht durch die Spaltung von Adenosintriphosphat (ATP) durch die Myosinkopf-ATPase und die Freisetzung von Kalziumionen (Ca^{2+}) aus dem sarkoplasmatischen Retikulum, welches an Troponin bindet und eine Interaktion zwischen den Aktin- und Myosinfilamenten ermöglicht [1649][1652].

Bindegewebe

Das Epimysium bildet eine lockere Bindegewebshülle um den gesamten Muskel und schafft die Verbindung zur Muskelfaszie. Das Perimysium umgibt die einzelnen Faszikel (wichtig für die Über-

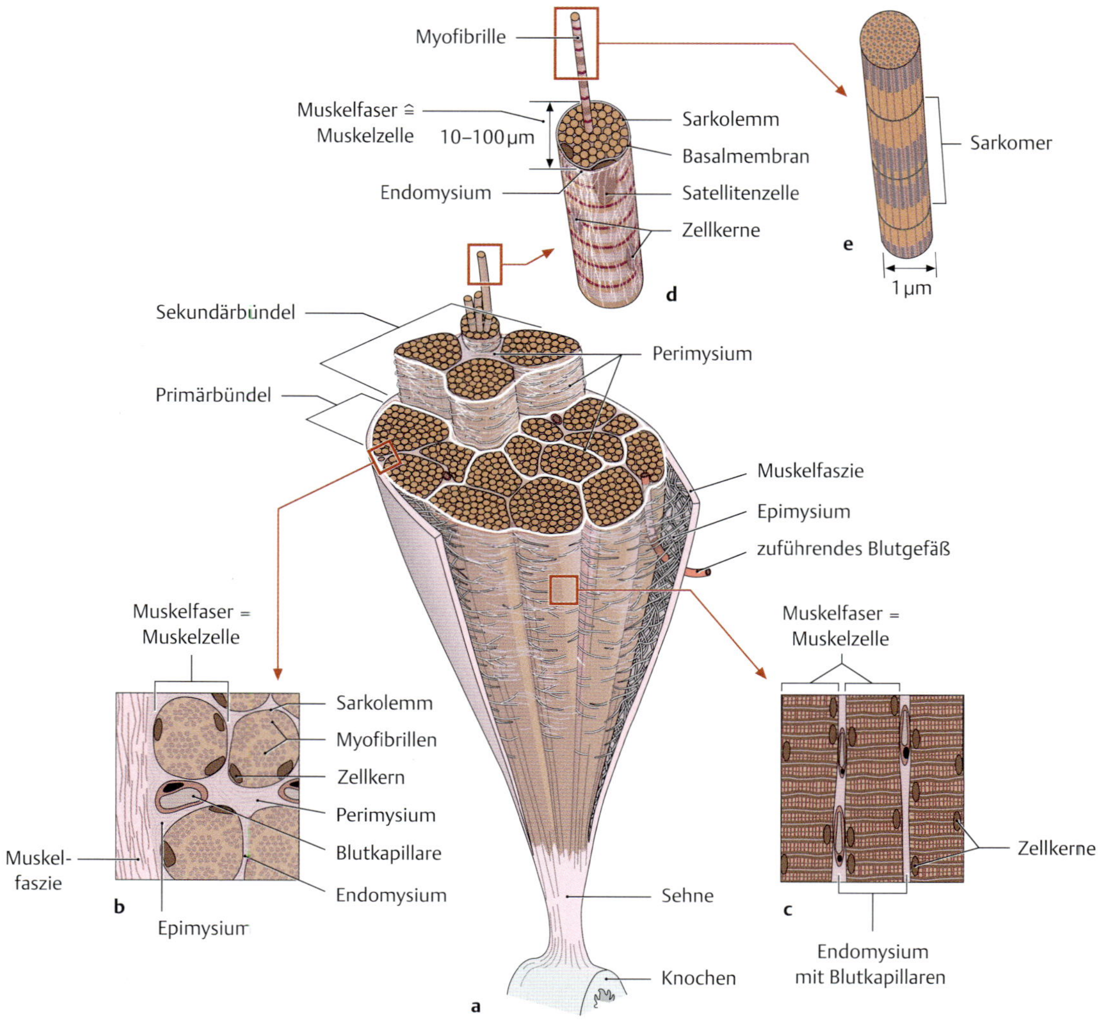

Abb. 6.12 Aufbau eines Skelettmuskels. **a** Querschnitt; **b** Vergrößerung aus a im Querschnitt; **c** Vergrößerung aus a im Längsschnitt; **d** Aufbau einer Muskelfaser; **e** Aufbau einer Myofibrille. (Quelle: Schünke M, Schulte E, Schumacher U. Prometheus. LernAtlas der Anatomie. Allgemeine Anatomie und Bewegungssystem. Illustrationen von Voll M und Wesker K. 6., vollständig überarbeitete Auflage. Stuttgart: Thieme; 2022)

tragung der Zugkräfte auf den Muskel). Das Endomysium ist die innerste Schicht, die jede Muskelfaser umgibt (wichtig für die Reißfestigkeit).

6.4.3 Funktionelle Anatomie

Motorische Einheit

Die motorische Einheit bezeichnet die Summe an Muskelfasern, welche durch ein einzelnes α-Motoneuron (= Axon einer motorischen Nervenzelle des Rückenmarks) innerviert werden. Je kleiner die motorische Einheit, desto weniger Muskelfasern pro Motoneuron und desto schneller und präziser die motorische Steuerung (Beispiel für kleine motorische Einheit: Fingermuskeln; Beispiel für große motorische Einheit: Gesäßmuskulatur). Das Aktionspotenzial wird durch den Neurotransmitter Acetylcholin an der motorischen Endplatte (Synapse) des Axons vermittelt [1649].

Quergestreifte Muskulatur

Die quergestreifte Muskulatur wird anhand der unterschiedlichen Struktur ihrer Myosinketten in Typ-I- und Typ-II-Fasern kategorisiert. Letztere lassen sich weiter in Typ-II-A- und -II-D Fasern unterteilen. Im Embryonalstadium besteht die Skelettmuskulatur hauptsächlich aus Typ-I-Fasern. Im Verlauf der Entwicklung entstehen dann heterogene Fasertypmuster.

Typ-I-Fasern

Typ-I-Fasern (langsam kontrahierende/slow twitch) finden sich vorwiegend in der stärker durchbluteten Haltemuskultur (rote Muskulatur), welche vor allem auf Ausdauerleistung ausgelegt ist. Diese enthält hohe Anteile an Myoglobin und Mitochondrien und weist einen oxidativen (aeroben) Stoffwechsel auf. Aufgrund des hohen Grundtonus neigt dieser Muskeltyp zur Verkürzung.

Typische Beispiele für Typ-I-Faser-Muskeln sind: M. trapezius (Pars descendens), M. rectus femoris, M. soleus, die ischiokrurale Muskulatur und die Adduktoren.

Typ-II-Fasern

Typ-II-Fasern (schnell kontrahierend/fast twitch) bestimmen die Bewegungsmuskulatur (weiße Muskulatur) und ermöglichen schnelle, kraftvolle Kontraktionen. Sie funktionieren überwiegend durch anaeroben Stoffwechsel. Sie enthalten weniger Myoglobin und Mitochondrien und ermüden schneller als die Typ-I-Faser-Muskulatur. Ohne regelmäßige Kräftigung neigt dieser Muskelfasertyp zur Atrophie.

Klassische Vertreter für diese Muskeln sind die Mm. biceps brachii, vastus lateralis und medialis und der M. gastrocnemius.

> **✔ Merke**
>
> Muskelfasertypen lassen sich in 2 Hauptgruppen unterteilen:
> - Typ-I-Fasern = slow-twitch
>   - ausdauernd
>   - stärker durchblutet („rot")
>   - aerob
>   - Haltemuskulatur
> - Typ-II Fasern = fast-twitch.
>   - kraftvoll/schnell
>   - weniger durchblutet („weiß")
>   - anaerob
>   - Bewegungsmuskulatur

Der Durchmesser einer Muskelfaser beträgt durchschnittlich etwa 60 µm. Fasern unterscheiden sich jedoch in ihrer Länge sowie in ihrem Fiederungswinkel (Pennationswinkel, bis zu 30°). Je größer der Fiederungswinkel, desto mehr Fasern finden nebeneinander angeordnet Platz und desto „bauchiger" ist der Muskel. Der anatomische Querschnitt (Querschnitt des gesamten Muskels an seinem größten Durchmesser) ist somit deutlich größer als der physiologische Querschnitt (Querschnitt der Muskelfasern). Die Arbeitsleistung berechnet sich nach dieser Formel:

Arbeit = Kraft (= Hubkraft) × Weg (= Hubhöhe).

Bei gefiederten Muskeln ist die auf die Muskellänge übertragene Kraft und somit die tatsächliche Verkürzung kleiner als die maximal mögliche Verkürzung der einzelnen Fasern. Der entstehende Verlust der Kraftausbeute wird durch die große Zahl der nebeneinander angeordneten Fasern kompensiert.

Bei parallelfaserigen Muskeln (kleiner Fiederungswinkel) entspricht die physiologisch mögliche Faserverkürzung der tatsächlichen Faserverkürzung bei Muskelbetätigung. Somit kommt es zu einer direkten Kraftübertragung der Muskelfaser auf die Sehne [1649].

> **✔ Merke**
>
> Bei parallelfaserigen Muskeln kommt es zu einer direkten Kraftübertragung und somit zu einer größeren Kraftausbeute. Gefiederte Muskeln besitzen einen größeren Querschnitt durch mehrere nebeneinander angeordnete Fasern (Platzersparnis). Der Verlust an Kraftausbeute wird durch eine größere Kraftentwicklung kompensiert.

Glatte Muskulatur

Im Gegensatz zur quergestreiften Skelettmuskulatur sind in der glatten Muskulatur die Aktin- und Myosinfilamente netzartig angeordnet. Die Kontraktion und Erschlaffung erfolgt unwillkürlich, die Innervation wird durch das vegetative Nervensystem (Sympathikus und Parasympathikus) gesteuert. Glatte Muskulatur findet sich z. B. in den inneren Organen wie dem Gastrointestinaltrakt. Eine Ausnahme bildet der Herzmuskel, welcher einer unwillkürlichen Steuerung unterliegt, jedoch eine quergestreifte Struktur aufweist.

> **Tipp**
>
> Durch den erhöhten Sympathikotonus kann sich in Stress- oder Wettkampfsituationen die Darm- oder Blasenmuskulatur unwillkürlich verkrampfen. Hier können Entspannungsübungen hilfreich sein [1645].

6.4.4 Funktioneller Kontext

Die Muskelgruppen arbeiten koordiniert zusammen, um als funktionelle Einheit zu agieren. Synergisten unterstützen dabei die Agonisten (z. B. M. biceps brachii, M. brachialis), während die Antagonisten gegensätzlich arbeiten (z. B. M. biceps brachii, M. triceps brachii), um eine kontrollierte Bewegung zu gewährleisten [1649].

Bei den Muskelkontraktion selbst unterscheidet man 3 verschiedene Formen.

Isotonische Kontraktion

Ein Beispiel für die isotonische oder dynamische Kontraktion ist das Heben einer Hantel gegen die Schwerkraft Richtung Schulter. Hierbei entspricht die Flexionsbewegung einer konzentrischen Muskelaktivität, resultierend in einer stetigen Verkürzung des Muskels. Beim Senken der Last kommt es zu einer Verlängerung des Muskels, während die Spannung beibehalten wird. Man spricht von einer exzentrischen Kontraktion.

Isometrische Kontraktion

Bei einer Kraftentwicklung ohne Längenänderung der Muskulatur spricht man von isometrischer Kontraktion (z. B. Halten einer Last mit ausgestrecktem Arm).

Isokinetische Kontraktion

Der Begriff der isokinetischen Kontraktion bezieht sich auf eine Art von Muskelkontraktion, die mit konstanter Geschwindigkeit über den gesamten Bewegungsbereich erfolgt. Dabei verändert der Muskel seine Länge und die ausgeübte Kraft variiert, während die Geschwindigkeit der Kontraktion konstant bleibt.

Diese Art der Kontraktion wird oft mit speziellen Trainingsgeräten erreicht, die den Widerstand an die ausgeübte Kraft anpassen, um eine gleichmäßige Geschwindigkeit zu gewährleisten. Isokinetische Übungen werden häufig in der Rehabilitation und im Sporttraining eingesetzt. Der Hauptvorteil des isokinetischen Trainings liegt darin, dass es eine maximale Muskelkontraktion über den gesamten Bewegungsbereich ermöglicht.

6.4.5 Akute Muskelverletzungen

In den letzten Jahrzehnten wurden verschiedene Systeme zur Klassifikation von Muskelverletzungen entwickelt, insbesondere in Bezug auf die Hamstrings [1634][1646][1650][1647]. Müller-Wohlfahrt et al. definierten auf der Münchener Konsensus-Konferenz 2011 eine bis dato etablierte Klassifikation (► Tab. 6.1). Diese unterscheidet primär zwischen indirekten (ohne direkte Krafteinwirkung) und direkten Muskelverletzungen (durch direkte Krafteinwirkung).

6

Tab. 6.1 Einteilung akuter Muskelverletzungen nach der Münchener Konsensus-Konferenz zur Terminologie und Klassifikation von Muskelverletzungen 2011 [1645].

Indirekte Muskelverletzungen			**Klinik und Diagnostik**	**Ausfall**	**Therapie**
funktionelle Muskelläsionen (ohne makroskopischen Hinweis in der Bildgebung)	Typ 1 – überlastungsbedingte Muskelläsionen	Typ 1A – ermüdungsbedingte Muskelverhärtung (fatigue induced muscle disorder) z. B. durch Änderung der Bodenverhältnisse	„Spannungsgefühl“; Verhärtung	< 1 Woche (Beginn im aeroben Bereich)	konservativ (physikalische Maßnahmen, meist selbstlimitierend) Risiko: funktionelles Kompartmentsyndrom, strukturelle Verletzung
		Typ 1B – „Muskelkater“ (delayed onset muscle soreness) z. B. bei wiederholten Abbremsbewegungen, untrainierter Muskel	generalisierter Entzündungsschmerz; ggf. Schwellung/ Ödem		
	Typ 2 – neuromuskuläre Muskelläsionen	Typ 2A – rückenbedingt (spine-related neuromuscular muscle disorder; z. B. iliosakral, LWS-Becken)	longitudinale Zunahme des Muskeltonus		konservativ (physikalische Maßnahmen, ggf. Infiltration)
		Typ 2B – sog. „Muskelzerrung“ (muscle-related neuromuscular muscle disorder) evtl. durch gestörte neuromuskuläre Kontrolle (reziproke Hemmung); inadäquates Aufwärmen	krampfartige Schmerzen, spindelförmig erhöhter Muskeltonus, meist Besserung durch Dehnen		
strukturelle Muskelläsionen (Distraktionsverletzung mit makroskopischem Hinweis in der Bildgebung)	Typ 3 – partielle Muskelläsionen (meist myotendinöser Übergang)	Typ 3A – Muskelfaserriss (minor partial muscle tear)	plötzlich einschießender scharfer Schmerz; ggf. Hämatom/Ödem Bildgebung (MRT): < 5 mm Faserunterbrechung (max. Durchmesser < 1 Muskelbündel)	etwa 1–2 Wochen	meist konservativ (physikalische Maßnahmen, ggf. Infiltration) Risiko: residuelle strukturelle Veränderung (Vernarbung, Myositis ossificans)
		Typ 3B – Muskelbündelriss (moderate partial muscle tear)	plötzlich einschießender, reißender, scharfer Schmerz; ggf. Hämatom/Ödem Bildgebung (MRT): > 5 mm Faserunterbrechung (max. Durchmesser > Muskelbündel)	etwa 4–6 Wochen	
	Typ 4 – komplette Muskelverletzung	(sub-)totale Muskelläsion oder Sehnenavulsion	schlagartiger plötzlicher Schmerz ggf. Hämatom, tastbare Delle Bildgebung (MRT): sub-/totaler Querschnitt betroffen; Kontinuitätsunterbrechung bis mehrere Zentimeter	etwa 12–16 Wochen	je nach Defektgröße konservativ oder operativ (vor allem bei Sehnenausriss) Risiko: residuelle strukturelle Veränderung (Vernarbung, Myositis ossificans); Muskelretraktion; Funktionsverlust
direkte Muskelverletzungen			Therapie		
Kontusion	stumpfe Krafteinwirkung diffuses Hämatom		meist konservativ Risiko: Kompartmentsyndrom		
Lazeration	scharfe Krafteinwirkung, Beteiligung der Haut oder tieferer Schichten		ggf. chirurgische Versorgung Risiko: Infektion, Muskelherniation		

Indirekte Muskelverletzungen

Funktionelle Muskelverletzungen (ohne makroskopischen Hinweis auf Muskelfäserschädigung) beruhen auf unterschiedlichen Mechanismen.

Typ 1: überlastungsbedingte Muskelverletzung

Muskuläre Ermüdung resultiert in einer Verkürzung und Tonuserhöhung ohne nachweisliches Ödem. Der Muskel ist in dieser Phase verletzungsanfällig [1645][1654].

Muskelkater (delayed onset muscle soreness) entsteht im Gegensatz zur ermüdungsbedingten Verhärtung durch exzentrische Belastungen (z. B. Stop-and-Go, plötzliche Abbremsbewegungen) oder im untrainierten Muskel. Vor einigen Jahrzehnten wurde Muskelkater auf Laktatansammlungen zurückgeführt. Widersprüchlich ist jedoch, dass Sportarten mit hohen Laktatwerten selten Muskelkater verursachen. Verbesserte Diagnosetechniken zeigten, dass der Muskelkater durch Mikrotraumata an den Z-Scheiben der Muskelfibrillen entsteht. Die Symptome treten erst Stunden nach der Belastung vermutlich durch sekundäre Reaktionen wie Autolyse und Ödeme auf. Diskutiert wird auch die Theorie einer entzündlichen Reaktion nach intensiver, langer Belastung. In der klinischen Testung zeigen sich häufig eine verminderte Kontraktionsfähigkeit und ein erhöhter Tonus [1645][1639][1640].

Typ 2: neuromuskuläre Muskelläsionen

Funktionelle Muskelverletzungen können auch auf neuromuskuläre Regulationsstörung zurückgeführt werden (abzugrenzen von neuromuskulären Erkrankungen).

Bei Irritationen von Spinalnerven besteht die primäre Ursache zumeist in strukturellen Pathologien (degenerative Veränderungen) der Wirbelsäule oder in einer funktionellen Problematik (z. B. Blockade des Iliosakralgelenkes). Die periphere Muskelproblematik resultiert dann sekundär [1645][1654]. Die Diagnostik zur Identifizierung der primären Ursache ist dabei essenziell.

Die sog. Muskelzerrung wird in dieser Klassifikation als Tonuserhöhung der Muskulatur mit krampfartigen Schmerzen definiert.

In der Literatur existieren 2 Hauptthesen zur Entstehung von Muskelkrämpfen: die neuromuskuläre Fehlsteuerung der Anspannungs- und Entlastungsphasen und die Elektrolytdysbalance. Aktuelle Theorien legen nahe, dass Muskelkrämpfe ein Teufelskreis sind, bei dem Motoneuronen afferente Signale erhalten, die zu einer Übererregbarkeit führen. Die Evidenzlage zu den bestehenden Theorien ist bis dato allerdings unzureichend [1636][1635][1643].

Strukturelle Muskelverletzungen (mit makroskopischem Hinweis auf Muskelfaserschädigung) entstehen zumeist infolge einer starken, plötzlichen Dehnung und gleichzeitigen Muskelkontraktion. Insbesondere ein vorkontrahierter Muskel ist hierbei verletzungsgefährdet. Ein solche Verletzung resultiert in einem Verlust der Myosin-Aktin-Verbindung in den Sarkomeren und zerstört die Myofilamente. Die Integrität der Muskelfasern wird durch ins Blut freigesetzte Muskelproteine und Zellmembranschäden, die sekundäre Schäden verursachen, beeinträchtigt. Am häufigsten betroffen sind der M. quadriceps femoris sowie die ischiokrurale Muskulatur (besonders das Caput longum des M. biceps femoris), besonders im Bereich des muskulotendinösen Überganges.

Die Grenze zwischen Muskelfaser (Typ-3A)- und Muskelbündelrissen (Typ-3B) ist nicht immer eindeutig. In der Münchner Konsensusdefinition entsprechen Faserrisse mit bis zu 5 mm etwa den Umfang eines Sekundarbündels, während Muskelbündelrisse einen Defekt von 10 mm oder mehr aufweisen.

Komplette Muskelrisse sind sehr selten, häufiger dagegen finden sich subtotale Rupturen (> 50 % des Querschnitts). in diese Gruppe gehören auch die Avulsionsverletzungen der Sehnen [1645][1654].

Direkte Muskelverletzungen

Kontusionen treten auf, wenn der Muskel plötzlichen hohen Druckkräften ausgesetzt wird, z. B. bei Kontaktsportarten. Dabei kommt es zur Einblutung und Verdrängung der Muskelfasern ohne Strukturunterbrechung. Bei starker muskulärer Einblutung besteht die Gefahr eines Kompartmentsyndroms (s. o.). Bei Verletzung der Haut oder tieferen Strukturen (Lazeration) ist oftmals eine chirurgische Wundversorgung vonnöten [1645].

6.4.6 Phasen der Muskelregeneration

Die Destruktionsphase ist durch Gewebeläsionen gekennzeichnet, begleitet von Nekrose und lokaler Entzündungsreaktion. In der Reparaturphase erfolgt die Phagozytose und Neubildung von Muskelfasern sowie der Aufbau der extrazellulären Matrix. Die Remodellierungsphase umfasst den Umbau des Gewebes und die Wiederherstellung der Muskelgewebsfunktion. Satellitenzellen sind Stammzellen in der Muskulatur und spielen eine wichtige Rolle bei der Regeneration und Reparatur von Muskelfasern, indem sie sich bei Bedarf aktivieren und differenzieren können [1645].

Diagnostik

Die Anamnese ist von entscheidender Bedeutung. Funktionelle Verletzungen entwickeln sich tendenziell über einen längeren Zeitraum, während strukturelle Verletzungen in der Regel plötzlich auftreten und von einem einschießenden Schmerz begleitet werden.

Klinische Untersuchung

Inspektorisch lassen sich Veränderungen oft erst nach einer gewissen Zeit feststellen. Ein Hämatom, eine Schwellung, eine palpable Asymmetrie oder eine Kraftminderung können Hinweise sein. Hierbei ist es wichtig, immer im Seitenvergleich zu untersuchen und den peripher-neurologischen Status (pDMS) zu prüfen.

Labordiagnostik

Muskelspezifische Laborparameter (z. B. Kreatinkinase bzw. CK, Myoglobin) sind bereits bei normaler körperlicher Belastung erhöht und im Zuge einer akuten Verletzung relativ wenig aussagekräftig.

Bildgebung

Konventionelle Röntgenaufnahmen erlauben bei Muskelbauchverletzungen kaum eine Diagnose. Im CT können intramuskuläre Hämatome im Weichteilfenster bis zu einem gewissen Grad identifiziert werden.

Sonografie

Die Ultraschalldiagnostik (▶ Abb. 6.13) ist eine schnell verfügbare und kostengünstige Bildgebung. Sie hängt jedoch sehr stark von der Erfahrung des Untersuchers sowie von den technischen und anatomischen Kenntnissen ab. Insbesondere in der dynamischen Untersuchung von Gewebe ist sie anderen Bildgebungsverfahren wie dem MRT überlegen, auch bietet sie die Möglichkeit den Blutfluss zu überprüfen.

Bei der sonografischen Elastografie werden Gewebsvibrationen durch Kompression mit der Sonde gemessen, um Rückschlüsse auf dessen Elastizität zu ziehen. Dieses Verfahren eignet sich bei bestimmten Indikationen wie zur Verlaufskontrolle nach Muskelverletzungen [1631].

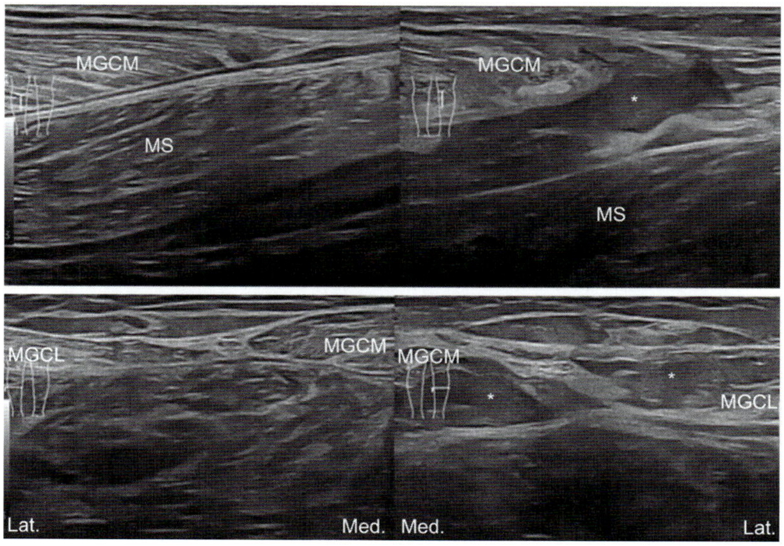

Abb. 6.13 Rechte Wade nach Extensionstrauma. Einblutung im myotendinösen Übergang des M. gastrocnemius medial („tennis leg“), geringer auch lateral. Links: unverletzte Seite; rechts: betroffene Seite. MGCM = M. gastrocnemius caput mediale; MGCL = M. gastrocnemius caput laterale; MS = M. soleus; *Hämatom und Aufhebung der strukturellen Muskelfaseranordnung. (Quelle: EA. Neunteufel)

Tab. 6.2 Einteilung nach British Athletics Muscle Injury Classification (2014) [1648].

Schweregrad		MRT	Lokalisation
Grad 0		normales MRT	A: myofaszial B: myotendinöser Übergang C: tendinös
Grad 0a: fokale neuromuskuläre Verletzung	Grad 0b: Delayed Onset Muscle Soreness (DOMS)		
Grad 1 (mild)		STIR-Signal < 10 % cross-section < 5 cm Längsausdehnung < 1 cm Faserunterbrechung	
Grad 2 (moderat)		STIR-Signal 10–50 % cross-section 5–15 cm Längsausdehnung < 5 cm Faserunterbrechung	
Grad 3 (ausgedehnt)		STIR-Signal > 50 % cross-section > 15 cm Längsausdehnung > 5 cm Faserunterbrechung	
Grad 4 (komplette Ruptur)			myofaszial, intramuskulär, myotendinös
			4C: tendinös

STIR = Short-Tau-Inversion-Recovery-Sequenz

Magnetresonanztomographie

Das MRT generiert eine detaillierte Schichtbildaufnahme und ist ein sehr effizientes, häufig verwendetes Bildgebungsverfahren in der Diagnostik von Muskelverletzungen. Hierfür benötigt es eine Feldstärke von 1,5–3 Tesla. An ihre Grenzen stößt die Technik bei der möglichen Überlagerung der eigentlichen Läsion durch Ödeme oder Hämatome. Dasselbe gilt bei einliegendem Implantatmaterial (Notwendigkeit einer speziellen Metallunterdrückung = metal artifact reduction sequence, MARS)

Das British Athletics Muscle Injury Classification (BAMIC) System ist eine weitere Klassifikation mit Augenmerk auf die Bildgebung im MRT (▸ Tab. 6.2) [1648].

6.4.7 Therapie akuter Muskelverletzungen

In den allermeisten Fällen können Muskelverletzungen konservativ therapiert werden. Abhängig von dem Ausmaß der Verletzung beträgt die Heilungsdauer wenige Stunden bis über zwölf Wochen (▸ Tab. 6.1) [1654].

Im Akutstadium hat sich das PECH-Schema (Pause, Eis, compression, hochlagern (engl. PRICE = protection, rest, ice, compression, elevation) als bewährte Maßnahme etabliert. Das Ziel besteht darin, lokale Entzündungsreaktionen zu minimieren und die Ausbreitung eines intramuskulären Hämatoms einzudämmen [1641]. Auch bei DOMS scheint Kältetherapie und Kompression im Akutstadium erfolgreich zu sein. Neben thermischer Therapie und Kompression haben auch die aktive Regeneration, die physikalische und die manuelle Therapie ihren Stellenwert [1639].

In bestimmten Fällen kann eine Punktion mit Aspiration des Hämatoms Abhilfe schaffen. Für die Anwendung einer intramuskulären Injektionstherapie gibt es jedoch keine klare Evidenzlage, Kortikoide können sogar das Gewebe schädigen.

Die orale Einnahme von NSAR (nicht steroidale Antirheumatika) kann Schmerzen im Akutstadium lindern, birgt jedoch das Risiko, die Symptome zu maskieren. Die Evidenz für positive Auswirkungen auf die Muskelheilung ist nicht eindeutig [1645] [1641][1644].

Bei einer höhergradigen Muskelverletzung ist eine operative Therapie indiziert. Bei Verletzungen, welche die Haut und/oder tiefer liegendes Gewebe wie die Muskulatur (inklusive Gefäße und Nerven) betreffen, ist eine geeignete Wundversorgung inklusive Desinfektion und entsprechendem Wundverschluss erforderlich. Je nach Schweregrad sind eine operative Exploration mit Wunddébridement sowie eine antibiotische Prophylaxe indiziert. Die initiale Kontrolle des Blutverlustes mit Sicherstellung der Durchblutung sowie die Evaluation des Ausmaßes und der nervalen Versorgung sind essenziell.

6.4.8 Muskeldegeneration und Atrophie

Muskelatrophie beschreibt den Zustand, bei dem der Abbau von Muskelgewebe den Aufbau überwiegt. Die Ätiologie ist multifaktoriell, zu den Risikofaktoren zählen sowohl intrinsische als auch extrinsische Faktoren wie körperliche Belastung, anatomische und genetische Veranlagung, Stoffwechselerkrankungen und der Lebensstil (z. B. Rauchen).

Posttraumatisch

Neben den zuvor beschriebenen akuten Verletzungen können auch chronische Schädigungen zu einer Vernarbung und Degeneration des Muskelgewebes führen. Verletzungen führen zur Infiltration mit inflammatorischen Zellen und infolgedessen zur Muskelzellapoptose und zur Retraktion des Muskelgewebes, welches letztlich durch Fettgewebe ersetzt wird.

Ebenso führen nicht verheilte Sehnenrisse aufgrund fehlender Beanspruchung sekundär zur Atrophie des zugehörigen Muskels.

Postinterventionell

Iatrogene Muskelverletzungen sind bei operativen Zugangswegen oft unumgänglich. So lassen sich z. B. nach Hüftprothesenimplantation insbesondere bei transmuskulären Zugängen, in der Folge Degenerationen der Glutäalmuskulatur radiologisch nachweisen [576].

Nervenverletzungen

Akute oder chronisch-degenerative Verletzungen, welche die Nervenbahnen betreffen, führen folglich zur Degeneration der zugehörigen Muskulatur. Auf spinaler Ebene sind hier insbesondere Querschnittslähmungen sowie Einklemmungen der Spinalnerven, wie sie bei Bandscheibenvorfällen oder Spinalkanalstenosen auftreten können, zu nennen.

Peripher können Engpasssyndrome wie beim N. medianus im Karpaltunnel sowie Verletzungen bei bestimmten Frakturmustern die Muskulatur gefährden (z. B. Holstein-Lewis-Fraktur mit Beteiligung des N. radialis).

Stoffwechsel- und Infektionserkrankungen

Sowohl Über- als auch Unterernährung können für den Ab- und Umbau der Muskulatur verantwortlich sein. Auch ein Diabetes birgt Risiken für mögliche Komplikationen etwa durch eine diabetische Neuropathie oder eine erhöhte Infektionsneigung.

Infektionserkrankungen, wie etwa mit HIV, führen zu metabolischen Dysregulationen und nachfolgender Kachexie (Wasting-Syndrom) [1656]. Ein ähnlicher Effekt kann z. B. auch im Zuge maligner Erkrankungen auftreten.

Bei der Cushing-Krankheit kommt es z. B. zu einem pathologisch erhöhten Cortisolspiegel, welcher ebenso einen katabolen Effekt auf die Muskulatur hat und zur Proteolyse führen kann [1637].

> **Rotatorenmanschette**
>
> Ein Beispiel für degenerative Muskelveränderung ist die Rotatorenmanschette (Kap. Rotatorenmanschette): Mit steigendem Alter erhöht sich die Prävalenz stetig, sodass mehr als 60 % der über 80-Jährigen eine Degeneration der Rotatorenmanschette aufweisen, wenn auch zum großen Teil asymptomatisch. Therapieansätze sind sowohl konservative Methoden mit gezieltem physiotherapeutischem Training als auch die lokale Infiltrationstherapie. Operative Techniken umfassen die Wiederherstellung der Manschette bis hin zum künstlichen Gelenksersatz [1633] [1651][1658].

Immobilisation

Durch Nichteinsatz der Muskulatur im Zuge einer Immobilisation kommt es zum progredienten Ab- und Umbau von Muskelgewebe und folglich zur Fibrosierung und zu Kontrakturen [1655]. Dieser Prozess beginnt bereits nach rund 2 Wochen und kann im Falle eines Komas oder Schlaganfalls einsetzen, sowie bei Verletzungen oder Operationen an den Extremitäten. Auch in der Raumfahrt kommt es aufgrund der fehlenden Stimulation in der Schwerelosigkeit zu einem schnellen Muskelabbau. Bei älteren Menschen kann dieser Zustand irreversibel sein [1632]. Im Falle einer Immobilisation ist daher (sofern bei etwaiger Verletzung zulässig) auch eine entsprechende Kontrakturprophylaxe erforderlich: Gelenke in Nullstellung lagern (Achtung: Gefahr der Knie- und Hüftbeugekontraktur durch Knierolle; Spitzfußstellung des Sprunggelenks), Bewegungsübungen, Schienenanpassung, Dekubitusprophylaxe (Lageänderung, Durchblutungsförderung) [1642].

Sarkopenie

Im Zuge des Alterungsprozesses kommt es zum stetigen Abbau von Muskelmasse (ca. 40 % bis zum 75. Lebensjahr). Die Prävalenz variiert je nach Definition und beträgt weltweit schätzungsweise 10–16 % bei älteren Menschen. Davon betroffen sind hauptsächlich die Typ-II-Muskelfasern, welche für die schnelle Kraftentwicklung verantwortlich sind. Mit zunehmendem Muskelverlust steigt auch das Sturzrisiko. Um dem entgegenzuwirken, ist ein gezieltes Kraft- und Gleichgewichtstraining von zentraler Bedeutung [1649][1651][1657].

Angeborene neuromuskuläre Erkrankungen

Verschiedene genetischen Erkrankungen führen durch unterschiedliche Mechanismen zur Muskelatrophie, sei es durch direkte Schädigung der Muskelzellen, den Verlust von Motoneuronen oder über metabolische Defizite. Die Diagnose und Behandlung solcher Erkrankungen erforderten zumeist eine interdisziplinäre Herangehensweise. Beispiele für solche Erkrankungen sind: Arthrogyposis multiplex congenita (heterogene Systemerkrankung mit Gelenkkontrakturen), dysraphische Störungen (Fehlbildungen mit defizitärem Verschluss der Neuralplatte), infantile Zerebralparese, Myopathien (Muskeldystrophien, spinale Muskelatrophie), Myotonien (Ionenkanalerkrankungen) [1638].

Merke

- Muskeldegenerationen sind multifaktoriell!
- Bei chronischer Schädigung oder Minderversorgung kommt es zum Untergang gesunder Muskelzellen und zum bindegewebigen Umbau des Gewebes.
- Bei längerer Immobilisation ist eine adäquate Lagerung und entsprechende Mobilisation zur Kontrakturprophylaxe unerlässlich.

6.4.9 Kompartmentsyndrom

Das akute Kompartmentsyndrom ist ein absoluter Notfall und beschreibt eine Druckerhöhung in geschlossenen, von Faszien umgebenen Geweberäumen, welche die Mikrozirkulation stört und zum Funktionsverlust von Nerven und Muskeln bis hin zu Nekrosen führen kann. Die Ursachen sind ein beengter Raum, Druckerhöhung von außen oder die Zunahme des Kompartmentinhalts, häufig nach Unterschenkelfrakturen (offene > geschlossene Frakturen) oder Fußverletzungen. Risikofaktoren sind hierbei u. a. eine erhöhte Blutungsneigung (Antikoagulanzieneinnahme, Gerinnungsstörung) oder lagerungsbedingte Kompression (Liegetrauma, Kompressionsbandage, Steinschnittlage, intraoperative Blutsperre).

Diagnostisch wegweisend sind bei der klinischen Untersuchung die folgenden 5 charakteristischsten Symptome („5 x p"):

- pain = Leitsymptom (bohrender, stechender Schmerz, Dehnungsschmerz)
- Parästhesie = Sensibilitätsstörung
- Puls = wenn der Kompartmentdruck den diastolischen Blutdruck übersteigt
- pallor = Blässe
- Paralyse = Ausfall der Motorik.

Im Zweifel sowie bei eingeschränkter klinischer Diagnostik (z. B. komatöse Person) kann eine Logendruckmessung durchgeführt werden (normal 5–8 mmHg, > 20 mmHg Gefährdung der Gewebeperfusion; > 30 mmHg Kompartmentsyndrom, < 30 mmHg Differenz zu diastolischem Blutdruck = Kompartmentsyndrom). Eine normwertige Logendruckmessung schließt jedoch ein Kompartmentsyndrom nicht vollständig aus! Zu den Differenzialdiagnosen zählen u. a. Thrombosen, Gefäßverletzungen, Muskelverletzungen und muskuloskelettale Infekte.

Als therapeutische Sofortmaßnahmen werden etwaige komprimierende Verbände gelöst, eine adäquate Volumentherapie eingeleitet, die Extremität von der Unterlage abgehoben (Cave: nicht hochlagern!), für Analgesie gesorgt und ggf. eine Hämofiltration bei Verdacht auf Rhabdomyolyse durchgeführt (abhängig von CK- und Kaliumwerten).

Das Kompartmentsyndrom ist ein chirurgischer Notfall und erfordert eine möglichst zeitnahe Spaltung aller Kompartmentfaszien des betroffenen Extremitätenabschnittes (z. B. 4 Logen des Unterschenkels). Dies sollte innerhalb der ersten 6 Stunden geschehen, danach sinken die Chancen für eine Erholung des Gewebes. Eine Faszienspaltung nach 36 Stunden wird aufgrund der irreversiblen Schädigung nicht empfohlen.

Mögliche Komplikationen sind eine Rhabdomyolyse sowie Nierenversagen, Infektion bis Sepsis, Nekrosen, Nervenläsionen und Kontrakturen der betroffenen Muskulatur (Volkmann-Kontraktur) [1630][1631][1653].

Das funktionelle Kompartmentsyndrom (chronic exertional compartment syndrome) ist eine Druckerhöhung, die bei oder nach muskulärer Belastung auftritt und zu einer Störung der Mikrozirkulation führt. Klinisch zeigen sich belastungsabhängige Schmerzen, meist im Unterschenkel, und eine Besserung bei Aktivitätsreduktion. Diagnostisch erfolgt nach Ausschluss möglicher Differenzialdiagnosen (Fraktur, Muskelverletzung, Thrombose) meist die Kompartmentdruckmessung in Ruhe und unter Belastung. Bei der reversiblen chronischen Form erfolgen primär die Belastungsreduktion bzw. -adaptation sowie eine physikalische Therapie. Bei einem akuten oder persistenten funktionellen Kompartment besteht wiederum die Indikation zur operativen Kompartmentspaltung [1642].

Merke

- Klinische Anzeichen eines Kompartmentsyndroms sind die „5 Ps". Schmerz ist das Leitsymptom.
- Das akute Kompartmentsyndrom ist ein absoluter Notfall, die chirurgische Faszienspaltung aller beteiligten Logen die Therapie (bis 36 h).
- Ohne Behandlung kommt es zum Absterben und zum Funktionsverlust des Muskelgewebes (Volkmann-Kontraktur).
- Das funktionelle Kompartmentsyndrom entsteht durch belastungsbedingte Hypertrophie (meist bei Laufsport, Triathlon usw.).
- Differenzialdiagnostik nicht vergessen.

6.5 Insertionstendinopathien

Stefan Loske, Dominik Bühler

6.5.1 Einleitung

Das Wort Tendinopathie setzt sich zusammen aus dem lateinischen Wort „tendo" für „Sehne" und dem griechischen Wort „pathos" für „Leiden". Es ist ein Sammelbegriff für pathologische Veränderungen des Sehnengewebes. Hierbei muss keine mikro- oder makroskopische strukturelle Veränderung vorliegen. Im Vordergrund steht die klinische Diagnosestellung einer schmerzhaften Sehne mit oder ohne Funktionsverlust. Historisch wurde der Begriff „Tendinitis" synonym hierfür verwendet. Jedoch konnte in histologischen Studien kein vermehrtes Auftreten von inflammatorischen Zellen im Sehnengewebe festgestellt werden, weswegen dieser Begriff vermieden werden sollte. Ebenfalls gebräuchlich ist der Begriff „Tendinose". Dieser beschreibt eine Degeneration der Sehne mit Destruktion des organisierten Kollagengewebe, Neovaskularisation, Kalzinose und Nekrose. Auch hier liegt keine Inflammation vor. Diese Pathologien können zur Schwächung des Sehnengewebes führen, die sie anfälliger für Verletzungen macht.

Eine chronische Überlastung wird im Allgemeinen als Ursache angesehen. Die Inzidenz von Tendinopathien ist schwer abzuschätzen, da ein relevanter Anteil der Betroffenen mit solchen Symptomen nicht ärztlich vorstellig wird. Zudem herrscht eine Uneinheitlichkeit in der Begriffsdefinition und Diagnosestellung, wie weiter oben beschrieben.

Tendinopathien machen mutmaßlich bis zu 30 % aller ärztlichen Konsultationen aufgrund muskuloskelettaler Beschwerden aus, und vermutlich gehen 30–50 % aller Sportverletzungen mit einer Tendinopathie einher. Außerdem treten bis zu 1/3 der Tendinopathien bei Personen ohne regelmäßige körperliche Aktivität auf. Sowohl die Prävalenz als auch die ökonomischen Kosten haben eine ansteigende Tendenz.

Die Funktion des hochorganisierten Sehnengewebes ist die Kraftübertragung der Muskulatur auf den Knochen. Der zelluläre Anteil besteht aus Tenozyten, welche sich aus Tenoblasten differenzieren. Die extrazelluläre Matrix (EZM) besteht mehrheitlich aus Typ-I-Kollagen (> 95 %), Typ-II- bis -V-Kollagen machen den verbleibenden Anteil aus. Des Weiteren finden sich Blutgefäße und Nerven. Das Kollagen der EZM ist parallel ausgerichtet und kann in Faszikel, Fibrillen, Subfibrillen, Mikrofibrillen und Tropokollagen unterteilt werden. Um ein reibungsarmes Gleiten zu ermöglichen, sind die jeweiligen Struktureinheiten von Bindegewebe umgeben, dem sog. Endo-, Epi- und Paratendineum.

Biomechanisch handelt es sich um viskoelastisches Gewebe, d. h. es liegt sowohl ein visköses als auch ein elastisches Materialverhalten vor, welches Eigenschaften sowohl von Feststoffen als auch Flüssigkeiten zeigt. Viskoelastizität bedeutet, dass das mechanische Verhalten der Sehne von der Art und der Geschwindigkeit der mechanischen Belastung abhängt. Bei langsamer mechanischer Belastung ist die Elastizität groß und die Viskosität geringer, d h. die Sehne dehnt sich in Zugrichtung und ist weniger steif. Somit kann mechanischer Stress besser gedämpft werden (hohe Elastizität), aber die Kraftübertragung ist geringer (geringe Steife). Bei schneller mechanischer Belastung ist die Elastizität hingegen geringer und die Viskosität höher, d. h. die Sehne dehnt sich weniger und ist steifer, wodurch die Kraftübertragung verbessert wird.

Bei Sehnen handelt es sich um bradytrophes Gewebe. Es liegt ein langsamer Stoffwechsel vor und die Versorgung des Gewebes erfolgt zu einem hohen Anteil durch Diffusion, da die Blutversorgung durch die geringe Kapillarendichte eingeschränkt ist. Diese Eigenschaft führt dazu, dass Sehnengewebe z. B. nach operativen Eingriffen schlechter heilt als andere, besser durchblutete Gewebe. Prädilektionsstellen für Sehnenverletzungen sind die Gewebeübergänge zwischen Muskel und Sehne und zwischen Sehne und Knochen, da hier unterschiedliche biomechanische Eigenschaften der benachbarten Gewebe vorliegen.

Essenziell für eine gute Blutversorgung von Sehnengewebe ist eine Kombination aus Be- und Entlastung, wobei eine maximale Zugbelastung mit einer temporären Ischämie verbunden ist und in der Entspannungsphase die Reperfusion erfolgt [1659][1660][1661][1662][1675][1682].

6.5.2 Lokalisation

Prinzipiell können Tendinopathien in allen Sehnen des menschlichen Körpers auftreten. Jedoch scheinen einige Lokalisationen hierfür besonders prädisponiert zu sein. Die am häufigsten von akuten sowie chronischen Rupturen und Teilrupturen betroffenen Muskel-Sehnen-Regionen sind der M. biceps femoris, gefolgt vom M. supraspinatus und der Achillessehne des M. triceps surae. Im Allgemeinen sind Sehnen der unteren Extremität häufiger betroffen als die der oberen. Die Gründe für diese Verteilung sind nicht abschließend geklärt. Einerseits unterscheidet sich das Verhältnis von Sehnenquerschnitt zu Muskelquerschnitt, wodurch die Kraft pro Sehneneinheit der entscheidende mechanische Faktor zu sein scheint. Andererseits kann die anatomische Lage z. B. durch angrenzende ossäre Strukturen zu einer mechanischen Überbelastung führen.

✔ Merke

Prinzipiell können alle Sehnen des Körpers von einer Tendinopathie betroffen sein.

Ein Muskel-Sehnen-Komplex kann in verschiedene Abschnitte unterteilt werden: den muskulären Anteil, den muskulotendinösen Übergang, den tendinösen Anteil sowie den tendinoossären Übergang (Enthese). Am häufigsten ist der tendinöse Anteil von Verletzungen betroffen, gefolgt vom muskulotendinösen Übergang und der Enthese. Die distale Insertion eines Muskel-Sehnen-Komplexes scheint im Vergleich zur proximalen Insertion vermehrt betroffen zu sein. Die Ursachen hierfür sind nicht vollständig geklärt. Es unterscheidet sich jedoch das Verhältnis der Sehnendimensionen (Länge, Breite und Dicke) zwischen der proximalen und distalen Sehne. Außerdem zeigt sich, dass Enthesen an verschiedenen anatomischen Regionen unterschiedliche biomechanische, biochemische und histologische Eigenschaften haben. Dies kann einen weiteren Faktor der regionalen Verteilung von Sehnenverletzung darstellen [1680][1681][1684].

Im Folgenden werden einige Tendinopathien detaillierter besprochen.

Achillessehne

Die Achillessehne ist oftmals von tendinopathischen Veränderungen betroffen. Eine Achillessehnentendinopathie tritt vermehrt auf beim Laufen, in der Leichtathletik, bei Schlägersportarten sowie bei Ballsportarten wie Fußball oder Volleyball. Genaue Daten zur Inzidenz gibt es nicht. Es wird geschätzt, dass die Tendinopathie der Achillessehne etwa 6–17 % aller Verletzungen bei Läufer*innen ausmacht. Bei Hobbyläufer*innen liegt die Lebenszeitprävalenz bei 52 %. In vielen Fällen tritt sie bei übergewichtigen Personen mittleren Alters auf, auch ohne eine kürzlich erhöhte körperliche Belastung. Es wird von einer multifaktoriellen Ätiologie ausgegangen mit extrinsischen (z. B. Schuhwerk, Umweltfaktoren wie etwa Trainingsuntergrund, Trainingsverhalten, mangelnde Lauftechnik) und intrinsischen Faktoren (z. B. Alter, Körpergewicht, Fußdeformitäten, Gelenksinstabilitäten, Medikamente).

Unterschieden werden Insertions- von Nicht-Insertionstendinopathien, was letztlich Einfluss auf die Therapie haben kann. Bei Ersterer ist der Schmerz direkt an der kalkanearen Insertion lokalisiert, bei Letzterer in der Regel zwischen 2–6 cm proximal davon. Klinisch berichten die Betroffenen von Schmerzen, Steife und Schwellung. Die Schmerzen beginnen typischerweise zu Beginn und kurz nach Beendigung einer Aktivität. Es kann im Verlauf aber bis hin zu einem Dauerschmerz während der Belastung oder im Alltag zunehmen [1667][1686].

Patellasehne

Eine Tendinopathie der Patellasehne manifestiert sich meist durch Schmerzen am unteren Patellapol. Umgangssprachlich wird der Begriff „Jumper's Knee" verwendet. Dieser wurde von Blazina 1973 aufgrund der Häufung bei Sportarten mit Sprungbewegungen, wie etwa Volleyball und Basketball, geprägt. In Studien konnte eine Prävalenz von 44 % bzw. 31 % bei Profisportler*innen gezeigt werden. Das Lebenszeitrisiko für das Auftreten dieser Pathologie liegt bei 50–55 %. Ein Jumper's Knee kann mit einer starken funktionellen Einschränkung einhergehen. Etwa 1/3 der Erkrankten sind nach 6 Monaten nicht vollständig zu ihrer üblichen sportlichen Aktivität zurückgekehrt. Als Hauptursache wird eine chronische, repetitive Sehnenüberlastung angesehen. Diese Überlastung ist in den tiefen Sehnenanteilen lokalisiert, welche v. a. bei tieferer Knieflexion beansprucht werden. Die Schmerzen hingegen sind typischerweise bei gestrecktem Knie stärker ausgeprägt. Auch eine fokale Schwellung ist möglich [1661][1664][1682][1683].

Hamstrings

Als Hamstrings werden üblicherweise die 3 Muskeln zusammengefasst, die gemeinsam am Tuber ischiadicum des Beckens entspringen. Von medial nach lateral sind dies der M. semimembranosus, der M. semitendinosus und der lange Kopf des M. biceps femoris. Sie werden vom Ramus tibialis des N. ischiadicus innerviert und sind an der Hüftextension und an der Knieflexion beteiligt. Akute Verletzungen der Hamstrings sind häufiger als chronische Tendinopathien und betreffen in der Regel den proximalen Anteil am Tuber ischiadicum. Diese Pathologie macht 12 % aller Verletzungen im britischen Fußball aus, mit einer hohen Rezidivquote von bis zu 30 %. Eine chronische Tendinopathie der Hamstrings ist weitaus seltener und kommt am ehesten bei Personen vor, die regelmäßig Sprints, Mittel- und Langstreckenläufe absolvieren sowie Ausdauersportarten betreiben. Als Hauptursachen gelten eine chronische mechanische Überlastung und Überdeh-

6

nung. Eine reduzierte lumbopelvine Stabilität oder eine muskuläre Schwäche der Hamstrings hat ebenso einen Einfluss.

Am häufigsten von Tendinopathien betroffen ist die Sehne des M. semimembranosus. Die klinischen Symptome sind Schmerzen am Gesäß oder am proximalen posterioren Oberschenkel. Der Schmerzcharakter ist oftmals krampfartig, wobei auch neuropathische Symptome durch Reizung des N. ischiadicus beschrieben sind. Im Sitzen kann es durch direkte Kompression zu einer Schmerzzunahme kommen [1666].

Epicondylopathia humeri radialis und ulnaris

Die Epicondylopathia humeri radialis (Tennisellenbogen) ist eine weit verbreitete Pathologie mit einer Prävalenz von 1–3 % in der erwachsenen Bevölkerung. Die flexorenseitige Epicondylopathia humeri ulnaris (Golferellenbogen) ist mit einer Prävalenz von 0,4 % seltener. Gelegentlich treten beide Epikondylopathien gemeinsam auf. Eine Geschlechterpräferenz wird nicht beobachtet. Die Erstsymptomatik tritt typischerweise im Alter zwischen 30 und 50 Jahren auf. Pathoanatomisch liegt eine Enthesiopathie der Hand- und Fingerstrecker von bzw. der Beuger im Falle des Golferellenbogens. Histologisch sind keine Entzündungsreaktionen nachweisbar. Beim Tennisellenbogen ist der M. extensor carpi radialis brevis (ECRB) betroffen, seltener der M. extensor digitorum communis (EDC) oder beide Sehnen.

Typischerweise sind die Pathologien die Folge einer beruflich bedingten Überlastung, nicht einer sportlichen. Der Hauptrisikofaktor für einen Tennisellenbogen ist dabei die belastete (> 20 kg) repetitive Extensionsbewegung im Handgelenk über mehr als 2 Stunden täglich. Regelmäßige Präzisionsarbeiten können selbst mit weniger Belastung zu einer Epikondylopathie führen. Hinzu kommen allgemeine Risikofaktoren wie Tabakkonsum, eine vorherige Kortisontherapie und Übergewicht.

Klinisch präsentiert sich der Tennisellenbogen durch lokalisierte Schmerzen am Epicondylus humeri lateralis und leicht anterior am Ansatz des ECRB. Initial treten die Beschwerden belastungsabhängig auf, können bei weiterer Schädigung aber in einen Ruheschmerz übergehen.

Cozen-Test und reverser Cozen-Test

Zur Diagnose des Tennis- oder Golferellenbogens können der Cozen-Test bzw. der reverse Cozen-Test durchgeführt werden. Beim Cozen-Test wird die pronierte Hand aktiv gegen Widerstand dorsalextendiert, was im positiven Fall den charakteristischen Schmerz am Epicondylus humeri lateralis auslöst.

Beim reversen Cozen-Test zur Diagnose des Golferellenbogens wird analog die supinierte Hand aktiv gegen Widerstand flektiert [1669][1678].

Rotatorenmanschette

Tendinopathien der Rotatorenmanschetten sind häufig. Die Lebenszeitprävalenz liegt schätzungsweise zwischen 30 % und 50 %. Erschwerend kommt hinzu, dass ein hohes Risiko für eine Persistenz oder Progredienz der Einschränkungen besteht: Über 50 % der Betroffenen klagen 3 Jahre nach Symptombeginn weiterhin über Beschwerden. Es wird meistens eine Kombination externer mechanischer Faktoren (z. B. subakromiale Engstelle) und einer Sehnenüberlastung durch Überkopftätigkeiten als Hauptursache genannt. In einer Metaanalyse konnten insgesamt 22 potenzielle Risikofaktoren identifiziert werden. Die höchste Evidenz liegt für ein Patientenalter > 50 Jahre, Diabetes mellitus und eine berufliche Tätigkeit über Schulterhöhe vor [1671][1674].

6.5.3 Pathogenese

Die Krankheitsentstehung kann auf verschiedenen Ebenen betrachtet werden und es gibt hierzu unterschiedliche, teils überlappende Theorien. Ganz allgemein wird zwischen extrinsischen und intrinsischen Faktoren unterschieden. In der Regel liegt eine multifaktorielle Kombination beider Faktoren vor.

Biomechanisch ist die am weitesten verbreitete Theorie die der chronischen Überlastung. Es wird angenommen, dass repetitive submaximale Belastungen zu wiederholten Mikroläsionen führen. Ein wichtiger anatomischer Faktor für die Prädisposition einer Tendinopathie ist die Blutversorgung des Gewebes. Diese ist für jede anatomische Region individuell. Um dies zu verdeutlichen kann die distale Bizepssehne herangezogen werden. Dort gibt es eine antegrade und eine retrograde Blutversorgung der Sehne, wodurch der distale (Zone 3) und der proximale (Zone 1) Anteil der Sehne in der Regel ausreichend perfundiert werden. Im mittleren Anteil (Zone 2) besteht jedoch eine Minderdurchblutung (vaskuläre Wasserscheide), welche das Gewebe anfälliger für Mikroläsionen macht.

✔ Merke

Auslöser einer Tendinopathie ist in der Regel eine repetitive Überlastung im submaximalen Bereich, welche zu Verletzungen auf mikroskopischer Ebene führt. Häufig sind die körpereigenen Reparaturmechanismen auf Zellebene eingeschränkt.

Auf mikroskopischer Ebene wurden verschiedene Typen der Sehnendegeneration beschrieben: hypoxisch, hyalin, mukoid oder myxoid, fibrinoid, lipoid, calzifizierend, fibrocartilaginös und knöcherne Metaplasie. In gesundem Sehnengewebe folgt auf eine akute Schädigung eine frühe inflammatorische Reparaturantwort, welche im Normalfall zu einer erfolgreichen Wiederherstellung des Sehnengewebes führt. Bei pathologisch verändertem Sehnengewebe wird eine ineffiziente Zellantwort angenommen, welche zu einer gescheiterten oder inkompletten Reparatur führt. Dabei kommt es zu einer Vermehrung der Tenozyten, einem Unterbruch der Kollagenfasern, in der Folge zu einer Zunahme der nicht-kollagenen Matrix und einer angioblastischen Reaktion mit Vermehrung ungerichteter Blutgefäße. Diese Umbauprozesse werden durch eine Dysregulation der Zellkommunikation auf molekularer Ebene verursacht. Eine reduzierte Heilungsreaktion konnte bei metabolischen Erkrankungen (z. B. Diabetes mellitus) beobachtet werden.

Außerdem sollte der physiologische Alterungsprozess des Sehnengewebes beachtet werden. In biomechanischen Studien konnte eine verringerte Reißfestigkeit und Elastizität im Sehnengewebe älterer Menschen nachgewiesen werden. Mikroskopisch liegt eine Degeneration der Tenozyten und des Kollagens vor. Am Beispiel der Rotatorenmanschette kann dies unterstrichen werden: Hier zeigt ein Patientenalter von über 50 Jahre die höchste Odds-Ratio für das Auftreten einer Tendinopathie [1661][1662][1674].

6.5.4 Spontanverlauf

Ohne angemessene Behandlung können die Beschwerden voranschreiten. Durch Akkumulation von Mikrotraumata kann es zu Teil- oder sogar Komplettrupturen kommen. Längerfristige Arbeitsausfälle bis hin zu einem Jobverlust durch tendinopathische Beschwerden, v. a. in körperlichen Berufen, können weitreichende sozioökonomische Folgen für die Betroffenen haben.

Hingegen gibt es auch gegenteilige Verläufe, z. B. bei der Epicondylopathia humeri radialis. Bei einem Großteil der Betroffenen kann hier ohne Therapie innerhalb eines Jahres eine Beschwerdefreiheit erwartet werden. Konservative Behandlungen verkürzen vermutlich lediglich die Dauer bis zur Beschwerdelinderung.

6.5.5 Diagnostik

Die Diagnosestellung einer Tendinopathie erfolgt in erster Linie klinisch. Hierbei sind eine eingehende Anamnese und klinische Untersuchung unabdingbar. Typische Symptome sind eine Schwellung und möglicherweise Rötung im Bereich der betroffenen Sehne, eine Druckdolenz und ein Dehnungs- und Belastungsschmerz. Besonders bei sehr oberflächlichen Sehnen wie der Achillessehne ist die klinische Untersuchung einfacher im Vergleich zu tieferliegenden Sehnen, wie etwa denen der Rotatorenmanschette. Je nach betroffener anatomischer Region können spezifische klinische Tests hilfreich sein (z. B. Cozen-Test bei Epicondylopathia humeri radialis). Üblicherweise tritt der Schmerz zu Beginn einer körperlichen Belastung auf und wird im Laufe der Belastung besser. In der anschließenden Ruhephase kann eine erneute Schmerzphase eintreten. Des Weiteren ist die eingehende Berufsanamnese wichtig, da repetitive Belastungen und/oder eine unzureichende Ergonomie am Arbeitsplatz eine der häufigsten Ursache für Tendinopathien darstellen.

Zum klinischen Standard in der bildgebenden Diagnostik zählt in der Regel das konventionelle Röntgen. Hiermit können anatomische Besonderheiten (subakromialer Sporn, Fersensporn, Patellamalposition), degenerative Veränderungen (Sehnenverkalkungen, Arthrosezeichen), Veränderungen an den Wachstumsfugen beim juvenilen Patienten (Osgood-Schlatter-Krankheit) oder Frakturen festgestellt oder eben ausgeschlossen werden.

Eine weiterführende Bildgebung ist üblicherweise spezielleren Fragestellungen vorbehalten. Hier sind vor allem die Sonografie und das MRT zu erwähnen.

Die Sonografie ist flächendeckend verfügbar, zeit- und kosteneffizient sowie dynamisch durchführbar. Somit kann sie mit klinischen Tests kombiniert werden, etwa einer Sonopalpation, um das symptomatische Areal näher einzugrenzen. Dargestellt werden können quantitative (z. B. Verdickungen) und qualitative Veränderungen (z. B. Sehnenstruktur, Desorganisation der Sehnenmatrix), Rupturen und Teilrupturen der Sehne sowie Pathologien der umliegenden Gewebe (Muskeln, Knochen, Bursa, Gefäße). Als Nachteil dieser Untersuchungsmodalität wird oftmals die Untersucherabhängigkeit und die somit eingeschränkte Reproduzierbarkeit genannt.

Die MRT-Untersuchung ist zeit- und kostenintensiver, häufig unangenehmer für die Betroffenen (Angst vor der Enge in der geschlossenen Röhre, Verweilen in einer Position über einen längeren Zeitraum) und eingeschränkt verfügbar (teils mehrere Wochen Wartezeit, vielerorts kein Notfallbetrieb). Zudem handelt es sich um statische Liegendaufnahmen, dynamische Pathologien wie Instabilitäten oder (Sub-)Luxationen von Sehnen können möglicherweise nicht ausreichend dargestellt werden. Ebenso wie bei der Sonografie gibt es keine Strahlenbelastung, doch müssen Kontraindikationen wie etwa das Vorliegen von metallischen Implantaten (Herzschrittmacher) sorgfältig ausgeschlossen werden. Ein zentraler Vorteil ist die geringere Untersucherabhängigkeit und dadurch sehr gute Reproduzierbarkeit, da allen Behandelnden dieselben Aufnahmen vorliegen. Ebenso wie bei der Sonografie kann das umliegende Gewebe mitbeurteilt werden.

6.5.6 Differenzialdiagnostik

Die o. g. typischen Symptome einer Tendinopathie sind oftmals unspezifisch und können auch bei anderen Pathologien auftreten. Wie erwähnt, kann jede Sehne des Körpers betroffen sein. Zudem können Tendinopathien auch lediglich das Symptom einer anderen zugrundeliegenden Ursache sein, wie etwa einer Gelenksinstabilität oder einem Knochensporn. Aufgrund all dieser Faktoren ist die Diagnosestellung vielmals sehr komplex, eine gute Differenzialdiagnostik ist daher essenziell.

Im Folgenden wird auf einige dieser Differenzialdiagnosen näher eingegangen.

> ✔ **Merke**
> Die Differenzialdiagnostik der Tendinopathie ist aufgrund der unspezifischen Symptomatik mitunter recht schwierig.

Muskelverletzungen

Muskelverletzungen können zu ähnlichen klinischen Symptomen führen wie Tendinopathien. Dies liegt nahe, da Muskeln und Sehnen einen funktionellen, aufeinander abgestimmten Komplex bilden. Entsprechend können Muskelschmerzen bis in die Sehne ausstrahlen. Neben einer eingehenden Anamnese und klinischen Untersuchung mit systematischer und soweit möglich getrennter Abklärung beider Strukturen kann auch eine weiterführende Bildgebung bei der Differenzierung helfen.

Instabilitäten

Gelenkinstabilitäten können subtil sein und sich durch tendinopathische Symptome äußern. Daher sind die an die betroffene Sehne angrenzenden Gelenke immer auf ihre Stabilität zu testen. Ein im klinischen Alltag häufiges Beispiel ist der Ellenbogen. Eine posterolaterale Rotationsinstabilität durch eine radialseitige Bandläsion wird immer wieder als Epicondylopathia humeri radialis fehldiagnostiziert aufgrund der engen anatomischen Beziehung der Pathologien am lateralen Ellenbogen und möglichen Ähnlichkeiten in der klinischen Symptomatik.

Freie Gelenkkörper

Freie Gelenkkörper, wie z. B. abgescherte Knorpel- oder Knochenfragmente nach Trauma oder bei Degeneration, können sich durch typische tendinopathische Symptome zeigen. Hier hilft eine genaue Anamnese und in der Regel ist eine weiterführende Bildgebung indiziert. Differenzialdiagnostisch lassen intermittierende Gelenkblockaden an einen freien Gelenkkörper denken und sollten mit einer Bildgebung ausgeschlossen werden.

Radikuläre Schmerzursachen

Ausstrahlende Schmerzen, vor allem wenn sie nicht auf einen Muskel-Sehnenkomplex begrenzt sind, sondern Dermatomen folgen, sollten an eine Schmerzursache im Bereich der Wirbelsäule denken lassen. Dort können degenerative Veränderungen zu Engstellen (Stenosen) im Bereich der Nervenwurzeln bei ihrem Austritt aus dem Spinalkanal (Neuroforamina) führen und ausstrahlende Schmerzen verursachen. Meist handelt es sich um einen bewegungsabhängigen, plötzlich einschießenden Schmerz, der nach Beendigung der auslösenden Bewegung wieder verschwindet. Eine eingehende Untersuchung der Wirbelsäule und eine orientierende neurologische Untersuchung hinsichtlich der sensomotorischen Funktion der peripheren Nerven und der Nervenwurzeln sollte also zur Untersuchungsroutine gehören. Im Falle einer auffälligen Untersuchung der Wirbelsäule sollten ein konventionelles Röntgen und ggf. Schnittbildaufnahmen des entsprechenden Wirbelsäulenabschnittes erfolgen.

Wachstumsschmerzen

Bei Kindern und jungen Jugendlichen ist wachstumsbedingter Schmerz der Extremitäten, meist der Beine, eine wichtige Differenzialdiagnose. Diese Schmerzen sind typischerweise seitensymmetrisch, können aber auch einseitig auftreten und die Extremitäten alternierend betreffen. Oftmals wird ein Ziehen und Brennen beim Einschlafen und in der ersten Nachthälfte beschrieben. Es muss kein Zusammenhang mit erhöhter körperlicher Aktivität bestehen, jedoch kann Sport die Schmerzen verstärken.

Differenzialdiagnostisch hilfreich sind die in der Regel fehlenden Entzündungszeichen in der klinischen Untersuchung. Dies in Kombination mit einer guten Anamnese ist oftmals wegweisend, auch wenn es sich letztlich um eine Ausschlussdiagnose handelt.

Aseptische Knochennekrosen

Aseptische Knochennekrosen sind in unterschiedlichen Regionen beschrieben. Es handelt sich um eine Minderversorgung des betroffenen Knochenabschnittes mit Blut und somit auch mit Sauerstoff, sodass der Knochen in der Folge abstirbt und remodelliert oder abgebaut wird. Es liegt hierbei kein Infekt als Ursache vor. Je nach betroffenem Knochenareal variiert das typische Erkrankungsalter und kann einer Tendinopathie ähneln. Ein Beispiel wäre eine aseptische Knochennekrose des Humeruskopfes, welche besonders in den Frühphasen einen der Tendinopathie der Rotatorenmanschette ähnelnden lateralen Schulterschmerz auslösen kann. Ursachen für eine solche aseptische Humeruskopfnekrose gibt es verschiedene, beispielhaft seien Frakturen, Cortisontherapie, Alkoholmissbrauch oder auch Erkrankungen wie eine Sichelzellenanämie zu nennen. Eine genaue Anamnese der Risikofaktoren und Bildgebung bestehend aus Röntgen und häufig MRI ermöglichen in der Regel eine klare Differenzierung von einer Tendinopathie.

Traktionsapophysitis

Hierbei handelt es sich um eine Überlastungsverletzung aufgrund von repetitivem Zug einer Sehne an der entsprechenden Apophyse. Eine Apophyse ist die knöcherne Insertionsstelle einer Sehne oder eines Ligamentes an einem sekundären Ossifikationszentrum, oder umgangssprachlich einer Wachstumsfuge. Diese repetitive Überlastung führt zu Mikrotraumen und einer Inflammation, welche Schmerzen auslösen. Der Pathomechanismus ähnelt dem einer Insertionstendinopathie stark, so wie auch die Symptomatik. Eine Traktionsapophysitis tritt bei Kindern und Jugendlichen auf, da noch keine oder eine unvollständige Ossifikation der Wachstumszonen vorliegt. Daher ist diese Wachstumszone häufig „schwächer" als die inserierende Sehne, sodass sich die Symptome an der Apophyse manifestieren. Hier liegt ein Unterschied zur Insertionstendinopathie: diese tritt typischerweise bei Erwachsenen auf, bei denen entsprechend das Wachstum abgeschlossen ist und die Wachstumsfugen bereits verknöchert sind. Ein prominentes Beispiel bei Jugendlichen ist die Osgood-Schlatter-Krankheit, auf die wir hier im Buch aber nicht weiter eingehen.

Tumorerkrankungen

Knochentumoren treten in der Regel gelenksnah auf und können somit Insertionstendinopathien klinisch ähneln. Eine fokale Schwellung, Rötung und Überwärmung kann vorliegen, vergleichbar mit den typischen Symptomen von Tendinopathien. Jedoch sind Tumorerkrankungen insgesamt selten und in vielen Fällen von weiteren Symptomen begleitet, z. B. der sog. B-Symptomatik bestehend aus Fieber, Nachtschweiß und ungewolltem Gewichtsverlust. Typisch ist ein Nacht- und Ruheschmerz ohne Zusammenhang mit erhöhter körperlicher Aktivität. Eine vollständige Anamnese sowie eine Grundkenntnis über Tumorerkrankungen sind entscheidend, um derartige Krankheitsbilder nicht zu übersehen. Ein Röntgen des schmerzhaften Gelenkes gehört zur initialen Diagnostik, um Knochenveränderungen auszuschließen. Ein Beispiel für eine Tumorerkrankung ist das Osteosarkom. Es tritt typischerweise an den wachstumsintensivsten Metaphysen des Körpers auf: der proximalen Tibia und dem distalen Femur. Je nach Subtyp sind meist Jugendliche in der 2. Lebensdekade betroffen. Bei Verdacht auf einen Tumor sollte eine umgehende Überweisung an ein hierfür spezialisiertes Zentrum erfolgen.

Stressreaktionen, Bone Bruise und Stressfrakturen

Stressreaktion an Sehneninsertionen oder Stressfrakturen können Insertionstendinopathien ähneln. Klinisch zeigt sich ein lokalisierter Schmerz über dem betroffenen Knochen, gelegentlich mit Rötung und Schwellung. Die Schmerzanamnese ähnelt einer Insertionstendinopathie. Die Betroffenen berichten von einer hohen körperlichen Belastung und einem langsamen Beschwerdebeginn. Initial ist dieser Schmerz in der Regel gegen Ende einer Belastung zu spüren, kann aber auch in einen Dauerschmerz bei Alltagsaktivitäten übergehen. Eine Stressreaktion wird als Vorstufe einer Stressfraktur angesehen. Letztere unterteilt man in einen Erschöpfungs- und einen Insuffizienztyp. Stressfrakturen vom Erschöpfungstyp treten bei Athleten und Athletinnen mit normaler Knochendichte auf, wohingegen Insuffizienzfrakturen bei Personen mit verringerter Knochendichte beschrieben sind. Ursächlich ist eine Dysbalance zwischen osteoklastischer und osteoblastischer Aktivität bei Überlastung, welche zu einer temporären Schwächung des Knochens bis hin zu den genannten Frakturen führen kann. Die Basisdiagnostik besteht aus einem konventionellen Röntgen, auch wenn die Frakturen oft nicht deutlich zu sehen sind. Das MRT wird hierbei in der Diagnostik als Goldstandard angesehen [1662][1678].

6.5.7 Behandlung

Zahlreiche Therapieoptionen für Tendinopathien sind beschrieben, mit unterschiedlich gut belegter Evidenz. Es ist schwierig, diese Therapien allgemein zusammenzufassen, da sie sich je nach betroffener anatomischer Region teils deutlich unterscheiden können. Dies ist am ehesten auf die regionsspezifischen extrinsischen und intrinsischen Risikofaktoren zurückzuführen. Einigkeit besteht darin, dass konservative Maßnahmen die Therapie der ersten Wahl bei Tendinopathien sind.

> ✔ **Merke**
>
> Wegen der Heterogenität des Krankheitsbildes und der unterschiedlichen anatomischen Gegebenheiten an den verschiedenen Lokalisationen ist auch die Zahl der Therapieansätze, die diesen Unterschieden Rechnung tragen will, recht hoch.

Im Folgenden werden einige konservative Therapieoptionen umrissen, um einen Überblick über dieses komplexe Thema zu bieten.

Prävention

Es gibt mannigfaltige Maßnahmen, die zur Prävention von Tendinopathien getroffen werden können. An erster Stelle stehen dabei ein gutes Trainingsprogramm und Belastungsmanagement. Hierbei sind effiziente Regenerationsphasen essenziell, um dem Gewebe ausreichend Zeit für Reparatur- und Anpassungsprozesse auf zellulärer Ebene geben zu können. Abwechselnd erfolgt eine Ischämie und Reperfusion des Gewebes bei maximaler Be- bzw. Entlastung. Dieses Wechselspiel aus An- und Entspannung ist entscheidend für einen Muskelzuwachs beim Aufbautraining. Durch eine korrekte Durchführung von Trainingsübungen kann eine zielgerichtete und kontrollierte Sehnenbelastung erreicht werden, wohingegen eine unkontrollierte und ruckartige Durchführung das Risiko für Tendinopathien erhöht. Dies ist etwa bei der Epicondylopathia humeri radialis des Ellenbogens nachgewiesen.

Außerhalb des Sports lässt sich ebenfalls Prävention betreiben, etwa im Rahmen der Arbeitsplatzergonomie. Bei einer Vollzeit beschäftigten Person nimmt die Arbeit den größten Teil des Tages ein. Entsprechend viel kann hier präventiv erreicht werden. Simple Beispiele sind wechselseitige Belastungen oder ein ergonomischer Büroarbeitsplatz (höhenverstellbare Tische und Stühle, Vertikalmäuse usw.).

Die adäquate Behandlung von Komorbiditäten (z. B. metabolische Erkrankungen) ist zur Vorbeugung von Tendinopathien sehr wichtig. So sollten bei Diabetikern die Blutzuckerwerte möglichst physiologisch eingestellt werden, um Langzeitfolgen für Sehnen und andere Gewebe zu reduzieren.

✔ Merke

Der Prävention kommt bei der Tendinopathie eine entscheidende Bedeutung zu. Dabei gilt es, auf das richtige Belastungsmanagement, korrekte Bewegungstechniken und die Berücksichtigung ergonomischer Fragen zu achten.

Physiotherapie

Es besteht Konsens darüber, dass eine physiotherapeutisch begleitete Beübung pathologisch veränderter Sehnen eine zentrale Rolle in der Behandlung einnimmt. Das Zusammenspiel von Be- und Entlastung ist für den Metabolismus von Sehnengewebe entscheidend. Dies konnte Littlewood am Beispiel der Rotatorenmanschette belegen. Umstrittener ist hingegen welches Therapieprotokoll die besten Ergebnisse liefert. Heron verglich 2017 bei Tendinopathien der Rotatorenmanschette 3 übliche Übungsprogramme miteinander: Open Chain, Closed Chain und belastete Bewegungsübungen. Alle 3 konnten Schmerzen und funktionelle Einschränkung bei den Erkrankten reduzieren, ein statistisch signifikanter Unterschied zwischen den Protokollen ließ sich aber nicht feststellen.

Ein weit verbreitetes Protokoll ist das exzentrische Training. Dieser Therapieansatz macht sich zunutze, dass die Kraftentwicklung von Muskeln in der exzentrischen Bewegungsphase stärker ist als in der konzentrischen. Aber auch hier ist die Evidenzlage nicht eindeutig. Zhi konnte 2021 in einem systematischen Review belegen, dass die Kombination aus Stoßwellentherapie und exzentrischen Übungen bei Insertionstendinopathien der Achillessehne die Behandlung der Wahl ist. Dejaco hingegen konnte in einer randomisierten klinischen Studie aus dem Jahr 2017 bei Tendinopathien der Rotatorenmanschette keinen signifikanten Unterschied zwischen einem konventionellen Protokoll und exzentrischen Übungen feststellen. Neuere Therapieansätze zeigen vielversprechende Ergebnisse. So führte eine sog. „Progressive Tendon Loading Exercise Therapy" im Vergleich zu exzentrischen Übungen bei Personen mit einer Patellasehnentendinopathie nach 24 Wochen zu besseren funktionellen Ergebnissen [1664][1667][1670][1676][1677][1686].

Extrakorporale Stoßwellentherapie (ESWT)

Bei einer extrakorporalen Stoßwellentherapie werden hoch- oder niedrigenergetische Schallwellen über einen Schallkopf in tieferliegende Gewebeschichten geleitet. Diese Stoßwellen sollen verschiedene günstige Effekte haben, wie etwa die Stimulation der Mikrozirkulation, eine Reduktion der neuronalen Schmerzweiterleitung oder eine regenerationsfördernde Wirkung auf Zellen. Ein typisches Anwendungsgebiet ist die Achillessehnentendinopathie. In Studien konnte eine Reduktion der Schmerzen und eine hohe Patientenzufriedenheit nachgewiesen werden. Häufig wird die ESWT mit der Physiotherapie kombiniert [1686].

Dry Needling

Das sog. „Dry Needling" von Sehnen ist eine perkutane Behandlung, bei der eine wiederholte Punktion der verletzten Sehne zu einer Störung von chronisch degenerativen Prozessen führen soll. Dies initiiert eine lokalisierte Blutung und Proliferation von Fibroblasten und Tenozyten, welche dann zu einer physiologischen Heilung des Sehnengewebes führen soll. Diese Maßnahme kann ultraschallgesteuert durchgeführt und mit anderen konservativen Therapien kombiniert werden [1683].

Platelet Rich Plasma

Platelet Rich Plasma (PRP) ist eine autologe Mischung von hochkonzentrierten Thrombozyten und Wachstumsfaktoren. Diese werden durch Zentrifugation des Patientenblutes gewonnen. Der PRP-Gabe werden unterschiedliche Effekte nachgesagt: eine transiente Inflammation, welche eine regenerative Zellantwort auslösen soll, eine Zellenrekrutierung und -proliferation sowie eine Angiogenese. Auch immunmodulatorische Effekte auf Tenozyten werden diskutiert. Diese Art Infiltration wird vorwiegend bei Sehnen- und Bandverletzungen eingesetzt. Die klinische Überlegenheit im Vergleich zu anderen konservativen Ansätzen bleibt jedoch umstritten aufgrund teils widersprüchlicher Resultate. Ein systematisches Review aus dem Jahr 2017 legt nahe, dass eine statistisch signifikante kurzfristige und langfristige (> 6 Monate) Schmerzlinderung bei Tendinopathien der Rotatorenmanschette sowie bei der Epicondylopathia humeri radialis erreicht werden kann. Es handelt sich für die Betroffenen um eine relativ nebenwirkungsarme Behandlung. Die Hauptrisiken bestehen in der Blutentnahme und der Infiltration selbst (z. B. iatrogene Infektion) [1663][1665][1672][1685]

Kortisoninfiltration

Die Infiltration tendinopathisch veränderter Sehnen mit Kortison ist ein Verfahren, das schon lang klinisch genutzt wird. Die Risiko-Nutzen-Abwägung wird weiterhin diskutiert. Bei Kortison handelt es sich um ein körpereigenes Steroidhormon der Nebennierenrinde, das zu therapeutischen Zwecken synthetisch hergestellt wird. Seine Wirkung entfaltet es auf zellulärer Ebene, wo es zahlreiche Effekte hat, so z. B. auf die Immunantwort, den Glukosestoffwechsel sowie auf Knochen, Muskulatur, Hirngewebe und Blutgefäße. Der gewünschte Effekt liegt vor allem in der Immunsuppression, wodurch schmerzhafte inflammatorische Prozesse rasch gelindert werden können. Hinsichtlich der Nebenwirkungen muss zwischen einer systemischen und einer lokalen Applikation, wie im Falle von Infiltrationen, unterschieden werden. Bei lokaler Anwendung sind systemische Nebenwirkungen, wie eine Gewichtszunahme oder eine Osteoporose, deutlich seltener und geringer ausgeprägt. Besonders bei nur einmaligem Gebrauch treten derartige Komplikationen nur sehr selten auf. Im Kontext der Infiltrationen sind vorwiegend ein erhöhtes Infektionsrisiko durch die immunsuppressive Funktion (bei intraartikulärer Applikation in korrekter Technik etwa 1:40 000), Blutungen (v. a. bei Personen unter medikamentöser blutverdünnender Therapie) und eine passagere Gesichtsrötung (Flush) zu nennen. Es muss darauf geachtet werden, Cortison nicht direkt ins Sehnengewebe zu applizieren, da hierdurch das Risiko für Sehnenrupturen insbesondere bei wiederholter Anwendung steigt. Bei intraartikulären Infiltrationen müssen der chondrotoxische Effekt sowie das insgesamt kleine Risiko einer Knochennekrose in der Indikationsstellung bedacht werden. Dies gilt vorwiegend bei wiederholter Applikation. Prinzipiell gilt, dass eine gesicherte Diagnosestellung vorhanden sein muss (inflammatorischer Schmerz) und die Dosis und Häufigkeit der Kortisonapplikation so gering wie möglich gehalten werden sollte [1668].

OP-Techniken

Sollte unter den o. a. konservativen Therapieoptionen keine ausreichende Beschwerdelinderung erreicht werden, können operative Verfahren in Erwägung gezogen werden. Diese Techniken unterscheiden sich je nach betroffener Region. Allgemein kann zwischen arthroskopischen und offenen Operationen unterschieden werden.

> **✔ Merke**
> Die Behandlung der Tendinopathie ist eine Domäne der konservativen Therapie. Operative Therapien werden erst nach einem Scheitern der konservativen Ansätze berücksichtigt.

Eine Arthroskopie (Gelenkspiegelung) eignet sich bei der Behandlung einiger Tendinopathien, wie etwa der Epicondylopathia humeri radialis oder auch der Rotatorenmanschette. Arthroskopien sind minimal-invasiv, da nur kleine Hautschnitte gesetzt werden und der Weichteilschaden dadurch begrenzt bleibt. Eine kleine Kameraoptik wird in das Gelenk eingeführt und die Gelenkhöhle kann beurteilt werden. Über weitere Zugänge (Portale) kann mithilfe entsprechender Instrumente die gewünschte Operation durchgeführt werden.

Offene Operationen können auch abseits von Gelenken durchgeführt werden, benötigen jedoch größere Hautschnitte im Vergleich zur Arthroskopie.

Bei beiden Verfahren besteht der Eingriff in der Regel aus einem Débridement der pathologisch veränderten Sehnenanteile und einer Anfrischung des umliegenden Gewebes. Dies soll eine entsprechende Heilungsantwort des Gewebes auslösen. Je nach Ausmaß des Defektes erfolgt eine Rekonstruktion des Sehnengewebes z. B. am knöchernen Ursprung oder am Ansatz.

Der Erfolg operativer Therapien variiert je nach betroffener Sehne. So werden etwa bei der Epicondylopathia humeri radialis (Tennisellenbogen) nur etwa 2 % aller Fälle operativ behandelt. Aufgrund der steigenden Gesamtinzidenz des Krankheitsbildes wird allerdings eine steigende absolute Anzahl an Operation registriert. Etwa 85 % der Operierten haben ein gutes oder exzellentes Ergebnis, bei etwa 1,5 % ist ein Revisionseingriff notwendig. Arthroskopisch operierte Personen können in der Regel schneller funktionell nachbehandelt werden, wohingegen bei offener Operation mit Reinsertion der Sehne die gemeinsamen Extensoren in der frühen postoperativen Phase geschont werden sollten.

Hervorzuheben ist die Rolle der postoperativen Rehabilitation. Eine alleinige operative Therapie ohne adäquate Nachbehandlung ist wenig erfolgsversprechend [1669][1671][1679].

6.5.8 Prognostische Faktoren

Auch wenn nicht alle Risikofaktoren für das Auftreten von Tendinopathien an den verschiedenen anatomischen Regionen geklärt sind, gibt es Hinweise für gewisse negative Prädiktoren hinsichtlich des Behandlungserfolges. Diese können sowohl intrinsische als auch extrinsische Einflussfaktoren betreffen. Exemplarisch kann erneut die Epicondylopathia humeri radialis angeführt werden. Knutsen et al. untersuchten Risikofaktoren für das Scheitern einer konservativen Therapie [1673]. Es konnten eine Vielzahl an Faktoren identifiziert werden, wobei das Vorliegen eines Versicherungsbegehrens, vorherige Infiltrationen, das Vorliegen eines Radialtunnelsyndroms, vorhergehende orthopädische Operationen und eine Symptomdauer > 12 Monate die signifikantesten unabhängigen Prädiktoren für die Notwendigkeit einer operativen Therapie waren. Degen et al. untersuchten bei fast 4000 Patientinnen und Patienten nach operierter Epicondylopathia humeri radialis Risikofaktoren für eine Revisionsoperation [1668]. Sie identifizierten folgende Faktoren: mehr als 3 präoperative Kortisoninjektionen, Alter < 65 Jahre, BMI > 40 kg/m^2, Nikotinabusus, rheumatoide Arthritiden sowie männliches Geschlecht. Anzumerken ist nochmals, dass sowohl die Prädiktoren selbst als auch ihre Gewichtung je nach betroffener Sehne stark variieren können. Dies hängt mit den individuellen Gegebenheiten der jeweils betroffenen anatomischen Region zusammen. Ein Beispiel zur Veranschaulichung: Ist bei der Rekonstruktion einer Sehne der Rotatorenmanschette (relativ kurze Sehne) die Sehnen-Knochen-Heilung entscheidend, kommt es bei langen Beugesehnen der Hand darauf an, ein gutes Sehnengleiten durch Schonung und Rekonstruktion des peritendinösen Gleitapparates sowie eine spaltfreie Readaptation des Sehnenstumpfes zu gewährleisten [1665][1668][1673].

6.5.9 Zusammengefasst

Tendinopathien sind häufig und können sich an jeder Sehne des Körpers manifestieren. Einige anatomische Regionen sind jedoch vermehrt betroffen. Es gibt Gemeinsamkeiten unterschiedlicher Tendinopathien auf mikroskopischer und makroskopischer Ebene, dennoch hat jede Sehne ihre biomechanischen Besonderheiten, welche für eine erfolgreiche Behandlung bekannt sein müssen. Prävention, eine korrekte Diagnostik mit Ausschluss möglicher Begleitpathologien und eine gezielte, frühzeitige Therapie können den Leidensdruck des Patienten oder der Patientin deutlich reduzieren. In erster Linie wird eine konservative Therapie verfolgt und es gibt zahlreiche Ansätze, welche auch kombiniert werden können. Erst nach einer mehrmonatigen konservativen Therapie ohne adäquate Beschwerdelinderung werden operative Verfahren in Erwägung gezogen.

Die Physiotherapie nimmt in der Behandlung von Tendinopathien eine zentrale Rolle ein. Wie beschrieben, werden Tendinopathien in der Regel konservativ behandelt. Dabei stellt die Physiotherapie die Behandlung der ersten Wahl dar. Von den übrigen konservativen Behandlungsoptionen fallen ebenfalls einige in den Kompetenzbereich der Physiotherapeuten. Nicht zuletzt erfolgt die Weiterbehandlung nach einer Operation in enger Zusammenarbeit mit der Physiotherapie, wodurch ihre zentrale Funktion in der Behandlung der Tendinopathie unterstrichen wird.

6.6 Sehnenrupturen

Cornelia Baum, Franziska Eckers

6.6.1 Einleitung

Sehnen verbinden Muskelgewebe mit Knochen und ermöglichen so eine effiziente Übertragung der kontraktilen Kräfte des Muskels auf die Skelettstruktur. Sie bestehen hauptsächlich aus Kollagen Typ I, welches ihnen ihre Festigkeit, Elastizität und Belastbarkeit verleiht. Neben Kollagenfasern enthalten Sehnen auch andere Bestandteile wie Proteoglykane und Tenozyten, die am Erhalt und der Reparatur des Gewebes beteiligt sind. Makroskopisch werden 3 Zonen unterschieden, die jeweils unterschiedliche Eigenschaften und Blutversorgungen aufweisen: der proximale myotendinöse Übergang, der distale osteotendinöse Übergang und das zentrale Drittel. Sehnenrupturen entstehen häufig im Bereich hypovaskulärer Sehnenabschnitte.

> **✔ Merke**
> Sehnen sind für die Übertragung von Muskelkräften auf den Knochen zuständig.

Verletzungen am Bewegungsapparat betreffen in etwa 50 % der Fälle Sehnen oder Bänder. Aufgrund ihrer grundlegenden Rolle bei der Kraftübertragung kann es nicht nur durch akute Traumata, sondern auch durch chronische Überlastungen zu partiellen oder kompletten Sehnenrupturen kommen. Zudem unterliegt das Sehnengewebe altersbedingten Strukturveränderungen, die mit einem erhöhten Risiko für Rupturen einhergehen. Hierzu zählt eine veränderte Kollagenorganisation und -produktion sowie eine verminderte Zellaktivität und Vaskularität mit folglich zunehmender Steifigkeit des Gewebes. Auch systemische Erkrankungen wie rheumatoide Arthritis, Hyperparathyreoidismus, Diabetes oder chronisches Nierenversagen sind Risikofaktoren für Sehnenrupturen. Überdies gelten die Einnahme gewisser Medikamente und Substanzen (z. B. Fluorchinolone, Glukokortikoide, Statine, anabole Steroide) und eine genetische Prädisposition als Risikofaktoren.

Sehnenheilung ist ein komplexer Prozess, der mehrere aufeinanderfolgende Phasen (Inflammation, Proliferation, Remodeling) mit lokalisations- und sehnenspezifischer Dauer durchläuft. In der Inflammationsphase (ca. 48 Stunden) kommt es durch Chemotaxis zur Infiltration von Entzündungszellen; Makrophagen tragen nekrotisches Gewebe ab. Die Proliferationsphase (7–21 Tage) ist gekennzeichnet durch die Bildung eines Regeneratgewebes, das einen ungeordneten Faserverlauf aufweist. Erst nach Monaten kommt es in der letzten Phase der Sehnenheilung (Remodellierungsphase) zur Ausreifung der Kollagenfasern und zur Ausrichtung parallel zur Richtung der mechanischen Belastung. Allerdings ist auch die vollständig regenerierte Sehne der ursprünglich gesunden Sehne biomechanisch unterlegen [1688].

✔ Merke

Sehnen unterliegen einem Alterungsprozess, der das Rupturrisiko ansteigen lässt. Prädilektionsstellen für Rupturen sind häufig die weniger gut vaskularisierten Sehnenabschnitte.

Die Therapie von Sehnenrupturen stellt eine große Herausforderung in der orthopädischen Praxis dar und reicht von konservativen Maßnahmen über Rekonstruktionen bis hin zum Gelenkersatz. Detaillierte Kenntnisse in Bezug auf die Entstehung, die Therapie und den Heilungsverlauf von Sehnenrissen ist in der Physiotherapie von entscheidender Bedeutung, um die Regeneration zu unterstützen und die Rückkehr zum bestmöglichen funktionellen Niveau durch individuell angepasste Rehabilitationspläne zu erreichen. Hierbei wird generell eine frühestmögliche Mobilisation angestrebt, um Vernarbungen mit dem umliegenden Gewebe und folglich ein eingeschränktes Bewegungsausmaß des Gelenkes zu vermeiden.

✔ Merke

In der postoperativen Nachbehandlung wird eine möglichst frühe Mobilisation ohne Gefährdung der Rekonstruktion angestrebt. Allerdings ist auch eine vollständig geheilte Sehne nicht mehr so reißfest wie eine gesunde Sehne.

Dieses Kapitel bietet einen Überblick über anatomische Grundlagen, Pathogenese, Therapie und den Heilungsverlauf bei den häufigsten Sehnenrupturen.

6.6.2 Rotatorenmanschettenruptur

Anatomische Grundlagen und Pathogenese

Aufgrund der geringen knöchernen Führung des Glenohumeralgelenkes kommt der muskulären Zentrierung des Humeruskopfes im Glenoid eine zentrale Rolle zu. Der M. subscapularis anterior, gegenüber dem M. infraspinatus und dem M. teres minor posterior bilden hierfür ein horizontales Kräftepaar, während der M. deltoideus und der M. supraspinatus den Humeruskopf vertikal stabilisieren.

Epidemiologische Studien geben eine Prävalenz von Rotatorenmanschettenrupturen von etwa 20 % in der Allgemeinbevölkerung an, wobei asymptomatische Rupturen doppelt so häufig sind wie symptomatische und die Prävalenz mit dem Alter steigt [1697]. Auch akute Traumata (z. B. abruptes Reißen am Arm, Sturz auf die hyperabduzierte Schulter oder Schulterluxationen), repetitive Bewegungen oder Überkopfbelastungen, die typisch für bestimmte Sportarten (z. B. Tennis, Schwimmen) oder berufliche Tätigkeiten sind (z. B. Maler, Bauarbeiter), können zu Schäden an der Rotatorenmanschette führen.

Die Diagnose und Behandlung einer Rotatorenmanschettenruptur erfordert eine fokussierte Anamnese und klinische Untersuchung. In der Regel erfolgt zusätzlich eine Bildgebung mittels MRT oder Ultraschall, um das Ausmaß der Ruptur und die Qualität der Muskel-Sehnen-Einheit zu beurteilen sowie mögliche Differenzialdiagnosen auszuschließen.

Grundsätzlich wird zwischen Partial- und vollschichtigen/transmuralen Rupturen unterschieden. Als Massenrupturen werden Rupturen mit ≥ 5 cm anteroposteriorer Ausdehnung oder Beteiligung von mindestens 2 Sehnen bezeichnet. Bei chronischen Rupturen kann es zu einer Atrophie und fettigen Infiltration der Muskulatur kommen, die im MRT sichtbar ist. Eine solche Veränderung der Gewebequalität muss bei der Therapieplanung berücksichtigt werden, da Rupturen ab einer fettigen Muskelinfiltration von 50 % (Grad III nach Goutallier) aufgrund einer hohen Versagensrate als irreparabel gelten.

Therapie

Die Therapie einer symptomatischen Rotatorenmanschettenruptur kann konservativ oder operativ erfolgen, wobei es keine allgemein gültigen Behandlungsstandards gibt. Es bedarf daher einer gemeinsamen Entscheidungsfindung zwischen Arzt oder Ärztin und der betroffenen Person, bei der nicht nur das Rupturausmaß, sondern vor allem auch der Funktionsanspruch und Leidensdruck der Person berücksichtigt werden. Partialrupturen werden in der Regel primär konservativ therapiert (Physiotherapie, antiinflammatorische Medikamente, Infiltrationen). Bei Versagen der konservativen Therapie kann, je nach Rupturausmaß, eine Rekonstruktion in Betracht gezogen werden. Bei vollschichtigen, reparablen Rupturen und hohem Funktionsanspruch (junge Menschen, ältere Menschen mit hohem sportlichem Anspruch) wird bei passendem Beschwerdebild die Rekonstruktion indiziert. Bei einem eher niedrigen Funktionsanspruch wird üblicherweise ein konservativer Therapieversuch unternommen und nur bei Versagen die Rekonstruktion durchgeführt. Irreparable Rupturen können mittels konservativer Therapie, einer Teilrekonstruktion der Sehnen, und extraanatomischer Verfahren, wie z. B. Sehnentransfers oder einer inversen Schulterprothese, behandelt werden. Alle Eingriffe sind mit einer relativ langen Rehabilitationsdauer (6–12 Monate) verbunden, was berücksichtigt und mit dem Patienten oder der Patientin diskutiert werden muss. Die Rotatorenmanschetten-Rekonstruktion (▶ Abb. 6.14) gehört zu den am häufigsten durchgeführten orthopädischen Eingriffen, weshalb deren Nachbehandlung nachfolgend detailliert beschrieben wird.

Nachbehandlung nach Rotatorenmanschetten-Rekonstruktion

Neben den biologischen Voraussetzungen einer Person ist bei korrekter Operationsindikation und -ausführung die Nachbehandlung entscheidend für den Erfolg der Behandlung. Das genaue postoperative Vorgehen variiert je nach intraoperativem Befund, Präferenz des behandelnden Chirurgen sowie patient*innenspezifischen Faktoren. Zunächst erfolgt für sechs Wochen die Protektion in einer einfachen Armschlinge oder einem Abduktionskissen, wobei Letzteres gewisse theoretische Vorteile hinsichtlich der Sehnenheilung bietet (Reduktion der Spannung und Verbesserung der Durchblutung der rekonstruierten Sehne). In klinischen Studien konnte allerdings keine Überlegenheit der einen oder anderen Variante in Bezug auf die postoperative Funk-

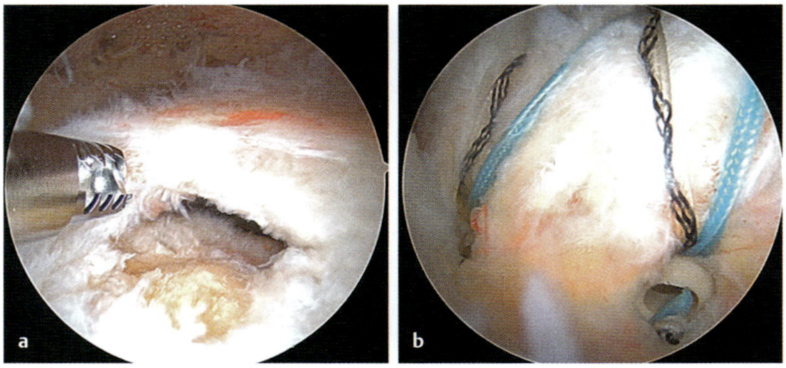

Abb. 6.14 Arthroskopische Rotatorenmanschettenrekonstruktion. (Quelle: Universitätsspital Basel, C. Baum)

a Sichelförmige transmurale Supraspinatussehnenruptur nach Debridement des Sehnenstumpfes und des knöchernen Ansatzes am Tuberculum majus (sog. Footprint).

b Zustand nach 2-reihiger Rekonstruktion mithilfe von Fadenankern.

tion oder Rerupturrate gezeigt werden, sodass beide Orthesen eingesetzt werden können [1689]. In dieser ersten Phase sollte die regelmäßige passive Mobilisation durch den Physiotherapeuten und/oder den Arm der Gegenseite erfolgen, um einem ausgeprägten Versteifen des Gelenkes entgegenzuwirken. Bewegungsgrenzen werden je nach Ausmaß und genauer Lokalisation der Rekonstruktion festgelegt. Ab der 7. postoperativen Woche wird üblicherweise mit der aktiven, belastungsfreien Mobilisation ohne Bewegungsgrenzen und ab dem 4. postoperativen Monat mit dem stufenweisen Kraftaufbau begonnen. Biologisch haben rekonstruierte Rotatorenmanschettensehnen sechs Monate postoperativ etwa 80 % der mechanischen Festigkeit einer normalen Sehne erreicht, sodass die Belastung dann freigegeben werden kann.

Die in der Literatur beschriebene Rerupturrate variiert zwischen 6 % und 22 % bei der Ein-Sehnen-Rekonstruktion und zwischen 60 % und 90 % bei der Rekonstruktion von Massenrupturen. Sie wird von der Rupturmorphologie (Ausdehnung, Sehnenstumpflänge, fettige Muskelinfiltration) sowie von Patientenfaktoren wie Alter, Raucherstatus, und metabolischen Nebenerkrankungen beeinflusst [1692]. Interessanterweise erreichen auch einige Menschen trotz Reruptur zufriedenstellende funktionelle Ergebnisse.

6.6.3 Proximale und distale Bizepssehnenruptur

Anatomische Grundlagen und Pathogenese

Der 2-köpfige M. biceps brachii entspringt mit seinem Caput breve am Proc. coracoideus der Scapula und mit seinem Caput longum am Labrum glenoidale und am Tuberculum supraglenoidale. Die lange Bizepssehne verläuft dann intraartikulär durch das Glenohumeralgelenk und wird durch den sog. Pulley-Komplex weichteilig und durch den Sulcus intertubercularis knöchern nach distal geführt, wo beide Köpfe in einem gemeinsamen Muskelbauch münden. Die distale Bizepssehne setzt an der Tuberositas radii an. Zusätzlich fächert sich die Bizepsaponeurose – der Lacertus fibrosus – über dem Ursprung der Unterarmbeuger im Bereich der proximalen Ulna auf. Die Funktionen des M. biceps brachii sind die Vorderarmsupination und die Ellenbogenflexion. Seine Bedeutung für die Mobilisation der Schulter und die Zentrierung des Humeruskopfes bei isolierter Verletzung wird unterschiedlich bewertet [1691].

Verletzungen der proximalen Bizepssehne treten am häufigsten durch degenerative Veränderungen auf, selten auch durch singuläre akute Traumata oder repetitive Mikrotraumata (z. B. im Rahmen von Überkopfsportarten) und betreffen fast ausschließlich das Caput longum. Die lange Bizepssehne enthält sensible und sympathische Fasern und wird als Schmerzgenerator im Schultergelenk beschrieben. Rupturen/Partialrupturen und Instabilitäten treten im Bereich des Ursprungs (Superior Labrum Anterior to Posterior – SLAP-Läsionen), ggf. unter Mitbeteiligung des intraartikulären Sehnenabschnittes, oder bei Eintritt in den Sulcus intertubercularis im Rahmen von Pulley-Läsionen auf. Die klinisch-diagnostischen Tests sind meist nicht eindeutig. Begleitende Rotatorenmanschettenpathologien sind häufig. Bei kompletten Rupturen der langen Bizepssehne kommt es i. d. R. zu einer Verschiebung des Muskelbauches nach distal (Popeye-Zeichen). Adhäsionen im Bereich des Sulcus intertubercularis können dieses Verrutschen nach distal jedoch verhindern (sog. Autotenodeseeffekt).

Rupturen der distalen Bizepssehne treten meist am dominanten Arm bei Männern zwischen 30 und 60 Jahren auf, wenn eine unerwartete Extensionsbelastung auf den flektierten, supinierten Arm erfolgt. Neben akuten Schmerzen, präsentiert sich bei Komplettrupturen klinisch ein nach proximal verschobener und verdickter Muskelbauch mit einer sichtbaren Asymmetrie im Vergleich zur Gegenseite (Reverse-Popeye-Zeichen) und ein Hämatom im Bereich der Ellenbeuge. Die Unfähigkeit die Sehne mit dem Zeigefinger von lateral zu unterfahren und „einzuhaken" ist pathognomonisch (positiver Hook-Test). Die Diagnose kann in der Regel klinisch gestellt werden und wird mittels Ultraschall oder MRT bestätigt. Bleibt der Lacertus fibrosus intakt oder kommt es nur zu einer Partialruptur, kann die Diagnosestellung erschwert sein und zur Diagnosesicherung ein MRT notwendig werden.

Therapie

Partialläsionen der langen Bizepssehne werden primär konservativ therapiert. Führt die Behandlung zu keiner Verbesserung der Symptomatik, kann die operative Therapie eingeleitet werden. Bei einer SLAP-Läsion kann die Refixation des superioren Labrums mittels Fadenankern (SLAP-Repair) oder das ursprungsnahe Absetzen der Sehne mit oder ohne Refixation am Humerus erfolgen (Tenodese versus Tenotomie). Bei jungen Personen (< 25 Jahre), die Überkopfsportarten ausüben, kann ein SLAP-Repair diskutiert werden, da eine Rückkehr zum präoperativen sportlichen Niveau in dieser Personengruppe häufiger ist. Alle anderen Gruppen zeigen laut aktueller Literaturlage eine höhere Zufriedenheit nach einer Tenotomie oder Tenodese. Läsionen im intraartikulären Verlauf oder im Sulcus intertubercularis können nur mittels Tenotomie oder Tenodese angegangen werden.

Bei Komplettrupturen der langen Bizepssehne erfolgt in der Regel ebenso die konservative Therapie. Einige Betroffene erleben Krämpfe im Muskelbauch und eine persistierende Konturasymmetrie des ventralen Oberarms. Die Kraft der Schulter und des Ellenbogens wird von einer Ruptur der langen Bizepssehne nicht wesentlich beeinflusst. Möchte eine Person die oben beschriebenen Einschränkungen nicht in Kauf nehmen, kann eine Tenodese durchgeführt werden.

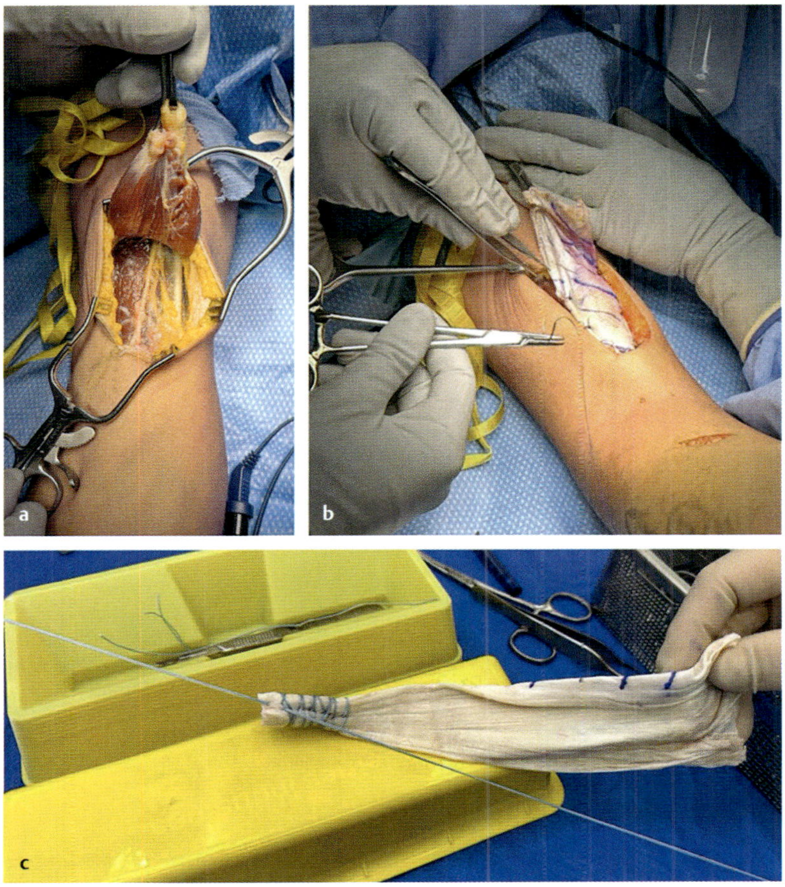

Abb. 6.15 Rekonstruktion einer chronischen distalen Bizepssehnenruptur mittels Fremdsehneninterposition. (Quelle: Universitätsspital Basel, C. Baum)

a Mobilisierter distaler Bizeps mit kurzem Sehnenstumpf.

b Präparation einer Fremd-Achillessehne zur Interposition sowie deren Fixation im Situs.

c Fixation des Achilles-Sehnen-Interponats im Situs.

Distale Bizepssehnenrupturen werden typischerweise operativ therapiert. Hierbei wird die Refixation der Sehne mithilfe verschiedener Techniken (Konchenanker, Knochentunnel, kortikale Buttons usw.) durchgeführt, jeweils mit guten Erfolgsquoten. Die Versorgung sollte idealerweise innerhalb von 2 Wochen erfolgen. Bei einer verzögert stattfindenden Rekonstruktion und chronischen Rupturen kann die Interposition einer Eigen- oder Fremdsehne notwendig werden, was mit einer erhöhten Komplikationsrate assoziiert ist (▶ Abb. 6.15). Bei Patienten oder Patientinnen mit geringem funktionellem Anspruch kann die konservative Therapie diskutiert werden, wobei zwar mit Schmerzfreiheit und freier Ellenbogenbeweglichkeit, aber auch mit einer verminderten Flexions- und insbesondere Supinationskraft (ca. 50 %) gerechnet werden muss [1695]. Partialrupturen der distalen Bizepssehne, die weniger als die Hälfte der Sehne betreffen, werden primär konservativ therapiert. Nur bei einem Versagen dieses Ansatzes erfolgt der Wechsel auf eine operative Therapie (Debridement oder Rupturkomplettierung und Rekonstruktion).

Nachbehandlung

Die konservative Therapie von Partial- und Komplettrupturen der langen Bizepssehne beinhaltet die Adressierung einer möglichen skapulären Dyskinesie und eines möglichen Innenrotationsdefizits (glenohumeral internal rotation deficit - GIRD), welches insbesondere bei Überkopfsportarten auftreten kann. Die Nachbehandlung nach Versorgung einer SLAP-Läsion richtet sich vor allem nach den Begleitpathologien. Auch hier gibt es keine einheitlichen Nachbehandlungsprotokolle. Nach isolierter Tenotomie kann schmerzadaptiert mit dem Bewegungs- und Kraftaufbau begonnen werden.

Die Nachbehandlung nach Refixation der distalen Bizepssehne umfasst in der Regel eine 6-wöchige postoperative Nullbelastung. Ob in dieser Anfangsphase eine die Extension limitierende Ellenbogenorthese eingesetzt werden sollte, oder ob die aktive Mobilisation ohne Bewegungsgrenzen bereits erfolgen kann, wird diskutiert. Auf eine forcierte Ellenbogenflexion und Vorderarmsupination sollte in jedem Fall verzichtet werden. Nach sechs Wochen kann frei mobilisiert und mit leichten Kräftigungsübungen begonnen werden. Nach 12 Wochen wird dann progressiv aufbelastet. Rerupturen sind mit 1,6 bis 4 % selten und können häufig durch zu frühe Belastung erklärt werden.

6.6.4 Rupturen des Streckapparats der unteren Extremität

Anatomische Grundlagen und Pathogenese

Der Streckapparat der unteren Extremität besteht aus dem M. quadriceps, der Quadrizepssehne, der Patella und der Patellasehne mit ihrem Ansatz an der Tuberositas tibiae. Ein intakter Streckapparat ist essenziell für die normale Gehfähigkeit sowie sämtliche Sport- und Alltagsaktivitäten.

Während Patellasehnenrupturen im Rahmen von Unfallereignissen in jedem Alter auftreten – am häufigsten bei jungen Männern –, sind Quadrizepssehnenrupturen typisch für Personen über 40 mit bereits bestehenden degenerativen Veränderungen des Sehnengewebes. Sie sind meist im Bereich einer avaskulären Zone zentral im tiefen Sehnenblatt und 1–2 cm proximal der Patella lokalisiert, was auch den langwierigen Heilungsverlauf nach operativer Rekonstruktion erklärt. Der Traumamechanismus für

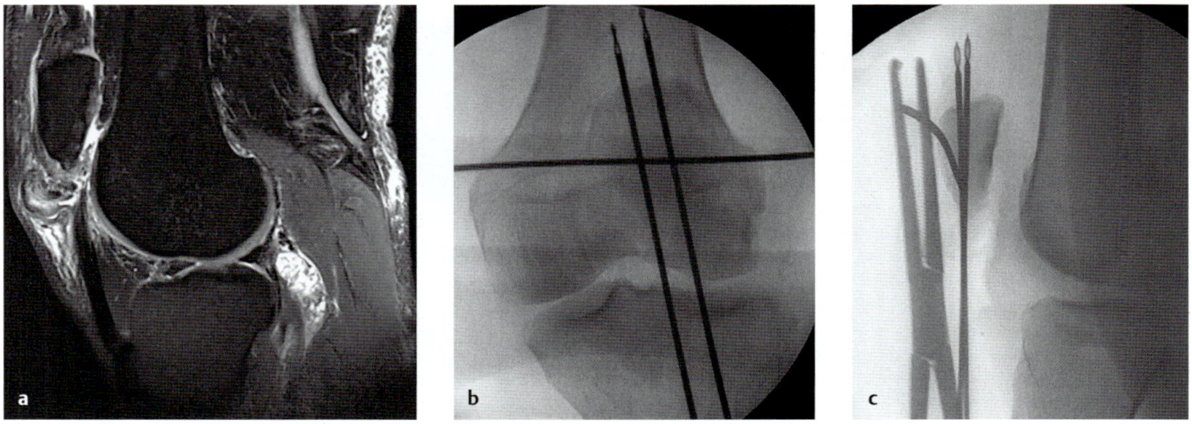

Abb. 6.16 Rekonstruktion einer akuten Patellasehnenruptur [1693]. (Quelle: Universitätsspital Basel, C. Baum)
a MRT einer proximalen Sehnenruptur.
b Schaffung transossärer Tunnel für die Verankerung der Sehne mithilfe von Kirschner-Drähten im anteroposterioren Strahlengang.
c Kontrolle der Tunnelpositionen im mediolateralen Strahlengang.

beide Läsionen ist die forcierte exzentrische Anspannung des M. quadriceps, z. B. beim Versuch, einen Sturz oder Fehltritt bei gebeugtem Knie abzufangen. Patellasehnenrupturen können außerdem durch direkte Traumata oder im Rahmen von Multiligament-Verletzungen des Kniegelenks entstehen.

Die klinische Präsentation von Verletzungen des Streckapparates ist gekennzeichnet durch (akute) Schmerzen und die Unfähigkeit, das Kniegelenk aktiv zu strecken (Straight Leg Raise positiv), was das vollbelastete Gehen und Stehen unmöglich macht. Häufig findet sich ein Kniegelenkserguss, ein Hämatom, und eine tastbare Delle auf Höhe der Ruptur. Sowohl klinisch als auch konventionell radiologisch lässt sich im Seitenvergleich eine Verschiebung der Patella nach proximal oder distal erkennen: Quadrizepssehnenrupturen sind in etwa 40 % der Fälle mit einer Patella baja, Patellasehnenrupturen quasi immer mit einer Patella alta assoziiert [1687].

Therapie

Eine durch einen (partiellen) Sehnenriss bedingte Insuffizienz des Streckapparates führt zu erheblichen funktionellen Einschränkungen und wird daher meist operativ behandelt. Lediglich geringgradige Partialrupturen mit kompetentem Streckapparat oder multimorbide Patient*innen mit bereits vorbestehender Gehunfähigkeit kommen für einen konservativen Therapieversuch mittels Ruhigstellung in einer Streckschiene über mehrere Wochen infrage, gefolgt von einem progressiven Wiederaufbau der passiven Beugefähigkeit und aktiven Streckfähigkeit des Kniegelenks.

Akute Rupturen (bis 3 Wochen posttraumatisch) werden in der Regel durch die Refixation der rupturierten Sehne an die Patella mittels transossären Nähten oder Knochenankern behandelt. Bei subakuten/chronischen Rupturen oder Rerupturen bedarf es aufgrund von kompromittierten biologischen Verhältnissen (Atrophie, Vernarbung) häufig einer Augmentation oder eines Gewebeersatzes mit synthetischem und/oder biologischem Material (Eigen- versus Fremdspendersehne, z. B. Hamstrings oder Achillessehne mit kalkanearem Knochenblock). Bei Sporttreibenden werden teils auch primär Augmentationen durchgeführt, um eine frühere Mobilisation und Belastbarkeit zu ermöglichen. Bei bereits liegender Knieprothese kommen aufgrund der schwierigen Ausgangslage (hohes Lebensalter, schlechte Gewebequalität, oft mehrere Voroperationen) regelhaft biologisch augmentierte Techniken oder – in komplexen Fällen – sogar der Ersatz des gesamten Streckapparats mittels Allograft zum Einsatz. Die bei Patellasehnenrupturen früher routinehaft durchgeführte Sicherung durch eine transpatelläre-transtibiale metallische Cerclage (McLaughlin) ist dank der Einführung besonders reißfester Fadenmaterialien heute weitgehend obsolet, sodass programmierte Materialentfernungen und implantatassoziierte Komplikationen ausbleiben. Unabhängig von der gewählten Technik ist die Einstellung der korrekten Patellahöhe von entscheidender Bedeutung für das postoperative Resultat (▶ Abb. 6.16).

Nachbehandlung

Die postoperative Nachbehandlung erfordert ein langsam progressives Vorgehen. In den ersten 6 Wochen wird zum Gehen eine Knie-Extensions-Orthese getragen, mit welcher schmerzadaptiert vollbelastet werden darf. Der schrittweise Wiedergewinn der Flexion wird durch Übungen in geschlossener Kette sowie in Bauchlage erlangt. Ziel ist es, etwa 6 Wochen postoperativ eine stockfreie Gehfähigkeit und eine Kniegelenksflexion von 120° zu erreichen. Die volle Belastungsfähigkeit ist theoretisch ab 6 Monaten postoperativ gegeben, hängt aber stark von den individuellen Möglichkeiten und Anforderungen ab.

Laut einer Übersichtsarbeit aus dem Jahr 2021, welche 33 Studien und 757 Patient*innen nach operativer Versorgung einer Verletzung des Streckapparates einschloss, ist nach 6–12 Monaten mit einer Return to Work bzw. Sport bei 97 % bzw. 90 % zu rechnen. Dabei kann allerdings häufig das vor der Verletzung bestehende Aktivitäts- oder sportliche Niveau nicht wieder erreicht werden. Zu Rerupturen kommt es sehr selten (Patellasehne: 0,3 %, M. quadriceps: 2,6 %). Als Prädiktoren für ein schlechteres funktionelles Outcome sind ein höheres Lebensalter (> 40 Jahre) und ein höherer BMI (> 25 kg/m^2) bekannt.

6.6.5 Achillessehnenrupturen

Anatomische Grundlagen und Pathogenese

Die Achillessehne ist die stärkste Sehne des menschlichen Körpers und setzt sich aus der Konfluenz des M. soleus und des M. gastrocnemius zusammen. Im Trauma- oder Akutkontext ist die Achillessehnenruptur die häufigste der hier besprochenen Verletzungen. Mit etwa 10 % aller Weichteilverletzungen des Bewegungsapparates nimmt sie epidemiologisch eine prominente Rolle ein. Historisch ist die Achillessehnenruptur als Sportverletzung bei jungen bis mittelalten Patient*innen bekannt (Spitzen- u. Freizeitsportler*innen zwischen 30 und 50 Jahren). Allerdings haben die demografische und die gesellschaftliche Entwicklung

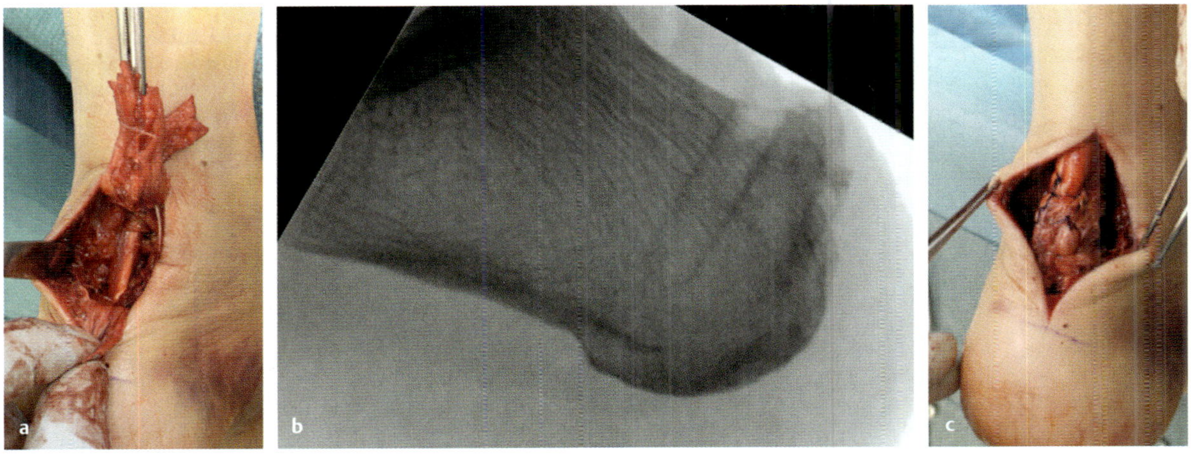

Abb. 6.17 Rekonstruktion der Achillessehne mit transossärer Verankerung und Flexor-Hallucis-Longus-(FHL-)Augmentation. (Quelle: Universitätsspital Basel, C. Baum)

a Degenerative Achillessehnenruptur mit FHL-Sehne in der Tiefe.
b Unter Bildwandlerkontrolle vorgelegter Knochenkanal für die Refixation im Fersenbein.
c Die rekonstruierte und augmentierte Sehne.

dazu geführt, dass auch immer mehr Menschen jenseits dieser Altersspanne betroffen sind. So kann bei degenerativen Sehnenveränderungen auch ein Bagatelltraumata eine Achillessehnenläsion auslösen.

Die typische Präsentation einer akuten Achillessehnenruptur umfasst die Anamnese eines „Peitschenhiebes" im Rahmen der plötzlichen Überlastung der Sehne mit einschießenden Schmerzen und Auftreten einer sicht- und/oder tastbaren Delle im Verlauf der Achillessehne. Die Sehne reißt in der Regel komplett. Bei degenerativ vorgeschädigten Sehnen kommen auch Teilrupturen vor, die initial häufig übersehen werden (25 %). Die Betroffenen präsentieren sich im Verlauf mit verminderter Plantarflexionskraft und Problemen beim Gehen, was meist auf einer Elongation der Achillessehne beruht.

Auch bei der Achillessehne ist am häufigsten (90 %) die Zone mit der prekärsten Durchblutung betroffen, die sich 2–6 cm proximal ihres Ansatzes am Tuber calcanei befindet. Selten gibt es auch Läsionen im Bereich des muskulotendinösen Übergangs, Sehnenavulsionen des Calcaneus oder knöcherne Avulsionen.

Bei der klinischen Untersuchung einer Achillessehnenruptur ist der Thompson-Test positiv, d. h. eine fehlende Plantarflexion des OSG bei Kompression der Wadenmuskulatur. Ebenso ist der Matles-Test positiv: verstärkte Dorsalextension des OSG in Bauchlage mit 90° gebeugtem Kniegelenk. Ein konventionelles Röntgen wird standardmäßig durchgeführt und kann Sehnenverkalkungen sowie knöcherne Avulsionen oder Formabweichungen nachweisen (z. B. Haglund-Exostose). Bei der dynamischen Ultraschalluntersuchung lassen sich die Rupturlokalisation sowie die Möglichkeit der Adaptation der Sehnenstümpfe in Plantarflexion beurteilen. Eine erweiterte Diagnostik mittels MRT ist bei Personen mit vorbestehender Achillodynie oder subakuter/chronischer Präsentation notwendig, um eine differenzierte Beurteilung der strukturellen Situation (Defektausmaß, Sehnen- und Muskelqualität, kompensatorische Hypertrophien der sekundären Plantarflektoren) zu erlauben.

Therapie

Die heute gängigen Möglichkeiten der Therapie der akuten Achillessehnenruptur sind die konservative Therapie mittels früher funktioneller/dynamischer Rehabilitation oder die operative Therapie mittels offener oder perkutaner Achillessehnennaht [1690].

Die Behandlungsprotokolle der konservativen Therapie beinhalten jeweils zunächst eine kurze Phase der Immobilisation in Plantarflexion, bevor nach wenigen Tagen der Belastungsaufbau in einem Spezialstiefel beginnt, der das OSG in 20° Plantarflexion positioniert und eine Dorsalextension verhindert. Die Position wird üblicherweise 6 Wochen belassen, bevor schrittweise wieder auf die plantigrade Belastung übergangen wird. Während der ersten 6 Wochen dürfen die Betroffenen den verletzten Fuß bereits zur Durchführung von isometrischem Training und Übungen mit aktiver Plantarflexion aus der Orthese herausnehmen, müssen aber in jedem Fall eine weitere Dorsalextension vermeiden.

Absolute Indikationen für die zügige chirurgische Therapie sind offene Rupturen sowie knöcherne Avulsionen der Achillessehne. Letztere können durch den Druck den das knöcherne Fragment auf die Weichteile ausübt, schnell zu schwerwiegenden Komplikationen führen. Bei allen anderen Achillessehnenrupturen kann der Therapieweg individuell vereinbart werden. Das wichtigste Argument für eine operative Therapie bei jungen Patient*innen/Sportler*innen ist die Gefahr einer dauerhaften Schwächung der Plantarflexion, wenn die Läsion mit einer Sehnenelongation ausheilt (1 cm Überlänge = 10–15 % Kraftverlust) [1696]. Nur die offene Sehnennaht bietet die Möglichkeit der kontrollierten Wiederherstellung der ursprünglichen anatomischen Sehnenlänge. Gegen eine chirurgische Therapie sprechen auf der anderen Seite metabolische oder vaskuläre Nebenerkrankungen, Nikotinabusus oder lokal schwierige Haut- und Weichteilverhältnisse, da Wundheilungsstörungen über der Achillessehne katastrophale Folgen haben können.

In chronischen Fällen werden – sollte die Direktnaht nicht mehr möglich oder qualitativ ungenügend sein – rekonstruktive Verfahren wie die V-Y-Plastik, die Umkipp-Plastik nach Silfverskjöld und Augmentationen durch lokale Sehnentransfers durchgeführt. Beim Flexor-Hallucis-Longus-(FHL-)Transfer etwa wird die Sehne des in direkter Nachbarschaft liegenden Muskels im Bereich des Mittelfußes durchtrennt und, nachdem sie auf Höhe des distalen Unterschenkels mit der Achillessehne vernäht wurde, transkalkanear fixiert (▶ Abb. 6.17).

Unabhängig von der Wahl des operativen Verfahrens sollte das Peritendineum, welches als Regenerationsschicht für die Sehnenheilung von Bedeutung ist, erhalten oder rekonstruiert werden.

Nachbehandlung

Die Nachbehandlung nach operativer Versorgung ähnelt dem beschriebenen Schema für die konservative Therapie. Die aktive Therapie sollte allerdings erst nach Abschluss der Wundheilung gestartet werden. Sowohl bei konservativer als auch bei operativer Therapie einer Achillessehnenläsion muss mit einem Zeitraum bis zur Wiederaufnahme der vollen Aktivität inklusive Sportfähigkeit von 6–9 Monaten ausgegangen werden.

Die aktuelle Studienlage liefert gute Ergebnisse für alle beschriebenen Therapiewege für akute Rupturen. Seit der Etablierung der frühen funktionellen Rehabilitation sind insbesondere die Ergebnisse der konservativen Therapie deutlich besser geworden als zu Zeiten der klassischen Ruhigstellung. So wurden z. B. 2022 im „New England Journal of Medicine" ähnlich gute Ergebnisse nach konservativer, minimal-invasiv operativer und offener Achillessehnennaht beschrieben, ohne dass eine klinische Überlegenheit einer Methode über die andere nachgewiesen werden konnte [1694]. Die Autorinnen und Autoren der komparativen, randomisierten, Multicenter-Studie, die an insgesamt 526 Personen den Verlauf und das Ein-Jahres-Outcome untersuchte, dokumentierten allerdings mehr Rerupturen in der konservativ behandelten Gruppe als nach operativen Eingriffen, und mehr Nervenverletzungen (N. suralis) in der minimalinvasiven Gruppe als in den anderen Behandlungspfaden. Die Prognose bei sekundären Verfahren ist schlechter abzuschätzen.

6.6.6 Zusammengefasst

Rotatorenmanschette

Es besteht eine hohe Prävalenz von asymptomatischen Rupturen in der Allgemeinbevölkerung. Diese sind in der Regel jedoch nicht behandlungsbedürftig. Reparable Rupturen werden je nach funktionellem Anspruch operativ oder konservativ behandelt. Symptomatische irreparable Rupturen bedürfen extraanatomischer operativer Verfahren. Die Rehabilitation nach Rotatorenmanschettenrekonstruktion dauert 6–12 Monate. Die ausführliche Aufklärung der Betroffenen ist für die Therapieplanung essenziell.

Proximale und distale Bizepssehnenrupturen

Die lange Bizepssehne ist ein Schmerzgenerator im Schultergelenk. Komplett- und Partialrupturen sind häufig mit Begleitpathologien verbunden. Während die distale Bizepssehnenruptur in der Regel operativ therapiert wird, kann die proximale Ruptur meist konservativ behandelt werden. Die konservative Therapie einer distalen Bizepssehnenruptur führt zu einem etwa 50 %igen Verlust der Supinationskraft und einem etwa 30 %igen Verlust der Flexionskraft. Die konservative Therapie einer proximalen Ruptur der langen Bizepssehne führt zu keinem wesentlichen Kraftverlust.

Rupturen des Streckapparates der unteren Extremität

Bei einem inkompetentem Streckapparat durch Ruptur der Quadrizeps- oder Patellasehne wird in der Regel operativ behandelt, um die Gehfähigkeit wiederherzustellen. Die chirurgische Intervention besteht in der Refixation der rupturierten Sehne an die Patella mittels transossärer Nähte oder Fadenanker. Die Nachbehandlung erfolgt in einer Knie-Extensions-Orthese, mit der die Person voll belasten darf.

Achillessehnenrupturen

Akute Achillessehnenrupturen sind von subakuten und chronischen Rupturen zu unterscheiden. Letztere bedürfen einer differenzierten Diagnostik inklusive MRT. Die aktuelle Studienlage liefert gute Ergebnisse für die konservative frühfunktionelle Behandlung sowie für die primär operative Therapie akuter Rupturen. Es gibt keine signifikanten Unterschiede in den Outcome-Scores. Chronische Rupturen sind mit ausgeprägten funktionellen Defiziten assoziiert. Hier bedarf es meist eines operativen Verfahrens.

6.7 Meniskusschäden

Matthias Wittauer, Petros Ismailidis, Christian Egloff

6.7.1 Anatomie und Biomechanik der Menisken

Die Menisken bestehen aus Faserknorpel und befinden sich zwischen den Femurkondylen und dem Tibiaplateau medial und lateral im Kniegelenk. In ihrer Struktur weisen sie eine halbmondförmige Form mit dreieckigem Querschnitt auf, wobei der äußere Rand dicker ist und sich allmählich zu einem schmalen Zentralbereich hin verjüngt [1704]. Histologisch bestehen Menisken aus Kollagen (hauptsächlich Typ I), Zellen (Fibrochondrozyten), Wasser, Proteoglykanen, Glykoproteinen und Elastin. Der mediale Femurkondylus verbleibt während der Kniebeugung meist stationär auf dem konkaven medialen Tibiaplateau, während der laterale Femurkondylus aufgrund des konvexen tibialen Krümmungsradius nach hinten auf der Tibia wandert (Rollback). Um diese Bewegung zu ermöglichen, ist der Innenmeniskus mit dem medialen Seitenband verwachsen, der laterale Meniskus jedoch bis auf die zentrale Verankerung frei beweglich. Durch die enge Verbindung des Innenmeniskus mit dem medialen Seitenband kann daher dieser bei Drehbewegungen weniger gut ausweichen. Zusätzlich werden der mediale Meniskus vom M. semimembranosus und der laterale Meniskus vom M. popliteus beeinflusst [1710].

Die Menisken haben folgende Funktionen:

- Lastübertragung und Stoßdämpfung: Die Menisken übernehmen eine Schlüsselrolle bei der Aufnahme von Kräften im Femorotibialgelenk. Sie absorbieren etwa 50 % der Belastung in gestreckter Position und sogar beeindruckende 85 % während der Beugung. Dieser Mechanismus schützt den Gelenkknorpel [1711].
- Gelenkkongruenz und Stabilität: Die Menisken gewährleisten eine harmonische Anpassung zwischen den gekrümmten Femurkondylen und den flachen Tibiaplateaus, was die Gelenkstabilität erhöht [1708].
- Gelenkschmierung: Die Menisken unterstützen die gleichmäßige Verteilung der Synovialflüssigkeit auf den Gelenkflächen [1702].
- Gelenkernährung: Die Menisken dienen als Bindeglied bei der Aufnahme von Nährstoffen aus der Synovialflüssigkeit und deren Abgabe an den Gelenkknorpel.
- Propriozeption: Die Menisken verfügen über Nervenenden, die dem Körper Informationen über die Position des Gelenks liefern.

6.7.2 Meniskusläsionen

Meniskusläsionen können durch Verletzungen oder Degeneration entstehen. Sie sind die häufigste Verletzungsform im Kniegelenk. Traumatische Läsionen, die oft bei Jüngeren auftreten, resultieren aus Rotationstraumata unter axialer Belastung und ereignen sich häufig beim Sport. Traumatische Risse haben meistens einen glatten Rand. Der Innenmeniskus ist häufiger betroffen, da er mit dem medialen Seitenband verwachsen ist. Degenerative Läsionen treten ab dem 40. Lebensjahr aufgrund des natürlichen Verschleißes auf. Sie können sich auch ohne äußere Gewalteinwirkung zeigen. Degenerative Risse haben oft keinen glatten Rand und erscheinen ausgefranst [1705].

Meniskusschäden können nach Rissform und Lokalisation klassifiziert werden (▶ Abb. 6.18) [1698].

> **Meniskusrissformen**
> - basisnaher Längsriss (I)
> - Lappenriss (II)
> - ausgedehnter basisnaher Längsriss (III)
> - Korbhenkelriss (IIIa)
> - rupturierter Korbhenkelriss (IIIb)
> - rupturierter Korbhenkelriss mit Hinterhornlappen (IIIc)
> - rupturierter Korbhenkelriss mit Vorderhornlappen (IIId)
> - dislozierter Korbhenkelriss (IIIe)
> - Horizontalriss (IV)

Zur Klassifikation von Meniskusrissen nach ihrer Lokalisation wird der Querschnitt des Meniskus in 3 Zonen eingeteilt (peripheres Drittel, mittleres Drittel und inneres Drittel). Der Durchblutungsgrad der Menisken ist in jeder Zone anders, was sich auch in unterschiedlichen Heilungsverläufen der Zonen widerspiegelt. Das periphere Drittel nennt man aufgrund der guten Durchblutung auch die „rote Zone". Diese hat ein sehr gutes Heilungspotenzial. Im Gegensatz dazu ist das innere Drittel die „weiße Zone". Diese zeigt sich nicht durchblutet (avaskulär) und hat daher auch kein Heilungspotenzial. Dazwischen stellt das mittlere Drittel die „rot-weiße Übergangszone" mit mäßigem Heilungspotenzial dar [1699]. Diese Einteilung ist wichtig für die Entscheidung ob ein Meniskusriss rekonstruiert (genäht) werden kann oder nicht.

6.7.3 Behandlung von Meniskusrissen

Die Behandlung von Meniskusrissen ist eine individuelle Entscheidung, sie wird also von Fall zu Fall getroffen. Die Kriterien, die vor einer Therapieevaluierung berücksichtigt werden sollten, sind [1707]:

- Rissform (longitudinal, horizontal, radial, vertikal/horizontaler Lappenriss; ▶ Abb. 6.18)
- Risslokalisation (rote Zone, rot-weiße Zone, weiße Zone)
- Zeitpunkt des Risses (akut oder chronisch)
- Symptome (insbesondere das Auftreten von mechanischen Blockaden)
- Ursache des Risses (traumatisch, degenerativ)
- Patient*innenprofil (Alter, Beinachse, BMI, Begleiterkrankungen, Aktivitäten).

Man unterscheidet konservative und operative Therapiemöglichkeiten [1701][1707].

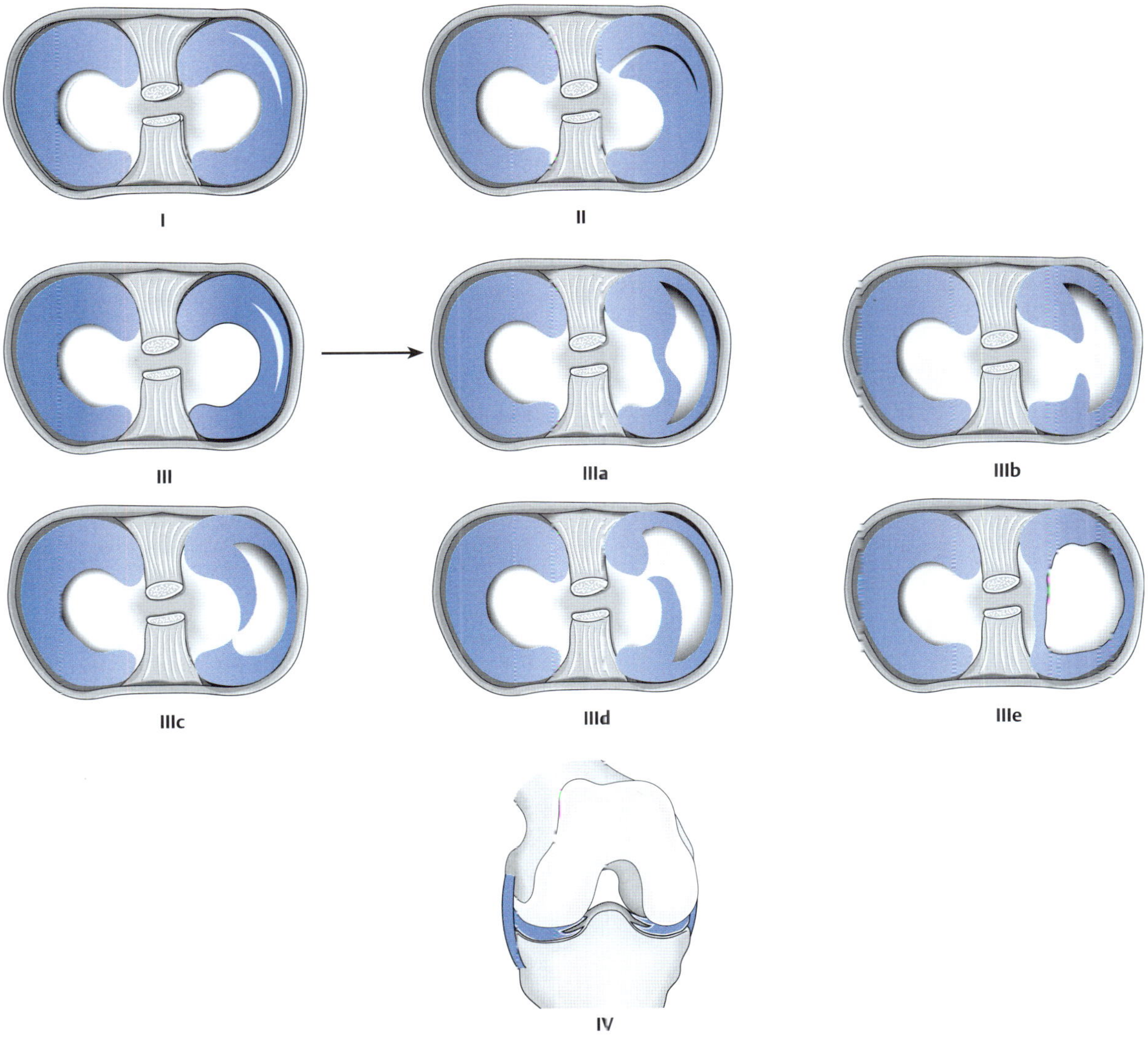

Abb. 6.18 Rissformen des Meniskus. (Quelle: Ruchholtz S, Wirtz D, Hrsg. Orthopädie und Unfallchirurgie essentials. 4., unveränderte Auflage. Stuttgart: Thieme; 2021)

Akute Meniskusrisse mit mechanischen Symptomen und vor allem mit einer Gelenkblockade sollten operativ versorgt werden. Ein luxierter Korbhenkelriss mit blockiertem Knie ist ein typisches Beispiel einer absoluten OP-Indikation. Alle anderen Meniskusrisse können sowohl konservativ als auch operativ behandelt werden. Faktoren, die gegen eine operative Therapie sprechen, sind chronische, degenerative Risse, die wenig oder keine mechanischen Symptome bei älteren Personen verursachen [1706]. Faktoren, die für eine Operation sprechen, sind akute, traumatische Risse, die mechanische Symptome bei einer jungen, sportlich aktiven Person verursachen. Sie ist auch indiziert, wenn eine konservative Therapie versagt, d. h. wenn Schmerzen, mechanische Symptome und Ergüsse anhalten [1707][1709].

Operative Therapie

Wenn man sich für eine operative Therapie entscheidet, stehen folgende Optionen zur Verfügung [1700][1706][1707][1709][1712]:

- meniskuserhaltende Operation (Meniskusnaht, Meniskusrefixation)
- meniskusresezierende Operation: Teilmeniskektomie, subtotale/totale Meniskektomie
- Meniskustransplantation.

Im Prinzip sollte man, wenn möglich, eine meniskuserhaltende Operation anstreben. Faktoren, die für eine erfolgreiche meniskuserhaltende Operation sprechen, sind eine Risslokalisation in der roten oder rot-weißen Zone und ein akuter traumatischer Riss mit möglichst geringem zeitlichem Abstand zwischen Meniskusriss und Versorgung [1700][1706][1709][1712]. Die Operation erfolgt fast immer arthroskopisch. Unterschiedliche Nahtmethoden (inside out, outside in, all inside) und spezielle orthopädische Materialien können je nach Risstyp und -lokalisation verwendet werden. Bei nicht rekonstruierbaren, komplex zerrissenen, meist degenerativen Meniskusläsionen ist eine meniskusresezierende Operation indiziert, in der Regel eine Teilmeniskektomie (eine Totalmeniskektomie ist heutzutage eine absolute Ausnahme). Prinzipiell wird bei der Teilmeniskektomie eine sparsame Resektion mit einem stabilen Restmeniskus angestrebt – so wenig wie möglich, so viel wie nötig. Bei degenerativen Rissen und gleichzeitigem Vorliegen einer Arthrose sollte konservativ behandelt werden, da eine Operation in den meisten Fällen keinen Vorteil für die Betroffenen bietet.

Eine Meniskustransplantation ist eine Option bei jungen Menschen mit früherer Totalmeniskektomie oder bei nicht zu erhaltendem Meniskus. Voraussetzungen sind eine gerade Beinachse und fehlende arthrotische Veränderungen.

Nachbehandlung bei operativer Versorgung

Nach einer meniskuserhaltenden Operation (Meniskusnaht, Meniskusrefixation) oder Meniskustransplantation:

- Kühlung
- nicht steroidale Antirheumatika (NSAR)
- Thromboseprophylaxe bis zur Vollbelastung
- Einschränkung des ROM (typischerweise bis 90°) mit oder ohne Orthese für 6 Wochen
- Teilbelastung mit 15 kg für 6 Wochen, dann Übergang zur Vollbelastung
- Physiotherapie zur ROM-Besserung
- Analgesie
- Entzündungshemmung
- Muskelkräftigung
- sportliche Aktivitäten meistens erst nach 12 Wochen wieder möglich.

Nach einer meniskusresezierenden Operation:

- Kühlung
- nicht steroidale Antirheumatika (NSAR) oral
- Thromboseprophylaxe bis zur Vollbelastung
- Belastung nach Maßgaben der Beschwerden mit optionalen Gehstöcken
- Physiotherapie zur ROM-Besserung
- Analgesie
- Entzündungshemmung
- Muskelkräftigung
- sportliche Aktivitäten meistens erst nach 6 Wochen wieder möglich.

Konservative Therapie

Die konservative Therapie besteht aus Physiotherapie (initial ROM-Übungen und entzündungshemmende Maßnahmen, im Verlauf Muskelkräftigung), Gewichtsabnahme, oraler NSAR-Gabe und optional intraartikulären Injektionen (Platelet-Rich-Plasma-(PRP-)Infiltrationen) [1705][1706]. Die Infiltration mit Kortikoiden ist heute die Ausnahme, da sie einen schädlichen Einfluss auf den Knorpel haben kann.

6.7.4 Langzeitprognose nach einem Meniskusriss

Die Langzeitprognose ist abhängig vom Riss-Typ, dem allgemeinen Zustand des Kniegelenks (vorbestehende Arthrose, gleichzeitige ligamentäre Verletzungen) und vom Patient*innenprofil (BMI, Aktivitäten, Beinachsen) [1703]. Die Prognose ist am besten bei jungen Personen mit traumatischen, isolierten Meniskusrissen, bei denen der Meniskus rekonstruiert wird. Diese haben bessere Langzeitergebnisse hinsichtlich der Rückkehr zum Sport und der Arthroseentwicklung im Vergleich zu Personen nach einer Meniskektomie. Eine Meniskektomie ist ein prädisponierender Faktor für eine Arthrose – je mehr Meniskus reseziert wird, desto größer ist das Risiko. Degenerative Meniskusrisse haben eine schlechtere Prognose im Vergleich zu akuten Rissen, teilweise weil ein degenerativer Riss an sich ein Zeichen einer Kniedegeneration ist. Degenerative Risse, die adäquat konservativ behandelt werden, haben mittelfristig genauso gute oder bessere funktionelle Ergebnisse wie eine operative Versorgung mittels Teilmeniskektomie.

6.7.5 Zusammengefasst

Die Menisken im Knie bestehen aus Faserknorpel und dienen der Stabilisierung des Gelenks. Sie absorbieren Belastung, fördern die Gelenkschmierung und die Stabilität und unterstützen die Gelenkfunktion. Meniskusrisse können traumatischer oder degenerativer Natur sein und weisen verschiedene Rissformen auf. Die Lokalisation der Risse beeinflusst zusätzlich das Heilungspotenzial. Die Behandlung eines Meniskusrisses erfordert eine individuelle Strategie. Die Person sollte über die Behandlungsoptionen, die Nachbehandlung sowie die mittel- und langfristigen Konsequenzen aufgeklärt und in die Entscheidungsfindung einbezogen werden. Das Ziel besteht darin, mit möglichst geringfügigen Interventionen den Meniskus bestmöglich zu erhalten, um die optimale Funktion des Knies zu gewährleisten und mittelfristig einer Arthrose vorzubeugen.

6.8 Operative Versorgung von Bandscheibenvorfällen

Maria Fiebig, Cordula Netzer, Arne Mehrkens

6.8.1 Lumbaler Bandscheibenvorfall

Bei therapieresistenten radikulären Schmerzen über 6 Wochen und/oder funktionell relevanten neurologischen Ausfällen wird in der Regel die Operationsindikation gestellt bzw. die Operation empfohlen. Die mikroskopische Sequester-/Diskektomie gilt heute als Goldstandard in der Behandlung von Bandscheibenvorfällen [1719]. Bei diesem minimalinvasiven Verfahren wird ein kleiner Hautschnitt in Höhe des betroffenen Segments am Rücken durchgeführt. Die Muskulatur wird einseitig abgelöst und das Lig. flavum unter mikroskopischer Vergrößerung vorsichtig reseziert. Je nach Befund werden dann der Sequester und/oder die krankhaft veränderten Bandscheibenfragmente entfernt.

Das Ziel der Operation ist es, den betroffenen Nerv wieder frei zu legen. Die Erfolgsrate dieses Eingriffs ist sehr hoch, mit guten oder exzellenten Ergebnissen in etwa 84 % der Fälle [1716]. Der Literatur zufolge ist der klinische Zustand der Operierten besser als die Verfassung konservativ behandelter Personen, auch wenn dieser Vorteil mit der Zeit abnimmt [1713]. Zu Komplikationen durch den Eingriff (z. B. Duraläsion mit Liquoraustritt, postoperatives epidurales Hämatom, Infektion, Nervenläsion) kommt es in insgesamt 12,5 % der Fälle [1725]. Die Rezidivrate eines operierten Bandscheibenvorfalls wird mit 1–20 % beschrieben [1724] [1728].

Als Alternative zur mikroskopischen Technik wird zunehmend die endoskopische Sequester-Diskektomie angeboten. Der Zugang zur Wirbelsäule erfolgt dabei je nach Indikation interlaminär (dorsal zentral) oder lateral (trans-/intraforaminal). Dieses Verfahren zeigt die gleiche Erfolgsrate wie die mikroskopische Technik, jedoch ist der Zugang noch kleiner. Die noch geringere Invasivität führt zu weniger postoperativen Rückenschmerzen, kürzeren Operationszeiten und zu einem geringeren Blutverlust. Die Patient*innen sind auch wieder schneller arbeitsfähig [1723].

6.8.2 Lumbale Bandscheibendegeneration mit oder ohne Instabilität, Fehlstellung und Dysbalance

Mit zunehmendem Alter kommt es zur Abnutzung der Bandscheiben, aber auch der Wirbelgelenke und Bänder, manchmal begleitet von einem degenerativen Wirbelgleiten. Diese verschleißbedingten Erscheinungen können unter anderem mechanische Rückenschmerzen sowie radikuläre oder klaudikuläre Beschwerden verursachen und die Lebensqualität der Betroffenen deutlich beeinträchtigen (▶ Abb. 6.19) [1720].

Die lumbale interkorporelle Fusion (LIF; lumbar interbody fusion) hat sich als sinnvolle Therapieoption etabliert, um das schmerzhafte Segment wirkungsvoll zu stabilisieren, Fehlstellungen zu korrigieren und neuronale Strukturen direkt und indirekt zu entlasten. Dabei wird die betroffene Bandscheibe ausgeräumt. Zudem werden die Endplatten präpariert und ein „Cage" mit dem Ziel eingebracht, das schmerzhafte Segment zu versteifen. Je nach Zugangsweg stehen folgende Operationsverfahren zur Verfügung:

- PLIF (posterior lumbar interbody fusion, posteriore lumbale interkorporelle Fusion)
- TLIF (transforaminal lumbar interbody fusion, transforaminale lumbale interkorporelle Fusion)
- ALIF (anterior lumbar interbody fusion, anteriore lumbale interkorporelle Fusion)
- OLIF/LLIF/XLIF (oblique/lateral/extrem lateral interbody fusion).

Es gibt keine eindeutige Evidenz, welche Technik hinsichtlich Fusionsraten und klinischem Outcome überlegen ist [1720]. Grundsätzlich spielen der interne Standard, die Erfahrung der operierenden Person und der Wunsch des Patienten oder der Patientin eine wichtige Rolle bei der Verfahrenswahl.

Zu den Nachteilen der älteren PLIF-Technik gehören der durch den Duralsack eingeschränkte Zugang und das Muskeltrauma, das durch die Ablösung der Muskulatur entsteht. Bei anterioren Zugängen besteht immer die Gefahr, abdominale oder vaskuläre Strukturen zu verletzen, während bei lateralen Zugängen der Plexus lumbalis oder der M. psoas geschädigt werden können. Zu den möglichen Langzeitkomplikationen nach LIF gehört die Anschlusssegmentdegeneration (ASD) der Nachbarsegmente [1721], die in der Literatur mit einer Inzidenz zwischen 5 % und 49 % beschrieben wird [1717][1721][1722][1730].

6.8.3 Zervikaler Bandscheibenvorfall mit und ohne Instabilität

Zervikale Bandscheibenvorfälle können je nach Lokalisation und Größe radikuläre Beschwerden und/oder Myelopathiezeichen verursachen (▶ Abb. 6.20). Die Operationsindikation wird in der Regel bei therapieresistenten radikulären Schmerzen über 6 Wochen und/oder funktionell relevanten neurologischen Ausfällen und/oder Myelopathiesymptomatik gestellt, wobei die Mehrzahl der Patient*innen mit zervikaler Radikulopathie sehr gut auf die konservative Therapie anspricht [1729].

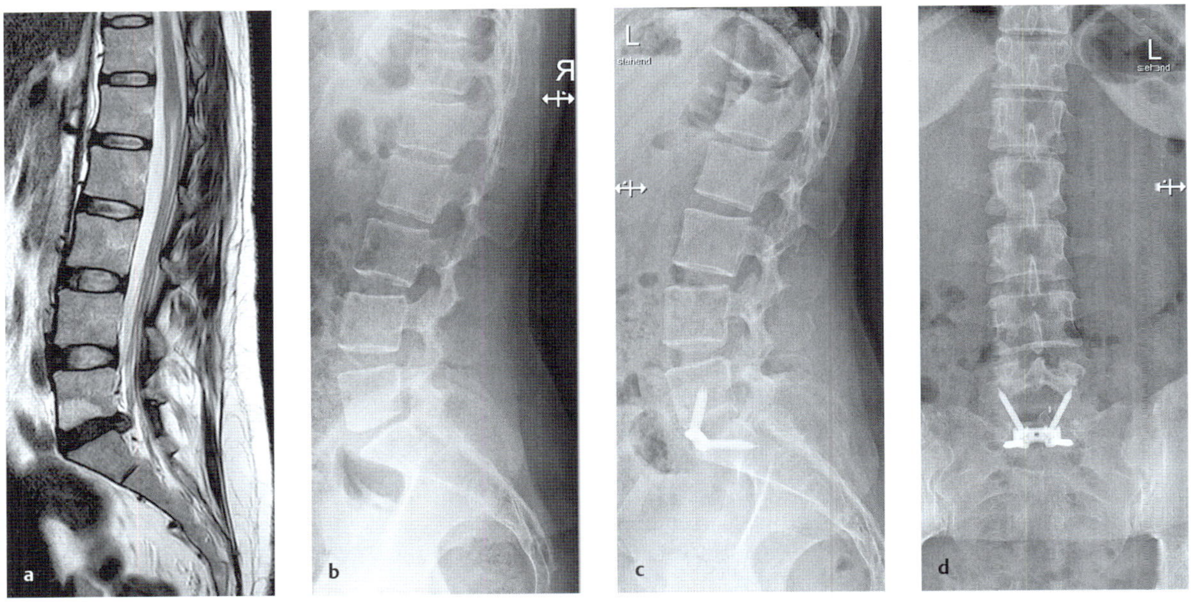

Abb. 6.19 Chronisch immobilisierende Rückenschmerzen bei einer 40-jährigen Frau. (Quelle: A. Mehrkens)
a und **b** Mit ausgeprägter Diskopathie und Bandscheibenprotrusion L 5/S 1.
c und **d** Nach dem Ausschöpfen der konservativen Therapie erfolgte bei Beschwerdepersistenz die Diskektomie und Fusion mit einem Cage von ventral.

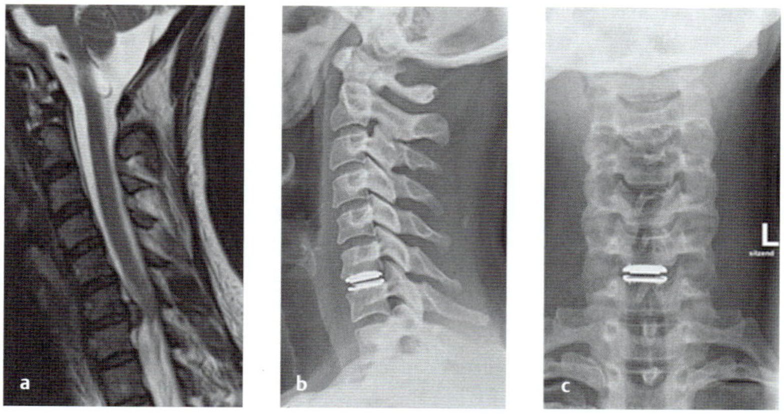

Abb. 6.20 Zervikaler Bandscheibenvorfall HWK 6/7. (Quelle: A. Mehrkens)
a Bei einer 47-jährigen Patientin mit akutem sensomotorischem Ausfallsyndrom (Trizepsschwäche M2).
b und **c** Es erfolgte eine Diskektomie und Prothesenimplantation HWK 6/7.

Der häufigste Zugangsweg zur zervikalen Bandscheibe ist der von vorn, um Manipulationen am Rückenmark zu vermeiden. Durch einen kleinen Hautschnitt am Hals wird der Weg zur Vorderseite der Wirbelsäule gebahnt. Unter mikroskopischer Sicht wird die Bandscheibe dann vorsichtig entfernt. Je nach Pathologie wird dann ein Cage implantiert und eine Fusion des betroffenen Segmentes angestrebt (ACDF; anterior cervical discectomy and fusion) oder eine Bandscheibenprothese eingesetzt (TDR; total disc replacement), wenn die Beweglichkeit erhalten bleiben soll. Eine Plattenfixation nach ACDF kann die Stabilität der Halswirbelsäule zusätzlich verbessern, z. B. wenn mehrere Etagen betroffen sind oder es Hinweise auf eine Instabilität gibt. Mögliche Komplikationen bei ventralen Eingriffen an der Halswirbelsäule sind vorübergehende (oder selten permanente) Schluckstörungen, Heiserkeit, Verletzungen der Speiseröhre oder neurologische Ausfälle. Die ASD-Rate der benachbarten Segmente nach ACDF und TDR wird mit 1–3 % beziffert [1727].

Ein weicher lateraler Bandscheibenvorfall kann auch von dorsal angegangen werden (Operation nach Frykholm). Die Vorteile sind, dass die Bandscheibe erhalten bleibt und die potenzielle Verletzungsgefahr für ventrale Strukturen (Gefäße, Ösophagus, Trachea) geringer ist. Nachteilig kann trotz des kleinen Zugangs das Muskeltrauma sein, das in der frühen postoperativen Phase häufig zu Nackenschmerzen führt.

6.8.4 Thorakaler Bandscheibenvorfall mit und ohne Instabilität

Symptomatische thorakale Bandscheibenvorfälle sind sehr selten (Inzidenz 1:1000–1:1 000 000) und machen nur etwa 0,1–3 % aller Bandscheibenvorfälle aus [1713]. Die OP-Indikation wird wie bei den zervikalen Bandscheibenvorfällen bei therapieresistenten radikulären Schmerzen über 6 Wochen und/oder funktionell relevanten neurologischen Ausfällen und/oder Myelopathiesymptomatik gestellt [1718]. Da im Bereich der Brustwirbelsäule auch das Rückenmark liegt, das nicht manipuliert werden darf, erfolgt der operative Zugang je nach Art und Lokalisation des Bandscheibenvorfalls von lateral (transthorakal, heute meist minimal-invasiv, endoskopisch assistiert) oder von posterolateral über eine Kostotransversalschnitttechnik. Gelegentlich wird noch eine zusätzliche Stabilisierung mit Pedikelschrauben und Stäben geschaffen. Im Vergleich zur operativen Behandlung von zervikalen und lumbalen Bandscheibenvorfällen zeigt sich bei den thorakalen Bandscheibenvorfällen eine relativ hohe Morbidität von bis zu 29 %. Die Auswahl der Patient*innen und der Zugangsweg spielen hier eine wichtige Rolle, weshalb solche Operationen nur in Zentren mit entsprechender Erfahrung durchgeführt werden sollten.

6.8.5 Medizinische Nachbehandlung

Nach einer Operation an der Wirbelsäule ohne Versteifung (an der Halswirbelsäule auch mit Versteifung) wird die erste Mobilisation mithilfe der hauseigenen Physiotherapie bereits am Operationstag eingeleitet. Die Entlassung nach Hause ist bereits nach 1–2 Tagen möglich. Dabei wird ein Rezept für die ambulante Physiotherapie ausgestellt. Die Fäden werden, falls vorhanden, am 14. postoperativen Tag entfernt. Die Patient*innen werden darauf hingewiesen, dass leichte Schmerzen im Operationsgebiet normal sind. Die Schmerzgrenzen sollten im Alltag eingehalten werden. Wichtig ist eine aufrechte Körperhaltung ohne forcierte und ruckartige Streck-, Beuge- und Drehbewegungen des Rückens. In den ersten 4–6 Wochen sollten keine Lasten getragen werden, die schwerer als 5 kg sind.

Nach Operationen an der Lenden- und Brustwirbelsäule mit Versteifung erfolgt die Erstmobilisation mithilfe der häuslichen Physiotherapie in der Regel am 1. postoperativen Tag. Die Entlassung in die häusliche Umgebung ist in der Regel nach 3–4 Tagen im Krankenhaus möglich. Ansonsten gelten bezüglich der ambulanten Nachbehandlung ähnliche Empfehlungen wie bei operierten Patient*innen ohne Versteifung.

Nach einer Wirbelsäulenoperation wird je nach Einschätzung des Operateurs eine Arbeitsunfähigkeit von 4–6 Wochen attestiert. Bei körperlich anstrengender Arbeit kann es sinnvoll sein, vorerst mit Teilzeitarbeit zu beginnen. In der Regel findet nach 4–6 Wochen eine Nachkontrolle beim Operateur statt. In diesem Rahmen wird dann das weitere Vorgehen geklärt.

In der Regel ist nach einer Wirbelsäulenoperation keine stationäre Reha erforderlich. Diese bleibt Krankheitsbildern mit schweren neurologischen Ausfällen vorbehalten (z. B. Myelopathiesymptomatik, Kaudasyndrom).

► **Das Literaturverzeichnis steht Ihnen online zur Verfügung.**

7 Fallbeispiele – untere Extremität und Becken

7 Fallbeispiele – untere Extremität und Becken

7.1 Funktionelle Anatomie und Biomechanik – untere Extremität

Joris Kirchberger

7.1.1 Einleitung

Die untere Extremität besteht aus Becken, Oberschenkel, Unterschenkel und Fuß – sie bildet das Fundament unseres Körpers. Sie trägt nicht nur unser Körpergewicht, sondern ermöglicht auch grundlegende Funktionen wie Gehen, Stehen, Bücken, Heben, Treppensteigen usw. Diese Bewegungen sind entscheidend für unsere Unabhängigkeit, Mobilität und Lebensqualität.

Ein tiefes Verständnis der funktionellen Anatomie der unteren Extremität – einschließlich ihrer Knochen, Gelenke, Muskeln, Bänder und Nerven – ermöglicht nicht nur, die Ursachen von Funktionsstörungen oder Schmerzen im Zusammenhang mit der unteren Extremität zu identifizieren, sondern ermöglicht auch die Entwicklung gezielter therapeutischer Interventionen und Übungen, um die Funktionalität und Bewegungsfreiheit wiederherzustellen oder zu verbessern.

In diesem Kapitel werden 5 grundlegende Bewegungen beschrieben und analysiert, die für die Ausführung der Aktivitäten des täglichen Lebens (ADL) von großer Bedeutung sind (▶ Tab. 7.1). Jede dieser Bewegungen dient als Beispiel, um einen Teil der funktionellen Anatomie und der biomechanischen Prinzipien der unteren Extremität zu erklären.

Mit diesem Wissen können Physiotherapeut*innen individuelle Übungen, Mobilisationstechniken und therapeutische Maßnahmen anwenden, um die Beweglichkeit, Kraft und Koordination der relevanten Muskeln und Gelenke zu verbessern. Ziel ist es, die Patient*innen in die Lage zu versetzen, diese Bewegungen sicher, effizient und selbstständig auszuführen und damit die funktionelle Unabhängigkeit im Alltag wiederzuerlangen.

7.1.2 Aus der Rückenlage in die Sitzposition

Bei dieser Bewegung handelt es sich um den isolierten Transfer einer Person aus der Rückenlage in die Sitzposition, zum einen mit dem Transfer en bloc an die Bettkante und zum anderen mit dem Transfer aus der Seitenlage in die Sitzposition. Hier soll es um das Becken aus anatomischer und biomechanischer Sicht, um die an der Bewegung beteiligten knöchernen Beckenstrukturen, die zugehörigen Bänder und Gelenke sowie die Beckenmuskulatur gehen. Die eher proximalen Bewegungskomponenten, d. h. die Hüftstabilisatoren, die Kniebeugung für das Sitzen und die Muskulatur des Ober- und Unterschenkels werden bei den anderen Bewegungen beschrieben.

Die Person liegt im Bett flach auf dem Rücken. Die erste Bewegung ist das Aufsetzen der Füße und das Beugen der Knie (Kniebeugung 115°, Hüftbeugung 50°). Dann hebt sie das Gesäß an (Bridge Hüfte) und schiebt es nach links näher an die Bettkante heran. Danach werden die Beine wieder angezogen und sie dreht sich nach links in die Seitenlage (en bloc). Zuerst wird der linke Arm angewinkelt und neben dem Kopf abgelegt. Dann wird mit

Tab. 7.1 Übersicht über 5 ADL-Bewegungen, die beteiligten Strukturen und jeweilige Biomechanik sowie die in diesem Kapitel zugehörigen Fallbeispiele.

Bewegung	Knochen	Gelenk	Bänder	Muskeln	Biomechanik	Fallbeispiel
aus der Rückenlage in den Sitz	• Becken • Geschlechterunterschied	• ISG • Symphysis pubica	• ISG-Bänder	• M. iliopsoas	• Belastung der Symphyse	• Acetabulumfraktur • Schenkelhalsfraktur
sich auf einen Stuhl setzen	• Femur • Patella	• Femoropatellargelenk	• Lig. patellae • Seitenbänder • Knie	• M. quadriceps • M. biceps femoris • Mm. semimenbranosus et semitendinosus	• Führung der Patella • physiologische Beinachsen	• Kreuzbandruptur • Patellaluxation • Knieprothese • Schenkelhalsfraktur
Treppensteigen	• Tibia • Fibula	• Femorotibialgelenk	• vorderes Kreuzband • Achillessehne	• M. triceps surae • M. tibialis posterior	• Kräfte aufs Kreuzband • Kraftübertragung Achillessehne	• Kreuzbandriss • Patellaluxation • Knieprothese • Achillessehnenruptur
Ausweichschritt	• Fuß	• oberes u. unteres Sprunggelenk	• Sprunggelenkbänder • Fußgewölbe • Syndesmose	• M. adductor magnus • M. tibials anterior • M. fibularis	• geplanter Ausweichschritt • Druckpunkte des Fußes • Auswirkung der Core Stability auf den Ausweichschritt	• Unterschenkelfraktur • Prothese oberes Sprunggelenk • Fußfraktur
Fuß auf das Knie legen	• Hüftgelenk	• Art. coxae	• Lig. iliofomarale • Lig. pubofemorale • Lig. ischiofemorale	• Mm. glutaeus maximus et medius	• Biomechanik der Hüftkapsel • Belastung auf das Hüft- und Kniegelenk	• Acetabulumfraktur • Schenkelhalsfraktur

Tab. 7.2 Ausgang- und Endstellung „Aus der Rückenlage in die Sitzposition“.

	Ausgangstellung	Endstellung
Hüftgelenk	Neutral-Null-Stellung	70° Flexion
Kniegelenk	Neutral-Null-Stellung	90° Flexion
oberes Sprunggelenk	10° Plantarflexion	Neutral-Null-Stellung

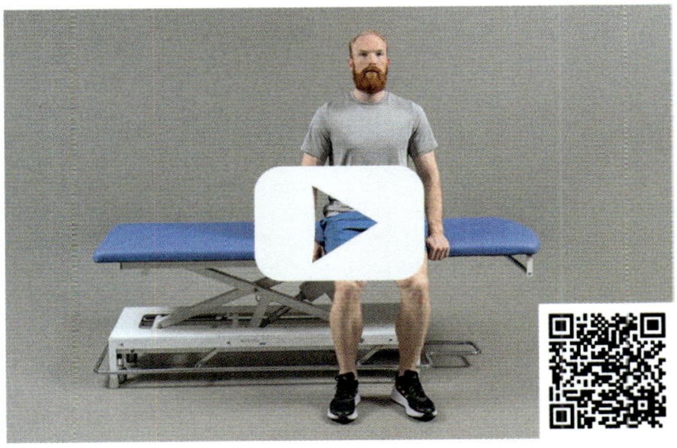

Video 7.1 Vom Bett aufsitzen. (Quelle: Universitätsklinik Balgrist, Med. Bilddokumentation, C. Urfer)

der rechten Ferse abgestoßen und der rechte Arm über den Körper geführt, bis er die Bettkante erreicht. In dieser Position ist das obere Bein in Adduktionsstellung.

Merke

Der Körper soll sich dabei nicht verdrehen, sondern als Ganzes in die Seitenlage kommen.

Bei der zweiten Bewegung aus der Seitenlage in die Sitzposition hält sie sich mit der oberen (linken) Hand an der Bettkante fest und beugt gleichzeitig den Ellenbogen des rechten Armes. Nun drückt sie mit dem Ellenbogen und der Hand gegen die Unterlage und lässt gleichzeitig die Beine aus dem Bett hängen. Dies wird so lange wiederholt, bis eine aufrechte Position erreicht ist. In der Endposition sind die Knie um 90° und die Hüfte um 70° gebeugt (▸ Tab. 7.2, ▸ Video 7.1).

Knöcherner Aufbau des Beckens

Das Becken (Pelvis) besteht aus den beiden Ossa coxae und dem Os sacrum. Die Ossa coxae sind über die Symphysis pubica und die Iliosakralgelenke (ISG) mit dem Os sacrum verbunden. Alle Komponenten zusammen bilden einen stabilen Beckenring (▸ Abb. 7.1). Insgesamt weist die Pelvis eine geringe Beweglichkeit auf. Dies liegt daran, dass die aufrechte Haltung eine hohe Stabilität erfordert, um die Last des Körpers zu tragen, insbesondere während der Bewegung. Zudem ist es eine Voraussetzung für die Übertragung der Rumpflast auf die freie untere Gliedmaße.

Genauer betrachtet bestehen die beiden Ossa coxae aus 3 einzelnen Knochen: dem Os ilium, dem Os pubis und dem Os ischii die spätestens bis zum 16. Lebensjahr zu einer knorpeligen

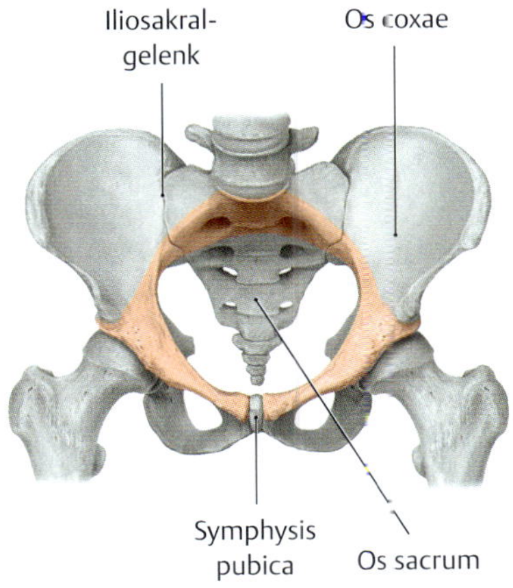

Abb. 7.1 Der knöcherne Beckenring (rot) besitzt nur eine geringe Beweglichkeit. (Quelle: Schünke M, Schulte E, Schumacher U. Prometheus. LernAtlas der Anatomie. Allgemeine Anatomie und Bewegungssystem. Illustrationen von Voll M und Wesker K. 6., vollständig überarbeitete Auflage. Stuttgart: Thieme; 2022)

Wachstumsfuge, der „Y-Fuge“, zusammenwachsen. Alle 3 Knochen sind an der Bildung der Hüftpfanne beteiligt.

Geschlechtsunterschiede

Der Aufbau der Hüftpfanne ist bei den beiden Geschlechtern sehr unterschiedlich. Beim weiblichen Becken ist die Gesamtform eher breit als hoch, da der Canalis pelvis der Frau als Geburtskanal dient. Dementsprechend sind auch die Beckeneingangsebene und das Foramen obturatum eher queroval und der Arcus pubicus (unterer Schambeinwinkel) mit einem Winkel von 90°–100° stumpfer als beim Mann (etwa 70°). Der Abstand der Tubera ischiadica ist größer als beim Mann. Auch bei den Gelenken gibt es einen Geschlechtsunterschied: So ist das Iliosakralgelenk (ISG) bei Frauen beweglicher als bei Männern.

Das Iliosakralgelenk und die Symphysis pubica

Das ISG besteht aus dem Os sacrum (Kreuzbein) auf der einen und dem Os ilium (Darmbein) auf der anderen Seite. Da es sich bei diesem Gelenk um eine Amphiarthrose handelt, ist die Beweglichkeit vor allem durch die sehr dicken Bänder, die das Gelenk umgeben, stark eingeschränkt. Die das Gelenk umgebende Kapsel wird durch die Ligg. sacroiliaca anteriora, interossea et posteriora verstärkt. Die geringe Beweglichkeit des ISG erfolgt um eine Querachse. So dreht sich das Kreuzbein leicht um S 1/S 2.

Zwischen den beiden Ossa coxae befindet sich die Symphysis pubica (Schambeinfuge), die aus einem Faserknorpel, dem Discus interpubicus, besteht (▸ Abb. 7.1). Da es sich um eine straffe Synchondrose handelt, ist die Beweglichkeit sehr gering. Sie erlaubt nur eine minimale vertikale Verschiebung von 1–2 mm und eine Rotation von bis zu 3° um die Querachse.

ISG-Bänder

Wie bereits beschrieben, wird das ISG von mehreren kräftigen Bändern gehalten, die seine Beweglichkeit erheblich einschränken. Direkt auf der Gelenkkapsel liegen die kurzen und dicken Lig. sacroiliaca anteriora, posteriora und interossea. Das Lig. sacrotuberale bildet eine dreieckige Platte, die vom Sakrum (S III–S V) bis zur Spitze des Tuber ischiadicum reicht. Das Lig. sacrospinale erstreckt sich zwischen der Spina ischiadica und dem kaudalen Kreuzbein und trennt die Foramina ischiadica majus und minus. Dann gibt es schließlich noch das Lig. iliolumbale, das die Crista iliaca dorsalis mit dem Proc. costalis des 5. Lendenwirbels verbindet.

Eine weitere wichtige Aufgabe der ISG-Bänder, insbesondere der Ligg. sacrotuberale und sacrospinale, ist es, zu verhindern, dass das Promontorium durch die Last des Körpergewichts nach vorn und unten gedrückt wird, was zu einem Abkippen des kaudalen Sakrums Richtung Rücken führen würde (▶ Abb. 7.2) [1747].

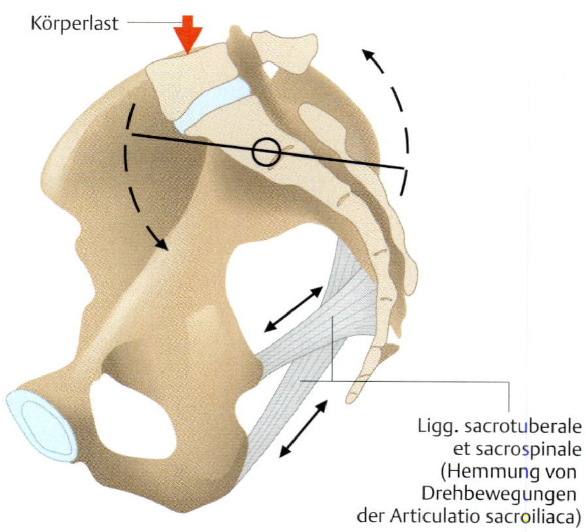

Abb. 7.2 Bandhemmung der Drehbewegung im Iliosakralgelenk. Die Wirkung des Körpergewichts auf die transversale Achse des Gelenks (o) führt tendenziell zu einer Drehung und Hebelung des kaudalen Sakrumendes nach dorsal. Dem wirken die Ligg. sacrotuberale und sacrospinale entgegen. (Quelle: Aust G, Engele J, Kirsch J, Mayerhofer A, Mense S, Salvetter J, Schulte E, Schultz C, Wennemuth G et al., Hrsg. Duale Reihe Anatomie. 6., vollständig überarbeitete Auflage. Stuttgart: Thieme; 2024)

M. iliopsoas

Der M. psoas major (▶ Abb. 7.3) ist zweigeteilt. Sein oberflächlicher Anteil entspringt den lateralen Flächen des 12. Brustwirbels sowie des 1.–4. Lendenwirbels und den dazwischen liegenden Disci intervertebrales. Der tiefere Anteil hingegen entspringt an den Proc. costales des 1. bis 5. Lendenwirbels. Zwischen den beiden Schichten des M. psoas major verläuft der Plexus lumbalis. Der M. psoas major vereinigt sich mit dem M. iliacus zum M. iliopsoas.

> **Normvariante M. iliopsoas**
>
> Nach Vereinigung des M. psoas major mit dem M. iliacus in Höhe des Leistenbandes spricht man dann vom M. iliopsoas. Bei etwa der Hälfte der Menschen (wie auch in ▶ Abb. 7.3) findet sich ein M. psoas minor, der vom 12. Brust- und 1. Lendenwirbel entspringt und mit seiner Sehne in den Arcus iliopectineus (Fascia iliaca) einstrahlt.

Der M. iliacus zieht, umgeben von der Fascia iliaca, durch die Eminentia iliopubica und die Lacuna musculorum, um am Trochanter minor zu inserieren. Er wird vom N. femoralis (L 1–4) sowie durch direkte Äste des Plexus lumbalis innerviert. Seine Hauptfunktion ist die Beugung des Hüftgelenks, wobei er der stärkste Beuger mit einer beträchtlichen Hebekraft und somit ein wichtiger Muskel für das aufrechte Stehen, Gehen und Laufen ist. Als typischer Haltemuskel, dessen Fasern überwiegend aus langsam zuckenden roten Muskelfasern (Typ-I-Fasern) bestehen, neigt der M. iliopsoas jedoch zur Verkürzung, insbesondere bei überwiegend sitzender Tätigkeit. Eine Verkürzung der Flexoren des Hüftgelenks kann zu einer verstärkten Beckenvorneigung, einer verstärkten Lendenlordose und einem eingeschränkten Bewegungsumfang bei der Hüftextension führen.

Der M. iliopsoas spielt eine wesentliche Rolle bei der Bewegung von der Rückenlage in die Sitzposition (▶ Tab. 7.3). Er hat hier vornehmlich die Aufgabe, das Hüftgelenk zu beugen. Beim Aufrichten aus der Rückenlage kontrahiert der Iliopsoasmuskel, um die Hüfte zu beugen und die Beine zum Oberkörper zu ziehen. Bei der Rotation in Seitenlage und beim Ablassen der Beine hält er diese Position starr fest, sodass die Beine nicht zur Seite wegkippen oder sich zu schnell strecken. Weiterhin sorgen die Mm. glutaeus medius und minimus für die seitliche Stabilität des Beckens. Zusätzlich tragen Muskeln wie der M. quadratus lumborum und der M. erector spinae zur Stabilisierung der unteren Wirbelsäule bei.

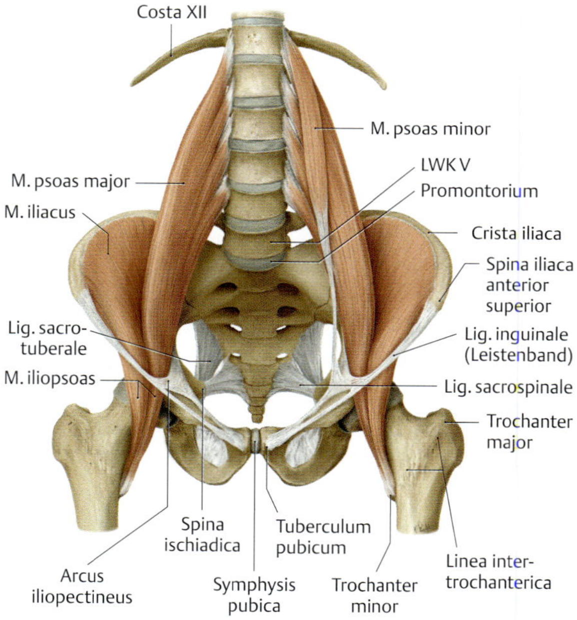

Abb. 7.3 Innere Hüftmuskeln (Mm. psoas major und iliacus und ihre Vereinigung zum M. iliopsoas). (Quelle: Schünke M, Schulte E, Schumacher U. Prometheus. LernAtlas der Anatomie. Allgemeine Anatomie und Bewegungssystem. Illustrationen von Voll M und Wesker K. 6., vollständig überarbeitete Auflage. Stuttgart: Thieme; 2022)

Tab. 7.3 Muskeln, die wesentlich an der Bewegung „von Rückenlage in den Sitz“ beteiligt sind.

Nötige Beweglichkeit	Konzentrisch	Exzentrisch	Bewegung stabilisierende Muskeln
Kniegelenkflexion	M. semimenbranosus, M. semitendinosus, M. biceps femoris	M. quadriceps femoris	M. biceps femoris, M. semimembranosus
Hüftgelenkflexion	M. rectus femoris, M. iliopsoas, M. tensor fasciae latae	M. glutaeus maximus, Mm. glutaei medius et minimus, M. semimembranosus	M. adductor magnus, M. glutaeus maximus, Mm. glutaei medius et minimus, M. tensor fasciae latae
Schulterinnenrotation	M. subscapularis, M. pectoralis major	M. infraspinatus, M. teres minor, M. deltoideus (Pars spinalis)	M. supraspinatus
Schulteradduktion	M. pectoralis major, M. teres major, M. latissimus dorsi, M. triceps brachii, M. deltoideus (Partes claviculares et spinalis)	M. deltoideus (Pars acromialis)	Rotatorenmanschette
Schulterflexion	M. deltoideus (Pars clavicularis), M. pectoralis major, M. coracobrachialis, M. supraspinatus	M. biceps brachii	M. infraspinatus, M. teres minor, M. subscapularis
Ellenbogenflexion	M. biceps brachii, M. brachialis, M. brachioradialis	M. triceps brachii	M. extensor carpi radialis longus, M. pronator teres

Auf die Symphyse wirkende Kräfte

Im aufrechten Stand liegt der Beckenring auf den Femurköpfen in den Hüftgelenken auf. Die Belastung des Rumpfes wird über die beiden ISG übertragen. Wird die Kraft des Rumpfgewichtes in 2 Teilvektoren aufgeteilt, die durch die Hüftgelenke nach außen unten verlaufen, entstehen Zugkräfte an der ventralen Verbindung des Beckenrings, der Symphyse. Diese Zugkräfte ziehen die Symphyse aktiv auseinander und die Kollagenfasern des Discus interpubicus sowie die Ligg. pubica superius und inferius wirken dem entgegen.

Im Sitzen wirken die Zugkräfte genau umgekehrt, da das Becken auf den Tubera ischiadica ruht. Da diese knöchernen Strukturen medial zu den beiden ISG liegen, entsteht eine Kompressionskraft auf die Symphyse. Beim Gehen erfolgt ein abwechselnder Stand auf einem Bein und das Anheben des Spielbeins ohne Bodenkontakt, während es nach vorn schwingt. Beim Einbeinstand wird die Symphyse durch die Absenkungstendenz des Spielbeins auf Schub belastet, insbesondere im unteren Bereich erfährt sie eine Druckbelastung [1747].

7.1.3 Sich auf einen Stuhl setzen

Bei dieser Bewegung wird der exzentrischen Komponente mehr Aufmerksamkeit geschenkt. Von den Knochen gerät hier das Femur stärker ins Blickfeld, seitens der Muskulatur sind es bei dieser Bewegung folgende Muskeln und ihre Aufgabe in Bezug auf die exzentrische Komponente: M. quadriceps femoris, M. biceps femoris, M. semimembranosus, M. semitendinosus und Muskeln, die stabilisierend auf das Kniegelenk wirken. Aus biomechanischer Sicht steht die Kniescheibe im Mittelpunkt, und es wird näher erläutert, wie ihre Führung bei der Bewegung „sich auf einen Stuhl setzen“ funktioniert und welche Kontaktpunkte relevant sind.

Eine Person befindet sich zunächst mit dem Rücken zu einem Stuhl und initiiert eine Hüftflexion, bevor sie die Knie beugt. In der Endstellung weist das Hüftgelenk eine Flexion von 90° auf, das Kniegelenk ist um 90° gebeugt, die Füße stehen parallel und berühren den Boden. Die Dorsalextension des oberen Sprunggelenks (OSG) beträgt etwa 20° (▸ Tab. 7.4, ▸ Video 7.2) [1739].

Femur

Das Femur ist der längste Knochen des menschlichen Körpers und bestimmt maßgeblich die Körpergröße eines Menschen. Der Kopf des Knochens, das Caput femoris, liegt medial am Collum femoris an, ist knorpelig und bildet den Gelenkkopf für die Art. coxae. Der Corpus femoris ist leicht nach ventral gewölbt und besitzt auf der Dorsalseite eine Knochenleiste, die Linea aspera, die übermäßige Druckkräfte ableiten kann. Das distale Ende des Oberschenkelknochens wird von den beiden Femurkondylen (Condyli ossis femoris) gebildet. Weitere wichtige knöcherne Merkmale des Femurs sind die beiden prominenten Apophysen, lateral der Trochanter major und mediodorsal der Trochanter minor. Der Collum femoris (Schenkelhals) weist eine durchschnittliche Abwinkelung von 126° nach innen gegenüber dem Corpus femoris auf (▸ Abb. 7.4) [1748].

Patella

Die Patella (Kniescheibe) ist in die Sehne des M. quadriceps femoris eingebettet und gilt als das größte Sesambein des Körpers. Sie ermöglicht eine bessere Kraftübertragung des M. quadriceps femoris auf den Unterschenkel, da sie den Hebelarm verlängert. Die Kniescheibe erinnert ein wenig an eine umgekehrte Pyramide. Sie ist etwa 2–2,5 cm dick, 5–5,5 cm breit und 4–4,5 cm hoch. Auf der Rückseite befindet sich die Gelenkfläche (Facies articularis patellae), die mit der Gleitrinne des Femurs artikuliert (▸ Abb. 7.5). Die Gelenkfläche ist bis zu 6,5 mm dick. Als Standardvariante gilt eine Patella mit einem Patellaöffnungswinkel zwischen 120° und 140° in der Horizontalebene [1740].

Tab. 7.4 Ausgang- und Endstellung „Sich auf einen Stuhl setzen".

	Ausgangstellung	Endstellung
Hüftgelenk	Neutral-Null-Stellung	90° Flexion
Kniegelenk	Neutral-Null-Stellung	90° Flexion
oberes Sprunggelenk	Neutral-Null-Stellung	20° Dorsalextension

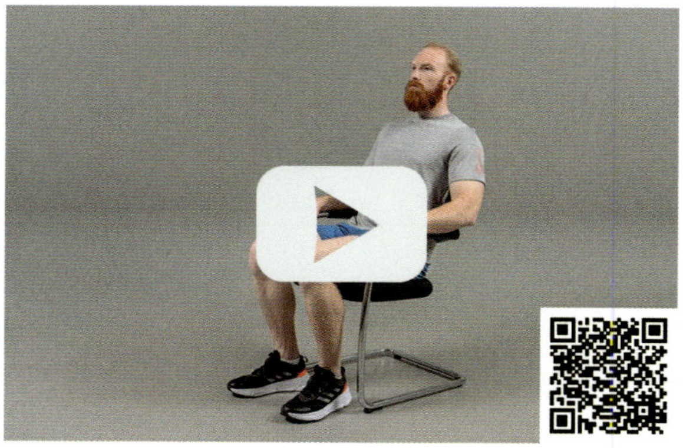

Video 7.2 Absitzen in einen Stuhl. (Quelle: Universitätsklinik Balgrist, Med. Bilddokumentation, C. Urfer)

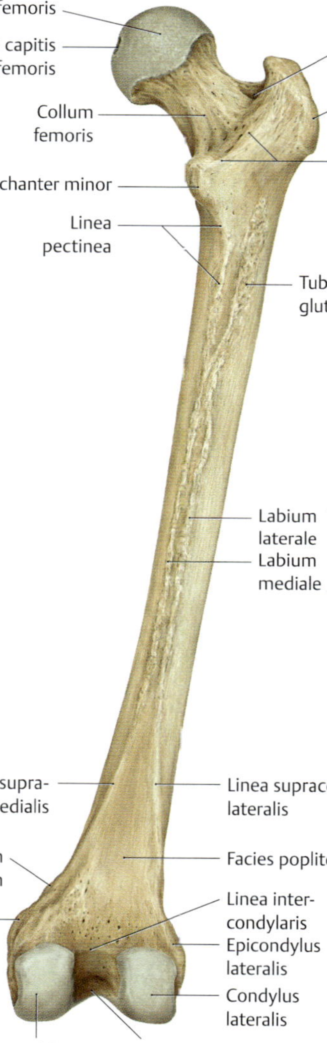

Abb. 7.4 Rechtes Femur. (Quelle: Schünke M, Schulte E, Schumacher U. Prometheus. LernAtlas der Anatomie. Allgemeine Anatomie und Bewegungssystem. Illustrationen von Voll M und Wesker K. 6., vollständig überarbeitete Auflage. Stuttgart: Thieme; 2022)

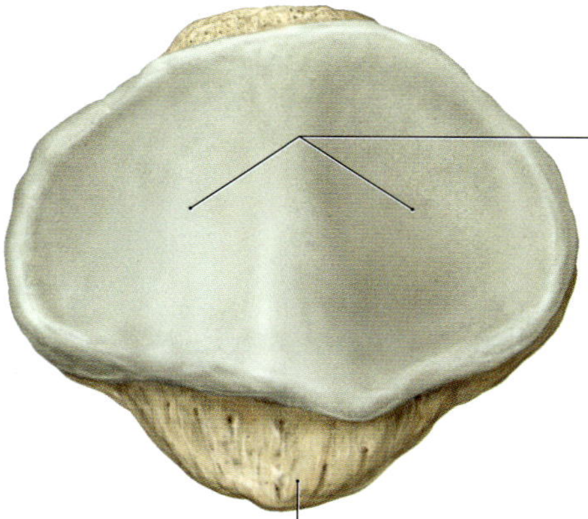

Abb. 7.5 Rechte Kniescheibe von hinten. (Quelle: Schünke M, Schulte E, Schumacher U. Prometheus. LernAtlas der Anatomie. Allgemeine Anatomie und Bewegungssystem. Illustrationen von Voll M und Wesker K. 6., vollständig überarbeitete Auflage. Stuttgart: Thieme; 2022)

Femoropatellargelenk

Das Femoropatellargelenk ist ein flaches diarthrotisches Gelenk. Es besteht aus der Facies articularis patellae und der Gleitrinne des Femurs, die aus der Facies patellaris ossis femoris und der Trochlea besteht. Der femorale Sulcus trennt das Patellofemoralgelenk von der tibiofemoralen Gelenkfläche.

Biomechanisch wird das Patellofemoralgelenk durch verschiedene Faktoren stabilisiert, die in statische, passive und aktive Komponenten unterteilt werden. Zu den statischen Faktoren gehören die Knochen-Knorpel-Morphologie der Patella und des Femurs. Zu den passiven Stabilisatoren gehören die Gelenkkapsel, die Retinacula und der patellofemorale Komplex. Die aktive Stabilität wird durch die Extensoren gewährleistet, wobei die Rumpf- und Hüftmuskulatur sekundär dazu beitragen [1740].

Die optimale Ausrichtung der Patella im Femoropatellargelenk strebt einen gleichmäßigen Abstand aller Gelenkflächen an. Abweichungen in der Sagittalebene, wie inferiore oder superiore Kippung sowie laterale Kippung, sind möglich. Eine hochstehende Patella (Patella alta) erhöht das Luxationsrisiko und korreliert positiv mit einer Trochleadysplasie, während eine tief stehende Patella (Patella baja) die Stabilität fördert, aber Bewegungseinschränkungen und Arthrose begünstigen kann [1740].

Der distale Patellapol gleitet bei einer Flexion zwischen 10° und 20° in die Trochlea, wobei sich die Kontaktfläche mit zunehmender Flexion nach proximal und lateral verschiebt. Die größte Kontaktfläche zwischen Patella und Trochlea wird bei einer Flexion von 45° erreicht. Während der Streckung bis zur maximalen Flexion legt die Patella passiv einen Weg von 5–7 cm zurück. Ab einem Winkel von ≥ 135° entsteht ein zusätzlicher tendofemoraler Kontakt zwischen Trochlea und Quadrizepssehne. Zu den passiven Stabilisatoren des Femoropatellargelenks gehören die Gelenkkapsel, die Sehnen des M. quadriceps femoris und der Patella, das mediale und laterale Retinaculum sowie der mediale und laterale patellofemorale Komplex [1740].

Lig. patellae

Das Lig. patellae ist eine kräftige Sehne, welche die Patella mit der Tibia verbindet. Sie zieht von der Unterkante der Kniescheibe bis zur Tuberositas tibiae. Diese Sehne spielt eine entscheidende Rolle bei der Kraftübertragung vom M. quadriceps femoris auf die Tibia während der Beugung und Streckung des Kniegelenks. Das Lig. patellae trägt wesentlich zur Stabilität des Kniegelenks bei und ermöglicht eine effiziente Kraftübertragung.

Ligg. collaterale tibiale et fibulare

Das Lig. collaterale tibiale ist das mediale Band („Innenband“) des Kniegelenks und dient der Verstärkung der medialen Gelenkkapsel. Es besteht aus 2 Teilen, von denen der vordere Teil vom Epicondylus medialis femoris zur Facies medialis tibiae verläuft und der hintere Teil vom Epicondylus zum Condylus medialis tibiae. Das Lig. collaterale tibiae verhindert die mediale Öffnung des Kniegelenks und begrenzt die Außen- und Innenrotation. Aufgrund seiner proximalen Anheftung etwas oberhalb und hinter der Flexions-Extensions-Achse ermöglicht das Ligament eine Rotation und eine geringe Valgisierung (-5°) während der Flexion.

Das Lig. collaterale fibulare, das seitliche Band („Außenband“) des Kniegelenks. Es liegt außerhalb der Gelenkkapsel und ist von dieser durch lockeres Bindegewebe getrennt. Es hat einen runden bis ovalen Querschnitt und ähnelt einem Kabel. Das Band zieht schräg von seiner proximalen Ansatzstelle am lateralen Femurepicondylus dorsokaudal zum Caput fibulae. Bei gestrecktem Knie ist es gespannt, bei gebeugtem Knie entspannt. Das Kreuzband verhindert die seitliche Öffnung des Knies (Varisierung, Adduktion) und begrenzt die Außenrotation. Wenn das Ligament durch Varusstress gespannt ist, ist es oft durch die Haut sichtbar oder tastbar.

Der proximale Ansatz des tibialen Kollateralbandes, der hinter der Flexions-Extensionsachse liegt, sinkt bei Beugung tiefer, was zur Entspannung des Bandes führt (▸ Abb. 7.6) [1748].

Muskeln

M. quadriceps femoris

Der M. quadriceps femoris besteht aus 4 Teilen, wobei der M. rectus femoris als zweiköpfiger Muskel in einer Rinne liegt, die von den 3 anderen einköpfigen Muskeln gebildet wird (▸ Abb. 7.7). Der M. rectus femoris entspringt am unteren Rand der Spina iliaca anterior und am oberen Rand der Hüftgelenkspfanne. Der M. vastus intermedius entspringt an der anterioren und lateralen Oberfläche des Femurs und ist gut gegen den M. vastus lateralis, aber weniger gut gegen den M. vastus medialis abgegrenzt. Dieser entspringt an der medialen Lippe der Linea aspera und zieht weiter nach distal als der M. vastus lateralis; der distale Teil wird als Pars obliqua bezeichnet.

Der M. vastus lateralis entspringt an verschiedenen Stellen der lateralen Seite des Trochanter major und vereinigt sich mit den anderen Muskeln zu einer gemeinsamen Sehne, die an der Patella ansetzt [1742]. Seine Hauptfunktion ist die Streckung des Knies. Der M. rectus femoris hat zusätzlich die Funktion der Beugung des Hüftgelenks. Er wird vom N. femoralis (L2-L4) versorgt. Beim Hinsetzen auf einen Stuhl übernimmt er die Aufgabe der exzentrischen Kontraktion, d. h. er ermöglicht die kontrollierte Beugung des Knies, um den Körper sicher und gezielt abzusetzen.

Ischiokrurale Muskulatur

Etwa 90 % der Beugekraft im Knie werden von den Mm. semitendinosus, semimembranosus und biceps femoris erzeugt, die zusammen die ischiokrurale Muskelgruppe (sog. Hamstrings) bilden. Diese Muskeln wirken auch auf das Hüftgelenk. Durch die Beugung des Knies werden die ischiokruralen Muskeln ausreichend entspannt, um eine maximale Beugung der Hüfte zu ermöglichen. Andererseits führt die eingeschränkte (aktive) Verkürzungsmöglichkeit dazu, dass das Knie bei gestreckter Hüfte nicht aktiv maximal gebeugt werden kann, was als aktive Insuffizienz bezeichnet wird [1748]. Beim Sitzen auf einem Stuhl ermöglichen sie eine exzentrische Kontrolle der Hüftextension bei gleichzeitiger Beugung des Knies, was eine stabile und kontrollierte Bewegungsführung gewährleistet.

Der **M. biceps femoris** besteht aus dem zweigelenkigen Caput longum und dem eingelenkigen Caput breve. Das Caput longum entspringt am Tuber ischiadicum und teilt sich dieses mit dem M. semitendinosus. Das Caput breve entspringt dem mittleren Drittel der lateralen Lippe der Linea aspera und dem Septum intermusculare laterale. Diese beiden Köpfe vereinigen sich und setzen am Caput fibulae an. Das Caput longum wird vom N. tibialis (L5–S2), das Caput breve vom N. fibularis communis (S1–S2) versorgt. Das Caput longum führt die Extension im Hüftgelenk aus,

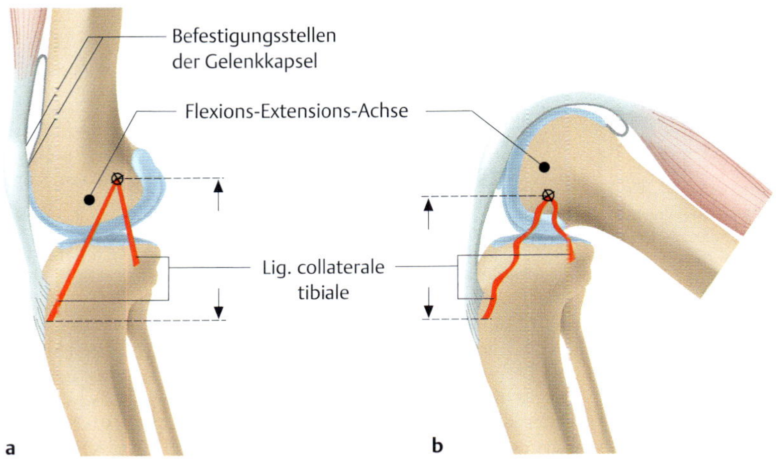

Abb. 7.6 Entspannung des Lig. collaterale tibiale bei Flexion im Kniegelenk (a: Ansicht des rechten Kniegelenks von medial in Streckstellung, Neutral-Null-Position; b: in Beugestellung). (Quelle: Aust G, Engele J, Kirsch J, Mayerhofer A, Mense S, Salvetter J, Schulte E, Schultz C, Wennemuth G et al., Hrsg. Duale Reihe Anatomie. 6., vollständig überarbeitete Auflage. Stuttgart: Thieme; 2024)

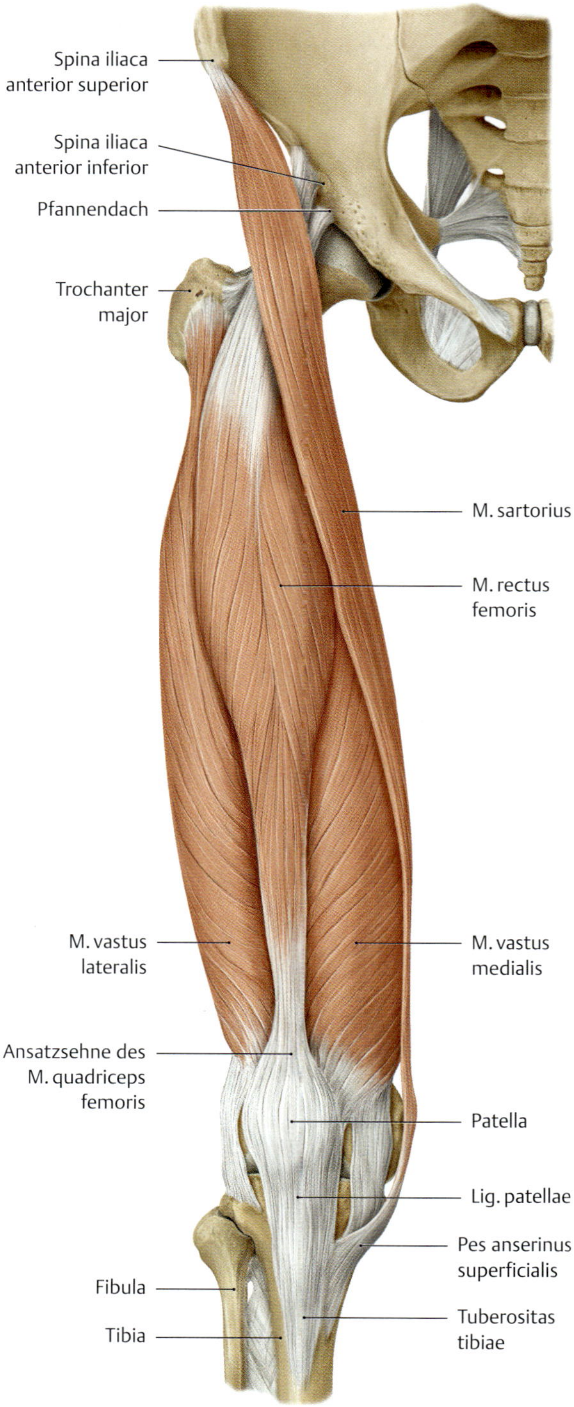

Abb. 7.7 Extensoren (Mm. quadriceps femoris und sartorius). (Quelle: Schünke M, Schulte E, Schumacher U. Prometheus. LernAtlas der Anatomie. Allgemeine Anatomie und Bewegungssystem. Illustrationen von Voll M und Wesker K. 6., vollständig überarbeitete Auflage. Stuttgart: Thieme; 2022)

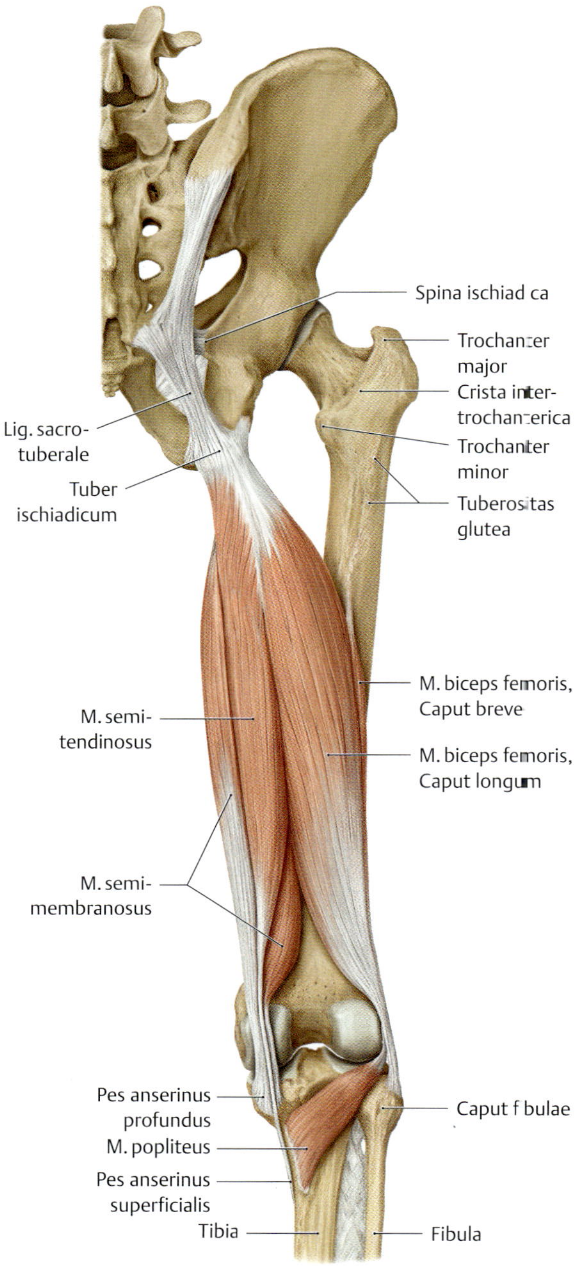

Abb. 7.8 Ischiokrurale Muskulatur und M. popliteus. (Quelle: Schünke M, Schulte E, Schumacher U. Prometheus. LernAtlas der Anatomie. Allgemeine Anatomie und Bewegungssystem. Illustrationen von Voll M und Wesker K. 6., vollständig überarbeitete Auflage. Stuttgart: Thieme; 2022)

beide Anteile beugen das Knie und außenrotieren es aus (▸ Abb. 7.8).

Der **M. semitendinosus** entspringt am Tuber ischiadicum und zieht zur medialen Tibia, wo er am Pes anserinus superficialis ansetzt. Als zweigelenkiger Muskel trägt er zur Retroversion im Hüftgelenk bei und ist für die Flexion und Innenrotation des Unterschenkels im Kniegelenk verantwortlich. Er wird vom N. tibialis versorgt.

Der **M. semimembranosus** entspringt aus dem Tuber ischiadicum und weist eine enge Verbindung zum M. semitendinosus auf. Die Sehne des M. semimembranosus, die eine wichtige Rolle bei der Stabilisierung des Kniegelenks spielt, teilt sich am Ansatz unterhalb des Lig. collaterale tibiale in 3 Teile. Der erste Teil zieht nach vorn zum Condylus medialis tibiae, der 2. Teil geht in die

Tab. 7.5 Muskeln, die wesentlich an der Bewegung „sich auf einen Stuhl setzen" beteiligt sind.

Nötige Beweglichkeit	Konzentrisch	Exzentrisch	Bewegung stabilisierende Muskeln
Kniegelenkflexion	M. semimembranosus, M. semitendinosus, M. biceps femoris	M. quadriceps femoris	M. biceps femoris, M. semimembranosus
Hüftgelenkflexion	M. rectus femoris, M. iliopsoas, M. tensor fasciae latae	M. glutaeus maximus, M. glutaei medius et minimus, M. semimembranosus	M. adductor magnus, M. glutaeus maximus, M. glutaei medius et minimus, M. tensor fasciae latae
Dorsalextension im OSG	M. tibialis anterior, M. extensor digitorum longus	M. triceps surae	M. tibialis posterior, M. fibularis longus et brevis

Faszie des M. popliteus über, während der 3. Teil als Lig. popliteum obliquum in die Kapselhinterwand einstrahlt. Als zweigelenkiger Muskel hat er eine ähnliche Funktion wie der M. semitendinosus: Im Hüftgelenk führt er eine Streckung aus, im Kniegelenk eine Beugung mit gleichzeitiger Innenrotation. Er wird ebenfalls vom N. tibialis versorgt.

Führung der Patella

Der Extensorenapparat des Kniegelenks besteht aus dem M. quadriceps femoris, der Patella, der Patellasehne und der Tuberositas tibiae. Der M. rectus femoris spielt eine entscheidende Rolle für die aktive Stabilität des Patellofemoralgelenks. Die Sehnen dieser Muskeln vereinigen sich zur Quadrizepssehne, die sich oberhalb der Patella befindet. Der Q-Winkel zwischen Quadrizepsmuskel/-sehne und Patellasehne beeinflusst die Patellastabilität und beträgt physiologisch 15–17° bei Frauen und 10–13° bei Männern. Ein erhöhter Q-Winkel kann zu einer lateralen Patellatranslation führen und einen Risikofaktor für die Patellastabilität darstellen. Der M. vastus medialis und der M. vastus lateralis sind entscheidend für die mediolaterale Patellastabilität. Insbesondere die schrägen Fasern des M. vastus medialis spielen eine wichtige Rolle und zeigen eine starke positive Korrelation mit der Patellaverkippung und der lateralen Translation.

Ein ausgewogenes Kräfteverhältnis zwischen dem M. vastus medialis und dem M. vastus lateralis ist entscheidend für die korrekte Funktion des Patellofemoralgelenks. Als sekundäre aktive Stabilisatoren sind die Hüftmuskeln, insbesondere die Hüftabduktoren, die Außenrotatoren und die Extensoren von Bedeutung. Eine Schwäche dieser Muskeln kann zu einer verstärkten Hüftadduktion und Innenrotation führen, was wiederum einen dynamisch erhöhten Q-Winkel oder eine Medialisierung des Kniegelenks zur Folge haben kann. Dies führt zu einer lateralen Verschiebung der Patella im Verhältnis zur Trochlea und erhöht das Risiko für Instabilität oder Schmerzen. Eine angeborene oder erworbene erhöhte Hüftadduktion und/oder Innenrotation stellt einen potenziellen Risikofaktor für patellofemorale Pathologien dar [1740].

Physiologische Beinachse

In diesem Abschnitt betrachten wir die physiologische Beinachse, wenn eine Person mit beiden Beinen fest auf dem Boden steht. Die großen Gelenke der unteren Extremität (Hüftgelenk, Kniegelenk und OSG) liegen bei normalen Achsverhältnissen entlang einer Geraden, die als Mikulicz-Linie bezeichnet wird (▸ Abb. 7.9). Diese Linie verbindet das Rotationszentrum des Femurkopfes, die Eminentia intercondylaris des Tibiaplateaus und das Zentrum der Malleolengabel. Während die anatomische und die mechanische Achse des Tibiaschafts übereinstimmen, bildet der Femurschaft einen Winkel von 6° mit der anatomischen Achse. Dies führt dazu, dass die anatomischen Längsachsen des Ober- und Unterschenkels am Kniegelenk einen nach außen offenen Winkel von 174° bilden, der als frontaler Knieaußenwinkel oder femorotibialer Winkel bekannt ist [1741]. Bei der Therapie muss daher sehr genau darauf geachtet werden, wie die Person steht und welche Stellung das Bein beim Gehen einnimmt. Vor allem nach traumatischen Verletzungen kann die Propriozeption gestört sein und die Person muss die korrekte Beinachsenposition neu erlernen.

7.1.4 Treppensteigen

Hier geht es um die Analyse der Bewegung „Treppensteigen". Dazu wird das Standbein genauer untersucht, jedoch nicht das kontralaterale Bein, das den Schritt macht. Die wesentlichen Strukturen dabei sind: das Kniegelenk und seine Bänder (v.a. Lig. cruciatum anterius bzw. vorderes Kreuzband und Kollateralbänder), die Achillessehne sowie bei den Muskeln die Mm. gastrocnemius, soleus und tibialis anterior.

Eine Person steht auf einer Treppe, wobei das Standbein eine Stufe über dem kontralateralen Bein steht. Die detaillierte Analyse des Standbeins zeigt folgende Werte in der ASTE: Die Hüfte ist um 70° gebeugt, das Knie um 80° und das OSG weist eine Dorsalextension von 15° auf.

In der ESTE des rechten Beines ist die Hüfte um 5° gebeugt, das Knie ist vollständig gestreckt (0°) und die Dorsalextension des OSG beträgt 5°. Wenn die Dorsalextension von 15° nicht erreicht werden kann, wird die Hüfte nach vorn gebeugt (▸ Tab. 7.6, ▸ Video 7.3).

Tibia und Fibula

Die Tibia (Schienbein) besteht aus dem erweiterten Tibiakopf, der die medialen und lateralen Kondylen enthält und im Femorotibialgelenk mit den Femurkondylen artikuliert. Die Tuberositas tibiae am Übergang vom Tibiakopf zum Schaft dient als Ansatz für das Lig. patellae. Der Tibiaschaft hat einen dreieckigen Querschnitt, wobei die Margo anterior an der Tuberositas tibiae beginnt. Die Margo medialis erstreckt sich vom medialen Kondylus bis zum Innenknöchel und liegt direkt unter der Haut. Nach distal verbreitert sich die Tibia zum Innenknöchel, dem Malleolus medialis. Die Tibiatorsion, eine Drehung der distalen Tibiaepiphyse nach außen, gleicht die Femurtorsion aus und beeinflusst die Ausrichtung des Fußes im Stand.

Die Fibula (Wadenbein) ist ein schlanker Knochen, der aufgrund seiner geringen Belastung mit Ausnahme seines proximalen (Caput fibulae) und distalen Endes (Malleolus lateralis) von Muskeln umgeben ist. Das Fibulaköpfchen bildet den Ansatzpunkt für die Bänder und Muskeln des Kniegelenks, ist aber nicht direkt am Kniegelenk beteiligt. Die Muskeln der Fibularisgruppe entspringen dem Corpus fibulae. Der Malleolus lateralis ist ein wichtiger Gelenkkörper im oberen Sprunggelenk, der für die Gelenkführung unentbehrlich ist [1749].

Tibia und Fibula sind im Wesentlichen unbeweglich miteinander verbunden. Die Membrana interossea cruris, eine Platte aus straffem kollagenem Bindegewebe, verbindet ihre Diaphysen und

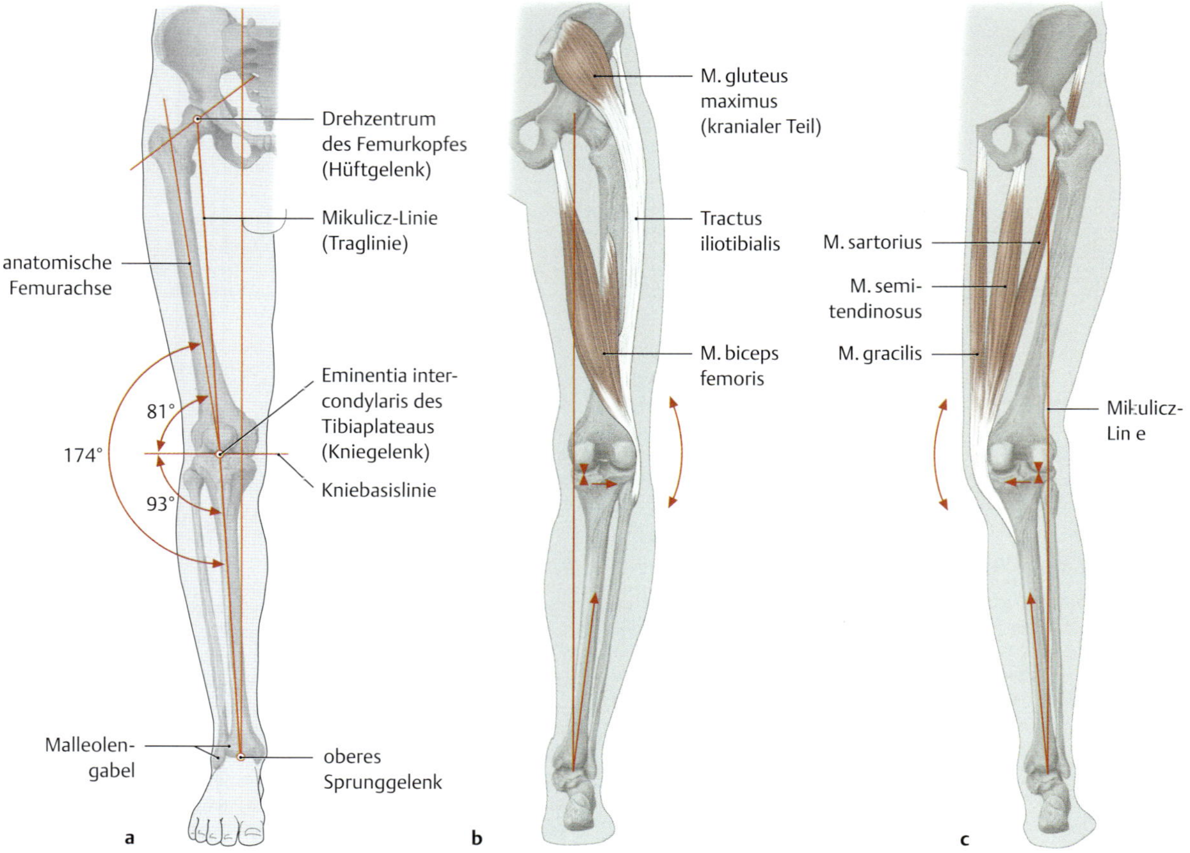

Abb. 7.9 Traglinie des Beines (Mikulicz-Linie). (Quelle: Schünke M, Schulte E, Schumacher U. Prometheus. LernAtlas der Anatomie. Allgemeine Anatomie und Bewegungssystem. Illustrationen von Voll M und Wesker K. 6., vollständig überarbeitete Auflage. Stuttgart: Thieme; 2022)

Tab. 7.6 Ausgangs- und Endstellung „Treppensteigen".

	Ausgangstellung	Endstellung
Hüftgelenk	70° Flexion	5° Extension
Kniegelenk	80° Flexion	Neutral-Null-Stellung
oberes Sprunggelenk	15° Dorsalextension	5° Dorsalextension

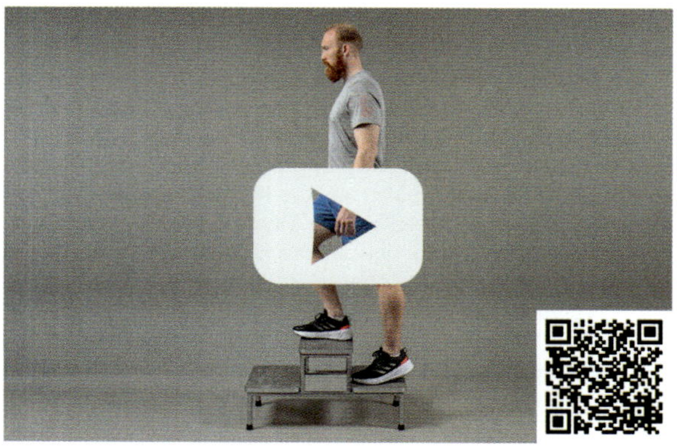

Video 7.3 Treppensteigen. (Quelle: Universitätsklinik Balgrist, Med. Bilddokumentation, C. Urfer)

trennt die Loge der Beugemuskulatur von jener der Streckmuskulatur (▸ Abb. 7.10). Das Caput fibulae artikuliert proximal mit dem lateralen Tibiakondylus in der wenig beweglichen Art. tibiofibularis. Etwa 20 % der Gelenkhöhle kommunizieren mit dem Recessus subpopliteus des Kniegelenks. Über den distalen Anteil der Facies articularis des lateralen Malleolus werden bis zu 20 % des Gewichts auf den Proc. lateralis des Talus übertragen. Distal verbindet die Syndesmosis tibiofibularis die beiden Unterschenkelknochen zur Malleolengabel.

Femorotibialgelenk

Das Femorotibialgelenk wird aus klinisch-praktischen Gründen in ein laterales und ein mediales Kompartiment unterteilt. Funktionell handelt es sich um ein Drehscharniergelenk, bei dem die Scharnierbewegung (Flexion/Extension) frontal durch die Femurkondylen erfolgt. Bei Kniebeugung rollen die Femurkondylen auf dem Tibiaplateau nach dorsal ab. Diese sind walzenförmig, spiralig gekrümmt und dorsal durch die Fossa intercondylaris getrennt. Die Kontaktfläche zwischen Femur- und Tibiakondylen nimmt bei Beugung ab, da die Kondylen nicht kreisförmig, sondern spiralförmig gekrümmt sind. Der laterale Femurkondylus steht weiter vor als der mediale, und das Gleitlager ist seitlich etwas größer. Die Gelenkflächen des Tibiakopfes sind überknorpelt, wobei die mediale Fläche als Pfanne für den Femurkondylus dient. Die laterale Fläche ist im mittleren Bereich flach und fällt nach vorn und hinten ab.

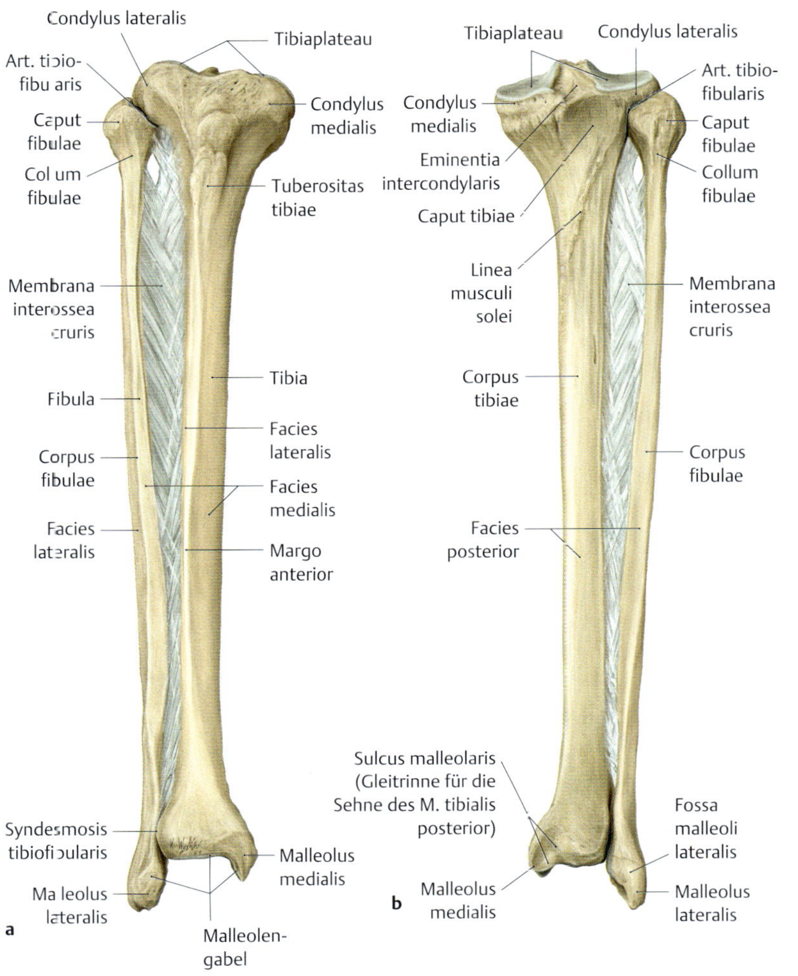

Abb. 7.10 Tibia, Fibula und Membrana interossea cruris eines rechten Unterschenkels. (Quelle: Schünke M, Schulte E, Schumacher U. Prometheus. LernAtlas der Anatomie. Allgemeine Anatomie und Bewegungssystem. Illustrationen von Voll M und Wesker K. 6., vollständig überarbeitete Auflage. Stuttgart: Thieme; 2022)

a Ansicht von vorn.

b Ansicht von hinten.

Zwischen den Gelenkflächen liegen die Eminentia intercondylaris mit den Tubercula intercondylaris medialis und lateralis sowie die Areae intercondylaris anteriores und posteriores, die als Ansatzstellen der Kreuzbänder und Menisci dienen.

Das Kniegelenk weist die geräumigste und komplexeste Gelenkhöhle auf. Die Gelenkkapsel ist im Bereich der Tibia- und Femurkondylen nur wenige Millimeter distal der Knorpel-Knochen-Grenze befestigt. Die Gelenkkapsel folgt im Wesentlichen den Knorpelflächen der Femurkondylen und des Tibiakopfes. Die Capsula fibrosa ist an der Vorderfläche der Tibia befestigt.

Die Membrana synovialis und die Membrana fibrosa trennen sich an der Rückseite der Kapsel. Die Membrana synovialis folgt den tibialen und femoralen Oberflächen und umschließt die Oberfläche des vorderen Kreuzbandes, während die Membrana fibrosa dorsal der Kreuzbänder verbleibt. Die Kreuzbänder liegen also extrasynovial. Die Gelenkkapsel ist mit der gesamten Außenfläche des lateralen und medialen Meniskus verwachsen, wenn auch stellenweise sehr schmal.

Nur wenige Muskeln wirken ausschließlich auf das Kniegelenk, während die meisten auch das Sprunggelenk beeinflussen. Die Bewegungen um die Querachsen, die durch die Femurkondylen verlaufen, werden in Extension und Flexion unterteilt, Rotationsbewegungen um die Längsachse des Unterschenkels in Innen- und Außenrotation. Die aktive Rotation ist nur bei entspanntem Lig. cruciatum anterius möglich, daher kann in gestreckter Position keine aktive Rotation erfolgen. Passiv kommt es bei maximaler Streckung zur Außenrotation des Unterschenkels am Spielbein bzw. zu einer Innenrotation des Oberschenkels am Standbein von ca. 5°, der sog. „Schlussrotation". Diese wird hauptsächlich durch die unterschiedliche Form der Femurkondylen und des vorderen Kreuzbandes verursacht. Sie dient dazu, das Kniegelenk in maximaler Streckung zu verriegeln, indem der laterale Meniskus nach anterior verlagert wird und die Lig. collaterales gespannt werden, um einen kraftfreien Stand zu ermöglichen [1737].

Kreuzbänder (Ligg. cruciata)

Die beiden Kreuzbänder, die topographisch in der Fossa intercondylaris und funktionell im Zentrum des Kniegelenks liegen, befinden sich zwischen der Membrana fibrosa und der Membrana synovialis der Gelenkkapsel. Sie liegen intrakapsulär und sind von der Synovialmembran umgeben (▸ Abb. 7.11).

Das Lig. cruciatum anterius ist posterior an der Innenfläche des lateralen Femurkondylus befestigt und zieht schräg nach ventral, kaudal und medial zur Area intercondylaris anterior der Tibia. Das dickere Lig. cruciatum posterius zieht anterior von der Innenfläche des medialen Femurkondylus nach dorsal, kaudal und lateral zur Area intercondylaris posterior. Bei gestrecktem Knie sind die Kreuzbänder maximal gespannt. Bei gebeugtem Knie winden sie sich bei Innenrotation umeinander, bei Außenrotation werden sie parallelisiert. Die Faserarchitektur bedingt, dass Teile der Lig. cruciata in jeder Kniegelenkstellung gespannt sind. Insbesondere bei gebeugtem Knie, wenn andere Bänder entspannt sind, stellen

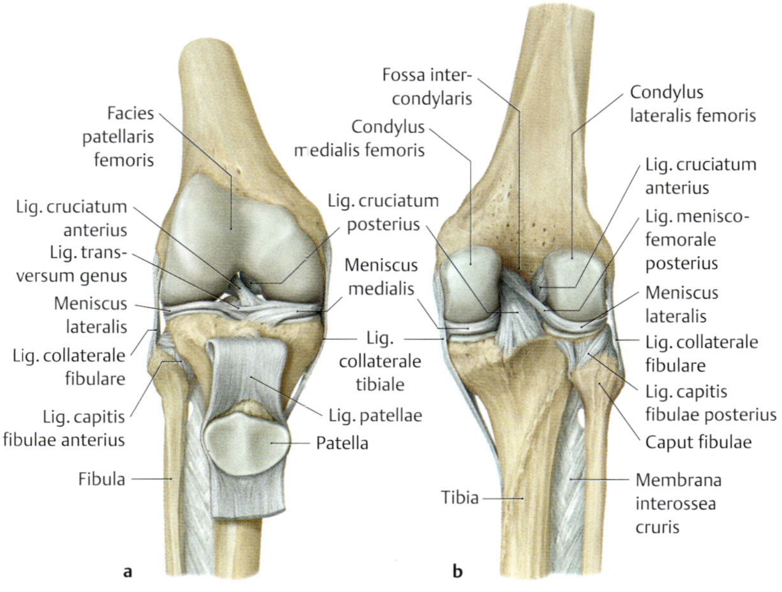

Abb. 7.11 Kreuzbänder des rechten Kniegelenks. (Quelle: Schünke M, Schulte E, Schumacher U. Prometheus. LernAtlas der Anatomie. Allgemeine Anatomie und Bewegungssystem. Illustrationen von Voll M und Wesker K. 6., vollständig überarbeitete Auflage. Stuttgart: Thieme; 2022)

die Kreuzbänder, vor allem das hintere, die einzige ligamentäre Sicherung dar.

Die Hauptfunktion des Lig. cruciatum besteht darin, Verschiebungen von Tibia und Femur in der Sagittalebene zu verhindern. Eine Ruptur des Lig. cruciatum anterius ermöglicht bei 90° gebeugtem Knie eine Verschiebung des Unterschenkels gegenüber dem Oberschenkel nach ventral („vorderes Schubladenphänomen"). Eine Verletzung des Lig. cruciatum posterius ermöglicht eine dorsale Verschiebung des Unterschenkels gegenüber dem Oberschenkel („hinteres Schubladenphänomen").

Achillessehne

Die Achillessehne ist die stärkste Sehne des menschlichen Körpers mit einer beachtlichen Querschnittsfläche von bis zu 1 cm² und spielt eine wichtige Rolle in der Biomechanik der unteren Extremität. Sie entsteht aus der Fusion der Wadenmuskeln, insbesondere des M. gastrocnemius und des M. soleus, und setzt am Fersenbein (Calcaneus) an. Diese markante Sehne überträgt die Muskelkraft auf die Ferse und kann Belastungen von über 500 kg standhalten, was für viele alltägliche Bewegungen wie Gehen, Laufen und Springen von entscheidender Bedeutung ist [1749]. Die Muskelkraft wird über die Achillessehne auf das distale Ende des Fersenbeins übertragen. Die Achillessehne ermöglicht die Plantarflexion des Fußes und trägt wesentlich zur Stabilität und Beweglichkeit des Sprunggelenks bei. Durch ihre bemerkenswerte Belastbarkeit kann die Sehne erheblichen Zugkräften standhalten und spielt somit eine wesentliche Rolle in der funktionellen Anatomie des menschlichen Bewegungsapparates.

Muskulatur

M. triceps surae

Die oberflächliche Beugemuskulatur des Unterschenkels besteht hauptsächlich aus dem M. triceps surae, dessen Hauptkomponenten der M. gastrocnemius und der M. soleus sind. Der M. gastrocnemius mit seinen beiden Köpfen Caput mediale (Ursprung: Condylus medialis proximalis) und Caput laterale (Ursprung: Condylus lateralis femoris proximalis) sowie der M. soleus (Ursprung: Fibula und Tibia) sind maßgeblich an der Beugung des Knie- und Sprunggelenks beteiligt. Der M. gastrocnemius zeichnet sich durch einen großen Querschnitt aus und kann aufgrund seines im Vergleich zu anderen Flexoren längeren Hebelarms eine beachtliche Zugkraft von etwa 300 kg entfalten. Beide Köpfe sind über ihre Sehnen, einschließlich der Achillessehne, am Tuber calcanei des Calcaneus befestigt. Der M. soleus entspringt aus der Fibula, der Tibia und dem Sehnenbogen zwischen Caput fibulae und Tibia. Beide Muskeln sind nicht nur an der Dorsalextension des OSG beteiligt, sondern sind auch wichtige Supinatoren und spielen eine entscheidende Rolle bei der Stabilisierung des aufrechten Standes und der Verhinderung des Vorwärtskippens des OSG. Bei der beschriebenen Bewegung hat der M. triceps surae die Aufgabe, die Dorsalextension des OSG zu unterstützen. Alle Muskeln werden vom N. tibialis (S 1–S 2) versorgt.

M. tibialis posterior

Der M. tibialis posterior ist ein langer, flacher Muskel im Kompartiment der tiefen Flexoren des Unterschenkels. Sein Ursprung erstreckt sich von der Membrana interossea und den benachbarten Flächen der Tibia und Fibula. Die Sehne dieses Muskels verläuft hinter dem medialen Knöchel im Sulcus malleoli und erreicht dann die Fußsohle, wo sie sich in 2 Stränge teilt. Der mediale Strang ist kräftiger und setzt an der Tuberositas ossis navicularis an, während der leichtere laterale Strang an den 3 Ossa cuneiformia inseriert.

Der M. tibialis posterior ist für die Plantarflexion des Fußes im OSG verantwortlich und bewirkt gleichzeitig eine Supination des Fußes im USG, indem er den medialen Fußrand hebt. Durch seine breite Ansatzfläche am Fußskelett unterstützt dieser Muskel die Spannung des Fußgewölbes, sowohl in Längs- als auch in Querrichtung. Durch diese komplexe Funktion trägt er wesentlich zur Stabilität und Beweglichkeit des Fußes bei. Innerviert wird der M. tibialis posterior durch den N. tibialis (L 4–L 5; ▶ Tab. 7.7).

Krafteinwirkung auf das Lig. cruciatum anterius

Das Lig. cruciatum anterius spielt eine stabilisierende Rolle bei der Verhinderung der anterioren Verschiebung der Tibia (primär), der Knieabduktion und der Tibiarotation. Diese stabilisierende Rolle bedeutet jedoch auch eine höhere Belastung des Bandes. Sowohl in vitro als auch in vivo konnte gezeigt werden, dass Rotationsbewegungen und die damit verbundenen Momente in der

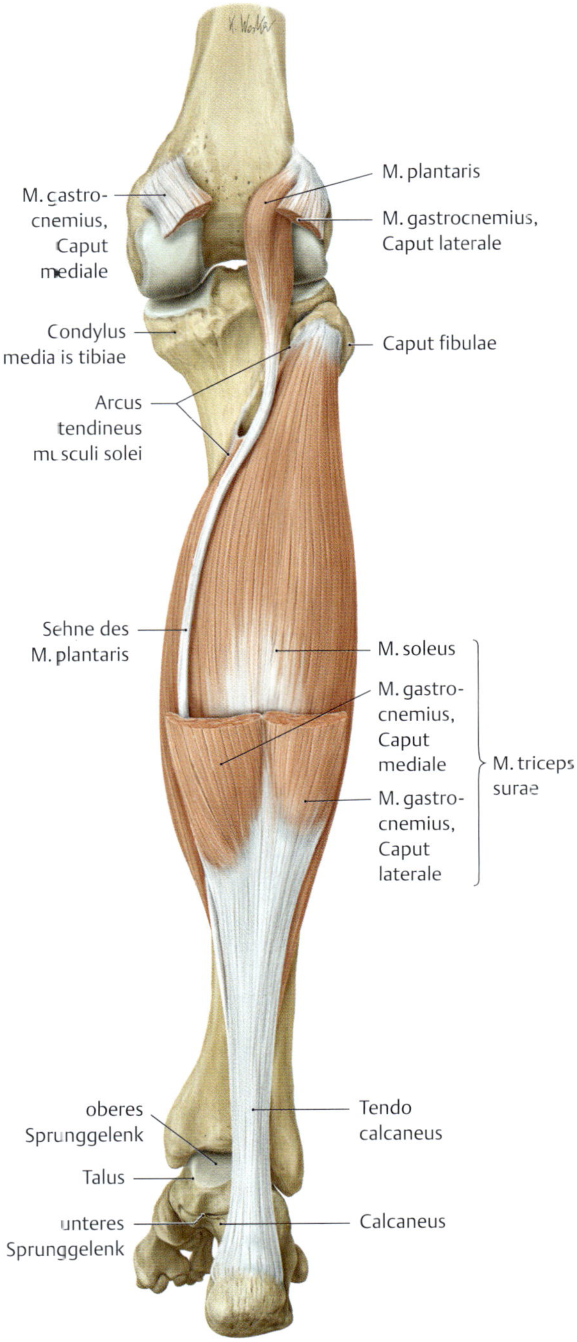

Abb. 7.12 Rechte Unterschenkelmuskulatur; oberflächliche Flexoren (von dorsal). (Quelle: Schünke M, Schulte E, Schumacher U. Prometheus LernAtlas der Anatomie. Allgemeine Anatomie und Bewegungssystem. Illustrationen von Voll M und Wesker K. 6., vollständig überarbeitete Auflage. Stuttgart: Thieme; 2022)

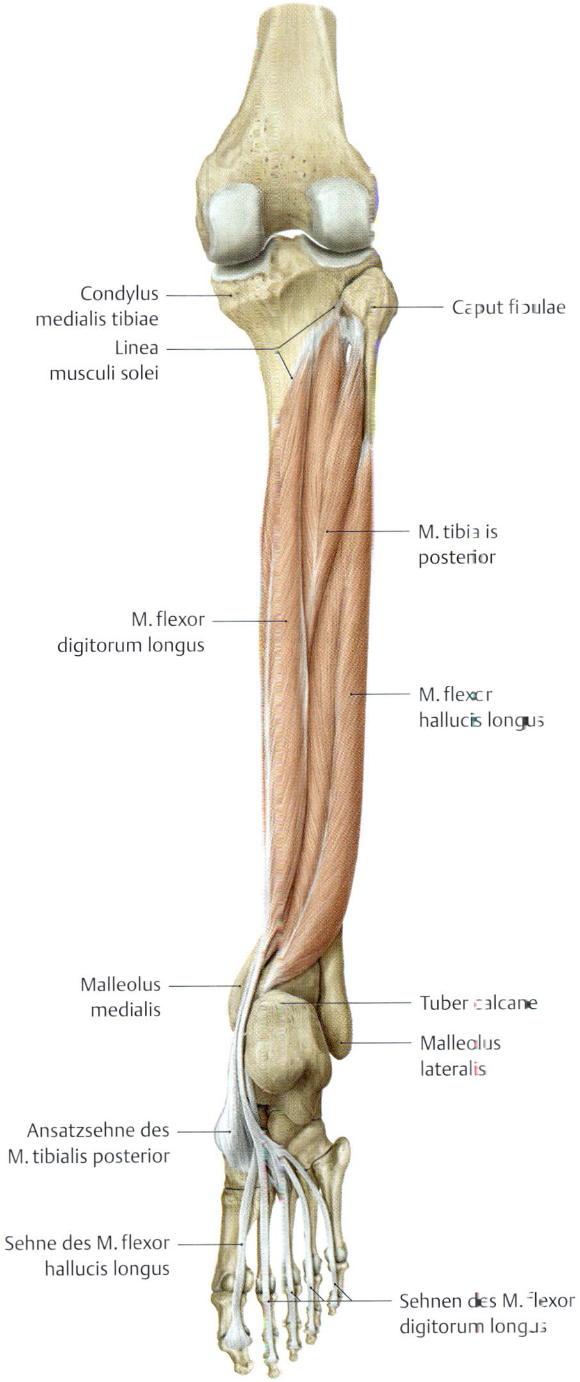

Abb. 7.13 Rechte Unterschenkelmuskulatur; tiefe Flexoren (von dorsal). (Quelle: Schünke M, Schulte E, Schumacher U. Prometheus. LernAtlas der Anatomie. Allgemeine Anatomie und Bewegungssystem. Illustrationen von Voll M und Wesker K. 6., vollständig überarbeitete Auflage. Stuttgart: Thieme; 2022)

Tab. 7.7 Muskeln, die an der Bewegung „Treppensteigen“ beteiligt sind. (Die genannten Muskeln gelten als die wichtigsten und stellen nur eine Auswahl dar.)

Erforderliche Beweglichkeit	Konzentrisch	Exzentrisch	Muskeln, welche die Bewegung stabilisieren
Kniegelenk – Extension	M. quadriceps femoris	M. semimembranosus, M. semitendinosus, M. biceps femoris	M. biceps femoris, M. semimembranosus (in ihren rotatorischen Funktionen)
Hüftgelenk – Extension	M. glutaeus maximus, M. glutaei medius et minimus, M. semimembranosus	M. rectus femoris, M. iliopsoas, M. tensor fasciae latae	M. adductor magnus, M. glutaeus maximus, M. glutaei medius et minimus, M. tensor fasciae latae
OSG von 15° Dorsalextension zu 5°	M. triceps surae	M. tibialis anterior, M. extensor digitorum longus	M. tibialis posterior, M. fibularis longus et brevis

Frontal- und Transversalebene einen entscheidenden Einfluss auf die Belastung des Lig. cruciatum anterius haben. In prospektiven Studien konnte ein deutlicher Zusammenhang zwischen der Kniegelenksabduktion und der Inzidenz von Verletzungen des vorderen Kreuzbandes festgestellt werden [1735].

Kraftübertragung Achillessehne

Die Kraftübertragung auf die Achillessehne ist ein biomechanischer Prozess, der durch das Zusammenspiel von Muskeln, Sehnen und Knochen im Fuß gesteuert wird. Von besonderer Bedeutung ist dabei der M. triceps surae. Seine Kontraktion bedeutet eine Zugkraft entlang der Muskulatur bis zur Achillessehne. Diese Spannung überträgt sich auf den Calcaneus, wo die Achillessehne ansetzt. Die Hebelwirkung ist besonders wichtig, da die Achillessehne einen kurzen Hebelarm im USG und einen längeren Hebelarm im OSG hat, was eine effiziente Übertragung der Muskelkraft gewährleistet. Die biomechanische Kraftübertragung beeinflusst das Fußgewölbe, insbesondere das Längsgewölbe. Während der Plantarflexion strafft sich das Gewölbe, was zu einer erhöhten Steifigkeit führt. Bei dynamischen Aktivitäten wie Gehen, Laufen oder Springen wird die Achillessehne durch die Muskelkontraktion dynamisch belastet. Dabei wird das Achillessehnengewebe mit dem 2,5- bis 12,5-fachen des individuellen Körpergewichts belastet. Diese biomechanische Dynamik trägt nicht nur zur Fortbewegung, sondern auch zur Energieeffizienz bei, da die elastischen Eigenschaften der Sehne Energie speichern und freisetzen können. Darüber hinaus erfüllt die Achillessehne eine wichtige Funktion für die Stabilität des Sprunggelenks und dient der Dämpfung von Stößen sowie der Aufrechterhaltung des Gleichgewichts während der Bewegung [1734].

7.1.5 Ausweichschritt

In diesem Abschnitt wird der „Ausweichschritt“ als eine bewusste Bewegung definiert, bei der das linke Bein einen Schritt nach vorn und nach links macht. Dabei erfolgt die Bewegung nicht als Reaktion auf Feedback, sondern als vorab geplante Feedforward-Bewegung. In den folgenden Abschnitten wird das Verständnis der Fußgelenke, insbesondere des OSGs, und der unterstützenden Bänder, vor allem der Syndesmose, vertieft. Des Weiteren werden die Mm. adductor magnus, tibialis anterior und fibularis longus et brevis sowie ihre Funktionen erläutert. Zusätzlich erfolgt ein Exkurs zum Fußgewölbe.

Wenn das linke Bein einen Schritt nach vorne/links macht, ist das Hüftgelenk in (30/20/10), das Knie bei (70/0), und das OSG in 5° Dorsalextension (▶ Tab. 7.8, ▶ Video 7.4).

Tab. 7.8 Ausgang- und Endstellung „Ausweichschritt“.

	Ausgangstellung	Endstellung
Hüftgelenk	Neutral-Null-Stellung	• 30° Flexion • 20° Abduktion • 10° Außenrotation
Kniegelenk	Neutral-Null-Stellung	70° Flexion
oberes Sprunggelenk	Neutral-Null-Stellung	5° Dorsalextension

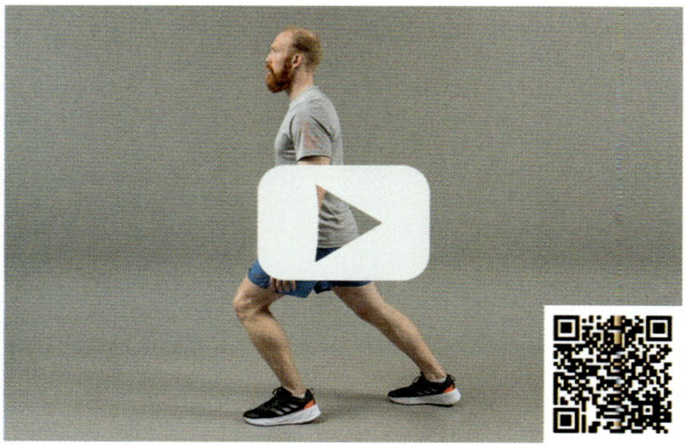

Video 7.4 Ausweichschritt. (Quelle: Universitätsklinik Balgrist, Med. Bilddokumentation, C. Urfer)

Fußwurzel

Der Fuß besteht aus 26 einzelnen Knochen und ist in 3 Teile gegliedert (▶ Abb. 7.14, ▶ Abb. 7.15). In diesem Kapitel wird nur auf die Fußwurzel (Tarsus) eingegangen; Mittelfußknochen (Metatarsus) und die Digiti pedis werden nicht weiter beschrieben.

Der **Tarsus** (Fußwurzel) besteht aus folgenden Knochen: Talus, Calcaneus, Os naviculare, Ossa cuneiformia mediale, intermediale und laterale und Os cuboideum.

Der **Talus** (Sprungbein) hat einen knorpelähnlichen Teil, auf dem sich die Trochlea befindet. Diese Gelenkrolle bildet im oberen Sprunggelenk ein Gelenk mit der Malleolengabel. Die Trochlea tali ist hinten etwas schmaler als vorne. Der seitliche Teil der Trochlea, der mit der distalen Fibula verbunden ist, endet in

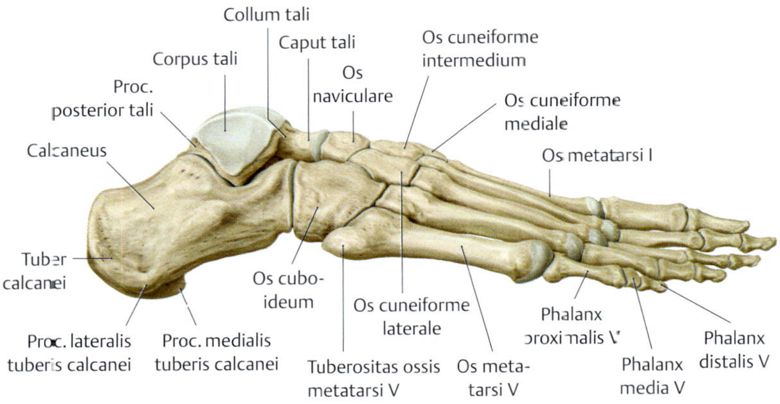

Abb. 7.14 Skelett des rechten Fußes von lateral. (Quelle: Schünke M, Hrsg. Topografie und Funktion des Bewegungssystems. 4., überarbeitete und ergänzte Auflage. Stuttgart: Thieme; 2023)

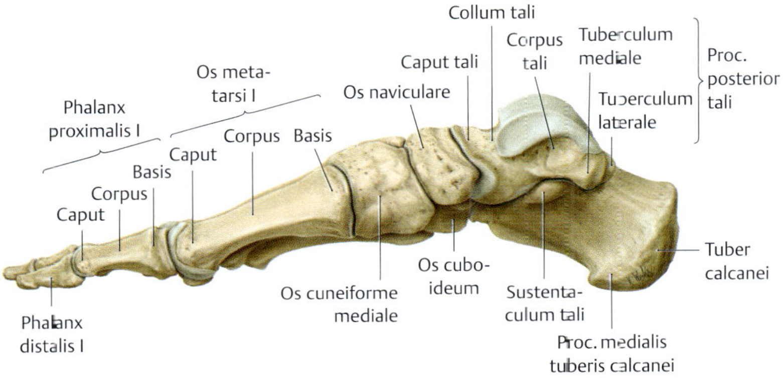

Abb. 7.15 Skelett des rechten Fußes von medial. (Quelle: Schünke M, Hrsg. Topografie und Funktion des Bewegungssystems. 4., überarbeitete und ergänzte Auflage. Stuttgart: Thieme; 2023)

einem unteren Vorsprung, dem Proc. lateralis. Das nach ventrokaudal gerichtete Caput tali ist über das Collum tali mit dem Korpus verbunden. Das Caput tali besitzt eine Gelenkfläche, über die es mit dem Os naviculare im unteren Sprunggelenk artikuliert. An der Unterseite des Taluskörpers befinden sich 3 Gelenkfacetten für den Calcaneus, wobei zwischen der hinteren und den beiden vorderen Facetten der Sulcus tali liegt.

Der **Calcaneus** spielt als größter Knochen des Fußes eine entscheidende Rolle als zentraler Druckpunkt beim Stehen und Gehen. Seine anatomische Struktur ermöglicht die Artikulation mit verschiedenen Fußknochen und bietet Ansatzpunkte für Muskeln und Sehnen, die an der Bewegung und Stabilität des Fußes beteiligt sind. Die Streckmuskeln des Fußes, darunter die Mm. extensor digitorum brevis, extensor hallucis brevis und quadratus plantae, haben ihren Ursprung am Calcaneus. Er dient auch als Ansatz für die Achillessehne und die oberflächlichen Flexoren des Unterschenkels wie die Mm. plantaris, gastrocnemius und soleus. Das markante Tuber calcanei, ein Höcker auf der plantaren Seite des Fersenbeins, ist der Ursprung der Mm. abductor digiti minimi und flexor digitorum brevis.

Der Calcaneus weist am ventralen Ende 3 Gelenkflächen für den Talus und eine Facette für die Artikulation mit dem Os cuboideum auf. In der Sagittalansicht zeigt sich ventral ein nach medial ausladender „Balkon", das Sustentaculum tali, auf dem die mittlere Gelenkfläche für den Talus liegt. Diese Struktur ermöglicht eine ausgeklügelte Artikulation und trägt zur Stabilität des Fußskeletts bei.

Das **Os naviculare** als zentraler Bestandteil der Art. talocalcaneonavicularis liegt zwischen dem Calcaneus und den Ossa cuneiforme. Es dient als Bindeglied mit Gelenkflächen zum Taluskopf und zu den 3 Keilbeinen, während es zugleich als Ansatzpunkt für den M. tibialis posterior dient.

Die **Ossa cuneiformea** sind parallel angeordnet, wobei das Os cuneiforme mediale das größte ist. Es verankert den M. tibialis anterior und posterior sowie den M. fibularis longus. Zusätzlich setzt der M. tibialis posterior am Os cuneiforme intermedium laterale an, was die Vielfalt der Fußmuskulatur verdeutlicht.

Das würfelförmige **Os cuboideum** verbindet direkt die Mittelfußknochen IV und V mit dem Calcaneus. Gelenkig ist es medial mit dem Os cuneiforme laterale und dem Os naviculare verbunden. Der M. flexor hallucis brevis inseriert an diesem Knochen, was ihm eine Schlüsselrolle in der Fußanatomie zuweist [1749].

Oberes und unteres Sprunggelenk

Die gelenkige Verbindung des Fußes mit dem Unterschenkel muss eine stabile Basis bieten, um das gesamte Körpergewicht beim Gehen und Laufen zu tragen. Gleichzeitig muss es eine hohe Beweglichkeit aufweisen, um funktionelle Bewegungen wie das Abrollen zu ermöglichen und flexibel auf Geländeneigungen und Bodenunebenheiten reagieren zu können.

Die Bewegungen in den beiden Sprunggelenken sind voneinander getrennt und erfolgen jeweils in einer Achse. Diese beiden Achsen stehen nicht senkrecht zueinander. Die Fußspitze und die Ferse werden um eine frontale Achse gehoben und gesenkt (Art. talotarsalis, USG), während der mediale und der laterale Fußrand um eine schräge, annähernd sagittale Achse gehoben und gesenkt werden (Art. talocruralis, OSG).

Art. talocruralis

Die Gelenkflächen der Art. talocruralis werden von der Malleolengabel, der Trochlea tali mit der Facies superior sowie der Facies malleolaris medialis und lateralis gebildet (▶ Abb. 7.16). Die Tibia

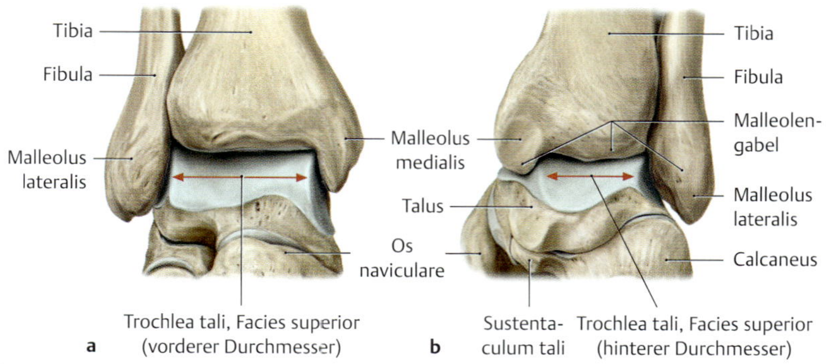

Abb. 7.16 Artikulierende Skelettelemente des oberen rechten Sprunggelenks (Art. talocruralis), a: Ansicht von vorn; b: Ansicht von hinten. (Quelle: Schünke M, Schulte E, Schumacher U. Prometheus. LernAtlas der Anatomie. Allgemeine Anatomie und Bewegungssystem. Illustrationen von Voll M und Wesker K. 6., vollständig überarbeitete Auflage. Stuttgart: Thieme; 2022)

und die Fibula dienen als Klammer für die Talusrolle. Die Gelenkkapsel setzt am Rand der überknorpelten Gelenkflächen an und enthält sowohl anterior als auch posterior synoviale Falten. Plantarflexion und Dorsalextension sind in diesem Scharniergelenk möglich. Die vorn breitere Talusrolle drückt sich bei Dorsalextension in die Malleolengabel und spannt die Ligg. tibiofibularia, was dem Gelenk zusätzliche Stabilität verleiht. Das OSG ist ein Scharniergelenk mit transversaler Gelenkachse und 20° Dorsalextension und 30° Plantarflexion an Bewegungsumfang.

Die Dorsalextension wird durch das Einkeilen des vorderen, breiteren Teils der Trochlea tali in der Malleolengabel begrenzt, wodurch eine stabile Fixierung des Fußes ermöglicht wird. Bei der Plantarflexion hingegen ist die knöcherne Führung des schmalen hinteren Teils der Talusrolle in der Malleolengabel unzureichend, sodass das Gelenk hauptsächlich durch die Kollateralbänder fixiert wird. Ein Umknicken des Fußes geschieht besonders leicht in Plantarflexion [1749].

Art. talotarsalis

Die Art. talotarsalis (USG) besteht aus 2 getrennten Gelenken: der Art. subtalaris (Subtalargelenk) für den hinteren Teil und der Art. talocalcaneonavicularis für den vorderen Teil. Obwohl diese Gelenke getrennt sind, arbeiten sie zusammen. Die Gelenkflächen der Art. subtalaris werden von Talus und Calcaneus gebildet und durch die Ligg. talocalcanea mediale und laterale verstärkt. Die Art. talocalcaneonavicularis besitzt 3 knöcherne Gelenkkörper mit Gelenkflächen am Talus, Calcaneus und Os naviculare. Zusätzlich gibt es eine mit Faserknorpel überzogene Gelenkfläche am Lig. calcaneonaviculare plantare, das den Calcaneus mit dem Os naviculare verbindet. Die Kapsel im vorderen Teil des USG setzt direkt an der Knorpelgrenze an und reicht bis zum Lig. calcaneonaviculare plantare. Dieses Zapfengelenk ermöglicht Drehbewegungen um die Henke-Achse, also Inversion (Fußbewegung nach innen) und Eversion (Fußbewegung nach außen).

Bänder des Sprunggelenks

Die Bänder des Sprunggelenks spielen eine entscheidende Rolle für die Stabilität und Beweglichkeit des Fußes. Ihre ausgeklügelte Anordnung ermöglicht es, den Fuß in verschiedene Richtungen zu bewegen, während sie gleichzeitig vor übermäßigen Bewegungen schützen. Die Ligg. tibiofibularia anterius et posterius stellen eine Verbindung zwischen dem distalen Ende der Tibia und der Fibula her, indem sie die Malleolengabel umschließen. Von klinischer Bedeutung sind vor allem die Kollateralbänder des OSG. Diese lassen sich in mediale und laterale Kollateralbänder unterteilen.

Die vom Innenknöchel ausgehenden Bänder (Lig. collaterale mediale) bilden eine als Lig. deltoideum bezeichnete kollagene Faserplatte, die sich in4 Anteile gliedert. Diese Strukturen wirken der Valgisierung des Fußes entgegen und hemmen durch ihre Verbindung mit dem USG auch die Eversion, d. h. das Anheben des lateralen Fußrandes.

3 laterale Kollateralbänder (Ligg. fibulotalare anterius, fibulocalcaneare und fibulotalare posterius), die vom Außenknöchel ausgehen, verhindern die Varisierung des Fußes. Das Lig. calcaneofibulare hemmt zusätzlich die Inversion bzw. Supination im USG.

Fußgewölbe

Die Fußgewölbe, bestehend aus Längs- und Quergewölbe, bestimmen maßgeblich den Aufbau und die Funktion des Fußes.

In der seitlichen Ansicht des Fußes ist das **Längsgewölbe** zu erkennen, dessen medialer Teil höher steht als der laterale. Unter dem medialen „Stützstrahl" hat das Weichteilgewebe bis zur Basis des Os metatarsale I keinen Bodenkontakt, während der laterale Fußrand auf seiner gesamten Länge aufliegt. Die Druckbelastung zwischen dem Os metatarsale V und dem Tuber calcanei ist aufgrund des kurzen dorsalen „Stützstrahls" des Calcaneus minimal, was zu einer starken Asymmetrie des Längsgewölbes führt. Das Längsgewölbe wird von 3 Bändern gehalten. Das Lig. calcaneonaviculare plantare (Pfannenband) zieht von der Vorderkante des Sustentaculum tali des Calcaneus zur Plantarseite des Os naviculare. Das Lig. plantare longum entspringt an der Unterseite des Calcaneus. Sein tiefer Schenkel (Lig. calcaneocuboideum plantare) inseriert am Os cuboideum, während die oberflächlichen langen Züge zu den Basen der Ossa metatarsalia II–V ausstrahlen. Zwischen diesen beiden Schenkeln verläuft die Sehne des M. fibularis longus. Die Aponeurosis plantaris liegt direkt unter dem subkutanen Fett der Fußsohle und spannt sich zwischen dem Tuber calcanei und den Ossa metatarsalia auf (▶ Abb. 7.17, ▶ Abb. 7.18).

Das **Quergewölbe** trägt dazu bei, dass nur die Köpfchen der Ossa metatarsalia I und V auf der Vorderseite druckbelastet sind. Dies ergibt sich aus der Form der Ossa cuneiformia intermedium et laterale, die im Querschnitt Keile mit der Spitze nach unten bilden. Das medial angrenzende Os cuneiforme mediale et laterale und das Os cuboideum liegen dadurch tiefer. Diese Querwölbung setzt sich im Mittelfußknochen fort, wobei die Os metatarsales I und V am weitesten unten (plantarwärts) liegen. Ihre Köpfchen berühren unter hoher Last den Boden. Im Gegensatz dazu „schweben" die Ossa metatarsalia II, III und IV gewissermaßen und kontaktieren nur mit geringer Last den Untergrund [1749].

Der Bestand der Gewölbekonstruktion hängt von der Spreizkraft (H) ab, die sich aus der die Belastung (q), der Länge der Bogensehne (l) und der Bogenhöhe (f) errechnen lässt. Eine effektive Verspannung wird vorzugsweise durch Strukturen erreicht, die weiter plantar liegen, da ihr langer Hebelarm einen geringeren Kraftaufwand erfordert; die Spreizkraft nimmt zu, wenn das Gewölbe flacher wird und die Auflagepunkte weiter auseinander liegen [1741]. Die Stabilisierung des Fußgewölbes ist entscheidend für die Aufrechterhaltung der Beinstatik und eine gleichmä-

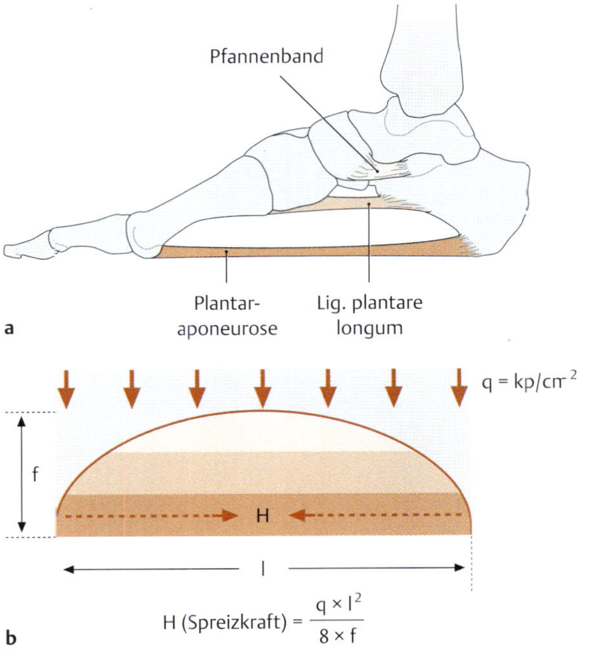

Abb. 7.17 Verspannung des Längsgewölbes. (Quelle: Schünke M, Schulte E, Schumacher U. Prometheus. LernAtlas der Anatomie. Allgemeine Anatomie und Bewegungssystem. Illustrationen von Voll M und Wesker K. 6., vollständig überarbeitete Auflage. Stuttgart: Thieme; 2022)

ßige Belastung der unteren Extremität. Eine Absenkung des Fußgewölbes kann zur Innenrotation der Tibia führen. Dadurch kann die Stabilität des Knies beeinträchtigt werden, was zu einer unzureichenden Kontrolle und Ausrichtung während der Belastung führen kann. Dies kann wiederum eine erhöhte Belastung der Gelenkstrukturen mit sich bringen und das Verletzungsrisiko vor allem für das Knie erhöhen. Darüber hinaus kann ein instabiles Fußgewölbe die biomechanische Kette bis zur Hüfte beeinträchtigen und zu einer gestörten Hüftstabilität beitragen.

Druckpunkte des Fußes

Das Körpergewicht wird über das OSG vom Schienbein auf den Rückfuß übertragen. Diese Übertragung erfolgt vom Talus in 3 Richtungen zu den jeweiligen Druckpunkten des Fußes:

- anteromedialer Angriffspunkt A: Über den Talushals und die mediale Längswölbung erfolgt die Lastübertragung in Richtung des anteromedialen Angriffspunktes A.
- anterolateraler Angriffspunkt B: Über den Talushals, das Sustentaculum tali und die laterale Längswölbung wird die Last in Richtung des anterolateralen Angriffspunktes B übertragen. Die divergierenden Richtungen A und B bilden einen spitzen Winkel von 35–40°, der fast dem Winkel zwischen Talushals und Talusläengsachse entspricht.
- dorsaler Angriffspunkt C: Über Corpus tali, Art. subtalaris und Corpus calcanei erfolgt die Lastübertragung in Richtung des dorsalen Angriffspunkts C. Der laterale und der mediale Bogen vereinigen sich dorsal und bilden dort einen gemeinsamen Auftreffpunkt.

Die relative Belastung auf die 3 Angriffspunkte des Fußes verteilt sich wie folgt: Bei einer Gesamtbelastung des Talus von 60 kg entfallen 10 kg auf den Angriffspunkt B, 20 kg auf den Angriffspunkt A und 30 kg auf den Angriffspunkt C. Im Ruhezustand trägt die Ferse die Hauptlast (▶ Abb. 7.19) [1736].

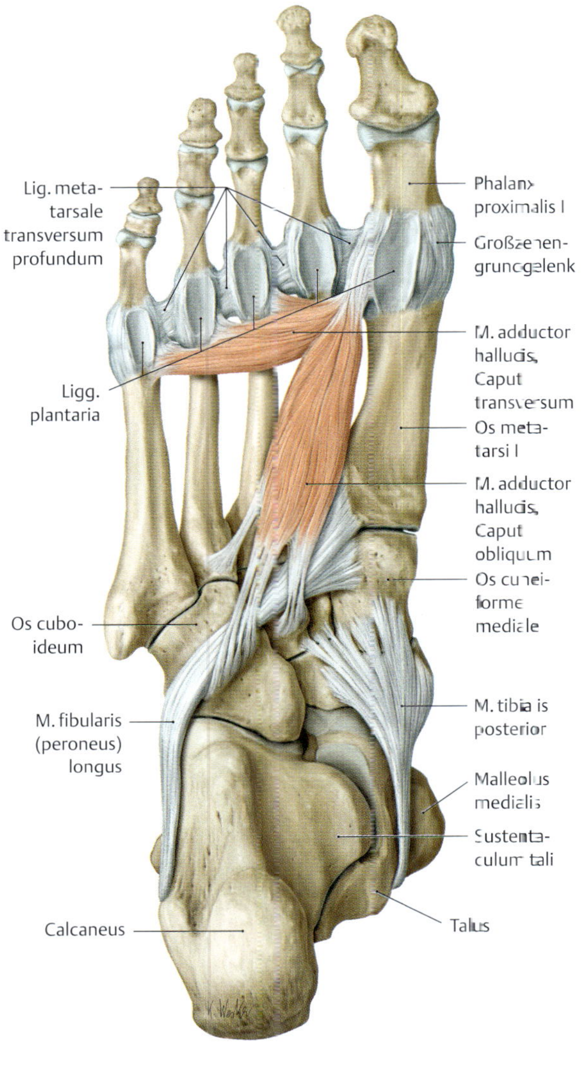

Abb. 7.18 Aktive und passive Verspannungsstrukturen des Quergewölbes von plantar. (Quelle: Schünke M, Schulte E, Schumacher U. Prometheus. LernAtlas der Anatomie. Allgemeine Anatomie und Bewegungssystem. Illustrationen von Voll M und Wesker K. 6., vollständig überarbeitete Auflage. Stuttgart: Thieme; 2022)

Muskulatur

M. adductor magnus

Der M. adductor magnus spielt eine wichtige Rolle bei der Ausführung eines seitlichen Ausweichschritts. Seine Hauptfunktion ist die Adduktion des Femurs, indem er das Bein zur Körpermitte zieht. Diese Funktion ist wichtig für die Seitwärtsbewegung und gewährleistet eine stabile Ausführung des Ausweichschritts wodurch Gleichgewicht und Stabilität erhalten bleiben. Der Muskel entspringt an der Vorderseite des Ramus inferior ossis pubis und des Ramus ossis ischii bis zum Tuber ischiadicum. Sein Muskelbauch teilt sich in 2 Teile, von denen der eine muskulös an der medialen Lippe der Linea aspera ansetzt und der andere mehr sehnig am Tuberculum adductorium des Epicondylus medialis befestigt ist. Der Teil, der an der Linea aspera ansetzt, wirkt als Außenrotator, und der Teil, der am Epicondylus medialis ansetzt, als Innenrotator. Außerdem ist er an der Hüftstreckung beteiligt. Die Innervation dieses Muskels ist zweigeteilt, der N. obturatorius in-

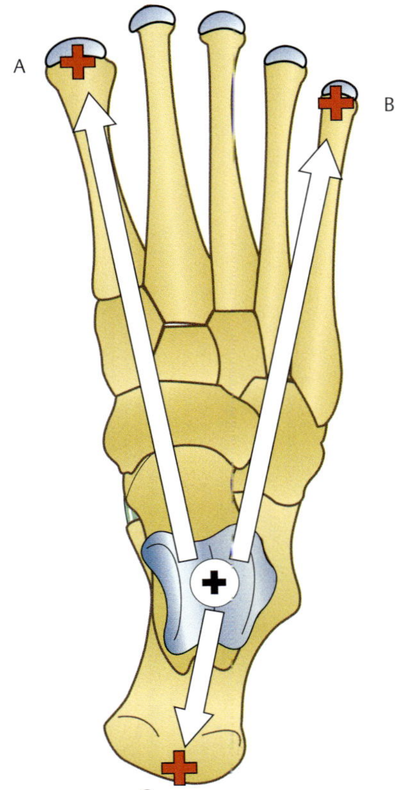

Abb. 7.19 Druckpunkte im Fuß bei der Lastverteilung. (Quelle: Kapandji A, Hrsg. Funktionelle Anatomie - Schematisierte und kommentierte Zeichnungen zur menschlichen Biomechanik – Band 1-3: Obere Extremität, Untere Extremität, Rumpf und Wirbelsäule. 7. Auflage. Stuttgart: Thieme; 2023)

nerviert den Muskelanteil an der Linea aspera und der N. tibialis den am Tuberculum adductorium (L3–L5).

M. tibialis anterior

Der M. tibialis anterior hebt den Fuß an und stabilisiert den medialen Fußrand beim Ausweichschritt, was für die Bewegungskontrolle und Stabilität entscheidend ist. Er entspringt aus der Facies lateralis tibiae, der Membrana interossea und der Fascia cruris und setzt an der plantaren Oberfläche des Os cuneiforme mediale und des Os metatarsale I an. Er unterstützt die Dorsalflexion, hebt den medialen Rand des Fußes an (Supination), führt die Adduktion des Fußes aus und hat einen geringen Anteil an der Pronation. Er wird vom N. fibularis (peronaeus) profundus (L4–L5) innerviert (▶ Abb. 7.20).

Mm. fibularis longus und brevis

Die Mm. fibularis (peronaeus) longus und brevis sind wichtig für die seitliche Stabilität des Fußes während des Ausweichschritts. Sie unterstützen die Eversion des Fußes und tragen zur Stabilisierung des Sprunggelenks bei, indem sie den lateralen Fußrand anheben. Der M. fibularis longus entspringt aus der Kapsel des M. tibiofibularis, dem Caput fibulae und dem proximalen Teil der Fibula. Seine lange Sehne verläuft zusammen mit der Sehne des M. fibularis brevis unter dem Retinaculum des M. fibularis superius in einer gemeinsamen Synovialhöhle. Die Sehne zieht distal von der Trochlea fibularis calcanei zur Tuberositas des Os metatarsale I und zum Os cuneiforme mediale. Durch seinen bogenförmigen

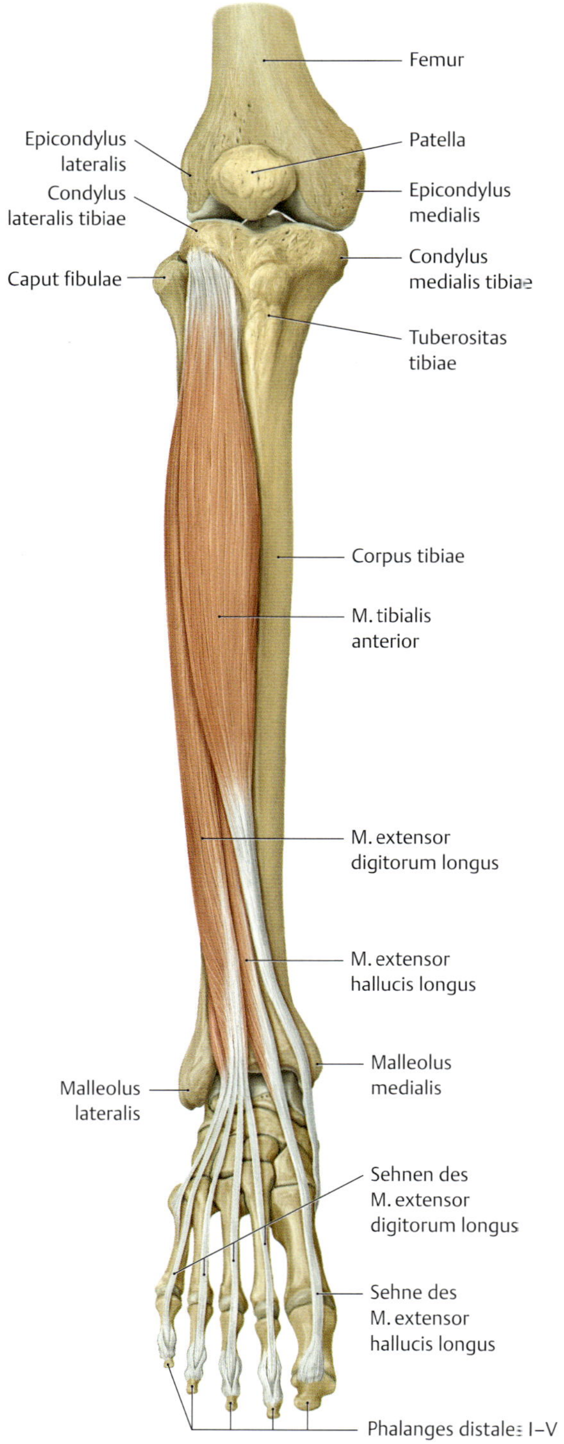

Abb. 7.20 Extensorengruppe (Mm. tibialis anterior, extensor digitorum longus und extensor hallucis longus). (Quelle: Schünke M, Schulte E, Schumacher U. Prometheus. LernAtlas der Anatomie. Allgemeine Anatomie und Bewegungssystem. Illustrationen von Voll M und Wesker K. 6., vollständig überarbeitete Auflage. Stuttgart: Thieme; 2022)

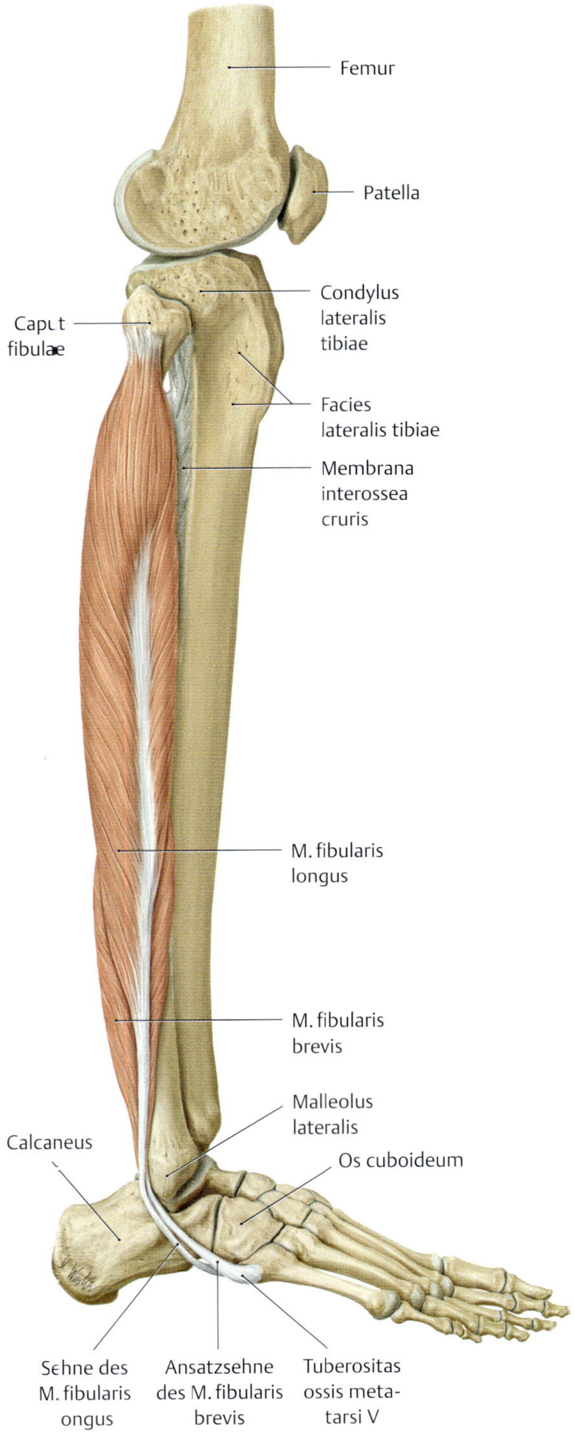

Abb. 7.21 Fibularisgruppe (Mm. fibulares longus und brevis). (Quelle: Schünke M, Schulte E, Schumacher U. Prometheus. LernAtlas der Anatomie. Allgemeine Anatomie und Bewegungssystem. Illustrationen von Voll M und Wesker K. 6., vollständig überarbeitete Auflage. Stuttgart: Thieme; 2022)

Verlauf spannt der Muskel das Quergewölbe des Fußes, senkt den medialen Fußrand ab und wirkt als kräftiger Pronator. Außerdem ist er an der Plantarflexion beteiligt. Der M. fibularis brevis entspringt an der lateralen Fläche der Fibula, zieht zusammen mit der Sehne des M. fibularis longus und setzt an der Tuberositas des Os metatarsale V an. Beide werden vom N. fibularis (peronaeus) superficialis (L 5–S 1) innerviert (► Abb. 7.21; ► Tab. 7.9).

Der beabsichtigte Ausweichschritt

Es besteht ein biomechanischer Unterschied zwischen einem bewussten und einem unfreiwilligen Ausweichschritt. Beim unfreiwilligen Ausweichschritt ist die Knieextension deutlich größer, ebenso der Knieabduktionswinkel und die Knieinnenrotation. Diese Unterschiede sind in der Phase der Gewichtsübernahme beim Ausweichschritt zur Seite besonders ausgeprägt. Es scheint, dass biomechanische Faktoren, die allgemein mit einem erhöhten Risiko für Kreuzbandverletzungen in Verbindung gebracht werden, in dieser Belastungsphase einen besonders starken Einfluss haben [1732]. Die Ergebnisse einer biomechanischen Studie zeigen, dass der M. fibularis longus einen wichtigen Beitrag zur mediolateralen Sprunggelenkstabilität während der Belastungsphase des Ausweichschritts leistet. Dies deutet darauf hin, dass die Untersuchung auf eine mögliche Schwäche des M. fibularis longus und die Bereitstellung geeigneter Interventionen für Personen mit Problemen bei der Gangstabilität besonders wichtig ist [1750].

In einer anderen Studie wurde untersucht, was biomechanisch passiert, wenn eine Person einen Seitwärtssprung macht. Dabei erwies es sich als entscheidend, ob der Sprung mit der dominanten oder der nicht dominanten Seite ausgeführt wird. Bei der Ausführung mit der dominanten Seite ist der M. soleus aktiver und die Plantarflexion größer. Bei der Ausführung mit der nicht dominanten Seite werden die Mm. fibularis longus und brevis stärker aktiviert [1746].

Biomechanisch lassen sich 4 Bewegungen beobachten, wenn sich der Unterschenkel relativ zum Fuß nach medial bewegt (► Abb. 7.22).

1. Die Außenrotation des Unterschenkels bewirkt eine Dorsalbewegung des lateralen Malleolus und eine Lateralbewegung des Talus gegenüber dem Os naviculare.
2. Die Supination des Rückfußes resultiert aus der nicht vollständig kompensierten Außenrotation, wobei die Varusstellung durch die Translation des Calcaneus nach medial sichtbar wird.
3. Die Pronation des Vorfußes ist notwendig, um die anteriore Querwölbung auf dem Boden abzustützen, wobei die mediale Längswölbung verstärkt wird.
4. Die kombinierte Adduktion-Pronation ist eine Relativbewegung des Vorfußes gegenüber dem Rückfuß in der Art. tarsi transversa, wobei das Os naviculare durch das Gleiten des Taluskopfes und die Kontraktion des M. tibialis posterior elevirt wird [1736].

Tab. 7.9 Muskeln, die an der Bewegung „Ausweichschritt" beteiligt sind. (Die genannten Muskeln gelten als die wichtigsten und stellen nur eine Auswahl dar.)

Erforderliche Beweglichkeit	Konzentrisch	Exzentrisch	Muskeln, welche die Bewegung stabilisieren
Knieflexion	M. quadriceps femoris	M. semimembranosus, M. semitendinosus, M. biceps femoris	M. biceps femoris, M. semimembranosus (in ihrer rotatorischen Funktion)
Hüftflexion	M. rectus femoris, M. iliopsoas, M. tensor fasciae latae	M. glutaeus maximus, M. glutaei medius et minimus, M. semimembranosus	M. adductor magnus, M. glutaeus maximus, M. glutaei medius et minimus, M. tensor fasciae latae, pelvitrochantere Muskulatur
Hüftabduktion	M. glutaei medius et minimus, M. tensor fasciae latae	M. adductor magnus, M. glutaeus maximus	M. rectus femoris, pelvitrochantere Muskulatur
Hüftaußenrotation	M. glutaeus maximus, pelvitrochantere Muskulatur	Mn. glutaeus medius et minimus, M. tensor fasciae latae, M. adductor magnus	
OSG Dorsalextension	M. tibialis anterior, M. extensor digitorum longus	M. triceps surae	M. tibialis posterior, M. fibularis longus et brevis

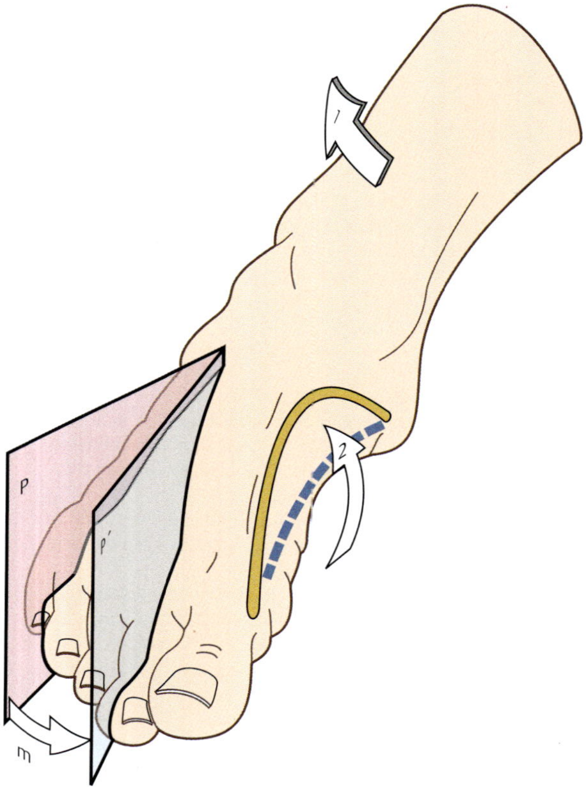

Abb. 7.22 Fußneigung nach medial. (Quelle: Kapandji A, Hrsg. Funktionelle Anatomie - Schematisierte und kommentierte Zeichnungen zur menschlichen Biomechanik – Band 1-3: Obere Extremität, Untere Extremität, Rumpf und Wirbelsäule. 7. Auflage. Stuttgart: Thieme; 2023)

Auswirkung der Core Stability auf den Ausweichschritt

Die Core Stability wird auch im Kap. Einfluss der Core Stability thematisiert. Hier wird deutlich, dass die Core Stability (Rumpfstabilität) eine entscheidende Rolle bei der Stabilisierung des Rumpfes und der Übertragung von Kräften zwischen Ober- und Unterkörper spielt [1743]. In Bezug auf den Ausweichschritt zeigt der oben beschriebene Bewegungsablauf (Kap. 7.1.5), dass hier vor allem Stabilität, Kraftübertragung sowie Koordination zwischen Muskeln, Rumpf, der Beine und des Beckens wichtig sind. Eine ausgeprägte Core Stability hilft dabei, den Körperschwerpunkt stabil zu halten sowie schnelle und präzise Richtungswechsel durchzuführen, was vor allem für eine kontrollierte Ausweichbewegung enorm wichtig ist. Zudem trägt eine gute Core Stability dazu bei, die Belastung gleichmäßig auf die unteren Extremitäten zu verteilen und so Überlastungen und Verletzungen vorzubeugen.

In Bezug auf die genaue Muskelaktivität bzw. Muskelfunktion ist es essenziell, in Bezug auf die Core Stability zwischen dem geplanten und dem ungeplanten Ausweichschritt zu unterscheiden.

Im Falle eines geplanten Ausweichschritts erfolgt eine kontrollierte und koordinierte Aktivierung der Muskeln, die im Voraus vorbereitet werden, mit vorhersehbarer und gleichmäßiger Muskelkontraktion, die man als Feedforward-Bewegung bezeichnet. Die Stabilisatoren als auch die Mobilisatoren nehmen eine wichtige Rolle ein, jedoch mit unterschiedlichen Schwerpunkten. Die Stabilisatoren übernehmen die Stabilität und Kontrolle des Rumpfes und der Wirbelsäule während des Ausweichschritts. Dadurch reduzieren sie das Verletzungsrisiko und helfen, dabei das Gleichgewicht aufrechtzuerhalten. Die Mobilisatoren dagegen sind für die Erzeugung der Bewegung und die dynamische Ausführung des Ausweichschritts verantwortlich, indem sie die notwendige Kraft und Geschwindigkeit liefern, um den Körper zu bewegen.

Bei dem ungeplanten Ausweichschritt ist eine schnelle und intensive Reaktion der Stabilisatoren und Mobilisatoren auf eine unerwartete Situation, mit kurzfristigen und intensiven Muskelkontraktionen die Folge. Hier kommt es vor allem auf die Stabilisatoren an, um den Rumpf und die Wirbelsäule schnell zu stabilisieren und das Gleichgewicht zu halten und somit Verletzungen verhindern.

Eine Wirbelsäuleninstabilität sowie Verletzungen von Muskeln in Rumpf oder Gelenken, wie Knie oder Hüfte, die während einer erwarteten und unerwarteten Ausweichbewegung erlitten werden, sind das Ergebnis einer wenig ausgeprägten Kraft und Ausdauer der rumpfstabilisierenden Muskeln sowie einer unangemessenen Rekrutierung der Rumpf- und Bauchmuskulatur [1745]. Aufgrund dessen ist es besonders wichtig, dass eine Schwäche der Core Stability erkannt sowie korrigiert wird, da sonst das Risiko einer Muskel- und Gelenkverletzung deutlich steigt.

Übungen zur Stabilisierung der Core Stability beim Ausweichschritt

Durch kontinuierliches Training dieser Übungen kann die Core Stability verbessert werden, was wiederum die Kontrolle und Sicherheit bei Ausgleichbewegungen erhöht und das Verletzungsrisiko verringert.

- Stabilisatoren:
  - Planks: Stärkung der gesamten Körpermitte
  - Side Plank: Stärkung der seitlichen Bauchmuskeln und Unterstützung der seitlichen Stabilität.
- Mobilisatoren:
  - Russian Twist: Verbesserung der Rotationskraft, der Stabilität des Rumpfes sowie der seitlichen Rumpfstabilität.

7.1.6 Fuß auf das Knie legen

Die Bewegung „Fuß auf das Knie legen“ wurde aufgrund ihrer Bedeutung für ADLs wie z. B. Socken oder Schuhe anziehen ausgewählt. In diesem Beispiel wird speziell die rechte Seite betrachtet, wobei die Person den rechten Fuß auf das linke Knie legt. Das Hüftgelenk und die dazugehörigen Bänder werden anatomisch und biomechanisch näher betrachtet. Aus muskulärer Sicht wird in diesem Abschnitt die Glutäalmuskulatur mit ihren Aufgaben näher beschrieben.

In sitzender Ausgangsstellung (ASTE) auf einem Stuhl, bei der Hüfte und Knie einen Winkel von 90° bilden, wird ein Fuß auf das andere Knie gelegt. In der Endstellung (ESTE) ist die linke Hüfte maximal 102° flektiert, maximal 43° abduziert und maximal 36° außenrotiert. Das Knie befindet sich in einer Flexion von maximal 132° und in 32° Innenrotation [1751]. Der Fuß nimmt in der ESTE eine leicht plantarflektierte und pronierte Haltung ein (▶ Tab. 7.10, ▶ Video 7.5).

Knöcherner Aufbau der Art. coxae

Die Art. coxae (Hüftgelenk) besteht aus dem Acetabulum (Hüftpfanne) und dem Caput femoris (Hüftkopf; ▶ Abb. 7.23). Das Acetabulum setzt sich aus je einem Teilstück der 3 knöchernen Bestandteile des Os coxae (Hüftbein) zusammen. Der Aufbau der beiden artikulierenden Gelenkpartner wird unter Kap. Knöcherner Aufbau des Beckens und Kap. Femur näher beschrieben.

Art. coxae

Die Art. coxae gehört zu den Kugelgelenken und besitzt alle 3 Freiheitsgrade. Sie ist somit in alle 6 Richtungen beweglich (Flex/Ext 140/0/15°, Add/Abd 25/0/40°, Innen-/Außenrotation 35/0/45°). Durch seine zentrale Lage im Körper trägt die Art. coxae das gesamte Körpergewicht. Sie spielt eine entscheidende Rolle beim Gehen, Laufen, Springen und anderen Aktivitäten. Die Gelenkpfanne besitzt keine vollständige Knorpelschicht und besteht nur aus der Facies lunata, die zirkulär (etwa 75 %) der Fossa acetabuli aufliegt. In aufrechter Beckenposition weist der knöcherne Pfannenrand kaudal eine Lücke auf, die als Incisura acetabuli bekannt ist und in Bereichen ohne Druckbelastung existiert. Diese

Tab. 7.10 Ausgang- und Endstellung „Ausweichschritt“.

	Ausgangstellung	Endstellung
Hüftgelenk	80° Flexion	• 102° Flexion • 43° Abduktion • 36° Außenrotation
Kniegelenk	90° Flexion	• 132° Flexion • 32° Innenrotation
oberes Sprunggelenk	10° Dorsalextension	5° Plantarflexion

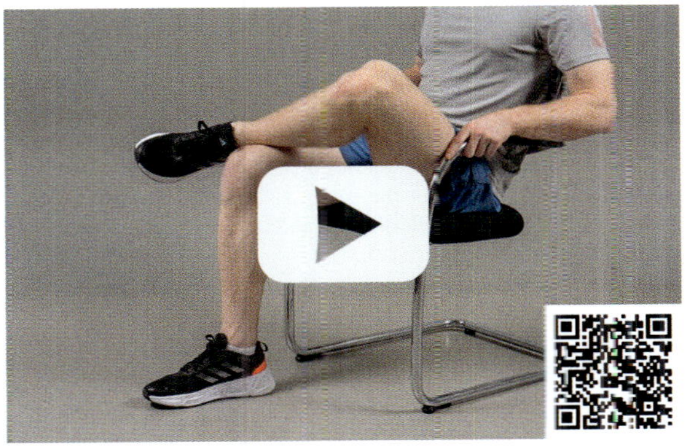

Video 7.5 Ein Fuß auf das Knie legen. (Quelle: Universitätsklinik Balgrist, Med. Bilddokumentation, C. Urfer)

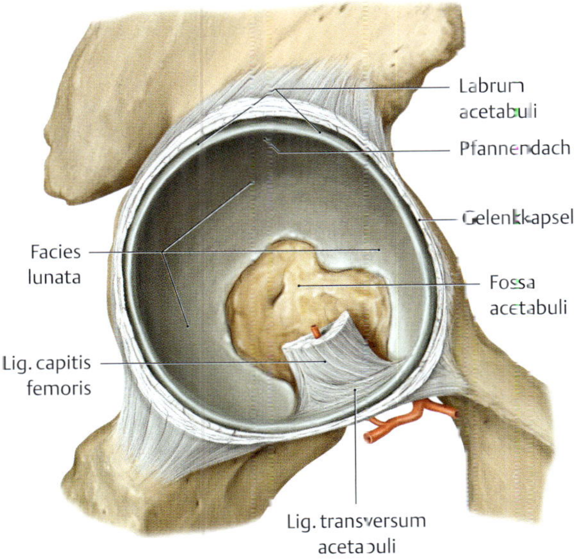

Abb. 7.23 Rechtes Acetabulum nach Entfernung des Femurkopfes. (Quelle: Schünke M, Schulte E, Schumacher U. Prometheus. LernAtlas der Anatomie. Allgemeine Anatomie und Bewegungssystem. Illustrationen von Voll M und Wesker K. 6., vollständig überarbeitete Auflage. Stuttgart: Thieme; 2022)

Lücke wird bindegewebig durch das knorpelbedeckte Lig. transversum acetabuli geschlossen.

Seitlich und kranial befindet sich der Pfannenerker, der sowohl zum knöchernen als auch zum knorpeligen Pfannendach gehört. Die Ausprägung des Pfannenerkers beeinflusst die Neigung der Pfanneneingangsebene. Eine steilere Neigung erhöht das Risiko, dass der Gelenkkopf aufgrund des Körpergewichts nach oben aus der Pfanne rutscht. Zur weiteren Vertiefung der Pfanne des Art. coxae trägt das faserknorpelige Labrum acetabuli bei. Dieses ist ringförmig am knöchernen Pfannenrand (Limbus acetabuli) und am Lig. transversum acetabuli befestigt. Es liegt ungeschützt in der Gelenkhöhle und ist nicht von der Synovialmembran umgeben [1748].

Bänder der Art. coxae

Die Bänder der Art. coxae umfassen einen kräftigen Bandapparat, der von außen in die Gelenkkapsel einstrahlt und sie verstärkt. Hierzu gehören die Ligg. iliofemorale, ischiofemorale und pubofemorale. Zusätzlich verläuft intrakapsulär das Lig. capitis femoris, dass keine nennenswerte mechanische Funktion hat, sondern als Leitstruktur für die Arterien dient. Die stabile Verbindung des Schenkelhalses mit den Teilen des Os coxae gewährleistet jeweils ein kräftiges Band, das in die dicke, straffe Kapsel integriert ist. Fasern aus allen 3 Ligamenten strahlen in die Zona orbicularis ein, die das Collum femoris umfasst.

Muskeln

M. glutaeus maximus

Der M. glutaeus maximus ist der kräftigste Muskel des Körpers mit einer maximalen Kraftentfaltung von über eine Tonne bei erwachsenen Männern. Seine Muskelplatte bildet ein Parallelogramm, wobei die Fasern schräg vom dorsalen Beckenring zum Tractus iliotibialis (proximaler Teil) und an der Tuberositas glutaealis (distaler Teil) verlaufen. Durch seinen großen Abstand von den Flexions-Extensions- und Rotationsachsen besitzt er lange Hebelarme, was in Verbindung mit seiner enormen Kraft zu bedeutenden Drehmomenten führt. Seine Aufgaben sind die Extension und Außenrotation und der Schutz vor einem Abkippen des Beckens nach vorn. Vor allem die Außenrotation ist entscheidend, um die Bewegung „Fuß auf das Knie legen“ durchführen zu können. Durch unterschiedliche Ansätze kann er auch als Abduktor oder Adduktor wirken. Er ist maßgeblich an der aufrechten Haltung beteiligt und hat eine entscheidende Rolle beim schnellen Laufen und beim Bergauflaufen. Die Innervation erfolgt über den N. glutaeus inferior (L5–S2; ▶ Abb. 7.24) [1737][1748].

M. glutaeus medius

Der M. glutaeus medius hat seinen Ursprung an der Facies glutaea der Ala ossis ilii zwischen Linea glutaea anterior und posterior, vom Darmbeinkamm und seiner Faszie. Er setzt am Trochanter major an. Seine Funktionen variieren abhängig von der Flexions-/Extensionsstellung der Hüfte. Der vordere Teil der Fasern wirkt als Innenrotator und Beuger, der hintere Teil als Außenrotator und Strecker, und in seiner Gesamtheit agiert er als Abduktor. Beim Gehen spielt der M. glutaeus medius eine entscheidende Rolle für die Stabilisierung des Beckens, um ein Absinken auf der Spielbeinseite zu verhindern. Das Standbein wird kompensatorisch abduziert. Die Innervation erfolgt durch den N. glutaeus superior (L4–L5). Obwohl der M. glutaeus minimus vollständig vom M. glutaeus medius überdeckt wird, verlaufen ihre Fasern weitgehend parallel, wodurch sie funktionell als ein Muskel betrachtet werden können (▶ Tab. 7.11) [1737].

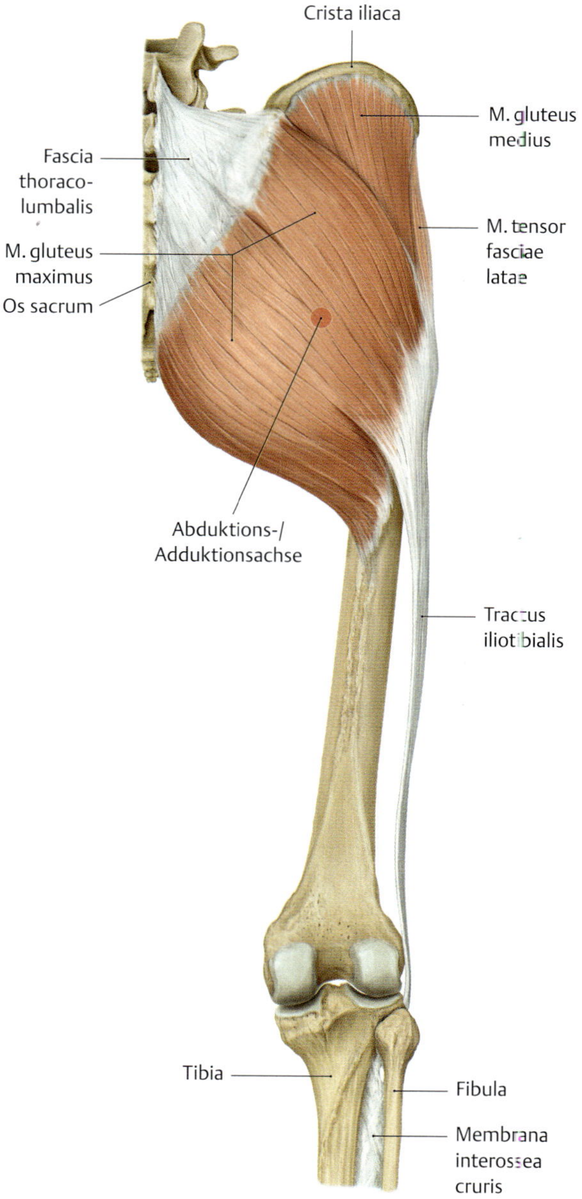

Abb. 7.24 Äußere Hüftmuskeln: oberflächliche Schicht. (Quelle: Schünke M, Schulte E, Schumacher U. Prometheus. LernAtlas der Anatomie. Allgemeine Anatomie und Bewegungssystem. Illustrationen von Voll M und Wesker K. 6., vollständig überarbeitete Auflage. Stuttgart: Thieme; 2022)

Biomechanik der Hüftkapsel

Die Art. coxae (Hüftgelenk) ermöglicht Bewegungen zwischen Becken und Femur, überträgt Kräfte und hat eine komplexe biomechanische Struktur. Die Muskulatur spielt eine entscheidende Rolle bei aktiven Bewegungen, der Stabilisierung des Gelenks und der günstigen Beeinflussung der mechanischen Beanspruchung der Knochen. Vor allem die Mm. glutaei medius et minimus und tensor fasciae latae tragen dazu bei, das Hüftgelenk zu stabilisieren und Belastungen zu reduzieren, wobei bei dynamischen Bewegungen die Stabilisierung durch eine Vielzahl von Muskeln erreicht wird, die alle zusammenarbeiten.

Tab. 7.11 Muskeln, die an der Bewegung „Fuß auf das Knie legen" beteiligt sind. (Die genannten Muskeln gelten als die wichtigsten und stellen nur eine Auswahl dar.)

Erforderliche Beweglichkeit	Konzentrisch	Exzentrisch	Muskeln, welche die Bewegung stabilisieren
Knieflexion	M. quadriceps femoris	M. semimembranosus, M. semitendinosus, M. biceps femoris	M. biceps femoris, M. semimembranosus (in ihrer rotatorischen Funktion)
Knieinnenrotation	M. semimembranosus, M. semitendinosus, M. popliteus, M. sartorius	M. biceps femoris, M. tensor fasciae latae	M. quadriceps femoris
Hüftflexion	M. rectus femoris, M. iliopsoas, M. tensor fasciae latae	M. glutaeus maximus, M. glutaei medius et minimus, M. semimembranosus	M. adductor magnus, M. glutaeus maximus, M. glutaei medius et minimus, M. tensor fasciae latae, pelvitrochantere Muskulatur
Hüftabduktion	M. glutaei medius et minimus, M. tensor fasciae latae	M. adductor magnus, M. glutaeus maximus	M. rectus femoris, pelvitrochantere Muskulatur
Hüftaußenrotation	M. glutaeus maximus, pelvitrochantere Muskulatur	Mm. glutaeus medius et minimus, M. tensor fasciae latae, M. adductor magnus	
OSG Plantarflexion	M. triceps surae	M. tibialis anterior, M. extensor digitorum longus	M. tibialis posterior, M. fibularis longus et brevis (kontrollieren die Supination/Pronation mit und stabilisieren das USG)

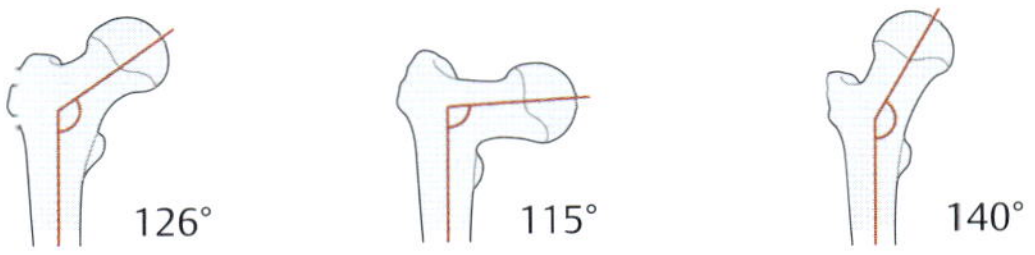

Abb. 7.25 Einfluss des CCD-Winkels auf die Beanspruchung des proximalen Femurs; **a** physiologischer CCD-Winkel, **b** Coxa vara, **c** Coxa valga. (Quelle: Schünke M, Schulte E, Schumacher U. Prometheus. LernAtlas der Anatomie. Allgemeine Anatomie und Bewegungssystem. Illustrationen von Voll M und Wesker K. 6., vollständig überarbeitete Auflage. Stuttgart: Thieme; 2022)

Der Centrum-Collum-Diaphysen-Winkel (CCD-Winkel), der die Längsachse des Schenkelhalses zur Längsachse des Femurschafts bildet, beeinflusst direkt die Kräfte am Hüftgelenk. Bei gleicher Schenkelhalslänge führt eine Coxa valga dazu, dass der Trochantor major nach oben verlagert wird und bei Coxa vara nach unten. Dadurch nimmt der Hebelarm (hm) der Muskelkraft (F_M) bei Coxa valga ab und bei Coxa vara zu (▶ Abb. 7.25). Dies bedeutet, dass bei Coxa valga eine größere Muskelkraft erforderlich ist, um das Becken im Drehmomentgleichgewicht zu halten, was zu einer größeren Hüftgelenksresultierenden (F_R) führt. Im Gegensatz dazu ist bei Coxa vara weniger Muskelkraft erforderlich, was zu einer kleineren F_R führt. Die höheren Kräfte der F_R bei Coxa valga führen zu einer geringeren Beanspruchung (Spannung) im proximalen Femur im Vergleich zu den niedrigeren Kräften bei Coxa vara. Bei Coxa valga steht die Wirkungslinie der F_R annähernd senkrecht zur Schenkelhalsachse, wodurch eine geringe Druckspannung über den gesamten Schenkelhalsquerschnitt entsteht. Im Gegensatz dazu verläuft die Wirkungslinie bei einem normalen CCD-Winkel und insbesondere bei Coxa vara medial zur Achse des Schenkelhalses und des proximalen Femurschafts, was zu erhöhten Zugspannungen am proximalen Schenkelhals und zu Druckspannungen am distalen Schenkelhals führt, insbesondere bei Coxa vara [1738].

Belastung von Hüft- und Kniegelenk

Bergmann und sein Team haben in Hüftendoprothesen Sensoren eingebaut, um somit die Kraft, die bei verschiedenen Aktivitäten auf das Hüftgelenk wirkt, messen zu können. Die Hüftkontaktkräfte variieren je nach Aktivität und liegen beim beidbeinigen Stehen bei 80–120 % des Körpergewichts (KG). Beim einbeinigen Stehen und langsamen Gehen steigen die Belastungen auf maximal 250–350 % des KG, während schnelles Gehen und Joggen zu Hüftkontaktkräften von bis zu 500 % führen können. In besonderen Situationen, wie z. B. beim Stolpern, können die Hüftkontaktkräfte sogar bis zu 870 % des KG erreichen. Selbst in der postoperativen Rehabilitation können einfache Handlungen wie das Aufstehen vom Bett erhebliche Kräfte von 270 % und das Anheben des gestreckten Beins in Rückenlage sogar 410 % des KG auf die Hüfte bedeuten [1731].

Beim Kniegelenk verhält es sich ähnlich. Die beschriebenen maximalen Kniekräfte betrugen in Untersuchungen 280 % des KG beim Gehen und beim Treppensteigen, 310 % beim Treppenabsteigen und sogar 360 % beim Joggen. Beim Golfen oder Tennis wirken Kräfte von über 400 % des eigenen KG [1733]. In der Physiotherapie ist es wichtig zu verstehen, dass verschiedene Belastungen auf das Hüft- und Kniegelenk wirken und diese bei der Therapie, vor allem beim MTT, berücksichtigt werden müssen. Das Training sollte den Heilungsprozess unterstützen, ohne die Hüfte übermäßig zu belasten.

7.2 Fallbeispiel Azetabulumfraktur

Birol Zeybeker, Christian Frank

Steckbrief Lea (25)

- Ärztliche Diagnose: Azetabulumfraktur nach Verkehrsunfall
- Verordnung: Analgesie, Verbesserung der Muskel- und Gelenkfunktion
- Beruf: Anwalt-Assistentin (eher sitzende Tätigkeit).

7.2.1 Ärztlicher Hintergrund

Azetabulumfrakturen sind eher selten, stellen aber aufgrund der Altersverteilung, der häufig schlechten Knochenqualität und aufgrund der Tatsache, dass mit der Hüftgelenkspfanne ein für das Gehen essenzieller Gelenkpartner betroffen ist, eine unter Umständen fatale Verletzung dar [1787]. Mit der zunehmenden Zahl an Beckenbrüchen haben sich gleichermaßen auch das Verständnis für die Fraktur, die Zugangsmorbidität und die Versorgungsqualität verbessert [1780][1795].

Epidemiologie

International werden 3–37 Verletzte pro 100 000 Menschen und Jahr angegeben. Der Altersgipfel liegt zwischen dem 60. und 80. Lebensjahr. Kommt die Verletzung in den ersten 70 Lebensjahren häufig durch Hochrasanztraumen zustande, entstehen die Brüche später, begünstigt durch Osteoporose, infolge von Niederenergietraumen. Etwa die Hälfte aller Hüftpfannenbrüche betreffen orthogeriatrische Patient*innen, mit einer weiteren Zunahme ist zu rechnen. Prädisponierende Faktoren sind Osteoporose, Stand- und Gangunsicherheit, Sturzneigung, rheumatoide Arthritis und Vitamin-D-Mangel in Kombination mit einer Sarkopenie. Die Behandlung der Fraktur wird in dieser Subpopulation nicht nur vom Ausmaß der knöchernen Verletzung bestimmt, sondern auch von der Knochenqualität und der Gebrechlichkeit [1766][1769][1780][1786][1787][1797].

Begleitverletzungen

Abhängig von der geflossenen Energie treten unterschiedlich gravierende Begleitverletzungen auf: ausgedehnte Weichteilschäden, Nervenschäden und Verletzungen der Beckenorgane und Baucheingeweide, Knorpelverletzungen sowohl an der Hüftpfanne als auch am Hüftkopf (z. B. Pipkin-Fraktur), Blutungskomplikationen und Entleerungsstörungen von Blase und Darm.

Diagnostik

Die initiale Diagnostik erfolgt in der Regel auf der Notfallstation, eventuell im Schockraum. Es wird nach äußerlichen Verletzungszeichen, Blutungen und indirekten Frakturzeichen gefahndet und neben einem konventionellen Röntgenbild auch ein CT eventuell als sog. Ganzkörper-CT mit Kontrastmittel angefertigt.

Klassifikation und Einschätzung der Verletzungsschwere

Alle Klassifikationen ermöglichen eine Beurteilung der Gelenkzerstörung, der Stabilität sowie eine Therapieentscheidung und orientieren sich an den anatomischen Gegebenheiten (▶ Abb. 7.26, ▶ Abb. 7.27). Man unterscheidet als relevante Strukturen den vorderen Pfeiler, die vordere Wand, den hinteren Pfeiler und die hintere Wand sowie die dünne vulnerable knöcherne Begrenzung in der Tiefe des Hüftgelenkes zum kleinen Becken (Lamina quadrilateralis).

Therapie

Die Therapie beginnt immer mit einer frühzeitigen und adäquaten analgetischen Behandlung, einer Thromboseprophylaxe, der Instillation eines Blasenkatheters und ggf. stuhlregulierenden Maßnahmen. Zur Ruhigstellung eignet sich eine Beinlagerungsschiene mit minimaler Hochlagerung. Diese dient auch der Dekubitusprophylaxe an der Ferse.

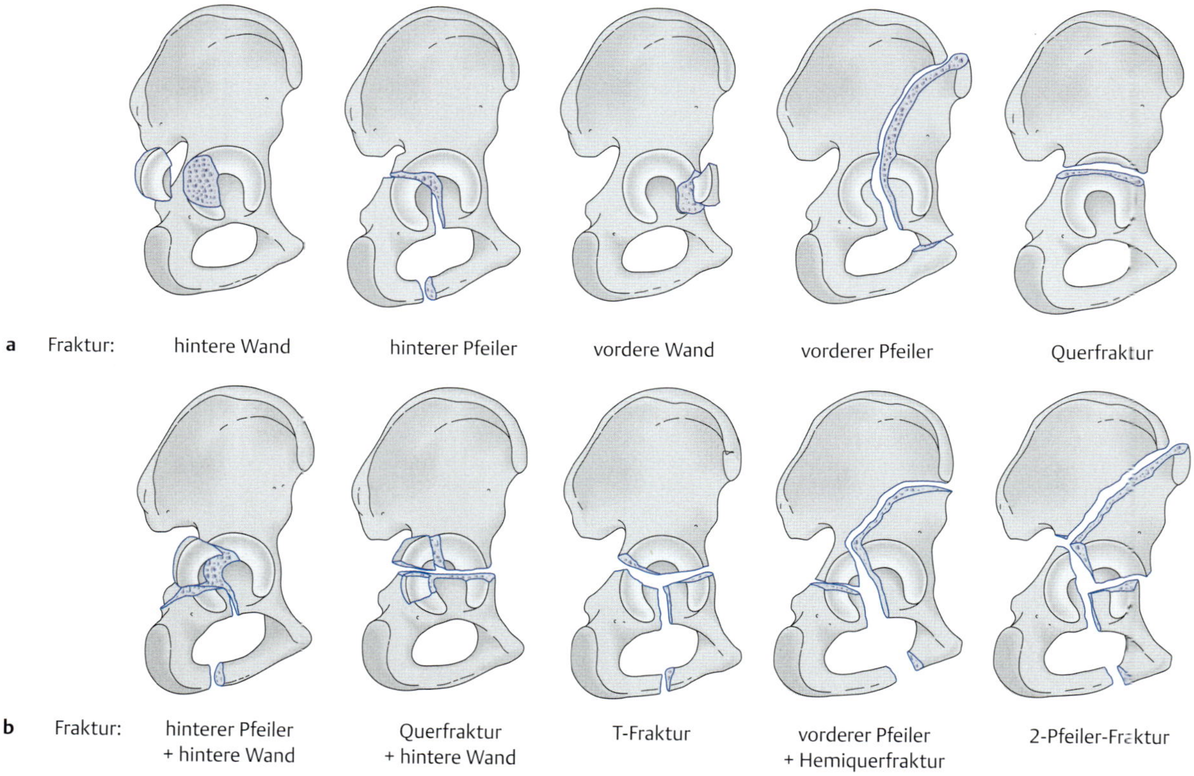

Abb. 7.26 Klassifikation der Azetabulumfrakturen nach Judet und Letournel. (Quelle: Grützner P, Hoffmann R, Rudert M, Hrsg. Referenz Orthopädie und Unfallchirurgie: Becken und Hüfte. 1. Auflage. Stuttgart: Thieme; 2023)
a Grundtypen.
b Kombinierte Typen.

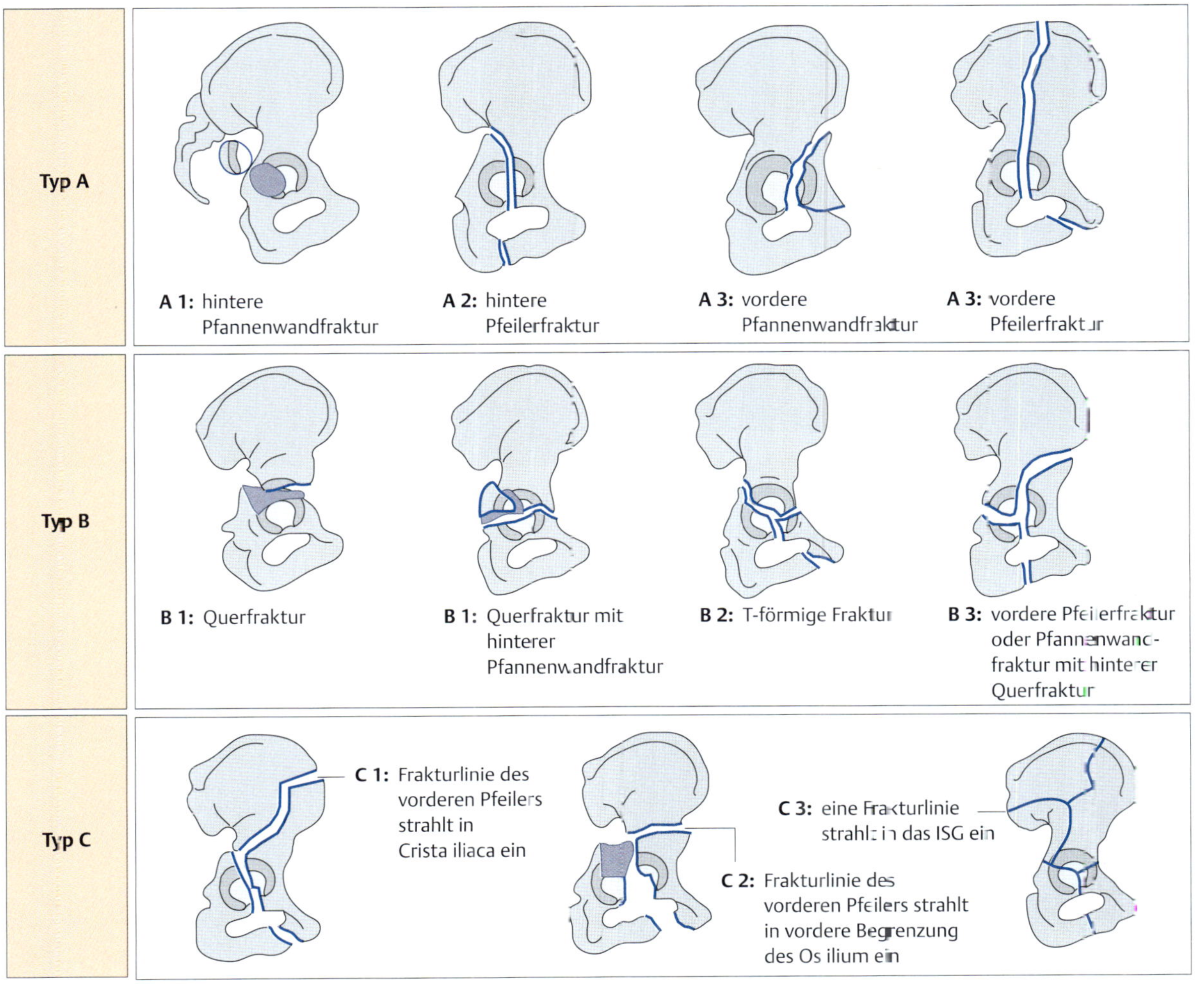

Abb. 7.27 Typen und Gruppen der Azetabulumfrakturen nach der AO-Einteilung (Arbeitsgemeinschaft für Osteosynthesefragen). (Quelle: Grützner P, Hoffmann R, Rudert M, Hrsg. Referenz Orthopädie und Unfallchirurgie: Becken und Hüfte. 1. Auflage. Stuttgart: Thieme; 2023)

In die Entscheidungsfindung fließen mögliche Sekundärkomplikationen bei konservativer Behandlung ein. Grundsätzlich geeignet für eine konservative Behandlung sind kaum dislozierte, stabile Brüche mit Gelenkstufen unter 1 mm ohne intraartikuläre Fragmente. Personen mit einem individuell hohen Operationsrisiko können auch bei größerer Dislokation konservativ behandelt werden. Kurzfristige Verlaufsbeurteilungen sind erforderlich, um ggf. auf einen operativen Ansatz umzusteigen. Generell ist anzumerken, dass die Entscheidungsfindung individuell ist. Die Entscheidung Operation versus konservative Therapie sollte durch einen erfahrenen Operateur begleitet werden, weil die Morbidität und Mortalität bei konservativem Vorgehen in der Literatur teilweise höher ist als bei einer Operation. Gerade Angehörige müssen wissen, was der Wunsch bedeuten kann, den Betroffenen eine Operation zu „ersparen". Gleichzeitig muss für die Entscheidungsfindung verständlich sein, welches Risiko eine Operation zwar hat, aber was man mittelfristig auch dadurch gewinnen kann.

Für eine Operation kommen dislozierte, instabile sowie konservativ anbehandelte Brüche bei sekundärer Dislokation nach Erstmobilisation und relativ unverschobene Brüche bei starken Schmerzen infrage. Bei hochbetagten Personen wird der Entscheidungsalgorithmus vom Operationsrisiko, der Mobilität oder Bettlägerigkeit, dem Grad der Osteoporose, der Stabilität der Fraktur und der allgemeinen Gebrechlichkeit bestimmt. Es kann auch vorkommen, dass aufgrund des Narkoseverlaufs präoperativ getroffene Entscheidungen intraoperativ angepasst werden müssen. Ideal ist die Behandlung in einem multidisziplinären Team aus Alterstraumatologie und Geriatrie. Aber die langwierigen konservativen Behandlungen erfordern von älteren Menschen Motivation und Compliance, sind schmerzhaft und bedingen häufig ein Voranschreiten der demenziellen Entwicklung, Delir und eine zunehmende Verschlechterung der allgemeinen Situation.

Verschiedene Zugänge oder minimalinvasive perkutane Schraubenstabilisationen kommen bei einer Operation infrage. Sofern die Hüftgelenkpfanne zwar gebrochen aber ausreichend stabil für eine Prothesenversorgung ist, sollte man diese lohnende Alternative bedenken. Bei sicherer Pfannenverankerung kann man über einen standardisierten Zugang mit sehr gutem Ergebnis eine Hüfttotalendoprothese implantieren, was für den Patienten oder die Patientin in der Nachbehandlung sicher einfacher ist [1766][1769][1786][1797].

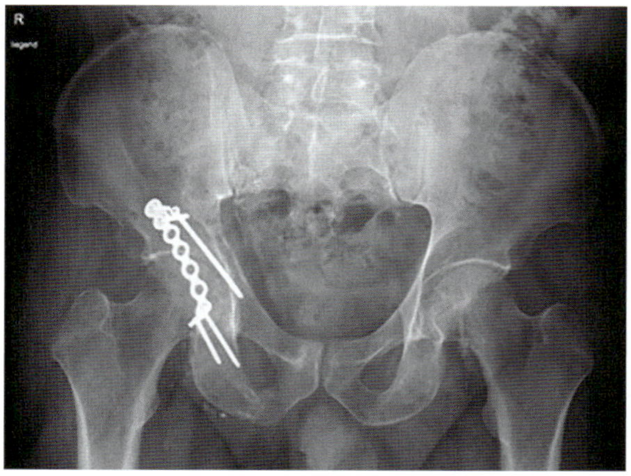

Abb. 7.28 Operativ versorgte Azetabulumfraktur bei einem 58-jährigen Mann mit dorsaler Pfeilerbeteiligung und zusätzlicher Fraktur des vorderen Pfeilers; dorsaler Zugang und zusätzliche Schraube von dorsal, um den vorderen Pfeiler bzw. die azetabulumnahe Schambeinastfraktur zu stabilisieren. (Quelle: Kantonspital Baselland, M. Asal)

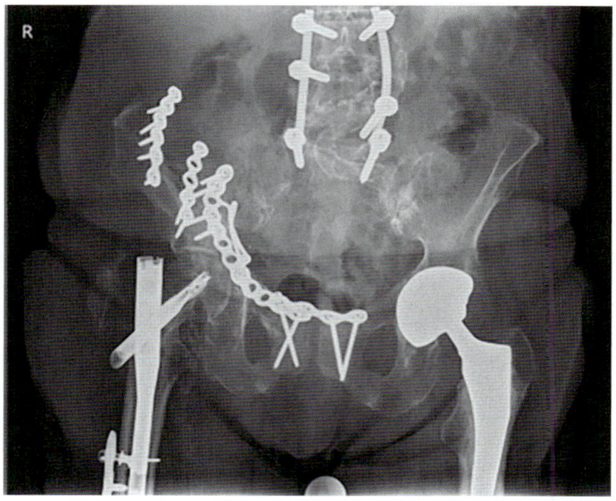

Abb. 7.29 74-jährige Patientin mit Osteoporose im Frakturstadium und komplexer Azetabulumfraktur, zusätzlicher Beckenschaufelfraktur und Schambeinastfrakturen; versorgt über Stoppa-Zugang und Beckenkammzugang mit insgesamt 4 Platten, davon 2 an der Symphyse überlappend. (Quelle: Kantonspital Baselland, M. Asal)

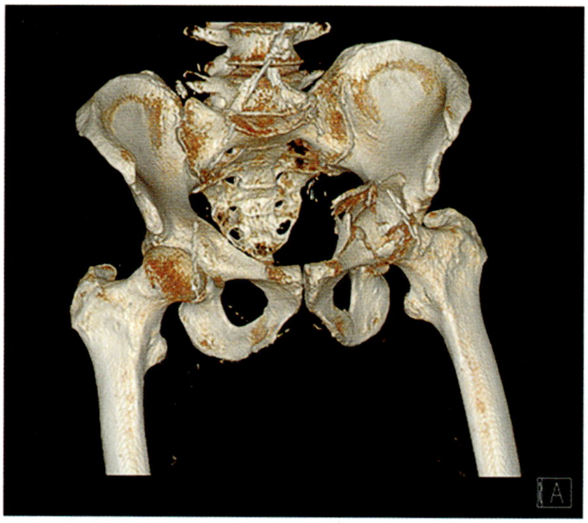

Abb. 7.30 73-jähriger Patient mit Azetabulumfraktur und Protrusion des Hüftkopfes Richtung kleines Becken in 3D-Rekonstruktion. (Quelle: Kantonspital Baselland, M. Asal)

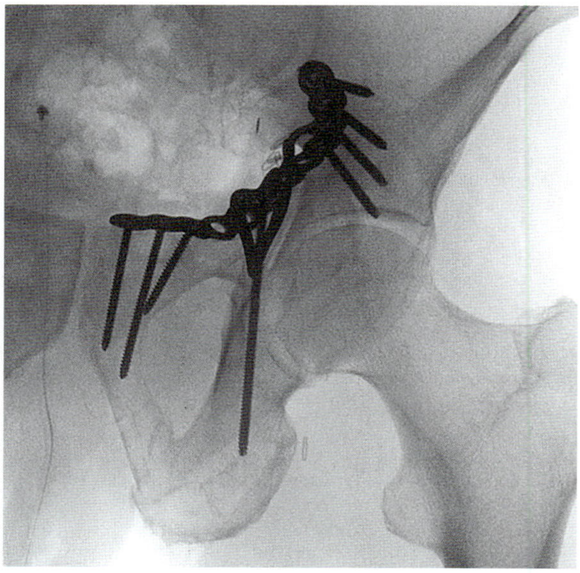

Abb. 7.31 Gleicher Patient versorgt mit Plattenosteosynthese über einen Stoppa-Zugang. (Quelle: Kantonspital Baselland, M. Asal)

Prognose und Nachbehandlung

Die Ergebnisse über alle Altersgruppen hinweg sind in der Regel gut bis sehr gut. Trotzdem gibt es bei den älteren Menschen durch schlechte Knochenqualität und durch den Allgemeinzustand gesetzte Grenzen das Risiko, das Paradigma der Alterstraumatologie einer schmerzadaptierte Vollbelastung mit nur einer Operation ("one shot surgery") nicht zu erreichen.

Außerdem sind die Folgen der unmittelbar beim Unfall gesetzten Schäden an Hüftkopf und Gelenkknorpel nicht immer primär zu erkennen und werden wie etwa im Falle einer Femurkopfnekrose erst mit der Zeit klinisch ersichtlich. Umso wichtiger sind Rückmeldungen eines problematischen Rehabilitationsverlaufes an den Operateur.

Die Nachbehandlung variiert dabei in Abhängigkeit von der Knochenqualität, der Compliance und des Frakturmusters. Bei älteren Menschen sollte wann immer möglich eine schmerzadaptierte Vollbelastung möglich sein, bei jungen wird bei besserer Compliance auf eine Teilbelastung abgezielt. Je nach Stabilität der operativen Versorgung (Osteoporose) und Beteiligung der hinteren Wand, können für einige Wochen Flexionsgrenzen sinnvoll sein. Problematisch sind Frakturen, bei denen es nicht gelingt, die Gelenkfläche anatomisch zu rekonstruieren. Dann sollte man ggf. die Osteosynthese direkt mit einer Prothesenversorgung kombinieren. Allerdings muss man abwägen, ob gerade gebrechliche Personen eine solche einseitige Kombinationsoperation verkraften.

Bis zur Frakturheilung vergehen 6–8 Wochen, Vollbelastung ist meist nach 3–4 Monaten möglich. Je nach Frakturmuster ist der Verlauf verzögert. Die Arbeitsfähigkeit wird häufig erst über eine Wiedereingliederung nach 4–6 Monaten erreicht. Allerdings wird eine relevante Anzahl der Patient*innen nicht mehr in der ursprünglichen Tätigkeit arbeitsfähig und muss auf angepasste Anforderungsprofile ausweichen. Auch Berentungen sind möglich. Bestimmt wird dieses Szenario von den individuellen Faktoren und vom Gesamtausmaß der Verletzung. Bei Komplikationen wie einer posttraumatischen Arthrose, einer Hüftkopfnekrose oder bei Knorpelläsionen und Gelenksinkongruenzen sind frühzeitige, weitere Eingriffe denkbar. Fast alle das Gelenk betreffenden Komplikationen sind mit einer Hüftprothese behandelbar. Gerade bei geriatrischen Patient*innen kann sich dieser zeitliche Korridor durch allgemeine Zustandsverschlechterung, Pneumonien, Harnwegsinfektionen, Delirien, demenzielle Entwicklung und Sekundärkomplikationen im Zusammenhang mit der Schmerztherapie (Obstipation bis zum Darmverschluss) oder Aspirationen verzögern. In diesem Subkollektiv erreichen einige Betroffene das ursprüngliche Mobilitätsniveau nicht mehr und verlieren an Eigenständigkeit, was prognostisch ungünstig ist [1766][1769][1770][1780][1795][1797].

7.2.2 Physiotherapeutische Anamnese

Azetabulumfraktur

Unter einer Azetabulumfraktur versteht man den Bruch der Hüftgelenkspfanne. Streng genommen gehört diese Verletzungsart zu den besonders schweren Beckenbrüchen. Entstehungsmechanismus ist meist ein indirektes Trauma, das durch Kraftübertragung über den Femur zu einer Verletzung der Hüftpfanne führt. Meistens wird diese Verletzung operativ mit Schrauben und Plattenosteosynthese versorgt [1784].

Die 25-jährige Lea kommt wegen bereits länger bestehender Schmerzen in die Physiotherapie. Ihre Hobbys sind Ausdauersport (Joggen) und Tennis. Manchmal trainiert sie auch mit ihrem Freund im Fitnessstudio. Am Anfang der Beschwerden stand ein schwerer Autounfall auf der Autobahn. Bei schlechten Witterungsverhältnissen fuhr sie frontal einem Kleintransporter auf, sodass ihr Fahrzeug unter diesem eingeklemmt wurde. Rettungssanitäter und Feuerwehr konnten die beiden Insassen nach langer Zeit und mit viel Mühe befreien. Sowohl Lea als auch ihr Freund waren schwer verletzt, aber ansprechbar. Noch an der Unfallstelle klagte sie über bewegungseinschränkende Schmerzen im unteren Rücken, Becken und rechten Oberschenkel. Außerdem verspürte sie ein schwer zu beschreibendes Taubheitsgefühl im gesamten rechten Bein. Jeder Versuch, das Bein zu bewegen, war unmöglich und sehr schmerzhaft. In der Notaufnahme wurde sie weiter untersucht. Der CT-Befund bestätigte den Verdacht auf eine Azetabulumfraktur (dorsaler Pfeiler) mit teilweiser Gelenkbeteiligung. Nach der Klassifikation von Judet und Letournel gehört diese eher zu den „einfachen Frakturformen" [1760]. Nach der operativen Versorgung der Frakturen und einer 4-wöchigen postoperativen Rehabilitation wurde Lea nach Hause und in die ambulante Betreuung entlassen.

Beim ersten Termin 6 Wochen nach dem Ereignis berichtet Lea über Rückenschmerzen, die sich zum Gesäß, zur Leiste und in das rechte Bein ausbreiteten. Diese Schmerzen dauern seit dem Unfall an. Zusätzlich klagt sie über ein „komisches Gefühl" unter der Ferse, das subjektiv in den letzten Tagen etwas prominenter geworden sei. Die allgemeinen Verspannungen im Nacken und Schultergürtel (▸ Abb. 7.32) führt sie auf das Gehen mit den Stöcken zurück, was sie als normale Überlastung interpretiert. Die anhaltenden Schmerzen im Rücken, in der Leiste und das eigenartige Gefühl in der Ferse bereiten ihr jedoch große Sorgen.

7

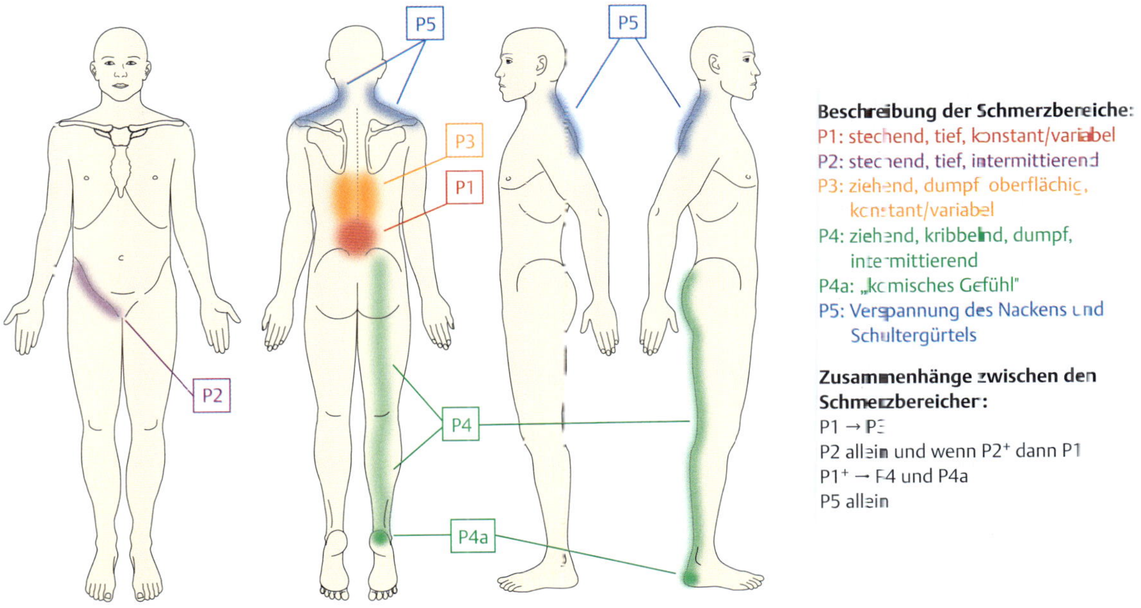

Abb. 7.32 Körpertabelle. 6 Wochen nach einer Azetabulumfraktur aufgrund eines Autounfalls berichtet die 25-jährige Lea über Schmerzen im Bein, der Leiste, dem unteren Rücken und dem Nacken.

Sie fügt hinzu, dass Freund*innen und Familie sie darauf aufmerksam gemacht hätten, dass Rückenschmerzen oft chronisch werden könnten, was ihr eine große Zukunftsangst bereitet. Um das Ausmaß dieser Angst zu erfassen, gebe ich ihr einen Fragebogen zur Erfassung der Angst vor Rückenschmerzen. Die Schmerzkatastrophisierungsskala (Pain-Catastrophizing-Scale, PCS) ist ein Selbstbeurteilungsfragebogen, der die Katastrophisierungstendenz der Patientin erfassen soll. Die PCS besteht aus 13 Items, die eine Reihe von Gedanken und Gefühlen enthalten, die man bei Schmerzen haben kann. Die Items sind in 3 Kategorien unterteilt (Grübeln, Vergrößerung und Hilflosigkeit). Jedes Item wird auf einer 5-stufigen Lickert-Skala bewertet (null = „überhaupt nicht" und 4 = „ständig"). Leas Gesamtwert betrug zu Beginn der Therapie 34/52 Punkte. Dies weist auf ein klinisch signifikantes Ausmaß an Schmerzkatastrophisierung hin [1793].

Da Schmerz in der Physiotherapie kein eindeutig sinnvoller Verlaufsparameter ist, möchte ich zur Beurteilung des Therapieverlaufs Assessments auf der Aktivitätsebene einsetzen. Daher bitte ich Lea, mir 5 der aus ihrer Sicht wichtigsten Einschränkungen im Alltag aufzulisten. Mithilfe der Patient-Specific Functional Scale (PSFS) ermittele ich folgende subjektiven Verlaufsparameter:

- Stehen > 15 min (5/10)
- Sitzen > 20 min (7/10)
- Drehen im Bett (4/10)
- Transfer in das oder aus dem Bett (7/10)
- Socken/Hose anziehen (6/10)

Die PSFS ist ein selbstberichteter, patientenspezifischer Maßstab zur Bewertung funktioneller Veränderungen, vor allem bei Patient*innen mit muskuloskelettalen Beschwerden. Zur Identifizierung der Aktivitäten werden sie gebeten, den aktuellen Schwierigkeitsgrad der jeweiligen Aktivität auf einer 11-stufigen Skala (0–10) zu bewerten [1771][1792].

Spezifische Fragen

Nach der Anamnese kann ich Leas aktuelles Beschwerdebild der Unfallgeschichte zuordnen. Es bleibt jedoch zu klären, ob die Rückenschmerzen und die Ausstrahlung in das rechte Bein radikulär bedingt sind. Eine Cauda-equina-Symptomatik ist durch die Anamnese ausgeschlossen (keine Reithosensymptomatik, keine Urin- oder Stuhlinkontinenz). Aufgrund der Schmerzen beim Umdrehen im Bett plane ich im Rahmen der Untersuchung kurzfristig ein Screening auf strukturelle Ursachen (Klopftest). Die Leistenschmerzen hängen möglicherweise mit einer „weichen Leiste" zusammen, weshalb neben der physiotherapeutischen Standarduntersuchung auch der HNP-Test (Husten-Niesen-Pressen) und das Valsalva-Manöver durchgeführt werden. Eine Verschlimmerung der Leistenschmerzen durch diese Provokationen wird als positiver Befund gewertet.

Erwartungen der Patientin und Auftragsklärung

Leas Erwartungen an die Physiotherapie lauten: „Ich möchte wieder zu meinem Alltag (Beruf und Hobbys) zurückkehren. Dazu sollten die Schmerzen verschwinden." Außerdem wünscht sie sich von mir als Physiotherapeuten, dass ich mir Zeit nehmen solle, um ihr die Ursachen ihrer Schmerzen zu erklären. Sie glaubt, dass sie nur so einen Beitrag zu ihrem Verschwinden leisten könne. Das scheint mir eine realistische Erwartung zu sein.

Clinical Reasoning nach Anamnese

Aufgrund der aktuell erhobenen Informationen geht die erste Hypothese in Richtung einer mechanischen Störung der LWS oder der Hüfte. Ob weitere periphere nozizeptive (ischämische) oder periphere neurogene Mechanismen vorliegen [1765], kann aufgrund der Diagnose und der von Lea beschriebenen Beziehung zwischen den Symptombereichen vermutet werden. Die Ausstrahlung in das rechte Bein ist nicht dermatomspezifisch, was auch an eine myofasziale Komponente denken lässt (referred pain patterns). Dennoch kann die Ausstrahlung ins rechte Bein neurologisch bedingt sein. Dies sollte als Vorsichtsmaßnahme bei der körperlichen Untersuchung berücksichtigt werden. Die in der Anamnese erwähnte Angst vor einer Chronifizierung ist eine mögliche Yellow Flag (v. a. „beliefs") [1788]. Die persönliche Bereitschaft, aktiv etwas gegen die Schmerzen zu unternehmen, ist prognostisch positiv. Weitere Hinweise zur Vorsicht bei der Untersuchung sind die Schmerzintensität (severity), die Irritierbarkeit des Schmerzes bei symptomauslösenden Bewegungen und die subjektive Einschränkung bei den ADLs im PSFS.

7.2.3 Physiotherapeutische Untersuchung

Die Ausgangsparameter der Untersuchung (6 Wochen nach dem Trauma) sind in ▶ Tab. 7.12 wiedergegeben.

Clinical Reasoning (Arbeitshypothese)

Am Ende der Befundaufnahme sieht es für mich so aus, dass die Beschwerden in der rechten Hüfte (inguinal) alle Beschwerdebereiche beeinflussen. Nach dem DOHA-Agreement (2023) können Leistenschmerzen verschiedene Ursachen haben. Bei Lea kommen vor allem das Hüftgelenk (Unfall), die Adduktoren und der M. iliopsoas ursächlich infrage [1767].

Die Schutzspannung (Apprehension) bei der zentralen (ZPA) und unilateralen (UPA) posterior-anterioren Untersuchung deutet auf ein mögliches strukturelles Problem der unteren LWS hin [1768]. Die allgemeine Einschränkung der Hüftbeweglichkeit muss nicht rein mechanisch bedingt sein. Die positiven Befunde beim Straight Leg Raise, Slumped Knee Bend und beim Slump-Test lassen mich an eine Mechanosensitivität des Nervensystems denken [1791]. Ich interpretiere diese Komponenten als symptomunterstützende Faktoren.

7.2.4 Physiotherapeutische Maßnahmen und Ablauf

Der Therapieverlauf in diesem Fallbeispiel teilt sich in 2 Phasen. In der ersten Phase liegt der Schwerpunkt auf der Optimierung der Belastungsaufnahme in der Standbeinphase (Vollbelastung erlaubt) und der allgemeinen Analgesie. Da Lea in der Reha gute Erfahrungen mit dem Bewegungsbad gemacht hat, wurde parallel dazu auch trocken therapiert.

Hier wird nur die Trockentherapie dokumentiert. In der zweiten Phase wird dann der sportspezifische Aufbau besprochen.

Tab. 7.12 Ausgangsparameter der Untersuchung beim Fallbeispiel „Azetabulumfraktur“ (6 Wochen nach dem Trauma; P = Schmerzbereiche in ▶ Abb. 7.32).

Verlaufsparameter	Beschreibung
Gangbild	• schmerzbedingter 3-Punkte-Gang, sicher und selbstständig mobil • leichtes Duchenne-Zeichen rechts • Zehen und Fersengang möglich • allgemeine Entlastungstendenz in der Standbeinphase rechts • Vollbelastung erlaubt
Inspektion	• keine eindeutigen Befunde erkennbar • lumbal eher hyperlordotisch • Körperschwerpunkt eher nach links verschoben; bei Korrekturversuch leichte panische Reaktion aus Angst vor Reaktion in P2 und P4
Neurologie	• Sensibilität: keine Ausfälle (Light Touch, Pinprick, Wärme/Kälte) • Motorik: keine Ausfälle (zögerliche Rekrutierung des M. Iliopsoas rechts) • Reflexe: ASR rechts minimal reduziert, sonst normal
Neurodynamik	• SLR rechts: positiv 45 cm (Malleolus medialis – Liege) P4 (strukturelle Differenzierung Kopf → führt zu keiner Veränderung) • SKB rechts: positiv 10° Hüftgelenk; Flexion P2 (strukturelle Differenzierung Kopf → keine Veränderung) • Slump rechts: positiv 30° Flexion im Kniegelenk löst P4 und P4a aus (strukturelle Differenzierung Kopf → HWS-Flexion führt zur Linderung der Symptome)
HNP und Valsalva-Manöver	negativ; keine Verschlechterung der Beschwerden
Aktive Beweglichkeit	
LWS	• aktiver ROM der LWS zögerlich aber ohne Einschränkung; die Extension löst End of Range P4 aus • Quadranten-Test rechts positiv: Reaktion in P1 und teilweise P4 (glutäal)
HG	• rechts: keine Einschränkungen • links: Flexion 60° löst P2 aus
Passive Beweglichkeit	
LWS	• PPIVMs: allgemein steif, keine Schmerzen • PAIVMs: ZPA L4 und L5 mit Schutzspasmus (S) und Reaktion in P1 • unilateraler PA L4 und L5 → S und P1 (rechts > links)
HG	• Flexion/Extension: 90/0/0 → End of Range P2 • Ab u. Adduktion: 30/0/10, keine Schmerzen • Innen- u. Außenrotation: 20/0/35 → Innenrotation P2 • Innen- u. Außenrotation in 90° Flexion: 20/0/35 → Innenrotation P2 • Flexion/Adduktion: → sofort P2

ASR = Achillessehnenreflex, SLR = straight leg raise, SKB = slumped knee bend, KG = Kniegelenk, HNP = Husten/Niesen/Pressen, PPIVMs = passive physical intervertebral movement, PAIVMs = passive accessory intervertebral movement, ZPA = zentral posterior-anterior, UPA = unilateral posterior-anterior, S = Schutzspasmus.

Phase 1: Analgesie und Wiederherstellung der körperlichen Basis

1. Therapiesitzung (4 Tage nach Entlassung aus der Rehaklinik)

In der Anamnese äußert Lea das Bedürfnis, mehr über ihre aktuelle Situation zu erfahren. Dies würde es ihr ermöglichen, aktiv an der Rehabilitation teilzunehmen. Patientinnen und Patienten können besser mit ihrer Problematik umgehen, wenn sie über ihre Befunde und mögliche Folgen aufgeklärt werden [1777][1778][1779]. Aus diesen Gründen entscheide ich mich, mit einer ausführlichen Aufklärung über die Befunde als erste Maßnahme zu beginnen. Nach der Aufklärung und der gemeinsamen Festlegung des Vorgehens mache ich dann mit der aktiv assistierten Mobilisation der rechten Hüfte nach dem Mulligan-Konzept weiter. MWM (Mobilization with Movement) hat sich bereits in verschiedenen Publikationen als effektive Maßnahme zur Verbesserung von Schmerz und Mobilität erwiesen (▶ Abb. 7.33) [1753][1785]. Zusätzlich wird Lea bei dieser Art der Mobilisation aktiv

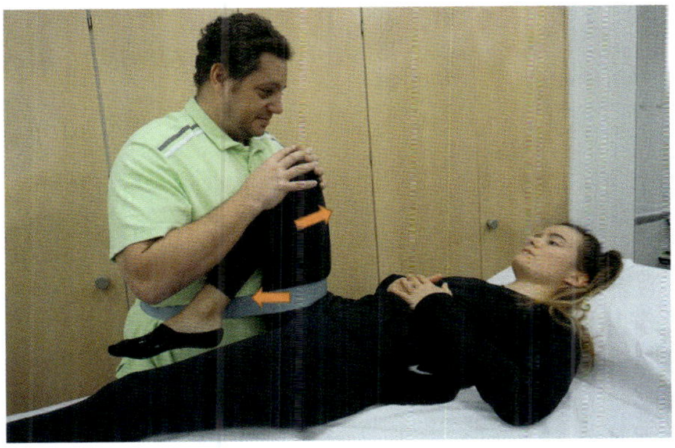

Abb. 7.33 Mobilization with Movement (Mulligan). Aktive Mobilisation des Hüftgelenks mit gehaltener laterokaudaler Traktion (Gurt). (Quelle: Bethesda Spital AG)

miteinbezogen und kann die Grenzen (ROM und Dosierung) selbst mitbestimmen. Dies sollte ihr neben der Verbesserung der Mechanik ein zusätzliches Gefühl von Kontrolle und Selbstwirksamkeit in der Therapie vermitteln.

Retest

Nach der Behandlung sind die Schmerzen (subjektiv) insgesamt besser: P1 Numeric Rating Scale (NRS) 2/10, P2 NRS 2/10, P3 NRS 3/10 und P4/4a im Status quo (iSq). (Halb-)objektiv ist die aktive Flexion der Hüfte 90°, die Flexion-Adduktion iSq. aber weniger schmerzhaft (NRS 2/10), die Abduktion iSq. Die SKB löst P2 nur in der Nullstellung aus. Die Gewichtsübernahme in der Standbeinphase erfolgt nun unter minimalen Schmerzen, sowohl inguinal als auch lumbal (NRS 2/10).

Die Sitzung wird nach der Instruktion einer Heimübung (home exercice program, HEP) zur selbständigen MWM beendet (▶ Abb. 7.34).

Clinical Reasoning nach der 1. Sitzung

Die rasche Verbesserung der Beweglichkeit des Hüftgelenks und die Schmerzlinderung stützen meine Hypothese, dass die Hüfte als Hauptursache der Problematik erscheint. Die Beteiligung von myofaszialen und neurogenen Komponenten in den verschiedenen Schmerzbereichen muss weiter abgeklärt werden. Das myofasziale Screening habe ich für die nächste Therapiesitzung vorgesehen.

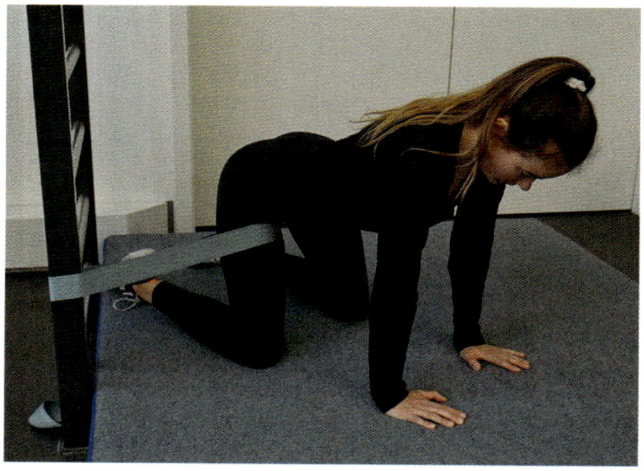

Abb. 7.34 Mobilization with Movement (Mulligan) als Heimprogramm. (Quelle: Bethesda Spital AG)

2. Therapiesitzung (10 Tage nach der 1. Intervention)

Zu Beginn der zweiten Sitzung möchte ich zunächst wissen, wie Lea die Zeit nach der ersten Intervention erlebt hat und wie sie sich jetzt fühlt. Sie berichtet, dass nach der letzten Intervention die Leistenschmerzen für 2–3 Tage deutlich besser waren (diese schwankten zwischen NRS 0/10 und 2/10) und sie die Hüfte etwas leichter bewegen konnte. Die Rückenschmerzen seien wie nach der ersten Behandlung konstant geblieben. Die Ausstrahlung in das rechte Bein habe im Verlauf wieder etwas zugenommen (NRS 4/10). Trotzdem seien das Umdrehen im Bett, der Transfer ins und aus dem Bett, das Sitzen und Gehen aktuell nicht mehr so problematisch bzw. schmerzauslösend wie zu Beginn.

Clinical Reasoning (Arbeitshypothese für die 2. Behandlung)

Die deutliche Schmerzreduktion über 2–3 Tage nach der manuellen Mobilisation interpretiere ich als Hinweis darauf, dass die mechanische Komponente der rechten Hüfte als Nozigenerator für Leas Beschwerden eine wichtige Rolle spielt. Dennoch möchte ich einerseits die myofasziale und andererseits die neurale Komponente als zusätzlichen unterhaltenden Faktor nicht aus den Augen verlieren. Ausgehend von der Überlegung, dass die Muskulatur als Schnittstelle für neurale Strukturen dient, beginne ich mit der Suche nach myofaszialen Triggerpunkten (mTrP). Nicht nur nach meiner klinischen Erfahrung sind mTrP im M. adductor longus sehr häufig für Leistenprobleme verantwortlich [1764]. Darüber hinaus können Leistenschmerzen laut Doha-Agreement (2023) auch durch eine Dysfunktion des M. iliopsoas hervorgerufen werden, der zusätzlich als unterhaltender Faktor für lumbale Schmerzen (Referred Pain) fungieren kann [1767]. Aus diesem Grund beschließe ich, als zweite Maßnahme ein Screening der Adduktoren und des Iliopsoas durchzuführen.

Die weiterführenden Parameter der Befundaufnahme (etwa 8 Wochen nach dem Trauma) sind in ▶ Tab. 7.13 zusammengefasst.

Da Lea bei der Palpation des M. adductor longus ihre Leistenschmerzen wiedererkennt, beginne ich hier mit der myofaszialen Behandlung. Dabei wende ich zunächst die Techniken II und III an. Darunter versteht man die manuelle Aufdehnung der Triggerpunktregion und die manuelle Dehnung der Faszien [1764].

Tab. 7.13 Weiterführende Parameter der Befundaufnahme beim Fallbeispiel „Azetabulumfraktur" (etwa 8 Wochen nach dem Trauma).

Verlaufsparameter	Beschreibung
Muskellänge	• Verkürzungen: Mm. iliopsoas, rectus femoris, Hamstrings rechts
Muskelkraft	• Kraft: aktive Insuffizienz Mm. iliopsoas et glutaei (medius und minimus) rechts
Palpation	Screening nach mTrP (Schmerzprovokation und „pain recognition"): • M. adductor longus und pectineus (P2) • M. quadratus lumborum (P1 + P2) beidseits • M. iliopsoas rechts (P2 + P3) • M. glutaeus maximus rechts (P4, Oberschenkel) • M. soleus rechts (P4, Unterschenkel, und P4a)

P1–4a = Schmerzbereiche von Lea (▶ Abb. 7.32)

Retest

Nach der myofaszialen Behandlung haben sich die Schmerzen (subjektiv) weiter gebessert:

- P1 NRS 1–2/10
- P2 NRS 0/10
- P3 iSq.
- P4/4a iSq.

(Halb-)objektiv beträgt die aktive Flexion der Hüfte 100°, die Flexion-Adduktion ist weicher und weniger schmerzhaft (NRS 1/10), die Abduktion ist frei. Ich informiere Lea darüber, dass nach einer mTrP-Behandlung Nachwirkungen in Form von Druckempfindlichkeit, Blutergüssen oder Muskelkater auftreten können. Sie soll beobachten, wie sich die Situation in den nächsten 2 Tagen entwickelt. Außerdem ermutige ich sie, mit dem MWM HEP weiterzumachen.

Clinical Reasoning nach der 2. Behandlung

Die weitere Verbesserung der Beweglichkeit des Hüftgelenks und die Linderung der Schmerzen bestätigen meine Hypothese, dass die Hüfte als Hauptursache der Problematik weiter untersucht werden sollte. Offen blieben die Fragen nach der strukturellen Problematik der LWS und der neuralen Beteiligung (v. a. N. ischiadicus) bei der Ausstrahlung in das rechte Bein (P4) und dem Taubheitsgefühl an der Ferse (P4a). Das Screening dieser beiden Komponenten nehme ich mir für die folgenden beiden Therapiesitzungen vor.

3. Therapiesitzung (6 Tage nach der 2. Sitzung)

Auch diesmal frage ich Lea nach dem Verlauf der letzten Woche in Bezug auf Schmerzen und Beeinträchtigungen im Alltag. Sie gibt an, jetzt bis zu einer Stunde sitzen zu können. Auch das Anziehen von Socken und Schuhen bereite ihr keine Schwierigkeiten mehr, ebenso wenig der Transfer ins und aus dem Bett. Eine gewisse Steifigkeit (etwa 10 min) nach dem Aufstehen sei aber noch vorhanden. Etwas ernüchtert berichtet sie weiter, dass die Leistenschmerzen (NRS 4/10) nach 3 Tagen wieder aufgetreten seien.

Clinical Reasoning (Arbeitshypothese für die 3. Behandlung)

Die Tatsache, dass sich Leas Leistenschmerzen nach den bisher durchgeführten Behandlungen nur vorübergehend gebessert haben und nach kurzer Zeit wieder auf das Ausgangsniveau zurückgekehrt sind, interpretiere ich als Zeichen dafür, dass es irgendwo einen primär dominanteren unterhaltenden Faktor geben musste. Mögliche Quellen sind die LWS, die Neurodynamik und weiter das myofasziale System.

Die anfänglich positive Reaktion auf die mTrP-Behandlung veranlasst mich, diesen Weg für einen Termin zu verfolgen. Nach dem „Pain Guide“ für Leistenschmerzen [1764] kommen als primär unterhaltende Triggerpunkte der M. iliopsoas und der M. quadratus lumborum infrage. Trotzdem möchte ich zu diesem Zeitpunkt die LWS nicht direkt aus dem Spiel nehmen. Deshalb entscheide ich mich, die o. a. Muskeln unter die Lupe zu nehmen und trotzdem die PAIVMs (ZPA und UPA) der ersten Behandlung als zusätzlichen Verlaufsparameter erneut durchzuführen. Davon verspreche ich mir jetzt, einen möglichen zusätzlichen Effekt der mTrP-Behandlung auf die Rückenschmerzen beurteilen zu können.

Bei der Wiederholung der segmentalen Untersuchung sind die ZPA (Grad IV +) an L 4 und L 5 noch leicht schmerzhaft (NRS 2/10). Bei der Provokation ist jedoch kein Schutzreflex mehr vorhanden. Die unilaterale PA (Grad IV) an L5 rechts ist iSq., d. h. immer noch schmerzhaft im P1. Nach der segmentalen Untersuchung der LWS folgt ein weiteres myofasziales Screening des M. iliopsoas und des M. quadratus lumborum. Beide Muskeln sind bei der manuellen Provokation schmerzhaft und reproduzieren abwechselnd die bekannten LWS- und Leistenschmerzen (P1 bzw. P2). Ich beginne mit der manuellen Behandlung des M. iliopsoas.

Retest

Nach der manuellen mTrP-Behandlung des M. iliopsoas ist die Hüfte praktisch frei beweglich (Flexion 130°) und die LWS-Schmerzen sind zurückgegangen (NRS 1/10). Die UPA-Provokation an L 5 rechts verursacht immer noch die bekannten lokalen Schmerzen (NRS 2–3/10).

Da Lea bisher sehr gut auf die manuelle mTrP-Behandlung angesprochen hat, frage ich sie, ob sie bereit ist, das Dry Needling (DN) am M. quadratus lumborum auszuprobieren. Nach einer gründlichen Aufklärung stimmt sie der Behandlung zu. Ich lege sie auf die linke Seite und lasse sie das rechte Bein durchstrecken. Dadurch wird der M. quadratus lumborum in Vordehnung gebracht. Nachdem ich mit Lea die „Spielregeln“ beim Dry Needling besprochen habe, beginne ich mit der Behandlung. Schon nach dem ersten Stich kommt es zu mehreren Zuckungen (twitches) des Muskels. Am Ende der Behandlung führe ich eine Technik III zur allgemeinen Beruhigung des Bereichs durch. Nach der Behandlung empfindet Lea ihren Rücken als entspannter, auch wenn er sich etwas geschunden anfühle. Ich weise sie nochmals auf mögliche Reaktionen hin. Ich mache meine Nachuntersuchung der Verlaufsparameter und verabschiede sie.

Retest

Nach der DN-Behandlung des M. quadratus lumborum bleibt die Hüfte praktisch frei beweglich (Flexion 130°). Die LWS-Schmerzen sind noch minimal. Es gibt jedoch noch ein lokales Druckgefühl. Die UPA-Provokation bei L 5 rechts verursacht nur minimale lokale Schmerzen (NRS 1–2/10).

Clinical Reasoning nach der 3. Behandlung

Die weitere Verbesserung der Hüftbeweglichkeit und die Linderung der Schmerzen, sowohl lumbal als auch inguinal, bestätigen meine Hypothese, dass die myofasziale Überlastung eine sehr wichtige Rolle bei Leas Beschwerden spielt. Zu diesem Zeitpunkt ist die neurale Beteiligung (N. ischiadicus) mit Ausstrahlung in das rechte Bein noch offen. Zusätzlich können die Restbeschwerden der unteren LWS auf eine segmentale Dysfunktion L 5/S 1 rechts hinweisen. Dies will ich im Laufe der Therapie noch einmal genauer untersuchen.

4. Therapiesitzung (9 Tage nach der 3. Behandlung)

Zu Beginn der nächsten Sitzung berichtet Lea, dass nach der letzten Behandlung sowohl die Rückenschmerzen (P3) als auch die Leistenschmerzen auf ein Minimum zurückgegangen sind (NRS 1–2/10). Auch die Ausstrahlung ins Bein habe sich etwas gebessert. Die Schmerzen seien nicht mehr ständig, sondern träten nur noch nach längerem Autofahren (> 40 min) auf. Die Symptome im Bein seien aber nach ca. 10 Minuten Pause, Lagewechsel oder etwas Bewegung wieder erträglich. Aus diesem Grund entscheide ich mich gegen eine erneute LWS-Untersuchung und für eine erneute Prüfung der neurologischen Komponente.

Der neurologische Befund ist im Vergleich zur ersten Sitzung negativ. Die ASR sind seitengleich auslösbar, ebenso die normale Rekrutierung des M. iliopsoas. Die neurodynamische Untersuchung zeigt einen positiven SLR (50 cm) und einen positiven Slump (rechts) bei 30° Kniebeugung mit Reproduktion der bekannten Schmerzen (P4 und P4a). Aufgrund der Lokalisation der Schmerzen an der Ferse (P4a) führe ich einen angepassten SLR-Test durch, um den N. tibialis rechts zu provozieren. Der Test war positiv (37 cm). Dank dieser Anpassung kann ich die von Lea bekannten Schmerzen in der Ferse deutlich reproduzieren. Die strukturelle Differenzierung mittels Hüftgelenks (+ Adduktion und Innenrotation: Verstärkung; + Abduktion und Außenrotation: Linderung) ermöglicht eine Veränderung der Symptome. Die Quantifizierung der SLR-Tests erfolgt durch die Messung des Abstands (in cm) zwischen dem Malleolus medialis und der Behandlungsliege [1782].

Clinical Reasoning (Arbeitshypothese für die 4. Behandlung)

Aufgrund dieser Befunde wähle ich eine neurodynamische Behandlung nach Shacklock [1791]. In der klinischen Neurodynamik geht man davon aus, dass mögliche Veränderungen der Druck- und Spannungsverhältnisse im Nervensystem zu einer veränderten Durchblutung [1772][1774][1783], zur Entzündung und damit zur Mechanosens tivität führen [1758][1759][1794]. So ist es möglich, dass trotz einer Besserung der lumbalen Schmerzen die Symptome im Bein (in diesem Fall in der Ferse) bestehen bleiben. Dies ist wahrscheinlich auf efferente Prozesse zurückzuführen (z. B. neurogene Entzündung). Diese Behandlung kann in Form einer manuellen Behandlung der Schnittstelle oder direkt des Nervensystems (Sliders oder Tensioners) erfolgen [1790].

Aufgrund dieser Überlegung konzentriere ich meine Behandlung auf die „Autobahn“, die der N. ischiadicus von zentral nach peripher nimmt. Bei der Palpation am Gesäß (M. glutaeus maximus und M. piriformis) kann ich die Symptome am Ober- und Unterschenkel (P4) teilweise reproduzieren. Da der M. piriformis (Interface) ein Entrapment des N. ischiadicus auslösen kann, führe ich nach erneuter Rücksprache mit Lea eine DN-Behandlung dieses Muskels durch. Während der Behandlung lassen sich Zuckungen (twitches) auslösen, was ich als positives Zeichen für eine erfolgreiche Behandlung interpretiere. Anschließend wende ich Technik III an, um das Gewebe zu beruhigen und eventuelle „Verklebungen“ zu lösen.

Retest nach DN-Anwendung

SLR (Standardtest) bei 85 cm; angewandter Test (Betonung auf N. tibialis) bei 75 cm. Slump: positiv bei Knieflexion 20°.

Aufgrund der schnellen Verbesserung der aktuellen Situation beschließe ich, einen Schritt weiter in der neurodynamischen Behandlung zu gehen. Ich erläutere Lea eine Slider-Mobilisation in der Slump-Position. Die Mobilisation sollte mit gegenläufigen Kopf- und Kniebewegungen (Flexion/Extension) durchgeführt werden. Ziel dieser Mobilisation ist es, die Gleitfähigkeit des Nervensystems zu verbessern, ohne die neurale Spannung zu erhöhen. Lea sollte dieses Gleiten anfangs 2-mal täglich 10-mal wiederholen. Vor und nach der Übung solle sie den Slump-Test durchführen, um ein erstes Gefühl dafür zu bekommen, ob die Mobilisation die Symptome verbessert oder irritiert. Bei einer Zunahme der Beschwerden (P4 und P4a) soll sie den Slider nicht mehr durchführen. Zusätzlich informiere ich sie darüber, dass die Reaktion auf den DN diesmal etwas intensiver ausfallen kann (wegen der vielen „Zuckungen“). In diesem Fall soll sie während der ersten 3 Tage keine Übungen machen und die Muskulatur mit Wärme oder Kälte etwas beruhigen. Ich überlasse ihr die Wahl zwischen den beiden Maßnahmen, je nachdem, was für sie die beste schmerzlindernde Wirkung hat.

Retest nach Slider

SLR (Standardtest) bei 90° Hüftflexion; angewandter Test (Betonung N. tibialis) bei 100 cm; Slump 20° Knieflexion.

Clinical Reasoning nach der 4. Behandlung

Am Ende der 4. Behandlung muss ich mir eingestehen, dass die neurodynamische Komponente ein weiterer, deutlich unterhaltender Faktor in Leas Beschwerdebild ist. Ich habe das trotz anfänglicher Hinweise in der Anamnese und bei der physiotherapeutischen Untersuchung vor der Erstbehandlung stark unterschätzt.

Hingegen wurden die Schmerzintensität (severity) und die starken Einschränkungen im Alltag überschätzt, sodass ich die Problematik von Lea als deutlich irritierbar einschätzte. Aus diesem Grund kam für mich eine neurodynamische Behandlung nach den Empfehlungen von Shacklock (2006) zunächst nicht infrage [1791]. Aufgrund des bisherigen Verlaufs war ich der Meinung, dass sich der Beginn der Behandlung am Hüftgelenk bewährt hatte.

5. Therapiesitzung (5 Tage nach dem 4. Eingriff)

Zur 5. Therapiesitzung habe ich Lea etwas früher bestellt, da mich die Wirkung der neurodynamischen Behandlung sehr interessiert. Sie berichtet mir, dass die Schmerzen (glutäal) nach der letzten Behandlung für etwa 2 Tage sehr intensiv gewesen sind. Sie bedankt sich für die Vorwarnung. Am ersten Tag habe das Kühlen geholfen, danach sei Wärme deutlich hilfreicher gewesen. Bei der aktuellen Auswertung der patientenspezifischen Funktionsskala (PSFS; ▶ Tab. 7.14) erzählt Lea, dass sie jetzt schon eine Stunde Auto fahren kann, bevor das „komische Gefühl“ auftritt. Sie muss deswegen jedoch nicht mehr anhalten. Schon ein kurzes Ausschütteln des Beines genüge und die Symptome würden sofort verschwinden. Das Kribbeln in der Ferse trete nur noch sporadisch auf, aber dank des HEP könne sie es ganz gut in den Griff bekommen.

Tab. 7.14 Auswertung der patientenspezifischen Funktionsskala (PSFS) beim Fallbeispiel Azetabulumfraktur.

ITEMS	Score Beginn	Score nach 4 Therapien
PSFS-Stehen	5/10	2/10
PSFS-Sitzen	7/10	0/10
PSFS-Drehen im Bett	4/10	0/10
PSFS-Transfer ins/aus dem Bett	7/10	0/10
PSFS-Socken/Hosen anziehen	6/10	1/10

Was sie im Moment noch etwas behindere, sei der lokale Druck im rechten unteren Rücken. Dieser tue nicht weh, sondern behindere sie in ihren Bewegungen. Sie beschreibt dieses Gefühl als Erinnerung des Körpers, dass etwas noch nicht „richtig" ist.

Clinical Reasoning (Arbeitshypothese für die 5. Behandlung)

Aufgrund der Aussage von Lea und der darin versteckten Bitte, den Rücken noch einmal zu untersuchen, wende ich mich wieder dem lumbosakralen Übergang zu.

Da die Schmerzintensität und die Irritierbarkeit der Beschwerden nicht mehr so hoch waren, entschied ich mich diesmal zusätzlich die Tests mit Überdruck in EOR durchzuführen. Durch diese ergänzende Maßnahme erhoffte ich mir, eine definitive Aussage über die Beteiligung der LWS an Leas Problematik treffen zu können. Trotzdem wollte ich mit der neurodynamischen Behandlung fortfahren, da diese einen großen Effekt auf die Beschwerden hatte. Lea war im Moment so positiv eingestellt. Aus diesem Grund entschied ich mich, neben den normalen Verlaufsparametern auch die PCS wieder ausfüllen zu lassen. Damit wollte ich sehen, ob sich die Katastrophisierungstendenz in den letzten Wochen verändert hatte.

Die PCS-Ergebnisse seit Therapiebeginn sind in ▶ Tab. 7.15 zusammengefasst.

Die erneute LWS-Untersuchung ergibt eine lokale segmentale Dysfunktion in Höhe L 5/S 1 rechts. Definitionsgemäß ist eine segmentale Dysfunktion durch eine Bewegungseinschränkung, eine lokale Irritationsantwort und eine positive Provokation gekennzeichnet. Der oben erwähnte Druck kann sowohl mit dem Quadranten-Test (+Überdruck) rechts als auch mit dem UPA (Grad IV+) auf der gleichen Facette ausgelöst werden. Zusätzlich ist eine lokale muskuläre Irritationszone des M. multifidus rechts tastbar. Diese 3 Komponenten wiesen auf eine Konvergenzstörung der rechten Facette L5/S1 hin [1755][1756]. Da sich die nozizeptive Reflexantwort als gerichtet erweist [1755], entscheide ich mich für eine Mobilisation mit Impuls (MMI) dieses Segments (▶ Abb. 7.35).

Der „gerichtete Bewegungsschmerz" oder die „gerichtete Dysfunktion" bedeutet eine Reaktion im Rahmen einer gezielten funktionellen Untersuchung, bei der verschiedene Bewegungsrichtungen frei sind [1754][1755][1756][1757] – in diesem Fall Flexion, Rotation und Lateralflexion links. Provozierend ist die Extension, Rotation und Lateralflexion rechts.

Retest

Nach der MMI ist der Quadranten-Test rechts negativ (keine Provokation), UPA L 5/S 1 (Grad IV ++) keine Provokation. Bei der Palpation des M. multifidus in Höhe der Facette L 5/S 1 ist keine Irritation ertastbar; Straight-Leg-Raise (Standard-Test) 70°; der angewandte SLR-Test (Betonung N. tibialis) bei 100 cm (Abstand Malleolus medialis und Liege).

Nach der manuellen Behandlung und den positiven Befundergebnissen möchte ich die neurodynamische Behandlung weiterführen und in die Progression gehen, weshalb ich eine Interface-Behandlung (M. piriformis) unter neuraler Vorspannung durchführe. Als Verlaufsparameter wähle ich beide SLR-Varianten und den Slump.

Tab. 7.15 PCS-Ergebnisse seit Therapiebeginn beim Fallbeispiel Azetabulumfraktur.

ITEMS	Score zu Beginn	Score nach 5 Therapien
PCS – Grübeln (Rumination)	11/16	3/16
PCS – Vergrößerung	9/12	1/12
PCS – Hilfslosigkeit	14/24	1/24
PCS – Gesamt-Score	**34/52**	**5/52**

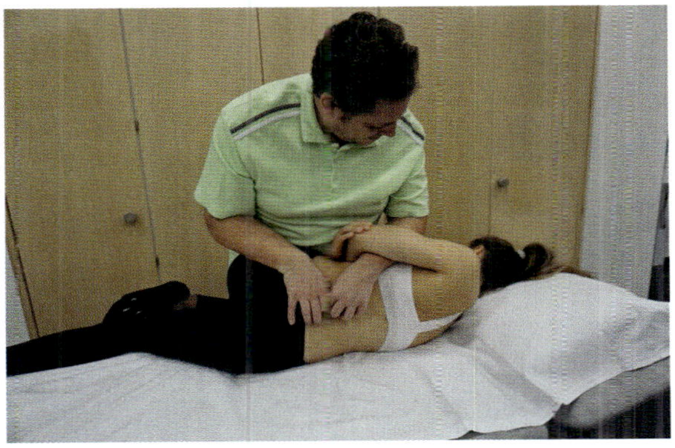

Abb. 7.35 Zugmanipulation rotatorisch Ilium/Dornfortsatz (Hochtisch, frontaler Stand). Segment L 5/S 1 rechts. (Quelle: Bethesda Spital AG)

Retest

Nach der mTrP- Behandlung unter neuraler Vorspannung beträgt der SLR (Standard-Test) 80°. Der angewandte SLR-Test (Betonung N. tibialis) bei 100 cm (Abstand Malleolus medialis und Liege); Slump 10° Knieflexion. Subjektiv spürt Lea ein leichtes Ziehen (NRS 1–2/10) in Unterschenkel und Ferse.

Aufgrund des Retest-Ergebnisses animiere ich Lea dazu die mTrP-Behandlung mit dem Lacrosse-Ball in ihren HEP aufzunehmen. Sie solle diese Übung 3-mal täglich für 15–20 s durchführen (▶ Abb. 7.36).

Clinical Reasoning nach der 5. Behandlung

Nach der 5. Behandlung wird die Problematik für mich immer deutlicher. Trotzdem bleibt abzuwarten, welche Komponente tatsächlich als primäre Ursache der Beschwerden infrage kommt. Der Autounfall, die Operation und die postoperative Ruhigstellung sind sicher für den Beginn der Problematik verantwortlich. Die subjektive Angst vor einer Chronifizierung war anfänglich gewiss hinderlich und führte dazu, dass ich die Problematik falsch einschätzte.

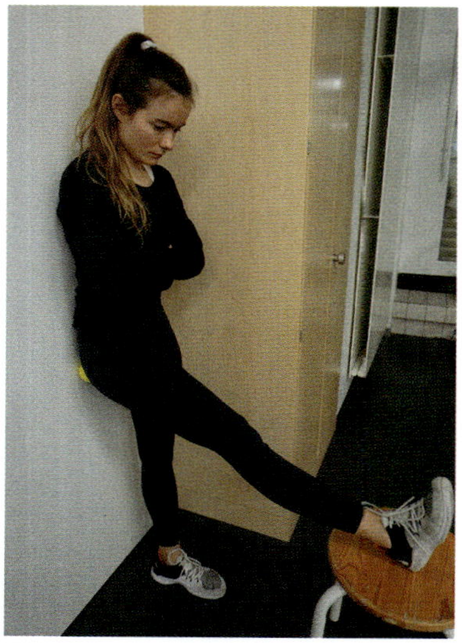

Abb. 7.36 Interface-Behandlung in neuraler Vorspannung mit dem Lacrosse-Ball (Heimprogramm). (Quelle: Bethesda Spital AG)

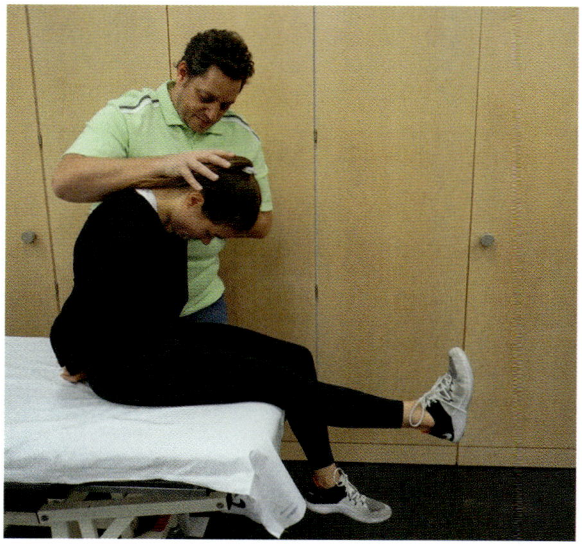

Abb. 7.37 Tensioner in Slump-Position (Therapie und Heimprogramm) mit fixiertem Kopf und Oberkörper sowie Knieflexion und -extension. Der Fuß ist dorsalextendiert. (Quelle: Bethesda Spital AG)

6. Therapiesitzung (15 Tage nach der 5. Sitzung)

Zu Beginn der 6. Sitzung berichtete Lea, dass sie sich endlich wieder „freier" bewegen könne. Der lästige Druck im Rücken sei nach der Manipulation dauerhaft verschwunden. Aktuell spüre sie nur noch ein leichtes Ziehen im hinteren Oberschenkel (NRS 1–2/10). Alle anderen Beschwerden seien minimal oder gar nicht mehr vorhanden. Aufgrund dieser Aussage entscheide ich mich, bei der Neurodynamik zu bleiben. Der nächste Schritt in der Progression dieser Behandlungsform sind die Tensioner. Da Lea nach der Interface-Behandlung mit NVS und Sliders so gut reagiert, wähle ich diesen Schritt. Die Slump-Position ist dafür sehr gut geeignet (▶ Abb. 7.37).

Retest

Nach den Sliders und Tensioners beträgt die Hüftflexion beim SLR (Standardtest) 90°. Der angewendete SLR-Test (Schwerpunkt N. tibialis) zeigt 100 cm; Slump 10° Kniebeugung. Subjektiv empfindet Lea ein leichtes Ziehen im Oberschenkel (NRS 0–1/10).

Am Ende der Behandlung instruiere ich Lea darin, die Slider- und Tensioner-Bewegungen abwechselnd täglich für 45 s bei 15 Wiederholungen durchzuführen. Diese Variante soll die früheren Sliders im HEP ersetzen.

Clinical Reasoning nach der 5. Behandlung

Der bisherige Therapieverlauf ist sehr positiv. Deshalb sehe ich den Übergang in die 2. Phase erreicht. Zur Erinnerung: Neben der oben beschriebenen Trockentherapie erhielt Lea zusätzlich eine Therapie im Bewegungsbad. Der Schwerpunkt dieser Behandlung lag vor allem auf der Optimierung der intermuskulären Koordination und des Gleichgewichts. Die verschiedenen Übungen in den unterschiedlichen Tiefen des Schwimmbeckens, mit und ohne Hilfsmittel, sollten ihr Vertrauen in ihren Körper stärken und zur Vorbereitung auf das anschließende Training dienen.

Phase 2: sportartspezifisches Aufbautraining

Um den Aufbau gezielt auf Leas Bedürfnisse abzustimmen, überlege ich, welche Grundvoraussetzungen im Tennis notwendig sind. Im Folgenden sind meine Überlegungen zusammengefasst.

Sportartanalyse Tennis

Die sportliche Leistung im Tennis kommt durch die komplexe Synthese vieler Einflussfaktoren zustande. Dazu gehören u. a. der Spielertyp, das Geschlecht, der Belag sowie die physische als auch die psychische Kondition. Das Zusammenspiel dieser Komponenten kann sich positiv (ergänzend, kompensierend) oder negativ (überlagernd, sich gegenseitig störend) auf die Leistung auswirken. Betrachtet man den konditionellen Leistungsbereich im Tennis, so sind Schnelligkeit und (aerobe) Ausdauer sicherlich die wichtigsten Faktoren [1762]. Diese beiden Einheiten gelten daher auch als wichtige leistungslimitierende Faktoren im Tennis [1901]. Dennoch sollte der Leistungsbereich Kraft aufgrund der hohen Anforderungen an die Athletik nicht unterschätzt werden [1901].

Der Tennissport zeichnet sich durch eine azyklische Ganzkörperbeanspruchung mit Intervallbelastungen unterschiedlicher Intensität aus. Tennisspieler*innen befinden sich vorwiegend in einer extensiven Belastungsphase. Diese kann schnell in eine teilweise intensive Phase übergehen [1761][1763]. Mit den heutigen Belägen können höhere Ballgeschwindigkeiten erreicht werden, was eine erhöhte Anforderung an die Athletik stellt. Aus diesem Grund müssen die Trainingsmethoden an das neue metabolische Profil angepasst werden [1773]. Die Energiebereitstellung im Tennis erfolgt vorwiegend anaerob-alaktazid über die energiereichen Phosphate Adenosintriphosphat (ATP) und Kreatinphosphat (KP) sowie aerob über den Abbau von Kohlenhydraten und Fetten [1762][1789]. Der anaerob-laktazide Stoffwechselweg wird im Vergleich zum anaerob-alaktaziden und aeroben Stoffwechselweg relativ wenig genutzt [1762][1763].

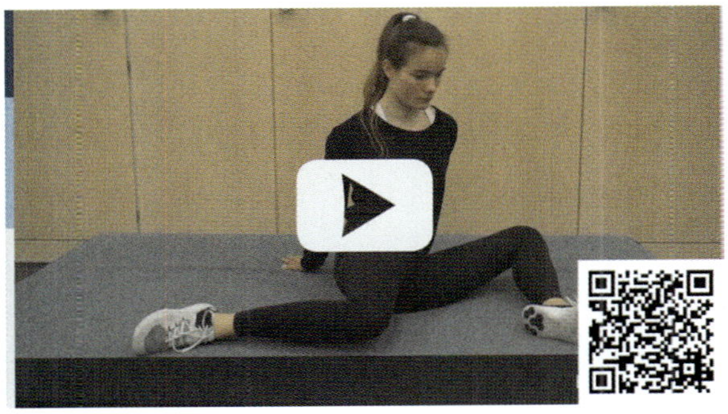

Video 7.6 Auswahl der möglichen Übungen. (Quelle: Bethesda Spital AG - Zentrum Therapie und Training, B. Zeybeker)

Um all diesen Punkten gerecht zu werden und die Voraussetzungen dafür zu schaffen, setze ich nach Rücksprache mit Lea verschiedene Schwerpunkte. Das ▸ Video 7.6 bietet eine kleine Auswahl der möglichen Übungen, die als Beispiel für die genannten Schwerpunkte dienten.

Mobility Flow: Steigerung der Beweglichkeit

Ziel von Mobility Flow ist es, die Beweglichkeit der Hüftgelenke zu optimieren, damit Lea alle Anforderungen ihres Sports ohne Ausweichbewegungen oder Kompensationen bewältigen kann.

Dynamic Flow: Verbesserung der lokalen, regionalen Stabilität und Koordination

Dynamic Flow basiert auf dem Konzept der „Rückenkarten" [1752]. Da Lea bereits eine gute Basis an lokaler Stabilität mitbringt, können wir die Karten 1–4 in kurzer Zeit (2 Wochen) bearbeiten. Auch im Bereich der regionalen Stabilität (Karten 5–9) sind ihre Fortschritte bemerkenswert, weshalb der Trainingsbereich der Gesamtstabilität (Karten 10–12) im Power Flow weitergeführt wird. Wir übertragen den Erfolg der Stabilitätsübungen in eine dynamischere Variante mit Übungen an der Koordinationsleiter. Voraussetzung: Der Rücken sollte weiterhin primär statisch stabilisiert werden.

Power Flow: Verbesserung der Gesamtstabilität und Beweglichkeit sowie der Schnelligkeit

Im Power Flow liegt der Schwerpunkt der Rehabilitation auf der Weiterführung des Trainings mit den Rückenkarten und der Förderung der Schnelligkeit.

Zu Beginn der neuen Phase steht die totale Stabilisation (Karten 10–12) auf dem Programm. Beispiele für Übungen dieser Stufe sind: Basic Squat, High Dead Lift, Good Mornings, Back Extension usw. Diese Übungen wurden sowohl „balanced" als auch „imbalanced" durchgeführt.

Während dieser Aufbaustufe klagt Lea vorübergehend über eine leichte Zunahme der Beschwerden an der rechten Hüfte. Nach genauerem Nachfragen stellt sich jedoch heraus, dass es sich nicht um Schmerzen, sondern eher um Muskelkater handelte. Ich erkläre ihr, dass Muskelkater ein normaler Prozess bei der Muskelregeneration ist [1796]. Sie soll während des Reparaturprozesses ohne Angst weiter trainieren, sich aber auf andere Übungen konzentrieren, damit die Muskulatur den physiologischen Prozess durchlaufen kann. Zusätzlich darf sie Übungen aus dem Mobility Flow durchführen, die als ergänzende Maßnahme zur subjektiven Spannungsreduktion gedacht sind. Nach meiner persönlichen Erfahrung helfen diese Übungen dabei, dass die Betroffenen besser mit dem Muskelkater umgehen (self efficacy).

Im weiteren Aufbau kommen die Karten 13–15 (total movement) zum Einsatz. Damit soll Lea sowohl die konzentrische als auch die exzentrische Aktivität der Flexoren und Extensoren mit zusätzlicher Rotationsbewegung trainieren, wodurch die Zusammenarbeit des lokalen, globalen monoartikulären und globalen multiartikulären Systems gefördert wird. Neben den Übungen an der Langhantel wird auch das Lauf-, Sprung- und Wurf-ABC vermittelt.

Laut der Sportartanalyse ist im Tennis ein gewisses Maß an Beweglichkeit erforderlich. Aus technischer Sicht ist „Agility" schwer zu definieren [1799]. Verstegen et al. (2001) definieren diese körperliche Fertigkeit als Fähigkeit, bei der die Spieler*innen als Reaktion auf ein aufgabenrelevantes Signal verlangsamen, die Richtung ändern oder beschleunigen können [1798]. Zu diesem Zweck setze ich Y-Runs, T-Runs usw. unter geschützten Bedingungen ein (Gymnastikraum im Krankenhaus). Danach erfolgt der Transfer auf den Tennisplatz.

Abschluss

Die Fallpräsentation von Lea war sehr spannend und herausfordernd. Der Reflexionsprozess während der gesamten Rehabilitation hat mich im Nachhinein sehr fasziniert. Die starken Schmerzen und Einschränkungen zu Beginn der Therapie, Leas persönliche Zukunftsängste ließen mich zunächst vorsichtiger an die Problematik herangehen. Persönlich denke ich, dass der Einsatz des PCS zur Abklärung der Katastrophisierungstendenz und die regelmäßige Aufklärung über die Befunde sowie alle Therapieschritte dazu beigetragen haben, dass sie kontinuierliche Fortschritte machen konnte. Dieser fortwährende Austausch hat dazu beigetragen, dass Lea und ich ein gegenseitiges Vertrauen aufbauen konnten.

Der Fall zeigt gut, dass ein differenziertes und evidenzbasiertes Clinical Reasoning eine wichtige und notwendige Grundlage für unsere physiotherapeutische Arbeit ist.

7.2.5 Zusammengefasst

Die Inzidenz von Azetabulumfrakturen ist in den USA und Westeuropa über die Jahre relativ stabil geblieben. Mit 37 Hüftfrakturen pro 100 000 Einwohner und Jahr sind sie im klinischen Alltag bei jüngeren Patient*innen nicht häufig, und nur 10% betreffen die Hüftpfanne [1776]. Die Epidemiologie dieser Frakturform ist in den USA und Europa gut untersucht und zeigt eine vergleichbare bimodale Altersverteilung, d. h. die Fraktur tritt vor allem in 2 Altersklassen auf:

- bei jungen Patient*innen nach hochenergetischer Krafteinwirkung
- bei älteren Patient*innen durch auch niederenergetische osteoporotische Frakturen [1784].

Allerdings ist diese Frakturart in den Industrieländern rückläufig. Diese Einschätzung gilt für die jüngeren Patient*innen. Bedauerlicherweise ist die Azetabulumfraktur bei Betagten und Hochbetagten statistisch auf dem Vormarsch. Die physiotherapeutischen Möglichkeiten sind in diesem Subkollektiv sicher begrenzter, auch weil die Knochenqualität die Belastbarkeit der Versorgung einschränken kann. Dieser insgesamt erfreuliche Umstand führt jedoch auf der anderen Seite dazu, dass nur noch wenige Patient*innen heterogene Verletzungen erleiden und angemessene prospektive Studien zu diesen Verletzungsarten schwierig werden [1775].

7.3 Fallbeispiel Schenkelhalsfraktur

Florian A. Frank, Christof J. Hunkeler, Natascha Magnusson

Steckbrief Frieda (70)

- Ärztliche Diagnose: Osteosynthese mittels intramedullärem Nagel bei Schenkelhalsfraktur
- Verordnung: ärztliche Verordnung zur Physiotherapie
- Beruf und Hobbys: berentet; spazieren und wandern

7.3.1 Ärztlicher Hintergrund

Die Fraktur des Übergangs vom proximalen Femur zum Hüftkopf wird als Schenkelhalsfraktur bezeichnet. Diese Verletzung führt unbehandelt zu einer massiven Einschränkung der Mobilität (häufig Bettlägerigkeit) und somit zu einer Reduktion der Lebensqualität und sollte in der Regel operativ versorgt werden.

Der Schenkelhals weist gegenüber dem Femurschaft einen Winkel von 130° und eine Antetorsion von 10° auf. Die Blutversorgung des Hüftkopfs erfolgt primär über die A. circumflexa femoris medialis, welche über den dorsokranialen Anteil des Schenkelhalses einstrahlt. Diese Gefäßversorgung ist insbesondere bei dislozierten Frakturen mitbetroffen.

Im Jahr 2022 war der Schenkelhalsbruch die häufigste Fraktur bei Menschen über 80 Jahren mit insgesamt 10 444 Betroffenen (Inzidenz 116/100 000) in der Schweiz, knapp vor der pertrochantären Femurfraktur (97/100 000). Besonders gefährdet sind Frauen im hohen Lebensalter [1801][1802].

Ätiologie

Der klassische Mechanismus, der im Alter zur Fraktur führt, ist der Sturz aus Stand- oder Sitzhöhe auf den Trochanter major. Die typischen Risikofaktoren Osteoporose, Hormonmangel und Mangelernährung bei zusätzlich erhöhter Sturzneigung korrelieren mit dem höheren Alter.

Bei jüngeren Menschen (< 45 Jahre) ist das Hochenergietrauma mit axialer Stauchung der häufigste Grund, wobei dann Begleitverletzungen an Extremitäten, Körperhöhlen und am Achsenskelett auftreten können.

Die Vorbeugung dieser Verletzung basiert grundsätzlich auf 2 Hauptsäulen: Neben der Sturzprophylaxe mit Vermeidung von Immobilisation, regelmäßiger körperlicher Aktivität und Therapie von Grunderkrankungen mit Sturzpotenzial, ist die Behandlung der Osteoporose und die Optimierung der Ernährung wichtig.

Symptome

Die Betroffenen präsentieren sich mit starken, immobilisierenden Schmerzen im Hüftbereich. In einigen wenigen Fällen weisen sie kaum Symptome auf, insbesondere bei wenig dislozierten, impaktierten Frakturen. Bei grober Dislokation zeigt sich das typische Bild des verkürzten, abduzierten und außenrotierten Beines.

Diagnostik

In der Regel lässt sich die Diagnose anhand der klinischen Untersuchung und einer konventionellen axialen Röntgenaufnahme des Beckens und der Hüfte stellen (▶ Abb. 7.38). Bei wenig dislozierten oder sehr arthrotischen Situationen ist gelegentlich ein ergänzendes CT oder sogar ein MRT notwendig, um die Diagnose zu sichern.

Die geläufigsten Frakturklassifikationen von Garden und Pauwels beschreiben einen zunehmenden Schweregrad der Fraktur und ein erhöhtes Risiko für eine Dislokation bzw. Femurkopfnekrose und bewerten die Fraktur im a. p.-Röntgenbild (▶ Tab. 7.16).

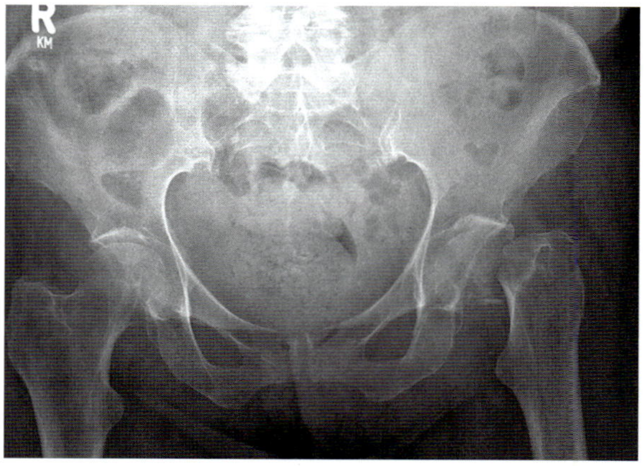

Abb. 7.38 Dislozierte Schenkelhalsfraktur links, Garden Typ III und Pauwels Typ II. (Quelle: Ruchholtz S, Bücking B, Schulz R, Hrsg. Alterstraumatologie. 1. Auflage. Stuttgart: Thieme; 2016)

Tab. 7.16 Klassifikation der Schenkelhalsfraktur nach Garden und Pauwels.

Frakturtyp	Garden	Pauwels
Typ I	inkomplette Fraktur, valgus impaktiert	< 30° von der Horizontalachse
Typ II	undislozierte, komplette Horizontalfraktur	30°–50° von der Horizontalachse
Typ III	komplette Fraktur, teildisloziert	> 50° von der Horizontalachse
Typ IV	komplette Fraktur, volldisloziert	–

Therapie

Grundsätzlich ist die Schenkelhalsfraktur eine Domäne der operativen Therapie. Nur in sehr seltenen Fällen kann bei unverschobenen und valgisch impaktierten Frakturen ein konservatives Vorgehen mit Teilbelastung gewählt werden, etwa wenn das Operationsrisiko zu hoch ist oder die Person eine Operation ausdrücklich ablehnt. Es ist allerdings mit einer sekundären Dislokation in rund 30 % der Fälle zu rechnen.

Bei jungen Patienten und Patientinnen wird grundsätzlich die Osteosynthese angestrebt (Verschraubung oder Femoral Neck System, FNS; die dynamische Hüftschraube, DHS, kommt in unseren Breiten nur noch selten zum Einsatz). Nur im Falle einer massiven Dislokation oder bei vorbestehender Arthrose ist eine Totalprothese indiziert (▶ Abb. 7.39).

Die Grenze für eine primäre endoprothetische Versorgung ist fließend und hängt mit dem Alter, der Mobilität und der Gesundheit der Person sowie mit der Dislokation der Fraktur zusammen. Häufig wird eine Grenze bei einem Lebensalter um die 65 Jahre gezogen.

Grundsätzlich eignen sich dabei die aktiveren und gesünderen Menschen eher für eine Totalprothese und Personen mit einem geringeren Anspruch und absehbarer Lebenserwartung eher für die Femurkopfprothese.

Bei der Femurkopfprothese ist die Operationstechnik einfacher und das Luxationsrisiko deutlich geringer. Andererseits haben die so Operierten ein erhöhtes Abnutzungsrisiko des azetabulären Knorpels und Knochens (▶ Abb. 7.40).

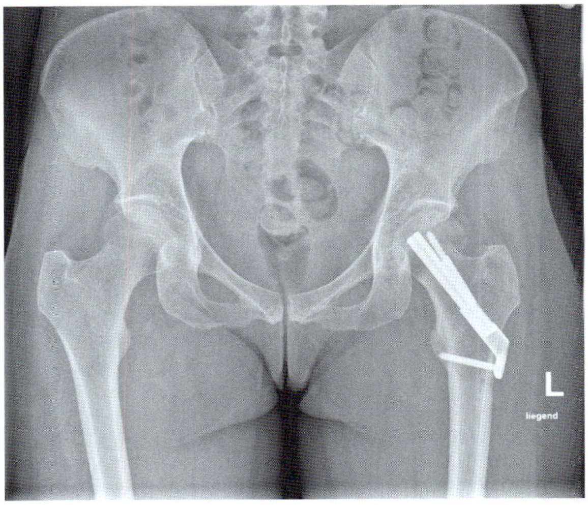

Abb. 7.39 Femoral Neck System (FNS) links. (Quelle: Faust L, Keppler A M, Schöneberg C et al. Proximale Femurfrakturen. Osteologie 2024; 33 (04): 236 - 242)

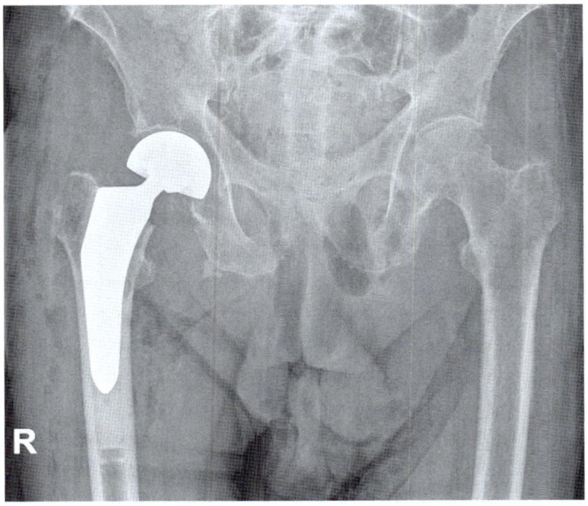

Abb. 7.40 Zementierte Femurkopfprothese rechts: postoperative Röntgenkontrolle. (Quelle: Faust L, Keppler A M, Schöneberg C et al. Proximale Femurfrakturen. Osteologie 2024; 33(04): 236 - 242)

Nachbehandlung

Während junge Menschen nach einer Osteosynthese in der Regel für 6 Wochen eine Teilbelastung von 15 kg einhalten sollen, strebt man bei Älteren die frühe Mobilisation mit Vollbelastung an. Eine Teilbelastung kann in dieser Gruppe häufig nicht umgesetzt werden und führt eher zur fehlenden Mobilisation, Gangunsicherheit und einem erhöhten Sturzrisiko.

Der Kraftaufbau der gelenkübergreifenden, stabilisierenden Muskulatur (Hüftabduktoren, M. psoas) ist ein wichtiger Faktor, um das postoperative Outcome nach Schenkelhalsfraktur günstig zu beeinflussen. Häufig ist daher eine (akutgeriatrische) Rehabilitation im Anschluss an die Akutbehandlung geplant.

Prognose

Die 1-Jahresmortalität liegt bei 25–30 %, wobei eine bessere Mobilität vor dem Trauma mit einer geringeren Sterberate assoziiert ist. Die frühzeitige operative Versorgung reduziert die Morbidität und Mortalität.

Hüftkopferhaltende Verfahren zeigen sich gegenüber dem konservativen Vorgehen hinsichtlich der Frakturheilung (93 % bzw. 69 %) und dem Auftreten einer Femurkopfnekrose überlegen (7,7 % bzw. 10,3 %) [1803].

7.3.2 Physiotherapeutische Einleitung

Die physiotherapeutische Behandlung im häuslichen Umfeld erfordert eine umfassende und individuelle Herangehensweise, die sowohl die medizinischen als auch die persönlichen Bedürfnisse der Betroffenen berücksichtigt. In diesem Kapitel stehen die Wiederherstellung der vollen Funktionsfähigkeit unter Vollbelastung sowie das Sturztraining bei einer 70-jährigen Patientin im Fokus, die aufgrund von Kreislaufproblemen gestürzt ist. Diese Aspekte sind besonders relevant, da sie die Grundlage für die Wiedererlangung ihrer Unabhängigkeit und Lebensqualität bilden.

Anamnese

Die 70-jährige Frieda ist vital und aktiv. Nach einem Sturz in ihrem Eigenheim erlitt sie eine nicht dislozierte Schenkelhalsfraktur auf der linken Seite. Der Sturz wurde durch eine unerwartete Kreislaufschwäche ausgelöst, die in direktem Zusammenhang mit ihren vorbestehenden Herzproblemen steht. Die kardiale Vorgeschichte ist entscheidend für eine maßgeschneiderte Planung und Durchführung ihrer Physiotherapie.

Vor dem Unfall führte Frieda ein physisch aktives Leben. Sie ging regelmäßig mit ihrem Hund spazieren, oft bis zu 3 Kilometer, und das in einem zügigen Tempo und ohne Hilfsmittel. Diese Spaziergänge unternahm sie meist allein oder gelegentlich mit ihrem Ehemann. Zusätzlich verbrachte sie viel Zeit in ihrem Garten und nahm an Wanderungen mit einer lokalen Gruppe teil. Diese Aktivitäten sind nicht nur für ihre körperliche Gesundheit, sondern auch für ihr soziales Wohlbefinden von größerer Bedeutung.

Obwohl Frieda eine aktive Lebensführung pflegt, wurde bei ihr eine primäre Sarkopenie diagnostiziert. Bei körperlich aktiven Senioren ist der Muskelschwund im Alltag oft nicht direkt spürbar, was das frühzeitige Erkennen erschwert. Die Diagnose der Sarkopenie (Kap. Seniorenalter, Kap. Altersassoziierte mobilitätseinschränkende Erkrankungen) ist von besonderer Bedeutung, da sie die Mobilität und die Belastungsfähigkeit des betroffenen Beins beeinträchtigt.

> ✔ **Merke**
>
> Bei primärer Sarkopenie handelt es sich um Muskelschwund, der ausschließlich auf altersbedingte Veränderungen zurückgeführt wird und nicht reversibel ist. Gut trainierte ältere Menschen bemerken im normalen Alltag den Muskelabbau allerdings kaum. Erst ein zusätzliches Auftreten von weiteren chronischen Krankheiten, bewegungsarmes Verhalten, körperliche Inaktivität und Mangelernährung verstärkt die Ausprägung des Muskelschwunds (sekundäre Sarkopenie) [1805].

Nach dem Sturz und der daraus resultierenden Schenkelhalsfraktur hat sich Friedas Aktivitätsniveau deutlich verringert. Sie ist derzeit nicht in der Lage, längere Strecken zu gehen oder im Garten zu arbeiten. Ihre Teilnahme an Gruppenaktivitäten ist eingeschränkt. Die physiotherapeutische Intervention zielt darauf ab, sie schrittweise wieder an ihre früheren Aktivitäten heranzuführen. Das Augenmerk liegt dabei auf der Wiederherstellung der vollen Funktionsfähigkeit mit Vollbelastung sowie auf dem Sturztraining, um künftigen Vorfällen unter Berücksichtigung der bekannten Kreislaufprobleme vorzubeugen.

Frieda nutzt aktuell 2 Gehstöcke beim Gehen und Treppensteigen. Sie nimmt Schmerzmittel, Aspirin Cardio zur Behandlung ihrer Herzproblematik und Antihypertensiva zur Blutdruckkontrolle ein. Die Medikation für ihre Herzprobleme nimmt sie bereits seit mehreren Jahren, während die Schmerzmittel und Antihypertensiva erst nach dem Sturz verordnet wurden. Kardiale Pathologien beeinflussen die Auswahl und Intensität der Rehamaßnahmen und erfordern eine individuelle Anpassung und die regelmäßige Überwachung.

In der Vergangenheit hat Frieda bereits mehrere Bagatellstürze erlebt und zeigt Anzeichen einer beginnenden Arthrose in beiden Hüft- und Kniegelenken.

Sozialanamnese

Frieda lebt mit ihrem Ehemann in einem 2-stöckigen Einfamilienhaus. Ihr Ehemann ist körperlich und geistig selbstständig und spielt eine unterstützende Rolle in ihrer Reha. Er ist in der Lage, im Haushalt zu helfen und seine Frau bei verschiedenen Aktivitäten zu unterstützen, was den Rehaprozess vereinfacht. Das Paar legt großen Wert auf seine Unabhängigkeit und möchte so lange wie möglich im eigenen Zuhause leben.

Sie erhalten zusätzlich Hilfe von einer Putzfrau und von einem ambulanten Pflegedienst, die ihnen u. a. beim Einkaufen helfen. Diese externe Unterstützung ermöglicht es Frieda, sich auf ihre Genesung zu konzentrieren, während gleichzeitig die alltäglichen Aufgaben bewältigt werden.

7.3.3 Physiotherapeutische Untersuchung

Frieda erhielt eine Osteosynthese mittels intramedullärem Nagel zur Stabilisierung der nicht dislozierten Schenkelhalsfraktur. Der Operateur setzte postoperative Bewegungs- und Belastungslimitationen fest, um eine optimale Heilung zu gewährleisten. Zum Zeitpunkt der Befunderhebung 14 Tage nach der Operation befindet sich Frieda noch in der Entzündungsphase der Wundheilung. Dies zeigt sich durch Ruheschmerzen, die sie auf der Numeric Rating Scale (NRS) mit 3 angibt, sowie durch eine leichte Schwellung und Rötung im Operationsgebiet.

Bei Bewegungen und Belastungen des betroffenen Beins berichtete gibt sie eine Schmerzintensität zwischen 6 und 7 auf der NRS an, vor allem beim Gehen oder Treppensteigen. Diese belastungsabhängigen Schmerzen stellten eine erhebliche Einschränkung ihrer Mobilität dar und haben einen direkten Einfluss auf die Therapieplanung.

Die festgestellte Sarkopenie, erkennbar an einer verminderten Muskelmasse (Kap. 3.5) sowie an einer reduzierten Kraft der unteren Extremitäten, belastet die Gelenke zusätzlich. Damit verstärken sich auch die Schmerzen, was ihre Mobilität und Stabilität weiter beeinträchtigt. Die vorbestehende Arthrose und die Vorgeschichte mit Bagatellstürzen haben zu einem erhöhten Schmerzniveau beigetragen.

Bei Friedas klinischer Untersuchung wurden Bewegungseinschränkungen im linken Hüftgelenk festgestellt. Die Beweglichkeit wurde wie folgt gemessen:

- Flexion/Extension 90/10/0
- Abduktion/Adduktion 30/0/0
- Außenrotation/Innenrotation 30/0/10.

Die Bewegungseinschränkungen haben direkte Auswirkungen auf ihre funktionellen Fähigkeiten, insbesondere auf die Sitzposition. Deshalb benötigte sie ein Keilkissen, um eine ergonomische Sitzhaltung einzunehmen und die Belastung auf das Hüftgelenk zu reduzieren.

Die manuelle Muskeltestung des M. glutaeus medius auf der betroffenen Seite ergab eine Kraftstufe von 3 auf der Medical-Research-Council-(MRC-)Skala, was einer moderaten Schwächung dieses Muskels entspricht. Diese Schwäche beeinflusst die Beckenstabilisierung beim Gehen erheblich. Das beobachtete Trendelenburg-Zeichen und die damit verbundenen Gangunsicherheiten sind direkte Folgen dieser muskulären Dysfunktion. Eine Studie von Andrew et al. (2016) unterstreicht den Zusammenhang zwischen der Kraft des M. glutaeus medius und dem Sturzrisiko bei älteren Personen. Die Forschungsergebnisse zeigen, dass eine reduzierte Muskelkraft zu einer erhöhten Beckeninstabilität während der Standbeinphase führt, wodurch das Sturzrisiko signifikant ansteigt.

Zusätzlich wurde bei Frieda eine Myosteatose diagnostiziert, d. h. eine pathologische Umwandlung von Muskel- in Fettgewebe. Diese Veränderung verstärkt die muskuläre Dysfunktion und die Bewegungseinschränkungen weiter. Sie trägt zu einem adaptierten Gangbild bei, das durch eine reduzierte Schrittlänge, ein Absinken des Beckens auf der Schwungbeinseite und eine verkürzte Standbeinphase auf der linken Seite gekennzeichnet ist.

Während der funktionellen Tests wurde besondere Aufmerksamkeit auf Friedas kardiale Symptome gelegt. Bei anstrengenden Aktivitäten kommt es zu einer leichten Dyspnoe. Die kontinuierliche Überwachung von Symptomen wie Dyspnoe oder Tachykardie ist ein wesentlicher Bestandteil der Befunderhebung. Mit einem Pulsoxymeter (Kap. 3.5) werden Sauerstoffsättigung und Herzfrequenz kontinuierlich überwacht und durch die Borg-Skala ergänzt. Diese dient der Bewertung subjektiv empfundener Erschöpfung, Dyspnoe oder Schmerzen (Kap. 3.5). Die Intensität der Übungen wird anhand dieser Skala angepasst (Kap. 5.2).

Die Durchführung verschiedener funktioneller Tests bietet wertvolle Einblicke in Friedas Fähigkeiten und Einschränkungen:

- Badewannen- und Duschtest: Ihre Schwierigkeiten, selbstständig in die Badewanne und Dusche zu steigen, werden auf die eingeschränkte Hüftmobilität und die reduzierte Muskelkraft in den Beinen und Armen zurückgeführt.
- Sit-to-Stand-Test: Frieda benötigt durchschnittlich 15 s, um 5-mal von einem Stuhl aufzustehen. Im Vergleich zu Normwerten für ihre Altersgruppe, die üblicherweise bei etwa 10 s liegen, deutet dies auf eine signifikante Beinkraftminderung hin (Kap. 3.5).
- Timed-up-and-go-Test (TUG): Frieda benötigt 18 s für den Test, während die Normwerte ihrer Altersgruppe bei etwa 10 s liegen. Diese Verzögerung weist auf eine reduzierte Mobilität und ein erhöhtes Sturzrisiko hin (Kap. 3.5).

Zusätzlich zur klinischen Untersuchung wird eine detaillierte Inspektion von Friedas Wohnraum durchgeführt, um potenzielle Sturzrisiken zu identifizieren. Diese Inspektion umfasst eine Begehung aller Räume, wobei besonderes Augenmerk auf die Anordnung der Möbel, den Zustand des Bodenbelags, die Beleuchtung und die Zugänglichkeit von häufig genutzten Gegenständen gelegt wird.

Dabei werden folgende Bereiche als besonders kritisch eingestuft:

- Wohnzimmer: Hier gibt es lose Teppiche, die ein hohes Sturzrisiko darstellen. Sie werden entfernt oder mit rutschfesten Unterlagen versehen.
- Badezimmer: Es fehlen Haltegriffe, und die Badewanne stellt ein besonderes Risiko dar. Zur Erhöhung der Sicherheit beim Ein- und Aussteigen werden Haltegriffe installiert und eine rutschfeste Matte in der Badewanne platziert.
- Schlafzimmer: Das Bett ist zu niedrig, wodurch das Aufstehen erschwert wird. Es werden Betthöherlegungen empfohlen, um das Aufstehen zu erleichtern und die Belastung der Hüfte zu reduzieren.
- Küche: Häufig genutzte Gegenstände werden in hohen oder schwer erreichbaren Schränken aufbewahrt. Diese werden umgeräumt, um sicherzustellen, dass Frieda ohne Schwierigkeiten oder die Notwendigkeit, sich zu strecken oder auf Zehenspitzen zu stehen, darauf zugreifen kann.

Durch diese Anpassungen verringert sich das Sturzrisiko für Frieda in ihrer eigenen Wohnung signifikant, was einen wichtigen Beitrag zur Sicherheit und zur Förderung ihrer Unabhängigkeit leistet.

7.3.4 Physiotherapeutische Maßnahmen

Therapieziele

Aus den Ergebnissen der physiotherapeutischen Untersuchung leiten sich folgende Therapieziele für Frieda ab:

- kurzfristige Ziele (1–3 Wochen):
  - Verbesserung der Hüftmobilität: Dazu soll Frieda aktiv-assistive Bewegungsübungen im Sitzen und Liegen durchführen, wobei das Ziel ist, die Flexion/Extension auf 100/0/0 und die Abduktion/Adduktion auf 40/0/0 zu steigern.
  - Schmerzmanagement: Reduktion der Ruheschmerzen auf der NRS von 3 auf 2 und der Belastungsschmerzen von 6–7 auf 4–5
- mittelfristige Ziele (4–6 Wochen):
  - Treppensteigen: Frieda soll 15 Treppenstufen mit einer Hand am Geländer innerhalb von 30 s steigen können, ohne signifikante Schmerzen (NRS ≤ 3) oder Sturzrisiko
  - Muskelkraft: Verbesserung der Kraft des M. glutaeus medius auf eine Stufe von 4 auf der MRC-Skala
- langfristige Ziele (7–9 Wochen und darüber hinaus):
  - unabhängiges Treppensteigen: Frieda soll in der Lage sein, 2 Stockwerke (30 Treppenstufen) alternierend selbstständig hoch und runterzugehen, ohne Hilfsmittel oder mit einer Hand am Geländer
  - Vollbelastung: Wiederherstellung der Vollbelastung des betroffenen Beins, um alltägliche Aktivitäten ohne Hilfsmittel durchführen zu können.

Physiotherapeutischer Behandlungsaufbau

- Frühphase der Rehabilitation (Wochen 1–3):
  - Mobilisierung: Durchführung von aktiv-assistiven Bewegungsübungen, um die Hüftmobilität zu verbessern. Der Fokus liegt auf schmerzfreien Bewegungsbereichen und einer schrittweisen Steigerung des Bewegungsumfangs.
  - leichte Belastungsübungen: Einführung von isometrischen Übungen und leichten Widerstandsübungen unter Beachtung der postoperativen Belastungsgrenzen
  - Koordinationstraining: Durchführung von statischen und dynamischen Übungen zur Verbesserung der neuromuskulären Kontrolle, einschließlich einbeiniger Balanceübungen und sanfter Gewichtsverlagerungen
  - Gangschule: Fokus auf die korrekte Gewichtsverteilung und Schrittlänge, um ein effizientes Gangbild zu fördern und das Sturzrisiko zu minimieren
- mittlere Phase der Rehabilitation (Wochen 4–6):
  - Kraftaufbau: Intensivierung der Widerstandsübungen, um die Kraft der unteren Extremitäten, insbesondere der Hüftabduktoren, zu steigern, mit progressiver Steigerung der Belastung
  - Gleichgewichts- und Stabilitätstraining: Erweiterung der Koordinationsübungen um dynamische und funktionelle Elemente, um das Gleichgewicht und die Stabilität weiter zu verbessern
- Spätphase der Rehabilitation (Wochen 7–9 und darüber hinaus):
  - funktionelles Training: Integration von spezifischen Übungen zur Verbesserung der Fähigkeit, alltägliche Aktivitäten wie Treppensteigen und sicheres Gehen zu bewältigen. Der Fokus liegt auf der Übertragung der erlernten Fähigkeiten in den Alltag.
  - Intensivierung des Kraft- und Ausdauertrainings: Fortführung des Kraftaufbaus und Einleitung eines strukturierten Ausdauertrainings, um die allgemeine Funktionalität und Belastbarkeit zu erhöhen

Bodentransfer

Das Training des Bodentransfers bei sturzgefährdeten Patient*innen höheren Alters fördert die funktionelle Autonomie, reduziert Sturzangst und stärkt das Selbstwirksamkeitserleben. Es verbessert motorische Fähigkeiten wie Gleichgewicht und Muskelkraft, wodurch das Sturzrisiko und die Gefahr prolongierter Bodenliegezeiten verringert werden können. Gleichzeitig unterstützt es den Erhalt der Mobilität sowie der Unabhängigkeit im Alltag und dient als Präventionsmaßnahme. Ein Bodentransfer sollte immer unter physiotherapeutischer Anleitung geübt werden, um Verletzungen zu vermeiden. Dabei werden individuelle Fähigkeiten und Einschränkungen berücksichtigt. Ein Video zum Bodentransfer finden Sie hier: eref.thieme.de/H8YY3

Therapieelemente

Die Therapieplanung für Frieda erfolgt umfassend unter Berücksichtigung ihrer Diagnosen, der postoperativen Anweisungen und ihrer individuellen häuslichen Situation. Ziel ist es, ihre funktionellen Fähigkeiten zu verbessern, das Sturzrisiko zu minimieren und ihre Lebensqualität zu erhöhen.

Manuelle Therapie

- Mobilisationstechniken: gezielte passive Bewegungen in Flexion/Extension (Ziel: Erweiterung auf 110/0/0), Abduktion (Ziel: Erweiterung auf 45/0/0) und Rotation (Ziel: Erweiterung auf 40/0/20), um die Mobilität des Hüftgelenks schrittweise zu verbessern. Die Intensität und der Umfang der Bewegungen werden anhand von Friedas Feedback und ihrer Schmerzreaktionen angepasst.
- Massage: Bindegewebs- und Muskelmassagen werden durchgeführt, um Verspannungen zu lösen, die Durchblutung zu fördern und das Wohlbefinden zu steigern. Besonderes Augenmerk liegt auf den umliegenden Muskelgruppen des Hüftgelenks, um eine bestmögliche Beweglichkeit und Schmerzlinderung zu unterstützen.

Krafttraining

Das Krafttraining und die effektive Muskelrekrutierung stellen in der häuslichen Behandlung (Domizilbehandlung) eine Herausforderung dar. Bei der Therapie mit älteren oder gesundheitlich beeinträchtigten Personen sind längere Erholungsphasen zwischen den Trainingseinheiten notwendig, was die Trainingshäufigkeit reduziert. Hier ist Flexibilität gefragt, da Übungen und Trainingspläne an die begrenzten Ressourcen und Gegebenheiten angepasst werden müssen. Das Ziel ist es, die vorhandenen Möglichkeiten bestmöglich zu nutzen und kreative Lösungen für ein effektives Training zu finden.

- Stuhlübungen: Frieda führt Beinhebungen im Sitzen durch, um die Oberschenkelmuskulatur zu stärken. Die Übungen werden mit einer Frequenz von 10 Wiederholungen pro Bein 3-mal täglich durchgeführt.
- Wandstützübungen: Langsame Kniebeugen mit den Händen an der Wand unterstützen die Kräftigung der Bein- und Gesäßmuskulatur. Die Übungen werden 2-mal täglich mit einer Frequenz von 10 Wiederholungen durchgeführt.

Sturzprävention und Gleichgewichts- und Koordinationstraining

Die Sturzprävention ist ein zentraler Bestandteil der Therapie, insbesondere aufgrund von Frieda Vorgeschichte mit Bagatellstürzen und ihren aktuellen körperlichen Einschränkungen. Das Ziel ist es, ihre Fähigkeit zu verbessern, sich sicher in ihrer häusli-

7

chen Umgebung zu bewegen und das Risiko zukünftiger Stürze zu minimieren.

- Gleichgewichtsübungen:
  - Einbeinstand: Frieda übt das Stehen auf einem Bein, um das Gleichgewicht zu verbessern. Dies beginnt mit Unterstützung und wird schrittweise zu freiem Stehen ohne Unterstützung gesteigert.
  - Tandemstand: Stehen mit einem Fuß direkt vor dem anderen, um das Gleichgewicht und die Stabilität zu trainieren.
- Koordinationstraining:
  - propriozeptive Reaktionsübungen: Frieda führt Übungen auf instabilen Unterlagen durch, um die propriozeptive Reaktion und neuromuskuläre Kontrolle zu verbessern. Das Ziel ist es, die posturale Kontrolle durch propriozeptive Stimulation zu stärken.
  - kompensatorische Schrittmuster: Entwicklung und Verstärkung kompensatorischer Schrittmuster zur Wiederherstellung des Gleichgewichts. Dies beinhaltet laterale und posteriore Schrittreaktionen zur Förderung der dynamischen Stabilität.
  - prädiktive Bewegungsstrategien: Training von prädiktiven Bewegungsstrategien durch Übungen, die das Antizipieren von potenziellen Sturzgefahren beinhalten, wie das Überqueren von Hindernissen oder das Gehen auf unterschiedlichen Oberflächen.
  - Feedforward-Training: Fokussierung auf das Training von Feedforward-Mechanismen durch das Einüben von schnellen Anpassungen an veränderte Umgebungsbedingungen, wie abrupte Richtungswechsel oder das schnelle Anhalten aus der Bewegung.
  - Seitwärts- und Rückwärtsgehen: entlang einer Wand oder mit Unterstützung, um Gleichgewicht, Stabilität und Koordination zu verbessern und das Sturzrisiko zu reduzieren.

> ✔ **Merke**
> Um die propriozeptive Sensibilität und die motorische Kontrolle zu optimieren, können die Übungsintensität und -komplexität beim Koordinationstraining graduell erhöht werden.

- Hindernisparcours: Ein Parcours mit verschiedenen Hindernissen (Slalomlauf um Stühle, Balancieren auf Sitzbank, Stufensteigen, Gegenstände aufheben) wird in Friedas Wohnraum aufgebaut, um das sichere Navigieren und die Reaktionsfähigkeit zu trainieren.
- funktionelle Übungen:
  - Aufstehen und Hinsetzen: Diese Übungen werden 3-mal täglich mit einer Frequenz von 5 Wiederholungen pro Sitzung durchgeführt, um die Beinmuskulatur zu stärken und die Beweglichkeit zu verbessern.
  - Treppensteigen: Ein gezieltes Training des Auf- und Absteigens von Stufen wird eingeführt, um die Sicherheit und Selbstständigkeit beim Treppensteigen zu erhöhen.

Ausdauertraining

- Gehen: Die Gehstrecken werden schrittweise erhöht, beginnend mit 2-mal täglich 5 min mit dem Ziel, bis zu 20 min am Stück zu erreichen.
- Low-Impact-Aerobic: Einfache Aerobic-Übungen werden eingeführt, um die Herz-Kreislauf-Funktion zu verbessern.
- Auf der Stelle gehen: Dies kann durch das Heben der Knie oder das Beschleunigen des Tempos intensiviert werden.
- Armkreise: Arme in großen Kreisen vorwärts und rückwärts bewegen, um die obere Körperhälfte zu aktivieren.

Sicherheitsmaßnahmen

Einsatz von Haltegriffen, Sicherheitsmatten und Supervision während der Therapie, um das Risiko von Verletzungen zu minimieren.

Therapietagebuch

Frieda wird angehalten, ein Therapietagebuch zu führen, um ihre Fortschritte, Herausforderungen und das Wohlbefinden zu dokumentieren, was eine kontinuierliche Anpassung und Optimierung des Therapieplans ermöglicht.

Kommunikation und Interaktion mit Frieda

Die Kommunikation und Interaktion mit Frieda sind essenzielle Bestandteile der physiotherapeutischen Behandlung. Eine empathische, patientenzentrierte Kommunikation bildet die Grundlage für eine vertrauensvolle therapeutische Beziehung. Durch aktives Zuhören werden ihre Bedenken, Ängste und Wünsche wahrgenommen und in die Therapieplanung integriert.

Um Frieda zur aktiven Teilnahme an ihrer Reha zu motivieren, wird die Technik der **motivierenden Gesprächsführung** angewendet. Dabei werden ihre intrinsische Motivation und persönlichen Ziele in den Vordergrund gestellt, um ihr Selbstengagement zu fördern. Diese Herangehensweise unterstützt sie dabei, eine positive Einstellung zur Therapie zu entwickeln und aktiv an ihrem Fortschritt mitzuwirken (Kap. 3.2).

Ein wesentlicher Bestandteil der physiotherapeutischen Betreuung ist die **Edukation** über ihre Schenkelhalsfraktur, die Phasen der Wundheilung und die Bedeutung der einzelnen Übungen. Durch eine verständliche Aufklärung entwickelt sie ein besseres Bewusstsein für die Notwendigkeit und den Nutzen der Therapie. Besonders hervorgehoben wird dabei die Rolle der Eigenverantwortung, da eine erfolgreiche Rehabilitation maßgeblich von ihrem aktiven Mitwirken abhängt.

Regelmäßiges **Feedback** über ihre Fortschritte spielt eine zentrale Rolle, um ihr ein Gefühl von Sicherheit und Erfolg zu vermitteln. Wiederholte Assessments ermöglichen es ihr, die eigenen Fortschritte anhand früherer Leistungen nachzuvollziehen. In jeder Therapiesitzung werden spezifische Verbesserungen besprochen, um ihr die positiven Entwicklungen bewusst zu machen und ihre Motivation aufrechtzuerhalten.

Bei Bedarf wurden auch Familienmitglieder, insbesondere ihr Ehemann, in die Kommunikation und Edukation einbezogen. Dadurch wird ein unterstützendes häusliches Umfeld geschaffen, das die Nachhaltigkeit der Therapie sichert und Frieda zusätzlich in ihrem Genesungsprozess bestärkt.

Therapiefrequenz und -intensität

Zu Beginn der Rehabilitation sind mindestens 2 Physiotherapiesitzungen pro Woche indiziert, um eine optimale therapeutische Wirkung zu erzielen und adaptive Reaktionen des Körpers zu fördern. Jede Sitzung dauert 45 min, um eine Vielzahl von Therapieansätzen zu integrieren und eine umfassende Betreuung zu gewährleisten.

Die Frequenz und die Intensität der Sitzungen werden dynamisch an den Rehabilitationsverlauf und die funktionellen Verbesserungen von Frieda angepasst. Die Dauer der Sitzungen kann je nach ihren Fortschritten und der Toleranz variieren.

Langzeitrehastrategie

Der Fokus liegt auf der Wiederherstellung und Optimierung von Friedas Autonomie und den Aktivitäten des täglichen Lebens (ADL).

Eine graduelle Reduktion der Therapieintensität wird implementiert, um ihre Eigenverantwortung und das Selbstmanagement zu fördern (Tapering-Strategie). Dies kann bedeuten, dass die Dauer oder die Häufigkeit der Sitzungen im Laufe der Zeit abnimmt.

Ein individuelles **Heimübungsprogramm** wird entwickelt und implementiert, um die Nachhaltigkeit der Therapieeffekte zu sichern. Frieda wird darin angeleitet, dieses Programm täglich durchzuführen, wobei die Übungen jeweils etwa 20–30 min in Anspruch nehmen sollten.

Optimale Regenerationsvoraussetzungen bei Frieda aus physiotherapeutischer Sicht

Frieda profitiert von einer ernährungsphysiologisch **ausgewogenen Ernährung**, die reich an essenziellen Mikronährstoffen und Proteinen ist. Dies unterstützt die myofasziale Regeneration und fördert die Wiederherstellung der muskulären Integrität, was für den physiotherapeutischen Rehaprozess von zentraler Bedeutung ist (Kap. 2.8).

Ein stabiles **sozioemotionales Supportsystem**, bestehend aus familiärer Unterstützung und regelmäßigen sozialen Interaktionen, bietet Frieda eine resiliente psychosoziale Basis. Diese Faktoren tragen maßgeblich zur Aufrechterhaltung ihrer Therapiemotivation bei und fördern ihre psychische Ausgeglichenheit während der Rehabilitation.

Hinsichtlich ihrer kognitiven und emotionalen Resilienz sind Friedas adaptive Einstellung und ihre aktive Beteiligung am Rehaprozess entscheidend für den Therapieerfolg. Ihre kognitive Flexibilität und Problemlösungsfähigkeit spielen eine wesentliche Rolle bei der Umsetzung und Anpassung des therapeutischen Regimes.

Ein weiterer Schlüsselfaktor ist eine adäquate Schlafhygiene und eine optimierte Schlafqualität. Diese sind essenziell für physiologische Regenerationsprozesse und unterstützen neuroplastische Anpassungen, die für die Wiederherstellung der funktionellen Kapazitäten unerlässlich sind (Kap. 2.7).

Die Kombination aus sozialer und physischer Aktivität trägt wesentlich zur Erhaltung von Friedas funktionellen Kapazitäten bei. Durch regelmäßige Bewegung bleibt ihre muskuläre und kardiovaskuläre Fitness erhalten, was die physiotherapeutische Intervention langfristig unterstützt und den Rehaprozess fördert.

Die psychosoziale Dimension der Rehabilitation darf nicht unterschätzt werden. Frieda zeigt gelegentlich Anzeichen von Frustration und Entmutigung aufgrund des langsamen Fortschritts. Ein unterstützender, motivationsfördernder Ansatz ist daher essenziell, um ihr Selbstvertrauen zu stärken. Durch gezielte Gespräche über ihre Gefühle, kontinuierliche Ermutigung und das Setzen realistischer Ziele wird ihre Motivation stabilisiert und gefördert.

Interprofessionelle Zusammenarbeit

Friedas physiotherapeutische Versorgung profitiert maßgeblich von einer interdisziplinären Kooperation, die für eine ganzheitliche Rehabilitationsstrategie essenziell ist.

Ihr Hausarzt fungiert als zentraler Koordinator ihres Gesundheitsmanagements. Er gewährleistet die kontinuierliche Überwachung ihres Gesundheitszustands und stellt die Verbindung zu weiteren medizinischen Fachdisziplinen her.

Die Orthopädin begleitet den Heilungsverlauf der Schenkelhalsfraktur und gibt spezifische Empfehlungen für die physiotherapeutische Intervention, insbesondere im Hinblick auf die biomechanische Rehabilitation und die Wiederherstellung der muskuloskelettalen Funktionen. Ihre Empfehlungen umfassen gezielte Mobilisierungs- und Kraftübungen zur Verbesserung der biomechanischen Eigenschaften des Hüftgelenks sowie Gleichgewichts- und Koordinationsübungen zur Stabilisierung der Muskulatur. Ziel ist es, Friedas aktive Teilnahme an der Rehabilitation zu unterstützen und ihre funktionelle Wiederherstellung zu optimieren.

Die Ernährungsberaterin entwickelt einen individuell angepassten Ernährungsplan, um die muskuläre Regeneration zu fördern und den Folgen der Sarkopenie entgegenzuwirken. Dies beinhaltet eine gezielte Erhöhung der Proteinzufuhr sowie die Optimierung der Zufuhr essenzieller Nährstoffe für den Muskelaufbau und die Erhaltung der Muskelmasse. Zusätzlich werden Empfehlungen zur Verbesserung des metabolischen Status gegeben, um eine bestmögliche physiologische Grundlage für die Rehabilitation zu schaffen.

Aufgrund der bestehenden Herzproblematik ist eine regelmäßige kardiologische Nachuntersuchung erforderlich. Der Kardiologe beurteilt die kardiovaskuläre Funktion und gibt spezifische Richtlinien für die physiotherapeutische Behandlung. Dazu gehören die Festlegung von Herzfrequenzgrenzen, die regelmäßige Überwachung von Herzfrequenz und Blutdruck sowie Empfehlungen für angepasste Low-Impact-Übungen. Zudem gibt er Anweisungen zum Umgang mit möglichen Symptomen kardialer Belastung, um eine Überlastung zu vermeiden und die kardiorespiratorische Sicherheit während der Rehabilitation zu gewährleisten.

Langfristige Betreuung

Friedas langfristige Betreuung umfasst 24 Therapieeinheiten über einen Zeitraum von 12 Wochen. Diese Frequenz ermöglicht eine kontinuierliche Überwachung und Anpassung des Therapieplans, um ihre individuellen Fortschritte und Bedürfnisse optimal zu berücksichtigen.

Während sie klinisch relevante Verbesserungen in ihrer Mobilität und ihren Alltagsfunktionen zeigt, bleiben bestimmte Herausforderungen bestehen. Besonders bei längeren Gehstrecken über 10 min sowie beim Bewältigen eines unebenen Untergrundes treten weiterhin Schwierigkeiten auf. Ihre eingeschränkte Ausdauer, die Unsicherheit im Gleichgewicht bei komplexeren Bewegungsmustern und ein mäßiges Angstverhalten bei Aktivitäten mit erhöhtem Sturzrisiko erfordern gezielte Aufmerksamkeit.

Um diese Herausforderungen zu bewältigen, werden spezifische Übungen und Strategien in den Therapieplan integriert. Dazu gehören ein Gleichgewichtstraining auf unterschiedlichen Untergründen sowie kognitive Verhaltenstherapieansätze zur Bewältigung der Sturzangst. Ziel ist es, Friedas Selbstvertrauen in ihre Mobilität zu stärken und ihre Sicherheit bei alltäglichen Aktivitäten zu verbessern.

Evaluation und Anpassung der Therapie

Die regelmäßigen Reevaluationen sind ein wesentlicher Bestandteil in Friedas Physiotherapie. Sie dienen dazu, den Therapieplan kontinuierlich an ihre fortschreitende Erholung und sich ändernde Bedürfnisse anzupassen. Bei diesen Evaluationen werden folgende Tests mit spezifischen Resultaten durchgeführt:

- Timed-up-and-go-Test (TUG): Zu Beginn der Therapie benötigt Frieda 18 s, um den TUG-Test zu absolvieren. Nach mehreren Wochen der Therapie verbessert sich ihre Zeit auf 12 s, was auf eine gesteigerte Mobilität und eine reduzierte Sturzgefahr hinweist.
- Sit-to-Stand-Test: Anfangs kann Frieda nur mit erheblicher Anstrengung und Unterstützung aus einem Stuhl aufstehen. Im Laufe der Zeit und mit gezieltem Training verbessert sich ihre Fähigkeit deutlich. Sie ist schließlich in der Lage diesen Test 5-mal in Folge ohne Unterstützung in 14 s zu absolvieren, verglichen mit 20 s zu Beginn der Therapie.
- funktionelle Mobilitätstests (Treppensteigen, Gehen): Beim ersten Treppensteigetest konnte Frieda nur unter erheblicher Anstrengung, mit Nachstellschritt und Unterstützung eine Treppe hinauf- und hinabgehen. Nach mehreren Wochen der Therapie kann sie mehrere Treppenstufen alternierend, selbstständig und sicher bewältigen.

- Gehen: Der standardisierte 6-Minuten-Gehtest wird verwendet, um Friedas Gehfähigkeit zu bewerten. Anfangs konnte sie lediglich 50 m ohne Pause zurücklegen. Nach 6 Wochen erweiterte sich diese Distanz auf 200 m ohne signifikante Ermüdung oder Schmerzen.

Diese Ergebnisse wurden genutzt, um den Therapieplan entsprechend anzupassen und sicherzustellen, dass die Behandlung stets auf dem aktuellen Stand ihrer Fähigkeiten und Bedürfnisse basiert.

7.3.5 Zusammengefasst

Durch eine gezielte und evidenzbasierte Herangehensweise konnte Frieda ihre Therapieziele weitgehend erreichen. Zu den wichtigsten Fortschritten zählen die Wiederherstellung der vollen Belastungsfähigkeit des betroffenen Beins sowie die Fähigkeit, Treppen selbstständig und ohne Hilfsmittel zu bewältigen. Ein wesentlicher Bestandteil der Behandlung war das funktionelle Mobilitätstraining, insbesondere das sichere und effiziente Aufstehen vom Boden – sowohl mit als auch ohne Hilfsmittel.

Der erfolgreiche Verlauf der Rehabilitation wurde maßgeblich durch 3 entscheidende Faktoren beeinflusst: die frühzeitige Einbindung multidisziplinärer Therapieansätze, die individuelle Anpassung der Therapie an Friedas spezifische Bedürfnisse und Herausforderungen sowie die kontinuierliche Überwachung und Anpassung des Behandlungsplans.

Die physiotherapeutische Betreuung im häuslichen Umfeld ermöglichte eine gezielte und alltagsnahe Therapiegestaltung, die direkt auf Friedas persönliche Lebenssituation abgestimmt war. Diese individualisierte Herangehensweise führte zu spürbaren Verbesserungen in ihrer Autonomie und Lebensqualität. Die Steigerung der funktionellen Kapazität sowie die Förderung ihrer Eigenständigkeit im Alltag stärkten ihr Selbstvertrauen und ihre Sicherheit bei täglichen Aktivitäten

7.4 Fallbeispiel Kreuzbandriss

André Leumann, Jan-Arie Overberg

Steckbrief Laura (30)

- Ärztliche Diagnose: vordere Kreuzbandruptur, lateraler Meniskusriss Vorderhorn-Corpus, Impressionsfraktur des lateralen Femurkondylus
- Verordnung: sportartspezifischer Aufbau von Kraft, Schnelligkeit, Ausdauer, ROM nach zeitlichen und belastungsabhängigen Kriterien
- Beruf und Hobbys: Sportlehrerin; Freeski

7.4.1 Ärztlicher Hintergrund

Die Ruptur des vorderen Kreuzbandes (VKB) ist sporttraumatologisch wohl die bekannteste Verletzung. Dies liegt einerseits daran, dass mit Fußball und Ski alpin 2 der populärsten Sportarten betroffen sind, zum anderen, dass die Behandlungszeit und das Return to Play viel Zeit in Anspruch nehmen. Dies führte auch zu einer Stigmatisierung der Verletzung. So hört man von betroffenen Sportler*innen oft den Satz „Es wäre mir jede Verletzung recht, außer die des vorderen Kreuzbands" [1816].

Anatomie und Biomechanik

Die Kreuzbänder liegen in der Mitte des Kniegelenks im Interkondylikum, also intraartikulär, wobei sie in eine dünne Synovialmembran eingepackt sind. Im Interkondylikum verläuft das vordere Kreuzband von posterolateral am Femur nach anteromedial an der Tibia; das hintere Kreuzband verläuft von anteromedial am Femur nach posterolateral an der Tibia (▶ Tab. 7.17) [1827].

Tab. 7.17 Die wichtigsten Bandstrukturen des Kniegelenks mit ihren synergistischen und antagonistischen Funktionen.

Ligament	Primäre Kontrollfunktion	Sekundäre Kontrollfunktion
vorderes Kreuzband (VKB)	anteriore Tibiatranslation	Innenrotation
hinteres Kreuzband (HKB)	posteriore Tibiatranslation	Außenrotation
Innenband (MCL)	Valgus und Außenrotation	anteriore Tibiatranslation
Außenband (LCL)	Varus und Innenrotation	anteriore und posteriore Tibiatranslation

Phylogenetisch wurde das vordere Kreuzband erstmals bei Tetrapoden vor rund 300 Mio. Jahren nachgewiesen. Im Rahmen der Entwicklung des Menschen zum bipedalen Gang kam dem vorderen Kreuzband für die Kniestabilität eine außerordentliche Funktion zu. Vierbeinige Tiere (z. B. Katze, Hund) können im Tierversuch eine Kreuzbandinsuffizienz sehr gut kompensieren [1812].

Die beiden biomechanischen Hauptfunktionen des vorderen Kreuzbandes sind die Kontrolle der anteroposterioren Translation der Tibia (Tibiavorschub) und die Kontrolle der Rotation (Pivot-Mechanismus). Sie ermöglichen damit den Roll-Gleitmechanismus des Kniegelenks [1827][1828].

Biomechanisch funktioniert das vordere Kreuzband nicht isoliert, sondern synergistisch im Zusammenspiel weiterer Strukturen. Das Verständnis für das Zusammenspiel der unterschiedlichen Kniestabilisatoren ist vor allem für die Indikationsstellung der Therapie entscheidend. Die Kreuzbänder sind dabei für die zentrale Kniestabilität verantwortlich. Die periphere Stabilität wird durch die Seitenbänder (Innen- und Außenband), die Menisken und verschiedene Kapselanteile gebildet (z. B. posterolaterale Ecke, posteromediale Kapsel). Je mehr Strukturen verletzt sind, desto instabiler wird das Kniegelenk.

Innerhalb des vorderen Kreuzbandes werden verschiedene Faseranteile unterschieden. Die anteromedialen Fasern sind dabei in Knieflexion gespannt und vor allem für die Kontrolle der Tibiatranslation verantwortlich; die posterolateralen Fasern sind extensionsnahe gespannt und für die Kontrolle der Rotation verantwortlich [1816][1828].

Epidemiologie

In den USA werden jährlich 75 000 vordere Kreuzbandrupturen registriert. Das entspricht etwa 24 000 Rupturen in Deutschland oder je 2600 in der Schweiz und in Österreich. Nach Zahlen der Schweizer Unfallversicherer liegen diese Zahlen effektiv sogar um den Faktor 2–4 höher. Für die Altersklasse 15–25 Jahre liegt die Inzidenz bei 1:1000. Die meisten Verletzungen ereignen sich beim Sport. Insbesondere Stop-and-go-Sportarten mit plötzlichen Drehbewegungen (Pivot-Manöver), z. B. Fußball, Handball, Basketball, Eishockey) und Skifahren sind betroffen. Junge Frauen haben im Vergleich zu gleichaltrigen Männern ein 2- bis 4-fach erhöhtes Risiko für derartige Rupturen. Man geht davon aus, dass der Menstruationszyklus einen Einfluss hat, denn vor der Ovulation scheint das Risiko signifikant erhöht und nach der Ovulation signifikant erniedrigt zu sein [1816][1828][1822].

Pathomechanismen

In den letzten Jahren haben die Videoaufzeichnungen von Sportverletzungen rapide zugenommen. Das hat zum Verständnis des Verletzungsmechanismus beigetragen. In Ballsportarten scheinen folgende Mechanismen besonders oft zu einer VKB-Ruptur zu führen:

- einbeiniges Landen nach einem Sprung
- abruptes Abstoppen
- plötzliche Drehbewegungen.

Beim Skifahren wurden 3 häufige Mechanismen beschrieben:

- Slip Catch: abrupte Außenrotation, wenn der Ski verkantet
- Landing back-weighted: Rückenlage beim Landen, die Ski lösen ein Momentum der anterioren Tibiatranslation aus
- Dynamic Snow-Plow: verkanteter Schneepflug.

Diese Mechanismen gehen mit einer Tibiaaußenrotation und Femurinnenrotation in leichter Flexion und Valgusstellung einher. In dieser Stellung gerät das VKB unter maximale Spannung [1808][1829].

Risikofaktoren und Prävention

Zu unterscheiden sind extrinsische Risikofaktoren (z. B. Ausrüstung, Bodenbeschaffenheit, Gegnerkontakt) von intrinsischen Faktoren (z. B. Quadrizeps-Hamstrings-Kraftverhältnis, Beinachse, anatomische Faktoren des Kniegelenks (Tibia Slope, Weite des Interkondylikums), Körpergewicht, Geschlecht).

Präventiv kann an den extrinsischen und intrinsischen Faktoren gearbeitet werden. Im Skisport z. B. hat man versucht, mit Materialvorgaben und der Kurssetzung das Risiko für Knieverletzungen zu reduzieren. Dies hat bislang jedoch nicht den gewünschten Erfolg gebracht. Verschiedene große Kohortenstudien vor allem in Norwegen konnten zeigen, dass mit einem gezielten Aufbautraining der Hamstrings-Muskulatur sowie einem propriozeptiv-koordinativen Training die Verletzungshäufigkeit bei den Ballsportarten signifikant gesenkt werden konnte [1828] [1829].

Symptome

Die verletzten Sportler*innen berichten typischerweise von einem „knallenden“ oder „reißenden“ Geräusch im Knie. Oft verspüren sie direkt beim Aufstehen eine Instabilität oder ein Versagen des Kniegelenks. Andere Patient*innen können das Knie zu Beginn sogar belasten. In der Regel kommt es innerhalb von 1–2 Stunden zu einer deutlichen Progredienz der Symptomatik. Das Knie schwillt dann aufgrund der Einblutung zum Hämarthros an.

Der weitere Verlauf der Symptomatik variiert dabei je nach Begleitverletzung sehr stark. Viele Patient*innen werden über die Notfallstation erstversorgt. Idealerweise erfolgt dann eine ausführliche Diagnostik. In der Regel kommt es unbehandelt über 1–3 Wochen zu einem Rückgang der Symptomatik, da auch das Hämarthros zurückgeht. Im Verlauf tritt dann die Instabilität stärker zu Tage.

Diagnostik und Klassifikation

Die Basis der Diagnostik ist die klinische Untersuchung. Sie ermöglicht die Eingrenzung der weiteren diagnostischen Maßnahmen und die Therapieplanung. Die Stabilität des vorderen Kreuzbandes wird mit dem Lachman-Test (Tibiatranslation in 30° Knieflexion; Gradierung -/+/++/+++instabil; harter oder weicher Anschlag; im Seitenvergleich) und dem Schubladentest geprüft (Tibiatranslation in 90° Knieflexion; in dieser Stellung können aktivierte Hamstrings zu einem falsch negativen Befund führen). Die Rotation des Kniegelenks wird im Pivot-Shift-Test geprüft (Tibiainnenrotation in Adduktion-Valgusstellung und wechselnder Knieflexion). Dieser ist jedoch erst bei abgeschwollenem Knie sinnvoll.

Im Röntgenbild erfolgt initial der Ausschluss einer Fraktur. Die weitere Diagnostik der Weichteilverletzungen erfolgt heutzutage durch das MRT (▶ Abb. 7.41), wobei die Indikation bei Sportler*innen sehr großzügig gestellt wird. Während die Radiologie im MRT komplette Rupturen von Partialrupturen und Zerrungen unterscheidet, interessieren in der Orthopädie zur Therapieplanung vielmehr der Grad der klinischen Instabilität sowie das Ausmaß der Begleitverletzungen.

Therapie

Für die Therapie der vorderen Kreuzbandruptur bestehen konservative und chirurgische Therapiekonzepte. Vorausgehend sind jedoch 2 wichtige Punkte zu erwähnen:

- Der Riss des vorderen Kreuzbandes (▶ Abb. 7.42) muss von der Instabilität des vorderen Kreuzbandes abgegrenzt werden: Therapiebedürftig ist die VKB-Instabilität.
- Die chirurgische Therapiebedürftigkeit richtet sich vor allem nach den Begleitverletzungen und dem Grad der Knieinstabilität. Welche Knieverletzungen einer direkten chirurgischen Versorgung bedürfen, wurde von der Gesellschaft für Orthopädisch-traumatologische Sportmedizin in einer Tabelle zusammengefasst (▶ Tab. 7.18).

Die isolierte Ruptur des vorderen Kreuzbandes kann in etwa der Hälfte der Fälle erfolgreich konservativ behandelt werden. Das primäre Therapieziel der konservativen Therapie ist das physio-

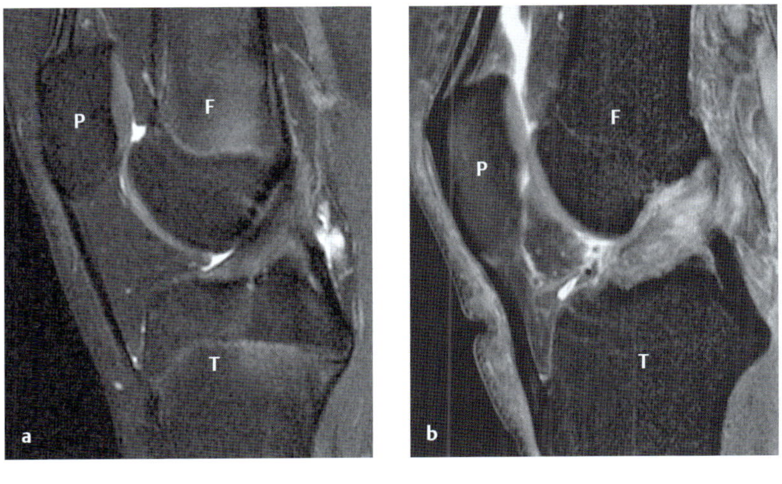

Abb. 7.41 Das VKB in der MRT Diagnostik. (Quelle: Roth A, Fürmetz J, Böcker W, Hrsg. Referenz Orthopädie und Unfallchirurgie – Knie. 1. Auflage. Stuttgart: Thieme; 2022)

a MRT mit frisch rupturierten vorderem Kreuzband (*) mit elongierten, mechanisch insuffizienten Fasern.

b 2 Jahre später mit vollständig verschwundenen Fasern (x); F = Femur, T = Tibia, P = Patella.

Tab. 7.18 Indikationstabelle zur primären chirurgischen VKB-Rekonstruktion (GOTS-Tabelle).

	3 Punkte	2 Punkte	1 Punkt	0 Punkte
initiale Begleitverletzung	per se OP-Indikation		per se keine OP-Indikation	keine Begleitverletzung
Sportart (Innsbruck-Skala)		High Risk Pivot	Pivot	Low Risk Pivot
Zeit sportliche Aktivität/ Woche (Valderrabano-Skala)		hoch, Leistungssport (> 5 h/Woche)	normal (1–5 h/Woche)	gering (1 h/Woche)
subjektive (funktionelle Instabilität)		ja		nein
objektive (mechanische Instabilität)			ja	nein
Gelenkstatus: Beinachse, Degeneration, Bandlaxität			Pathologien vorhanden	unauffällig
internistische Risikofaktoren			ja (BMI hoch)	nein (BMI normal)
berufliche Aktivität			kniebelastend	nicht kniebelastend
Compliance			ja	nein
Punktwert	• ≥ 9 Punkte: OP-Indikation • 6–8 Punkte: individuelle Gewichtung • 0–5 Punkte: Tendenz konservativ			

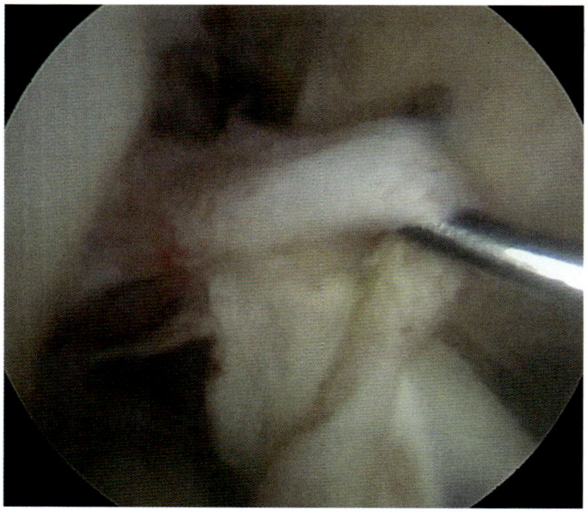

Abb. 7.42 Arthroskopische Sicht ins Interkondylikum mit rupturiertem vorderen Kreuzband. Der Tasthaken zeigt die ausgerissenen Faserreste. (Quelle: A. Leumann)

therapeutische Training der funktionellen Kniestabilität. Das Knie soll dabei auch ohne vorderes Kreuzband stabil funktionieren. Eine Heilung des konservativ therapierten Kreuzbandes ist nach heutigem Wissensstand nicht möglich. Gelegentlich findet man jedoch, dass das VKB mit dem hinteren Kreuzband verklebt und dann eine Pseudostabilität entsteht. Zu einer erfolgreichen konservativen Therapie gehört dabei, dass das Knie beschwerdefrei funktioniert, subjektiv stabil ist (kein Giving-way) und der Pivot-Shift-Test als Zeichen für die Rotationsstabilität negativ ist [1815] [1825][1828].

Eine neue Studie hat kürzlich gezeigt, dass sich mit einer Schienennachbehandlung (z. B. Hartschalen-Brace mit erlaubter Beweglichkeit von 90/0/0° über 6 Wochen) die Chance auf eine erfolgreiche konservative Therapie deutlich erhöht. Man unterscheidet dabei zwischen Copern und Non-Copern. Letztere werden trotz adäquater Therapie nicht stabil und bedürfen sekundär einer chirurgischen VKB-Stabilisierung [1813].

Der Goldstandard der chirurgischen Therapie ist die Ersatzplastik des vorderen Kreuzbandes mit einem autologen (Hamstrings-Sehne, Patellasehne, Quadrizepssehne; ▶ Tab. 7.19) oder allogenen Transplantat. Andere Methoden (direkte VKB-Naht, künstliches Interponat, z. B. Goretex), komplexe Rekonstruktionen mit Double-Bundle-Technik oder ALL (anterolaterales Ligament-Augmentation) haben sich bislang nicht durchsetzen oder eine Überlegenheit zeigen können [1816][1825][1828].

Tab. 7.19 Transplantatformen für die Ersatzplastik des vorderen Kreuzbandes.

Sehne	Vorteile	Nachteile
Patellasehne	• Knochen-Knochen-Verankerung • stärkstes Transplantat	höhere Entnahmemorbidität
Quadrizepssehne	ähnlich wie Patellasehne, aber geringere Entnahmemorbidität	Quadrizepskraft
Hamstrings-Sehne (Semitendinosus und oder Gracilis)	weltweit am häufigsten benutzt	Schwächung der dynamischen VKB-Protektoren
Allograft (Leichensehne)	keine Entnahmemorbidität	• längere Einheilungszeit • höhere Re-Rupturrate

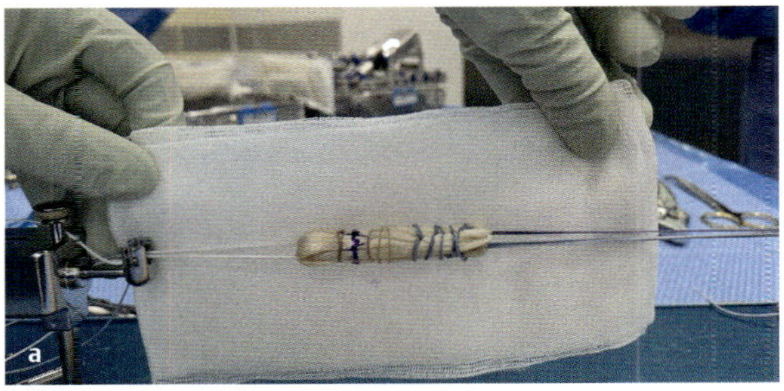

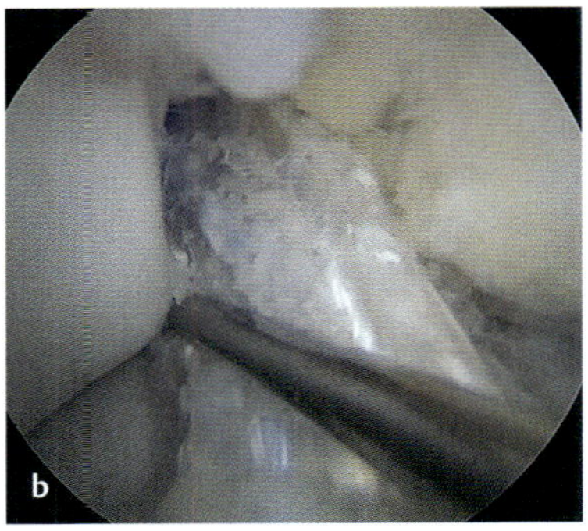

Abb. 7.43 VKB-Rekonstruktion. (Quelle: A. Leumann)
a VKB-Graft mit Semitendinosus-Sehne.
b Arthroskopische Sicht auf eine VKB-Rekonstruktion mit Semitendinosus-Sehne. Der Tasthaken prüft die mechanische Stabilität des Transplantates.

Die Positionierung des vorderen Kreuzbandtransplantats erfolgt über 2 Bohrkanäle: femoral und tibial, die an der anatomischen Insertion unter arthroskopischer Kontrolle angelegt werden (▶ Abb. 7.43). Das Transplantat kann dabei gelenknah (z. B. Interferenzschraube, Press-fit-Knochenblock) oder gelenkfern (Tight-Rope, Pollerschraube) im Kanal fixiert werden.

Begleitverletzungen werden in der Regel in der gleichen Operation ebenfalls arthroskopisch versorgt. Insbesondere die Rekonstruktion der Menisken ist für die Prognose des Kniegelenks von großer Bedeutung. Wann immer möglich, wird der Meniskus mit einer Meniskusnaht so weit wie möglich erhalten. Zudem werden ggf. weitere Ligamente (Innenband, posterolaterale Ecke) rekonstruiert.

Nachbehandlung

Die Nachbehandlung richtet sich nach der Gesamtverletzung des Kniegelenks. Die Dauer der Teilbelastung, Einschränkung des Bewegungsumfanges und die postoperative Schienenversorgung werden von der operierenden Person individuell festgelegt.

Für das vordere Kreuzband gilt zum einen, dass die mechanische Ligamentheilung unter Schutz eines Giving-ways erfolgen soll, damit das Transplantat stabil einheilen kann. Das VKB-Transplantat unterläuft dabei einer Transformation und Metaplasie. Es bedarf einer vaskulären und ebenso einer neuronalen Einsprossung. Die schwächste Transformationsphase wird dabei erst etwa 3 Monate postoperativ überwunden. Die neuronale Einsprossung ist entscheidend für den Aufbau der propriozeptiv-neuromuskulären Kniekontrolle.

Die physiotherapeutischen Maßnahmen folgen dem Ablauf der Wundheilungsphasen. Zu Beginn stehen abschwellende Maßnahmen, der Aufbau des Bewegungsumfangs und die Analgesie im Zentrum. Schrittweise kann die funktionelle Kniekontrolle (Sensomotorik) auftrainiert werden. Insbesondere sollte auf die Kräftigung der Hamstrings geachtet werden, da sie einen Schutzfaktor für das vordere Kreuzband bedeuten.

Das Return to Sport soll kriterienbasiert erfolgen. Hierzu wurden verschiedene Testprotokolle publiziert, die teilweise auch sportartspezifisch aufgebaut sind. Return-to-Sport-Tests bestehen in der Regel aus einer Kombination aus Tests für Kraft, Propriozeption und Bewegungsumfang, mechanischen Stabilitätskriterien und psychologischen Faktoren. Im Schnitt muss man mit etwa 6 Monaten rechnen, um Kraftwerte von +/- 10 % der Gegenseite erreichen zu können. Ein Return to Play hängt von vielen Faktoren ab. Im Fußball rechnet man mit 8–12 Monaten. Der histologische Reifeprozess des VKB-Transplantates ist erst nach etwa 18 Monaten abgeschlossen [1820].

In der Literatur werden Re-Ruptur-Raten von bis zu einem Drittel der Fälle berichtet. Es liegt der Verdacht nahe, dass diese in den Monaten 2–5 postoperativ entstehen können, wenn das Knie funktionell besser ist, als die mechanische Ligamentheilung eigentlich erlauben würde [1828].

Prognose

Die Prognose der Kniefunktion und insbesondere des Wiedererlangens der Sportfähigkeit basiert in erster Linie auf der funktionellen Rehabilitation und ist damit durch die Nachbehandlung maßgeblich beeinflussbar.

Die Prognose der Spätfolgen, insbesondere der späteren ligamentär posttraumatischen Gonarthrose, hängt vom Zustand der Menisken und der Stabilität des Kniegelenks ab [1824].

7.4.2 Physiotherapeutische Anamnese

Laura ist eine polysportive und wintersportbegeisterte, 30-jährige Sportlehrerin. Sie trainiert oder treibt Sport 5-mal wöchentlich auf dem Rennrad, beim Volleyball, beim Tennis oder im Gym. Ihre große Leidenschaft ist jedoch der Skisport. Sie hält sich gern im unpräparierten Gelände oder im Park auf, wo sie an ihren Tricks und Sprüngen feilt.

Beim Versuch, einen „Three Sixty“ – also einen Sprung mit 360°-Rotation um die vertikale, eigene körperlängsachse – auszuführen, blieb sie mit dem rechten Ski (Innenkante) im Schnee stecken. Dabei wird die Rotation vom rechten Unterschenkel jäh gebremst, während der restliche Körper durch die Zentripetalkraft weiter rotiert. Es folgte der Sturz, bei dem das rechte Knie hart aufschlug und verdreht wurde, ohne dass dich die Bindung öffnete. Das Kniegelenk wird beim kompetitiven Free Skiing am häufigsten verletzt [1814]. Nach Erstversorgung und Frakturausschluss im Skigebiet erfolgte die weitere Untersuchung beim Sportorthopäden am Wohnort.

Knapp 4 Wochen nach dem Unfall unterzog Laura sich Ende April einer Knie-Operation: vordere Kreuzbandrekonstruktion mit Semitendinosus-Graft, laterale Meniskusnaht 2-mal „inside out“ und laterale Tenodese (gestielter Traktusstreifen modifiziert nach Lemaire).

Eine solche Verletzung des vorderen Kreuzbandes (VKB) ereignet sich jährlich bei 85/100 000 Personen. Die meisten davon sind Nicht-Kontakt-Verletzungen. Mädchen haben das höchste Risiko, eine solche Verletzung zu erleiden. Mediale und laterale Meniskusschäden sowie Knorpelverletzungen sind häufige Begleitverletzungen [1806].

Sportartanalyse Freeski

Beim Freeski handelt es sich um Skifahren im nicht präparierten Gelände und Tiefschnee (free riding) oder in einem künstlich angelegten Park (free skiing). Beim Fahren im Gelände definieren die natürliche Umgebung und die Schneemenge und -beschaffenheit die Anforderungen. Im Park stehen mit Rails, Boxen, Kicker und Half Pipes, Hindernisse, welche überwunden werden müssen. Das Freeskiing ist seit 2014 olympisch.

Beim Free Riding sind Kraft und (Kurzzeit-)Ausdauer die wesentlichen motorischen Grundeigenschaften. Die Kraft wird durch die Steilheit und Schneebeschaffenheit beeinflusst. Die Länge der Abfahrt von bis zu 3 min bestimmt die Ausdauerkomponente. Beim Free Skiing im Park stehen vor allem kurze, azyklische, explosive und anspruchsvolle Bewegungsformen im Vordergrund. Hierfür sind Explosivkraftqualitäten, koordinative Fähigkeiten (vor allem Orientierung, Gleichgewicht, Reaktion und Differenzierung), eine gute Beweglichkeit und eine gut entwickelte Grundlagenausdauer (zur Regeneration) entscheidend [1819]. Es wird vor- und rückwärts gefahren, gesprungen und nach Drehungen um die horizontale (Salti) wie vertikale (Schrauben) Achse gelandet. Ferner wird im Fahren über die Rails ausbalanciert.

Planung Rehabilitation

Periodisierung

Mit der Periodisierung wird eine grobe Jahresplanung durchgeführt. Ausgehend vom Wettkampfdatum schaut man in der Zeit zurück, wann, wie und wieviel Training man einplanen muss, um optimal auf den Wettkampf vorbereitet zu sein. Beim Free Skiing kommt eine Einfachperiodisierung zur Anwendung. Grund dafür ist die Wettkampfsaison im europäischen Winter (November bis März). Nach dieser Wettkampfphase folgt die Erholungs- oder Regenerationsphase. Mit den Vorbereitungsperioden 1 und 2 wird auf die neue Wettkampfsaison trainiert. In diesen 4 über das Jahr verteilten Phasen (Makrozyklen) können dann Meso- und Mikrozyklen eingebaut werden [1811].

Wundheilung

Die Wundheilung besteht je nach Literatur aus 3 verschiedenen Stadien:

- Entzündungsphase (bis 6. Tag)
- Proliferationsphase (7.–21. Tag)
- Remodellierungsphase (ab 22. Tag).

Bei den zeitlichen Angaben handelt es sich um ungefähre Werte. Die Wundheilungsphasen sind gewebespezifisch und dauern somit unterschiedlich lang [1821]. In diesem Fallbeispiel muss man das vordere Kreuzband, den Meniskus und den Knochen im Blick haben (▶ Tab. 7.20).

Zeitbasierte und kriterienorientierte Rehabilitation

Aufgrund der Periodisierung und der Wundheilung können einzelne Rehaschritte gut auf der Zeitachse eingeplant werden. Dies wird durch die ärztlichen Nachbehandlungsschemata meistens unterstützt. Doch eine vollständige Rehabilitation braucht auch kriterienorientierte Empfehlungen, die eingehalten werden müssen, um ein Rezidiv zu vermeiden. Rehabilitation bedeutet im Gegensatz zu einem Konditionierungsprozess das Training mit einer verletzten oder rekonvaleszenten Struktur, wobei es gilt, die Belastbarkeit der verletzten Struktur wieder aufzubauen oder zu regenerieren. So kann es vorkommen, dass aufgrund einer zeitlich basierten Empfehlung der nächstintensivere Trainingsschritt begonnen werden könnte, während das aktuelle Kriterium noch nicht erreicht ist, z. B. ein Koordinationsverlust oder Instabilität in einer Bewegungsabfolge. Solange man diese Instabilität nicht behebt, und im Training weiter voranschreitet, erhöht sich die Rezidivgefahr. Dies muss vermieden werden. Es ist ratsam, dass man sich neben den geforderten Kriterien auch die dazu passenden Assessments aussucht. Diese sollen die Differenz zwischen Ist-Zustand und Soll-Zustand des Kriteriums messbar machen [1811]. Somit ist es unumgänglich, dass die Planung einer Rehabilitation zeitbasiert und kriterienorientiert ist.

Return-to-Sport-Kontinuum

Das Return-to-Sport-Kontinuum (▶ Abb. 7.44) ist ein kriterienorientiertes Voranschreiten in der Rehabilitation. Es beschreibt die einzelnen Kriterien in den Phasen Return to Participation, Return to Sport (RTS) und Return to Performance [1826]. Dabei werden Ist- und Soll-Zustand gemäß den Kriterien mit Assessments vor jedem Übertritt in die nächste Phase getestet. Diese beinhalten objektive körperliche Untersuchungsdaten, valide und reliable RTS-Tests, welche eine funktionelle Bewertung und psychologische Bereitschaft beinhalten. Die biologische Heilung, Begleitumstände und Begleitverletzungen müssen mitberücksichtigt werden. Die ideale oder einheitliche Testbatterie gibt es nicht. Die Beschlüsse im RTS werden gemeinsam von Ärzteschaft, Physiotherapie und dem Patienten oder der Patientin getroffen. Im Profisport kommen eventuell z. B. noch das Trainingsteam oder das sportpsychologische Team hinzu.

Prähabilitation – Operation – Rehabilitation

Ziel der Rehabilitation (bei Athletinnen und Athleten) ist die Rückkehr in den Sport und dies auf demselben Leistungsniveau wie vor dem Unfall oder sogar noch etwas besser. Gleichzeitig soll das Risiko einer Re-Ruptur klein bleiben. Doch häufig sieht die Realität anders aus und es bleiben Defizite, die eine Rückkehr in den Leistungssport zumindest infrage stellen. So kehren rund 80 % der Betroffenen nach einer Kreuzbandoperation wieder in den Sport zurück, 65 % erreichen dabei wieder ihr Leistungsniveau wie vor der Operation und 55 % kehren zurück in den kompetitiven Wettkampfsport zurück [1807].

Tab. 7.20 Ungefähre Dauer der Wundheilungsphasen beim Fallbeispiel „Kreuzbandruptur".

Struktur	Mai	Juni	Juli	August	Sept.	Okt.	Nov.	Dez.	Jan.	Feb.
vorderes Kreuzband	Proliferationsphase			Remodellierungsphase						
Meniskus	Proliferationsphase		Remodellierungsphase							
lateraler Kondylus	Proliferationsphase		Remodellierungsphase							

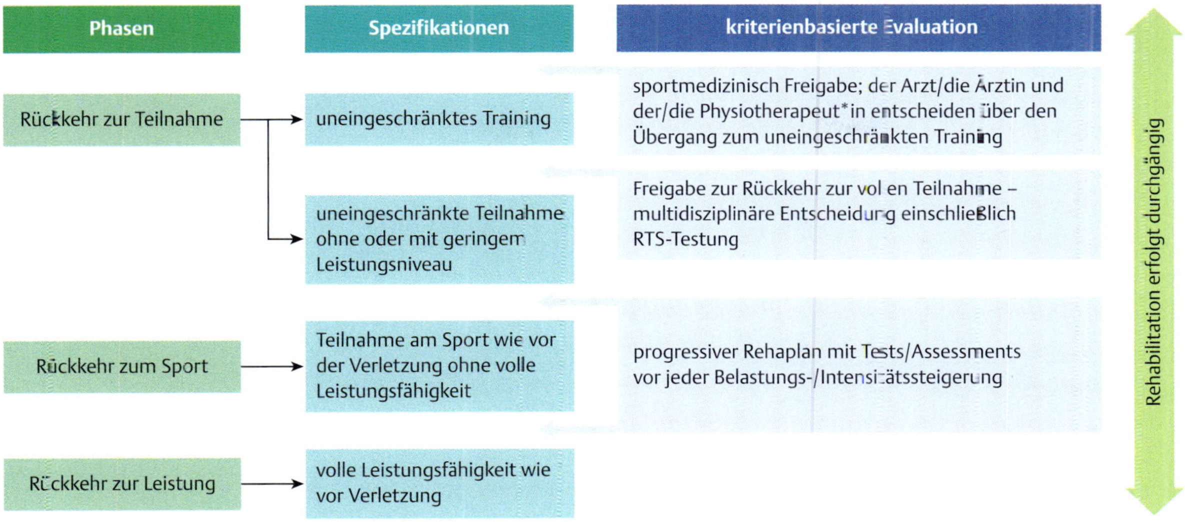

Abb. 7.44 Das Return-to-Sport-Kontinuum [1826].

Tab. 7.21 Phasen in Lauras Rehaverlauf (Fallbeispiel Kreuzbandruptur).

Prähabilitation	Operation	Rehabilitation			
		Phase 1	Phase 2	Phase 3	Phase 4
		Entlastung	Kraftaufbau	Transfer	Plyometrie
knapp 4 Wochen im April	letzte Apriltage	5 Wochen	rund 8 Wochen	ab August	
		allgemein	allgemein	vielseitig-zielgerichtet	spezifisch
	Akutphase	Proliferationsphase	Proliferations-/Remodellierungsphase	Remodellierungsphase	

Die Return to Performance (RTP) ein Jahr nach einer Kreuzbandoperation wird begünstigt durch folgende Aspekte: männliches Geschlecht, jüngeres Alter (Durchschnitt 23 Jahre), hohes Leistungsniveau vor der Verletzung und das Fehlen von Begleitverletzungen [1818]. Dafür gibt es verschiedene Gründe, welche zurzeit wissenschaftlich rege untersucht werden.

Grundsätzlich kann ein verletztes VKB direkt nach dem Unfall oder auch mit Verzögerung operativ rekonstruiert werden. Die postoperativen Resultate sind bezüglich Klinik und Stabilität vergleichbar [1823]. Im finanzstarken Leistungssport ist Zeit oft Geld, sodass vorzugsweise sofort operiert wird. Auf der anderen Seite wird gern 6–10 Wochen nach der Verletzung gewartet bis es zur Operation kommt.

Diese Zeit kann und sollte für die Vorbereitung der Operation bzw. Rehabilitation genutzt werden mit einer geplanten und gezielten Prähabilitation. Prähabilitation bedeutet eine optimale körperliche und psychische Vorbereitung der Person vor einer medizinischen Intervention, um eine möglichst rasche und vollständige Rekonvaleszenz zu erreichen. Dazu gehören neben dem gezielten (Aufbau-)Training die Einbindung etwaiger Nebenerkrankungen inkl. Medikation, Ernährung, Planung der Rehabilitation unter Einbeziehung der sozialmedizinischen und psychischen Aspekte [1830]. Die kurzfristigen Ziele einer Prähabilitation sind: Vorbereitung der Gewebe und Strukturen für die Operation (keine entzündlichen Prozesse, gute Knie- und Patellabeweglichkeit, optimierte Durchblutung), bestmöglicher Kraftererhalt der Rumpf-, Schulter- und Armmuskulatur und Verringerung der Kraftdefizite der Beinmuskulatur im Seitenvergleich. Übergeordnete Ziele sind die Verringerung der Wiederverletzungsrate und eine höhere Wahrscheinlichkeit zum RTP [1817].

7.4.3 Physiotherapeutische Maßnahmen

Lauras Verletzung ereignete sich knapp einen Monat vor dem dann angesetzten OP-Termin. In diesen rund 4 Wochen sollte sie ihr Knie bestmöglich auf die Operation und die danach folgende Rehabilitation vorbereiten. Der Zeitraum zwischen Verletzung und Operation geriet etwas eng, wofür es berufliche Gründe gab.

Der gesamte Rehabilitationsverlauf lässt sich in Phasen unterteilen (▶ Tab. 7.21).

Prähabilitation

Die Ziele der Prähabilitation sind (▶ Tab. 7.22):

- reizloses, abgeschwollenes Knie rechts
- bestmögliche anguläre Kniebeweglichkeit und Patellaverschieblichkeit rechts
- gute Ansteuerung der Quadrizeps- und Hamstrings-Muskulatur rechts
- Atrophie-Prophylaxe linkes Bein, Rumpf und Arme.

Tab. 7.22 Ist- und Soll-Zustand sowie Prähabilitationsverlauf beim Fallbeispiel „Kreuzbandruptur“.

	Nach dem Unfall	Kurz vor der OP	Soll-Zustand präoperativ	Maßnahmen
Trophik	wenig intraartikulärer Erguss, kein sichtbares Hämatom	reizloses Knie ohne Erguss	reizloses Knie ohne Erguss	manuelle Lymphdrainage, Game Ready
ROM (Flexion-Extension)	90/10/0°	120/5/0°	140/0/0°	Mobilisation, manuelle Therapie, Flexionstraining auf Slidingboard, Ergometertraining
Ansteuerung/Kraft	Quadrizeps spannt gut an, SLR möglich	Quadrizeps spannt gut an, SLR möglich	Quadrizeps spannt gut an, SLR möglich	Instruktion, Elektrostimulation, Flexionstraining auf Slidingboard*
Atrophieprophylaxe		Rumpfkraftübungen am Boden und an Geräten, Oberkörpertraining an Geräten (Gym)	erhaltene Kraft gesundes Bein, Rumpf und Oberkörper	Ersatzmuskeltraining mit eigenem Körpergewicht und an Geräten, Instruktion

SLR: Straight-Leg-Raise-Test (Lasègue-Test)
**Gern würde man bereits während der Prähabilitation mit Standbein- bzw. Beinmuskeltraining in der geschlossenen Kette beginnen, doch aufgrund der Impressionsfraktur war dies nicht erlaubt. Dies gilt auch für die postoperative Phase 1 mit verordneter Entlastung.*

In der Diagnose zeigt sich die Impressionsfraktur des lateralen Femurkondylus. Diese löst immer wieder Belastungsschmerzen aus. Obwohl die Belastung in Extension vom Operateur freigegeben wurde, bereitete Laura dies Mühe. Zusätzlich blieb die Extension endgradig eingeschränkt.

Rehaphase 1: Entlastung

In diesem Fall ist Phase 1 eine Entlastungsphase (▶ Tab. 7.23). Die Impressionsfraktur muss weiter ausheilen. Die längste Proliferationsphase gilt für die VKB-Plastik. Diese ist in diesem Fall ein Semitendinosus-Autograft, welches in den knöchernen Bohrkanälen (femoral und tibial) unterschiedlich fixiert wird und einheilen muss. Die femorale Fixation erfolgte mittels Rigidloop, während das Transplantat in der Tibia mit einer sich auflösenden Interferenzschraube befestigt wurde (▶ Abb. 7.45, ▶ Abb. 7.46). Aus diesem Grund hat der Operateur eine Abrollbelastung von 10–15 kg für 6 Wochen angeordnet. Die Lage der Fixationsteile und die Orientierung der Bohrkanäle werden im postoperativen Röntgen beurteilt.

Die Röntgenkontrolle findet 6 Wochen postoperativ statt. Man erkennt eine gute Lage des femoralen und des tibialen Tunnels. Der Endobutton liegt der Kortikalis direkt an. Etwas distaler in der Tibia steckt eine Pollerschraube, an der die tibialen Fäden des Grafts verknotet wurden. In der Patellasehne, etwas oberhalb der Tuberositas tibiae, zeigt sich eine Verkalkung bei Zustand nach Osgood-Schlatter-Krankheit.

Tab. 7.23 Ist- und Soll-Zustand und Verlauf der Rehaphase 1 beim Fallbeispiel Kreuzbandruptur.

	Nach der OP	5 Wochen nach der OP	Soll-Zustand	Maßnahmen
Trophik	geringe Schwellung peripatellär, sichtbares Hämatom Oberschenkel dorsolateral, Kniekehle und wenig medial	reizloses Knie ohne Erguss	reizloses Knie ohne Erguss	manuelle Lymphdrainage, Continous passive motion z. B. elektrische Bewegungsschiene (CPM), Game Ready
ROM (Flexion-Extension)	65/15/0°	95/10/0°	140/0/0°	Mobilisation, manuelle Therapie, Flexionstraining auf Slidingboard oder in offener Kette, Ergometertraining
Ansteuerung/Kraft	Quadrizeps spannt gut an, SLR möglich	Quadrizeps spannt gut an, SLR möglich	Quadrizeps spannt gut an, SLR möglich	Instruktion, Elektrostimulation, Kraftübungen in offener Kette
Atrophieprophylaxe		Rumpfkraftübungen am Boden und an Geräten, Oberkörpertraining an Geräten (Gym)	erhaltene Kraft gesundes Bein, Rumpf und Oberkörper	Ersatzmuskeltraining mit eigenem Körpergewicht und an Geräten, Instruktion

SLR: Straight-Leg-Raise-Test

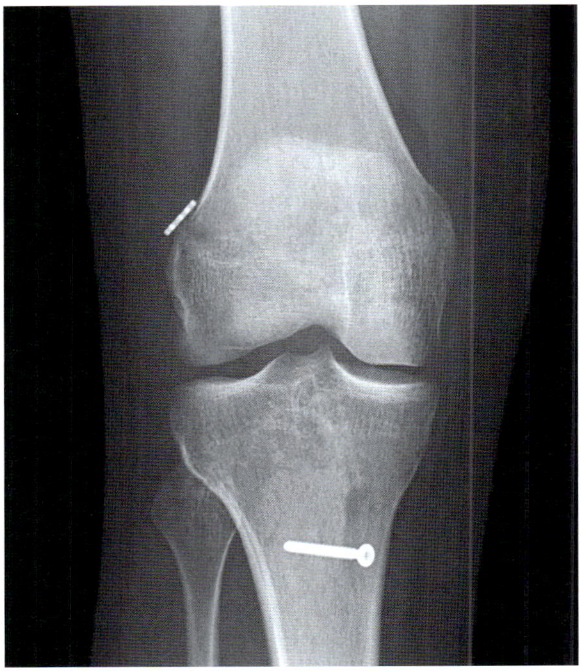

Abb. 7.45 Postoperative a.-p.-Röntgenaufnahme des rechten Knies. (Quelle: Hirslanden Klinik Birshof)

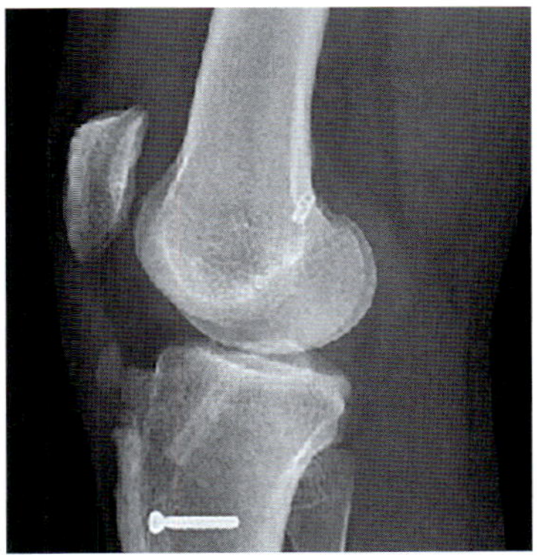

Abb. 7.46 Lateralaufnahme des rechten Knies nach VKB-Rekonstruktion. (Quelle: Hirslanden Klinik Birshof)

Rehaphase 2: Kraftaufbau

In dieser Phase kommt zunächst das Standbeintraining als Teil der Gangschule und des Krafttrainings in der geschlossenen Kette dran (▸ Tab. 7.24). Ziele sind zunächst die Wiedererlangung der Vollbelastung und der Stockabbau. Ein möglicher Belastungsaufbau sieht so aus:

- 2-beinige isometrische Übungen in flektierter und gestreckter Stellung mit symmetrischer Gewichtsverteilung
- 2-beinige dynamische Übungen mit symmetrischer Gewichtsverteilung: Zielübung Squat
- einbeinige isometrische Übungen in flektierter und gestreckter Stellung
- einbeinige dynamische Übungen mit und ohne Unterstützung: Zielübungen sind Lunge Squat und einbeiniger Squat.

Mit zunehmender Belastung von Phase 2 in Phase 3 übergehend zeigten sich bei Laura wiederkehrende und belastungsabhängige Schmerzen an der Tuberositas tibiae und der distalen Patellasehne. Man sieht diese Begleiterscheinungen häufig bei Kreuzband-Operierten, welche mit einem Patellasehnen-Autograft versorgt wurden. Bei Laura ist dieser Bereich nach durchgemachter Osgood-Schlatter-Krankheit jedoch eine Schwachstelle (▸ Abb. 7.46, ▸ Tab. 7.25).

Evaluation Kraft

Clinical Reasoning

Das Wiedererlangen der Kraft im operierten Bein ist ein wichtiges qualitatives Merkmal, um vom allgemeinen Training ins vielseitig-zielgerichtete Training überzugehen [1811]. Das Erreichen der symmetrischen Maximalkraft, genauer die Verringerung der Seitendifferenz < 10 % ist ein Kriterium von vielen für die Rückkehr in den (Leistungs-)Sport [1808].

Für Laura steht 7 Monate nach der Operation die Beurteilung der Kraft im operierten rechten Bein an. Dabei werden mäßig zufriedenstellende Kraftwerte ermittelt:

- einbeinige Isometrie rechts/links in der Leg Press bei einem Kniewinkel von 60° Flexion: 92 % rechts
- isokinetisch langsam (60°/s) rechts/links in offener Kette: 52 % rechts
- isokinetisch schnell (240°/s) rechts/links in offener Kette: 32 % rechts

Bei zufriedenstellendem Resultat für die isometrische Kraft muss nun zunächst dynamisch langsam die Maximalkraft rechts weiter verbessert werden (▸ Tab. 7.26).

Tab. 7.24 Ist- und Soll-Zustand und Verlauf der Rehaphase 2 beim Fallbeispiel Kreuzbandruptur.

	7 Wochen nach der OP	8 Wochen nach der OP	Soll-Zustand	Maßnahmen
Trophik	reizloses Knie	reizloses Knie	reizloses Knie ohne Erguss	manuelle Techniken
ROM (Flexion-Extension)	100/10/0°	105/5/0°	140/0/0°	Mobilisation in Extension und Flexion, manuelle Therapie, Übungen im aktuellen ROM, Ergometertraining
Ansteuerung/ Kraft	Quadrizeps in Extension noch leicht insuffizient	Squat 4x 15 mit 20 kg	gute muskuläre Kontrolle gangspezifisch und zwischen 0° und 100°	Standbeinübungen, Squat, Lunge Squat, Sliding-Übungen
Atrophieprophylaxe			erhaltene Kraft gesundes Bein, Rumpf und Oberkörper	Ersatzmuskeltraining mit eigenem Körpergewicht und an Geräten, Instruktion

Tab. 7.25 Ist- und Soll-Zustand und Verlauf der Rehaphase 3 beim Fallbeispiel Kreuzbandruptur.

	3,5 Monate nach der OP	4,5 Monate nach der OP	6 Monate nach der OP	Maßnahmen
Trophik	Entzündungszeichen an Patellasehne und Tuberositas tibiae sind rückläufig	intermittierender Schmerz an der Patellasehne	reizloses Knie ohne Erguss	Taping, Einbeziehung exzentrisches Sehnenbelastungstraining,
ROM (Flexion-Extension)	120/5/0°	130/5/0°	140/5/0°	Mobilisation in Extension und Flexion endgradig, manuelle Therapie, Übungen im Full-ROM, Ergometertraining
Ansteuerung/ Kraft	• Instruktion Calf Raises 10 kg einbeinig, 3 × 12 (Kontrolle Knieextension) • Banksteigen 20 kg 3 × 12 • Hip Thrusts 5 kg 3 × 12	• TRX Squat 3 × 15 Full-ROM • einbeinige Squats 20 kg 4 × 15 • Hamstrings slides aus Rückenlage 2 × 12 rechts exzentrisch betont • Nordic Hamstrings 2 × 8	• Squat 80 kg 3 × 5 • gefolgt von 3 Hürdensprüngen (kniehoch)	Squat, Lunge Squat, Sliding-Übungen, Clean and press, Schlitten anschieben (▶ Abb. 7.47, ▶ Abb. 7.48)
Atrophieprophylaxe			erhaltene Kraft gesundes Bein, Rumpf und Oberkörper	Ersatzmuskeltraining mit eigenem Körpergewicht und an Geräten, Instruktion

TRX: Total-body Resistance Exercise

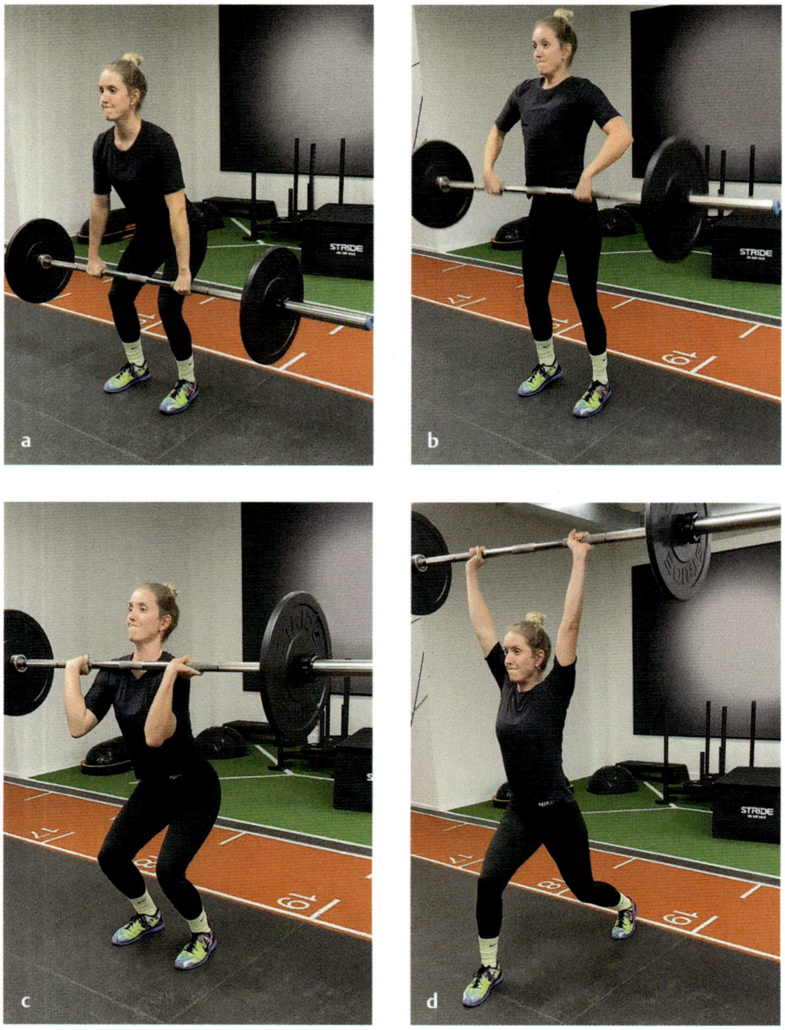

Abb. 7.47 Beispielübung: Clean and Jerk. (Quelle: Jan-Arie Overberg/physioactivecare Basel GmbH)
a ASTE Umsetzen (clean).
b ESTE Umsetzen (clean).
c ASTE Hochstoßen (jerk).
d ESTE Hochstoßen (jerk).

Tab. 7.26 Ist- und Soll-Zustand und Verlauf der Rehaphase 4 beim Fallbeispiel Kreuzbandruptur.

	Knapp 8 Monate nach der OP	9 Monate nach der OP	9,5 Monate nach der OP	Maßnahmen
ROM (Flexion-Extension)	140/0–5/0°	140/0–5/0°	140/0/0°	Mobilisation in Extension und Flexion, manuelle Therapie, Übungen im aktuellen ROM, Ergometertraining
Ansteuerung/Kraft	• einbeinige Squat rechts 40 kg, 5 x • gefolgt von 2 einbeinigen Hürdensprüngen rechts, total 3 Serien	• Squatformen • 2-beinige und einbeinige Sprünge • Beschleunigungen mit Schlitten anschieben	• 2-beinige und einbeinige Sprünge • Hürdensprünge	Squat, Lunge Squat, Sliding-Übungen, Sprungtraining
Transfer	Sprung-ABC	Sprung-ABC	• Wiederaufnahme Volleyballtraining • Wiederaufnahme freies Skifahren	

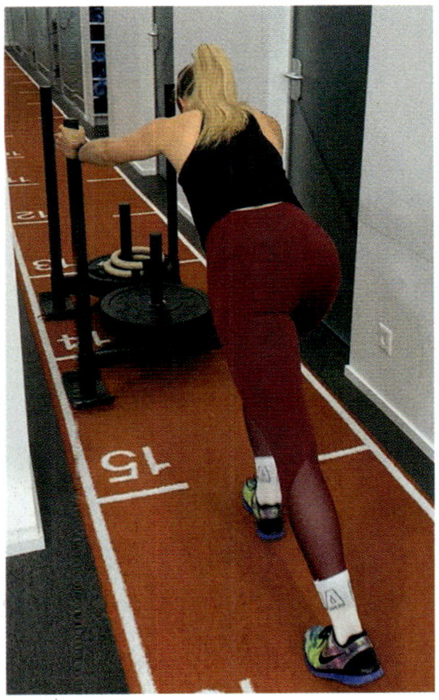

Abb. 7.48 Schlitten anschieben.
(Quelle: Jan-Arie Overberg/physioactivecare Basel GmbH)

Evaluation Sprungkraft

Clinical Reasoning

Auch das Testen der Sprungkraft ist ein wichtiges Kriterium für den Return-to-Sport-Prozess [1808]. Auch hier geht es neben den absoluten Werten um die Links-rechts-Symmetrie (Limb Symmetry Index, LSI, Differenz < 10 %). Neben den Hop-Tests müssen weitere Kriterien für den Return-to-Sport-Entscheidungsweg berücksichtigt werden [1810].

Tab. 7.27 Tests zur Ermittlung der Sprungkraft (LSI).

	Rechts	Links	%
Single Leg Hop rechts/links (▸ Abb. 7.49)	48 cm	53 cm	91 % rechts
Single Side Hop rechts/links	55 cm	58 cm	95 % rechts
Triple Hop rechts/links	230 cm	495 cm	46 % rechts

Folgende Tests werden 9 Monate nach der OP durchgeführt (▸ Tab. 7.27).

Aus den Resultaten ist erkennbar, dass Sandra im konzentrisch schnellen Beschleunigen und exzentrisch schnellen Bremsen bereits leistungsfähig ist und beinahe symmetrische Werte erreicht. Doch im Dreisprung, bei dem der kurze Dehnungs-Verkürzungszyklus leistungsentscheidend ist, fällt sie mit dem operierten Bein noch stark ab. Für das weitere Training muss somit im langen und kurzen Dehnungs-Verkürzungszyklus weitertrainiert werden.

Fast ein Jahr nach dem Unfall teilt Laura uns mit, dass sie in der 12. Woche schwanger ist. Dies hatte für den weiteren finalen Verlauf der Rehabilitation Konsequenzen. Laura wird weiterhin Sport treiben und trainieren können, muss aber ihren Bauch und Unterleib vor schweren Erschütterungen, Schlägen und Stürzen schützen und auf ihre Körpersignale achten. Dadurch änderte sich auch die Zielsetzung der Rehabilitation: Ein Wiedereinstieg in ihre Lieblingssportart, dem Freeski, ist vorerst nicht realistisch. Die Rückkehr in den Volleyball-Sport oder aufs Rennrad meistert sie allerdings problemlos.

Im Skifahren gelingt Laura somit das Level „Return to sport but no performance“, während sie in ihren anderen Sportarten zur Performance und zum Leistungsniveau vor der Verletzung zurückkehren konnte [1826].

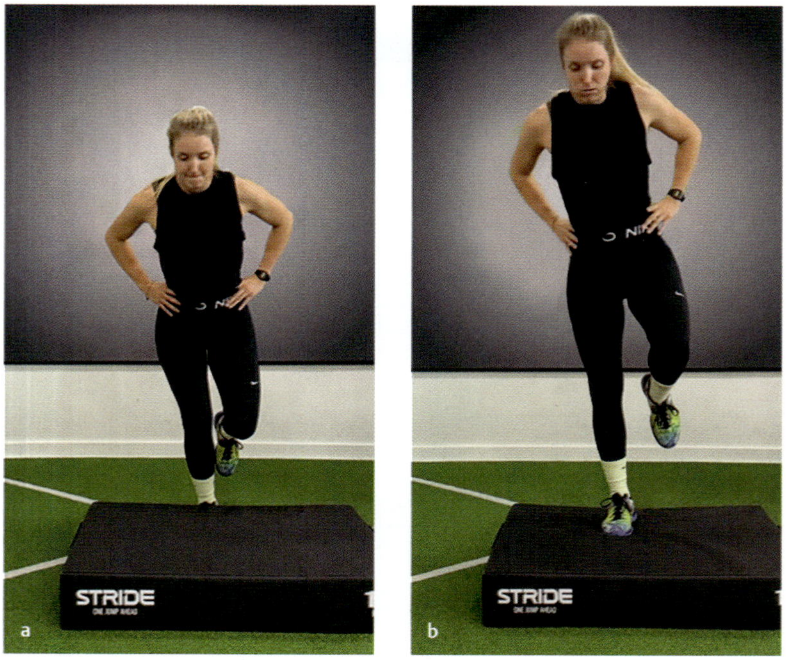

Abb. 7.49 Einbeinsprung konzentrisch betont. (Quelle: Jan-Arie Overberg/physioactivecare Basel GmbH)
a Einbeiniger Sprung konzentrisch.
b Landung.

7.4.4 Zusammengefasst

Während einer Rehabilitation wird die Belastbarkeit der verletzten bzw. operierten Struktur und die ursprünglichen Funktionen, welche sich an alltäglichen, beruflichen oder sportlichen Anforderungen orientieren, wiederhergestellt. Dies wird von der Rekonditionierung begleitet. Dazu ist eine Analyse des Anforderungsprofils der Patientin (hier Sportartanalyse) unabdingbar. Die Wundheilungsphasen verraten uns in etwa, in welchen Zeitabschnitten welche Belastungsformen erarbeitet werden können. Dabei werden evidenzbasierte, zeit- und kriterienorientierte Belastungsempfehlungen umgesetzt und mit geeigneten Assessments überprüft. Im Leistungssport wird das RTP gemeinsam mit Athlet*in, Sportarzt oder Sportärztin, Trainer*innenteam und Psycholog*in erarbeitet.

7.5 Fallbeispiel Patellaluxation

Peter Brem, Samuel Blatter, Jean-Romain Delaloye

Steckbrief Lena (22)
- Ärztliche Diagnose: Patellaluxation
- Verordnung: Physiotherapie
- Aktivitäten: Fußball.

7.5.1 Ärztlicher Hintergrund

Dieses Fallbeispiel, einer 22-jährigen Fußballspielerin beleuchtet die komplexen Zusammenhänge der Patella-Instabilität bei jungen Athlet*innen. Ein erneutes Patellaluxations-Ereignis mit osteochondraler Läsion führte nach initial konservativer Behandlung dennoch zum Entscheid der Rekonstruktion des medialen patellofemoralen Ligamentes (MPFL) und Refixation des osteochondralen Fragmentes.

Dieser Fallbericht befasst sich mit den therapeutischen Strategien, detaillierten Rehabilitationsprotokollen, dem Schmerzmanagement sowie Überlegungen zur langfristigen Nachsorge und Compliance der Patellaluxation.

Anamnese

Die 22-jährige Lena ist polysportiv, wobei der Hauptfokus auf Fußball liegt (Wettkampfsport). Sie trainiert 4-mal die Woche mit einem Match-Einsatz am Wochenende. Lena studiert zudem Musikwissenschaften im letzten Semester.

Lena erlitt als Mittelfeldspielerin ohne gegnerischen Kontakt beim Fußball eine Knie-Distorsion links.

Epidemiologie

Nach der Verletzung des vorderen Kreuzbandes ist die Patellaluxation die zweithäufigste Ursache für einen traumatisch bedingten Hämarthros am Knie [1872]. Am häufigsten sind Adoleszente/Jugendliche von einer Patellaluxation betroffen [1869]. Meistens liegen anatomische Risikofaktoren wie eine Trochlea Dysplasie oder eine Patella alta zugrunde. Faktoren wie schnelles Skelettwachstum, Veränderung des Q-Winkels während des Wachstums oder eine Bandlaxizität können zu einer erhöhten Instabilität beitragen [1835]. Das Geschlecht ist hingegen kein eindeutiger Risikofaktor. Häufiger Auslöser einer Patellaluxation ist der schnelle Richtungswechsel in einem dynamischen Kontext, wie z. B. häufig beim Fußball auftretend.

Die Patellaluxation in Zahlen
- jährliche Inzidenz: 5,8–69 pro 100 000 Personen
- höchste Inzidenz bei Jugendlichen (14–18 Jahre): bis zu 147/100 000 Personenjahre
- mögliche Gründe: schnelles Skelettwachstum, Veränderungen des Q-Winkels, ligamentäre Laxität
- Risikofaktoren für eine Patellainstabilität:
  - Trochleadysplasie
  - Patella alta
  - erhöhter TTTG-Abstand
- häufige Ursache für traumatisches Hämarthros
- mögliche Folgen: osteochondrale Verletzungen, femoropatellare Arthrose.

Klinische Untersuchungen

Die Beweglichkeit von Lenas Knie ist uneingeschränkt und symmetrisch zur Gegenseite. Der Patella-Apprehension-Test ist negativ, ohne vermehrte passive laterale Subluxierbarkeit der Patella. Das J-Zeichen ist ebenfalls negativ.

Folgende Merkmale werden im Zusammenhang mit einer Patellaluxation bei der klinischen Untersuchung beurteilt:

- allgemeine Bandlaxität
- Morphologie Beinachse (Varus-Valgus)
- Zustand des M. vastus medialis obliquus
- Patella-Führung (J-Zeichen)
- Neigung (Tilt) der Patella
- Mobilität der Patella
- Patella-Apprehension-Test
- Rotationsverhältnisse untere Extremität (femorale Antetorsion, tibiale Torsion)
- Bildgebung.

Nach einer Patellaluxation werden konventionelle Röntgen-Bilder (a. p., lateral, Patella tangential) durchgeführt, um akute Verletzungen und Risikofaktoren für eine Patellainstabilität zu identifizieren:

- akute Verletzung:
  - Fraktur oder osteochondrales Fragment
  - Kniegelenkerguss
- Risikofaktoren für eine Patellainstabilität:
  - Patellahöhe (Caton-Deschamps-Index, Insall-Salvati-Verhältnis)
  - Trochleadysplasie (Déjour-Klassifikation).

Lenas Röntgenbild zeigt einen Caton-Deschamps-Index von 0,93, eine relevante Trochleadysplasie findet sich nicht (▶ Abb. 7.50).

Nach einer akuten Patellaluxation, respektive bei Vorliegen eines traumatischen Hämarthros, sollte eine MRT-Untersuchung durchgeführt werden, um eine instabile (osteo-) chondrale Läsion auszuschließen. Folgende Kriterien werden überdies im MRT beurteilt:

- chondrale Läsion (Suclus terminalis Region, retropatellar, Trochlea)
- intraartikuläre freie Gelenkkörper
- Knochenprellungen (mediale Fazette der Kniescheibe, laterale Femurkondyle)
- gerissenes mediales patellofemorales Ligament (MPFL)
- präzise Visualisierung der Trochlea-Form
- Tuberositas-Tibiae-Trochlea-Groove-Index (TTTG).

Konservative versus chirurgische Behandlung

Nach erstmaliger Patellaluxation ohne signifikante klinische und radiologische Risikofaktoren für ein Luxations-Rezidiv, wird für Lena initial eine konservative Behandlungsstrategie gewählt. Ziel dieser Therapie ist eine möglichst rasche funktionale Erholung des Gelenkes und gleichzeitig das Risiko einer erneuten Patellaluxation zu minimieren, da Knorpelschäden bei rezidivierenden Patellaluxationen häufig sind, mit einem Auftreten von schätzungsweise 70–86 %.

Die optimale Behandlungsstrategie bei der Patella-Erstluxation bleibt nach wie vor umstritten. Die Interpretation vergleichender Studien gestaltet sich aufgrund der Vielzahl chirurgischer Techniken und der unterschiedlichen Patienten*innen-Charakteristika schwierig [1841][1865][1866][1871]. Bei relevanter chondralen oder osteochondralen Läsionen gilt ein chirurgisches Vorgehen mit Refixation der Fragmente als unbestritten (▶ Abb. 7.51). Hingegen gibt es keinen klaren Konsens über den effektivsten Behandlungsansatz für Personen ohne Begleitverletzungen.

Mehrere randomisierte kontrollierte Studien zeigten keine verbesserten Resultate bei der alleinigen Naht der gerissenen medialen Strukturen bei der Patella-Erstluxation bezüglich Patella-Stabilität. Die Arbeit von Bitar et al. [1837] hingegen bestätigt bessere klinische Ergebnisse sowie ein Ausbleiben von Rezidiven bei Patient*innen welche mittels MPFL-Rekonstruktion behandelt wurden, dies im Vergleich zur konservativen Therapie. Basierend auf epidemiologischen Daten scheint die chirurgische Stabilisierung aller Patient*innen nach Patella-Erstluxation zu einer Überversorgung und unnötigen Operation zu führen. Es wurde an Bewertungssystemen gearbeitet, die Personen mit einem hohen Rezidivrisiko besser identifizieren, welche einer chirurgischen Stabilisierung zugeführt werden sollten [1834][1847]. Dennoch fehlt diesen Bewertungssystemen eine prospektive Validierung, was bei der Therapieentscheidung bedacht werden muss.

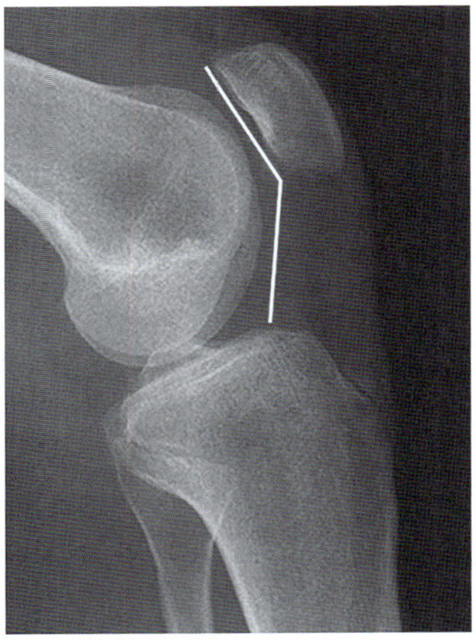

Abb. 7.50 Seitliche Aufnahme nach Patellaluxation. Caton-Deschamps-Index 0,93. (Quelle: Roth A, Fürmetz J, Böcker W, Hrsg. Referenz Orthopädie und Unfallchirurgie – Knie. 1. Auflage. Stuttgart: Thieme; 2022)

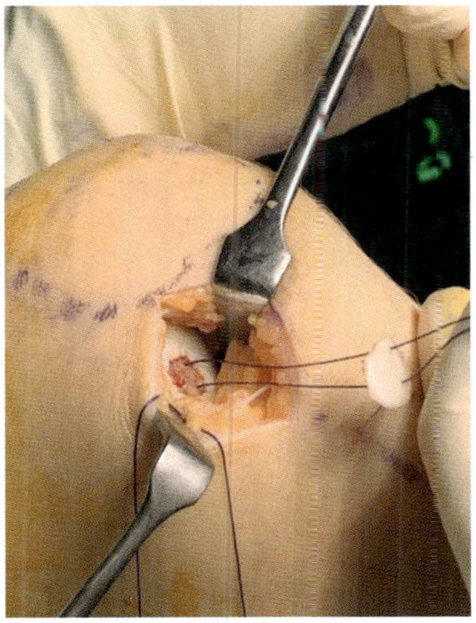

Abb. 7.51 Patellaluxation: Fixierung des chondralen Fragments am lateralen Femurkondylus mittels einer Osteonahttechnik. (Quelle: Kantonsspital Winterthur, JR. Delaloye)

7.5.2 Physiotherapeutische Maßnahmen

Auch wenn nicht von einer rezidivierenden Patellarinstabilität nach einer konservativen Behandlung die Rede ist, können doch langfristige Einschränkungen für die Betroffenen bestehen, einschließlich berichteter Schmerzen und Herausforderungen bei der Wiederherstellung der Knie-Funktion [1860]. Nach einer MPFL-Rekonstruktion, wonach die Rückkehr zu Sportarten hoch ist und die Patellarinstabilität niedrig, kämpfen manche Patient*innen weiterhin mit einer anhaltenden Schwäche der Knieextensoren [1870]. Daher bleibt die Physiotherapie ein wesentlicher Bestandteil in der umfassenden Behandlung der Patellarinstabilität.

Die Rehabilitation nach einer Patellaluxation folgt den folgenden, von Bizzini beschriebenen Kriterien [1838]:

- Verringerung von Schwellungen
- Linderung von Schmerzen
- Steigerung der Muskelaktivierung
- Einbeziehung der Muskelaktivierung in die Auswahl der Übungen
- Stärkung der Knie streckenden Muskeln
- Verbesserung der Flexibilität (Weichteile/Gelenke)
- Verbesserung der Mobilität (Weichteile/Gelenke)
- Verbesserung der neuromuskulären Kontrolle
- Wiederherstellung des normalen Gehmusters
- Therapieansatz bei einer abnormen Biomechanik in den unteren Extremitäten
- Fortschreiten zu funktionellen Aktivitäten und Übungen.

Spezifische Behandlungsstrategien umfassen Übungen für die Muskeln quadriceps und vastus medialis obliquus neben den Propriozeptions- und Kniemobilitätsübungen. Um den Muskelaufbau zu optimieren, sollten die Intensität und die Anzahl der Wiederholungen der Kräftigungsübungen entsprechend den individuellen Anforderungen und angestrebten Zielen angepasst werden. Dies ermöglicht eine gezielte Verbesserung verschiedener Kraftarten, wie Ausdauerkraft, Kraftausdauer, Maximalkraft und Hypertrophie, und trägt somit zu einer effektiveren und nachhaltigeren Rehabilitation bei (▶ Tab. 7.28).

Ein qualitativ hochwertiges Rehabilitationsprogramm ist entscheidend für eine sichere Rückkehr zum Sport und betont sowohl die Muskelstärke als auch die dynamische Stabilität. Die festgelegten messbaren und reproduzierbaren Standards für die Rehabilitation sollen Physiotherapeut*innen dazu anleiten, patientenzentrierte Überlegungen zu priorisieren.

Nicht operative Behandlung der lateralen Patellaluxation

Nach Lenas primärer Patellaluxation erfolgt eine konservative Behandlung mit einem Rehabilitationsprogramm (▶ Abb. 7.52), basierend auf den in der Literatur veröffentlichten Informationen. Das Ziel der Therapie ist es, eine optimale funktionelle Erholung zu erreichen und gleichzeitig das Risiko einer erneuten Patellaluxation zu minimieren.

Weitere Faktoren wie die Verringerung der Bewegungsängste, der Umgang mit externen Stressfaktoren (z. B. Arbeit und Studium) und die schrittweise Verbesserung der physischen Fähigkeiten werden kritische Komponenten des Rehabilitationsansatzes sein. Die Dauer und die Maßnahmen können je nach individuellem Fortschritt und spezifischen Anforderungen einer Person variieren.

Lenas Rehabilitation wird durch ein erhöhtes Stressniveau aufgrund der Abschlussprüfungen und eines intensiven Fußballspielplans beeinträchtigt. Diese externen Faktoren beeinflussten nachweislich die Schlafqualität, führten zu Veränderungen in der Regeneration und verstärkten Ängste, insbesondere in Bezug auf die Sorge vor einer erneuten Patellaluxation.

Tab. 7.28 Trainingsparameter zur Optimierung verschiedener Kraftarten [1853].

Kraftart	Intensität (% des 1 RM)	Wiederholungen pro Satz	Ziel	Metabolische Effekte	Muskelfasertyp	Erholungszeit
Ausdauerkraft	30–50 %	20–30 oder mehr	Verbesserung der Muskelermüdungsresistenz	Erhöhung der aeroben Kapazität, Verbesserung der Kapillarisierung	Typ I (slow twitch)	24–48 Stunden
Kraftausdauer	50–70 %	12–20	Steigerung der Fähigkeit der Muskulatur, moderate Belastungen über längere Dauer zu bewältigen	Verbesserung der muskulären Ausdauer, Erhöhung der mitochondrialen Dichte	Mischung aus Typ I und Typ IIa (fast twitch oxidative)	48 Stunden
Maximalkraft	85–100 %	1–5	Erhöhung der maximalen Kraft	hohe neuromuskuläre Aktivierung, Erhöhung der intramuskulären Koordination	Typ IIb (fast twitch glycolytic)	72–96 Stunden
Hypertrophie	70–85 %	6–12	Förderung des Muskelwachstums durch moderate bis hohe Intensität und moderate Wiederholungszahlen, um mechanische Spannung und metabolischen Stress zu maximieren	Erhöhung der Muskelmasse, Hypertrophie der Muskelfasern	Mischung aus Typ I, IIa und IIb	48–72 Stunden

	Zeitpunkt					Zeitpunkt
Monate	1		2		3	4 5 6
Wochen	1 2	3 4	5 6	7 8	9 10 11 12	
	Physiotherapie					MTT
Rehaphase	Phase 1			Phase 2		Phase 3
Rehaziel	Reduktion von Schmerzen, Entzündungen und Schwellungen, Wiederherstellung der Bewegungsfreiheit (Verhinderung von Verwachsungen), Verhinderung von Hypotrophie, Erhalt der Rumpfstabilität			Erhaltung der vollständigen Beweglichkeit, gute M. quadriceps-Aktivierung, dynamische Stabilität, graduierter Aufbau der funktioneller Aktivität		Rückkehr zum Sport
Kriterien für die Progression	- endgradie Extension, Flexion 120 – keine suprapatellare Schwellung – gute M. quadriceps-Aktivierung (Fokus auf M. vastus medialis) – Gewichtsbelastung - physiologisches Gangbild - Ausführung des aktiven Beinhebens (aSLR)			- keine suprapatellare Schwellung - Treppensteigen mit physiologischer Bewegung - Kraft der Hüftabduktoren LSI ≥ 80 % - Kraft des M. quadriceps LSI > 70 % (90 % Knieflexion) – Kraft der Hamstrings LSI ≥ 70 % (30 % Knieflexion) - Lateral Step-down, Wall Slides – Tampa Scale for Kinesiophobia		- Kraft der Hüft- und Oberschenkelmuskulatur ≥ 90 % - Single-Leg-Hop-Test LSI ≥ 90 % - Lateral-Hop-Test LSI ≥ 90 % - BANFF PF-Instabilitätswert 2,0
Brace/Schiene	kein Brace/Schiene					
Bewegungsausmaß	0–120°			uneingeschränkt – soweit tolerierbar		
Teilbelastung	uneingeschränkt – soweit tolerierbar					
Patellamobilisation	frühe multidirektionale Mobilisation					
Krafttraining						
M. quadriceps CKC (geschlossene Kette)	—	Minisquat, Wallsitting Isometrics, Beinpresse		progressive Steigerung der Kraft		sportspezifische Übungen
M. quadriceps OKC (offene Kette)	M. quadriceps-Aktivierung	aktive Knieextension (0–90°)		progressive Steigerung der Kraft		sportspezifische Übungen
Hamstrings	aktive Knieflexion, isometrische Kontraktion			progressive Steigerung der Widerstandskraft		sportspezifische Übungen
Mm. gastrocnemius u. soleus	Heel Raise					
Hüftmuskulatur	aktive Hüftabduktion, Adduktion, Extension					
Stretching	M. quadriceps, Hamstrings, Tractus ilotibialis, M. gastrocnemius, M. soleus					
Propriozeption						
beidbeinig	ebene Oberfläche			instabile Untergründe, Perturbationstraining		
einbeinig	—		ebene Oberfläche		instabile Untergründe, Perturbationstraining	
Plyometrie	—					erlaubt

Abb. 7.52 Rehaprogramm und Rückkehr zum Sport bei konservativer Behandlung einer Patellaluxation [1855][1861][1862][1863].

Rezidiv einer Patellaluxation

Leider kam es 4 Monate nach der Freigabe der Sportaktivitäten bei Lena zu einer zweiten Patellaluxation. Da keine schwere Trochleadysplasie vorliegt und die Höhe der Patella normal ist kommt bei ihr die MPFL-Rekonstruktion infrage.

Clinical Reasoning

Die Redislokationsrate variiert in der Literatur bei 17–35 %, abhängig von der Dauer des Follow-up [1841][1844]. Außerdem erwiesen sich ein jüngeres Alter bei der Vorstellung, die Trochleadysplasie und eine Patella alta (Caton-Deschamps-Index ≥ 1,3) als die bedeutendsten Risikofaktoren für eine wiederkehrende Luxation [1841].

Bei rezidivierender Instabilität wird deshalb die Indikation zur Operation gestellt. Unter diesen Umständen sollte eine präzise Analyse jedes anatomischen Risikofaktors für eine Patellainstabilität durchgeführt werden, um der betroffenen Person einen maßgeschneiderten chirurgischen Ansatz vorzuschlagen, der das Rezidivrisiko am besten reduziert.

Postoperatives Rehaprogramm

Es gibt keine evidenzbasierte Leitlinie, die speziell auf Personen nach einer MPFL-Rekonstruktion zugeschnitten ist, und viele Komponenten der Protokolle wurden von der vorderen Kreuzbandrekonstruktion angepasst. Präoperative Übungen die auf Kraft, Propriozeption und Verbesserung des Bewegungsumfangs abzielen, werden derzeit nicht empfohlen [1858].

Nach der Operation wird Kryotherapie mit oder ohne Hochlagerung und/oder Kompression eingesetzt, um Schmerzen zu kontrollieren, Gelenk- und Weichteilschwellungen zu begrenzen und Entzündungen zu reduzieren [1861]. Die Immobilisierung bleibt umstritten, wobei es Empfehlungen zwischen einer Frühmobilisierung zur Vermeidung von Steifheit und einer 1–6 Wochen dauernden Immobilisierung zur verbesserten Gewebeheilung gibt [1839][1842][1848]. Der Einsatz einer patellastabilisierenden Orthese wird nicht empfohlen [1855].

In Bezug auf die Gewichtsbelastung existieren widersprüchliche Meinungen. Einige befürworten die vollständige Gewichtsbelastung, während andere, wie auch wir, die

2–3-wöchige Teilbelastung bevorzugen [1833][1848]. Eine Lymphdrainage hingegen wird empfohlen, um Knieanschwellungen und -schmerzen zu lindern, die beide als Risikofaktoren einer arthrogenen Muskelinhibition (AMI) gelten, welche die Quadrizepsaktivierung behindern [1868]. Quadrizepsisometrien und Beinstreckungen werden unmittelbar nach der Operation begonnen. Die neuromuskuläre elektrische Stimulation (NMES) kann die Aktivierung des Quadrizeps erleichtern oder erhöhen, insbesondere in Kombination mit Muskelkräftigungsübungen [1857][1862]. Die meisten klinischen Daten zu dieser Technik stammen jedoch aus Studien nach ACL-Rekonstruktionen, wobei die Qualität dieser Studien sehr variabel ist [1859][1862].

Einige Experten befürworten ihren frühen Einsatz in der Rehabilitation mit spezifischen Empfehlungen, wie der Verwendung einer hohen Intensitätseinstellung (2500 Hz Wechselstrom bei 75 Bursts/s, 10–15 s mit einer Ruhezeit von 50 s), 2–3-mal wöchentlich über 3–12 Wochen.

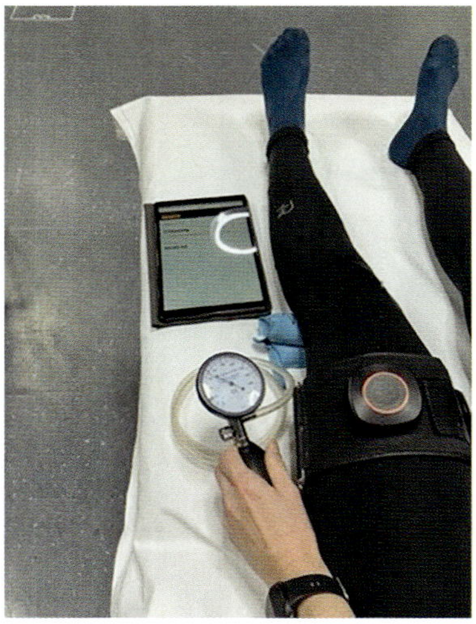

Abb. 7.53 Aktivierung des M. quadriceps durch Blutflussrestriktion und visuelles Feedback. (Quelle: Kantonsspital Winterthur, M. Gyger)

Phase 1

Das Rehaprogramm konzentriert sich auf die Wiederherstellung der Gelenkbeweglichkeit und Flexibilität mit Schwerpunkt auf der Etablierung einer normalen Gangmechanik und dem Erreichen eines schmerzfreien Bewegungsumfangs. Die empfohlenen Ziele für den Bewegungsumfang nach der Operation befürworten in der Regel, innerhalb von 2 Wochen 90° Kniebeugung zu erreichen und die vollständige Beugung bis zur 6. Woche. Eine kontinuierliche passive Bewegung wird in der Literatur selten als empfohlene Praxis erwähnt [1858].

Phase 2

Die 2. Phase zielt darauf ab, die Muskelkraft wiederzugewinnen, wobei in der Regel isometrische und isotonische Quadrizepsübungen wie Beinstreckungen (▶ Abb. 7.53), Kniebeugen und Ausfallschritte miteinbezogen werden [1839]. Besonderer Wert wird dabei auf Übungen in geschlossener (CKC) und offener kinetischer Kette (OKC) gelegt, um die patellofemoralen Gelenkreaktionskräfte zu minimieren. Tatsächlich erzeugen CKC-Übungen in Beugewinkeln > 85° und OKC-Übungen < 60° signifikant höhere Kompressionskräfte auf das Gelenk und sollten vorsichtig in den Rehaprozess eingeführt werden [1855].

Das Stärken der Gesäßmuskulatur und der Rumpfstabilisatoren ist ebenfalls von Bedeutung, da es die Stabilität der unteren Extremitäten während der Standphase des Gehens und der Fersenkontaktphase des Laufens verbessert [1867]. Darüber hinaus reduziert diese Stärkung die Wahrscheinlichkeit, dass Valguskräfte während der Schnittmanöver auftreten, wodurch das Risiko einer Patellaluxation verringert wird [1863].

Phase 3

In dieser Phase geht es um die Bewegungsmuster und die Koordination, wobei der Schwerpunkt auf neuromuskulären Kontrollübungen liegt, durch die ein dynamischer Valgus, eine innere Femurrotation, ein kontralaterales Hüftabsinken, das ipsilaterale Rumpfneigen und andere unregelmäßige Bewegungsmuster gemildert werden sollen, bevor Aktivitäten unter höherer Belastung Einzug halten [1855].

Für Lena wird das in ▶ Abb. 7.52 zusammengefasste Rehaprotokoll angepasst, um die Heilung der Weichteile und die Integration des Transplantats nach der Operation zu berücksichtigen (▶ Abb. 7.54).

	Zeitpunkt						Zeitpunkt
Monate	1			2		3	4 5 6
Wochen	1 2	3	4	5 6	7 8	9 10 11 12	
Rehaphase	Phase 1				Phase 2		Phase 3
Rehaziel	Schutz der Rekonstruktion, Reduktion von Schmerzen, Entzündungen und Schwellungen, Wiederherstellung der Bewegungsfreiheit, gute M. quadriceps-Aktivierung, Erhalt der Rumpfmuskulatur				Erhaltung der vollständigen Beweglichkeit, dynamische Stabilität, graduierte Belastungssteigerung der funktionelle Aktivitäten		Rückkehr zum Sport (RTS)
Kriterien für die Progression	- Kniebeweglichkeit 120–0–0° - keine Schwellung - Quadriceps-Lag-Test - vollständige Gewichtsbelastung - physiologisches Gangbild - Austührung des aktiven Beinhebens (aSLR)				- volle Bewegungsfreiheit - Treppensteigen mit physiologischer Bewegung - Kraft der Hüftabduktoren LSI ≥ 80 % - Kraft des M. quadriceps und der Hamstrings LSI ≥ 70 % - Lateral Step-down, Wall Slides – unauffälliger TSK		Rückkehr zum Sport (RTS) - Kraft der Hüft- und Oberschenkelmuskulatur ≥ 90 % - Single-Leg-Hop-Test LSI ≥ 90 % - Lateral-Hop-Test LSI ≥ 90 % - SANE ≥ 80/100
Bewegungsausmaß	0–120°				uneingeschränkt		
Teilbelastung	halbes Körpergewicht		soweit tolerierbar				
Patellamobilisation	frühe multidirektionale Mobilisation						
Krafttraining							
M. quadriceps CKC (geschlossene Kette)	—	Minisquat (0–50°), wallsitting (0–90°), Beinpresse (90–50°)			progressive Steigerung der Kraft		sportspezifische Übungen
M. quadriceps OKC (offene Kette)	M. quadriceps-Aktivierung	aktive Knieextension ohne Widerstand			progressive Steigerung der Kraft		sportspezifische Übungen
Hamstrings	aktive Knieflexion, isometrische Kontraktion				progressive Steigerung der Kraft		sportspezifische Übungen
Mm. gastrocnemius u. soleus	Heel Raise						
Hüftmuskulatur	aktive Hüftabduktion, Adduktion, Extension						
Stretching	M. quadriceps, Hamstrings, Tractus ilotibialis, M. gastrocnemius, M. soleus						
Propriozeption							
beidbeinig	ebene Oberfläche				instabile Untergründe, Perturbationstraining		
einbeinig	—			ebene Oberfläche		instabile Untergründe, Perturbationstraining	
Plyometrie	—						Progression von zweibeinigen zu einbeinigen Übungen, von einfachen zu komplexen Aufgaben
Sportliche Aktivität							
Jogging	—						erlaubt
Fahrradfahren	—				stationär (kein Widerstand)		im Freien
Schwimmen	—				Kraul		freies Schwimmen
Stepper/Crosstrainer	—				erlaubt		

TSK, Tampa Scale of Kinesophobia: LSI, Limb Symmetry Index: SANE, Sinale Assessment Numeric Evaluation

Abb. 7.54 Rehabilitation und Rückkehr zum Sport nach MPFL-Rekonstruktion – Behandlungspfad.

Rehabilitation nach chirurgischer Stabilisierung der Patella

Übungsbeispiele für Woche 0–6

Nachfolgend sind einige Übungsbeispiele für die 0.–6. Woche bildlich dargestellt (▶ Abb. 7.55, ▶ Abb. 7.56, ▶ Abb. 7.57, ▶ Abb. 7.58, ▶ Abb. 7.59, ▶ Abb. 7.60, ▶ Abb. 7.61, ▶ Abb. 7.62).

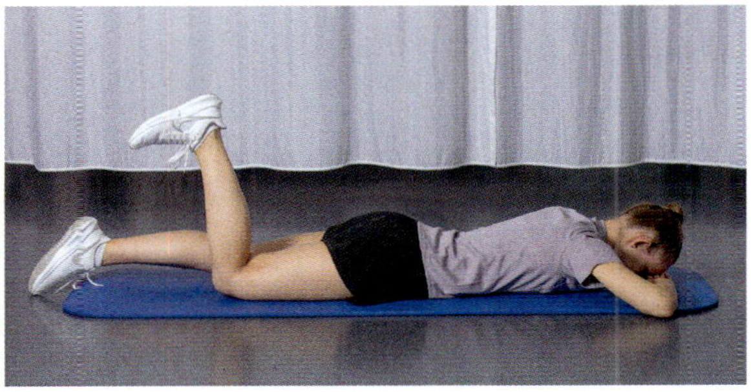

Abb. 7.55 Aktive Mobilisierung der Kniegelenksbeugung. (Quelle: Kantonsspital Winterthur, M. Gyger)

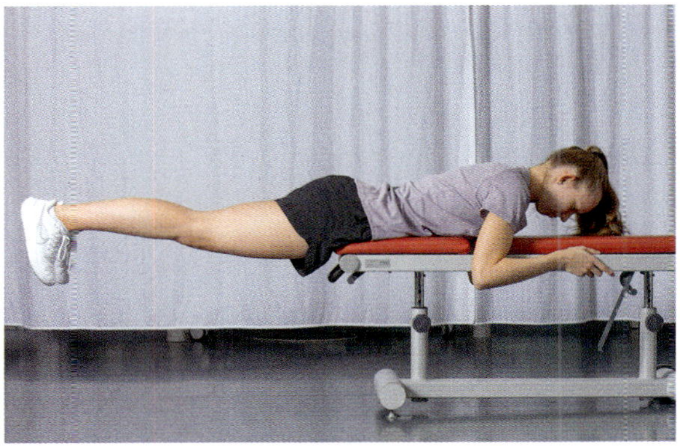

Abb. 7.56 Aktivierung der dorsalen Muskelkette aus unterer Extremität, Beckengürtel und Rumpf. (Quelle: Kantonsspital Winterthur, M. Gyger)

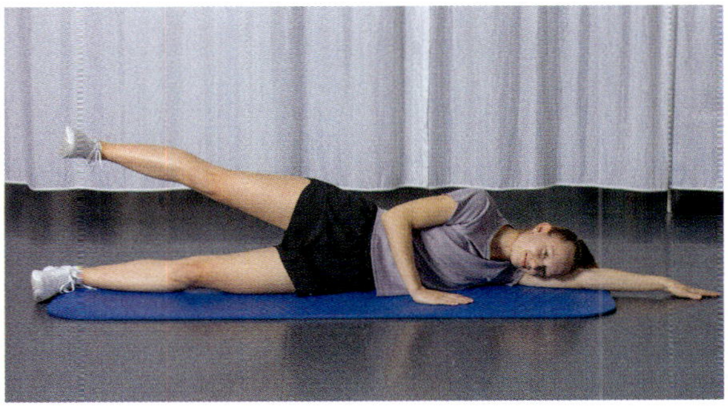

Abb. 7.57 Aktivierung der lateralen Muskeln der unteren Extremität, des Beckengürtels und des Rumpfes. (Quelle: Kantonsspital Winterthur M. Gyger)

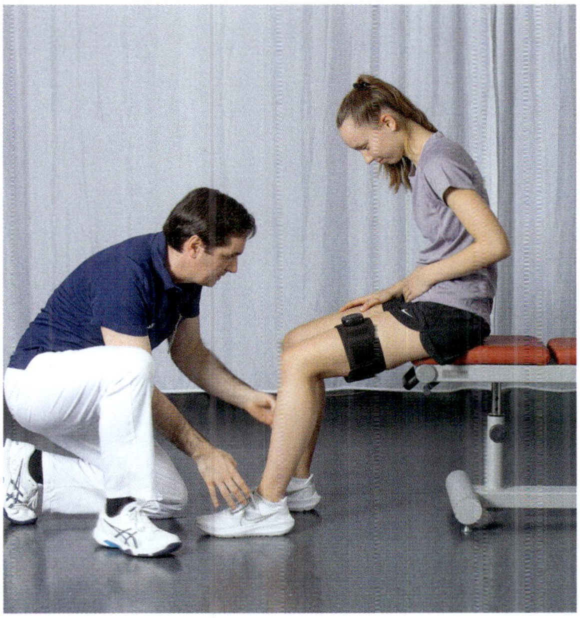

Abb. 7.58 Aktivierung des M. quadriceps. (Quelle: Kantonsspital Winterthur, M. Gyger)

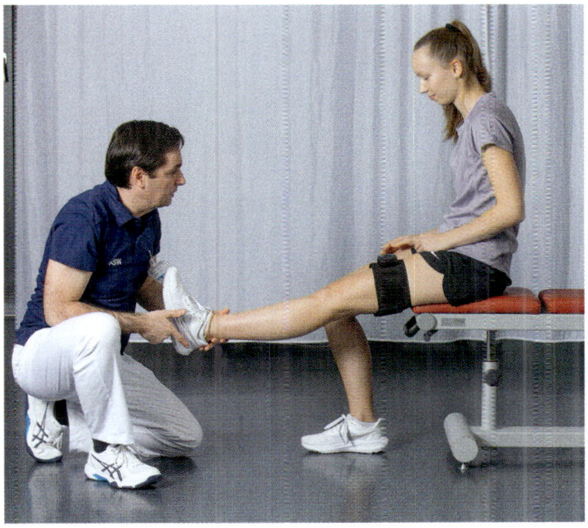

Abb. 7.59 Aktivierung M. quadriceps und Förderung der Knieextension. (Quelle: Kantonsspital Winterthur, M. Gyger)

7

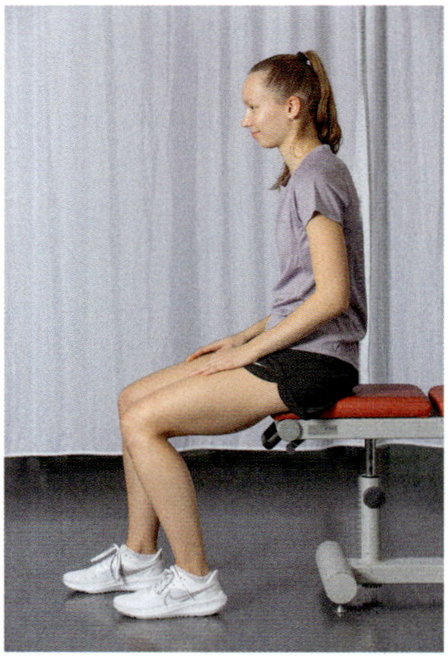

Abb. 7.60 Erweiterung der Kniebeweglichkeit in Beugung. (Quelle: Kantonsspital Winterthur, M. Gyger)

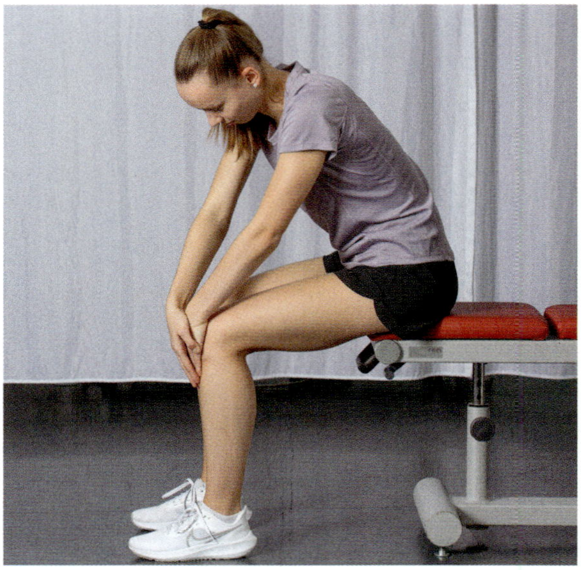

Abb. 7.61 Mobilisation zur Verbesserung der Knieflexion. (Quelle: Kantonsspital Winterthur, M. Gyger)

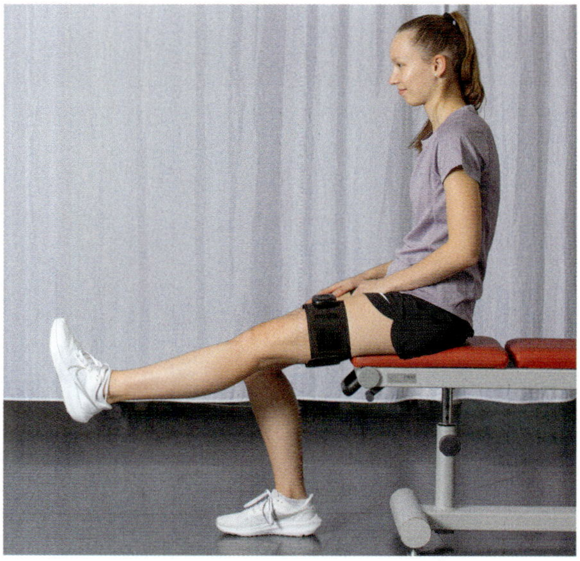

Abb. 7.62 Verbesserung aktiver Straight Leg Raise. (Quelle: Kantonsspital Winterthur, M. Gyger)

Übungsbeispiele für Woche 6–12

Auch für diese Phase zeigen wir hier 2 weitere Übungsbeispiele: ▸ Abb. 7.63.

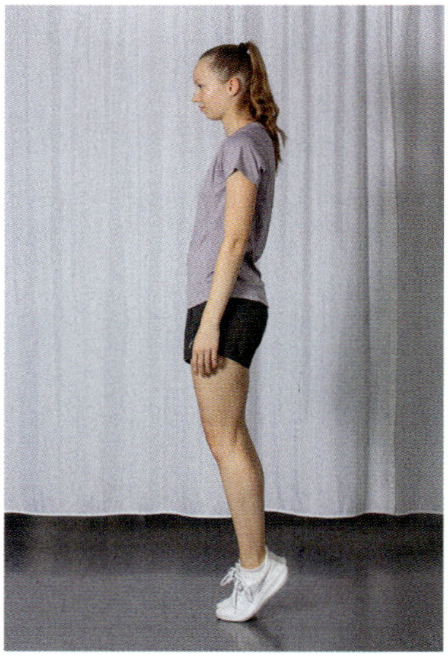

Abb. 7.63 Dynamische Kräftigung der Wadenmuskulatur. (Quelle: Kantonsspital Winterthur, M. Gyger)

Übungsbeispiele für die 12. Woche und danach

Im Folgenden sind 6 Übungen aus dem plyometrischen Training dargestellt (▶ Abb. 7.64, ▶ Abb. 7.65, ▶ Abb. 7.66, ▶ Abb. 7.67, ▶ Abb. 7.68, ▶ Abb. 7.69).

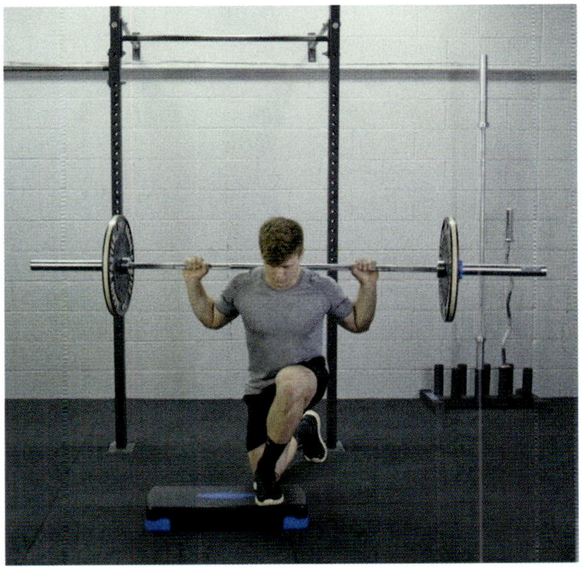

Abb. 7.64 Decline Curtsy Lunge. Bei dieser Übung führt der Patient einen diagonalen Ausfallschritt hinter das Standbein aus. Der vordere Fuß steht auf einer leicht erhöhten Fläche, sodass der Schritt tiefer als die Standfläche erfolgt. (Quelle: VALD)

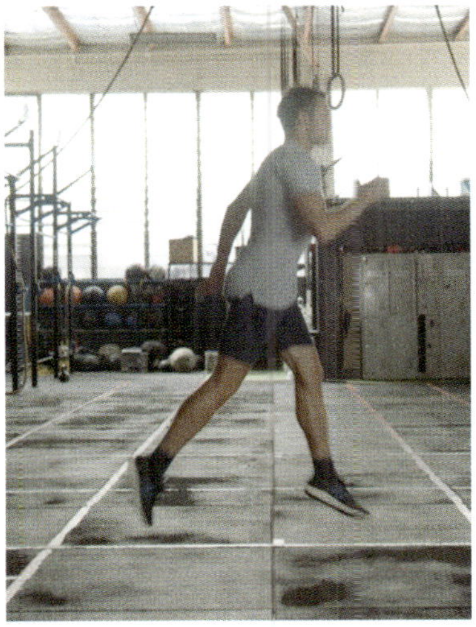

Abb. 7.65 Max Effort Lunge Jumps. Aus einem tiefen Ausfallschritt springt der Patient explosiv nach oben, wobei in der Luft die Beinposition gewechselt wird und anschließend mit dem anderen Bein vorne wieder in einem tiefen Ausfallschritt landet. (Quelle: VALD)

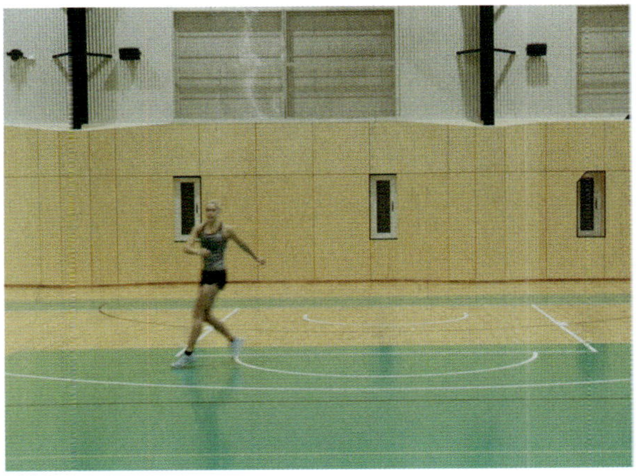

Abb. 7.66 Carioca. Beim Carioca-Lauf führt die Patientin seitliche Schritte in einer rhythmischen Kreuzbewegung aus, bei denen ein Bein abwechselnd vor und hinter das andere gesetzt wird. (Quelle: VALD)

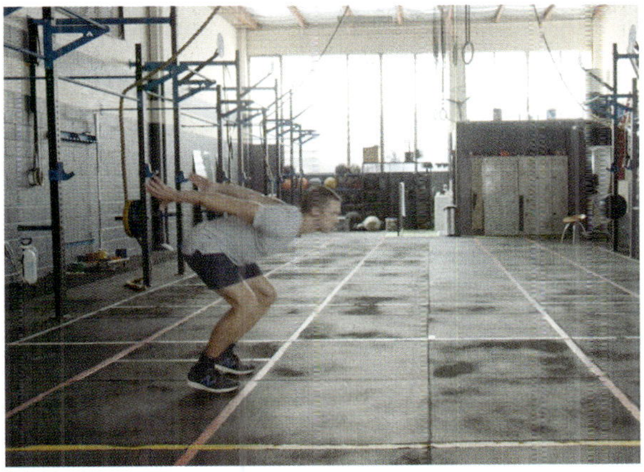

Abb. 7.67 Broad Jump. Bei dieser Übung springt der Patient aus einer tiefen, hüftbreiten Kniebeuge explosiv nach vorne, um möglichst viel horizontale Distanz zu überwinden. Die Landung erfolgt stabil mit leicht gebeugten Knien. (Quelle: VALD)

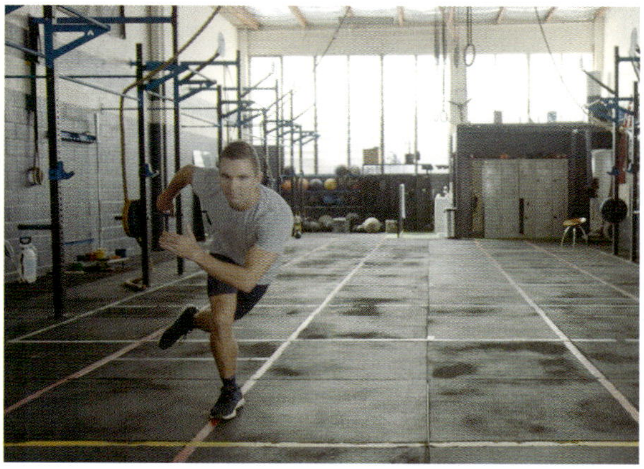

Abb. 7.68 Lateral Bound. Der Patient führt einen großen Seitwärtssprung von einem Bein auf das andere aus, wobei der Körper die Bewegung kontrolliert abfängt. Die Landung erfolgt stabil und leicht gebeugt. (Quelle: VALD)

Heimübungsprogramme

Die Integration von Patient*innenaufklärung und Heimübungsprogrammen in das Rehaprotokoll für Personen mit Patellainstabilität sollte gefördert werden. Dieser Ansatz verlagert die Verantwortung für die Rehabilitation auf die Betroffenen und ermächtigt sie, aktiv ihre Genesungsziele zu erreichen [1850] [1858]. Er ermöglicht auch den Physiotherapeut*innen, sich auf Übungen zu konzentrieren, die ihre Expertise erfordern, während die Patient*innen unabhängig grundlegendere Übungen durchführen können. Obwohl Parallelen zur Literatur über die Rehabilitation nach ACL-Rekonstruktion gezogen werden könnten, sind weitere Studien erforderlich, um das effektivste Programm speziell für Menschen nach einer MPFL-Rekonstruktion zu bestimmen. Derzeit stellen wir das in ▶ Tab. 7.28 umrissene Programm zur Verfügung [1873].

Rückkehr zum Sport und Testen

Die Zulassung zu Sportaktivitäten nach einer MPFL-Rekonstruktion folgt oft einem allgemeinen Zeitplan:

- nach einem Monat: stationäres Fahrrad
- nach 3 Monaten: Laufen, Agilitätsübungen, Springen
- nach 4 Monaten: sportspezifische Übungen, Schneiden/Pivotieren.

Obwohl eine zeit- und kriterienbasierte Richtlinie einen Überblick über das Rehaprogramm bietet, könnten zahlreiche patient*innenbezogene oder operationspezifische Faktoren den Genesungsweg erheblich beeinflussen. Darüber hinaus planen die meisten Autor*innen eine Rückkehr zum Sport vier bis sechs Monate nach der Operation, betonen jedoch oft die Bedeutung der Erfüllung spezifischer Kriterien, um im Rehaprogramm voranzukommen und die Bereitschaft für die Rückkehr zum Sport zu bewerten.

In unserer Institution führen wir den Star Excursion Balance Test durch (▶ Abb. 7.70), um Lenas Fortschritt in der Frühphase nach der Operation zu dokumentieren. Er liefert qualitative (Knievalgus, Beckenstabilität) und quantitative (maximal erreichte Fußdistanz) Ergebnisse.

Vor der Rückkehr zu sportlichen Aktivitäten sollten Sprungtests wie Drop-Jump, Countermovement-Jump und Einbeinsprung sowie Kraftmessungen absolviert werden (▶ Abb. 7.72). Der Erfolg bei diesen Tests wird typischerweise durch das Erreichen eines LSI (Limb Symmetry Index) von $\geq 85\,\%$ angezeigt. Für Sportarten mit hohen Anforderungen (z. B. alpiner Skilauf, Fußball, Basketball und Handball) wird jedoch oft empfohlen, ein höheres Schwellenwertziel von $\geq 90\,\%$ LSI anzustreben, bevor eine Rückkehr zu diesen Aktivitäten in Betracht gezogen wird [1863]. Die Integration fortschrittlicher Technologien für Sprung und Kraftmessungen liefert wesentliche Daten über die Funktion der unteren Gliedmaßen, explosive Kraft und neuromuskuläre Kontrolle, um das Rehaprogramm maßzuschneidern. Ein umfassendes Rehaprogramm, kombiniert mit fortgeschrittenen Leistungsbewertungen unter Verwendung modernster Technologie, hat die Kraft- und Sprungleistung erheblich verbessert. Wie in ▶ Abb. 7.54 dargestellt, zeigen die meisten beobachteten Faktoren

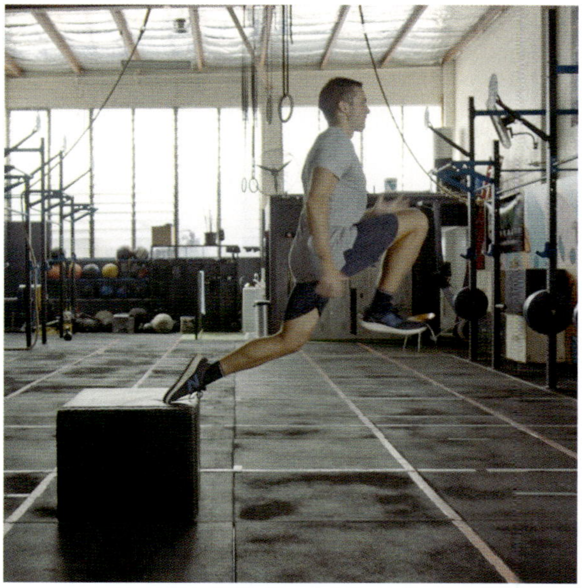

Abb. 7.69 Borzov Jump. Der Patient springt aus einer teilweisen Hocke explosiv nach oben, wobei ein Bein auf einem erhöhten Podest aufliegt und während des Sprungs dort verweilt. Das Sprungbein und die Arme werden kraftvoll mitgeführt. (Quelle: VALD)

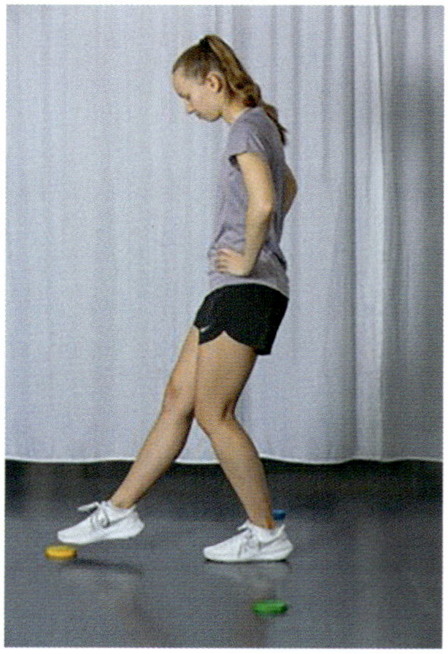

Abb. 7.70 Star-Excursion-Balance-Test und Übung. (Quelle: Kantonsspital Winterthur, M. Gyger)

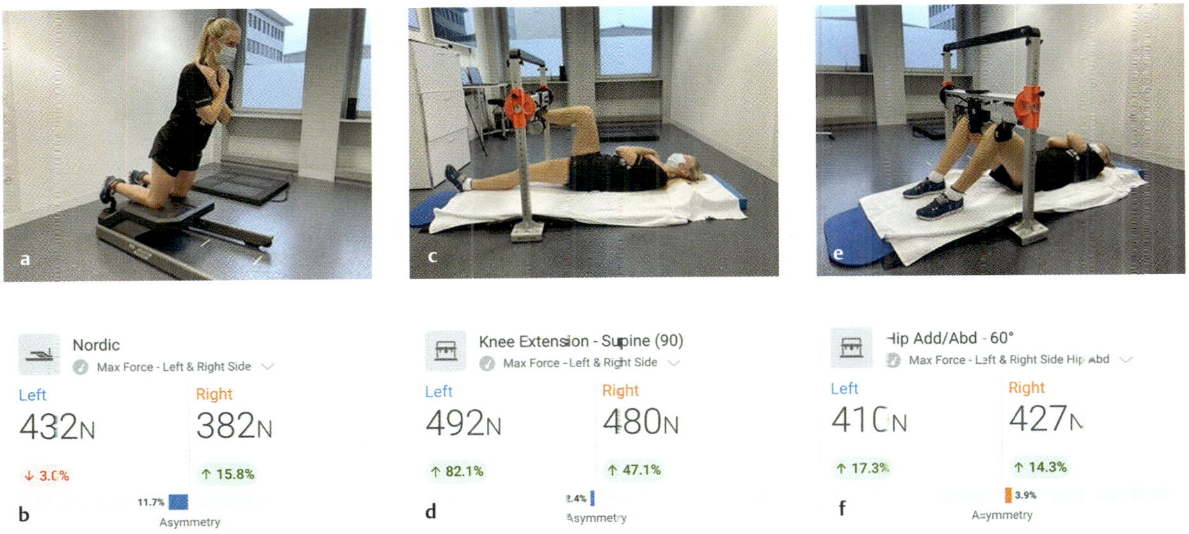

Abb. 7.71 Krafttestung 6 Monate postoperativ.
a Ischiokrurale Muskulatur. (Quelle: Kantonsspital Winterthur, M. Gyger)
b Nordics. Testung der exzentrischen Leistung der Hamstrings Muskelgruppe.
c Testung der Quadricepsmuskulatur. (Quelle: Kantonsspital Winterthur, M. Gyger)
d Testung der m. Quadriceps Leistung.
e Hüftgelenks Adduction in 60° Hüftgelenksflexion. (Quelle: Kantonsspital Winterthur, M. Gyger)
f Testung der Hüftgelenks Adduktoren und Abduktoren in 60° Hüftgelenksflexion.

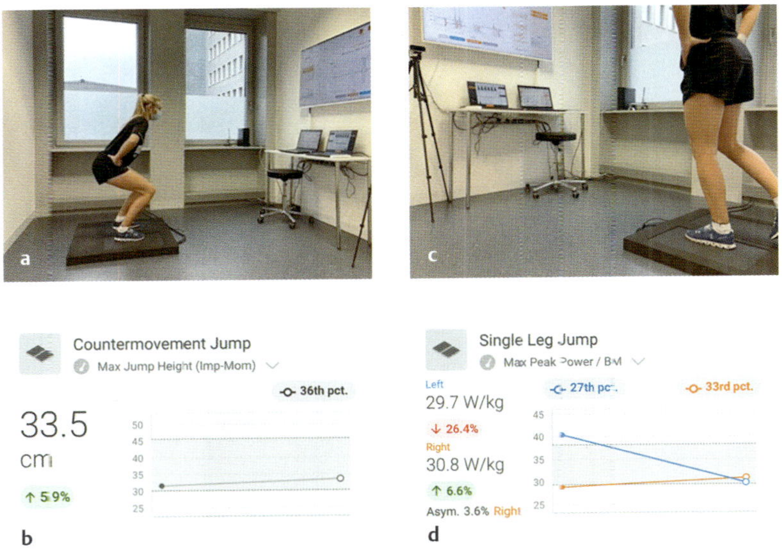

Abb. 7.72 Sprungtests.
a Beidbeiniger Counter Movement Jump. (Quelle: Kantonsspital Winterthur, M. Gyger)
b Testung beidbeiniger Counter Movement Jump.
c Einbeiniger Counter Movement Jump. (Quelle: Kantonsspital Winterthur, M. Gyger)
d Testung einbeiniger Counter Movement Jump.

positive Fortschritte, was auf die Wirksamkeit personalisierter Interventionsansätze hindeutet.

Weitere Kriterien wie Abwesenheit von Erguss, Schmerzen und Angst vor dem Return to Sport sind wichtig. Zur Bewertung der psychologischen Bereitschaft wird der Single-Assessment-numeric-Evaluation-Test (SANE) empfohlen, wobei ein Wert von > 80/100 als Indikator für die Bereitschaft gilt [1863].

7.5.3 Zusammengefasst

Die patellofemorale Instabilität ist eine häufige Knieverletzung, insbesondere bei Jugendlichen. Die konservative Behandlung nimmt eine zentrale Rolle bei der Behandlung der primären Patellaluxation ein. Bei wiederkehrenden Luxationen ist jedoch eine operative Patellastabilisierung notwendig, wobei anatomische Risikofaktoren präzise identifiziert und im Rahmen einer maßgeschneiderten chirurgischen Intervention behandelt werden müssen. Postoperative Rehaprotokolle sollten individuell angepasst werden, wobei die spezifischen Merkmale einer Person und die Art des durchgeführten Eingriffs berücksichtigt werden. Ein umfassender Rehaansatz sollte sowohl betreute Sitzungen als auch heimbasierte Therapien einschließlich Sprung- und Kraftbewertungen umfassen, um eine sichere Rückkehr zum Sport zu gewährleisten. Es ist jedoch weitere Forschung erforderlich, um das optimale Rehaprotokoll zu bestimmen und die genauesten Bewertungstests zu identifizieren.

7.6 Fallbeispiel Knieprothese

Jakob Ackermann, Sandro F. Fucentese, Carla Graf

Steckbrief Julius (81)

- Ärztliche Diagnose: Status nach roboterassistierter Knietotalprothese rechts bei symptomatischer Varusgonarthrose (rechts 15° Varus, links 12° Varus)
- Verordnung: Mobilisation an 2 Unterarmgehstöcken mit Belastung nach Maßgabe der Beschwerden für 4 Wochen, dann Belastungsaufbau und Stockentwöhnung; Flexion/Extension frei
- Beruf und Hobbys: Pensioniert; Gartenarbeit, Wandern.

7.6.1 Ärztlicher Hintergrund

Anamnese

Der 81-jährige Julius kam aufgrund von persistierenden, medial betonten Knieschmerzen in die kniechirurgische Sprechstunde. Er berichtet, dass er seit mehreren Jahren Schmerzen an der Innenseite des Kniegelenks spürt, und zwar vor allem unter Belastung beim Bergabgehen. Mit ein paar Schmerztabletten waren die Beschwerden anfangs noch gut erträglich, doch fühlt er sich inzwischen durch die Beschwerden zunehmend in seiner Lebensqualität beeinträchtigt. Manchmal schwillt das Kniegelenk am Abend auch an.

Untersuchung

Bei der klinischen Untersuchung zeigt sich ein geschwollenes und leicht überwärmtes Kniegelenk mit intaktem Integument bei varischem Alignement. Entlang des medialen Gelenkspalts besteht ein deutlicher Druckschmerz, der entlang des lateralen Gelenkspalts weniger ausgeprägt ist. Der Bewegungsumfang ist mit 120/10/0° bereits in der Extension eingeschränkt und es treten mediale Schmerzen bei maximaler Flexion auf. Sowohl mediolateral als auch sagittal ist das Kniegelenk stabil ohne ligamentäre Insuffizienz bei partiell redressierbarer Varus-Fehlstellung. Die periphere Durchblutung, Motorik und die Sensibilität sind intakt. Radiologisch zeigt sich die medial betonte Gonarthrose rechts bei einer varischen Beinachse von 15° (Hip-Knee-Ankle-Angle, HKA, von 165°; ▶ Abb. 7.73 u. ▶ Abb. 7.74). Julius' Beschwerden lassen sich gut mit der radiologischen Diagnose einer fortgeschrittenen, medial betonten Gonarthrose vereinbaren.

Die Gonarthrose ist eine der häufigsten degenerativen Erkrankungen des Bewegungsapparates mit einer Prävalenz von rund 10–13 % bei über 60-Jährigen und bis zu 40 % bei über 70-Jährigen, wobei nicht alle Menschen mit einer radiologisch nachgewiesenen Gonarthrose auch Beschwerden haben [1885].

Arthrose im Allgemeinen beschreibt die progressive Abnutzung des artikulären Knorpels und wird in eine primäre und sekundäre Arthrose unterteilt, abhängig von ihrer Ätiologie. „Primär“ bezeichnet hierbei die Gonarthrose ohne besonderen

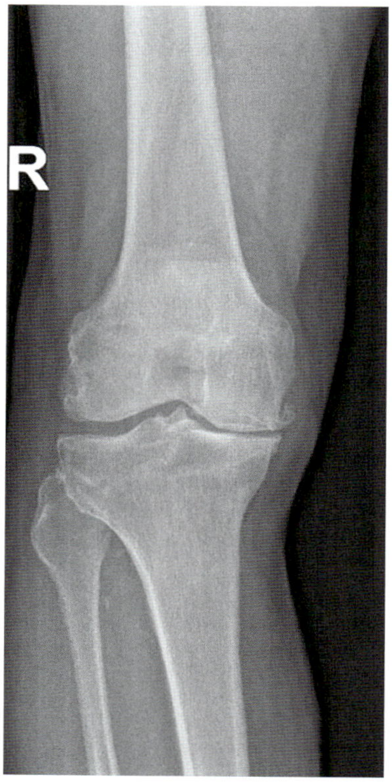

Abb. 7.73 A.p.-Aufnahme des Kniegelenks. Medial deutlich verschmälerter Gelenksspalt mit Osteophyten im Rahmen einer fortgeschrittenen medial betonten Gonarthrose. (Quelle: Universitätsklinik Balgrist, J. Ackermann)

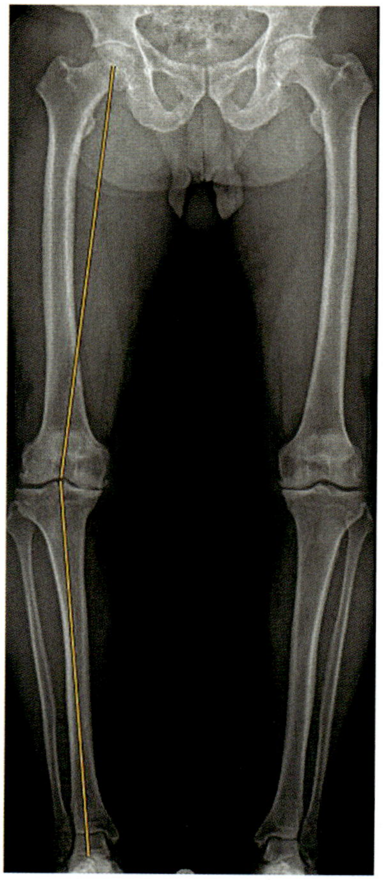

Abb. 7.74 Ganzbeinaufnahme bei beidseitiger varischer Beinachse mit eingezeichnetem Hip-Knee-Ankle-Angle rechts von 165°. (Quelle: Universitätsklinik Balgrist, J. Ackermann)

Grund, sondern durch die natürliche Abnutzung des Gelenkes. Die sekundäre Gonarthrose hingegen folgt auf eine bekannte Ursache (z. B. Trauma, Infektion, Gicht, Hämophilie) [1885][1888]. Dem schweizerischen Prothesenregister zufolge wurden 2021 insgesamt 16 555 Knietotalprothesen implantiert, wovon 88,5 % der Patienten und Patientinnen eine primäre Gonarthrose aufwiesen (SIRIS Report 2022).

Die verschiedenen Therapieoptionen, welche sowohl das konservative als auch operative Prozedere beinhalten, werden mit Julius besprochen. Aufgrund des noch moderaten Leidensdrucks wurde initial ein konservativer Behandlungsweg eingeschlagen. Dieser umfasst zum einen die physiotherapeutischen Übungen zur Kräftigung und Mobilisation der knieumfassenden Muskulatur. Hierfür wurde speziell das „GLA:D-Programm“ entwickelt, welches einen evidenzbasierten Behandlungsplan für Knie- und Hüftarthrose darstellt, der aus Patient*innenschulung und neuromuskulären Übungen besteht. Zusätzlich können diverse Infiltrationen (z. B. Kortison, Hyaluronsäure) Hinweise auf eine intraartikuläre Schmerzgenese liefern (diagnostisch) und zudem schmerz- bzw. entzündungshemmend wirken (therapeutisch).

Nach 4 Monaten wird der klinische Verlauf bei Julius in der kniechirurgischen Sprechstunde kontrolliert. Er berichtet, dass er nach der erfolgten Kortisoninfiltration mit begleitender Physiotherapie für etwa 2 Monate fast beschwerdefrei gewesen sei. Jetzt sind die Schmerzen auf der Innenseite des Knies allerdings wieder deutlich progredient, sodass ein konstanter Schmerz unter Belastung besteht.

Bei zunehmendem Leidensdruck, ausgeschöpfter konservativer Therapie und fortgeschrittener medial betonter Gonarthrose mit ausgeprägter Varus-Fehlstellung wird jetzt entsprechend die Indikation zur Implantation einer Knietotalprothese gestellt (▶ Abb. 7.75).

Neben der Schmerzlinderung kann die Implantation einer Knietotalprothese ebenfalls die koronare Beinachse beeinflussen. Hierbei gibt es generell 2 Konzepte in der Knietotalprothetik: das mechanische und das kinematische koronare Alignement. Das mechanische Alignement basiert auf der perpendikulären Ausrichtung der femoralen und tibialen Prothesenkomponenten zur jeweiligen mechanischen Achse des Femurs bzw. der Tibia, um so immer eine gerade Beinachse herzustellen. Im Gegensatz hierzu verfolgt das Konzept des kinematischen Alignements die Wiederherstellung des patientenspezifischen präarthrotischen koronaren Alignements. In Übersichtsarbeiten konnte gezeigt werden, dass das native Alignement Mittelwerte von 176,7° ± 2,8° bis 180,7° mit einer Spannweite von 167,7° bis 184,4° haben kann [1890]. Bei solchen Extremwerten ist es jedoch aufgrund biomechanischer Überlegungen fraglich, ob diese mittels Knietotalprothese wiederhergestellt werden sollten. Um solche Werte zu vermeiden, wurde daher das „restricted“ kinematische Alignement eingeführt. Hierbei sollte ein HKA postoperativ von 180° ± 3° mit einem femoralen und tibialen mechanischen Winkel von 90° ± 5° angestrebt werden [1876].

Bei einem komplikationslosen Eingriff erhielt Julius roboterassistiert eine zementierte Knietotalprothese. Intraoperativ wurde ein tibialer mechanischer Winkel von 88° und ein femoraler mechanischer Winkel von 91° hergestellt, um ein optimales Weichteil-Balancing zu schaffen. In der postoperativen radiologischen Ganzbeinaufnahme zeigte sich ein HKA von 180° (▶ Abb. 7.75). Ein früher Fokus der postoperativen Rehabilitation liegt auf der Wiederherstellung der vollständigen Extension, der Abschwellung sowie der frühfunktionellen Mobilisation. Julius konnte schließlich schmerzkompensiert und mit trockenen und reizlosen Wundverhältnissen nach 5 Tagen aus der stationären Behandlung entlassen werden.

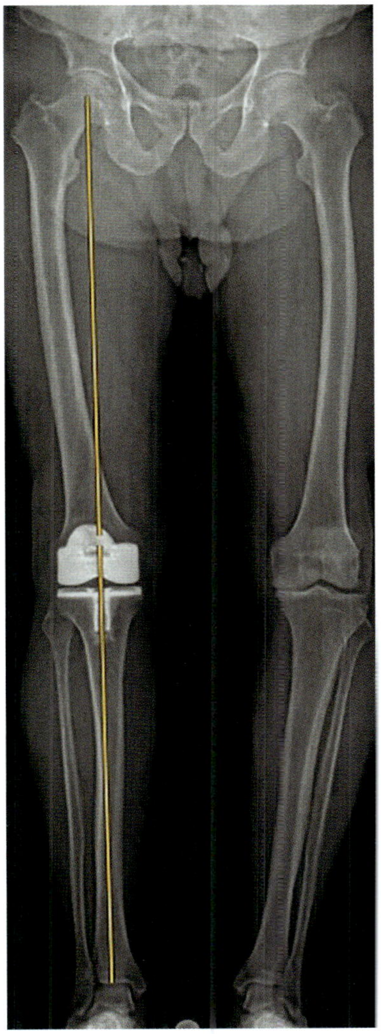

Abb. 7.75 Postoperative Ganzbeinaufnahme mit implantierter Knietotalprothese rechts und korrigiertem Hip-Knee-Ankle-Angle von 180°. (Quelle: Universitätsklinik Balgrist, J. Ackermann)

7.6.2 Physiotherapeutische Anamnese

Julius wird mit der Diagnose Varusgonarthrose rechts nach erfolgter Kortisoninfiltration ins GLA:D-Arthrose-Programm überwiesen [1896].

Nach Abschluss des Programms spürte er subjektiv eine bessere muskuläre Kontrolle des Knies bei Alltagsaktivitäten. Eine Verbesserung im 30 s-Chair-Stand-Test (25 Wdh. bzw. 26 Wdh.) konnte objektiv nicht festgestellt werden (möglicher Deckeneffekt) und die passive Extension war unverändert 10° eingeschränkt. Die belastungsabhängigen Schmerzen waren für 2 Monate deutlich geringer (3 Punkte auf der NRS-Skala). Danach klagte Julius jedoch vermehrt über zunehmende Schmerzen unter Belastung. Aufgrund der damit verbundenen Einschränkungen in den Aktivitäten des täglichen Lebens und der reduzierten Lebensqualität wurde in der Kniesprechstunde die Indikation zur roboterassistierten Implantation einer Knietotalprothese gestellt. Diese wurde kurz nach Abschluss des 3-monatigen GLA:D-Programms eingesetzt.

Nach dem einwöchigen Klinikaufenthalt befand sich Julius für 3 Wochen in einer Rehaklinik. Dort wurde der Fokus auf die Schmerzreduktion, Beweglichkeit, Aktivierung des M. quadriceps femoris und der ischiokruralen Muskulatur sowie auf das physiologische Gangbild an Unterarmgehstöcken gelegt. Nach der Entlassung aus der Rehaklinik führte Julius eine Woche lang selbstständig ein Heimprogramm durch, da er sich noch nicht bereit fühlte, eine längere Strecke mit den öffentlichen Verkehrsmitteln zurückzulegen. Der Erstkontakt in der ambulanten Physiotherapie erfolgte deshalb 6 Wochen postoperativ.

GLA:D-Arthrose (Good Life with Osteoarthritis in Denmark)

GLA:D-Arthrose ist ein standardisiertes Behandlungsprogramm aus Dänemark für Menschen mit Knie- oder Hüftarthrose. Ziel ist es, Empfehlungen von klinischen Guidelines in der Praxis umzusetzen, um eine qualitativ hochwertige, evidenzbasierte Behandlung sicherzustellen. [1896]. Das Programm beinhaltet Vorträge zum Thema Arthrose (Diagnostik, Behandlung, Selbstmanagement) sowie ein 6-wöchiges neuromuskuläres Übungsprogramm. Daten werden standardisiert erhoben und in einem nationalen Register gespeichert. Auswertungen zeigen eine signifikante Verbesserung der Schmerzen, Gehfähigkeit und Lebensqualität bei den Betroffenen [1881][1896].

Seit der Operation hatten sich die Schmerzintensität und die Funktion bereits deutlich verbessert. Julius gibt noch intermittierende, belastungsabhängige Schmerzen (P1) ventral des Kniegelenks im Narbenbereich an (NRS: 0–5/10), welche sich bei Flexion und gewichtstragenden Aktivitäten verstärken. Zusätzlich beschreibt er ein konstantes leichtes Spannen (P2) im gesamten Knie (NRS 1–3/10). Nachts hat er keine Schmerzen.

Auf der Aktivitätsebene ist er vor allem beim Treppensteigen, Einkaufen und beim längeren Sitzen (z. B. Autofahrten) noch deutlich eingeschränkt (▸ Tab. 7.31, PSFS). Für längere Gehstrecken (> 500 m) ist er noch auf Unterarmgehstöcke angewiesen. Die anhaltende Schwellung des Knies und teilweise auch des Unterschenkels verunsichern ihn etwas.

Als Nahziele formuliert er folgende Aktivitäten, welche er in 6 Wochen (3 Monate postoperativ) erreicht haben möchte:

- ohne Unterarmgehstöcke kleinere Einkäufe zu Fuß erledigen können (Gehstrecke insgesamt etwa 1 km, Gewicht 3–5 kg)
- Treppe zu Hause alternierend mit wenig Beschwerden (NRS max. 3/10) hochsteigen können (11 Stufen)

Als Fernziele (Zielerreichung 6 Monate postoperativ) definiert er:

- Gartenarbeit wieder selbstständig übernehmen zu können (umpflanzen, Sträucher zurückschneiden, Unkraut jäten)
- an mittelschweren Wanderungen (etwa 3 h und maximal 400 Höhenmeter) ohne Beschwerden teilnehmen können.

7.6.3 Physiotherapeutische Untersuchung

Bei der Inspektion zeigen sich ein deutlicher Kniegelenkserguss und eine leichte Schwellung des Unterschenkels. Die gesamte Narbe sowie das umliegende Gewebe sind noch sehr hypomobil und verbacken. In den Mm. gastrocnemius, popliteus und der ischiokruralen Muskulatur ist der Tonus im Vergleich zur Gegenseite deutlich erhöht. Sowohl die aktive als auch die passive Beweglichkeit sind noch eingeschränkt. Die Flexion ist schmerzhaft limitiert und beträgt aktiv 90° und passiv 95°. Die Extension ist aktiv nur bis -15° möglich, passiv können -10° erreicht werden mit einem weich-elastischen Endgefühl. Die Quadrizepsaktivierung (isometrisch und konzentrisch) ist endgradig in Extension stark vermindert und leicht schmerzhaft (P1). Dies zeigt sich in einem Lag (aktive Insuffizienz) von 15° Flexion im aktiven Single Leg Raise (aSLR; ▸ Abb. 7.76) und 20° Flexion unter Belastung.

Beim Gehen ohne Unterarmgehstöcke zeigt er ein leichtes Duchenne-Hinken und ein Einsinken in Richtung Knieflexion während der Mid-Stance-Phase (20° Flexion). Eine physiologische Initial-Contact- und Terminal-Stance-Phase erreicht er aufgrund des Extensionsdefizits nicht, und die Standbeinphase ist dadurch im Seitenvergleich verkürzt (▸ Abb. 7.77). Eine Zusammenfassung der Befunde ist in ▸ Tab. 7.29 ersichtlich.

Standardisierte Assessments

Zur Ermittlung der allgemeinen Beinkraft und der Gehfähigkeit werden standardisierte funktionelle Assessments durchgeführt, durch die der aktuelle Stand eingeschätzt und bewertet werden kann. Weiter sind sie wichtige Verlaufszeichen. In der Klinik entscheiden wir uns für den 30 s-Chair-Stand-Test, Stair-Climb-Test und 6-Minuten-Walk-Test (▸ Tab. 7.30). Die Tests werden so ausgewählt, dass aktuelle Einschränkungen bei Julius erfasst und im Verlauf dokumentiert werden können. Zusätzlich sind die Aktivitäten, die für ihn wichtig sind, mit diesen Assessments objektivierbar.

Evidence Based Practice-Empfehlungen

Von OARSI (Osteoarthritis Research Society International) empfohlene Assessments für die körperliche Leistungsfähigkeit [1878]:

- 30 s-Chair-Stand-Test
- 40 m-Fast-paced-Walk-Test
- Stair-Climb-Test
- Timed-up-and-go-Test (TUG)
- 6-Minute-Walk-Test.

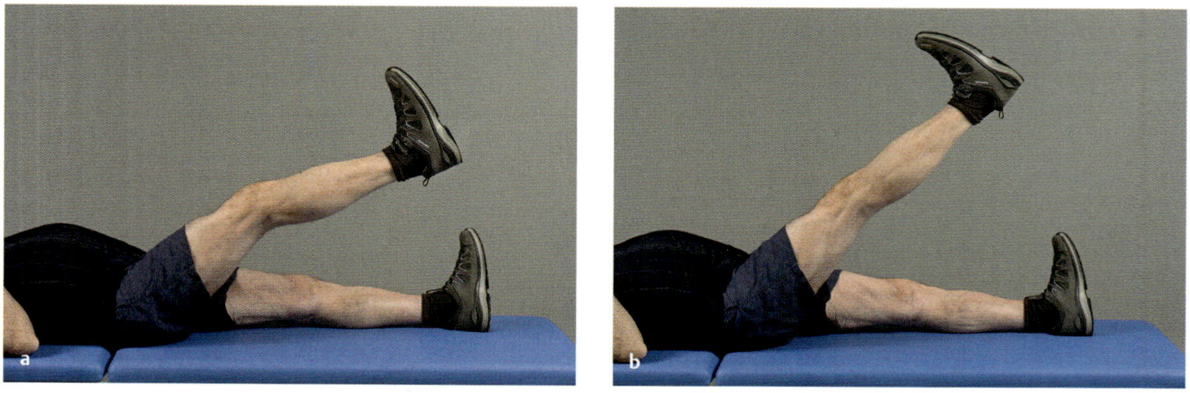

Abb. 7.76 Aktiver SLR. (Quelle: Universitätsklinik Balgrist, Med. Bilddokumentation, C. Urfer)
a Mit Quadriceps-Lag.
b Ohne Quadriceps-Lag.

Tab. 7.29 Untersuchung von Julius (Fallbeispiel Kniearthrose) nach Knie-TEP-Implantation.

	6. Woche	3. Monat	6. Monat
passive Beweglichkeit Knieflexion/-extension	95/10/0	115/0/0	120/0/0
Quadrizepsaktivierung (aSLR)	Lag: 15° Flexion	kein Lag	kein Lag
Gangbild	leichtes Duchenne-Hinken, verkürzte Standbeinphase mit verminderter Extension (-20°)	keine großen Auffälligkeiten	zügig und symmetrisch

Tab. 7.30 Standardisierte funktionelle Assessments (Fallbeispiel Kniearthrose).

	6. Woche	3. Monat	6. Monat
30s-Chair-Stand-Test	14 Wdh. (operiertes Bein vorgestellt)	23 Wdh.	28 Wdh.
Stair-Climb-Test (9 Stufen)	25 s (mit Handlauf, hoch alternierend mit Duchenne-Hinken, runter Nachstellschritt)	9 s (ohne Handlauf, alternierend)	6 s (ohne Handlauf, alternierend)
6-Minute-Walk-Test	370 m	680 m	–

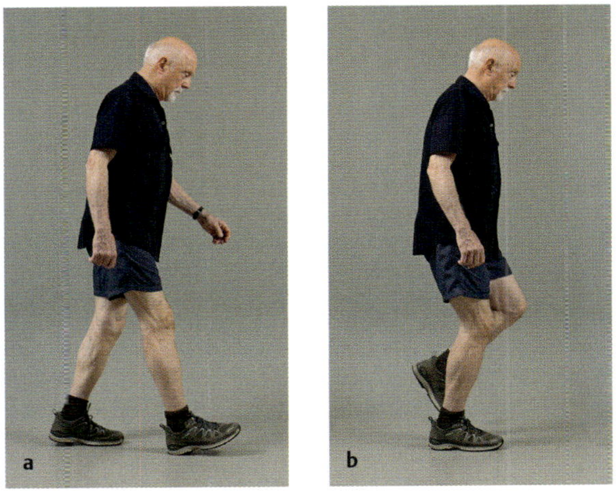

Abb. 7.77 Gangbild ohne Unterarmgehstöcke 6 Wochen postoperativ. (Quelle Universitätsklinik Balgrist, Med. Bilddokumentation, C. Urfer)
a Initial Contact.
b Mid Stance.

Tab. 7.31 PROMs. Verlauf der Ergebnisse des KOOS-Fragebogens sowie der Patient Reportet Outcome Measures „Treppensteiten“ und „zu Fuß einkaufen“ (Fallbeispiel Kniearthrose)

	6. Woche	3. Monat	6. Monat
KOOS-12 – Unterbereich Schmerz	31 %	44 %	69 %
KOOS-12 – Unterbereich Funktion (ADL)	6 %	31 %	81 %
KOOS-12 – Unterbereich Lebensqualität	6 %	19 %	31 %
PSFS: Treppensteigen (11 Stufen)	0/10	4/10	9/10
PSFS: zu Fuß einkaufen	2/10	6/10	9/10

Patient reported Outcome Measures (PROMs)

Julius füllt den Fragebogen KOOS-12 (Knee Osteoarthritis Outcome Score) aus (0 % schlechteste, 100 % bestmögliche Bewertung; ▶ Tab. 7.31). Dieser wurde entwickelt, um die Meinung der Patient*innen über ihr Knie und die damit verbundenen Probleme, zu erfassen. Ein Vorteil dieses Fragebogens ist die Unterteilung in die Unterbereiche Schmerz, Funktion (ADL) und Lebensqualität, was die Kommunikation mit den Betroffenen erleichtert [1880]. Um zu beurteilen, ob die Veränderungen klinisch relevant sind, kann die Minimal clinically important Difference (MCID) für den KOOS-12 herangezogen werden. Für den Unterbereich Schmerz beträgt diese 13,5 %, für Funktion (ADL) 15,2 % und für Lebensqualität 8,0 % [1879].

Beim PSFS (patient specific functional scale) werden basierend auf Julius Nahzielen die Aktivitäten „Treppe hochsteigen“ und „zu Fuß einkaufen“ bestimmt. Das Treppensteigen beurteilt er 6 Wochen nach der Operation mit 0/10, das Einkaufen mit 2/10 (0 = nicht möglich, 10 = ohne Einschränkungen möglich).

Zusammenfassung und Interpretation der wichtigsten Befunde

Julius befindet sich 6 Wochen nach der Operation im Übergang von der Proliferationsphase zur Remodellierungsphase. Der Schmerzbereich 1 (P1) ist größtenteils nozizeptiv-mechanisch und durch Zugbelastungen der ventralen periartikulären Strukturen auslösbar. P2 wurde im Rahmen des noch deutlichen Kniegelenkergusses als mehrheitlich nozizeptiv-mechanisch (nozizeptiv-entzündlich) eingeschätzt.

Der Kniegelenkserguss wird zusammen mit dem hypomobilen Bindegewebe ventral des Knies für die noch bestehende Flexionseinschränkung verantwortlich gemacht. Weiter führt der Erguss zu einer Inhibition des M. quadriceps [1894]. Bei Julius werden auch die moderaten Schmerzen (P1), die bei selektiver Aktivierung des M. quadriceps und gewichtstragenden Aktivitäten auftreten, als beitragender Faktor für die Inhibition angesehen. Kompensatorisch kommt es zu einer Tonuserhöhung der dorsalen Kette, welche die passive Kniegelenksextension einschränkt. Diese Hypothese wird durch Probebehandlung der dorsalen Strukturen bestätigt werden.

Das präoperative Extensionsdefizit von 10° und die Korrektur der Varus-Deformität sind ebenfalls perpetuierende Faktoren.

Der Quadrizeps-Lag als Folge der Inhibition hat auch einen negativen Einfluss auf die Kraft, welche in Richtung Extension generiert werden kann [1889]. Dies zeigt sich bei Julius beim Treppensteigen und beim Chair-Stand-Test. Eine Stufe hochzusteigen oder von einem Stuhl aufzustehen, fällt ihm noch sehr schwer und ist ohne Ausweichbewegungen nicht möglich. Auch die Treppe hinunterzugehen bereitet ihm noch große Mühe, da er die einbeinige Belastungsphase nicht genügend exzentrisch kontrollieren kann. Schließlich limitiert ihn auch die noch verminderte Flexion (passiv 95°) zusätzlich.

Clinical Reasoning

Es entsteht ein Teufelskreis aus Quadrizeps-Lag mit kompensatorisch erhöhtem Tonus in der dorsalen Kette und folgender Extensionseinschränkung. Die Extensionseinschränkung führt beim Gehen zu einer höheren mechanischen Belastung des Knies [1883]. Dadurch können Schmerzen ausgelöst oder unterhalten werden. Diese wiederum wirken sich negativ auf die Quadrizepsaktivierung aus (▶ Abb. 7.78) [1889][1895].

! Red Flag – akute periprothetische Infektion

Eine periprothetische Infektion stellt eine schwere Komplikation dar. Die Inzidenz dafür liegt bei 1,1 % [1893].

Risikofaktoren: mehrfache Kniegelenksoperationen, periprothetische Infektion in der Vergangenheit, Komorbiditäten (z. B. Diabetes mellitus, rheumatoide Arthritis, Mangelernährung), Faktoren, welche das Risiko für eine mögliche Hautverletzung erhöhen (z. B. i. v.-Drogenkonsum, schlechte Wundverhältnisse, Psoriasis, chronisch-venöse Insuffizienz) und oberflächliche Wundheilungsstörungen in Zusammenhang mit dem Gelenk [1900].

Klinik: lokale und/oder systemische Entzündung (allgemein Krankheitszeichen wie Fieber oder Schüttelfrost möglich), Wunddehiszenz, Eiter, Abszess, deutliche und rapide Verschlechterung [1897][1900].

Bei Unregelmäßigkeiten in der Wundheilung, sollte mit der zuständigen chirurgischen Fachkraft Rücksprache gehalten werden.

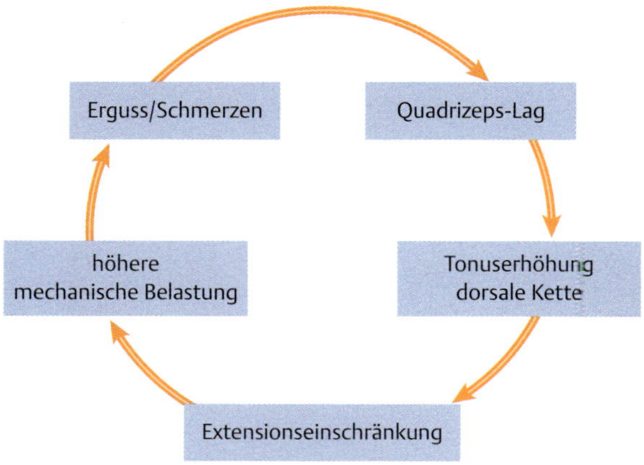

Abb. 7.78 Teufelskreis aus Quadrizeps-Lag und Extensionseinschränkung.

7.6.4 Physiotherapeutische Ziele

Postoperativ zeigt sich typischerweise folgendes Bild: Nach einem Monat sind die Beweglichkeit, die Kraft und die Funktion deutlich schlechter als präoperativ. 6 Monate postoperativ zeigen sich vergleichbare Werte wie vor der Operation, jedoch weiterhin signifikant schlechtere Werte als bei gesunden Personen gleichen Alters [1877]. Trotzdem sind 80–85 % der Menschen mit Knietotalprothese zufrieden mit dem Outcome und erfahren eine Linderung der Schmerzen, eine Verbesserung der Funktion und eine Erhöhung der Lebensqualität [1891]. Meier et al. beschrieben, dass die Kraft des M. quadriceps und physische Leistungsfähigkeit (z. B. Gehen, Treppensteigen) stark zusammenhängen [1889]. Die Unzufriedenheit in Bezug auf die selbst wahrgenommene Funktion korreliert jedoch am stärksten mit Schmerzen und nicht mit der tatsächlichen Kraft im M. quadriceps. In der Klinik kann häufig eine persistierende Schwellung im Bereich des Kniegelenks beobachtet werden, welche sich nicht den Wundheilungsphasen entsprechend zurückbildet. Dies könnte sich negativ auf die Kraft des M. quadriceps auswirken und somit den gesamten Rehabilitationsprozess beeinflussen [1892][1899].

Die Ziele aus physiotherapeutischer Sicht bis zum Zeitpunkt 3 Monate postoperativ richten sich vor allem auf die Beweglichkeit, die Quadrizepsaktivierung und davon abhängige Aktivitäten (Gehen, Treppensteigen):

- Knieflexion/-extension: 110°/0°/0°
- kein Quadrizeps-Lag
- physiologisches Gangbild
- alternierendes Treppensteigen ohne Ausweichbewegungen.

7.6.5 Physiotherapeutische Maßnahmen

Beweglichkeit

Der noch deutliche Erguss und die Schwellung des Unterschenkels werden als Reaktion auf die Belastungen im Alltag interpretiert. Die Belastungen liegen höher als die Belastbarkeit des Kniegelenks. Da der Erguss die Beweglichkeit und die Quadrizepsaktivierung negativ beeinflusst, werden mit Julius das Load-Management und die Eigenkontrolle der Schwellung (Messung mit Maßband) besprochen.

Zusätzlich werden das hypomobile Bindegewebe inklusive Narbe sowie die Mm. gastrocnemius, popliteus und die ischiokrurale Muskulatur mit Weichteiltechniken behandelt und das Knie passiv in Flexion mobilisiert (Grad 4- bis 4++).

Als Heimprogramm absolviert Julius Automobilisationen für die Flexion und Extension (▶ Abb. 7.79) und massierte die Weichteile.

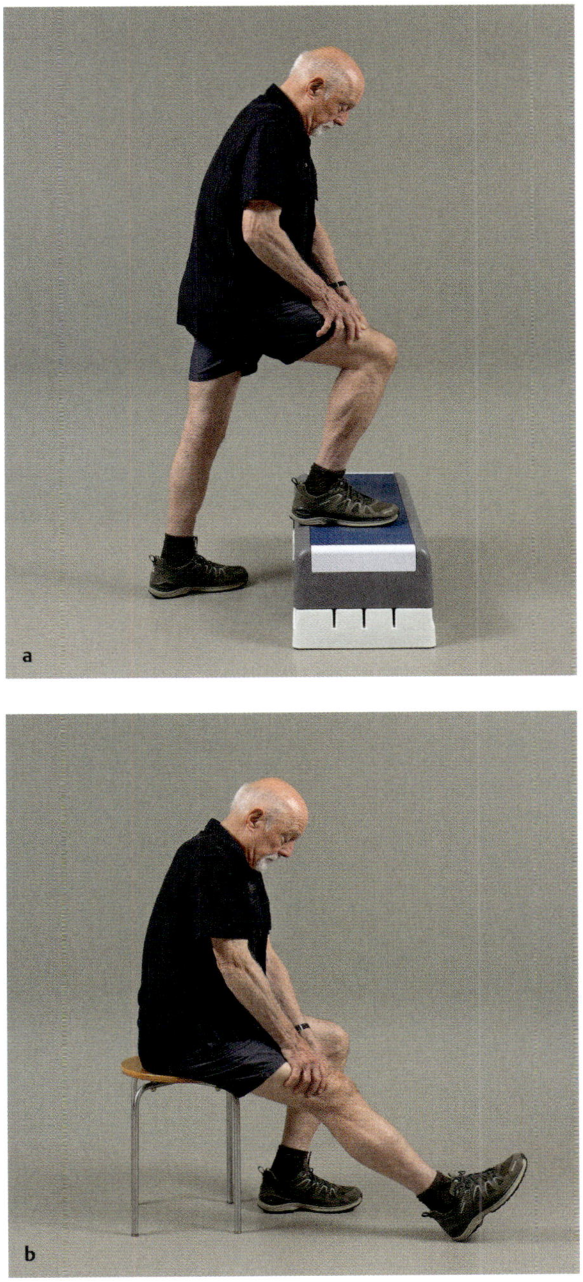

Abb. 7.79 Kniegelenksmobilisation. (Quelle: Universitätsklinik Balgrist, Med. Bilddokumentation, C. Urfer)

a Flexion.

b Extension.

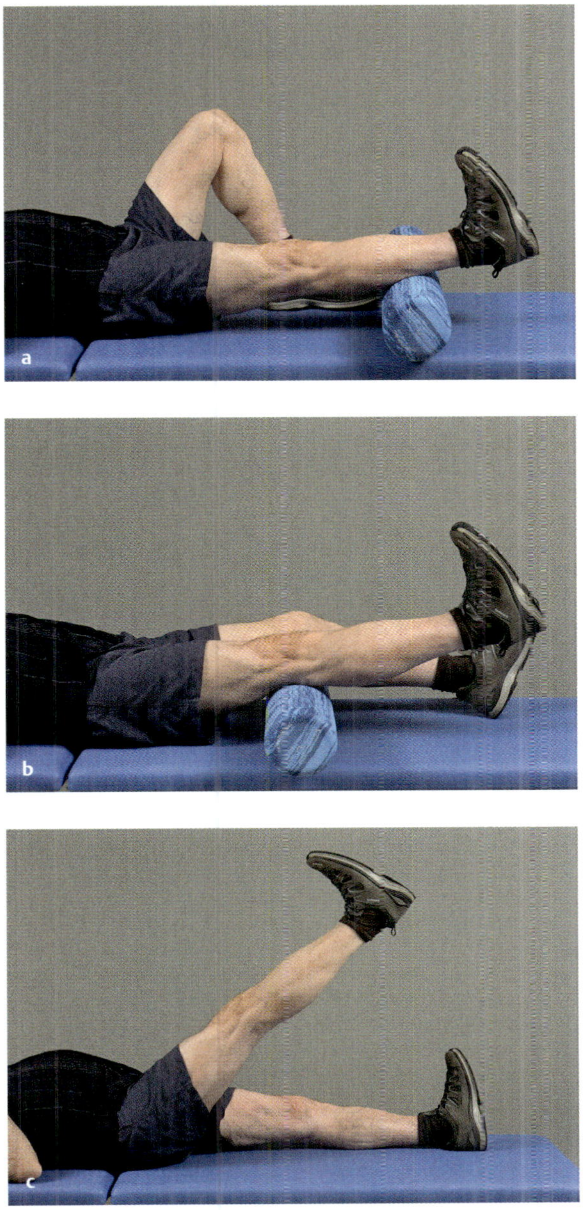

Abb. 7.80 Möglicher Aufbau einer dynamischen Quadrizepsaktivierung. (Quelle: Universitätsklinik Balgrist, Med. Bilddokumentation, C. Urfer)

a Aktive Extension mit kurzem Hebel (Unterschenkel unterlagert).

b Aktive Extension mit langem Hebel (Knie unterlagert).

c Isometrische und endgradige aktive Extension mit langem Hebel (aSLR).

Die Extension betrug nach 2 Wochen anhaltend 0°. Das Ziel für die Flexion (110°) konnte nach 6 Wochen erreicht werden.

Quadrizepsaktivierung

Die passive Extensionseinschränkung wird als Erstes angegangen. Danach wird im neu gewonnenen Bewegungsausmaß die Quadrizepsaktivierung verbessert. Da die Extension bereits präoperativ eingeschränkt war, ist die Rekrutierung in diesem Winkel noch deutlich vermindert. Infolgedessen wird mit isometrischen Übungen in Rückenlage begonnen. Dabei liegt der Fokus auf einer gesamtheitlichen Aktivierung (distal und proximal) des M. quadriceps und möglichst wenig Kompensation mit dem M. glutaeus maximus. Auch ein Abheben des gesamten Beines sollte verhindert werden.

Sobald die Aktivierung gut durchgeführt wird, erfolgt die Progression wie in ▶ Abb. 7.80. dargestellt. Julius führt die dargestellten Übungen selbstständig aus.

Das Ziel (aktiver SLR in 0° Extension ohne Lag) ist nach 3 Wochen (9 Wochen postoperativ) erreicht.

Gang

Voraussetzungen für ein physiologisches Gangbild sind 0° Extension sowie eine gute Quadrizepsaktivierung unter Belastung. Sobald die isometrische Aktivierung des M. quadriceps sauber ausgeführt werden kann, wird dies auch unter Belastung geübt. Die Belastung im Stand wird langsam gesteigert bis zum Einbeinstand. Darauf aufbauend folgt eine Gangschule mit dem Ziel, eine stabile Mid-Stance-Phase zu erarbeiten.

Julius zeigt nach 3 Wochen ein fast vollständig physiologisches Gangbild. Einzig unter Ermüdung besteht noch ein leichtes Duchenne-Hinken oder ein Einsinken in Richtung Knieflexion in der Standbeinphase. Nach 6 Wochen normalisiert sich dies ebenfalls.

Treppensteigen

Für das alternierende Treppensteigen sind die Faktoren Beweglichkeit, Quadrizepsaktivierung, Belastbarkeit sowie die Kraft in der unteren Extremität entscheidend. Die Interventionen zur Verbesserung der Beweglichkeit und Aktivierung wurden bereits thematisiert und sind die Voraussetzung für den weiteren Aufbau.

Begonnen wird mit 2 zweibeinigen Belastungen im Kraftausdauerbereich, um die Kraft und Belastbarkeit zu verbessern (z. B. symmetrischer Sitz-Stand oder Squat). Im Verlauf werden die Übungen vermehrt einbeinig, bis ein Step up mit einer kleineren Stufe ausgeführt werden kann. Sobald die Qualität und die Belastbarkeit es zulassen, führt Julius den Step up an einer normal hohen Treppenstufe aus. Die Step downs werden zeitlich etwas verzögert in gleicher Weise aufgebaut.

Nach 6 Wochen erfüllt Julius das gesteckte Ziel, alternierend ohne Ausweichbewegungen Treppen zu steigen.

Evidence Based Practice-Empfehlungen

Es gibt nur wenige Leitlinien zur Nachbehandlung von Knietotalprothesen. Laut Jette et al. (2020) gehören die Förderung der körperlichen Aktivität sowie Interventionen zur Verbesserung der Range of Motion (passiv und aktiv) zur Standardtherapie und gelten daher als Best-Practice-Empfehlung. Ergebnisse mit hohen Evidenzgraden bestehen für funktionelles Training (z. B. Balance- und Gehtraining) sowie High-Intensity-Krafttraining nach Implantation einer Knietotalprothese [1886].

Die neuromuskuläre Elektrostimulation (NMES) kann eine sinnvolle Option sein, wenn herkömmliches Krafttraining nicht möglich ist, wie z. B. in den ersten postoperativen Wochen. Vergleicht man diese beiden Interventionen, zeigen sich 3 und 12 Monate postoperativ vergleichbare Werte im Hinblick auf die Kraft [1887].

In der frühen postoperativen Phase wird die Eisanwendung zur Schmerzlinderung empfohlen [1886]. In der weiteren Literatur wird der Effekt jedoch kontrovers diskutiert [1875].

Ein Cochrane Review von Harvey et al. (2014) zum Einsatz von CPM-Schienen (continuous passive motion, z. B. Kinetec) kommt zum Schluss, dass diese keinen klinisch relevanten Effekt auf die Range of Motion (Flexion), Schmerzen, Funktion und Lebensqualität haben. Eine routinemäßige Anwendung ist deshalb nicht zu rechtfertigen [1884].

Prähabilitation

Als Prähabilitation bezeichnet man u. a. eine präoperative medizinisch-therapeutische Intervention mit dem Ziel, präoperative Risikofaktoren (z. B. metabolisch, funktionell, psychologisch oder neurologisch) für perioperative Komplikationen und/oder ein unzureichendes operatives Outcome anzugehen [1898]. Die trainingsbasierte Physiotherapie kann bei Personen vor der Implantation einer Knietotalprothese u. a. Krafttraining, teilweise in Kombination mit Patient Education beinhalten. Positive Effekte bezüglich Funktion und Schmerz konnten präoperativ als auch kurz- bis mittelfristig nach der Operation nachgewiesen werden. Die langfristigen Effekte ließen sich bisher nicht immer zeigen [1882][1898].

Abschluss

Das Ziel der Physiotherapie bei Julius war es, 6 Monate postoperativ vergleichbare oder bessere Werte als präoperativ zu erreichen. Dies vor allem im Bereich Funktion und Lebensqualität. Für die Beweglichkeit wurden 120°–130° Flexion und 0° Extension als Ziel gesetzt. Die isolierte Kraft der Knieextensoren und -flexoren sollte im Seitenvergleich nicht mehr als 10 % Differenz betragen. Hierbei muss aber im Hinterkopf behalten werden, dass der Patient kontralateral ebenfalls eine Gonarthrose hat und die vermeintlich gesunde Seite sehr wahrscheinlich ebenfalls Defizite aufweist [1889].

Wie in ▸ Tab. 7.29, ▸ Tab. 7.30 und ▸ Tab. 7.31 ersichtlich, konnten die gesetzten Ziele erreicht werden – die persönlichen Ziele von Julius wie Gartenarbeit und mittelschwere Wanderungen zumindest teilweise. Die Gartenarbeit konnte er mehrheitlich so ausführen wie gewünscht. Einzig längeres Jäten (gehaltene Flexion) bereitete ihm noch etwas Mühe. Bei den Wanderungen stellten ihn steilere Abschnitte noch vor Schwierigkeiten und das Pausenmanagement war essenziell. Im weiteren Verlauf ging es darum, die Kraft weiter zu verbessern, um die Einschränkungen auf funktioneller Ebene anzugehen. Dafür trainierte er selbstständig in einem Fitnesscenter. Physiotherapiesitzungen fanden nur noch sporadisch statt, um das Programm anzupassen.

7.6.6 Zusammengefasst

Zur Erfassung subjektiver Parameter eignen sich standardisierte Fragebögen wie z. B. der KOOS-12 oder die Patient specific functional Scale (PSFS). Der Basisbefund postoperativ sollte mindestens die Kniebeweglichkeit, Schwellung und Erguss sowie die Quadrizepsaktivierung umfassen.
Zur Beurteilung der Funktion eignen sich standardisierte Assessments, wobei folgende Tests empfohlen werden: 30 s-Chair-Stand-Test, 40 m-Fast-paced-wak-Test, Stair-climb-Test, Timed-up-and-go-Test (TUG), 6 min-Walk-Test [1878].
Die Behandlung sollte Maßnahmen zur Reduktion von Schwellung und Erguss, die Verbesserung der Beweglichkeit und ein gezieltes Krafttraining, insbesondere des M. quadriceps, umfassen [1886]. Erfahrungsgemäß stellt ein angepasstes und im Verlauf progressiv gesteigertes Load-Management einen wesentlichen Bestandteil der Therapie dar.

7.7 Fallbeispiel Unterschenkelfraktur

Thomas Plakolb, Stephan H. Wirth

Steckbrief Leon (29)

- Ärztliche Diagnose: Weber-B-Fraktur des Sprunggelenks bei Fußballspiel
- Verordnung: Belastungsaufbau entsprechend der Beschwerden, Vollbelastung erlaubt
- Beruf: Gymnasiallehrer, Fächer Sport und Englisch

7.7.1 Ärztlicher Hintergrund

Frakturen des oberen Sprunggelenks gehören zu den häufigsten Verletzungen des Erwachsenen. Die Inzidenz wird je nach Quelle mit etwa 174 pro 100 000 Einwohner angegeben. Ist ausschließlich die knöcherne Fibula betroffen, werden die Frakturen nach Weber eingeteilt. Wichtig für die korrekte Behandlung ist die Stabilität des oberen Sprunggelenks bei Fraktur. Stellt sich eine Verschiebung des Gelenkes bei der belasteten Röntgenaufnahme dar, also ein Shift des Talus nach lateral oder medial, so geht man von einer eher instabilen Fraktur aus. Das Gelenk ist nicht mehr zentriert, was in der Folge zu einer ungleichen Verteilung der Kräfte im Gelenk führt und das Gelenk frühzeitig abnutzen kann.

Eingeteilt werden die lateralen Malleolarfrakturen nach Weber. Hierbei spielt die Syndesmose eine Rolle. Frakturen des lateralen Malleolus unterhalb der Syndesmose werden als Weber-A-Frakturen bezeichnet, auf Höhe der Syndesmose als Weber-B-Frakturen und oberhalb der Syndesmose als Weber-C-Frakturen (▶ Abb. 7.81).

Bei guter Stellung und unter der Annahme, dass die Syndesmose auch bei Weber-B-Frakturen nicht verletzt ist, können Weber-A- und -B-Frakturen konservativ behandelt werden. Weber-C-Frakturen betreffen in der Mehrzahl der Fälle die Syndesmose und gelten als instabile Frakturen, welche eine operative Versorgung erforderlich machen. Hier gilt die Maisonneuve-Fraktur, eine hohe Fibulafraktur mit Riss der Syndesmose und der Membrana interossea, als Besonderheit. Die Stellung der Malleolengabel und die Rekonstruktion der Syndesmose ist dabei von größter Wichtigkeit. Die Versorgung erfolgt mit einer Stellschraube, um die Fibula in die anatomische Position zu bringen und somit die Syndesmose und die Membrana interossea zu adaptieren. Die hohe Fibulafraktur muss nicht operativ versorgt werden.

Eine Maisonneuve-Fraktur wird häufig übersehen, da im normalen Röntgenbild des oberen Sprunggelenks nach Distorsionen die proximale Fibula nicht abgebildet ist. Es empfiehlt sich bei Verdacht auf Beteiligung der Syndesmose (Druckdolenz über der ventralen Syndesmose, positiver Syndesmosentest) zum Ausschluss einer Maisonneuve-Fraktur eine Röntgenaufnahme des Unterschenkels zu veranlassen.

Zeigt sich im Röntgen eine stabile und nur wenig dislozierte Fraktur ist eine konservative Therapie indiziert (▶ Abb. 7.82). Nach zunächst abschwellenden Maßnahmen wird der Unterschenkel mit einem Gehgips und einer Teilbelastung von 15 kg für 4–6 Wochen immobilisiert. Röntgenkontrollen in diesem Zeitraum sind indiziert, um frühzeitig eine sekundäre Dislokation der Fragmente zu erkennen.

Die Entscheidung zu einem operativen Vorgehen wird anhand der Bildgebung, dem Gesundheitszustand der Person und ihren Bedürfnissen gestellt. Das Ziel einer Operation ist die Wiederherstellung der normalen Anatomie des oberen Sprunggelenks. Hierfür gilt als Standard die offene Reposition und Osteosynthese mittels einer Zugschraube und Platte zur Neutralisation der Rotationskräfte. Postoperativ erfolgt die Mobilisation im gespaltenen Unterschenkelgehgips mit Teilbelastung von 15 kg für 14 Tage.

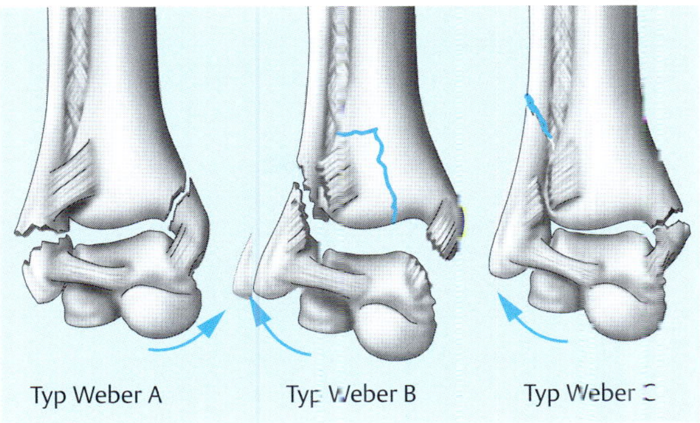

Abb. 7.81 Einteilung der lateralen Malleolarfrakturen nach Weber. (Quelle: Koesling C, Bollinger Herzka T, Hrsg. Ergotherapie in Orthopädie, Traumatologie und Rheumatologie. 2. Auflage. Stuttgart: Thieme; 2018)

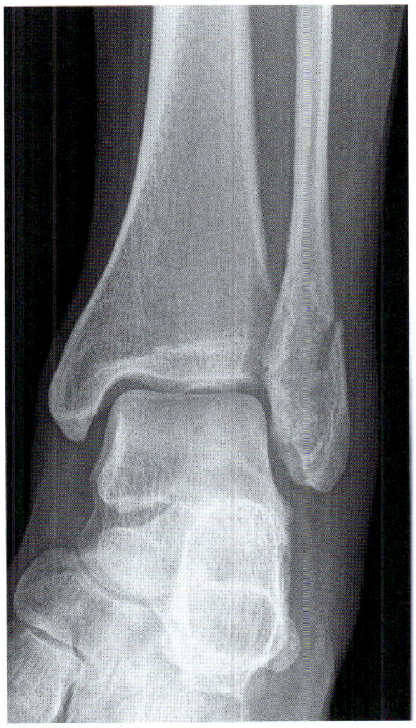

Abb. 7.82 A.p.-Aufnahme des oberen Sprunggelenks im Stehen bei Weber-B-Fraktur. Die Gelenkzentrierung ist am gleichbleibenden Abstand der Gelenklinie zwischen medialem und lateralem Malleolus erkennbar. (Quelle: Szeimies U, Stäbler A, Walther M, Hrsg. Bildgebende Diagnostik des Fußes und Sprunggelenks. 2., vollständig überarbeitete und erweiterte Auflage. Stuttgart Germany: Thieme; 2020)

Bei stabilem Bandapparat kann nach reizloser Wundheilung die gipsfreie Nachbehandlung erfolgen, jedoch sollte die Teilbelastung von 15 kg für 6 Wochen eingehalten werden. Nach 6 Wochen erfolgt hier die Röntgenkontrolle, um die knöcherne Durchbauung der Fraktur zu beurteilen. In der Regel kann ab der 6. Woche postoperativ mit der schrittweisen Aufbelastung begonnen werden.

Weber-Klassifikation

Die Weber-Klassifikation dient der Einteilung der Sprunggelenksfrakturen. Man unterscheidet dabei zwischen Weber-A, -B und -C:

- Weber A: Fraktur unterhalb der intakten Syndesmose
- Weber B: Fraktur in Höhe der intakten oder rupturierten Syndesmose; die Membrana interossea bleibt zumeist erhalten
- Weber C: Fraktur oberhalb der verletzen Syndesmose; die Membrana interossea ist dabei häufig auch rupturiert.

Die Einordnung der Fraktur hat direkte therapeutische Konsequenzen.

7.7.2 Physiotherapeutische Anamnese

Der 29-jährige Leon ist Lehrer an einem Gymnasium und unterrichtet Englisch und Sport. In seiner Freizeit spielt er als Verteidiger in einem Fußballverein, wo er 3-mal wöchentlich trainiert und am Wochenende ein Spiel hat.

Bei einem Vorbereitungsspiel im Januar kam es zu einem Zusammenstoß mit einem Gegenspieler, wobei das rechte Sprunggelenk in eine forcierte Dorsalextension und Eversion verschoben wurde. Ein Weiterspielen sowie eine Belastung des Fußes waren danach nicht mehr möglich. Nach der Erstversorgung auf dem Fußballplatz wurde im Krankenhaus eine Weber-B-Fraktur des Sprunggelenks diagnostiziert. Die medizinische Versorgung erfolgte konservativ mit Ruhigstellung mittels Vacopad. Die Belastungsvorgaben des Arztes waren 15 kg Teilbelastung für 4 Wochen, danach Belastungsaufbau entsprechend der Beschwerden sowie schmerzfreie Bewegung in der Sagittalebene für 6 Wochen. Im Krankenhaus wurde er noch instruiert, dass die nicht betroffenen Gelenke, also die Zehen und das Kniegelenk, regelmäßig selbstständig aktiv bewegt werden dürfen.

Leon kommt 4 Wochen nach der Verletzung zur ersten Physiotherapie. Nach ärztlicher Kontrolle war bereits eine Vollbelastung erlaubt. Bisher wurden noch keine physiotherapeutischen Interventionen durchgeführt.

Hauptproblem

Leon beschreibt, dass das Abrollen und die Steifigkeit bzw. Schmerzen im rechten Fuß ihn beim Gehen im Alltag einschränken, als sein aktuelles Hauptproblem. Die Arbeit als Lehrer ist derzeit nur eingeschränkt möglich. Aktuell arbeitet er seit dieser Woche wieder zu 50 %. Den Sportunterricht kann er derzeit noch nicht durchführen und in den Unterrichtseinheiten sind zwischendurch immer wieder Sitzpausen notwendig. Dies gibt er auf der patientenspezifischen Funktionsskala (PSFS) mit 6/10 angegeben. Zudem ist eine Teilnahme am Wettkampf- und Trainingsbetrieb im Fußball noch nicht möglich (PSFS 0/10).

Symptomanamnese

Leon lokalisiert den Schmerz am rechten Außenknöchel und im vorderen Bereich des Sprunggelenks. Der Schmerz wird als flächig und tief beschrieben und mit einer Schmerzintensität von 6/10 auf der Numeric Rating Scale (NRS) bei Abrollbewegung und Belastung (Stehen, Gehen) ab 20 min angegeben. Bei zu langer Belastung tagsüber verspürt er abends mehr Schmerzen (NRS 8/10), Steifigkeit und Schwellungszunahme im rechten Sprunggelenk. Maßnahmen zur Schmerzlinderung sind vor allem Eisbehandlungen und Hochlagerung. Nächtliche Schmerzen werden verneint. Zusätzlich werden Muskelverspannungen im Gebiet des M. gastrocnemius rechts und der Achillessehne angegeben (▶ Abb. 7.83).

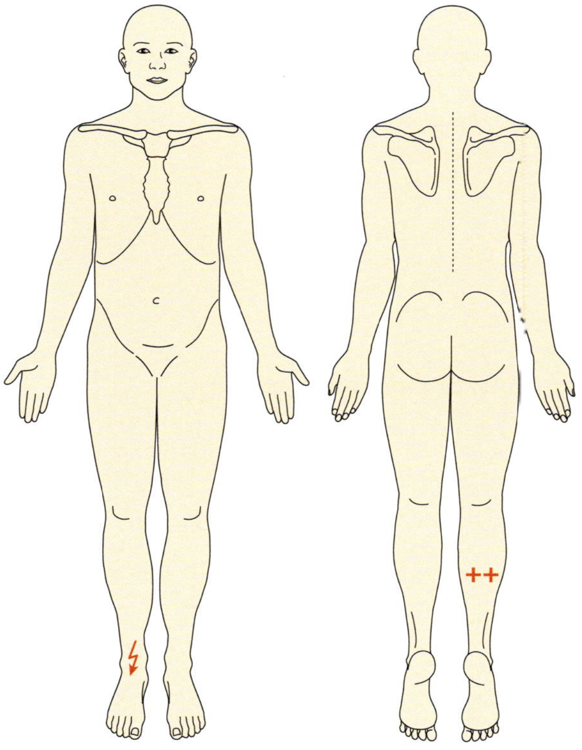

Abb. 7.83 Körpertabelle. 4 Wochen nach einer Weber-B-Fraktur hat der 29-jährige Leon Schmerzen am lateralen Malleolus und in der Wade.

7.7.3 Physiotherapeutische Untersuchung

In diesem Kapitel werden die wichtigsten Aspekte von Leons physiotherapeutischer Untersuchung beschrieben. Differenzialdiagnosen und negative Testergebnisse werden nicht berücksichtigt.

Inspektion

Bei der Inspektion fällt eine Schwellung auf, die mithilfe der Figure-of-8-Messung objektiviert und als Verlaufszeichen verwendet wird (▶ Abb. 7.84) [1906].

Zudem zeigt sich bei der Umfangsmessung und dem visuellen Befund eine Atrophie der Mm. gastrocnemius und tibialis anterior rechts.

Im Gangbild ist weiterhin die Standbeinphase rechts verkürzt, was durch ein vermindertes Abrollen und ein vorzeitiges Abheben der Ferse in der Terminal Stance und der Pre-Swing Phase verursacht wird.

Palpation

Bei der Palpation sind das Lig. tibiofibulare anterius und das distale Fibuladrittel druckschmerzhaft. Die Temperatur ist bei der Infrarotmessung im Seitenvergleich im Gebiet der Fibula um 1 °C erhöht. Die Sensibilität ist im Seitenvergleich nicht eingeschränkt. Palpatorisch weist der rechte M. gastrocnemius einen erhöhten Tonus auf.

✔ Merke

Eine mit einem Infrarotthermometer gemessene Temperaturdifferenz von über 2 °C weist auf eine nicht mehr physiologische, überschießende Entzündungsreaktion hin [1907].

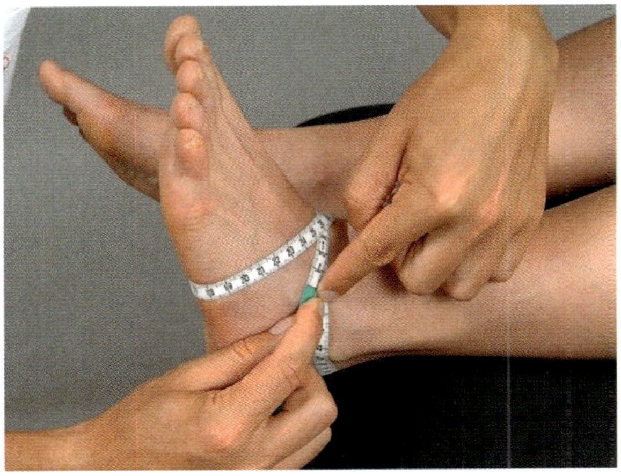

Abb. 7.84 Figure-of-8-Messung. (Quelle: Universitätsklinik Balgrist, C. Urfer)

Bewegungsbefund

Die aktive Dorsalextension des rechten Sprunggelenks ist aufgrund der anamnestisch angegebenen Schmerzen im Seitenvergleich um 20° geringer. Die Plantarflexion ist im Seitenvergleich ebenfalls um 20° geringer. Die passive Beweglichkeit wurde mit einem Dorsalextensionsdefizit von 10°, einem leeren Endgefühl und den bekannten Schmerzen getestet. Die passive Plantarflexion zeigt ein Defizit von 15° im Seitenvergleich mit Schmerzen im ventralen Sprunggelenk und einem leeren Endgefühl. In- und Eversionsbewegungen wurden aufgrund der ärztlichen Vorgaben nicht durchgeführt. Die Beweglichkeit des Kniegelenks ist im Seitenvergleich unauffällig.

Eine Dorsalextension unter Belastung wurde mit dem Knee-to-Wall-Test durchgeführt [1906]. Dabei zeigt sich eine Seitendifferenz von 6 cm.

Clinical Reasoning nach Anamnese und Untersuchung

Aufgrund der Verletzung vor 4 Wochen und der Schmerzanamnese werden sich die verletzten knöchernen und ligamentären Strukturen bereits in der Proliferationsphase befinden. Aus biomechanischer Sicht führt die Bewegung von der Plantarflexion in die Dorsalextension zu einer Verbreiterung der Malleolengabel von 1–1,5 mm, einer Außenrotation von 2–6° und einer posterior-distalen Translation der Tibia von etwa 2,4 mm [1904] [1909][1922]. Dies führt zu einer erhöhten Zugbelastung des Lig. tibiofibulare anterius. Die Gründe für die noch vorhandenen Schmerzen im rechten Sprunggelenk sind die bereits erwähnte Zugbelastung sowie die noch vorhandene Restschwellung.

Die Schmerzen in der Wadenmuskulatur und der Achillessehne sind auf die verminderte Belastung und Aktivierung des M. gastrocnemius und den daraus resultierenden erhöhten Muskeltonus zurückzuführen.

7.7.4 Physiotherapeutische Maßnahmen

Gemeinsam mit dem Patienten werden ein kurzfristiges und ein langfristiges Ziel definiert. Kurzfristig sollte in den nächsten 2 Wochen eine Schmerzreduktion und eine Normalisierung des Gangbildes durch Verbesserung der Abrollbewegung und der belasteten Dorsalextension erreicht werden.

Als langfristiges Ziel wurde die Wiederaufnahme des Mannschaftstrainings definiert. Leon möchte an der Herbstsaison wieder teilnehmen.

Um eine adäquate Rehabilitation durchzuführen, wird anhand eines Stufenplans der Behandlungsplan erstellt (► Abb. 7.85). Die erste Hypothese sowie das kurzfristige Ziel werden in Phase 1 und Phase 2 behandelt.

Phase 1

Das Behandlungsziel in dieser Phase ist die Schmerzreduktion. Dies kann neben passiven Maßnahmen vor allem durch schmerzfreie Bewegung unter Berücksichtigung der ärztlichen Vorgaben erreicht werden. Parallel dazu können nicht betroffene Gelenke

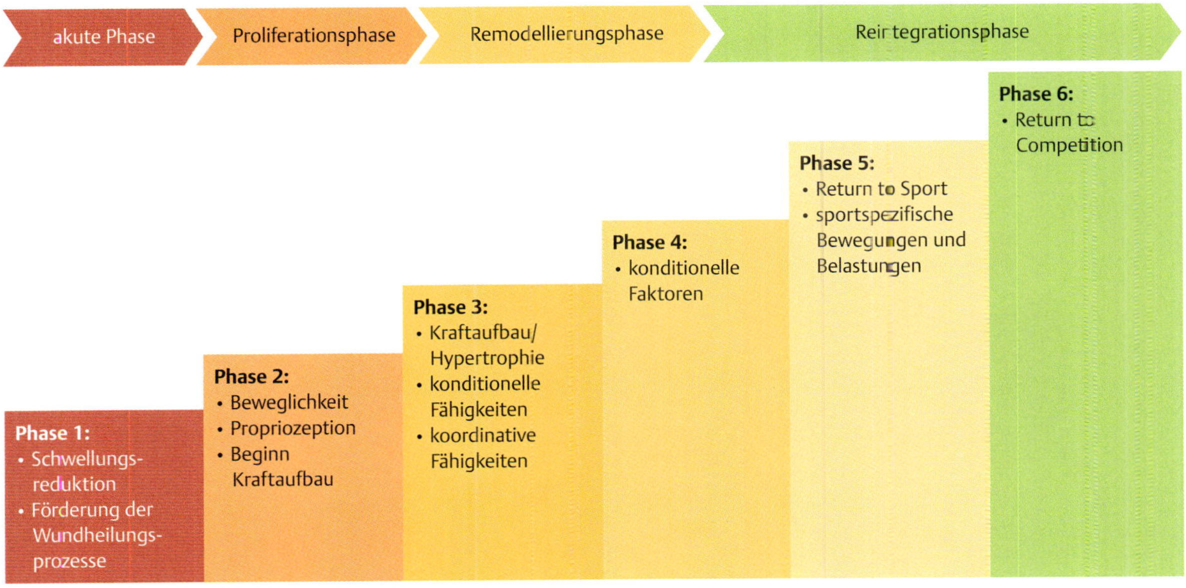

Abb. 7.85 Stufenplan Rehabilitation.

7

aktiviert werden. Dies kann zusätzlich durch isometrische Aktivierung in Dorsalextension und Plantarflexion unterstützt werden.

Leon führt Selbstmobilisationsübungen zur Schmerzreduktion und zur Verbesserung der Dorsalextension durch (▶ Abb. 7.87). Zusätzlich nimmt er ein isometrisches Training des Sprunggelenks zur Schmerzreduktion auf. Das isometrische Training wird mit 5 Wiederholungen à 45 s im schmerzfreien Bereich bei etwa 60 % der maximalen Willkürkontraktion durchgeführt [1926].

Die Kriterien für das Erreichen von Phase 2 sind Schmerzfreiheit in Ruhe und keine Temperaturerhöhung im Seitenvergleich, was bei Leon nach 2 Wochen gegeben ist.

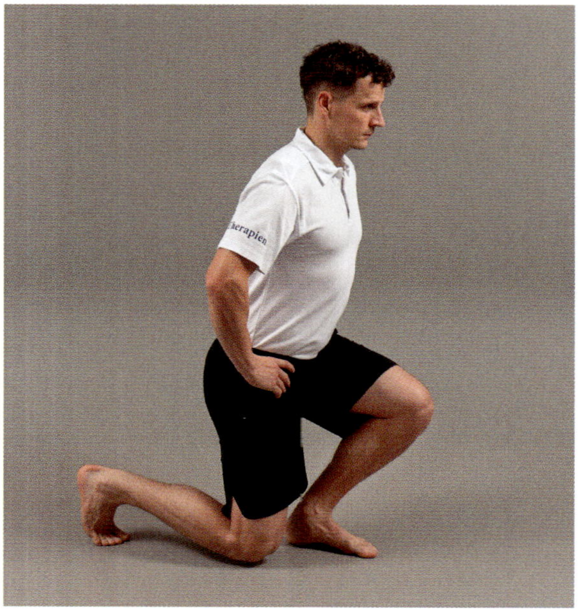

Abb. 7.86 Split Squats mit vermehrter Dorsalextension. (Quelle: Universitätsklinik Balgrist, C. Urfer)

Phase 2

Aufgrund der notwendigen Dorsalextension im Fußball ist ein Behandlungsziel die Verbesserung von Dorsalextension und Plantarflexion, um mögliche Folgeprobleme zu vermeiden. Lima et al. (2018) zeigten, dass eine eingeschränkte Dorsalextension zu einer Zunahme des dynamischen Kniegelenksvalgus führen kann [1916].

Clinical Reasoning

Um die funktionelle Beweglichkeit der Dorsalextension zu verbessern, wird im Rahmen der Therapie nach einer manuellen Mobilisation eine aktive Therapie durchgeführt. Loudon et al. (2014) zeigten, dass eine manuelle Mobilisation die Beweglichkeit des Sprunggelenks sowie die Schmerzwahrnehmung kurzfristig positiv beeinflusst [1918]. Durch eine anschließende aktive Therapie kann dieser Effekt noch verstärkt werden [1905].

Aufgrund der sportspezifischen Anforderung werden Übungen wie etwa der Split Squat oder auch Varianten davon durchgeführt (▶ Abb. 7.86) [1914].

Zusätzlich wird in dieser Phase mit der isometrischen Aktivierung in In- und Eversion begonnen. Die Intensität entspricht der von Phase 1.

Da die Propriozeption durch die Sprunggelenksverletzung negativ beeinflusst ist, sollte in dieser Phase auch mit einem sensomotorischen Training begonnen werden. Der Anfang erfolgt dabei unter statischer Belastung. Im weiteren Verlauf kann das Training z. B. durch instabile Untergründe oder durch Pertubation (z. B. motorische Störmanöver) anspruchsvoller gestaltet werden.

Neben den Übungen für die verletzten Strukturen erfolgt ein allgemeines Krafttraining der nicht betroffenen Extremität sowie ein allgemeines Herz-Kreislauftraining im Grundlagenausdauerbereich. Dies sollte auf dem Ergometer erfolgen, um auch die Beweglichkeit des Sprunggelenks zu fördern.

Die posturale Stabilität wird mit dem Foot-Lift-Test bestimmt (▶ Abb. 7.88). Dabei wird der Mittelwert über 3 Versuche ermittelt und im Seitenvergleich in Relation gesetzt. Ab einem Wert von 5 geht man von einem Gleichgewichtsproblem aus [1917].

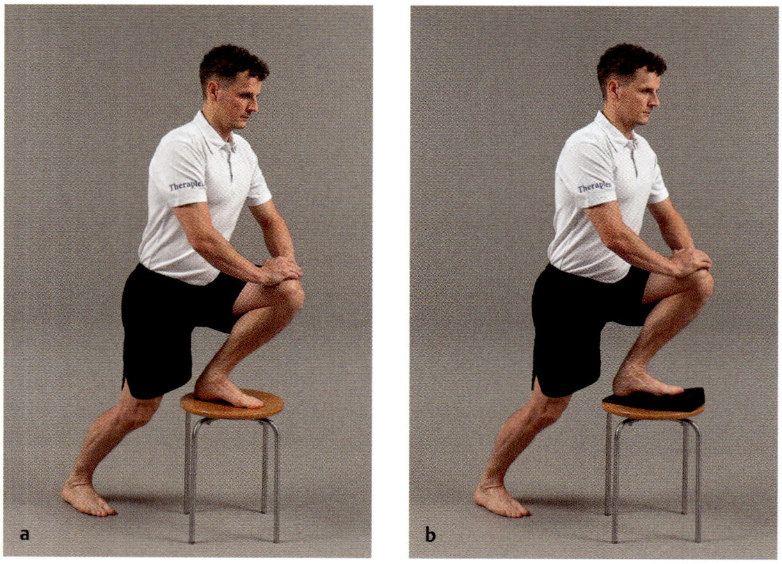

Abb. 7.87 Selbstmobilisation Sprunggelenk. (Quelle: Universitätsklinik Balgrist, C. Urfer)

a Selbstmobilisation Sprunggelenk mit Stuhl.

b Selbstmobilisation Sprunggelenk mit Stuhl und Keil.

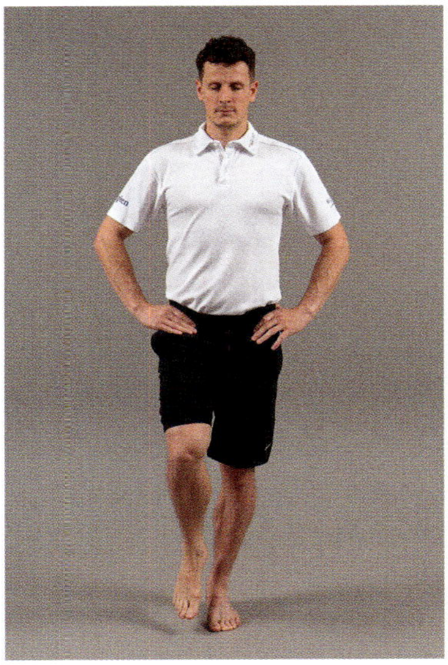

Abb. 7.88 Foot-Lift-Test mit geschlossenen Augen. (Quelle: Universitätsklinik Balgrist, C. Urfer)

Um mit einem Belastungsaufbau zu beginnen und somit zu Phase 3 zu gelangen, sollte die belastende Dorsalextension im Rahmen des Knee-to-Wall-Tests im Seitenvergleich weniger als 2 cm betragen [1915].

Leon ist bereits 8 Wochen nach der Verletzung schmerzfrei und das Abrollen im Alltag ist problemlos möglich. Lediglich längeres Gehen von mehr als einer Stunde löst noch den bekannten Schmerz für etwa 2–3 Stunden nach der Belastung aus. Die Leitung des Sportunterrichts ist für ihn noch nicht möglich, doch der Englischunterricht ist bereits ohne Probleme durchführbar.

> **Retest**
>
> Der Knee-to-Wall-Test zeigt im Seitenvergleich noch einen Unterschied von 1 cm und der Foot-Lift-Test zeigt im Seitenvergleich keinen Unterschied.

Phase 3

Aufgrund des durch die Teilbelastung entstandenen Muskelkraftdefizits und der Atrophie der Wadenmuskulatur wird in dieser Phase ein Kraftaufbautraining durchgeführt. Um die Muskelkraft der Plantarflexoren zu quantifizieren, kann man sich des Heel-Rise-Tests bedienen oder ein Handdynamometer nutzen (► Abb. 7.89).

> **Clinical Reasoning**
>
> Der Schwerpunkt des Krafttrainings liegt auf der Hypertrophie der Muskulatur. Neben Übungen zur Kräftigung der Plantarflexions-, In- und Eversionsmuskulatur liegt der Fokus auch auf der nicht betroffenen Regionen des Knie- und Hüftgelenks. Gribble und Robinson (2009) beschreiben lokale Kraftdefizite der Hüft- und Kniegelenksmuskulatur bei chronischen Sprunggelenksinstabilitäten [1910]. Um einen optimalen Hypertrophieeffekt zu erzielen, wird das Training mit 3–5 Sätzen und 5–12 Wiederholungen bei einer Intensität von 60–80 % von 1 RM (repetition maximum) durchgeführt. Da nach 9–18 Sätze pro Muskelgruppe einen besseren Effekt auf die Hypertrophie haben als 3–6 Sätze, wird 3-mal wöchentlich trainiert, um den entsprechenden Satzanzahlbereich zu erreichen [1912].

Die ► Tab. 7.32 zeigt die Übungen, die für das Krafttraining ausgewählt wurden.

Die Mobilisation zur Verbesserung der Dorsalextension wird beim Krafttraining z. B. mit Split Squats oder Squats durchgeführt.

Im Rahmen des sensomotorischen Trainings wird der Fokus verstärkt durch Übungen auf schiefen Ebenen (z. B. Lunges, Einbeinstand) auf die In- und Eversionsbewegungen gelegt.

Um mit dem Joggen und somit mit Phase 4 beginnen zu können, sollte die Kraftdifferenz der Plantarflexoren im Seitenvergleich nicht größer als 10 % sein. Dies wird mit dem Handdynamometer und dem Heel-Rise-Test ermittelt [1919]. Beim Heel-Rise-Test erreicht Leon 27 und 30 Wiederholungen mit einer Differenz von 10 %. Die isometrische Kraftmessung ergibt einen Limb Symmetry Index (LSI) von 91 %.

Zusätzlich wird die Einbeinkniebeuge qualitativ zur Bestimmung der Bewegungsqualität und der Abduktorenkraft im Seitenvergleich durchgeführt [1920]. Zur weiteren Bestimmung der posturalen Kontrolle und zur Untersuchung der Symmetrie im Seitenvergleich kommt der Star-Excursion-Balance-Test hinzu.

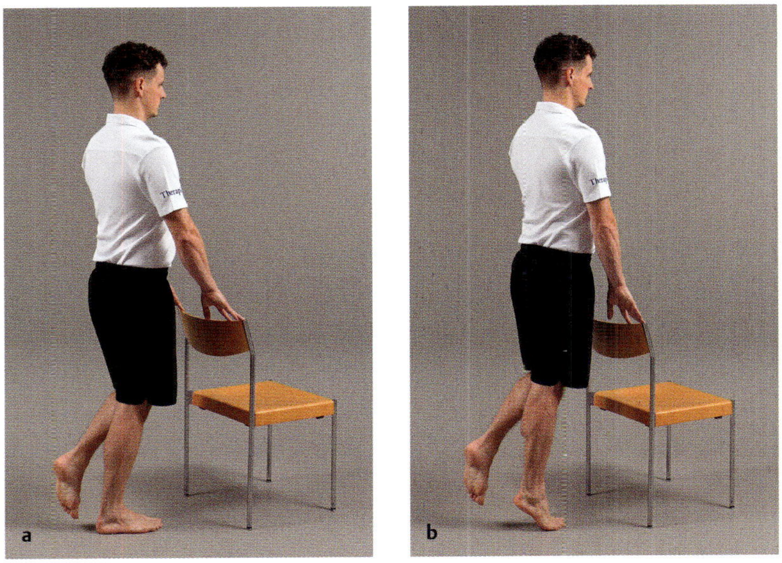

Abb. 7.89 Heel-Rise-Test. (Quelle: Universitätsklinik Balgrist, C. Urfer)
a ASTE.
b ESTE.

Tab. 7.32 Übungen für das sprunggelenkspezifische Krafttraining.

Übungen für die lokal betroffenen Strukturen	Übung für die gesamte untere Extremität
Calf Raises, einbeinig	Squats
Soleus Raises	Split Squats
Dorsalextension mit Theraband (▸ Abb. 7.90)	Single Leg Squats
Inversion mit Theraband (▸ Abb. 7.91)	Single Leg Deadlifts
Eversion mit Miniband (▸ Abb. 7.92)	Step Up mit Kurzhanteln

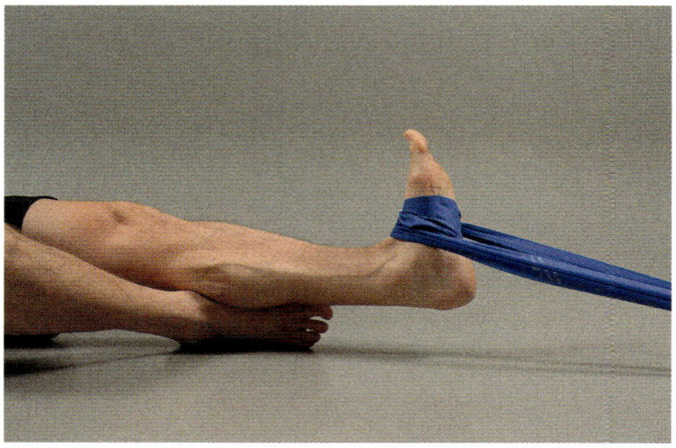

Abb. 7.90 Dorsalextension mit Theraband. (Quelle: Universitätsklinik Balgrist, C. Urfer)

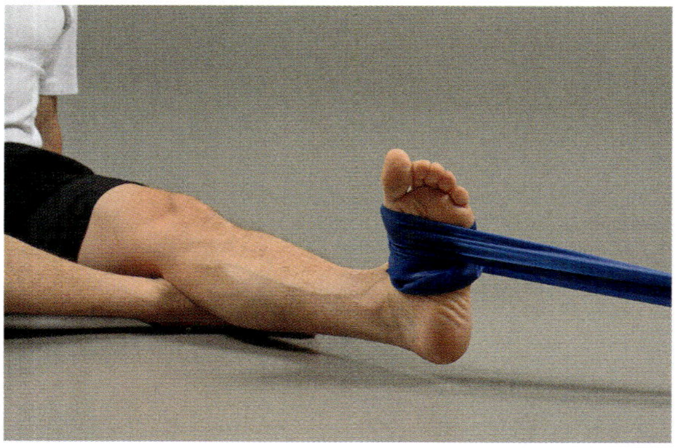

Abb. 7.91 Inversion mit Theraband. (Quelle: Universitätsklinik Balgrist, C. Urfer)

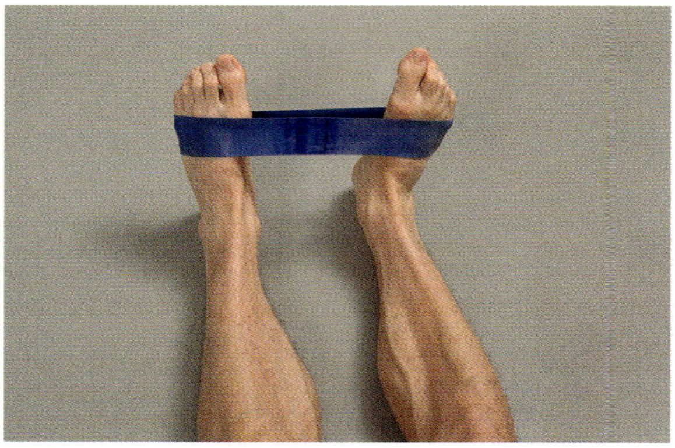

Abb. 7.92 Eversion mit Miniband. (Quelle: Universitätsklinik Balgrist, C. Urfer)

Phase 4

Diese Phase dient der Vorbereitung auf die sportartspezifischen Bewegungsabläufe. Der Schwerpunkt liegt auf der Wiederaufnahme des Laufens und dem Aufbau der Plyometrie. Leon beginnt in dieser Phase mit leichtem Joggen, anfangs nur 10 min mit nicht mehr als 8 km/h. Während und nach der Belastung dürfen keine Schmerzen auftreten.

Beim Sprungaufbau vollführt Leon verschiedene Varianten:

- beidbeinig bis einbeinig (Squat Jump, Jumping Lunge, Single Leg Hop; ▸ Abb. 7.93)
- unidirektional bis multidirektional (Side Hop, Front Hop, Square Hop, Skating Jumps; ▸ Abb. 7.94)
- Dehnungs-Verkürzungs-Zyklus (DVZ) lang zu DVZ kurz (z. B. CMJ, Drop Jumps beidbeinig, Pogo Jumps, Hurdle Jumps).

Um mit sportartspezifischen Bewegungen beginnen zu können, müssen bestimmte Voraussetzungen erfüllt sein. Folgende Kriterien werden von Latham et al. (2017) für ein Back to Sports für Trainings- und Wettkampfaktivitäten genannt [1915]:

- Knee-to-Wall: Dorsalextension im Seitenvergleich kleiner als 2 cm
- Kraft der unteren Extremität symmetrisch
- Sprungkraft vertikal und horizontal symmetrisch
- Star Excursion Balance wie vor dem Trauma.

Als Sprungtests verwenden wir die folgenden Tests:

- Side-Hop-Test für die mediolaterale Sprunggelenkstabilität [1917]
- Figure-of-8-Test zur Bestimmung der lateralen Sprunggelenksstabilität (▸ Abb. 7.95) [1917]
- Single-Leg-Hop-Test (▸ Abb. 7.96) [1924].

Nach 13 Wochen kann Leon auch wieder den Sportunterricht leiten und auch im Alltag gibt es keine Probleme mehr bei z. B. langem Stehen oder Gehen über 2 Stunden. Der Einstieg in das Mannschaftstraining im Fußball steht jedoch noch aus.

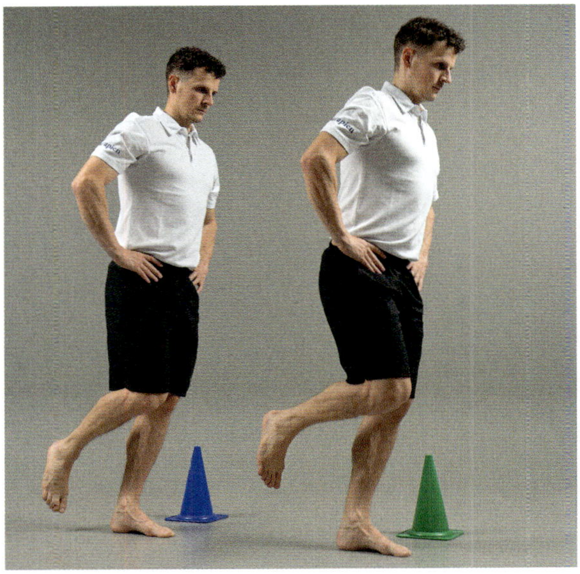

Abb. 7.93 Single Leg Hop. (Quelle: Universitätsklinik Balgrist, C. Urfer)

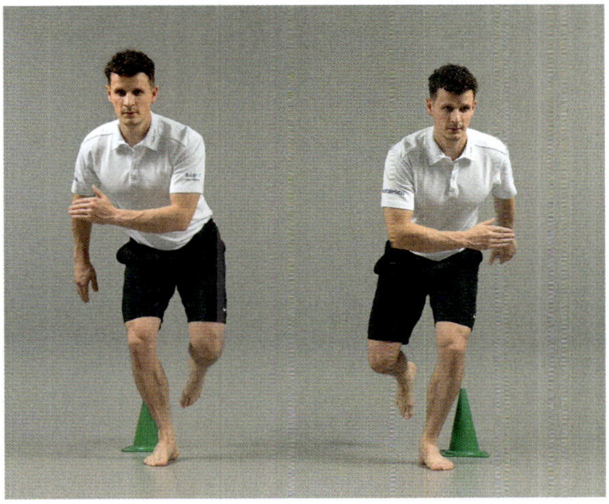

Abb. 7.94 Skating Jumps. (Quelle Universitätsklinik Balgrist, C. Urfer)

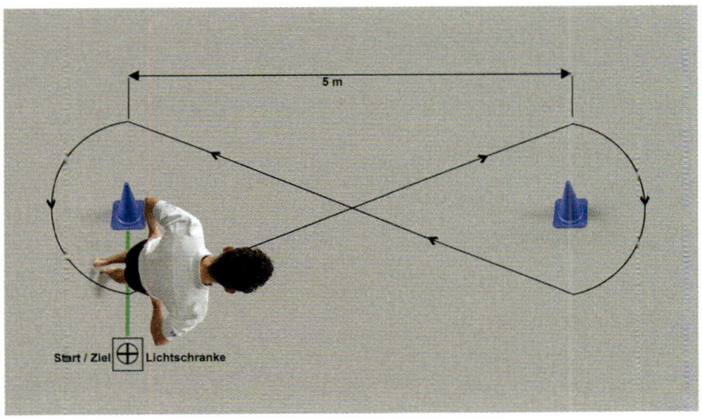

Abb. 7.95 Figure-of-8-Test. (Quelle: Universitätsklinik Balgrist, C. Urfer)

Phase 5

Nachdem die Sprungtests erfolgreich absolviert wurden, stehen in der nächsten Phase sportspezifische Bewegungen und die Beweglichkeit auf dem Rehaplan: Laufbewegungen mit und ohne Ball, Passübungen mit Richtungswechsel sowie die Simulation von Spielsituationen, um auch die Entscheidungsfindung und Wahrnehmung zu schulen.

Da Leon in seinem Verein Verteidiger ist, werden neben den normalen Pass- und Laufübungen auch Zweikämpfe und Kopfballduelle simuliert, da diese hauptsächlich auf dieser Position stattfinden.

Zur Überprüfung der Stop-and-Go-Bewegungen wird der modifizierte Agility-T-Test eingesetzt (▶ Abb. 7.97) [1923]. Dabei wird die benötigte Zeit und mit Normwerten verglichen (▶ Tab. 7.33).

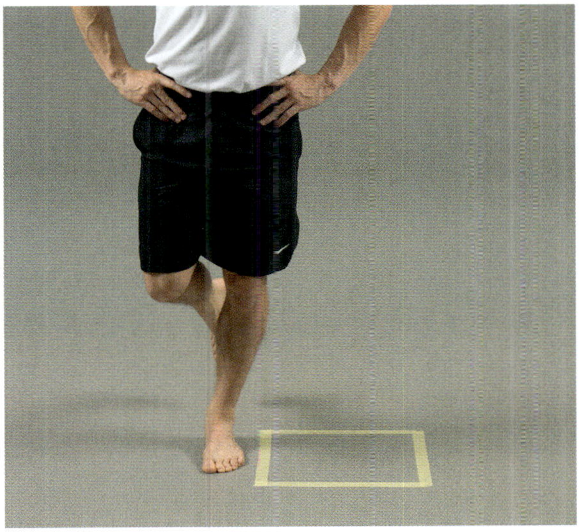

Abb. 7.96 Side-Hop-Test. (Quelle Universitätsklinik Balgrist, C. Urfer)

Tab. 7.33 Auswertungsskala des Agility-T-Tests.

Bewertung	Männer (in s)	Frauen (in s)
weit überdurchschnittlich	<5,7	<6,7 s
überdurchschnittlich	5,7–5,99	6,7–6,99
durchschnittlich	6–6,39	7–7,39
unterdurchschnittlich	6,4–6,7	7,4–7,7
weit unterdurchschnittlich	>6,7	>7,7

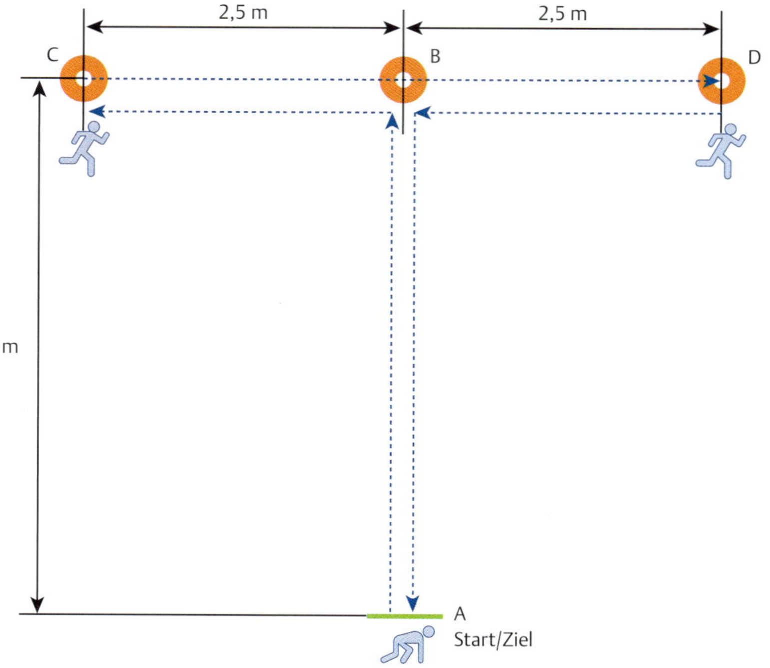

Abb. 7.97 Modifizierter Agility-T-Test. (Quelle: T. Plakolb)

Phase 6

Um die Saison wieder aufnehmen zu können, müssen folgende Kriterien nach dem PAASS-Schema von Smith et al. (2021) erfüllt sein [1925]:

- Schmerzfreiheit nach sportlicher Belastung in den letzten 24 Stunden
- volle Beweglichkeit des Sprunggelenks sowie Kraft, Ausdauer und Schnelligkeit
- volles Vertrauen in die Struktur und Stabilität des Sprunggelenks inklusive der mentalen Bereitschaft zu sportlichen Leistungen (nach Auswertung des Fragebogen I-PRRS-Skala [1903]
- keine sensomotorischen Defizite in der statischen und dynamischen Kontrolle
- bestehen der leistungsspezifischen Anforderungen an Sprungkraft und Agilität sowie das Absolvieren einer kompletten Trainingseinheit.

Leon konnte alle genannten Anforderungen nach 6 Monaten wieder erfüllen, einen Monat uneingeschränkt am Mannschaftstraining teilnehmen und im August sein erstes Testspiel bestreiten.

7.7.5 Zusammengefasst

Ein strukturierter Aufbau der Rehabilitation bei einer Unterschenkelfraktur ist essenziell, um die sportlichen oder alltagsspezifischen Tätigkeiten zu erreichen. Dabei sollten neben der Wundheilung der Strukturen vor allem die funktionellen Anforderungen für Sport oder Alltag genau analysiert und diese auch in der Rehabilitation integriert und schrittweise erarbeitet werden, um eine optimale Rückkehr in den Sport bzw. Alltag zu gewährleisten.

7.8 Fallbeispiel Prothese des oberen Sprunggelenkes

René Giger, Arnd Viehöfer

Steckbrief Samuel (67)

- Ärztliche Diagnose: posttraumatische fortgeschrittene OSG-Arthrose links bei Z. n. Arbeitsunfall 1985, Z. n. OSG-Instabilität mit multiplen OSG-Distorsionen, Valgusfehlstellung
- Beruf und Hobbys: Buchhalter; Wandern, Spazieren.

7.8.1 Ärztlicher Hintergrund

Ätiologie, Diagnose und Therapie

Die Arthrose des oberen Sprunggelenkes (OSG) tritt in den meisten Fällen posttraumatisch auf. Bei 3 von 4 Patient*innen findet sich in der medizinischen Vorgeschichte ein Bruch mit Beteiligung des oberen Sprunggelenkes [1930].

Seltenere Ursachen sind eine Überlastung des Sprunggelenkes durch Fehlstellungen oder Gelenkschädigungen im Rahmen von entzündlich rheumatischen Erkrankungen.

Die typischen Symptome einer Arthrose mit Anlaufschmerzen und belastungsabhängigen Beschwerden werden auch bei Personen mit OSG-Arthrose berichtet. Sie geben den Schmerz dabei typischerweise bandförmig, meist ventral betont, im Rückfuß an. Bei fortgeschrittener Arthrose kann die anhaltende Entzündung auch zu nächtlichen Schmerzen führen. Zudem werden viele Betroffene von der Bewegungseinschränkung gestört, die aus der Arthrose resultiert.

Neben der klinischen Untersuchung mit auslösbaren Schmerzen im oberen Sprunggelenk und reduzierter Beweglichkeit kann ein Röntgenbild die Diagnose sichern.

Die Behandlung richtet sich nach den Beschwerden und Anforderungen der Person. Konservativ können die Physiotherapie, eine Schuhversorgung mit Abrollhilfe, Pufferabsatz und Sohlenversteifung sowie Infiltrationen die Beschwerden lindern.

Bei unzureichender Besserung unter der konservativen Therapie stehen bei fortgeschrittener Arthrose die Versteifung (OSG-Arthrodese) oder der Gelenksersatz (OSG-Prothese) zur Verfügung.

Auch hier richtet sich die Wahl des Verfahrens nach den Anforderungen der betroffenen Person, da beide Operationsverfahren unterschiedliche Vor- und Nachteile bieten. So erlaubt die Prothese weiterhin eine Beweglichkeit im oberen Sprunggelenk, birgt jedoch auch einige Nachteile. Dazu gehört die begrenzte Lebensdauer jeder orthopädischen Prothese, wodurch eine Revisionsoperation, wie z. B. ein Prothesenwechsel, notwendig werden kann. Außerdem sollte eine OSG-Prothese unter gewissen Umständen vermieden werden (z. B. starke Fehlstellungen oder nicht adressierbare Instabilitäten und Infektionen).

Allerdings kann die OSG-Prothese bei guter Indikation auch zu einer hohen Patient*innenzufriedenheit führen [1934], sodass wir im Folgenden einen Patienten, der sich für die Implantation einer OSG-Prothese entschieden hat, vorstellen möchten.

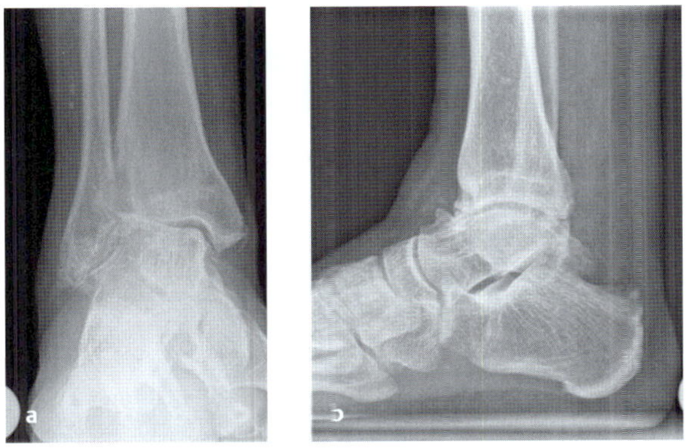

Abb. 7.98 Zeichen einer typischen OSG-Arthrose mit Gelenkspaltverschmälerung, Geröllzysten, Osteophyten und subchondraler Sklerosierung. (Quelle: Universitätsklinik Balgrist, Zürich)
a A.p.-Aufnahme des linken OSG.
b Seitaufnahme des OSG.

Verlauf bei Samuel aus ärztlicher Sicht

Der 67-jährige Samuel hat bereits in der Vergangenheit wiederholt OSG-Distorsionen erlitten. Die Röntgenaufnahmen zeigen seine Arthrose mit Valgusfehlstellung im OSG (▶ Abb. 7.98).

Nach initial gutem Ansprechen auf die konservative Therapie insbesondere der orthopädischen Schuhanpassung kam es im Verlauf der Jahre zu einer zunehmenden Beeinträchtigung, sodass wir die Möglichkeit einer Operation mit Samuel besprochen haben. Ein gelenkerhaltendes Vorgehen ist bei der bereits fortgeschrittenen Arthrose jedoch nicht mehr möglich, sodass eine Versteifung des OSG oder eine Prothese bei Operationswunsch indiziert sind. Samuel ist zwar schon etwas älter, doch noch sehr rüstig und aktiv. Eine bestehende Instabilität zeigte sich nicht. Die Fehlstellung war wenig ausgeprägt und zum großen Teil durch den degenerativen Gelenkdefekt begründet. Insofern ist eine OSG-Prothese eine sinnvolle Alternative zur Versteifung und erlaubt eine frühere Belastung und Mobilität. Nach dem Abwägen der Vor- und Nachteile der beiden Operationsverfahren entschieden wir uns gemeinsam für die Implantation einer OSG-Prothese (▶ Abb. 7.99).

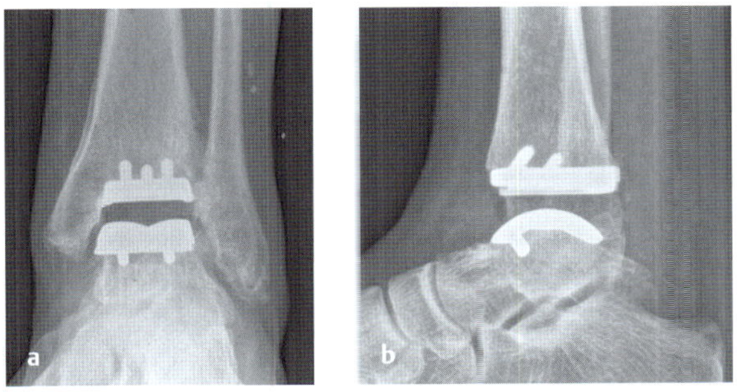

Abb. 7.99 Postoperative Situation. (Quelle: Universitätsklinik Balgrist, Zürich)
a A.p.-Aufnahme des linken OSG mit eingesetzter Prothese.
b Seitaufnahme des OSG mit eingebauter OSG-Prothese.

2 Tage postoperativ wurde ein Unterschenkelgehgips angelegt und eine Belastung an 2 Unterarmgehstöcken mit maximal 15 kg Körpergewicht für 6 Wochen erlaubt. Anschließend erfolgte das Aufbelasten nach Maßgabe der Beschwerden. Zudem wurde die Mobilisation des OSG nach 2 Wochen postoperativ physiotherapeutisch begleitet. Samuel berichtete nach wenigen Wochen postoperativ, dass er beschwerdefrei sei. Jetzt 5 Jahre postoperativ ist er weiterhin zufrieden mit dem OP-Ergebnis.

7.8.2 Physiotherapeutische Anamnese

In diesem Fallbeispiel werden folgende Fragen analysiert und beantwortet:

- Wie sieht die postoperative Nachbehandlung nach OSG-Protheseimplantation aus?
- Welche Outcome-Parameter sollen systematisch erhoben werden?
- Wie kann die verminderte OSG-Beweglichkeit bei der OSG-Prothese den Gang beeinflussen?
- Was kann langfristig nach einer OSG-Protheseimplantation erwartet werden?

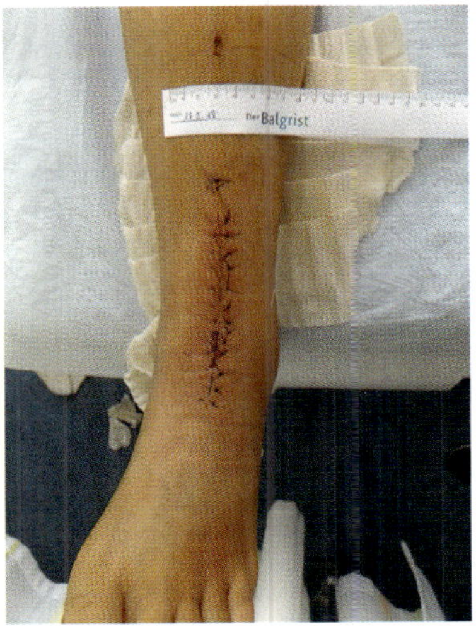

Abb. 7.100 Wundkontrolle am 14. Tag postoperativ nach Sprunggelenksprothese. (Quelle: Universitätsklinik Balgrist, Zürich)

Samuel erscheint am 14. Tag postoperativ zur Wundkontrolle (▶ Abb. 7.100). Bei nicht vollständig abgeschlossener Wundheilung erfolgt die Fadenentfernung erst 21 Tage postoperativ. Außerdem wird zu diesem Zeitpunkt ein neuer Unterschenkelgips angelegt (▶ Abb. 7.101).

7

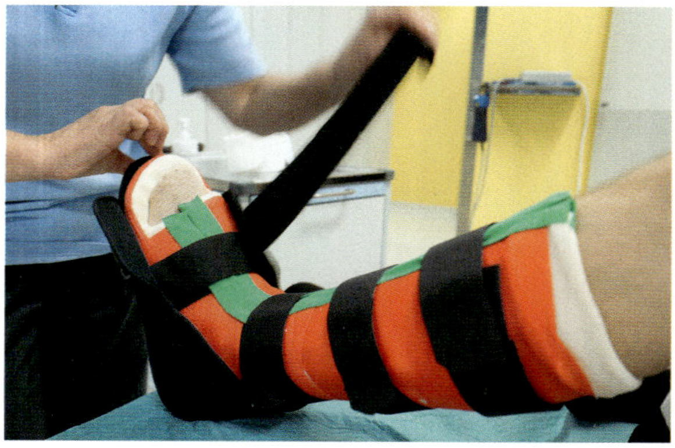

Abb. 7.101 Fadenentfernung am 21. Tag postoperativ nach Sprunggelenksprothese und neuer Unterschenkelgips. (Quelle: Universitätsklinik Balgrist, C. Urfer)

Nach der Fadenentfernung (gesicherte Wundheilung) beginnt üblicherweise die ambulante Physiotherapie. Die ambulante Physiotherapie orientiert sich beim Standardverfahren nach den hausinternen Nachbehandlungsrichtlinien (▶ Tab. 7.35). Im Fall von Samuel war die Vollbelastung erst nach 6 Wochen erlaubt. Diese Restriktion war notwendig, da eine kleine varische Achsenkorrektur nötig war.

Samuel hat sich in der postoperativen Behandlung weitgehend an diese restriktiveren Richtlinien gehalten, aber hat nur wenige Termine mit der Physiotherapie wahrgenommen.

Das Aufbelasten nach Maßgabe der Beschwerden konnte bei Samuel nach 6 Wochen gestartet werden. Der Belastungsgrad beim Gehen richtet sich nach dem Grad der klinischen Beschwerden im Unterschenkelgehgips (Belastung nach Maßgabe der Beschwerden). Das OSG kann frei bewegt werden und die Intensität der Mobilisation richtet sich nach den aktuellen Beschwerden des Patienten.

Präoperativ (1,5 Jahre vor der Operation)

Vor über 1,5 Jahren setzten bei Samuel im Verlauf progrediente, belastungsabhängige Schmerzen im linken OSG ein. In der Jugend sei bei ihm eine funktionelle Gelenkinstabilität festgestellt worden, und er habe multiple Distorsionstraumata des linken Fußes erlitten. Diese Instabilität war im weiteren Verlauf nicht vorherrschend.

Aktuell bestehen Anlaufschmerzen, nach größeren Belastungen auch nächtliche Schmerzen. Die Gehfähigkeit ist auf etwa 90 min begrenzt ohne ein Gefühl der Instabilität. Bisher fanden keine therapeutischen Maßnahmen statt. Lediglich Voltaren-Salbe wendet er regelmäßig lokal an. Samuel arbeitet immer noch in Vollzeit als Buchhalter, ist jedoch in seiner Freizeit im Rahmen seiner Möglichkeiten sehr aktiv.

Beschwerden und Befunde (1,5 Jahre vor der Operation)

Die ▶ Abb. 7.98 zeigt den Röntgenbefund von damals; Voraufnahmen waren nicht vorhanden. Die Diagnose wurde als schwere OSG-Arthrose mit lateral vollständig aufgehobenem Gelenkspalt gestellt. Nebenbefundlich fand sich ein Hallux valgus beidseits (Hallux-Winkel rechts 35°, links 13°). Die übrigen Artikulationen waren regelrecht. Ein Os trigonum (akzessorischer Knochen des Sprungbeins) war nachweisbar. Die Weichteile zeichneten sich regelrecht ab.

Samuel beschrieb intermittierende und variable Schmerzen anterolateral im OSG des linken Fußes, ausgelöst durch hohe axiale Belastung und endgradige Bewegung im OSG, besonders bei Dorsalextension. Die Gehfähigkeit war reduziert und schränkte ihn bei seinen Freizeitaktivitäten Wandern, langen Spaziergängen und beim Yoga ein.

Die Patient Specific Functional Scale (PSFS) dient der Einschätzung der Person, wie gut sie ihre Aktivitäten auszuführen vermag: 0 = unfähig die Aktivität durchzuführen, 10 = Aktivität kann auf dem gleichen Niveau wie vor der Verletzung oder vor dem Problem durchgeführt werden. Dabei erreichte er folgende Werte [1937]:

- 90 min spazieren 3/10
- Treppe herunter, ein Stockwerk 6/10.

Objektive Parameter (1,5 Jahre vor der Operation)

- Hinkfreies, etwas asymmetrisches Gangbild, vermehrter Rückfußvalgus links; gute Varisation im Zehenspitzenstand.
- OSG/Fuß links: Integument unauffällig; Druckdolenz über dem ventralen OSG; endgradig schmerzhafte Beweglichkeit in Dorsalextension/Plantarflexion unbelastet 10–0–20°. USG indolent bei Palpation und Bewegung; auch Chopart- und Lisfranc-Gelenklinien indolent. OSG ohne vermehrte laterale Aufklappbarkeit oder vermehrtem Talusvorschub; periphere Durchblutung, Motorik, Sensibilität intakt mit deutlich palpabler A. dorsalis pedis und A. tibialis posterior.

Primäre Maßnahmen bis zur Operation (kurz vor der Operation)

Samuel erfuhr von seinem Arzt, dass bei einer derart fortgeschrittenen Arthrose mit einer konservativen Therapie keine wesentliche anhaltende Beschwerdelinderung zu erwarten sei. Samuel wollte die Operation jedoch möglichst lang hinauszögern. Aus beruflichen Gründen und mangelndem Leidensdruck war die Operation keine Option. Initial wurde ein Maßschuh angefertigt und Samuel sollte keine intensiven körperlichen Aktivitäten ausführen. Anfänglich haben sich durch das angepasste Bewegungsverhalten die Belastungsschmerzen leicht reduziert, aber leider ohne anhaltenden Erfolg. Eine Physiotherapie wurde nicht eingeleitet. Es wurden aber auch keine Schmerzmedikamente regelmäßig eingenommen.

Aufgrund zunehmender Belastungsschmerzen und vermehrt auftretender Anlaufschmerzen entschied sich Samuel nach weiteren 1,5 Jahren dann doch zur operativen Versorgung mittels OSG-Prothese.

Beschwerden und Befunde (kurz vor der Operation)

- Beweglichkeit OSG unbelastet Dorsalextension/Plantarflexion: 5/0/20
- PSFS – 90 min spazieren: 2/10
- PSFS – Treppe herunter, ein Stockwerk: 4/10
- Fuß-Funktions-Index (FFI-D): 87/180 (Dieser Fragebogen evaluiert die Auswirkungen der Fußpathologie auf die Funktion in Bezug auf Schmerzen, Behinderung und Aktivitätseinschränkung) [1928].

Operation

- OSG-Prothese links (Wright Infinity, Größe 4 tibial, Größe 3 talar, Inlay 9)

Prozedere

- Unterschenkelgips für mindestens 6 Wochen, Mobilisation mit 15 kg Teilbelastung bis zur Fadenentfernung; danach Aufbelasten im Unterschenkelgehgips nach Maßgabe der Beschwerden
- Gipswechsel und Fadenentfernung 14–21 Tage postoperativ bei gesicherter Wundheilung im Gipszimmer der Klinik (▶ Abb. 7.100, ▶ Abb. 7.101)
- klinische und radiologische Nachkontrolle nach 6 Wochen in ambulanter Fußsprechstunde.

Postoperative stationäre Nachbehandlung

- stationär: Austritt am 4. Tag postoperativ
- Patient selbstständig an Unterarmstöcken mobil, Treppe sicher, Teilbelastung 15 kg (Prüfung mit Waage), Wunde trocken, in Ruhe keine Fußschmerzen NRS (0/10), beim Gehen und auf der Treppe unter Einhaltung der Teilbelastung NRS 1–2/10
- Patient ist über Eigenmobilisation des OSG in Dorsalextension und Plantarflexion instruiert (▶ Tab. 7.35).

7.8.3 Physiotherapeutische Maßnahmen

Die physiotherapeutischen Maßnahmen sind:

- passive und aktive Mobilisierung des OSG (wichtig Heimprogramm mit Automobi-OSG)
- Aufbelastung mit Gips bis zur Vollbelastung
- Training der Bein- und Rumpfmuskulatur.

Woche 6 postoperativ: 1. Sprechstunde

Ärztliche Vorgaben: Der Belastungsgrad richtet sich nach dem Grad der Beschwerden im Unterschenkelgehgips. Das OSG kann frei bewegt werden.

Die physiotherapeutischen Maßnahmen sind:

- passive und aktive Mobilisierung des OSG (Anpassung des Heimprogramms)
- lokale Fußstabilisierung und Beinachsentraining auf stabilem Untergrund
- Gangschule ohne Gips
- Training der Bein- und Rumpfmuskulatur.

Woche 12 postoperativ: 2. Sprechstunde

Ärztliche Vorgaben: Es dürfen keine Stop-and-go-Aktivitäten und auch keine High-Impact-Übungen durchgeführt werden.

Die physiotherapeutischen Maßnahmen sind:

- passive und aktive Mobilisierung des OSG
- dynamische Fußkontrolle und Beinachsentraining aufbauend auf labilem Untergrund
- Gangschule und Entwicklung der motorischen Grundeigenschaften (Koordination, Ausdauer und Kraft).

Das Training orientiert sich an Samuels individuellen Zielen; bei Bedarf medizinische Trainingstherapie (MTT).

Die postoperative Behandlung kann mit den Assessments aus ▶ Tab. 7.34 standardisiert überwacht werden.

7

Tab. 7.34 Assesments zur Verlaufskontrolle bei Samuel (Fallbeispiel Sprunggelenksprothese).

Rehabilitations phase	Verlaufszeichen	Assessment	Bemerkung/ Normwerte
ab 2. Woche: 1.–3. Behandlung vor Arztkontrolle 6 Wochen	Beweglichkeit	Neutral-Null-Methode (Goniometer)	
	subjektives Aktivitätslevel	Patient Specific Functional Scale (PSFS)	2–3 Aktivitäten mit Score 0–10 MDC-Punkte: 1 = gering, 2 = mittel, 3 = groß
	Gangbild	Ganganalyse	symmetrisches Gangbild mit UAGS (Fokus Standbeinphase)
	Stabilität Einbeinstand	Trendelenburg-Test	Ziel 10 s ohne Absinken oder Rotation des Beckens
ab 7.–12. Woche vor Arztkontrolle	Beweglichkeit	Knie-Wand-Abstand belastet	Dorsalextension im OSG belastet 20°
	subjektives Aktivitätslevel	PSFS-Evaluation	2–3 Aktivitäten mit Score 0–10 MDC-Punkte: 1 = gering, 2 = mittel, 3 = groß
	Gangbild	Ganganalyse	symmetrisches Gangbild ohne UAGS (Fokus Standbeinphase)
	funktionelle Leistungsfähigkeit	6-Minuten-Gehtest	6-Minuten-Gehtest: normal 332 m
	Muskelaktivierung lokal auf neue Linie	Handheld-Dynamometer Dorsalextension, Plantarflexion OSG	Kraft bis Schmerz
	Kraftausdauer untere Extremität global	30 s Sit-to-Stand-Test (ab 6. Wo bis Norm erreicht)	normal: w 10–15 Wdh., m 11–17 Wdh., MCD: 3,5 Wdh.
	Kraftausdauer untere Extremität global	Trendelenburg-Test	normal: 30 s ohne Absinken oder Rotation des Beckens
ab 4. Monat	subjektives Aktivitätslevel	PSFS-Evaluation	2–3 Aktivitäten mit Score 0–10 MDC-Punkte: 1 = gering, 2 = mittel, 3 = groß
	funktionelle Leistungsfähigkeit	6 MWT	normal: 332 m (80 m/min)
	Kraftausdauer untere Extremität	Stair-Measure-Test	Zeit für 9 Stufen herauf und herunter, MDC bei 9 Stufen: 5,49 s
	Muskelkraft lokal	Handheld-Dynamometer Dorsalextension, Plantarflexion OSG	Symmetrie-Index (Maximalkraft)

MDC = Minimal Detectable Chance: Wert, den eine Intervention in einer Beobachtungsstudie ohne Vergleichsgruppe erzielen muss, um als klinisch relevant zu gelten

UAGS = Unterarmgehstützen

1. Jahr postoperativ: Beschwerden und Befunde

Die Beweglichkeit im unbelasteten OSG für Dorsalextension bzw. Plantarflexion ist 10/0/30.

- PSFS – 90 min spazieren: 10/10, 3–4 Stunden wandern 8/10 (leichte Schwellung)
- PSFS – Treppe herunter, 1 Stockwerk: 10/10
- Fuß-Funktions-Index: 4/180

Nun darf Samuel auch gern das Fitnessstudio aufsuchen, High-Impact-Übungen auf das OSG sollte er jedoch weiterhin meiden, wie z. B. Sprungtraining oder Stop-and-go-Sportarten.

2. Jahr postoperativ: Beschwerden und Befunde

Die Beweglichkeit im unbelasteten OSG für Dorsalextension bzw. Plantarflexion ist 10/0/30.

- PSFS – 3–4 Stunden wandern: 10/10 (keine Schwellung)
- ADL uneingeschränkt schmerzfrei, keine High-Impact-Aktivitäten, kein Joggen.

4. Jahr postoperativ: Beschwerden und Befunde

Samuel ist sehr zufrieden mit dem Verlauf. Zum Joggen geht er jedoch nicht mehr.

Die Beweglichkeit im unbelasteten OSG für Dorsalextension bzw. Plantarflexion ist 10/0/30.

- PSFS – 6 Stunden wandern: 10/10 (keine Schwellung)

An seinem Fuß zeigt sich eine zunehmende Hallux-valgus-Deformität mit einem Hallux-valgus-Winkel von 27°.

5. Jahr postoperativ: Beschwerden und Befunde

> **Sprechstunde Operateur**
>
> Erfreulicher Verlauf 5 Jahre nach der OSG-Prothesenimplantation. Schmerzen bestehen keine. Wanderungen über mehrere Stunden sind problemlos möglich. Konventionell-radiologisch stationärer Befund ohne Hinweise auf eine Prothesenlockerung. Es sind keine weiteren Verlaufskontrollen vorgesehen.

Samuels Hauptproblem ist jetzt ein leicht hinkendes Gangbild. Der linke Fuß ist schmerzfrei. Manchmal ist abends der Unterschenkel etwas angeschwollen.

Bei seinen Aktivitäten ist er nicht eingeschränkt. Lediglich beim schnellen Gehen spürt er eine leichte Unsicherheit, und zu rennen traut er sich nicht zu. Ansonsten ist er aktiv in der Freizeit.

Inspektion

Fußposition neutral, symmetrisch, paralleler Stand, Oberkörper leicht nach links geneigt mit erhöhter Standbelastung links; beidseitiger Hallux valgus, rechts > links bei kollabiertem Längsgewölbe (▶ Abb. 7.102).

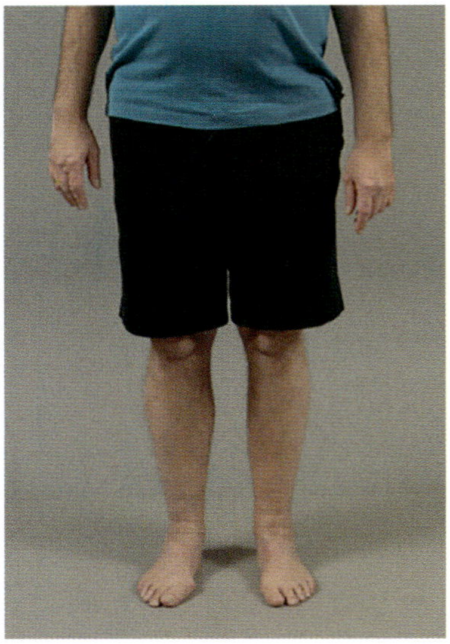

Abb. 7.102 Inspektion 5 Jahre postoperativ nach Sprunggelenksprothese. (Quelle: Universitätsklinik Balgrist, C. Urfer)

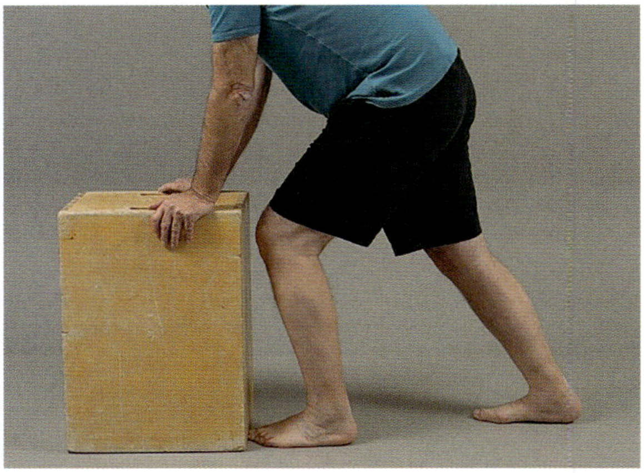

Abb. 7.103 Belastete Dorsalextension des OSG, im Stand. (Quelle: Universitätsklinik Balgrist, C. Urfer)

Passive Beweglichkeit

- Unbelastete Dorsalextension und Plantarflexion im OSG links 10/0/30°; rechts 20/0/60°
- belastete Dorsalextension im Stand im OSG: links 20°; rechts 30° (▶ Abb. 7.103).
- Inversion und Eversion beidseitig leicht eingeschränkt
- Längsgewölbe: rechts > links funktionell abgeflacht und strukturell leicht eingeschränkt.
- Knie symmetrisch, beidseitig leicht eingeschränkt bei 115°
- Hüfte weitgehend symmetrisch; Hüftextension links leicht vermindert zur Gegenseite.

Aktive Beweglichkeit

- Unbelastete Dorsalextension und Plantarflexion im OSG: links 5/0/20°; rechts 15/0/45°
- Knie und Hüfte beidseitig ohne relevanten Befund
- Fingerbodenabstand: 22 cm

Muskellänge

- M. trizeps surae im Stand: beidseitig ohne relevanten Befund (symmetrische Spannung)
- ischiokrurale Muskulatur (Hamstrings) in Rückenlage: symmetrisch beidseitig leicht eingeschränkt
- M. rectus femoris in Bauchlage: links leicht vermindert im Vergleich zur Gegenseite.

Funktionelle Tests

- Trendelenburg-Test links: Oberkörper leicht ipsilateral verschoben mit 4-mal leichtem antippen 30 s möglich; Becken weitgehend stabil.
- Trendelenburg-Test rechts: Oberkörper stark ipsilateral verschoben und Beckenkippung kontralateral. Der Einbeinstand kann nur für einige Sekunden aktiv gehalten werden; keine Beckenkontrolle.
- Sit-to-Stand-Test 30 s ohne Armlehne, 14 Wdh., Beinachse rechts leicht im Knievalgus
- Stair-Measure-Test (9 Stufen) ohne Handlauf 14,2 s, alternierend, fühlt sich auf dem rechten Bein unsicher (keine Kraft)
- 6-Minuten-Gehtest: 625 m, linker Fuß ohne Beschwerden, Duchenne-Trendelenburg-Hinken rechts

Gang

- Schritttempo zügig, weitgehend symmetrisch, bei leicht überlangem Schritt beidseitig, normale Spur, rechter Fuß leicht in Außenrotation.
- Abrollbewegung links flüssig, aktives Abstoßen, in der terminalen Schwungphase aktive Dorsalextension im OSG (im Vergleich zur Gegenseite leicht vermindert). In der terminalen Standphase symmetrische Dorsalextension im OSG.
- Auffällig ist das rechts betonte Duchenne-Trendelenburg-Hinken mit der verminderten Beckenkontrolle in der Standphase. Das Armpendeln ist rechts reduziert. Zudem ist im rechten Bein die Abstoßbewegung (terminale Standphase-Vorschwungphase) abgeschwächt.

Muskelkraft

- Calf Raise beidseitig: 14 Wdh. dann Verminderung des Bewegungsausmaßes
- Calf Raise einbeinig: beidseitig nicht möglich, instabiler Stand rechts > links
- Kniestrecker und Kniebeuger im Sitz gegen manuellen Widerstand: rechts < links
- Dorsalextension im OSG isometrisch in 0° mit Handheld-Dynamometer (HHD): links 196 N, rechts 184 N
- Hüftabduktion isometrisch in 10° Abduktion mit HHD: links 153 N, rechts 126 N
- Fuß-Funktions-Index: 1/180.

Zusammenfassung der wichtigsten Befunde 5 Jahre postoperativ

Funktionell gesehen ist der schmerzfreie Gang am auffälligsten, wobei der linke operierte Fuß keine primäre Rolle spielt. Beweglichkeit, Koordination und Kraft sind ausreichend. Die rechte, nicht dominante Seite steht im Vordergrund. Der ausgeprägte Hallux valgus rechts ist teils symptomatisch und limitiert das Abstoßen. Die verminderte Hüft- und Beinkraft (dynamischer Knievalgus) rechts prägt den Hinkmechanismus.

Aufgrund des hohen Gangtempos verringert sich kompensatorisch das Duchenne-Trendelenburg-Hinken.

Aus physiotherapeutischer Sicht wäre aktuell das insuffiziente Gangbild zu behandeln und zu optimieren, um Samuels hohes Aktivitätsniveau zu erhalten. Ihn stört das Hinken nicht sehr, und er fühlt sich dadurch auch in seiner Leistungsfähigkeit nicht eingeschränkt. Beim Fitnesstraining liegt der Schwerpunkt auf der unteren Extremität mit Fokus auf einer guten Beinachsenkontrolle und einer bewussten Adressierung der Hüftabduktoren und -extensoren.

Clinical Reasoning

OSG-Mobilisation und Fuß-Bewegungsschiene

Die Anwendung der Fuß-Bewegungsschiene wurde bisher nicht systematisch untersucht. Es bestehen keine klaren Empfehlungen für ihre Anwendung und keine qualitativ hochwertigen Studien zu ihren Effekten.

Die Fuß-Bewegungsschiene wird in der postoperativen Nachbehandlung nach OSG-Prothesen-Implantation von uns nur selten angewendet. Den Patient*innen wird während des stationären Aufenthaltes eine aktiv-assistive Heimübung zur Automobilisation der OSG-Mobilität erläutert. Mit dieser kann bei trockenen Wundverhältnissen begonnen werden, um sie dann täglich durchzuführen. Die weitere Behandlung der OSG-Mobilität wird in der ambulanten Physiotherapie nach Fadenentfernung fortgeführt. Bei Samuel wurde die Fußbewegungsschiene nicht angewendet. Er hat das Heimprogramm mit den Mobilisationsübungen sehr gewissenhaft durchgeführt. Auch hat er lieber selbst zu Hause geübt, als regelmäßig die Physiotherapie zu besuchen.

Gang

Samuels Hauptproblem bei der ausgeprägten OSG-Arthrose ist die schmerzhaft eingeschränkte Gehfähigkeit und die verminderte Gelenkbeweglichkeit. Wissenschaftlich betrachtet lassen sich durch die Implantation einer OSG-Prothese postoperativ folgende biomechanischen Funktionen verbessern [1929] [1936]:

- Erhöhung der Ganggeschwindigkeit
- Zunahme der Beweglichkeit im Vor- und Rückfuß, im OSG etwa 20° mehr Gesamt-ROM, die oft zu Gunsten einer größeren ROM bei der Dorsalextension im OSG ausfällt
- Zunahme der Kraft der Plantarflexoren im Unterschenkel, welche das Treppensteigen verbessert.

Diese Faktoren befähigen dazu, mit der OSG-Prothese größere Schritte zu machen, auf den Fersen oder Zehen zu gehen. Dadurch wäre das Tragen von Schuhen mit Absätzen möglich und eine tiefe Hocke ausführbar. Im Vergleich zur Normalpopulation entspricht das annähernd den gleichen Werten [1935].

Diese biomechanischen Veränderungen führen zu einer starken Verbesserung bei den Alltagsfunktionen, was sich auch mithilfe des Patient-reported Outcome Measures aussagekräftig evaluieren lässt [1931].

Erfreulicherweise konnten bei Samuel die gleichen Effekte festgestellt werden, und mit der Fähigkeit bis zu 6 Stunden zu wandern, zeigte er sich sehr zufrieden. Zudem wird der linke Fuß als beweglich empfunden

Sportliche Aktivitäten

Die Betroffenen können ihr präoperatives Aktivitätslevel postoperativ meist leicht erhöhen. Low-Impact-Aktivitäten wie Schwimmen, Radfahren, Wandern oder Golf werden empfohlen. Ebenfalls scheint das Skifahren im Verlauf bei guter Muskulatur problemlos möglich zu sein. High-Impact-Aktivitäten wie Laufsport, Fußball und Tennis werden hingegen eindeutig nicht empfohlen. Letztlich sollte die individuelle Betrachtung des Patienten oder der Patientin im Vordergrund stehen [1931].

Der Zusammenhang von jüngeren sportlichen Personen mit OSG-TP und Return to Sport ist sehr schlecht untersucht und es können keine allgemeinen Aussagen getroffen werden. Eine individuelle Betrachtung ist auch hier nötig [1927].

Nach Einheilung der Prothese (in der Regel frühestens 3 Monate postoperativ) kann mit Low-Impact-Sportarten begonnen werden. Hier lassen sich vor allem Schwimmen und Radfahren empfehlen. High-Impact-Sportarten sollten aus unserer Sicht nicht mehr durchgeführt werden.

7.8.4 Zusammengefasst

Samuel war präoperativ in den Aktivitäten (lange Spaziergänge und Wandern) stark eingeschränkt. Seine Beschwerden waren primär belastungs- und bewegungsabhängige anteriore Fußschmerzen im OSG links bei mittelmäßiger Steifigkeit im Gelenk. Präoperativ konnte ein Maßschuh keine wesentliche Linderung bewirken. 4 Monate nach der Implantation der OSG-Prothese war er beim Gehen schmerzfrei und fühlte sich im Alltag weitgehend uneingeschränkt. Nach rund einem Jahr konnte er seinen Hobbys

Tab. 7.35 Nachbehandlungsrichtlinien OSG-Totalprothese.
Die Rehabilitation stützt sich auf die chirurgischen Vorgaben und die zeitlichen Wundheilungsphasen. Bei Unklarheiten oder Fragen sollten die behandelnden Ärzt*innen oder die chirurgischen Fachkräfte kontaktiert werden.
Es sind hier nur allgemeine Maßnahmen sowie Anhaltspunkte angegeben, um möglichst umfassend zu behandeln. Der Belastungsaufbau soll aktivitätsorientiert sein und nach den Kriterien der Wundheilungsphasen und der Trainingslehre gestaltet werden. Durch Zusatzeingriffe können sich die zeitlichen Vorgaben ändern.

Zeit	Prozedere und Ziele	Physiotherapeutische Maßnahmen
1.–2. Woche	**Mobilisation im Unterschenkelgehgips mit 15 kg Teilbelastung für 2 Wochen**	Gangschule
	korrektes ADL-Verhalten (Gang, Treppe, Transfer usw.)	ADL-Training
	stabile und trockene Wundverhältnisse und Reduktion von Schwellung und Schmerz	Hochlagerung, Anpassungen der Belastungen
	Kontrolle der Fußbeweglichkeit (Stoffwechseltraining)	• passive Mobilisation des OSG ab 2. postoperativem Tag • Instruktion von Automobilisation
	Propriozeption (Wahrnehmung)	stabiler Untergrund unter Teilbelastung (Sitz)
3.–6. Woche	**kontinuierlicher Übergang zur Vollbelastung ohne Gips**	Instruktion Kreuzgang mit aufbauender Belastung im Konfektionsschuh
	Gehstöcke für ca. 6 Wochen	zunehmende Stockentwöhnung
	korrektes ADL-Verhalten (Gang, Treppe, Transfer usw.)	ADL-Training, Gangschule unter Beinachsenkontrolle
	Verbesserung der Fußbeweglichkeit	passive und aktive Mobilisation OSG, Instruktion von Automobilisation (Heimprogramm)
	koordinative Fähigkeiten und Gleichgewicht	• von stabilem Untergrund aufbauend zu labilem Untergrund • Gleichgewichtstraining
	Erhaltung von globaler Muskulatur	Hüft-Training und Rumpftraining
nach Arzttermin 7.–12. Woche	**normales Gangbild ohne Stöcke**	Gangschule unter Beinachsenkontrolle
	Kontrolle von Schwellung und Schmerz	bei Bedarf lymphologische Physiotherapie, Weichteiltechniken
	Verbesserung der Fußbeweglichkeit unter Belastung	aktive und passive Mobilisation des Fußes (manuelle Therapiekonzepte)
	Propriozeption und Stabilität	labiler Untergrund, dynamische Aktivität (Kreisel, Kippbrett, Matte usw.)
	Training der Koordination (motorisches Lernen)	• Krafttraining ohne Ermüdung (low load) • mögliche Skills: Squat, Good Morning, Dead Lift, Calf Raise, Squat Lunge, Step up, Bulgarian Split Squat
	Ausdauertraining (low-load)	Fahrradergometer, Crosstrainer, Aquafit, Laufband (Gehtraining)
	Krafttraining der globalen Muskulatur	medizinische Trainingstherapie mit Hüfttraining, Rumpftraining
nach 2. Arzttermin ab 4. Monat	• **Reintegration von ADL, Hobby und Freizeitsport** • **Erreichen der individuellen Ziele und Leistungsfähigkeit**	Analyse der sportmotorischen Grundeigenschaften (Kraft, Ausdauer, Schnelligkeit) der jeweiligen Sportart/Tätigkeit
	Kontrolle der Fußbeweglichkeit	aktive und passive Mobilisation des Fußes (manuelle Therapiekonzepte)
	Propriozeption, Koordination und Stabilisation	labile USF in der Dynamik und Funktion
	Kraftaufbau funktionell	Step up and down, Basic Lunge, Lunge front/side, einbeiniger Squat
	Training der Schnelligkeit (low-load)	Lauf-ABC (aufbauend von langsam zu schnell)
	Ausdauertraining (aufbauend zu high-load)	Fahrradergometer, Crosstrainer, Aquafit, Walking

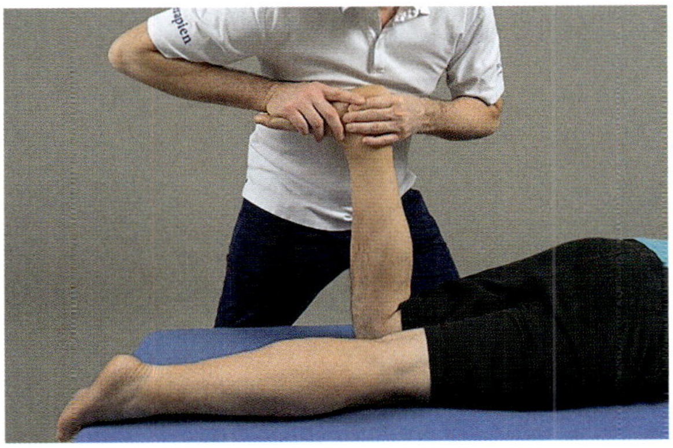

Abb. 7.104 Gelenkmobilisation im OSG. (Quelle: Universitätsklinik Balgrist, C. Urfer)

wieder beschwerdefrei nachgehen. Auch sein Fitnesstraining hat er zu diesem Zeitpunkt wieder aufgenommen.

Physiotherapeutisch hat er sehr von der gezielten Gelenksmobilisation des OSG (▶ Abb. 7.104) mit entsprechendem Heimprogramm, Gangschule und der Anleitung zum Krafttraining profitiert. Samuel hat durch seine hohe Bereitschaft zum Eigentraining und seinen aktiven Lebensstil selbst entscheidend zu der erfolgreichen Reha beigetragen.

Heute wird bei einem Standardeingriff ohne Risikofaktoren der Gips nur noch während der ersten 2 Wochen mit einer Teilbelastung von 15 kg getragen. Anschließend kann ohne Gipsanlage mit dem Belastungsaufbau begonnen und die Stockentlastung abgebaut werden (▶ Tab. 7.35).

7.9 Fallbeispiel Achillessehnenruptur

Corina Hofmann-Obrist, Michelle Müller, Lukas Weisskopf

Steckbrief Felix (40)

- Ärztliche Diagnose: Zustand nach operativer Achillessehnenrekonstruktion mit Plantarissehnen-Verstärkungsplastik
- Verordnung: AS Reko mit Plantarissehnenverstärkung
- Beruf und Hobbys: Außendienstangestellter; Fußball, Badminton

7.9.1 Ärztlicher Hintergrund

Achillessehnenrupturen treten in der Regel bei Sportler*innen und körperlich aktiven Personen mit hohen funktionellen Ansprüchen auf.

Die jährliche Inzidenz beträgt dabei 5–50 Ereignisse pro 100 000 Personen und ist somit eine der häufigsten Verletzungen des Bewegungsapparates [1948][1953][1967]. Die Inzidenz der Achillessehnenrupturen hat in den letzten Jahren zugenommen [1958], wobei Verletzungen bei Freizeitsportler*innen rund 75 % aller Achillessehnenrisse ausmachen und 8–20 % der Rupturen bei Leistungssportler*innen auftreten [1959][1960]. Daher ist es das Ziel jeder Behandlung bei diesen sportlichen Personen, die Funktionsfähigkeit optimal wiederherzustellen.

Was die optimale Therapie ist, wird weiterhin kontrovers diskutiert und sollte individuell entschieden werden. Hauptargumente sind dabei die Re-Rupturraten, welche bei der konservativen Therapie 2- bis 3-mal so hoch liegen wie bei operativen Versorgungen, sowie der funktionelle Anspruch der betroffenen Person und das individuelle Risikoprofil für Komplikationen insbesondere auch bzgl. Wundheilungsproblematik nach Operationen.

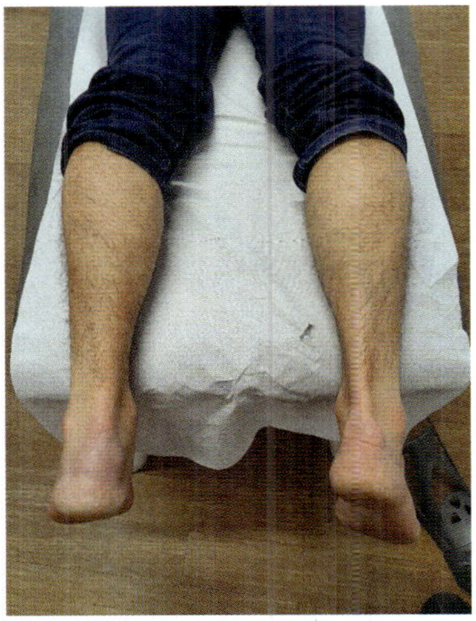

Abb. 7.105 Achillessehnenruptur links mit sog. „Hanging foot“ als Zeichen des Vorspannungsverlustes der Achillessehne. (Quelle: ALTIUS Swiss Sportmed Center AG, L. Weisskopf)

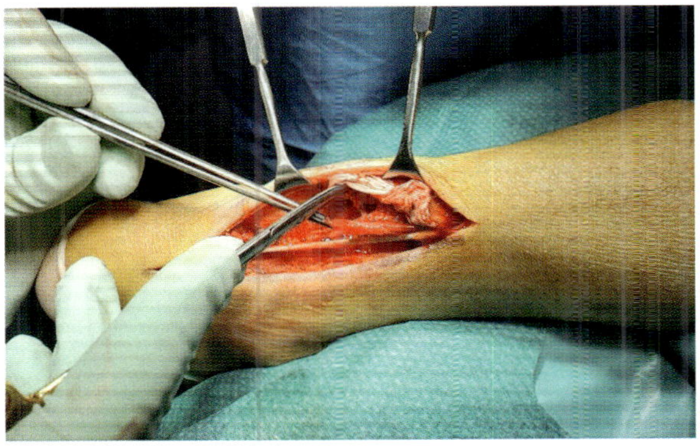

Abb. 7.106 Komplette „Mid-portion“-Ruptur der linken Achillessehne mit separatem Soleus-Ausriss (Pinzette). (Quelle: ALTIUS Swiss Sportmed Center AG, L. Weisskopf)

Darüber hinaus beobachteten wir atypische Rupturen (z. B. ansatznahe oder proximale Läsionen) oder mehrstufige Rupturen bei über 10 % unserer eigenen athletischen Patient*innenpopulation. Letztere sind manchmal sehr schwer zu diagnostizieren und können nur mit einem offenen Operationsverfahren angegangen werden.

Die „typische“, häufigste sog. Mid-portion-Ruptur (4–8 cm oberhalb des Calcaneus) ist immer asymmetrisch. In 80 % aller Fälle ist dabei auch noch der M. soleus isoliert von den oberflächlichen Fasern des Gastrocnemius-Komplexes abgerissen (▶ Abb. 7.105, ▶ Abb. 7.106).

Da der M. soleus mit einem Plantarflexionsanteil von 40 % (M. gastrocnemius 33 %, Zehenbeuger 27 %) der Hauptakteur der Achillessehne ist (insbesondere in Knieflexion) [1939], muss dieser unbedingt intraoperativ gezielt adressiert werden. Er sollte nach distal gezogen und wieder anatomisch fixiert werden, um das beste funktionelle Ergebnis zu erreichen.

Aus biomechanischen Studien ist bekannt, dass die höchste primäre Reißfestigkeit durch eine offene Achillessehnenreparatur erreicht werden kann, idealerweise mit der Triple-Bundle-Tech-

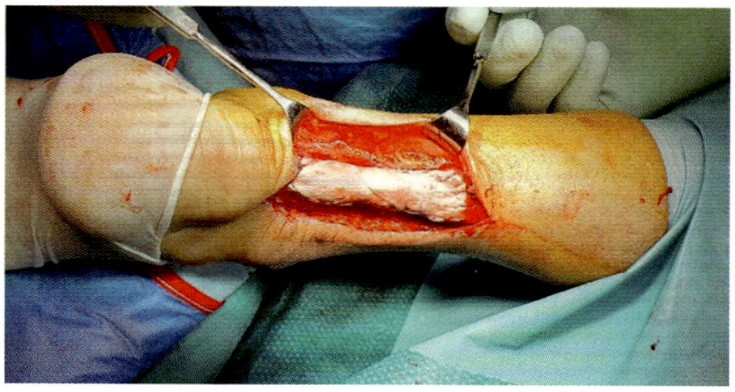

Abb. 7.107 Zustand nach anatomischer Achillessehnenrekonstruktion nach Segesser und Weisskopf links mit Plantarisverstärkungsplastik. (Quelle: ALTIUS Swiss Sportmed Center AG, L. Weisskopf)

nik (▶ Abb. 7.107) [1948][1958][1959][1960], und dass die konservative Therapie im Vergleich zur chirurgischen Rekonstruktion zu einer geringeren mittleren Plantarflexionskraft führt [1956] [1974].

Die richtige Länge der Achillessehne entscheidet in hohem Maße über die potenzielle Funktionsfähigkeit, da eine Verlängerung der Sehne zu Funktionsdefiziten führt [1944][1945][1952] [1954]. Pro Zentimeter Verlängerung gegenüber der Gegenseite geht man von 10–15 % an Kraftverminderung aus.

Die Achillessehnen-Elongation stellt unserer Erfahrung nach ein häufiges und teils schwerwiegendes Problem nach Achillessehnenrupturen dar. Ein großer Anteil der hohen Prävalenz von Elongationen (in unserem Patient*innenengut in 10 Jahren über 200 symptomatische Fälle) kann durch eine zu hohe Krafteinwirkung auf die noch nicht geheilte Sehne während der Rehabilitation verursacht sein. Denn die gemessenen Kräfte auf die Achillessehne in den verschiedenen Orthesen oder speziellen Therapieschuhen sind teilweise deutlich höher als die primären Risskräfte, je nach Operationstechnik oder bei konservativer Therapie [1969].

Die ersten 10–12 Wochen sind dabei sehr entscheidend. Die Fersenkeilentlastung sollte erst nach 6 Wochen und über mindestens 10 Wochen langsam reduziert werden. Ein modifiziertes und frühfunktionelles Rehaprotokoll über mindestens 6 Monate und eine starke biologische und anatomische Reparatur der Achillessehne scheinen für einen optimalen, funktionellen Erfolg von Vorteil zu sein [1973].

7.9.2 Physiotherapie

In diesem Kapitel wird anhand eines Fallbeispiels der Rehabilitationsverlauf und der Weg zurück in den Sport nach operativer Achillessehnenrekonstruktion beschrieben. Das Ziel des Patienten ist es in einem Jahr wieder mit seiner Mannschaft Fußball spielen zu können. Um dieses Ziel zu erreichen, ist eine gute Kraftentwicklung der Wadenmuskulatur bis zum Ende der Rehabilitation notwendig. Dazu steht die frühzeitige Aktivierung im Achillessehnenschuh im Vordergrund, gefolgt vom Aufbau der Kraftausdauer bis hin zum gezielten Schnellkrafttraining für die Rückkehr in den Sport.

Sportartanalyse Fußball

Ein Fußballspiel bei Spieler*innen ab 40 Jahren dauert 2-mal 40 min mit einer Pause von 15 min. Fußball ist eine Kontaktsportart mit offensiven und defensiven Anteilen, die Zweikämpfe, Sprints usw. erfordert [1957]. Die aerobe Ausdauerfähigkeit ist wichtig, da die Spieler*innen je nach Position etwa 9–14 km pro Spiel zurücklegen [1942][1962]. Darüber hinaus wird die anaerobe alaktazide Ausdauerfähigkeit für Sprints benötigt. Sprints basieren auf wahrnehmungskognitiven Fähigkeiten (Antizipation und Entscheidungsfindung) und werden spontan ausgeführt [1965]. Voraussetzung dafür ist eine schnelle Reaktionsfähigkeit und Bewegungskoordination. Fußballspezifische Handlungen sind Dribbeln, Passen oder Ausweichen [1938]. Eine weitere wichtige Eigenschaft beim Fußballspiel ist die Wendigkeit (Richtungswechsel als Reaktion auf einen äußeren Reiz) [1955].

7.9.3 Physiotherapeutische Anamnese

Der 40-jährige Felix spielt leidenschaftlich gern Fußball in einer regionalen Liga. Bei einem Spiel im Sommer trat ihm ein Gegenspieler von hinten in die Achillessehne. Felix spürte sofort einen starken Schmerz oberhalb der Ferse und konnte mit dem rechten Fuß nicht mehr abrollen.

Felix hatte vor dem Unfall noch nie Probleme mit der Achillessehne. Er ist Nichtraucher und hatte nie Infiltrationen (z. B. mit Cortison) im Bereich der Achillessehne erhalten. Beruflich ist er im Außendienst tätig. Er spielt in der Seniorenliga Fußball, zudem Badminton und ist viel mit seinen Kindern unterwegs.

Aufgrund seiner sportlichen Ambitionen entschied man sich für eine offene Achillessehnenrekonstruktion nach Segesser und Weisskopf mit Plantarissehnen-Verstärkungsplastik [1972]. Die Operation wurde 8 Tage nach dem Unfall durchgeführt. Die Rehabilitation folgte nach dem Nachbehandlungsschema des Operateurs [1972].

Clinical Reasoning

Es gibt verschiedene Nachbehandlungsschemata nach Achillessehnenrekonstruktionen. Neuere Studien weisen darauf hin, dass eine frühe funktionelle Nachbehandlung und Vollbelastung zu einer schnelleren Rückkehr zur Arbeit und zum Sport führt, als eine Nachbehandlung mit längerer Immobilisation und Teilbelastung [1963]. Zudem verbessert eine frühe aktive Rehabilitation die Sehnenheilung, da die mechanische Belastung der Sehne die Kollagensynthese erhöhen kann [1940].

7.9.4 Physiotherapeutische Maßnahmen

Woche 1–2 postoperativ

Ziele und Maßnahmen

Die Ziele für die Woche 1–2 sind die Reduzierung von Schwellungen und eine reibungslose Wundheilung.

Die physiotherapeutischen Maßnahmen in dieser Phase sind:

- abschwellende Maßnahmen: Hochlagern, Lymphdrainage, Kompression, evtl. BEMER-Matte (bioelektromagnetische Energieregulation; Magnetfeldmatte zur Durchblutungs- und Regenerationsförderung)
- Weichteilbehandlung des Sehnengleitgewebes und der Wadenmuskulatur
- isolierte Aktivierung der M. gastrocnemius und M. soleus (auch mit Elektrostimulationsgerät).

Direkt nach der Operation darf Felix die operierte Seite in einem hohen Künzli-Schuh mit 4-cm-Keilen und einer Teilbelastung von 15 kg an Gehstöcken belasten. Damit er am Ende der Reha eine gute Kraftentwicklung erreicht, ist die Heilung in der ursprünglichen Länge der Sehne notwendig. Daher müssen die Sehnenansätze zu Beginn der Heilungsphase in der Spitzfußstellung so gut wie möglich einander angenähert werden. Bei einer zu frühen Dorsalextension im oberen Sprunggelenk (OSG) kommt es zu einer Elongation der Sehne und es wird keine akzeptable Kraftentwicklung mehr möglich sein [1966]. Die größte Sehnenverlängerung kann in den ersten 6 Wochen nach Operation auftreten [1955]. Sie ist auf Lückenbildungen, das Verrutschen von Nahtmaterial und Verformungen zurückzuführen [1946].

Ab dem ersten postoperativen Tag wird die Wadenmuskulatur in Spitzfußstellung isometrisch in Knieextension (vermehrte Aktivität des M. gastrocnemius) sowie in Knieflexion (vermehrte Aktivität des M. soleus) aktiviert. Dies kann mithilfe eines Elektrostimulationsgerätes einmal täglich mit dem Muskelaufbauprogramm unterstützt werden. Dies wirkt der Dekonditionierung der Wadenmuskulatur entgegen.

Der M. gastrocnemius ist für das Abdrucken des Fußes und den Vortrieb des Körpers verantwortlich. Der M. soleus ist der Haltemuskel mit der Hauptfunktion der Stabilisierung des Fußes im Stand [1966]. Wichtig sind dabei die Kontrolle und die Aktivierung der Zehen. Die Plantarflexion wird beim Zehenkrallen hauptsächlich von den Zehenbeugern ausgeführt, was häufig bei einer zu schwachen Wadenmuskulatur der Fall ist.

Clinical Reasoning

Durch die frühe Muskelkontraktion werden die Tenozyten aktiviert. Diese sind für die Produktion und Erhaltung der extrazellulären Matrix verantwortlich und befinden sich zwischen den Kollagenfibrillen. Zusätzlich werden die Fibroblasten stimuliert, die zusammen mit den Tenozyten in der Proliferationsphase vermehrt Kollagen Typ 3 bilden. Somit ist eine Aktivierung ab dem ersten postoperativen Tag sehr wichtig für eine optimale Sehnenstruktur [1966].

In dieser Phase trägt Felix Tag und Nacht einen Kompressionsstrumpf mit Rollen, die zur zusätzlichen Kompression dorsal der Malleolen angebracht sind (▶ Abb. 7.108). Nachts lagert er den Fuß mit einer Gipsschiene, die ventral am Unterschenkel und am Fuß angelegt wird. In der ersten Phase darf der Fuß nicht mit Eis gekühlt werden, da dies die Wundheilung stören und verlangsamen würde. Es gibt Hinweise darauf, dass durch einen BEMER-Einsatz die Mikrozirkulation in den Kapillaren erhöht wird. Dadurch wird möglicherweise die Wundheilung im Gewebe unterstützt und beschleunigt [1947].

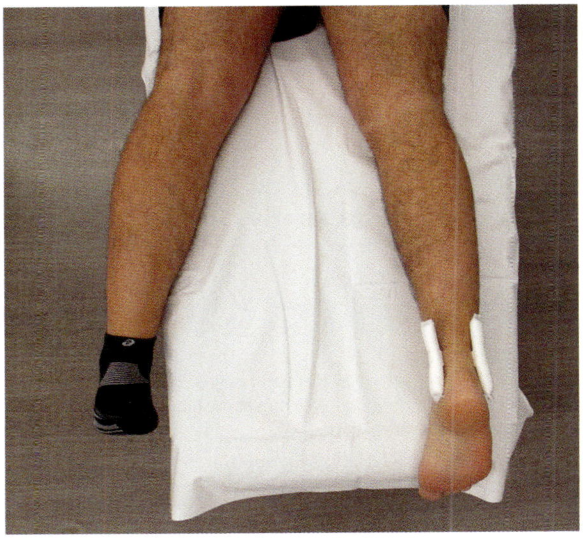

Abb. 7.108 Applikation von Rollen hinter den Malleolen zur zusätzlichen Polsterung der Achillessehne nach Achillessehnennaht. (Quelle: Altius Swiss Sportmed Center AG, M. Müller)

Bei guter Wundheilung werden die Fäden nach 2 Wochen entfernt. Danach darf Felix im hohen Achillessehnenschuh mit den 4 cm Keilen zur Vollbelastung übergehen.

Woche 3–6 postoperativ

Ziele und Maßnahmen

Die Ziele für die 3.–6. Woche sind die Vollbelastung, ein hinkfreies Gangbild und der Aufbau der Koordination, Stabilität und Kraftausdauer.

Die physiotherapeutischen Maßnahmen in dieser Phase sind:

- abschwellende Maßnahmen: Hochlagern, Lymphdrainage, Kompression, evtl. BEMER-Matte
- Weichteilbehandlung des Sehnengleitgewebes und der Wadenmuskulatur
- isolierte Aktivierung der M. gastrocnemius und M. soleus (auch mit Elektrostimulationsgerät)
- Gangschule: Übergang in die Vollbelastung (Stockabbau) mit Fokus auf korrektes Abrollen über das Großzehengrundgelenk
- Koordination und Propriozeption: Stabilisationsübungen im Spitzfuß (keine Dorsalextension!)
- Koordination und Kraftausdauertraining KRS 1–2 (Fersen mit Keil unterlagern)
- Beginn mit Grundlagenausdauer: Fahrradergometer (Pedal Mittelfuß, Rückfuß)
- Erhaltungstraining Rumpf und obere Extremität.

In der 3. postoperativen Woche sind bis auf die zu diesem Zeitpunkt oft normale Schwellung keine Entzündungszeichen mehr vorhanden. Somit kann mit den ersten Übungen zur Stabilisierung des Fußes begonnen werden. Dabei wird mit lokal statischen Übungen begonnen, die allmählich durch dynamische Übungen gesteigert werden. Da Felix beschwerdefrei ist, werden die Stabilisationsübungen in der Physiotherapie in kurzer Zeit von beidbeinig auf einbeinig erschwert. Zu Beginn dürfen nur Stabilitätsübungen in der Sagittalebene (bis 0° Dorsalextension) durchgeführt werden, da Pro- und Supinationsbewegungen nicht erlaubt sind, denn diese würden die Achillessehne zu stark reizen. Die ersten Übungen werden auf stabilen Unterlagen durchgeführt, bevor dann auf instabile Unterlagen gewechselt wird. Bei instabilen Unterlagen, wie z.B. einem Wackelbrett, muss unbedingt eine Sicherung durch Erhöhung der Ferse gewährleistet sein (▶ Abb. 7.109).

Diese Unterstützung unter der Ferse ist bei allen Kraftübungen wichtig, um eine Dorsalextension im oberen Sprunggelenk (OSG) zu vermeiden. Somit werden Squats, Squat Lunges mit dem operierten Bein vorne, Deadlifts sowie die Standwaage mit einem Keil unter der Ferse durchgeführt (▶ Abb. 7.110). Das Wadentraining wird mit beidbeinigen Calf Raises aus der OSG-Spitzfußstellung gesteigert. Die Kraftübungen der Wade werden mittels initial statischem und zunehmend dynamischen Zehenspitzenstand von beidbeinig zu einbeinig aufgebaut. Zusätzlich trainiert Felix die Wade mit der Beinpresse in Knieextension für den M. gastrocnemius und im Sitz mit Zusatzgewicht auf dem distalen Oberschenkel für den M. soleus. Mithilfe des Kraftrehabilitationssystems (KRS) wird die Belastungssteigerung systematisch geplant [1941]. In dieser ersten Phase wird mit dem KRS 1–2 begonnen (Kraftausdauer, 20–30 Repetitions-Maximum, RM). Das Grundlagenausdauertraining wird ersatzweise auf dem Fahrrad-Ergometer durchgeführt.

Während dieser Zeit wird in der Physiotherapie zusätzlich das Gewebe um die Achillessehne durch Narbenmobilisation, Spannungsregulation der Muskulatur, fasziale Techniken und entstauende Handgriffe behandelt. Für eine optimale Kraftübertragung vom Fuß auf den Unterschenkel ist ein gutes Gleiten der Sehne entscheidend. Die subkutane Bursa, die zwischen der Achillessehne und der Haut liegt, unterstützt das Gleiten und das Paratenon.

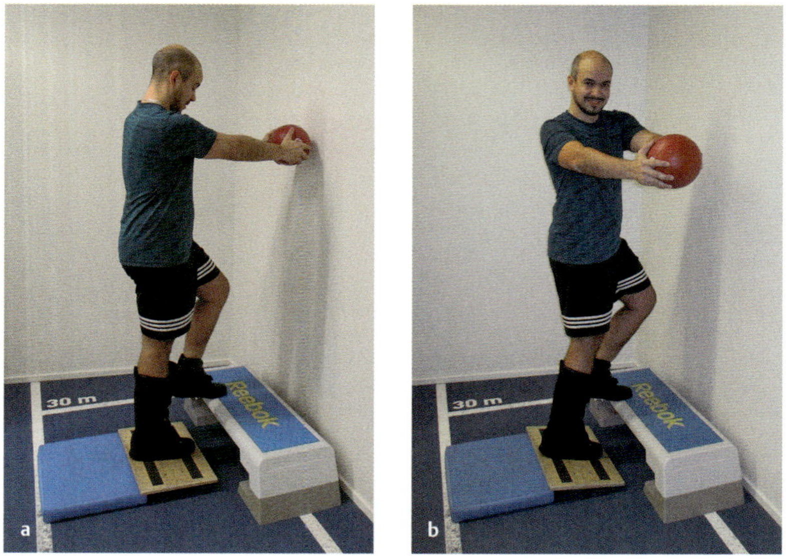

Abb. 7.109 Wackelbrett unterlagert. (Quelle: Altius Swiss Sportmed Center AG, M. Müller)
a ASTE.
b ESTE.

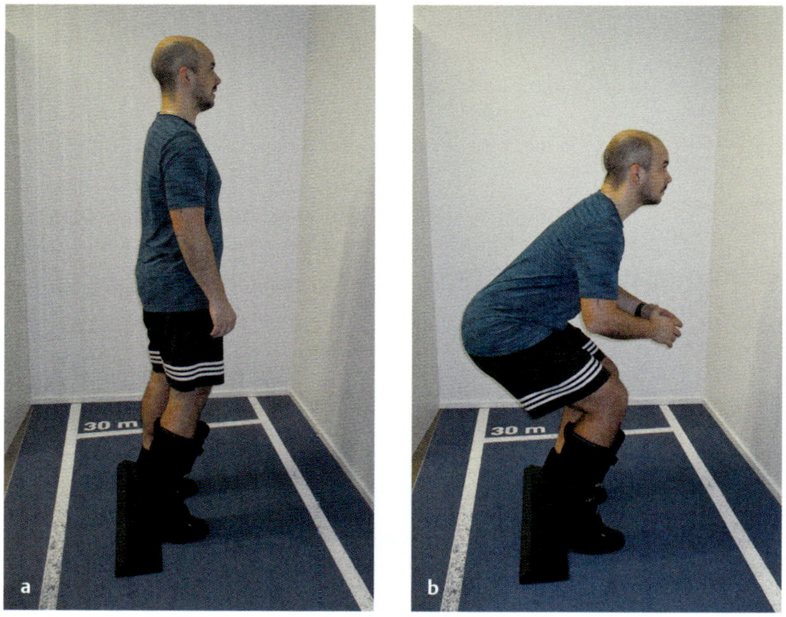

Abb. 7.110 Squat unterlagert. (Quelle: Altius Swiss Sportmed Center AG, M. Müller)
a ASTE.
b ESTE.

Diese umhüllt die Achillessehne und führt ebenfalls zu einer verbesserten Gleitbewegung [1964][1970].

Das Ausgleichstraining für den Rumpf und die obere Extremität wird erst ab der dritten postoperativen Woche durchgeführt, da die Operation den Grundumsatz um 15–20 % erhöhen kann und diese Energie für die Wundheilung benötigt wird [1941].

Woche 7–12 postoperativ

Ziele und Maßnahmen

Die Ziele für die 7.–12. Woche sind der stufenweise Keilabbau sowie die Intensivierung der Koordination und der Kraftausdauer.

Die physiotherapeutischen Maßnahmen in dieser Phase sind:

- Narbenmobilisation und Weichteilbehandlung Sehnengleitgewebe und Wadenmuskulatur
- Koordination und Propriozeption
- Kraftausdauer KRS 3
- Keilabbau 1 cm pro Woche
- Bandage zur Stabilisation und Kompression
- Ausgleichstraining Rumpf und obere Extremität.

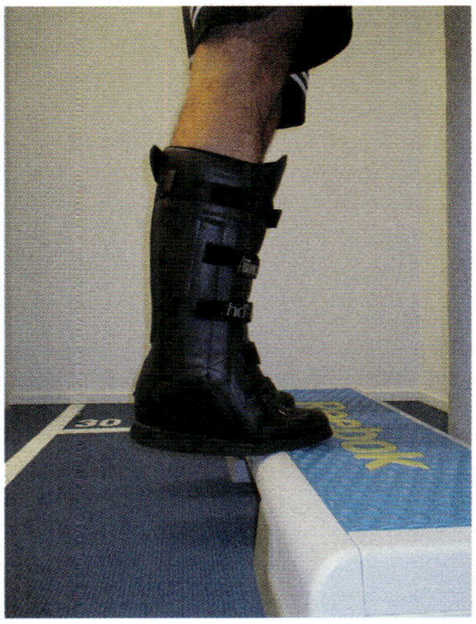

Abb. 7.111 Calf Raise: ESTE; Schuhsohle parallel zum Boden. (Quelle: Altius Swiss Sportmed Center AG, M. Müller)

In dieser Phase kann Felix den Keil um max. 1 cm pro Woche reduzieren. Dieser Schritt ist nur möglich, wenn der Patient dies gut verträgt, deshalb muss die Reaktion der Sehne (Schmerz, Schwellung) immer berücksichtigt werden. Das Krafttraining wird mit den bestehenden Übungen intensiviert und kann bis zum KRS 3 gesteigert werden. Es wird weiterhin im Kraftausdauerbereich gearbeitet, da durch den Keilabbau die Sehne über einen immer längeren Weg trainiert werden kann.

Da sich die Sehnenanteile des M. gastrocnemius und M. soleus in Torsion befinden, ist es wichtig, diese Faseranteile durch Rotationsbewegungen des Oberkörpers anzusteuern [1943][1964].

Des Weiteren ist ein exzentrisches Training wichtig für die Normalisierung der Sehnenstruktur. Neovaskularisationen können so vermindert und die Kollagensynthese gesteigert werden [1961]. Mit dem hohen Achillessehnenschuh werden exzentrische Calf Raises durchgeführt, wobei Felix nur so tief gehen darf, bis die Schuhsohle parallel zum Boden ist (▶ Abb. 7.111).

Auch in dieser Phase wird viel manuell an der Sehne gearbeitet, um Vernarbungen zu vermeiden. Zusätzlich werden die Mittelfußknochen mobilisiert, um Mittelfußblockaden zu vermeiden. Diese können häufig nach 12 Wochen beim Wechsel in den normalen Schuh auftreten. Das Laufen im Achillessehnenschuh kann häufig zu Ausweichmechanismen in der gesamten Gelenkkette führen. Deshalb ist die manuelle Zentrierung von Gelenken wie Knie, Hüfte und Becken ein Bestandteil der Physiotherapie, um ein physiologisches Gangbild zu erhalten oder wiederzuerlangen.

Woche 13–18 postoperativ

Ziele und Maßnahmen

Die Ziele für die 13.–18. Woche sind der Übergang in den Normalschuh, der Start der Hypertrophie, das Maximalkrafttraining sowie die auf Koordination und Laufqualität gerichteten vorbereitenden Übungen zum Joggen (Lauf-ABC mit z. B. Fußgelenkarbeit, Anfersen, Skipping, Knieheben und Scherenschritt).

Die physiotherapeutischen Maßnahmen in dieser Phase sind:

- Hypertrophie-Training KRS 4 (8–12 RM)
- Übergang ins Maximalkrafttraining (KRS 5)
- vorbereitende Übungen fürs Joggen.

Nach 3 Monaten im stabilen Achillessehnenschuh kann Felix nun in den normalen Schuh wechseln. Für eine Woche legt er einen 1 cm hohen Keil in seinen Normalschuh, damit die Umstellung für die Sehne nicht zu groß ist. Barfußlaufen ist weiterhin nicht erlaubt. Je nach Verlauf darf er eine Woche nach dem Wechsel in den Normalschuh zu Hause barfuß laufen. Am Anfang ist das physiologische Gehen im normalen Schuh wichtig, wobei auf das Abrollen über das Großzehengrundgelenk geachtet werden muss. Da Felix nun durch den hohen Achillessehnenschuh ventral am OSG keine Schiene oder Stütze mehr hat, kommt er durch das physiologische Gehen langsam in eine Dorsalextension des Fußes. Wir lassen dies zu, trainieren aber bis zu 6 Monate nach der Operation nicht bis zur maximalen Dorsalextension, da sich die Sehne in den ersten 6 Monaten nach der Achillessehnenrekonstruktion noch verlängern kann [1955]. Die Stabilitätsübungen werden für die gesamte Beinachse fortgesetzt, z. B. Übungen auf dem Trampolin. Das Krafttraining wird in den Hypertrophiebereich verlagert (KRS 4).

Calf Raises – Variationen

Für die maximale Beanspruchung der Wade werden verschiedene Variationen von Calf Raises eingebaut:

- beidbeinige Calf Raises
- einbeinige Calf Raises
- exzentrische Calf Raises
- isometrische Calf Raises mit maximaler Plantarflexion
- isometrische Calf Raises mit Rumpfrotation (▶ Abb. 7.109)
- Squats mit Calf Raises
- funktionelle Calf Raises (Ausgangsstellung: Knieflexion und leichte Dorsalextension im Fuß; Endstellung: Knieextension und Plantarflexion im Fuß)
- Zehenspitzengänge.

Bei den beidbeinigen Calf Raises zeigt sich ein Unterschied bei der Plantarflexion zwischen dem operierten und dem gesunden Bein. Um diesem Kraftunterschied entgegenzuwirken, wird die Wade in maximaler Plantarflexion trainiert. Felix ist noch nicht in der Lage, sein gesamtes Körpergewicht einbeinig über die maximale Plantarflexion hinaus zu heben, daher trainiert er Calf Raises mit entsprechend möglichen Gewichten an der Beinpresse.

In der 15. Woche kann er die ersten Lauf-ABC-Übungen absolvieren. Wir beginnen mit dem langsamen und kontrollierten Dribbling und können mit weiteren Variationen der Koordinationsleiter die dynamischen Übungen aufbauen. Das Tempo wird von Woche zu Woche gesteigert.

Da die Reha entsprechend verlaufen ist und die Wade trainiert werden konnte, kann Felix ab der 16./17. Woche erste Laufserien auf dem Anti-Gravity-Laufband (Alter-G) absolvieren, das einen Teil des Körpergewichtes übernimmt und durch die Verringerung der Schwerkraft die Belastung beim Laufen reduziert.

Begonnen wird mit 2 Minuten Joggen und lockerem Gehen in der Pausenphase. Dieser Ablauf wird mehrmals wiederholt. Dabei wird die Geschwindigkeit und die Körpergewichtsbelastung gesteigert.

Ab dem 4. postoperativen Monat befindet sich Felix in der Remodellierungsphase. Dies ist die wichtigste Phase im sportphysiotherapeutischen Prozess. Ziel ist es, die Person wieder auf ihr ursprüngliches oder auch ein höheres Leistungsniveau zu bringen [1948].

Clinical Reasoning

Damit die Sehne weiterhin Zugkräfte übertragen kann, wird in der Remodellierungsphase das Kollagen Typ 3 durch das stabilere Kollagen Typ 1 ersetzt. Wenn Kollagen Typ 3 verbleibt, wirkt sich das aufgrund der geringeren Kollagenquervernetzung dieses Typs auf die Biomechanik des vernarbten Sehnengewebes aus [1966]. In der Folge wäre die Sehne weniger belastbar und verletzungsanfälliger.

Woche 19–24 postoperativ

Ziele und Maßnahmen

Die Ziele für die 19.–24. Woche sind Joggen, das Training der Schnell- und Explosivkraft sowie die Vorbereitung des Sprung-ABC.

Die physiotherapeutischen Maßnahmen in dieser Phase sind:

- Aufbau der Schnell- und Explosivkraft
- Vorbereitung des Sprung-ABCs (noch kein Sprungtraining)
- Jogging.

In dieser Phase sind intermuskuläre Koordinationsanforderungen mit neuromuskulären und koordinativen Übungen wichtig. Außerdem ist es wichtig, intramuskuläre Anforderungen wie die Maximalkraft zu trainieren (KRS 5) und einem anschließenden Übergang zu schnelleren Bewegungsabläufen mit weniger Gewicht zu schaffen, um die Schnellkraft zu entwickeln. Das bedeutet, dass im Bereich des Krafttrainings der Übergang in der Rehapyramide von der Rekrutierung in Kilogramm zur Geschwindigkeit erfolgt. Die Zusatzgewichte und Widerstände werden reduziert und die Bewegungsgeschwindigkeit kontinuierlich gesteigert. Zu Beginn wird getrennt auf konzentrisch-schnelle und exzentrisch-schnelle Bewegungen geachtet. Als Steigerung kommen exzentrisch-konzentrisch schnelle Wechsel als Pre-Stretch hinzu [1941]. Dabei können die Waden durch Calf Raises an der Beinpresse durch schnell-konzentrische oder schnell-exzentrische Serien gezielt trainiert werden (▶ Abb. 7.112). Diese Schnellkraftformen lassen sich in alle bestehenden Übungen wie funktionelle Calf Raises und Squats übertragen. Dehnungsübungen für die Wade sollten für 6 Monate postoperativ vermieden werden.

Sprung-ABC

Das Sprung-ABC bereitet eine Person auf das Joggen und explosive Sprünge vor. Es gibt verschiedene Parameter bei der Vorbereitung und dem Aufbau der Sprünge: Hüpfen – Springen, beidbeinig – einbeinig, verschiedene Höhen, hochspringen – herunterspringen, vorwärts – rückwärts – seitwärts, mit Landung zum Stabilisieren – direkt weiterspringen.

Das Joggen wird nun auf dem Laufband in der gleichen Form wie auf dem Alter-G fortgesetzt. Nach weiteren 3 Wochen kann Felix draußen joggen. Gemeinsam testen wir erste Laufformen auf dem Rasen und in Fußballschuhen, damit er sich möglichst schnell an die Laufformen seiner Sportart gewöhnen kann. Verschiedene Passformen aus dem Fußball gehören nun auch zum Training. Außerdem wird ein Sprung-ABC aufgebaut, das mit Hüpfen beginnt und sich über Boxensprünge von beidbeinig zu einbeinig steigern lässt.

Wenn Felix beschwerdefrei joggen, laufen und passen kann, wird er mit dem Mannschaftstraining beginnen, vorausgesetzt, er kennt seine Grenzen: Sprünge, Sprints, maximales Stop and Go und Richtungswechsel sind ihm noch nicht erlaubt. Er kann also am Einlaufen, an Lauf- und Schussübungen teilnehmen, aber noch nicht an Zweikämpfen und Spielformen.

In der 24. postoperativen Woche hat Felix die halbjährliche Kontrolle beim Orthopäden, wo ein biomechanischer Test durchgeführt wird. Dabei werden die Stabilität und die Koordination einbeinig mit einem Stabilometer gemessen und eine isokinetische Kraftmessung der Wade durchgeführt. Die Isokinetik wird jeweils bei gestrecktem Kniegelenk für die Kraft des M. gastrocnemius und bei gebeugtem Kniegelenk für die Kraft des M. soleus getestet.

In der 24. Woche geht es dann um die biomechanische Testung: Ganganalyse, Stabilometrie, Isokinetik (▶ Tab. 7.36).

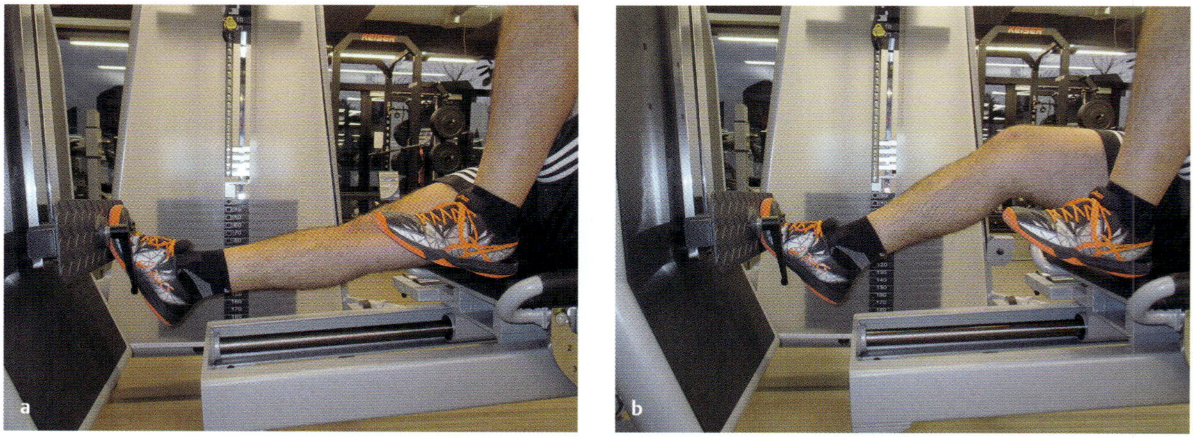

Abb. 7.112 Calf Raise auf der Beinpresse. (Quelle: Altius Swiss Sportmed Center AG, M. Müller)

a Calf Raise mit gestrecktem Bein auf der Beinpresse: Der Fuß wird von der 0-Stellung in die Plantarflexion gedrückt.

b Calf Raise mit gebeugtem Bein auf der Beinpresse: Der Fuß wird von der 0-Stellung in die Plantarflexion gedrückt.

Tab. 7.36 Biomechanische Testung 6 Monate postoperativ (Fallbeispiel Achillessehnennaht).

Test	Ist	Soll (normaler Verlauf)
Ganganalyse	• Standphase: leichte Pronation des Mittelfußes • Abstoßphase: stabil • Abrollverhalten: verzögertes Abheben der Ferse auf der operierten Seite	normales Gangbild
Stabilometrie	seitengleich	seitengleich
isokinetische Kraftmessung	• Kraftdefizite: ○ in Knieflexion von 28–33 % ○ in Knieextension von 15–19 % • symmetrische Kraftkurven ohne Verschiebung	• Kraftdefizit-Durchschnittswerte aus den biomechanischen Testungen in der Altius Swiss Sportmed Center bei Männern im Alter von 30–49 Jahren: ○ in Knieflexion von 29,9 % ○ in Knieextension von 16,2 %
Weiteres	noch leichte Mobilitätseinschränkung in der Dorsalextension, die zu diesem Zeitpunkt verlaufsentsprechend und erwünscht ist	

Tab. 7.37 Biomechanische Testung 12 Monate postoperativ (Fallbeispiel Achillessehnennaht).

Test	Ist	Soll (normaler Verlauf)
isokinetische Kraftmessung	• Kraftdefizite: ○ in Knieflexion von 23–30 % ○ in Knieextension von 11–17 % • symmetrische Kraftkurven	• Kraftdefizit-Durchschnittswerte aus den biomechanischen Testungen in der Altius Swiss Sportmed Center bei Männern im Alter von 30–49 Jahren: ○ in Knieflexion 20,3 % ○ in Knieextension 10,7 % • symmetrische Kraftkurven
Weiteres	eingeschränkte Mobilität in Dorsalextension	

Woche 25 bis 1 Jahr postoperativ

Ziele und Maßnahmen

Die Ziele ab der 25. Woche bis zur Vollendung des ersten Jahres postoperativ sind Steigerung der Reaktivkraft, Plyometrie, Sprungtraining und sportartspezifische Belastungen und Bewegungsabläufe.

Die physiotherapeutischen Maßnahmen in dieser Phase sind:

- Reaktivkrafttraining
- Plyometrie
- Sprungtraining
- sportartspezifische Belastungen und Bewegungsabläufe.

Die Reaktivkraftfähigkeit wird durch verschiedene Parameter wie Geschwindigkeit, Sprungformen, Gewichtsbelastungen, Belastungsdauer und Bodenbeschaffenheit entwickelt. Zur Entwicklung der isolierten Reaktivkraft des M. gastrocnemius werden Sprünge aus dem Sprunggelenk ohne Kniebeugung durchgeführt. Dies wird bald mit Drop Jumps gesteigert, die für den Wechsel von langen zu kurzen Dehnungs-Verkürzungszyklen verantwortlich sind.

Beim Sprungtraining werden beidbeinige und einbeinige Sprünge auf und von Kisten sowie Sprünge mit Drehungen durchgeführt. Wichtig ist dabei die physiotherapeutische Kontrolle für einen achsengerechten Absprung und Landevorgang durch folgende Kriterien: stabiles Becken, stabile Wirbelsäule, Stabilität der Hüft-, Knie- und Sprunggelenke.

In dieser Phase darf Felix noch keine Vollkontakt- und Rotationssportarten ausüben. Um Vertrauen in die sportartspezifischen Bewegungsabläufe zu gewinnen, werden Stop-and-Go-Belastungen, seitliches Abstoßen, Beschleunigen über relevante Distanzen, schnelles Laufen mit plötzlichen Richtungswechseln, verschiedene Übungen auf der Koordinationsleiter mit Fußball usw. auf dem Rasen in Fußballschuhen trainiert. Dies steigert nicht nur das Selbstvertrauen, sondern auch die Motivation des Patienten. Darüber hinaus ist es wichtig, sich auf den Unfallhergang zu konzentrieren und die Bewegungsabläufe wieder richtig zu erlernen. Wichtig ist, dass Felix alle Bewegungen, die beim Unfall beteiligt waren, ohne Angst wieder ausführen kann. So kann er wieder mit Selbstvertrauen und Sicherheit seinen Sport ausüben. Felix spielte vor seinem Unfall einmal pro Woche mit einem Kollegen Badminton. Nachdem in der Physiotherapie die sportartspezifischen Stop-and-Go-Belastungen trainiert wurden und Felix keine Beschwerden hatte, nahm er nach rund 7 Monaten das Badminton-Spiel wieder auf. Nach 9 Monaten kann er das Fußballtraining ohne Einschränkungen absolvieren und bestreitet nach 11 Monaten endlich wieder sein erstes Fußballspiel.

Ein Jahr nach der Operation wurde Felix erneut biomechanisch getestet (▶ Tab. 7.37). Die Kraftdefizite sind im Vergleich zu den alters- und leistungsentsprechenden Normwerten sehr gut. Die Einschränkung der Beweglichkeit in der Dorsalextension ist in der Rehabilitation erwünscht, führt aber im Test zu einer überschätzten Kraftdifferenz. Felix hat neben der Physiotherapie kein zusätzliches Fitnesstraining absolviert, was die gleichbleibenden Kraftwerte nach 52 Wochen erklärt.

7.9.5 Zusammengefasst

Für eine optimale Rückkehr zu Arbeit und Sport und um einer Dekonditionierung entgegenzuwirken, ist eine frühzeitige muskuläre Aktivierung nach einer Achillessehnenrekonstruktion essenziell [1950][1963]. Die Fersenhöhe (maximale Calf Raise Position) des operierten Beines ist in der Regel tiefer als die des nicht operierten Beines. Selbst 10 Jahre nach einer Achillessehnenrekonstruktion ist dieser Unterschied noch sichtbar [1951]. Dieses Defizit ist auf die Länge der Achillessehne und die Muskelkraft zurückzuführen. Die Achillessehnenverlängerung so gering wie möglich zu halten, ist ein wichtiges Ziel auf dem Weg zurück in den Sport [1968].

7.10 Fallbeispiel Fußfraktur

Matthias Jörger, Silvan Beeler

Steckbrief Felix (27)
- Ärztliche Diagnose: Ermüdungsbruch des Metatarsale V
- Verordnung: Gehgips für 3 Wochen bei Vollbelastung des Beins
- Beruf und Hobby: Informatiker; Joggen

7.10.1 Ärztlicher Hintergrund

Der Fuß besteht aus 26 einzelnen Knochen, welche über 33 Gelenke miteinander verbunden sind. Über 100 Bänder halten ihn zusammen und 20 Muskeln sorgen dafür, dass er bewegt werden kann [1993]. 2 konstante Sesambeine und bis zu 24 verschiedene, inkonstant vorhandene akzessorische Fußknöchelchen müssen jeweils differenzialdiagnostisch von abgesprengten Knochenfragmenten abgegrenzt werden [1987].

Der Fuß wird klassischerweise in 3 Regionen unterteilt: Vorfuß, Mittelfuß und Rückfuß. Zum Vorfuß werden die Zehen (Digiti) sowie die Mittelfußknochen (Ossa metatarsalia) gezählt. Der Mittelfuß setzt sich aus Kahnbein (Os naviculare), Würfelbein (Os cuboideum) und den 3 Keilbeinen (Ossa cuneiforme) zusammen. Und der Rückfuß besteht aus dem Fersenbein (Calcaneus) und dem Sprungbein (Talus). Frakturieren können alle diese Fußknochen und bedürfen unterschiedlicher Behandlungsstrategien.

Epidemiologie

Frakturen des Fußes sind relativ häufig und betreffen etwa 40 % aller Frakturen der unteren Extremität [1980]. Die Inzidenz wird zwischen 142 und 226 Frakturen pro 100 000 Einwohner pro Jahr angegeben [1975][1983][1999], wobei in absteigender Reihenfolge die Zehen, Mittelfußknochen und das Fersenbein am häufigsten betroffen sind [1977][1979][1995][1999].

Operative und konservative Interventionen

Zur Diagnose einer Fraktur des Fußes werden Röntgenbilder in mindestens 2 Ebenen benötigt [1977]. Bei Frakturen des Rück- und Mittelfußes werden diese häufig durch ein Schichtbildverfahren ergänzt, da hier die Fußknochen in den 2-dimensionalen Röntgenbildern überlagert sind und eine verlässliche Fraktureinschätzung teilweise nicht zulassen [1998]. Zudem können in diesem Bereich Frakturen schnell übersehen werden. Bei einer ausgeprägten Schwellung nach Trauma über dem Mittelfuß muss aktiv nach einer Lisfranc- oder Chopart-Verletzung gesucht werden (▶ Abb. 7.113).

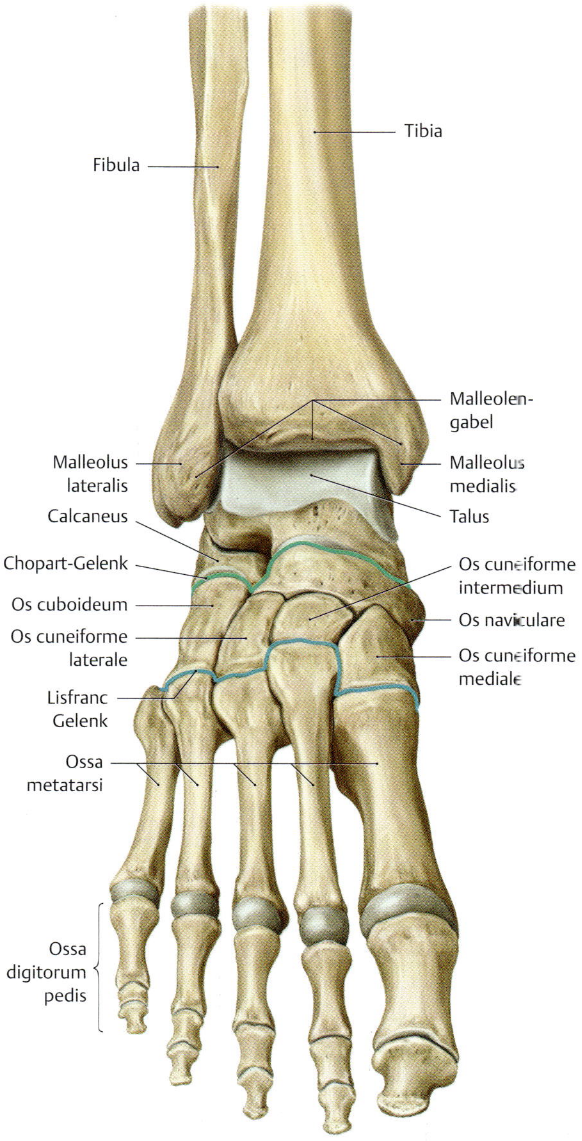

Abb. 7.113 Darstellung des Lisfranc- und des Chopart-Gelenks. (Quelle: Schünke M, Schulte E, Schumacher U. Prometheus. LernAtlas der Anatomie. Allgemeine Anatomie und Bewegungssystem. Illustrationen von Voll M und Wesker K. 6., vollständig überarbeitete Auflage. Stuttgart: Thieme; 2022)

Zehenfrakturen (Digitus I-V)

Zehenfrakturen sind oft nur leicht verschoben und können daher meistens konservativ behandelt werden [2004]. Die Kleinzehen sind dabei etwa doppelt so häufig betroffen wie die Großzehe [1977]. Das Ziel der Behandlung beinhaltet die Wiederherstellung und Aufrechterhaltung der Stellung, Wiedererlangung der Beweglichkeit und Vermeidung von Komplikationen [1977]. In einer Analyse von 339 Zehenfrakturen waren 95 % weniger als 2 mm verschoben und alle Frakturen wurden konservativ mit einem guten Outcome behandelt [2004].

Großzehenfrakturen (Digitus I)

Diese werden, abhängig vom Ausmaß, in einem Gipsstiefel mit Zehenplatte oder Therapieschuh für die ersten 2–3 Wochen behandelt, gefolgt von Buddy Taping und/oder rigider Schuhsole für weitere 3–4 Wochen. Die Beweglichkeit kann nach 4 Wochen physiotherapeutisch oder durch Eigentraining geübt werden. Die Knochenheilung tritt in der Regel nach 4–6 Wochen ein. Trotzdem können Schwellung oder Restschmerzen über weitere Wochen bestehen bleiben [1977].

Kleinzehenfrakturen (Digitus II-V)

Kleinzehenfrakturen werden durch Buddy Taping an die angrenzende Zehe behandelt. Bei Fehlstellungen sollten diese unter Analgesie zunächst reponiert, d. h. korrekt eingestellt werden mit anschließendem Taping. Hier bedarf es der radiologischen Nachkontrolle, um einen sekundären Korrekturverlust auszuschließen. Zudem kann eine rigide Sohle zur Stabilität verwendet werden. Auch bei Kleinzehenfrakturen beträgt die Knochenheilung 4–6 Wochen [1977].

Metatarsale Frakturen

Undislozierte metatarsale Schaftfrakturen können in der Regel konservativ behandelt werden [1977]. Initial kann eine Ruhigstellung in einem Gipsstiefel oder einem Therapieschuh mit Gehstöcken und fersenbetonter Belastung erfolgen, gefolgt von einer rigiden Sohle. Der Fuß sollte in der Anfangsphase hochgelagert und gekühlt werden. Eine radiologische Verlaufskontrolle zur Beurteilung der Stabilität erfolgt 7–10 Tage nach dem Unfall. Die Weiterbehandlung richtet sich nach den vorhandenen Beschwerden, entweder im Gips, oder in einer rigiden Sohle für 4–6 Wochen [1977]. Offene Frakturen, Frakturen mit relevanter Dislokation und/oder Verkürzung, multiple Frakturen oder Gelenksfrakturen mit Stufenbildung bedürfen häufig einer operativen Versorgung. Da Schaftfrakturen des 5. Strahles ein erhöhtes Pseudarthroserisiko aufweisen (11–50 % bei konservativer Therapie und 0–11 % bei operativer Therapie), müssen hier jeweils die Vor- und Nachteile einer operativen oder konservativen Behandlung besprochen werden [2005]. Die postoperative Nachbehandlung erfolgt im Gipsstiefel oder Therapieschuh für 6 Wochen mit fersenbetonter Belastung.

Fußwurzelknochen-Frakturen (Ossa tarsalia)

Solche Frakturen können schwierig zu diagnostizieren sein, da sich die Mittelfußknochen im Röntgenbild häufig überlagern [1998]. Bei geschwollenem Mittelfuß und adäquatem Trauma sollte neben dem Röntgenbild immer eine Schnittbildgebung wie das CT oder MRI durchgeführt werden [1978][1998]. Typische Verletzungen betreffen die Lisfranc- oder Chopart-Gelenkreihe. Lisfranc-Verletzungen werden in stabile und instabile Läsionen unterteilt. Während stabile Verletzungen durch Immobilisation und Teilbelastung im Unterschenkelgehgips behandelt werden, sollten instabile Verletzungen operativ stabilisiert werden [1978].

Kalkaneusfrakturen entstehen häufig bei Stürzen aus großer Höhe. Dabei kann das Fersenbein gestaucht (Joint-Depression-Typ) oder gespalten (Tongue-Typ) werden [1984]. Da intraartikuläre Stufenbildungen zu Arthrose und eine zertrümmerte verbreiterte und varische Ferse zu Schuhproblemen führen, sollte in solchen Fällen ein operatives Vorgehen gewählt werden [2000] [2001]. Postoperativ wie konservativ muss man von einer langen Nachbehandlung ausgehen mit Teilbelastung und Ruhigstellung im Unterschenkelgehgips für 2–3 Monate [1981].

7.10.2 Physiotherapeutische Anamnese

Während eines Long Run (30 km) vor 2 Wochen, hatte Felix (27 Jahre, Informatiker) nach 20 km das Gefühl, etwas nach außen geknickt zu sein, ohne allerdings das Sprunggelenk wirklich umgeknickt zu haben. Er versuchte weiter zu joggen, musste allerdings nach weiteren 5 min aufhören, da der Schmerz sich verschlimmerte. Er spürte ihn stechend im lateralen Fuß, weshalb seine erste Vermutung war, er könnte ein Außenband überdehnt haben.

In Ruhe und beim Gehen im Alltag spürte er diesen Schmerz leicht, allerdings nicht sehr störend. Als nach einer Woche die Schmerzen allerdings immer noch vorhanden waren, obwohl er nicht mehr gejoggt ist und den Fuß auch sonst kaum belastet hatte, meldete er sich bei seiner Hausärztin. Dort leitete man die entsprechenden bildgebenden Verfahren ein und diagnostizierte eine Ermüdungsfraktur des 5. Metatarsalknochens rechts ohne Dislokation.

Felix wohnt mit seiner Freundin in einer 3-Zimmerwohnung.

Bis zu Beginn seines Studiums hat er Fußball und Tennis gespielt. Seit dem trieb er zunächst weniger Sport, bis er vor einem Jahr wieder regelmäßig damit startete. Er macht also jetzt 2-mal wöchentlich Krafttraining innerhalb eines Ganzkörperprogramms im Fitnessstudio. Seit der Verletzung pausiert er damit, was ihm sehr fehlt, da er dort auch seine Freunde trifft.

Seit 2 Monaten geht er zudem 5-mal wöchentlich joggen: 4-mal absolviert er lockere Laufeinheiten über 45 min im Wald auf unebenem Boden (8 km bei niedriger Intensität). Am Wochenende absolviert er dann einen Long Run über 20–30 km und versucht, sich dabei ganz zu verausgaben. Diesen Lauf führt er auf einem ebenen Kiesweg durch und benötigt dafür 2–2,5 Stunden. Doch wegen der Fußschmerzen hat er ebenfalls das Laufen ausgesetzt. Das Joggen tut ihm sonst als Ausgleich zu seiner Computerarbeit sehr gut, weshalb es ihm nun sehr fehlt.

7.10.3 Physiotherapeutische Untersuchung

Ich sehe Felix 2 Wochen nach der Verletzung (▶ Tab. 7.38), also eine Woche nach dem Arzttermin, zum ersten Mal.

Es besteht eine leichte sichtbare Schwellung auf mittlerer Höhe des Mittelfußknochens. Deshalb messe ich auf dieser Höhe den Umfang des Fußes im Seitenvergleich, jedoch ohne erkennbare Differenz.

Am lateralen Metatarsale V ist noch eine leichte Rötung sichtbar. In diesem Bereich ist auch eine Temperaturdifferenz zu spüren, die bei Messung 3° beträgt. Zusätzlich besteht auch noch ein leichter Palpationsschmerz.

Zur Messung der Oberflächentemperatur verwenden wir ein Infrarotthermometer, auf dem sich der Hautwiderstand einstellen lässt [1982]. Eine Temperaturdifferenz von < 2° im Seitenvergleich bedeutet hierbei eine physiologische Erwärmung. Liegt die Temperaturdifferenz > 2°, ist dies ein Hinweis auf eine deutliche Entzündungsreaktion, welche im Wundheilungsverlauf rückläufig sein sollte.

All diese Symptome sind laut Felix seit der Ruhigstellung im Gips rückläufig. In der ersten Woche waren diese noch ziemlich unverändert (▶ Tab. 7.38).

Die patientenspezifische Funktionsskala (PSFS) beschreibt Alltagsaktivitäten, die dem Patienten oder der Patientin sehr wichtig sind, allerdings aufgrund der aktuellen Verletzung nicht mehr durchgeführt werden können [1996]. Dabei wird die Ausführung der entsprechenden Aktivität von der Person mit Werten zwischen 0 (die Aktivität ist nicht durchführbar) und 10 (die Aktivität ist wieder wie vor der Verletzung durchführbar) bewertet

Die Situation bei Felix zeigt ▶ Tab. 7.39.

Die Schmerzstärke gibt Felix mithilfe der Numeric Rating Scale (NRS) an. Auf dieser Skala von 0–10 wird die Stärke der Schmerzen in verschiedenen Situationen abgefragt (▶ Tab. 7.40) [1985].

Felix wurde ein Gehgips verordnet und angepasst, den er für 3 Wochen bei Vollbelastung des Beins tragen soll. Sein erster Physiotherapietermin findet 2 Wochen nach dem Long Run, dem Beginn der Schmerzen statt. Er muss den Gehgips also noch weitere 2 Wochen tragen.

Tab. 7.38 Klinische Tests zu Beginn (Fallbeispiel Fußfraktur).

Klinischer Test	Ergebnis
Schwellung	vermehrt im lateralen Mittelfuß
Farbe	leichte Rötung im lateralen Mittelfuß
Temperatur	3° wärmer rechts
Palpation	leichte Schmerzen lateraler Mittelfuß

Tab. 7.39 PSFS zu Beginn (Fallbeispiel Fußfraktur).

Aktivität	PSFS-Wert
Joggen	0
Gehen im Alltag	3 (er kann gehen, allerdings hat er dabei etwas Schmerzen, weshalb er es möglichst vermeidet)
Krafttraining im Fitnessstudio	0 (da er unsicher ist, ob er damit etwas verschlimmern kann)

Tab. 7.40 Werte auf der Numeric Rating Scale (NRS) zu Beginn (Fallbeispiel Fußfraktur).

Aktivität	NRS (0–10)
Gehen	5
Ruhe	2

7.10.4 Physiotherapeutische Maßnahmen

Dieser Behandlungsplan basiert auf den Wundheilungsphasen, den Ergebnissen der objektiven Testungen und der klinischen Erfahrungen von ärztlicher und physiotherapeutischer Seite.

Clinical Reasoning

Obwohl die Wundheilungsphasen (▶ Tab. 7.41) in diesem Fall relativ gut bestimmt werden konnten, ist es bei Mittelfußfrakturen wichtig, zwischen Ermüdungsfrakturen mit einer guten und einer schlechten Heilungsprognose zu unterscheiden [1976] [1985][1989][1994]. Da besonders junge, körperlich aktiven Menschen von Mittelfußfrakturen betroffen sind, ist der größte Risikofaktor für eine schlechte Heilungsprognose der Diagnosezeitpunkt. Diese sollte möglichst frühzeitig gestellt werden, da sonst eine Überbelastung des verletzten Knochens über einen zu langen Zeitraum zu einer Pseudarthrose führen könnte [1989]. Deshalb sollte eine gute Nachbehandlung eine schrittweise Steigerung der Belastung beinhalten, wobei die Verwendung von evidenzbasierten Testungen und eine gute Kommunikation mit der betroffenen Person bezüglich der Schmerzen unbedingt nötig ist, damit keine frühzeitige Überbelastung des Knochens entsteht.

Da Felix keine Begleiterkrankungen hat, die Frakturenden nicht disloziert sind und die Diagnose bereits nach einer Woche gestellt werden kann, gehen wir in diesem Fall von einer Ermüdungsfraktur mit einem geringen Risiko und guten Heilungsprognosen aus [1989].

Es ist sinnvoll die Reha in 3 Phasen einzuteilen [8], wobei die 3. Phase in Low- und High-Impact-Belastungen gegliedert wird (▶ Abb. 7.114) [1986].

Phase 1: Immobilisation für 3 Wochen mit dem Gehgips bei Vollbelastung

Die Entzündungsphase dauert in der Regel lediglich bis etwa 5 Tage nach dem Ereignis an (▶ Tab. 7.41). Sie ist allerdings erst wirklich abgeschlossen, wenn die entsprechenden Entzündungszeichen in der klinischen Untersuchung auch tatsächlich nicht mehr vorhanden sind.

Felix muss zum Zeitpunkt unseren ersten Physiotherapietermins den Gehgips noch für 2 Wochen tragen (bis 4 Wochen nach Verletzung/3 Wochen nach Diagnosestellung). Anschließend kann er bei deutlicher Beschwerdeverbesserung und abgeklungenen Entzündungszeichen in die Phase 2 starten.

In der Physiotherapie bespreche ich mit ihm, dass er bereits wieder mit dem Krafttraining der oberen Extremität und des Rumpfs beginnen kann, wobei beachtet werden sollte, dass nur Übungen ausgewählt werden, die den Fuß nicht mehr wie beim Gehen belasten. Die Intensität ist dabei frei wählbar und hängt von den Zielen der Person ab. Wir definieren dies als Restkörpertraining. Felix trainiert seinen Oberkörper im Bereich der Hypertrophie und seinen Rumpf im Bereich der Ausdauer; er kann also sein Training im Fitnessstudio wieder aufnehmen. Dies erleichtert ihm die Zeit der Ruhigstellung des Fußes, da er somit einen Ausgleich zu seinem Beruf hat und auch seine Freunde wie gewohnt treffen kann.

Auch mit Kraftübungen der unteren Extremitäten kann er weitermachen und auch hier sind Übungen erlaubt, die den Fuß nicht mehr als Körpergewicht belasten. Das bedeutet für Felix, er kann in seinem Fitnessstudio die Geräte für die in ▶ Tab. 7.42 aufgeführten Übungen nutzen, zusätzlich kann er zu Hause Kniebeugen oder im Fitnessstudio die Beinpresse mit Körpergewicht durchführen.

Falls lieber zu Hause trainiert wird, kommen alternativ folgende Übungen infrage: Seitlage Hüftab-/adduktion, Bauchlage Leg Curls, sitzend Leg Extensions + Zusatzgewicht in Form von Gewichtsmanschetten.

Diese Übungen sollte Felix im Bereich der Hypertrophie trainieren, damit seine Muskulatur erhalten bleibt. Das Gewicht sollte also so schwer sein, dass 3 Serien mit einer Wiederholungszahl von 8–12 gerade so unter voller Ermüdung durchführbar sind.

Tab. 7.41 Wundheilungsphasen Knochen.

Verletzte Struktur	Entzündungsphase	Proliferationsphase	Remodellierungsphase	Maturationsphase	Turn-over-Zeit
Knochen	0–5 Tage	2–28 Tage	3–12 Wochen	> 12 Wochen	6–12 Wochen

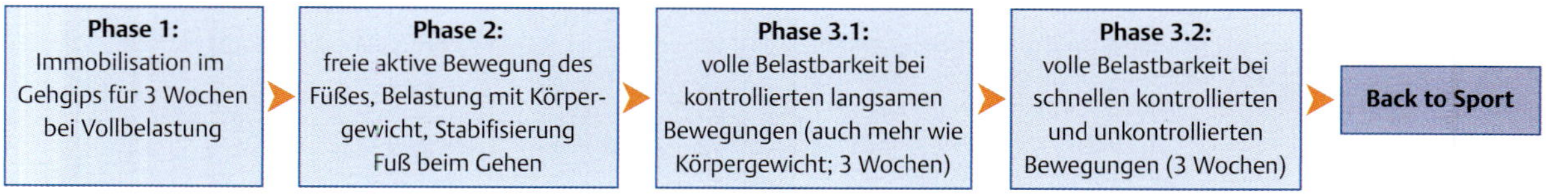

Abb. 7.114 Rehaphasen (Fallbeispiel Fußfraktur).

Seinen verletzten Fuß kann er im Sitzen und im Liegen aus dem Gips herausnehmen und soll mindestens 3-mal täglich die angrenzenden Gelenke aktiv bewegen, also sein unteres und oberes Sprunggelenk sowie seine Zehen: Dorsalextension/Plantarflexion, Pronation/Supination, Fuß kreisen, Zehen beugen, strecken, abduzieren und adduzieren. Dabei muss er keine Rücksicht auf seinen Mittelfußknochen nehmen, weil es zu keiner Gewichtsbelastung kommt und die aktive Bewegung keine so große Belastung bedeutet, dass eine Dislokation der Frakturenden drohen könnte.

Tab. 7.42 Phase 1: Übungen ohne Fußbelastung.

Übungen im Fitnessstudio an Geräten ohne Fußbelastung	Übungen zu Hause ohne Fußbelastung
Leg Extension	sitzend Leg Extensions + Zusatzgewicht in Form von Gewichtsmanschetten
Leg Curls	Bauchlage Leg Curls + Zusatzgewicht in Form von Gewichtsmanschetten
Hip Abduction, Hip Adduction	Seitlage Hüftab-/adduktion
Hip Extension	Hip Extension im Vierfüßerstand

Tab. 7.43 NRS-Werte am Ende der Phase 1 (Fallbeispiel Fußfraktur).

Aktivität	NRS (0–10)
Gehen mit Gips	0
Ruhe	0
Gehen ohne Gips	nicht versucht

Tab. 7.44 Klinische Tests am Ende der Phase 1 (Fallbeispiel Fußfraktur).

Klinischer Test	Ergebnis
Schwellung	keine
Farbe	rechts = links
Temperatur	0,5° wärmer rechts
Palpation	leichte Schmerzen lateraler Mittelfuß

Tab. 7.45 PSFS am Ende der Phase 1 (Fallbeispiel Fußfraktur).

Aktivität	PSFS-Wert
Joggen	0
Gehen im Alltag	3 (er kann Gehen, allerdings hat er dabei etwas Schmerzen, weshalb er es möglichst vermeidet)
Krafttraining im Fitnessstudio	10 (ist aufgeklärt und instruiert und trainiert wieder regelmäßig)

Zusätzlich wird Felix instruiert, so wenig wie möglich zu gehen und den Fuß so oft wie möglich hochzulagern. Dies ist ohne Probleme möglich, weil er im Home-Office arbeiten kann. Wir sehen uns nach 2 Wochen wieder, d. h. dann 4 Wochen nach seiner Verletzung und 3 Wochen im Gehgips.

Felix gibt nun an, dass er beim Gehen mit dem Gips keine Schmerzen mehr verspürt (NRS: 0) und auch in Ruhe keine Schmerzen hat (NRS: 0; ▶ Tab. 7.43).

Als Assessments achte ich nochmals auf Schwellungen, doch es ist keine mehr zu sehen. Ebensowenig gibt es noch Rötungen. Die Temperaturmessung zeigt eine Differenz von lediglich 0,5 °C, was als physiologisch gilt. Die lokale Palpation ist noch etwas unangenehm (▶ Tab. 7.44).

Die subjektive Einschätzung anhand der PSFS zum Abschluss der ersten Phase bei Felix zeigt ▶ Tab. 7.45.

Aufgrund der abgeklungenen Entzündungszeichen und der zeitlichen Komponente entscheiden wir uns dazu, mit der nächsten Phase zu beginnen.

Phase 2: Vollbelastung ohne Gehgips, langsame Belastungssteigerung

Die Proliferationsphase kann bis zu 6 Woche dauern (▶ Tab. 7.41), was etwas von der Frakturart und dem Frakturgrad abhängt. Bei der Fraktur des Metatarsalknochens bei jungen, gesunden Erwachsenen ohne Dislokation ist diese häufig nach 6 Wochen tatsächlich abgeschlossen. Dies wird aber zur Sicherheit per Röntgenbild zum Ende der 2. Phase beurteilt.

Felix kann den Gips mit Einstieg in Phase 2 abnehmen. Damit der Mittelfuß allerdings weiterhin beim Gehen gestützt bleibt, bekommt er eine steife Einlegesohle in den Schuh. Dadurch ist sein oberes und unteres Sprunggelenk nun frei beweglich und das Gehen wird deutlich physiologischer. Außerdem kann er nun zusätzlich mit leichten Stabilitätsübungen beginnen und den Fuß mit seinem gesamten Körpergewicht bei Übungen belasten, wenn diese eine kontrollierte Bewegung gewährleisten.

In der Physiotherapie gibt Felix an, dass er mit der Einlegesohle vorsichtig abrollen kann (NRS: 1). Zu Hause, wenn er seine Hausschuhe mit einer eher festen Sohle trägt, funktioniert das Abrollen noch nicht, da es sonst sehr unangenehm ist (NRS: 5; ▶ Tab. 7.46). Ich erkläre ihm, dass die Sohle im Hausschuh bestimmt eine deutliche Abrollbewegung erlaubt, weshalb er diese Schmerzen spürt, und empfehle ihm seine festen Einlagen auch in die Hausschuhe zu legen. In Ruhe ist er weiterhin schmerzfrei.

Felix führt sein Restkörperprogramm wie besprochen fort, die Übungen für die untere Extremität steigern wir in der Physiotherapie. Nun ist das Ziel vor allem, die Koordination und Ansteuerung der Muskulatur im Fuß und in den unteren Extremitäten wieder zu aktivieren. Deshalb ergänzen wir seinen Trainingsplan um folgende Übungen (diese sollte er bis Ende Phase 2 mit fester Sohle durchführen):

- Dorsalextension und Plantarflexion in Kombination mit Pro- oder Supination mit dem Theraband oder Miniband ▶ Abb. 7.90, ▶ Abb. 7.115, ▶ Abb. 7.92, ▶ Abb. 7.91)
- Calf Raises beidbeinig, ebenfalls im koordinativen Bereich, d. h. 3 × 20–30 Wdh. ohne Ermüdung

Tab. 7.46 NRS-Werte zu Beginn der Phase 2 (Fallbeispiel Fußfraktur).

Aktivität	NRS (0–10)
Gehen mit steifer Sohle	1
Ruhe	0
Gehen mit Hausschuh	5

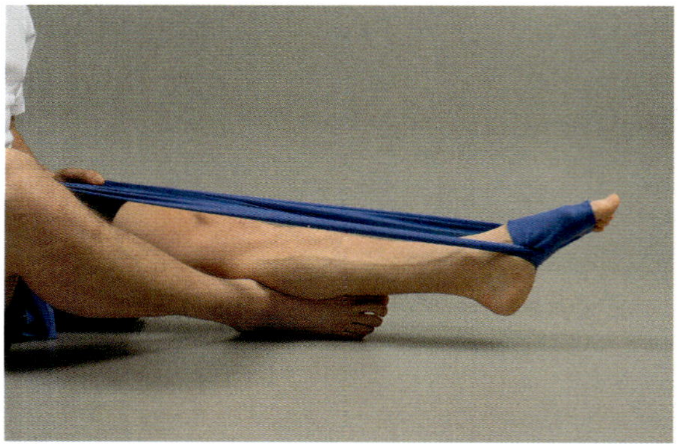

Abb. 7.115 Plantarflexion mit Theraband. (Quelle: Universitätsklinik Balgrist, Med. Bilddokumentation, C. Urfer)

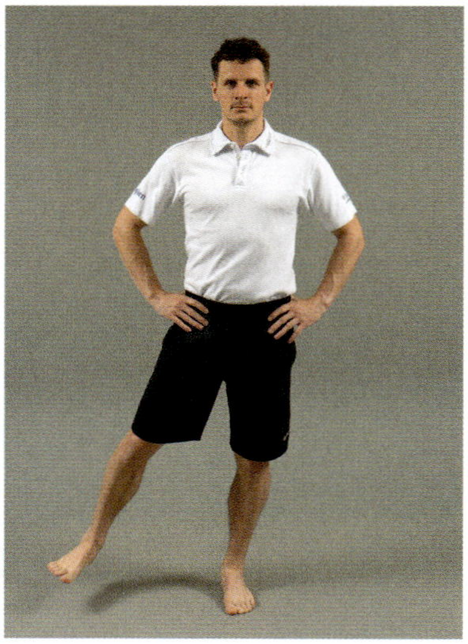

Abb. 7.116 Hüftabduktion der Gegenseite. (Quelle: Universitätsklinik Balgrist, Med. Bilddokumentation, C. Urfer)

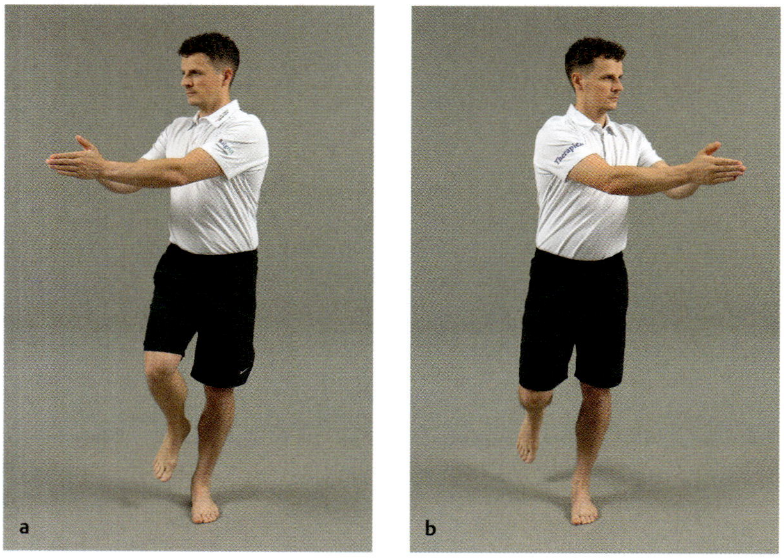

Abb. 7.117 Oberkörperrotation. (Quelle: Universitätsklinik Balgrist, Med. Bilddokumentation, C. Urfer)
a Nach rechts.
b Nach links.

- Squats beidbeinig mit dem Fokus auf einer guten Aktivierung der Fußmuskulatur und Variationen der Fußbelastung (Vorfuß, Rückfuß) im koordinativen Bereich, d. h. 3 × 25–30 Wdh. ohne Ermüdung
- Leg Press einbeinig (wichtig hierbei eine gute Bewegungskontrolle, falls diese nicht gegeben ist, diese zunächst beidbeinig durchführen). Diese sollte auch im koordinativen Bereich, d. h. bei 3 × 25–30 Wdh. mit Ermüdung durchgeführt werden. Bei Felix verwenden wir 50 kg; hier darf er als Maximalgewicht sein Körpergewicht verwenden.
- Bridging in Rückenlage beidbeinig, bei guter Bewegungskontrolle auch einbeinig. Dies kann bereits im Bereich der Hypertrophie durchgeführt werden, da die Belastung vor allem auf dem Rückfuß liegt. Bei Felix bedeutet das, dass er Bridging einbeinig 3 × 8–12 Wdh. durchführt.
- Übungen im einbeinigen Stand: Standwaage (2 × 10 Wdh. pro Bein), Hüftabduktion der Gegenseite (2 × 25 Wdh. pro Bein), Oberkörperrotation (2 × 25 Wdh. pro Bein). Da dies eine höhere Belastung für den Fuß bedeutet, werden diese auch wieder im koordinativen Bereich ohne vollständige Ermüdung durchgeführt. Das Wichtigste hierbei ist die gute Bewegungskontrolle (▶ Abb. 7.116, ▶ Abb. 7.117, ▶ Abb. 7.118)!

Die Übungen auf einem Bein stehend sind zu Beginn sehr ungewohnt, weshalb ich ihn instruiere, die Bewegungen zu Beginn sehr langsam und kontrolliert durchzuführen und die Wiederholungszahl an seine Fähigkeit, den Fuß gut stabilisieren zu können, anzupassen.

Felix führt die Übungen 5-mal pro Woche durch, dabei verbessert sich die Stabilität des Fußes deutlich und er kann die Wiederholungszahlen erheblich steigern. Deshalb erhöhen wir die Belastung bei den Übungen nach einer Woche bereits, weil er sie mit einer guten Bewegungskontrolle durchführen kann und keine Schmerzen empfindet. Das bedeutet, wir wechseln von der Dosierung „koordinativ ohne Ermüdung“ zu „koordinativ mit Ermüdung“. In der Praxis heißt das, dass Felix nun Zusatzgewichte bei

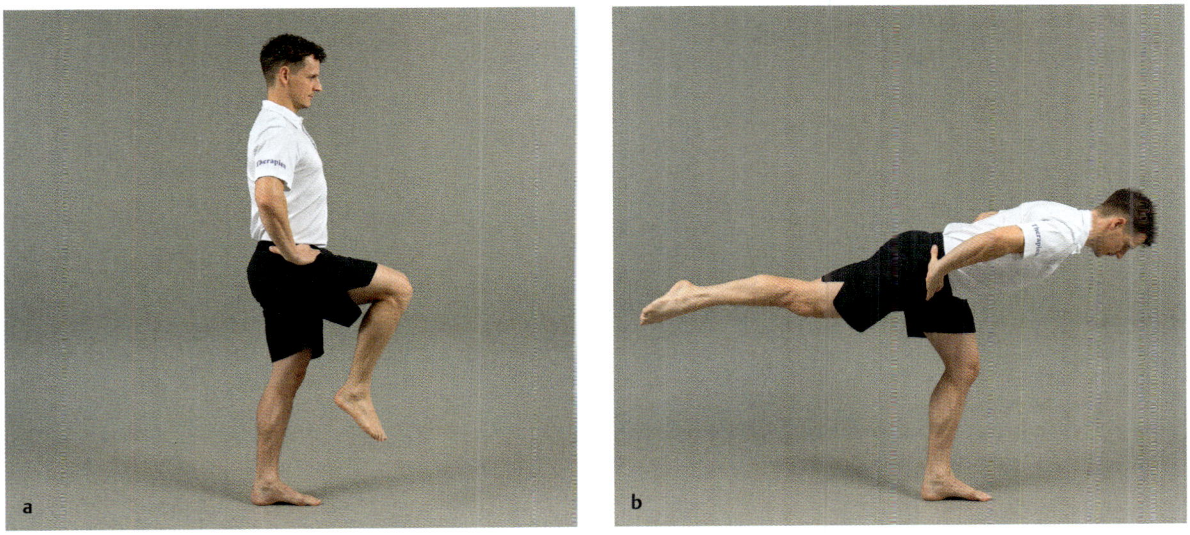

Abb. 7.118 Standwaage. (Quelle: Universitätsklinik Balgrist, Med. Bilddokumentation, C. Urfer)
a ASTE.
b ESTE.

Tab. 7.47 Klinische Tests am Ende der Phase 1 (Fallbeispiel Fußfraktur).

Übung	Dosierung
• einbeiniger Stand • Standwaage • Hüftabduktion Gegenseite • Oberkörperrotation	2 × 10–25 ohne vollständige Ermüdung (o. E.)
Calf Raises beidbeinig	3 × 25–30 (o. E.) Steigerung: 3 × 25, 10 kg mit vollständiger Ermüdung (m. E.)
Squats	3 × 25 o.E. Steigerung: 3 × 25, 20 m. E.
Leg Press einbeinig	3 × 25, 50 kg o.E. Steigerung: 3 × 25, 70 kg m. E.
Bridging einbeinig	3 × 8–12 Steigerung: 3 × 8–12, 5 kg
Splitsquats	3 × 15–25, o. E.
Dorsalextension und Plantarflexion in Kombination mit Pro- oder Supination mit dem Theraband	3 × 25 o. E.

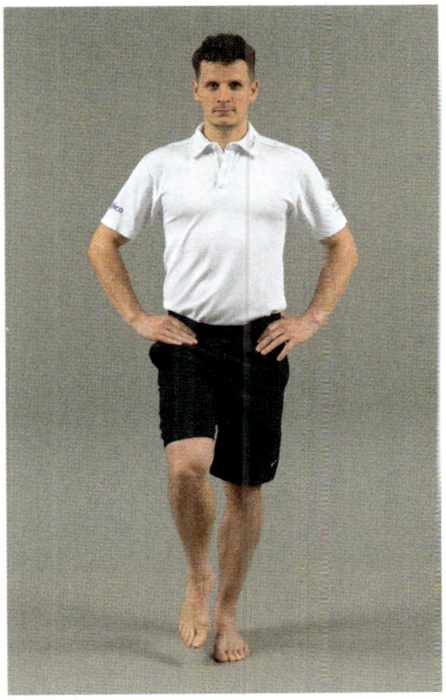

Abb. 7.119 Foot-Lift-Test mit offenen Augen (Quelle: Universitätsklinik Balgrist, Med. Bilddokumentation, C. Urfer)

den Squats verwendet und das Gewicht an der Leg Press steigert, sodass er nach 25 Wiederholungen ermüdet ist. Zusätzlich beginnen wir, auch Splitsquats einzubauen. Von diesen schafft er 2 × 20 Wiederholungen pro Bein. Die Calf Raises führt er weiterhin beidbeinig, allerdings mit Zusatzgewicht aus, sodass er auch nach 25 Wdh. ermüdet ist (▶ Tab. 7.47).

Nach 3 Wochen in dieser Phase (7 Wochen nach Verletzung) wird eine Nachkontrolle mit Röntgenkontrolle beim Arzt durchgeführt. Dabei zeigt sich, dass der Knochen gut konsolidiert ist und im Röntgenbild stabil erscheint. Das ist ein sehr gutes Zeichen, da die Belastung bisher also gut dosiert war und der Knochen gut heilen konnte.

In der Physiotherapie beurteilen wir noch die Stabilität des Fußes anhand des Foot-Lift-Tests mit offenen Augen, wobei Felix auf der rechten Seite 3 Fehler und auf der linken Seite 2 Fehler macht (▶ Abb. 7.119) [1991][1997][2003]. Die Variante mit offenen Augen ist lediglich eine Vorbereitung auf den späteren Test mit geschlossenen Augen. Bei dem Test mit geschlossenen Augen sollte Felix maximal 9 Fehler erreichen, da es sonst auch eine deutliche Schwäche der Stabilität bedeuten würde. Dieses aktuelle Ergebnis ist gut, da wir vor allem die Seitengleichheit beurteilen, welche somit gegeben ist (siehe Testbeschreibung Foot-Lift-Test).

Tab. 7.48 NRS-Werte am Ende der Phase 2 (Fallbeispiel Fußfraktur).

Aktivität	NRS (0–10)
Gehen mit steifer Sohle	0
Ruhe	0
Gehen mit Hausschuh, „feste Sohle"	1–2
Gehen barfuß	3

Testbeschreibung Foot-Lift-Test

Ausgangsstellung

- Parallele Fußstellung und das Gewicht auf einen Fuß verlagern, das Standbeinknie in etwa 5° Flexion und das Spielbein in leichter Knie-Hüftflexion halten.
- Die Hände sind seitlich in die Hüfte gestützt.
- Aufrechte Standposition, Becken gerade ausgerichtet, Kopf, Sternum und Os pubis vertikal über der Innenkante des Standfußes.
- Die Augen sind geöffnet oder geschlossen (je nach Rehaphase).

Testdurchführung

- Die Person führt einen Einbeinstand mit geschlossenen Augen auf hartem Untergrund aus und hält diese Position für 30 s. Das Ziel ist es, den Einbeinstand so zu halten, dass kein Fußteil abhebt und kein Abstellen des kontralateralen Beines notwendig ist. Der Oberkörper sollte so ruhig wie möglich bleiben.
- Gezählt werden die Fehlerpunkte:
  - Jeder „Footlift" wird als ein Fehlerpunkt gezählt. Als „Footlift" zählt jeder Verlust von Bodenkontakt mit dem Untergrund (z. B. das Abheben der Zehen des Bodens).
  - Abstellen des kontralateralen Fußes (1 Fehler pro Bodenkontakt und ein weiterer Fehlerpunkt für jede Sekunde, in der der kontralaterale Fuß am Boden bleibt).
  - Hand vom Becken entfernen
  - Beinabduktion oder Flexion über 30°
  - Augen öffnen, bei der Variante mit geschlossenen Augen

Testrahmen

- Dauer: 5 min
- Anzahl Wiederholungen/Pausendauer:
  - 2 Durchgänge pro Bein
  - Pausendauer 60 s.
- Testzeitpunkte: sobald Vollbelastung erlaubt
- Testauswertung:
  - Durchschnittfehlerwert aus 2 Durchgängen
  - Cut-off: 10 Fehler, d. h. Gesunde schaffen es in der Regel, weniger als 10 Fehler zu machen, dies sollte also das Ziel sein).

Das Gehen mit der steifen Sohle ist für Felix zu diesem Zeitpunkt schmerzfrei (NRS: 0), das Gehen barfuß etwas schmerzhaft (NRS: 3) und das Gehen in Hausschuhen leicht schmerzhaft (NRS: 1–2; ▶ Tab. 7.48).

Die gute Wundheilung, die im Röntgenbild bestätigt wird, und die Verbesserung der Belastungsfähigkeit führen dazu, dass nun mit Phase 3 weitergemacht werden kann.

Tab. 7.49 PSFS zu Beginn der Phase 3 (Fallbeispiel Fußfraktur).

Aktivität	PSFS-Wert
Joggen	0
Gehen	8 (da er den Fuß gelegentlich noch etwas beim Abrollen spürt)

Tab. 7.50 Knee-to-Wall-Test (Fallbeispiel Fußfraktur).

Knee-to-Wall-Test rechts	Knee-to-Wall-Test links
11 cm	11 cm

Phase 3.1: Vollbelastung, langsam und kontrolliert

Zuletzt findet die Remodellierungsphase statt, welche bei Knochenbrüchen nach der 12. Woche abgeschlossen ist (▶ Tab. 7.41). Diese Zeitangabe deckt sich auch mit der durchschnittlichen Turn-over-Zeit von Knochengewebe. Damit hier nicht zu früh zu stark belastet wird, beginnen wir erst nach der 12. Woche wieder mit dem Joggen, bauen vorher allerdings schon alle nötigen motorischen Grundeigenschaften wieder auf. So ist das Knochengewebe sicher stabil und die Stabilität und Belastungsfähigkeit des Gewebes um den Knochen (Muskeln, Bänder, Nerven) wieder aufgebaut und bereit.

Hier besteht häufig das Problem, zu früh und zu schnell zu steigern. Dann resultieren Schmerzen, die oftmals nicht auf die Knochen, sondern auf andere Strukturen zurückzuführen sind, da diese nach einer 4- bis 6-wöchigen Ruhigstellung bzw. deutlich reduzierten Belastung ebenfalls wieder aufgebaut werden müssen.

In dieser Phase sind die Gelenke optimalerweise frei beweglich bei guter Bewegungskontrolle der unteren Extremität und des Rumpfes. Die hüftumgreifende Muskulatur wurde bereits im Bereich der Hypertrophie, Übungen mit Belastung des Fußes bisher im koordinativen Bereich trainiert.

Felix ist mit seinen Fortschritten sehr zufrieden und erreicht die in ▶ Tab. 7.49 aufgeführten PSFS-Werte.

Zusätzlich testen wir auch zu diesem Zeitpunkt die belastete Dorsalextension, damit wir erkennen, ob es hierbei zu einer Einschränkung der Beweglichkeit im oberen Sprunggelenk gekommen ist und Felix entsprechende Eigenübungen benötigt. Dies bewerten wir anhand des Knee-to-Wall-Tests. Dabei wird der Abstand der zweiten Zehe zur Wand gemessen (siehe Kasten). In unserem Beispiel sind die Messungen seitengleich und es bedarf keiner weiteren Übungen zur Beweglichkeit des oberen Sprunggelenks (▶ Tab. 7.50).

Testbeschreibung Knee-to-Wall-Test

Ausgangsstellung

- Auf dem Boden ist ein Tape mit einem Maßband fixiert. Die Person stellt sich in einem Abstand von 10 cm vor die Wand (gemessen an der Großzehe). Die Ferse wird mittig auf dem Band positioniert. Das Fußgewölbe darf nicht einsinken.

Testdurchführung

- Jetzt führt die Person das 2. Bein nach hinten und nimmt eine Ausfallschrittposition ein. Die Hände dürfen die Wand berühren.

- Das vordere Knie wird gebeugt und in einer Linie der Verlängerung des 2. Zehs nach vorn geführt, bis es die Wand berührt. Die Ferse bleibt dabei fest auf dem Boden.
- Es wird versucht, den vorderen Fuß so weit wie möglich nach hinten zu stellen, sodass das Knie vorn noch die Wand berühren kann.
- Das bestmögliche Ergebnis (cm und mm Abstand zur Wand) wird notiert.

Testrahmen
- Dauer: 5 min
- Anzahl Wiederholungen/Pausendauer: Ein Versuch mit jedem Bein
- Testzeitpunkte: wenn Vollbelastung und freie Bewegung erlaubt sind
- Testauswertung:
  - Distanzmessung im Seitenvergleich
  - Normwert: 10 cm + /- 3 cm.

Felix's Kraftübungen werden nun so gesteigert (▶ Tab. 7.54), dass die fußbelastenden Übungen auch im Hypertrophiebereich trainiert werden:
- Squats und Splitsquats mit Zusatzgewicht
- Bridging einbeinig mit Zusatzgewicht und Variationen der Unterlage des Fußes (Rolle, weiche Matte)
- Calf Raises einbeinig.

Die koordinativen Übungen werden gesteigert, indem Felix statt eindimensionaler Bewegungen nun 3-dimensionale Zusatzbewegungen durchführt – zunächst langsam und bei guter Kontrolle schneller:
- einbeiniger Stand + diagonales Ziehen am Seilzug vom Fuß der Gegenseite bis nach oben außen
- einbeiniger Stand + Standwaage 3-dimensional, diagonaler Hand-Fuß-Kontakt mit dem Standbein und anschließend mit der Ferse des frei beweglichen Beins (▶ Abb. 7.120)
- Stabilitätsübungen mit geschlossenen Augen.

Zusätzlich werden mit dynamischen koordinativen Übungen für den Fuß begonnen. Dieses sind Übungen aus dem Lauf-ABC, welche zunächst noch langsam und kontrolliert durchgeführt werden (Kniehebegang, Gang mit Anfersen, seitliches Gehen, bewusstes Abrollen nach vorn und hinten, auf Kommando anhalten, Skippings kontrolliert; ▶ Abb. 7.121, ▶ Abb. 7.122).

Dies funktioniert sehr gut und nach 2 Wochen in dieser Phase (9 Wochen nach der Verletzung) hat Felix eine gute Kontrolle bei diesen Übungen erreicht (mit starkem Muskelkater in der Beinmuskulatur; ▶ Tab. 7.51).

Felix hat eine Wanderung über 15 km absolviert und dabei keine Schmerzen (NRS: 0) verspürt (▶ Tab. 7.52), weshalb er nun auf der PSFS für das Gehen 10 angibt (▶ Tab. 7.53).

Als Abschluss dieser Phase (nach 10 Wochen) führen wir den Foot-Lift-Test mit geschlossenen Augen durch (▶ Abb. 7.88) [1991][1997][2003]. Dabei kommt Felix auf beiden Seiten auf 5 Fehler, was ein sehr gutes Ergebnis ist und für eine gute Fußstabilität und posturale Kontrolle spricht (Cut-off 9,5 Fehler – allerdings gemessen bei chronisch instabilen Sprunggelenken). Somit gehen wir mit den besten Voraussetzungen in die nächste und letzte Phase.

Tab. 7.51 Fußbelastende Übungen in der Phase 3.1 (Fallbeispiel Fußfraktur).

Übung	Dosierung
Squats	3 × 8–12, 70 kg
Split Squats	3 × 8–12, 10 kg
Bridging einbeinig	3 × 8–12, 10 kg
Calf Raises einbeinig	3 × 10–15
Einbeinstand, geschlossene Augen	2 × 10–25
Einbeinstand, 3-dimensionale Bewegungen	2 × 10–25
Lauf-ABC	5–10 min
Sprung-ABC	5–10 min

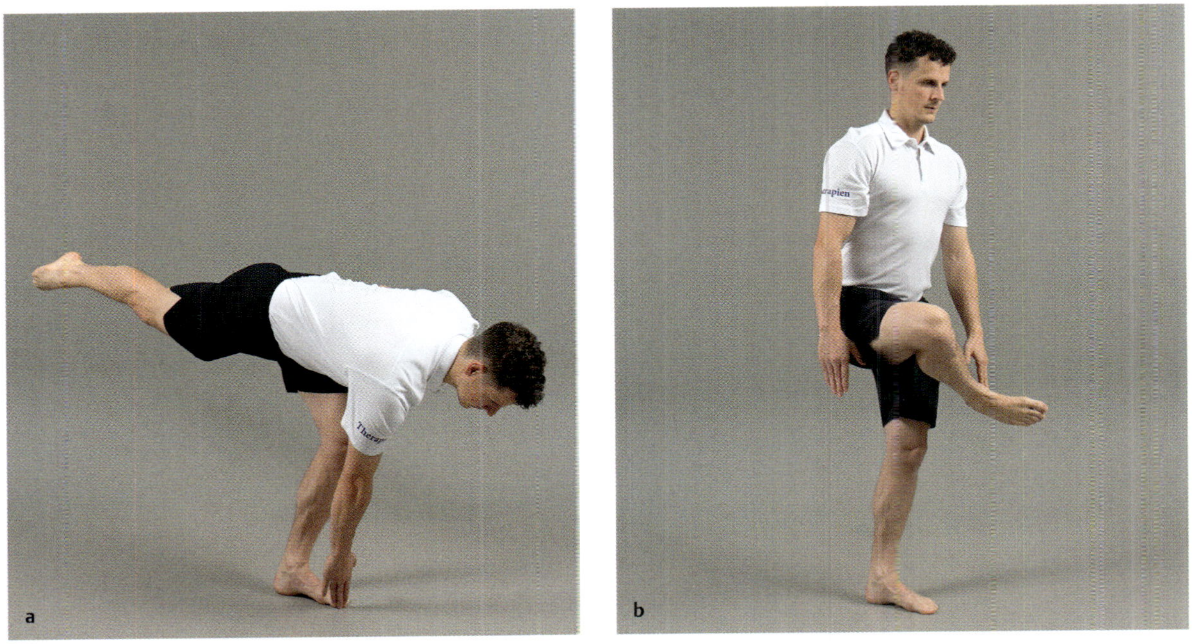

Abb. 7.120 Standwaage 3-dimensional. (Quelle: Universitätsklinik Balgrist, Med. Bilddokumentation, C. Urfer)
a ASTE. Der Patient greift mit der rechten Hand zur linken Zehenspitze.
b ESTE. Der Patient greift im aufrechten Stand mit der linken Hand an die rechte Ferse.

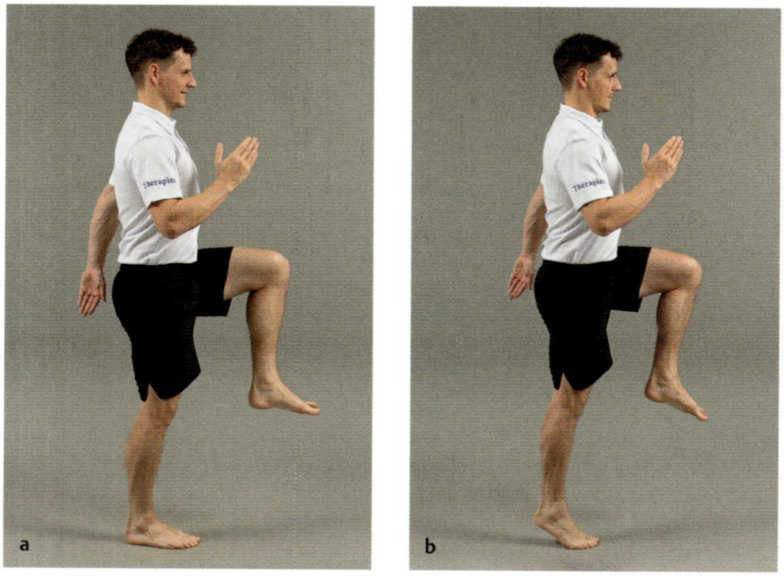

Abb. 7.121 Kniehebegang. (Quelle: Universitätsklinik Balgrist, Med. Bilddokumentation, C. Urfer)
a Mit Belastung des gesamten Fußes.
b Mit Belastung des Vorfußes.

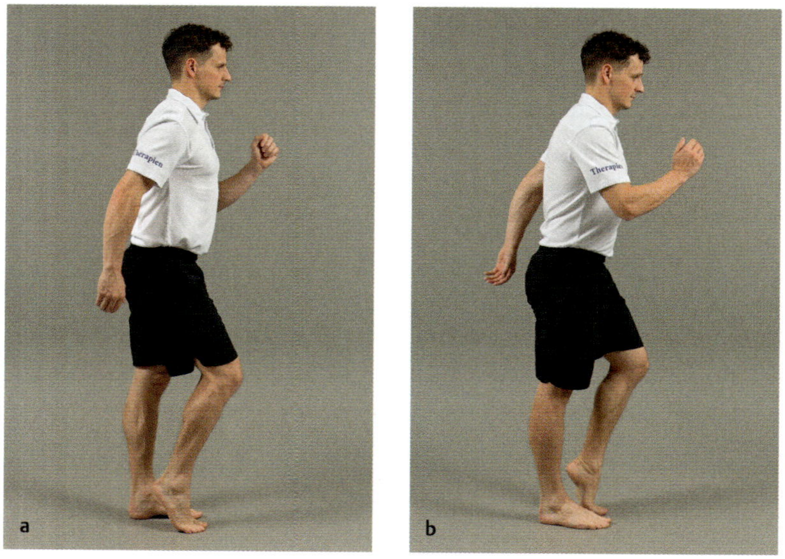

Abb. 7.122 Skippings. (Quelle: Universitätsklinik Balgrist, Med. Bilddokumentation, C. Urfer)
a Rechts.
b Links.

Tab. 7.52 NRS-Werte in der Phase 3.1 (Fallbeispiel Fußfraktur).

Aktivität	NRS (0–10)
Gehen mit Hausschuh, feste Sohle	0
Gehen barfuß	0
Wandern über 15 km	0

Tab. 7.53 PSFS in der Phase 3.1 (Fallbeispiel Fußfraktur).

Aktivität	PSFS-Wert
Joggen	0
Gehen	10

Tab. 7.54 Fußbelastende Übungen in der Phase 3.2 (Fallbeispiel Fußfraktur) – schnell konzentrisch.

Übung	Dosierung
Squats	3 × 8–12/60 kg
Split Squats	3 × 8–12/10 kg
Bridging einbeinig	3 × 8–12/ 7,5 kg
Calf Raises einbeinig	3 × 10–15

Tab. 7.55 Koordinative Übungen in der Phase 3.2 (Fallbeispiel Fußfraktur).

Lauf ABC	Sprung ABC
Skippings in alle Richtungen	Sprünge beidbeinig, dann einbeinig (▶ Abb. 7.123)
Skipping mit Knie anziehen, anfersen	Landungen beidbeinig und einbeinig in den verschiedenen Ebenen: • frontale Ebene (▶ Abb. 7.94) • sagittale Ebene (▶ Abb. 7.124) • horizontale Ebene (Sprünge in Rotation)
Kniehebegang mit Vorfußbelastung schneller	
Sidesteps schnell und mit Stopps auf Kommando	
Übungen mit der Koordinationsleiter	

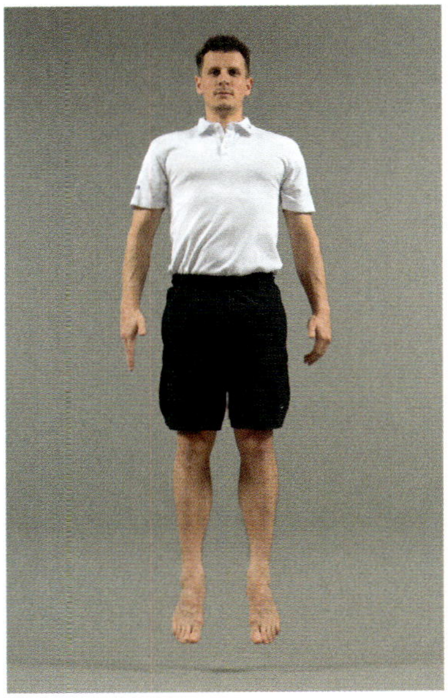

Abb. 7.123 Sprunggelenkssprünge beidbeinig. (Quelle: Universitätsklinik Balgrist, Med. Bilddokumentation, C. Urfer)

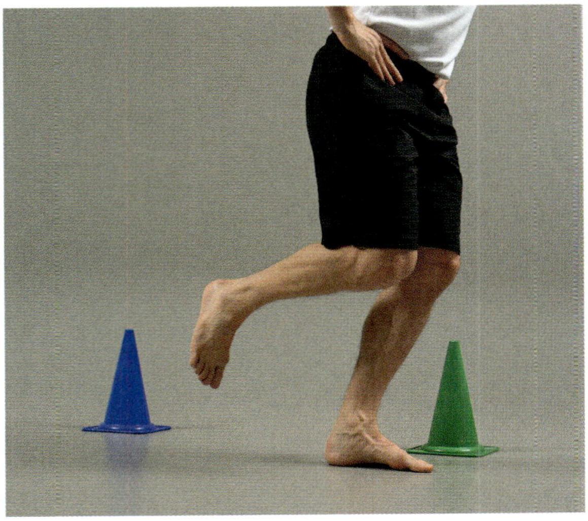

Abb. 7.124 Sprünge einbeinig nach vorn und hinten. (Quelle: Universitätsklinik Balgrist, Med. Bilddokumentation, C. Urfer)

Tab. 7.56 Figure-of-Eight-Hop-Test (Fallbeispiel Fußfraktur).

Figure-of-Eight-Hop-Test rechts	Figure-of-Eight-Hop-Test links
17 s	16,5 s

Phase 3.2: Vollbelastung, schnell kontrolliert und unkontrolliert

Zum Abschluss soll nun der Aufbau der Belastungsfähigkeit bei Schnellkraft und explosiven Kraftübungen mit isolierter Belastung des Vor- und Mittelfußes erfolgen.

Deshalb instruiere ich ihn nun, das Gewicht bei den Kraftübungen etwas zu reduzieren und dafür die Bewegung schnell auszuführen. Dabei beginnen wir zunächst damit, für eine Woche die Bewegungen schnell in der Konzentrik durchzuführen (▶ Tab. 7.54).

Das Lauf- und Sprung-ABC wird nun gesteigert und beinhaltet die in ▶ Tab. 7.55 aufgelisteten Übungen.

Dies funktioniert nach 3 Einheiten ebenfalls sehr gut und die Kraftübungen werden als Steigerung in die konzentrische und exzentrische Richtung schnell durchgeführt.

Dies funktioniert bei Felix sehr gut. Er hat keine Schmerzen, weshalb er nun auch mit kurzen Einheiten auf dem Laufband joggen kann. Er freut sich sehr, dass das nun nach 11 Wochen endlich wieder geht. Dabei starten wir mit einem leichten Intervalltraining: 5 min Joggen bei 7 km/h und einer Pausenzeit von 3 min mit zügigem Gehen bei 5 km/h, davon jeweils 4 Phasen; dieses 3-mal wöchentlich, wobei von Einheit zu Einheit die Laufgeschwindigkeit um 0,5 km/h gesteigert wird.

Diese Belastungssteigerung toleriert der Fuß ebenfalls sehr gut und nach 2 Wochen joggt Felix mit einer Geschwindigkeit von 9 km/h und belastet dabei vor allem den Mittel- und Vorfuß ohne Beschwerden zu haben.

Als Test für die Stabilität und Belastungsfähigkeit des Fußes bauen wir den Figure-of-Eight-Hop-Test ein (▶ Abb. 7.95) [1992] [2002]. Dieser ist wie die anderen Tests vor allem für Knie und Sprunggelenksverletzungen evaluiert. Uns interessiert vor allem der Seitenvergleich und die Schmerzfreiheit (siehe Testbeschreibung Figure-of-Eight-Hop-Test). Das Ergebnis von Felix zeigt die ▶ Tab. 7.56.

Testbeschreibung Figure-of-Eight-Hop-Test

Ausgangsstellung
- Die Testperson wird instruiert, die imaginäre 8 so schnell wie möglich einbeinig zu hüpfen, bis die Ausgangsposition wieder erreicht ist.

Testdurchführung
- Jetzt führt die Person das 2. Bein nach hinten und nimmt eine Ausfallschrittposition ein. Die Hände dürfen die Wand berühren.
- Das vordere Knie wird gebeugt und in einer Linie der Verlängerung des 2. Zehs nach vorn geführt, bis es die Wand berührt. Die Ferse bleibt dabei fest auf dem Boden.
- Es wird versucht den vorderen Fuß so weit wie möglich nach hinten zu stellen, sodass das Knie vorn noch die Wand berühren kann.
- Das bestmögliche Ergebnis (cm und mm Abstand zur Wand) wird notiert.

Testrahmen
- Anzahl Wiederholungen/Pausendauer: 2 Versuche pro Bein, angefangen mit der gesunden Seite; 30 s Pause nach jedem Versuch, 1 min vor dem Seitenwechsel
- Testauswertung:
  - Die schnellere Zeit wird jeweils gewertet und mithilfe des Limb Symmetry Index (LSI) bewertet: LSI = betroffene Seite/gesunde Seite x 100 %.
  - In der Literatur wurde der zu erreichende Cut-off-Wert auf 17,36 s festgesetzt. Das bedeutet, Testpersonen, die länger benötigen, werden als postural instabil eingeschätzt.

Dies ist schmerzfrei möglich und die Werte liegen im Seitenverhältnis innerhalb von 10 %. Nicht zuletzt deshalb entscheiden wir uns dazu, das Joggen im Wald wieder aufzunehmen (13 Wochen nach Verletzung). Ich empfehle Felix, hierbei auch mit Intervallläufen auf ebenem Grund zu beginnen und von Einheit zu Einheit die Geschwindigkeit zu steigern und Pausenzeiten zu reduzieren, sowie die Bodenbeschaffenheit zu variieren.

Die Dauer bis zur Rückkehr zum Sport beträgt nach einer Ermüdungsfraktur des Metatarsale V im Mittel 82 Tage (95 % Konfidenzintervall, KI: 68–96 Tage). Bei einer Ermüdungsfraktur der Metatarsale I–IV sind es 78 Tage (95 % KI: 56–101 Tage) [1986].

Ich sehe Felix 15 Wochen nach der Verletzung zum letzten Mal. Er ist schmerzfrei beim Joggen und sehr zufrieden (PSFS: Joggen 10). Ich empfehle ihm, die Frequenz des Joggens von 3–4 x wöchentlich nicht zu überschreiten, dafür eher die Intensität zu steigern. Ob Schuheinlagen eine protektive Wirkung in Bezug auf Mittelfußfrakturen haben, ist sehr unklar. Es gibt Hinweise darauf, dass dies der Fall sein könnte, doch ist die Studienlage zu dieser Frage unbefriedigend und es sollte eher von Fall zu Fall entschieden werden, statt allgemein dazu zu raten [1990].

7.10.5 Zusammengefasst

Dieses Bespiel zeigt einen sehr gut gelungenen Aufbau nach einer Mittelfußfraktur. Entscheidend für das Gelingen sind:
- klare Diagnose (Schweregrad), da diese den zu Rehapfad und den zeitlichen Horizont beeinflusst
- klarer Aufbau der Rehabilitation und festgelegte Meilensteine. Dies ist wichtig in der Kommunikation mit den Patient*innen und dem medizinischen Team.
- klinische Verlaufszeichen und Testergebnisse beachten und interpretieren. Damit das gelingt, muss vorab festgelegt sein, was zu erwarten ist und welches Ziel verfolgt wird.
- sekundärpräventive Überlegungen bereits mit in die Reha einbeziehen, wie in unserem Beispiel, ob es z. B. eine Schwäche der posturalen Kontrolle (Foot Lift Test), eine Einschränkung der Dorsalextension (Knee to Wall) oder ein Defizit in der plyometrischen Kraftentfaltung der unteren Extremität (Figure of Eight Hop Test) gibt.

Außerdem ist es wichtig, auf die Wünsche und Bedürfnisse der Patientinnen und Patienten einzugehen und kleine Veränderungen und Verbesserungen darzustellen. Dies versuchen wir anhand der PSFS zu gewährleisten. Somit werden Aktivitäten, die auf dem Weg zum Erreichen des endgültigen Ziels nötig sind, nach und nach erfüllt und jeder Fortschritt kann verdeutlicht werden.

► **Das Literaturverzeichnis steht Ihnen online zur Verfügung.**

8 Fallbeispiele – obere Extremität

8 Fallbeispiele – obere Extremität

8.1 Funktionelle Anatomie und Biomechanik – obere Extremität

Eleonora Croci, Joris Kirchberger

8.1.1 Einleitung

Dieses Kapitel behandelt die funktionelle Anatomie der oberen Extremität im Zusammenhang mit den Aktivitäten des täglichen Lebens (ADL). Die obere Extremität spielt eine entscheidende Rolle bei vielen alltäglichen Bewegungen und Aufgaben, die für die Selbstversorgung, Mobilität und Interaktion mit der Umwelt wichtig sind. Die detaillierte Kenntnis der Knochen, Gelenke, Muskeln, Bänder und Nerven, die an diesen Bewegungen beteiligt sind, ermöglicht es uns, ein umfassendes Verständnis der funktionellen Anatomie zu entwickeln und gezielte therapeutische Interventionen und Übungen zur Wiederherstellung der Funktionalität und Bewegungsfreiheit anzuleiten.

In diesem Kapitel werden 5 grundlegende Bewegungen beschrieben. Jede Bewegung dient als Beispiel, um einen Teil der funktionellen Anatomie und der biomechanischen Prinzipien der oberen Extremität zu erklären (▸ Tab. 8.1). Knochen, Gelenke, Muskeln, Bänder und deren Innervation werden in ihrer biomechanischen Funktion betrachtet. Die Funktionen und anatomischen Strukturen distal des Handgelenks werden in diesem Kapitel nicht beschrieben.

Nach Verletzungen wie Schulterluxation, Rotatorenmanschettenruptur, Humerusfraktur, Radiusköpfchenfraktur, Sudeck-Krankheit nach distaler Radiusfraktur, Frozen Shoulder und Bizepssehnenruptur können Einschränkungen der Beweglichkeit, Kraft oder Koordination auftreten, die diese Bewegungen erschweren oder unmöglich machen. Die Wiederherstellung und die Rehabilitation dieser Bewegungen sind daher aus therapeutischer Sicht von großer Bedeutung.

Die Analyse der funktionellen Anatomie dieser Bewegung ermöglicht die Entwicklung gezielter Therapiestrategien zur Verbesserung der Beweglichkeit, Kraft und Koordination der beteiligten Muskeln und Gelenke. Eine gezielte Rehabilitation trägt dazu bei, die Unabhängigkeit des Patienten oder der Patientin wiederherzustellen, die Selbstständigkeit im Alltag zu fördern und die Lebensqualität zu verbessern.

Mit diesem Wissen können Physiotherapeuten und -therapeutinnen individuelle Übungen, Mobilisationstechniken und therapeutische Maßnahmen anwenden, um die Beweglichkeit, Kraft und Koordination der betroffenen Muskeln und Gelenke zu verbessern. Ziel ist es, die Patientinnen und Patienten in die Lage zu versetzen, diese Bewegungen sicher, effizient und selbstständig auszuführen und damit die funktionelle Autonomie im Alltag wiederzuerlangen.

Die funktionelle Anatomie und Biomechanik der oberen Extremität in Bezug auf die ADLs wird in diesem Kapitel ausführlich behandelt. Durch ein umfassendes Verständnis der anatomischen Strukturen, ihrer Funktionen und der biomechanischen Prinzipien sind Physiotherapeutinnen und -therapeuten in der Lage, individuelle Behandlungspläne zu entwickeln, um die Betroffenen bei der Wiederherstellung ihrer Bewegungsfähigkeit zu unterstützen. Dieser ganzheitliche Ansatz ermöglicht es uns, die Funktion der oberen Extremität im Kontext der ADLs zu optimieren und somit die Unabhängigkeit, Lebensqualität und Teilhabe am täglichen Leben unserer Patientinnen und Patienten zu verbessern.

Tab. 8.1 Übersicht über die 5 Bewegungen, die beteiligten Strukturen und jeweilige Biomechanik sowie die in diesem Kapitel zugehörigen Fallbeispiele.

Bewegung	Knöchern	Gelenk	Bänder	Muskeln	Biomechanik	Fallbeispiel
Greifen im Stehen	• Humerus • Scapula • Clavicula	Art. humeri	Kapselbandapparat	• M. deltoideus Rotatorenmanschette	• Kräftepaar • skapulohumeraler Rhythmus	• Frozen Shoulder • Schulterluxation • Ruptur der Rotatorenmanschette • Humerusfraktur
etwas im Stehen zu sich heranziehen	• Radius • Ulna			• M. biceps brachii • M. teres major	Muskelaktivität	• Bizepssehenenabriss • CRPS (Chronic Regional Pain Syndrom) nach distaler Radiusfraktur • Radiusköpfchenfraktur
Hand zum Mund führen			Membrana interossea antebrachii	• M. brachialis • M. brachioradialis	Gelenkwinkel	• Humerusfraktur • CRPS nach distaler Radiusfraktur
Lasten tragen		Art. radiocarpalis		• M. flexor carpi radialis • M. trapezius • M. serratus anterior	• Belastung • Einfluss der Core Stability	• Radiusköpfchenfraktur
Abstützen an einer Armlehne zum Aufstehen		Art. cubiti		• M. triceps brachii • M. extensor carpi radialis • M. flexor carpi ulnaris • M. latissimus dorsi	Drehmomente	• Bizepssehenenabriss • Radiusköpfchenfraktur • CRPS nach distaler Radiusfraktur

8.1.2 Greifen im Stehen

Im Rahmen dieses Kapitels wird die Bewegung „Greifen im Stehen“ als ein zentraler Aspekt der ADL betrachtet. Diese Bewegung ist vor allem für die Interaktion mit der Umwelt von Bedeutung, da sie es den Menschen ermöglicht, Objekte in der Umgebung zu bewegen oder zu ergreifen.

In diesem Kapitel werden die wichtigsten anatomischen Strukturen, die an dieser Bewegung beteiligt sind, detailliert betrachtet. Der Schwerpunkt liegt auf dem Schultergürtel mit seinen Gelenken, insbesondere der Art. humeri und der Muskulatur der Rotatorenmanschette und des M. deltoideus (▸ Tab. 8.2). Die biomechanische Betrachtung dieser Bewegung umfasst das Kräftepaar zwischen Rotatorenmanschette und M. deltoideus sowie den skapulohumeralen Rhythmus.

Die Ausgangsstellung beim „Greifen im Stehen“ ist die Neutralstellung von Schultergelenk, Ellenbogen und Handgelenk. Zur Endstellung, die je nach Lage des zu greifenden Gegenstandes variieren kann, wird der Arm mindestens 90° gebeugt. Das Schultergelenk wird dabei ≥ 90° flektiert, 10° abduziert und 60° innenrotiert, wobei auch die Scapula nach oben gedreht wird. Das Ellenbogengelenk kann leicht gebeugt werden und das Handgelenk wird in etwa 40° Dorsalextension gebracht, um z. B. eine Tasse zu greifen (▸ Video 8.1).

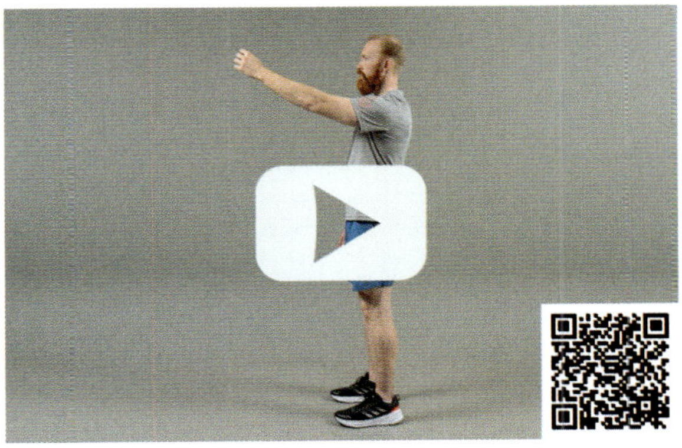

Video 8.1 Greifen im Stehen. (Quelle: Universitätsklinik Balgrist, Med. Bilddokumentation, C. Urfer)

Scapula, Clavicula und Humerus

Die Beweglichkeit der Schulter wird durch das Zusammenspiel von Scapula (Schulterblatt), Clavicula (Schlüsselbein) und Humerus (Oberarmknochen) mit dem Thorax (Brustkorb) ermöglicht (▸ Abb. 8.1).

Der Humerus ist ein Röhrenknochen, der proximal mit der Scapula (Art. humeri) und distal mit dem Radius (Speiche) und der Ulna (Elle) (Art. cubiti) artikuliert. Das Caput humeri (Humeruskopf) ist die proximale Gelenkfläche und hat einen Radius von 2,5–3 cm [2038]. Die Achse des Humeruskopfes bildet mit dem Corpus humeri (Humerusschaft) einen Winkel von 135° [2038]. Distal sind die Trochlea humeri (medial) und das Capitulum humeri (lateral) mit der Ulna bzw. dem Radius gelenkig verbunden [2038].

Die Clavicula ist der einzige lange Knochen, der horizontal liegt, und verbindet die obere Extremität und die Scapula mit dem Sternum [2008][2013]. Sie ist zudem S-förmig und etwa 12–15 cm lang beim Erwachsenen [2008]. Dank ihrer Ausrichtung verhindert sie das Herabfallen der Schulter, indem sie die Scapula und den Oberarm stützt [2013][2029]. Die Extremitas sternalis und acromialis artikulieren mit dem Sternum (Art. sternoclavicularis) bzw. dem Acromion (Art. Acromioclavicularis). Die Clavicula kann sich um 2 Achsen bewegen: Heben und Senken um eine knapp sagittale Achse bis zu 40° bzw. 10° und Vor- und Rückführen um eine vertikale Achse bis zu 30° bzw 25° [2031].

Die Scapula ist ein großer platter und dreieckiger Knochen, der hinter dem Thorax liegt und mit diesem durch Muskulatur und lockeres Bindegewebe verbunden ist. Die Scapula erstreckt sich von der 2. bis zur 7. Rippe und ist in normaler Stellung ein wenig nach lateral geneigt, wobei die Margo medialis in einem Winkel von 3°–5° von der Mediansagittalebene liegt. Außerdem liegt die Scapula 30° vor der Frontalebene und bildet einen Winkel von 60° mit der Clavicula. Bei verschiedenen Armbewegungen gleitet die Scapula auf dem Thorax in der Art. scapulothoracalis. Diese Translation und Rotation der Scapula werden durch das aus lockerem Bindegewebe zwischen den Mm. subscapularis et serratus anterior gewährleistet [2031]. Folgende Bewegungen der Scapula sind also möglich: Heben und Senken bei Elevation und Depression des Schultergürtels, Vor- und Rückführen bei Pro- und Retraktion des Schultergürtels und Rotation der Scapula mit Ausschwenken des Angulus inferior bei der Elevation [2031]

8

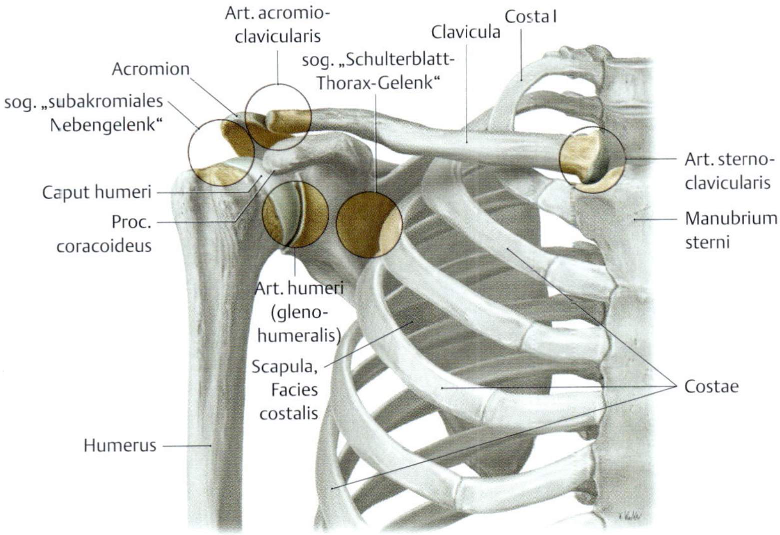

Abb. 8.1 Die Gelenke der Schulter. (Quelle Schünke M, Schulte E, Schumacher U. Prometheus. LernAtlas der Anatomie. Allgemeine Anatomie und Bewegungssystem. Illustrationen von Voll M und Wesker K. 6., vollständig überarbeitete Auflage. Stuttgart: Thieme; 2022)

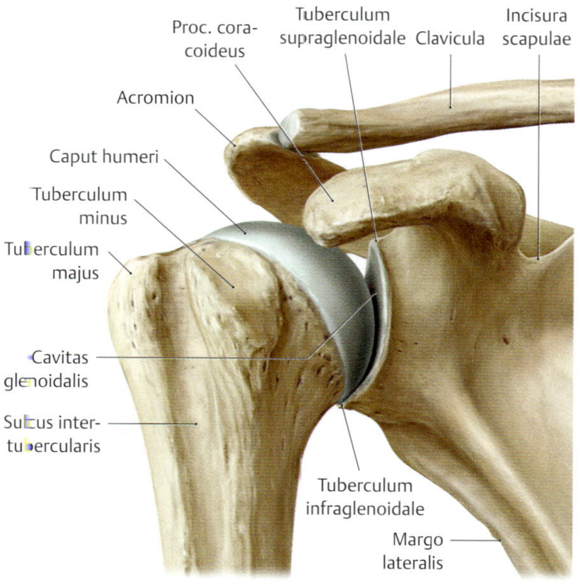

Abb. 8.2 Art. humeri. (Quelle: Schünke M, Schulte E, Schumacher U. Prometheus. LernAtlas der Anatomie. Allgemeine Anatomie und Bewegungssystem. Illustrationen von Voll M und Wesker K. 6., vollständig überarbeitete Auflage. Stuttgart: Thieme; 2022)

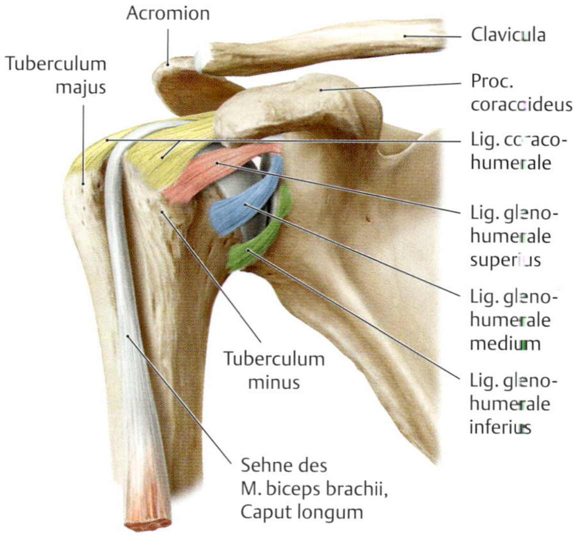

Abb. 8.3 Kapselverstärkende Bänder. (Quelle: Schünke M, Hrsg. Topografie und Funktion des Bewegungssystems. 4., überarbeitete und ergänzte Auflage. Stuttgart: Thieme; 2023)

Die Bursa subacromialis bezeichnet den Raum zwischen dem Humeruskopf und dem Acromion und ist durchschnittlich 9,7 ± 1,5 mm breit (bei Frauen etwa schmaler) [2027]. Die Bursa subacromialis und die Bursa subdeltoidea bilden diese Gelenkpfanne und sorgen für ein reibungsloses Gleiten des Humeruskopfes und der Rotatorenmanschette [2031].

Art. humeri

Die Art. humeri (Art. glenohumeralis, Schultergelenk, Glenohumeralgelenk, ▶ Abb. 8.2) ist das Hauptgelenk der Schulter und das beweglichste Gelenk des Körpers. Dieses Gelenk besteht aus den mit hyalinem Knorpel überzogenen Flächen des Caput humeri und der Cavitas glenoidalis der Scapula [2010], die zusammen als Kugelgelenk artikulieren [2017]. Allerdings hat die Cavitas glenoidalis einen größeren Krümmungsradius (2,3 ± 0,2 mm) als das Caput humeri, sodass der Humerus auch bewegt und nicht nur gedreht werden kann [2015]. Zudem ist die Gelenkfläche der Cavitas glenoidalis 3- bis 4-mal kleiner als die des Caput humeri [2031], und nur 30 % der Gelenkfläche sind immer in Kontakt [2024]. Die geringe knöcherne Begrenzung der Art. humeri trägt zu einer größeren Beweglichkeit bei, führt aber auch zu einer inhärenten Gelenkinstabilität [2036]. Das Labrum glenoidale ist eine 5 mm starke, faserknorpelige Gelenklippe [2017], die am Glenoidrand ansetzt und zu einer leichten Erhöhung der Gelenkstabilität beiträgt, die Hauptstabilität wird jedoch weiterhin durch die Rotatorenmanschette gewährleistet.

✔ Merke

Das Schultergelenk ist ein Kugelgelenk und verfügt über 3 Freiheitsgrade, sodass Bewegungen um eine horizontale, sagittale oder vertikale Achse möglich sind. Eine normal funktionierende Schulter hat einen maximalen Bewegungsumfang von 40° Extension, 150–170° Flexion, 20–40° Adduktion, 180° Adduktion, 70° Innenrotation und 90° Außenrotation. Diese Positionen könnten ohne die Mitbewegung des Schultergürtels nicht erreicht werden [2017].

Kapselbandapparat

Die Schultergelenkkapsel trägt ebenfalls zur Stabilität bei. Sie ist weit, sehr schlaff und insbesondere dorsal sehr dünn, während sie ventral und kranial durch Bänder (Ligg. glenohumeralia superius, medium et inferius und Lig. coracohumerale) verstärkt ist (▶ Abb. 8.3). Die Kapsel kann sich je nach Armbewegung spannen oder lockern [2036]. Das Lig. glenohumerale inferius ist besonders wichtig für die anteroinferiore Stabilität der Schulter und entspannt sich wieder vor allem bei der Armabduktion wie eine Hängematte [2031]. Die Kapsel besteht aus einer serösen Membran, welche die Art. humeri verschließt [2036] und ihr negativer Druck stabilisiert den Humeruskopf, sodass eine nach unten gerichtete Translation unmöglich ist [2008].

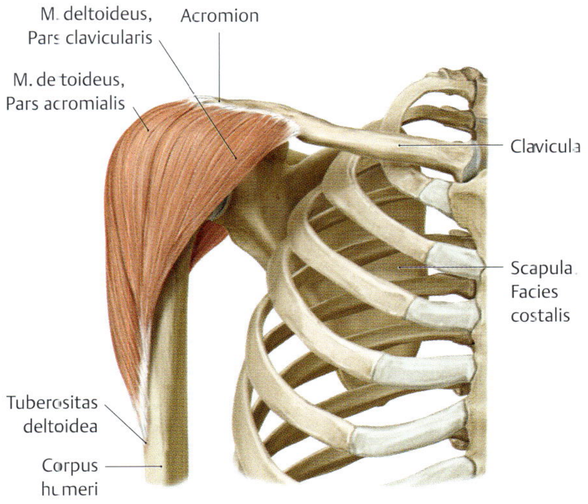

Abb. 8.4 M. deltoideus. (Quelle: Schünke M, Schulte E, Schumacher U. Prometheus. LernAtlas der Anatomie. Allgemeine Anatomie und Bewegungssystem. Illustrationen von Voll M und Wesker K. 6., vollständig überarbeitete Auflage. Stuttgart: Thieme; 2022)

M. deltoideus

Der kräftige M. deltoideus wird vom N. axillaris aus dem Fasciculus posterior des Plexus brachialis innerviert. Der Muskel hat 3 Anteile (▸ Abb. 8.4). Die Pars clavicularis entspringt aus dem lateralen Drittel der Clavicula, die Pars acromialis aus dem Acromion und die Pars spinalis aus der Spina scapulae. Alle 3 Anteile setzen an der Tuberositas deltoidea am Humerus an. Die Funktion dieser 3 Anteile hängt von der Armposition und der Bewegungsachse ab. Pars clavicularis, acromialis und spinalis können antagonistisch oder synergistisch wirken. Die Pars acromialis trägt hauptsächlich zur Armabduktion bei. Die Pars clavicularis und spinalis gehen bis zu 60° Armabduktion der Pars acromialis entgegen, aber ab 60° Abduktion unterstützt sie die Pars acromialis. Die Pars clavicularis ist auch an der Flexion und Innenrotation des Oberarms beteiligt, und die Pars spinalis an der Extension und Außenrotation [2031]. Die Bewegung „Greifen nach etwas im Stehen" beinhaltet meist eine Flexion des Oberarms, was vor allem die Pars clavicularis anspricht.

Rotatorenmanschette

Die Mm. supraspinatus, infraspinatus, subscapularis und teres minor bilden die Rotatorenmanschette (▸ Abb. 8.5) und sind verantwortlich für die dynamische Stabilität der Art. humeri. Sie halten den Humeruskopf stabil, indem sie ihn in die Cavitas glenoidalis (Gelenkpfanne) drücken. Die Rotatorenmanschette verläuft von der Scapula in die Gelenkkapsel [2031].

Der M. supraspinatus befindet sich kranial der Scapula, entspringt aus der Fossa supraspinata der Scapula und setzt am Tuberculum majus des Humerus an. Er bewirkt also eine Abduktion und Flexion des Humerus. Die Mm. infraspinatus und teres minor befinden sich auf der dorsalen Seite der Scapula. Der M. infraspinatus hat seinen Ursprung in der Fossa infraspinata der Scapula und der M. teres minor an der Margo lateralis der Scapula. Beide Muskeln setzen am Tuberculus majus des Humerus an und tragen zur Außenrotation und Adduktion des Humerus bei. Der M. subscapularis ist der größte Muskel der Rotatorenmanschette und liegt auf der ventralen Seite der Scapula. Er hat seinen Ursprung in der Fossa subscapularis der Scapula und seinen Ansatz am Tuberculum minus des Humerus. Er ist also für die Innenrotation und Adduktion des Humerus verantwortlich. Die Mm. supraspinatus und infraspinatus werden durch den N. suprascapularis, der M. teres minor durch den N. axillaris und der M. subscapularis durch den N. subscapularis innerviert [2031]. Sehnenrisse der Rotatorenmanschette sind häufige Verletzungen, die zu einer erhöhten Gelenkinstabilität führen können [2014][2016].

Biomechanik

Kräftepaar

Die Bewegung der Schulter ist das Ergebnis eines koordinierten Kräftepaars zwischen der Rotatorenmanschette und dem M. deltoideus. Der Muskel übt beim Überkopfheben des Arms eine nach superior gerichtete Kraft auf den Humerus aus, während die Rotatorenmanschette gemeinsam eine Druckkraft ausübt, sodass der Humeruskopf stabil bleibt. Auf diese Weise verhindern sie eine Translation des Humeruskopfs. Insbesondere wird die inferosuperiore Translation durch das koronale Kräftepaar (M. supraspinatus – M. deltoideus), und die anteroposteriore Translation durch das transversale Kräftepaar (M. subscapularis – Mm. infraspinatus und teres minor) begrenzt (▸ Tab. 8.2) [2016].

8

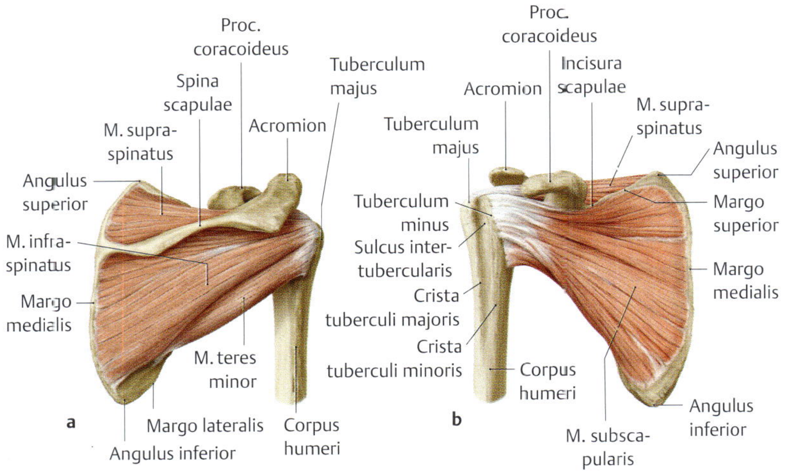

Abb. 8.5 Rotatorenmanschette. (Quelle: Schünke M, Schulte E, Schumacher U. Prometheus. LernAtlas der Anatomie. Allgemeine Anatomie und Bewegungssystem. Illustrationen von Voll M und Wesker K. 6., vollständig überarbeitete Auflage. Stuttgart: Thieme; 2022)

- **a** Ansicht von ventral.
- **b** Ansicht von dorsal.

Tab. 8.2 Muskeln, die wesentlich an der Bewegung „Greifen im Stehen“ beteiligt sind. (Die genannten Muskeln gelten als die wichtigsten und stellen nur eine Auswahl dar.)

Nötige Beweglichkeit	Konzentrisch	Exzentrisch	Bewegung stabilisierende Muskeln
Scapula nach kranial	• M. trapezius (Pars descendens) • Mm. levator scapulae • Mm. rhomboidei	• M. trapezius (Pars ascendens) • M. serratus anterior	• M. trapezius (Pars transversa)
Schulterflexion	• M. deltoideus (Pars clavicularis) • M. pectoralis major • M. coracobrachialis • M. supraspinatus	• M. biceps brachii	• M. infraspinatus • M. teres minor • M. subscapularis
Schulterabduktion	• M. deltoideus (Pars acromialis) • M. supraspinatus	• M. deltoideus (Partes clavicularis et spinalis)	• M. infraspinatus • M. teres minor • M. subscapularis
Schulterinnenrotation	• M. subscapularis • M. pectoralis major	• M. infraspinatus • M. teres minor • M. deltoideus (Pars spinalis)	• M. supraspinatus
Dorsalextension der Hand	• M. extensor digitorum • M. extensor carpi radialias brevis • M. extensor carpi radialis longus • M. extensor carpi ulnaris	• M. flexor digitorum superficialis • M. flexor digitorum profundus	

Skapulohumeraler Rhythmus

Der skapulohumerale Rhythmus setzt sich aus den skapulothorakalen und glenohumeralen Bewegungen zusammen. Dieser Rhythmus lässt sich in 2 Phasen unterteilen: Die erste Phase wird als Einstellungsphase betrachtet und umfasst die Bewegung bis zu 60° Flexion oder 30° Abduktion. In dieser Phase findet die Bewegung hauptsächlich in der Art. humeri, während sich in der zweiten Phase der Schultergürtel (Scapula und Clavicula) zu bewegen beginnt. Das Verhältnis von glenohumeraler zu skapulothorakaler Bewegung beträgt normalerweise 1,25–1,5:1 nach 60° Elevation und im Durchschnitt 2:1 über den gesamten Elevationsbogen [2016]. Bei maximaler Armhebung rotiert die Scapula um 45–55° nach oben, kippt um 20–40° nach posterior und rotiert um 15–35° nach außen [2012]. Beim Anheben des Arms bewegt sich auch die Clavicula um 10° in Retraktion, um 5° in Elevation und um 25° in posteriorer Axialrotation [2022][2023].

8.1.3 Etwas im Stehen zu sich heranziehen

Im Rahmen dieses Kapitels wird die Bewegung „etwas im Stehen zu sich heranziehen“ als ein zentraler Aspekt der ADLs betrachtet. Diese Bewegung kann als Fortsetzung von „Greifen im Stehen“ (Kap. 8.1.2) betrachtet werden. Diese Bewegung erfolgt oft, um z. B. eine Tasse oder ein Kleid aus dem Schrank zu nehmen, um etwas zu trinken oder sich anzuziehen. Diese Bewegung ist daher für grundlegende Tätigkeiten wichtig, wobei die Kraft und Koordination der oberen Extremität eine zentrale Rolle spielen.

In diesem Kapitel werden die wichtigsten anatomischen Strukturen, die an dieser Bewegung beteiligt sind, im Detail betrachtet. Der Focus wird hier auf die Knochen des Unterarms und auf die Mm. biceps brachii und teres major gelegt. Auch die Muskelaktivität dieser Bewegung wird erläutert (▸ Tab. 8.3).

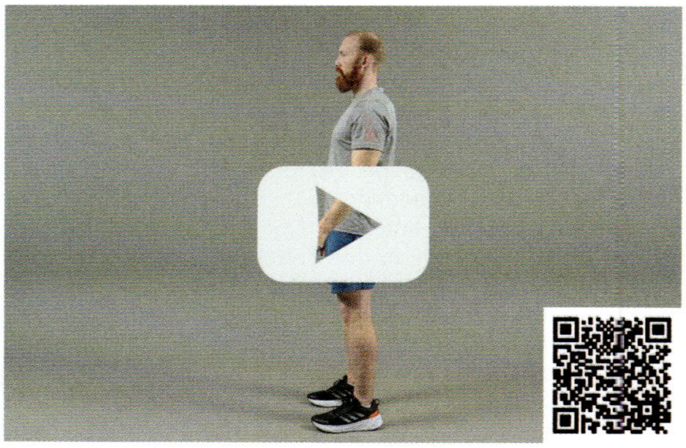

Video 8.2 Etwas im Stehen an sich heranziehen. (Quelle: Universitätsklinik Balgrist, Med. Bilddokumentation, C. Urfer)

Die Bewegung „etwas im Stehen zu sich heranziehen“ bedeutet bei einer Überkopf-Ausgangsstellung eine Oberarmflexion von > 90°. Nachdem die Tasse aus einem hohen Regal genommen wurde, geht der Arm in Extension zum Körper und der Ellenbogen wird dabei gebeugt und danach wieder gestreckt, um die Tasse auf den Tisch zu stellen. In der Endstellung dieser Bewegung befindet sich das Schultergelenk in 20° Flexion, 10° Abduktion und 10° Innenrotation, das Ellenbogengelenk in 60° Flexion, und das Handgelenk in 40° Dorsalextension (▸ Video 8.2).

Tab. 8.3 Muskeln, die wesentlich an der Bewegung „etwas im Stehen zu sich heranziehen“ beteiligt sind. (Die genannten Muskeln gelten als die wichtigsten und stellen nur eine Auswahl dar.)

Nötige Beweglichkeit	Konzentrisch	Exzentrisch	Bewegung stabilisierende Muskeln
Scapula nach kaudal	• M. trapezius (Pars ascendens) • M. serratus anterior (Pars inferior) • M. pectoralis minor	• M. trapezius (Pars descendens)	• M. trapezius (Pars transversa)
Schulterextension	• M. deltoideus (Pars spinalis) • M. teres major • M. latissimus dorsi	• M. biceps brachii	• Rotatorenmanschette
Schulteraußenrotation	• M. infraspinatus • M. teres minor • M. deltoideus (Pars spinalis)	• M. subscapularis • M. pectoralis major	• M. supraspinatus
Ellenbogenflexion	• M. biceps brachii • M. brachialis • M. brachioradialis	• M. triceps brachii	• M. extensor carpi radialis longus • M. pronator teres

Radius und Ulna

Der Unterarm setzt sich aus 2 verschiedenen Knochen zusammen: Radius und Ulna (▸ Abb. 8.6). Der Radius steht über mehrere Gelenke in Verbindung mit dem Humerus. Proximal endet er mit dem Caput radii (Radiusköpfchen) in der Art. humeroradialis, in der die Fovea articularis liegt. Das distale Ende lässt sich in 3 Teile aufteilen: lateral mit dem Proc. styloideus radii, medial mit der Incisura ulnaris, die als Gelenkverbindung zur Ulna dient und distal mit der Facies articularis carpalis, der Gelenkfläche für die proximalen Handwurzelknochen. Die Ulna artikuliert auch proximal mit dem Humerus in der Art. humeroulnaris.

Der Radius artikuliert sowohl mit dem Humerus, als auch mit der Ulna (Art. radioulnaris proximalis) und den proximalen Handwurzelknochen. In diesem Bewegungsbeispiel wird nur auf die distale Verbindung mit den Handwurzelkochen und der Ulna eingegangen. Die Art. humeroradialis und die Art. radioulnaris proximalis werden bei der Bewegung „Abstützen an einer Armlehne zum Aufstehen“ (Kap. 8.1.6) näher betrachtet.

M. biceps brachii

Der M. biceps brachii (▸ Abb. 8.7) ist der Hauptflexor des Ellenbogengelenks. Er wird vom N. musculocutaneus innerviert (Kap. 8.1.4, „Hand zum Mund führen“). Der M. biceps brachii ist 2-gelenkig (Caput longum und Caput breve) mit Ursprüngen an der Scapula und Ansatz an der Tuberositas radii. Das Caput longum entspringt am Tuberculum supraglenoidale und das Caput breve am Proc. coracoideus. Der M. biceps brachii ist sowohl ein Muskel, der das Schultergelenk sichert, als auch ein Abduktionsmuskel [2018]. Außerdem wirkt er bei gebeugtem Ellenbogen als kräftiger Supinator [2031].

M. teres major

Der M. teres major ist ein Muskel des Schultergelenks mit Ursprung am Angulus inferior der Scapula und Ansatz and der Crista tuberculi minoris des Humerus. Seine Fasern verlaufen parallel zu denen des M. latissimus dorsi (Kap. 8.1.6). Zwischen dem unteren Rand des M. teres minor und dem oberen Rand des M. teres major befindet sich eine schlitzförmige Muskellücke (Achsellücke), durch die Nerven und Blutgefäße zum Arm ziehen [2032]. Die Innervation des M. teres major erfolgt durch den N. subscapularis [2031]. Dieser Muskel ist an der Innenrotation, Adduktion und Retroversion des Oberarms beteiligt. Der M. teres major trägt neben dem M. deltoideus (Pars spinalis), dem M. latissimus dorsi, dem M. triceps brachii und dem M. subscapularis maßgeblich zur Retroversion des Oberarms bei [2038]. Bei der Bewegung „etwas im Stehen zu sich heranziehen“ wird der Oberarm retrovertiert, daher ist es wichtig, den M. teres major zu betrachten.

Biomechanik

Bei der Bewegung „etwas im Stehen zu sich heranziehen“ wird der Ellenbogen zuerst gebeugt und dann gestreckt. Der M. biceps brachii trägt mit 35 % am meisten zur Flexion der Art. cubiti bei, der M. brachialis (Kap. 8.1.4) zu 30 %. Der Rest wird von den Mm. brachioradialis (Kap. 8.1.4), extensor carpi radialis longus (Kap. 8.1.6) und pronator teres erbracht [2038]. Die Sehne des M. biceps brachii hat einen größeren Hebelarm als die des M. brachialis, weshalb der M. biceps brachii ein größeres Drehmoment erzeugt [2038].

Flexion und Extension des Ellenbogengelenks erfolgen gleichzeitig mit einer Absenkung des Arms, dank der koordinierten Aktivität mehrerer Muskeln (▸ Tab. 8.3), darunter des M. teres major. Die skapulothorakale Bewegung ist während der Anhebe- und Absenkphase einer Überkopfbewegung sehr ähnlich [2011]. Allerdings wurde festgestellt, dass die Muskelaktivität der Mm. serratus anterior, trapezius descendens und trapezius ascendens (Kap. 8.1.5) in der Absenkphase (exzentrische Muskelkontraktion) geringer ist (39 %, 61 % bzw. 42 %) als in der Hebephase (konzentrische Muskelkontraktion) [2011]. Die Muskelaktivität der Mm. supraspinatus und deltoideus (Pars clavicularis) war auch während der Absenkphase der Armhebung in der Sagittalebene um etwa 45 % bzw. 60 % geringer als in der Hebephase [2011] [2020][2021].

8.1.4 Die Hand zum Mund führen

Die Bewegung „Hand zum Mund führen“ ist eine zentrale Aktivität im täglichen Leben. Diese Bewegung hat eine hohe Relevanz für jeden Menschen, um selbständig zu essen, zu trinken, sich zu pflegen oder auch zu kommunizieren.

In diesem Kapitel werden daher die anatomischen Strukturen, die an der Bewegung „Hand zum Mund führen“ beteiligt sind, im Detail betrachtet. Im Mittelpunkt stehen dabei der Unterarm mit seinen Muskeln sowie die Membrana interossea antebrachii (Syndesmose). Die biomechanische Betrachtung dieser Bewegung umfasst die Analyse der Gelenkkonfigurationen und Muskelaktivität, die zu einer erfolgreichen Durchführung dieser Bewegung beitragen können.

Die Bewegung „Hand zum Mund führen“ kann wieder als Fortsetzung von der Bewegung „Etwas im Stehen zu sich heranzie-

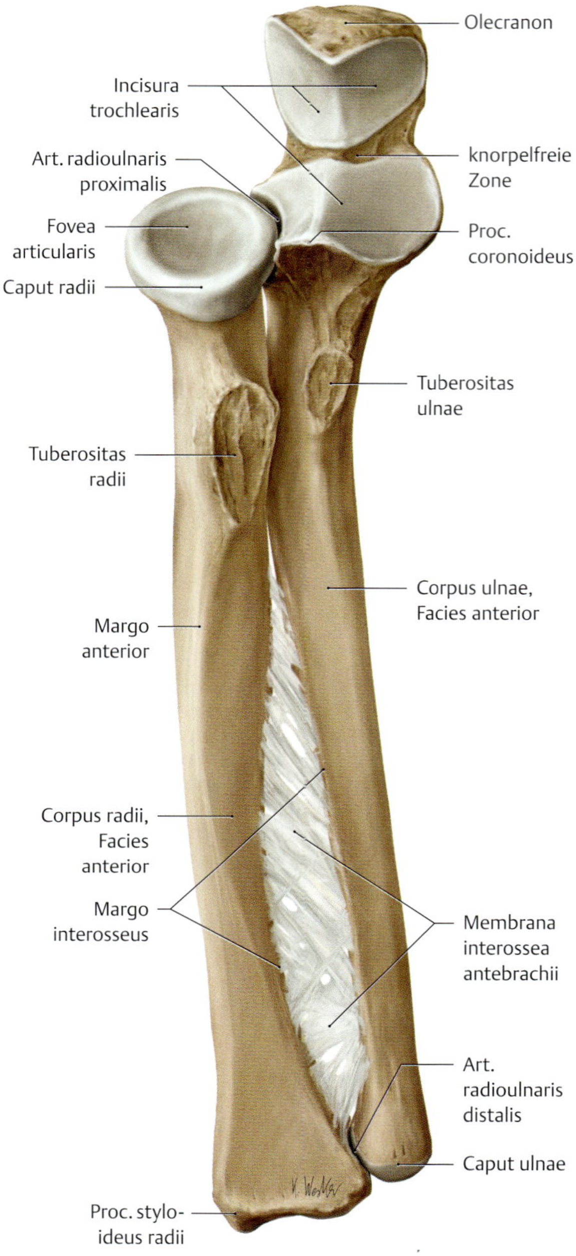

Abb. 8.6 Radius und Ulna; Ansicht von ventral-oben. (Quelle: Schünke M, Schulte E, Schumacher U. Prometheus. LernAtlas der Anatomie. Allgemeine Anatomie und Bewegungssystem. Illustrationen von Voll M und Wesker K. 6., vollständig überarbeitete Auflage. Stuttgart: Thieme; 2022)

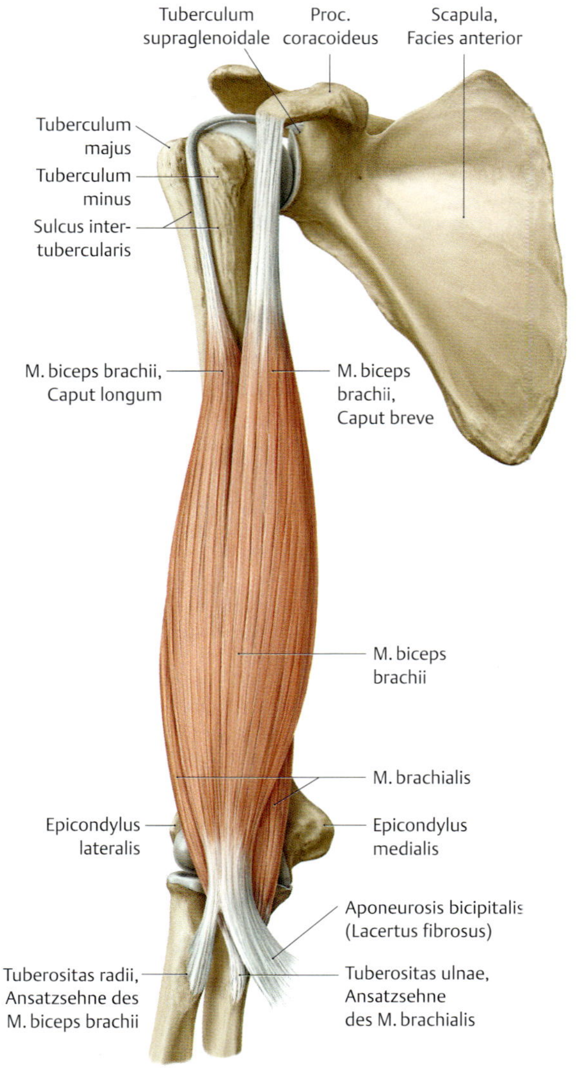

Abb. 8.7 M. biceps brachii. (Quelle: Schünke M, Schulte E, Schumacher U. Prometheus. LernAtlas der Anatomie. Allgemeine Anatomie und Bewegungssystem. Illustrationen von Voll M und Wesker K. 6., vollständig überarbeitete Auflage. Stuttgart: Thieme; 2022)

hen“ (Kap. 8.1.3) betrachtet werden. Diese Bewegung startet mit dem Greifen nach der Tasse auf dem Tisch und endet mit dem anschließenden Trinken. In der Endstellung dieser Bewegung weisen das Schultergelenk > 55° Flexion, 40° Abduktion, und 10° Innenrotation, das Ellenbogengelenk 140° Flexion und 20° Pronation und das Handgelenk 20° Dorsalextension und 15° Ulnarabduktion auf (▶ Video 8.3). Bei dieser Bewegung ist die Koordination der verschiedenen Muskeln wichtig (▶ Tab. 8.4).

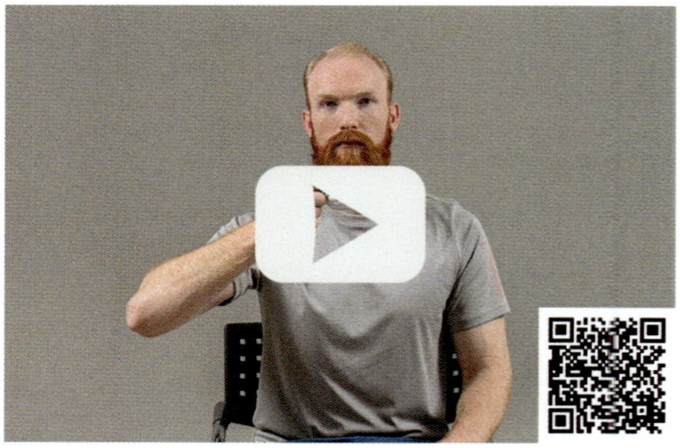

Video 8.3 Hand zum Mund führen. (Quelle: Universitätsklinik Balgrist, Med. Bilddokumentation, C. Urfer)

Tab. 8.4 Muskeln, die wesentlich an der Bewegung „Hand zum Mund führen" beteiligt sind. (Die genannten Muskeln gelten als die wichtigsten und stellen nur eine Auswahl dar.)

Nötige Beweglichkeit	Konzentrisch	Exzentrisch	Bewegung stabilisierende Muskeln
Ellenbogenflexion	• M. biceps brachii • M. brachialis • M. brachioradialis	• M. triceps brachii	• M. extensor carpi radialis longus • M. pronator teres
Ellenbogenpronation	• M. pronator teres • M. flexor carpi radialis • M. pronator quadratus • M. brachioradialis • M. extensor carpi radialis longus	• M. supinator	• M. brachioradialis
Palmarflexion	• M. flexor digitorum superficialis • M. flexor digitorum profundus • M. flexor carpi ulnaris • M. flexor carpi radialis • M. flexor pollicis longus	• M. extensor digitorum	

Membrana interossea antebrachii (Syndesmose)

Die Syndesmose zwischen Ulna und Radius ist eine wichtige strukturelle Verbindung im Unterarm. Sie besteht aus Bindegewebe und Bändern, welche die beiden Knochen miteinander verbinden und für Stabilität sorgen. Diese Syndesmose ermöglicht es den Knochen, gemeinsame Bewegungen auszuführen und gleichzeitig eine gewisse Unabhängigkeit und Flexibilität zu bewahren.

Anatomisch gesehen befindet sich die Syndesmose zwischen der Ulna und dem Radius. Die Verbindung erfolgt an den distalen Enden der Knochen, wo sie durch starke Bänder, das Lig. interosseum und das Lig. anulare radii, stabilisiert werden. Die Syndesmose zwischen Ulna und Radius spielt eine wichtige Rolle für die Stabilität und Bewegung des Unterarms. Sie ermöglicht die Supination (Auswärtsdrehung) und Pronation (Einwärtsdrehung) des Unterarms sowie die Flexion und Extension des Ellenbogengelenks.

Das Lig. interosseum ist ein starkes Band, das zwischen Ulna und Radius verläuft und die beiden Knochen miteinander verbindet. Es besteht aus faserreichem Bindegewebe und erstreckt sich über die gesamte Länge der Syndesmose. Dieses Band sorgt für strukturelle Stabilität und verhindert eine übermäßige Separation der Knochen.

Das Lig. anulare radii ist ein ringförmiges Band, das den Radiuskopf umgibt und an der Ulna fixiert. Es bildet eine Art „Gelenkpfanne", die es dem Radius ermöglicht, sich um die Ulna zu drehen, und ihm gleichzeitig Stabilität und Halt verleiht. Es besteht aus straffen Kollagenfasern, die um den Radiuskopf angeordnet sind [2031].

M. brachialis

Der M. brachialis (▸ Abb. 8.8) ist ein wichtiger Beuger des Ellenbogengelenks und der einzige Muskel, der den Arm in jeder Position beugen kann [2025]. Zudem ist er einer der wenigen Skelettmuskeln mit nur einer einzigen Funktion [2018]. Der M. brachialis kann zusätzlich schnell große Bewegungsausschläge verursachen und fungiert als „Kapselspanner" [2038]. Er entspringt an der Vorderseite des Humerus (Septa intermuscularis brachii mediale et laterale) und geht in die Tuberositas ulnae über [2018]. Die Innervierung erfolgt durch den N. musculocutaneus und den N. radialis. Der Großteil dieses Muskels befindet sich unter dem M. biceps brachii und ist daher schlecht zu ertasten.

Tipp

Am besten gelingt das Palpieren des M. brachialis, wenn man mit proniertem Unterarm von unten gegen eine Tischplatte drückt [2032].

M. brachioradialis

Der Unterarmmuskel M. brachioradialis (▸ Abb. 8.15) ist für die Bewegung „Hand zum Mund führen" entscheidend, da er die Beugung des Art. cubiti erfordert. Anatomisch gesehen entspringt er am seitlichen Rand des Humerus (Margo lateralis), dem äußeren Knochenvorsprung des Ellenbogens (Septum intermusculare laterale). Von dort aus zieht er entlang des Radius und setzt an dessen distalem Ende an (Proc. styloideus radii). Er ist ein kräftiger Ellenbogenbeuger. Weiterhin ist er aktiv bei der Semipronationsstellung des Unterarms (bei dieser zeigt der Daumen bei 90° Ellenbogenflexion nach kranial), der Pronation und der Supination (jeweils nur bis zur Semipronationsstellung). Die Innervation erfolgt über den N. radialis, der dem Plexus brachialis entspringt. Er versorgt den Muskel mit den motorischen Impulsen, die für die Kontraktion und Beugung der Art. cubiti erforderlich sind [2031].

Biomechanik

Eine vollständige Trinkaufgabe umfasst das Erreichen, Ergreifen und Anheben einer Tasse vom Tisch, um einen Schluck zu nehmen, das Zurückstellen der Becher, und die Hand zurück zur Tischkante bewegen. Für die Ausführung dieser Bewegung sind eine Schulterabduktion von 39,3°, eine Schulterflexion von 53,5° und eine Ellenbogenflexion von 136,4° erforderlich [2026]. Hinsichtlich der zeitlichen und räumlichen Kinematik des Schulter- und Ellenbogengelenks und der Rumpfbewegung bei der Ausführung dieser Trinkaufgabe, wurde diese auch für Personen mit leichten bis mittelschweren Beeinträchtigungen (Schlaganfall) der oberen Extremitäten als valides Assessment angegeben [2025]. Um die Hand zum Mund zu führen, müssen verschiedene Muskeln in Arm und Schulter koordiniert aktiviert werden, damit diese Gelenkwinkel erreicht werden können. Insbesondere werden die Mm. biceps brachii, brachialis und brachioradialis aktiviert, um die Art. cubiti zu beugen, und die Rotatorenmanschette und der M. deltoideus, um die Art. humeri zu stabilisieren.

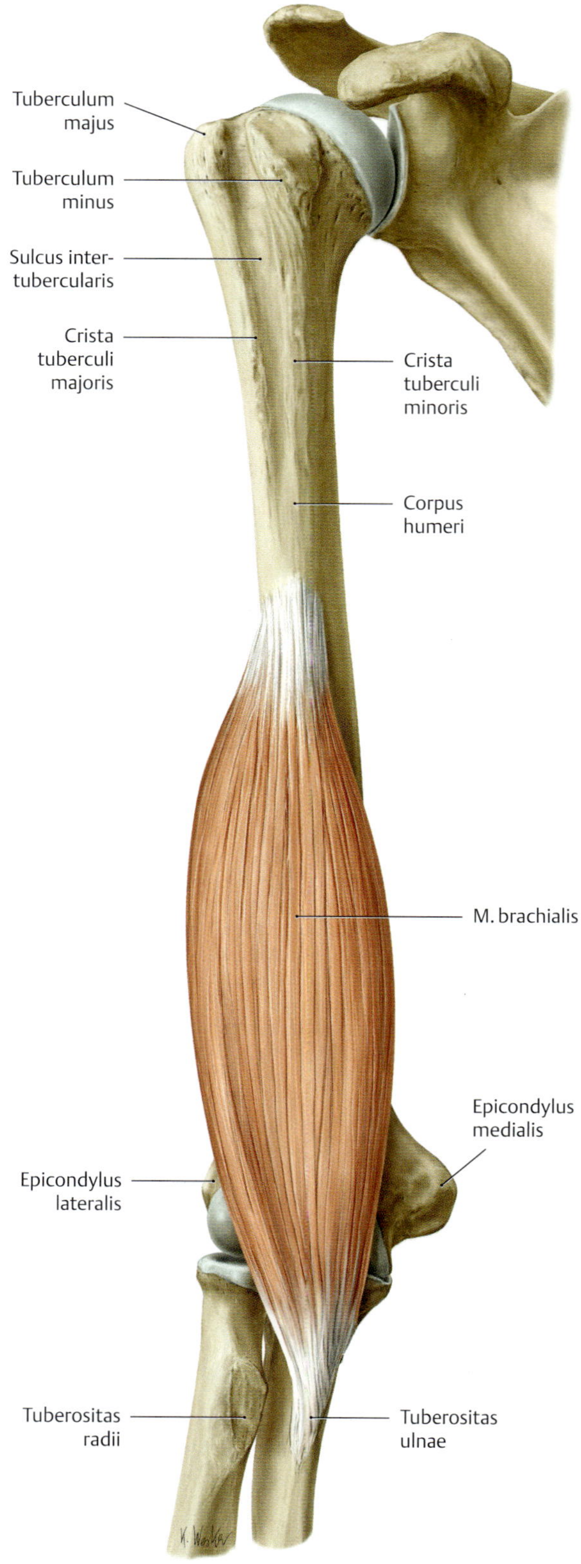

Abb. 8.8 M. brachialis. (Quelle: Schünke M, Schulte E, Schumacher U. Prometheus. LernAtlas der Anatomie. Allgemeine Anatomie und Bewegungssystem. Illustrationen von Voll M und Wesker K. 6., vollständig überarbeitete Auflage. Stuttgart: Thieme; 2022)

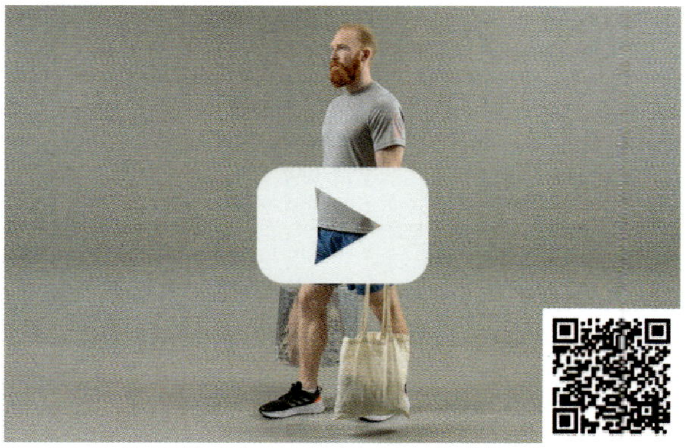

Video 8.4 Lasten tragen. (Quelle: Universitätsklinik Balgrist, Med. Bilddokumentation, C. Urfer)

8.1.5 Lasten tragen

Das Tragen von Lasten ist natürlich ein ganz wichtiger Teil bei Bewegungen im Rahmen der ADLs und für die Interaktion mit der Umwelt. Es erfordert die Koordination verschiedener Muskeln und Gelenke (▶ Tab. 8.5).

In diesem Kapitel werden die wichtigsten anatomischen Strukturen, die beim Lastentragen gefordert sind, unter die Lupe genommen: die Mm. trapezius, serratus anterior und flexor carpi radialis. Die biomechanische Betrachtung dieser Bewegung umfasst die Analyse der Muskelkräfte und der Gelenkkonfigurationen. Wir betrachten diese Bewegung hier als unilateral und mit gestrecktem Arm ausgeführt. Sie beginnt in der Neutral-Null-Stellung und endet mit 30° Abduktion des Schultergelenks und 10° Ulnarabduktion des Handgelenks (▶ Video 8.4).

Art. radiocarpalis

Bei der Art. radiocarpalis (▶ Abb. 8.9) handelt es sich um ein Eigelenk bei dem der Discus articularis ulnocarpalis und die Facies articularis carpalis gemeinsam die Gelenkpfanne bilden. Auf der distalen Seite besteht der Gelenkkopf aus Os scaphoideum, Os lunatum und Os triquetrum. Betrachtet man die Achsen, ist das proximale Handgelenk leicht nach palmar geneigt. Die Kapsel des Gelenkes ist recht schlaff, wird jedoch von einigen wichtigen Bändern verstärkt. Das Lig. collaterale carpi radiale zieht vom Proc. styloideus radii zum Os scaphoideum. Das Lig. radiocarpale palmare verbindet den Radius mit der proximalen und der distalen Handwurzelknochenreihe. Der ulnokarpale Komplex enthält mehrere Bänder, die eine dreieckige, faserknorpelige Struktur ergeben, welche relevant für die Stabilität der Art. radiocarpalis ist. Das Lig. radiocarpale dorsale besteht aus 3 Faserzügen, welche den Radius mit den proximalen Handwurzelknochen verbinden.

Die Art. radiocarpalis hat 2 Freiheitsgrade um 2 Achsen und ermöglicht so die Bewegung der Hand in 2 Ebenen. Extension und Flexion finden in einem Zusammenspiel zwischen dem proximalen und distalen Handgelenk statt, wobei die maximale Dorsalextension etwa 60° und die maximale Palmarflexion etwa 90° beträgt. Eine Abduktion nach radial (maximal etwa 20°) und ulnar (maximal etwa 40°) gibt es eher nur im proximalen Gelenk [2031].

Tab. 8.5 Muskeln, die maßgeblich beim Tragen von Lasten beansprucht werden. (Die genannten Muskeln gelten als die wichtigsten und stellen nur eine Auswahl dar.)

Nötige Beweglichkeit	Konzentrisch	Exzentrisch	Bewegung stabilisierende Muskeln
Schulterflexion	• M. deltoideus (Pars clavicularis) • M. pectoralis major • M. coracobrachialis • M. supraspinatus	• M. biceps brachii	• M. infraspinatus • M. teres minor • M. subscapularis
Schulterabduktion	• M. deltoideus (Pars acromialis) • M. supraspinatus	• M. deltoideus (Partes clavicularis et spinalis)	• M. infraspinatus • M. teres minor • M. subscapularis
Ellenbogenflexion	• M. biceps brachii • M. brachialis • M. brachioradialis	• M. triceps brachii	• M. extensor carpi radialis longus • M. pronator teres
Ulnarabduktion der Hand	• M. flexor carpi ulnaris • M. extensor capri ulnaris • M. flexor digitorum superficialis • M. flexor digitorum profundus	• M. extensor carpi radialis longus	

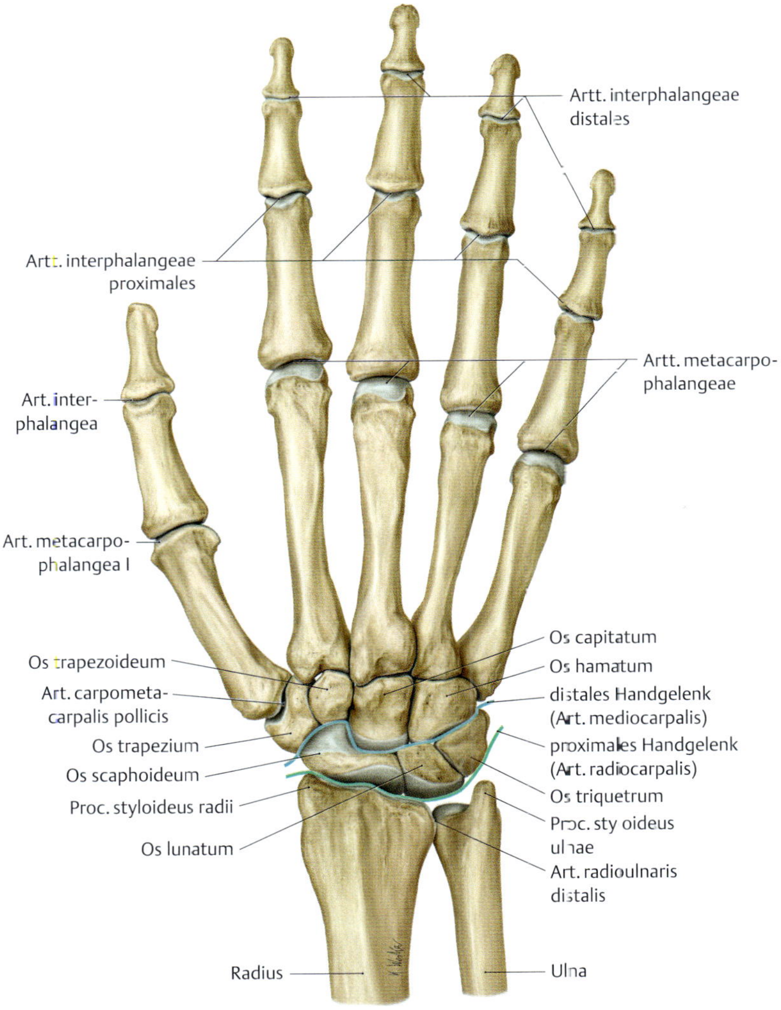

Abb. 8.9 Art. radiocarpalis. (Quelle: Schünke M, Schulte E, Schumacher U. Prometheus LernAtlas der Anatomie. Allgemeine Anatomie und Bewegungssystem. Illustrationen von Voll M und Wesker K. 6., vollständig überarbeitete Auflage. Stuttgart: Thieme; 2022)

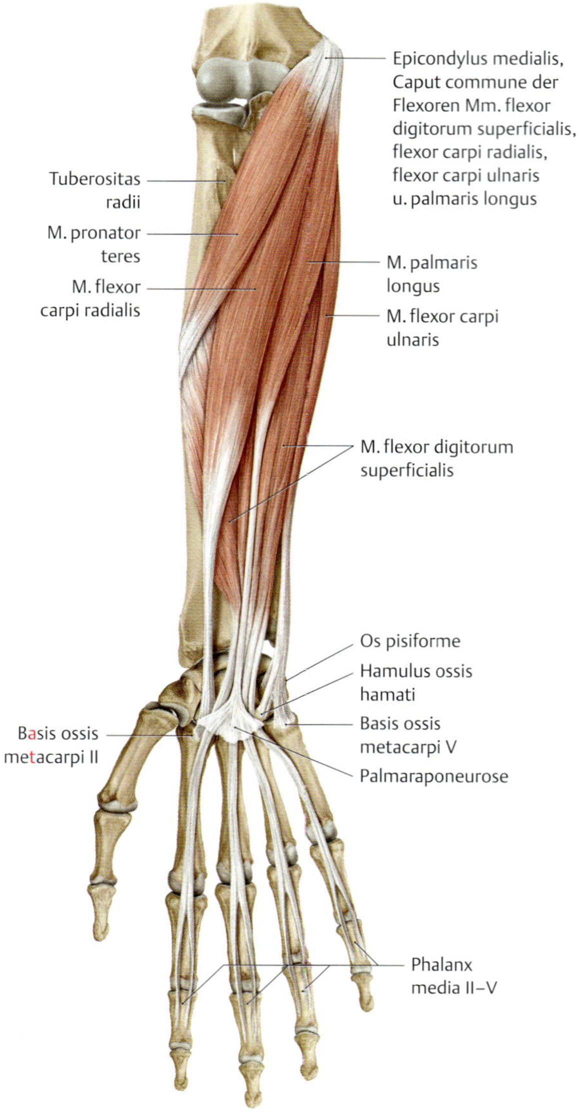

Abb. 8.10 Unterarmmuskulatur: oberflächliche Flexoren. (Quelle: Schünke M, Schulte E, Schumacher U. Prometheus. LernAtlas der Anatomie. Allgemeine Anatomie und Bewegungssystem. Illustrationen von Voll M und Wesker K. 6., vollständig überarbeitete Auflage. Stuttgart: Thieme; 2022)

M. flexor carpi radialis

Der M. flexor carpi radialis (▶ Abb. 8.10) ist ein oberflächlicher Muskel. Er entspringt am Epicondylus medialis des Humerus und setzt an der Basis des Os metacarpale II an. Die Innervation erfolgt über den N. medianus [2031]. Er ist für die Flexion des Unterarms zuständig, daher ist er in der Bewegung „Lasten tragen" wichtig. Dank seiner Ausrichtung kann er die Handfläche beugen (Palmarflexion) und in Richtung des Daumens schwenken (Radialabduktion, 25–30°) [2032].

M. trapezius

Der M. trapezius (▶ Abb. 8.11) ist ein trapezförmiger Muskel, der sich über den gesamten Bereich von Hals- und Brustwirbelsäule (Ursprung) bis zur Scapula und Clavicula (Ansatz) erstreckt. Er fixiert die Scapula am Thorax und spielt eine wichtige Rolle beim Tragen von schweren Lasten. Er besteht aus 3 Teilen: Pars descendens, Pars transversa und Pars ascendens. Die Pars descendens hat beim Lastentragen die größte Bedeutung, da sie die Scapula nach kraniomedial zieht [2032]. Sie entspringt am Os occipitale und über das Lig. nuchae an den Procc. spinosi sämtlicher Halswirbel, um dann am lateralen Drittel der Clavicula zu inserieren. Die Pars transversa entspringt aus dem Sehnenspiegel in Höhe der Procc. spinosi der 1.–4. Brustwirbel und setzt am Acromion an. Somit zieht die Pars transversa die Scapula nach medial. Die Pars ascendens geht von den Procc. spinosi der 5.–12. Brustwirbel aus und setzt an der Spina scapulae an. Alle 3 Anteile werden vom N. accessorius (Hirnnerv XI) und dem Plexus cervicalis innerviert.

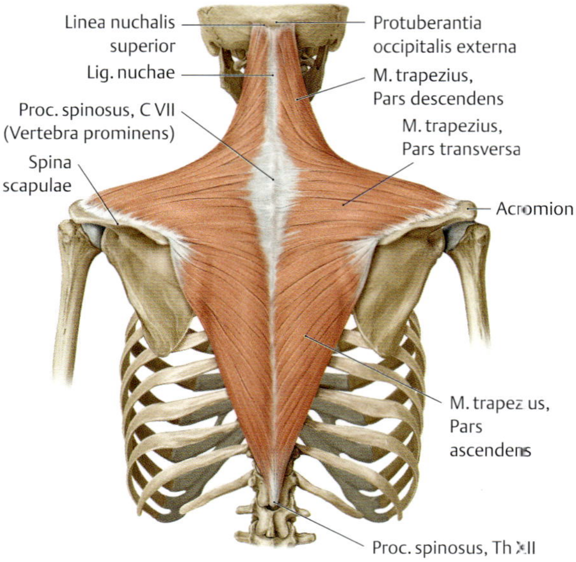

Abb. 8.11 M. trapezius. (Quelle: Schünke M, Schulte E, Schumacher U. Prometheus. LernAtlas der Anatomie. Allgemeine Anatomie und Bewegungssystem. Illustrationen von Voll M und Wesker K. 6., vollständig überarbeitete Auflage. Stuttgart: Thieme; 2022)

M. serratus anterior

Der M. serratus anterior (▶ Abb. 8.12) ist ein fächerförmiger Muskel zwischen der Scapula und dem Brustkorb. Er kann zwischen dem M. pectoralis major und dem M. latissimus dorsi ertastet werden und hat 3 Anteile, die zwischen der 1. und 9. Rippe entspringen: Die Pars superior setzt am Angulus superior der Scapula an, die Pars intermedia an der Margo medialis der Scapula und die Pars inferior am Angulus inferior und an der Margo medialis der Scapula. Alle 3 Anteile werden vom N. thoracicus longus innerviert. Zusammen mit dem M. trapezius ist der M. serratus anterior ein nach oben gerichteter Scapula-Rotationsmuskeln und so ermöglicht er das Anheben des Armes. Außerdem wirkt er auch als aktiver Stabilisator der Scapula. Er besitzt aber auch Fasern, die horizontal auf die Scapula ziehen und den erhobenen Arm gegen einen Widerstand nach unten richten können [2032]. Insbesondere, die Pars superior trägt zur Rückführung des elevierten Armes bei. Die Pars intermedia zieht die Scapula nach ventral, und die Pars inferior ist an der Drehung der Scapula und dem Schwenken des Angulus inferior nach lateroventral beteiligt [2031]. Beim Lastentragen ist der M. serratus anterior stark aktiv, um die Scapula zu stabilisieren und ihre Beweglichkeit zu kontrollieren.

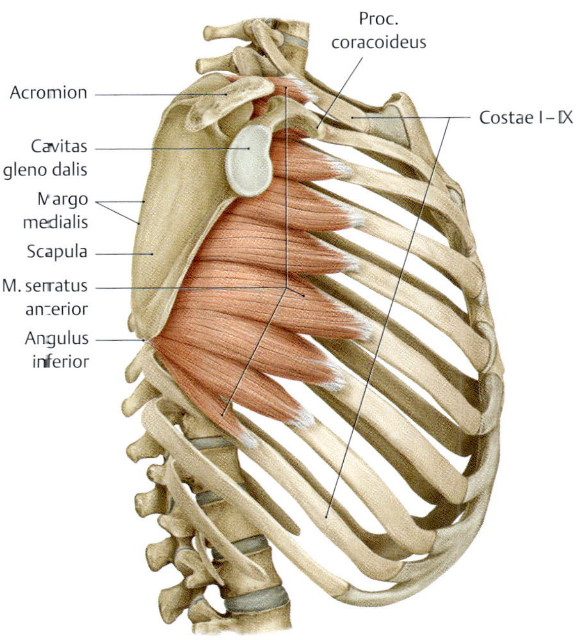

Abb. 8.12 M. serratus anterior. (Quelle: Schünke M, Schulte E, Schumacher U. Prometheus. LernAtlas der Anatomie. Allgemeine Anatomie und Bewegungssystem. Illustrationen von Voll M und Wesker K. 6., vollständig überarbeitete Auflage. Stuttgart: Thieme; 2022)

Biomechanik

Beim Lastentragen wird die Biomechanik der Schulter von der Armposition, dem Gewicht der Last und der Körperhaltung beeinflusst. Verschiedene Muskeln werden aktiviert, um die Stabilität der Schulter und der Scapula zu gewährleisten. Der M. deltoideus spielt eine wichtige Rolle beim Heben des Arms, während die Muskeln der Rotatorenmanschette für die Stabilität der Art. humeri zuständig sind. Beim Lastentragen ist auch die Stabilisierung der Scapula von Bedeutung. Dafür sind der M. trapezius und der M. serratus anterior besonders wichtig. Eine aufrechte Körperhaltung kann die Belastung von den Schultern reduzieren. Um die Belastung zu minimieren, sollte die Last so nah wie möglich am Körperschwerpunkt getragen werden, andernfalls sind höhere Muskelkräfte erforderlich.

Die Schulterbelastung beim passiven Halten von 10 kg neben dem Körper (mit gestrecktem Arm) wurde mit weniger als 20 % des Körpergewichts angegeben, während das Heben von Gewichten bis zur Gürtelhöhe (mit gebeugtem Ellenbogen) je nach Hebegeschwindigkeit zu Kräften von bis zu 110 % des Körpergewichts führte [2037]. Bei Schulterbeschwerden ist daher beim Heben von Gewichten Vorsicht geboten und es sollte möglichst mit beiden Händen nachgeholfen werden.

Einfluss der Core Stability

Eine effiziente Energieübertragung zwischen dem Rumpf und den oberen Extremitäten sowie die damit verbundene Kraftproduktion und die Bewegungsmuster sind beim Tragen von Lasten von großer Bedeutung. Die Core Stability (Rumpfstabilität) unterstützt die grundlegende Stabilität des gesamten Körpers und ist für die Energieübertragung vom Rumpf auf die Extremitäten bei z. B. alltäglichen Bewegungen wie dem Lasten tragen entscheidend [2034]. Hierbei wird zwischen Mobilisatoren und Stabilisatoren unterschieden (Kap. Einfluss der Core Stability) [2009]. Die Muskeln, die als Stabilisatoren dienen, arbeiten zusammen, um den Rumpf und die Wirbelsäule in einer stabilen Position zu halten. Dadurch können Lasten effektiv getragen und gleichzeitig das Verletzungsrisiko minimiert werden. Darüber hinaus unterstützt die stabilisierende Muskulatur die Aufrechterhaltung einer aufrechten und neutralen Körperposition, während des Tragens, um die Belastung gleichmäßig auf den gesamten Körper zu verteilen und Überlastungen zu vermeiden. Die Mobilisatoren dagegen sind erforderlich, um Lasten zu heben, zu tragen oder zu bewegen. Sie erzeugen die notwendige Kraft, um die Bewegung des Körpers und der Last zu ermöglichen. Des Weiteren ermöglichen sie eine flexible Anpassung an verschiedene Lasten und Bewegungsmuster.

Eine geringe Core Stability aufgrund einer schwachen Beckenstabilität oder einer schwachen Rumpfmuskulatur kann demnach beim Lasten tragen zu einer erhöhten Belastung der oberen Extremitäten führen. Dies äußert sich in einer übermäßigen Beanspruchung von u. a. Schultern, Armen und Händen, was wiederum das Verletzungsrisiko erhöht und die Leistungsfähigkeit beeinträchtigen kann [2019].

Anhand verschiedener Übungen ist es möglich, die Core Stability in Bezug auf das Lasten tragen zu stärken.

Übungen für die Stabilisatoren sind:

- Farmers Walk: abbilden der Alltagssituation Lasten tragen und Verbesserung der Core Stability sowie Stärkung der Arme und Schultern
- einseitiges Tragen einer Last: Stabilisation des Rumpfes durch Beibehaltung einer aufrechten Körperposition beim Tragen einer Last auf einer Seite.

Übungen für die Mobilisatoren sind:

- Farmers Walk: abbilden der Alltagssituation Lasten tragen und Verbesserung der Core Stability sowie Stärkung der Arme und Schultern.
- Kettlebell Windmill: Verbesserung der Beweglichkeit der Hüfte sowie der Core Stability
- einarmige Overhead Kettlebell Carry: Verbesserung der Core Stability sowie Stärkung der Arme und Schultern.

Das regelmäßige Training dieser Übungen kann dazu beitragen, die Core Stability zu verbessern, die Belastung der oberen Extremitäten zu reduzieren und somit das Verletzungsrisiko zu senken.

8.1.6 Abstützen an einer Armlehne zum Aufstehen

Auch die Bewegung „Abstützen an einer Armlehne zum Aufstehen“ gilt als wichtige Teilbewegung mit Blick auf die ADLs. Das Abstützen an einer Armlehne dient der Unterstützung beim Aufstehen und erfordert die Stabilität und Koordination der oberen Extremität.

Wir betrachten in diesem Abschnitt die wichtigsten anatomischen Strukturen, die an dieser Bewegung beteiligt sind, wie z. B. die Art. cubiti und die Mm. triceps brachii, flexor carpi ulnaris, extensor carpi radialis und latissimus dorsi und deren Rolle bei der Abstützbewegung (▶ Tab. 8.6). Aus biomechanischer Sicht werden hier die Handbelastung und das externe Drehmoment erläutert.

Die Bewegung beginnt damit, dass die Person auf einem Stuhl sitzt und die Arme (15° Schulterabduktion und 90° Ellenbogenflexion) auf den Armlehnen ruhen. Dann steht die Person mithilfe der Arme und Hände auf, wobei das Körpergewicht nach vorn geschoben wird und die Hände auf etwa 30° Ulnarabduktion gebracht werden. Am Ende der Bewegung steht die Person in der Neutral-Null-Stellung (▶ Video 8.5).

8

Tab. 8.6 Muskeln, die maßgeblich beim Tragen von Lasten beansprucht werden. (Die genannten Muskeln gelten als die wichtigsten und stellen nur eine Auswahl dar.)

Nötige Beweglichkeit	Konzentrisch	Exzentrisch	Bewegung stabilisierende Muskeln
Schulterextension	• M. deltoideus (Pars spinalis) • M. teres major • M. latissimus dorsi	• M. biceps brachii	• Rotatorenmanschette
Schulteradduktion	• M. pectoralis major • M. teres major • M. latissimus dorsi • M. triceps brachii • M. deltoideus (Partes claviculares et spinalis)	• M. deltoideus (Pars acromialis)	• Rotatorenmanschette
Ellenbogenextension	• M. triceps brachii • M. anconeus	• M. biceps brachii	• M. brachioradialis
Ellenbogensupination	• M. biceps brachii • M. supinator • M. abductor pollicis longus • M. extensor pollicis longus • M. brachioradialis	• M. pronator teres	• M. brachioradialis
Ulnarabduktion der Hand	• M. flexor carpi ulnaris • M. extensor carpi ulnaris • M. flexor digitorum superficialis • M. flexor digitorum profundus	• M. extensor carpi radialis longus	

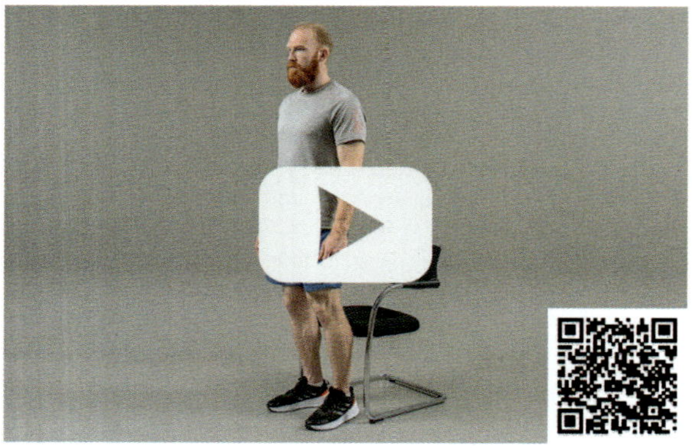

Video 8.5 Abstützen an einer Armlehne zum Aufstehen. (Quelle: Universitätsklinik Balgrist, Med. Bilddokumentation, C. Urfer)

Art. cubiti

Die Art. cubiti (Ellenbogengelenk; ▶ Abb. 8.13) besteht aus 3 Teilgelenken: Art. humeroradialis, Art. humeroulnaris und Art. radioulnaris proximalis. Diese Teilgelenke sind von einer Gelenkkapsel umschlossen und werden daher als funktionelle Einheit betrachtet. In der Art. humeroradialis artikuliert das halbkugelige Capitulum humeri zusammen mit der Fovea articularis des Caput radii, in der Art. humeroulnaris die Trochlea humeri mit der Incisura trochlearis der Ulna und in der Art. radioulnaris proximalis die Circumferentia articularis des Radius mit der Incisura radialis der Ulna [2038]. Die Art. humeroulnaris ist ein Scharniergelenk und ermöglicht nur eine Bewegung vom Unterarm zum Oberarm um eine transversale Achse. Die Art. humeroradialis ist als Kugelgelenk betrachtet, sein Bewegungsumfang wird jedoch durch das Lig. anulare (s. Kap. Membrana interossea antebrachii (Syndesmose)) stark eingeschränkt [2032]. Zusätzlich sind Supination und Pronation von Unterarm und Hand mit der Art. humeroradialis und Art. radioulnaris proximalis möglich.

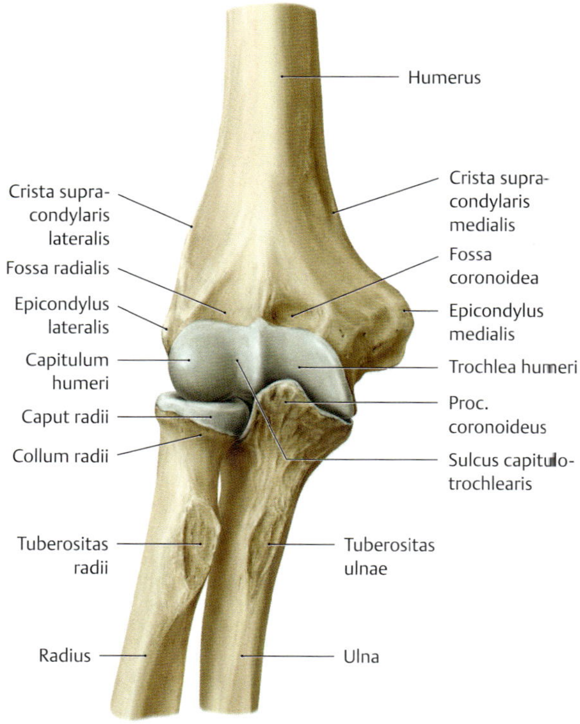

Abb. 8.13 Art. cubiti (Quelle: Schünke M, Schulte E, Schumacher U. Prometheus. LernAtlas der Anatomie. Allgemeine Anatomie und Bewegungssystem. Illustrationen von Voll M und Wesker K. 6., vollständig überarbeitete Auflage. Stuttgart: Thieme; 2022)

Der Radius dreht sich um die Ulna in einem Radgelenk [2038]. Das maximale Bewegungsausmaß der Art. cubiti beträgt 130–150° in Flexion, 10° in Extension, 90° in Supination und 90° in Pronation [2031]. Die Achse durch die Humerusepikondylen ist bezüglich der Achse von Caput humeri um 14–20° nach außen gedreht. Diese Humerustorsion bewirkt, dass die Flexion und die Extension der Art. cubiti in der Frontalebene stattfinden [2038]. Die Flexion im Ellenbogen sowie alle anderen Bewegungen sind das Resultat der Kraftwirkung mehrerer Muskeln. Selbst bei einfachen Tätigkeiten wird das Ellenbogengelenk stark belastet und beim Beugen ohne Widerstand kann das 1- bis 2-fache Gewicht des Unterarms als Lagekraft auf das Ellenbogengelenk wirken, die sich gleichmäßig auf die Art. humeroradialis und die Art. humeroulnaris verteilt [2028][2033]. Diese Kraftverteilung hängt jedoch von der Position des Ellenbogens ab. Dieses Gelenk ist wichtig für das Aufstehen von einem Stuhl mithilfe der Armlehne, da die Beugung und die Pronation des Unterarms den Körperschwerpunkt nach vorn verlagern können.

M. triceps brachii

Der M. triceps brachii (▸ Abb. 8.14) ist der Hauptstrecker der Art. cubiti. Er trägt zu 90 % zur Extension bei, während die restlichen 10 % durch den M. anconeus erbracht werden [2038]. Der M. triceps brachii befindet sich mit seinen 3 Köpfen auf der Rückseite des Oberarms (Capita longum, mediale et laterale), wobei das Caput mediale der stärkste Anteil ist. Die Capita mediale et laterale haben ihren Ursprung am Humerus (Caput mediale: an der Hinterseite des Humerus, distal des Sulcus n. radialis im Septum intermusculare mediale; Caput laterale: an der Hinterseite des Humerus, proximal des Sulcus n. radialis, im Septum intermusculare laterale), das Caput longum an der Scapula (Tuberculum infraglenoidale). Deswegen bewirkt das Caput longum zusätzlich eine Retroversion und Adduktion des Oberarms. Die Capita longum et mediale gehen in der Mitte des Humerusschaftes ineinander über. Alle 3 Teile sind mit einer starken gemeinsamen Sehne am Olekranon der Ulna befestigt und werden vom N. radialis versorgt [2031][2032].

M. flexor carpi ulnaris

Der M. flexor carpi ulnaris (▸ Abb. 8.10) ist ein zweiköpfiger Muskel, der an den Capita humerale et ulnare entspringt. Dieser Muskel verläuft nahezu senkrecht entlang der Ulna und setzt zusammen in einer Sehne am Os pisiforme, an der Basis des Os metacarpale V und am Hamulus ossis hamati an. Er wird vom N. ulnaris innerviert. Der M. flexor carpi ulnaris bewirkt eine Palmarflexion im Handgelenk aber auch eine Ulnarabduktion der Hand. Der Umfang dieser Ulnarabdution kann individuell zwischen 20° und 40° variieren, wobei ein Umfang zwischen 10° und 20° für eine normale Handfunktion ausreichend ist [2032].

M. extensor carpi radialis

Der M. extensor carpi radialis (▸ Abb. 8.15) bewirkt eine Flexion im Ellenbogengelenk und eine Dorsalextension und eine Radialabduktion im Handgelenk. Er ist meist in 2 Muskeln geteilt (Mm. extensor carpi radialis longus et brevis). Der M. extensor carpi radialis longus wird zum größten Teil vom M. brachioradialis bedeckt, während der M. extensor carpi radialis brevis unten liegt [2032]. Der M. extensor carpi radialis longus hat seinem Ursprung an der lateralen Seite des distalen Humerus in der Crista supracondylare lateralis und am Septum intermusculare laterale. Sein Ansatz liegt an der dorsalen Basis des Os metacarpale II. Der M. extensor carpi radialis brevis entspringt am Epycondylus lateralis des Humerus und setzt an der dorsalen Basis des Os metacarpale II an. Beide Anteile werden vom N. radialis versorgt [2031].

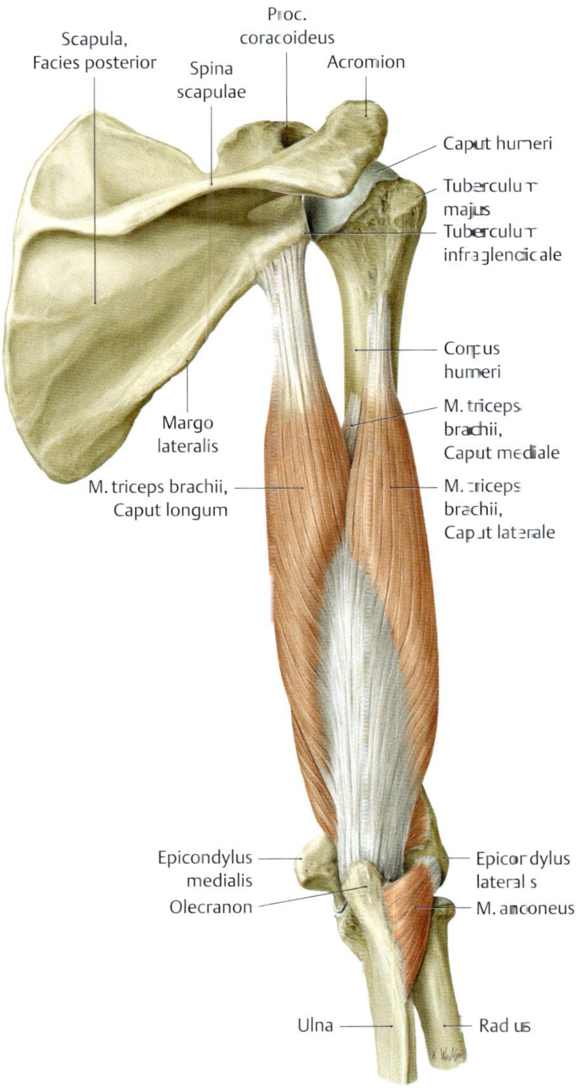

Abb. 8.14 M. triceps brachii. (Quelle: Schünke M, Schulte E, Schumacher U. Prometheus. LernAtlas der Anatomie. Allgemeine Anatomie und Bewegungssystem. Illustrationen von Voll M und Wesker K. 6., vollständig überarbeitete Auflage. Stuttgart: Thieme; 2022)

M. latissimus dorsi

Der M. latissimus dorsi (▸ Abb. 8.16) ist ein riesiger Muskel, der über die Hälfte der Rückenfläche bedeckt, aber nur wenige Millimeter dick ist. Man unterscheidet 4 Abschnitte. Die Ursprünge sind an den Procc. spinosi der 7.–12. Brustwirbel (Pars vertebralis), am hinteren Drittel der Crista iliaca (Pars iliaca), an den Rippen 9. bis 12. (Pars costalis) und am Angulus inferior (Pars scapularis) zu finden. Die Fasern setzen zusammen an der Crista tuberculi minoris des Humerus an und die Innervation erfolgt durch den N. thoracodorsalis [2031]. Durch seine Verlaufsrichtung ist der M. latissimus dorsi an der Innenrotation und Retroversion des Oberarms beteiligt. Wenn der Arm also fixiert ist, kann dieser Muskel den Körper nach vorn und oben ziehen [2032]. Daher ist der M. latissimus dorsi für diese Bewegung so wichtig.

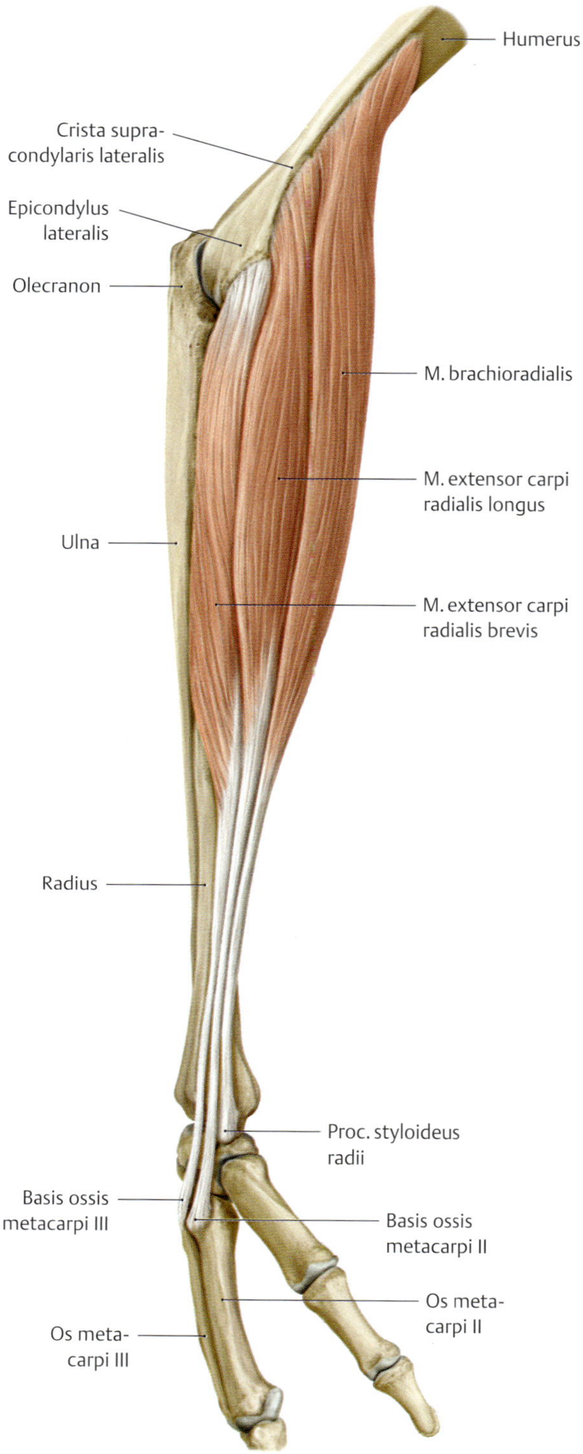

Abb. 8.15 Radialismuskulatur. (Quelle: Schünke M, Schulte E, Schumacher U. Prometheus. LernAtlas der Anatomie. Allgemeine Anatomie und Bewegungssystem. Illustrationen von Voll M und Wesker K. 6., vollständig überarbeitete Auflage. Stuttgart: Thieme; 2022)

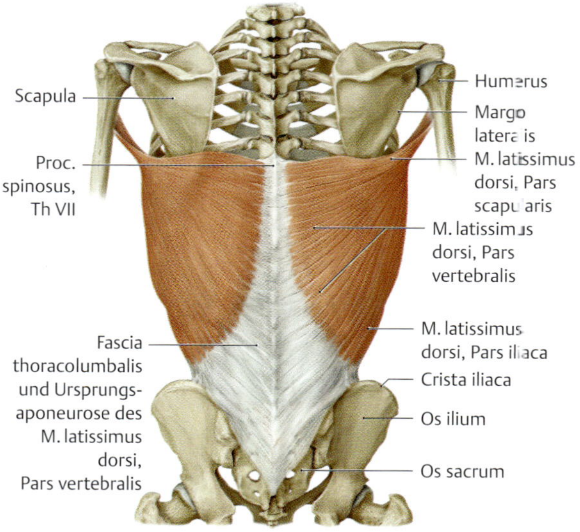

Abb. 8.16 M. latissimus dorsi. (Quelle: Schünke M, Schulte E, Schumacher U. Prometheus. LernAtlas der Anatomie. Allgemeine Anatomie und Bewegungssystem. Illustrationen von Voll M und Wesker K. 6., vollständig überarbeitete Auflage. Stuttgart: Thieme; 2022)

Biomechanik

Ältere Menschen verlieren an Kraft und Stabilität in ihren Beinen und sind daher mehr auf die Unterstützung ihrer Arme angewiesen. In diesem Fall wird der M. triceps brachii aktiviert, um die Art. cubiti zu strecken und das hilft, den Körper nach oben zu drücken und die notwendige Kraft zum Heben des Körpergewichts bereitzustellen. Der M. latissimus dorsi wird beim Aufstehen mit Unterstützung der Arme ebenfalls aktiviert, um sich nach vorn zu lehnen und nach oben zu ziehen. Während dieser Bewegung kontrahieren auch die Unterarmmuskeln, die das Handgelenk stabilisieren. Beim Aufstehen vom Stuhl beträgt die Handbelastung 19–40 % des Körpergewichts mit Belastungswinkeln zwischen 8° und 40°, je nachdem, ob sich die Probanden mehr nach oben oder mehr nach vorn abstoßen [2006][2007] [2030]. Bei ADLs kann es zu einer erheblichen Belastung der Schulter kommen. Bei den meisten ADLs liegen die externen Drehmomente aufgrund der geringen Elevation und Flexion der Ellenbogen und der geringen Lasten unter 10 Nm. Allerdings führt die Bewegung „Abstützen an einer Armlehne zum Aufstehen“ zu externen Drehmomenten von 16,2 Nm [2007]. In der Tat ist der Handgriff ein wichtiger Faktor bei der Untersuchung der Schulterbelastung, da festgestellt wurde, dass eine hohe statische Handgriffkraft die Belastung einiger Schultermuskeln erhöht. Dabei wurde die stabilisierende Rotatorenmanschette stärker von der Handaktivität beeinflusst als die motorischen Muskeln [2035].

8.2 Fallbeispiel Schulterluxation

Christoph Tschopp, Vivien Schmitz

Steckbrief Alexander (31)

- Ärztliche Diagnose: anterokaudale Schulterluxation rechts bei Beach-Volleyballspiel
- Verordnung: postoperative Rehabilitation bei Z. n. offener Coracoid-Transplantation nach Latarjet
- Beruf und Hobbys: Assistenzarzt; Taekwondo, Volleyball

8.2.1 Ärztlicher Hintergrund

Epidemiologie

Bei der Schulterluxation handelt es sich mit 50 % um die häufigste Gelenksdislokation beim Menschen. Sie stellt eine akute Notfallsituation dar. Hierbei kann zwischen einer anterioren und einer posterioren Schulterluxation unterschieden werden. Die weitaus häufigste Schulterluxation ist mit > 95 % die anteriore. Sie betrifft vor allem Menschen der 2. und 6. Lebensdekade.

Die Genese einer anterioren Schulterluxation kann traumatisch oder habituell begründet sein. Die traumatische anteriore Schulterluxation betrifft in etwa 90 % der Fälle junge, sportliche Personen, worunter junge Männer zwischen 21 und 30 Jahren 3-mal häufiger betroffen sind. Als Mechanismus kann ein Sturz auf den ausgetreckten Arm oder während einer Krafteinwirkung auf den abduzierten und außenrotierten Arm infrage kommen [2053].

Die mit 2–4 % wesentlich seltenere Form ist die posteriore Schulterluxation. Hiervon betroffen sind am häufigsten Männer zwischen 21 und 45. Ursächlich für eine posteriore Schulterluxation sind direkte oder indirekte Traumen auf den flektierten, adduzierten und innenrotierten Arm, epileptische Anfälle, Elektrounfälle oder Defibrillationen begünstigt durch anatomische Risikofaktoren [2050][2052].

Das Risiko von posttraumatischen rezidivierenden Schulterluxationen aufgrund von strukturellen Begleitverletzungen ist nach Erstluxation stark erhöht und die Mehrheit der jüngeren Personen unter 30 Jahren erleiden nach einer konservativen Therapie ein Rezidiv [2043].

Diagnostik

Zur Akutdiagnostik der Schulterluxation gehört neben der nativradiologischen Bilddiagnostik die klinische Untersuchung. Nicht selten kommt es schon an der Unfallstelle zu einer spontanen Reposition, sodass im weiteren Verlauf der Ausschluss von Begleitverletzungen im Vordergrund steht.

Die nicht reponierte, anteroinferiore Schulterluxation imponiert klinisch durch einen abduzierten Arm, der nicht in die Adduktion geführt werden kann. Die rundliche Schulterkontur zeigt sich aufgehoben mit einer anterioren deltopektoralen Vorwölbung des Humeruskopfes. Im Vordergrund stehen neben der Beweglichkeitseinschränkung meistens die starken Schmerzen der Betroffenen.

Zur klinischen Untersuchung gehört vor der Reposition die Erhebung des neurovaskulären Status. Das Versorgungsgebiet des Plexus brachialis – und speziell des N. axillaris – sollte sensibel und motorisch getestet werden. Der Gefäßstatus kann durch Palpation der Pulse sowie die Bestimmung der Hautfarbe und -temperatur ermittelt werden [2053].

Die posteriore Schulterluxation oder Subluxation ist selten und wird nicht zuletzt aufgrund einer mangelhaften Aufnahmequalität oder der Fehlinterpretation der konventionell-radiologischen Aufnahmen häufig übersehen. Klinisch präsentieren sich die Patienten und Patientinnen mit starken Schmerzen und einer vollständigen Bewegungseinschränkung der dislozierten Schulter [2043].

Neben der klinischen Untersuchung und Erhebung des neurovaskulären Status werden in der Akutdiagnostik einer Schulterluxation konventionell-radiologische Aufnahmen der Schulter als True-a. p.-Aufnahmen und nach Neer angefertigt. Die axialen Aufnahmen können zwischen einer anterioren und posterioren Schulterluxation zwar unterscheiden, sollten bei eingeschränkter Beweglichkeit der Schulter jedoch nicht forciert werden [2061]. Die konventionell-radiologischen Aufnahmen sollten vor und nach der Reposition angefertigt werden. Zuvor sollten aber begleitende Frakturen aufgrund des vorangegangenen Traumas ausgeschlossen werden. Nachher werden das Repositionsergebnis der Schulter sowie etwaige Frakturen dokumentiert.

Wesentliche radiologische Kennzeichen einer anterioren Schulterluxation können ossäre Bankart-Läsionen des anterioren Glenoids, eine Hill-Sachs-Läsion des posterosuperioren Humeruskopfes oder Frakturen des Tuberculum majus darstellen [2053].

Eine posteriore Schulterluxation präsentiert sich radiologisch durch eine fixierte Innenrotationsstellung des Humeruskopfes in der a. p.-Aufnahme, eine „reversed Hill-Sachs-Läsion" am anteromedialen Humeruskopf, einen nicht abgrenzbaren und erweiterten glenohumeralen Gelenkspalt ohne die Überlagerung von Humeruskopf und Glenoid sowie durch den Nachweis von Impressionsfrakturen am anteromedialen Humeruskopf oder von Frakturen des Tuberculum minus [2050].

Wesentliche radiologische Kennzeichen einer anterioren oder posterioren Schulterluxation sollten in der Akutdiagnostik erkannt werden, um eine verspätete Diagnosestellung zu vermeiden, damit möglichst zeitnahe eine gezielte Behandlung eingeleitet werden kann [2061].

Behandlung und Nachbehandlung

Sobald die Diagnose einer Schulterluxation gestellt ist, sollte diese reponiert werden. In der Akutsituation erfolgt die geschlossene Reposition unter ausreichender Analgosedation zur Muskelrelaxation. Zeigt sich der Versuch einer geschlossenen Reposition frustran oder beeinflusst das Vorliegen von ossären oder ligamentären Begleitverletzungen die Reposition, kann auf ein offenes Repositionsprozedere umgestellt werden.

Die geschlossene Reposition kann nach unterschiedlichen Repositionsmanövern möglichst schnell unter wenig axialen Zug erfolgen [2054].

Sofern die Schulter reponiert wurde, richtet sich das anschließende Therapiekonzept nach Alter und Aktivitätslevel der Person. Das Rezidivrisiko ist altersabhängig und besonders bei Adoleszenten erhöht [2058]. Es muss hierbei die Schulterluxation aufgrund einer persistierenden, uni- oder multidirektionalen Schulterinstabilität von der traumatischen Erstluxation abgegrenzt werden. Weiterhin unterscheidet sich das Therapiekonzept von jungen, sportlichen Athlet*innen gegenüber älteren Menschen mit möglichen ossären und muskulären Begleitverletzungen. Daher sollte nach der Akutversorgung möglichst bald ein MRT mit Blick auf mögliche Begleitverletzungen und deren Ausmaß wie Bankart-Läsionen, Kapselverletzungen, SLAP-Läsionen, Hill-Sachs-Läsionen, Glenoid- oder Humeruskopffrakturen oder Rotatorenmanschettenverletzungen durchgeführt werden [2049].

Eine initiale Ruhigstellung erfolgt meistens für die ersten Wochen nach der Luxation, während nach der aktuellen Studienlage die Dauer der Ruhigstellung nicht mit der Rezidivrate einer erneuten Schulterluxation korreliert. Die Dauer der Ruhigstellung kann daher variieren, genauso wie der Zeitpunkt der beginnenden aktiven Mobilisation und Rehabilitation. Ebenfalls werden weniger Rezidive beobachtet, wenn der Arm zur besseren Gelenkzentrierung in Außenrotation ruhiggestellt wird.

Die Therapie ist eine Einzelfallentscheidung, die von Ätiologie, Alter und Risikoprofil der betroffenen Person abhängt [2039].

Eine initiale operative Therapie richtet sich nach dem Ausmaß der Begleitverletzungen, weshalb nach einem MRT die möglichst baldige Vorstellung in der Orthopädie wünschenswert ist.

Eine konservative Therapie umfasst neben der initialen Ruhigstellung und Sportabstinenz die aktive Rehabilitation mit physiotherapeutischer Anbindung. Der wesentliche Aspekt der Gelenksstabilisierung wird durch dynamische und statistische Faktoren der Schulter beeinflusst. Der Humeruskopf präsentiert sich im Vergleich zur Gelenkfläche des Glenoids deutlich vergrößert, wodurch das Schultergelenk potenziell instabil ist. Die dynamische Stabilisation der Schulter übernimmt die Rotatorenmanschette, der M. deltoideus und der M. biceps brachii, wohingegen die glenohumeralen Ligamente, die Gelenkkapsel und das Labrum die statische Gelenksstabilisierung darstellen. Zur Sicherstellung der glenohumeralen Artikulation ist die Skapulastabilisierung durch die skapulothorakalen Muskeln sowie eine funktionierende und symmetrische skapulothorakale Koordination essenziell. Der Fokus der aktiven Rehabilitation liegt auf einer verbesserten Gelenkzentrierung mit Muskelkräftigung der dynamischen Schulterstabilisatoren und Koordinationsübungen zur Haltungsverbesserung und zur Vermeidung einer glenohumeralen Translation [2049][2054].

Offener Coracoid-Transfer nach Latarjet

Die OP-Indikation für die rechte Schulter war recht eindeutig. Im MRT der rechten Schulter zeigten sich ein nahezu aufgebrauchtes Labrum sowie eine ausgedehnte Hill-Sachs-Läsion. Aufgrund des hervorragenden funktionellen Ergebnisses mit einer hohen Back-to-Sports-Rate von 84,9 % [2051] und einer deutlich geringeren Reluxationsrate von nur 3,2 % [2055][2063] im Vergleich zur alternativen, gängigen Operationstechnik, dem arthroskopischen Bankart-Repair, entschied sich der Operateur für eine offene Coracoid-Transplantation nach Latarjet (▶ Abb. 8.17). Als Nachteile der offenen Latarjet-Operation werden in der Literatur eine erhöhte, subjektiv empfundene Instabilität der operierten Schulter sowie eine vermehrte Arthrosebildung im Schultergelenk beschrieben [2055].

Zusammenfassend lässt sich sagen, dass das primäre Operationsziel beim offenen Coracoid-Transfer nach Latarjet die bestmögliche Stabilisierung des Glenohumeralgelenks und die Vermeidung von Rezidiven ist. Genau dies waren dann auch die Argumente von Alexanders Chirurg.

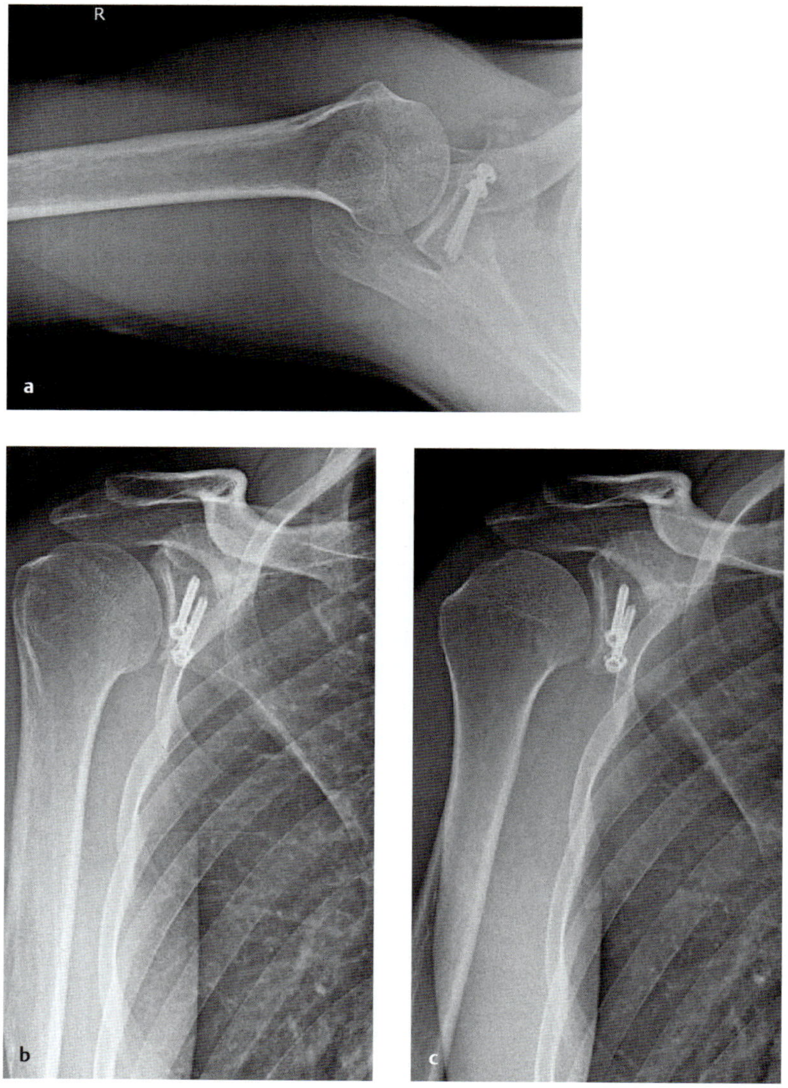

Abb. 8.17 Postoperatives Röntgen von Alexanders Schulter (Fallbeispiel Schulterluxation). (Quelle: D. Niessen)
a Axiale Aufnahme.
b In Außenrotation.
c In Innenrotation.

Clinical Reasoning

Diese Operationstechnik verleiht der Schulter eine höhere Stabilität. In den ersten postoperativen Wochen müssen jedoch sehr strenge Regeln bezüglich Armhaltung und Schulterbeweglichkeit eingehalten werden.

Beim offenen Coracoid-Transfer nach Latarjet wird, wie der Name schon sagt, der Proc. coracoideus als Knochenblock in die Cavitas glenoidalis anterior-inferior transferiert und dort mit 2 Malleolarschrauben fixiert. Die am Knochenblock gemeinsam ansetzenden Sehnen des M. biceps brevis und M. coracobrachialis wirken wie ein Sicherheitsgurt, der den unteren Teil der Subskapularissehne und die anteroinferiore Kapsel in Abduktion-Außenrotation verstärkt [2042].

✔ Merke

Wegen des Einheilens des transferierten Knochenblocks darf zu Beginn der Rehabilitation die Schulter weder passiv noch aktiv über 0° außenrotiert und auch nicht forciert abduziert werden. Biomechanisch geriete andernfalls das Transplantat unter Zug, was eine Reizung im OP-Gebiet zur Folge haben könnte. Durch eine wiederaufflammende Entzündung würde dann der Wundheilungsprozess beeinträchtigt.

8.2.2 Physiotherapeutische Anamnese

Im Sommer 2019 erlitt Alexander bei einem Sturz eine anterokaudale Schulterluxation rechts, die noch im selben Jahr mittels arthroskopischer Kapsel-Labrum-Rekonstruktion (Bankart-Repair) operiert wurde. Die anschließende physiotherapeutische Rehabilitation mit Stabilisationsübungen und Krafttraining schlug gut an und er war zwischenzeitlich beschwerdefrei und konnte seinen sportlichen Aktivitäten wieder uneingeschränkt nachgehen. Bis zum jetzigen Zeitpunkt ist es zu keinem Rezidiv gekommen.

Im Frühjahr 2023 verlor er beim Beachvolleyball nach einem Smash aus der Luft das Gleichgewicht und stürzte seitlich auf den ausgestreckten rechten Arm, wobei sich die Schulter erneut nach anterokaudal verrenkte. Diese reponierte er vor Ort selbst. Die Schmerzen gingen danach deutlich zurück und die axilläre Sensibilität war noch intakt. Er wurde sofort ins Krankenhaus gebracht.

Nach reiflicher Überlegung entschied sich Alexander für eine erneute Operation, da er sowohl beruflich als auch für seine sportlichen Aktivitäten auf eine gut funktionierende und stabile Schulter angewiesen ist.

Im Vordergrund stehen 3 Fragen:

1. Wie kann die Wundheilung nach dieser Operation optimal unterstützt werden? Warum ist es wichtig, die Wundheilung nach der offenen Latarjet-Operation zu respektieren und die „Do´s und Don´ts" der ersten beiden Rehabilitationsphasen zu beschreiben?
2. Die Steuerung der Rehabilitationsinhalte durch objektive Assessments hält immer mehr Einzug in die Physiotherapie. Mit welchen Assessments kann ein gezielter Belastungsaufbau nach offener Latarjet-Operation objektiv gesteuert werden?
3. Alle Sportarten haben ihre Eigenheiten und fordern den Körper der Sportler*innen auf unterschiedliche Art und Weise. Das ist beim Taekwondo nicht anders (s. Kasten).

Sportartanalyse Taekwondo

Taekwondo ist eine Selbstverteidigungskunst, die vor fast 2000 Jahren in Korea entstanden ist. Der Name setzt sich aus 3 koreanischen Wörtern zusammen:

- Tae: „im Sprung treten" – bezeichnet die Beintechnik
- Kwon: „Faust" – bezeichnet die Handtechnik
- Do: „Weg, Kunst" – bezeichnet den körperlichen und geistigen Reifeprozess.

Eine Besonderheit des Taekwondo ist die waffenlose Abwehr von Angriffen. Alle Bewegungen im Taekwondo gehen vom Prinzip der Verteidigung aus. Dabei können praktisch alle Körperteile eingesetzt werden [2059].

Betrachtet man diese Kampfkunst etwas genauer, so wird deutlich, welche motorischen Grundeigenschaften im Vordergrund stehen. Neben einer sehr hohen Beweglichkeit sind die Schnelligkeit und Kadenz der Kicks und Faustschläge beeindruckend. Um in diesem Kampfsport erfolgreich zu sein, müssen Taekwondo-Kämpfende primär sehr schnell und explosivkräftig sein. Eine überdurchschnittliche Hüftbeweglichkeit ist für die Tritte unerlässlich. Hinzu kommen eine gute Grundlagenausdauer sowie gezielt trainierte koordinative Fähigkeiten (▶ Abb. 8.18)

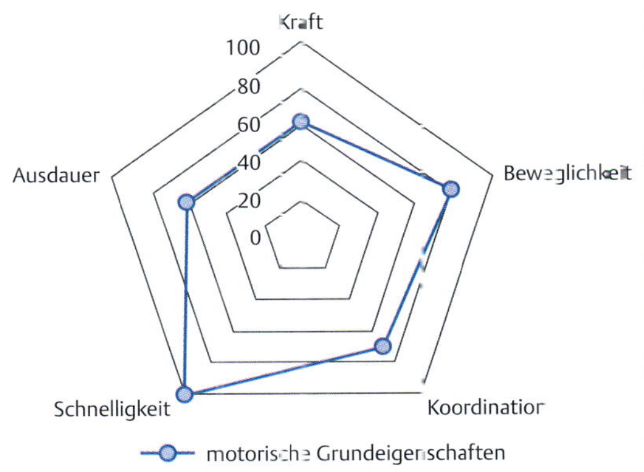

Abb. 8.18 Gewichtung der motorischen Grundeigenschaften im Taekwondo (in Prozent). Quelle: C. Tschopp)

Man sieht also, dass die Kampfkunst Taekwondo sehr vielseitig ist. Durch die enorme Geschwindigkeit und Kraft der Kicks und Faustschläge sind die Anforderungen an Arme und Schultern ebenso hoch wie an Beine und Rumpf. Abwehrtechniken sowie schnelle Schläge stellen eine hohe Belastung für den Schulterkomplex dar und erfordern ein hohes Maß an konzentrischer und exzentrischer Kraft, Koordination und Explosivität.

8.2.3 Physiotherapeutische Maßnahmen

Die Rehaphasen im Überblick

Im folgenden Abschnitt werden die einzelnen Phasen, die Alexander während seiner Schulterrehabilitation durchläuft, kurz vorgestellt (▶ Abb. 8.19).

Zunächst erfolgt eine Einschätzung der möglichen Probleme und Einschränkungen, die auftreten können. Dann liegt der Fokus auf den Behandlungstechniken in den Therapiesitzungen und den geeigneten Heimübungen, die aus physiotherapeutischer Sicht eingesetzt werden können, um die Wundheilung zu unterstützen und Alexander Schritt für Schritt seinen Zielen näher zu bringen.

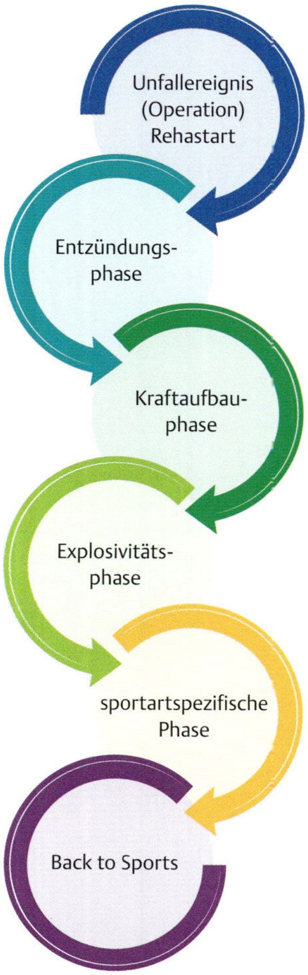

Abb. 8.19 Die Rehaphasen im Überblick.

Rehaphase 1: Entzündungsphase

Clinical Reasoning

In den ersten Wochen nach der Operation stehen die Wundheilung und damit die Entzündungszeichen im Vordergrund. Die Beweglichkeit der Schulter ist durch die Schwellung im Gelenk und im Wundbereich stark eingeschränkt. Vor allem beim langsamen Absetzen der Medikamente muss anfangs mit Schulterschmerzen gerechnet werden. Bestimmte alltägliche Aktivitäten, wie z. B. das Schlafen, werden für ungeübte Rückenschläfer zum Problem.

In dieser Phase ist es wichtig, Vorsichtsmaßnahmen zu besprechen und problematische Alltagsaktivitäten zu überprüfen. Passive und assistierte Schultermobilisationen im erlaubten Bewegungsumfang (ROM) gehören ebenso zur Physiotherapie wie schmerzlindernde Maßnahmen. Sehr wichtig sind Übungen zur skapulothorakalen und glenohumeralen Sensomotorik. Eine qualitativ gute Ansteuerung der operierten Schulter bildet die Basis für den späteren Kraftaufbau.

Zuhause können neben den sensomotorischen Übungen auch Eigenbehandlungen zur Schmerzsenkung und assistive bis aktive Mobilisationen der Schulter durchgeführt werden. Zudem kann das gewohnte Training für die restlichen Körperpartien, inklusive Grundlagenausdauer, wieder aufgenommen werden, sofern es schulterschonend ist.

Tab. 8.7 Tests in der ersten Rehabilitationsphase, 2 Wochen postoperativ (Fallbeispiel Schulterluxation).

Assessments	Messwerte
Entzündungszeichen	
• Rötung	• im Wundgebiet um die ventrale Schulternarben
• Schwellung	• um die ventrale Schulternarbe
• Schmerz	• im Wundgebiet und Druckdolenz der umliegenden Strukturen
• Überwärmung	• im Wundgebiet um 4,5° C im Seitenvergleich (mit Infrarotthermometer)
• eingeschränkte Funktion	• ganze Schulter
pROM-Schulter (mit Goniometer in Grad)	• Flexion: 30° • Abduktion: 60° • Außenrotation: -10°
aROM-Schulter (mit Goniometer in Grad)	nicht gemessen
Schmerz (NRS)	0–10 von 10

✔ Merke

Die Patient*innen haben nie mehr so viel Zeit wie zu Beginn einer Reha. Gebt ihnen etwas zu tun!

Phase 1: Woche 2

Gut eine Woche nach der geplanten Schulteroperation sehe ich Alexander zum ersten Mal bei mir in der Physiotherapie. Er trägt ein Ortho-Gilet, das er laut Operateur bis zur 4. postoperativen Woche permanent und danach noch 2 Wochen ausschließlich nachts tragen soll. Er klagt über Schmerzen nach 3 Stunden Liegen sowie nach 2 Stunden Gehen mit einer maximalen Intensität von 10/10 auf der Numeric Rating Scale (NRS). Seit er wieder zu Hause ist, haben sich viele Fragen und Unklarheiten ergeben, die wir gemeinsam versuchen zu beantworten.

Die geeigneten Messparameter in dieser ersten Rehabilitationsphase sind die Entzündungszeichen im Operationsgebiet, die Schmerzen sowie die aktive und passive Beweglichkeit der operierten Schulter (▶ Tab. 8.7).

In der Physiotherapie beginnen wir mit manuellen, passiven und assistierten Schulter- und Skapulamobilisationen in Rücken- und Seitenlage im schmerzfreien Bereich.

Ich gebe Alexander erste Selbstmobilisationen sowie Haltungs- und Detonisationsübungen, die er mehrmals täglich durchführen soll.

Wir definieren gemeinsam 2 Rehabilitationsziele:

- Wiederaufnahme der Arbeit als Assistenzarzt mit funktionsfähiger rechter Schulter, 3 Monate postoperativ
- beschwerdefreie Wiederaufnahme des Taekwondo-Trainings, ein Jahr postoperativ.

Tab. 8.8 Retests in der ersten Rehabilitationsphase, 4 Wochen postoperativ Fallbeispiel Schulterluxation; (Veränderungen **fett** hervorgehoben).

Assessments	Messwerte
Entzündungszeichen	
• Rötung	• im Wundgebiet um die ventrale Schulternarben
• Schwellung	• um die ventrale Schulternarbe
• Schmerz	• im Wundgebiet **ohne** Druckdolenz der umliegenden Strukturen
• Überwärmung	• im Wundgebiet um **3° C** im Seitenvergleich (Rückgang um 1,5° C)
• eingeschränkte Funktion	• ganze Schulter
pROM Schulter (mit Goniometer in Grad)	• Flexion: **70° (+ 40°)** • Abduktion: **80° (+ 20°)** • Außenrotation: **-5° (+ 5°)**
aROM Schulter (mit Goniometer in Grad)	• Flexion: 45° • Abduktion: 30° • Außenrotation: -10°
Schmerz (NRS)	0–7 von 10, **Rückgang um 3 Punkte**

Phase 1: Woche 4

Alexander hat inzwischen die Bedarfsmedikation gegen Schmerzen nicht mehr nötig. Er fühlt sich gut und ist die meiste Zeit schmerzfrei. Er macht mehrmals täglich seine Heimübungen zur Schultermobilisation, Haltungsschulung, Skapulakontrolle, glenohumeralen Zentrierung, isometrischen Kräftigung und Detonisierung. Heute beginnt er mit den ersten Stützübungen an der Wand und bald auch, wenn es die ROM erlaubt, im Vierfüßlerstand. In den physiotherapeutischen Sitzungen arbeiten wir vor allem am Skapulasetting, an der schulterumfassenden muskulären Ansteuerung, an passiven und assistierten Schultermobilisationen im widerstands- und schmerzfreien, erlaubten Bereich und ergänzen die Sitzungen bei Bedarf mit Weichteiltechniken zur Detonisation und Schmerzlinderung (▶ Tab. 8.8).

Die gemessenen Werte zeigen uns, dass der Heilungsprozess gut voranschreitet, die Schulter aber noch nicht zu stark belastet werden darf, da die Entzündung im Wundbereich noch nicht vollständig abgeklungen ist. Die Temperaturdifferenz von anfangs 4,5° C liegt jetzt bei 3° C und damit noch nicht im physiologischen Bereich von < 2° C Seitendifferenz [2041].

> **Tipp**
>
> Nach den ersten Wochen ist es sehr wichtig, dass Alexander sein Ausdauer- und Ganzkörperkrafttraining wieder aufnimmt. Der Fokus liegt dabei auf dem Rumpf und den Beinen, da beides für seine Sportart Taekwondo sehr wichtig ist. Nicht zu vergessen ist, dass die Reha auch eine Chance sein kann, gezielt an bekannten Schwachstellen zu arbeiten.

Rehaphase 2: Kraftaufbauphase

> **Clinical Reasoning**
>
> Zu diesem postoperativen Zeitpunkt folgt in der Regel die radiologische Nachkontrolle. Die Wundheilung steht weiterhin im Mittelpunkt. Der Chirurg beurteilt, wie gut der Knochenblock bereits verheilt ist. Gibt er grünes Licht, kann mit dem Kraftaufbau und etwas forcierteren passiven bis aktiven Schultermobilisationen begonnen werden. Die noch stark eingeschränkte Beweglichkeit im Glenohumeralgelenk schränkt die Übungsauswahl ein. Mit der nun zunehmenden Belastung der Schulterstrukturen können immer wieder Schmerzen auftreten.

In der Physiotherapie ist jetzt eine kontinuierliche und adäquate Anpassung der Reha-Inhalte von großer Bedeutung. Die Motivation der Person ist wichtig, birgt aber auch die Gefahr der Überforderung. Ehrlichkeit gegenüber dem Physiotherapeuten oder der Physiotherapeutin und sich selbst spielt hier eine große Rolle. Nur so können Behandlungstechniken oder Übungen gezielt ausgewählt werden, um ein optimales Outcome zu erreichen.

Begonnen werden kann mit einem Training im schmerzfreien ROM im koordinativen Bereich mit leichten Zusatzgewichten. Dieses Training muss dann kontinuierlich angepasst und gesteigert werden.

Phase 2: Woche 6

Die Röntgenbilder von Alexanders operierter rechter Schulter sehen gut aus und er kann nun, je nach Beschwerden, mit dem progressiven Belastungsaufbau beginnen. Das bedeutet, dass die Schulter nach und nach im vorhandenen ROM voll belastet werden darf. Er berichtet noch über persistierende Schmerzen und nimmt bei Bedarf Dafalgan und Novalgin zur Analgesie ein, denn weil die Schulter nun stärker belastet wird, hat er teilweise auch wieder Schmerzen. Die Entzündungszeichen sind praktisch verschwunden. Die Operationsnarbe ist gut verheilt und reizlos, ohne umgebende Rötung, Schwellung oder Überwärmung und ohne Druckdolenz über den knöchernen Strukturen (▶ Tab. 8.9).

Wir haben Alexanders Heimübungen intensiviert und er darf nun auch im Fitnessraum die operierte Schulter mit leichten Zusatzgewichten belasten.

In der Physiotherapie setzen wir neben den passiven bis aktiven Mobilisationen bis in die Endpositionen, skapulothorakalen und glenohumoralen Ansteuerungsübungen mit leichter Zusatzbelastung und größeren Schulterwinkeln auch zunehmend aktive Inputs ein. Inzwischen führt er seine Stützübungen nicht mehr an der Wand und an erhöhten Flächen, sondern auf dem Boden aus, da sich das ROM im Schultergelenk deutlich verbessert hat. Außerdem hat er mit dem Ausdauertraining auf dem Spinning Bike begonnen.

Da Alexander eine aktive Schulterelevation von mindestens 90° benötigt, um im OP assistieren zu können, hat ihn der Operateur nochmals für weitere 6–12 Wochen postoperativ zu 100 % arbeitsunfähig geschrieben.

Phase 2: Woche 8

Es geht Alexander in Bezug auf die Schmerzen wieder etwas schlechter, NRS = 6/10 bei den Übungen. Die objektiven Bewertungen verbessern sich jedoch kontinuierlich. Die Entzündungszeichen sind vollständig verschwunden. Er hat jetzt mit dynamischen Stützübungen im Vierfüßlerstand begonnen. Dazu kommt ein erster erfolgreicher Joggingversuch über 10 min.

Der Zeitpunkt, wann in der Reha mit einer 3-monatigen medizinischen Trainingstherapie (MTT) begonnen werden soll, ist nicht genau definiert. Im Reha-Plan, den mir Alexander zu unserem ersten Termin von seinem Operateur mitgebracht hat, steht:

Tab. 8.9 Retests in der ersten Rehabilitationsphase, 6 Wochen postoperativ (Fallbeispiel Schulterluxation Veränderungen **fett** hervorgehoben).

Assessments	Messwerte
Entzündungszeichen	
• Rötung	–
• Schwellung	–
• Schmerz	• im Wundgebiet bei und nach vermehrter Belastung
• Überwärmung	• **2° C** im Seitenvergleich (Rückgang um 1° C)
• eingeschränkte Funktion	• ganze Schulter
pROM Schulter (mit Goniometer in Grad)	• Flexion: **90°** (+ 20°) • Abduktion: **110°** (+ 30°) • Außenrotation: **10°** (+ 15°)
aROM Schulter (mit Goniometer in Grad)	• Flexion: **60°** (+ 15°) • Abduktion: **60°** (+ 30°) • Außenrotation: **0°** (+ 10°)
Schmerz (NRS)	0–4 von 10, **Rückgang um 3 Punkte**

„ab der 10. Woche Beginn der MTT bei ausreichender ROM". Die ROM ist eine Voraussetzung, um überhaupt bestimmte, sinnvolle Kräftigungsübungen für die Schulter durchführen zu können. Ich empfehle die MTT ab dem Zeitpunkt, wenn ein Krafttraining im Hypertrophiebereich möglich ist. Durch die zunehmende Belastung der Schulterstrukturen steigt das Verletzungsrisiko. In der MTT wird man regelmäßig überwacht und es stehen mehr Gewichte zur Verfügung als zu Hause.

Für Alexander war das MTT kein Thema. Er besucht seit Jahren regelmäßig ein Fitnessstudio und verfügt über ein sehr gutes Körpergefühl, sodass er seine Übungen nach der Arbeit problemlos selbstständig durchführen kann.

Phase 2: Woche 12

Die 2. Nachuntersuchung beim Orthopäden hat gerade stattgefunden. Der Arzt ist mit der Funktion der operierten Schulter zufrieden und gibt Alexander grünes Licht, wieder als Assistenzarzt zu arbeiten.

> **Bericht des Operateurs**
>
> „AR aktiv 30°, F + ABD 130°. IR/AR 10/0/60 mit kräftigem Anschlag in der AR und negativem Apprehension Sign, sauberes Gleiten glenohumeral; stabile Implantatposition mit korrekter Zentrierung; Mobilisation in die Endpositionen und sukzessiver Belastungsaufbau; Low-Impact-Sportarten sind wieder möglich; selbstständiger Weg zur Fitness."

Die Beweglichkeitsbefunde decken sich mit meinen Messungen. Tagsüber klagt Alexander noch gelegentlich über leichte Schmerzen bei schnelleren Bewegungen. In Ruhe ist er aber völlig schmerzfrei. Mit der Wiederaufnahme seiner Arbeit hat sich für ihn einiges geändert. Er hat jetzt viel weniger Zeit und Ressourcen, um sich auf die Rehabilitation seiner operierten Schulter zu konzentrieren.

Tab. 8.10 Retests in der ersten Rehabilitationsphase, 16 Wochen postoperativ (Fallbeispiel Schulterluxation Veränderungen **fett** hervorgehoben).

Assessments	Messwerte
Entzündungszeichen	–
pROM Schulter (mit Goniometer in Grad)	• globale Flexion: **145°** (+ 55°) • globale Abduktion: **180°** (+ 70°) • Außenrotation: **40°** (+ 30°)
aROM Schulter (mit Goniometer in Grad)	• Flexion: **145** (+ 85°) • Abduktion: **180°** (+ 120°) • Außenrotation: **40°** (+ 40°)
Schmerz (NRS)	0–3 von 10, **Rückgang um 1 Punkt**

In der Physiotherapie erarbeiten wir neue Eigenmobilisationen und gezielte Kraftübungen der Schulteraußenrotatoren und -abduktoren. Alexander trainiert im Kraftausdauerbereich mit etwa 60 % der Maximalkraft.

Phase 2: Woche 16

Heute ist Alexanders 18. Sitzung. Aufgrund von Urlaub und Krankheit fanden die Physiotherapietermine in unregelmäßigen Abständen statt. Wir blieben jedoch stets in Kontakt und ich habe seine Übungen laufend über die Trainings-App angepasst. So konnte ich das Training auch aus der Ferne steuern. Die Kraftübungen führt er nun im Hypertrophiebereich bei etwa 80 % der Maximalkraft bis zum Bewegungsende durch. Die Mehrbelastung durch den Wiedereinstieg in seine Assistenzarzttätigkeit äußerte sich zunächst in einer Zunahme der Schmerzen im OP-Gebiet. Mittlerweile sind diese aber wieder deutlich zurückgegangen (▶ Tab. 8.10).

Die aus physiotherapeutischer Sicht wichtigsten Punkte fasse ich anschließend als Ausblick zusammen. Alexander befindet sich zum Zeitpunkt des Verfassens dieses Fallbeispiels im Übergang von der Rehaphase 2 zur Rehaphase 3.

Rehaphase 3: Explosivphase

> **Clinical Reasoning**
>
> Zu erwartende Einschränkungen sind die Beweglichkeit der Innen- und Außenrotatoren in 90° Abduktion.

In der 3. Rehaphase wird die Intensität aller Trainingsinhalte nochmals gesteigert. Die Muskulatur wird stärker belastet und die Bewegungseinschränkungen im Schultergelenk lassen nun auch Übungen über Schulterhöhe zu. Der Schwerpunkt liegt auf schnelleren Bewegungsausführungen. Dynamische Stützübungen und erste einfache Würfe werden trainiert.

In der Physiotherapie wird weitgehend im aktiven Bereich gearbeitet. Ergänzend kann die skapulothorakale und glenohumerale Beweglichkeit durch intensive manuelle Techniken weiter verbessert werden.

Die skapulothorakale Kontrolle und die schulterumgreifende muskuläre Kontrolle sind inzwischen nahezu gleichwertig. Das aktive und passive globale und glenohumerale ROM ist im Seitenvergleich nur noch geringfügig eingeschränkt. Schmerzen treten während und kurz nach neuen Belastungen auf. Das Krafttraining liegt seit einigen Wochen im Hypertrophiebereich von etwa 80 % der Maximalkraft. In den nächsten Wochen kann die Intensität einzelner Übungen auf 90–100 % der Maximalkraft gesteigert werden.

Neben dem aktiven und passiven ROM sind folgende Beurteilungskriterien geeignet:

- isometrische Kraftmessungen der Schulter [2040][2046]
- Y-Balance-Test Upper Quarter [2048][2062]
- Closed Kinetic Chain Upper Extremity Stability Test (CKQUEST) [2047][2057][2060]
- Seated Medicine Ball Shot Put Test (SMBSPT) [2056]
- andere funktionelle Tests.

Wir passen Alexanders Krafttraining gezielt an die Defizite aus den Krafttests an. Die Stützübungen werden wieder intensiviert, um den Körper auf das Abfangen bei Stürzen vorzubereiten. Nun kommen auch die Reaktivkraft und erste Würfe ins Spiel. Der Aufbau erfolgt in 4 Phasen: konzentrisch schnell, exzentrisch schnell, konzentrisch schnell mit Vordehnung und exzentrisch schnell gefolgt von konzentrisch schnell (Plyometrie).

Rehaphase 4: Sportartspezifische Phase

Clinical Reasoning

Diese Rehaphase ist aufgrund der enormen Belastung und der Beschleunigungselemente besonders verletzungsgefährdend. Im Idealfall sind keine Einschränkungen oder Beschwerden zu erwarten.

In dieser 4. und letzten Rehaphase werden die Betroffenen in allen Bereichen maximal belastet. Plyometrische Übungen bis zu 100 %, Kraftübungen im Maximalbereich, explosive Stütz- und Fallübungen werden vermittelt und trainiert. Überkopfwürfe mit maximaler Beschleunigung runden das Training ab.

Der Wiedereinstieg in das sportartspezifische Training ist ein wichtiger Bestandteil dieser Phase (return to sport). Später folgen Versuche ohne, dann mit Körperkontakt (je nach Sportart) und schließlich der Wiedereinstieg in den Wettkampf (return to competition).

Ich werde die Schulterkraft wieder testen. Sobald die Kraftwerte sowie die Funktionstests einen Limb Symmetry Index (LSI) von > 90 % zur gesunden Seite aufweisen [2040], kann Alexander mit dem Taekwondo-Training beginnen – natürlich langsam und zunächst auf jeden Fall ohne Körperkontakt. Den Trainingsbeginn erwarte ich bei Alexander nach 8–10 Monaten postoperativ [2045]

Seitdem trainiert er wieder 2-mal wöchentlich Taekwondo. Er konzentriert sich auf das Fallen, das Blocken von Tritten und Schlägen und die Schnelligkeit der Beine und Arme. Ergänzend absolviert er 2 Joggingeinheiten im Wald sowie 1–2 intensive Krafttrainingseinheiten im Schnellkraft- und Maximalkraftbereich. Bei den isometrischen Kraftmessungen hat er jetzt, ein Jahr postoperativ, einen LSI von 100 % erreicht. Die Schulterbeweglichkeit ist im Seitenvergleich, wenn überhaupt, nur noch minimal eingeschränkt.

In dieser 4. Rehaphase (8–12 Monate postoperativ) sehe ich Alexander einmal im Monat, um ihm neue Inputs im Trainingsbereich zu geben. Danach ist die Reha abgeschlossen und er hat auch sein 2. Rehaziel, den Wiedereinstieg ins Taekwondo, erreicht.

8.2.4 Zusammengefasst

Grundsätzlich lohnt es sich, den Operationsbericht zu studieren und ggf. genauer nachzulesen, was bei einer Operation im Fokus der Wundheilung steht. Wenn wir den oder die „Keyplayer" kennen, können wir die Behandlungstechniken und Übungen so wählen, dass wir die Wundheilung nicht unnötig verzögern, weil wir die betroffenen Strukturen zu sehr reizen. Bei der Latarjet-Operation ist dies der übertragene Knochenblock, der für 6 Wochen keiner forcierten Außenrotation über 0° und keiner Abduktionsbelastung ausgesetzt werden sollte.

Den Rehabilitationsverlauf mit objektiven Assessments zu begleiten, hilft uns Physiotherapeutinnen und Physiotherapeuten dabei, die aktuelle Rehabilitationssituation in der jeweiligen Therapiesitzung adäquat einschätzen zu können. Darüber hinaus können wir mit geeigneten Assessments einem roten Faden folgen und Therapieinhalte begründet anpassen – steigern oder vereinfachen. Assessments helfen bei der Beurteilung, ob und wann die Belastung gesteigert werden kann, und sie zeigen dem Patienten oder der Patientin den Verlauf der Rehabilitation auf. Nicht zu vergessen ist, dass Berichte z. B. an Kostenträger durch Assessments unterstützt werden können.

Wie bei allen Sportarten muss auch beim Kampfsport zunächst genau analysiert werden, welchen Bewegungen und Belastungen das betroffene Gelenk, in Alexanders Fall seine operierte rechte Schulter, ausgesetzt ist. Hier unterscheiden sich die Kampfsportarten von den Wurfsportarten. Wie bereits in der Sportartenanalyse Taekwondo beschrieben, muss der Schwerpunkt in der Schulterreha neben den Würfen unbedingt auf dem Sturztraining, den dynamischen Stütz- und Schlagbewegungen sowie dem Blocken von Schlägen und Tritten liegen. Für die Wiedereingliederung in das sportartspezifische Training und später in den Wettkampf sind diese Trainingsinhalte von enormer Bedeutung.

8.3 Fallbeispiel Rotatorenmanschettenruptur

Christian Weber, Andreas Marc Müller

Steckbrief Karl (51)

- Ärztliche Diagnose: Ruptur der Rotatorenmanschette
- Verordnung: Schiene (30° Abduktion) für 6 Wochen, keine Bewegung unter Schienenniveau, passive Mobilisation ab Tag 1, assistierte Mobilisation ab Woche 3, aktive Mobilisation des Schultergelenkes ab Woche 7
- Beruf und Hobby: Elektriker; Hobbysportler

8.3.1 Ärztlicher Hintergrund

Anamnese

Der 51-jährige Karl ist Geschäftsführer eines Elektrounternehmens. Seine Hobbys sind Schwimmen (Brustschwimmen) und das Spazieren mit seinem Hund. Nebendiagnosen sind eine arterielle Hypertonie und eine Adipositas mit einem BMI von 32.

Karl stellt sich in der orthopädischen Klinik vor und berichtet, dass ihm vor einem Monat beim Abmontieren von Elektroleitungen ein rund 25 kg schwerer Pfosten auf den ausgestreckten linken Unterarm gefallen sei. Dabei sei es zu einem Knacken und Reißen in der linken Schulter mit einschießendem Schmerz gekommen. In der Folge traten Schmerzen beim Heben des Armes und bei Drehbewegungen auf. Überkopfarbeiten seien derzeit nicht durchführbar, außerdem habe er ein Kraftdefizit bemerkt. Nachts wache er mitunter wegen der Schmerzen auf. Die Beschwerden seien seit dem Ereignis vor einem Monat nicht besser geworden. Bisher gab es keinerlei therapeutische Bemühungen.

Ätiologie

Die Rotatorenmanschettenruptur (RMR) gehört zu den häufigsten muskuloskelettalen Problemen. Sie kann bei einem Trauma oder einem Unfall entstehen oder auch degenerativ bedingt sein. Ihre Prävalenz hängt insbesondere vom Alter, aber auch von der Händigkeit, dem Geschlecht, der beruflichen oder sportlichen Belastung, dem Vorliegen gewisser anatomischer Ausprägungen (Schulterausmessung) und von systemischen Erkrankungen ab (z. B. Diabetes mellitus). Sie betrifft in 10 % der Fälle jungen Erwachsene und in über 60 % Personen über 80 Jahre [2098][2115][2116][2124].

Die Rotatorenmanschette (RM) ist für die dynamische Stabilisierung des Glenohumeralgelenks verantwortlich [2083][2094]. Ihre 4 Muskeln liefern zudem die Kraft zur (Einleitung der) Abduktion (M. supraspinatus), Außenrotation (Mm. infraspinatus und teres minor) und Innenrotation (M. subscapularis) der Schulter [2083]. RMRs sind die Folge einer mechanischen Überlastung und resultieren einerseits in einer Kraftabschwächung, andererseits in einer übermäßigen Translation des Oberarmkopfes in der Pfanne beim Bewegen des Arms, was mit Funktionsdefiziten bis hin zur Pseudoparalyse einhergehen kann.

Hinsichtlich der Symptomatik besteht eine hohe Variabilität. Während einige RMR als Zufallsbefund bei asymptomatischen Personen entdeckt werden, führen andere zu einer erheblichen Morbidität mit Schmerzen, Funktionseinschränkungen und Schlafstörungen [2108][2109].

Untersuchung

Neben den objektivierbaren Untersuchungsparametern sind die gründliche Anamnese in Bezug auf Symptombeginn, -dauer und -charakter aber auch auf das individuelle Patient*innenprofil der Schlüssel für die Therapieentscheidungsfindung.

Die klinische Untersuchung beginnt mit der Inspektion des Oberflächenprofils und der Körperhaltung. Nach der Palpation folgt die Erhebung des aktiven globalen Bewegungsumfangs (ROM) mit Dokumentation der maximalen Flexion, Abduktion, Außenrotation (in Adduktion und 90° Abduktion) und der funktionellen Innenrotation (Griff auf den Rücken, Schürzengriff). Besonderes Augenmerk sollte auf der Beurteilung der skapulothorakalen Koordination liegen. Bei Einschränkungen der aktiven Bewegungsausmaße wird die passive Mobilität untersucht, um zwischen kapsulären (Frozen Shoulder) bzw. knöchernen Limitationen (Omarthrose) und einer Pseudoparalyse differenzieren zu können. Schließlich lässt eine Reihe spezifischer Funktionstests – hierunter der Jobe-Test (M. supraspinatus), der Außenrotations-Lag-Test (M. infraspinatus), der Lift-off-Test (M. subscapularis), und das Hornblower-Zeichen (M. teres minor) – bereits eine sehr gute Einschätzung der Integrität der RM zu. Eine Begleittendinitis der langen Bizepssehne kann mit dem O'Brien-Test detektiert werden. Eine subakromiale Schmerzsymptomatik wird durch die Impingement-Tests nach Neer und Hawkins provoziert [2064].

Karl zeigt folgende Befunde:

- Schulter links: symmetrisches Schulterrelief; keine Rötung, Schwellung oder Überwärmung; leichte Druckdolenz im Sulcus bicipitalis und über dem Tuberculum majus, AC-Gelenk indolent;
- passive glenohumerale Beweglichkeit: Abduktion 85°, Außenrotation seitengleich 50°, Innenrotation bis Daumen auf Höhe L 3 (Gegenseite Th 12)
- aktive globale Schulterbeweglichkeit: Flexion 80°, Abduktion 70° jeweils mit Schmerzen lateral, Außenrotation 50°, Innenrotation bis L 3; positiver Jobe- und Whipple-Test
- Außenrotation gegen Widerstand mit verminderter Kraft; kein Außenrotationslag; gute Kraftentwicklung im Belly Press und Lift-off-Test.

Weitere Diagnostik

Die Bildgebung umfasst das konventionelle Röntgen zur Beurteilung der knöchernen Morphologie (Gelenkstellung/-zentrierung, Arthrose, periartikuläre Verkalkungen) sowie unterschiedliche Modalitäten zur Evaluation der Weichteile. Günstig und ubiquitär verfügbar ist hierbei die Sonografie, deren diagnostische Genauigkeit allerdings untersucherabhängig ist [2074][2085]. Das MRT und die MR-Arthrografie erlauben eine detaillierte Beurteilung der RM mit > 90 %iger Spezifität und Sensitivität und gelten deshalb als Goldstandard [2074][2101].

Auch bei Karl wird aufgrund der klinischen Befunde ein Arthro-MRT durchgeführt, das folgende Ergebnisse liefert:

- transmurale Ruptur der vorderen Supraspinatussehne
- interstitielle Teilruptur der Infraspinatussehne
- Teilruptur der langen Bizepssehne.

Konservative Therapie

Die Physiotherapie sowie ein eigenständig durchgeführtes Übungsprogramm sind der Kern der Behandlung. Diese fokussiert sich auf die Optimierung der Oberkörperhaltung und des skapulothorakalen Rhythmus sowie auf die Kräftigung und die intermuskuläre Koordination der Rest-RM (Innenrotatoren und Außenrotatoren, „force couple") [2064][2100].

Operative Therapie – Rotatorenmanschettenrekonstruktion

Die Behandlungsindikation für die RM-Rekonstruktion richtet sich nach der individuellen klinischen Symptomatik, der Rupturmorphologie und dem Patient*innenprofil. Falls indiziert, erfolgt die RM-Rekonstruktion heute üblicherweise arthroskopisch mithilfe sog. Fadenanker (▶ Abb. 8.20). Bei schlechter Gewebequalität oder Irreparabilität werden Teilrekonstruktionen, Augmentationen, Interponate, Sehnentransfers oder der Gelenkersatz angewandt. Trotz Zunahme des theoretischen Wissens und (material-)technischer Verbesserungen liegt die Re-Rupturrate nach RM-Rekonstruktion immer noch bei 10–91 % [2110]. Als positive prognostische Faktoren gelten ein Alter < 65 Jahre, eine geringe anteroposteriore Rupturgröße und Sehnenretraktion und ein langer Sehnenstumpf (> 15 mm), eine geringgradige fettige Infiltration und Atrophie sowie – im Falle traumatischer Rupturen – ein frühzeitiges chirurgisches Eingreifen.

Bei Karl liegt klinisch und radiologisch eine traumatische Ruptur der Rotatorenmanschette links als direkte Folge eines Auffangtraumas vor. Bei dem relativ jungen und aktiven Patienten mit hoher berufsbedingter Belastung und aktuell hohem Leidensdruck war eine operative Versorgung indiziert. Karl war damit einverstanden und wurde zur Operation 2 Wochen später einbestellt. Es erfolgte eine Rekonstruktion der Rotatorenmanschette der Mm. supraspinatus und infraspinatus mit subpektoraler Bizepstenodese und Débridement der entzündeten Bursa.

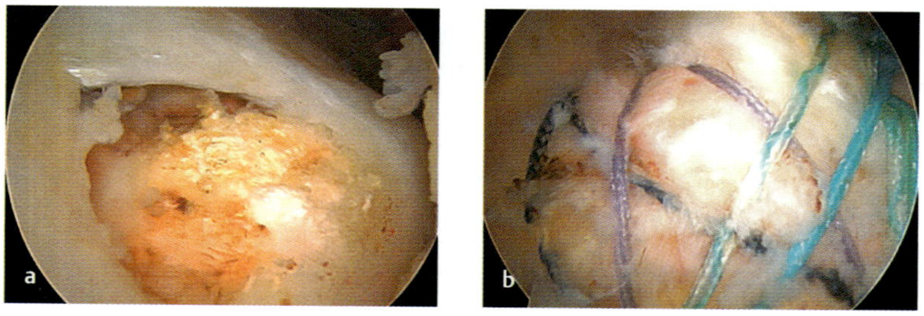

Abb. 8.20 Intraoperative Arthroskopiebilder. (Quelle: Universitätsspital Basel, F. Eckers)

a Halbmondförmiger Riss der Supraspinatussehne, bereits debridiert.

b Zeigt den Zustand nach Rekonstruktion mit 2 doppelt beladenen Ankern (Transosseus-equivalent-Technik).

Nachbehandlung

- Rerupturrisiko: hoch
- Schiene (30° Abduktion) für 6 Wochen
- keine Bewegung unter Schienenniveau
- passive Mobilisation ab Tag 1, assistierte Mobilisation ab Woche 3
- aktive Mobilisation des Schultergelenkes ab Woche 7.

8.3.2 Physiotherapeutische Maßnahmen

Die Ruptur der Rotatorenmanschette bedeutet für alle beteiligten medizinischen Disziplinen eine Herausforderung. Schon Teilrupturen können zu einer vermehrten Translation und damit zu einem erhöhten subakromialen Stress führen [2105]. Die Betroffenen weisen daher häufig einen Reizzustand der subakromialen Strukturen auf. Die Bursa subacromialis, die eine sehr hohe Dichte an Nervenendigungen aufweist, ist entzündlich verändert und trägt wesentlich zu den Schmerzen bei [2087][2089]. Physiotherapeutische Maßnahmen zielen sowohl konservativ als auch postoperativ nach einer Refixation darauf ab, das Gleichgewicht zwischen muskulären Stabilisatoren und Mobilisatoren wiederherzustellen. Voraussetzung dafür ist eine ausreichende Beweglichkeit sowohl im glenohumeralen Gelenk als auch im skapulothorakalen System.

Das postoperative Behandlungsprotokoll umfasst eine Mischung aus Schonung und funktioneller Beübung mit dem Ziel, die Sehneneinheilung zu erlauben, aber gleichzeitig eine übermäßige Steifigkeit und einen Funktionsverlust zu vermeiden [2099]. Es gilt zu berücksichtigen, dass die rekonstruierte RM nach 3 Monaten etwa 50 % und nach 6 Monaten 80 % ihrer ursprünglichen Reißfestigkeit erreicht [2080]. So wird zu Beginn die Schulter in der Regel immobilisiert, wobei die Wahl zwischen einfacher Schlinge und Abduktionsorthese aktuell weiter debattiert wird [2081][2103][2118]. Nach 4–6 Wochen passiver und assistiver Beübung erfolgt der Übergang auf die aktive Bewegung und die allmähliche Kräftigung [2088]. 6 Monate postoperativ kann theoretisch auf Vollbelastung übergegangen werden. Erfahrungsgemäß brauchen die meisten jedoch deutlich länger bis zum Erreichen des Endergebnisses Eine gute Zusammenarbeit zwischen Betroffenen, Physiotherapie und Chirurgie ist entscheidend für den Rehabilitationsprozess [2093].

Die Rehabilitation in diesem Fall wird in eine stationäre und 4 ambulante Rehaphasen unterteilt. Der Zeitpunkt um 3 Monate postoperativ wird hier etwas ausführlicher beschrieben, da er häufig einen Schlüsselmoment darstellt, in dem erste größere Gewichte auf eine noch reduziert belastbare Sehne in einem noch nicht frei beweglichen Gelenk treffen. Es werden u. a. folgende Fragen untersucht:

- Wie wird das Rerupturrisiko eingeschätzt und welche Konsequenzen ergeben sich für den Rehabilitationsverlauf?
- Welchen Einfluss hat die postoperative Steifigkeit auf die Rehabilitation und wie kann damit umgegangen werden?
- Welche Übungen sind für den aktiven Belastungsaufbau geeignet und wie werden sie dosiert?

Risikoprofilabhängige Nachbehandlung nach Refixation der Rotatorenmanschette

Zur postoperativen Reha nach Refixation der Rotatorenmanschette finden sich in der Literatur sehr unterschiedliche Restriktionsschemata. Es ist bekannt, dass bei kleiner (nur den M. supraspinatus betreffenden) Refixationen eine kurze Immobilisationsphase zu besseren Ergebnissen hinsichtlich der Beweglichkeit [2090][2119] und auch der Funktion im Constant Score [2065] führt als eine lange Immobilisation, ohne dass sich dadurch das Risiko einer Reruptur erhöht. Bei kleinen bis mittelgroßen Rupturen (M. subscapularis intakt) scheint eine unterschiedlich progressive Nachbehandlung keinen Einfluss auf die Ergebnisse zu haben [2113]. Bei mittleren bis großen Refixationen ist eine vorsichtige Mobilisation mit Restriktionen wohl mit besseren Heilungschancen verbunden als eine freie passive Mobilisation (Reruptur 9 % versus 23 %) [2092]. Allerdings gibt es einige Risikofaktoren, welche die Wahrscheinlichkeit für eine Reruptur beeinflussen:

- Rauchen [2067][2095][2104
- Alter [2069][2096]
- Übergewicht (BMI > 30) [2120]
- Fettinfiltration im Muskel und Atrophie [2069]
- Knochenmineraldichte [2070]
- Rissgröße (< 3 cm; 3–5 cm; > 5 cm) [2097]
- Sehnenqualität und Retraktion [2071]
- genetische Faktoren, die zelluläre Prozesse steuern [2102]
- Compliance [2066][2082].

Da jeder Mensch unterschiedliche positive oder auch negative prognostische Faktoren mit sich bringt, wird es in der Forschung wohl nie möglich sein, für jede mögliche Kombination dieser Faktoren einen optimalen Nachbehandlungsverlauf zu ermitteln. Es bleibt immer eine „Mischkalkulation". Aus diesem Grund sollte die operierende Fachkraft, die auch für die Festlegung des Nachbehandlungsregimes verantwortlich ist, alle Informationen über diese Risikofaktoren sammeln, bevor das Vorgehen festgelegt wird. Auf diese Weise kann sichergestellt werden, dass Heranführung an die ADLs und die Sportfunktionen so schnell wie möglich – aber ohne zu hohes Rupturrisiko – vonstattengeht. Eine solche Einteilung der Reha unter Berücksichtigung des Risikoprofils entwickelt sich immer mehr zum internationalen Standard [2091][2111][2117].

Die Einteilung in 4 Risikogruppen mit zeitlicher Progression hat sich in der Praxis als sinnvoll und gut umsetzbar erwiesen (▶ Abb. 8.21).

Patient mit Rotatorenmanschetten-Refixation

Faktoren für Risikobewertung
direkte: – Muskelverfettung/-atrophie
– Rissgröße (< 3 cm/3–5 cm/> 5 cm)
– Retraktion der Sehne
– Sehnenqualität
– Knochendichte
indirekte: – Alter
– Diabetes mellitus
– Body-Mass-Index
– Raucher
– Compliance

Risiko	Ruhigstellung	Level 1	Level 2	Level 3	Level 4	Level 5
niedrig	0–4 Wochen in neutral	sofort	sofort	ab 5. Woche	ab 4. Monat	ab 6. Monat
mittel	6 Wochen in neutral	sofort	ab 3. Woche	ab 7. Woche	ab 5. Monat	ab 9. Monat
hoch	6 Wochen in 30° Abduktion	sofort	ab 3. Woche	ab 7. Woche	ab 5 Monat	ab 10. Monat
sehr hoch	6 Wochen in 30°Abduktion	ab 7. Woche	ab 3. Woche	ab 11. Woche	ab 7. Monat	–

Abb. 8.21 Belastungsprogression nach Risikoeinstufung bei Z. n. Rotatatorenmanschettenrefixation.

Tab. 8.11 Einteilung von Übungen nach Belastungslevel (Fallbeispiel Rotatorenmanschettenrefixation).

Belastung	Übungsbeispiele
Level 1 (0–10 % MVC)	• aktive Ellenbogen- u. Handbewegungen • Pendelposition • Außenrotation assistiert mit Kleiderbügel • passive Mobilisation durch Physiotherapie • Elevation im Wasser (langsam)
Level 2 (10–15 % MVC)	• selbstassistierte Elevation in Rückenlage • Elevation durch Vorrutschen am Tisch • leichte isometrische Aktivierung
Level 3	**Belastungsaufbau „low load“:** • Elevation durch Hochrutschen an Schrank • Flexion aus Seitenlage • Bent-over Rowing, A's, W's, T's (▶ Abb. 8.26) • leichter Stütz (an Wand, im 4-Füßler-Stand) • Biceps Curls, Triceps Curls (Kap. Biceps Curl (pull)) • Pull-down, Flys, Pull-over (▶ Abb. 8.27, ▶ Abb. 8.28) • aktive Elevation (kurzer Hebel → langer Hebel) • Brustschwimmen (langsam aufbauend!)
Level 4	**Belastungsaufbau „mid-high load“:** • Übungen aus Phase 3 intensiver • Bent-over L's, Y's, I's • Front Press (Kap. Overhead Front Press/Shoulder Press (Push)) • Knee Push-up
Level 5	**intensive Kräftigung u. Tempo:** • Push-up • Bent-over T's, L's (drop and catch) • Front Raise, Side Raise • Beschleunigung, Abbremsen, Wurf

MVC = Maximum voluntary Contraction

Mittlerweile gibt es mehrere Literaturübersichten, die die EMG-Aktivität in % der maximalen willkürlichen Kontraktion (MVC) der Rotatorenmanschette für verschiedene Rehabilitationsübungen zusammenfassen [2072][2117][2123]. Diese Informationen helfen uns, eine langsame und kontinuierliche Progression der Belastung auf die entsprechenden Sehnenstrukturen für die Nachbehandlung sicherzustellen. Zudem sollten Übungen mit hoher subakromialer Belastung erst gegen Ende der Rehabilitation durchgeführt werden, um eine Rückkehr in den Reizzustand zu vermeiden [2084][2122].

Die einzelnen Übungen im Verlauf der Rehabilitation werden in verschiedene Belastungsstufen unterteilt. Je nach Risikoprofil kann die Belastungsprogression unterschiedlich schnell durchlaufen werden. Die ▶ Tab. 8.11 zeigt die Einteilung der Übungen in die einzelnen Belastungsstufen.

Stationäre Rehaphase

Bei Karl liegt der Schwerpunkt der unmittelbar postoperativen Maßnahmen in der Schmerzkontrolle (Lagerung in Schulterhöhe, Instruktion über bestehende Einschränkungen, Anpassung/Handhabung der Abduktionsschiene). Die Schiene sollte den Arm so unterstützen, dass die Person sich maximal entspannen kann und somit die Sehnen entlastet werden. Ein niedriges initiales postoperatives Schmerzniveau korreliert mit einer hohen langfristigen Patient*innenzufriedenheit [2066].

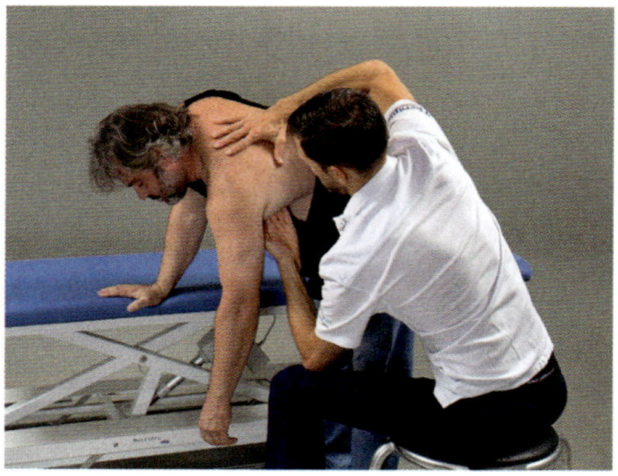

Abb. 8.22 Manuelle Faszientrenntechnik zwischen M. serratus anterior und M. subscapularis in Pendelposition bei Teilimmobilisation der Schulter. (Quelle: Universitätsklinik Balgrist, Med. Bilddokumentation, C. Urfer)

Zusätzlich wird Karl ein Heimprogramm, bestehend aus 4 Übungen, vermittelt:

1. Handpumpe
2. Ellenbogenflexion und -extension
3. assistierte Außenrotationsmobilisation mit Kleiderbügel
4. Pendelposition (statisch).

Das Ziel der Übungen 1 und 2 ist der Funktionserhalt der nicht operierten Strukturen. Ziel der Übungen 3 und 4 ist die Förderung der passiven Beweglichkeit im glenohumeralen Gelenk. Karl soll die Übungen zu Hause 5-mal täglich im schmerzfreien (oder zumindest nicht schmerzverstärkenden) Bereich und mit geringer Wiederholungszahl (1–20 Wiederholungen) durchführen.

Ambulante Rehaphase 1: Teilimmobilisation (Woche 2–6)

Karls ambulante Reha beginnt am 10. postoperativen Tag. Zu diesem Zeitpunkt gibt er auf der NRS (Schmerzskala von 0–10) nur noch minimale Ruheschmerzen tagsüber von 1/10 an. Trotzdem wacht er nachts im Mittel noch 3-mal auf, einerseits wegen der Schmerzen und andererseits, weil er normalerweise auf der linken Seite schläft. Wenn er dann aufstehe und herumlaufe, würden die Schmerzen innerhalb von 10 min verschwinden. In der physiotherapeutischen Untersuchung lassen sich seine bekannten Schmerzen durch manuelle Kompression der myofaszialen Triggerpunkte in den Mm. infraspinatus und subscapularis reproduzieren. Nächtliche Schmerzen können nicht nur durch nozizeptive Entzündungsmechanismen, sondern auch durch ischämische Mechanismen z. B. in myofaszialen Strukturen hervorgerufen werden, die durch Kompression im Liegen provoziert werden [2078][2114]. Die Behandlung dieser Triggerpunkte durch manuelle Kompression und Faszientrenntechniken (M. teres minor zu M. teres major; M. subscapularis zu M. serratus anterior) verringert Karls Schmerzen und lässt ihn durchschnittlich nur noch einmal pro Nacht aufwachen (▶ Abb. 8.22). Darüber hinaus erwacht er mehr wegen der störenden Schiene als wegen der Schmerzen.

Karl nimmt in dieser Phase zusätzlich zur wöchentlichen Einzeltherapie ebenfalls wöchentlich an einer Wassertherapie (in der Gruppe) teil. Der Auftrieb des warmen Wassers senkt den Muskeltonus und ermöglicht langsame Armbewegungen mit minimaler Muskelaktivität (3–8 % MVC) [2077][2086]. So vermag er bereits 30 min lang repetitive Bewegungen durchzuführen und wird frühzeitig darin geschult, die Dosierung der Anzahl und die Größe der Bewegungen selbst einzuschätzen.

Ambulante Rehaphase 2: Mobilität und Koordination (Woche 7–16)

Karl setzt nun allmählich den Arm wieder bei alltäglichen Aktivitäten wie Essen, Rasieren, Haare waschen usw. ein. Bei komplikationsloser Wundheilung ist 6 Wochen postoperativ für die Sehne mit einer Reißfestigkeit von etwa 30 % im Vergleich zur gesunden Sehne zu rechnen [2079]. Aus diesem Grund wird Karl instruiert, keine Gewichte, die größer als 1–2 kg sind, zu halten oder zu bewegen und den Ellenbogen bei der aktiven Aufwärtsbewegung anfangs noch anzuwinkeln (kurzer Hebel). Da er Geschäftsführer seines eigenen Elektrobetriebes ist, kann er die Büroarbeit langsam ansteigend mit bewusst eingeplanten Pausen wieder aufnehmen.

Nach repetitivem Armeinsatz beim Wäscheaufhängen kommt es 10 Wochen postoperativ zu einem Rückfall, der 10 Tage andauert. Einfache Alltagsbewegungen sind am proximalen Oberarm wieder schmerzhaft und er wacht wieder 1–2-mal pro Nacht auf. Durch Mobilisation der beiden Blätter der Bursa subdeltoidea werden die Rotationsamplitude verbessert und die Symptome beim Heben des Armes deutlich positiv beeinflusst (▶ Abb. 8.23).

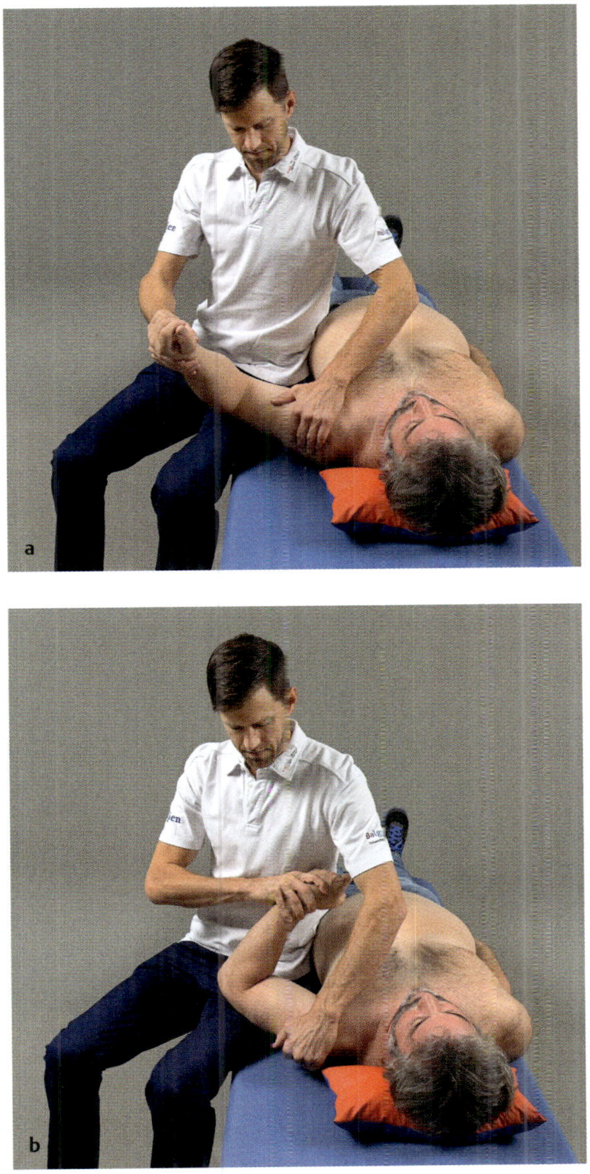

Abb. 8.23 Mobilisation der glenohumeralen Innenrotation mittels Bursatechnik. (Quelle: Universitätsklinik Balgrist, Med. Bilddokumentation, C. Urfer)
a ASTE.
b ESTE.

> **Clinical Reasoning**
>
> Die Bursa subdeltoidea, die mit der Bursa subacromialis verbunden ist, ist eine gut durchblutete und mit Nerven versorgte Struktur. Bei Reizung zeigt sie eine stark proliferative Eigenschaft, die zu Verdickungen und Verklebungen führen kann [2089]. Wenn sie Verwachsungen aufweist, kann sie die Rotation einschränken, insbesondere in tiefen Armhebewinkeln [2073]. Wird die Bursa wie bei Karl einem chirurgischen Débridement unterzogen, bildet sich durch die Bewegung eine Neobursa mit vergrößertem Volumen, welches sich bis 6 Monate postoperativ langsam wieder verkleinert [2106].

3 Monate postoperativ zeigt Karl eine noch deutlich eingeschränkte passive glenohumerale Beweglichkeit mit einer Abduktion von 65° und einer Außenrotation von 15° sowie einer Innenrotation von 55° aus 45° Abduktion. Bei den aktiven Armbewegungen in alle Richtungen kompensiert er entsprechend durch vermehrte skapulothorakale Bewegung. Die skapulothorakalen Kompensationsbewegungen werden ihm bewusst belassen, da sie ihm eine größere Armfunktionalität im Alltag ermöglichen und keinen negativen Einfluss auf das Ergebnis haben [2067]. Neben der manuellen Mobilisation in der Physiotherapie wurden Karl 2-mal tägliche Übungen zur Automobilisation verordnet. Zum einen die sog. „Overhead-triple-Lock"-Kombination aus 3 Positionen, die den Großteil der Kapselanteile ansprechen (▶ Abb. 8.24) [2107], zum anderen die Crossbody-Dehnung mit einem Tennisball auf dem M. infraspinatus (▶ Abb. 8.25).

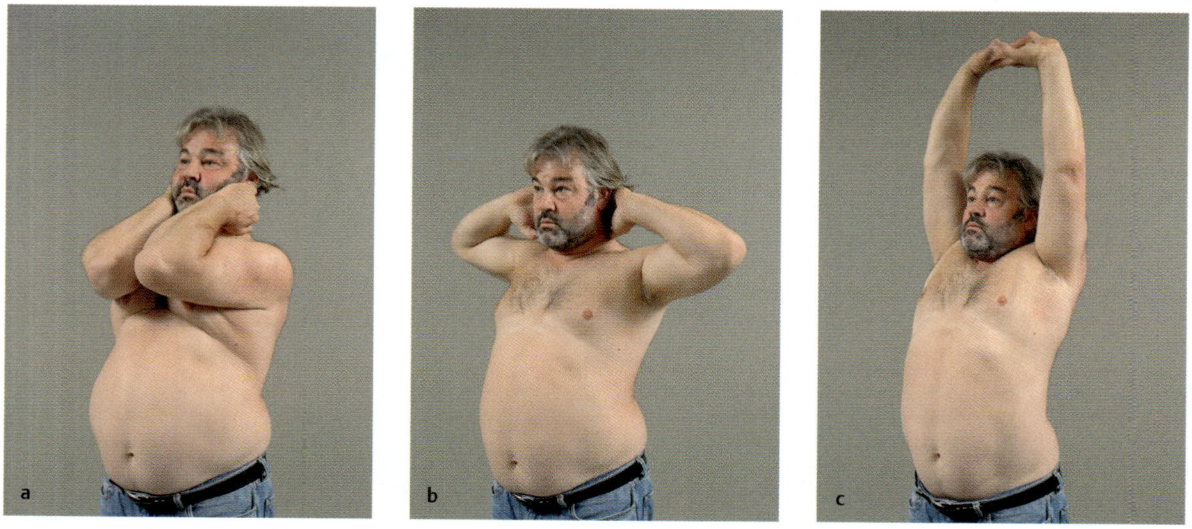

Abb. 8.24 Automobilisation des Glenohumeralgelenks mittels Overhead triple Lock. (Quelle: Universitätsklinik Balgrist, Med. Bilddokumentation, C. Urfer)
a 1. Position.
b 2. Position.
c 3. Position.

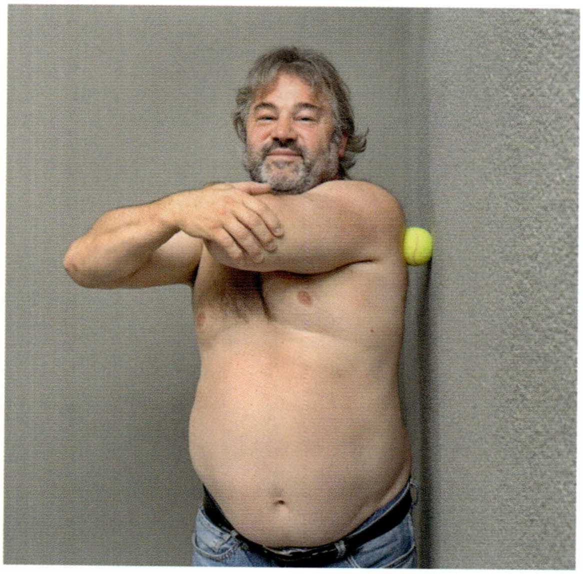

Abb. 8.25 Crossbody-Dehnung inkl. Mobilisation des M. infraspinatus mit Ball. (Quelle: Universitätsklinik Balgrist, Med. Bilddokumentation, C. Urfer)

Im aktiven Training wurden Übungen mit geringer subakromialer Belastung gewählt, die Karl mit seinem Kurzhantelset 4–5-mal wöchentlich zu Hause durchführen kann. Dabei werden 2 unterschiedliche Schwerpunkte gesetzt: Der erste ist das kontrollierte Training der Belastbarkeit der refixierten Sehnen. Dazu wurden die Bent-over-Buchstabenübungen beginnend mit dem „A", steigend mit dem „W" und dem „T" erläutert (▶ Abb. 8.26).

Durch die Oberkörpervorlage werden die zentrierend wirkenden Außenrotatoren (Mm. supraspinatus, infraspinatus u. teres minor) einschließlich der Skapularetraktoren aktiviert, bei zugleich nur wenig aktivem mittleren Teil des M. deltoideus (der kranialisierend wirkt).

Der 2. Schwerpunkt liegt auf der Verbesserung der Beweglichkeit. Dazu werden öffnende Übungen wie Pull-over (▶ Abb. 8.27) und Flys (▶ Abb. 8.28) in Außenrotation gewählt, bei denen Karl exzentrische Bremsarbeit in Richtung „End of Range" leisten muss.

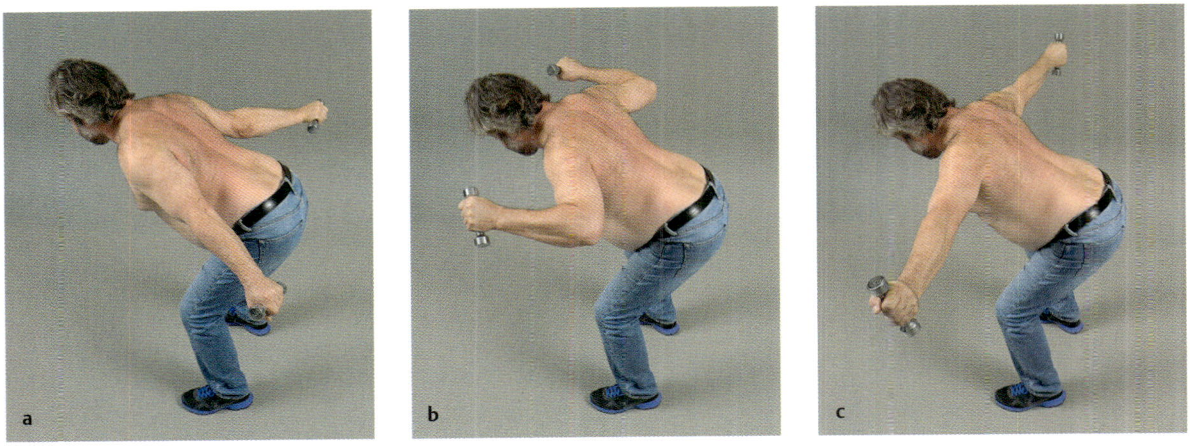

Abb. 8.26 Trainingsübungen zum zunehmenden Aufbau der posterioren Muskelkette der Schulter. (Quelle: Universitätsklinik Balgrist, Med. Bilddokumentation, C. Urfer)
a Bent-over „A".
b Bent-over „W".
c Bent-over „T".

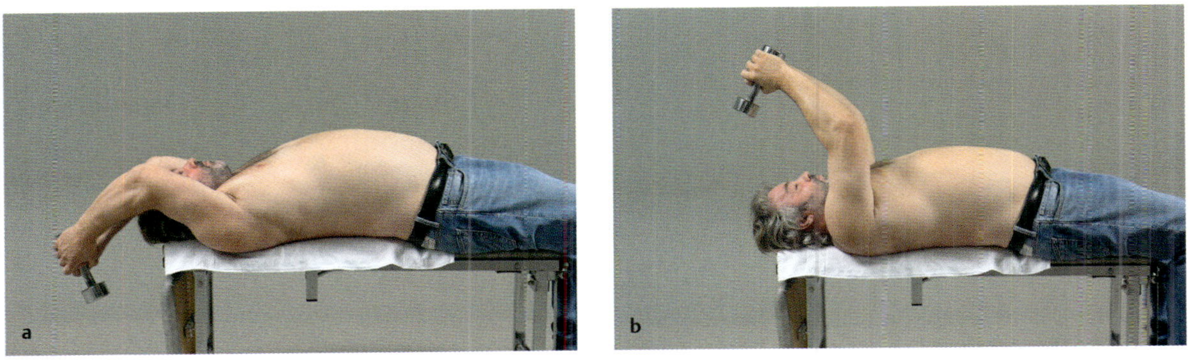

Abb. 8.27 Schulter-Übung mit Fokus auf Mobilität: Pull-over. (Quelle: Universitätsklinik Balgrist, Med. Bilddokumentation, C. Urfer)
a ASTE.
b ESTE.

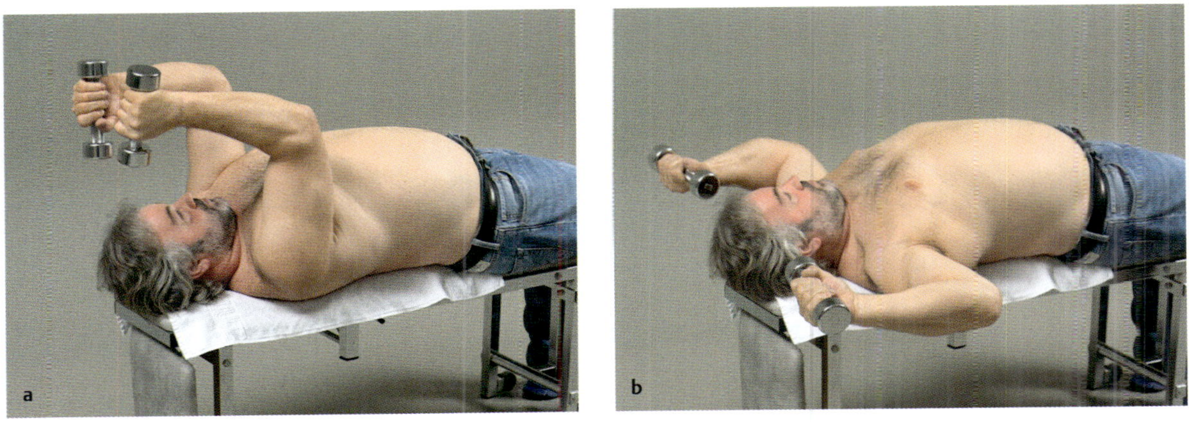

Abb. 8.28 Schulter-Übung mit Fokus auf Mobilität: Fly in Außenrotation. (Quelle: Universitätsklinik Balgrist, Med. Bilddokumentation, C. Urfer)
a ASTE.
b ESTE.

Ambulante Rehaphase 3: Belastbarkeit und Kraft (5.–7. Monat)

Um die in dieser Phase stattfindende Remodellierung mit der allmählichen Umwandlung des fibrösen Bindegewebes in dichteres, orientierteres Sehnengewebe zu stimulieren, ist eine regelmäßige und angepasste Belastung in Form von Training erforderlich [2112]. Die Rissfestigkeit einer Sehnenrefixation entwickelt sich jedoch langsam und beträgt bei unverzögerter Wundheilung ca. 50 % nach 3 Monaten und 80 % nach 6 Monaten [32]. In der Klinik bedeutet dies bei Schulterpatient*innen häufig, dass bestimmte Übungen (häufig Ziehen/Stützen) bereits im „Repetition Maximum" – also in der Ermüdung – durchgeführt werden können, während andere (häufig Heben/Pressen) noch ohne Ermüdung durchgeführt werden müssen. Dabei ist zu beachten, dass beim Ziehen mehr die vordere Rotatorenmanschette (M. subscapularis) und beim Drücken mehr die hintere (Mm. supraspinatus u. infraspinatus) beansprucht bzw. aktiviert wird [2121].

Karls Trainingsprogramm wird durch folgende Übungen ergänzt (Kap. 4.5.3):

- Push up on all Fours → später Knee Push up
- Bent over Row
- Latzug
- Incline press → später Front press
- Außen- und Innenrotation aus Abduktion am Seilzug.

Karl führte dieses Training 2–3-mal wöchentlich durch. Dabei dürfen zusammen mit der zunehmenden Alltagsbelastung keine Schmerzen aufkommen.

Ambulante Rehaphase 4: Integration Handwerk und Sport (6.–11. Monat)

Sein Beruf als Elektriker fordert Karl vor allem aufgrund der teilweise ausgedehnten Überkopfarbeit beim Einziehen von Kabeln. Dabei ist vor allem seine Kraftausdauer gefragt. Um diese zu überprüfen, wurde der „Posterior Shoulder Endurance Test" für die hintere Muskelkette durchgeführt (► Abb. 8.29).

Bei diesem Test muss eine Hantel so lange wie möglich isometrisch in der dargestellten Position gehalten werden: Hantelgewicht/Körpergewicht: 1 kg für unter 66 kg KG; 1,5 kg bei 67–87 kg; 2 kg ab 88 kg KG). Die Referenzwerte für gesunde junge erwachsene Frauen und Männer betragen 58 s bzw. 68 s. Die Cutoff-Werte für „normal" und „eingeschränkte Schulterfunktion" liegen für Frauen bei 46 s und für Männer bei 47 s [2075][2076].

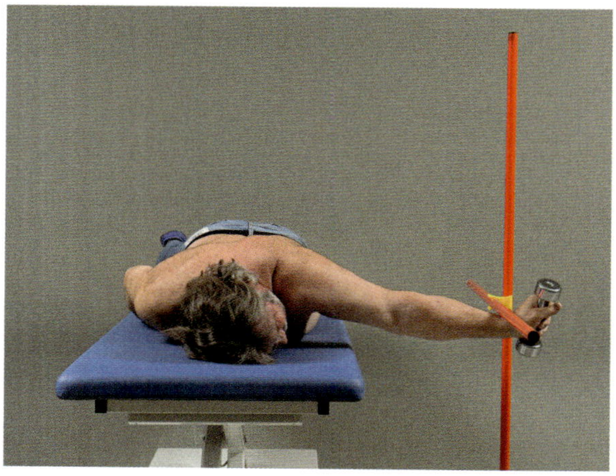

Abb. 8.29 Posterior Shoulder Endurance Test (PSET). (Quelle: Universitätsklinik Balgrist, Med. Bilddokumentation, C. Urfer)

Karl erreicht im Posterior-Shoulder-Endurance-Test 4,5 Monate postoperativ 41 s und am Ende der Physiotherapie 62 s. Da er als Geschäftsführer seiner Elektrofirma nie allein auf Montage war, konnte er sich sukzessive wieder den Alltagsbelastungen aussetzen und bei Bedarf die Unterstützung von Mitarbeitenden in Anspruch nehmen.

11 Monate postoperativ ist Karl jetzt beschwerdefrei. Er zeigt noch ein Bewegungsdefizit von 10° in der globalen Armhebung, was ihn bei sehr langer Überkopfarbeit schneller ermüden lässt. Außerdem meint er, dass er nach dieser Geschichte wahrscheinlich nie wieder die großen Kabelrollen aufheben werde, zumal dies nur selten vorkomme und die normale Belastung deutlich übersteige.

8.3.3 Zusammengefasst

- Das Rerupturrisiko sollte den zeitlichen Verlauf der Rehabilitation mitbestimmen.
- Bei postoperativer Schultersteife werden Mobilisation, Weichteiltechniken, Automobilisation und aktive Trainingsübungen dem Ziel der Mobilität untergeordnet.
- Bent-over-Buchstabenübungen sind ideal, um die Belastbarkeit der Sehnen der Rotatorenmanschette aufzubauen.
- Der Posterior-Shoulder-Endurance-Test eignet sich gut, um die Kraftausdauer der posterioren Muskelkette zu erfassen und einzuschätzen.

8.4 Fallbeispiel kombinierte Humerus- und Olekranonfraktur

Marcel Enzler, Andreas Marc Müller, Debora Studer

Steckbrief Anna (60)

- Ärztliche Diagnose: stark dislozierte 3-Part proximale Humerusfraktur und mehrfragmentäre Olekranonfraktur rechts; offene Reposition und interne Fixation (ORIF) (Philos Platte 3-Loch) Schulter rechts, ORIF Olekranon rechts
- Verordnung:
  - Schulter: Ruhigstellung Armschlinge 6 Wochen postoperativ; Mobilisation passiv belastungsfrei mit Limiten Abduktion/Anteflexion 90°, Außenrotation 30°
  - Olekranon: Ruhigstellung abnehmbare Ellenbogengipsschiene; Mobilisation ab 2. postoperative Woche belastungsfrei mit Limiten Flexion/Extension 90–30–0°, Pro-/Supination frei je nach Beschwerden
- Beruf und Hobby: Ärztin für Rheumatologie; Tennis

8.4.1 Ärztlicher Hintergrund

Anamnese

Die 60-jährige Anna stellt sich in der Notaufnahme vor. Sie hat im häuslichen Umfeld einen Treppensturz mit direktem Trauma des rechten Humerus und Ellenbogens erlitten. Anamnestisch gibt sie auch ein Schädel-Hirn-Trauma an. Bewusstlos sei sie nicht gewesen und sie zeigt keine neurologischen Symptome, keine Übelkeit und auch keine sensomotorischen Ausfälle.

Bei der klinischen Untersuchung des rechten Armes sind die Schulter und der Ellenbogen geschwollen und Hämatome sind erkennbar. Beide Regionen sind diffus druckdolent, am stärksten ausgeprägt am proximalen Humerus und am Olecranon. Die Beweglichkeit des Schultergelenks kann wegen der starken Schmerzen nicht geprüft werden. Auch der Ellenbogen kann wegen der Schmerzen nicht voll bewegt werden. Die passive Flexion-Extension beträgt 90/60/0. Es gibt keine sensomotorischen Ausfälle an der Extremität.

Humerusfraktur

Die Humerusfraktur ist der Bruch des Oberarmknochens. Dieser wird in 3 Teile unterteilt: den proximalen Humerus (schulternah), den Schaft (mittlerer Teil) und den distalen Humerus (ellenbogennah). Zu einem solchen Bruch kommt es z. B. durch Stürze, direkte Schläge oder aufgrund von Knochenmetastasen. Die Art und die Lage der Fraktur haben einen wesentlichen Einfluss auf das Behandlungskonzept und die Prognose.

Epidemiologie

Ein Sammelwert zur Inzidenz aller Humerusfrakturen liegt nicht vor, jedoch wurde die Häufigkeit der Frakturen anhand ihrer Lokalisation in diversen Studien untersucht. Somit zeigte sich, dass sowohl die proximalen Humerusfrakturen als auch die Schaftfrakturen bei älteren Patienten zu den häufigsten Knochenbrüchen gehören [2128][2142]. Dies spiegelt die Bedeutung der Osteoporose für das Frakturrisiko wider [2132]. Etwa 60 % der Menschen, die eine Humerusschaftfraktur erleiden, sind älter als 50 Jahre. Bei jungen Menschen sind Schaftfrakturen mit einer höheren Gewalteinwirkung verbunden oder einem starken Torsionsmechanismus, wie er etwa beim Armdrücken auftreten kann [2145].

Anatomie

Die Frakturen der Humerusdrittel sind mit jeweils unterschiedlichen Begleitverletzungen verbunden, weshalb ein Grundverständnis für die Anatomie des Oberarmknochens essenziell zur Nachbehandlung ist. Proximal liegt der Humeruskopf als Hauptbestandteil des Schultergelenks. Frakturen können hier zu Einschränkungen im Schultergürtel führen. Durch eine Humeruskopffraktur oder eine Luxationsfraktur kann es auch zur Verletzung des N. axillaris kommen, der hier nah der Gelenkkapsel verläuft. Bei einer Schaftfraktur gilt die Gefahr einer neuralen Schädigung dem N. radialis. Er verläuft im mittleren Drittel von der hinteren Muskelloge in die ventrale und kommt daher nah am Knochen zu liegen. Dies kann unmittelbar nach dem Trauma oder auch nach einer operativen Versorgung der Fraktur zu neurologischen Symptomen führen. Distale Humerusfrakturen sind ellenbogennahe Frakturen. Neben den intraartikulären oder neurovaskulären Verletzungen, welche eine distale Humerusfraktur zur Folge haben kann, ist die Diagnose einer ligamentären Verletzung von großer Bedeutung, da sich diese stark auf die Stabilität im Ellenbogengelenk auswirkt.

Klinische Untersuchung

Die proximale Humerusfraktur ähnelt klinisch der Schulterluxation. Schmerzen im Schultergelenk werden beschrieben und der Arm häufig in Schonhaltung gehalten. Eine Untersuchung der Schulterbeweglichkeit ist wegen der Schmerzen kaum möglich. Während der Untersuchung sollte das Innervationsgebiet des N. axillaris getestet werden. Bei Humerusschaftfrakturen können Achsenfehlstellungen auftreten. Neurologische Ausfälle oder Parästhesien ergeben einen Hinweis auf eine Affektion des N. radialis. Die distale Humerusfraktur führt häufig zur Schonhaltung im Ellenbogen und zu einer deutlichen Bewegungseinschränkung. Distal der Fraktur wird immer die sensomotorische Funktion geprüft. Bei einer distalen Humerusfraktur mit Verdacht auf eine Bandverletzung sollte die Stabilität des Ellenbogengelenks getestet werden, was jedoch initial aufgrund der starken Schmerzen oft kaum möglich ist. In diesem Fall erfolgt die Untersuchung eine Woche später unter einer angemessenen Analgesie oder Kurznarkose.

Weiterführende Diagnostik

Die konventionelle Röntgenaufnahme ist diagnostisch die erste Wahl, und zwar in a. p.- und in Seitaufnahme des Humerus. Bei proximalen Humerusfrakturen können zusätzliche Y-Aufnahmen der Scapula hilfreich sein. Das CT kommt bei komplexen Frakturen zum Einsatz, um eine detailierte Darstellung des Frakturverlaufs zu erhalten. Zudem ist es sehr hilfreich bei der Planung chirurgischer Eingriffe. Die MRT wird zur Beurteilung von Weichteilverletzungen eingesetzt, wie z. B. bei Verdacht auf eine ligamentäre Begleitverletzung am Ellenbogen bei einer Luxationsfraktur oder einer Ruptur der Rotatorenmanschette.

Die Röntgenuntersuchung und das Arthro-CT der rechten Schulter und des Ellenbogens zeigten in diesem Fall eine „stark dislozierte 3-Part proximale Humerusfraktur" (▶ Abb. 8.30) und eine „mehrfragmentäre Olekranonfraktur" (▶ Abb. 8.31).

Proximale Humerusfraktur

Frauen sind von einer proximalen Humerusfraktur häufiger betroffen als Männer. Mit 6–10 % sind die proximalen Humerus- oder Humeruskopffrakturen die häufigsten Frakturformen des Schultergürtels. Kommt es zur Fraktur auf Höhe des Col um chirurgicum, spricht man auch von einer subkapitalen Humerusfraktur. Mit den distalen Radiusfrakturen und den Wirbelkörperfrakturen zählen sie auch mitunter zu den häufigsten osteoporotischen Frakturen des muskuloskelettalen Bewegungsapparates [2126]. Bei einer bestehenden Osteoporose können bereits „niederenergetische" indirekte Traumata wie z. B. bei einem Sturz auf die Hand oder den Ellenbogen eine Fraktur verursachen. Bei komplexeren Frakturtypen kann es zu einer Unterbrechung der Blutversorgung kommen, was ein höheres Risiko für das Auftreten einer avaskulären Nekrose des Humeruskopfes bedeutet [2141].

Konservative Behandlung

Nicht dislozierte und stabile Frakturen können häufig konservativ behandelt werden. Bei proximalen Humerusfrakturen erfolgt dabei die Ruhigstellung in einem Gilchrist-Verband oder mit einem Ortho-Gilet. Dabei handelt es sich um eine Bandage, welche die Schulter in Adduktion und Innenrotation ruhigstellt. Zur Beurteilung der Stabilität der Fraktur und somit zum Ausschluss einer

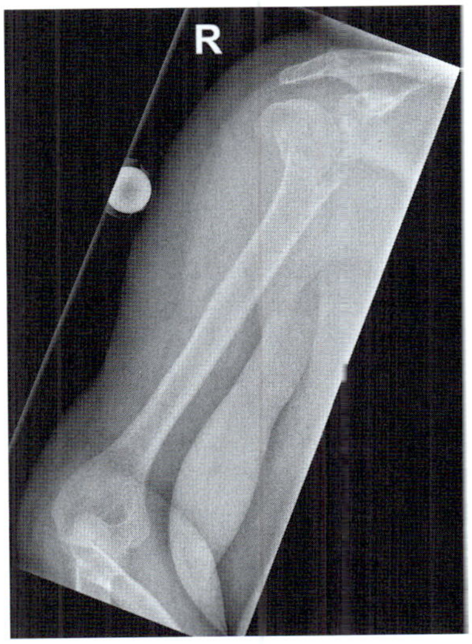

Abb. 8.30 A.-p.-Aufnahme einer 3-Part proximalen Humerusfraktur. (Quelle: Universitätsklinik Balgrist, Med. Bilddokumentation, C. Urfer)

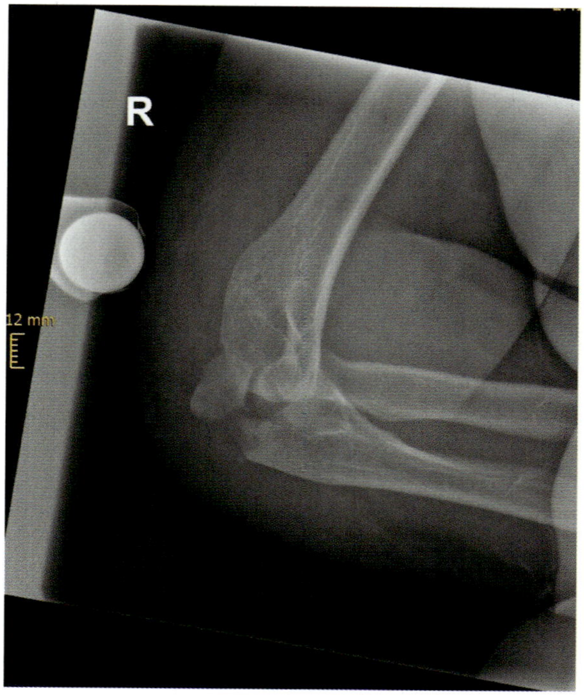

Abb. 8.31 Aufnahme einer mehrfragmentären Olekranonfraktur. (Quelle: Universitätsklinik Balgrist, Med. Bilddokumentation, C. Urfer)

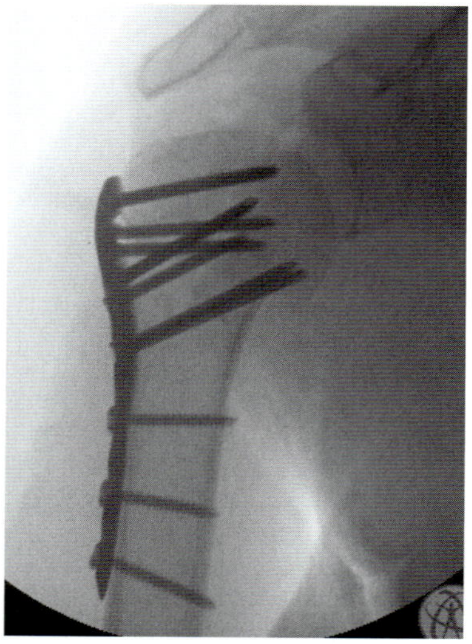

Abb. 8.32 Abschluss- Röntgenbildverstärker-Kontrolle ORIF (offene Reposition und die interne Fixation) einer 3-Part proximalen Humerusfraktur. (Quelle: Universitätsklinik Balgrist, Med. Bilddokumentation, C. Urfer)

sekundären Dislokation sollte zwischen der 1. und 2. Woche nach dem Trauma der Verlauf kontrolliert werden. Bei stabilen Verhältnissen kann stufenweise mit einer funktionellen Behandlung mit Pendelübungen sowie passiven und aktiven Bewegungen der Schulter begonnen werden.

Bei unkomplizierten Humerusschaftfrakturen kann ebenfalls konservativ behandelt werden. Hierfür wird eine Oberarmschienung im Sinne eines Sarmiento-Brace empfohlen. Dieser wird individuell angepasst und stellt die benachbarten Gelenke nicht ruhig. Dadurch bleibt die Beweglichkeit im Ellenbogen und im Schultergelenk erhalten. Eine frühfunktionelle Nachbehandlung ist damit möglich.

Die konservative Therapie eignet sich bei distalen Humerusfrakturen nur bei sehr stabilen und nicht dislozierten Frakturverhältnissen. In den allermeisten Fällen müssen distale Humerusfrakturen operiert werden. Gerade suprakondyläre Frakturen neigen unter konservativer Therapie aufgrund der einwirkenden Kräfte zur Bildung von Pseudarthrosen. Ligamentäre Begleitverletzungen können die Frakturen das Ellenbogengelenks instabil machen, weshalb in diesen Fällen eine operative Versorgung indiziert ist.

Operative Behandlung

Die Indikation zur Operation besteht bei dislozierten und instabilen Humerus- und Olekranonfrakturen, offenen Frakturen, intraartikulärer Beteiligung oder neurovaskulären Begleitverletzungen. Die möglichen Verfahren sind die offene Reposition und die interne Fixation (ORIF) mit Platten und Schrauben, die intramedulläre Nagelung bei Humerusschaftfrakturen oder eine Gelenksersatztherapie mit Hemi- oder Totalschulterprothesen. Hinsichtlich der Gelenksersatztherapie hat sich die inverse Schulterprothese gegenüber der anatomischen Hemiprothetik in den vergangenen Jahren durchgesetzt.

Bei der Therapiewahl ist es wichtig, einen individuellen Behandlungsplan für ältere Erwachsene zu erstellen. Bei dieser Personengruppe sollten bei der Wahl zwischen chirurgischer und nicht chirurgischer Behandlung die funktionellen Anforderungen der Person, ihre Begleiterkrankungen und das Rehabilitationspotenzial berücksichtigt werden [2140].

OP-Bericht einer ORIF (offene Reposition und die interne Fixation) bei proximaler Humerusfraktur

„Bei dem deltopektoralen Zugang wird bereits subkutan ein ausgeprägtes Hämatom sichtbar, das ausgeräumt wird. Weitere Präparation in die Tiefe entlang des deltopektoralen Intervalls. Die Bursa zeigt sich ebenfalls stark hämatös und wird mit dem Luer entfernt. Darstellung der Frakturfragmente und Anschlingen der Rotatorenmanschette mit multiplen Fiber- und Tiger-Wires. Das Frakturhämatom im Cavum wird durch den Frakturspalt ebenfalls evakuiert; ausgiebiges Spülen und Hämostase. Nach multiplen Repositions-versuchen gelingt es dennoch das Kalottenfragment mit dem anhängenden ebenfalls frakturierten Tuberculum-majus-Fragment gut zu stellen und mit Kirschner-Drähten zu transfixieren. Es erfolgt die Kontrolle mit dem Röntgenbildwandler; Anlage einer z. B. 3-Loch Philos-Platte, relativ lateral, sodass das distale Plattenende hinter der Insertion des Deltoideus geschoben wird. So lässt sich mit Zugang der verschiedenen Fäden der nötige Schaft-Kopfwinkel reproduzieren; provisorisches Anbringen der Platte und erneute Röntgen-Kontrolle.

Nach guter Position wird nun die Platte mit sämtlichen Schrauben besetzt. Nochmalige Röntgenbildverstärker-Kontrolle in verschiedenen Ebenen. Es zeigt sich ein gutes Repositionsresultat. Nun werden die Fiber- und Tigerwires durch die verschiedenen Löcher in der Philos-Platte gezogen und satt verknotet; Abschluss-Röntgen-Kontrolle (▶ Abb. 8.32) und Einbringen einer 10er Redon-Drainage; schichtweiser Hautverschluss, Steristrips, Comfeel. Anlage einer Armschlinge.“

8.4.2 Physiotherapeutische Maßnahmen

Bei Humerusfrakturen wird die frühfunktionelle Nachbehandlung angestrebt. Diese beginnt abhängig von der Frakturkomplexität teilweise schon kurz nach dem Unfallereignis oder der Frakturversorgung und richtet sich nach den Wundheilungsphasen und -zeiten der Knochen. Nur in vereinzelten sehr komplexen Fällen wird eine absolute Ruhigstellung durchgeführt. Sofern die Fraktur mit einer inversen Schulterprothese versorgt wurde, sollte die Nachbehandlung ausschließlich durch passive Mobilisation erfolgen, um die Einheilung der Tubercula zu gewährleisten. Dies ist entscheidend für das funktionelle Ergebnis. Bei ansonsten stabilen Osteosynthesen kann eine frühfunktionelle aktiv assistive Therapie ohne Belastung angestrebt werden. Sofern die Konsolidierung der Fraktur nach 6 Wochen abgrenzbar ist, folgt die aktive Beübung mit langsamem Kraftaufbau. Die frühfunktionelle Nachbehandlung kann somit muskulären Dysbalancen entgegenwirken, welche durch lange Ruhigstellungen und Bewegungseinschränkungen auftreten können.

Für die Schulter wird Anna die 6-wöchige Ruhigstellung in der Armschlinge empfohlen. In diesem Zeitfenster ist an Physiotherapie die passive Mobilisation in Anteflexion/Abduktion bis maximal 90° und eine Außenrotation bis maximal 30° erlaubt. Das intraoperativ angebrachte Comfeel-Pflaster wird für 2 Wochen belassen. Eine Fadenentfernung ist nicht notwendig, da es sich um resorbierbares Nahtmaterial handelt.

Der Ellenbogen wird bis zur ersten postoperativen Kontrolle nach 2 Wochen in einer abnehmbaren Ellenbogengipsschiene ruhiggestellt. Dann folgen die Wundkontrolle und die Fadenentfernung. Aus dem Gips heraus dürfen 2 Wochen nach der Operation mit der Physiotherapie passiv und assistiert eine Flexion/Extension mit 90–30–0° und eine Pro-/Supination frei in Abhängigkeit von den Beschwerden durchgeführt werden.

Stationäre Phase

Anna lag einschließlich des Operationstages für 4 Tage im Krankenhaus. Sie wurde während ihres akut stationären Aufenthaltes mithilfe der Pflege und Physiotherapie mobilisiert. Bei der Physiotherapie standen die Aufklärung und die Beratung, über das was in der akuten Phase bereits erlaubt ist und was besser noch unterlassen werden sollte, im Vordergrund. Anna erlernte den Umgang mit Hilfsmitteln, die richtige Lagerung und Heimübungen, die in der Frühphase erlaubt sind. Aufgrund der Vorgaben durch den Operateur wurden ihr 2 Heimübungen gezeigt:

- Handpumpe: Diese Übung soll über den Tag verteilt 5-mal durchgeführt werden und 10- bis 20-mal wiederholt werden [2138].
- Pendelposition: Diese Übung darf nur mit ein bis maximal 2 Wiederholungen 5-mal pro Tag durchgeführt werden [2138].

Am Entlassungstag erfolgte noch die definitive Anpassung eines abnehmbaren Oberarmgipses. Die OP-Wunden waren zu diesem Zeitpunkt trocken und reizlos. Anna konnte somit in einem guten Allgemeinzustand zur weiteren Reha nach Hause entlassen werden.

Welche Aspekte bestimmen den Verlauf der Reha?

In der postoperativen oder posttraumatischen physiotherapeutischen Rehabilitation müssen optimale Bedingungen geschaffen werden, damit die physiologischen Heilungsprozesse der verletzten Bindegewebsstrukturen ungestört ablaufen können. Die Prozesse können zwar nicht beschleunigt aber durch falsches Zutun sehr wohl verzögert werden!

Die Dauer der Wundheilungsphasen hängt von der Art der verletzten Bindegewebsstruktur ab [2125]. Diese bilden somit einen ersten zeitlichen Rahmen für die Rehabilitation (time-based rehabilitation). Ebenso sind es definierte funktionelle Kriterien (criteria-based rehabilitation) wie Koordination, Kraft, Ausdauer usw., welche die Belastbarkeit der verletzten Bindegewebsstruktur bestimmen, aber innerhalb der zeitlichen Vorgaben. Werden diese Aspekte in der Therapie berücksichtigt, kann der Patient oder die Patientin gezielt auf die individuellen Ziele und Aktivitäten im Alltag (Arbeit, Hobby und Sport) vorbereitet werden.

! Cave: Wundheilungsstörungen

Wundheilungsprozesse können nicht beschleunigt werden. Eine falsche oder unangemessene Unterstützung kann sie jedoch verzögern oder gar zu Wundheilungsstörungen führen.

Ambulante Rehaphase 1: Wundheilung, Mobilität und Alltag

In der ersten ambulanten Therapiesitzung eine Woche nach der Entlassung aus der Klinik war Anna mit der aktuellen Analgetikamedikation schmerzfrei. Es zeigte sich eine distal betonte ödematöse postoperative Schwellung (self limiting) der rechten oberen Extremität. Die Narbe an der Schulter konnte nicht eingesehen werden, da das Comfeel-Pflaster noch getragen wurde. Die passive glenohumerale Beweglichkeitsprüfung ergab eine Abduktion von 50°, eine Anteflexion von 60° und eine Außenrotation von 0° [2131][2134][2148].

Im gemeinsamen Gespräch mit Anna folgte dann die Bestimmung der Rehaziele:

- Die kurzfristigen Ziele (0–6 Wochen) betreffen grundsätzlich die Funktions-/ Aktivitätsebene und wurden definiert als das Erreichen der passiv erlaubten glenohumeralen Beweglichkeit und das Funktionieren im Alltag mit den postoperativen Einschränkungen.
- Die mittelfristigen Ziele (6–12 Wochen) betreffen am ehesten die Aktivitäts- und Partizipationsebene bei den ADL mit Blick auf die Arbeit. Ziel war es gewisse Arbeiten im häuslichen Umfeld sowie in einem Teilzeitpensum administrative Aufgaben als praktizierende Rheumatologin mit eigener Praxis ausführen zu können.
- Die langfristigen Ziele (über 12 Wochen) betreffen dann auf der Aktivitäts- und Partizipationsebene die Arbeit (körperlich) und den Sport. Bei der Arbeit wäre es das Ziel, wieder allein Sprechstunden führen zu können, und beim Sport würde sie gern wieder zurück auf den Tennisplatz gehen.

Tab. 8.12 Bewegungsstatus: Schulter (Fallbeispiel kombinierte Humerus- und Olekranonfraktur).

Bewegungsrichtungen	Körperseite	6. Woche postoperativ	12. Woche postoperativ	45. Woche postoperativ
Glenohumeralgelenk (passiv)				
Flexion	rechts	50°	60°	80°
	links	90°	90°	90°
Abduktion	rechts	45°	50°	75°
	links	90°	90°	90°
Außenrotation	rechts	0°	10°	45°
	links	50°	50°	50°
Schulter global (aktiv)				
Flexion	rechts	70°	80°	120°
	links	150°	150°	150°
Hand auf den Rücken	rechts	Trochanter	Glutäus	Sakrum
	links	Th 10	Th 10	Th 10

Nachkontrolle: 2. postoperative Woche

Bei der 1. postoperativen Kontrolle zeigen sich reizlose Narbenverhältnisse und eine intakte Sensibilität und Motorik an der Schulter. Beim Ellenbogen sind die Narbenverhältnisse trocken und reizlos, jedoch zeigt sich im mittleren Drittel eine etwa 1 x 1 cm große schwarze, nekrotische Zone, die auf die traumatische Epidermisverletzung zurückzuführen ist. Das Prozedere des Ellenbogens wurde angepasst: Ab sofort kann auf das Tragen der Gipsschiene verzichtet werden, aber weitere Ruhigstellung für 4 Wochen in der Armschlinge. Während dieser Zeit keine Belastung. Ab sofort darf die physiotherapeutische Nachbehandlung mit assistierter Mobilisation bei freiem Bewegungsumfang durchgeführt werden.

In dieser Frührehabilitationsphase wurde die Physiotherapie im Einzelsetting sowie die Gruppenwassertherapie je 1-mal wöchentlich durchgeführt. In der Wassertherapie (20–30 min) mit Fokus auf der Schulter werden die Patienten und Patientinnen darin angeleitet, die erlaubten Bewegungen (im Stand), wie die Anteflexion, die Außenrotation und die Schwimmbewegung in der Horizontalebene, langsam im schmerzfreien Bereich auszuführen. Der Arm kann mit dieser Maßnahme somit nahezu schwerelos und ohne zu große Belastung der verletzten Bindegewebsstrukturen aktiv bewegt werden. In der Einzeltherapie wurden physiotherapeutische passive manuelle Mobilisationstechniken für das glenohumerale und das skapulathorakale Gelenk und den Ellenbogen angewendet [2135][2139]. Die manualtherapeutischen Techniken wurden mit der Belastung für das Bindegewebe im Fußbereich und gegen Ende der Proliferationsphase anfangs im linearen Bereich (Belastungsdeformationskurve) angewendet [2129][2136][2147].

Nachkontrolle: 6. postoperative Woche

An der Schulter zeigt sich eine reizlos verheilte deltapektorale Narbe. Es ist noch eine residuelle Schwellung vorhanden. Der passive Bewegungsumfang bewegt sich im zu erwartenden Umfang (▸ Tab. 8.12).

Am Ellenbogen ist die dorsale Narbe ebenfalls reizlos verheilt. Die Zone mit der Hautnekrose ist selbstständig abgefallen. Nun zeigt sich ein schönes Integument. Auch hier besteht noch eine Restschwellung. Der passive Bewegungsumfang ist in ▸ Tab. 8.13 aufgeführt.

Die durchgeführten Röntgenuntersuchungen zeigen, korrekt in situ liegendes Osteosynthesematerial ohne Zeichen für sekundäre Dislokation oder Materialversagen sowohl im Bereich des Humerus als auch am Olecranon (▸ Abb. 8.33, ▸ Abb. 8.34). Die Artikulationen sind glenohumeral und humeroulnar regelrecht. Die postoperativen Restriktionen können nun aufgehoben werden und aktive Bewegungsübungen der Schulter und des Ellenbogens sind ab sofort erlaubt.

Ambulante Rehaphase 2: Mobilität und Rehatraining

In dieser Phase sollen der Bewegungsumfang und die Alltagsaktivitäten verbessert werden, um die vereinbarten mittelfristigen Ziele (6–12 Wochen) zu erreichen. Die Behandlungsfrequenz beträgt nun 2-mal wöchentlich. Das Heimübungsprogramm für die Schulter wird durch die Elevationsübung ergänzt [2138]. Die Selbstmobilisationsübungen für den Ellenbogen bezüglich der Belastung werden so angepasst, dass die Belastung für das Bindegewebe im linearen und/oder passiven Dehnbereich liegt [2136]. Ebenso werden die manuellen Mobilisationstechniken für das Glenohumeralgelenk in diesen Belastungsbereich verschoben. Die aktiven Übungen orientieren sich jetzt am Rehatrainingskreis Kraft und sind angepasst an die aktuellen Beweglichkeitseinschränkungen [2137]. Die periskapuläre Muskulatur (Pivoters) wird über die Übung Scapula Clock in der Pendelposition und die Übung Bend Over Extension Rowing in Außenrotation rekrutiert [2143]. Die Muskeln der Rotatorenmanschette (Protectors) werden mit Muscle Setting Excercise (MSE) isometrisch in Innen-/Außenrotation in Adduktion rekrutiert.

Tab. 8.13 Bewegungsstatus: Ellenbogen (Fallbeispiel kombinierte Humerus- und Olekranonfraktur).

Bewegungsrichtungen (Passiv/aktiv)	Körperseite	6. Woche postoperativ	12. Woche postoperativ	45. Woche postoperativ
Flexion	rechts	105°	110°	135°
	links	140°	140°	140°
Extension	rechts	-40°	-15°	-5°
	links	5°	5°	5°
Pronation	rechts	80°	90°	90
	links	90°	90°	90°
Supination	rechts	80°	80°	95°
	links	100°	100°	100°

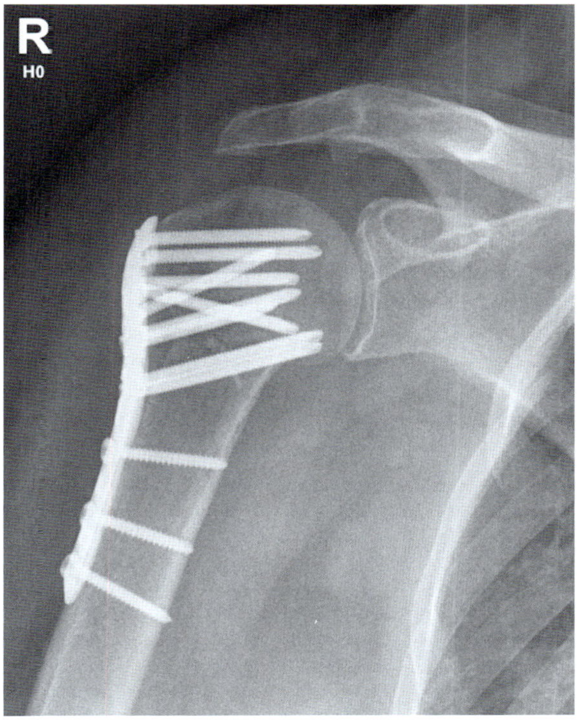

Abb. 8.33 A.-p.-Aufnahme nach ORIF (offene Reposition und die interne Fixation) des proximalen Humerus (6 Wochen postoperativ). (Quelle: Universitätsklinik Balgrist, Med. Bilddokumentation, C. Urfer)

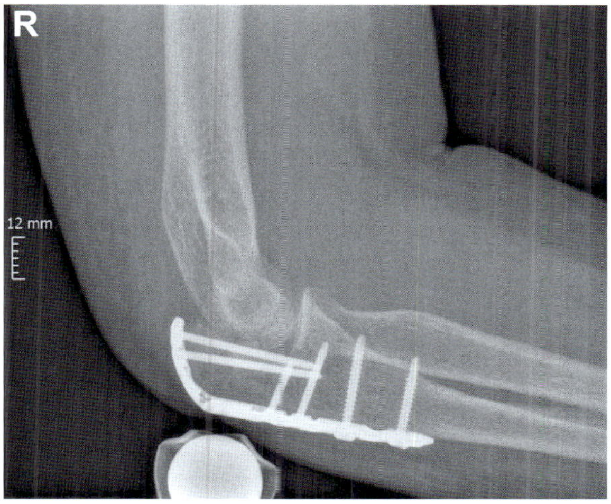

Abb. 8.34 Aufnahme nach ORIF (offene Reposition und die interne Fixation) des Olecranon (6 Wochen postoperativ). (Quelle: Universitätsklinik Balgrist, Med. Bilddokumentation, C. Urfer)

Nachkontrolle: 12. postoperative Woche

Anna beschreibt einen guten Verlauf und hat nun bei den ADL keine Schmerzen mehr. Die Funktion und die Beweglichkeit des rechten Ellenbogens sind jetzt verbessert (▶ Tab. 8.13). Bei der Schulter ist der Verlauf etwas stagnierend, ohne dass sich die Beweglichkeit wesentlich bessert (▶ Tab. 8.12). Anna gibt jetzt eine intermittierende Taubheit an Ring- und Kleinfinger an, doch lässt sich keine Einschränkung der Sensibilität nachweisen.

Die Röntgenuntersuchungen zeigen sicher einliegende Plattenosteosynthesen am proximalen Humerus und am Olecranon. Am Olecranon erweist sich die Konsolidierung der Fraktur progredient mit zunehmendem Durchbau des Frakturspalts und der Gelenkerguss persistiert.

Es wird weiterhin eine 100 %ige Arbeitsunfähigkeit attestiert. Das definierte mittelfristige Ziel hinsichtlich der Arbeit konnte somit nicht erreicht werden.

Ambulante Rehaphase 3: Mobilität und Rehatraining

Aufgrund der noch deutlich vorhandenen glenohumeralen Beweglichkeitseinschränkung wird die Belastung der manuellen Techniken im Rehakreis Mobilität konsequent in die passive Dehnregion gesteigert [213]. Anna hat bis zu diesem Zeitpunkt das mittelfristige Ziel hinsichtlich der häuslichen Aktivitäten erreicht. Leichtere Arbeiten im Haushalt sowie die selbstständige Körper- und Gesichtspflege mit einer Hand sind möglich. Die aktiven Übungen können im Verlauf angepasst werden, weil sich die passive glenohumerale Beweglichkeit leicht verbessert hat. Das Übungsprogramm für die periskapuläre Muskulatur und Rotatorenmanschette wird im Rehatraining durch folgende Übungen ergänzt: Push-up with a Plus an der Tischkante, Prone-W, Prone-T, External Rotation im Sitz (gestützt). Für den Ellenbogen werden Standing Biceps Curl und Biceps Kick-back ausgewählt. Die Physiotherapie wird jetzt auf einen Wochenrhythmus umgestellt, wobei Anna zusätzlich 2-mal wöchentlich selbstständig ins Hallenband zum Brustschwimmen geht.

Im Verlauf der Reha persistierte die glenohumerale Abduktion bei 70–75°, wobei die Außenrotation bis auf 5° im Vergleich zur Gegenseite verbessert werden konnte. Die globale Anteflexion ist bis 120° möglich (▶ Tab. 8.12). Das klinische Bewegungsmuster verändert sich in Richtung einer partiell eingeschränkten Schulter [2133]. Die partiell eingeschränkte Schulter zeichnet sich dadurch aus, dass eine oder mehrere glenohumerale Richtungen eingeschränkt sind aber nie alle. Somit kann man eine adhäsive Kapsulitis oder eine postoperative Steifigkeit, die beide die Gelenkskapsel betreffen, ausschließen.

Verändertes Bewegungsmuster bei stark eingeschränkter glenohumeraler Beweglichkeit

Ist die glenohumerale Beweglichkeit stark eingeschränkt, insbesondere die Abduktion und oder die Flexion, bewegen sich die Patient*innen in einem dafür charakteristischen Bewegungsmuster. Auffallend ist, dass durch diese glenohumerale Einschränkung die Skapula einen anderen Weg um den Thorax nimmt im Vergleich zu einer glenohumeralen frei beweglichen Schulter. Weil somit die kompensatorische Bewegung der Scapula begrenzt ist, ist eine globale Anteflexion > 120° nicht möglich. Es besteht Studien zufolge ein Zusammenhang zwischen der glenohumeralen Abduktion und Flexion und der globalen Anteflexion. Beträgt die glenohumerale Abduktion und Flexion mehr als 83°, verlieren die Patient*innen dieses charakteristische Bewegungsmuster und können > 120° anteflektieren. Die Außenrotation in Adduktion spielt hierbei eine untergeordnete Rolle. Hier sind lediglich 50 % der Außenrotation im Vergleich zur Gegenseite notwendig [2130][2131].

Was bleibt, ist die Frage nach der Ursache dieser partiellen Einschränkung. In diesem Fall betrifft es jetzt explizit die glenohumerale Abduktion. Hierzu werden verschiedene Ursachen beschrieben: subakromiales Impingement [2127], Tendinitis calcarea [2144] und störendes Osteosynthesematerial sowie auch fehlverheilte Tuberculum-majus-Frakturen. Klinisch besteht der Verdacht, dass allenfalls die eingebrachte Platte am proximalen Humerus stören könnte. Deshalb wird mit dem Operateur eine frühere Nachkontrolle vereinbart als die übliche jährliche Kontrolle.

Nachkontrolle: 10 Monate postoperativ

Anna stellt sich etwas früher als geplant wegen persistierender Beweglichkeitseinschränkung der Schulter rechts wieder in der Sprechstunde vor (▶ Tab. 8.12). Mit der Situation in Bezug auf Funktion und Beweglichkeit des rechten Ellenbogens ist sie zufrieden. Es störe lediglich die Schmerzen beim Abstützen des Ellenbogens auf einer Unterlage. Sie ist zu diesem Zeitpunkt wieder zu 100 % als Rheumatologin arbeitsfähig (langfristiges Ziel).

Die nun durchgeführten CT-Untersuchungen zeigen unveränderte regelrechte Stellungsverhältnisse mit fortgeschrittener Frakturkonsolidation am proximalen Humerus wie auch am Olecranon.

Die von Anna beschriebenen Beschwerden an der Schulter sowie die klinische Untersuchung mit der isolierten glenohumeralen Einschränkung in Abduktion passen am ehesten zu einer mechanischen Limitation durch das einliegende Osteosynthesematerial. Eine zusätzlich extern durchgeführte Ultraschalluntersuchung bestätigt den Konflikt der Platte am lateralen Akromion. Deshalb wird die Indikation zur Entfernung des Osteosynthesematerials gestellt. Die ebenfalls störende Olekranonplatte kann in der gleichen Operation entfernt werden. Die Operation wird für einen Monat später angesetzt.

OP-Bericht: Entfernung des Osteosynthesematerials an Humerus und Olecranon

Humerus

„Eingehen durch die alte Narbe deltopektoral. Hämostase. Scharfe Präparation in die Tiefe. Aufsuchen der V. cephalica und Präparation entlang des Intervalls in die Tiefe. Scharfe Präparation entlang des Deltoideusrandes, bis die Platte palpiert werden kann. Darstellen der Platte und Entfernen aller Schrauben, was problemlos gelingt. Dann Entfernen der Platte und Adhäsiolyse subakromial und subdeltoidal. Hämostase. Einlage einer Redondrainage und ein schichtweiser Wundverschluss."

Olecranon

„Eingehen durch die Narbe über dem Olecranon. Scharfe Präparation direkt auf die Platte. Die Platte wird komplett dargestellt und sämtliche Schrauben werden entfernt. Entfernen der Platte. Säubern des Plattenbettes, insbesondere der Ossifikation. Hämostase und Spülen. Schichtweiser Wundverschluss. Steriler Wundverband und Anlage einer Armschlinge."

Auch nach diesem 2. operativen Eingriff orientieren wir uns an den Aspekten der Time-/ Criteria-based-Rehabilitation. Der Fokus liegt nun auf anderen Bindegewebsstrukturen, die demzufolge andere Wundheilungszeiten zeigen. Die Konsequenz daraus ist, dass das Vorgehen nicht mehr so restriktiv sein muss. Freie aktive Bewegungen nach Maßgabe der Beschwerden sind erlaubt. Die Armschlinge soll nur aus Komfortgründen getragen werden.

Ambulante Rehaphase 4: Wundheilung, Mobilität und Rehatraining

Am ersten Tag nach der Operation wird zur Kontrolle noch ein Röntgenbild gemacht (▶ Abb. 8.35). In den ersten 2 Wochen wurden die manuellen physiotherapeutischen Mobilisationstechniken für das Bindegewebe im Fuß- und Linearbereich der Belas-

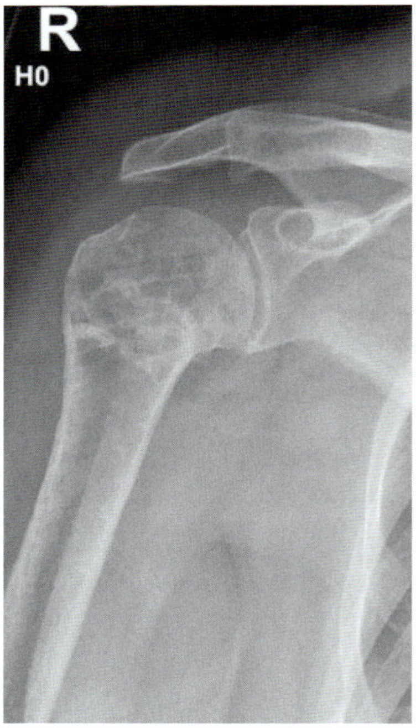

Abb. 8.35 A.-p.-Aufnahme nach Entfernung des Osteosynthesematerials (Fallbeispiel kombinierte Humerus- und Olekranonfraktur). (Quelle: Universitätsklinik Balgrist, Med. Bilddokumentation, C. Urfer

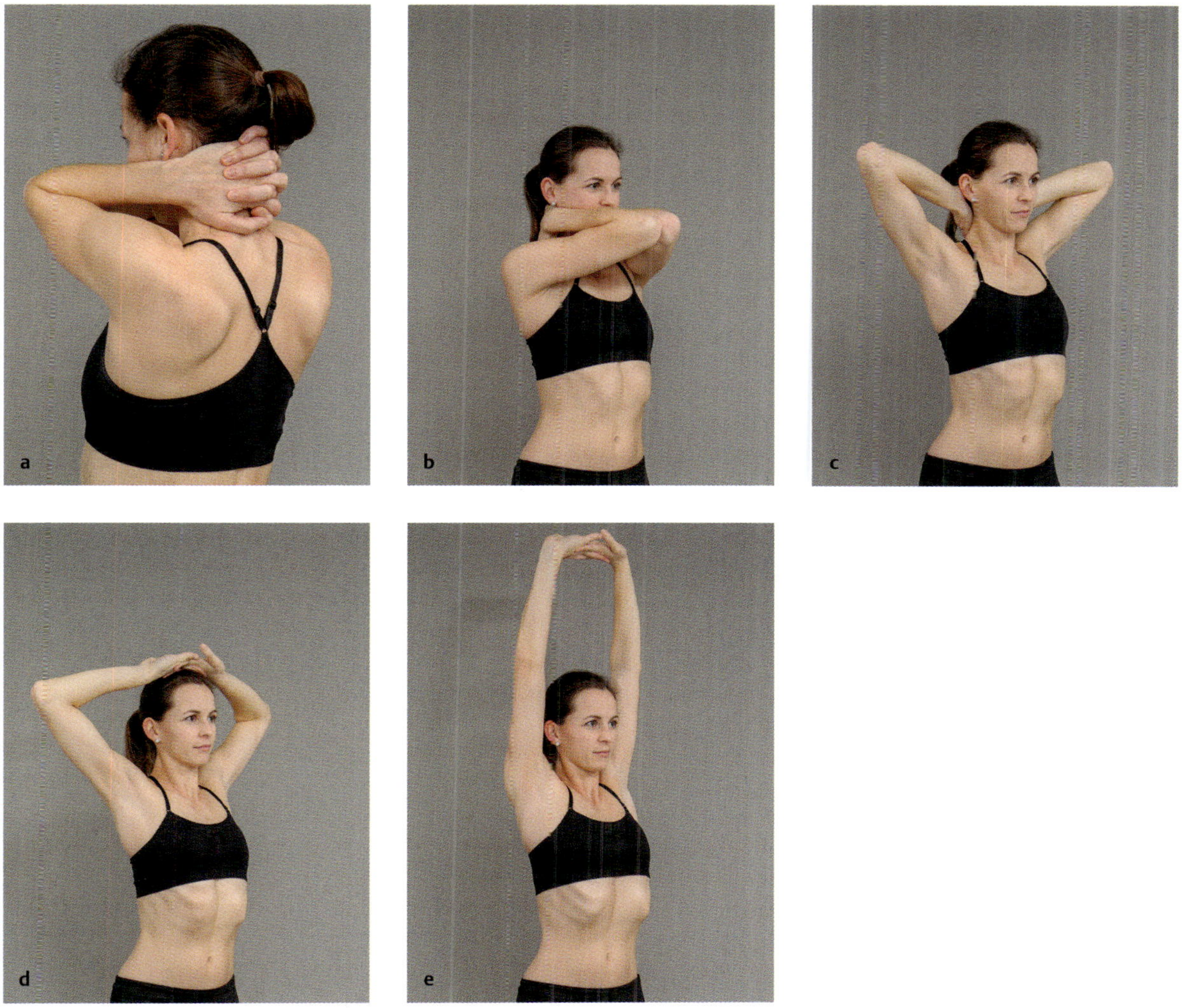

Abb. 8.36 Verbesserung der glenohumeralen Mobilität: Overhead Triple Locking (OTL). (Quelle: Universitätsklinik Balgrist, C. Urfer)
a Im Nacken gefaltete Hände.
b Die Ellenbogen berühren sich vorn.
c Ellenbogen nach hinten in Siesta-Position.
d Handflächen auf den Kopf.
e Ellenbogen strecken und Handflächen nach oben bringen.

tungsdeformationskurve durchgeführt. Die aktiven Übungen wurden für diese Zeitperiode pausiert. Ab der 3. Woche konnte die Belastung auf das Bindegewebe in den passiven Dehnbereich gesteigert werden, um die glenohumerale Beweglichkeit insbesondere die der Abduktion zu verbessern. Das bekannte aktive Übungsprogramm wurde wieder durchgeführt. Acht Wochen später betrug die glenohumerale Abduktion 85°, sodass nun Anna eine globale Anteflexion von 140° möglich war [2130][2131]. Dies war auch der Zeitpunkt, um die Beübung der Mobilität auf die Automobilisationsübung Overhead Triple Locking (OTL) zu wechseln (▶ Abb. 8.36) [2146]. Die aktiven Übungen wurden dahingehend angepasst, dass jetzt die Positioners (z. B. M. deltoideus) und Propellers (z. B. M. pectoralis major) trainiert werden konnten [2143]. Um das langfristige Ziel: Zurück auf den Tennisplatz erreichen zu können, wurden im Verlauf die Propellers Übungen mit einem schnelleren Bewegungsrhythmus ausgeführt. Das Buchkapitel von Robert van den Berg, Reha-/Trainingskreis Kraft im Buch die Schulter in der Physiotherapie beschreibt den methodischen Aufbau hierfür [2137].

Abschluss

Beim Abschluss der Therapie zeigten sich die passiven glenohumeralen Beweglichkeiten seitengleich. Lediglich die globale passive und aktive Flexion weisen noch eine Seitendifferenz von 5° auf.

Das Fazit nach einigen Stunden auf dem Tennisplatz ist laut Anna: „Die Vorhand ist zwar noch nicht auf dem Niveau der Profis, aber recht ordentlich und die Rückhand ist noch ausbaubar. Beim Smash hab´ ich noch deutliche Koordinationsstörungen. Schläger und Ball finden sich noch nicht wie sie sollen'. Aber es zeigen sich keine negativen Reaktionen wie Schmerzen oder Schwellung nach den Belastungen.

8.4.3 Zusammengefasst

Die postoperative Rehabilitation nach einer Operation des Schultergelenks ist ein komplexes Geschehen. Während der Rehabilitation ist es ganz entscheidend, stets den Überblick zu behalten und den Prozess kritisch zu verfolgen und bei einem abweichenden Verlauf diesen kritisch zu hinterfragen.

Werden die physiotherapeutischen Prinzipien zu „verletzte Bindegewebsstrukturen und deren Wundheilungszeiten", „Rehaverlauf von Funktionsstörung, über die Aktivität zur Partizipation" und „von proximal nach distal" konsequent umgesetzt und dabei die quantitative und qualitative Belastungssteigerung berücksichtigt, ist das zumeist der optimale Weg zurück zur vollen Partizipation.

8.5 Fallbeispiel Frozen Shoulder

Florian Grubhofer, Linda Dyer

Steckbrief Niklas (55)

- Ärztliche Diagnosen:
  - Zerrung der Bizepssehne rechts bei Verhebetrauma
  - Z. n. Spondylodese L 4/5, IF von links, Neurolyse L 5 links, posterolaterale Fusion mit Auto-und Allograft ein Dreivierteljahr zuvor
  - regrediente schmerzhafte sensorische C 7-Radikulopathie links
    - mit/bei Diskushernie C 6/7 links
    - Z. n. Nervenwurzelblock C 7 / Th 1 links vor 6 Jahren mit gutem Ansprechen
  - regrediente Hüftabduktorenirritation links vor 2,5 Jahren Z. n. transitorischer ischämischer Attacke (anamnestisch vor etwa 6 Jahren)
  - arterielle Hypertonie
- Verordnung: Schmerzlinderung, Schulterzentrierung
- Beruf und Hobbys: Lebensmitteltechnologe (Führungsfunktion) in Vollzeit; Gartenarbeit, Spazieren

8.5.1 Ärztlicher Hintergrund

Florian Grubhofer

Funktionelle Anatomie

Die Schultergelenkskapsel des glenohumeralen Gelenkes ist aufgrund ihrer Elastizität einzigartig. Der Bewegungsumfang im glenohumeralen Gelenk ist einerseits wegen der knöchernen Anatomie des Humeruskopfes im Zusammenspiel mit dem knöchernen Glenoid, aber auch wegen der Elastizität der Gelenkskapsel größer als in allen anderen Gelenken des Körpers. Die glenohumerale Gelenkkapsel wird hauptsächlich aus Kollagenfasern Typ I und III gebildet, wobei Typ I mehr für Festigkeit und Stabilität verantwortlich ist und Typ III mehr für die Elastizität. Die Gelenkkapsel weist ventrale ligamentäre Verstärkungen (Ligg. glenohumeralia) auf, die sich in das Lig. glenohumerale superius, medium und inferius (anteriorer Zügel) teilen. Die posteriore Gelenkkapsel weist lediglich im inferioren Bereich eine solche ligamentäre Verstärkung auf, und zwar das Lig. glenohumerale inferius mit seinem zweiten, posterioren Zügel [2161].

Pathologie

Im physiologischen Zustand misst die glenohumerale Gelenkkapsel in Abhängigkeit von der Körpergröße 1,3–4,4 mm [2150]. Im Rahmen einer Frozen Shoulder (Schultersteife) kann diese dünne, elastische und weite Gelenkkapsel um ein Vielfaches dicker werden, was insbesondere dem Entzündungszustand der Kapsel geschuldet ist [2162].

Durch diese Kapselverdickung verkleinert sich das Volumen des glenohumeralen Gelenks und der sonst so frei bewegliche Humeruskopf wird in seinem Bewegungsumfang sehr stark eingeschränkt, was zum typischen klinischen Erscheinungsbild der eingeschränkten aktiven und passiven Beweglichkeit führt.

Anhand der Ursache wird die Frozen Shoulder in 3 Gruppen unterteilt: idiopathische, posttraumatische und postoperative Frozen Shoulder.

Idiopathische Frozen Shoulder

Diabetes mellitus, Schilddrüsenüber- oder -unterfunktion, Menopause und weibliches Geschlecht sind bekannte Risikofaktoren für die Entwicklung einer idiopathischen Frozen Shoulder (▶ Tab. 8.14) [2157]. Entsprechend ist bei der Erstmanifestation einer idiopathischen Frozen Shoulder eine endokrinologische Abklärung in Hinblick auf eine Schilddrüsenerkrankung oder einen Diabetes indiziert. Diabetiker haben ein Lebenszeitrisiko von 10–20 % [2164].

Wenn eine Person an einer idiopathischen Frozen Shoulder erkrankt ist, besteht ein 14–20-prozentiges Lebenszeitrisiko, dass auch die Gegenseite erkrankt [2164]. Im Vergleich zur postoperativen und posttraumatischen Frozen Shoulder hat die idiopathische Form die beste Prognose im Hinblick auf eine Remission ohne chirurgische Intervention.

Postoperative Frozen Shoulder

Von einer postoperativen Frozen Shoulder spricht man bei einer 6 Monate postoperativ bestehenden Einschränkung der aktiven und passiven Beweglichkeit von unter 20° [2157]. Eine andere Definition nennt eine aktive und passive Bewegungseinschränkung 6 Monate postoperativ von 50 % oder mehr im Vergleich zur gesunden Gegenseite [2157]. Wichtig ist dabei stets, den zeitlichen Faktor zu berücksichtigen. In der Frühphase nach einer Schulteroperation ist eine Steifigkeit ein physiologischer bzw. zu erwartender Befund und entsprechend kann erst ab 6 Monaten postoperativ mit den o. g. Bewegungseinschränkungen von einer postoperativen Frozen Shoulder gesprochen werden. Ihre Inzidenz beträgt nach einer landesweiten prospektiven Multicenter-Studie in der Schweiz bei etwa 7 % nach Rotatorenmanschettenrekonstruktionen [2152]. Die postoperative Frozen Shoulder hat im Vergleich zur idiopathischen und auch postoperativen Form ein etwas erhöhtes Risiko für die Entwicklung einer Therapieresistenz.

Tab. 8.14 Risikofaktoren der idiopathischen Frozen Shoulder [2160].

Systemische Risikofaktoren	Extrinsische Risikofaktoren	Intrinsische Risikofaktoren
• Diabetes mellitus • Hypothyreoidismus • Hyperthyreoidismus • Hypoadrenalismus • Hyperlipidämie • Menopause • weibliches Geschlecht	• kardiopulmonale Erkrankung • zervikale Degeneration der Bandscheibe • zerebrovaskuläre Erkrankung • Humerusfraktur • Parkinson-Krankheit • Axilladissektion (Brustkrebs) • Radiotherapie	• Tendinopathie der Rotatorenmanschette • Rotatorenmanschettenläsion • Tendinopathie der Bizepssehne • Tendinosis calcarea • akromioklavikuläre Arthritis

Posttraumatische Frozen Shoulder

Nach Angaben der schweizerischen Unfallversicherung liegt die Inzidenz der posttraumatischen Frozen Shoulder bei etwa 5 % und betraf im Jahr 2020 etwa 22 300 Patientinnen und Patienten. Kommt es im Rahmen einer Schulterverletzung zur Entwicklung einer Frozen Shoulder, kommt es zu einem signifikant längeren Arbeitsausfall (3,3-fache Verlängerung der Arbeitsunfähigkeit), zu längerer Krankheitsdauer und auch höheren Behandlungskosten. Während im Schnitt die Schulterbehandlung nach einem Schulterunfall 8000 Schweizer Franken gekostet hat (etwa 8500 €), erhöhten sich diese Kosten durch die Entwicklung einer posttraumatischen Frozen Shoulder pro Fall auf etwa 34 000 (rund 36 000 €) [2149]. Die Kosten werden also durch die Entwicklung einer posttraumatischen Frozen Shoulder mehr als 4-fach erhöht. Bei der posttraumatischen Frozen Shoulder geht – wie der Name schon sagt – eine Traumatisierung der Schulter oder der betroffenen Extremität voraus.

Krankheitsverlauf

Unabhängig von der Form oder der Ursache der Erkrankung ist ihr Verlauf sehr einheitlich. Man unterteilt ihn in 3 Phasen:

- Freezing-Phase („einfrieren"): zunehmende Schmerzen, zunächst bei Bewegung, dann auch in Ruhe und mit zunehmender Bewegungseinschränkung, 2–10 Monate
- Frozen-Phase („eingefroren"): vor allem Steifigkeit und Bewegungseinschränkung, Schmerzen abnehmend, 3–12 Monate
- Thawing-Phase („auftauend"): Verbesserung der aktiven und passiven Beweglichkeit, weiter rückläufige Schmerzen, 5–24 Monat.

In 75 % der Fälle heilt eine Frozen Shoulder innerhalb von 18 Monaten spontan aus und in 98 % innerhalb von 3 Jahren. Entsprechend ist es wichtig, dass die Betroffenen einerseits über den benignen Spontanverlauf aufgeklärt werden, andererseits aber auch darüber informiert werden, dass sich die häufig schmerzhafte Schultersteifigkeit über einen doch langen Zeitraum symptomatisch zeigen wird. Aus unserer Erfahrung ist die Aufklärung der Patienten und Patientinnen bei der Behandlung der wichtigste Erfolgsfaktor. Je besser die Erkrankten das Krankheitsbild und den Krankheitsverlauf verstehen, desto besser ist die Behandlung und Zufriedenheit.

Therapie

An unserer Klinik basiert die konservative Therapie auf 4 Säulen, von denen die Physiotherapie die Hauptrolle spielt. Hierbei ist es wichtig, dass einerseits der Befund durch eine außenstehende Person (aus der Physiotherapie) erhoben, verlaufskontrolliert und dokumentiert wird, um den Fortschritt zu beobachten und andererseits, dass Instruktionen zur aktiven Bewegung und Stretching-Therapie der betroffenen Person erklärt werden. In den physiotherapeutischen Sitzungen sollen die typischerweise kleinen Bewegungserfolge erhoben und verfolgt werden. Dann sollen aber auch Instruktionen und Ziele bis zur nächsten Sitzung festgelegt werden. Eine forcierte passive Mobilisation des glenohumeralen Gelenks soll vermieden werden, da dies einerseits schmerzhaft ist und andererseits zu einem Entzündungs-Boost führen kann.

Die 2. Säule der konservativen Therapie stellt die Wassertherapie dar. Dabei wird in temperiertem Wasser eine passive, aber auch aktive Bewegungstherapie durchgeführt. Die Betroffenen berichten häufig, dass durch die Reduzierung der Schwerkraft im Wasser die Schulter leichter bewegt werden kann, was das Hauptziel darstellt.

Als 3. Säule des konservativen Therapiekonzeptes gilt die Infiltration mit Glukokortikoiden. Allerdings profitiert nur etwa jeder Zweite von einer Infiltration mit Kortison. Wir bieten diese Maßnahme vor allem in der schmerzhaften Phase 1 an. Bei gutem Ansprechen kann die Infiltration wiederholt werden. An unserer Klinik setzen wir jedoch maximal 2 Infiltrationen pro 12 Monate.

Die 4. Säule ist die medikamentöse Therapie. Dabei werden Entzündungshemmer in Kombination mit einer Magenschutz-Medikation verordnet. Insbesondere bei älteren Menschen müssen jedoch sowohl die Nierenfunktion als auch gastrointestinale Beschwerden und kardiale Nebendiagnosen berücksichtigt werden. Gibt es anamnestische Hinweise auf Nierenfunktionsstörungen, arterielle Hypertonie oder gastrointestinale Blutungen sollte auf solche Medikamente verzichtet werden. An unserer Klinik verwenden wir mehrheitlich Cox-2-Hemmer aus der Gruppe der nicht steroidalen Antiphlogistika (NSAID oder NSAR). Eine solche Medikation sollte jedoch stets unter hausärztlicher Kontrolle bleiben, besonders wenn Herzerkrankungen bekannt sind

Jede Person reagiert individuell auf diese 4 Therapieansätze. Unsere Erfahrung ist es, dass insbesondere die aktive Bewegungstherapie, welche durch die Physiotherapie geschult und geführt wird, die besten Erfolge erzielen kann. Es empfiehlt sich jedoch stets, einen vielseitigen Therapieansatz zu verfolgen. Die aufgeführten Therapien verkürzen zwar nicht den Verlauf, doch können sie den Leidensdruck senken. In seltenen Fällen verbessern sich trotz einer angemessenen 6-monatigen Behandlung die aktive und passive Beweglichkeit nicht. In diesem Fall sprechen wir von einer therapieresistenten Frozen Shoulder. Dann kann eine chirurgische Intervention diskutiert werden, wenngleich die Rezidivraten nach chirurgischem Debridement und Kapsel-Release mit mindestens 25 % sehr hoch sind. Wegen des typischerweise guten Spontanverlaufs und des hohen Rezidivrisikos nach chirurgischem Kapsel-Release wird die chirurgische Intervention an unserer Klinik nur sehr selten durchgeführt. Das höchste Risiko für einen therapieresistenten Verlauf besteht bei der postoperativen Frozen Shoulder. Hier sind die Rezidive nach chirurgischer Narbenlösung und Kapsel-Release deutlich geringer.

8

8.5.2 Physiotherapeutische Anamnese

Linda Dyer

Niklas, 55, ist Familienvater und arbeitet als Lebensmitteltechnologe in Führungsfunktion wöchentlich 42 Stunden. In seiner Freizeit beschäftigt er sich im Garten und kocht sehr gern – nicht zuletzt mit den Erträgen aus dem Garten. Auch geht er täglich mit seinem Hund spazieren.

Vor einem Monat hat er mit der rechten Hand nach einer Tasche auf dem Rücksitz seines Autos gegriffen, um sie schnell nach vorn zu heben. Die Tasche ist dabei zwischen den Sitzen hängen geblieben, was die Bewegung abrupt stoppte und einen kurzen Schmerz in der Schulter verursachte. Die Schmerzen waren bald wieder abgeklungen. Am nächsten Tag stieß er sich mit der rechten Schulter an einem Schrank, was ihm extreme Schmerzen bereitete. Seither verspürte er ein Ziehen in der ventralen rechten Schulter, das bis in den Nacken hochführte. Der Schmerz im Nacken unterscheide sich jedoch von dem vor Jahren, als er eine C 7-Radikulopathie auf der linken Seite hatte. Obwohl die Schulter sehr schmerzhaft war, dachte er, dass die Beschwerden nach ein paar Tagen schon wieder verschwinden würden. Nach 1 Woche waren sie jedoch immer noch vorhanden und nahmen zu, störter vor allem beim Heben des Arms und bei der Bewegung hinter den Rücken, wie z. B. beim Griff an die Gesäßtasche. Weil er zu dieser Zeit wegen seines Rückens noch in physiotherapeutischer Behandlung war, hatte er die Physiotherapeutin darauf angesprochen. Sie vereinbarten, dass er seine Schulter hausärztlich abklären lassen sollte.

Etwa einen Monat nach dem Trauma stellte sich Niklas erstmals in der Physiotherapie wegen der rechten Schulter vor. Die Diagnose des Hausarztes lautete „Zerrung der langen Bizepssehne". Es wurden schmerzhemmende Medikamente und Physiotherapie verordnet. Vorerst wurden keine zusätzlichen bildgebenden Untersuchungen durchgeführt.

8.5.3 Physiotherapeutische Untersuchung

Niklas leidet zum Zeitpunkt der Untersuchung unter bewegungsabhängigen Schmerzen und geringen Ruheschmerzen (VAS 1/10) dumpf im Schultergelenk rechts mit Ausstrahlung in den ventralen Oberarm. Zusätzlich werden verspannungsartige Schmerzen im M. trapezius angegeben. Die Beschwerden äußerten sich wie folgt:

- eingeschränkte Greifbewegungen vor dem Körper (6/10 auf der patientenspezifischen Funktionsskala, PSFS [2153])
- eingeschränkte Grifffähigkeit zur rückseitigen Hosentasche (PSFS 5/10)
- einschießende Schmerzen bei jeder schnellen Bewegung
- leicht eingeschränkte Nachtruhe.

Seiner Arbeit konnte er mit Anpassungen voll nachkommen. Sie besteht einerseits aus Bürotätigkeiten und anderseits stehend in der Produktion, wobei diverse Geräte bedient werden müssen. Auch die Gartenarbeit und das Kochen waren ohne Schmerzzunahme und mit Anpassungen möglich.

Allgemeiner Gesundheitszustand

Niklas gibt an, dass er sich kerngesund fühlte, bis er 50 wurde. Dann habe er plötzlich verschiedene gesundheitliche Probleme bekommen (s. o.). Vor dem Schultertrauma dachte er noch, dass nun alles wieder in Ordnung und eingestellt sei.

> **✔ Merke**
>
> Es gibt verschiedene Risikofaktoren für die Entwicklung einer Frozen Shoulder (▸ Tab. 8.14). In 60–80 % der Fälle weisen die Betroffenen eine oder mehrere dieser Co-Morbiditäten auf (Kap. Idiopathische Frozen Shoulder) [2160].

Körperliche Untersuchung

Auffallend bei der Inspektion sind ein leichter Schultertiefstand und eine Protraktion, wie es die meisten Schulterpatient*innen zeigen. Die Fehlhaltung kann ohne Schmerzzunahme korrigiert werden. Es gibt keine sichtbaren Atrophien. Die weiteren Untersuchungsschritte und deren Befunde sind in ▸ Tab. 8.15 dargestellt.

Auf Grund der Irritierbarkeit wird auf weitere Testungen verzichtet. Einzig die Pendelposition wird noch angeschaut. Dabei fällt auf, dass die akromiohumerale Stufe tastbar war, was bedeutet, dass der Humeruskopf passiv unter das Akromion bewegt werden kann.

Zusammenfassung der wichtigsten Befunde

Die schmerzhaft in allen Richtungen eingeschränkten Bewegungen mit deutlich spürbarer muskulärer Abwehrspannung sind Zeichen eines Reizzustandes. Die irritierten Strukturen werden subakromial vermutet, da die aktiven und passiven Bewegungen diese Strukturen belasten und verformen und dadurch zu einer Schmerzzunahme führen. Eine mögliche Verletzung der langen Bizepssehne oder der Rotatorenmanschette ist klinisch nicht differenzierbar, außer wenn ein „Lag“ besteht, was aber bei Niklas nicht vorliegt.

Das vorangegangene Trauma könnte vom Mechanismus her zu einer Verletzung der superioren Rotatorenmanschette oder der langen Bizepssehne geführt haben und somit die Entzündungsreaktion ausgelöst haben. Zum Zeitpunkt der Untersuchung ist noch nicht klar, ob es sich nur um eine subakromiale Reizung, oder auch um eine Kapsulitis oder sogar um das erste Stadium einer Frozen Shoulder handelt. Bekanntlich kann ein Trauma dafür der Trigger sein, welcher bei einer subklinischen Entzündungsbereitschaft die Entzündungskaskade der Frozen Shoulder auslösen kann [2155][2160][2162]. Menschen suchen häufig nach einer Kausalität zwischen einem Ereignis und den Symptomen. Das erste Stadium der primären Frozen Shoulder entwickelt sich schleichend und wird oftmals erst mit einer ungewohnten oder endgradigen Bewegung schmerzhaft bemerkt.

Tab. 8.15 Darstellung der Befunde (Fallbeispiel Frozen Shoulder).

	rechts	links
Aktive Bewegungen		
Elevation	105°, sehr schmerzhaft schon von Beginn	155°
Außenrotation	30°, schmerzhaft	70°
Passive Bewegungen		
Flexion	130°, schmerzhaft	155°
Hand auf Rücken	1/3 Gesäß, schmerzhaft	T 6
glenohumerale Abduktion	70°, schmerzhaft	95°
glenohumerale Flexion	70°, schmerzhaft	95°
glenohumerale Außenrotation	30°, schmerzhaft	70°
Widerstandstests		
Ellenbogenflexion	volle Kraft, schmerzfrei	volle Kraft, schmerzfrei
Abduktion aus 20°	schmerzhaft, keine Kraft	volle Kraft, schmerzfrei
Palpation		
erhöhte Sensitivität	Mm. infraspinatus, teres minor/major, deltoideus pars clavicularis, trapezius pars descendens	ohne Befund

8.5.4 Physiotherapeutische Ziele

Niklas werden zunächst die erhobenen Befunde und die oben beschriebene Beurteilung erklärt. Gemeinsam wird beschlossen, vorerst keine weiteren Abklärungen durchzuführen und mit der Therapie der Befunde zu starten. Falls sich die Beschwerden in 4–6 Wochen nicht bessern sollten, kommt eine orthopädische Abklärung infrage.

Die aktuelle Reizbarkeit der Gewebe ist hoch (▶ Abb. 8.37). Daher ist eines der ersten Ziele die Beruhigung der Entzündungsreaktion und somit auch die Verbesserung der Schmerzsituation. Alle Interventionen sollten daher nur im schmerzfreien Bereich ausgeführt werden, um die entzündliche Reaktion nicht weiter zu stimulieren [2158]. Ein längerfristiges Ziel ist die Verbesserung der Beweglichkeit und der aktiven Greifbewegungen.

Niklas wird darüber informiert, dass sich die Funktion seiner Schulter in den kommenden Wochen noch weiter verschlechtert, falls es sich um den Beginn einer Frozen Shoulder handelt, und die Schmerzen wahrscheinlich auch noch zunehmen. Die Prognose für die vollständige Wiederherstellung der Schulterfunktion ist zwar grundsätzlich günstig, doch ist die Dauer individuell unterschiedlich.

8.5.5 Physiotherapeutische Maßnahmen

2. Behandlung

Niklas reagiert mit verstärkten Nachtschmerzen auf die Untersuchung und muss ein Schmerzmittel einnehmen. Daher wird nochmals die Bedeutung der schmerzfreien Bewegungen erklärt. Als therapeutische Intervention wurden sanfte schmerzfreie Gelenkmobilisationen durchgeführt, die Niklas als sehr angenehm empfand (▶ Abb. 8.38). Gleichzeitig werden an den verspannten Muskeln detonisierende Techniken angewandt.

Da Niklas im Rahmen der Wirbelsäulenreha für den Belastungsaufbau bereit ist, möchte er wissen, welche aktiven Übungen für ihn infrage kommen. Die Übung Bent Over Row kann er ohne Schmerzprovokation durchführen (Kap. Row (pull)). Zudem soll Niklas seinen Freizeitaktivitäten nach Maßgabe der Beschwerden nachgehen und aktiv bleiben.

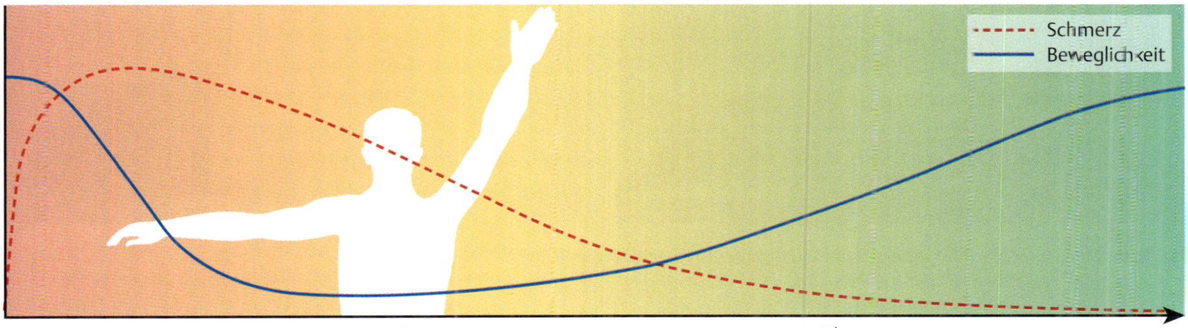

Befunde		
hohe Irritierbarkeit • starke Schmerzen (NRS ≥ 7) • häufig Nacht- und/oder Ruheschmerzen • Schmerzen durch das ganze Bewegungsausmaß • passives Endgefühl nicht bestimmbar • AROM < PROM	**mittlere Irritierbarkeit** • moderate Schmerzen (NRS 4–6) • teilweise Nacht- und/oder Ruheschmerzen • Schmerzen endgradig • AROM ~ PROM	**geringe Irritierbarkeit** • wenig Schmerzen (NRS 3) • keine Nacht- und Ruheschmerzen • Schmerzen bei Überdruck am Bewegungsende • AROM = PROM
Behandlung		
hohe Irritierbarkeit • keine Zunahme der Schmerzen während/nach der Behandlung • schmerzfreie Mobilisationen mit geringer Intensität/ohne Gewebebelastung • ADL modifizieren • aktive Bewegungs- und Koordinationsübungen • Kortison-Infiltration, Paracetamol und NSAR	**mittlere Irritierbarkeit** • leichte Zunahme der Schmerzen während/nach der Behandlung zulässig; regredient innerhalb wenigen Stunden • Mobilisationen mit geringer Intensität zunehmend endgradig/milde bis moderate Gewebebelastung • aktive Bewegungsübungen in alle Richtungen mit gradueller Steigerung	**geringe Irritierbarkeit** • leichte Zunahme der Schmerzen während/nach der Behandlung zulässig; regredient am nächsten Tag • endgradige Mobilisationen moderate bis hohe Gewebebelastung • aktive Übungen zur Verbesserung des Bewegungsablaufs • häufiges endgradiges Dehnen
generelle Behandlungsempfehlungen		
• Edukation, begleiten und supervidieren • allgemeines Training		

Abb. 8.37 Stadien der Gewebeirritierbarkeit in Relation zu den Phasen der Frozen Shoulder (modifiziert nach [2156][2158]).

8

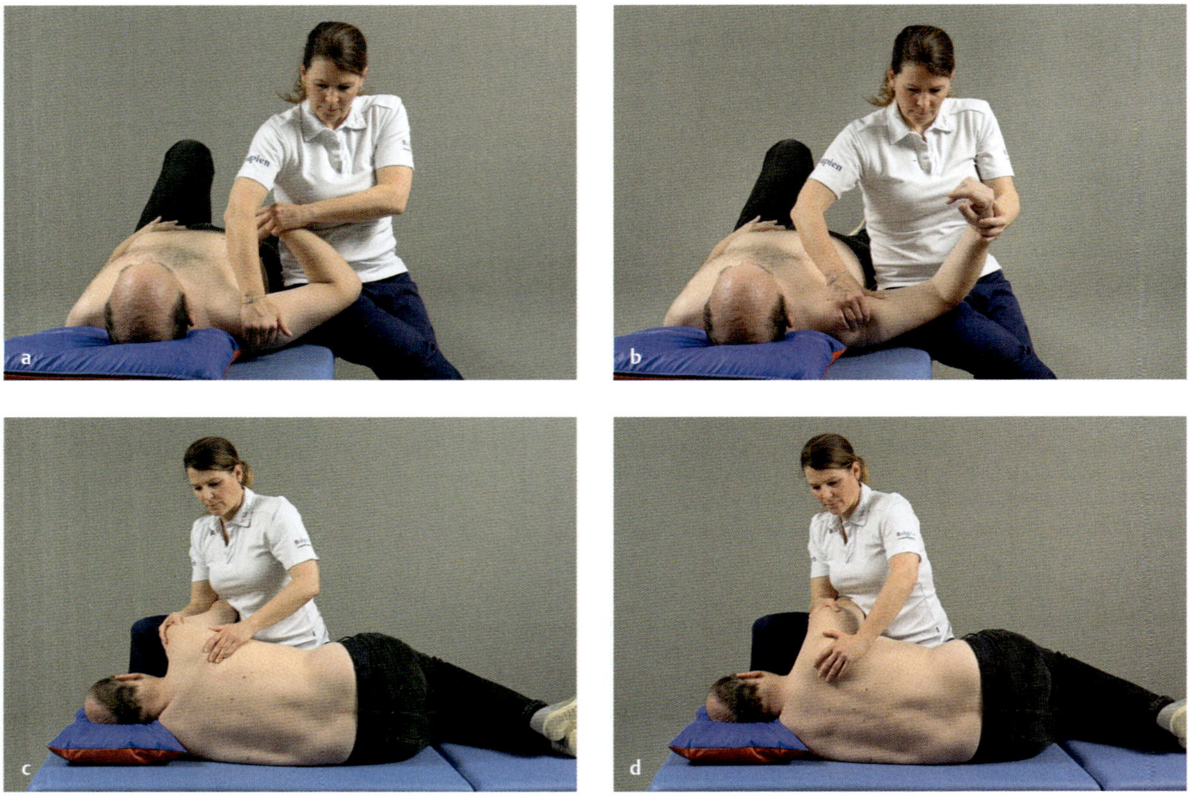

Abb. 8.38 Glenohumerale Mobilisationstechniken. (Quelle: Universtitätsklinik Balgrist, C. Urfer)
a Glenohumerale Mobilisation der Innenrotation.
b Glenohumerale Mobilisation der Außenrotation.
c Glenohumerale Mobilisation der Flexion – ASTE.
d Glenohumerale Mobilisation der Flexion – ESTE.

Clinical Reasoning: Der Effekt der manuellen Mobilisation der Schulter

Vermutlich kommt die Schmerzlinderung durch manuelle Mobilisationen zustande, indem der sensorische Input das endogene schmerzhemmende System aktiviert [2165]. Bei einer hohen Irritierbarkeit der Gewebe, sollten die Mobilisationen nur im schmerz- und widerstandsfreien Bereich durchgeführt werden. Die Fibroblasten reagieren durch die Entzündungsreaktion sensitiver auf mechanischen Stress, was diverse Prozesse stimuliert. Einerseits wandeln sie sich vermehrt in Myofibroblasten um und anderseits verändern sie die Produktion der extrazellulären Matrix. Intensive manuelle Mobilisationen sind sogar kontraindiziert, da sie zu einer Zunahme der Kapselfibrose und Kontraktur führen [2158].

Zu einem späteren Zeitpunkt, im Stadium geringerer Irritierbarkeit, führen manuelle Mobilisationen, die in den Widerstand hineinarbeiten, und Dehnungsübungen mit bis zu tolerablen Schmerzen zu besseren Resultaten, als wenn keine Intervention durchgeführt wird [2154].

Weiterer Verlauf der Behandlung

Leider beruhigte sich die Entzündungsreaktion im nächsten Monat nicht. Die Nachtruhe war mittlerweile deutlich gestört. Auch hat Niklas vermehrt Ruheschmerzen VAS 4/10. Die Beweglichkeit, vor allem die glenohumerale, hat weiter abgenommen, was klinisch klar für eine Frozen Shoulder spricht. Die Frage nach einer Begleitverletzung steht außerdem noch im Raum. Daher wird eine orthopädische Abklärung inklusive eines MRTs in die Wege geleitet. Die Diagnose Frozen Shoulder wird dadurch bestätigt und Begleitverletzungen sind jetzt ausgeschlossen. Niklas entscheidet sich gemeinsam mit dem Orthopäden für eine glenohumerale Infiltration. Diese führt zu einer deutlichen Schmerzabnahme im Alltag und zu einer verbesserten Nachtqualität. Wir beginnen von physiotherapeutischer Seite die Bewegungstherapie im 34° temperierten Wasser, was Niklas sehr gefällt, da er dabei den Arm schmerzfrei in alle Richtungen bewegen kann.

Seit dem Start der Behandlung sind jetzt 4 Monate vergangen. Insgesamt wurden 13 Behandlungen durchgeführt. Darunter zeigten sich folgende Veränderungen im Verlauf (▶ Tab. 8.16, ▶ Abb. 8.39):

Gemeinsam entscheiden wir, die Frequenz der Therapieeinheiten auf einen Termin alle 3 Wochen zu reduzieren. Niklas beginnt mit der medizinischen Trainingstherapie für seinen Rücken, was ihm sehr wichtig ist. Seine Haupteinschränkung der rechten Schulter ist mittlerweile das Aufhängen des beladenen Kleiderbügels in seinem Spind (PSFS 8/10).

Tab. 8.16 Subjektiver und objektiver Verlauf von Niklas (Fallbeispiel Frozen Shoulder).

	Vor Infiltration	2 Monate nach Infiltration
PSFS		
• Nachtqualität • Griffaktivitäten vor Körper • Griff in die Hosentasche	5/10 6/10 9/10	10/10 9/10 10/10
globale Bewegungen		
• Flexion • Hand auf Rücken	90° Rima ani	115° L1
glenohumerale Abduktion	20°	40°
glenohumerale Außenrotation	0°	15°

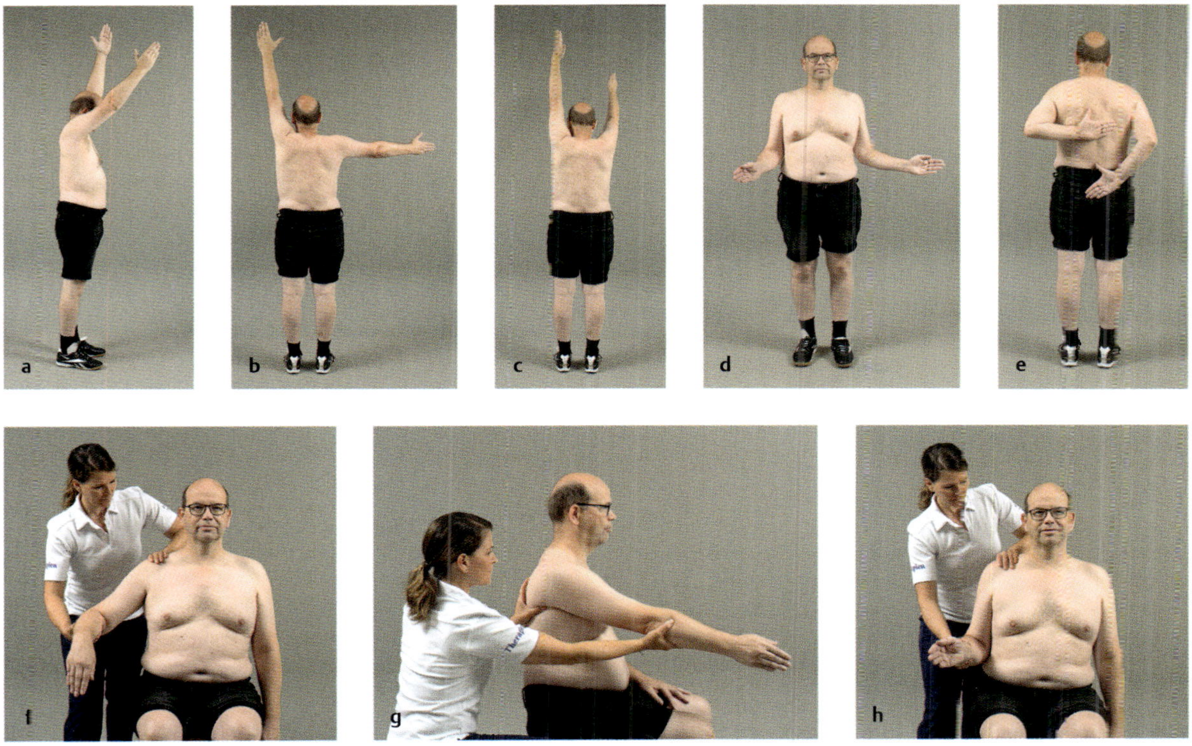

Abb. 8.39 Status der Schulter-Beweglichkeit 2 Monate nach Infiltration (Fallbeispiel Frozen Shoulder). (Quelle: Universitätsklinik Balgrist, Med. Bilddokumentation, C. Urfer)
a Globale aktive Flexion.
b Globale aktive Abduktion. Verfrühte Scapula Aufwärtsrotation rechts von dorsal sichtbar.
c Globale aktive Flexion. Verfrühte Scapula Aufwärtsrotation rechts von dorsal sichtbar.
d Globale aktive Außenrotation.
e Globale aktive Bewegung Hand auf Rücken.
f Glenohumerale passive Abduktion; betroffene Seite.
g Glenohumerale passive Flexion; betroffene Seite.
h Glenohumerale passive Außenrotation; betroffene Seite.

In weiteren Sitzungen wird die Schulter mit dem Fokus auf der Verbesserung der glenohumeralen Beweglichkeit mobilisiert (▶ Abb. 8.38) [2151]. Während der Mobilisation werden immer wieder Fragen beantwortet (s. Infobox Edukation). Zusätzlich dehnt Niklas seine Schulter kurz über Kopf, hinter dem Rücken und in Außenrotation. Dies macht er mehrmals täglich, ohne dabei anhaltende Schmerzen zu provozieren.

Die Mobilisation wird in lockerer Folge weitergeführt, bis sich die subjektiven Beschwerden erholt haben und die Funktion wieder zufriedenstellend hergestellt ist.

Edukation

Die Antworten auf folgende Fragen, welche Patienten und Patientinnen häufig beschäftigen, verschaffen Ihnen Klarheit über die Erkrankung, die Prognose und Ihre eigene Rolle [2158]. Als Konsequenz entwickeln Betroffene weniger negative Krankheitsvorstellungen:

- Woher kommen diese Schmerzen und die Bewegungseinschränkungen?
  - Antwort: Erklärung der 3 Phasen der Frozen Shoulder und des Zusammenhangs zwischen Entzündungsreaktion und Gewebefibrose
- Was sind die Ursachen einer Frozen Shoulder?
  - Antwort: Der genaue Grund, was den Beginn der Frozen Shoulder triggert, ist noch nicht bekannt. Es gibt jedoch verschiedene Risikofaktoren (▸ Tab. 8.14).
- Wie lange werden die Schmerzen und Bewegungseinschränkungen anhalten?
  - Antwort: Die Erkrankung kann 1–3 Jahre dauern und die Prognose ist grundsätzlich gut. In der Frühphase stehen die Schmerzen im Vordergrund, während in der Spätphase die Bewegungseinschränkung dominiert.
- Was kann ich (oder die Behandelnden) dagegen tun?
  - Antwort: je nach Stadium der Gewebeirritierbarkeit den Empfehlungen in ▸ Abb. 8.37 folgen, Edukation über die Erkrankung, ggf. Anpassung der Aktivitäten und allgemein aktiv bleiben
- Hat es Konsequenzen für meine Arbeit oder den Sport?
  - Antwort: Vor allem in der Frühphase kann es zu Einschränkungen bei der Arbeit und beim Sport kommen. Wenn die Reizbarkeit des Gewebes abnimmt, wird beides wieder langsam möglich werden.

8.6 Fallbeispiel distale Bizepssehnenruptur

Sebastian Andreas Müller, Christian Weber

Steckbrief Ludwig (59)

- Ärztliche Diagnose: offene Refixation der distalen Bizepssehne links bei Z. n. traumatischer, stark retrahierter Ruptur
- Verordnung: postoperative Nachbehandlung
- Beruf und Hobbys: IT-Spezialist; Gartenarbeit, Radfahren und Wandern

8.6.1 Ärztlicher Hintergrund

Sebastian Andreas Müller

Anatomie

Der M. biceps brachii entspringt mit seinem langen Kopf am Tuberculum supraglenoidale und mit seinem kurzen Kopf am Proc. coracoideus. Gemeinsam ziehen die Muskelbäuche am ventralen Oberarm nach distal und inserieren in einer gemeinsamen Sehne an der Tuberositas radii, wobei die Anteile des langen Bizepskopfes proximal und die des kurzen Bizepskopfes distal ansetzen [2168]. Biomechanisch ist der M. biceps brachii der stärkste Supinator und sekundär ein Flektor im Ellenbogengelenk [2174].

Epidemiologie und Klinik

Mit einer steigenden Inzidenz von 1–10/100 000 zählt die Ruptur der distalen Bizepssehne zu den häufigsten Sehnenläsionen am Ellenbogen [2185][2196][2197]. Betroffen sind vor allem Männer zwischen 30 und 60 Jahren, häufig bei belastenden Tätigkeiten oder Sportarten [2181][2184][2196][2197]. Dabei ist in 86 % der dominante Arm betroffen [2196]. Wie bei anderen Sehnenverletzungen auch ist eine mukoide Degeneration mit Tendinose prädisponierend für eine Ruptur [2180][2197]. Eher selten berichten die Betroffenen, vor einer akuten Verletzung bereits Schmerzen gehabt zu haben. Raucher haben ein mehr als 7-fach erhöhtes Risiko für eine Ruptur der distalen Bizepssehne [2169][2196]. Aber auch die Einnahme von Anabolika oder Kortikosteroiden sowie rheumatische Erkrankungen sind mit einem erhöhten Rupturrisiko verbunden [2169][2196].

Im Fall einer Verletzung berichten die Patient*innen typischerweise über einen einschießenden Schmerz, teilweise mit einem reißenden Gefühl beim Anheben von Gegenständen, wodurch es zu einer Zugbelastung der Sehne kommt [2190]. Der Ellenbogen ist dabei zumeist in Supination und Extension (bis 30° Flexion) und die Schulter in Adduktion [2184]. In 71 % der Fälle wird während der Ruptur eine isometrische Muskelkontraktion durchgeführt [2184]. Eine vollständige Ruptur der Sehne führt zum Kraftverlust bei Supination und Ellenbogenflexion [2198][2203]. Eine partielle Läsion verursacht vor allem Schmerzen, die Funktion hingegen kann noch gut erhalten sein.

Diagnostik

Zusammen mit einer guten Anamnese lässt sich die Diagnose klinisch stellen. Bei einer vollständigen Ruptur ist die Kontur des M. biceps brachii im Seitenvergleich proximalisiert und der Abstand zur Ellenbeuge vergrößert. Im klinischen Alltag hat sich der Hakentest nach O'Driscoll bewährt. Dabei wird die Bizepssehne bei 90° flektiertem und supiniertem Ellenbogen bei 90° Abduktion und Flexion in der Schulter mit dem Zeigefinger palpiert. Bei einer vollständigen Ruptur kann der Zeigefinger nicht an der Bizepssehne eingehakt werden, was auf der gesunden Seite möglich ist [2191]. Die Diagnose kann dann in der Regel mittels MRT erhärtet werden (▸ Abb. 8.40). Bei Bedarf kann auch eine Sonografie oder ein Röntgenbild helfen.

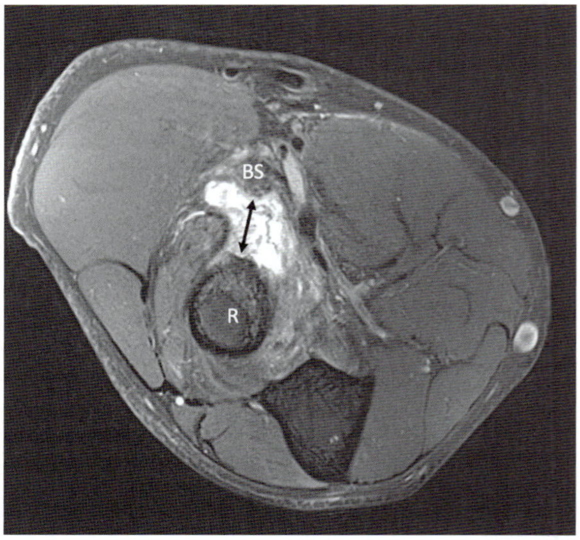

Abb. 8.40 MRT mit transversalem Schnitt durch den proximalen Unterarm. Vollständige Bizepssehnenruptur mit Retraktion (Doppelpfeil) zwischen Radius (R) und Bizepssehne (BS). (Quelle: Kantonsspital Baselland, SA. Müller)

Behandlung

Die geeignete Behandlung hängt vom Ausmaß der Ruptur (vollständig oder teilweise) sowie vom Anspruch ab. Da die vollständige Ruptur meist bei Männern im mittleren Alter mit hohem Anspruch an Funktion und Kraft auftritt, empfiehlt sich hier eine zeitnahe operative Refixation innerhalb weniger Wochen, um eine Retraktion der Sehne und des Muskelbauchs zu verhindern. Bei chronischen Sehnenrissen (> 4 Wochen) kann die Rekonstruktion durch Vernarbungen und die Retraktion erschwert sein, was auch zu einer höheren Komplikationsrate von bis zu 20 % (Rerupture, Nervenläsion) führt [2172][2206]. Unter Umständen muss ein Sehnengraft interponiert werden, um die nötige Sehnenlänge zur Tuberositas radii wieder herzustellen [2166].

Die Refixation erfolgt in der Regel in „Single-Incision-" oder „Double-Incision-Technik". Bei der „Single-Incision-Technik" wird die Sehne durch einen einzigen anterioren Zugang mit Fadenankern oder Metallplättchen möglichst anatomisch im Bereich des Ansatzpunkts refixiert. Bei der „Double-Incision-Technik" wird die Sehne anterior armiert und über einen 2. posterioren Schnitt direkt auf der Tuberositas radii anatomisch refixiert (▶ Abb. 8.41).

Bei älteren Menschen mit Komorbiditäten und fehlendem Anspruch kann auch eine konservative Therapie erfolgen. Die Betroffenen müssen wissen, dass es zu einem Kraftverlust insbesondere der Supination kommt, der aber bei einem entsprechend geringem Anspruch in der Regel gut toleriert wird.

✔ Merke

Eine totale Bizepssehnenruptur sollte zeitnah operativ refixiert werden.

Da der Sehnenstumpf bei einer Partialruptur nicht retrahiert, besteht auch keine Notwendigkeit einer raschen operativen Refixation. Ein konservativer Behandlungsversuch mit Physiotherapie, NSAR und ggf. PRP-Infiltrationen eignet sich gut als Ersttherapie. Wenn dabei eine Schmerzfreiheit erzielt werden kann, bedarf es keiner weiteren Maßnahmen. Die Patienten und Patientinnen müssen über die Möglichkeit einer vollständigen Ruptur im Verlauf informiert werden. Sollte unter der konservativen Therapie

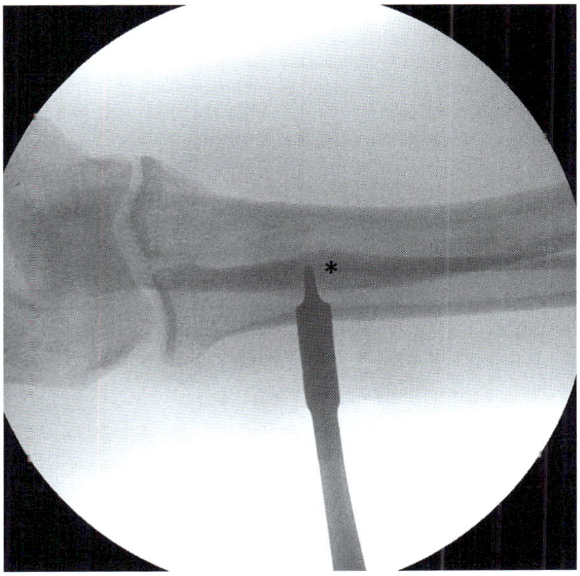

Abb. 8.41 Intraoperative Röntgenaufnahme zur Höhenlokalisation der Tuberositas radii (*). (Quelle: Kantonsspital Baselland, SA. Müller)

keine Schmerzfreiheit erzielt werden können, besteht die Möglichkeit einer operativen Behandlung.

Komplikationen

Komplikationen sind nach einer operativen Versorgung insgesamt selten. Am häufigsten kommt es noch zu (temporären) Affektionen des N. cutaneus antebrachii lateralis (10 %) und seltener zu Rerupturen (1,6 %), Infektionen (0,8 %) oder Synostosen (0,8 %) [2206].

8.6.2 Physiotherapeutische Anamnese

Christian Weber

Der vorliegende Fall beschreibt die Rehabilitation eines Patienten mit operativer Refixation einer totalen Ruptur der distalen Bizepssehne und soll dabei folgende Fragestellungen beantworten:

- Welche Restriktionen sollten in den verschiedenen postoperativen Phasen beachtet werden?
- Welche Assessments begleiten die Rehabilitation?
- Welche Übungen eignen sich um die Belastbarkeit der Sehne gezielt aufzubauen?

Der 59-jährige Ludwig arbeitet als IT-Spezialist bei einem Großunternehmen. Seine Hobbys sind Gartenarbeit, Radfahren und Wandern. Neben der Ellenbogenverletzung hat er eine komplizierte Fußgeschichte mit multiplen operativen Eingriffen hinter sich.

Ludwig stellte sich in der Ambulanz der orthopädischen Klinik vor und berichtet, dass er am Morgen im Zug beim Treppabgehen mit dem Fuß umgeknickt ist und dann das Gleichgewicht verloren hat. Beim Versuch sich mit dem linken Arm am Geländer aufzufangen, kam es zu einer forcierten Extension im Ellenbogen und Extension in der Schulter. Dabei hat er ein Reißen mit einschießenden Schmerzen im linken Ellenbogen gespürt. Der Oberarm war sofort angeschwollen und die Ellenbogenbewegungen waren von nun an schmerzhaft und insbesondere in Flexion und Supination erschwert. Ludwig ist Rechtshänder.

Ärztliche Untersuchung

Der Befund ergab eine intakte Sensorik und Motorik der Extremität und eine freie Schultermobilität. Der Ellenbogen zeigte folgenden Lokalstatus: starke Schwellung im Oberarm, Druckdolenz am ventralen Ellenbogen (Fossa cubitalis), Hook-Test positiv [2191], Reversed-Popeye-Zeichen mit Proximalisierung des Muskelbauches, Ellenbogenflexion gegen Widerstand schmerzhaft und im Vergleich zur Gegenseite schwächer, Ellenbogensupination gegen Widerstand ebenfalls mit verminderter Kraft im Vergleich zur Gegenseite, ROM mit Flexion/Extension: 140–0–0°; keine mediale oder laterale Aufklappbarkeit. Im Röntgen wurden keine knöchernen Verletzungen festgestellt.

Aufgrund dieser Befunde wurde ein MRT durchgeführt, das eine komplette Ruptur der distalen Bizepssehne und des Lacertus fibrosus mit Retraktion des Sehnenstumpfes um etwa 9 cm nach proximal zeigte.

Ärztliche Beurteilung

In Zusammenschau der klinischen und radiologischen Befunde wurde folgende Diagnose gestellt: traumatische, stark retrahierte Ruptur der distalen Bizepssehne links. Die Therapieempfehlung war die operative Refixation, welche bei der vorliegend starken Retraktion sehr zeitnah durchgeführt werden sollte. Ludwig war mit diesem Vorgehen einverstanden und der Eingriff wurde 12 Tage nach dem Trauma durchgeführt.

8

Op-Bericht – Offene Refixation distale Bizepssehne (distaler Biceps-Button) links

Die Operation beinhaltete eine offene distale Bizepssehnenrefixation links mit Einsatz eines distalen Biceps Button. Folgende postoperative Nachbehandlungsrestriktionen wurden festgelegt:

- dorsale Gipsschiene in 90° und Neutralrotation (6 Wochen) mit Mobilisation aus der Schiene heraus ab sofort: Flexion passiv, Extension aktiv
- Extensionslimit von 90° (Extensionslimite alle 2 Wochen in 1/3 Schritten reduzieren bis in 6 Wochen volle Extension)
- keine Belastung für 6 Wochen, danach in ADL erlaubt, Start sukzessives Krafttraining ab 4. postoperativen Monat.

Clinical Reasoning

Die Restriktionen in Ludwigs Nachbehandlung wurden vom Operateur bewusst konservativer als üblich angesetzt, weil die intraoperative Situation sehr hohe Spannungsverhältnisse erbrachte.

Laut einem neueren Übersichtsartikel wird der Ellenbogen postoperativ bei etwa 73 % der Patient*innen initial für 1–2 Wochen komplett immobilisiert [2192]. Eine solche Immobilisationsphase scheint jedoch weder Einfluss auf das Risiko möglicher Komplikationen noch auf den Zeitpunkt der Sportintegration zu haben [2192]. Die Ausrisskraft der operativen Fixation liegt übrigens unabhängig von der Technik bei mindestens 20 kg [2189]. Daher wurde Ludwig auch bereits ab dem 1. postoperativen Tag die passive Bewegung erlaubt, allerdings innerhalb der Bewegungsgrade und mit geringer Spannung.

8.6.3 Physiotherapeutische Maßnahmen

Stationäre Rehabilitationsphase

Ludwig wird der Umgang mit der abnehmbaren Gipsschiene gezeigt und ihm werden die geltenden Limiten erklärt. Zudem werden ihm folgende Heimübungen erläutert und gemeinsam praktisch eingeübt (▶ Tab. 8.17).

Tab. 8.17 Heimübungen für Ludwig (Fallbeispiel distale Bizepssehnenruptur).

Ziel: Funktionserhalt	Ziel: Ausbau schmerzfreie Mobilität Ellenbogen
Hand: Handpumpe	assistive Pronation/Supination
Schulter: assistive Armelevation	assistive Flexion/ Extension bis Limite

In der frühen Entzündungsphase findet noch keine Kollagenproduktion statt, welche mit repetitiven Bewegungen gefördert werden könnte [2201]. Die Dosierung der Heimübungen wird dementsprechend so gewählt, dass Ludwig die Übungen zwar mit 3- bis 5-mal täglich recht häufig durchführen kann, jedoch dabei absolut keine Schmerzzunahme verspürt (nur 5–20 Wiederholungen).

Nachbehandlungsrichtlinien

Ein aktueller Review zeigt, dass die postoperativen Restriktionen je nach Autor in Bezug auf die Dauer der totalen Immobilisation (von keine bis zu 6 Wochen) und auch bezüglich der erlaubten Bewegungsgraden stark variieren (von erlaubter sofortiger voller Extension bis zu einem 6-wöchigen Extensionslimit von 90°) [2192]. Die meisten Schemata beinhalten jedoch eine kurze Immobilisationsdauer (1–2 Wochen) mit dann – vergleichbar mit Achillessehnenschemata – einer schrittweisen Annäherung an die volle Extension innerhalb der ersten 6 Wochen [2192] [2204]. Die Entwicklung geht hin zu einer kürzeren Immobilisationsdauer, nicht zuletzt weil heterotope Ossifikationen und die radioulnare Synostose mit je nach Literatur zwischen 0,8 % und 3,6 % relevante Komplikationen zu sein scheinen [2170][2171]. Auf der anderen Seite liegt das Risiko für eine Reruptur der distalen Bizepssehne mit einer Rate von 1,5–1,8 % vergleichsweise sehr niedrig und scheint auch nicht von der Immobilisationsdauer abzuhängen [2170][2171]. Da eine Studie zu Komplikationen mit insgesamt 784 Fällen keine einzige Reruptur nach dem 60. postoperativen Tag beschreibt [2170], starten die allermeisten Schemata bereits nach 6 Wochen mit Isometrien, nach 9–12 Wochen mit Kräftigung und nach 4–6 Monaten mit sportspezifischen Belastungen je nach Sportart [2192]. Gewisse Programme sind aber auch restriktiver [2187]. Der durchschnittliche Zeitpunkt für den Return-to-Work liegt bei 14,4 Wochen [2195] und für den Return-to-Sport bei 6 Monaten [2175]. Das gleiche sportliche Niveau wie vor der Verletzung erreichen jedoch nur 66 % der Patient*innen, was auch von der Betroffenheit der dominanten Seite und der Dauer zwischen Verletzung und Operation abhängt [2175].

Ambulante Rehaphase 1: partielle Immobilisation (Woche 2–6)

Das Ziel dieser Rehaphase ist die Wiederherstellung der Mobilität unter Schonung der Bizepssehne. Ludwig hat in den ersten 6 Wochen insgesamt nur 3 Sitzungen ambulanter Physiotherapie benötigt, da er jeweils die erlaubten Bewegungslimiten zeitnah erreicht. Sein Eigenmanagement wird mit ihm besprochen und erläutert, wie er das Bewegungsausmaß sowie die Anzahl der Repetitionen in den Heimübungen sukzessive steigern kann. Für die Selbstmobilisation der Extension werden im Verlauf verschiedene Varianten ausprobiert und die effektivste dann von Ludwig mehrmals täglich zu Hause geübt (▶ Abb. 8.42).

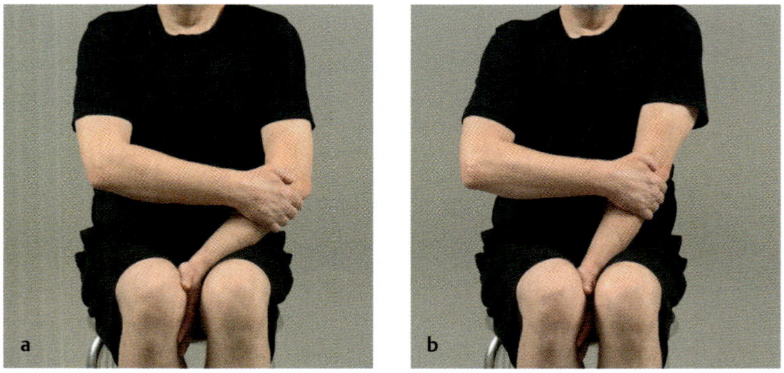

Abb. 8.42 Automobilisation der Ellenbogen-Extension. (Quelle: Universitätsklinik Balgrist, Med. Bilddokumentation, C. Urfer)
a ASTE.
b ESTE.

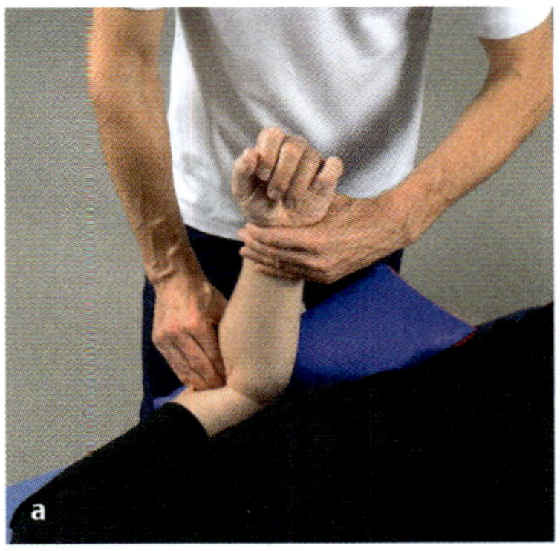

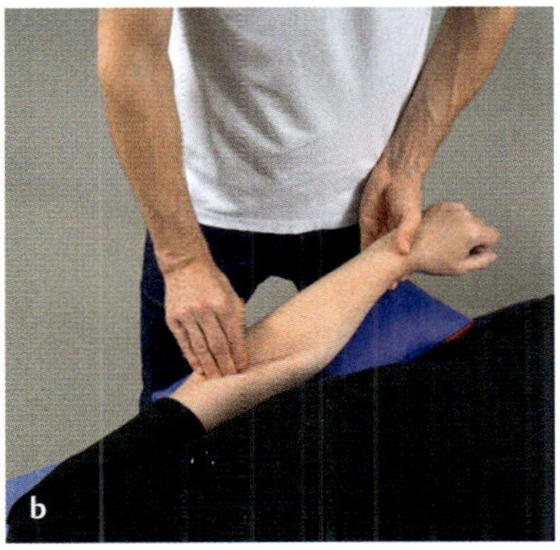

Abb. 8.43 Mobilisation Extension/Pronation mit manueller Weichteiltrenntechnik Bizepssehne zu M. brachioradialis. (Quelle: Universitätsklinik Balgrist, Med. Bilddokumentation, C. Urfer)
a ASTE.
b ESTE.

4 Wochen nach der Operation wird zudem die Aktivierung des M. triceps initiiert [2177]. Dafür startet Ludwig mit einer aktiven Extensionsübung ohne Zusatzgewicht aus Rückenlage bei 90° flektierter Schulter. Die Bewegung wird dabei zunächst noch auf die geltende Bewegungsgrenze von 30° Flexion limitiert.

> ✔ **Merke**
> In der frühen Rehabilitation wird die Ellenbogenstreckung limitiert und in Teilschritten freigegeben.

Für das Erreichen der Endextension + Pronation in der 6. Woche werden Weichteiltechniken eingesetzt, die den Fokus auf die manuelle Trennung des M. biceps von den angrenzenden Muskeln legt (▶ Abb. 8.43).

Ludwig hat durch diese Maßnahmen die Mobilität in Extension relativ problemlos mit freier Beweglichkeit nach 6 Wochen postoperativ wiedererlangt. Erfahrungsgemäß erreichen die Patienten nach distaler Bizepssehnenrefixation die Extension im Ellenbogen verhältnismäßig leicht zurück [2177]. Eine solche schnelle und problemlose Entwicklung war jedoch bei Ludwig nicht absehbar, da er präoperativ eine ausgeprägte Retraktion der Sehne von 9 cm aufwies. Das präoperative Ausmaß an Retraktion der Sehne ist neben der Dauer zwischen Ruptur und Operation der Faktor, der die Muskellänge limitiert und je nach Ausprägung den Einsatz eines Allograftes (meist Achillessehne) nötig macht [2204].

Ambulante Rehaphase 2: Mobilität und Koordination (Woche 7–12)

Ludwig hat 6 Wochen postoperativ zwar die volle Extension im Ellenbogen erreicht, doch ist die Mobilität in Supination mit 60° noch eingeschränkt (Gegenseite 85°). Die Ziele dieser Rehaphase sind entsprechend einerseits weiterhin die Verbesserung der Mobilität (Supination) und andererseits der initiale Belastungsaufbau. Die nun gestiegenen Belastungen durch den Armeinsatz bei den ADL bringen Ludwig am Ende der 8. Woche „nah an die Belastbarkeitsgrenze“. Er hat abends jeweils leichte Ruheschmerzen (NRS 2–3/10), die jedoch über Nacht wieder abklingen und seinen Schlaf nicht stören. Dementsprechend werden auch erst in Woche 9 weitere Belastungen in Form von Heimübungen zur Alltagsbelastung hinzugefügt. Der sukzessive Belastungsaufbau des Ellenbogens gestaltet sich entsprechend der heilenden Struktur für die verschiedenen Funktionen sehr unterschiedlich. Aktive Bewegungen wie Ziehen oder Beugen rekrutieren den Bizeps und müssen viel zurückhaltender dosiert werden als Stoßen oder Strecken. Dasselbe gilt für die Drehrichtungen: aktive Supination rekrutiert den Bizeps, Pronation nicht. Zum Mobilisieren der noch eingeschränkten Supination wird bei Ludwig entsprechend auch ohne Risiko eine „Hold-Relax“-Technik mit Widerstand in Pronation angewendet. Zum aktiven Umsetzen der neu gewonnenen Mobilität wird eine isometrische Halteübung in der aktuellen Endsupination eingesetzt. Die aktive Supination aus der Supinationsstellung rekrutiert sehr selektiv den Bizeps (s. Box) und wird deshalb zu diesem Zeitpunkt von Ludwig noch ohne externen Widerstand ausgeführt, um die Belastung der Sehne noch niedrig zu halten. Isometrische Belastungen werden in Sehnen häufig besser toleriert als dynamische Bewegungen und eignen sich deshalb ideal als Übungen zum Einstieg [2187][2208]. Diese isometrische Halteübung in Supination hat Ludwig dann gerade in der Übung Bent-over-„T“ umgesetzt, welche zusätzlich die posteriore Schultermuskulatur und die Rückenstrecker mittrainiert (▶ Abb. 8.44). Eine Schwäche dieser posterioren Muskelkette wird assoziiert mit Ellbogenbeschwerden (wie z. B. laterale Epikondylopathie) [2176].

> **An der aktiven Supination primär beteiligte Muskeln**
> Die Beteiligung verschiedener Muskeln an der Supinationskraft hängt stark von der Position ab [2199]. Neben dem M. biceps beteiligen sich auch die Mm. supinator und brachioradialis an der aktiven Supination. Alle 3 Muskeln haben in Pronation einen guten Hebelarm für eine Kraftentwicklung in Richtung Supination. In Neutralstellung gewinnt der Bizeps noch mehr an Hebelwirkung, während die anderen 2 bereits verlieren (▶ Tab. 8.18). In Supinationsstellung hat der Bizeps einen 3-mal größeren Hebelarm als der Supinator, und der M. brachioradialis wird sogar zu einem starken Pronator. Biomechanisch betrachtet unterscheiden sich zudem auch die Funktionen der 2 Muskelköpfe des M. biceps leicht. Das Caput breve setzt etwas distaler am Radius an und wirkt effizienter in Flexion und Supination aus Pronationsstellung. Das Caput longum setzt proximaler am Radius an und wirkt effizienter in Supination aus Supinationsstellung [2178].

Tab. 8.18 Hebelarme der Armmuskeln für die Kraftentwicklung in Supination in Relation zur Ausgangsstellung [2199]. Je höher der Wert, desto kräftiger der Hebelarm.

Hebelarm für Supination (mm)	60° Pronation	Neutralstellung	60° Supination
M. biceps brachii	8	11	6
M. supinator	7	4	2
M. brachioradialis	9	1	–8

8

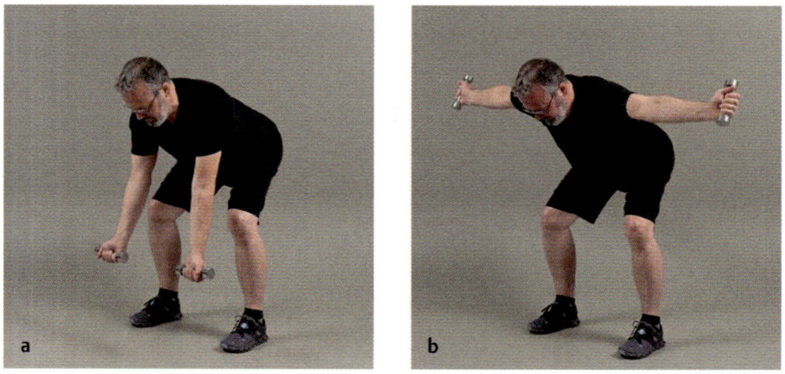

Abb. 8.44 Bent-over-T in maximaler Supinationsstellung des Unterarms. (Quelle: Universitätsklinik Balgrist, Med. Bilddokumentation, C. Urfer)
a ASTE.
b ESTE.

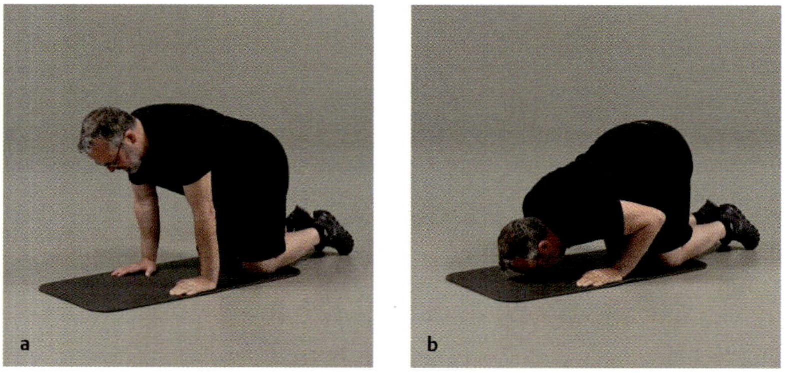

Abb. 8.45 Vierfüßler-Liegestütz. (Quelle: Universitätsklinik Balgrist, Med. Bilddokumentation, C. Urfer)
a ASTE.
b ESTE.

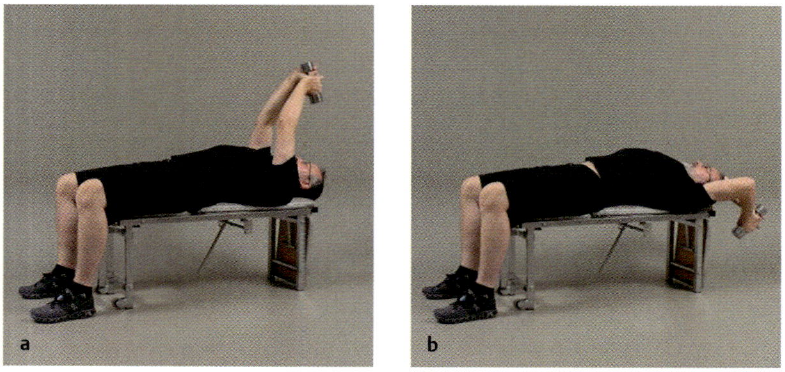

Abb. 8.46 Pull-over. (Quelle: Universitätsklinik Balgrist, Med. Bilddokumentation, C. Urfer)
a ASTE.
b ESTE.

Ludwig beginnt zudem mit der Übung Liegestütz im Vierfüßler für den Funktionsaufbau „Stoßen" (▶ Abb. 8.45). Diese Übung kann mit den Händen direkt vor den Knien gestartet werden, was einen minimalen Widerstand bedeutet. Durch sukzessives Vergrößern des Abstandes von den Händen zu den Knien kann sie dann praktisch „stufenlos" gesteigert werden bis hin zu normalen Liegestützen.

Die Funktion „Ziehen" wird mit 2 vorbereitenden Übungen angebahnt, um die Belastung auf die Bizepssehne besser zu dosieren. Für die extendierende Schultermuskulatur wird eine Pull-over-Übung ausgeführt, welche noch keine Bizepsaktivität erfordert (▶ Abb. 8.46).

Für die Ellenbogenbeugung wird eine leichte isometrische Halteübung in Flexionsrichtung mit sehr genau dosierter Belastung durchgeführt. Ludwig wird dazu angehalten, dabei die Spannung für 2-mal 45 s aufrecht zu erhalten und die Intensität auf einer subjektiven Skala (0–100 %) einzuschätzen. Nach dem Start mit 30 % des Maximums sollte bei schmerzfreier Situation in 5 %-Schritten gesteigert werden bis maximal 80 % (am Ende der Phase 2). Alle diese Übungen kann Ludwig sehr gut zu Hause als tägliches Heimprogramm mit jeweils 3 Serien zu 15 Repetitionen umsetzen (z. B. mit Wasserflaschen als Kurzhanteln).

Ambulante Rehaphase 3: Belastbarkeit und Kraft (4.–6. Monat)

Die Ziele dieser Rehaphase sind die Rückgewinnung der Kraft im Speziellen in Richtung Flexion und Supination und der Aufbau der Belastbarkeit der Sehne auf verschiedene Belastungsreize.

3 Monate nach der Operation schätzt Ludwig seinen subjektiven Ellenbogenwert auf 80 % ein. Der subjektive Ellenbogenwert wird mit folgender Frage erhoben: „Was ist die globale Einschätzung ihres Ellenbogens in Prozenten, wenn ein normaler Ellenbogen 100 % repräsentiert und ein extrem schmerzhafter und funktionsloser Ellenbogen 0 %?" Dieser Wert kann sehr einfach und schnell erhoben werden und eignet sich deshalb gut als Verlaufs-

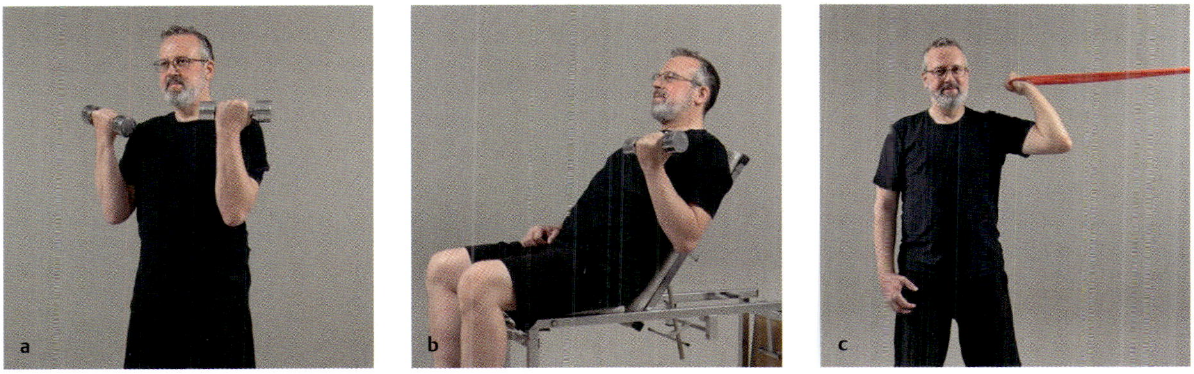

Abb. 8.47 Bizeps-Curl-Varianten. (Quelle: Universitätsklinik Balgrist, Med. Bilddokumentation, C. Urfer)
a Standard.
b Incline.
c In Abduktion.

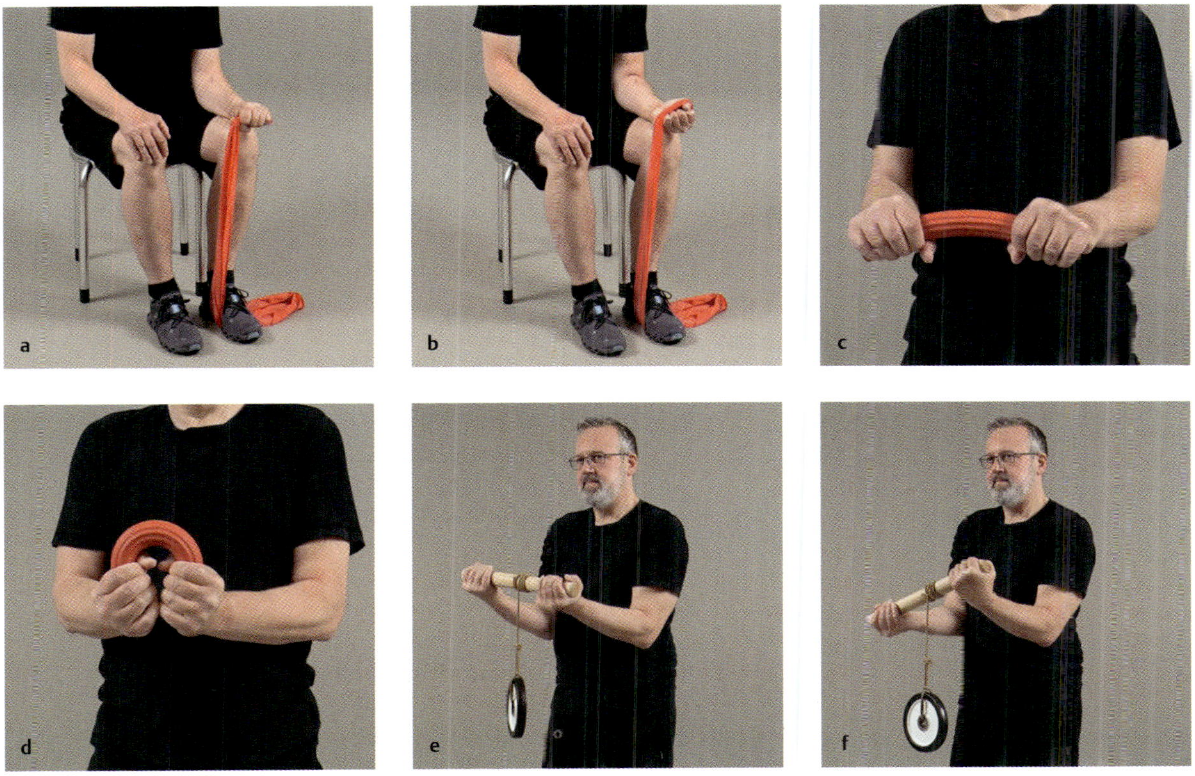

Abb. 8.48 Training der Supinationskraft im Unterarm. (Quelle: Universitätsklinik Balgrist, Med. Bilddokumentation, C. Urfer)
a Supination Elastikband ASTE..
b Supination Elastikband ESTE.
c Supination flexibler Übungsstab ASTE.
d Supination flexibler Übungsstab ESTE.
e Gewicht auf- bzw abrollen in Supination.
f Gewicht auf- bzw abrollen in Supination.

zeichen. Der Vergleich mit aufwändigeren Fragebögen zeigt, dass er eher mit subjektiven Parametern wie Schmerz und Funktionsfähigkeit korreliert und weniger mit ROM oder Stabilität [2193] [2200].

Das Training der Flexionskraft wurde einerseits in der „Zieh-Funktion“ wie z. B. vorgeneigtem Rowing oder Pull-down beübt und andererseits mit der „Beugefunktion“ wie z. B. Bizeps-curls (► Abb. 8.47). Das Training der Supinationskraft wurde einerseits in der „Drehfunktion“ wie z. B. Supination Elastikband beübt oder in der „Biegefunktion“ wie z. B. Supination flexibler Übungsstab (► Abb. 8.48).

> **Merke**
> Die Kraft sowie die Kraftausdauer in die Supination sollte gezielt auch in Supinationspositionen beübt werden.

Um die Belastbarkeit aller Anteile der Bizepssehne zu erhöhen, werden in dieser Phase verschiedene Variationen von Übungen ausgeführt, um unterschiedliche Reize zu setzen und auch die verschiedenen Sehnenanteile zu belasten. Die Übung Biceps Curls wird z. B. mit dem Schultergelenk in Neutralstellung, in Extensionsstellung sowie in 90°-Scaption (Skapulaebene) durchgeführt (▶ Abb. 8.47), was jeweils die Sehne von proximal her in unterschiedliche Längenspannungsverhältnisse versetzt.

> **Merke**
> In der Trainingsphase wird die Belastbarkeit der Sehne aufgebaut, was viele verschiedene Übungsvarianten erfordert.

5 Monate postoperativ hat Ludwig zwar eine symmetrische passive Supinationsmobilität erreicht, jedoch weiterhin Mühe, diese aktiv bis ans Ende umzusetzen. Um diese endgradige Supinationsfunktion zu verbessern, hat er begonnen Gewichtsscheiben am Stab ab- und aufzurollen. Dabei muss der Unterarm über lange Zeit in endgradiger Supination gehalten werden, was einerseits die aktive Suffizienz, wie auch die Kraftausdauer fördert. Die Kraftausdauer in Supination bleibt nach distaler Bizepssehnenrefixation häufig defizitär [2194].

Ambulante Rehaphase 4: Integration Handwerk und Sport (6.–11. Monat)

Das Ziel dieser Rehaphase ist es, Ludwig schrittweise bei der Rückkehr zu seinen belastenden Tätigkeiten wie z. B. Handwerk und Sport zu begleiten. Diese Phase sieht je nach Anforderung einer Person sehr unterschiedlich aus. Ludwig etwa möchte wieder leichte Gartenarbeit verrichten können, Radfahren und Wandern. Zum Zeitpunkt 6 Monate postoperativ hat er bei diesen Aktivitäten keine Einschränkungen mehr gemerkt.

Ludwig gibt einen subjektiven Ellenbogenwert von 99 % an. Im Fragebogen „Patient Rated Elbow Evaluation Score" (PREE), der auch in deutscher Sprache validiert wurde [2179], erreicht er eine Punktzahl von 12/200 Punkte (beste Wertung: 0/200 Punkte). Die Kraft in die Ellenbogenflexion wird im Sitzen in 90° Flexion mit einem Handheld-Dynamometer am distalen Unterarm erhoben und liegt bei 19,1 kg auf der betroffenen Seite und bei 21,2 kg auf der nicht betroffenen Seite. Das bedeutet, Ludwig erreicht ziemlich genau 90 % der Gegenseite, was als knapp genügendes Resultat eingestuft wird, selbst wenn es sich um die nicht dominante Seite handelt [2182]. Sie entsprechen noch nicht ganz den Resultaten einer Querschnittstudie, nach der die durchschnittliche Flexionskraft bei 21,6 kg liegt (93 % der Gegenseite) – jedoch zu einem Zeitpunkt 3 Jahre postoperativ [2186].

> **Merke**
> Die Integration in den Sport gestaltet sich je nach den Ansprüchen einer Person sehr unterschiedlich.

Die Supinationskraft wurde bei Ludwig nur manuell getestet und so weit als symmetrisch interpretiert. Eine quantitative Erfassung mit Messgeräten ist aktuell nur mit teuren oder komplizierten Apparaturen möglich [2186]. Seine maximale Greifkraft beträgt auf der betroffenen Seite 33 kg und auf der Gegenseite 34 kg, was zwar seitengleich ausfällt, jedoch deutlich unter der Norm für sein Alter liegt (dominant 54 kg, nicht dominant 51 kg) [2207].

Aufgrund der subjektiven und objektiven Assessments wird die Physiotherapie 6 Monate postoperativ abgeschlossen. Trotzdem wird Ludwig empfohlen, die Trainingsübungen bis zu einem Jahr postoperativ fortzuführen, weil die Umbauprozesse im Bindegewebe während des noch andauernden Wundheilungsprozesses erhöht sind, was weiterhin zu einer vermehrten strukturellen Adaptation führt [2202].

8.6.4 Zusammengefasst

Eine totale distale Bizepssehnenruptur sollte zeitnah operativ refixiert werden und bringt grundsätzlich eine gute Prognose mit sich. Die initial-postoperativen Restriktionen benötigen keine totale Ruhigstellung der Sehne – jedoch eine sukzessive Steigerung des Extensionswinkels in der assistiven Beübung des Ellenbogens. Für den Belastbarkeitsaufbau sollten Beuge-, Zieh- und Drehbewegungen in unterschiedlichen Ausgangsstellungen bzw. Aufgaben eingesetzt werden. Die Erhebung des „subjektiven Ellenbogenwertes" sowie die Flexions- und die Greifkraft im Seitenvergleich stellen wichtige Assessments dar, um die Situation am Ende der Reha einzuschätzen und den Therapieabschluss zu planen.

8.7 Fallbeispiel Radiuskopffraktur

Bettina Hochreiter, Michael Tiemann

> **Steckbrief Samuel (40)**
> - Ärztliche Diagnose: Radiuskopffraktur Typ II nach Mason
> - Verordnung: Z. n. Radiuskopffraktur, 6 x manuelle Therapie
> - Beruf und Hobby: sitzende Tätigkeit; Triathlon

8.7.1 Ärztlicher Hintergrund

Bettina Hochreiter

Frakturen des Radiuskopfes sind die häufigsten Frakturen im Bereich des Ellenbogens. Obwohl Radiuskopffrakturen isoliert auftreten können, sind begleitende Frakturen und Bandverletzungen häufig. Eine sorgfältige Interpretation der klinischen Befunde und bildgebenden Untersuchungen ermöglicht ein besseres Verständnis der Begleitverletzungen und hilft bei der Auswahl der geeigneten Behandlung.

Klinische Untersuchung

Eine gründliche klinische Untersuchung ist erforderlich, um begleitende Frakturen und Bandverletzungen zu identifizieren. Eine Druckdolenz im Bereich des Radiusköpfchens ist zu erwarten, eine Druckdolenz an anderen Orten (lateraler oder medialer Epicondylus, Handgelenk, Radioulnargelenk) deutet auf das Vorliegen einer Begleitverletzung hin [2226]. Stabilitätstests sind bei einem akut verletzten Ellenbogen ohne Anästhesie oft nicht möglich. Die endphasige Beugung und Streckung des Ellenbogens ist in der Regel aufgrund eines Hämarthros eingeschränkt, die Rotation sollte aber frei möglich sein. Eine Einschränkung der Rotation weist auf ein disloziertes, einklemmendes Frakturfragment hin und muss ausgeschlossen werden.

Bildgebung

Röntgenaufnahmen in 2 Ebenen sind entscheidend für die Identifizierung und Charakterisierung der Fraktur. Obwohl Frakturen des Radiuskopfes in der Regel ohne Schwierigkeiten identifiziert werden, können andere begleitende Frakturen subtiler sein. Die Röntgenaufnahmen sollten sorgfältig auf Frakturen des Capitel-

Tab. 8.19 Modifizierte Mason Klassifikation [2242] nach Broberg und Morrey [2216].

Typ	Beschreibung
Typ I	Fraktur des Radiuskopfes oder -halses mit < 2 mm Verschiebung
Typ II	Fraktur des Radiuskopfes oder -halses mit ≥ 2 mm Verschiebung und Beteiligung von > 30 % der Gelenkfläche
Typ III	mehrfragmentäre Fraktur des Radiuskopfes oder -halses
Typ IV	Ellenbogenluxation mit jeglicher Fraktur des Radiuskopfes

lums, der Trochlea oder des Proc. coronoideus untersucht werden. Im Zweifelsfall und zur besseren Charakterisierung der Radiuskopffraktur kann ein CT durchgeführt werden. Es hilft, den Dislokationsgrad zu quantifizieren und ermöglicht eine bessere Beurteilung der Reparabilität der Fraktur. Ein MRT ist nur selten notwendig, kann aber mehr Informationen über begleitende Weichteilverletzungen der Kollateralbänder und der Membrana interossea des Unterarms liefern [2243].

Klassifikation

Die Radiuskopffraktur wird häufig nach der von Broberg und Morrey modifizierten Mason-Klassifikation eingestuft (▶ Tab. 8.19).

Behandlungsoptionen

Die Charakteristika der Radiuskopffraktur (Fragmentanzahl, Dislokation, Knochenqualität) wie auch das Vorliegen begleitender Frakturen oder Kollateralbandverletzungen entscheiden über das Behandlungskonzept. Begleitende Verletzungen bei dislozierten Mason-II- und -III-Frakturen haben eine Prävalenz von zwischen 50 % und 75 % und können das Outcome wegweisend beeinflussen (negativ, falls verpasst) [2253]. Die Wiederherstellung der Stabilität des Ellenbogens erfordert in der Regel eine chirurgische Behandlung der begleitenden Verletzungen.

Konservative Behandlung

Nicht dislozierte und minimal dislozierte Frakturen (Typ I), die nicht operativ mit früher aktiver Mobilisation behandelt werden, zeigen in 85 % bis 95 % gute Ergebnisse [2209][2231]. Eine Aspiration des Frakturhämatoms und Infiltration von Lokalanästhetikum kann zum Ausschluss eines mechanischen Rotationsblocks durch ein chondrales oder osteochondrales Fragment durchgeführt werden – eine Begleitverletzung die trotz minimalem Displacement der Fraktur operativ adressiert werden sollte. Die konservative Behandlung besteht aus einer Schlinge nach Bedarf und einer frühen aktiven Mobilisation. Eine progressive Verbesserung der Beweglichkeit ist zu erwarten, und die terminale Extension und Rotation sollten 6 Wochen nach Verletzung nur leicht eingeschränkt sein. Wenn die Beweglichkeit nicht zunimmt, sollte ein mechanischer Block ausgeschlossen werden.

Operative Behandlung

Jeder mechanische Bewegungsblock sollte chirurgisch adressiert werden (Exzision oder ORIF). Fragmente sind möglicherweise nicht im konventionellen Röntgenbild sichtbar, wenn sie vorwiegend knorpeliger Natur sind [2216]. Eine Exzision von Fragmenten, die mehr als 25 % der Oberfläche des Radiuskopfes ausmachen, sollte vermieden werden [2213]. Eine Radiuskopfresektion kann bei Fällen von isolierten, dislozierten und mehrfragmentären Radiuskopffrakturen erwogen werden. Die meisten mehrfragmentären Radiuskopffrakturen sind jedoch nicht isoliert. Oft liegt eine ligamentäre Begleitverletzung vor [2253] und daher ist die Exzision allein oft kontraindiziert. Dislozierte Radiuskopffrakturen (Typ II) sollten ebenfalls mit einer ORIF behandelt werden, mit guten Ergebnissen bei den meisten Betroffenen [2233][2238]. Das Ausmaß der Dislokation, das eine ORIF gegenüber einer nicht operativen Behandlung begünstigt, ist bis dato aber nicht vollständig geklärt. Die Fixation kann mit verschiedenen Implantaten erfolgen (Schrauben, Platte), die zum Frakturmuster passen. Eine stabile Fixierung der Gelenkfläche und Wiederherstellung der Kopf-Hals-Beziehung ist das Ziel der Operation. Bei dislozierten Radiuskopffrakturen mit mehr als 3 Frakturfragmenten sind die Ergebnisse einer Radiuskopfprothese denen der ORIF überlegen [2255].

8.7.2 Physiotherapie

Michael Tiemann

Anatomie

Der Ellenbogen ist als komplexe mechanische Verbindung zwischen Schulter und Hand essenziell wichtig für das uneingeschränkte Funktionieren der oberen Extremität. 3 Einzelgelenke, umgeben von einer einzigen Kapsel, ermöglichen es der Hand, alle Körperpartien zu erreichen und damit die volle Funktionalität zu entfalten. Ein Trauma kann daher große Auswirkungen auf die gesamte obere Extremität haben und mit starken Beeinträchtigungen verbunden sein. Bei etwa einem Drittel aller knöchernen Ellenbogenverletzungen ist der proximale Radius betroffen. Somit ist dies die häufigste Fraktur des Ellenbogens beim Erwachsenen [2215][2229][2247][2251]. Die Behandlung posttraumatischer Ellenbogen ist daher von großer Bedeutung. Trotz alledem fehlen Best-Practice-Leitlinien und es bestehen Unsicherheiten bei der Ausgestaltung der Rehabilitation [2241]. Die Entscheidungsfindung im Rahmen der Nachbehandlung stellt für Therapierende eine Gratwanderung zwischen der Sicherstellung der Integrität des Gelenks und der Einhaltung von Heilungsfristen bei gleichzeitiger Minimierung des Risikos posttraumatischer Komplikationen dar.

Das Humeroulnar-, das Humeroradial- und das proximale Radioulnargelenk bilden ein einziges zusammengesetztes, koordiniert arbeitendes Gelenk, das sowohl Flexion, Extension und gleichzeitig die Supinations-/Pronationsbewegung des Unterarms und des Handgelenks ermöglicht (▶ Abb. 8.49). Funktionell zählt auch das distale Radioulnargelenk zum Ellenbogengelenk, da die Rotationsbewegung des Unterarms auch in diesem Gelenk stattfindet.

Funktion

Der Ellenbogen ist ein kongruentes und eines der stabilsten Gelenke des Körpers. Die Stabilität des Ellenbogens ergibt sich aus einem komplexen Zusammenspiel der 3 Einzelgelenke, den gelenkumgebenden Weichteilstrukturen und der Muskulatur. Neben den primären Stabilisatoren, d. h. dem Humeroulnargelenk und seiner medialen und lateralen kollateralen Bandstrukturen, trägt das Radiusköpfchen einen wichtigen Beitrag zur Stabilisation bei. Galt dies früher noch als entbehrliche Skelettkomponente, haben Studien dieses Konzept jedoch infrage gestellt [2209][2240]. Die Lastübertragung erfolgt durch die axiale Anlage des Radiuskopfes am Kapitell zusätzlich zur Membrana interossea, den Ligamenten des distalen Radioulnargelenkes und dem dreieckigen Faserknorpelkomplex.

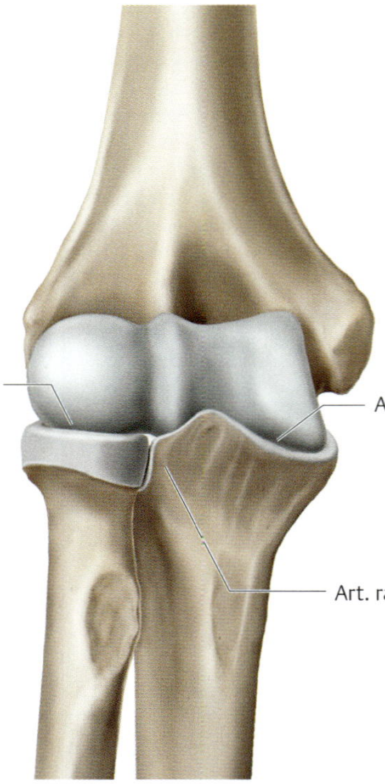

Abb. 8.49 Anatomie des Ellenbogengelenks. Neben dem Humeroulnargelenk (Articulatio humeroulnaris), dem Humeroradialgelenk (Art. humeroradialis) sowie dem proximalen Radioulnargelenk (Art. radioulnaris proximalis) zählt auch das distale Radioulnargelenk funktionell zum Ellenbogengelenk, da es an Pro- und Supinationsbewegungen des Radius beteiligt ist. (Quelle: Hochschild J, Hrsg. Strukturen und Funktionen begreifen – Band 1: Grundlagen zur Wirbelsäule, HWS und Schädel, BWS und Brustkorb, Obere Extremität. 5. unveränderte Auflage. Stuttgart: Thieme; 2019)

Die wichtigsten Funktionen des Ellenbogens

- stabile Stütze für den Unterarm
- zielgerichtete Bewegung der Hand im Raum
- die Fähigkeit, stabil zu greifen
- die Möglichkeit feiner Bewegungen der Hand und des Handgelenks, um z. B. das eigene Gesicht berühren zu können, zur Nahrungsaufnahme, einen Pullover an- und ausziehen zu können, ein Hemd zu knöpfen oder ein Smartphone zu benutzen.

Verletzungen

Da die Zahl aktiver und Sport treibender Menschen in den letzten Jahrzehnten kontinuierlich größer geworden ist, hat auch die Anzahl der Ellenbogenverletzungen zugenommen [2234][2252]. Der Großteil kann dabei entweder als belastungsabhängig (overuse) oder traumatisch (overload) klassifiziert werden. Das Verletzungsmuster Radiusfraktur ist in der Regel ein Sturz auf die dorsalflektierte Hand, wobei der Ellenbogen gestreckt und proniert ist und die Aufprallenergie über die Hand in Richtung Ellenbogen gelenkt wird [2236][2252][2261]. Durch die indirekt einwirkende Kraft wird das Radiusköpfchen gegen das Capitulum humeri gedrückt, wodurch es zu einem Bruch oder zur Absprengung eines Knochenfragmentes kommen kann [2209]. Deutlich seltener kommt es zu einer Fraktur durch eine direkt einwirkende Kraft z. B. durch einen Schlag auf den Ellenbogen. Männer und Frauen sind gleichermaßen betroffen. Mit zunehmendem Alter aber nimmt der Anteil an Frauen zu, was u. a. mit der relativen Häufigkeit der Osteoporose in dieser Gruppe erklärt wird [2223][2239].

Bei Kindern ist die Radiuskopffraktur eher selten, da sowohl Radiusköpfchen als auch der -hals überwiegend aus Knorpel bestehen und noch nicht verknöchert sind. Somit kann die einwirkende Kraft eher absorbiert werden. Allerdings besteht bei auftretenden metaphysären Frakturen im Kindesalter die Gefahr einer Störung der Blutversorgung, in deren Folge es zu einer Nekrose des Radiuskopfes kommen kann [2215]. Deshalb muss die kindliche Fraktur schnellstmöglich versorgt werden. Da der Radiuskopf erst etwa ab dem 7. Lebensjahr vollständig ausgebildet ist, kann es aber bei Kindern durch einen Längszug am gestreckten Arm leicht zu einer Subluxation des Radiusköpfchens kommen, dem sog. „Kindermädchenellenbogen“ [2232].

Diagnostik

Eine sorgfältige klinische Untersuchung von Ellenbogen, Unterarm und Handgelenk geht den konventionellen Röntgenaufnahmen des Ellenbogens (a. p. und seitlich) sowie des Radiusköpfchens voraus.

Dabei zeigen sich meist ein Druckschmerz über dem Radiuskopf sowie eine deutlich eingeschränkte Ellenbogenbeweglichkeit in allen Ebenen. Sollten sich Hinweise auf eine ligamentäre Instabilität des Ellenbogens, begleitende Knorpelschäden oder eine Instabilität im distalen Radioulnargelenk (DRUG) ergeben, ist ein ergänzendes MRT von Ellenbogen, Unterarm und Handgelenk indiziert. Bei komplexen Fraktursituationen in der konventionellen Aufnahme sollte zur genauen Fragmentlokalisation ein CT durchgeführt werden [2249].

Folgen einer Radiusfraktur

Obwohl die Prognose vor allem bei isolierten Frakturen (Mason I) gut ist und Komplikationen selten sind, handelt es sich beim Bruch des Radiusköpfchens um eine schwerwiegende Verletzung [2262]. Auch wenn sich die Grundfunktionen meistens wiederherstellen lassen, kann eine insuffiziente Heilung oder unzureichende Therapie zu persistierenden Beschwerden und funktionellen Einschränkung führen [2247]. Eine häufig auftretende Komplikation ist die posttraumatische Ellenbogensteifigkeit (PTES), die bei etwa 10–15 % der Patient*innen zu einer Einschränkung des Bewegungsumfangs führt [2227]. Vor allem eine Einschränkung von Flexion und Supination stellt eine signifikante Funktionseinschränkung dar. Ein Verlust von 50 % Flexion kann zu einem 80 %igen funktionellem Defizit führen, u. a. da kaum Möglichkeiten der Kompensation durch andere Gelenke vorhanden sind [2234].

Funktionseinschränkungen können sowohl alltägliche Bewegungen als auch berufliche Aufgaben und sportliche Aktivitäten deutlich einschränken, was sich negativ auf die Lebensqualität und die Zufriedenheit der Betroffenen auswirkt. Zudem kann ein Verlust der Funktion des Ellenbogengelenks u. a. bei älteren Menschen dazu führen, dass ein sicheres und unabhängiges Fortbewegen, z. B. mithilfe eines Rollators, erschwert und ein selbstbestimmtes Leben beeinträchtigt wird.

Behandlung – konservativ oder chirurgisch

Bei einer Radiuskopffraktur kann es sich um einen einfachen Bruch oder um dislozierte, komplizierte Mehrfragmentfrakturen handeln. Neben den isolierten knöchernen Verletzungen sieht man bei etwa einem Drittel aller Radiuskopffrakturen regionale, vor allem ligamentäre Begleitverletzungen [2247], welche die Stabilität des Ellenbogengelenkes negativ beeinflussen. Am häufigsten betroffen sind dabei das Lig. collaterale ulnare, das die Gelenkkapsel des Ellenbogengelenkes verstärkt, das Lig. collaterale mediale und das Lig. anulare radii. Bei einer Essex-Lopresti-Luxationsfraktur kommt es durch eine sehr starke Krafteinwirkung zu einer Verletzung der Membrana interossea bei gleichzeitigem Bruch des Radiusköpfchens und einer Subluxation der distalen Ulna. Bei einer posterioren Ellenbogenluxation in Kombination mit Frakturen des Radiuskopfes und des Proc. coronoideus spricht man von einer „Terrible Triad" des Ellenbogens [2254].

Im Gegensatz zur distalen Radiusfraktur, für deren Versorgung u. a. eine S2e-Leitlinie der Deutschen Gesellschaft für Unfallchirurgie (DGU) vorliegt [2267], existiert für die Behandlung von Radiuskopffrakturen kein standardisiertes Behandlungsprotokoll und es fehlen qualitativ hochwertige evidenzbasierte Studien [2229][2235][2244].

Einfache, nicht dislozierte Frakturen vom Mason-Typ-I lassen sich konservativ behandeln. Wenig dislozierte Frakturen ohne Beeinträchtigung der Pro- und Supination können bei frühzeitiger Mobilisierung ebenfalls erfolgreich konservativ behandelt werden. Radiuskopffrakturen Mason-Typ-II mit einer Dislokation > 2 mm und fehlender Unterarmrotation versorgen Chirurg*innen osteosynthetisch durch offene Reposition und interne Fixation (ORIF). Die Versorgung von dislozierten, multifragmentären und intraartikulären Frakturen des Typs III und IV erfolgt in der Regel ausschließlich chirurgisch [2235].

In der Vergangenheit bestand die Behandlung dislozierter Trümmerfrakturen in erster Linie in der Exzision des Radiusköpfchens, was in der Folge aufgrund von Instabilitäten, Schmerzen und Bewegungseinschränkung zu funktionellen Beeinträchtigungen des Ellenbogengelenkes führte. Die Radiuskopfexzision wird daher nur noch selten durchgeführt und eher bei älteren Patient*innen in Betracht gezogen, die ein niedrigeres Belastungs- und Aktivitätsniveau haben. Neben der ORIF ist die wichtigste chirurgische Behandlungsoption für Frakturen des Mason-Typs III der Ersatz des Radiuskopfes durch eine Prothese, bestehend aus Metalllegierungen [2235][2244]. Die langfristigen Therapieergebnisse werden trotz möglicher Komplikationen wie einem zunehmenden Knorpelschaden am korrespondierenden Humerus und Prothesenlockerung, persistierenden Schmerzen sowie Bewegungseinschränkungen als gut bis sehr gut bewertet [2240].

Die Wahl der geeigneten Behandlungsmethode hängt also entscheidend von der Art der Fraktur und den möglichen Begleitverletzungen ab. Besonders wichtig ist prinzipiell die korrekte anatomische Wiederherstellung der Gelenkfläche sowie der Radiuslänge, -achse und -rotation. Eine konservative Therapie ist bei stabilen Fakturen mit einer Gelenkstufe unter 2 mm, einer Abkippung unter 10° und einer Fragmentgröße von unter 1/3 des Radiuskopfes machbar. Bei kindlichen Frakturen gelten je nach Alter andere Grenzwerte [2252].

Nachbehandlung

Die Gestaltung der Nachbehandlung der Fraktur richtet sich danach, ob ein konservatives oder ein operatives Vorgehen gewählt worden ist.

Nach operativen Eingriffen sollten die Angaben des Operateurs oder der Operateurin im OP-Protokoll berücksichtigt werden. In der ersten Phase ist die Unterstützung der Wundheilung essenziell und die Schwellung im OP-Gebiet sollte reduziert werden. Kraftaufnehmende Belastungen, insbesondere Stützbelastungen, müssen bis zur Konsolidierung der Fraktur vermieden werden.

In der 2. Phase der Rehabilitation liegt das Hauptaugenmerk auf der Verbesserung der passiven und aktiven Beweglichkeit sowohl des Ellenbogens als auch der angrenzenden Gelenke.

Neben mobilisierenden manualtherapeutischen Interventionen ist in diesem Zusammenhang das Overhead-Motion-Protokoll eine gute Möglichkeit, die Bewegung des Ellenbogens frühzeitig wiederherzustellen. Dabei liegt die Person auf dem Rücken. Der betroffene Arm wird vom gesunden Arm über den Kopf geführt. Der Daumen des betroffenen Armes sollte dabei Richtung Nase der Person weisen, später auch Richtung Ohr [2248]. Die 3. Rehaphase schafft den Übergang zur Vollbelastung und den sukzessiven Belastungsaufbau bis zur sportartspezifischen Belastung.

Komplikationen

Sowohl die konservative als auch die operative Behandlung der Radiuskopffraktur kann Komplikationen mit sich bringen wie z. B. temporäre oder persistierende Bewegungseinschränkungen des Ellenbogens, sekundäre Arthrose, Nervenläsionen, Ellenbogeninstabilität, Achsabweichung des Ellenbogens, posttraumatische Ossifikationen oder eine Osteonekrose des Radiuskopfes [2250].

8.7.3 Physiotherapeutische Anamnese

Der 40-jährige Samuel ist aktiver Hobbytriathlet mit einem Trainingsumfang von 8 Stunden wöchentlich. Beruflich übt er eine vorwiegend sitzende Tätigkeit aus. Bei einem Sturz auf den gestreckten linken Arm bei einer Trainingsfahrt mit dem Rennrad verletzte er sich am Ellenbogen. In der Notaufnahme wurde eine Radiuskopffraktur Typ II nach Mason diagnostiziert. Der behandelnde Orthopäde empfahl zunächst eine operative Rekonstruktion. Im CT am darauffolgenden Tag konnte die Fraktur bestätigt werden, doch war der Dislokationsgrad der Bruchfragmente geringer als zunächst vermutet, sodass entgegen der ersten Einschätzung keine Indikation zu einer chirurgischen Intervention vorlag. Die Fraktur wurde daher mit einer Gipsmanschette immobilisiert. Samuel erhielt zudem Analgetika. Es wurde empfohlen, nach 14 Tagen mit der frühfunktionellen konservativen Therapie zu beginnen.

Samuel stellt sich also jetzt 14 Tage nach dem Trauma in der physiotherapeutischen Praxis vor.

8.7.4 Physiotherapeutische Ziele

Unabhängig davon, ob konservativ oder operativ versorgt, hängt es im Wesentlichen von der Rehabilitation ab, ob die Person ihr Ellenbogengelenk wieder uneingeschränkt schmerzfrei benutzen können wird und berufliche und sportliche Aktivitäten beschwerdefrei ausüben kann. Es gilt dabei, die Balance zwischen der Begrenzung der Nachteile einer Ruhigstellung, der Wiederherstellung bzw. dem Erhalt der Beweglichkeit durch eine frühfunktionelle Mobilisation und dem Schutz des heilenden Gewebes zu wahren.

Trotz intensiver Forschung gibt es keine einheitlicher Therapierichtlinien für die Behandlung von muskuloskelettalen Beschwerden. Für die Therapie von Radiuskopffrakturen existiert ebenfalls keine evidenzbasierte und standardisierte Vorgehensweise. Die Rehabilitation sollte grundsätzlich progressiv aufgebaut und auf das Individuum und seine spezifischen Bedürfnisse abgestimmt sein [2264]. Um die Gewebeheilung optimal unterstützen und eine positive Adaptation des verletzten Gewebes zu erreichen, muss die Belastung progressiv im Einklang mit den klinischen Reaktionen der betroffenen Person gesteigert werden, ohne das heilende Gewebe negativ zu beeinflussen [2214][2224][2265]. Die Frage nach dem „Wann-darf-ich-was?" bzw. die Steuerung der Therapie orientiert sich dabei ausdrücklich nicht allein an zeitlichen Vorgaben (▶ Abb. 2.18) [2225], sondern an bestimmten klinischen Kriterien auf der Grundlage aktueller wissenschaftlicher Daten. Die Umsetzung einer funktionsbasierten Rehabilitation erfordert für die Planung und Anwendung ein breites Grundlagenwissen im Bereich der Bindegewebsphysiologie, Pathophysiologie, Wundheilungsprozesse unterschiedlicher Gewebearten und der Biomechanik und Trainingslehre (▶ Tab. 8.20) [2225][2237]. Standardisierte Nachbehandlungsprotokolle einzelner Kliniken oder Vorgaben auf Basis chirurgischer Interventionen spiegeln dabei eher Erfahrungswerte wider und basieren nicht immer auch auf wissenschaftlicher Evidenz [2246]. Ein wichtiger Schritt zu einer mehr personzentrierten Nachbehand-

Tab. 8.20 Trainingsempfehlungen je Wundheilungsphase (Fallbeispiel Radiuskopffraktur) [2214].

	Entzündungsphase (2–5 Tage)	Proliferationsphase (bis etwa 10 Wochen)	Remodellierungsphase (bis 1 Jahr oder länger)
Mobilität	funktionelle Immobilisation, Mobilisation im schmerzfreien Bereich	schmerzfreie, spezifische Mobilisation	endgradige Mobilisation (Dehnschmerz erlaubt)
Kraft	eventuell entfernte Strukturen	lokal kein Krafttraining, eventuell entfernte Strukturen	progressiver Aufbau
Ausdauer	allgemeines Ausdauertraining	allgemeines und lokales Ausdauertraining	progressiver Aufbau

lung wäre die Akzeptanz, dass eine rein zeitliche Steuerung nicht mehr zeitgemäß ist [2237][2246].

Ziele im Einzelnen sind die Reduktion von Schmerzen, die Wiederherstellung der vollen Beweglichkeit, Zunahme an Muskelkraft und neuromuskulärer Kontrolle, Stabilität und Rückkehr zu alltags-, arbeits- und sportartspezifischer Belastung (return to activity).

Der Behandlungsaufbau bei Samuel basiert auf der besten gegenwärtig verfügbaren Evidenz, und stellt einen Vorschlag zu einer exemplarischen Behandlung dar, der auf jeden Einzelnen und dessen individuelle Therapieziele adaptiert werden muss.

8.7.5 Physiotherapeutische Maßnahmen

Frühphase – akute Verletzung und Frühmobilisation

Die Gründe eine PTES zu entwickeln, liegen u. a. in dem engen Gelenkraum, den sich 3 Gelenke teilen. Aus der engen Beziehung zwischen Kapsel, Bändern und Muskeln folgt, dass eine Beeinträchtigung eines Bereichs den gesamten Komplex betrifft. Zudem mangelt es dem Ellenbogen im Vergleich zu anderen Gelenken an propriozeptivem Input, was die räumliche Positionierung erschwert. Aufgrund des fehlenden Konsenses über die beste Behandlung können unterschiedliche Informationen (u. a., dass der Ellenbogen nicht heilt oder instabil wird, wenn er zu früh zu viel bewegt wird) zur Verunsicherung der Patient*innen beitragen. Das daraus resultierende Bedürfnis einer Ruhigstellung aus Angst vor Komplikationen durch eine frühzeitige Mobilisation [2222] kann zu einem Angst-Vermeidungsverhalten führen und die Rehabilitation beeinträchtigen. Eine entsprechende Aufklärung und Edukation in Hinblick auf Unsicherheiten im Zusammenhang mit frühen therapeutischen Interventionen wirken sich hingegen positiv auf den Heilungsprozess und die Compliance der Betroffenen aus.

Reha bei Samuel in der Frühphase – Übersicht

Entzündungsphase
- Achtung: Die Steuerung der Therapie orientiert sich ausdrücklich nicht allein an zeitlichen Vorgaben, sondern an bestimmten klinischen Kriterien.

Ziel
Schmerzreduktion, Kontrolle der Schwellung, Erhalt der allgemeinen Beweglichkeit.

Bewegungsschulung
- passive/assistive Mobilisation der Schulter (ohne Belastung des Ellenbogens)
- Bewegung der Finger und des Handgelenks, zur Vermeidung einer Ödembildung
- keine Belastung, aber aktive Bewegung des Ellenbogens im schmerzfreien Bereich

Schmerzlinderung
- Analgetikum
- Hochlagerung des Arms

Allgemeine Empfehlungen
- Bewegungsübungen für die nicht betroffene Seite und den restlichen Körper
- Aktivierung des Kreislaufs, z. B. durch Spazierengehen oder Briskwalking

Erklärung
Patientenschulung über die Bedeutung der Ruhigstellung und Schonung während dieser Phase.

Mittlere Phase

Unter Berücksichtigung der Wundheilungsphasen beginnt die frühfunktionelle Behandlung mit aktiven und passiven Bewegungen spätestens 2 Wochen nach dem Trauma. Die initiale Ruhigstellung des betroffenen Arms während der Entzündungsphase lindert den Akutschmerz und sorgt für Entlastung. Die Angaben zur Dauer der Anlage der Oberarmgipsschiene allerdings variieren. Es scheint jedoch für das Outcome keinen Unterschied zu machen, ob der Ellenbogen kurzzeitig immobilisiert wird oder nicht [2221]. Trotz des Fehlens belastbarer Evidenz über den Zeitpunkt und Nutzen einer frühzeitigen Mobilisierung sollte sowohl bei konservativ und operativ versorgter Fraktur [2230] eine frühfunktionelle Behandlung eine der vorrangigen Maßnahmen in der Rehabilitation sein [2227][2264]. Negative Effekte einer Immobilisation werden minimiert und die Beweglichkeitsverluste bleiben gering, ohne dass die Instabilität zunimmt. Zudem senkt eine frühe Mobilisation das Risiko einer posttraumatischen heterotopen Ossifikation (Myositis ossificans) [2234].

Reha bei Samuel in der mittleren Phase – Übersicht

Proliferationsphase/Remodellierungsphase
Achtung: Die Steuerung der Therapie orientiert sich ausdrücklich nicht allein an zeitlichen Vorgaben, sondern an bestimmten klinischen Kriterien.

Ziel
Wiederherstellung der (vollständigen) Beweglichkeit des Ellenbogens und Fortsetzung der aktiven Bewegung mit zunehmender Belastungssteigerung

Mobilisation
- passive Mobilisation des Ellenbogens (Flexion/Extension, Supination/Pronation, je nach Schmerzgrenze; Overhead Motion Protocol)
- zunehmende Mobilisation durch aktive Bewegungen, um die vollständige Bewegungsfähigkeit zu erreichen

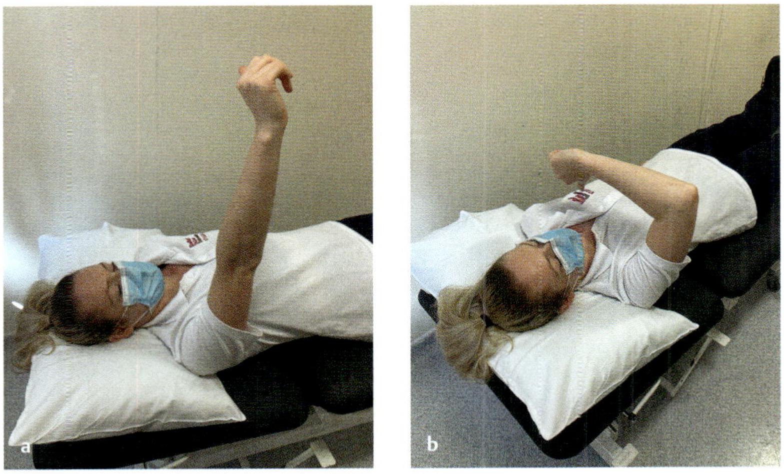

Abb. 8.50 Overhead Motion Exercise. (Quelle: Jones V. Rehabilitation des Sportlerellenbogens. Sportphysio 2022; 10(01): 18–26)
a Ausgangsstellung.
b Nicht-assistierte aktive Flexion des Ellenbogens.

Muskelaktivierung

- initial isometrische Übungen für die umgebende Muskulatur (Bizeps, Trizeps), später dynamisches Training mit zunehmenden Widerständen (full range of motion)
- Schulterstabilisation durch gezielte Übungen

Allgemeine Empfehlungen

- Erhalt der aeroben Ausdauer durch Rollentraining auf dem Rennrad
- Training der nicht betroffenen Extremität (cross education), u. a. durch Seilzugtraining

Propriozeption

einfache Stabilisationsübungen für die Schulter und das Handgelenk

Wichtig

- langsame Steigerung der Belastung unter subjektiver Schmerzkontrolle
- Progression anhand der subjektiven Schmerzwahrnehmung und Temperaturkontrolle.

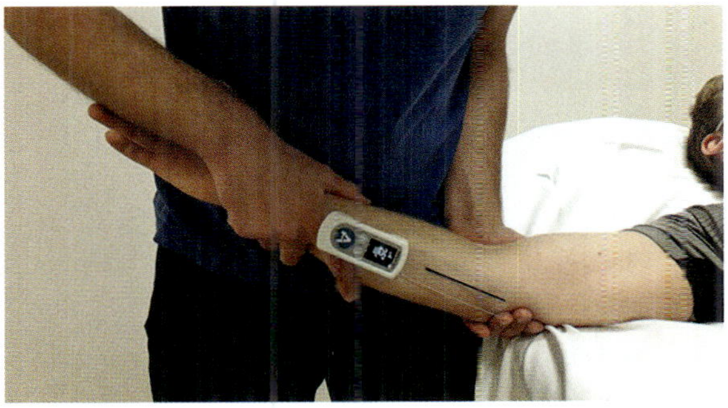

Abb. 8.51 Meloq Device, digitales Goniometer in diesem Fall zur Erfassung des Bewegungsausmaßes des Ellenbogenegelenks. (Quelle: M. Tiemann)

Die Überkopfposition nach Wolff u. Hotchkiss (2006) [2266] hat sich dabei als optimale Mobilisationsposition in der frühen Phase der Wundheilung herausgestellt [2234][2257]. Zunächst werden eine aktiv assistierte Flexion/Extension sowie Pronation und Supination des Unterarms in Flexion in der Überkopfposition ausgeführt (▶ Abb. 8.50). Durch die vertikale Position des Oberarmes entlang der Schwerkraft kommt es zu einer Autozentrierung des Gelenkes und einer Maximierung der Ellenbogenstabilität. Die Mobilisation wird dadurch erleichtert, ohne die verletzten oder rekonstruierten Strukturen zu belasten. Sobald dies beschwerdefrei möglich ist, kann die Bewegung aktiv ausgeführt werden, was den Ellenbogen stärker stabilisiert als eine rein passive Mobilisation. Gleichzeitig wirkt die Aktivität des M. triceps gegen die Schwerkraft einer Flexionskontraktur entgegen. Das Ausmaß der Bewegungseinschränkung kann dabei mit einem digitalen Goniometer (Meloq EasyAngle, http://www.meloqdevices.com) bestimmt werden (▶ Abb. 8.51).

In dieser Phase sind nur minimale Schmerzen erlaubt. Andernfalls können an der Schmerzübertragung beteiligte Neuropeptide (u. a. Substanz P) eine unphysiologisch erhöhte myofibroblastische Aktivität in der Gelenkkapsel stimulieren, wodurch die Gefahr einer Kontraktur steigt. Zur subjektiven Einschätzung von Samuels Schmerzen eignet sich das Pain Monitoring Model (PMM; ▶ Abb. 8.52) [2225]. Das PMM stuft dabei die wahrgenommenen Schmerzen als sicher (0–2), akzeptabel (3–5) oder riskant ein (> 5–10). Ein weiterer wichtiger Parameter bei der Beurteilung der Gewebereaktion in dieser Phase ist die Messung der Hauttemperatur mithilfe eines Infrarotthermometers [2224][2225]. Der Temperaturunterschied im Vergleich zur Gegenseite sollte dabei maximal 2° betragen. Eine höhere Temperaturdifferenz ist ein Zeichen für eine Entzündungsreaktion.

Isometrische Anspannungen und Bewegungen der gelenkumgebenden Muskulatur und Bewegungen im schmerzarmen Bereich verhindern Atrophien und führen zu einer generalisierten, zentral induzierten Schmerzlinderung (▶ Abb. 8.53). Dieser Effekt wird auch durch Einbeziehung der kontralateralen, nicht betroffenen Seite erreicht (cross education). Zudem wird die kortikale Repräsentation der betroffenen Extremität gefördert.

Eine Progression wird nur dann vorgenommen, wenn der Schmerz für Samuel im sicheren oder akzeptablen Bereich angegeben wird (NRS 0–5). Wenn der Schmerz nach einer Belastung bestehen bleibt, sollte er spätestens am nächsten Morgen wieder auf das alte Niveau abgesunken sein. Begleitende manualtherapeutische Gelenkmobilisationen (▶ Abb. 8.54) werden in der Frühphase mit sehr guter Wirkung zur Schmerzmodulation und Vergrößerung des Bewegungsradius eingesetzt [2258]. Die Anwendung eines Hand-on-Ansatzes verbessert den propriozeptiven Input des verletzten Ellenbogenkomplexes [2234]. Ein allgemeines Ausdauertraining auf einem Rollentrainer zu diesem Zeitpunkt stimuliert einerseits die allgemeine Versorgung des

Schmerz-Intensität (NRS)	0	1	2	3	4	5	6	7	8	9	10
Wertung	sicher			akzeptabel			riskant				

Abb. 8.52 Pain Monitoring Model. (Quelle: Diemer F. Progressionen in der muskuloskelettalen Rehabilitation. Sportphysio 2020; 08(01): 9–15)

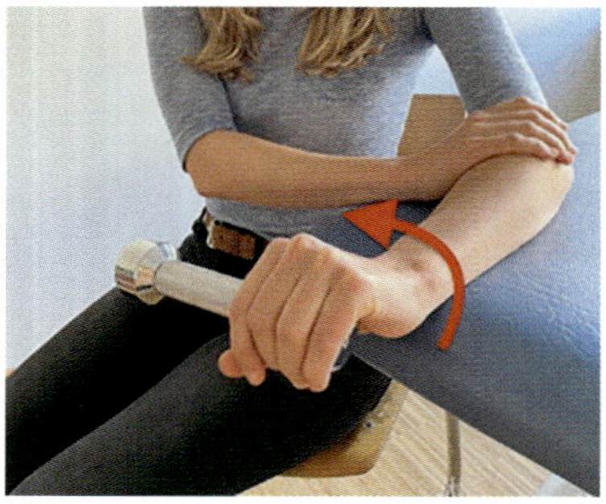

Abb. 8.53 Aktive Pro- und Supination für den Ellenbogen. (Quelle: M. Tiemann)

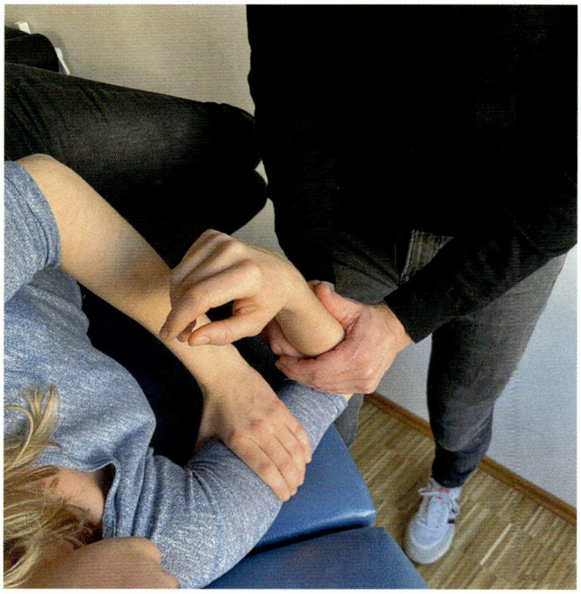

Abb. 8.54 Manuelle Mobilisation des Ellenbogens zur Verbesserung der Flexion. (Quelle: M. Tiemann)

Wundgebietes mit Sauerstoff und trägt andererseits zum Erhalt der aeroben Kapazität bei und damit zur Aufrechterhaltung von Samuels Trainingszustand. Der betroffene Arm kann dabei in der Gipsmanschette auf dem Lenker angelegt werden.

Auch wenn große mechanische Belastungen unmittelbar nach einer Verletzung und bis zum Abklingen der akuten Schmerzen während der Entzündungsphase vermieden werden sollten, sind adäquate physiologische Belastungsreize im weiteren Verlauf der Rehabilitation entscheidend für die Heilung des verletzten Gewebes [2212][2214]. Die Reorganisation des Kollagens, die für die Reifungs-/Umbauphase wichtig sind, und die Durchblutung an der Verletzungsstelle werden dadurch positiv beeinflusst. Zwar fehlen zuverlässige Belastungsnormative für muskuloskelettales Gewebe, dennoch deuten vorhandene Erkenntnisse darauf hin, dass Reize mit geringer Intensität und hoher Frequenz, unterbrochen durch Ruhephasen, die größte Wirkung auf die Knochenheilung haben [2214].

Die Phase der zunehmenden Belastung beginnt, sobald kein Ruheschmerz, keine Schwellung und keine Temperaturdifferenz von 2° vorliegen. Eine Mobilisation sollte grundsätzlich nicht zu aggressiv erfolgen, sondern nur bis zur individuellen Schmerzgrenze, um das kollagene Gewebe nicht negativ zu beeinflussen.

Parallel zur Mobilisation werden alle das Ellenbogengelenk stabilisierenden Muskeln zunehmend aktiviert und Samuel wird angehalten, zunehmend eigenständig zu trainieren, um die Synthetisierung der harten Kallusschicht zu unterstützen. Der Akzent liegt dabei auf der Flexion/Extension und Pro-/Supination des Unterarms. Neben submaximalen isometrischen Kontraktionen [2264] beinhaltet das Training zunehmend dynamisch konzentrisch-exzentrisch ausgeführte Übungen. Zur Kontrolle der Gewebeheilung ist die Reizschwelle der Nozizeptoren im Bereich der Fraktur herabgesetzt. Geringe mechanische Belastungen werden nach wie vor als Schmerz wahrgenommen [2214]. Daher sollten die Trainingsreize so gewählt werden, dass Samuel auch in dieser Phase nur minimale Schmerzen wahrnimmt (PMM < 5), und dass keine Schwellung und auch keine Steifigkeit entsteht. Zudem ist ein Krafttraining der nicht betroffenen Extremität mit moderaten bis intensiven Intensitäten im Bereich von 70–85 % des Einwiederholungsmaximum (repetition maximum, RM) Erfolg versprechend [2224]. In der Praxis ist die Bestimmung des 1 RM allerdings nicht praktikabel und zudem auch nicht auf jede Übung anwendbar. Die Intensität einer Übung kann bestimmt werden, indem der Behandelnde eine Einschätzung des Trainingsgewichts für eine verwendete Übung vornimmt, mit dem 8–12 Wiederholungen ausgeführt werden können. Beurteilt werden die Ermüdung, u. a. durch Abweichungen in der Übungsausführung und die Bestimmung des subjektiven Anstrengungsgefühls (rate of perceived exertion, RPE). Angelehnt an das Holten-Diagramm (▶ Abb. 8.55) kann so eine Einschätzung der Intensität der Übung entsprechend der realisierten Wiederholungen erfolgen und auch als Vergleichsparameter dienen.

Essenziell ist in dieser Phase die Edukation des Patienten oder der Patientin, u. a. um die Schmerzreize einerseits nicht zu bagatellisieren und andererseits die Angst vor Belastung und Schmerz zu nehmen. Neben der Mobilisation und der Aktivierung lokaler Muskulatur wird das aerobe Ausdauertraining fortgesetzt.

Die Einnahme von Schmerzmedikamenten zu diesem Zeitpunkt muss unbedingt anamnestisch abgefragt werden, da die subjektive Schmerzwahrnehmung beeinflusst wird. Eine mangelhafte Ernährung, negativer Stress, Genussmittel (Alkohol, Tabak), unzureichende Schlafqualität und vorliegende systemische Erkrankungen (u. a. Diabetes) können zudem die Verarbeitung der Trainingsreize und die Dauer der Proliferationsphase individuell beeinflussen [2214]. Im Gegensatz dazu fördert eine protein- und kohlenhydratreiche Ernährung den Wundheilungsprozess [2214] [2260]. Da Samuel einer sitzenden, körperlich nicht belastenden Tätigkeit nachgeht, kann er an seinen Arbeitsplatz zurückkehren.

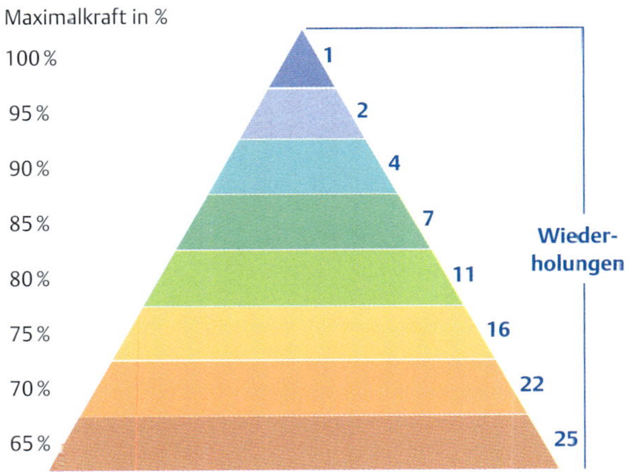

Abb. 8.55 Holten-Diagramm. Dargestellt ist die prozentuale Angabe des 1 Wiederholungsmaximum (1 RM, repetition maximum) in der Mitte der Pyramide mit der korrespondierenden Anzahl an Wiederholungen bei dieser Intensität auf der rechten Seite.

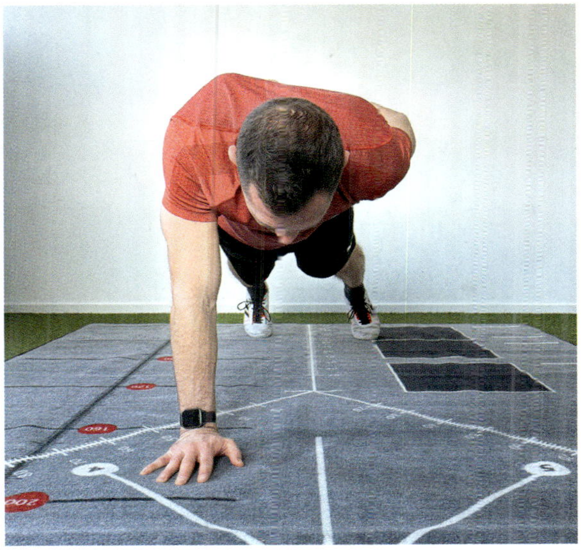

Abb. 8.56 Return-to-activity-Stützaktivitäten für den Ellenbogen, Level II (einarmiger Stütz). (Quelle: M. Tiemann)

Spätphase

Die nachfolgende Rehaphase beginnt etwa 12 Wochen nach dem traumatischen Ereignis und ist gekennzeichnet durch eine zunehmende Steigerung der Belastung und die Vorbereitung auf eine sichere Rückkehr zum Sport (return to activity). Die Patient*innen sollten keine oder nur noch minimale Schmerzen haben und eine nahezu uneingeschränkte Mobilität und Kraftwerte von wenigstens 70 % der nicht betroffenen Seite aufweisen. Zur Beurteilung der Funktionsfähigkeit der oberen Extremität eignet sich der Quick-DASH [2228] oder die deutsche Version des Mayo Elbow Performance Score (MEPS-G) [2256]. Die Beeinträchtigung beim Quick-DASH sollte dabei weniger als 15 % betragen [2264]. Persistierende Bewegungseinschränkungen können jetzt mit endgradiger Mobilisation behandelt werden, wobei Dehnschmerzen auftreten dürfen. Je nach Zielsetzung der Person wird das Krafttraining schrittweise mit höheren Widerständen und funktionellen Aktivitäten angepasst. In das Trainingsprogramm sollten die Schulter- und die Rumpfmuskulatur einbezogen werden [2234] [2264]. Schwimmspezifische Übungen mit Zugseilen, z. B. in Bauchlage, ergänzen das Training, um sportartspezifischen Anforderungen gerecht zu werden. Ein Lauftraining kann mit mittleren Umfängen begonnen und das Radtraining zunächst auf einem Smart-Trainer fortgesetzt werden.

Reha bei Samuel in der Spätphase – Übersicht

Return-to-Sports-Phase

Achtung: Die Steuerung der Therapie orientiert sich ausdrücklich nicht allein an zeitlichen Vorgaben, sondern an bestimmten klinischen Kriterien.

Ziel

Wiederaufnahme sportartspezifischer Bewegungen, Belastbarkeit und Prävention

Sportartspezifisches Schwimmtraining an Land und im Wasser

- Seilzugtraining der einzelnen Phasen des Kraulschwimmens (Zug- und Druckphase)
- rumpfstabilisierendes Training
  - Ausdauereinheiten im Wasser und technische Übungen
  - Rückkehr zum Lauftraining zur Steigerung der aeroben Ausdauer
  - Rückkehr zum Radtraining auf der Straße

Krafttraining

Steigerung der Gewichte für funktionelle Übungen (z. B. Bankdrücken, Liegestütz)

Propriozeption

Übungen mit erhöhtem Schwierigkeitsgrad, z. B. dynamische Stabilisationsübungen der Schultermuskulatur

Rückkehr zum Sport

- nach Return-to-activity-Algorithmus und Rückmeldung von Samuel
- initial unter kontrollierten Bedingungen

Überwachung und Fortschrittskontrolle

- wöchentliche Überprüfung des Bewegungsumfangs und der Schmerzsymptomatik
  - Kontrolle durch den Einsatz von Fragebögen (QuickDASH oder MEPS)
- Anpassung des Trainings je nach Heilungsverlauf
- regelmäßige Kommunikation.

Return to Activity

Zur Beurteilung der Belastungsfähigkeit nach Verletzungen der oberen Extremität haben Kurz u. Keller (2017) einen entsprechenden Return-to-activity-Algorithmus vorgestellt [2237]. Mit der Hilfe entsprechend funktioneller Tests kann die Belastungsfähigkeit der betroffenen Person objektiv beurteilt und eine Rückkehr zu sportlichen Aktivitäten empfohlen werden. Entsprechend der Einteilung der Sport- und Aktivitätslevel für die obere Extremität ergibt sich für die ausgeübten Sportarten Schwimmen, Radfahren und Laufen ein niedriges Sturzrisiko und moderate Schwung- und Stützbelastungen (Level II). Auf Verletzungen des Ellenbogens ist der Algorithmus nur eingeschränkt anwendbar, da sich die Mobilitätstests auf die Beweglichkeit des Schultergürtels richten. Dennoch können die vorgeschlagenen Tests zur Beurteilung der dynamischen und statischen Kontrolle bei Stützfunktionen der betroffenen Extremität angewendet werden (► Abb. 8.56).

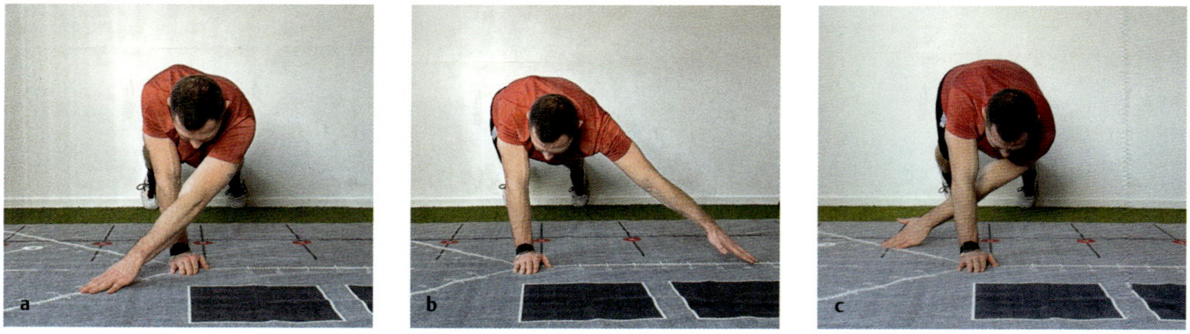

Abb. 8.57 Return-to-activity-Stützaktivitäten für den Ellenbogen – Level III (Y-Balance-Test). (Quelle: M. Tiemann)
a Schritt 1.
b Schritt 2.
c Schritt 3.

Samuel ist in der Lage, den einarmigen Stütz ohne Probleme durchzuführen. Beim Y-Balance-Test erreicht er nicht die mittels Limb Symmetry Index (LSI) geforderten 90 % der nicht betroffenen Seite. Eine weitere Steigerung der Belastung kann daher zum jetzigen Zeitpunkt nicht befürwortet werden. Allerdings kann mit Schwimmtraining im Wasser und Radfahren auf der Straße begonnen werden, da eine ausreichende Stützaktivität vorhanden ist.

8.7.6 Zusammengefasst

Die wichtigsten Ziele der Nachbehandlung im Anschluss an die konservativ versorgte Radiuskopffraktur sind die Wiederherstellung der normalen Funktion und die schnellstmögliche und sichere Rückkehr der Person zur beruflichen und sportlichen Aktivität. Die Rehabilitation muss einem funktionsgesteuerten Ansatz folgen und die Balance zwischen den unerwünschten Begleiterscheinungen einer Ruhigstellung und dem Schutz des heilenden Gewebes finden. Der Übergang von einer Phase in die nächste basiert dabei nicht auf zeitlichen Vorgaben, sondern auf möglichst objektivierbaren Kriterien. Um optimale Ergebnisse zu erzielen, muss das Programm individuell auf das Individuum und seine spezifischen Ziele angepasst werden.

Die künftige Forschung zur Therapie muskuloskelettaler Beschwerden sollte sich darauf konzentrieren, die optimale Dosierung und Art der Bewegung bzw. Aktivität zu bestimmen und Messgrößen zu den Ergebnissen dieser Interventionen festzulegen [2227].

8.8 Fallbeispiel Komplexes regionales Schmerzsyndrom (CRPS) bei distaler Radiusfraktur

Evelyn Bärtschi, Florian Brunner, Jasmin Erni

Steckbrief Sophie (55)

- Ärztliche Diagnose: CRPS I Hand links, adominant
- Verordnung: Verbesserung der Gelenk- und Muskelfunktion, Analgesie
- Beruf und Hobby: Lehrerin; Spazieren

Tab. 8.21 Klinische Manifestationen eines CRPS.

Betroffene Funktion	Symptom
Sensibilität	• Hyperästhesie • Hyperalgesie • Allodynie
Vasomotorik	• asymmetrische Hautfarbe • asymmetrische Hauttemperatur
Sudomotorik	• Ödem • Hyperhidrose
Trophik	• veränderte Trophik der Nägel, Haare und der Haut • asymmetrisches Nagel- und Haarwachstum
Motorik	• eingeschränkte Beweglichkeit • Schwäche • Myoklonus • Tremor • Bradykinesie • Dystonie

8.8.1 Ärztlicher Hintergrund

Der Begriff „komplexes regionales Schmerzsyndrom“ (CRPS) umfasst verschiedene schmerzhafte Zustände, die typischerweise nach einem auslösenden Ereignis distal an einer Extremität auftreten. Charakteristischerweise übersteigen in der Frühphase die Dauer und die Intensität der Beschwerden den normalerweise zu erwartenden Verlauf [2287]. Nach aktuellen Erkenntnissen handelt es sich beim CRPS um eine pathophysiologisch komplexe Erkrankung, bei der eine Kombination aus übermäßiger neurogener Entzündungsreaktion, gestörter Vasomotorik und kortikaler Reorganisation als maßgeblicher zugrunde liegender Prozess identifiziert werden konnte [2285]. Das CRPS ist eine seltene Erkrankung, die mit einer Inzidenz von 5,46 bis 26,2 Fällen pro 100 000 Personenjahre auftritt [2288]. Frauen sind 3-mal häufiger betroffen als Männer. Der Altersgipfel für Frauen liegt zwischen 61 und 70 Jahren [2296]. Das CRPS tritt an der oberen Extremität doppelt so häufig wie an der unteren auf [2296].

Die klinische Manifestation von CRPS umfasst eine Vielzahl von Symptomen, darunter sensible, vasomotorische, sudomotorische, motorische und trophische Störungen, welche in ▶ Tab. 8.21 zusammengefasst sind. Diese Veränderungen treten individuell unterschiedlich auf und können sich im Verlauf der Erkrankung

Tab. 8.22 CRPS-Aktivitäts-Score [2275].

	Symptom	Punktzahl
Symptome	kontinuierliche disproportionale Schmerzen	
	Allodynie oder Hyperalgesie	
	Temperaturasymmetrie	
	asymmetrische Hautfarbe	
	asymmetrisches Schwitzen	
	lokale Schwellung	
	trophische Veränderungen	
	motorische Veränderungen	
Befunde	Hyperalgesie	
	Allodynie	
	asymmetrische Hauttemperatur	
	asymmetrische Hautfarbe	
	asymmetrisches Schwitzen	
	lokale Schwellung	
	trophische Veränderungen	
	motorische Veränderungen	
	Gesamtpunktzahl (Maximum 16 Punkte)	

verändern. Darüber hinaus entwickeln viele CRPS-Kranke eine veränderte Wahrnehmung der betroffenen Extremität, die sich durch Bewusstseinsveränderungen, ein Gefühl von Fremdkörperpräsenz und eine Abneigung gegenüber der betroffenen Extremität äußern kann [2281].

Die Diagnose des CRPS erfolgt klinisch anhand der Budapest-Kriterien (s. Infobox) [2274]. Zur Verlaufsbeurteilung hat sich ein aus den diagnostischen Kriterien abgeleiteter Aktivitäts-Score bewährt (▶ Tab. 8.22) [2275].

Budapest-Kriterien der CRPS-Diagnose

1. Dauerschmerz, disproportional zum auslösenden Ereignis
2. Bericht über mindestens ein Symptom in 3 von 4 Kategorien:
   - sensibel: Hyperästhesie und/oder Allodynie
   - vasomotorisch: Temperaturdifferenz und/oder Hautverfärbungen und/oder asymmetrische Hautfarbe
   - sudomotorisch/Ödem: Ödem und/oder veränderte Sudomotorik und/oder asymmetrische Sudomotorik
   - motorisch/trophisch: Bewegungseinschränkung und/oder motorische Dysfunktion (Schwäche, Tremor, Dystonie) und/oder trophische Veränderungen (Nägel, Haare, Haut)
3. anlässlich der Untersuchung Vorhandensein mindestens eines Befundes in 2 oder mehr der Kategorien aus Punkt 2
4. Es gibt keine andere Diagnose, welche die Symptome und Befunde besser erklärt.

Obwohl günstige Verläufe bekannt sind, erfahren viele Betroffene auch noch ein Jahr nach dem auslösenden Ereignis anhaltende Beschwerden [2268].

Die Behandlung eines CRPS ist aufgrund der vielfältigen Beschwerden und des individuellen Krankheitsverlaufs eine große Herausforderung. Sie umfasst verschiedene medikamentöse, nicht medikamentöse, physio- bzw. ergotherapeutische, interventionelle und psychiatrische Ansätze. Es gibt jedoch keine allgemein gültige oder kausale Therapie. Die Wahl der Therapie richtet sich nach den jeweiligen klinischen Manifestationen und den zugrunde liegenden pathophysiologischen Prozessen. Die Behandlungsrahmenbedingungen sind in diversen Leitlinien festgelegt (z. B. [2276]).

8.8.2 Physiotherapeutische Anamnese

Die 55-jährige Sophie kommt mit der Diagnose eines komplexen regionalen Schmerzsyndroms (CRPS I) (ehem. Sudeck-Dystrophie) der linken, nicht dominanten Hand zur Physiotherapie. Vor 3,5 Monaten ist sie auf der Treppe gestürzt und hat sich dabei eine distale Radiusfraktur links zugezogen. Diese wurde einen Tag nach dem Sturz mit einer Osteosynthese versorgt. Bereits unmittelbar postoperativ berichtet die Patientin über eine schmerzhafte Schwellung und Verfärbungen an der linken Hand. Etwa 2 Wochen nach der Operation wurde die Diagnose CRPS gestellt. Die Gipsruhigstellung wurde aufgrund der Schmerzen und der Schwellung verkürzt. Trotz medikamentöser Maßnahmen zeigt sich ein insgesamt protrahierter Verlauf.

8.8.3 Physiotherapeutische Untersuchung

Zum Zeitpunkt der physiotherapeutischen Untersuchung (3 Monate nach Trauma, konsolidierte Fraktur) stehen die immer noch ausgeprägten Schmerzen (Numeric Rating Scale, NRS: 5–10/10) und die Funktionseinschränkungen der linken oberen Extremität im Vordergrund. Die Schmerzen sind über dem Handgelenk am stärksten, aber auch die gesamte Hand, der Ellenbogen und die Schulter sind betroffen.

Sophie ist in ihrem Alltag stark beeinträchtigt. Arbeiten im Haushalt erledigt sie nach Möglichkeit mit der betroffenen Hand. Essen schneiden, schwerere Gegenstände mit 2 Händen heben oder eine Flasche öffnen ist hingegen unmöglich.

Die aktive Fingerbeweglichkeit ist in beiden Richtungen zu etwa 2/3 eingeschränkt. Beim Handgelenk wird ein Defizit der aktiven Beweglichkeit in alle Richtungen von 20–40° festgestellt (Limite: Schmerz). Beim Bewegen der Hand oder der Finger entsteht mitunter eine Art unkontrollierbarer Tremor. Der Ellenbogen zeigt ebenfalls eine 20° schmerzhaft eingeschränkte Extension. Die Schulterelevation reicht bis 140° (links 160°). Auf eine Untersuchung der passiven Beweglichkeit wird aufgrund der Natur des Problems und der hohen Intensität der Schmerzen verzichtet.

Die HWS-Beweglichkeit ist unauffällig.

Sophie erreicht im Radboud Skills Questionnaire (RASQ) eine Punktzahl von 143/225. Dieser Fragebogen ist ein anerkanntes Instrument, um das Ausmaß der Behinderung bei CRPS der oberen Extremität zu messen [2269]. Je höher die Punktezahl, desto größer sind die Einschränkungen.

Sophie ist zu diesem Zeitpunkt in ihrer sozialen Rolle stark eingeschränkt. Ihrer beruflichen Tätigkeit als Lehrerin kann sie nicht nachkommen. Bei den Aktivitäten im Freundeskreis und in der Familie ist sie erheblich beeinträchtigt. Auch auswärts zu essen ist ihr unangenehm, da sie Hilfe beim Schneiden braucht. Längere gemeinsame Aktivitäten mit der Familie sind ihr aufgrund der Schmerzen häufig zu anstrengend. Dadurch fühlt sie sich oft isoliert. Außerdem ist sie häufig müde und erschöpft und hat Mühe sich zu konzentrieren. Sie scheint allerdings von ihrer Familie und ihrem Freundeskreis optimal unterstützt zu werden.

Vegetative Reaktionen

Sophie spaziert gern und tut dies auch weiterhin. Dabei hält sie die Hand in einer Schonhaltung vor dem Körper. Sobald sie den Arm hängen lässt, spürt sie brennende pochende Schmerzen. Es fällt ihr außerdem auf, dass sich die Hand dann livide verfärbt und die Schwellung zunimmt. Diese Symptome lassen sich auch in der Therapie beobachten.

Die Hand war außerdem 1° wärmer als auf der Gegenseite. Ein verändertes Nagelwachstum, vermehrtes Schwitzen oder eine veränderte Behaarung wurden nicht festgestellt.

Periphere und zentrale Sensibilisierung

Aufgrund der überproportional langanhaltenden und hohen Schmerzintensität und der ausgedehnten Schmerzlokalisation gehen wir von einer Sensibilisierung des somatosensorischen Nervensystems aus. Um diese Hypothese zu bestätigen, verwenden wir die Pluszeichen der quantitativen sensorischen Testung (QST). Diese Testbatterie wurde vom Deutschen Forschungsbund Neuropathischer Schmerz entwickelt. Für den klinischen Alltag eignet sich eine vereinfachte Variante [2301].

Bei Sophie zeigte sich über dem Handgelenk, der dorsalen Handfläche und über den Fingern eine Allodynie auf mechanische Reize (▶ Abb. 8.58a) sowie eine deutliche Hyperalgesie auf thermische und mechanische Reize außerhalb des Allodyniegebietes. Die thermische Hyperalgesie wurde dabei mit einem Wasser befüllten Plastikröhrchen (heiß: direkt aus dem Wasserhahn; kalt: aus dem Tiefkühlfach) (▶ Abb. 8.58b) und die mechanische Hyperalgesie über einen Daumendruck des Untersuchers (▶ Abb. 8.58c) sowie mit einem Zahnstocher getestet (▶ Abb. 8.58d). Die Schmerzangaben auf der NRS-Skala waren im Seitenvergleich im gesamten Arm und Schulterbereich erhöht. Weiter testeten wir die Wind-up-Ratio (WUR).

Bei Sophie ergibt die Prüfung auf dem linken Unterarm eine Ratio von 4 (rechts 1,5) und auf dem Oberarm von 3 (rechts 2).

Wind-up-Ratio

Bei der Wind-up-Ratio vergleicht man einen einzelnen Stimulus (Pin Prick mit dem Zahnstocher) mit einer Serie von 10 repetitiven Pin-Prick-Stimuli innerhalb eines Gebietes von 1 cm^2 Größe. Die Person wird dabei gebeten, den wahrgenommenen Schmerz während eines einzelnen Stimulus und den geschätzten Durchschnitt der Serie von 10 Stimuli auf einer NRS von 0–10 zu bewerten. Für die WUR wird die NSR-Bewertung der Serie durch die NSR-Bewertung des einzelnen Stimulus geteilt. Ein höherer Wert der WUR im Vergleich zur Gegenseite ist ein Indikator für eine erhöhte Erregbarkeit von Neuronen auf Rückenmarkebene [2293].

Kortikale Reorganisation

Bei der weiteren Untersuchung werden auch Zeichen einer kortikalen Reorganisation festgestellt.

Kortikale Reorganisation

Körperwahrnehmungsstörungen und motorische Störungen werden mit einer kortikalen Reorganisation im somatosensorischen Kortex in Zusammenhang gebracht [2291]. Die Bath Body Perception Disturbance Scale (BBPDS) ist ein reliables Instrument, um Körperwahrnehmungsstörungen bei CRPS-Patienten zu erfassen [2298]. Die Skala erfasst die Selbsteinschätzung einer Person zu dem Gefühl der Körperintegrität, dem Bewusstsein der Position der Extremität, dem Maß der Aufmerksamkeit und den Gefühlen gegenüber der Extremität, die gefühlten Unterschiede bei Größe, Temperatur und Gewicht im Vergleich zur nicht betroffenen Seite, dem Wunsch nach Amputation und der mentalen Repräsentation der betroffenen Extremität. Besonders der letzte Punkt hat sich im klinischen Alltag als sehr wertvoll erwiesen. Die Betroffenen beschreiben oder zeichnen das innere Bild der betroffenen Extremität z. B. mit den Eigenschaften Präsenz, Kontur, Form, Größe und Farbe.

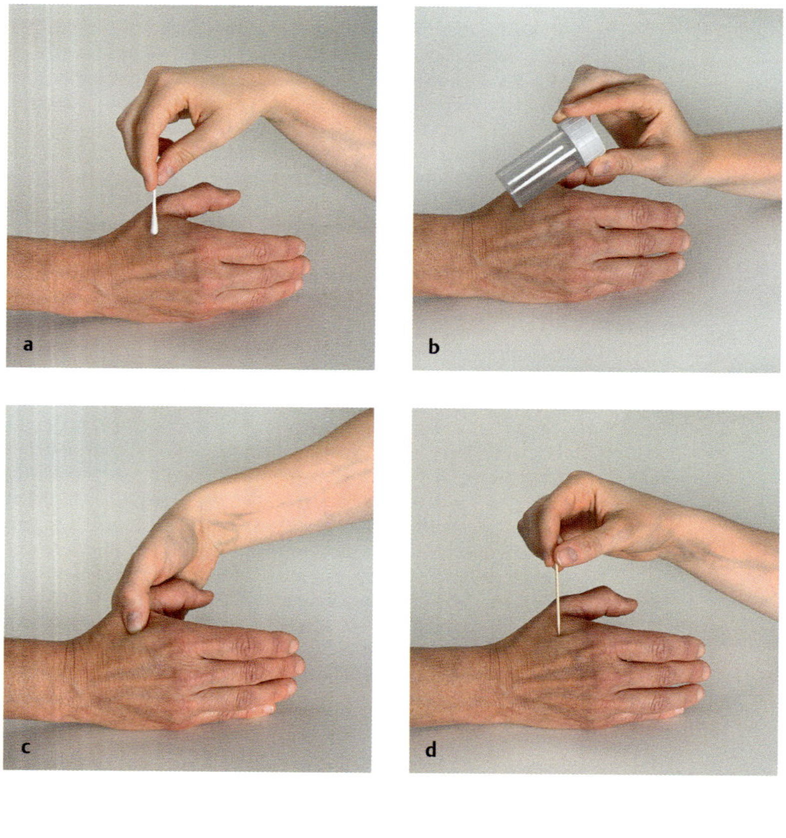

Abb. 8.58 Klinische Anwendung der quantitativen sensorischen Testung. (Quelle: Universitätsklinik Balgrist, Med. Bilddokumentation, C. Urfer)

- **a** Allodynie.
- **b** Kälte-/Wärme-Schmerzschwelle.
- **c** Druckschmerzwelle.
- **d** mechanische Schmerzschwelle, Wind-up-Ratio.

Die BBPDS war bei Sophie mit 22/57 Punkten erhöht. Sie beschrieb ihre Hand als „dünn" und abstoßend violett verfärbt. Einzelne Finger waren verschwommen, das Handgelenk dafür im Seitenvergleich übermäßig präsent.

Die Oberflächen- und Tiefensensibilität waren ebenfalls vermindert und bei aktiven Bewegungen konnten teilweise motorische Störungen beobachtet werden (leichter Tremor und verminderte Koordination der Feinmotorik).

Zusammenfassung der physiotherapeutischen Befunde

Die Pathophysiologie des CRPS ist komplex [2285]. Um die Befunde besser einordnen zu können, schlagen wir vor, in der Therapie mit einem Modell zu arbeiten, das die unterschiedlichen Mechanismen der Sensibilisierung (peripher und zentral), der kortikalen Reorganisation und der vegetativen Reaktionen, berücksichtigt (▶ Tab. 8.23). Die Mechanismen beeinflussen sich gegenseitig, da die Systeme miteinander vernetzt sind. Häufig treten auch mehrere Mechanismen gleichzeitig auf. Beitragenden Faktoren (z. B. psychosoziale Faktoren, Angst-Vermeidungsverhalten, Aktivitätslevel) beeinflussen zudem den Verlauf der Krankheit. Ein CRPS begleitet Patient*innen in der Regel über eine längere Zeit. Eine allgemeine Dekonditionierung, Einschränkungen im Alltag, bei der Arbeit und im Sport werden dementsprechend häufig beobachtet.

Wir empfehlen, das Clinical Reasoning unter Einbezug eines „Treiber-Modells" und damit die genannten Mechanismen in Relation zueinander zu setzen. In der Therapie können somit Schwerpunkte gezielter gesetzt werden. Dies wurde bereits bei anderen komplexen Beschwerdebildern beschrieben [2295] [2297].

Bei Sophie werden bei der körperlichen Untersuchung für alle Mechanismen positive Befunde erhoben. Die periphere Sensibilisierung lässt sich aufgrund der lokalen Hyperalgesie, die zentrale Sensibilisierung aufgrund der Allodynie, der erhöhten Wind-up-Ratio im Unterarm und einer ausgeweiteten Hyperalgesie bestätigen. Eine kortikale Reorganisation wird aufgrund von Veränderungen der Körperwahrnehmung, eines Tremors und der (nicht strukturell bedingten) eingeschränkten Beweglichkeit vermutet. Die Verfärbungen (livide Haut), die Schwellung und die Temperaturdifferenz werden vegetativen Reaktionen zugeordnet.

Die kortikale Reorganisation scheint aktuell der dominante Mechanismus zu sein. Befunde für eine periphere und zentrale Sensibilisierung und vegetative Reaktionen sind jedoch ebenfalls vorhanden. Die Einschränkungen bei den ADLs stehen für Sophie im Vordergrund.

Eine Zuordnung der Befunde zu den Mechanismen bei Sophie wird in ▶ Tab. 8.24 und eine Gewichtung dieser Mechanismen in ▶ Abb. 8.59 ersichtlich. Eine prozentuale Gewichtung aufgrund klinischer Befunde zeigte bei CRPS-Betroffenen eine gute bis moderate Übereinstimmung [2272].

Die Definition eines funktionellen Ziels dient als wichtiges Verlaufszeichen von alltagsrelevanten Verbesserungen und steigert so die intrinsische Motivation und das Selbstmanagement.

Aus den verschiedenen Einschränkungen in Sophies Alltag wählte sie die Aktivität „Brot schneiden" und „eine Flasche öffnen" als für sie wichtige Tätigkeiten. Bis in 3 Monaten wollte sie 2 Scheiben Brot abschneiden und eine 1 Liter Flasche öffnen können.

Tab. 8.23 Zusammenfassung der mechanismenbasierten physiotherapeutischen Untersuchung und Behandlung bei CRPS.

	Periphere Sensibilisierung	Zentrale Sensibilisierung	Kortikale Reorganisation	Vegetative Reaktionen
Symptome	• Hyperalgesie, (Allodynie) lokal	• Hyperalgesie, Allodynie lokal und extraterritorial	• Schmerzen • Störungen der Körperwahrnehmung • verminderte taktile Sensibilität • motorische Störungen	• Ödem • Hauttemperatur verändert • Schweißbildung verändert • Haar-/Nagelwachstum verändert • Hautfarbe verändert
Assessments	• Schmerzschwellen reduziert im Bereich der Verletzung und im Innervationsbereich des betroffenen Nervs • Schmerzprovokation durch aktive und passive Bewegungen lokal	• Schmerzschwellen reduziert lokal und extraterritorial • erhöhte Wind-up-Ratio • Schmerzprovokation durch aktive und passive Bewegungen auch in größerer Entfernung zum Ort des Problems	• Bath Body Perception Disturbance Scale • 2-Punkte-Diskrimnation • Beobachtung von aktiven Bewegungen	• Beobachtung der Hautoberfläche • Umfangmessung • Palpation • vegetativer Slump
Behandlung	• peripheren Trigger behandeln • Gesundheitsedukation • Pacing, Graded Exposure • Training	• Gesundheitsedukation • Pacing, Graded Exposure (mit Vorsicht) • Training • Entspannungstechniken, Atemübungen	• Gesundheitsedukation • Motor Imagery Program • Wahrnehmungstraining • Koordinationstraining • ADL-Funktionen trainieren • kognitive Multisensorische Rehabilitation	• Gesundheitsedukation • Lymphdrainage, Bandage • BWS-Mobilisation aktiv und passiv • Entspannungstechniken, Atemübungen • Wechselbäder • Stressabbau (biopsychosoziales Modell)
Einflussfaktoren	• psychosoziale Faktoren • Verhalten • Lebensweise	• psychosoziale Faktoren • Verhalten • Lebensweise	• psychosoziale Faktoren • Verhalten • Lebensweise	• psychosoziale Faktoren • Verhalten • Lebensweise

Tab. 8.24 Befunde von Sophie (Fallbeispiel CRPS) und deren Zuteilung zu den Mechanismen.

Periphere Sensibilisierung	Zentrale Sensibilisierung	Kortikale Reorganisation	Vegetative Reaktionen
• aufgrund Allodynie keine Testungen an der Hand und am Handgelenk durchgeführt	• Allodynie: Handgelenk, Hand und Finger dorsal links • reduzierte Schmerzschwellen (MSS, DSS, KSS, WSS) links im Vergleich zu rechts am Unterarm und am Oberarm dorsal und ventral • WUR im Unterarm links erhöht im Vergleich zu rechts	• BBPDS: 22/57 • Wahrnehmung verändert • aktive Bewegungen Hand links: leichter Tremor, Feinmotorik der Finger vermindert	• Ödem linke Hand • Temperaturasymmetrie: links + 1° • Farbasymmetrie: livide Verfärbung der Hand und Finger links

MSS = mechanische Schmerzschwelle; DSS = Druck-Schmerzschwelle; KSS = Kälte-Schmerzschwelle; WSS = Wärme-Schmerzschwelle; WUR = Wind-up Ratio; BBPDS = Bath Body Perception Disturbance Scale

Tab. 8.25 Eingesetzte physiotherapeutische Verlaufszeichen (Fallbeispiel CRPS).

	3 Monate nach Trauma	6 Monate nach Trauma	24 Monate nach Trauma
Schulterelevation	140°	160°	160°
Ellenbogenextension	-20°	-5°	0°
Ellenbogenpro- u. Supination	80/0/10	80/0/10	80/0/30
Handgelenk Dorsalextension/Palmarflexion	0/5/40	0/5/50	10/0/50
Fingerbeweglichkeit	ca. 2/3 eingeschränkt	ca. 1/3 eingeschränkt	v. a. Extension Dig. IV und V noch eingeschränkt
Handkraft (Jamar)	2,6 kg	5,8 kg	15 kg
PSFS: Brot schneiden	0/10	4/10	9/10
PSFS: Flasche öffnen	0/10	3/10	8/10
RASQ	143/225	98/225	44/225

PSFS = Patient Specific Functional Scale, RASQ = Radboud Skills Questionnaire

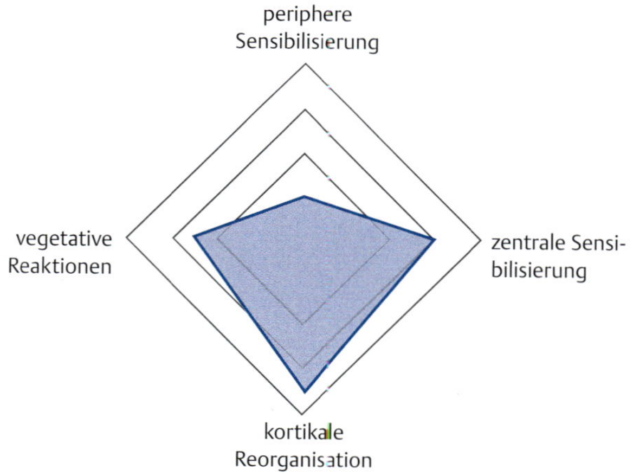

Abb. 8.59 Gewichtung der Mechanismen bei Sophie (Fallbeispiel CRPS) 3 Monate nach dem Trauma.

Eine Zusammenfassung der eingesetzten physiotherapeutischen Verlaufszeichen bietet ▶ Tab. 8.25.

8.8.4 Physiotherapeutische Maßnahmen

Die Behandlung eines CRPS ist komplex und sollte wenn möglich multidisziplinär und mit dem Ziel der funktionellen Rehabilitation der betroffenen Extremität erfolgen [2276]. Sophie erhält neben der Physiotherapie auch Ergotherapie und wird zudem psychotherapeutisch begleitet.

In den ersten Therapiesitzungen wird viel Wert auf die Gesundheitsedukation gelegt. Das Krankheitsbild CRPS und dessen Pathophysiologie, die Interpretation der Befunde, die Prognose und die verschiedenen Behandlungsansätze und deren Hintergrund werden mit Sophie besprochen. Zu verstehen, was mit ihrer Hand los ist, stellt für Sophie bereits einen wichtigen Aspekt der Therapie dar. Ihrem Umfeld zu erklären, was sie hat, bleibt trotzdem eine Herausforderung und die Schwierigkeit, sich zu erklären, deprimierte sie manchmal. Edukation und Aufklärung bleiben während der gesamten Zeit ein Teil der physiotherapeutischen Intervention.

Die Behandlungsschwerpunkte werden in den ersten Wochen auf die Beeinflussung der kortikalen Reorganisation gelegt. Da Sophie auch einige Hinweise auf eine zentrale Sensibilisierung und vegetative Reaktionen zeigt, werden Maßnahmen zu deren Beeinflussung ebenfalls früh in die Behandlung integriert.

Therapeutische Maßnahmen zur Beeinflussung der unterschiedlichen Mechanismen sind in ▶ Tab. 8.23 zusammengefasst.

Behandlungsansätze bei einer kortikalen Reorganisation

Kognitive multisensorische Rehabilitation

Bei 54–84 % der CRPS-Patientinnen und Patienten findet man eine Veränderung der Körperwahrnehmung, welche mit einer veränderten Repräsentation im somatosensorischen Kortex und Schmerz korreliert [2281][2282][2283]. Um diese Veränderungen zu normalisieren, wird eine kognitive multisensorische Rehabilitation (kognitiv, sensorische, motorische Inputs) empfohlen [2289].

Sophie wird instruiert, die linke Hand im Alltag zu berühren (z. B. beim Eincremen) und nach Möglichkeit in Alltagsfunktionen zu integrieren (z. B. beim Wäsche zusammenfalten). In der Therapie wird die sensorische Diskrimination am linken Arm trainiert. Sie muss z. B. geschriebene Zahlen auf der Haut erkennen oder zwischen unterschiedlichen taktilen Reizen (Temperatur, Größe, Ort) unterscheiden. Auf das Diskriminierungstraining wird im Bereich der Hand aufgrund der Allodynie verzichtet. In der progressiven Muskelrelaxation führt sie außerdem ein bewusstes An- und Entspannen bestimmter Muskeln durch. Dabei werden der Tonus der Muskulatur und verschiedene Gelenkspositionen bewusst wahrgenommen. Weiter erhält sie ein kleines Heimprogramm mit koordinativen Übungen für die obere Extremität.

Motor Imagery Programm (MIP)

Schmerz kann u. a. dadurch entstehen, dass zwischen der Absicht, eine Extremität zu bewegen, und dem propriozeptiven Feedback ein Missverhältnis besteht. Um die Wechselwirkung zwischen motorischem Output und sensorischem Feedback zu verbessern, kann das Motor Imagery Programm (MIP) eingesetzt werden [2284][2290]. Dieses besteht aus 3 Teilen (▶ Abb. 8.60):

- Recognise (Übungs-App zur Rechts-links-Diskriminierung)
- Bewegungsvorstellung
- Spiegeltherapie.

Die Idee ist eine stufenweise Aktivierung des prämotorischen und motorischen Kortex. Dabei wird darauf geachtet, dass die jeweilige Übung keine Symptomverstärkung auslöst.

Weitere Infos und Tipps zum MIP gibt es auf der Noi-Homepage oder in Fachartikeln [2281][2286][2290].

Sophie hat sich die Recognise-Hand-App (Noigroup) auf ihr Handy geladen und übt mehrmals täglich mit dem Rechts-Links-Erkennungsprogramm. Sie wird außerdem dazu aufgefordert, wenn sie in ihrem Alltag irgendwo eine Hand sieht (bei anderen Menschen, im Fernseher, in Zeitschriften), möglichst schnell zu entscheiden, ob es sich um eine rechte oder um eine linke Hand handelt. Im Verlauf der Therapie erhält sie den Auftrag, sich in ruhiger Umgebung in einer entspannten Position mehrmals täglich für kurze Zeit vorzustellen, wie sie Brot schneidet und dabei das Brot mit ihrer linken Hand festhält. Zu Beginn löst diese Vorstellung Schmerzen aus. Deshalb stellte sie sich zunächst nur das Handöffnen und die Bewegung der Hand zum Brot vor. Im Verlauf konnte sie sich die gesamte Tätigkeit ohne unangenehme Sensationen innerlich vorstellen.

Auf die Spiegeltherapie wird auch im weiteren Verlauf verzichtet. Sophie kann sich nur schwer vorstellen, dass der gespiegelte rechte Arm tatsächlich ihr linker sein soll. Es wird ihr zudem stets ein wenig übel bei der Aufgabe, obwohl darauf geachtet wurde, dass der rechte und der linke verdeckte Arm die gleichen Bewegungen durchführten.

Behandlungsansätze bei einer Sensibilisierung des Nervensystems

Sophie nimmt an 4 Gruppentherapie-Lektionen zum Thema Schmerzverarbeitung und Schmerzmanagement teil. Dabei wird ein Modell eingesetzt, dass sich an „Explain Pain“ [2270] anlehnt. Um die Modulationsfähigkeit des Nervensystems zu veranschaulichen, werden die verschiedenen „Schaltstellen“ (Synapsen) durch Regler dargestellt (▶ Abb. 8.61). Es wird außerdem auf die Interaktion zwischen Schmerz und biopsychosozialen Faktoren eingegangen. Sophie erhält die Aufgabe, sich ihre „Stressoren“ und „Protektoren“, die ihre Schmerzen beeinflussen, bewusst zu machen und nach Möglichkeit ihren Alltag entsprechend anzupassen.

✔ Merke

Bereits die Aufklärung über Schmerzmechanismen kann zentrale Schmerzverarbeitungsprozesse günstig beeinflussen [2271].

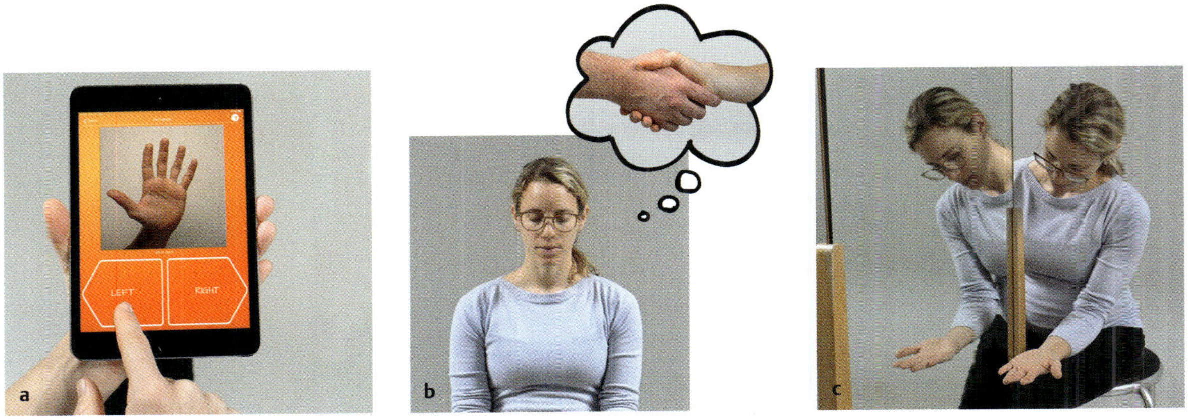

Abb. 8.60 Motor Imagery Program (MIP). (Quelle: Universitätsklinik Balgrist, Med. Bilddokumentation, C. Urner)
a Rechts-Links-Diskrimination.
b Bewegungsvorstellung.
c Spiegeltherapie.

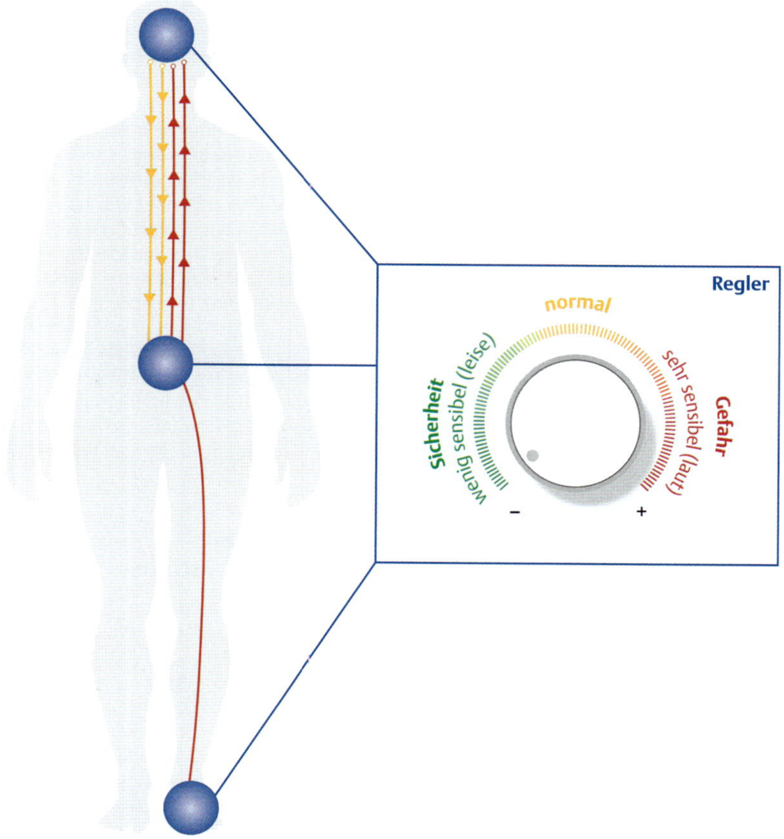

Abb. 8.61 Modell zur Gesundheitsedukation: Um die Modulationsfähigkeit des Nervensystems zu veranschaulichen, werden die verschiedenen „Schaltstellen" (Synapsen) durch Regler dargestellt. (Quelle: C. Eberle)

Bewegung und Schmerz

Regelmäßiges Training kann durch eine Änderung der nozizeptiven Verarbeitung und eine verstärkte zentrale Hemmung die Schmerzempfindlichkeit beeinflussen [2271]. Während bei Gesunden die bewegungsinduzierte Hypoalgesie als erwiesen gilt, gibt es bei chronischen Schmerzen zumindest Hinweise auf diesen Effekt. Zudem fördert Bewegung die allgemeine Belastbarkeit und die mentale Gesundheit [2292][2299].

Sophie trainiert regelmäßig ihre Ausdauer. Sie geht wöchentlich zum Aquajogging und 2-mal pro Woche zur medizinischen Trainingstherapie. Dort trainiert sie, angepasst an ihre aktuellen Beschwerden und Möglichkeiten, entweder am Hand- oder Veloergometer. Zudem soll sie die täglichen Spaziergänge weiterführen. Sophie erhält auch ein Trainingsprogramm für die Rumpf- und Beinmuskulatur, das sie ebenfalls bei der Trainingstherapie umsetzt. Die Übungen müssen fortwährend an ihre Möglichkeiten und die aktuelle Situation angepasst werden.

Die Ergotherapie stellt für Hand und Finger ein spezifisches Training zusammen.

Graded Activity und Pacing

Bei Personen mit CRPS kann die Angst vor einer erneuten Verletzung zu einem überfürsorglichen Verhalten führen und zusammen mit der erhöhten Sensibilisierung die Schmerzsituation letztlich verschlimmern [2279]). Graded Activity oder Pacing sind Methoden, bei denen die Betroffenen dosiert einer langsamen und systematischen Belastungssteigerung ausgesetzt werden. Graded Exposure bezieht sich dabei auf Bewegungen oder Tätigkeiten, die als potenziell gefährlich oder bedrohlich eingestuft werden. Die Therapie orientiert sich dabei an einem kognitiven verhaltenstherapeutischen Ansatz. Diese Methoden werden auch in aktuellen Leitlinien empfohlen [2276].

Nach unserer Erfahrung ist das Pacing bei ausgesuchten Problemen wie einem ausgeprägten Angst-Vermeidungsverhalten eine erfolgreiche Methode, um Alltagsaktivitäten zu verbessern. Bei sehr irritierbaren Schmerzzuständen, wenn z. B. die Wind-up-Ratio stark erhöht ist oder der Therapieansatz von den Betroffenen kognitiv nicht verstanden wird, führen diese Methoden hingegen eher zu einer Verschlechterung der Situation.

Sophie soll beim täglichen Spazieren ihre Schonhaltung verlassen und den Arm neben dem Körper „hängen" lassen. Der ermittelte Startwert von 3 min wurde alle 1–2 Wochen um 20 s (etwa 10 %) erhöht. Sophie hat verstanden, dass ihr Körper die Regulation des Blutdruckes der oberen Extremität wieder neu „erlernen" muss, und dass trotz pochender Schmerzen keine Gefahr für ihre Hand von dieser Aktivität ausgeht.

Als Selbstmanagementstrategie zur direkten Beeinflussung der Beschwerden kann Sophie zudem von der transkutanen elektrischen Nervenstimulation (TENS) profitieren. Das Verfahren kann bei akuten und chronischen Schmerzzuständen, während und unmittelbar nach der Behandlung, einen positiven Einfluss auf die Schmerzintensität haben [2277]. Sophie verwendet ein Elektrotherapie-Gerät für den Heimgebrauch und platziert die Elektroden im linken HWS-Bereich (Innervationsgebiet der Hand). Die Therapie wird im Bereich der Hand nicht toleriert.

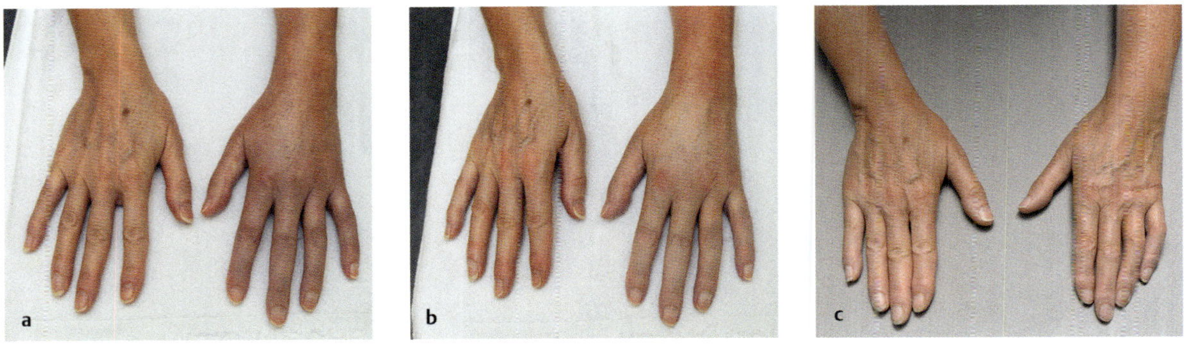

Abb. 8.62 Posttraumatischer Verlauf eines komplexen regionalen Schmerzsyndroms (CRPS). (Quelle: Universitätsklinik Balgrist, Med. Bilddokumentation, C. Urfer)
a 3 Monate nach dem Trauma.
b 6 Monate nach dem Trauma.
c 2 Jahre nach dem Trauma.

Behandlungsansätze bei vegetativen Reaktionen

Um die Schwellung der Hand zu reduzieren, bekommt Sophie auch 2-mal wöchentlich Lymphdrainage. Ihre Hand wickelt sie so oft, wie sie es selbst toleriert, selbstständig mit Elastomull ein. Im weiteren Verlauf kann später auch auf einen Kompressionshandschuh gewechselt werden.

Die manuelle Mobilisation der Wirbelsäule bewirkt vermutlich eine Aktivierung des Sympathikus und durch Aktivierung des absteigenden hemmendes Systems eine Schmerzreduktion [2280] [2294]. Sophie reagiert gut auf die manuelle Mobilisation der Brust- und Halswirbelsäule. Bei der Anwendung von Zusatzbewegungen von posterior nach anterior nach Maitland verbessern sich die Schmerzen in der Hand und die Fingerbeweglichkeit für kurze Zeit.

Entspannungstechniken wie Atemübungen, Achtsamkeit oder Qigong stimulieren den N. vagus, wodurch das parasympathische Nervensystem beeinflusst wird. Dies kann den Abbau von Schmerzen, Depression und Angst fördern [2273].

Sophie baut bewusst Pausen in ihren Alltag ein. Audiodateien aus dem Internet halfen ihr sich zu entspannen und den Fokus auf etwas anderes als ihre Hand zu lenken.

8.8.5 Verlauf

Die intensive therapeutische Betreuung zu Beginn verringert sich im Verlauf auf einen Termin alle 2–3 Wochen. Der Fokus liegt dabei auf der Unterstützung von Selbstmanagementstrategien und der Dosierung von Alltagsaktivitäten und des Heimprogrammes. Die medizinische Trainingstherapie wird durch ein selbstständiges Training in einem Fitnesscenter ersetzt, wobei das Programm regelmäßig in der Therapie besprochen wird. Die Lymphdrainage wurde nach rund 3 Monaten gestoppt.

Sophie machte zu Beginn gute Fortschritte bezüglich der allgemeinen Schmerzintensität und der Schulter- und Ellenbogenfunktion. Sie setzte ihre Hand zunehmend im Alltag ein und hielt sie weniger in Schonhaltung. Die Verfärbungen traten immer noch auf, jedoch weniger ausgeprägt. Das Gleiche galt für die Schwellungen (▸ Abb. 8.62).

Die Allodynie reduzierte sich auf das Handgelenk und war etwa ein Jahr nach Therapiebeginn ganz verschwunden.

In der Ergotherapie und der Physiotherapie wurden im Verlauf die manuelle Mobilisation und Selbstmobilisation der oberen Extremität intensiviert und das Training der oberen Extremität gesteigert. Trotz dieser Maßnahmen waren die Beweglichkeit des Handgelenks und der Finger auch 2 Jahre nach dem Trauma immer noch beeinträchtigt. Brot schneiden und eine Flasche öffnen waren wieder möglich, aber nach wie vor eine Herausforderung. Ihre Arbeit als Lehrerin hat sie mit verringerter Stundenzahl wieder aufgenommen.

Den Verlauf der untersuchten Parameter zeigt ▸ Tab. 8.25.

8.8.6 Zusammengefasst

Die Behandlung von Patienten und Patientinnen mit einem CRPS erfordert viel Geduld, eine individuell angepasste Therapie und bleibt dennoch für alle beteiligten Disziplinen eine Herausforderung.

Aufgrund der multifaktoriellen komplexen pathophysiologischen Prozesse beim CRPS und weil die Beschwerden und Symptome im Verlauf keinem klaren Muster folgen, ist ein kontinuierliches Clinical Reasoning in der Physiotherapie wichtig [2278]. Zielsetzungen und Maßnahmen müssen zusammen mit der betroffenen Person und ggf. anderen Beteiligten laufend überprüft und angepasst werden. Die Behandlung kann Monate oder sogar Jahre dauern und die Fortschritte sind oft klein. Es kann daher hilfreich und motivierend sein, auch kleine Verbesserungen im Verlauf der Therapie zu beobachten und wahrzunehmen (Verlaufszeichen).

▸ **Das Literaturverzeichnis steht Ihnen online zur Verfügung.**

8

9 Fallbeispiele – Wirbelsäule

9 Fallbeispiele – Wirbelsäule

9.1 Funktionelle Anatomie und Biomechanik – Wirbelsäule

David Koch, Joris Kirchberger

9.1.1 Einleitung

Dieses Kapitel befasst sich mit der funktionellen Anatomie der Wirbelsäule und des Rumpfs im Zusammenhang mit den Aktivitäten des täglichen Lebens (ADL). Die detaillierte Kenntnis der beteiligten Knochen, Gelenke, Muskeln, Bänder und Nerven ermöglicht es uns, ein umfassendes Verständnis der funktionellen Anatomie zu entwickeln und gezielte therapeutische Interventionen und Übungen zur Wiederherstellung der Funktionalität und Bewegungsfreiheit anzuleiten.

In diesem Kapitel werden 3 grundlegende Bewegungen beschrieben und analysiert, die für die Ausführung der ADLs von großer Bedeutung sind. Jede Bewegung dient als Beispiel, um einen Teil der funktionellen Anatomie und der biomechanischen Prinzipien der Wirbelsäule und des Rumpfes zu erklären. Die Kenntnis der anatomischen Struktur der Wirbelsäule ist auch deshalb wichtig, da die Entfernung einzelner Ligamente (z. B. im Rahmen orthopädischer Eingriffe) die Funktion der Wirbelsäule ungünstig beeinflussen kann, was wiederum Implikationen für die Nachbehandlungsschemata haben kann. Damit die Wirbelsäule in ihrer Ganzheit betrachtet werden kann, wird die grundlegende knöcherne Anatomie der gesamten Wirbelsäule am Beispiel des Zweibeinstands den Bewegungsbeispielen vorangestellt (▸ Tab. 9.1).

9.1.2 Der Zweibeinstand

Anhand des Zweibeinstands werden die grundlegenden Aspekte der Wirbelsäulenstatik und der damit verbundenen Haltung während des aufrechten Stands beleuchtet. Der aufrechte Stand ist ein Thema, das bereits ausgiebig untersucht und diskutiert wurde. Aus linguistischer Sicht beinhaltet das Prädikat „Stand“ analog zu dem aus derselben Wortfamilie stammenden Adjektiv „standhaft“ das Attribut der Stabilität. Jemand, der standhaft ist, bewegt sich nicht vom Fleck. Damit dies möglich ist, muss der Stand ausgeglichen, balanciert und effizient sein – ein Zustand, in dem alle vorhandenen Kräfte gleich sind bzw. keine von ihnen die Summe der anderen übersteigt. Während der Evolution hat die Natur einen Weg gefunden, die Wirbelsäule so zu gestalten, dass eine optimale Funktion während des Stands resultiert. Einerseits ist die Wirbelsäulenform mit abwechselnder Lordose und Kyphose gut geeignet, die bei der Fortbewegung auftretenden Stöße zu absorbieren. Andererseits sorgt die Krümmung der Wirbelsäule dafür, dass die Summe der agonistischen und antagonistischen paraspinalen Muskeln in Ruhe minimal und damit effizient ist [2315].

9.1.3 Knöcherner Aufbau der Wirbelsäule

Die Wirbelsäule (Columna vertebralis) ist das tragende Achsenorgan und bildet die schützende Hülle für das Rückenmark. Sie ist Voraussetzung für die aufrechte Haltung, den freien Gebrauch der Hände und die Fortbewegung. Die Wirbelsäule besteht aus 24 freien Wirbeln, die sich gemäß ihrer Funktion in verschiedene Abschnitte unterteilen (▸ Abb. 9.1):

- 7 Halswirbel (Vertebrae cervicales)
  - bilden zusammen die Halswirbelsäule (HWS)
  - tragen den Kopf und damit die wichtigsten Sinnesorgane
  - ermöglichen eine große Beweglichkeit des Kopfes in alle Richtungen.
- 12 Brustwirbel (Vertebrae thoracales)
  - bilden zusammen die Brustwirbelsäule (BWS)
  - dienen als Ansatzpunkt und Träger für Rippen (Costae) und Brustkorb (Thorax)
  - stabilisieren den Rumpf und tragen zum Schutz der inneren Organe bei
- 5 Lendenwirbel (Vertebrae lumbales)
  - bilden die Lendenwirbelsäule (LWS)
  - tragen das Gewicht von Rumpf und Kopf
  - einzige knöcherne Verbindungselemente zwischen Brustkorb und Becken (Pelvis).

Tab. 9.1 Übersicht über 4 Bewegungen der Wirbelsäule, die beteiligten Strukturen und jeweilige Biomechanik sowie die in diesem Kapitel zugehörigen Fallbeispiele.

Bewegung	Knochen	Gelenk	Bänder	Muskeln	Biomechanik	Fallbeispiel
Zweibeinstand	Wirbelsäule komplett, Wirbelaufbau allgemein	Functional spinal units, Facettengelenk	Ligg. flavum, interspinalia, nuchae, supraspinale, longitudinale anterius/posterius		• Haltung • Entlastung der Bandscheiben durch den Entlastungsklammermechanismus • Core Stability	• Spinalkanalstenose • Foramenstenose
Aufheben vom Boden (uni- und bilateral)	Lendenwirbel			M. erector spinae, M. quadratus lumborum	Bauchpresse/ Valsalva-Manöver	• Spinalkanalstenose • Foramenstenose
Aufstehen aus dem Sitz	Brustwirbel	Kostovertebralgelenk		M. obliquus externus und internus, M. transversus abdominis, M. rectus abdominis	Rolle des Beckens	• Rippenserienfraktur • Wirbelkörperfraktur
Schulterblick beim Autofahren	Halswirbel	Atlantoaxialgelenk	Ligg. transversum atlantis, apicis dentis, membrana tectoria	M. sternocleidomastoideus	alternde Wirbelsäule	Beschleunigungsverletzung

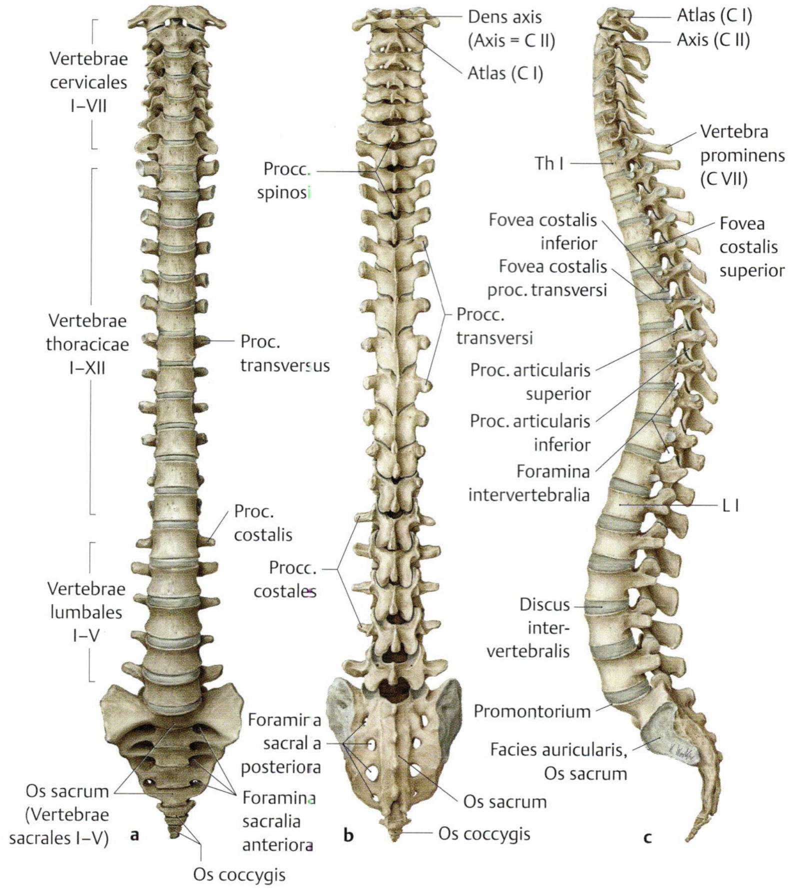

Abb. 9.1 Knöcherne Wirbelsäule. (Quelle: Schünke M, Schulte E, Schumacher U. Prometheus. LernAtlas der Anatomie. Allgemeine Anatomie und Bewegungssystem. Illustrationen von Voll M und Wesker K. 6., vollständig überarbeitete Auflage. Stuttgart: Thieme; 2022)
a Ansicht von ventral.
b Ansicht von dorsal.
c Ansicht von lateral.

Tab. 9.2 Beweglichkeit der Wirbelsäule nach Abschnitt.

Wirbelsäulenabschnitt	Totale Flexion und Extension (ungefähr, in °)	Einseitige Lateralflexion (ungefähr, in °)	Einseitige Rotation (ungefähr, in °)
Halswirbelsäule (C 0–C 7)	136	62	78
Brustwirbelsäule (Th 1–Th 12)	86	77	71
Lendenwirbelsäule (L 1–L 5)	76	29	9

Am unteren Ende der Wirbelsäule befinden sich 9–10 miteinander verwachsene Wirbel. Diese bilden das Kreuzbein (Os sacrum), das aus 5 Wirbeln zusammengewachsen ist, und das Steißbein (Os coccygis), das aus weiteren 3–5 zusammengewachsenen Wirbeln besteht.

Aufbau eines Wirbels

Mit Ausnahme des 1. Halswirbels (Atlas) zeigen alle Wirbel ein einheitliches Bauprinzip und bestehen aus 5 Bauelementen (▶ Abb. 9.2):
- Wirbelkörper (Corpus vertebrae)
- Wirbelbogen (Arcus vertebrae)
- 2 Querfortsätze (Proc. transversus)
- 4 Gelenkfortsätze (Procc. articulares superiores und inferiores)
- Dornfortsatz (Proc. spinosus).

Abhängig vom jeweiligen Abschnitt der Wirbelsäule variieren die Wirbel hinsichtlich ihres Aussehens und der Funktion. Entsprechend der von oben nach unten zunehmenden Druckbelastung vergrößert sich der Querschnitt der einzelnen Wirbel von kranial nach kaudal. Die vertikale Last nehmen hauptsächlich die würfel- bis scheibenförmigen Wirbelkörper auf, die über Bandscheiben (Zwischenwirbelscheiben, Disci intervertebrales) miteinander in Verbindung stehen. Generell werden die Wirbel von oben nach unten größer und verlieren zunehmend an Beweglichkeit (▶ Tab. 9.2).

Gelenke der Wirbelsäule: Bewegungssegmente

Die insgesamt hohe Beweglichkeit der Wirbelsäule ergibt sich durch das Zusammenspiel vieler einzelner Bewegungssegmente – den „Functional Spinal Units“. Diese bilden die kleinste anatomische Einheit, welche die Grundfunktionen der gesamten Wirbelsäule repräsentiert.

Jedes Bewegungssegment besteht aus 2 benachbarten Wirbeln, der Bandscheibe und allen angrenzenden Bändern, ohne Ein-

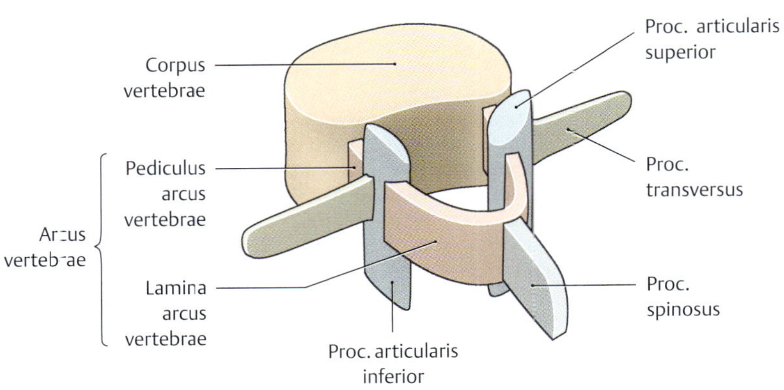

Abb. 9.2 Bauelemente eines Wirbels. (Quelle: Schünke M, Schulte E, Schumacher U. Prometheus. LernAtlas der Anatomie. Allgemeine Anatomie und Bewegungssystem. Illustrationen von Voll M und Wesker K. 6., vollständig überarbeitete Auflage. Stuttgart: Thieme; 2022)

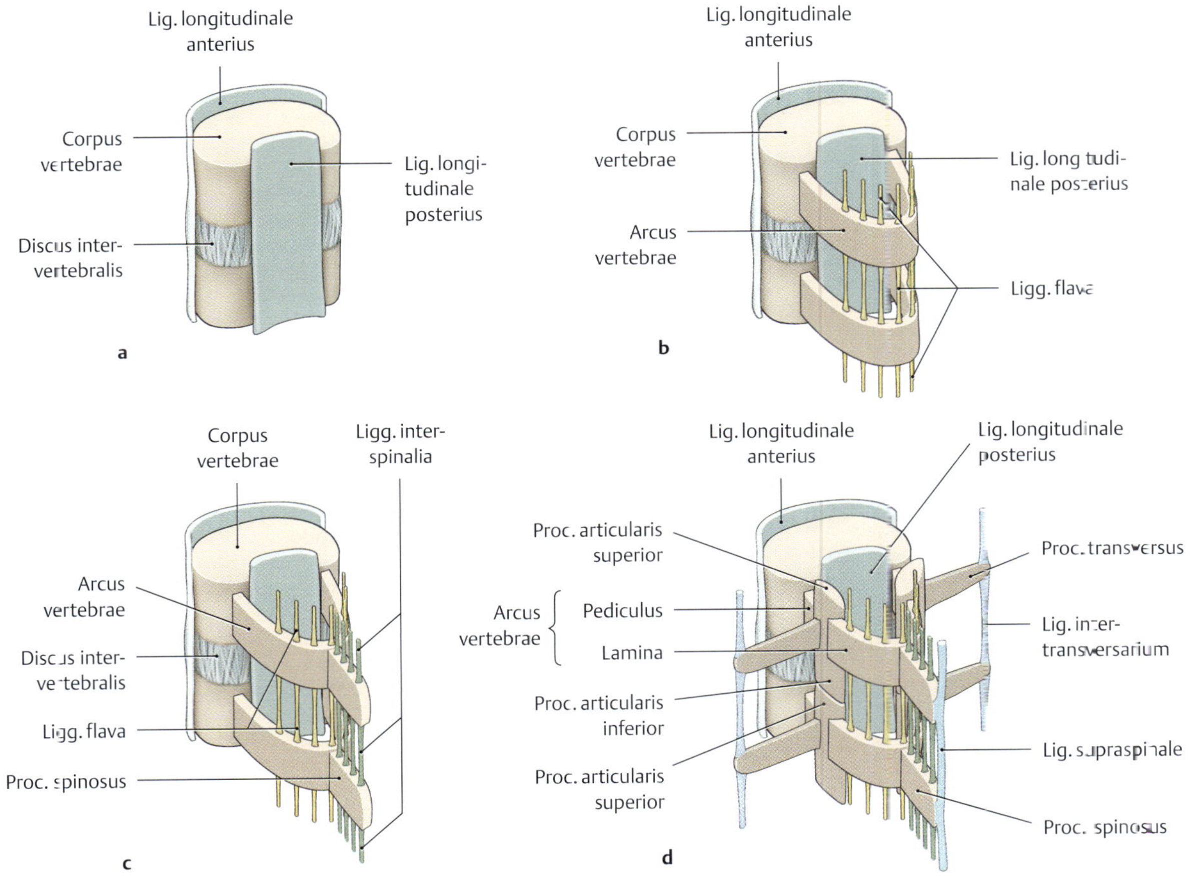

Abb. 9.3 Wirbelkörper- und Wirbelbogenbänder (Schema). Ansicht von schräg links-dorsal. Links oben: Wirbelkörperbänder; rechts oben und unten: Wirbelbogenbänder. (Quelle: Schünke M, Schulte E, Schumacher U. Prometheus. LernAtlas der Anatomie. Allgemeine Anatomie und Bewegungssystem. Illustrationen von Voll M und Wesker K. 6., vollständig überarbeitete Auflage. Stuttgart: Thieme; 2022)

bezug der involvierten Muskeln. Die Bandscheibe und die 2 benachbarten Wirbel bilden dabei einen 3-Gelenk-Komplex. In diesem Komplex verbindet die Bandscheibe die beiden Wirbelkörper, während jeweils der Proc. articularis inferior des oberen Wirbels mit dem gleichseitigen Proc. articularis superior des unteren Wirbels in Verbindung steht. Diese Verbindung zwischen den Wirbelbögen wird auch Facettengelenk (Zygapophysialgelenk) genannt.

Die genannten Strukturen begrenzen und führen zusammen mit dem Bandapparat die Bewegung der Wirbelsäule und sorgen für eine angemessene Übertragung von Belastungen durch das Körpergewicht entlang der Wirbelsäule. Zum Bandapparat gehören 2 faserige Längsbänder, welche die Wirbelkörper und Bandscheiben verstärken (▶ Abb. 9.3). Das vordere Längsband (Lig. longitudinale anterius) erstreckt sich vom vorderen Atlasbogen bis zum Kreuzbein entlang der äußeren, anterolateralen Seite der Wirbelkörper. Seine Aufgabe ist es, die Streckung der Wirbelsäule zu reduzieren und eine Überstreckung zu verhindern. Das hintere Längsband (Lig. longitudinale posterius) verläuft von C2 bis zum Kreuzbein im Wirbelkanal entlang der hinteren Oberfläche der

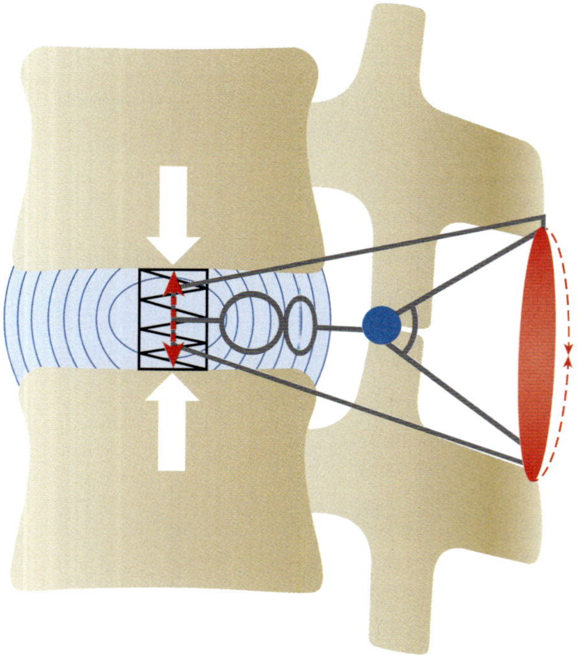

Abb. 9.4 Entlastungsklammermechanismus der Wirbelsäule. Die den Bewegungssegmenten anliegende autochthone Rückenmuskulatur erzeugen durch Kontraktion bilateral eine Zugkraft parallel zur Laufrichtung des jeweiligen Muskels. Im Fall des M. interspinalis, welcher die Dornfortsatze zweier benachbarter Wirbel verbindet, wird die entstehende Zugkraft uber das Facettengelenk (Zwischenwirbelgelenk) als Drehpunkt auf die Bandscheibe weitergegeben, wo sie als Entlastungskraft der Kompressionskraft entgegenwirkt. (Quelle: D. Koch)

Wirbelkörper. Sein Hauptziel ist es, einen posterioren Bandscheibenvorfall durch übermäßige Beugung zu verhindern.

Zum Bandapparat der Wirbelsäule gehören außerdem:

- Ligg. flava („gelbes Band"): bestehen aus 2 Anteilen, die jeweils ventral auf der Höhe des Proc. articularis beginnen und dann nach dorsal bis zur Wurzel des Proc. spinosus ziehen
- Ligg. interspinalia: verbinden die Procc. spinosi benachbarter Wirbel
- Lig. nuchae: erstreckt sich vom Schädel bis zum Proc. spinosus von C 7, wo es mit dem Lig. supraspinale verschmilzt
- Lig. supraspinale: ein langes Band, das die Spitzen der Procc. spinosi verbindet.

Biomechanik: Entlastung der Bandscheiben durch den Entlastungsklammermechanismus

Je nach Beanspruchung der Wirbelsäule im Alltag oder bei sportlichen Aktivitäten müssen die einzelnen Bewegungssegmente großen Kräften standhalten. Die Bewegungssegmente der Wirbelsäule verfügen über einen Mechanismus, der es ihnen ermöglicht, diesen Kräften standhalten zu können und den Verschleiß zu minimieren. Dieser wurde von Raymond Sohier in den 1970er Jahren als „Entlastungsklammermechanismus" bezeichnet (▶ Abb. 9.4) [2308].

Vereinfacht gesagt, funktioniert der Mechanismus ähnlich wie eine Wäscheklammer: Dabei erzeugt die den Bewegungssegmenten anliegende autochthone Rückenmuskulatur (primär Mm. interspinales, spinales, semispinales, rotatores und multifidi) durch Kontraktion bilateral eine Zugkraft parallel zur Laufrichtung des jeweiligen Muskels. Im Fall des M. interspinalis, welcher die Dornfortsätze zweier benachbarter Wirbel verbindet, wird die entstehende Zugkraft über das Facettengelenk (Zwischenwirbelgelenk) als Drehpunkt auf die Bandscheibe weitergegeben, wo sie als Entlastungskraft der Kompressionskraft entgegenwirkt [2312].

Neben dem oberhalb beschriebenen Mechanismus generiert die Wirbelsäule lokal Stabilität durch die Voraktivierung und Ko-Kontraktion der kleinen und tiefliegenden Muskeln, welche eng mit den Gelenksstrukturen verbunden sind (▶ Tab. 9.3). Um eine ausreichende Kontrolle über die Gelenkstellung zu behalten, werden diese Muskeln bei aktiven Bewegungen sehr früh aktiviert. Da es sich um tonische Muskeln handelt, ändert sich die Länge des Muskels während der Bewegung nur geringfügig, wofür nur wenig Kraft aufgewendet werden muss [2311].

Biomechanik: Haltung

Die Körperhaltung – die Art und Weise, wie jemand üblicherweise seine Schultern, den Nacken, das Becken und Rücken hält – wird nicht nur in medizinischen Zusammenhängen, sondern auch in der Gesellschaft häufig diskutiert. Insbesondere für die Beschreibung des Rückens – und damit der Wirbelsäule – haben sich gewisse Begriffe etabliert und werden häufig verwendet. So sind etwa die Begriffe „Hohlkreuz" oder „Buckel" negativ konnotiert, während ein „gerader Rücken" weithin als erstrebenswert anerkannt ist. Diese Ausdrücke haben gemeinsam, dass sie sich auf die Krümmung der Wirbelsäule beziehen. Obwohl bestimmte Ausprägungen der natürlichen Doppel-S-Form mit Rückenschmerzen in Verbindung gebracht werden, gibt es keine ideale Wirbelsäulenkrümmung. Vielmehr ist die Gesamtfunktion der Wirbelsäule von der Wechselbeziehung zwischen dem Becken, dem Kreuzbein und den lokalen Lenden-, Brust- und Halswirbelsäulenkrümmungen abhängig (▶ Abb. 9.5). Der Zustand, bei dem das Verhältnis der lokalen Krümmungen zu einer physiologischen Ausrichtung der Wirbelsäule, also einer guten Wirbelsäulenstatik führt, welche zur Aufrechterhaltung nur minimale Muskelaktivität erfordert, wird als globales Gleichgewicht der Wirbelsäule bezeichnet.

Im Kontext der Haltung ist der Körper als Konstrukt aus vielen mit Gelenken verbundenen Segmenten zu verstehen. Jedes Gelenk und die angrenzenden Segmente können dabei als Stellschrauben gesehen werden – die Körperhaltung ergibt sich schließlich aus dem Verhältnis aller aneinander angrenzenden Gelenke und Segmente. Dabei gilt der Grundsatz, dass jede Veränderung an einer der Stellschrauben die Gesamthaltung beeinflusst.

Eine besondere Rolle fällt dabei dem Becken zu. Als zentrales knöchernes Konstrukt in der Nähe der Körpermitte bietet es Platz für die inneren Organe und verbindet funktionell den Ober- und Unterkörper. Außerdem bildet es Basis und Ausgangspunkt der Wirbelsäule. Änderungen an der Ausrichtung des Beckens haben folglich direkte Auswirkungen auf die Ausrichtung der Wirbelsäule.

Eine weitere bedeutende Rolle bei der individuellen Haltung nehmen die Muskeln ein, welche durch ihre Fähigkeit zur Kontraktion die Möglichkeit zur Bewegung der Gelenke schaffen. Gelenke werden stets von Agonisten und Antagonisten bewegt. Liegt ein unausgeglichenes Kraft- oder Tonusverhältnis zwischen den Agonisten und Antagonisten vor, kann es sein, dass sich durch die muskuläre Dysbalance eine Gelenkfehlstellung manifestiert. Grundsätzlich ist der menschliche Körper überaus anpassungsfähig und kann minimale muskuläre Dysbalancen kompensieren. Allerdings darf nicht vergessen werden, dass jede Veränderung in einem bestimmten Körpersegment oder Gelenk Auswirkungen auf die benachbarten Körperteile hat. Aus diesem Grund ist es wichtig, den Körper regelmäßig und nach Möglichkeit vielseitig zu bewegen und zu trainieren.

Tab. 9.3 An der Bewegung der Wirbelsäule beteiligte Muskeln (die aufgezählten Muskeln gelten als die wichtigsten und stellen nur eine Auswahl dar).

Bewegung	Muskeln konzentrisch	Muskeln exzentrisch	Muskeln stabilisierend
Ventralflexion HWS	beidseitige Kontraktion: M. rectus capitis, M. longus capitis, M. longus colli, M. sternocleidomastoideus, M. scalenus anterior/medius/posterius	M. semispinalis capitis, M. splenius capitis, M. trapezius pars descendens, M. rectus capitis posterior, minor et major, M. obliquus capitis superior et inferior	
Lateralflexion HWS	paarige Kontraktion der anterior und dorsal gelegenen Muskulatur führt zu Lateralflexion auf der ipsilateralen Seite	anterior und dorsal gelegene Muskulatur auf der kontralateralen Seite	
Rotation HWS	M. sternocleidomastoideus (einseitige Kontraktion führt zu Rotation zur kontralateralen Seite)	M. sternocleidomastoideus kontralateral	M. semispinalis capitis, M. longissimus capitis, M. splenius capitis
Ventralflexion BWS/LWS	M. rectus abdominis, beidseitige Kontraktion M. obliquus externus et internus	M. erector spinae, M. quadratus lumborum	M. iliopsoas
Dorsalextension BWS/LWS	M. erector spinae, M. quadratus lumborum	M. rectus abdominis	M. quadratus lumborum
Lateralflexion BWS/LWS	einseitige Kontraktion: M. obliquus internus et externus, M. quadratus lumborum	kontralateral: M. obliquus internus et externus, M. quadratus lumborum	
Rotation BWS/LWS	einseitige Kontraktion: M. obliquus internus + kontralateral M. obliquus externus	kontralateral: M. obliquus internus + kontralateral M. obliquus externus	
Retroversion Pelvis	M. rectus abdominis, M. glutaeus maximus, M. semitendinosus, M. semimembranosus, M. biceps femoris	M. erector spinae, M. iliopsoas, M. rectus femoris, M. sartorius	M. transversus abdominis
Anteversion Pelvis	M. erector spinae, M. iliopsoas, M. rectus femoris, M. sartorius	M. rectus abdominis, M. glutaeus maximus, M. semitendinosus, M. semimembranosus, M. biceps femoris	M. transversus abdominis

Core Stability

Ein weiterer Aspekt, um die muskuläre Dysbalance zu vermeiden und eine korrekte Körperhaltung zu generieren, ist die Stabilisierung der Körpermitte, auch als Core Stability bekannt.

Core Stability (Rumpfstabilität) bezeichnet die Fähigkeit, die Position und Bewegung des Rumpfes über dem Becken zu kontrollieren, um eine optimale Produktion, Übertragung und Kontrolle von Kraft und Bewegung auf das Endsegment sowohl bei sportlicher sowie alltäglicher Aktivität zu ermöglichen [2313]. Darüber hinaus ist die Core Stability für die Energieübertragung vom Rumpf auf die Extremitäten entscheidend [2306].

Die Muskulatur der Core Stability kann aufgeteilt werden in Stabilisatoren und Mobilisatoren. Die Aufgabe der verschiedenen Muskeln der mobilisierenden Muskulatur ist es, Kraft zu erzeugen und dynamische Bewegungen zu generieren. Hierzu gehören vor allem oberflächliche Muskeln, die große Bewegungen unterstützen [2305].

Zu den Mobilisatoren zählen:

- M. rectus abdominis: verantwortlich für die Beugung der Wirbelsäule
- M. obliquus externus: unterstützt die Rotation und die Seitneigung des Rumpfes
- M. erector spinea: unterstützt die Streckung und Stabilisierung der Wirbelsäule.

Die Stabilisatoren dagegen sind Muskeln, die für die Stabilität und Haltung verantwortlich sind. Sie sorgen dafür, dass Bewegungen sicher ausgeführt und Verletzungen vermieden werden. Diese Muskeln arbeiten meist isometrisch, um die Wirbelsäule und den Rumpf zu stabilisieren (3).

Zu den Stabilisatoren zählen:

- M. transversus abdominis: bietet eine tiefe Rumpfstabilität
- Mm. multifidi: unterstützen die Stabilität der Wirbelsäule
- Beckenbodenmuskulatur: unterstützt die Stabilität des Beckens und des Rumpfes.

Es wird angenommen, dass es bei schwacher Core Stability trotz starker Extremitätenmuskulatur zu einer Abnahme der muskulären Summierung durch den Rumpf und somit zu einer geringeren Kraftproduktion und ineffizienten Bewegungsmustern kommt [2324]. Daher maximiert eine ausgeprägte Core Stability die Leistungsfähigkeit und fördert eine effiziente Biomechanik [2322].

Bei der Kräftigung der Core Stability ist es wichtig, dass zunächst die stabilisierende Muskulatur angesprochen und das Training mit niedriger Belastungsschwelle durchgeführt wird. Auf diese Weise wird ein Ungleichgewicht der Muskelrekrutierung vermieden, das zu Bewegungsstörungen und Verletzungen führen könnte. Abhängig vom Leistungsniveau sollten Einsteigerprogramme zur Kräftigung der Körpermitte zunächst die Wahrnehmung motorischer Muster fördern. Ziel ist es, dass Patientinnen und Patienten lernen, einzelne Muskeln gezielt und isoliert anzusteuern.

Im weiteren Trainingsverlauf kann der Schwerpunkt auf die Kräftigung der Mobilisatoren gelegt und somit die Kraft der globalen, oberflächlichen Muskulatur gesteigert werden.

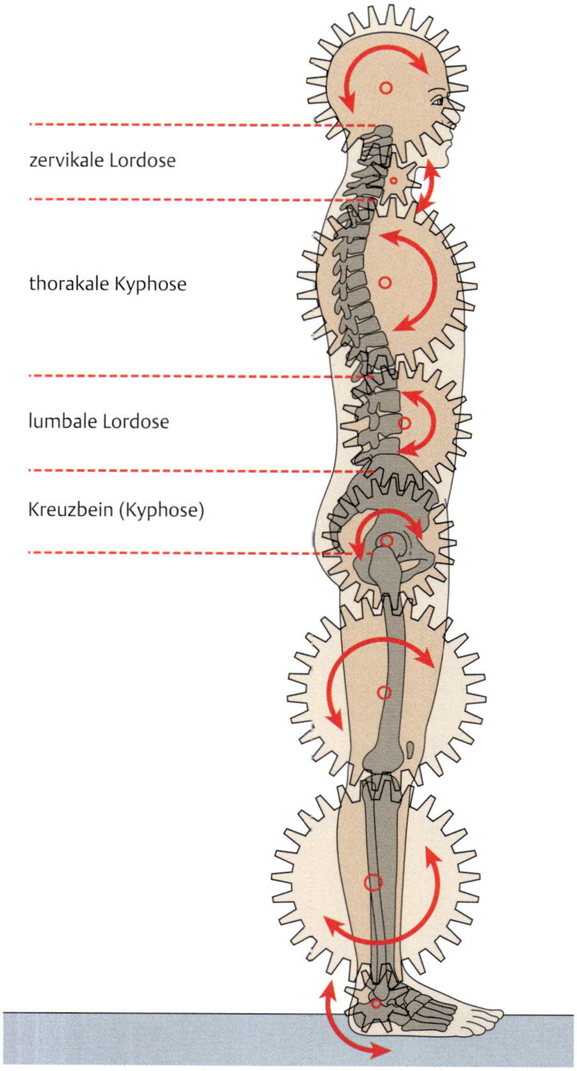

Abb. 9.5 Schematische Darstellung der Wirbelsäulenkrümmungen und ihrer gegenseitigen Beeinflussung. (Quelle: Wülker N, Kluba T, Roetman B, Rudert M, Hrsg. Taschenlehrbuch Orthopädie und Unfallchirurgie. 4., unveränderte Auflage. Stuttgart: Thieme; 2021)

9.1.4 Aufheben vom Boden (bilateral)

Das Aufheben eines Gegenstands vom Boden erfordert ein komplexes Zusammenspiel der Muskulatur der unteren und oberen Extremität. Die „richtige" Haltung beim Heben wird in Fachkreisen nach wie vor kontrovers diskutiert. Seit den 1960er Jahren galt es zur Prävention von Verletzungen beim Heben jeglicher Gegenstände, den Rücken „gerade" zu halten. Eine aktuelle biomechanische Studie deutet jedoch darauf hin, dass eine runde Haltung des Rückens beim Heben von moderat schweren Gegenständen (15 kg) zu keiner vermehrten Belastung der Wirbelsäule führt [2302]. Im Unterschied dazu sollte der Fokus beim Heben von schweren Lasten nach wie vor auf der Erhaltung der physiologischen Kurvatur der Wirbelsäule (lumbale Lordose, thorakale Kyphose) gehalten werden (▶ Tab. 9.4, ▶ Video 9.1). Die Schwierigkeit und gleichzeitig der Schlüssel liegen dabei zu Beginn der Bewegung beim Einnehmen der Ausgangsposition. Diese unterscheidet sich bei allen Individuen je nach spezifischer Wirbelsäulenform, Körpergröße, dem Längenverhältnis zwischen Ober- und Unterkörper, der Länge des Ober- und Unterschenkels und schließlich der Hüftmobilität. Die Erhaltung der natürlichen Kurvatur der Wirbelsäule ist deshalb wichtig, weil auf diese Art die ausgeglichene Belastung der anatomischen Strukturen gewährleistet ist. Weitere Ausführungen zu dieser Thematik folgen im biomechanischen Input zur Bauchpresse am Ende dieses Bewegungsbeispiels. Obwohl an dieser Stelle primär die dorsale Muskulatur beschrieben wird, bleibt das Zusammenspiel von Abdominal-, paraspinaler und Beckenmuskulatur für die Bewegungsqualität essenziell.

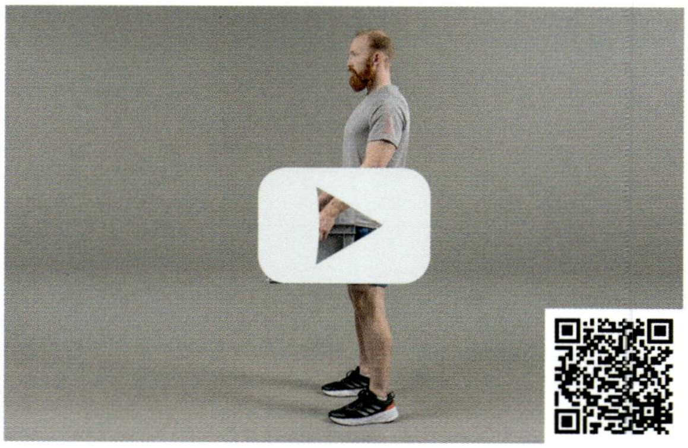

Video 9.1 Aufheben eines Gegenstands vom Boden. (Quelle: Universitätsklinik Balgrist, Med. Bilddokumentation, C. Urfer)

Tab. 9.4 Ausgang- und Endstellung der Bewegung „Aufheben vom Boden".

	Ausgangstellung	Endstellung
Hüftgelenk	90° Flexion	Neutral-Nullstellung
Kniegelenk	70° Flexion	Neutral-Nullstellung
oberes Sprunggelenk	15° Dorsalextension	Neutral-Nullstellung
Schultergelenk	70° Flexion	10° Flexion
Ellenbogengelenk	Neutral-Nullstellung	30° Flexion

Vertebrae lumbales

Die 5 Lendenwirbel sind stabförmig übereinander angeordnet. In aufrechter Haltung bilden sie einen konkaven Bogen nach dorsal, wodurch eine physiologische Lendenlordose entsteht. Die Wirbelkörper der Lendenwirbelsäule unterscheiden sich von denen der anderen Wirbelsäulenabschnitte durch ihre besondere Größe und die Bohnenform. Diese ergibt sich dadurch, dass der Durchmesser der Lendenwirbelkörper in der Sagittalebene kleiner ist in der Transversalebene. Als Besonderheit der Lendenwirbel sind die eher lang ausgeprägten Querfortsätze, die Proc. costales zu nennen. Diese können als Rudiment der Rippen angesehen werden. In der Lendenwirbelsäule verlaufen die Dornfortsätze gerade nach hinten. Der Spinalkanal ist dort nur bindegewebig verschlossen und lässt sich daher gut punktieren. Dem Rückenmark entspringen beidseits 5 Spinalnerven, welche durch die lateralen Foramen in die Peripherie abgehen (► Abb. 9.6).

Die paraspinale Muskulatur

Bei der paraspinalen Muskulatur wird grundsätzlich zwischen der autochthonen und der eingewanderten Muskulatur unterschieden. Die autochthone oder tiefe Rückenmuskulatur wird von den dorsalen Spinalnervenästen innerviert, während die somatische oder oberflächliche Rückenmuskulatur von den ventralen Spinalnervenästen innerviert wird. Die primäre Funktion der autochthonen Rückenmuskulatur ist die Aufrichtung des Oberkörpers. Aufgrund der geringen Hebelwirkung in Wirbelsäulennähe ist die Muskulatur sehr kräftig ausgebildet und darauf ausgelegt, über längere Zeit zu halten. Die gesamte autochthone Rückenmuskulatur wird von der Fascia thoracolumbalis umgeben. Grundsätzlich liegen die kürzesten unisegmentalen Muskeln am tiefsten und die längsten plurisegmentalen Muskeln nahe an der Oberfläche (► Abb. 9.7).

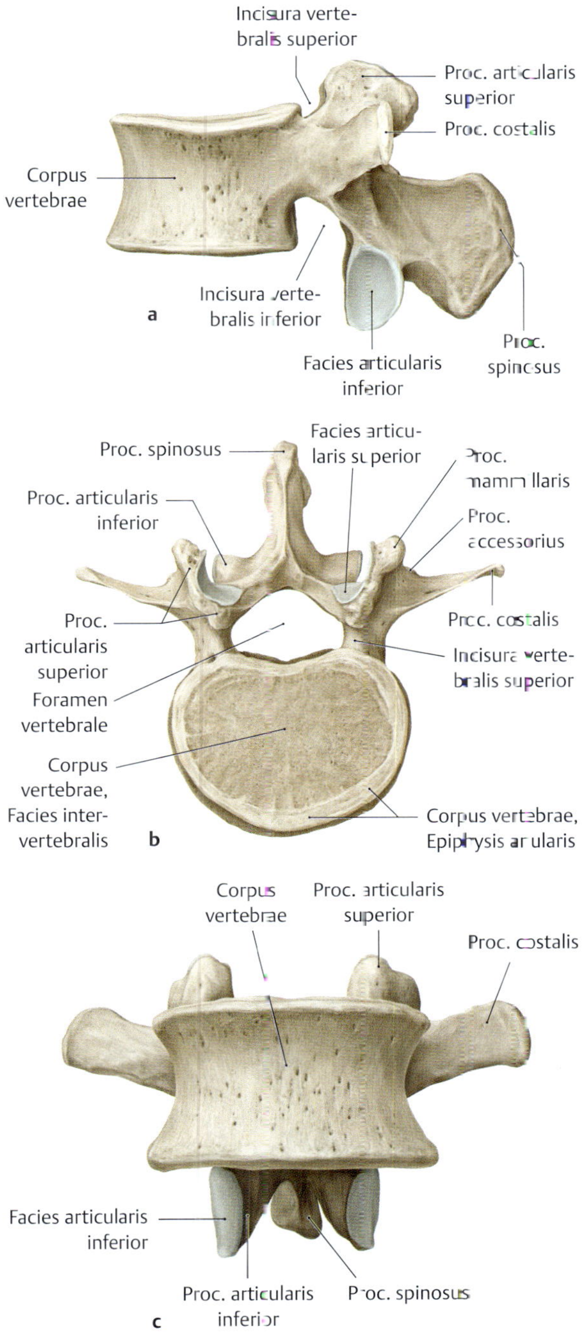

Abb. 9.6 Der 2. Lendenwirbel. (Quelle: Schünke M, Schulte E, Schumacher U. Prometheus. LernAtlas der Anatomie. Allgemeine Anatomie und Bewegungssystem. Illustrationen von Voll M und Wesker K. 6., vollständig überarbeitete Auflage. Stuttgart: Thieme; 2022)

a Ansicht von links-lateral.

b Ansicht von kranial.

c Ansicht von ventral.

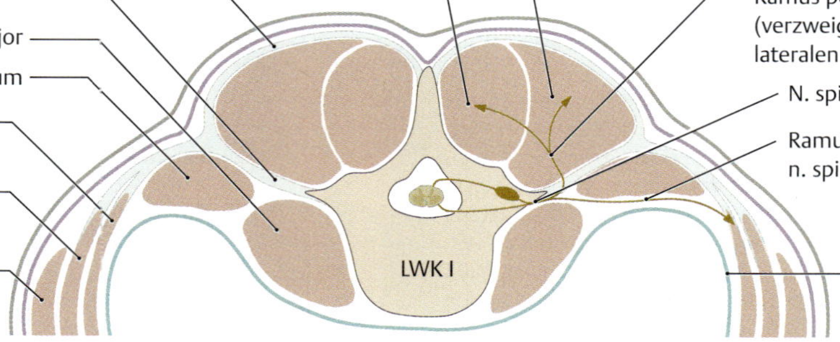

Abb. 9.7 Querschnitt durch den Rücken mit Muskulatur und Spinalnerv inkl. seiner Äste. (Quelle: Aust G, Engele J, Kirsch J, Mayerhofer A, Merse S, Salvetter J, Schulte E, Schultz C, Wennemuth G et al., Hrsg. Duale Reihe Anatomie. 6., vollständig überarbeitete Auflage. Stuttgart: Thieme; 2024)

M. erector spinae

Als M. erector spinae wird die an der Wirbelsäule anliegende autochthone Rückenmuskulatur bezeichnet. Aufgrund der Vielzahl der beteiligten Muskelstränge und der daraus resultierenden Komplexität wurde der Muskel anhand der Ansätze und Ursprünge in verschiedene Muskelsysteme auf 2 Trakten unterteilt. Die Nomenklatur kann sich dabei je nach Quelle unterscheiden. Abhängig vom jeweiligen Wirbelsäulenabschnitt erhalten die Muskeln das Suffix „capitis" (Kopf), „cervicis" (Hals), „thoracis" (Brust) oder „lumborum" (Lende). Grundsätzlich unterscheidet man zwischen einem medialen und einem lateralen Trakt. Der mediale Trakt umfasst das spinale und das transversospinale System. Zum spinalen System gehören die Muskeln, die von Dornfortsatz zu Dornfortsatz ziehen: Mm. interspinales und M. spinalis (► Abb. 9.8). Das transversospinale System beinhaltet Muskeln, die vom Querfortsatz eines Wirbels zum Dornfortsatz eines weiter proximal gelegenen Wirbels ziehen: M. semispinales, M. multifidus, Mm. Rotatores (► Abb. 9.9).

Der laterale Trakt umfasst 3 verschiedene Systeme. Zum intertransversalen System gehören die Muskeln, welche die Querfortsätze benachbarter Wirbel verbinden (Mm. intertransversarii). Zum sakrospinalen System gehören Muskeln, die ihren Ursprung am Os sacrum, den Dornfortsätzen der Lendenwirbel, der Crista iliaca oder der Thorakolumbalfaszie haben und an den Rippen bzw. der Wirbelsäule ansetzen (M. iliocostalis, M. longissimus). Das spinotransversale System umfasst Muskeln, die von den me-

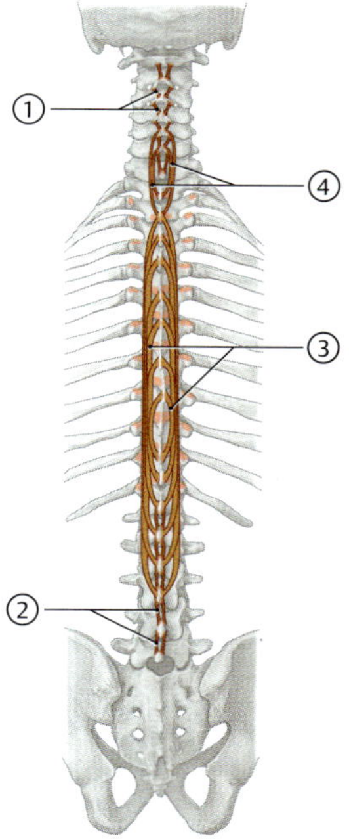

Mm. interspinales

Ursprung und Ansatz:	① Mm. interspinales cervicis: verlaufen zwischen den Dornfortsätzen der HWS ② Mm. interspinales lumborum: verlaufen zwischen den Dornfortsätzen der Lendenwirbel
Funktion:	Dorsalextension der HWS und LWS
Innervation:	Rr. dorsales der Spinalnerven

M. spinalis

Ursprung:	③ M. spinalis thoracis: seitliche Fläche der Dornfortsätze des 10.–12. Brustwirbels sowie des 1.–3. Lendenwirbels ④ M. spinalis cervicis: Dornfortsätze der beiden ersten Brustwirbel sowie des 5.–7. Halswirbels
Ansatz:	• M. spinalis thoracis: seitliche Fläche der Dornfortsätze des 2.– 8. Brustwirbels • M. spinalis cervicis: Dornfortsätze des 2.–4. Halswirbels
Funktion:	• beidseitige Kontraktion: Dorsalextension der HWS und BWS • einseitige Kontraktion: Lateralflexion der BWS und HWS zur ipsilateralen Seite
Innervation:	Rr. dorsales der Spinalnerven

Abb. 9.8 Autochthone Rückenmuskulatur – medialer Trakt des M. erector spinae: spinales System mit M. spinalis und Mm. interspinales. (Quelle: Schünke M, Schulte E, Schumacher U. Prometheus. LernAtlas der Anatomie. Allgemeine Anatomie und Bewegungssystem. Illustrationen von Voll M und Wesker K. 6., vollständig überarbeitete Auflage. Stuttgart: Thieme; 2022)

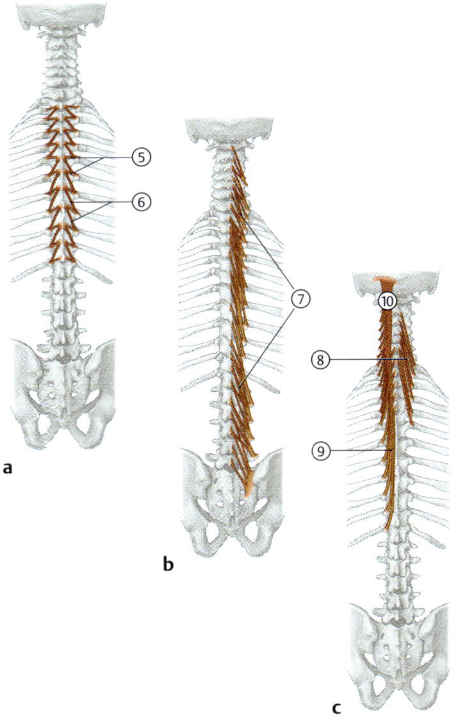

Mm. rotatores breves u. longi

Ursprung und Ansatz:	⑤ Mm. rotatores breves: verlaufen zwischen Querfortsatz und nächsthöherem Dornfortsatz innerhalb der gesamten BWS ⑥ Mm. rotatores longi: verlaufen zwischen Querfortsatz und übernächstem Dornfortsatz innerhalb der gesamten BWS
Funktion:	• beidseitige Kontraktion: Dorsalextension der BWS • einseitige Kontraktion: Rotation zur kontralateralen Seite
Innervation:	Rr. dorsales der Spinalnerven

⑦ M. multifidus

Ursprung und Ansatz:	verläuft zwischen Querfortsatz und Dornfortsatz (überspringt 2–4 Wirbel) innerhalb der gesamten Wirbelsäule (2. Halswirbel bis Os sacrum), am stärksten in der LWS ausgebildet
Funktion:	• beidseitige Kontraktion: Dorsalextension • einseitige Kontraktion: Lateralflexion zur ipsilateralen Seite und Rotation zur kontralateralen Seite
Innervation:	Rr. dorsales der Spinalnerven

M. semispinalis

Ursprung:	⑧ M. semispinalis thoracis: Querfortsätze des 6.–12. Brustwirbels ⑨ M. semispinalis cervicis: Querfortsätze des 1.–6. Brustwirbels ⑩ M. semispinalis capitis: Querfortsätze des 3. Hals- bis 6. Brustwirbels
Ansatz:	• M. semispinalis thoracis: Dornfortsätze des 6. Hals- bis 4. Brustwirbels • M. semispinalis cervicis: Dornfortsätze des 2.–7. Halswirbels • M. semispinalis capitis: Os occipitale zwischen Linea nuchalis superior und Linea nuchalis inferior
Funktion:	• beidseitige Kontraktion: Dorsalextension der BWS, der HWS sowie des Kopfes (Stabilisierung der Kopfgelenke) • einseitige Kontraktion: Lateralflexion zur ipsilateralen Seite und Rotation zur kontralateralen Seite (Kopf, HWS und BWS)
Innervation:	Rr. dorsales der Spinalnerven

Abb. 9.9 Autochthone Rückenmuskulatur – medialer Trakt des M. erector spinae: transversospinales System **a** Mm. rotatores breves et longi; **b** M. multifidus; **c** M. semispinalis (III). (Quelle: Schünke M, Schulte E, Schumacher U. Prometheus. LernAtlas der Anatomie. Allgemeine Anatomie und Bewegungssystem. Illustrationen von Voll M und Wesker K. 6., vollständig überarbeitete Auflage. Stuttgart: Thieme; 2022)

dial gelegenen Dornfortsätzen zu den Querfortsätzen des proximal gelegenen Wirbels ziehen (M. splenius cervicis).

Der M. erector spinae ist für die Bewegung und Stabilisierung des Achsenskeletts verantwortlich und trägt wesentlich dazu bei, dass die Wirbelsäule ihre natürliche Form behält und die Haltung aufrechterhalten werden kann. Insgesamt bildet die autochthone Rückenmuskulatur ein kompliziertes Verspannungssystem, das sich mit einem Segelschiffsmast vergleichen lässt. Die Wirbelsäule bildet den Mast, der im Becken bzw. dem Schiffsrumpf verankert ist. Die Querfortsätze der Wirbel werden durch Muskeln (Seile) in unterschiedlichen Richtungen und Längen verspannt, sodass ein vielfältig belastbares Konstrukt von Muskeln entsteht. Der M. erector spinae ist durch Muskeleigenschaften charakterisiert, die sich deutlich von denen anderer Skelettmuskeln unterscheiden. Seine Funktion als Haltungsmuskel wird durch das Vorherrschen relativ dicker Fasern vom Typ I (slow twitch) bestätigt [2317].

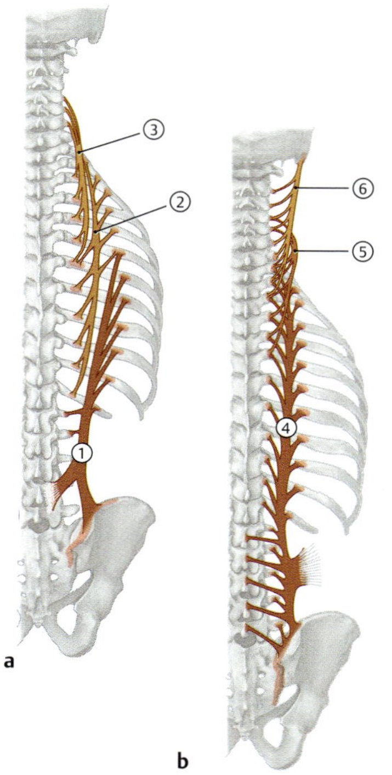

M. iliocostalis

Ursprung:	① M. iliocostalis lumborum: Os sacrum, Crista iliaca, oberflächliches Blatt der Fascia thoracolumbalis ② M. iliocostalis thoracis: 7.–12. Rippe ③ M. iliocostalis cervicis: 3.–7. Rippe
Ansatz:	• M. iliocostalis lumborum: 6.–12. Rippe, tiefes Blatt der Fascia thoracolumbalis, Querfortsätze der oberen LWS • M. iliocostalis thoracis: 1.–6. Rippe • M. iliocostalis cervicis: Querfortsätze des 4.–6. Halswirbels
Funktion:	gesamter Muskel: Dorsalextension bei beidseitiger Kontraktion. Lateralflexion zur ipsilateralen Seite bei einseitiger Kontraktion
Innervation:	laterale Äste der Rr. dorsales der Spinalnerven (C8–L1)

M. longissimus

Ursprung:	④ M. longissimus thoracis: Os sacrum, Crista iliaca (gemeinsame Ursprungssehne mit dem M. iliocostalis), Dornfortsätze der LWS, Querfortsätze der unteren BWS ⑤ M. longissimus cervicis: Querfortsätze des 1.–6. Brustwirbels ⑥ M. longissimus capitis: Querfortsätze des 1.–3. Brustwirbels und Quer- und Gelenkfortsätze des 2.–7. Halswirbels
Ansatz:	• M. longissimus thoracis: 2.–12. Rippe, Rippenfortsätze der LWS, Querfortsätze der Brustwirbel • M. longissimus cervicis: Querfortsätze des 4.–5. Halswirbels • M. longissimus capitis: Proc. mastoideus des Os temporale
Funktion:	• gesamter Muskel: Dorsalextension (bei beidseitiger Kontraktion), Lateralflexion zur ipsilateralen Seite bei einseitiger Kontraktion • M. longissimus capitis: Dorsalextension des Kopfes bei beidseitiger Kontraktion, Lateralflexion und Drehung des Kopfes zur ipsilateralen Seite bei einseitiger Kontraktion
Innervation:	laterale Äste der Rr. dorsales der Spinalnerven (C1–L5)

Abb. 9.10 Autochthone Rückenmuskulatur – lateraler Trakt des M. erector spinae: sakrospinales System mit **a** M. iliocostalis und **b** M. longissimus. (Quelle: Schünke M, Schulte E, Schumacher U. Prometheus. LernAtlas der Anatomie. Allgemeine Anatomie und Bewegungssystem. Illustrationen von Voll M und Wesker K. 6., vollständig überarbeitete Auflage. Stuttgart: Thieme; 2022)

M. quadratus lumborum

Der M. quadratus lumborum ist ein Vertreter der dorsal gelegenen tiefen Bauchmuskulatur. Seinen Namen verdankt er der quadratischen Form und seiner Lokalisation im Gebiet der Lendenwirbelsäule. Er entspringt der Crista iliaca und setzt an der 12. Rippe sowie an den Rippenfortsätzen des 1.–4. Lendenwirbels an. In seiner Funktion hilft der Muskel bei beidseitiger Kontraktion bei der Exspiration, indem er die 12. Rippe nach kaudal fixiert. Außerdem ist er ein Extensor der Lendenwirbelsäule. Bei einseitiger Kontraktion unterstützt er die Lateralflexion des Rumpfes nach ipsilateral. Beim Einbeinstand kontrahiert er auf der Seite des Spielbeins stark und verhindert zusammen mit dem M. glutaeus medius, dass das Becken auf der Standbeinseite absinkt.

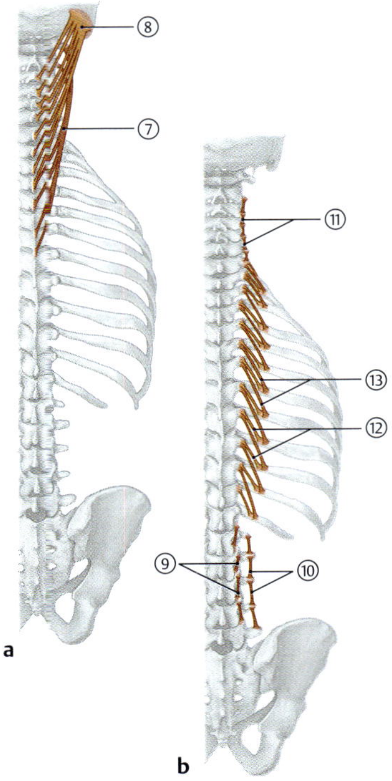

M. splenius

Ursprung: ⑦ M. splenius cervicis: Dornfortsätze des 3.–6. Brustwirbels
⑧ M. splenius capitis: Dornfortsätze des 4. Hals- bis 3. Brustwirbels

Ansatz:
- M. splenius cervicis: Querfortsätze des 1. und 2. Halswirbels
- M. splenius capitis: laterale Linea nuchalis superior, Proc. mastoideus

Funktion: gesamter Muskel: Dorsalextension der HWS und des Kopfes bei beidseitiger Kontraktion, ipsilaterale Lateralflexion und Rotation bei einseitiger Kontraktion

Innervation: laterale Äste der Rr. dorsales der Spinalnerven (C1–6)

Mm. intertransversarii

Ursprung und Ansatz:
⑨ Mm. intertransversarii mediales lumborum: verlaufen zwischen benachbarten Procc. mammillares aller Lendenwirbel
⑩ Mm. intertransversarii laterales lumborum: verlaufen zwischen benachbarten Procc. costales aller Lendenwirbel
⑪ Mm. intertransversarii posteriores cervicis: verlaufen zwischen benachbarten Tubercula posteriora des 2.–7. Halswirbels
- Mm. intertransversarii anteriores cervicis: verlaufen zwischen benachbarten Tubercula anteriora des 2.–7. Halswirbels

Funktion:
- beidseitige Kontraktion: Stabilisierung und Dorsalextension der HWS und LWS
- einseitige Kontraktion: Lateralflexion der HWS und LWS zur ipsilateralen Seite

Innervation: Rr. dorsales der Spinalnerven außer Mm. intertransversarii laterales lumborum und Mm. intertransversarii anteriores cervicis (Rr. ventrales der Spinalnerven)

Mm. levatores costarum

Ursprung: ⑫ Mm. levatores costarum breves: Querfortsätze des 7. Hals- und 1.–11. Brustwirbels
⑬ Mm. levatores costarum longi: Querfortsätze des 7. Hals- und 1.–10. Brustwirbels

Ansatz:
- Mm. levatores costarum breves: Angulus costae der nächsttieferen Rippe
- Mm. levatores costarum longi: Angulus costae der übernächsten Rippe

Funktion:
- beidseitige Kontraktion: Dorsalextension der BWS
- einseitige Kontraktion: ipsilaterale Lateralflexion und kontralaterale Rotation

Innervation: sowohl von Rr. dorsales als auch von Rr. ventrales der Spinalnerven

Abb. 9.11 Autochthone Rückenmuskulatur – lateraler Trakt des M. erector spinae: spinotransversales und intertransversales System mit **a** M. splenius, **b** Mm. intertransversarii und **c** Mm. levatores costarum. (Quelle: Schünke M, Schulte E, Schumacher U. Prometheus. LernAtlas der Anatomie. Allgemeine Anatomie und Bewegungssystem. Illustrationen von Voll M und Wesker K. 6., vollständig überarbeitete Auflage. Stuttgart: Thieme; 2022)

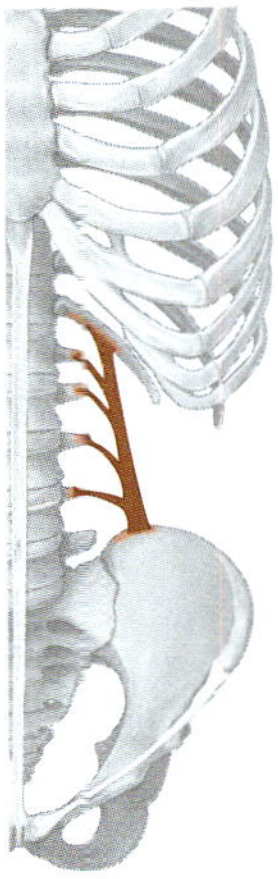

M. quadratus lumborum

Ursprung: Crista iliaca

Ansatz: 12. Rippe, Rippenfortsätze des 1.–4. Lendenwirbels

Funktion:
- einseitig: Lateralflexion des Rumpfes zur ipsilateralen Seite
- beidseitig: Bauchpresse und Ausatmung

Innervation: N. subcostalis (N. intercostalis XII, Th12)

Abb. 9.12 M. quadratus lumborum. (Quelle: Schünke M, Schulte E, Schumacher U. Prometheus. LernAtlas der Anatomie. Allgemeine Anatomie und Bewegungssystem. Illustrationen von Voll M und Wesker K. 6., vollständig überarbeitete Auflage. Stuttgart: Thieme; 2022)

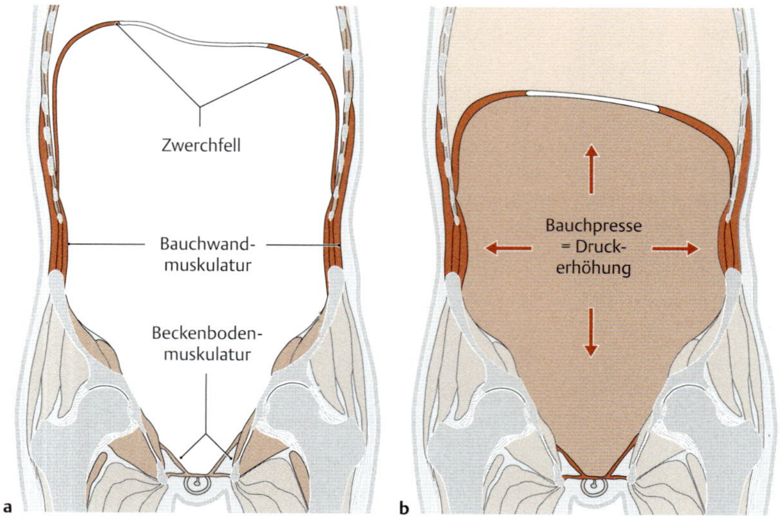

Abb. 9.13 Das Abdomen als ein von Muskeln umschlossener Hohlraum. (Quelle: Schünke M, Schulte E, Schumacher U. Prometheus. Lern-Atlas der Anatomie. Allgemeine Anatomie und Bewegungssystem. Illustrationen von Voll M und Wesker K. 6., vollständig überarbeitete Auflage. Stuttgart: Thieme; 2022)

a Schematische Darstellung im Frontalschnitt.

b Schematische Darstellung im Sagittalschnitt: Die Kontraktion der muskulären Bauchwand (Bauchpresse) hat eine abdominale Druckerhöhung zur Folge.

Biomechanik: Die Bauchpresse und das Valsalva-Manöver

Unter der Bauchpresse versteht man die willkürliche und simultane Kontraktion der Bauch- und Beckenmuskulatur sowie des Zwerchfells. Als Valsalva-Manöver wird die forcierte Ausatmung gegen die verschlossene Glottis (Stimmlippenapparat) bei gleichzeitigem Einsatz der Bauchpresse bezeichnet. Bauchpresse und Valsalva-Manöver haben gemeinsam, dass durch ihren Einsatz der Bauch- und Beckenraum verkleinert wird. Da es sich um ein geschlossenes System handelt, erhöht sich dabei der Druck. Die Erhöhung des intraabdominellen Drucks kann bei verschiedenen physiologischen Prozessen hilfreich sein. So unterstützt dieser beispielsweise bei der Entleerung des Enddarms und der Blase (Defäkation bzw. Miktion) oder bei der Kontraktion der Gebärmutter während der Geburt. Weiter dient er der Stabilisierung der Wirbelsäule beim Heben schwerer Lasten. Der Effekt ist zeitlich stark befristet, da er mit einem Stillstand der Atmung und den damit verbundenen Konsequenzen einhergeht (▶ Abb. 9.13).

Bei einer Erhöhung des intraabdominellen Drucks kommt es zu einer Stabilisierung der Wirbelsäule von ventral. In symbiotischer Zusammenarbeit mit der autochthonen Rückenmuskulatur und der tiefgelegenen dorsalen Bauchmuskulatur wird die Lendenwirbelsäule während der Bauchpresse von allen Seiten aus stabilisiert.

Der genaue Wirkmechanismus der Bauchpresse bzw. des Valsalva-Manövers bleibt bis heute in der Literatur kontrovers diskutiert. Es gibt Hinweise darauf, dass mit einer Erhöhung des intraabdominellen Drucks Verminderungen der Kompressionskräfte auf die Bandscheiben einhergehen [2323]. Dabei wird angenommen, dass die entstehenden Kräfte durch das Verspannen der Muskulatur und die Erhöhung des Drucks in den Beckengürtel und Perinealbereich umgeleitet werden. Gut belegt ist hingegen, dass die temporäre Erhöhung des intraabdominellen Drucks leistungssteigernd wirkt. Insbesondere in der Schwerathletik wie z. B. beim olympischen Gewichtheben wird der Effekt ausgenutzt und zusätzlich mit Hilfsmitteln wie dem Gewichthebergürtel verstärkt [2314]. Der Schutz der Wirbelsäule mittels der entsprechenden Hebetechnik hat in der Schwerathletik besondere Priorität, da enorme Kräfte auf die Wirbelsäule wirken. Der Schutzeffekt durch das Valsalva-Manöver beim Heben schwerer Gegenstände kommt dadurch zustande, dass die natürliche Kurvatur der Wirbelsäule von Beginn bis zum Ende der Bewegung beibehalten werden kann. Anderenfalls wäre der Verlust der natürlichen Kurvatur während der Bewegung mit einer einseitigen Belastung für die beteiligten Strukturen verbunden. Am Beispiel der Lendenwirbelsäule würde ein Verlust der natürlichen Lendenlordose während belasteter Hebebewegungen mit einer veränderten Lastverteilung an der Bandscheibe einhergehen und zu erhöhten Kompressions- und Scherkräften in den ventralen Anteilen beitragen, was bei wiederholter Belastung und unzureichender muskulärer Stabilisierung einen beschleunigten Verschleiß bzw. degenerative Veränderungen begünstigen kann.

Die temporäre Bereitstellung der zusätzlichen Stabilität durch die Bauchpresse repräsentiert den evolutionären Kompromiss zwischen größtmöglicher Bewegungsfreiheit bei gleichzeitiger Widerstandsfähigkeit gegenüber großen physikalischen Kräften.

9.1.5 Aufstehen aus dem Sitz

Das Aufstehen aus dem Sitz ist eine Bewegung, die aus funktioneller Sicht einen sehr hohen Stellenwert einnimmt. Die Möglichkeit des selbstständigen Wechsels von der sitzenden in die stehende Position ist Grundvoraussetzung für ein eigenständiges Leben und somit stark mit der Lebensqualität gekoppelt. Die Schlüsselstelle bei der Bewegung liegt darin, den Oberkörper und damit den Schwerpunkt des Körpers nach anterior über die Füße zu verschieben, und anschließend während des Druckaufbaus über die Fuß-, Knie- und Hüftextensionsmuskulatur in dieser anterioren Position zu halten. Während dies für junge Menschen in der Regel kein Problem bedeutet, können bei älteren Menschen verschiedene Störfaktoren die Bewegung erschweren. Damit der Oberkörper nach anterior gebracht werden kann, muss das Hüftgelenk abhängig von Masse und Länge des Oberkörpers eine ausreichende Flexionskapazität von 110–130° aufweisen. Dies kann bei vorliegender Hüftarthrose oder großem Bauchumfang im Rahmen einer Adipositas per magna erschwert sein. Bei limitierter Hüftflexionskapazität kann eine erhöhte Vorneigung des Oberkörpers auch durch eine Flexion der Wirbelsäule erreicht werden. Dies kann bei Wirbelkörperfrakturen problematisch sein (▶ Tab. 9.5, ▶ Video 9.2).

Neben der passiven Hüftmobilität erfordert das Vorbeugen des Oberkörpers zudem eine ausreichende Kontraktionsfähigkeit der Hüftbeugemuskulatur und der geraden Bauchmuskulatur. Zuletzt gilt es, beim Wechsel aus der sitzenden in die tiefe stehende Position, das Gleichgewicht zu halten. Auf die zum Aufstehen benötig-

Tab. 9.5 Ausgang- und Endstellung der Bewegung „Aufstehen aus dem Sitz“.

	Ausgangstellung	Endstellung
Hüftgelenk	80° Flexion	Neutral-Nullstellung
Kniegelenk	90° Flexion	Neutral-Nullstellung
oberes Sprunggelenk	10° Dorsalextension	Neutral-Nullstellung

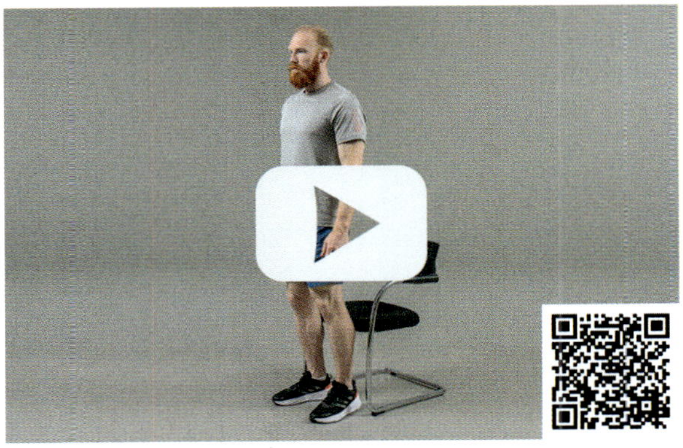

Video 9.2 Aufstehen aus dem Sitz. (Quelle: Universitätsklinik Balgrist, Med. Bilddokumentation, C. Urfer)

ten Fuß-, Knie- und Hüftextensionsmuskulatur wird separat im Abschnitt Kap. 7.1.3 eingegangen. Bei dieser Bewegung wird bewusst nur auf die ventral und lateral gelegene Muskulatur des Oberkörpers eingegangen, die wichtigsten Kennmuskeln der dorsalen Muskulatur werden bei der Bewegung „Aufheben vom Boden“ diskutiert.

Vertebrae thoracicae

Die Brustwirbel werden vom 1. bis zum 12. Brustwirbelkörper zunehmend höher und breiter, sodass die kaudalen Wirbelkörper den lumbalen Wirbelkörpern in der Form eines transversalen Ovals ähneln. Das Foramen vertebrale ist nahezu rund und kleiner als bei der Halswirbelsäule, die Endflächen sind gerundet und dreieckig. Die Brustwirbel sind in besonderer Weise miteinander verzahnt, da die Dornfortsätze lang und stark nach kaudal gebogen sind und wie Dachziegel aufeinander liegen. Die Dornfortsätze der letzten 3 Brustwirbel sind im Querschnitt als senkrechte Platten ausgebildet. Sie sind nicht abfallend, sondern gerade nach dorsal gerichtet. Auf der Höhe des 11. und 12. Brustwirbels können die Proc. transversi bereits rudimentär ausgebildet sein (► Abb. 9.14).

Als Besonderheit der thorakalen Bewegungssegmente sind zuletzt die 24 Kostovertebralgelenke (12 pro Seite) zu nennen, welche die Rippen mit dem Wirbelkörper und dem Querfortsatz (Proc. transversus) verbinden. Dabei besteht jedes Kostovertebralgelenk jeweils aus einem Rippenkopfgelenk (Art. capitis costae) und einem Rippenhöckerchengelenk (Art. costotransversaria).

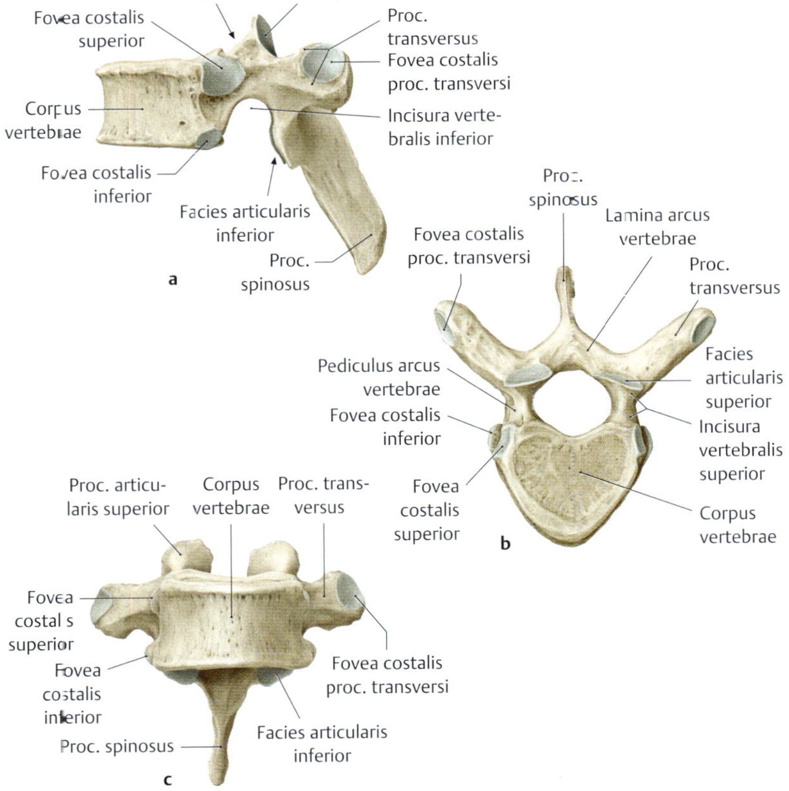

Abb. 9.14 Der 6. Brustwirbel. (Quelle: Schünke M, Schulte E, Schumacher U. Prometheus. LernAtlas der Anatomie. Allgemeine Anatomie und Bewegungssystem. Illustrationen von Voll M und Wesker K. 6., vollständig überarbeitete Auflage. Stuttgart: Thieme; 2022)
- **a** Ansicht von links-lateral.
- **b** Ansicht von kranial.
- **c** Ansicht von ventral.

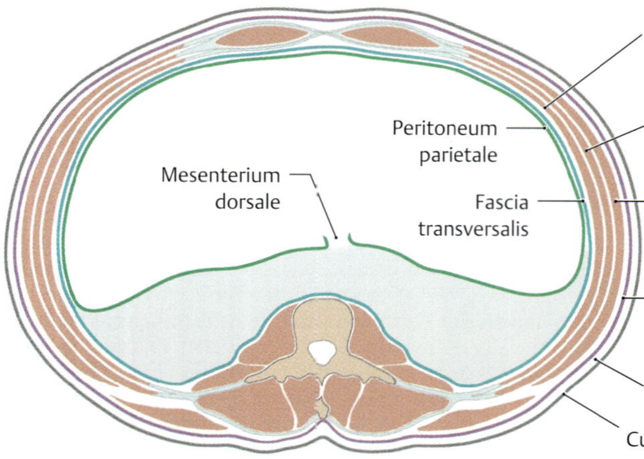

Abb. 9.15 Schematische Darstellung der geraden, schrägen und tiefen Bauchmuskeln sowie der autochthonen Rückenmuskulatur. (Quelle: Schünke M, Schulte E, Schumacher U. Prometheus. LernAtlas der Anatomie. Allgemeine Anatomie und Bewegungssystem. Illustrationen von Voll M und Wesker K. 6., vollständig überarbeitete Auflage. Stuttgart: Thieme; 2022)

Die Abdominalmuskulatur

Die unterschiedlichen Muskeln des Bauches übernehmen eine Vielzahl von Funktionen, die häufig in Kooperation mit anderen Muskelgruppen (z. B. Rückenmuskulatur, Gesäßmuskulatur, Zwerchfell) ausgeführt werden. Vordergründig arbeiten die Bauchmuskeln an der Bewegung des Rumpfes, der Stabilisierung und Entlastung der Wirbelsäule, Anspannung der Bauchdecke, Bauchpresse und der Atmung. Dabei bilden die 3 Schichten der Bauchmuskulatur zusammen mit der Faszia abdominis superficialis, der Fascia transversalis und dem Peritoneum parietale (Bauchfell) die Bauchwand (▸ Abb. 9.15).

M. obliquus externus abdominis

Der M. obliquus externus abdominis bildet die äußere Muskelschicht und weist einen schrägen Verlauf nach kaudal-medial auf. Er entspringt an den Außenflächen der 5.–12. Rippe und setzt einerseits am Labium externum der Crista iliaca, andererseits am vorderen Blatt der Rektusscheide bei der Linea alba an. Eine einseitige Kontraktion führt zur Lateralflexion des Rumpfes zur ipsilateralen Seite bzw. zur Rotation des Rumpfes zur Kontralateralen Seite. Die beidseitige Kontraktion führt zu einer Ventralflexion des Rumpfes, zur Aufrichtung des Beckens, zur Bauchpresse und zur Ausatmung (▸ Abb. 9.16).

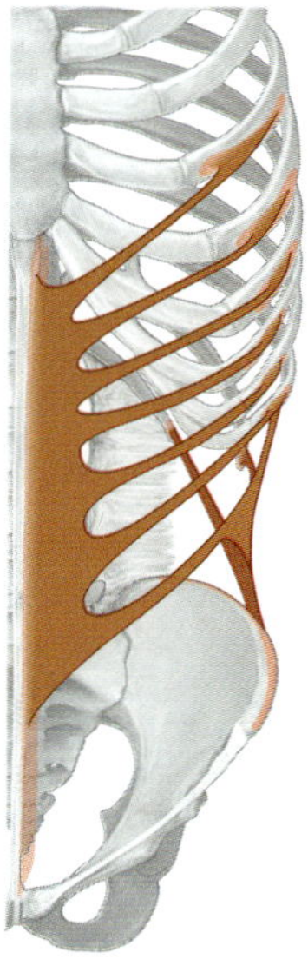

M. obliquus externus abdominis

Ursprung:	Außenfläche der 5.–12. Rippe
Ansatz:	• Labium externum der Crista iliaca • vorderes Blatt der Rektusscheide, Linea alba
Funktion:	• einseitig: Lateralflexion des Rumpfes zur ipsilateralen Seite, Rotation des Rumpfes zur kontralateralen Seite • beidseitig: Ventralflexion des Rumpfes, Aufrichtung des Beckens, Bauchpresse und Ausatmung
Innervation:	Nn. intercostales (Th5–12)

Abb. 9.16 M. obliquus externus abdominis. (Quelle: Schünke M, Schulte E, Schumacher U. Prometheus. LernAtlas der Anatomie. Allgemeine Anatomie und Bewegungssystem. Illustrationen von Voll M und Wesker K. 6., vollständig überarbeitete Auflage. Stuttgart: Thieme; 2022)

M. obliquus internus abdominis

Der M. obliquus internus abdominis, der fast vollständig vom M. obliquus externus abdominis überlagert wird, entspringt am tiefen Blatt der Fascia thoracolumbalis, an der Linea intermedia der Crista iliaca, an der Spina iliaca anterior superior sowie an der lateralen Hälfte des Lig. inguinale. Seine Muskelfasern verlaufen fächerförmig und größtenteils nahezu senkrecht zum äußeren schrägen Bauchmuskel von kaudal-posterior nach anterior-kranial. Eine einseitige Kontraktion führt zur Lateralflexion bzw. Rotation des Rumpfes zur ipsilateralen Seite. Eine beidseitige Kontraktion führt zur Ventralflexion des Rumpfes, zur Aufrichtung des Beckens, zur Bauchpresse und zur Ausatmung (▶ Abb. 9.17).

M. transversus abdominis

Der M. transversus abdominis ist der innerste der 3 schrägen Bauchmuskeln. Im Unterschied zu den Mm. obliquus externus/internus verlaufen seine Muskelbäuche annähernd horizontal und bilden dabei eine Art Gürtel um den Bauchraum. Der Muskel entspringt mit 6 Zacken an den Innenflächen der Rippenknorpel 7–12, am tiefen Blatt der Fascia thoracolumbalis, am Labium internum der Crista iliaca, an der Spina iliaca anterior superior sowie am lateralen Teil des Lig. inguinale und zieht zum Ansatz an der Linea alba. Die einseitige Kontraktion führt zur Rotation des Rumpfes zur ipsilateralen Seite, eine beidseitige Kontraktion bewirkt die Bauchpresse und Ausatmung (▶ Abb. 9.18).

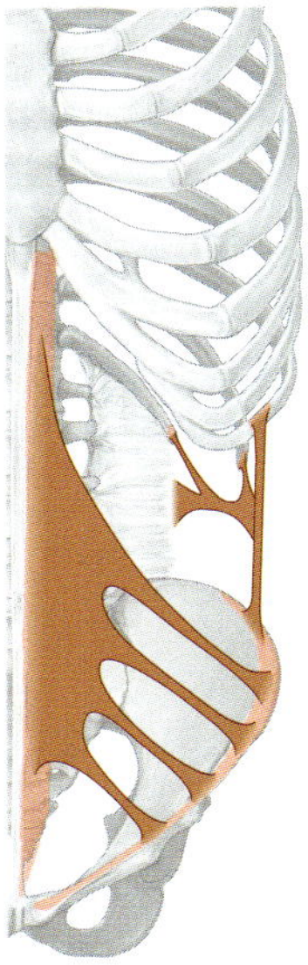

M. obliquus internus abdominis

Ursprung: tiefes Blatt der Fascia thoracolumbalis, Linea intermedia der Crista iliaca, Spina iliaca anterior superior, laterale Hälfte des Lig. inguinale

Ansatz:
- untere Ränder der 10.–12. Rippe
- vorderes und hinteres Blatt der Rektusscheide, Linea alba
- Übergang zum M. cremaster

Funktion:
- einseitig: Lateralflexion des Rumpfes zur ipsilateralen Seite, Rotation des Rumpfes zur ipsilateralen Seite
- beidseitig: Ventralflexion des Rumpfes, Aufrichtung des Beckens, Bauchpresse und Ausatmung

Innervation:
- Nn. intercostales (Th8–12), N. iliohypogastricus, N. ilioinguinalis
- M. cremaster (R. genitalis des N. genitofemoralis)

Abb. 9.17 M. obliquus internus abdominis. (Quelle: Schünke M, Schulte E, Schumacher U. Prometheus. LernAtlas der Anatomie. Allgemeine Anatomie und Bewegungssystem. Illustrationen von Voll M und Wesker K. 6., vollständig überarbeitete Auflage. Stuttgart: Thieme; 2022)

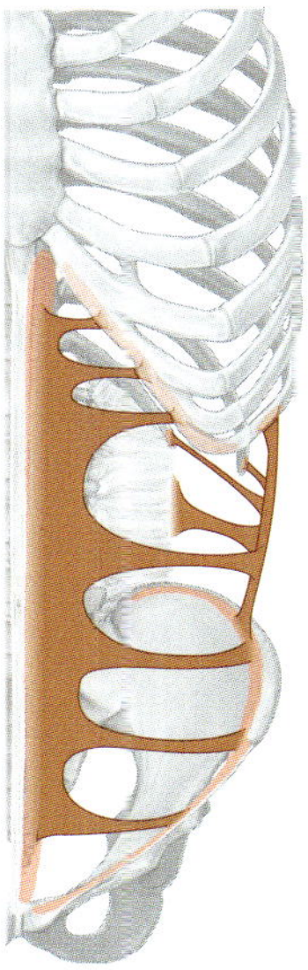

M. transversus abdominis

Ursprung:
- Innenflächen der 7.–10. Rippenknorpel (sowie 11. u. 12. Rippe)
- tiefes Blatt der Fascia thoracolumbalis
- Labium internum der Crista iliaca, Spina iliaca anterior superior
- lateraler Teil des Lig. inguinale

Ansatz: hinteres Blatt der Rektusscheide, Linea alba

Funktion:
- einseitig: Rotation des Rumpfes zur ipsilateralen Seite
- beidseitig: Bauchpresse und Ausatmung

Innervation: Nn. intercostales (Th5–12), Nn. iliohypogastricus und ilioinguinalis

Abb. 9.18 M. transversus abdominis. (Quelle: Schünke M, Schulte E, Schumacher U. Prometheus. LernAtlas der Anatomie. Allgemeine Anatomie und Bewegungssystem. Illustrationen von Voll M und Wesker K. 6., vollständig überarbeitete Auflage. Stuttgart: Thieme; 2022)

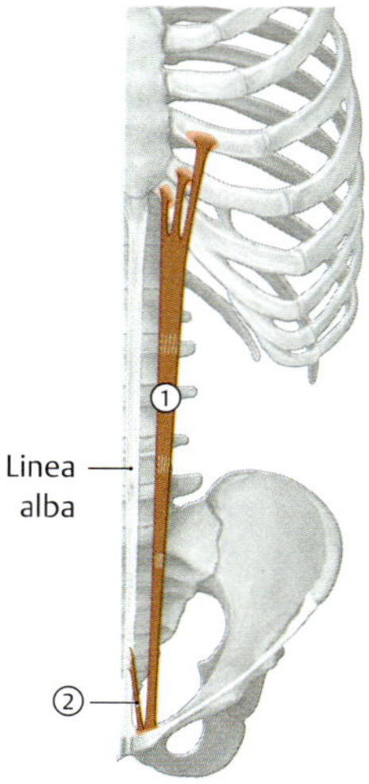

① M. rectus abdominis

Ursprung:	Knorpel der 5.–7. Rippe, Proc. xiphoideus des Sternum
Ansatz:	Schambein (zwischen Tuberculum pubicum und Symphyse)
Funktion:	Ventralflexion, Aufrichtung des Beckens, Bauchpresse, Ausatmung
Innervation:	Nn. intercostales (Th5–12)

② M. pyramidalis*

Ursprung:	Schambein (ventral am Ansatz des M. rectus abdominis)
Ansatz:	Linea alba (verläuft innerhalb der Rektusscheide)
Funktion:	Spannen der Linea alba
Innervation:	N. subcostalis (N. intercostalis XII)

*variabel, fehlt bei 10–25% der Menschen

Abb. 9.19 M. rectus abdominis (1) und M. pyramidalis (2). (Quelle: Schünke M, Schulte E, Schumacher U. Prometheus. LernAtlas der Anatomie. Allgemeine Anatomie und Bewegungssystem. Illustrationen von Voll M und Wesker K. 6., vollständig überarbeitete Auflage. Stuttgart: Thieme; 2022)

M. rectus abdominis

Der M. rectus abdominis ist ein gerader vorderer Bauchmuskel, der sich seitlich der Linea alba vom Thorax zum Becken erstreckt. Er entspringt am Knorpel der 5.–7. Rippe und an der Außenfläche des Proc. xiphoideus und zieht in Richtung Schambein, wo er zwischen dem Tuberculum pubicum und der Symphyse inseriert. Der M. rectus abdominis wird durch 3–4 Zwischensehnen (Intersectiones tendineae) unterbrochen, die ihn segmental unterteilen. Außerdem ist er ventral und dorsal von 2 breiten Sehnenplatten umgeben, die als Rektusscheide bezeichnet werden. Der Muskel fungiert als Spanner der Linea alba, hilft bei der Atmung und bewirkt eine Flexion des Rumpfes bzw. der Wirbelsäule nach anterior, während das Becken nach kranial gezogen wird (▶ Abb. 9.19).

Biomechanik: Die Rolle des Beckens

Die Wirbelsäule ist über das Iliosakralgelenk fest mit dem Becken verbunden. Daher hat die Ausrichtung des Kreuzbeins im Becken und die Ausrichtung des Beckens generell einen großen Einfluss auf die Ausrichtung der Wirbelsäule. Das Verhältnis zwischen Wirbelsäule und Becken kann mittels dreier spinopelviner Parameter vollständig beschrieben werden (▶ Abb. 9.20) [2316].

Pelvic Incidence (PI)

- Definition: Die PI beschreibt den Winkel zwischen einer Linie, die senkrecht zum Mittelpunkt der Kreuzbeinendplatte verläuft, und einer Linie, die diesen Punkt mit der Achse des Femurkopfes verbindet.
- Die Pelvic Incidence bestimmt das Ausmaß der physiologischen lumbalen Lordose. Je größer die PI, desto größer die lumbale Lordose.
- Die PI ergibt sich aus der Summe von PT und SS und ist nicht an die Orientierung des Beckens gebunden.

Pelvic Tilt (PT)

- Definition: PT ist definiert als der Winkel zwischen der Vertikalen durch die Femurköpfe und der Linie, die das Zentrum der Femurköpfe mit dem Mittelpunkt der Kreuzbeinendplatte verbindet. Dieser Winkel ist ein Maß für die Rotation des Beckens um die Oberschenkelknochen und damit abhängig von der Körperhaltung.
- Das Becken kann entweder nach anterior oder nach posterior gekippt werden. Die Kippung des Beckens nach anterior verstärkt die lumbale Lordose, die Kippung nach posterior führt zu einer Abschwächung der lumbalen Lordose.

Sacral Slope (SS)

- Definition: Die SS beschreibt den Winkel zwischen einer horizontalen Linie und einer Tangente entlang der oberen Endplatte des S 1-Wirbels. Die SS quantifiziert die Steilheit des Kreuzbeins innerhalb des Beckens und ist analog zum PT abhängig von der Position des Beckens.

Je nach Orientierung des Kreuzbeins innerhalb des Beckens ergeben sich verschiedene Wirbelsäulentypen mit grundsätzlich mehr oder weniger geschwungener Form [2319].

9.1.6 Schulterblick beim Autofahren

Der Schulterblick ist eine wichtige Sicherheitsmaßnahme beim Fahren. Um diese Bewegung zu verstehen, ist ein Einblick in die funktionelle Anatomie notwendig. Die Drehung des Kopfes erfordert das komplexe Zusammenspiel der Halswirbelsäule und der Nackenmuskulatur (▶ Tab. 9.6, ▶ Video 9.3). Eine häufig angetroffene Schwierigkeit bei Problemen mit der Kopfrotation ist der Muskeltonus einzelner oder mehrerer Muskeln. Je nach Haltung des Kopfes muss die Nackenmuskulatur mehr oder weniger arbeiten und kann dabei bei zu großer Beanspruchung als protektive Reaktion verkrampfen. Speziell im Kontext einer vorangehenden Beschleunigungsverletzung kann es Schwierigkeiten bereiten, den Tonus einzelner Muskeln zu normalisieren.

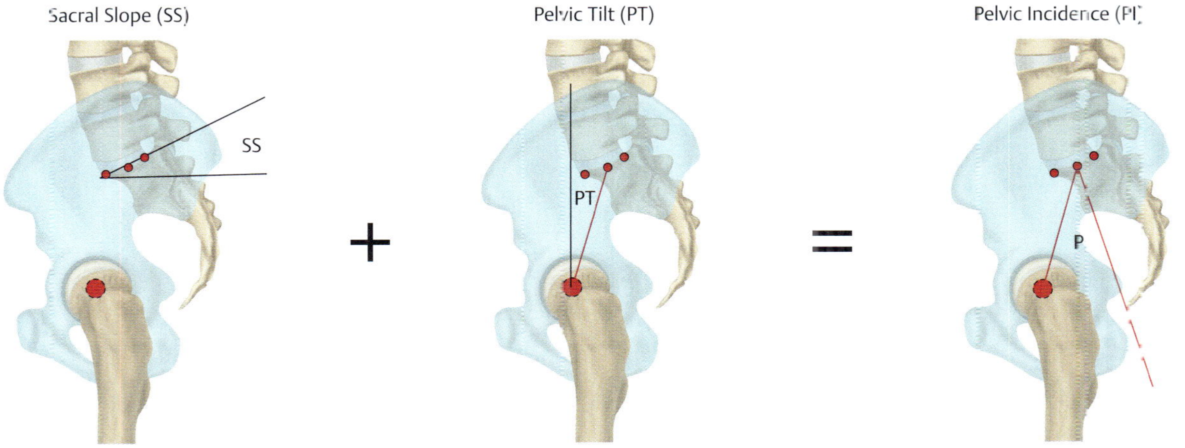

Abb. 9.20 Spinopelvine Parameter: **a** Sacral Slope (SS); **b** Pelvic Tilt (PT); **c** Pelvic Incidence (PI). (Quelle: Rauschmann M, Josten C, Meyer B. Hrsg. Referenz Wirbelsäule. 1. Auflage. Stuttgart: Thieme; 2025)

Tab. 9.6 Ausgang- und Endstellung der Bewegung „Schulterblick beim Autofahren".

	Ausgangstellung	Endstellung
Hüftgelenk	100° Flexion	110° Flexion
Brustwirbelsäule	Neutral-Nullstellung	20° Rotation (rechts/links)
Halswirbelsäule	Neutral-Nullstellung	80° Rotation (rechts/links)

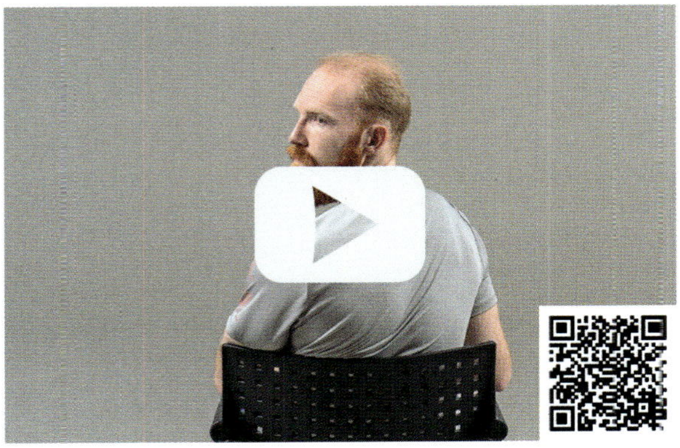

Video 9.3 Schulterblick beim Autofahren. (Quelle: Universitätsklinik Balgrist, Med. Bilddokumentation, C. Urfer)

Vertebrae cervicales

Von den 7 Halswirbeln weisen der 1. und 2. Halswirbel (Atlas und Axis) die größten Abweichungen von der Grundform der Wirbel ab. Der Atlas hat keinen Wirbelkörper, sondern besteht aus 2 unterschiedlich großen Bögen, welche den Wirbelkanal bilden. Der Axis verfügt über einen Wirbelkörper, von dessen Oberseite der Dens axis ausgeht. Dabei handelt es sich um einen zahnartigen Fortsatz, der die Verbindung zum Atlas herstellt. Rotationen erfolgen um den Dens axis. Der Aufbau von Atlas und Axis ist darauf ausgelegt, dass sie die Hauptlast des Kopfes aufnehmen können und die Bewegung des Kopfes entsprechend eines Kugelgelenks ermöglichen. Die Wirbelkörper der restlichen 5 Halswirbel sind im Vergleich eher klein und würfelförmig. Das dreieckige Foramen vertebrale ist verhältnismäßig groß (▶ Abb. 9.21)

9

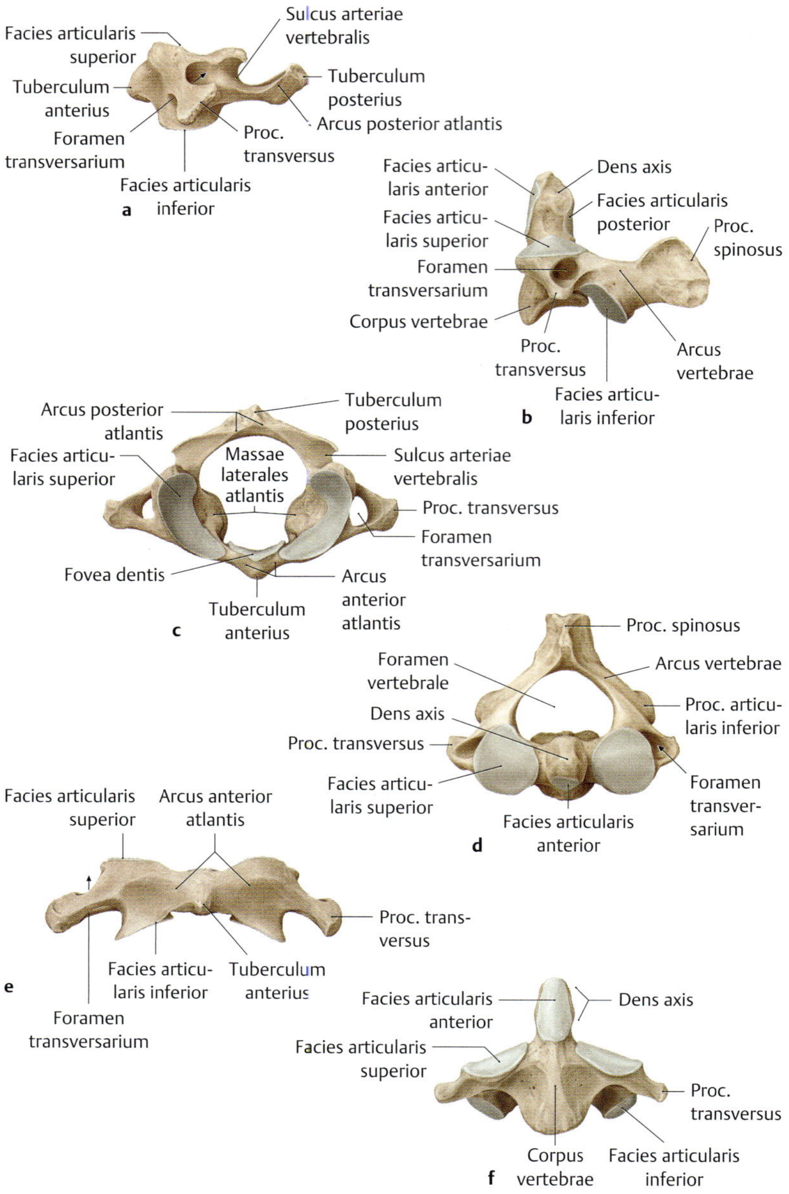

Abb. 9.21 Atlas und Axis. (Quelle: Schünke M, Schulte E, Schumacher U. Prometheus. LernAtlas der Anatomie. Allgemeine Anatomie und Bewegungssystem. Illustrationen von Voll M und Wesker K. 6., vollständig überarbeitete Auflage. Stuttgart: Thieme; 2022)
- **a** Atlas von links-lateral.
- **b** Axis von links-lateral.
- **c** Atlas von kranial.
- **d** Axis von kranial.
- **e** Atlas von ventral.
- **f** Axis von ventral.

Die Kopfgelenke

Im Unterschied zu den übrigen Knochenverbindungen der Wirbelsäule handelt es sich bei allen Kopfgelenken um echte Gelenke. Dabei unterscheidet man das obere Kopfgelenk (Art. atlantooccipitalis) zwischen Os occipitale (Hinterhauptbein) und Atlas und das untere Kopfgelenk (Art. atlantoaxialis) zwischen Atlas und Axis. Ein weiterer wichtiger Unterschied ist das Fehlen der Bandscheiben in den Kopfgelenken, durch das Fehlen der Bandscheiben gewinnen die Gelenke enorm an Beweglichkeit.

Das obere Kopfgelenk ist ein Ellipsoidgelenk mit 2 Freiheitsgraden und ermöglicht hauptsächlich Nickbewegungen des Kopfes nach vorn und hinten (insgesamt etwa 30°) und die Seitneigung (insgesamt 10–15°). Das untere Kopfgelenk setzt sich aus insgesamt 4 Einzelgelenken zusammen, die funktionell zusammen ein Zapfengelenk bilden. Die Hauptbewegung besteht in der Rotation des Atlas um die Längsachse des Dens axis (insgesamt etwa 55°).

Die Gelenke der Halswirbelsäule werden durch ein komplexes System von Bändern stabilisiert. Die Bänder in diesem Bereich sind zahlreich und kräftig. Ein Teil der Bänder, die von der oberen Halswirbelsäule ausgehen, setzt sich nach kaudal fort (▸ Tab. 9.7).

Tab. 9.7 Bänder der Kopfgelenke.

Band	Ursprung	Ansatz	Funktion	Bemerkungen
Lig. apicis dentis	Apex dentis	vorderer Rand des Foramen magnum	Hemmung der Ventralflexion des Kopfes	schwach ausgebildet
Ligg. alaria	oberer Teil des Dens (lateral)	medialer Rand der Hinterhauptkondylen und Foramen magnum	• Begrenzung der Rotation in der Art. atlantoaxialis • Hemmung der Ventralflexion des Kopfes	kräftig ausgebildet
Lig. transversum atlantis	zwischen den Massae laterales (Verlauf: quer hinter Dens)		Hemmung der Ventralflexion des Kopfes	bildet mit der Fovea articularis posterior die hintere Kammer der Art. atlantoaxialis mediana und besitzt eine knorpelige Gleitfläche
Fasciculi longitudinales	Hinterfläche des Axiskörpers	Vorderrand des Foramen magnum (Verlauf: längs hinter Dens)	Hemmung der Ventralflexion des Kopfes	bilden zusammen mit dem Lig. transversum atlantis das Lig. cruciforme atlantis
Membrana tectoria	Hinterfläche des Axiskörpers	Clivus des Os occipitale	Hemmung der Ventralflexion des Kopfes	verbreiterte und verstärkte Fortsetzung des Lig. longitudinale posterius
Membrana atlantooccipitalis anterior	vorderer Atlasbogen	Vorderrand des Foramen magnum	Hemmung der Dorsalextension des Kopfes	entspricht dem Lig. longitudinale anterius
Membrana atlantooccipitalis posterior	hinterer Atlasbogen	dorsaler Rand des Foramen magnum	Hemmung der Ventralflexion des Kopfes	kranialer Ausläufer des Lig. flavum

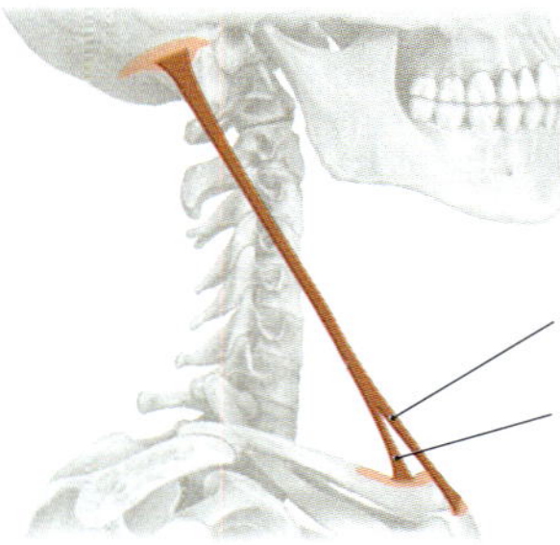

M. sternocleidomastoideus

Ursprung:
- Caput sternale: Manubrium sterni
- Caput claviculare: mediales Drittel der Clavicula

Ansatz: Proc. mastoideus und Linea nuchalis superior

Funktion:
- einseitig: – Lateralflexion des Kopfes zur ipsilateralen Seite
  – Rotation des Kopfes zur kontralateralen Seite
- beidseitig: – Dorsalextension des Kopfes
  – Atemhilfsmuskel mit Punctum fixum am Kopf

Innervation: N. accessorius (XI. Hirnnerv) und direkte Äste aus dem Plexus cervicalis (C1–2)

Abb. 9.22 M. sternocleidomastoideus. (Quelle: Schünke M, Schulte E, Schumacher U. Prometheus. LernAtlas der Anatomie. Allgemeine Anatomie und Bewegungssystem. Illustrationen von Voll M und Wesker K. 6., vollständig überarbeitete Auflage. Stuttgart: Thieme; 2022)

Oberflächliche Nacken- und Halsmuskulatur

Rund um die Halswirbelsäule angrenzend befinden sich viele Muskeln, die an der Extension und Flexion der Halswirbelsäule bzw. bei der Rotation und Seitneigung des Kopfs beteiligt sind. Man unterscheidet grundsätzlich zwischen den oberflächlichen Halsmuskeln, den Nackenmuskeln, den seitlichen tiefen Halsmuskeln, den oberen und unteren Zungenbeinmuskeln und den prävertebralen Muskeln.

Zu den Nackenmuskeln gehören primär die zervikalen Anteile der autochthonen Rückenmuskulatur rund um den M. erector spinae (M. semispinalis capitis et cervicis, M. splenius capitis et cervicis, M. longissimus capitis et cervicis, M. iliocostalis cervicis). Diese können im Bewegungsbeispiel (Kap. 9.1.4) nachgelesen werden. In diesem Kapitel werden nachfolgend nur die oberflächlichen Halsmuskeln weiter beschrieben. Zu diesen gehören der M. sternocleidomastoideus, der M. trapezius und das Platysma. Der M. trapezius wird im Kap. 8.1.5 beschrieben.

Der **M. sternocleidomastoideus** hat seinen Ursprung mit dem Caput sternale am Manubrium sterni und mit dem Caput claviculare am medialen Drittel der Clavicula. Die beiden Köpfe vereinigen sich und ziehen schräg nach kranial-dorsal in Richtung des Proc. mastoideus und der Linea nuchae superior, wo sie großflächig ansetzen.

Die beiden Muskelstränge (rechts und links) sind gut durch die Haut sichtbar und bilden im Halsmuskelrelief von vorn gesehen ein charakteristisches „V“.

Durch die einseitige Kontraktion des M. sternocleidomastoideus kommt es zu einer Lateralflexion des Kopfes zur ipsilateralen Seite Richtung Schulter und zu einer leichten Beugung des Kopfes nach hinten. Gleichzeitig rotiert der Kopf zur kontralateralen Seite. Bei beidseitiger Kontraktion bewirkt der Muskel abhängig von der Position des Kopfs eine Extension bzw. Flexion der Halswirbelsäule und eine Extension des Kopfes. Beide Muskeln wirken als Atemhilfsmuskeln, wenn der Kopf in einer fixierten Position gehalten wird (► Abb. 9.22).

Biomechanik: Die alternde Wirbelsäule

Die Bewegungssegmente der Wirbelsäule unterliegen mit dem Altern unterschiedlichen Veränderungen. Der degenerative Prozess beginnt dabei bereits im ersten Lebensjahrzehnt auf der Ebene der Bandscheiben. Grundsätzlich fungieren die Bandscheiben als axiale Überträger von Kräften und helfen bei der Stoßdämpfung. Die Übertragung von Belastungen erfolgt durch die Ausübung von hydrostatischem Druck auf den Nucleus pulposus [2309]. Infolge des degenerativen Prozesses verlieren die Bandscheiben zunehmend ihre grundlegenden mechanischen Eigenschaften. Dazu gehören der Verlust der Elastizität oder eine verminderte Effizienz der Lastübertragung [2315]). Biochemische Veränderungen können so z. B. zu einer Dehydrierung oder Umlagerung des Nucleus pulposus, einer Versteifung des Annulus fibrosus und später zu Rissen im Knorpel führen. In der Folge können Bandscheibenvorfälle oder eine degenerative Abnahme der Bandscheibenhöhe auftreten, welche unter Umständen zum Verlust der Lendenlordose führen können.

Veränderungen können auch die knöchernen Wirbelkörper betreffen, die aus Spongiosa bestehen und das strukturelle Gerüst der Wirbelsäule bilden. Im Normalfall sind die Trabekel der Spongiosa so organisiert, dass sie entlang der Hauptachse der einwirkenden Kräfte ausgerichtet sind. Altersbedingte Veränderungen der Spongiosa umfassen den Verlust der Knochenmineraldichte sowie morphologische Veränderungen wie Trabekelausdünnung oder vergrößerte intratrabekuläre Abstände. Diese Veränderungen erhöhen das Risiko von Wirbelfrakturen. Auch auf die Endplatten der Wirbelkörper wirken degenerative Prozesse: Einerseits kann die Ausdünnung der Endplatte in Verbindung mit einem Verlust an Mineraldichte das Risiko einer Endplattenfraktur erhöhen. Auf der anderen Seite kann eine Verknöcherung der Endplatte die Nährstoffversorgung der Bandscheibe beeinträchtigen [2309]. Degenerative Veränderungen an der Wirbelsäule haben gemeinsam, dass sie zu einer unausgewogenen Lastenverteilung zwischen den beteiligten Strukturen führen. Während die Degeneration der Bandscheibe eine Überlastung der Facettengelenke verursacht [2304][2307][2310], bleibt die Rolle der Facettengelenkshypertrophie bei der Degeneration der Bandscheibe umstritten.

Neben den bereits beschriebenen Prozessen spielen häufig die Arthrose und die Degeneration der paraspinalen Muskulatur eine wichtige Rolle bei der individuellen Degeneration der Wirbelsäule. Bei der Arthrose reagiert der Körper auf den Verschleiß der Gelenkflächen oft mit einer osteophytären Reaktion und bildet überflüssigen Knochen, welcher wiederum den Platz für neuronale Strukturen einengt. Als Folge der Einengung von Nervenaustrittslöchern können Schmerzen auftreten, die in periphere Körperbereiche ausstrahlen. Ein weiteres häufiges Problem bei der Arthrose ist die chronische Inflammation, welche sich z. B. in einer Verdickung des Lig. flavum und damit in einem erhöhten Druck auf den Spinalkanal äußern kann.

Bei der Muskelatrophie kommt es zur Abnahme der Muskelmagermasse und des Muskelquerschnitts. Oft ist sie von einer Verfettung der Muskulatur begleitet (fatty infiltration). Mit zunehmender Atrophie und Verfettung verliert die paraspinale Muskulatur zunehmend ihre Funktion für die Stabilisation und Aufrichtung der Wirbelsäule.

Schließlich beeinflusst die Degeneration die physiologische Funktion der Wirbelsäule bezüglich posturaler Kontrolle und Stabilität. So verlagert sich der Körperschwerpunkt bei einem Verlust der Lendenlordose oder einer funktionellen Beeinträchtigung der paraspinalen Muskulatur zunehmend nach anterior. Das globale Gleichgewicht der Wirbelsäule liegt nicht mehr im Lot, wofür der Körper in den angrenzenden Bewegungssegmenten kompensieren muss (zunächst Retroversion des Beckens, dann Knieflexion). Die individuelle Degeneration der Wirbelsäule ist jedoch von Mensch zu Mensch unterschiedlich und hängt unter anderem von Genetik, Lifestyle und der körperlichen Beanspruchung ab und kann nicht allein auf das zunehmende Alter zurückgeführt werden.

9.2 Fallbeispiel Radikulopathie bei Foramenstenose und Diskushernie

Evelyn Bärtschi, José Spirig

Steckbrief Johanna (65)

- Ärztliche Diagnose: schmerzhaft sensorische L 5 Radikulopathie rechts
- Verordnung: Analgesie, Verbesserung der Gelenks- und Muskelfunktion, Instruktion Heimprogramm
- Beruf, Sport: Hausfrau mit 2 Kindern; Gartenarbeit, Handarbeit.

9.2.1 Ärztlicher Hintergrund

Pathologie

Ischialgie (Schmerzen im dorsolateralen Bein) und Femoralgie (Schmerzen im ventralen Bein) sind die häufigsten Symptome einer Nervenkompression in der lumbalen Wirbelsäule. Die Ischialgie geht auf eine Kompression der Nervenwurzel L5 oder S1 und die Femoralgie auf die Kompression der Nervenwurzeln L2–4 zurück. Können die Symptome auf eine bestimmte Nervenwurzel zurückgeführt werden, spricht man von einer Radikulopathie. Diese kann wiederum in schmerzhaft, sensorisch und motorisch oder deren Kombination eingeteilt werden (▶ Tab. 9.8).

Die Kompression einer Nervenwurzel wird bei unter 50-jährigen meistens durch eine Diskushernie verursacht. Die Jahresprävalenz liegt bei 2,5 %. Sie ist jedoch deutlich vom Alter abhängig und zeigt einen Gipfel zwischen dem 30. und 50. Lebensjahr [2348]. Lumbale Diskushernien betreffen zu über 90 % die Level L4/5 und L5/S1. Sie treten dann in über 70 % der Fälle mediolateral auf [2336]. Dies führt zur Kompression der im Rezessus vorbeiziehenden Nervenwurzel. So komprimiert z. B. eine mediolaterale Diskushernie auf Höhe L4/5 die im Rezessus vorbeiziehende Nervenwurzel L5 (▶ Abb. 9.23). Seltener gibt es auch laterale Diskushernien, welche nach kranial, foraminal oder extraforaminal sequestrieren, was dann beim Beispiel der Diskushernie auf Höhe L4/5 eine Kompression der im selben Foramen vorbeiziehenden Nervenwurzel L4 verursachen würde (▶ Abb. 9.24).

Bei Personen über 50 stehen andere degenerative Veränderungen wie diskoligamentär bedingte Foramenstenosen oder Spinalkanalstenosen im Vordergrund, die u. a. durch Bandscheibenschwund, Spondylolisthesis und Facettengelenkshypertrophien bedingt sind (▶ Abb. 9.25) [2351].

Der diagnostische Goldstandard ist das MRT. Hier lassen sich die neuralen Strukturen und deren Einengungen am besten erkennen [2334].

Eine rein schmerzhafte, nicht motorische Radikulopathie wird primär konservativ behandelt. Bei einer motorischen Radikulopathie sollte jedoch immer die OP-Indikation durch eine Fachkraft abgeklärt oder zumindest für eine engmaschige Kontrolle gesorgt werden, da eine Parese auch einen permanenten Nervenschaden und damit einer lebenslängliche Funktionseinschränkung bedeuten kann. Weitere relative OP-Indikationen sind therapieresistente Schmerzen.

Wenn eine konservative Therapie indiziert ist, besteht grundsätzlich eine gute Prognose. So geben 37 % der Betroffenen nach 8 Wochen und 71 % nach 6 Monaten eine zufriedenstellende Besserung der Symptome an [2338][2339].

Zur konservativen Therapie gehören die Physiotherapie, orale Analgetika, manuelle Therapien und Infiltrationen. Deren kurzfristige Wirkung ist sicherlich bewiesen, jedoch ist umstritten, ob auch der natürliche Langzeitverlauf positiv beeinflusst werden kann [2334].

Tab. 9.8 Symptome und Differenzialdiagnosen der Radikulopathien.

Radikulopathie	Dermatom für Schmerz und Sensibilität	Motorik	Reflexe	Differenzialdiagnose
L1	inguinal	Hüftbeuger		Hüftpathologie (z. B. Arthrose), Inguinalhernie
L2	proximaler ventraler Oberschenkel	Hüftbeuger, Hüftadduktoren	ADR	Hüftpathologie (z. B. Arthrose), Inguinalhernie
L3	ventraler Oberschenkel	Hüftbeuger, Hüftadduktoren und Kniestrecker (einbeinige Kniebeugen)	ADR, PSR	Meralgia paraesthetica
L4	lateroventraler Oberschenkel, ventraler Unterschenkel	Kniestrecker (Einbeinige Kniebeugen), Fussheber (Fersengang)	PSR	Peronaeusläsion
L5	lateraler Oberschenkel und Unterschenkel, Fußrücken bis Großzehen	Hüftabduktoren (Trendelenburg-Zeichen), Fußheber und Großzehenheber (Fersengang)	TPR	Peronaeusläsion, Hüftabduktorenpathologie
S1	dorsaler Oberschenkel und Unterschenkel, Fußsohle und lateraler Fußrand	Fußsenker (Zehengang), Fußeversion	ASR	Achillessehnenruptur

Abkürzungen: ASR = Achillessehnenreflex, PSR = Patellasehnenreflex, TPR = Tibialis-posterior-Reflex, ADR = Adduktorenreflex

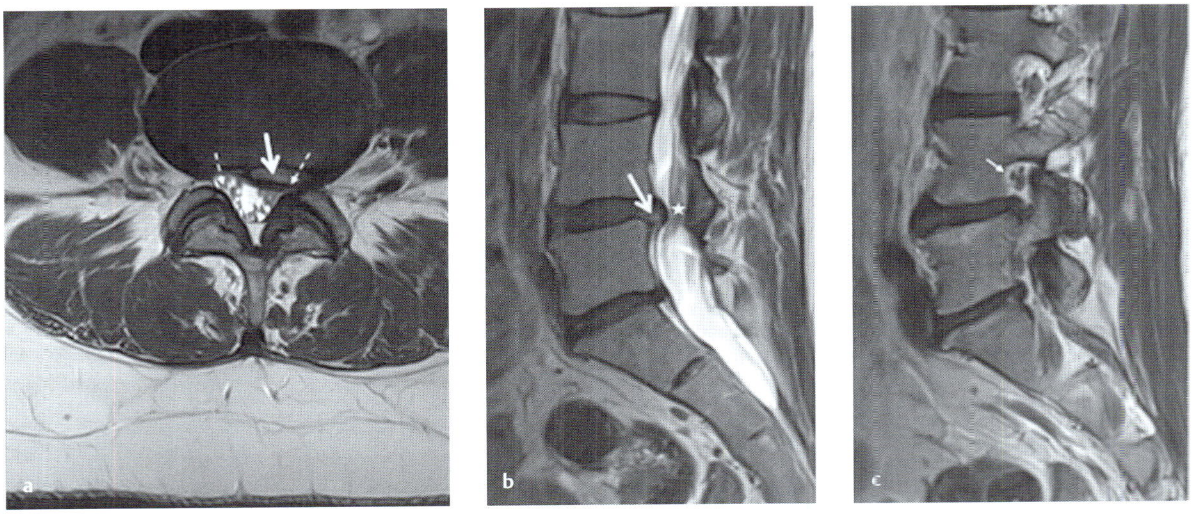

Abb. 9.23 Axiale und sagittale MRT Bilder eines Patienten mit einer linksseitigen L5 Radikulopathie. (Quelle: Bildarchiv PACS, Universitätsklinik Balgrist)

a Mediolaterale Diskushernie L4/5 links (Pfeil); Rezessus links eingeengt und rechts frei (gestrichelte Pfeile).

b Rezessale Kompression der vorbeiziehenden Nervenwurzel L5 links (Stern).

c Freie Nervenwurzel L4 (Pfeil) im Foramen L4/5 oberhalb der Bandscheibe L4/5.

Sollte eine Operation bei einer Diskushernie notwendig sein, ist die Prognose ebenfalls sehr gut. So geben mindestens 80 % nach einer dekomprimierenden Operation eine zufriedenstellende Verbesserung an. Komplikationen sind selten und die meisten sind ohne Folgeschäden. Darunter gehören Liquorlecks (3–5 %), Wundinfektionen (3 %) und Wundhämatome (< 1 %). Nervenschädigungen durch die Operation sind äußerst selten (< 0,1 %) [2336] [2354].

9.2.2 Physiotherapeutische Anamnese

Die 65-jährige Johanna hat seit mehreren Jahren intermittierende lumbale Beschwerden, häufig kombiniert mit Ausstrahlungen ins rechte Bein. Mit Übungen aus dem Internet und Voltaren konnte sie die Beschwerden zumeist selbst positiv beeinflussen. Seit 2 Wochen sind die Beschwerden nun deutlich stärker geworden. Johanna hatte im Garten gearbeitet und beim Bücken heftige, dumpfe lumbale Schmerzen verspürt. Im Verlauf kamen brennende Ausstrahlungen über das rechte Gesäß, den dorsalen Oberschenkel, Wade und lateralen Unterschenkel dazu.

Der Arzt stellte die Diagnose einer L5-Radikulopathie rechts. In der Bildgebung (MRT und Röntgen) wurden eine degenerative Spondylolisthesis L4/5 (Grad I nach Meyerding [2333]), eine fora-

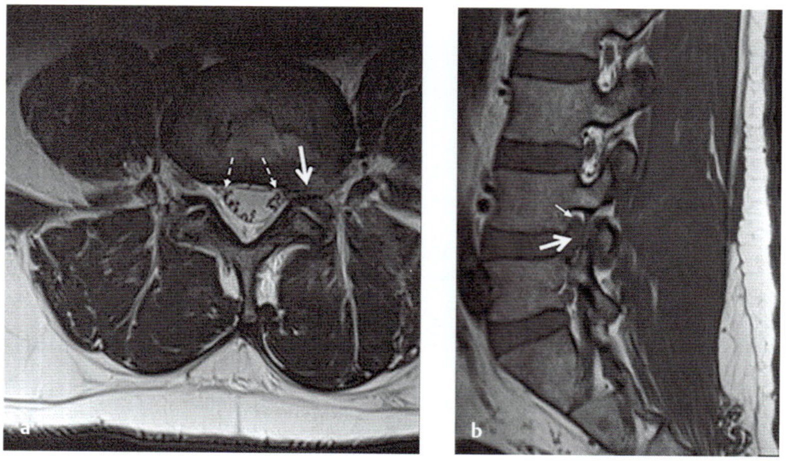

Abb. 9.24 Axiale und sagittale MRT Bilder eines Patienten mit einer linksseitigen L4 Radikulopathie. (Quelle: Bildarchiv PACS, Universitätsklinik Balgrist)

a Foraminale Diskushernie L4/5 (Pfeil); freie Nervenwurzel L5 beidseits im Rezessus (gestrichelte Pfeile).

b Foraminale Kompression der Nervenwurzel L4 (kleiner Pfeil) bei foraminaler Diskushernie L4/5 (großer Pfeil).

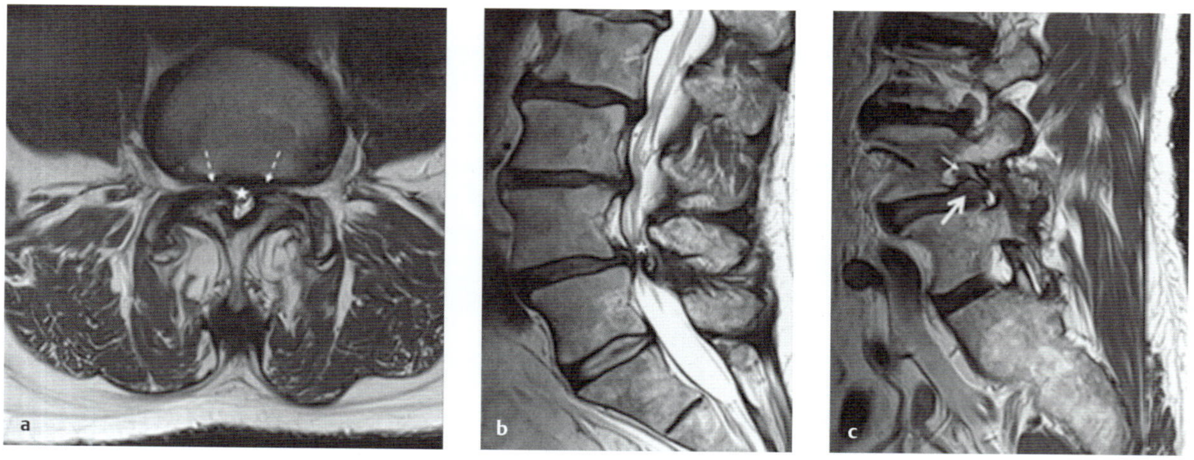

Abb. 9.25 Axiale und sagittale MRT Bilder eines Patienten mit einer chronischen Cauda equina Symptomatik inklusive einer L5 wie auch L4 Radikulopathie. (Quelle: Bildarchiv PACS, Universitätsklinik Balgrist)

a Rezessale Stenose L4/5 beidseits (Pfeile), komprimierte Cauda equina bei zentraler Spinalkanalstenose (Stern).

b Komprimierte Cauda equina (Stern) bei Spinalkanalstenose auf der Höhe L4/5.

c Foraminale Kompression der Nervenwurzel L4 (kleiner Pfeil) durch foraminale Bandscheibenhernie (großer Pfeil) und degenerative Listhese L4/5.

minale bis rezessale Diskushernie L4/5 mit möglicher foraminaler Kompression L4 und eine rezessale Kompression der Nervenwurzel L5 beschrieben. Nach etwa 30 min Sitzen verstärken sich die lumbalen Beschwerden, beim Gehen nach 15 min und im Stehen nach 5–10 min. Die Ausstrahlungen ins Bein sind eher konstant und lassen sich kaum beeinflussen. Vor allem in der Nacht sind sie ebenfalls präsent. Beide Symptome bessern sich ein wenig beim Liegen auf der Seite. Eine epidurale Infiltration L4/5 rechts unter CT-Kontrolle hatte ebenfalls die Schmerzen ein wenig gelindert (v. a. bezüglich der Intensität der Beschwerden).

9.2.3 Physiotherapeutische Untersuchung

Peripheres Nervensystem

Aufgrund der ausstrahlenden Beschwerden ins rechte Bein wird die neurologische Funktion der entsprechenden Nerven untersucht.

Johanna zeigt dabei auf beiden Seiten einen verminderten Achillessehnenreflex, was bei Personen über 60 auch bei Gesunden häufig vorkommt und in diesem Fall keine klinische Relevanz hat [2353]. Das Standard-Screening der Kennmuskulatur (Hüftbeuger, Kniestrecker, Fußheber, Großzehenheber, Fußsenker) zeigt bei der Prüfung der groben Kraft nach Janda keine Auffälligkeiten [2340]. Auch die Funktionen einbeinige Kniebeuge, einbeiniger Fersenstand und Fersengang sind normal. Im klinischen Alltag finden wir bei einer L5-Radikulopathie häufig eine Schwäche der Hüft-Abduktion, weshalb diese ebenfalls getestet wird [2332]. Dabei ist der Kraftgrad rechts auf der M 4/5.

! Achtung

Eine Nervenschädigung (Demyelinisierung oder Verlust von Axonen) ist eine Vorsichtssituation, die auch das physiotherapeutische Management beeinflusst. Klinische Befunde dafür sind sog. Minus-Zeichen: verminderte Reflexantwort, verminderte Kraft der Kennmuskulatur und verminderte Sensibilität (▶ Tab. 9.9).

Tab. 9.9 Nervenkompression – klinische Zeichen und Pathophysiologie.

	Minuszeichen (Loss of function)	Pluszeichen (Gain of function)
klinische Zeichen	• Hyposensibilität von Berührung und Temperatur (im Innervationsgebiet) • Kraftverlust der Kennmuskulatur • verminderte Reflexantwort	• Hyperalgesie • Parästhesien • Wärme-/Kälteempfindlichkeit (Symptome auch außerhalb des Innervationsgebietes möglich) • Mechanosensitivität (Neurodynamik)
Pathophysiologie	Periphere Nervenläsion: • Demyelinisierung • axonaler Schaden • Verlust von Fasern	• neurogene Entzündung • periphere und zentrale Sensibilisierung • verminderte Inhibition

Die sensorische Testung sollte die Untersuchung dicker (Aβ) und dünner (Aδ, C) sensibler Fasern beinhalten, da beide beeinträchtigt sein können [2344]. Deshalb wird neben der Wahrnehmung für leichte Berührung (light touch) auch diejenige für einen Nadelreiz (pin prick) getestet. Die Berührungsempfindung wird mit einem Taschentuch und die Spitz-stumpf-Diskrimination mit einem Zahnstocher geprüft, und zwar zirkulär entlang der unteren Extremität im Seitenvergleich. Das Berührungsempfinden ist rechts am lateralen Unterschenkel abgeschwächt. Die Oberflächensensibilität für spitz ist rechts am lateralen Unterschenkel, auf dem Fußrücken und an der dorsalen Großzehe deutlich geringer. Die Gebiete wurden danach weiter eingegrenzt und für den Wiederbefund im Verlauf dokumentiert. Diese entsprechen dem Dermatom L 5. Die klinischen Befunde passen insgesamt zur Diagnose der L 5-Radikulopathie.

Es gibt keine klinischen Hinweise für eine relevante Beeinträchtigung der L 4-Wurzel. In der aktuellen Situation hat der MRT-Befund einer möglichen Kompression der L 4-Wurzel für die weitere Behandlung keine Bedeutung.

Periphere Mechanosensitivität des Nervensystems

Eine durch mechanische oder entzündliche Reize sensibilisierte Nervenwurzel reagiert auf „Dehnung" oder Verlängerung häufig mit Schmerzverstärkung oder Schmerzprovokation. Dies kann durch spezifische neurodynamische Tests untersucht werden. Für die obere Lendenwirbelsäule (Nervenwurzel L 1–4) wäre dies der Prone Knee Bend (PKB) und für die untere Lendenwirbelsäule (Nervenwurzel L 5–S 1) der Straight Leg Raise (SLR) oder Slump-Test [2328].

> **Neurodynamische Tests**
>
> Weniger als die Hälfte der Patienten und Patientinnen mit einer diagnostizierten Radikulopathie hat einen positiven neurodynamischen Test [2349]. Ein negativer neurodynamischer Test bedeutet nicht, dass die Leitfähigkeit bzw. Funktion des entsprechenden Nervs in Ordnung ist oder umgekehrt, dass ein positiver neurodynamischer Test für eine Schädigung des Nervs spricht. Ein positiver SLR oder PKB sollte deshalb immer im Zusammenhang mit weiteren Befunden interpretiert werden [2326].

Bei Johanna werden beim SLR auf der rechten Seite bei 50° Hüftflexion ihre bekannten Symptome im rechten Gesäß und im lateralen Unterschenkel reproduziert. Es werden „differenzierende" passive Bewegungen fernab der Lokalisation der Symptomatik genutzt, um diese von einer möglichen muskulären Ursache abzugrenzen. Beim Hinzufügen einer Dorsalextension im OSG werden die Schmerzen im Gesäß (und im Unterschenkel) verstärkt. Auf der linken Seite werden 70° Hüftflexion (Ziehen in Kniekehle) erreicht. Das neurale Gewebe der rechten unteren Extremität scheint auf Zug empfindlich zu reagieren.

Neben Zug auf den betroffenen Nerv kann auch Druck eine Schmerzverstärkung provozieren. Extension, Lateralflexion und Rotation zur betroffenen Seite verkleinern die Platzverhältnisse im Rezessus. Diese Bewegungen können somit die Nervenwurzel zusätzlich komprimieren.

Bei der aktiven Bewegungsprüfung in Extension und Lateralflexion rechts verstärkt sich bei Johanna das Ausstrahlen ins rechte Bein. Bereits bei der Inspektion fiel eine leichte Lateralflexion nach links als Ausdruck einer Schonhaltung auf.

> **Sensibilisierung des zentralen Nervensystems**
>
> Klinische Hinweise für eine Sensibilisierung des Nervensystems sind sog. Plus-Zeichen. Neben Schmerzen könnte dies z. B. Kribbeln oder Brennen sein (▶ Tab. 9.9).
>
> Im Zusammenhang mit Neuropathien wird häufig eine Ausweitung der Schmerzen beschrieben. Zwei Drittel der Betroffenen mit einer Radikulopathie zeigen Symptome auch außerhalb eines Dermatoms, die nicht einer Nervenwurzel zugeordnet werden können [2336]. Neben der neurogenen Entzündung des peripheren Nervs und des Hinterwurzelganglions können weitere Mechanismen auf Rückenmarksebene und im Gehirn dafür verantwortlich gemacht werden. Die Pathophysiologie von kompressionsbedingten Neuropathien wurde ausführlich in den Arbeiten von A. Schmid beschrieben [2344][2345][2346][2347].

Johanna beklagt auch Schmerzen außerhalb des L 5-Dermatoms (Wade). Primäre Afferenzen steigen mehrere Segmente auf und ab, wenn sie ins Rückenmark eintreten, bevor sie im Hinterhorn verschaltet werden. Dies kann zu veränderten Schwellen von sensorischen Fasern auf mehreren Segmenten führen.

Für eine Ausweitung der Symptome im Sinne einer maladaptiven zentralen Sensibilisierung gibt es bei Johanna jedoch keine Hinweise.

Physische Faktoren

Die Spondylolisthesis L 4/5 (Wirbelgleiten) ist ein beitragender Faktor und kann den rezessalen Raum für die Nervenwurzel L 5 zusätzlich verkleinern.

Bei der passiven Untersuchung der Hüftbeweglichkeit wurde auf beiden Seiten eine Einschränkung in Extension und in Flexion/Adduktion festgestellt. Eine Einschränkung eines angrenzenden Gelenkes oder eine verkürzte Muskulatur kann die Bewegungen in der Lendenwirbelsäule (LWS) beeinflussen. So wird sich etwa die LWS früher oder vermehrt in Extension bewegen, wenn die Hüftextension eingeschränkt ist. Shirley Sahrmann prägte den Begriff der relativen Flexibilität [2342]. Der Körper tendiert dazu, sich am Ort des niedrigsten Widerstandes am frühesten oder am meisten zu bewegen.

Auf die Prüfung der Kraftausdauer der Rumpfmuskulatur als beitragenden Faktor wird bei Therapiebeginn verzichtet. Aufgrund der akuten Situation wird durch die Testung eine Schmerzprovokation erwartet, wodurch keine Aussage über die Kraft mehr möglich wäre. Dieses Assessment wird für den weiteren Verlauf geplant.

Die Untersuchung der muskulären Kontrolle wird ebenfalls auf einen späteren Zeitpunkt verschoben [2335]. In der Akutphase ist die Einnahme einer neutralen LWS-Position aus der lateroflektorischen Schonhaltung bereits schmerzhaft. Die Veränderung des Bewegungsverhaltens wird in diesem Fall als sinnvolles protektives Verhalten eingestuft. Sollte im Verlauf der Gewebeheilung das veränderte Bewegungsmuster beibehalten werden, könnte dies die Beschwerden weiter unterhalten.

Johannas Aktivitätsniveau wird als eher niedrig und unregelmäßig beurteilt. Ihre Hobbys sind der Garten und Handarbeiten. Außerdem kocht sie gern. Es wird angenommen, dass regelmäßige körperliche Aktivität einen positiven Effekt auf Gelenks- und Rückenbeschwerden hat [2331]. Johannas bevorzugte Freizeitaktivitäten zeichnen sich außerdem durch primär statische Positionen aus. Diese werden v. a. im Zusammenhang mit einer Spondylolisthesis als eher ungünstig angesehen.

Psychosoziale Faktoren

Johanna wohnt mit ihrem Mann im eigenen Haus und hat einen guten Kontakt zu ihren beiden Kindern. Im Alltag fühlte sie sich stark eingeschränkt: Haushaltsarbeiten, Gartenarbeit und Handarbeiten kann sie nur noch bedingt ausführen. Sie machte sich außerdem Sorgen, ob die Rückenbeschwerden überhaupt wieder weggehen würden.

Eine Zusammenfassung und Einordnung der physiotherapeutischen Befunde bietet ▶ Tab. 9.10. Ebenfalls aufgeführt sind die angewendeten Verlaufssymptome und Verlaufszeichen. Es wurden keine Hinweise auf weitere schwere Erkrankungen gefunden.

Tab. 9.10 Zusammenfassung und Einordnung der physiotherapeutischen Befunde (Fallbeispiel Radikulopathie bei Foramenstenose und Diskushernie).

	Hinweise für neuropathische Mechanismen (wahrscheinliche Struktur: L 5 Nervenwurzel)	Hinweise für nozizeptive Mechanismen (mögliche Strukturen im LWS-Bereich: Facettengelenke, Diskus, Muskulatur)	Verlaufssymptom/ -zeichen	Beitragende Faktoren
Bildgebung	Diskushernie L 4/5, Kompression L 5-Wurzel			Spondylolisthesis L 4/5
Anamnese	• Ausstrahlungen ins rechte Bein • Brennen • Nachtschmerzen	• LWS-Schmerzen • dumpf • statische Positionen verstärken Symptome • mechanisches Muster erkennbar	• Ausstrahlung: Gesäß, dorsaler Oberschenkel, Wade, lateraler Unterschenkel (Ausbreitung) • NRS LWS: 3–6/10 • NRS Bein re: 4/10 • Symptomverstärkung LWS: Sitzen 30 min, Gehen 15 min, Stehen 5–10 min • Symptomlinderung nach ca. 30 min in Seitenlage	• Aktivitätslevel eher niedrig und unregelmäßig, eher statische Positionen (Kochen, Handarbeit, Gartenarbeit) • Patientin macht sich Sorgen über Verlauf
Untersuchung	Inspektion: • Schonhaltung (leichte LF li, leichter Shift nach links: Platzverhältnisse Rezessus ↑)		• Schonhaltung: leichte LF li • Korrektur der Schonhaltung: Schmerzprovokation	• eingeschränkte Hüftbeweglichkeit beidseits
	neurologische Untersuchung: • verminderte Sensibilität im L 5-Dermatom (für Berührung und Spitz-stumpf-Diskrimination) • verminderte Kraft der Hüftabduktoren (M 4/5; L 5)		• Berührungsempfinden: lateraler Unterschenkel vermindert • Hüftabduktion: Kraft M 4/5	
	Neurodynamik: • SLR positiv (Symptomreproduktion Gesäß, differenziert über Dorsalextension im OSG)		• SLR: 50° Hüftflexion, bekannte Gesäßschmerzen (li: 70° Hüftflexion)	
	aktive Beweglichkeit: • Verstärkung der Bein-Symptome bei Verkleinerung der Platzverhältnisse im Rezessus (Extension, LF re)	aktive Beweglichkeit: • Verstärkung der LWS-Beschwerden bei Flexion und Extension	• Beinsymptome: LF re, FBA 63 cm • LWS-Symptome: Flexion, FBA 45 cm	

LWS = Lendenwirbelsäule, NRS = Numeric Rating Scale, LF = Lateralflexion, li = links, re = rechts, SLR = Straight Leg Raise Test, OSG = Oberes Sprunggelenk, FBA = Finger-Boden-Abstand

> **Red Flags**
>
> Im Zusammenhang mit ausstrahlenden Rückenschmerzen muss immer auch an die Möglichkeit eines Cauda-equina-Syndroms, an Metastasen, die das Rückenmark oder Nervenwurzeln komprimieren, an eine Spinalkanalstenose, ein epidurales Hämatom, eine Infektion oder an eine Fraktur gedacht werden [2330].

9.2.4 Physiotherapeutische Maßnahmen

Gemeinsam mit Johanna werden folgende Ziele definiert: mindestens eine Stunde sitzen ist möglich (für Handarbeiten), Spülmaschine einräumen und Kochen sind wieder möglich.

Obwohl bei lumbalen Radikulopathien aufgrund einer Diskushernie und/oder Spondylolisthesis als erste Option ein konservatives Vorgehen favorisiert wird, ist die Evidenzlage für physiotherapeutische Behandlungsansätze bis heute unklar.

Die Therapie wird in diesem Beispiel anhand des Clinical-Reasoning-Prozesses, der vorhandenen Evidenz und der klinischen Erfahrung ausgewählt.

In ▶ Tab. 9.11 sind die physiotherapeutischen Maßnahmen und deren Zuordnung zusammengefasst.

Edukation und Selbstmanagementstrategien

In den ersten Therapiesitzungen wird ein starker Fokus auf die Gesundheitsedukation gelegt. Die Diagnose Radikulopathie und welche klinischen Zeichen bei Johanna für diese Diagnose sprechen, wird erklärt. Die Vorsichtssituationen (Lähmungserscheinungen) und Notfallsituationen (Cauda-equina-Symptomatik, Rückenmarksymptomatik) werden erläutert. Es wird auch auf den prinzipiell gutartigen Verlauf der Krankheit eingegangen, wenngleich mit Monaten für eine Genesung gerechnet werden muss. Ebenfalls wird erwähnt, dass bei etwa einem Drittel der Patient*innen die Beschwerden auch nach einem Jahr noch persistieren [2344]. Schließlich wird erklärt, dass Diskushernien und Spondylolisthesis in der Bevölkerung sehr verbreitet sind und auch bei Gesunden auftreten. Diskushernien haben ein gutes Heilungspotenzial und die Stabilität des Rückens ist wegen der Spondylolisthesis nicht negativ beeinflusst. In Johannes Fall würde diese degenerative Veränderung jedoch zusätzlich den Platz für die Nervenwurzel ungünstig beeinflussen.

Gleich zu Beginn werden mit Johanna Selbstmanagementstrategien erarbeitet. An einem Wirbelsäulenmodell sieht und erfährt Johanna, welche Bewegungen den Rezessus einengen und welche ihn weiten. Diverse Positionen und Bewegungen in LWS-Flexion und Lateralflexion links werden ausprobiert. Am besten reagiert sie auf eine Flexion mit etwas Rotation/Lateralflexion nach links im Sitzen (▶ Abb. 9.26) und auf das „Päckli" in Rückenlage.

Johanna soll nach Möglichkeit ihr gereiztes Nervensystem nicht zusätzlich belasten. Gehaltene Dehnungen sollen daher vermieden werden, wie z. B. gestreckte Beine beim Autofahren oder mit ausgestreckten Beinen auf dem Sofa sitzen. Ebenfalls ungünstig ist eine zusätzliche Kompression durch Einengung des Rezessus (wie z. B. in Bauchlage oder beim Stehen und Gehen mit stark nach vorn gekipptem Becken) oder durch direkten Druck auf den N. ischiadicus (z. B. durch starke manuelle Techniken im Bereich der Gesäßmuskulatur, Selbstbehandlung mit Black Roll im Verlauf des Nervs). Die Schonhaltung mit Lateralflexion nach links sollte außerdem nur korrigiert werden, wenn sich dadurch die Ausstrahlung ins Bein nicht verschlechtert.

Tab. 9.11 Übersicht der physiotherapeutischen Behandlungsansätze (Fallbeispiel Radikulopathie bei Foramenstenose und Diskushernie).

Neuropathie: Minuszeichen	Neuropathie: Pluszeichen	LWS-Beschwerden
Gesundheitsedukation: • Diagnose (Radikulopathie) • natürlicher Verlauf • Prognose	Gesundheitsedukation: • Schmerzmechanismen • Prognose	Gesundheitsedukation: • Diagnose (z. B. auch Listhesis) • natürlicher Verlauf • Prognose
betroffenes neurales System entlasten (gehaltener Zug, Druck vermeiden): • Entlastungsstellungen, Gesundheitsedukation, Selbstmanagement	betroffenes neurales System entlasten (gehaltener Zug, Druck vermeiden): • Entlastungsstellungen, Gesundheitsedukation, Selbstmanagement	Schmerzhemmung: • aktive Mobilisation in schmerzfreie Richtungen • isometrische Rumpfaktivierung • manuelle Techniken/Weichteiltechniken
Motorische Defizite: • Training (der noch innervierten Anteile des Muskels, Kompensationsmechanismen) Neurologie regelmäßig testen • Kennmuskulatur: Eine abgeschwächte Muskulatur sollte zumindest einmal ärztlich beurteilt worden sein. **Eine Parese mit einem Kraftgrad < 4 ist eine absolute Operationsindikation.** • Verschlechterung der Neurologie im Verlauf – ärztliche Fachkraft	Schmerzhemmung: • manuelle Techniken (unilaterale posterior-anterior Mobilisation nach Maitland, Mobilisation in Lateralflexion links, Rotation, Weichteiltechniken) • neurodynamische Techniken • aktive Mobilisation in schmerzfreie Richtungen • generelles Ausdauertraining	Tonusregulation/Stabilisierung LWS • Aktivierung/Training Rumpfmuskulatur
Verbesserung der Physiologie des neuralen Gewebes (Beeinflussung intraneurales Ödem, Ischämie): • neurodynamische Techniken (Interface-Techniken, Sliders, Tensioners) • aerobes Training/Stoffwechselaktivität	Verbesserung der Mechanosensitivität des neuralen Gewebes: • neurodynamische Techniken (Sliders, Tensioners)	langsamer Belastungsaufbau: • LWS-Beweglichkeit • Rumpfkraft
Präventive Maßnahmen und Behandlung beitragender Faktoren im Verlauf: • Mobilisation Hüftbeweglichkeit • Rumpfkrafttraining/Aufbau Beinkraft • Beratung: regelmäßiger Ausgleich zu den statischen Aktivitäten • eventuell muskuläre Kontrolle verbessern (falls Befunde vorhanden)		

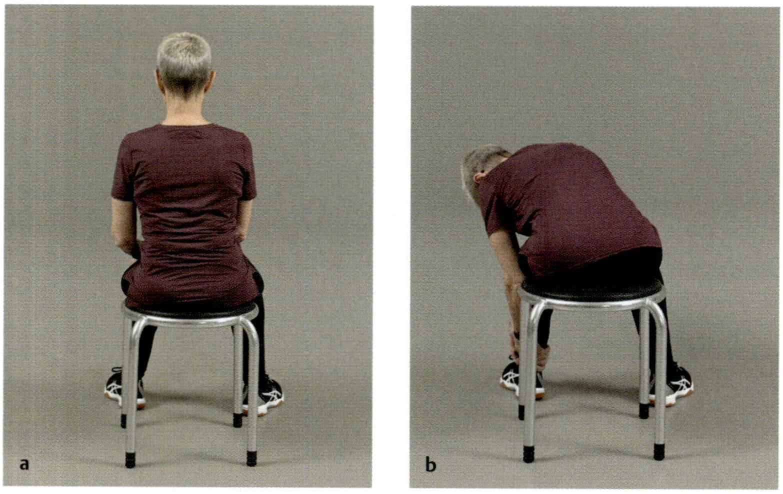

Abb. 9.26 Entlastung der lumbalen Foramen intervertebrale links im Sitzen. (Quelle: Universitätsklinik Balgrist, Med. Bilddokumentation, C. Urfer)
a ASTE.
b Entlastung durch Flexion, Rotation/Lateralflexion nach links.

Management der Minuszeichen

Eine wichtige Aufgabe der Physiotherapie besteht darin, Johanna während ihres Krankheitszustandes zu begleiten. Dazu gehört auch die regelmäßige Kontrolle der neurologischen Funktion. Sollte sich im Verlauf die Kraft der Kennmuskulatur verschlechtern, sollte sie zur Wirbelsäulenchirurgie vermittelt werden, um eine mögliche OP-Indikation abzuklären. Es besteht immer das Risiko, dass eine Kraftminderung permanent wird und eine lebenslange Funktionseinschränkung mit sich bringt.

Die Verschlechterung der Sensibilität oder Reflexe allein hat üblicherweise keine direkten medizinischen Konsequenzen und wird daher „nur" dokumentiert.

Die Regeneration der Kennmuskulatur kann durch Krafttraining nicht beeinflusst werden. Es erscheint jedoch sinnvoll, um die noch innervierten Anteile des Muskels leistungsfähig zu halten und zumindest Kompensationsstrategien zu fördern. Johanna wird daher der Offset Squat für die Hüftabduktoren gezeigt (leichte Schrittstellung, mehr Belastung auf dem vorderen Bein).

Beinflussung der Mechanosensitivität des peripheren Nervensystems

Neurodynamik

Die Behandlung des Nervensystems über neurodynamische Techniken ist in der Physiotherapie weit verbreitet. Die Wirkung beruht nicht nur auf einem mechanischen Effekt, sondern vollzieht sich auch auf neurophysiologischer, neurochemischer und neuroimmunologischer Ebene [2329]. Beschriebene Mechanismen sind eine verstärkte Schmerzhemmung, eine Verminderung von proinflammatorischen Zytokinen, die Reduktion eines intraneuralen Ödems und die Verbesserung von intraneuralen Adhäsionen.

Schäfer et al. (2011) empfehlen neurodynamische Techniken v. a. bei einer Subpopulation mit erhöhter Mechanosensitivität (z. B. SLR), in der keine neurologischen Ausfälle festgestellt wurden [2343].

Ellis et al. (2022) weisen v. a. auf die Dosierung der angewendeten Techniken hin [2329]. Eine zu starke Zugbelastung kann sich negativ auf die Symptome und die Funktion des Nervensystems auswirken. Darum sollten neurodynamische Techniken bei einem gereizten und/oder geschädigten Nervensystem behutsam angewendet werden. Die Betroffenen müssen über gewollte und nicht gewollte Reaktionen aufgeklärt werden und die Funktion des Nervensystems muss regelmäßig überprüft werden.

Johanna führt zu Hause selbstständig eine Slider-Technik in der Slump-Position aus (▸ Abb. 9.27). Sie soll die Technik nur soweit ausführen, dass sich das bekannte Ausstrahlen ins Gesäß und in das rechte Bein oder auch die ihre Gefühlsstörungen nicht verstärken, was auch für die Zeit nach der Übung gelten muss. Die Technik kann von Johanna problemlos 2-mal täglich mit 10 Wdh ausgeführt werden. Auf ihre Symptome hat sie weder positive noch negative Effekte. Die Dosierung wurde im Verlauf zuerst durch ein größeres Bewegungsausmaß bei der Knieextension gesteigert, später wurde auf eine Tensioner-Technik gewechselt (▸ Abb. 9.28).

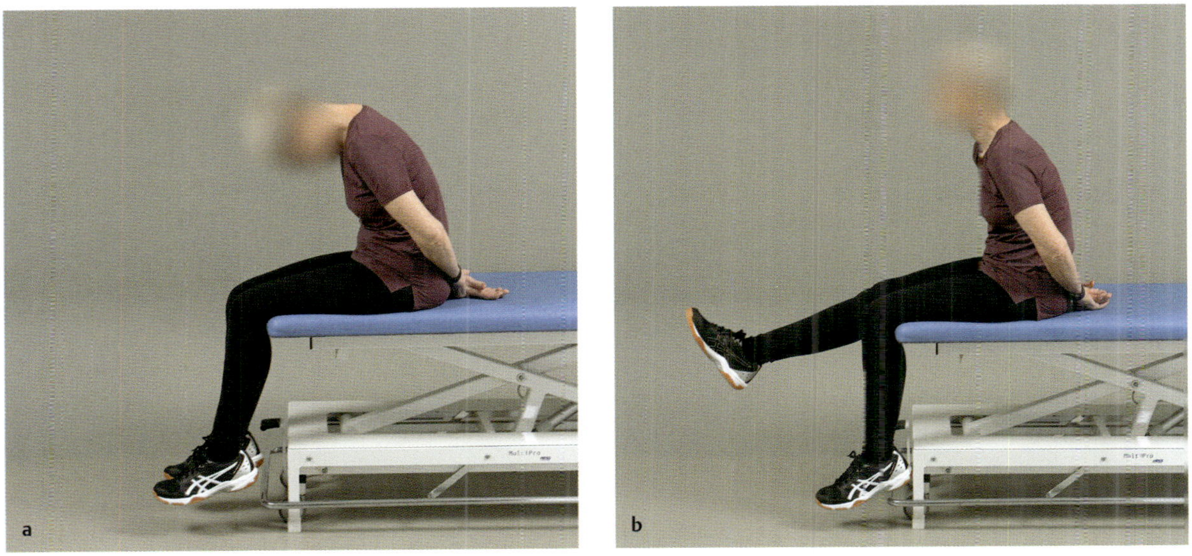

Abb. 9.27 Neurodynamische Technik in Slump-Position: Slider. (Quelle: Universitätsklinik Balgrist, Med. Bilddokumentation, C. Urfer)
a ASTE.
b ESTE.

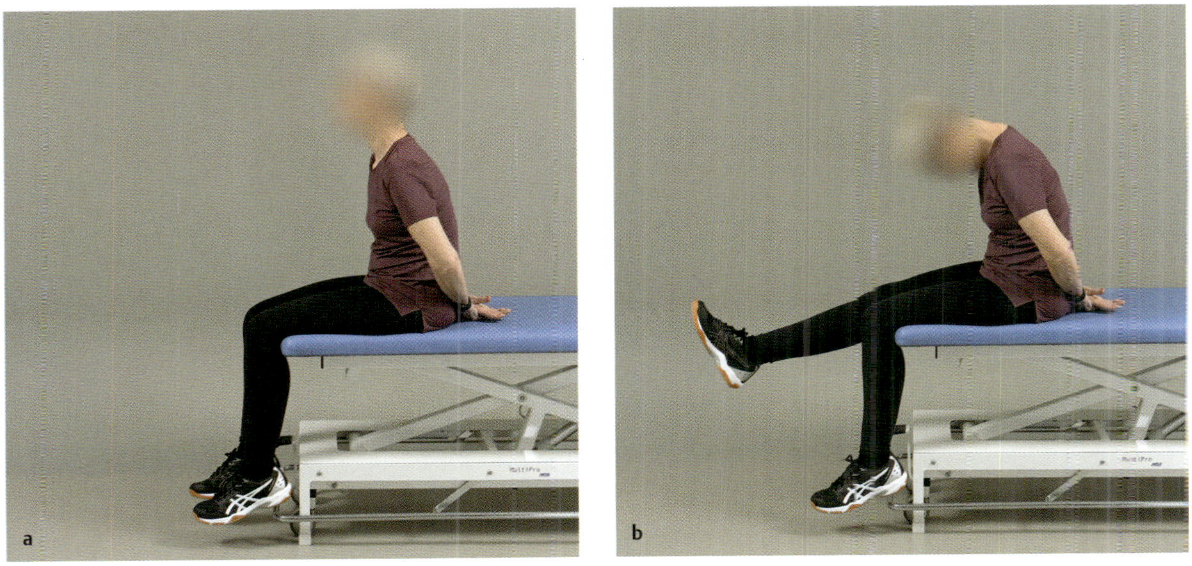

Abb 9.28 Neurodynamische Technik in Slump-Position: Tensioner. (Quelle: Universitätsklinik Balgrist, Med. Bilddokumentation, C. Urfer)
a ASTE.
b ESTE.

In der Physiotherapie wird als Interface-Technik eine manuelle Mobilisation in Lateralflexion links angewendet, wodurch sich die räumlichen Verhältnisse im Rezessus verbessern (▶ Abb. 9.29). Direkt nach der Anwendung werden die lumbalen Beschwerden und das Ausstrahlen ins Bein von Johanna um 2 Punkte günstiger auf der NRS-Skala eingestuft. Der Effekt hält jedoch nur wenige Minuten bis Stunden an.

Schmerzmanagement

Es konnte gezeigt werden, dass manuelle Techniken über neurophysiologische Prozesse einen Einfluss auf Schmerzen haben können [2327]. Unter anderem kann dadurch das absteigende hemmende System aktiviert werden.

In der Therapie werden unilaterale posterior-anterior Mobilisationen nach Maitland im lumbalen Bereich rechts in Seitenlage angewendet. Die Seitenlage ist für Johanna deutlich angenehmer als die Bauchlage. Auch bei diesen Techniken reagiert sie bezüglich der lumbalen und der Beinschmerzen gut, jedoch nur über einen kurzen Zeitraum.

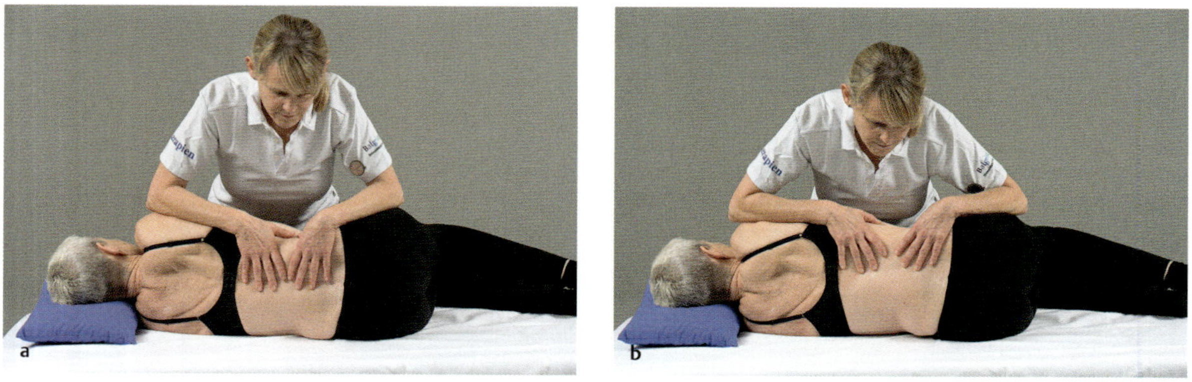

Abb. 9.29 Manuelle Mobilisation der LWS in Lateralflexion links. (Quelle: Universitätsklinik Balgrist, Med. Bilddokumentation, C. Urfer)
a ASTE.
b ESTE.

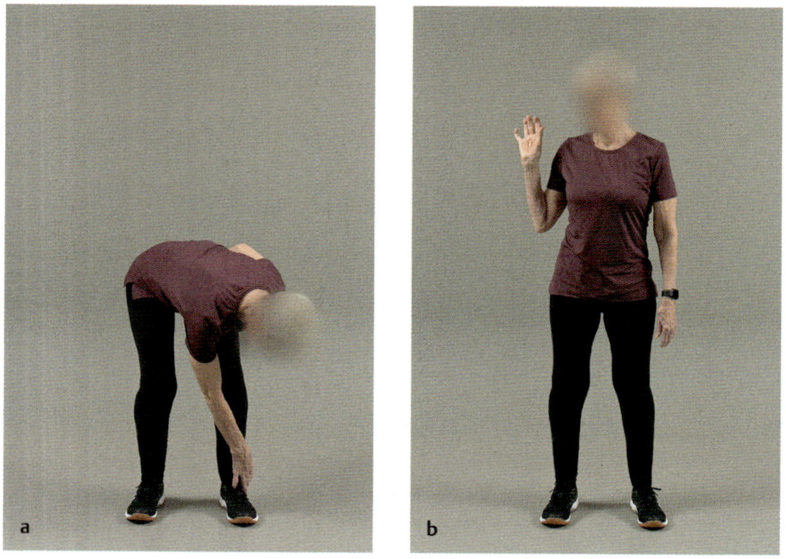

Abb. 9.30 Aktive Mobilisation der LWS im Stand in Flexion und Rotation. (Quelle: Universitätsklinik Balgrist, Med. Bilddokumentation, C. Urfer)
a ASTE.
b ESTE.

Aktive Mobilisationen könnten einen ähnlichen Effekt wie passive haben. Mit Johanna werden daher Bewegungen gesucht, die sie gut ausführen kann, ohne dass sich dabei ihre Beschwerden verstärken. Auf Beckenbewegungen in Rückenlage und auf globale Mobilisation im Stand in die Diagonale (Flexion/Rotation) mit etwas Knieflexion reagiert sie positiv (▶ Abb. 9.30).

Aerobe physische Aktivität könnte einen positiven Effekt auf neuropathische Beschwerden haben [2345]. Johanna wird daher geraten, regelmäßig kleine Strecken zu gehen (weniger als 30 min, weil sich dann die Beschwerden verstärken). Zudem wird die Möglichkeit von Aqua Jogging besprochen, wofür sie sich jedoch nicht erwärmen kann.

Leichtes isometrisches Rumpftraining wirkt sich bei ihr positiv auf die lumbalen Beschwerden aus, weshalb sie es auch regelmäßig ausübt.

Behandlung beitragender Faktoren

Nach den ersten Therapiesitzungen wird auch mit der Behandlung der beitragenden Faktoren angefangen. Johanna werden einige mobilisierende Übungen für die Hüfte gezeigt. Dabei wird darauf geachtet, dass die Bewegungen ihre bekannten Symptome nicht verschlechtern.

Die leichten isometrischen Rumpfübungen werden im Verlauf gesteigert und nach Möglichkeit bis zur Ermüdung der Muskulatur durchgeführt.

Auf die Testung der muskulären Kontrolle und der Rumpfkraft wird weiterhin verzichtet, da sich die Beschwerden nicht wesentlich verbessert haben.

Verlauf

Johanna wurde 4 Monate lang physiotherapeutisch behandelt. Zu Beginn einmal pro Woche und dann alle 2–3 Wochen. Was die Schmerzen in der LWS, das Ausstrahlen ins Bein und die eingeschränkten Aktivitäten betrifft (Sitzen, Stehen, Gehen), konnten keine wesentlichen Verbesserungen erzielt werden. Der Leidensdruck blieb dementsprechend groß.

Die Kennmuskulatur im rechten Bein hat sich nicht verändert. Die Sensibilität verschlechterte sich hingegen weiter (Berührungsempfinden vermindert: zusätzlich Großzehe rechts).

Die Neurodynamik verbesserte sich hingegen leicht von 50° auf 60° Hüftflexion, doch wurden immer noch die bekannten Symptome ausgelöst. Die Differenzierung über Dorsalextension im OSG war weiterhin möglich.

Die linksseitige Schonhaltung in Lateralflexion blieb bestehen, die schmerzhaft eingeschränkte Flexion konnte etwas verbessert werden (Finger-Boden-Abstand von 45 cm auf 30 cm).

Johanna hatte 4 Monate nach Beginn der Physiotherapie einen Kontrolltermin in der Wirbelsäulen-Sprechstunde. Zusammen mit dem Arzt hat sie sich aufgrund der verminderten Lebensqualität und dem geringen Ansprechen auf die konservativen Maßnahmen für eine Operation entschieden.

9.2.5 Zusammengefasst

Bei der Behandlung von Patient*innen mit einer Beteiligung des Nervensystems ist es wichtig, dass wir in der Therapie zwischen Minus-Zeichen (loss of function) und Plus-Zeichen (gain of function) unterscheiden. Die Minus-Zeichen müssen stets im Auge behalten werden. Motorische und therapieresistente Radikulopathien sollten durch Wirbelsäulenfachleute beurteilt werden.

9.3 Fallbeispiel Rippenserien- und Wirbelkörperfrakturen

Moritz Uhlig, Cordula Netzer

Steckbrief Alfred (71)

- Ärztliche Diagnose: Rippenserienfrakturen der Rippen 4–9 rechts und stabile Impressionsfraktur des 4. Brustwirbelkörpers (BWK)
- Verordnung: Atemtherapie, Bewegungstherapie
- Beruf: Pensionierter Uhrmacher

9.3.1 Ärztlicher Hintergrund

Rippenserien- und Wirbelkörperfrakturen stellen eine große Herausforderung auf dem Gebiet der Traumatologie dar. Ihre Behandlung setzt ein umfassendes Verständnis der Epidemiologie, Verletzungsmuster, Diagnostik und Behandlungsmodalitäten voraus. Der multidisziplinäre Ansatz in der Beurteilung und Behandlung erfolgt unter Einbeziehung von Fachpersonen für Wirbelsäulen- und Thoraxverletzungen, der Radiologie und der Physiotherapie. In den folgenden Abschnitten soll zunächst die ärztliche Perspektive auf diese kombinierten Verletzungen wiedergegeben werden.

Epidemiologie

Rippenserien- und Wirbelkörperfrakturen treten häufig nach traumatischen Ereignissen wie Verkehrsunfällen, Stürzen oder Verletzungen durch stumpfe Gewalteinwirkung auf. Es lassen sich 2 Risikogruppen identifizieren: Zum einen die ältere Bevölkerung, welche aufgrund altersbedingter Veränderungen der Knochendichte besonders gefährdet ist, und zum anderen Personen, die Sportarten wie Rad- oder Motorradfahren oder Aktivitäten mit dem Risiko, aus großer Höhe zu stürzen, ausüben. Die Kombination von Rippenserien- und thorakolumbalen Wirbelsäulenverletzungen wurde in einem bestimmten Politraumakollektiv in bis zu 40 % beschrieben [2363].

Verletzungsmuster

Das Verständnis des Verletzungsmusters ermöglicht eine genaue Diagnose, woraus sich dann ein Behandlungsplan formulieren lässt.

Rippenserienfrakturen sind definiert als aufeinanderfolgende Frakturen mehrerer Rippen. Sie können ein- oder beidseitig auftreten, eine einfache Bruchstelle aufweisen oder mehrfragmentär sein und nicht disloziert oder disloziert sein. Je nach Schweregrad können Rippenserienfrakturen harmlos oder auch lebensbedrohlich sein. Letzteres entsteht durch eine Thoraxinstabilität mit Kompromittierung der Atemfunktion [2360]. Der Gesamtschweregrad der Verletzung wird durch Begleitverletzungen, wie Fraktur des Sternums, der Clavicula, der Wirbelsäule oder der inneren Organe definiert.

Auch Wirbelkörperfrakturen können sich in Schweregrad und Lokalisation erheblich voneinander unterscheiden. Möglich sind harmlose, nicht weiter behandlungsbedürftige Frakturen bis hin zu schwersten Wirbelsäulenverletzungen mit neurologischen Ausfällen bis zur vollständigen Querschnittslähmung.

Die individuell sehr unterschiedlichen Verletzungsmuster mit Rippenserienfrakturen, Wirbelsäulen- sowie weiteren Begleitverletzungen müssen korrekt erfasst und verstanden sein, weil nur so der bestmögliche Therapieansatz formuliert werden kann.

Diagnostik und Klassifizierung

Neben der sorgfältigen Anamnese, welche neben dem detaillierten Unfallhergang auch das aktuelle Beschwerdebild beschreiben muss, und der klinischen einschließlich neurologischen Untersuchung spielen die bildgebenden Verfahren wie Röntgen, CT und MRT die entscheidende Rolle bei der Beurteilung des Ausmaßes und der Schwere der Frakturen. Eine validierte Klassifizierung zur Beschreibung von Rippenserienfrakturen existiert noch nicht. Zur Klassifizierung der Wirbelkörperverletzungen hat sich die AO-Klassifikation (Arbeitsgemeinschaft für Osteosynthese) für thorakolumbale Verletzungen etabliert [2359]. Dabei erfolgt die Klassifizierung der Wirbelkörperfrakturen nach deren Lage, Grad der Verschiebung und den damit verbundenen Verletzungen von Bändern, Nerven oder Bandscheiben und hilft so den am besten geeigneten Behandlungsplan zu definieren.

Behandlungsmethoden – chirurgisch versus konservativ

Die Wahl zwischen chirurgischer und konservativer Behandlung hängt von Faktoren wie dem Ausmaß der Frakturen, den Begleitverletzungen und dem allgemeinen Gesundheitszustand der Person ab.

Konservative Ansätze können Schmerzbehandlung, Atemunterstützung und Physiotherapie umfassen, während chirurgische Eingriffe z. B. die Fixierung gebrochener Rippen oder die Stabilisierung der Wirbelsäule bedeuten.

Physiotherapeutische Maßnahmen spielen sowohl in der postoperativen Phase als auch beim konservativen Ansatz eine bedeutende Rolle.

9.3.2 Physiotherapeutische Anamnese

Sozialanamnese

Der 71-jährige Alfred ist pensionierter Uhrmacher und lebt mit seiner 3 Jahre jüngeren Ehefrau in einer Wohnung im 3. Obergeschoss. Er hat 2 erwachsene Söhne und eine Tochter sowie 4 Enkelkinder (alle unter 10 Jahren), welche ihn monatlich besuchen. Auf die Enkelkinder passt er mit seiner Frau mitunter auch für längere Zeit auf. Er unterstützt seine Frau im Haushalt, fährt noch Auto und ist passionierter Modellbauer. Er beschreibt sich selbst als grundsätzlich aktiven Menschen im Alltag, geht aber keiner regelmäßigen sportlichen Aktivität nach.

Aktuelle Anamnese

Während eines Spazierganges in seinem Viertel stolpert der Patient beim raschen Überqueren eines Schutzweges über den Bordstein und stürzt. Dabei prallt er gegen eine Bank und fällt auf die Seite. Ein Autofahrer beobachtet den Unfall, verständigt die Einsatzkräfte und leistet Erste Hilfe. Alfred wird unter Schmerzmedikation und Immobilisierung sowie Sauerstoffgabe zur nächstgelegenen Unfallaufnahme gebracht. Bei der Aufnahme präsentiert er sich wach und orientiert, jedoch unter Schock. Abgesehen von mehreren Prellungen sowie Schürfwunden an Händen und Knien wird eine Rippenserienfraktur (4.–9. Rippe) sowie eine stabile Impressionsfraktur des 4. Brustwirbels festgestellt. Nach Ausschluss eines Schädel-Hirn-Traumas wird Alfred auf eine Normalstation verlegt, wo er konservativ weiterversorgt wird. Am 4. Tag nach dem Unfall wird er nach Hause entlassen. Einen Reha-Aufenthalt lehnt er ab, da er sich gut fühlt und „so etwas noch nie gebraucht“ hat.

Aufgrund seiner Rippen- und Thoraxschmerzen bei der Ausübung von Alltagsaktivitäten sowie den atemabhängigen Beschwerden lässt sich Alfred 9 Wochen nach dem Unfall zur ambulanten Physiotherapie überweisen.

Er nimmt die auftretenden Symptome mittlerweile zunehmend als Belastung für seinen Alltag wahr, da er vor dem Unfallgeschehen einen recht aktiven Lebensstil, besonders in Bezug auf seine Enkel führte und für diese da sein möchte.

Alfred beschreibt bei Rotationsbewegungen des Oberkörpers für beide Richtungen (z. B. Umdrehen beim Autofahren) einen kurzen stechenden Schmerz zwischen den Schulterblättern und am rechten Thorax. Diese Schmerzen sind jedoch nicht immer reproduzierbar. Zudem beklagt er im Alltag auftretende dumpfe einengende Druckschmerzen am Thorax rechtskaudal nach langem Sitzen. Beim Hochheben seiner Enkelkinder stellt sich vor allem rechtsthorakal ein dumpfer Schmerz ein, der in die rechte Schulter ausstrahlt. Er beschreibt außerdem das Gefühl, beim Gehen manchmal sporadisch ein wenig das Gleichgewicht zu verlieren. Er weiß aber selbst nicht, ob das nicht aus Unsicherheit wegen der Erinnerung an den Sturz passiert.

Bei größerer Anstrengung (z. B. Treppe steigen, den Enkeln hinterherlaufen) wird Alfred kurzatmig (Borg CR10: 3–4) und hat ein Sperrgefühl (Steifigkeit) im Thorax. Er beschreibt diese Zustände als zeitweise beängstigend. Überdies wird er nachts wegen der Schmerzen wach. Anschließend hat er des Öfteren Probleme, sich zu entspannen und wieder einzuschlafen.

Laut ärztlicher Überweisung ist der Patient belastungsstabil.

Es ergeben sich folgende Fragen zur Diagnose und Therapie:

- Was sind mögliche Auslöser bzw. was ist die Quelle des Hauptproblems?
- An welche Differenzialdiagnosen bzw. Red Flags muss gedacht werden?
- Welche Untersuchungen werden bei Alfred durchgeführt und welche Ergebnisse sind zu erwarten?
- Welche Behandlungsmöglichkeiten ergeben sich daraus?
- Wie könnte eine mögliche Therapieeinheit aussehen?

Erste Hypothesen

Aufgrund der Rippenserienfraktur, in Kombination mit einer Brustwirbelkörperfraktur in Folge eines Sturzes, hat Alfred Thoraxschmerzen und ist dadurch bei größerer Anstrengung kurzatmig. Hinzu kommen schmerzinduzierte Schlafprobleme.

Differenzialdiagnosen und Red Flags

Die Brustwirbelsäule bedarf aufgrund ihrer Lage in der Nähe diverser Organsysteme des Thorax und Abdomens einer genauen Abklärung der Problematik, um Differenzialdiagnosen und Red Flags für die Therapie zu erkennen, bzw. auszuschließen. Nachfolgend sind einige generelle Beispiele angeführt.

- Kardiopulmonale Instabilität
- Instabile Frakturen
- Folgeverletzungen durch instabile Fraktur
- Verlust der Knochendichte
- Tumorerkrankungen im Thoraxbereich - Strahlen- und Chemotherapie

9.3.3 Physiotherapeutische Untersuchung

Inspektion

Alfred ist 176 cm groß und wiegt 81 kg. Er bewegt sich auf den ersten Blick altersentsprechend physiologisch, wirkt jedoch angespannt. Auf Aufforderung nimmt er auf der Therapieliege Platz, stützt sich seitlich ab und überschlägt die Beine. Der Schultergürtel ist hierbei leicht eleviert. Er sitzt etwas vorgeneigt mit reduzierter LWS-Lordose. Nach der Aufforderung den Oberkörper freizumachen, imponieren verminderte Atembewegungen abdominell und an den Flanken. Bevor Alfred eine Frage beantwortet, atmet er unter Einsatz der Atemhilfsmuskulatur sternumbetont ein.

Aktive Beweglichkeit

In der BWS ist die Rotation in beiden Richtungen vermindert. Ebenso sind die Extension und die Lateralflexion nach rechts im Vergleich zu links beeinträchtigt. Im rechten Schultergelenk zeigt sich nach der Aufforderung, die Arme zu heben, im Seitenvergleich eine reduzierte Flexion und Abduktion. Auf den Hinweis, dass nun die Atembewegungen inspiziert werden, extendiert Alfred die LWS etwas und wirkt schlagartig eher konzentriert. Zusätzlich zu den bei der Inspektion festgestellten Auffälligkeiten wirkt die Inspirationszeit verlängert. Beim Husten zeigt er zusätzlich eine Flexion der LWS und BWS in Kombination mit einer Rechtsrotation. Dabei hält er sich die rechte Armbeuge vor den Mund. Im Zuge des Hustenstoßes scheint sich die Anspannung in den überschlagenen Beinen zu erhöhen.

Palpation

Alfred weist eine verminderte Bauch- und Flankenatmung rechts auf. Bei Kontaktatmungsversuchen äußert er Schwierigkeiten, die Atmung in die besagten Bereiche zu lenken und wirkt angespannt und konzentriert. Diese Veränderung sei ihm so noch nicht aufgefallen. Bei der Palpation des Zwerchfells zeigt sich rechts im Seitenvergleich eine hypertone, druckdolente (NRS 5) Muskelspannung einhergehend mit einer verminderten Bewegung bei der Inspiration. Die Interkostalmuskulatur weist rechts der BWS ebenfalls einen erhöhten Tonus und Druckdolenz (NRS 3) auf. Die Sensibilität ist normal.

Aktivitätsebene

- Schmerz: NRS 3–5 (je nach Aktivität, nicht immer gleich)
- Atemnot: Borg CR10: 3–4 bei langsamem Laufen oder beim Treppe steigen [2357]

Zusammenfassung der wichtigsten Befunde

Pathobiologische Mechanismen

Als Folge einer Schonhaltung und den damit verbundenen verminderten Atembewegungen nach Rippenserien- und Wirbelkörperfraktur handelt es sich um einen peripheren nozizeptiv-mechanischen Schmerzmechanismus. Des Weiteren spielen die vegetative (Atemprobleme, Schlafstörungen), die motorische (Schonhaltung) und möglicherweise die affektive (familiäre) Komponente des Schmerzes eine größere Rolle.

Quelle der Symptome

Die Quelle der Symptome umfasst die gestörte Atem(hilfs)muskulatur (v. a. Zwerchfell, Interkostalmuskulatur, Bauchmuskulatur), den reflektorisch veränderten Tonus der Rückenmuskulatur sowie beteiligte passive Strukturen des Thorax (Kostovertebral- und Kostotransversalgelenke) und der Brustwirbelsäule (Intervertebralgelenke).

Dysfunktion

Die Bewegungen in Extension, Rotation und Lateralflexion sind durch die hypertone Muskulatur eingeschränkt. Die damit einhergehende Schonhaltung beim Husten, sowie die reduzierten Atembewegungen führen zu einer erhöhten Atemanstrengungsempfindung bei Aktivität. Die fehlende Fähigkeit zum dosierten Einsatz der hypertonen Muskulatur hat eine eingeschränkte posturale Kontrolle und Gleichgewichtsprobleme zur Folge.

Beitragende Faktoren

Als positive Faktoren sind der aktive, bewegungsgewohnte Lebensstil des Patienten, sowie die Eingebundenheit in und die Unterstützung durch das familiäre Umfeld zu nennen.

Negative Einflussfaktoren stellen ggf. Alfreds fortgeschrittenes Alter und seine Schlafprobleme sowie sein beschriebener Stress durch die Symptome dar.

Ziele und Gedanken von Alfred zu dem Problem

Alfred möchte wieder durchatmen können und durchschlafen. Auch das Spielen mit seinen Enkelkindern soll wieder beschwerde- und angstfrei sein. Die Alltags- und Freizeitaktivitäten sollen wieder ohne Probleme funktionieren, er will „wieder der Alte" sein. Des Weiteren befürchtet er, ihm könnte ein ähnlicher Unfall erneut passieren und möchte entsprechend vorbeugen.

9.3.4 Physiotherapeutische Maßnahmen

Clinical Reasoning

Insgesamt sind die Heilungsaussichten bei Rippenserienfrakturen in der Regel gut. Allerdings kann es bei nicht ausreichender Analgesie oder Schonung zu einer Chronifizierung der Schmerzproblematik kommen. Laut Liebsch et al (2019) geschieht dies in über 20 % der Fälle von Rippenfrakturen [2356].

Allerdings herrscht in Fachkreisen Uneinigkeit bezüglich einer einheitlichen Versorgung der Rippenserienfrakturen [2361] oder einer Frakturklassifizierung [2356][2360]. Dies ist insofern bemerkenswert, da das Verletzungsbild generell als häufig beschrieben wird und zur Ausbildung chronischer Schmerzproblematiken neigt [2360]. Dennoch findet sich bereits in einem deutschen medizinischen Artikel aus dem Jahr 1971 eine Erwähnung der physiotherapeutischen Nachbehandlung, beschrieben als „Atemgymnastik" beziehungsweise „Atemtraining" [2355].

Die Atemphysiotherapie ist bei Alfred der Ausgangspunkt für den weiteren Therapieaufbau. Eine Verbesserung der aktuellen Atembeschwerden ist essenziell für die korrekte, stressfreie Ausführung von Bewegungsübungen im weiteren Therapieverlauf. Die direkte Behandlung des hypertonen Zwerchfells am rechten Thorax kann mittels Zwerchfellmanipulation durchgeführt werden, um den Muskeltonus zu normalisieren. Diese Technik nimmt nur wenig Zeit in Anspruch und lässt genug zeitlichen Spielraum für weitere Therapiemaßnahmen [2357].

Atemphysiotherapie

Die Atemlenkung mit Fokus auf der Flanken- und Bauchatmung rechts kann durch Kontaktatmung zunächst in einer angenehmen zurückgelehnten Position durchgeführt werden (z. B. hochgestellte Therapieliege), bevor zur Ausführung im freien Sitz übergegangen wird (▶ Abb. 9.31). Die Atemtherapie steht für Alfred im engen Zusammenhang mit Maßnahmen der Entspannungstherapie, da er in Phasen der Atemnot Angst verspürt. Als Brückenschlag zur Bewegungstherapie können Bewegungsübungen zur Mobilisation des Thorax mit entsprechender Einatmung/Ausatmung kombiniert werden (z. B. gestreckte Berghaltung „Urdhva Hastasana" aus dem Yoga).

Entspannungstechniken

Entspannungstherapeutische Maßnahmen können bei Alfred sinnvoll eingesetzt werden, um einem möglichen Vermeidungsverhalten bei atemanstrengenden Tätigkeiten vorzubeugen bzw. entgegenzuwirken. Die Kontaktatmung/Atemlenkung kann als Wahrnehmungsübung im Rahmen der Therapie sowohl als Atem- als auch Entspannungsübung Einzug erhalten. Des Weiteren bieten sich das autogene Training oder die progressive Muskelentspannung nach Jacobson als Möglichkeiten zur Entspannung an, die der Patient selbstständig durchführen kann, wie z. B. auch nachts, wenn er aufgrund des Schmerzes erwacht [2357].

Mögliche 4. Therapieeinheit – 2 Wochen nach dem PT-Erstkontakt

- Beginn mit Frage nach dem Allgemeinbefinden, dem Schmerzverlauf usw.
- Übung und Befundung der Atemlenkung, Kontaktatmung
- Zwerchfellpalpation und Behandlung (VAS 4 bei Manipulation)
- Ausstreichungen der rechten Interkostalmuskulatur in Seitenlage
- Erarbeitung der Übung Back Extension
- Erarbeitung der Übung Russian Twist
- BWS-Dehnung in beide Rotationsrichtungen
- erneuter Atemlenkungsbefund
- Heimprogramm: Back Extension, Russian Twist, Atemlenkung, Dehnung.

Bewegungstherapie

Im Rahmen der aktiven Therapie sollen die allgemeine Beweglichkeit, die physiologische Haltung und die posturale Kontrolle sowie die Belastbarkeit wiederhergestellt werden. Auch ein Ausdauertraining sollte durchgeführt werden, um Alfred wieder an mehr Atemarbeit heranzuführen. Außerdem soll die Muskulatur

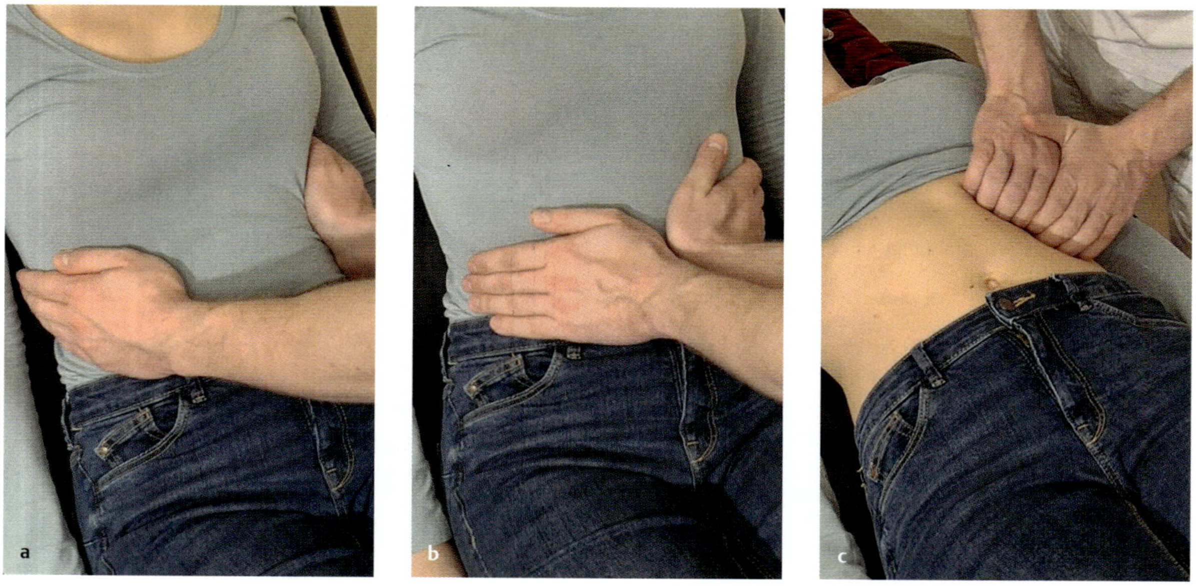

Abb. 9.31 Kontaktatmung und Zwerchfellmanipulation. (Quelle: A. Uhlig)
a Kontaktatmung an den Flanken.
b Kontaktatmung am Bauch.
c Zwerchfellmanipulation links.

dosiert arbeiten können, sodass Gleichgewichtsreaktionen am Rumpf flüssig ablaufen können.

Zur Sensibilisierung für die posturale Kontrolle und Kräftigung der extensorischen Rückenmuskulatur können Back Extensions (Kap. Back Extensions/Roman Chair) verwendet werden. Als Bauchübung bieten Russian Twists (Kap. Russian Twist) die Möglichkeit, die Kräftigung der Bauchmuskulatur mit der rotatorischen Bewegungskomponente der Wirbelsäule zu verbinden. Eine Möglichkeit für eine (in diesem Fall) alltagsrelevante Schnellkraftübung stellt das Werfen von Bällen mit unterschiedlichem Gewicht dar. Hier spielen die Rumpfstabilität und die Wirbelsäulenrotation eine wichtige Rolle. Alfred kann dies etwa beim Spiel mit seinen Enkeln anwenden.

Als zentraler Bestandteil der Therapie spielt auch in der Bewegungstherapie die richtige Atmung eine entscheidende Rolle. Die Wiederholungsfrequenz soll in Einklang mit Alfreds Atmung gebracht werden. Hier können Übungen aus dem Yoga oder Qigong Einzug finden. Dehnübungen sollen unter Vorbereitung und in Absprache mit ihm durchgeführt werden, um eine Schmerzprovokation zu vermeiden.

Zur Durchführung des Ausdauertrainings sollte Alfred bereits einen Rückgang seiner Atembeschwerden erfahren haben. Dennoch kann es auch genutzt werden, um ihm zu helfen, in einem gesicherten Setting seine Belastungsgrenzen auszutesten. Besonders bei den ersten Trainingseinheiten ist ein Pulsoxymeter nützlich, um einen eventuellen Abfall der Sauerstoffsättigung frühzeitig zu bemerken und zu dokumentieren. Werte unter 90 % sollten hier vermieden werden, da eine behandlungspflichtige Dyspnoe auftreten könnte [2357].

Die Maßnahmen der aktiven Bewegungstherapie stellen den zentralen Bestandteil der Therapie dar und sollen möglichst funktionell und alltagsnahe gewählt werden. (Deutsche Gesellschaft für Orthopädie und Unfallchirurgie e. V. [2357].

Manualtherapie, Weichteiltechniken und physikalische Maßnahmen

Techniken aus Manualtherapie und Weichteilbehandlung dienen in diesem Beispiel der manuellen Bewegungserweiterung der eingeschränkten Gelenke. Hierbei bieten sich z. B. Funktionsmassagen und entspannende Traktionsmobilisationen für die Muskulatur sowie Traktionstechniken für die betroffenen Gelenke an [2362]. Des Weiteren kann die Interkostalmuskulatur ausgestrichen werden. Als ergänzende Therapieansätze können Massagen, Thermo- oder auch Elektrotherapie hilfreich sein, um das momentane Wohlbefinden zu verbessern. Im Vordergrund stehen jedoch aktive Maßnahmen [2357].

Exkurs – Interdisziplinäre Behandlungsmöglichkeiten

Hier ein Überblick über Disziplinen, die in Alfreds Behandlung eine wichtige Rolle spielen können und durch Überschneidungen in der Zielsetzung eine gegenseitige Ergänzung und eine Ergänzung der physiotherapeutischen Maßnahmen bieten können:

Ergotherapie
Die Schmerz- und Handlungsfreiheit der Person im Alltag steht dabei im Vordergrund. Hier finden etwa tätigkeits- und funktionsangepasste Übungen statt, ggf. wird auch der Einsatz von Hilfsmitteln eingeübt oder eine Anpassung des Umfelds vorgenommen [2357].

Psychologie/Psychotherapie
Das Einbeziehen der psychischen Komponente erfolgt hier im Rahmen der Ermittlung und Behandlung eines möglichen posttraumatischen Belastungssyndroms und dient der Vorbeugung einer psychisch bedingten Chronifizierung des Schmerzproblems. Des Weiteren kommen auch hier Entspannungstechniken zum Einsatz [2357].

Schmerztherapie
Ziel ist es, den Schmerzkreislauf zu durchbrechen, um so eine Schmerzchronifizierung zu verhindern. Hier können eine ärztlich verordnete Schmerzmedikation oder auch Infiltrationen zur Prävention einer Schmerzchronifizierung eine relevante Rolle spielen [2357].

9.3.5 Zusammengefasst

Die in diesem Fall beschriebene Kombinationsverletzung bedeutet für die Physiotherapie eine schwierige und komplexe Aufgabe. Das liegt an folgenden Punkten:

- Die Lokalisation der Verletzung und die damit einhergehenden Probleme bedingen sich gegenseitig (▶ Abb. 9.32).
- Die starke Vernetzung der Probleme erfordert ein ebenso vernetztes Denken bei der Auswahl und Durchführung der Therapiemaßnahmen (▶ Abb. 9.33).
- Es gibt keinen einheitlichen Konsens über das Management einer Rippenserienfraktur. Daher müssen die Maßnahmen stark an das Individuum angepasst werden.
- Die im Vordergrund stehende Schmerzproblematik erfordert die Zusammenarbeit und Kommunikation in einem interdisziplinären Team.

Es gibt einen breiten Konsens hinsichtlich der Relevanz der Physiotherapie bei der Behandlung von schmerzhaften Zuständen bei Wirbelsäulenfrakturen [2357]. Fachliteratur zu den physiotherapeutischen Behandlungsmöglichkeiten bei Rippen(serien)- und kombinierten Wirbelkörperfrakturen sind spärlich [2360]. Dies verdeutlicht die Notwendigkeit der systematischen Betrachtung der Rolle der Physiotherapie für dieses Verletzungsmuster.

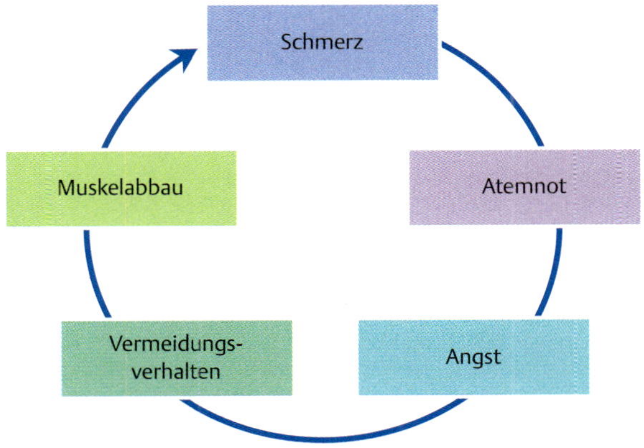

Abb. 9.32 Verletzungsort und Folgeprobleme bedingen sich gegenseitig (Fallbeispiel Rippenserien- und Wirbelkörperfrakturen).

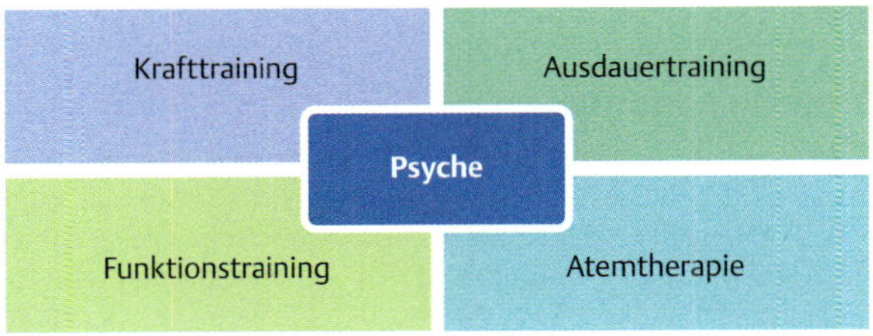

Abb. 9.33 Vernetzte Probleme erfordern ein vernetztes Denken bei der Auswahl der Therapiemaßnahmen.

9.4 Fallbeispiel Beschleunigungstrauma

Lukas Urbanschitz, Cordula Netzer, Morten Wasner, Franziska Sieß

Steckbrief Mia (38)

- Ärztliche Diagnose: Beschleunigungstrauma
- Verordnung: analgetische und antiphlogistische Therapie mit Übergang zur aktiven Bewegungstherapie 3–4 Wochen posttraumatisch
- Beruf und Hobbys: Buchhalterin; Schwimmen, Crossfit-Training.

9.4.1 Ärztlicher Hintergrund

Definition und Unfallmechanismus

Das Beschleunigungstrauma der Halswirbelsäule (HWS-BT; früher sog. „Schleudertrauma“, engl. whiplash associated disorder, WAD) wird typischerweise durch einen Verkehrsunfall am häufigsten im Rahmen einer Heckkollision ausgelöst. Unfallmechanismus ist die Akzeleration gefolgt von der Dezeleration des Kopfes gegenüber dem Rumpf, dadurch wird Stress auf die Halswirbelsäule ausgeübt. Die Definition nach dem Unfallmechanismus lässt eine sehr hohe Bandbreite an Verletzungen zu, die als HWS-BT klassifiziert werden können. Der Schweregrad dieser Verletzung wird nach der Quebec-Task-Force-Klassifikation eingeteilt (▶ Tab. 9.12). Routinemäßig ist keine Bildgebung notwendig, doch es muss sichergestellt sein, dass in der Akutphase bei entsprechendem Verdacht strukturelle Traumafolgen ausgeschlossen sind.

Epidemiologie

Obwohl die Häufigkeit der Diagnose HWS-BT in den letzten Jahren zunahm, sind Autounfälle als Verursacher durch immer sicherer werdende Fahrzeuge und Verkehrsregulationen zurückgegangen. Die Inzidenz in Europa beläuft sich jährlich auf geschätzt 235 pro 100 000. Am häufigsten sind Personen zwischen dem 15. und dem 30. Lebensjahr betroffen [2404].

Symptomatik

Die typischen Symptome sind Schmerzen an der Halswirbelsäule, Steifigkeit, ausstrahlende Schmerzen oder Gefühlsstörungen in den Armen, Kiefergelenksdysfunktion und Kopfschmerzen. Auch Sehstörungen, Schwindel, Gedächtnis- oder Konzentrationsschwäche und Agitiertheit können auftreten. Neben den körperlichen Symptomen müssen unbedingt die psychischen Aspekte

Tab. 9.12 Einteilung des Schweregrads eines Beschleunigungstraumas mit der Quebec-Task-Force-Klassifikation [2395].

Schweregrad	0	1	2	3	4
klinisches Erscheinungsbild	keine HWS-Beschwerden, keine objektivierbaren Ausfälle	nur HWS-Beschwerden in Form von Schmerzen, Steifigkeitsgefühl oder Überempfindlichkeit, keine objektivierbaren Ausfälle	HWS-Beschwerden wie unter I und muskuloskelettale Befunde (Bewegungseinschränkung, palpatorische Überempfindlichkeit)	HWS-Beschwerden wie unter I und neurologische Befunde (abgeschwächte oder aufgehobene Muskeleigenreflexe, Paresen, sensible Defizite)	HWS-Beschwerden wie unter I und HWS-Fraktur oder -Dislokation

Tab. 9.13 Zusammenfassung der Therapiekonzepte bei akutem und chronischem HWS-Beschleunigungstrauma.

Akut	Chronisch
• suffiziente medikamentöse Therapie (NSAR, ggf. Muskelrelaxantien)	• interdisziplinäres Therapiekonzept an einem spezialisierten Zentrum
• in der Regel keine Hals-Orthesen • Ausnahme: Instabilität, massivster Bewegungsschmerz	• generell keine Ruhigstellung mit Orthesen
• keine Chirotherapie für 4 Wochen	• chiropraktische Beübung möglich
• ggf. „Kaltkompresse" (Frühstadium), später lokale Wärme oder Massagen, schließlich Elektrotherapie [2374], schonende aktive Bewegungs- und Lockerungsübungen [2402] • Physiotherapie	• aktiver Therapieansatz, Rekonditionierung, Anleitung von Eigenübungen, einschliesslich MTT • Physiotherapie
• kognitive Schmerzbewältigungstherapie • sobald wie möglich abschließende Regulierung eventueller Rechtsstreitigkeiten [2369] und berufliche, ggf. gestufte Reintegration	• kognitive Verhaltenstherapie • Stressverarbeitungstherapie • medikamentöse antidepressive Therapie

des Verletzungserlebens berücksichtigt werden. Ein traumatisches Erleben des Unfalls bzw. eine akute Belastungsreaktion nach dem Unfall sowie psychische Störungen in der Vorgeschichte erhöhen das Risiko für anhaltende Beschwerden und sollten erfasst und ggf. behandelt werden.

Unterschiede in der Therapie der Akutphase und der Phase der Chronifizierung

Die Akutphase ist definiert als die ersten 4 Wochen nach dem Unfall. Hier stehen vor allem analgetische und antiphlogistische physikalische und medikamentöse Maßnahmen im Vordergrund. Der Übergang zur Chronifizierung ist fließend. Weibliches Geschlecht, hohes Alter, initial besonders starke Schmerzen, Kopfschmerzen, Depression, Somatisierungstendenz, ein vorbestehendes chronisches Schmerzsyndrom, Angstzustände und Stresssymptome sind Faktoren, die ein erhöhtes Chronifizierungsrisiko bedeuten. Die Betroffenen müssen früh erkannt und einer multimodalen sowie interdisziplinären Therapie zugeführt werden. Eine Gegenüberstellung der Therapieansätze bei akuter versus chronischer Ausprägung findet sich in ▶ Tab. 9.13. Bei richtiger Behandlung ist die Prognose sehr günstig. Nur 12 % der Patienten und Patientinnen sind nach 6 Monaten noch nicht bei ihrem Status quo ante angelangt [2398].

9.4.2 Physiotherapeutische Anamnese

Die 38-jährige Mia ist Buchhalterin und Mutter einer 7-jährigen Tochter. Anfang Juli präsentierte sie sich mit einem HWS-BT nach einem Gokart-Unfall, bei dem sie von hinten angefahren wurde, während sie nach vorn blickte. Unmittelbar nach dem Unfall litt sie unter Übelkeit, Schwindelgefühl und einer vorübergehenden Desorientierung, was zur sofortigen Zuweisung ins Krankenhaus führte. Dort wurde sie eingehend neurologisch untersucht, es wurden Röntgenaufnahmen und ein MRT der HWS angefertigt, doch waren beide Befunde unauffällig.

Mia ist eine aktive Sportlerin und widmet sich normalerweise 3-mal pro Woche dem Schwimmen (insgesamt 5–6 Stunden pro Woche) und 1- bis 2-mal wöchentlich dem Crossfit-Training. Aufgrund der Auswirkungen des HWS-BT konnte sie kaum mehr ihrem Sport und ihrer beruflichen Tätigkeit nachgehen.

Sie stellt sich 3 Wochen nach dem HWS-BT in der Praxis vor und beschreibt zunehmende, linksbetonte Nackenschmerzen (VAS 7/10; ▶ Abb. 9.34) sowie Kopfschmerzen (VAS 5/10) links ausstrahlend in Richtung Os frontale, begleitet von orbitalen Schmerzen, sowie Schlafstörungen mit unruhigem Schlaf. Die Nackenschmerzen strahlen bis Th 4 aus. Konzentrationsstörungen und episodischer Schwindel, der sich als Gangunsicherheit äußert, treten mehrmals täglich auf (▶ Abb. 9.34). Die Nackenschmerzen können die Kopfschmerzen auslösen, welche stets gleichzeitig auftreten. Mia empfindet allgemeine Halsbewegungen wie das Zurück- oder Nach-oben-Schauen als unangenehm und vermeidet dies seit dem Unfall. Sie berichtet von einer steifen Bewegungseinschränkung und fürchtet, dass schnelle Bewegungen die Schmerzen verschlimmern könnten. Bei Tätigkeiten am Computer, die länger als 20 min dauern, bemerkt sie Schwierigkeiten bei der Konzentration sowie eine Zunahme der Nacken- und Kopfschmerzen (▶ Tab. 9.14).

Vorerkrankungen

Mia leidet seit ihrer Jugend an episodischer Migräne ohne Aura, die in der Regel 1- bis 2-mal monatlich auftritt. Die Migräne zeigt eine Präferenz für die linke Hemisphäre, kann jedoch gelegentlich auch auf die rechte Seite übergreifen. Zur Akutbehandlung der Migräne verwendet sie erfolgreich das Medikament Eletriptan oder versucht, durch Schlaf Linderung zu finden.

Darüber hinaus hat Mia vor dem Unfall bereits unter Nackenbeschwerden gelitten, insbesondere nach längerem Sitzen am Computer (ca. 2–3 h) fühlt sich ihr Kopf schwer an. Zusätzlich traten gelegentlich Nackenbeschwerden auf, meist nach bestimmten Aktivitäten, wie z. B. dem Kreuzheben im 80–90 % RM-Bereich oder nach intensivem Brustschwimmen. Jedoch gab es auch Phasen, in denen sie viel gearbeitet hat und viel geschwommen ist und überhaupt keine Beschwerden hatte.

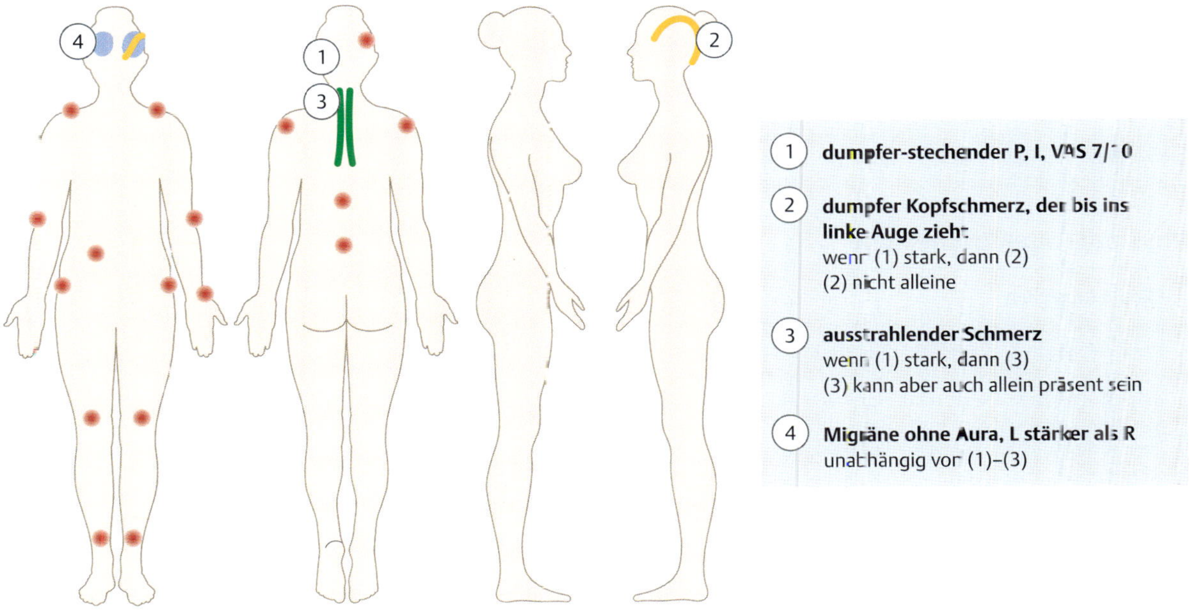

Abb. 9.34 Bodychart zu Mias Beschwerden.

Tab. 9.14 Einflussfaktoren auf Mias Beschwerden (Fallbeispiel Beschleunigungstrauma).

Symptom	Verschlechterung	Linderung	Im Tagesverlauf (24 h)
Nackenschmerz	• PC-Arbeit nach 20 min • langes Sitzen • gehen • gehaltene Positionen • plötzliche Bewegungen • Fenster putzen • etwas aus dem Regal nehmen • nach oben schauen	• liegen, Ruhe: VAS von 7/10 auf 3–4/10 • Lagewechsel • Bewegungsvermeidung • Paracetamol	• nimmt im Laufe des Tages zu • nachts keine
Kopfschmerz	• PC-Arbeit nach 25 min • Unebenheiten beim Gehen	• liegen, Ruhe: VAS von 7/10 auf 3–4/10 • Lagewechsel	• nimmt im Laufe des Tages zu
Schwindel	• Kopfrotation • beim Gehen • plötzliche und unerwartete Bewegungen		• bewegungsabhängig • nachts beim Aufstehen zum WC
Konzentrationsstörungen	• PC-Arbeit • lesen > etwa 25 min	• Pacing • Blick in die Ferne richten, Augen schließen, tief ein- und ausatmen	• abhängig von der Tätigkeit

Screening im Hinblick auf mögliche Red Flags

- „Tritt die Gangunsicherheit im Zusammenhang mit Kopfbewegungen auf?“ – „Ja, je weniger ich mich umsehe, desto geringer ist die Gangunsicherheit.“
- „Haben Sie Schluckbeschwerden oder ein Kloßgefühl im Hals?“ – „Nein.“
- „War es Ihnen vor dem Unfall unangenehm, beim Friseur Haare zu waschen?“ – „Ja.“
- „Haben Sie nachts Beschwerden?“ – „Nein.“
- „Werden die Nackenbeschwerden im Laufe des Tages schlimmer?“ – „Ja.“
- „Gibt es Ausstrahlung, Kribbeln oder Sensibilitätsstörungen in Armen und Beinen?“ – „Nein.“
- „Haben Sie einen subjektiven Kraftverlust in den Händen oder Armen?“ – „Nein.“
- „Haben Sie subjektiv Schwierigkeiten mit der Feinmotorik?“ – „Nein.“

Generelle Red Flags [2377][2387][2388]:
- Gewichtsverlust (> 5 kg/Monat)
- erhöhte Müdigkeit
- vermehrtes Schwitzen
- Systemerkrankung in der Vergangenheit
- Tumorerkrankungen in der Vergangenheit
- anhaltendes unerklärbares Fieber
- längere Kortisonmedikation
- Gangunsicherheit
- nächtlicher Schmerz

Aufgrund des HWS-BT sowie ihrer Krankengeschichte (unangenehme HWS-Extension und Migräne) werden bei Mia eine ganze Reihe von Screening-Fragen gestellt und Redflags ausgeschlossen. Glücklicherweise hat sie kein Erbrechen und keine Doppelbilder mehr wahrgenommen. Sie erlebt jedoch immer noch Augenschmerzen, insbesondere in Verbindung mit Nackenschmerzen, die frontale Kopfschmerzen verursachen. Husten, Niesen oder Pressen lösen jedoch weder Kopf- noch Nackenschmerzen aus.

Physiotherapeutische Ziele

Clinical Reasoning

Beschleunigungsverletzungen werden am häufigsten durch Autounfälle verursacht [2366][2391][2397]. Es wird mechanisch eine plötzliche und heftige Bewegung des Kopfes durch einen Aufprall verursacht. Dieses ruckartige Trauma kann zu vielfältigen Verletzungen führen: an der Halswirbelsäule, den Nerven und der Muskulatur [2396]. Oft folgen Symptome wie Nackenschmerzen, Kopfschmerzen und neurologische Beeinträchtigungen.

Die Quebec Task Force (QTF) hat 1995 die WAD in 5 Grade (0–4) eingeteilt (▶ Tab. 9.12). Die Herausforderung bei der Diagnose sowie der Behandlung des HSW-BT besteht darin, dass die Symptome nicht immer direkt nach dem Trauma auftreten, sondern meistens etwas verzögert [2371][2382][2406]. Dies erschwert die angemessene und frühzeitige Versorgung der Betroffenen. Zugleich erhöht sich die Gefahr von Langzeitfolgen wie etwa einer Chronifizierung [2371][2395].

Nach Sterling (2014) [2395] erfahren 50 % der Betroffenen mit einem HSW-BT anhaltende funktionale Beeinträchtigungen und Schmerzen. Infolgedessen gewinnt die rechtzeitige Identifikation derjenigen, die wahrscheinlich einen positiven oder negativen Verlauf erleben werden, zunehmend an Bedeutung. Dies ermöglicht es, frühzeitig eine multidisziplinäre Therapie einzuleiten, die den individuellen Bedürfnissen gerecht wird.

Die Chronifizierung von Schmerzen wird durch Faktoren wie Katastrophisierung, ungünstige Erwartungen, das Vermeiden von körperlicher Aktivität sowie durch das Fernbleiben von beruflichen und sozialen Verpflichtungen begünstigt [2374]. Daher neigen Personen, die bereits vor dem Unfall psychisch instabil waren, eher dazu, erhöhte Schmerzintensität, körperliche Beeinträchtigungen und funktionale Einschränkungen zu erleben [2371][2392].

Der Neck Disability Index (NDI) hat sich als Fragebogen zur Bewertung von Halswirbelsäulenverletzungen bewährt, indem er die systematische Dokumentation des Verlaufes von Nackenbeschwerden, wie etwa nach einem HWS-BT, ermöglicht [2375][2377][2403][2410]. Sterling zeigte, dass eine Verbesserung beim NDI auch eine bessere Prognose bedeutet [2397].

Als weiterer Fragebogen besitzt der Fear Avoidance Behaviour Questionnaire (FABQ) eine hohe Reliabilität: Je höher der Wert (maximal 66 Punkte), desto wahrscheinlicher ist eine Schmerzvermeidungsstrategie [2400].

Mia erreicht beim NDI einen Wert von 29/50 (Bewertung NDI: 0–4 keine Behinderung, 5–14 mild, 15–24 mäßig, 25–34 schwerwiegend, > 34 vollständig [2375]).

Aufgrund ihrer Angst sich zu bewegen, wird als weiterer Fragebogen der FABQ herangezogen, der mit einem Wert von 48 ebenfalls positiv ausfällt. Beide Fragebögen weisen auf ein deutliches Risiko zur Chronifizierung. Als Konsequenz daraus muss ein starker Fokus auf die Edukation hingelegt werden.

Mia ist aufgrund ihrer eingeschränkten Funktionalität und Schmerzen unzufrieden, was eine signifikante psychische Belastung für sie darstellt. Ihr Behandlungsziel ist es, wieder aktiv Sport treiben zu können, ihren beruflichen Aufgaben effizient nachzukommen und ohne Sorgen mit ihrer Tochter interagieren zu können. Mia ist motiviert, sucht Unterstützung, aber ist besorgt, dass sie die Details ihrer Situation und die „Dos and Don'ts" nicht verstanden hat.

Aufgrund der Geschichte und Mias Beschwerden kommen verschiedene klinische Muster in Betracht, die durch ihr HWS-BT verursacht und/oder verstärkt werden.

Einflussfaktoren auf die Chronifizierung

- positive Faktoren:
  - Motivation
  - positives Mindset im Sinne eines guten Verlaufs
  - akute Situation, keine chronische
  - Kopfschmerzen erst seit Trauma und nur im Zusammenhang mit Nackenschmerzen
- negative Faktoren:
  - psychosoziale Faktoren wie Bewegungsangst
  - NDI 29/5
  - FABQ 48/66
  - kaum Bewegung seit dem Unfall, die jedoch nach den Leitlinien wichtig ist [2371][2375]
  - bereits früher Nackenschmerzen
  - Migräne.

9.4.3 Physiotherapeutische Untersuchung

Es folgt eine Auflistung der Untersuchungsbefunde bei Mia.

Der Ausgangsschmerz präsentiert sich so:

- linksbetont dumpfer Nackenschmerz: VAS 5/10
- Kopfschmerzen links: VAS 4/10; mit Ausstrahlung nach thorakal: VAS 1–2/10
- dumpfe Schmerzen in der linken Orbita: VAS 1–2/10.

Bei der Inspektion:

- linke Schulter leicht hochgezogen; die Korrektur bewirkt eine minimale Linderung der Nackenschmerzen (VAS 4/10).
- mittlere Kyphose in der oberen BWS
- HWS in einer leichten Lateralflexion nach links sowie Anteroposition des Kopfes – Korrektur: subjektiv unangenehm im mittleren Nacken.

Die Ergebnisse der Palpation:

- Hypertonus:
  - M. trapezius pars ascendens links
  - M. sternocleidomastoideus links mehr als rechts
  - Mm. pectorales links
  - Mm. splenius capitis und cervicis links, löst P1 sowie P2 aus
- Triggerpunkte:
  - kurze Nackenmuskulatur bilateral positiv, mit links Reproduktion von Mias Symptomen P1 und P2 v. a. M. rectus capitis posterior major, M. obliquus capitis superior.

Die funktionellen Tests zeigen:

- Blick nach oben: am Ende Ausweichbewegung mit dem Oberkörper nach hinten, Extension 45°; Mia fällt es schwer, von der Extension in die Neutralstellung (NST) zu wechseln und an den Segmenten C 4–6 ist ein „Knick" sichtbar. Dort empfindet sie auch das unangenehme Gefühl und den Schmerz.
- HWS-Extension mit Zungendruck am Os palatinum: fühlt sich angenehmer an
- Mund öffnen: leichte Ausweichbewegung der HWS in Protraktion
- ohne Hände aufstehen: Ausweichbewegung des Kinns nach ventral

Die letzten 3 Bewegungen weisen auf eine funktionelle Instabilität der HWS hin.

Die Prüfung der aktiven HWS-Beweglichkeit ergibt:

- Flexion: 50°, Ziehen dorsal im Nacken (VAS 5/10) P1 und P3
- Extension: siehe funktioneller Test
- Rotation: rechts 77°, links 49°, wobei ihr Schmerz P1 und P3 auftritt
- Lateralflexion: rechts 30°, links 15°, Schmerz P1, P2.

Normwerte der HWS-Beweglichkeit

- Flexion: 70° +/- 10°
- Extension: 80° +/- 10°
- Rotation: 80° +/- 10° (wobei C 1–C 2 etwa 50 % der Rotation umsetzen)
- Lateralflexion: 30° +/- 10°

Instabilitätstest

Sind klinische Sicherheits- und Screeningtest zur Beurteilung der Stabilität. Einzelne Tests haben eine geringe Sensitivität weswegen sie in Zusammenschau der Gesamtbefunde beurteilt werden müssen.

Lig. alare[2386][2406]

- Im Sitzen – Lateralflexion Okziput-C 2:

Es wird der Proc. spinosus von C 2 palpiert. Während der hochzervikalen Lateralflexion nach links sollte sich der Proc. spinosus von C 2 nach rechts bewegen. Der Test ist positiv, wenn der Proc. spinosus C 2 nicht mitrotiert.

- In Rückenlage – Rotationstest von C 2:

Der Proc. spinosus von C 2 wird fixiert, während der Kopf passiv nach links rotiert wird. Es sollten auf jeder Seite 30–35° Rotation möglich sein. Wird mehr erreicht, ist der Test positiv.

- In Rückenlage (testet hier Lig. alare links) – lateraler Stresstest Okziput-C 2:

Der Proc. transversus von C 2 wird auf der linken Seite fixiert, während ein Schub von Okziput–C 1 von rechts nach links ausgeführt wird. Findet eine Bewegung statt, ist der Test positiv (vorher sollte der Weichteil-Slack mit aufgenommen werden).

Lig. transversum atlantis[2370][2381][2406]

- Im Sitzen – Sharp-Purser-Test:

Der Kopf wird leicht gebeugt, eventuell bis sich das Symptom einstellt. Dann werden der Proc. spinosus C 2 und die Lamina fixiert. Mit der anderen Hand wird Okziput-C 1 nach dorsal bewegt. Der Test ist positiv, wenn eine Bewegung spürbar ist, die Symptome sich reduzieren und sich ein weiches Endgefühl einstellt.

- Laut Hutting et al. (2013) bewies der Test eine gute Spezifizität aber eine schlechte Sensitivität: Spezifität (95 % Konfidenzintervall, KI: 0,99; Sensitivität (95 % KI: 0,65) [2370].

Membrana tectoria[2406]

- In Rückenlage:

Es wird eine longitudinale kraniale Bewegung bei Fixierung von C 1 in HWS-Extension, in Neutralstellung und in Flexion durchgeführt. Es sollte bei dem Test kaum Bewegung vorhanden sein.

Lineare Stresstests von C 2-C3 und C 3-C 2

- In Rückenlage:

In beiden Fällen ist der Test positiv, wenn eine Bewegung stattfindet [2406].

- C 3 wird an den Procc. transversi fixiert und C 2 wird nach ventral bewegt.
- C 2 wird von ventral an den Procc. transversi fixiert und C 3 wird nach ventral bewegt.

Seitlicher Stresstest von C 2-C 7 [2406]

- In Rückenlage:

Der Test Beurteilt die laterale Band- und Kapselstabilität der subaxialen HWS. Der untere Wirbel wird fixiert und die darüberliegenden Wirbel passiv, segmentweise in Seitneigung gebracht, um die lateralen Band- und Kapselstrukturen zu belasten.

Ein positives Testergebnis liegt vor, wenn im Seitenvergleich eine übermäßige Beweglichkeit, ein weiches oder leeres Endgefühl oder die Reproduktion von Instabilitätssymptomen auftritt.

Die Instabilitätstest waren negativ und es besteht in diesem Fall kein Hinweis auf eine strukturelle Instabilität.

Passive Bewegungsprüfung:

- zentrale posterior-anteriore Bewegung: C 2–3 Widerstand vorhanden und schmerzhaft (VAS 6/10). Bei C 4–5 sowie C 5–6 setzt normaler Widerstand ein und die Beweglichkeit ist deutlich vergrößert, was für eine funktionelle Instabilität spricht. C 6 bis Th 3 zeigt sich dafür wieder fest.
- unilaterale posterior-anteriore Bewegung C 2–4 links: fest und Symptomreproduktion P1 (VAS 6–7/10, Grad IV) sowie P2 (VAS 5/10).

Flexion-Rotations-Test (FRT)

Der Test dient der Beurteilung der Beweglichkeit von C 1/C 2 Patient liegt in Rückenlage und der Untersucher bringt die Halswirbelsäule in maximale Flexion wodurch die die unteren HWS-Segmente blockiert werden. Aus dieser Position wird der Kopf passiv nach links und rechts rotiert (▶ Abb. 9.35). Die Beweglichkeit und eventuelle Schmerzen jeder Seite werden beurteilt wobei eine Rotation von > 33° normal ist. Bei deutlich eingeschränkter Rotation (< 30°) oder Schmerz ist der Test positiv. Vor der Durchführung des Tests sind strukturelle Instabilitäten auszuschließen [2383][2385].

Tab. 9.15 Klinische Unterschiede zwischen struktureller und funktioneller Instabilität und Hypermobilität, bezogen auf Bogduk/Panjabi [2364] [2406].

Strukturelle Instabilität	Funktionelle Instabilität	Hypermobilität
• Widerstand ist später • Stiffness verringert • bei Zusatzbewegungen vergrößerte Beweglichkeit • Apprehension	• Das aktive System ist gehemmt • unzureichende aktive und sensorische Stabilisierung trotz intakter Strukturen (z. B. Schwierigkeiten bei Rückkehr von HWS-Extension in -Flexion)	• normaler Widerstand • Stiffness verringert • vergrößerte physiologische Beweglichkeit

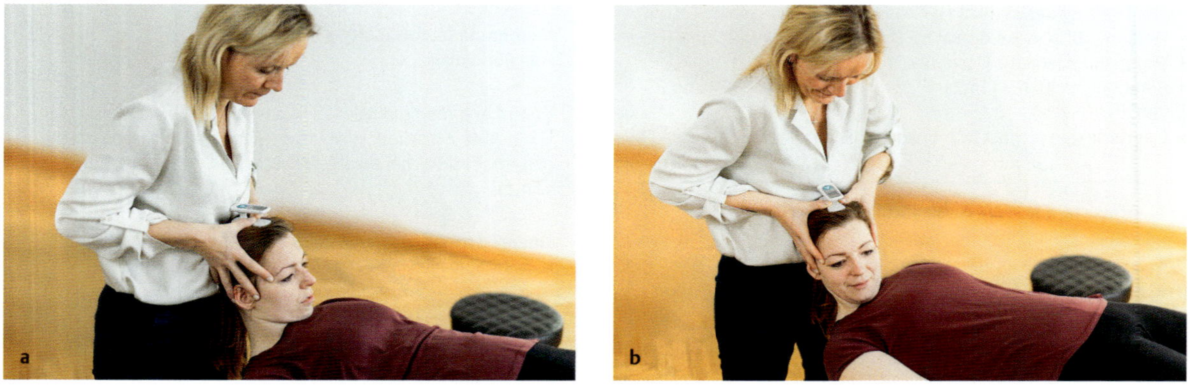

Abb. 9.35 Flexion-Rotations-Test (FRT) zur Beurteilung der Beweglichkeit C 1/C 2: aus maximaler HWS-Flexion wird der Kopf rotiert; erwartet werden > 33° pro Seite. (Quelle: Körper-Netzwerk Physiotherapie, F. Sieß)
a Startposition FRT.
b Endposition FRT.

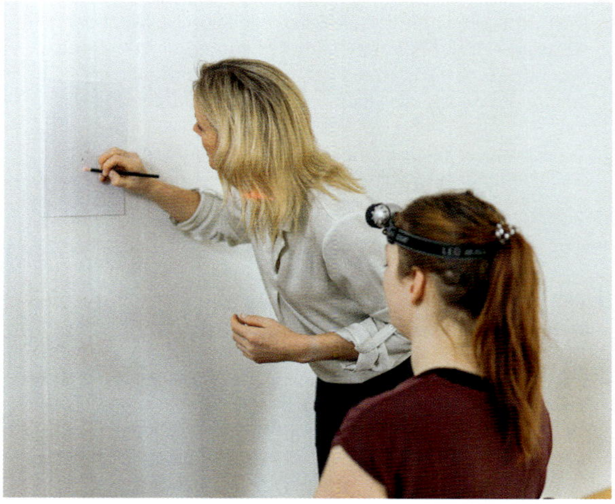

Abb. 9.36 Cervical Joint Position Error Test: die Patientin sitzt während ein Laserpointer oder eine Kopfband-Markierung die Neutralposition des Kopfes auf eine Zielskala projiziert. Die Patientin bewegt den Kopf langsam in eine gewählte Richtung, hält diese Position kurz und versucht anschließend, den Kopf selbstständig wieder exakt in die Ausgangsposition zurückzuführen. Der Test ist positiv, wenn der Kopf beim Zurückführen in die Neutralstellung ungenau, schwankend, bewegt wird oder eine Abweichung von mehr als 4–5° bei der Rückkehr aufweist. (Quelle: Körper-Netzwerk Physiotherapie, F. Sieß)

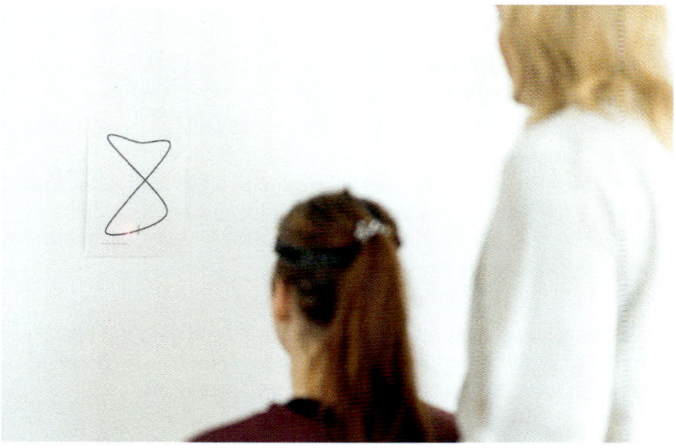

Abb. 9.37 Zervikales sensomotorisches Training (Cervical Sensorimotor Training): die Propriozeption und sensomotorische Kontrolle der Halswirbelsäule wird gezielt verbessert. Dabei wird ein Laserpointer am Kopf eingesetzt, der der Patientin visuelles Feedback über die Kopfposition gibt und so die präzise Wahrnehmung und Steuerung von Kopfbewegungen trainiert. (Quelle: Körper-Netzwerk Physiotherapie, F. Sieß)

Bei der neurologischen Untersuchung werden aufgrund der Gangunsicherheit und der Kopfschmerzen folgende Tests durchgeführt:
- Lhermitte-Zeichen: negativ
- zervikaler Slump: negativ
- Kraft, Sensibilität, Reflexe der oberen Extremität: unauffällig.

Koordinationstest:

Zur Beurteilung der sensomotorischen Integrität, der HWS werden folgende Tests durchgeführt [2401][2405]:
- Cervical Joint Position Error Test (JPET): positiv (▶ Abb. 9.36)

Die Gleichgewichtstests (und Koordinationstests):
- positiv: Sternlauf, Romberg-Test und Seiltänzergang
- negativ: Unterberger-Tretversuch, Finger-Nase-Versuch

Gangbild:

Bei einem mit den Augen fixierten Punkt in der Ferne ist das Gangbild negativ. Bei Kopfbewegung während des Gehens wird das Gangbild jedoch breiter und die Schritte kleiner, sodass Mias Gangunsicherheit sichtbar wird.

Zur Prüfung des muskulären Systems kommt der kraniozervikale Flexionstest (KZFT [2383]) zum Einsatz. Mit ihm untersucht man die Ausdauer und Koordination der Flexionsstabilisatoren M. longus colli und M. longus capitis (Testbeschreibung Kap. Deep Neck Flexor) [2367][2368][2371][2372].

Zusammenfassung der Befunde

Nach der klinischen Untersuchung gibt es folgende physiotherapeutischen Befunde:

- zervikale funktionelle Instabilität:
  - In der klinischen Untersuchung findet sich im Segment C4–C6 eine funktionelle Instabilität, welche nach der Anamnese bereits prätraumatisch bestanden haben dürfte, durch den Unfall jedoch eine relevante Verschlechterung erfahren hat. Klassisch ist, dass die benachbarten Gelenke eine Hypomobilität aufweisen. Diese findet sich auch bei Mia zwischen C6 und Th3.
  - Mia zeigt bei ihrem Rückweg von der Extension in die Flexion eine Ausweichbewegung des Kinns, was für eine funktionelle Instabilität spricht.
- zervikogener Kopfschmerz: Wenn die Symptome (hier sensible Nozizeption von den kurzen Nackenmuskeln und PA unilateral C2–3) während der Anamnese reproduziert werden können und der FRT positiv ist, steigt die Wahrscheinlichkeit, dass die HWS der auslösende Faktor für die Kopfschmerzen ist [2387].
- zervikogener arthrogener Schwindel: Die Hypothese hat sich beim Gangbild bestätigt.
- Die reduzierte sensomotorische Kontrolle zwischen Kopf und Hals und eine reduzierte motorische Ansteuerung der tiefen Nackenmuskulatur sind zum einen typische Befunde nach einem HWS-BT und zum anderen auch sehr oft bei zervikaler funktioneller Instabilität und zervikogenen Kopfschmerzen zu finden.

Auswahl der Therapiekonzepte

Anhand der erhobenen Befunde, werden folgende Therapiekonzepte ausgewählt:

- Edukation
- manuelle Therapie
- Stabilität der HWS (Erlernen der Ansteuerung der tiefen Nackenflexoren)
- Verbesserung der sensomotorischen Koordination und Propriozeption
- GG-Training
- Ergonomie am Arbeitsplatz
- Return to Sport: Vorbereitende Übungen für Mias Sport.

9.4.4 Physiotherapeutische Maßnahmen

1. Termin

- Edukation [2379][2382][2407][2408]: Die Betonung der Rolle von Bewegung und funktioneller Instabilität ist entscheidend für die Verbesserung der Ergebnisse nach einem HWS-BT. Empfohlene Schritte bei Mia beinhalten die Kommunikation mit dem Arbeitgeber (Pacing am Arbeitsplatz), der Wechsel auf die Kraultechnik mit Schnorchel beim Schwimmen und kurze Basistrainings beim Schwimmen und beim Crossfit-Training. Das Endziel ist die Wiedereingliederung in ihr Sozialleben, den Sport und die Arbeit.
- manuelle Therapie von C2–3 (symptomprovozierendes Gelenk bei der Untersuchung) sowie C6-Th3:
  - unilateral PA links Grad III von C2–3, Verbesserung des FRT nach links 25° und P1 VAS 2/10
  - PA-Bewegung über das Sternum (Fixierung der HWS) Grad III
- Triggerpunkte der kurzen Nackenmuskulatur vorwiegend links
- Edukation und Erlernen der Ansteuerung der tiefen Nackenflexoren
- Folgende Übungen erhält Mia für zuhause, um ihre Symptomatik zu verbessern:
  - tiefe Nackenflexoren in Rückenlage ansteuern und dann lang halten, ohne dass Mia mit dem M. sternocleidomastoideus kompensiert; Ziel ist 1- bis 2-mal tgl. 10 × 10 s (Steigerung später im Sitzen).
  - BWS-Mobilisation in Rückenlage wie über eine Blackroll/Handtuchrolle sowie an der Stuhllehne 3- bis 4-mal tgl. 10-mal mit tiefer Atmung kombinieren
  - sensomotorische Kontrolle: mit Laserpointer Figuren an der Wand nachfahren sowie unterwegs Augen-Kopf-Koordination (▶ Abb. 9.37)
  - Gleichgewichtsübungen kombiniert auch mit HWS-Rotation [2393] (▶ Abb. 9.38).

Folgende Ergebnisse zeigen sich beim Wiederbefund nach der ersten Behandlung:

- Verbesserung der HWS-Rotation nach links 60°, FRT links 25°, Lateralflexion links 23°, Flexion unauffällig
- Schmerzreduktion: dumpfer Nackenschmerz VAS 3/10, Kopfschmerz links VAS 2/10, keine thorakalen und orbitalen Schmerzen.

2. Termin

Weiter werden noch folgende Strukturen getestet:

- das Kiefergelenk, weil Mia beim Mundöffnen (z. B. beim Sprechen) leichte Ausweichbewegung der HWS zeigt, was auf eine limitierende Depression des Kiefergelenks hindeuten könnte
- das okulomotorische System:
  - Aufgrund der reduzierten Konzentration am PC wird auch das okulomotorische System untersucht
  - Funktion der Hirnnerven II–IV, VI
- schwindelprovozierende Tests (nur wenn der Schwindel noch besteht)
- Test des M. trapezius pars ascendens: Eine Dysfunktion kann zur Überaktivität dieses Muskels führen.
- Screening der Schultern sowie der BWS
- Test der Kraftausdauer der Halsmuskulatur
- Übungen:
  - Steigerung der tiefen Nackenbeuger im Sitzen oder angelehnt an der Wand; abhängig von Mias Ansteuerungsaktivität
  - Beginn mit Krafttraining

Weitere Termine und Verlauf

Mia war in einem Zeitraum von 6 Monaten insgesamt 7-mal zur Physiotherapie vorstellig. Währenddessen wurde die Intensität der Übungen schrittweise gesteigert, die HWS Muskulatur stabilisiert und Gewichtetraining integriert. Auch ihre Bruststschwimmtechnik wurde überwacht, vor allem in Bezug auf die Vorwärtsneigung des Kopfes bei Ermüdung. Zudem wurde die Verbesserung der Körperhaltung am PC stärker ins Blickfeld genommen. Mia ist immer noch vorsichtig beim Crossfit-Training mit schweren Gewichten, aber sie zeigt langsam Verbesserungen.

Folgende Parameter haben sich gegenüber der ersten Untersuchung verbessert:

- P1 VAS 2–3/10 bei einer intensiven Arbeitswoche und nach einem 10- bis 12-stündigen Tag am PC
- unilateraler Kopfschmerz links sowie ziehender thorakaler Schmerz links nicht mehr vorhanden
- Gangunsicherheit, Gleichgewicht, Koordinationstest: negativ
- HWS AROM Flexion 70°, Extension 60°, Lateralflexion links 27°, Rotation links 64°
- PA C2–3 VAS 1/10 P1 noch vorhanden
- FRT links 25°.

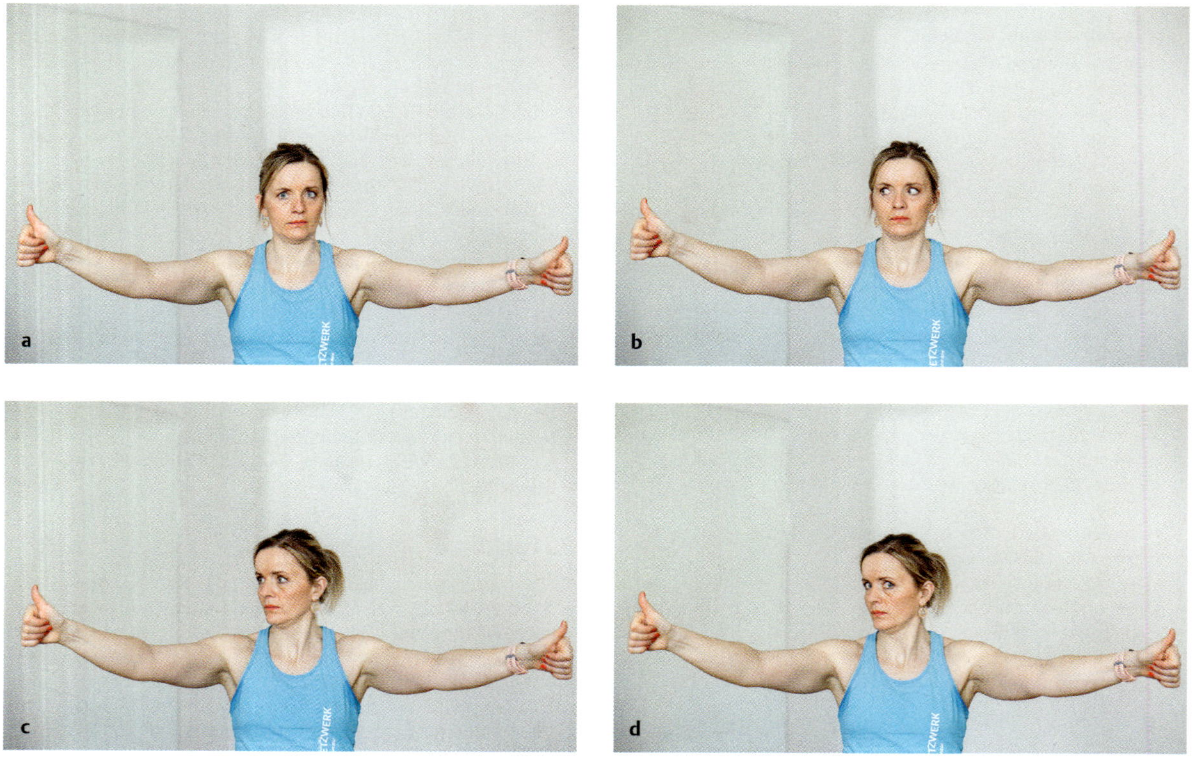

Abb. 9.38 Augen-Kopf Koordination: Diese Übung synchronisiert Augen- und Kopfbewegungen. So werden Orientierung, Balance und zervikale Kontrolle verbessert. (Quelle: Körper-Netzwerk Physiotherapie, F. Sieß)

a Ausgangshaltung.
b Erst wenden sich die Augen zu dem Daumen.
c Dann folgt der Kopf.
d Die Augen bewegen sich ohne den Kopf wieder zurück.

9.4.5 Zusammengefasst

Die große Variabilität in der Symptomatik eines HWS-BT sowie im Behandlungsverlauf erfordert eine flexible und individuelle Herangehensweise. Viele Faktoren können den Therapieverlauf beeinflussen und ggf. ein interdisziplinäres und multimodales Therapiekonzept erfordern.

In der Akutphase stehen Schmerzlinderung, Schonung und frühe Mobilisation im Vordergrund. Patienten sollen zeitnahe in den Arbeitsplatz reintegriert werden. Dabei sollte frühzeitig mit dem Arbeitgeber das Gespräch gesucht werden um mögliche Anpassungen am Arbeitsplatz vorzunehmen. Bei chronischen Beschwerden ist ein multimodaler Therapieansatz, bei Bedarf auch psychologische Unterstützung oder Stressbewältigung notwendig. Das Ziel ist es Schmerzen zu reduzieren, die Beweglichkeit wiederherzustellen und die funktionelle Kontrolle der Halswirbelsäule langfristig zu verbessern.

▸ **Das Literaturverzeichnis steht Ihnen online zur Verfügung.**

10 Glossar

10 Glossar

Jan-Arie Overberg, Guido Perrot

Tab. 10.1 Begriffe und Definitionen.

Begriff	Definition	Quelle
abschwellende Maßnahmen	fördern den Abstrom von Gewebeflüssigkeit und Lymphe im betroffenen Gebiet, ohne den Zustrom gleichzeitig zu verstärken	[25] [50]
Aktivierung	Unter Aktivierung verstehen Therapierende und Pflegende Maßnahmen, welche die Wiedererlangung, Verbesserung oder Erhaltung der Aktivitäten des täglichen Lebens (activities of daily living, ADL) einer Person anstreben; ganzheitliche Förderung der körperlichen, geistigen und sozialen Aktivität.	[100] [141]
Formen des unterstützten Gehens	Der aufrechte physiologische Gang basiert auf einem diagonalen Bewegungsablauf. Der Zwei- und der Dreipunktgang beschreiben die Anzahl der (Bodenkontakt-)Punkte in der Standphase, die während der Schrittabfolge zeitgleich oder zeitnah Gewicht übernehmen. Die weit verbreiteten Begriffe Kreuzgang und Vierpunktgang werden durch die oben erwähnten Begriffe ersetzt. • **Zweipunktgang:** Der Zweipunktgang wird zur teilweisen Entlastung eines oder beider Beine eingesetzt, indem Stütze und kontralaterales Bein zeitgleich oder zeitnah vorgebracht werden, gefolgt von Stütze und Bein der jeweiligen Gegenseite. Das betroffene Bein sollte hierbei voll belastbar sein. • **Dreipunktgang:** Beim Dreipunktgang wird die Belastung des Beines nach Vorgabe reduziert, indem beide Stützen (oder andere Hilfsmittel) dieses Bein entlastend begleiten und dadurch das erforderliche Gewicht abnehmen. Der Dreipunktgang erlaubt ein entlastetes, teilbelastetes oder ein vollbelastetes Gehen.	[100] [134]
Belastungsstufen des Gehens	• **Entlastung:** Das betroffene Bein wird nicht belastet und berührt den Boden beim Gehen nicht. Diese Art des Gehens ist im Barren, im Gehwagen (Eulenburg), mit Böckli und mit Unterarm-Gehstöcken möglich. • **Teilbelastung:** Die Teilbelastung des betroffenen Beines erfolgt immer unter Einsatz von Hilfsmitteln (Gehwagen, Barren, Gehstützen, Rollator, besondere Orthese, Unterarmgehstöcke u. a.). Die erlaubte Belastung wird ärztlicherseits in Kilogramm angegeben. Das restliche Körpergewicht wird auf die Gehilfe übertragen. Begriffe wie „Abrollbelastung“ oder „Sohlenkontakt“ werden durch „Teilbelastung“ abgelöst. • **Vollbelastung:** Das betroffene Bein muss während des Gangzyklus das gesamte Körpergewicht frei tragen können (selbst wenn dies aufgrund von Schmerzen oder Schwäche noch nicht möglich ist). Das Gehen unter Vollbelastung ist mit und ohne Hilfsmittel möglich.	[100] [134]
Bewegen	• Beim **passiven** Bewegen verändert sich ein Gelenkwinkel in mindestens einer Raumebene. Abhängig vom Gelenk entstehen rollende, gleitende (translatorische) und kombinierte Bewegungen an den Kontaktflächen. Die dafür notwendige Kraft wird von außen (Therapeut/Therapeutin, Bewegungsschiene) auf die bewegten Gelenke übertragen. • Beim **aktiven** Bewegen löst das neuromotorische System eine konzentrische, isometrische oder exzentrische Kontraktion des gelenküberspannenden Muskels aus und führt somit (falls nicht isometrisch) direkt zu einer Veränderung des Gelenkwinkels. • Beim **(aktiv-)assistiven** Bewegen handelt es sich um die Kombination beider Bewegungsformen. Der Therapeut/die Therapeutin (oder ein elektromechanisches Gerät) unterstützt die vom Patienten/von der Patientin mögliche Muskelfunktion, jedoch nur insoweit, dass die Eigenaktivität des Patienten/der Patientin erhalten bleibt.	[19] [133] [134] [149]
Beweglichkeit	Der Begriff der Beweglichkeit ist nicht eindeutig geklärt. In der Fachliteratur finden sich u. a. die synonym verwendeten Begriffe Gelenkigkeit, Gelenkbeweglichkeit, Flexibilität, Biegsamkeit und Geschmeidigkeit. Seit den 1980er-Jahren versteht man unter Beweglichkeit sowohl Dehnfähigkeit als auch Gelenkigkeit. Damit werden sowohl die Gelenke („Gelenkigkeit“) als auch Muskeln, Sehnen, Bänder und Gelenkkapseln („Dehnfähigkeit“) in den Beweglichkeitsbegriff einbezogen.	[148]
Beweglichkeitsverbesserung	Aktive und passive Maßnahmen zur Verbesserung der Gelenkbeweglichkeit (Range of Motion, ROM)	[89] [105] [110] [115] [147]
Bewegungsmangel	Bei einem Bewegungsmangel handelt es sich um eine Situation, in der sich der Körper weniger bewegt, als es für seine Gesundheit und Funktionalität notwendig ist. Dementsprechend sind die Kalorien, welche mit der Nahrung aufgenommen werden, zu hoch. Diese lagern sich wiederum in den Fettzellen ab und verstopfen die Blutgefäße. Darüber hinaus hat Bewegungsmangel negative Einflüsse auf das kardiovaskuläre sowie das metabolische System. Studien zeigen, dass körperliche Inaktivität das Risiko für nicht übertragbare Krankheiten wie koronare Herzkrankheiten, Typ-2-Diabetes und Brust- und Dickdarmkrebs erhöht.	[106]

Tab. 10.1 Fortsetzung

Begriff	Definition	Quelle
Dekonditionierung	In der Leistungsphysiologie ist die Dekonditionierung als eine Verminderung der maximalen Sauerstoffaufnahme (VO_2max) oder der anaeroben Fitness definiert. Die Dekonditionierung ist zudem mit Veränderungen an allen Systemen und Strukturen des Bewegungsapparates sowie dem kardiopulmonalen System assoziiert (wie ossäre Strukturen, Muskeln, Sehnen, Bandapparat, Ermüdbarkeitsniveau, propriozeptive und koordinative Funktionen sowie metabolische Veränderungen). Das Paradigma der Dekonditionierung besagt, dass körperliche Inaktivität und Dekonditionierung nicht nur Schmerzen verursachen, z. B. in der Lendenwirbelsäule, sondern auch eine andauernde Intoleranz von körperlichen Aktivitäten. Dies zieht wiederum funktionelle Einschränkungen nach sich sowie eine eingeschränkte Selbstständigkeit und Partizipation.	[154]
Dual Task	Dual Task bezeichnet die gleichzeitige Ausführung von 2 Aufgaben, die motorische und/oder kognitive Anforderungen umfassen kann. Dies kann die Leistung in einer oder beiden Aufgaben beeinträchtigen und wird im klinischen Kontext, z. B.. zur Untersuchung von Gang-Kognition-Zusammenhängen genutzt.	[32] [145]
Eigentraining	Ein Eigentraining, das der Patient/die Patientin selbstständig durchführt, ist ein wichtiger Bestandteil zur Erhöhung der Therapieintensität. Es ist auch ein Schritt zur Verantwortungsübernahme und zu einer erhöhten Selbstwirksamkeit („Ich kann selbst etwas für mich tun“). Ein Eigentraining ist ein kosten- und zeiteffizienter Behandlungsansatz. Das Eigentraining sollte sich immer an den individuellen Alltagszielen orientieren und zusammen mit dem Therapeuten oder der Therapeutin mit einer Fachperson erarbeitet werden.	[203]
Empowerment	Menschen als Expert*innen in eigener Sache betrachten, die über Ressourcen, Beteiligungs- und Bewältigungskompetenzen verfügen, um sie zu mehr Selbstbestimmung über Lebensumstände und Umwelt sowie Stärkung ihrer Gesundheit zu befähigen. Diese Fähigkeiten werden als „Gesundheitskompetenzen“ oder „Health Literacy“ bezeichnet. Hierbei geht es vor allem um Wissen, Motivation und Kompetenzen, um sich im Alltag über das Gesundheitswesen, die Krankheitsprävention und die Gesundheitsförderung eine Meinung zu bilden und informierte Entscheidungen zu treffen, welche die Lebensqualität im Verlauf des Lebens erhalten oder verbessern.	[44]
Erholung	Erholung ist ein zeitlicher Prozess, der von der Art und Dauer der Beanspruchung abhängt. Sie ist an eine Verringerung der Belastung, einen Wechsel der Belastung oder eine Pause gebunden. Dabei verläuft Erholung personenspezifisch und wird maßgeblich von individuellen Bewertungen beeinflusst. Sie kann passiv, aktiv oder proaktiv gestaltet werden und ist zudem eng an die jeweiligen Rahmenbedingungen sowie Umgebungsfaktoren gekoppelt.	[90]
Erhaltungstraining	Unter der Annahme, dass sich ohne Training sämtliche Leistungsparameter aller motorischen Grundeigenschaften verschlechtern, ist das Ziel des Erhaltungstrainings, dass die dort trainierten Parameter das aktuelle Leistungsniveau möglichst hochhalten.	[113] [140]
Ersatztraining	Phasen ohne sportartspezifische Belastung können zu einer herabgesetzten Leistungsfähigkeit führen. Um dem entgegenzuwirken, werden Ersatztrainings mit unspezifischen oder allgemeinen Kraft- und Ausdauermethoden durchgeführt. In der Rehabilitation wird Ersatztraining unverletzter Regionen angewendet, wenn durch eine Verletzung das sportartspezifische Training nicht mehr möglich ist.	[28] [53] [121]
Explosivkraft	Explosivkraft ist die Fähigkeit, die Kraft oder das Drehmoment während einer schnellen willentlichen Kontraktion von einem niedrigen oder ruhenden Niveau aus so schnell wie möglich zu steigern. Die Kraftentwicklungsrate (rate of force development, RFD), oder der Kraftstoß, die aus den Kraft- oder Drehmoment-Zeit-Kurven abgeleitet wird, die während explosiver willentlicher Kontraktionen aufgezeichnet werden (ausgelöst durch schnelle oder ballistische Aktionen), wird bewertet, um die Explosivkraft von Sportler*innen, älteren Menschen und Patient*innen zu charakterisieren. Die Explosivkraft wird in Situationen als wichtig erachtet, in denen die Zeit für die Entwicklung eines Drehmoments begrenzt ist, z. B. beim Sprinten und Springen und bei verletzungsbedingten Situationen (z. B. vordere Kreuzbandrisse innerhalb von ≤ 50 ms nach der Landung). Darüber hinaus scheint die Explosivkraft wichtig für das Gleichgewicht zu sein, einschließlich der Reaktion auf Störungen und der Vermeidung von Stürzen bei älteren Erwachsenen.	[23] [40] [101] [102]
exzentrisches Training	Eine exzentrische (verlängernde) Muskelkontraktion tritt auf, wenn eine auf den Muskel ausgeübte Kraft, die vom Muskel selbst erzeugte, momentane Kraft übersteigt, was zu einer erzwungenen Verlängerung des Muskel-Sehnen-Systems (seriell und parallel) während der Kontraktion führt. Skelettmuskeln kontrahieren exzentrisch, um das Gewicht des Körpers gegen die Schwerkraft abzustützen und Stöße zu absorbieren oder elastische Rückstoßenergie zu speichern, um konzentrische (oder beschleunigende) Kontraktionen vorzubereiten.	[43] [46] [80]

Tab. 10.1 Fortsetzung

Begriff	Definition	Quelle
exzentrisches (schnelles) Bremsen	Beim exzentrischen Bremsen handelt sich um eine azyklische Trainingsform, mit dem Ziel, die exzentrische Kontraktion zu verbessern. Es folgt auf die Methode „konzentrisch Beschleunigen". Dabei wird das ROM zunehmend gesteigert, bis im End-ROM schnell und sicher abgebremst werden kann. Das verwendete Zusatzgewicht wird mit der Zeit leichter, die Bewegungsgeschwindigkeit schneller.	[25]
Feed-forward- und Feed-back-Mechanismus	Es handelt sich um eine neurale Strategie zur Bewegungskontrolle. Die Feed-forward-Strategie ist proaktiv. Ein Dart-Wurf z. B. ist komplett vorgeplant. Feedback-Strategien sind jedoch reaktiv. Beispielsweise muss ein Tennisspieler/eine Tennisspielerin auf eine sich ständig ändernde Situation reagieren.	[63] [135] [156]
Fähigkeiten	Individuelle konditionelle oder informationsorientierte, koordinative Basiskompetenzen, die eine zielgerichtete und situationsangemessene Ausführung motorischer Handlungen ermöglichen. Beispiele: Kraft, Ausdauer, Schnelligkeit, Koordination, Beweglichkeit.	[30] [62] [81]
Fertigkeiten	Durch Übung erworbene, erlernte motorische Handlungsabläufe oder Techniken, die zielgerichtet, koordiniert und weitgehend automatisiert ausgeführt werden können, z. B. Laufen, Springen, Hüpfen.	[62]
funktionelles Krafttraining	Training von Bewegungen und Übungen, welche in allen 3 Bewegungsebenen stattfinden, in denen Körperabschnitte stabilisiert, andere bewegt werden und die (sportart-)spezifische, neuromuskuläre Funktion verbessert. Daraus folgt, dass es sich um ein Training handelt, das nicht in einer Kraftmaschine stattfindet und sich an spezifischen Zielbewegungen orientiert.	[125] [153] [111]
Funktionsfähigkeit	Die Funktionsfähigkeit eines Menschen in einer spezifischen Domäne wird als Wechselwirkung oder komplexe Beziehung zwischen Gesundheits(problem) und Kontextfaktoren (Umwelt- und personbezogene Faktoren) beschrieben. Sie kann mit einem medizinischen wie einem sozialen Modell erklärt werden. Jedoch wird die Integration beider (gegensätzlichen) Modelle mit einem „biopsychosozialen" Ansatz angestrebt.	[34]
Frailty-Syndrom	Aufgrund der Komplexität der mit Frailty verbundenen Folgen und deren Interaktionen, ist es nicht leicht, das Frailty-Syndrom einheitlich zu definieren. Konsens ist, dass es eine verminderte Widerstandsfähigkeit älterer Menschen gegenüber Stressoren bezeichnet, die in einem erhöhten medizinischen Behandlungsbedarf, vermehrten Beeinträchtigungen und steigendem Mortalitätsrisiko resultiert. Frailty liegt dann vor, wenn auf Personen mindestens 3 der folgenden Merkmale zutreffen: geringe körperliche Aktivität, langsame Ganggeschwindigkeit, Schwäche der Griffkraft, unbeabsichtigter Gewichtsverlust oder subjektive Erschöpfung.	[1242] [1248] [1250]
Gangschule/Gehschule	Gangspezifische Übungen in Anlehnung an die 8 Gangphasen bzw. an die 2 Hauptphasen Standbein- oder Standphase (initial contact, loading response, mid stance, terminal stance und end of pre-swing/start initial swing) und Spielbein- oder Schwungphase (initial swing, mid swing, terminal swing).	[68] [120]
Gelenkbeweglichkeit (Syn.: Range of Motion, ROM, Bewegungsumfang, Bewegungsamplitude)	Die Gelenkbeweglichkeit als eigenständige, körperliche Fähigkeit beschreibt die Menge aller Konfigurationen, die ein Gelenk aktiv und passiv annehmen kann. Es sind also anatomische und muskuläre Voraussetzungen, welche die Fähigkeit, Bewegungen mit der erforderlichen Schwingungsweite auszuführen, bestimmen. Die Bewegungsrichtungen und deren Bewegungsausschläge in den einzelnen Gelenken sind bekannt und definiert.	[25] [103] [108] [151]
Gelenkspiel (Joint Play)	Unter dem Joint Play versteht man die Summe der passiven Bewegungsmöglichkeiten eines Gelenks, die aktiv nicht möglich sind. Typisch für jedes Gelenk und jede Bewegungsrichtung ist das sog. Endgefühl am Ende einer Bewegung aktiv wie passiv. Das Joint Play ist die Bewegung in einem Synovialgelenk, die von willkürlicher Muskelaktivität unabhängig ist und durch diese auch nicht ausgelöst werden kann. Das Gelenkspiel ist für eine schmerzlose und freie Bewegung aller Gelenke unabdingbar. Ist das Gelenkspiel gestört, sind normale Willkürbewegungen eingeschränkt oder erweitert und häufig mit Schmerzen verbunden.	[74] [97] [136]
Gelenkstabilität	Sie beinhaltet das aktive Subsystem mit den stabilisierenden, gelenkumspannenden Muskeln, das passive Subsystem mit den knöchernen Gelenkpartnern, Ligamente, Gelenkflächen und -kapseln (bei der Wirbelsäule auch die Bandscheiben) und das neurale Subsystem (peripheres und zentrales Nervensystem), welches für die Steuerung und Kontrolle zuständig ist.	[26] [118]
geschlossene Kette	Bei Übungen in geschlossener Kette ist der Fuß, die Hand (oder ein Teil der zu trainierenden Extremität) nicht frei beweglich, sondern in Kontakt mit einer festen Oberfläche wie dem Boden, einer Wand oder einer Maschine (s. auch offene Kette)	[88] [117] [119]
Gesundheitskompetenz	Gesundheitskompetenz umfasst ein Bündel von Kompetenzen, um proaktiv mit gesundheitsbezogenen Informationen, Dienstleistungen und Herausforderungen umzugehen. Dadurch werden Menschen befähigt, sich um die Gesundheit und das Wohlbefinden von sich und anderen zu kümmern [12].	[60]

Tab. 10.1 Fortsetzung

Begriff	Definition	Quelle
Gesundheits- bzw. therapeutische Patient*innen-Edukation	Gesundheits- bzw. therapeutische Patient*innen-Edukation zielt darauf ab, über reine Informations- und Wissensvermittlung hinaus Menschen zu motivieren, ihr Verhalten im Hinblick auf Gesundheit positiv anzupassen und neue gesundheitsförderliche Verhaltensweisen entsprechend ihrer individuellen Ressourcen und Fähigkeiten in den Alltag zu integrieren	[152]
Gleichgewichtsfähigkeit (Syn. Balance)	Gleichgewichtsfähigkeit ermöglicht das Halten und/oder Wiedererlangen des Gleichgewichts bei sich ändernden Umweltbedingungen (z. B. Bodenbeschaffenheit), bei relativer Ruhe (im Stand), bei schnellen und größeren Lageveränderungen des Körpers (z. B. beim Wäscheaufhängen) sowie beim Lösen motorischer Aufgaben bei veränderlichen Gleichgewichtsverhältnissen.	[107]
Grundlagenausdauer	Die Grundlagenausdauer bezeichnet man als allgemeine, aerobe (Fettstoffwechsel und aerobe Glykolyse) und dynamische Ausdauer. Sie wird mit Einsatz größerer Skelettmuskelanteile im submaximalen Intensitätsbereich trainiert. Trainingsmittel der Wahl ist die extensive Dauermethode. Mit einer Vielzahl von Sportarten wie Laufen, Jogging, Nordic Walking, Schwimmen, Fahrradfahren, usw. trainiert man die Grundlagenausdauer.	[49]
HAD (Hospital Associated Deconditioning)	Ist ein Zustand schlechter funktioneller Leistungsfähigkeit, oft mit komplexen negativen Folgen in multiplen Organsystemen, nach einem akuten Krankenhausaufenthalt. Der geeignete Begriff auf Deutsch ist klinikassoziierter Handlungs- und Funktionsverlust.	[35] [138]
Handlungsfähigkeit	Die Handlungsfähigkeit ist neben der Unabhängigkeit Teil des Autonomie-Konzeptes und wird bestimmt durch koordinativ-technische, kognitive, emotionale, psychische und soziale Elemente. Die Handlungsfähigkeit oder die Handlungskompetenz ist die Voraussetzung, um (anspruchsvolle) Bewegungsaufgaben motorisch lösen zu können.	[52] [77] [78] [95]
Hypertrophie (Training, Methode)	Training zur Vergrößerung des Muskelquerschnitts aller Muskelfasertypen, zur Vergrößerung der Kreatinphosphat- und Glykogenspeichers und zur Verbesserung des laktaziden und alaktaziden Muskelstoffwechsels. Die Last muss im Bereich von einem 6–20 RM liegen, in einem langsamen Rhythmus (4 s. konzentrisch bzw. exzentrisch und 2 s isometrisch an den Umkehrpunkten), um beste (Hypertrophie-)Effekte zu erzielen. Die Anspannungsdauer soll 90–120 s betragen.	[125] [149]
Innervationsschulung (neuromuskuläre Ansteuerung)	Ziel ist die Wiederherstellung und Verbesserung der motorischen und sensiblen Innervation durch physiotherapeutische und/oder physikalische Maßnahmen, um eine gezielte neuromuskuläre Ansteuerung zu ermöglichen. Die sog. Innervationsschulung stellt dabei eine zentrale Methode dar, bei der durch die Aktivierung spezifischer Muskelgruppen die Reizleitung und Muskelkontrolle verbessert wird. Voraussetzung hierfür ist die Reduktion oder das Fehlen störender Einflüsse wie Schmerz, Gewebereizung oder -entzündung.	[67] [127] [134]
intramuskuläre Koordination (IK) – Begriff	Man versteht darunter die Zentrales Nervensystem (ZNS)-Qualität, innerhalb eines Muskels die Anzahl der aktivierten motorischen Einheiten (Rekrutierung) und die Erregungsrate bzw. Aktionspotenzialfrequenz der Motoneurone von motorischen Einheiten (Frequenzierung) bedarfsgerecht zu modulieren.	[49]
intramuskuläre Koordination (IK) – Training, Methode	Das Training wird mit wenigen Wiederholungen bei hohem Widerstand/Gewicht, bei relativ hoher Geschwindigkeit, mit vollständiger Rekrutierung (Anzahl aktivierter motorischer Einheiten) und Frequenzierung (Erregungsrate der Motoneurone) durchgeführt.	[49]
körperliche Aktivität	Körperliche Aktivität ist definiert, als jede körperliche Bewegung, welche durch die Skelettmuskulatur verursacht wird und den Energieverbrauch über den basalen Ruhezustand bringt. Körperliche Aktivität umfasst Training, Sport, und körperliche Aktivität im Zusammenhang mit Freizeit, Beruf und aktivem Transport.	[33]
körperliches Gleichgewicht	Körperliches Gleichgewicht ist ein durch muskuläre Koordination erzielter stabiler Körperzustand mit ausgeglichener Gewichtsverteilung in Ruhe und in Bewegung. Es wird durch den Gleichgewichtssinn ermöglicht, der u. a. auf den Wahrnehmungen des Gleichgewichtsorgans basiert.	[107]
Körperschwankung (Postural Sway)	Es handelt sich um die Bewegung des Körperschwerpunktes über der Unterstützungsfläche. Diese ändert sich, während wir älter werden. Sie ist größer während des Wachstums (Entwicklung), kleiner im jungen Erwachsenenalter und wieder größer im Alter (neurale und muskuloskelettale Degeneration).	[128] [129]
konzentrisch beschleunigen (Training, Methode)	Es handelt sich um eine azyklische Trainingsform, mit dem Ziel, die konzentrische Beschleunigung zu steigern. Es ist der erste Schritt während einer Rehabilitation, bei dem die vorhandene (Maximal-)Kraft in maximale Bewegungsgeschwindigkeit transferiert wird. Die Rückführung in die ASTE ist langsam, aus der ASTE wird dann wieder maximal und ohne Vordehnung beschleunigt. Das verwendete Zusatzgewicht wird mit der Zeit leichter, dadurch erhöht sich die Bewegungsgeschwindigkeit.	[25] [48] [73]

Tab. 10.1 Fortsetzung

Begriff	Definition	Quelle
Krafttraining	• **allgemeines Krafttraining**: Sportart-unabhängige Trainingsformen zur Verbesserung der Innervationsfähigkeit und der allgemeinen Kraft zahlreicher Muskelgruppen, insbesondere der Maximalkraft. Diese wird im Aufbau nach Erlernen der Übung(en) über die Kraftausdauer, Hypertrophie und Verbesserung der intramuskulären Koordination (Submaximalkraft) angestrebt. • **(sportart-)spezifisches Krafttraining**: Trainingsformen und Bewegungsabläufe, welche der Struktur, Umgebung und dem Kraft-Zeit-Verlauf einer Wettkampfbewegung (weitgehend) entsprechen. Dies bedeutet, dass mit Wettkampfmaterial und auf Wettkampfuntergrund sportartspezifische Bewegungen in optimaler Geschwindigkeit trainiert werden.	[25] [58] [153] [155]
Maximalkraft	Basisfähigkeit aller Kraftarten – sie ist abhängig von morphologischen und neuralen Faktoren wie Muskelquerschnitt und -Architektur, Stiffness, Rekrutierung von motorischen Einheiten, Aktionspotenzialsfrequenz, Synchronisation motorischer Einheiten und neuromuskuläre Inhibition. Die Maximalkraft bzw. deren Intensität wird über das One-Repetition-Maximum (1RM) definiert. Es beschreibt das größte Gewicht, das einmal mit sauberer Technik in einer Übung gehoben oder bewegt werden kann.	[31] [142] [143]
Mobilisation	Sie stellt im ärztlichen, pflegerischen und physiotherapeutischen Sinne **a)** ein operatives, apparatives oder manuelles Manöver zur Funktionsverbesserung von Gewebestrukturen und/oder Körperabschnitten dar und **b)** das Aktivieren oder Aufnehmen einer Person als bewusste Maßnahme, um die Fähigkeit zur Eigenbewegung zu erhalten und zu fördern. Mobilisation findet meist als Bewegung einer Person im oder aus dem Bett statt.	[37] [47] [100] [116] [134]
Mobilisierung	Begriff der Pflege und der Therapien (Ergotherapie, Logopädie, Physiotherapie), der für Maßnahmen am Patienten oder an der Patientin steht, um die Wiederaufnahme von selbstständigen Alltagshandlungen zu initiieren	[100] [134]
Mobilität (körperlich)	Eine allgemeingültige Definition von Mobilität existiert nicht. Für eine gute Mobilität benötigt es verschiedene Mobilitätsfähigkeiten, welche (v. a. im Alter) von physiologischen, psychologischen und psychosozialen Skills und Veränderungen sowie von Umwelteinflüssen und ökonomischen Ressourcen abhängen (s. Beweglichkeit, Gelenkbeweglichkeit, Gelenkspiel).	[51]
Motor Control Exercises (Training, Methode)	Motor Control Exercises (MCE) konzentrieren sich auf die Aktivierung der tiefen rumpfstabilisierenden Muskeln (d. h. Mm. transversus abdominis und multifidi) und zielen auf die Wiederherstellung der Kontrolle und Koordination dieser Muskeln sowie optimaler Bewegungsmuster ab. Während der Intervention wird den Patientinnen und Patienten beigebracht, wie sie die tiefen Rumpfmuskeln isoliert aktivieren können, während sie gleichzeitig normal atmen. In der fortgeschrittenen Phase des Prozesses werden komplexere und funktionelle Aufgaben (oft mit geringem Zusatzgewicht) durchgeführt, welche die Aktivierung der tiefen (lokalen) und globalen Rumpfmuskeln umfassen. MCE werden häufig zur Behandlung unspezifischer lumbaler Rückenschmerzen eingesetzt. Diese Form der Übung wurde auf der Grundlage des Konzepts entwickelt, dass Personen mit LWS-Schmerzen Veränderungen in der Kontrolle und Koordination der Wirbelsäulenmuskeln aufweisen.	[17] [26] [130]
Muskelaktivierung	Intensität und zeitliche Reihenfolge der Innervation eines Muskels oder einer Muskelschlinge während einer Übung. Die Evaluation erfolgt mithilfe der Elektromyographie (EMG).	[18] [29] [72]
Narbenmobilisation	Die (mechanische) Narbenmobilisation fördert die Verschiebbarkeit der Gewebeschichten, erhöht die arterielle und venöse Durchblutung, löst Adhäsionen und vermindert oder vermeidet hypertrophe Hautreaktionen und -kontrakturen.	[21] [65] [85] [94]
Neuroplastizität	Neuroplastizität ist definiert als die Fähigkeit des Nervensystems, durch eine Reorganisation seiner Struktur, Funktion und Verbindungen auf intrinsische und extrinsische Stimuli zu reagieren. Neuroplastizität (nach einem Schlaganfall) ist die kortikale Reorganisation, ein Prozess, bei dem Funktionen des geschädigten Gehirns in andere, unverletzte Hirnregionen verlagert werden.	[27] [39] [41] [66]
offene Kette	Übungen in offener Kette sind Aktivitäten einer Extremität, bei denen der Fuß, die Hand (oder ein Teil der zu trainierenden Extremität) frei beweglich ist (s. auch geschlossene Kette).	[36] [88] [119]
Paresen	Paresen (Lähmungen) können nach dem anatomischen Ursprung im Nervensystem definiert und in zentrale und periphere Lähmungen unterteilt werden. Eine andere Unterscheidung bezieht sich auf den Muskeltonus. Somit lassen sich Paresen in schlaffe und spastische unterteilen. Um das körperliche Ausmaß der Paresen zu beschreiben, werden die Begriffe Monoparese, Hemiparese und Para-/Tetraparese verwendet.	[104] [123] [146]
Plyometrie (Training, Methode)	Diese Trainingsform folgt auf das exzentrisch schnelle Bremsen oder nach dem Pre-Stretch. Sie verbindet das exzentrische Bremsen mit dem konzentrischen Beschleunigen, wobei die Übergangsphase zwischen beiden Formen möglichst kurz sein muss. Diese Art der Muskelkontraktion nennt man Dehnungs-Verkürzungs-Zyklus (DVZ). Die plyometrische Übungsform entspricht der sportartspezifischen Bewegung (s. „DVZ", „Pre-Stretch", „sportartspezifisches Training").	[25] [43] [69] [126]

Tab. 10.1 Fortsetzung

Begriff	Definition	Quelle
posturale Kontrolle	Die posturale oder Haltungskontrolle meint die Aufrechterhaltung der Körperstabilisierung auf der Grundlage von komplexen sensomotorischen Fähigkeiten und der Körperorientierung, die auf einer internen Repräsentation des Körperschemas beruht.	[79] [83] [84]
posturale Orientierung	Die posturale Orientierung ist die Fähigkeit des Körpers, sich an umweltbedingten Variablen zu orientieren und die unterschiedlichen Körperteile entsprechend auszurichten. Es werden vestibuläre, visuelle und somatosensorische Informationen benötigt, um die Wahrnehmung des Körpers im Raum zu entwickeln und somit sowohl eine Position zu halten als auch die Bewegung des Körpers zu ermöglichen.	[27] [82] [87]
posturale Stabilität (Gleichgewicht)	Gleichgewicht – oder posturale Stabilität – wird als Widerstand sowohl gegen eine lineare als auch gegen eine Winkelbeschleunigung definiert. Sie besteht in einer Körperhaltung, in der eine ideale Verteilung der Körpermasse erreicht wird und die dem Körper Stabilität und Bedingungen für normale Funktionen im Stand oder in der Bewegung ermöglicht. Die Stabilisierung der Körperhaltung wird durch Dehnungsreflexe, intermuskuläre Reflexe und intrinsische Muskeleigenschaften gewährleistet. Zusammengenommen widerstehen diese haltungsstabilisierenden Mechanismen Ablenkungen von der Haltung, in der das Gleichgewicht von Muskel- und äußeren Kräften aufrechterhalten wird.	[27] [82] [83] [96]
Prähabilitation	Prähabilitation bezeichnet die Phase zwischen der Indikationsstellung – i. d. R. für eine Operation – und dem tatsächlichen Eingriff, welche genutzt wird, um die allgemeine Gesundheit sowie die körperliche und mentale Widerstandsfähigkeit zu erhöhen. Die dabei angewendeten medizinisch-therapeutischen Interventionen zielen darauf ab, persönliche Risikofaktoren zu minimieren, um u. a. operationsbedingte Morbidität zu verringern, Komplikationen zu reduzieren und eine möglichst rasche Rückkehr zur Selbstständigkeit zu fördern. Multimodale Prähabilitätsprogramme umfassen u. a. körperliche Aktivität, Ernährung, Raucherentwöhnung, Alkoholentwöhnung, Atemwegsbehandlungen (z. B. Spirometrie und Inspirationsmuskeltraining), Edukation und kombinierte Interventionen.	[120]
Pre-Stretch (Training, Methode)	Diese Trainingsform folgt auf das exzentrisch schnelle Bremsen. Sie verbindet das exzentrische Bremsen mit dem konzentrischen Beschleunigen, wobei die Übergangsphase zwischen beiden Formen möglichst kurz sein muss. Diese Art der der Muskelkontraktion nennt man DVZ. Die Übungsform im Pre-Stretch entspricht (noch) nicht einer sportartspezifischen Bewegung (s. „DVZ", „Plyometrie", „sportartspezifisches Training").	[25] [43] [69] [126]
professionelle Gesundheitskompetenz	Motivation, Wissen und Fähigkeit, beruflich relevante Informationen zu Gesundheit und Krankheit finden, verstehen und beurteilen, sie in der beruflichen Praxis nutzen und anspruchsgruppengerecht aufbereiten, um sie zu befähigen, informierte Entscheidungen zu treffen	[132]
Reaktivkraft	Sie beruht auf einer bestmöglichen reaktiven Kopplung der exzentrischen und konzentrischen Muskelaktionsform und beinhaltet die Anwendung des DVZ.	[25] [49] [61]
reaktives Training	In der funktionellen Bewegungslehre (FBL) spricht man von reaktivem Training, wenn die automatisch einsetzende Gleichgewichtsreaktion als Lernziel (in den meisten therapeutischen Übungen) enthalten ist. In der Literatur der Trainingslehre wird dieser Begriff nicht beschrieben, weshalb er auch vermieden werden sollte.	[139]
Regeneration/Erholung	Es handelt sich um einen mehrdimensionalen, endogenen und/oder exogenen Prozess, durch den psychische und/oder physische Folgen nach körperlicher Belastung oder Trauma ausgeglichen werden bzw. wieder zur physiologischen Homöostase führen.	[55] [75] [137]
Return to Sport (RTS; übergeordnete Definition)	RTS versteht sich als Kontinuum, als Prozess, welcher 3 Elemente miteinander verschmelzen lässt: Return to Participation (reduzierte sportliche Aktivität), Return to Sport (Wiederaufnahme des eigentlichen Sports und ggf. Wettkämpfe) und Return to Performance (Rückkehr zum vollen Leistungsniveau und ggf. gesteigertes Leistungsniveau).	[20]
Return to Participation	Teilnahme an der Reha und/oder im Training, wobei die Belastungsintensität geringer als das eigentliche RTS-Level ist.	[20] [70] [99] [109]
Return to Sport (RTS)	Rückkehr zu der Sportart, jedoch noch nicht auf dem gewünschten Intensitätsniveau	[20] [70] [99] [109]
Return to Performance	Teilnahme im sportartspezifischen Training/Wettkampf mit dem gewünschten/erforderlichen Aktivitätsniveau bzw. der gewünschten Intensität	[20] [70] [99] [109]
Rumpfstabilität	Die statische und dynamische Stabilität des Rumpfes – oder genauer der Wirbelsäule – entsteht durch das Zusammenwirken von lokalen und globalen, stabilisierenden Muskeln. Dazu besteht anatomisch ein passives, ligamentäres System, welches einerseits Signale ins ZNS sendet und andererseits im End-ROM 2 Gelenkpartner zusammenhält (s. Motor-Control-Excercises).	[57] [92] [118]

Tab. 10.1 Fortsetzung

Begriff	Definition	Quelle
Sarkopenie	Bei der primären Sarkopenie handelt es sich um Muskelschwund, der ausschließlich alters- oder krankheitsbedingt bedingt nicht reversibel ist. Gut trainierte ältere Menschen bemerken im normalen Alltag den Muskelabbau allerdings kaum. Erst ein zusätzliches Auftreten von weiteren chronischen Krankheiten, bewegungsarmes Verhalten, körperliche Inaktivität und Mangelernährung verstärkt die Ausprägung des Muskelschwunds (sekundäre Sarkopenie).	[42]
Schnelligkeitstraining	Training zur Verbesserung der Schnelligkeit, welche als koordinativ-konditionelle Fähigkeit und eine der motorischen Hauptbeanspruchungsformen dargestellt wird; sie basiert auf einem komplexen Geflecht aus Leistungsvoraussetzungen, auf Reize schnellstmöglich zu reagieren und/oder Bewegungen mit maximalen Geschwindigkeiten zu realisieren.	[49] [56]
Schnellkraft	Unter Schnellkraft versteht man die Fähigkeit, eine Kraft oder ein Drehmoment schnell von einem niedrigen oder einem Ruheniveau aus zu entwickeln. Sie ist wichtig, für die Ausübung sportlicher Aufgaben (sprinten, werfen, springen) und alltäglicher Aktivitäten (aufstehen, zügiges gehen, Ausfallschritt, um Sturz zu vermeiden).	[23]
Selbstmanagement	Als Selbstmanagement bezeichnet man, wie Patient*innen und Angehörige mit Gesundheit und Krankheit umgehen: körperliche, psychisch-emotionale, soziale und versorgungsbezogene Folgen von Unfällen, langandauernde physische sowie psychische Krankheiten bis hin zur Bewältigung von Suchterkrankungen und ihre Integration in den Alltag	[131]
Selbstwirksamkeit	Gemeint ist „das Vertrauen von Menschen in ihre Fähigkeiten, Kontrolle über ihr eigenes Wirken und über Ereignisse, die ihr Leben betreffen, ausüben zu können“; der Grad an Zuversicht einer Person in die eigene Fähigkeit, Handlungen ausführen zu können, die zu einem erwünschten Ergebnis führen.	[24]
Selektivität	Unter Selektivität versteht man die kontrollierte, spezifische und koordinierte Bewegung eines Körperteils, die auf der Stabilität eines anderen Körperteils beruht.	[27]
sensomotorisches Training (Syn.: propriozeptives Training, neuromuskuläres Training)	Training zur Verbesserung der neuromuskulären Ansteuerung und zur Optimierung der Bewegungs- und Haltungskontrolle unter Beanspruchung sensorischer Feedbacksysteme (Informationsaufnahme und -verarbeitung) und der Stimulation zentralnervöser Integrationsprozesse.	[91] [98] [122]
Shaping	Damit ist das Üben an der Leistungsgrenze, die systematische Steigerung der Aufgabenanforderung (in kleinen angepassten Schritten) oder das kontinuierliche Erhöhen der Aufgabenschwierigkeit gemeint.	[144]
(Trainings-)Spezifität	Der Begriff definiert, wie ein Trainingsprogramm mit funktionellen Aktivitäten übereinstimmen muss, um die größte Leistungssteigerung zu erzielen. Übungen, welche die Kinetik und Kinematik der zu verbessernden Bewegung besser nachahmen (z. B. das Sprinten), haben eine vorteilhaftere Übertragung (Transfer).	[150]
Stabilitätsgrade	• **lagerungsstabil**: geringste Stufe eines medizinischen Behandlungsergebnisses. Es bedeutet, dass eine physiotherapeutische Behandlung weder passiv noch (aktiv-)assistiv noch aktiv am betroffenen Körperabschnitt möglich ist, sondern nur aus medizinischen Gründen notwendige Lagerungen zulässig sind. Techniken zur Verbesserung der Atmung, des venösen und lymphatischen Rückflusses, der Durchblutung und der Schmerzreduktion werden proximal der Verletzung eingesetzt. Oder es sind neuromuskuläre Therapieformen über andere Körperabschnitte erforderlich. • **bewegungsstabil**: Der Körperabschnitt ist in dem vorgegebenen Bewegungsausmaß bewegungsfähig. Diese Bewegung kann aktiv, passiv oder (aktiv-)assistiv erfolgen. Die passive oder (aktiv-)assistive Bewegung bedeutet den geringsten Anspruch an eine Bewegungsfestigkeit der betroffenen Strukturen, fördert jedoch die Durchblutung und unterstützt den Heilungsprozess. • **belastungsstabil**: Bewegungen oder Übungen gegen Widerstand können jeweils abgestuft innerhalb der Grenzen der physiologischen Belastbarkeit des Körperabschnittes durchgeführt werden. Belastungsstabilität bedeutet in der Rehabilitation die höchstmögliche medizinische Therapiestufe. • **trainingsstabil**: Wiederholte, aktive Bewegungen eines Bewegungssegmentes gegen Schwerkraft und/oder Widerstand sind möglich, ohne dass bei gehäuften Wiederholungen negative Einflüsse an den ehemals verletzten Strukturen auftreten. Hierbei handelt es sich um die maximale Belastbarkeit. Symptome der Instabilität (Schmerz, Kraftmangel und Bewegungseinschränkungen) an der verletzten Struktur dürfen dabei nicht auftreten.	[100] [134]

Tab. 10.1 Fortsetzung

Begriff	Definition	Quelle
Stiffness	Ist das reaktiv-elastische Potenzial eines Muskel-Sehnen-Komplexes. Indem sich ein Muskel kontrahiert, werden die elastischen Komponenten gedehnt, sodass hier wie in einer harten Feder potenzielle Energie gespeichert wird. Damit diese Energie optimal eingesetzt werden kann, muss der entsprechende Muskel die Spannung aufrechterhalten. Stiffness ist abhängig von der Elastizität der Sehnen, von der Reflexbereitschaft und von der Kraft, welche die Federn spannt.	[78] [102] [142]
Tonusregulierung	Sie beeinflusst den individuellen physiologischen Spannungs- und Erregungszustand der Muskulatur. Diese hängt von körpereigenen und externen Faktoren ab und kann z. B. von physiotherapeutischen, physikalischen, psychotherapeutischen und medikamentösen Maßnahmen beeinflusst werden.	[45] [134]
trainieren (physisch)	Mehrmaliges Durchführen einer Haltung oder Bewegungsabfolge mit mittlerer bis hoher Intensität und maximaler Ausbelastung; bestimmte Parameter der Kraftentwicklung werden spezifisch entwickelt.	[71] [124]
Training (physisch)	Training ist eine Subkategorie von körperlicher Aktivität, die geplant, strukturiert und wiederholt wird und deren End- bzw. Zwischenziel die Verbesserung oder Erhaltung einer oder mehrerer Dimensionen der körperlichen Fitness ist.	[33]
Transfer	Mit diesem Begriff ist hier „die Wechselwirkung zwischen Gelerntem und dessen Übertragung auf andere Bedingungssituationen und Aufgabenanforderungen" gemeint [19]. Die Frage steht im Raum, ob sich das in der Therapie Erlernte auch tatsächlich in die anvisierte Anwendungssituation (Alltagssituation bzw. Aktivitäts-/Partizipationsebene) überträgt. Das ist der Kern der „Transferproblematik". Es geht also um die Anwendung einer zuvor erlernten Fertigkeit bei einer anderen Aufgabe oder in einem anderen Kontext. In der Therapie sind wir nahezu immer mit dieser Problemstellung konfrontiert. Denn die Frage, ob das in der Therapie Erlernte auch tatsächlich im Alltag bzw. in der Zielsituation umgesetzt werden kann, ist entscheidend und eines der entscheidenden Probleme in der Rehabilitation.	[93] [112] [229]
Üben (physisch)	Erwerben oder Durchführen einer Fertigkeit, einer Fähigkeit und/oder einer Haltung mit geringer bis mittlerer Intensität durch Wiederholung (mittlere Wiederholungszahl 10- bis 20-mal pro Serie). Dabei werden mehrere Parameter der Kraftentwicklung mit geringer Ausprägung allgemein angesprochen, vor allem aber das Nervensystem mit koordinativen Anpassungen wie Innervationsverbesserung und intermuskulärer Koordination.	[64] [71] [124]

Sachverzeichnis

A

B

C

D

E

F

G

H

I

J

K

L

M

N

O

T

U

V

W

X

Y

Z